现代体外循环学

Contemporary Extracorporeal Circulation

主 编 龙 村 李 欣 于 坤

副主编 周成斌 高国栋 郭 震

人民卫生出版社

图书在版编目(CIP)数据

现代体外循环学/龙村,李欣,于坤主编.—北京:
人民卫生出版社,2017
ISBN 978-7-117-24581-4

Ⅰ.①现… Ⅱ.①龙…②李…③于… Ⅲ.①体外
循环 Ⅳ.①R654.1

中国版本图书馆 CIP 数据核字(2017)第 113023 号

人卫智网	www.ipmph.com	医学教育、学术、考试、健康,
		购书智慧智能综合服务平台
人卫官网	www.pmph.com	人卫官方资讯发布平台

现代体外循环学

主　　编:龙村　李欣　于坤
出版发行:人民卫生出版社(中继线 010-59780011)
地　　址:北京市朝阳区潘家园南里 19 号
邮　　编:100021
E - mail:pmph @ pmph.com
购书热线:010-59787592　010-59787584　010-65264830
印　　刷:北京人卫印刷厂
经　　销:新华书店
开　　本:889×1194　1/16　印张:56
字　　数:1656 千字
版　　次:2017 年 7 月第 1 版　2017 年 7 月第 1 版第 1 次印刷
标准书号:ISBN 978-7-117-24581-4/R·24582
定　　价:348.00 元

打击盗版举报电话:010-59787491　E - mail:WQ @ pmph.com
(凡属印装质量问题请与本社市场营销中心联系退换)

编 者 （以姓氏拼音为序）

陈　萍　广东省人民医院体外循环科

杜　磊　四川大学华西医院麻醉科

段　欣　国家心血管病中心，中国医学科学院阜外医院体外循环科

冯正义　国家心血管病中心，中国医学科学院阜外医院体外循环科

高国栋　国家心血管病中心，中国医学科学院阜外医院体外循环科

管玉龙　国家心血管病中心，中国医学科学院阜外医院体外循环科

郭　震　上海交通大学附属胸科医院体外循环室

黑飞龙　国家心血管病中心，中国医学科学院阜外医院体外循环科

侯晓彤　首都医科大学北京安贞医院体外循环科

胡　强　国家心血管病中心，中国医学科学院阜外医院体外循环科

金振晓　第四军医大学第一附属医院心血管心外科

李　平　华中科技大学同济医学院附属协和医院心外科

李　欣　复旦大学附属中山医院心外科

李佳春　中国人民解放军总医院心外科

李景文　国家心血管病中心，中国医学科学院阜外医院体外循环科

李志英　山西医科大学第一医院心外科

刘　斌　四川大学华西医院麻醉科

刘　凯　国家心血管病中心，中国医学科学院阜外医院体外循环科

刘　宇　沈阳军区总医院心外科

龙　村　国家心血管病中心，中国医学科学院阜外医院体外循环科

楼　松　国家心血管病中心，中国医学科学院阜外医院体外循环科

吕　琳　青岛大学附属医院麻醉科

吕小东　国家心血管病中心，中国医学科学院阜外医院外科

阮秀璇　福建省立医院麻醉科

史嘉玮　华中科技大学同济医学院附属协和医院心外科

王　伟　上海交通大学医学院附属上海儿童医学中心胸心外科

王　旭　国家心血管病中心，中国医学科学院阜外医院外科

王伟鹏　国家心血管病中心，中国医学科学院阜外医院麻醉科

晏馥霞　国家心血管病中心，中国医学科学院阜外医院麻醉科

杨九光　国家心血管病中心，中国医学科学院阜外医院体外循环科

于　坤　国家心血管病中心，中国医学科学院阜外医院体外循环科

于钦军　国家心血管病中心，中国医学科学院阜外医院麻醉科

袁　媛　国家心血管病中心，中国医学科学院阜外医院体外循环科

张　涛　中国人民解放军总医院心外科

章晓华　广东省人民医院体外循环科

编者（以姓氏拼音为序）

赵　举　国家心血管病中心，中国医学科学院阜外医院体外循环科
赵明霞　国家心血管病中心，中国医学科学院阜外医院体外循环科
周成斌　广东省人民医院体外循环科
周荣华　四川大学华西医院麻醉科
朱德明　上海交通大学医学院附属上海儿童医学中心胸心外科

前　言

时光荏苒，在这个变化迅速的时代，体外循环从临床诞生至今已有63年。我从事体外循环工作也将近30年，转眼就快到退休的年龄。回顾过去，感慨万千。此时我最大的心愿是再写一本学术著作，以此献给培养我的胡小琴老师，培育我的阜外医院，以及支持我的同仁和家人。

这是一个通过刷屏获得信息的年代，但多数情况下读者通过这种渠道获得的是大量碎片化的知识，因此本书的另一目的，就是向读者展现全面系统的体外循环知识。

近年来虽起早贪黑忙于此书的编辑和撰写，但还是比原计划晚出版1年。主要是不想辜负大家的期待，将此书尽量完美。我确为此书释出了洪荒之力，交给出版社时已对全书进行了5次审校，但就在最后出版的这一刻，我还是发现书中有些地方需要改进或完善。此时我更真切感到学术的广阔无边及我自身能力的有限。庆幸我们赶上这个互联网的时代，如果读者您发现什么问题，可直接和我联系，我们一起沟通。如有必要我会通过网络宣布新的共识或改进。本书使用的一些图片难以联系到版权拥有者，请见到后及时与作者联系。

参与本书编写的作者大多数为全国知名的学者、专家，也不乏年轻有为的翘楚。他们全方面、多视角、系统、深入地介绍了体外循环学所包含的各个方面。

本书分为六篇，共57章。第一篇介绍了体外循环历史，特别是中国体外循环历史，展现了一些鲜为人知，激动人心的史料。第二篇着重介绍了最新的体外循环材料与设备。第三篇从基础医学的视角介绍了体外循环对机体的影响和调控。第四篇和第五篇从临床的角度出发介绍相关的体外循环技术，特别是对体外循环的新技术、新概念和新方法做了详尽介绍。第六篇从管理的角度介绍了体外循环的质量控制。

在本书出版之际，我的感激之情难于言表。此时此刻的我，忘不了各位作者在百忙之中仍抽出时间辛勤写作；忘不了我和本书的另外两位主编及各位副主编忙里偷闲，见缝插针认真对各章节进行审校；忘不了吕琳和姚婧鑫同学对本书的后期核对付出的极大努力。在此我向您们表示深深的敬意和感谢。希望此书能为中国体外循环事业发展尽一份绵薄之力，更希望对大家今后的临床、科研及教学工作有所帮助，谢谢大家！

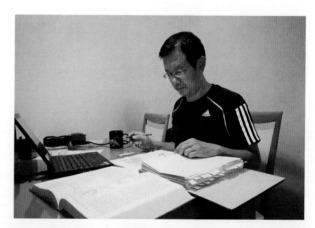

龙村　2016-10-10　凌晨　2:00 敬书于北京老宅书房

目 录

第一篇　体外循环发展简史

第二篇　体外循环材料与设备

6

第三篇　体外循环对机体的影响和调控

第四篇　围体外循环期管理

第五篇　临床体外循环各论

第六篇　体外循环的质量控制与教育教学

网络增值服务

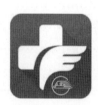

人卫临床助手

中国临床决策辅助系统

Chinese Clinical Decision Assistant System

扫描二维码，
免费下载

第一篇

体外循环发展简史

现代体外循环学

Contemporary Extracorporeal Circulation

第一章

体外循环的产生

第一节　心脏对医学的挑战

一、对心脏的初步认知

（一）中国传统医学对心脏的认知

古代中医认为人是一个有机的整体，各个脏器有分工也有合作，有联系也有制约，它们之间的关系主要是通过阴阳五行的学说来表达。古人以五行为世界万物的基本因素，其表现在五脏方面，则心属火、肝属木、脾属土、肺属金、肾属水，然后再在这基础上建立起相生相克的关系。

古代中医认为心为神之主，脉之宗，起着主宰生命活动的作用，故《素问·灵兰秘典论》称心为"君主之官"。心的生理功能主要有两方面：一是主血脉，二是主神志。心与小肠互为表里。心主血脉包括主血和主脉两个方面。全身的血液都在脉中运行，依赖于心脏的搏动而输送到全身，发挥其濡养的作用。心脏的正常搏动，在中医学理论中认为主要依赖于心气。心气旺盛，才能维持血液在脉内正常地运行，周流不息，营养全身。心气不足，可引起心血管系统的诸多病变。心主血脉的生理功能可概括为两个方面：一是气血运行的通道，即血脉对血的运行有一定的约束力，使之循着一定方向、一定路径而循环贯注，流行不止；二是运载水谷精华，以布散周身，滋养脏腑组织器官。这些功能全赖于心主血脉的生理功能。其华在面，是指心的生理功能是否正常，以及气血的盛衰，可以从面部色泽的变化而显露出来。如心气旺盛，血脉充盈，则面部红润光泽；如心气不足，则可见面色发白、晦滞。在中医学理论中，神有广义和狭义之分。广义之神，是指整个人体生命活动的外在表现。狭义之神，即是指心所主的神志，即人的精神、意识、思维活动。《素问·邪客》说："心者，五脏六腑之大主也，精神之所舍也。"心主神明

的生理功能正常，则神志清晰，思维敏捷，精神充沛；如心有病变，影响到神志活动，则可出现精神意识思维方面的异常表现，可见失眠、多梦、神志不宁、甚则谵狂；或见反应迟钝、健忘、精神萎靡，甚则昏迷等临床表现。

（二）西方早期对心脏的认识

西方的认识论应追溯到古希腊和古罗马时期，其特点为理性求实。由于客观条件的限制，当时人们对心脏的认识尚处在一种朦胧状态。

被西方尊为"医学之父"的古希腊著名医生Hippocrates（公元前460～前377）是西方医学奠基人。提出"体液学说"，认为人体由血液、黏液、黄胆和黑胆4种体液组成。对于心脏和循环，提出"肝脾造血、心脏加热、肺脏冷却"的学说。

古罗马时期的Galen（公元前199～前129），是当时最著名最有影响的医学大师，他被认为是仅次于Hippocrates的第二个医学权威。Galen的最基本的理论是生命来自于"气"。脑中的"动气"决定运动、感知和感觉。心的"活气"控制体内的血液和体温。肝的气控制营养和新陈代谢。带有自然灵气的血液从肝脏出发，沿着静脉系统分布到全身。它将营养物质送至身体各部分，并随之被吸收。肝脏不停地制造血液，血液也不停地被送至身体各部分并大部分吸收，而不做循环的运动。他认为心脏右边是静脉系统的主要分枝。从肝脏出来进入心脏右边（右心室）的血液，有一部分自右心室进入肺，再从肺转入左心室。另有部分盖伦以为它可以通过所谓心脏间隔小孔而进入左心室。流经肺部而进入左心室的血液，排除了废气、废物并获得了生命灵气，而成为颜色鲜红的动脉血。带有生命灵气的动脉血，通过动脉系统，分布到全身，使人能够有感觉和进行各种活动，有

一部分动脉血经动脉而进大脑,在这里动脉血又获得了动物灵气,并通过神经系统而分布到全身。

二、对心脏的科学理性认知

欧洲中世纪一千多年,基督教文化盛行。上帝创造一切,人们用"圣经"解释一切。心脏和循环还是充满神秘的未知领域。直到文艺复兴时期,比利时解剖学家维萨里和西班牙医生塞尔维特经过不懈努力试图推翻 Galen 的理论。然而在教会的迫害下,他们付出了生命的代价,也没能对血液到底在身体内部如何运行作出合理的解释。在医学史上,Galen 的血液运动理论统治了近一千五百年之久。

历史的重任落在英国医生 Harvey 肩上。他知难而上敢于向权威挑战,以无可辩驳的事实证明了血液循环和心脏功能。这使得他成为与哥白尼、伽利略、牛顿等人齐名的科学革命时期的巨匠。

Harvey 是实验生理学的创始人之一,他首次阐明了血液循环的原理。在系统地分析了前人的研究情况后,Harvey 首先通过一个简单的数学运算来论证血液循环的概念。他估计心脏每次跳动的排血量大约是 2 盎司(1 盎司 ≈ 0.028kg),心脏每分钟跳动 72 次。用简单的乘法运算得出每小时大约有 540 磅(1 磅 ≈ 0.434kg)血液从心脏排入主动脉。但是 540 磅远远超过了一个正常人的整个体重。这时的 Harvey 明显地认识到了等量的血液往复不停地通过心脏。提出这一假说后,他花费了 9 年时间来做实验和观察研究。1628 年,他划时代著作《心血运动论》的出版标志着近代生理学的诞生。在此书中 Harvey 提供了大量的证据从各个方面证明了心脏是一个可以泵出血液的肌肉实体,血液以循环的方式在血管系统中不断流动。此外,Harvey 还彻底否定了心脏的心室之间可以透过血液,指出右心室的血液通过肺循环流到左心室并证实了心脏瓣膜和静脉瓣的作用。

三、心脏对外科的挑战

(一) 心脏——外科医生的禁区

血液循环必须周而复始,心脏必须不停地跳动。否则意味着生命的终止。18 世纪末 19 世纪初,Stenon Bichat 及一批生理学家在动物实验中发现脑、脊髓、神经、肌肉等器官和组织,若有血流通过则可维持其活性。基于这些实验观察,法国 Le-

Gallois 在 1812 年提出一个设想:"如果能用某种装置代替心脏注射动脉血就可以成功地长期维持机体的存活"。这一思路堪称为离体器官体外灌注的先河。19 世纪许多研究者为此目的进行了艰苦的探索。要达到离体器官体外灌注必须解决 3 个问题:一是血液的抗凝;二是要有某种装置代替心脏驱动血液灌注;三是设法使静脉血氧合成动脉血,即代替肺进行血液体外氧合。在这 3 个问题没有解决之前,实行心脏心脏手术是不可想象的。19 世纪末,被称为外科之父的奥地利医生 Theodor Billroth 对心脏手术写下这样的名言:"对心脏实施手术,是对外科艺术的亵渎。任何试图进行心脏手术的人,都将身败名裂。"

应该指出,19 世纪有关心脏的病理生理状态人们所知甚少,手术器械与技巧也处于初级阶段,基本没有高级生命支持手段,甚至连输血技术也未成熟,进行心脏手术的危险性不言而喻。心脏毕竟与其他多数器官不同,它不能长时间停止运动,否则患者必将死掉。19 世纪的医生很难设想在心脏上做手术的可能性,而那时对其他器官进行的外科手术则已取得巨大进展。

(二) 外科医生对心脏的挑战

1. 心表面手术　德国法兰克福的外科医生 Ludwig Rehn(1849 ~ 1930)便成功地为 1 例心脏外伤的患者进行了缝合。1896 年 9 月 7 日凌晨三点半,警察送来一名重患:一名 22 岁的小伙子被刺中心脏,面色苍白,呼吸困难,脉搏不规则,衣服被血浸透,伤口位于胸骨左缘三指第 4 肋间处,出血已经停止。也许 Rehn 正是顾忌到了心脏手术的危险性,也许是患者自身的情况暂不允许做手术,总之,直到 9 月 9 日,患者已近濒死状态,Rehn 才下决心冒险一搏。此时,假如 Rehn 仍旧遵循大师的训诫,为不使自己身败名裂而不予施救,这个年轻人当然必死无疑。Rehn 打开了患者的胸腔,清理了胸腔和心包内的凝血块,发现心室壁上有一个 1.5cm 的伤口,血液仍在汩汩而出,心脏也仍在跳动,他决定用丝线缝合这个伤口。可如何在一个跳动的心脏表面进行操作呢? Rehn 选择只在心脏舒张的时候进行进针与出针的操作:在心脏舒张时于伤口的一侧进针,然后待收缩期过后,在下一个舒张期于伤口的另一侧出针,打结……就这样,谨小慎微地缝合到了第三针,出血得到了控制,心率呼吸改善。Rehn 用盐水冲洗胸腔之后,关闭了手术切口,患者得救了。在这次手术后的第 14 天,

Rehn 在德国外科学会上报告了这一病例,证明了心脏是可以缝合修补的。

2. 低温停循环心脏直视手术　美国医生 John Lewis(1916～1993)在前人关于低温研究的科学成果的基础上,利用动物模型证明,通过麻醉,消除因寒冷引起的肌肉张力的增加和震颤,发现氧耗的下降几乎与体温的降低呈线性关系。通过计算,20℃的体温可使体循环中断 15 分钟,这也许足够在直视下修补房间隔缺损。

John Lewis 在对狗进行了一段时间的实验研究之后,1952 年 9 月 2 日首次应用腔静脉阻断和全身中度低温的技术,直视下对一位 5 岁女孩成功

地进行了房间隔缺损修补术。这一时刻具有重要的历史意义,它是世界上第一例成功应用于人类的心内直视手术。缺损的直径达 2cm,术中采用了腔静脉阻断和全身中度低温(26℃)技术,时至今日,这位女孩依然健在,她已是两个健康儿童的母亲。实践证实低体温加腔静脉阻断对于单纯的房间隔缺损来说是极好的方法。Lewis 等在 1954 年报道了 9 例进行房间隔修补术的患者,其中 8 例成功。同年稍后,Lewis 等报道 11 例房间隔修补术,死亡率为 18%。此方法只能对简单房间隔修补术创造一定的手术条件。当遇到心脏复杂畸形时,表现出明显的局限性。

第二节　体外循环的诞生

一、早期体外循环的探索

体外循环的早期探索是多个学科发展进步的结果,其系统工程要有三个前提:血液的抗凝和分型,血液的气体交换,血液的驱动。相对而言,由于当时机械工业进步较快,血液的驱动问题易于解决。其他两点在科学家长期努力,不断研究,最终满足体外循环的临床要求。体外循环早期的探索主要有两个方向,即生物肺的体外循环和人工机械的体外循环。

(一) 体外血液的控制

1. 血液分型　1881 年,Martin 在用小牛血灌注离体狗心时注意到有时这些血是有毒的。1903 年,Bradie 报告用异种血灌注心脏产生心律不齐进而发生纤颤和挛缩,即使再用动物自己的血灌注也不能恢复。在本世纪初对不同种类血液的不相容性已得到广泛认证。灌注实验中应用异种血逐渐被放弃。1900 年,Landsteiner 发现人类红细胞的 3 个血型,1902 年又发现第 4 个血型,1927 年将四种血型命名为 A、B、O、AB 型。这为人类输血开辟了道路。

2. 血液抗凝　1848～1858 年,Brown-Sequard 证明对离体器官灌注的血液必须经过氧合。他采取搅拌的方法将静脉血变成不凝的红色血,再用注射器注入动脉,可使离体的动物头保持神经反射。由于搅拌去除了血液中的纤维蛋白从而使血液不凝,同时也使血液与空气接触实现了氧合。1914 年,比利时人 Hustin 发现枸橼酸钠可以防止血凝。同年,阿根廷的 Agoto 单用枸橼酸抗凝输

血。1915 年,Lewisohn 报告用枸橼酸抗凝输血安全有效。1916 年,McLean 在肝组织匀浆中发现肝素有抗凝作用并在 1936 年用于临床。肝素在体外循环中的抗凝一直沿用至今。

3. 血液气体交换　血液的体外氧合经历了较长时间的探索。1882 年,Schroder 发明一种血液在体外氧合的方式,即从盛静脉血的容器底部将空气吹入使产生气泡,气泡在血液中上浮的过程中血液通过血气界面进行气体交换。这就是鼓泡式氧合器的原理。当时每分钟可使 150ml 静脉血氧合。缺点是产生大量泡沫并易发生溶血,向动物体内注入大量的气栓。1885 年,Von Frey 和 Gruber 制成的第一台人工心肺机可以连续灌注经氧合的血液。其氧合方法是使用一个直径 14cm 长 70cm 玻璃圆筒倾斜放置,用马达使其围绕长轴以每分钟 30 转的速度旋转,血液依靠重力在圆筒内表面形成血膜,与筒内的空气接触进行氧合。圆筒内表面积超过 0.42m² 可将 210ml 的血形成 0.55mm 厚的血膜,此即为血膜式氧合器的原理。

(二) 生物氧合的体外循环

由于人工装置的氧合效率都不如生物肺,1895 年 Jacobj 试用狗肺、猪肺和牛肺作为氧合器进行体外氧合,离体器官灌注实验 46 小时没有发生肺水肿。当高流量灌注被认为是维持器官存活所必须时,一个新的实验研究结果引起了人们的注意,即奇静脉现象。1952 年,Cohen 用狗进行了缺氧耐受实验,在常温下将狗的上下腔静脉血流完全阻断,仅保留奇静脉血流回到右心来观察心、脑功能能维持多长时间。结果每个动物都能维持

30 分钟以上而心、脑功能不受损害。同时英国的 Andreason 和 Watson 也得到同样的结果。两个实验的结论是只需要 8 ~ 14ml/(kg·min)的血流量或 10%的基础心排血量就可以在常温下 30 分钟内保护心、脑、肝和肾等器官不受损害。当时 Lillehei 就乐观地设想，如果将灌流量维持在 20 ~ 25ml/(kg·min)将给手术提供一个良好的环境并且是安全的。

当初 Lillehai 设计控制性交叉循环的动物实验是因为缺少复杂的垂屏式氧合器，故用此简单的方法来暂时进行心内直视手术的实验。他用动脉泵以低流量抽出供体狗的动脉血注入受体狗的动脉中，同时将受体狗的静脉血抽出泵回到供体狗的静脉中利用供体狗肺进行氧合。他惊奇地发现，受体狗经过 30 分钟全心肺转流心内直视手术后，无论在恢复状态方面或存活率方面都比高流量体外循环的狗表现良好。

良好的动物实验结果和奇静脉现象的启示使 Lillehei 认为控制性交叉循环可以用于临床。但是当时除了 Gibbon 的一例成功之外，再也没有成功的临床报道，这使 Lillehei 下定决心于 1954 年 3 月 26 日进行了第一例控制性交叉循环下室间隔修补术（图 1-2-1）。动脉血从供者股动脉引出，经泵注入受者右锁骨下动脉至升主动脉。受者的静脉血从上、下腔静脉引出，通过泵将静脉血注入供者的大隐静脉入下腔静脉。受者为小儿，供者为成人。最长转流时间为 40 分钟。所用血泵为 Sigmamotor 指压泵，手术很成功，患儿恢复顺利。此后，他连续做了 45 例类似的手术，其中包括室缺、房室通道、肺动脉漏斗部狭窄和法洛四联症等。45 例中 28 例（62%）存活，供体中无一例死亡，也无一例有后遗症。30 年后随访这些患者中尚有 22 例（49%）健在。由于交叉循环法对供者有一定危险以后不再采用。

与当时的人工氧合体外循环引发的悲惨情况相比，Lillehei 的控制性交叉循环下直视手术可以说是十分成功的。其成功的原因现今看来应该是：①奇静脉现象起了很大的作用，如按高流量的要求交叉循环是无法完成的；②当时的体外循环没有条件对生理和生化变化进行监测，而交叉循环却类似一个人工的胎儿母体循环，供体随时自动地纠正了受体的不正常的生理和生化变化，因而使其顺利康复。

自 1955 年 3 月 1 日，在明尼苏达大学开展了

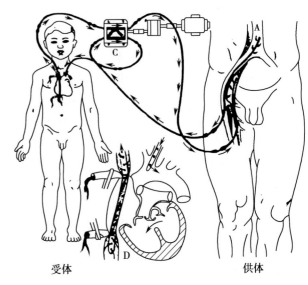

受体　　　　　　　　　　　供体

图 1-2-1　Walton Lillehei 控制性交叉循环示意图

一系列用一对犬科动物的肺作为氧合器的心脏直视手术。12 例患者实施了手术，其中有 4 例长期幸存者。上述两篇报道之后，又有 2 例实施手术，这 14 例实施手术的患者，共有 5 例长期幸存。没有患者因为氧合器的功能障碍而死亡。当时唯一尝试使用其他异种肺的是 Mustard 等使用猴肺的报道。在他们的 7 例患者中没有幸存者。Mustard 和 Thomson 随后报道 1952 ~ 1956 年间，有 21 个婴儿和儿童在体外循环中使用猴肺氧合实施了手术；这一组患者中有 3 例幸存。然而，应用异种肺生物氧合的患者无论从道德伦理上或未知危险性的顾虑上都受到了很大的压力。异体生物氧合的研究渐渐停止。

（三）人工氧合的体外循环

1. 从设想到实验　1930 年 10 月 3 日下午美国波士顿麻省总院外科一位女患者处于病危状态，她 2 周前做了胆囊摘除术，恢复很顺利。当天下午她去厕所回到病床后突然感到右胸不适，随即转为剧痛。其主治医师 E. Churchill 当即前来检查，发现患者表现惊恐、苍白、发绀和全身湿冷，诊断为肺栓塞。患者遂即送至手术室进行抢救，必要时需做肺动脉栓子摘除术。当时刚从杰弗逊医学院毕业的 Gibbon 医生被指派去监护患者，每 15 分钟监测一次患者的血压、脉搏和呼吸。患者在手术室情况逐渐恶化，次日清晨 8 点患者停止了呼吸，血压也测不到。Churchill 医师当即开胸切开肺动脉取出大块栓子，然而患者最终未能救活。患者与死神搏斗而医生毫无办法给予帮助的事实使整夜伺守在患者身旁的 Gibbon 十分震动，不由地

使他思索救活患者的设想。即将静脉血抽出，经氧合使之成为动脉血，再注入患者的动脉。从设想到制造一个能完全代替心和肺的功能机器，即人工心肺机，此期间他克服了各种难以想象的困难，并历经23年。

Gibbon采用动态血膜技术来进行血液氧合，即薄薄的一层血膜暴露在氧气中可以进行较好的气体交换，他们将血喷敷在充满氧气的转动的柱状筒的内壁上，依靠离心力使血液形成薄膜进行氧合，他们所设计的氧合器效能低下，只能满足游离器官的需要。Gibbon采用同样的设计，将血液从转动的圆柱筒内壁的顶端按切线方向喷敷到内壁上，利用离心力和重力的作用形成薄薄的血膜，向下流动时进行氧合。氧合圆柱筒的下缘套入储

血槽，圆柱筒的外壁与储血槽的内壁间的间隙甚小，这样氧合血可以沿着储血槽内壁顺畅地流到槽底而不产生气泡。显然，Gibbon所使用的动态血膜氧合器的效能有限。为了临床需要，Gibbon的两位年轻助手T. L. Stokes和J. Flick, Jr. 发现产生涡流的血液可以使氧合提高8倍之多，而血液在网状结构表面流过时可以产生涡流。于是，根据B. J. Miller的原设计改进后制出新的静态垂屏式氧合器（图1-2-2），动物实验效果十分满意，实验狗经过4个小时的全心肺转流状况良好。接着设计出多张静态垂屏式氧合网提高了氧合能力为临床应用做好了准备，大体重实验狗在新氧合器的支持下，进行了房间隔、室间隔切开，然后再缝合的手术，术后实验狗长期存活良好。

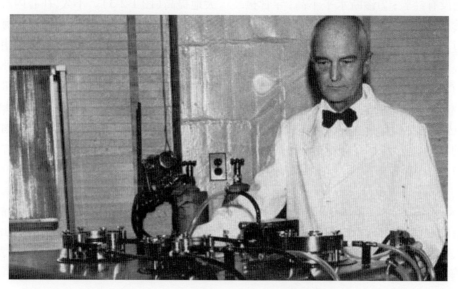

图1-2-2 Gibbon和他研制的血膜氧合器和体外循环机
John H Gibbon, Jr. (1903～1973)在1953年5月6日第一次成功地将HeL体外循环机用于临床心脏手术。HeL体外循环机采用静态垂屏式氧合器和滚压泵

2. 人工氧合体外循环的初步临床实践 正当Gibbon的实验研究步步提高，逐渐成熟之际，世界各国的胸外科也都纷纷投入这项研究，许多医生来到Gibbon实验室参观访问，交流经验。Gibbon热情接待所有的来访者并无私地介绍了他的经验。1951年3月，Gibbon对一危重患者进行体外循环，结果失败。1952年他又为一例15个月大患儿进行体外循环，由于误诊手术未成功。不久，他又给另一患者进行体外循环手术，结果储血槽的血被打空，大量空气泵入患者血管内，患者死亡。

1953年5月，Gibbon收治了一例18岁的女孩Cecelia Bavolek，经导管和血管造影检查诊断为房间隔缺损。5月6日，患者在体外循环下进行心脏

直视手术手术，缺损被连续缝合法修复，体外循环运转了45分钟。术后患者完全康复。至此，世界上第一例体外循环下心内直视手术才宣告成功，经过了20年的艰苦努力，Gibbon的理想得以实现。

第一例的成功仅仅带来了短暂的喜悦，1953年7月后，Gibbon又做了4例患者，全部失败。从1951年到1954年3月前报道的体外循环下直视手术的共有6家，17例患者中仅有Gibbon的1例存活。这一结果在心脏内科和胸外科医生中引起了很大的震动，议论纷纷，最后形成了一种看法，认为体外循环技术是没有问题的，因为在狗的实验中已十分成功，问题是人的患病心脏不能耐受

这样的手术。当时结果并未点燃心脏病学家和心脏外科医生热情和兴趣。原因如下：第一，Gibbon医生复制了8个月前的Lewis医生的成功，其复杂的方法和器械并未体现出明显优势。第二，或许也是最重要的，Gibbon医生没有能够用房间隔缺损或更加复杂的室间隔缺损的病例来重复他仅有的一次成功。经历5次失败之后他变得很气馁，以至于放弃他的追求。人们对体外循环下心脏直视手术的前途普遍产生了悲观失望的情绪。人工氧合体外循环进入了停滞状态。

3. 人工氧合体外循环的推广　事实上，当时大家并未认识到失败的真正原因。后来分析认识到原因是多方面的：①外科医生对心内畸形的多样性、复杂性认知不足；对如何修复畸形使之符合生理要求更是没有经验；②诊断水平不高，导管检查用于术前诊断刚刚开始，误诊率甚高。外科医生的仓促应对直接影响手术效果；③外科医生和灌注医师对心内畸形患者的病理生理改变（丰富的侧支循环）严重干扰手术操作和体外循环运转没有经验；④对灌注流量的普遍观点是在常温下用高流量，要达到$100 \sim 165ml/(kg \cdot min)$，这种认识是个很大的误导；⑤当时的体外循环设备还是比较简陋粗糙，性能尚不够完善，对血液的破坏也比较严重。

20世纪60年代，John Webster Kirklin是美国著名梅奥诊所的心外科主任。在Gibbon进行动物实验的时候，Kirklin主动要求和Gibbon合作。Gibbon对同梅奥诊所的Kirklin分享这一蓝图是非常犹豫的。因为他担心由于梅奥诊所强大的实力，Kirklin会先于他完成第一例体外循环下的心脏手术。Gibbon在第一次体外循环下手术成功后，经历的是一系列的失败。来自于内心和外部的压力，使Gibbon放弃了人体体外循环的努力。5年之后，Kirklin再次主动要求和Gibbon合作。Gibbon全盘托出了他的实验记录、临床报告和有关设备。Kirklin仔细研究了Gibbon的材料，成立了以医师为主体，配以强大实验研究人员和工程技术人员的团队，改进了Gibbon的心肺机，采用转碟膜式氧合器。在体外循环中结合低温的理论和实践，单位灌注流量明显减少，有效地降低体外循环对人体的损害，对保护重要的脏器，如脑、心脏和脊髓有明显的作用。体外循环的安全可靠性大大地提高（图1-2-3）。不久，在心内直视手术中，人工体外循环取代了人体交叉循环。梅奥诊所报道：245例心脏直视手术成功，他们都应用梅奥-Gibbon设备进行的体外循环。在此基础上，Kirklin的团队对心脏直视手术进行了大量系统的工作，并对工作的经验教训进行总结，编写了《Kirklin心脏外科学》，为心脏外科的快速发展起有重要的作用。

二、体外循环的完善

（一）氧合器

1. 血膜氧合器的改进　Gibbon静态垂屏式氧合器为体外循环技术立下了不朽功绩，但它的性（气体交换性能）容（预充血容量）比差、操作不易。由于静态网的面积是固定的，如要增加性能就必

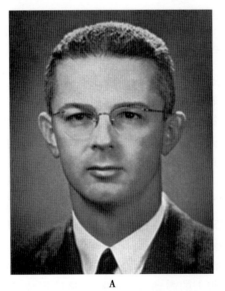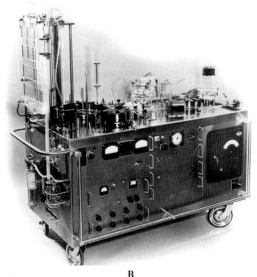

图1-2-3　ohn W Kirklin和他改进的Mayo-Gibbon体外循环机
A. John W Kirklin（1917～2004）；B. Mayo-Gibbon体外循环机

须增加网的张数,体积不断增大,性容比无法提高。于是各家又重新探索动态血膜式氧合器,有的将 Gibbon 初期使用的圆柱筒式氧合器多个套叠在一起,有的用多个锥体面层叠在一起,可以增加性容比。梅奥诊所的 Gibbon 型薄膜氧合器价格贵,没有市场化。

动态血膜式氧合器中比较被广泛采用的当属转碟式氧合器,此氧合器最初由瑞典 Bjork 设计,后由美国 Kay 和 Cross 改进,并进行商业化生产。此氧合器称为 Kay-Cross 氧合器(图 1-2-4)。在一个水平旋转轴上安装许多的圆盘,它们浸入到静脉血池中,在氧气环境中就会在圆盘上产生一层薄膜。此时血液能够产生很好的氧合。但是它们都不是一次性的,存在问题为:预充容量大,清洗和灭菌困难复杂。

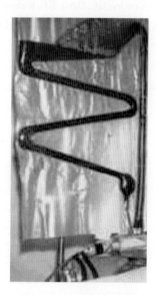

图 1-2-4 早期的氧合器
最早可以储血的一次性塑料鼓泡式氧合器

2. 鼓泡式氧合器的研制 早在 1882 年,斯特拉斯堡的 Waldmar von Schroder 就认识到将空气或氧气吹入血液形成血泡可以氧合血液,由于无数血泡形成的面积甚大,所以效能很高。但由于气栓无法用于脏器灌注。1932 年,Euler 和 Heymans 反其道而行之,将血液在氧气中喷成雾滴进行氧合,但血液破坏严重,也无法应用。直到 1950 年,L. C. Jr. Clark 采用了硅消泡剂才解决了气栓问题。De Wall 设计出了鼓泡式氧合器,动物实验很成功,终于在 1955 年 5 月 13 日用于临床(图 1-2-4)。他们首批进行了 7 例室缺修补术,术后 7 例患儿全部清醒,其中 5 例长期存活。后来应用到法洛氏四联症、房室通道及大动脉转位等复杂手术,均获得

良好的效果。之后,De Wall 进一步改进,用塑料薄膜热压成袋式,其特点是效能好,使用方便,一次性使用,价格低廉。这类氧合器符合了当时心血管外科蓬勃发展的要求,成为 20 世纪 60 ~ 70 年代最广泛应用的氧合器。在同一时期,世界其他中心也纷纷各自设计自己的氧合器,呈现出百花齐放的景象,例如瑞典的 Crafoord,丹麦的 Rygg 和 Kyvsgaard,等。他们设计的思路大致相同,在细节方面则各有特点,全都能初步满足临床的需要。

3. 膜式氧合器的研制 血膜式和鼓泡式氧合器的主要缺点是血液和氧直接接触对血液产生破坏作用,理想的氧合器应与肺泡相似,通过膜进行气体交换。1944 年,Kollf 发现静脉血通过人工肾透析时变红。1955 年,他和 Balzer 试用聚乙烯膜制成氧合器,但气体交换能力低下,只能用于实验。1957 年,Clowes 和 Neville 用多层聚四氟乙烯薄膜制成的氧合器面积高达 25 平方米,但过于笨重,无法使用。此后,人们发现硅橡胶薄膜有较好的气体交换功能。1965 年,Bramson 所设计的硅橡胶膜氧合器用于临床。1967 年,Lande 所设计的硅橡胶膜氧合器已商业化生产提供市场。硅橡胶膜的缺点是 CO_2 的通透性不好,它与 O_2 的通透比是 6:1。

因此,寻求更好的材料势在必行。1960 年,McCaughan 曾用带有大孔的疏水性高分子聚合物膜作材料,但血在高压力下发生渗漏。10 年后,由于高分子化学的迅速发展,终于制造出带有微孔 (1 ~ 2μm)的聚丙烯和聚四氟乙烯薄膜。它的 CO_2 和 O_2 的通透比是 20:1,性能大大地提高,完全能满足临床的要求。1962 年,Bodell 提出用数万根中空纤维膜式氧合器的设计方案。1981 年,日本 Terumo 公司以 Bodell 的设计为基础,用新型微孔聚丙烯材料制成了当今广泛使用的中空纤维膜式氧合器。之后,各厂纷纷效仿制出类似的产品。后来又吸收了 Bodell 的方式将管内走血管外走气改为管内走气管外走血,大大提高了气体交换效能。最终做到预充血量仅 450ml,每分钟每 100ml 血能摄取 5.3ml 氧的能力,接近人体肺脏的交换能力。由于其使用方便,经济有效,易于消毒转运,很快进行商业化制造,并广泛的在临床使用。

(二)血泵

与氧合器一样,血泵的研制也经过一个漫长的过程。最原始的血泵就是注射器,1848 年 Brown Sequard 就用它来进行灌注实验。以后出现了各种各样的血泵,例如活塞泵、隔膜泵、螺旋推进泵、指

压泵、单轮滚压泵、双轮滚压泵、三轮滚压泵和锥面滚压泵等。滚压泵历史悠久，由于 DeBakey 把它运用在体外循环上而出名，因而被称为 DeBakey 泵。1955 年，Lillehei 和 DeWall 用鼓泡氧合器时采用的是 Sigma 指压泵（图 1-2-5），后来由于指压泵

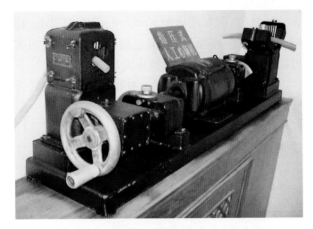

图 1-2-5 我国第一例体外循环手术使用的 **Sigma** 指压泵

血液破坏较重而且不易精确控制流量而被滚压泵所替代。滚压泵操作简单，流量精确、血液破坏轻。

为了长时间使用，1968 年 Rafferty 等设计出了离心泵。离心泵靠高速运转的叶片产生离心力将血向前推进，流量大小受离心力和前方阻力而变化。它对血液破坏小，不易将空气泵入体内。Medtronic 公司首先生产如 BioMedicus 离心泵。现在市场上有多种离心泵供外科医生和灌注师选择。离心泵在长时间的体外循环，如体外膜肺氧合（extra-corporeal membrane oxygenation，ECMO）应用越来越普遍。

（龙村　吕琳）

参 考 文 献

Lillehei CW. Historical development of cardiopulmonary bypass in Minnesota. In：Gravlee GP，Davis RF，Kurusz M，et al. Cardiopulmonary bypass：Principles and practice. Lippincott，Williams & Wilkins，2000，2nd Edition.

第二章

中国体外循环发展史

在我国,体外循环成功应用于心脏大血管外科已经有 57 年的历史。很多心血管外科、麻醉科专家及我们"体外人"都为之付出汗水,书写了属于我们中国人自己的"体外循环发展史"。中国生物医学工程学会体外循环分会在学会成立十周年的时候曾经汇集各方的智慧,用重现这条路上发生过的各个事件的形式编撰了一份编年史,记载下前人留下的奋斗足迹。

从历史的角度看,事件虽可分大小,但是意义没有轻重,都是几代人为了中国体外循环事业曾经付出的汗水和努力,承载了许多人的梦想和追求。我们希望把自己的工作做好,拯救更多的患者和生命,我们还希望把我们年轻的学会办好,使她永远充满活力。学会成立至今,历任领导、常委班子、全委会在全体会员的支持下就是朝着这个方向不断努力,有挫折,有成功,有泪水,有喜悦。但是,人生是条朝圣之路,有梦想就有希望,闯过事业中无数的坎坷,这一步一步走来的足迹真真切切表达了一代代追梦人的呐喊和拼搏。

今天,我们在这条追梦的路上已经取得了一些收获,但我们深知离成功还有很长的路要走,收获和不满足同样激励我们要更加努力,也让我们更有动力、更期待着实现梦想的那一天的到来。

朱德明教授撰写的本章第一节"中国体外循环年鉴"如同画卷的画轴,龙村教授撰写的本章第二节"中国体外循环发展史"如同画卷的画面。

第一节　中国体外循环编年大事记

1957.3	苏鸿熙教授怀着一颗赤子之心,冲破美国当局设置的重重障碍,花费在美工作期间全部积蓄,购置了一台人工心肺机(指压泵)和有关设备,偕夫人毅然回到祖国
1957.4	上海第二医学院附属仁济医院叶椿秀教授等试制成功国产指压式泵
1957.6.7	第四军医大学苏鸿熙教授组建体外循环研究组,开展体外循环动物实验研究
1957.7	第四军医大学苏鸿熙教授应邀参加中国人民解放军胸科医院(阜外医院前身)举办的全国胸科学术会议,在大会上作体外循环综合报告,会后率组分别在北京市胸科医院和北京协和医院等单位应用犬进行了 3 场体外循环心脏手术演示,并受到叶剑英元帅接见

1958.6.26	第四军医大学西京医院苏鸿熙教授使用其从美国带回来的人工心肺机(De Wall-Lillehei 鼓泡式氧合器和指压式人工心泵)在中国成功施行第一例体外循环下先天性室间隔缺损修补术
1958.7	上海市胸科医院顾恺时教授与上海市医疗器械厂合作研制滚压泵体外循环机(上海 I 型)和 De Wall-Lillehei Ⅳ型鼓泡式氧合器并成功应用于临床
1959.9.21	上海医学院中山医院石美鑫教授等研制的静态垂屏式氧合器正式应用于临床
1959	叶椿秀教授等研制成功横置式上海 I 型转碟式氧合器 苏鸿熙教授与北京协和医院修理厂合作研制第 2 台体外循环机,取名

"北京Ⅱ号"，其特点是将指压泵改为滚压泵

苏鸿熙教授在西安全国心血管病学术会上作了体外循环动物实验和临床应用报告，会议期间代表们到第四军医大学参观体外循环演示和技术革新展览

上海医学院中山医院石美鑫教授开展深低温体外循环心内直视手术的动物实验和临床应用

北京阜外医院开展法洛四联症（tetralogy of fallot，TOF）根治手术，先在体表深低温停循环下心脏手术，后用体外循环复温复苏

1959.11.25	北京阜外医院用"北京Ⅱ号"泵及自己组装的人工肺为一名5岁患儿成功施行室间隔缺损修补手术
1960	上海医学院中山医院成功研制不锈钢多管型和套筒型高效率血液变温器 北京阜外医院开始应用心脏停跳液保护心脏
1961	天津医学院附属医院张天惠、王源昶和哈尔滨医科大学在奇静脉血流原理和脑灌注实验的启发下创立了半身体外循环法
1971	阜外医院用冠状动脉持续温血灌注法使得外科医生能在心脏跳动下手术
1972	天津油墨厂、天津和平制药厂、天津和平医院（现天津胸科医院）联合攻关制造出了硅油、消泡剂和发泡装置
1974	上海第二医学院附属新华医院丁文祥教授与上海电表厂合作研发小儿人工心肺机成功，同年应用于临床 天津塑料研究所和天津胸科医院共同进行袋式氧合器的动物实验 天津105厂工程师胡玉和天津和平医院（今天津胸科医院）张华新教授协作，研制出了天津XF人工心肺机
1975	北京阜外医院将晶体停跳液应用于临床
1976	上海第二医学院附属新华医院首例婴幼儿深低温停循环手术成功

天津塑料研究所在北京阜外医院和天津胸科医院协作下，根据各医院制式开始成批量生产各种体外循管道（婴儿、幼儿和成人）

1977	广东Ⅰ型（GD-Ⅰ型）人工心肺机研制成功并通过广东省科委鉴定 天津塑料研究所研制的袋式鼓泡氧合器通过由卫生部主持的鉴定
1978	中国大陆医院在体外循环心脏手术过程中开始监测活化凝血时间（active clotting time，ACT），改变了以往采用水浴箱恒温测定凝血时间的方法，使术中肝素抗凝浓度控制更科学更安全
1979	北京阜外医院与有关工厂合作研制成功J-3型鼓泡式人工肺
1980	广东省医疗器械研究所、上海第二医学院附属新华医院、第二军医大学长海医院在上海联合举办我国第一届体外循环情报网会议，此系国内第一次以体外循环为主题的专业会议，我国老一辈心胸外科专家及体外循环专业人员、工厂技术人员第一次云集上海 广东中山医学院研制成功ZB-2A型助搏系统，开展体外循环搏动灌注，成为以平流灌注为主的国内灌注界又一个技术创新
1980.9	广州东方红医疗器械厂研制成功国产冷热循环水箱
1981	福建省人民医院（福建省心研所）李温仁教授研发的平板式变温器获福建省科技成果三等奖
1982	北京友谊医院孙衍庆教授率先使用左心转流技术进行胸主动脉瘤行人工血管置换术 四川华西医院报道24例搏动灌注临床经验 广东省医疗器械研究所研制的环氧乙烷和氟利昂混合气体开始应用于临床体外循环物品的消毒灭菌
1983.2	第四军医大学西京医院研制成功西京-80型部分可弃式微泡鼓泡氧合器，大大提高氧合性能，通过陕西省

科技局鉴定,安全应用临床

1984　上海第二医学院附属新华医院和复旦大学、上海市肺科医院合作研发成功国产膜式氧合器,是中国最早的全国产化膜肺(包括中空纤维丝)。同时和宁波医疗用品厂合作研发生产配合膜肺应用的多管型丢弃式变温器

1985.3.26　广东 WG-Ⅰ型动脉微栓过滤器通过鉴定应用于临床

1986　上海第二医科大学附属新华医院首例新生儿(出生 22 天)体外循环手术成功,该例患儿系先天性大血管错位行动脉调转术(SWITCH 术),术后顺利出院
北京阜外医院、北京安贞医院将人工肾用于体外循环中滤水

1986.9　我国第一本体外循环专著《体外循环和辅助循环》由沈阳辽宁科学技术出版社出版,主编:徐新根,副主编:邱兆崐

1987　上海市胸科医院联合宁波医疗用品厂成功研制宁波Ⅰ型动脉微栓过滤器
天津塑料制品研究所含变径型泵管的体外循环管路套包研制成功并投向市场

1987.11.29　广东省医疗器械研究所用二氧化碳替代氟利昂研制的环氧乙烷和二氧化碳混合气体灭菌剂通过省级鉴定

1988　北京安贞医院成立全国第一个体外循环科,标志着体外循环作为一项专业技术得到重视和认可
北京阜外医院胡小琴教授首次举办全国体外循环系统理论培训班,开始培养体外循环专业硕士研究生

1988.9　《心肺转流》由沈阳辽宁科学技术出版社出版,编译:徐凤翔、于永平

1989　北京阜外医院第一例成人主动脉瘤手术应用深低温停循环选择性脑灌注
第四军医大学西京医院研制成功完全可弃式西京-87 型鼓泡式氧合器,经鉴定后投产

武汉军区总医院沈七襄教授成功地将体外循环应用于有机磷农药中毒患者,开启非心脏病急诊患者的抢救

1990　广东威达医疗器械有限公司研制成功国产 WD-Ⅰ型体外循环机,并曾一度占领国内市场
上海第二医科大学附属新华医院朱德明教授联合宁波菲拉尔医疗用品厂研制婴幼儿动脉微栓过滤器,联合上海手术器械厂开发出体外循环夹管钳
离心泵开始在我国应用于临床
天津医疗器械研究所生产国产体外循环机,获得较好临床应用成果
上海第二军医大学长海医院 H2 型微栓过滤器研制成功,并获得专利
广东省心研所开始研制辅助心泵
北京医科大学第一附属医院张明礼教授设计出我国第一代自体血回收机

1991　天津塑料制品研究所率先研制成功心脏停跳液冷停灌注装置

1991.11.27　北京医科大学第一附属医院张明礼教授第一代自体血回收机成功应用于临床,获国家专利局批准

1992　西安西京医疗用品有限公司研制的 90 型鼓泡式氧合器用于临床
北京安贞医院董培青教授开展在深低温停循环下采用经上腔静脉逆行脑灌注脑保护

1993.1　《体外循环灌注学》由北京人民军医出版社出版,主编:李佳春、李功宋,副主编:胡小琴、董培青、江朝光

1993　广东中山医科大学附属一院采用 SARNS DelphinⅡ离心泵为一肝癌术后患者成功进行了首例肝移植静脉-静脉(V-V)转流
北京阜外医院胡小琴教授在昆明举办全国体外循环学术会,有新加坡、马来西亚等国及中国台湾地区灌注师参加

1993.5.17　北京阜外医院为一例换瓣手术后急性呼吸衰竭患者应用 ECMO,采用离心泵及 Sei-Med 膜肺历时 73 小时抢

救成功

1994.6	苏鸿熙教授(中华医学会心胸血管外科分会主委)召开会议商讨成立中华医学会体外循环分会
1994.7	苏鸿熙教授再次召开会议,并确定由胡小琴教授主笔写申请表
1994.11	中华医学会胸心血管外科分会投票同意(并经相关学会—麻醉分会、心内科分会同意)成立单独的中华医学会体外循环分会,筹备组成员为龚庆成、徐新根、胡小琴,并将成立体外循环分会申请书递交中华医学会总会学术会务部
1995.2	中华医学会总会学术会务部要求再重写申请表及报告。胡小琴教授将重写的报告征求北京龚庆成及上海徐新根意见后,再次送至总会
1995	上海市胸科医院成立华东地区第一家行政专业化的体外循环室,徐新根教授为首任室主任 北京阜外医院胡小琴教授创办《体外循环通讯》(内部刊物) 氧合血停搏液在临床普及
1996	上海第二医科大学附属新华医院在我国率先使用改良超滤法,并逐步在全国推广普及 胡小琴再次向中华医学会胸心血管外科学会申请批准成立体外循环学会
1997.6	西安西京医疗用品有限公司研制希健-Ⅰ型膜式氧合器投入临床使用
1997.6	《体外循环手册》由北京人民卫生出版社出版,主编:龙村,副主编:于坤、赵举
1997.11	《心血管麻醉及体外循环》由北京人民卫生出版社出版,主编:胡小琴
1998	《体外循环通讯》(内部刊物)更名为《体外循环》(内部刊物,季刊) 罗征祥教授(广东省心研所)、叶椿秀教授(上海第二医科大学附属仁济医院)和肖学钧教授(广东省心研所)将自行研制的心室辅助泵(罗-叶泵)成功应用于临床 中国首例体外循环40周年纪念学术

会议在西安召开,朱晓东院士、孙衍庆、王一山、汪曾炜、丁文祥、夏求明、刘欲团、叶世铎、张宝仁、徐凤翔、张镜方、高尚志、胡小琴、龙村、朱德明教授等均亲临会议,吴英恺院士书面发言指出:"这在我国心血管外科领域是一件具有里程碑意义的成就"

1998.6	《体外循环题集》由北京人民卫生出版社出版,主编:龙村,副主编:郑红
1998.7.24	全国第一个地方学会——上海市生物医学工程学会体外循环和辅助循环专业委员会成立,首届主委:丁文祥(兼),副主委:徐新根、朱德明、胡克俭,秘书长:朱德明(兼)
1999.3.9	浙江省生物医学工程学会体外循环专委会成立,第一届委员会主委:叶丁生,副主委:陈自力、林茹
1999	《体外循环》(内部刊物,季刊)改版并更名为《体外循环杂志》(内部刊物,季刊) 由丁文祥教授提议,体外循环分会筹备组向中国生物医学工程学会递交申请,并向理事会介绍本专业情况 中国体外循环专业网站建立 广州中山大学附属第一医院在国内首次采用ECMO作双肺肺泡灌洗术
1999.4	应台湾体外循环协会邀请,丁文祥教授率上海市生物医学工程学会体外循代表团访问台湾,游振义理事长、辜能昌前理事长陪同。代表团访问了台大附院、荣民总医院、长庚医院、振兴医院、高雄荣民总医院,丁文祥教授、朱德明教授还在台大附院、台湾体协报告交流
1999.9	上海第二医科大学附属新华医院、上海儿童医学中心开展胎羊体外循环研究
2000	上海医科大学中山医院试制成功国产离心泵头并应用于临床 广东中山大学附属第一医院首次将体外循环技术应用于肿瘤治疗—体外全身热疗
2000.7	广东省医学会心胸血管外科分会成立体外循环与辅助循环学组,组长:

肖学钧,副组长:黄伟明。同时召开广东省第一届体外循环与辅助循环学术会议

2000.11.24　第一届沪浙体外循环学术交流会在上海儿童医学中心举行

2000.1　上海东方医院 Berlin Heart 人工心脏在患者身上应用成功

2001.6　广东东莞科威医疗器械有限公司研制的西京鼓泡式氧合器获准上市

2001.9.21　在第六届亚洲体外循环学术会议上,解放军 301 医院苏鸿熙教授获"终身成就奖"

丁文祥教授代表中国生物医学工程学会宣布批准成立中国生物医学工程学会体外循环筹备委员会,同时上报中国科协及国家民政部

2002.3.2　北京红螺山庄召开中国生物医学工程学会体外循环分会筹备委员会会议

2002　北京阜外医院龙村主任在美获奖(AmSECT)——美国体外循环杰出贡献奖

2002.7　美敦力公司在广东中山市举办 ECMO 学习班,邀请了台湾台大附院柯文哲教授一行前来讲学、辅导,由此开启了中国大陆心脏外科 ECMO 应用的大门

2002.8　中华人民共和国新闻出版总署正式批准由中国人民解放军总医院主管主办《中国体外循环杂志》出刊并公开发行。中国生物医学工程学会体外循环分会筹备委员会给予了大力支持

2002.9.10　在北京五洲大酒店召开中国生物医学工程学会体外循环工作委员会(筹备)全体委员第一次会议

2002.10.18　第二届沪浙体外循环学术交流会在杭州萧山举行

2003.1　上海市胸科医院为一例双肺移植围术期呼吸循环衰竭患者施行了体外膜肺氧合(ECMO)治疗

2003　山东省生物医学工程学会体外循环专委会成立

第一届委员会主委:范全心,副主委:

姜冠华、柴洁、张彦恩、李培杰

阜外医院刘晋萍在第十届欧洲体外循环会议发言获得"优秀新生儿和婴幼儿论文奖"

2003.3.15　《中国体外循环杂志》创刊号发行并得到了业内知名专家苏鸿熙教授、朱晓东院士、胡小琴教授和丁文祥教授的祝贺,以及专业公司的大力支持

临时编委会名单(按姓氏字母为序)

名誉编委:丁文祥、房秀生、胡小琴、沈七襄、叶春秀

主编:江朝光

编辑部主任:李佳春

编委:陈自力、董培青、范全心、龚庆成、韩幼奇(美国)、黄伟明、江朝光、里成荣、李功宋、李佳春、李欣、龙村、林茹、闵苏、吴曼蓉、谭镔、王军、王维简、吴明新(新加坡)、朱德明、文其祥、徐新根、章晓华

2003.7　《中国体外循环杂志》被"中国期刊全文数据库"收录,被"中国学术期刊综合评价数据库"评为统计源期刊并颁发"统计刊源证书"

2003.12.30　国家民政部正式批准成立中国生物医学工程学会体外循环分会

2004.2　学会启动在全国范围内进行心脏手术及体外循环情况年度调查,首次调查结果,2003 年全国总计 499 所医院开展了体外循环工作,体外循环医生人数为 1142 人,心脏手术总例数 76 319 例,体外循环总例数 59 886 例

2004.3　中国科学技术信息研究所根据专家推荐和评估,批准《中国体外循环杂志》进入"中国科技论文统计源期刊"(中国科技核心期刊)并被《中国核心期刊(遴选)数据库》收录

2004.4.16　在北京五洲大酒店国际会议中心召开第一届中国生物医学工程学会体外循环分会第一次常务委员会及全委会议,参会代表 26 人。通过会章、会徽、主任委员、副主任委员、常委及委员名单

2004　广东省生物医学工程学会体外循环与辅助循环专委会成立,第一届委员

	会主委:肖学钧,副主委:黄伟明
2004.7.21	在武夷山由徐州医学院召开《麻醉学专业—体外循环方向(本科)》教育论证会
2004.8.27	在北京国际饭店召开第一届中国生物医学工程学会体外循环分会第二次全委会议
2004.8.27	徐州医学院麻醉学院与全国学会合作办学,决定招收第一批体外循环方向本科大学生,学会组织有关专家编写三本专用教材《体外循环生理病理学》《体外循环材料学》《体外循环临床学》
2004.8.28	在北京国际饭店召开中国生物医学工程学会体外循环分会成立大会暨第一届全国体外循环学术年会 胡小琴教授获体外循环"杰出贡献奖" 第一届中国生物医学工程学会体外循环分会委员名单(以姓氏字母为序) 名誉主任委员:胡盛寿 顾问委员:丁文祥、胡小琴、苏鸿熙、杨子彬、叶椿秀 主任委员:龙村 副主任委员:龚庆成、朱德明 常务委员:董培青、龚庆成、黄伟明、李佳春、龙村、文其祥、朱德明 秘书:黑飞龙 委员:陈自立、董培青、董振明、范全心、龚庆成、黑飞龙、胡建国、胡克俭、黄伟明、江朝光、姜冠华、金新会、李鸿飞、李佳春、李天成、李欣、李毅力、林茹、刘斌、刘海霞、刘梅、刘燕、龙村、阮秀璇、舒义竹、宋恒昌、孙云、唐玉荣、王连才、王晓平、文其祥、夏建海、肖诗亮、徐新根、易定华、张炳东、章晓华、朱德明、赵砚丽(增补)
2004.8	《中国体外循环杂志》成为核心期刊 灌注医生纳入中国医师协会医生系列 徐州医学院与我体外循环学会合作办学,开始培养体外循环专业的大学本科生
2004.12.11	河北省生物医学工程学会体外循环专业委员会成立,第一届委员会主委:赵砚丽,副主委:邢玉英、康荣田、郭力新、张静
2005.1	广东东莞科威医疗器械有限公司研制的科威膜式氧合器获准上市
2005.1	《体外循环热点聚焦》由北京中国协和医科大学出版社出版,主编:于军、邵金霞
2005.2	第三届沪浙体外循环学术交流会在上海儿童医学中心举行
2005.2	完成2004年全国体外循环及心脏手术数据统计。共482家医院完成心脏手术90 812例,体外循环74 840例
2005.3.12	天津市体外循环学术交流会暨专委会筹备会成立
2005.7	《体外循环技术指导》由北京人民军医出版社出版,主编:龚庆成,副主编:刘凤珍、倪虹
2005	阜外医院举办了"全国节约用血学习班"和"全国体外循环理论培训班"各一期,召开"ECMO研讨会"一次
2005.8.19	在上海召开中国生物医学工程学会体外循环分会第一届委员会第三次全委会议
2005.8.20	在上海光大会展中心召开第二届全国体外循环学术年会 上海第二医科大学附属仁济医院叶椿秀教授获体外循环"杰出贡献奖"
2005.8.21	在上海召开体外循环青年沙龙/ECMO研讨会
2005.9	第一届《中国体外循环杂志》编委会在解放军总医院召开 第一届《中国体外循环杂志》编委会名单 顾问(以下按姓氏笔画排序): 丁文祥、王士雯、石惠良、刘维永、李功宋、沈七襄、张宝仁、严志焜、汪增炜、陈宝田、郭加强、罗征祥、高尚志、夏求明、盛志勇、黄志强、解士胜 名誉总编辑:苏鸿熙、朱晓东、孙衍庆 总编辑:江朝光 执行总编辑:高长青

副总编辑(以下按姓氏笔画排序):龙村、朱德明、李佳春、胡小琴、龚庆成、董培青

编辑部主任:李佳春(兼)

编委(以下按姓氏笔画排序,外籍人员除外)

丁伟、王天佑、王凤林、王加利、王刚、王连才、王武军、王春生、王辉山、王军、王中、文其祥、木拉提、石应康、冯文会、孙立忠、朱家麟、乔彬、庄健、刘迎龙、刘梅、刘晋萍、刘进、刘苏、刘燕、许建屏、李力兵、李立环、李伯君、李欣、李顺福、李素芝、阮秀璇、何巍、何国伟、何原文、苏肇伉、肖苍松、肖明第、肖峰、肖颖彬、张兆光、张仁福、张希、张载高、张向华、吴清玉、吴莉莉、闵苏、苗齐、屈正、罗毅、易定华、林茹、陈良万、陈自立、陈若为、陈琳、陈鑫、范全心、赵砚丽、胡克俭、姜胜利、姜冠华、徐志飞、徐志伟、徐志云、徐志娟、徐新根、卿恩明、章晓华、盛其美、黄方炯、黄伟明、梅举、景华、曾伟生、程兆云、韩涛、甄文俊、Alfred H. Stammers(美国)、Dairid W. H(德国)、Pettersson G(美国)、Samuel Ramirez(墨西哥)、韩幼奇(美国)、吴明新(新加坡)

2005.10.9	陕西省生物医学工程学会体外循环专委会成立,第一届委员会主委:易定华,副主委:耿希刚、裴斐、戴刚
2005.12.8	福建省生物医学工程学会体外循环专业委员成立,第一届委员会主委:阮秀璇,副主委:赵俊林、杨立平
2006.1.10	在解放军总医院召开了第一届中国生物医学工程学会体外循环分会第四次常委会议。学会2006年的工作重点是:①筹备2007年"第七届亚洲体外循环大会";②举办"全国节约用血学习班""全国体外循环理论培训班""ECMO研讨会"各一次;③促进地方体外循环学会的建立;④筹备灌注人员资格推荐制度;⑤保持《中国体外循环杂志》为核心期刊
2006.1	《心脏辅助循环》由北京人民卫生出版社出版,主编:肖学钧、罗征祥、张镜方
2006.2	完成2005年全国体外循环及心脏手术数据统计。共576家医院心脏手术104 656例,其中体外循环86 177例
2006.3	阜外医院举办全国ECMO学习班
2006.4	阜外医院举办全国节约用血学习班
2006.5.13	天津市生物医学工程学会体外循环专委会成立,第一届委员会主委:王中,副主委:杨澎、段大为、任秉洲
2006.8	阜外医院举办全国体外循环理论学习班阜外医院举办全国ECMO学习班
2006.11.11	在无锡召开常委扩大会(讨论多中心临床研究工作)
2006.12.15	湖北省生物医学工程学会体外循环专业委员会成立,第一届委员会主委:肖诗亮,副主委:刘燕、程旺生、刘建武、张遵严、徐志娟
2007	第四届沪浙体外循环学术交流会在解放军117医院(杭州)举行
2007.1	上海交通大学医学院附属上海儿童医学中心成立我国第一家小儿体外循环科,朱德明教授为首任科主任《ECMO手册》由北京人民卫生出版社出版。主编:龙村,副主编:黑飞龙、于坤
2007.2	完成2006年全国体外循环及心脏手术数据统计。共646家医院心脏手术118 627例,其中体外循环98 804例
2007.3.24	在阜外医院召开中国生物医学工程学会体外循环分会第一届委员会常委会扩大会。会议具体内容如下:①2006年学会工作总结;②2007年9月亚洲会议筹备情况汇报;③资格认证;④汇报徐州医学院教学情况;⑤关于麻醉成人继续教育教材书稿问题;⑥换届改选问题
2007.6.15	由广东省体外循环专委会牵头,在广西南宁召开广东广西两广首届体外循环与辅助循环学术会议
2007.9	《体外循环损伤与保护》由北京人民

卫生出版社出版,主编:董培青,副主编:杨璟、刘锋、管玉龙

2007.9.21　在北京国际饭店召开第七届亚洲体外循环学术会议及第三届全国体外循环学术年会,并评选颁发青年优秀论文奖

上海交通大学医学院附属上海儿童医学中心丁文祥教授获"杰出贡献奖"

会议期间讨论成立亚洲体外循环联盟,并成立秘书处,办公地点设在北京阜外医院

会前召开中国生物医学工程学会体外循环分会第一届委员会第四次全委会议,选举出第二届中国生物医学工程学会体外循环分会委员。会前还举行了和各公司的座谈会,报告近两年体外循环手术数据和市场分析,倾听各公司对学会工作的意见和建议

第二届中国生物医学工程学会体外循环分会委员名单
(以姓氏笔画为序)

主任委员:龙村

副主任委员:朱德明、李佳春、黄伟明

常务委员:龙村、朱德明、李佳春、李欣、龚庆成、黄伟明、章晓华、董培青、黑飞龙

秘书长:黑飞龙

委员:文其祥、王连才、王晓平、王中、王伟、龙村、朱德明、阮秀璇、刘梅、刘燕、刘海霞、刘斌、李佳春、李欣、李天成、李毅力、李鸿飞、宋恒昌、陈自立、陈萍、陈干、吴继红、肖诗亮、张炳东、范全心、林茹、赵砚丽、金新会、金振晓、胡克俭、胡建国、姜冠华、夏建海、徐新根、龚庆成、黄伟明、章晓华、董培青、黑飞龙、舒义竹

2007.11.16　在苏州举行第二届中国生物医学工程学会体外循环分会常委会会议

内容包括:①和徐州医学院麻醉学院沟通;②亚洲体外循环会议总结;③新一届委员增补;④新一届常委分工;⑤讨论资格认证事宜;⑥关于学会网站建设

2008.1.18　第二届中国生物医学工程学会体外循环分会常委会在珠海举行

2008.1.25　成立北京市生物医学工程学会体外循环专业委员会。主委:黑飞龙
副主委:李佳春、刘瑞芳

2008.2.1　筹备出版《中国体外循环50周年纪念集》工作

2008.5　阜外医院刘晋萍主任在美国参加第四届国际小儿体外循环和辅助循环学术会议,其发言获"优秀论文奖"

2008.7　初步建立中日学术交流机制。在上海交通大学附属胸科医院,中国生物医学工程学会体外循环分会和日本体外循环技术学会签署5年学术交流备忘录,包括双方互相参加对方举办的学术年会并给予发言交流机会,互相添加人员成为各自专业杂志外籍编委

2009.2　完成2008年全国体外循环及心脏手术数据统计。共690家医院完成心脏手术144 448例,其中体外循环119 787例

2009.8.22　第四届中国生物医学工程学会体外循环分会学术年会在成都举行

中国人民解放军沈阳军区总院徐凤翔教授获中国体外循环"杰出贡献奖"

邀请ECMO鼻祖Robert Bartlett教授来华讲课

2009.9.9　中华医学会心胸血管外科分会改选,龙村主任当选第六届委员会常委,朱德明主任当选委员

2009.11　第二届《中国体外循环杂志》编委会在广州国际会议中心召开并颁发证书

第二届《中国体外循环杂志》编委会名单

名誉总编辑:苏鸿熙、朱晓东、孙衍庆、胡小琴

顾问(以下按姓氏笔画排序):丁文祥、王士雯、王天佑、王凤林、李功宋、朱家麟、刘维永、刘迎龙、汪曾炜、吴清玉、何国伟、张宝仁、张兆光、苏肇

伉、肖明第、罗征祥、胡盛寿、徐新根、夏求明、黄志强、解士胜

总编辑:龙村

执行总编辑:高长青

编辑部主任:李佳春

副总编辑:董培青、朱德明、肖颖彬、王刚、李欣

编委(以下按姓氏笔画排序,外籍人员除外):王中、王军、王伟、王嵘、王加利、王连才、王春生、王辉山、木拉提、石应康、孙立忠、孙宗全、乔彬、庄健、刘苏、刘进、刘燕、刘晋萍、江朝光、吉冰洋、许建屏、阮秀璇、李力兵、李立环、李伯君、孟旭、何巍、苏丕雄、肖锋、肖苍松、吴扬、吴树明、吴莉莉、张希、张仁福、张尔永、陈萍、陈鑫、陈良万、闵苏、苗齐、金振晓、易定华、林茹、罗毅、范全心、姜胜利、姜冠华、胡克俭、侯晓彤、赵举、赵砚丽、徐志云、徐志飞、徐志伟、龚庆成、翁国星、卿恩明、景华、梅举、章晓华、黄伟明、黑飞龙、韩涛、甄文俊、韩幼奇(美国)、吴明新(新加坡)、Alfred H. Stammers(美国)、Colleen Gruenwald(加拿大)、Daririd W. H(德国)、Kiyoshi Yoshida(日本)、Minami Shigeru(日本)、Pettersson G(美国)、Samuel Ramirez(墨西哥)、Toru Matayoshi(日本)

2009.12.27 上海市成立心胸外科质控中心,管理范围包括临床体外循环质量控制,朱德明、胡克俭为质控中心委员,中心由上海市卫生局医政处领导,上海统一全市体外循环记录单模板,并首次开展全市性体外循环质控检查

2010.2 完成2009年全国体外循环及心脏手术数据统计。共694家医院完成心脏手术157 444例,其中体外循环128 358例

2010.3 第8卷第1期《中国体外循环杂志》更换封面,同期进入"军队优秀医学期刊方阵"

2010 根据学会"在全国建立多个新进灌注师培训基地计划",阜外医院、安贞医院率先成立"中国体外循环专业技术培训基地"

2010.4.2 龚庆成教授退休,增补安贞医院侯晓彤教授为学会常委

2010.5.6 上海儿童医学中心仇峰医生在美国第六届世界小儿辅助循环和体外循环学术大会上荣获"青年学者奖"

2010.8.2 安徽省生物医学工程学会体外循环专委会成立,第一届委员会,主委:程光存,副主委:高晴云、李晓红、聂军

2010.9 《ECMO—体外膜肺氧合》由北京人民卫生出版社出版,主编:龙村,副主编:赵举、李欣

2010.10.14 在上海召开中国生物医学工程学会体外循环分会临时常委会,讨论增补金振晓为学会常委,增补李梅、杜雪梅、杨璟为委员,董培青主任退休

2010.10.28 在北京召开中国生物医学工程学会体外循环分会全体委员会议,李梅、杜雪梅、杨璟等3人作现场委员陈述。发放第一批体外循环技术合格证书

2010.12.14 广东省人民医院广东省心研所《中国体外循环专业技术培训基地》验收

2010.12.18 第六届沪浙体外循环学术交流会在解放军117医院(杭州)举行

2010.12.25 第二届环渤海地区体外循环学术会议在石家庄举行

2011.2.26 第二届中国生物医学工程学会体外循环分会常委会第九次会议在海南三亚举行

2011.2 完成2010年全国体外循环及心脏手术数据统计。共714家医院完成心脏手术170 547例,其中体外循环136 753例

2011.3 《ECMO:危重病体外心肺支持》由北京中国环境科学出版社出版

主译:李欣、王伟,副主译:胡克俭、王连才、王维俊、王军、王利民,主审:龙村、朱德明、周岳廷

2011.3.31 在北京朝阳医院举办第五届全国ECMO学习班

2011.4.1 第二届中国生物医学工程学会体外

	循环分会常委会第十次会议在心胸外科年会期间召开(厦门)
2011.6	上海体外循环专业委员会布置全市统一记载体外循环不良事件
2011.7.2	第二届中国生物医学工程学会体外循环分会常委会第十一次会议在西藏举行
2011.8.5	第14期全国体外循环培训班在阜外医院举办
2011.8.18	第五届中国生物医学工程学会体外循环分会学术年会在广东珠海市举行,期间进行青年论文演讲比赛,评选并颁发青年优秀论文奖

第四军医大学西京医院史蔚然主任荣获体外循环"杰出贡献奖"

第二届中国生物医学工程学会体外循环分会全委会换届改选。第三届中国生物医学工程学会体外循环分会常委会举行第一次会议,根据总会组织章程新规定,实行三主委制

前任主委:龙村

现任主委:朱德明

候任主委:黑飞龙

副主委:黄伟明、李佳春、侯晓彤

常委:朱德明、龙村、黑飞龙、黄伟明、李佳春、侯晓彤、李欣、章晓华、金振晓

委员:马庆军、王中、王伟、王连才、王晓平、龙村、李欣、李梅、李天成、李佳春、李鸿飞、李毅力、李咏梅、刘燕、刘梅、刘斌、刘海霞、朱德明、阮秀璇、杜雪江、陈干、陈萍、肖诗亮、吴继红、林茹、范全心、宋恒昌、张斌东、易定武、杨璟、金振晓、赵砚丽、胡克俭、侯晓彤、姜冠华、夏建海、黄伟明、章晓华、黑飞龙、舒义竹、程光存、傅建学

总干事长:龙村

副总干事长:王伟

2011.9.1	举办第六届ECMO学习班(阜外医院)
2011.9	《体外循环教程》由北京人民卫生出版社出版,主编:黑飞龙,副主编:朱德明、章晓华、李欣、侯晓彤
2011.10.18	由上海交通大学医学院附属上海儿

童医学中心、复旦大学医学院附属中山医院和上海交通大学附属胸科医院联合申办的"中国体外循环专业技术培训基地"通过学会验收

2011.11.12	第三届中国生物医学工程学会体外循环分会第二次常委会在厦门举行
2012.2	完成2011年全国体外循环及心脏手术数据统计。共734家医院,心脏手术187 896例,其中体外循环150 725例
2012.2.24	朱德明、龙村前往香港为新加入大陆学会的香港灌注师颁发体外循环合格证书
2012.4.13	第七届ECMO学习班在北京朝阳医院举办
2012.4.21	第三届中国生物医学工程学会体外循环分会第三次常委会在贵阳举行,学会网站获得国家工信部,公安部注册
2012.5.1	中国生物医学工程学会体外循环分会向ESLO申办首届亚洲ECMO会议获得批准
2012.6.29	第三届中国生物医学工程学会体外循环分会第四次常委会在北戴河举行

第三届环渤海体外循环学术交流会暨第一届体外循环青年论坛在北戴河举行

通过竞选成立中国生物医学工程学会体外循环分会第一届青年委员会

主委:朱德明(兼)

副主委:李欣(兼,常务)、刘晋萍、周成斌

委员:陈凤、仇峰、周和平、雷立华、黎笔熙、李平、刘锋、周荣华、刘凯、刘悦、彭润生、强毅、荣健、武婷、肖娟、邢家林、熊瑶瑶、许崇恩、叶莉芬、张涛、赵举

候补委员:啜俊波、黄文雄、刘建华、王虎

秘书:郭震(兼)

2012.7	《体外循环技术》由北京大学出版社出版。主译:刘燕,副主译:崔虎军、李欣、华正东

2012.7.7	江西省生物医学工程学会体外循环专委会成立,第一届委员会主委:陈干,副主委:杨文凯、陶小龙、刘炜、黄国金
2012.8.5	第15期全国体外循环培训班在阜外医院举办
2012.9.8	举办第八期ECMO学习班(阜外医院)
2012.9.22	第三届中国生物医学工程学会体外循环分会第五次常委会在威海召开,黄伟明主任因年龄问题辞去学会副主委一职,增补章晓华主任担任学会副主委;江苏夏建海委员退休,梁永年接任委员工作,并在常委会述职;增加香港委员一名,决定向总会递交报告备案
2012.11.3	中国生物医学工程学会体外循环分会代表团参加日本体外循环年会,龙村、朱德明大会发言,朱德明主委向日本体外循环学会赠送我学会会旗
2012.11.10	首届华东六省一市体外循环学术交流会在上海举行
2012.11.29	第三届中国生物医学工程学会体外循环分会第六次常委扩大会在南京全国心胸外科年会期间举行,香港地区委员王家麟先生述职 中华医学会心胸血管外科分会换届,体外循环界代表龙村教授继任常委,朱德明教授继任委员
2012.11.30	中国生物医学工程学会代表大会在京举行,体外循环分会获"优秀团体奖",朱德明教授为新一届学会理事
2012.12	《中国体外循环杂志》被"中国生物医学文献服务系统(SinoMed)"收录
2012.12.21	河南省生物医学工程学会体外循环专委会成立,第一届委员会主委:刘海霞,副主委:李军、杨雷一、刘建华
2013	中国生物医学工程学会体外循环分会网站改版
2013.2	完成2012年全国体外循环及心脏手术数据统计。共764家医院,心脏手术204 988例,其中体外循环160 597例,全年体外循环例数超过1000例的医院共30家,少于200例的医院

有581家。香港地区数据首次列入大陆统计

2013.4	中国在治疗H7N9禽流感患者时大面积采用ECMO技术,包括浙江、上海、江苏、安徽、山东等地区总共20多例病例,并在第一时间在《新英格兰杂志》发表文章
2013.5.18	第三届中国生物医学工程学会体外循环分会第七次常委会同期举行
2013.10.11	中国生物医学工程学会体外循环分会首批基地培训学员接受《体外循环合格证书》考试 由中国生物医学工程学会体外循环分会倡导、所有与体外循环产品相关的生产商共同参与的首届《体外循环质控高峰论坛》在北京五洲大酒店召开,会议交流了各自对质控的理解和执行,与会单位共同签署了《体外循环质控共同宣言》 第三届中国生物医学工程学会体外循环分会第八次常委会及第一次全委会召开 第六届中国生物医学工程学会体外循环分会学术交流会暨首届亚洲ELSO学术交流会在北京五洲大酒店召开,中国生物医学工程学会体外循环分会成立10周年及《中国体外循环杂志》创刊10周年庆典同时举行 上海交通大学附属胸科医院徐新根教授荣获第六届中国体外循环"杰出贡献奖"
2014.4.13	《中国体外循环杂志》换届会议在北京举行,第三届编委会名单如下: 名誉总编辑:苏鸿熙、朱晓东、孙衍庆、胡小琴 总编辑:高长青 执行总编辑:朱德明 副总编辑:王刚、李欣、金振晓、侯晓彤、黑飞龙 编辑部主任:李佳春 编委:王中、王军、王伟、王嵘、王加利、王连才、王春生、王辉山、木拉提·米吉提、孙立忠、孙宗全、乔彬、

庄健、刘苏、刘燕、刘晋萍、吉冰洋、李伯君、李力兵、李立环、任崇雷、许建屏、阮秀璇、何巍、苏丕雄、肖锋、肖苍松、肖颖彬、吴扬、吴树明、吴莉莉、张希、张仁福、张海涛、周成斌、陈萍、陈鑫、陈良万、闵苏、苗齐、易定华、林茹、罗毅、范全心、姜胜利、姜冠华、胡克俭、赵举、赵砚丽、徐志云、徐志伟、翁国星、卿恩明、景华、梅举、章晓华、黄伟明、韩涛、甄文俊、韩幼奇（美国）、吴明新（新加坡）、Alfred H. Stammers（美国）、Colleen Gruewald（加拿大）、Daririd W. H（德国）、Daniel Loisance（法国）、Kiyoshi Yoshida（日本）、Minami Shigeru（日本）、Pettersson G（美国）、Samuel Ramirez（墨西哥）、Toru Matayoshi（日本）

2014.4.24	在北京举办 2014 年第一次 ECMO 培训班
2014.7.4	在上海举办 2014 年第二次 ECMO 培训班
2014.7.18	在上海举办 2014 年第三次 ECMO 培训班
2014.4.19	参加中国麻醉医师协会年会,举办体外循环专场 第三届中国生物医学工程学会体外循环分会第八次常委会在上海举行
2014.9.12	第二届体外循环青年论坛在威海举行;举行第一届第二次青委会全会,撤销候补委员制度,转为正式委员 第三届中国生物医学工程学会体外循环分会第九次常委会在威海举行
2014.10.8	我会参加日本第 40 届体外循环学术年会,龙村、李欣、刘斌受邀发言 朱德明主委在日本学会 40 周年庆上受邀作为其国外代表致贺词,并代表中国生物医学工程学会体外循环分会向日本学会赠送书法条幅
2014.10.17	在上海举办 2014 年第四次 ECMO 培训班
2014.11.21	参加成都中华医学会胸心外科学会年会,举办体外循环专场 朱德明主委代表体外循环分会在心胸血管外科年会开幕式上作 2013 年心脏外科和体外循环大数据报告
2014.12.5	第二届华东六省一市体外循环学术交流会在福建省福州市举行,与会代表 200 多人 在北京举办 2014 年第五期 ECMO 培训班
2014.12.13	第三届中国生物医学工程学会体外循环分会第十次常委会在珠海举行,讨论 2015 年第七届全国年会及分会第四届委员会换届改选事宜
2015.1.23	在北京举办 2015 年第 1 期全国 ECMO 模拟培训班
2015.3	完成 2014 年全国体外循环及心脏手术数据统计。共 734 家医院,心脏手术 209 705 例,其中体外循环 159 108 例,全年体外循环例数超过 1000 例的医院共 32 家,少于 200 例的医院有 565 家
2015.3.14	第三届中国生物医学工程学会体外循环分会第十一次常委会在浙江余姚举行,会议讨论了换届中关于委员、候任主委产生的方法,常委人数不变动,副主委由时任主委推荐等事宜。确认年会会程、内容,确认龚庆成教授为"杰出贡献奖"得主
2015.4.9	第三届中国体外生命支持论坛在北京举行,侯晓彤教授担任大会主席
2015.5.14	朱德明、龙村受香港体外循环协会邀请参加 2015 亚洲心胸血管外科学术会,并在体外循环会场报告
2015.8.22	第 7 届全国体外循环学术会议在西安召开。黑飞龙教授当选为第四届主任委员

（朱德明）

第二节　中国体外循环发展史

我国体外循环是从 1958 年开始,到今天将近六十年了。中国体外循环发展是在国家发展的基础上才得以实现。朱德明教授第一节撰写的"中国体外循环年鉴"如同画卷的画轴,此节"中国体外循环发展史"如同画卷的画面,给读者展示的是一幅幅难以忘怀、令人激动的画面。

一、探索期(1949～1976年)

此时期主要代表人物有:苏鸿熙、叶椿秀、丁文祥、顾恺时、石美鑫等。

新中国成立后,由于当时国际形势的变化,我国被迫处于被动的闭关自守状态。国际上心脏外科发展的信息只能从医学杂志上获得。国内首先开始研究体外循环的是上海3所大医院的专家,即上海第一医学院中山医院的石美鑫教授的团队、上海第二医学院仁济医院的叶椿秀的团队和上海市胸科医院的顾恺时教授的团队。叶椿秀等于1956年7月开始研制指压泵,到1957年4月制造成功。他们又于1958年研制成横置转碟式氧合器(上海Ⅱ型)。石美鑫等于1957年开始研制静态垂屏式氧合器,经过1年多的努力于在1958年制成,动物实验取得满意效果后,于1959年9月21日成功地应用于临床。1960年,他们又研制了转碟式氧合器,1961年用于临床。上海市胸科医院从1957年3月起与上海医疗器械厂合作,于同年7月制成滚压式体外循环机和De Wall-Lillehei Ⅳ型鼓泡式氧合器,并于1958年7月应用于临床,当时他们在如此困难的条件下从制作体外循环机开始进行不懈的研究,为发展我国的体外循环事业做出了十分杰出的贡献。

同一时期,苏鸿熙和范秉哲分别从美国和法国回国,他们各自带回一台刚刚上市的Sigma Motor体外循环机,前者受聘于第四军医大学,后者受聘于北京结核病研究所。苏鸿熙于1957年6月7日成立了体外循环实验室,于1958年6月26日成功地为1例6岁男孩修补了室间隔缺损,这是国内第1例体外循环下的心内直视手术(图2-2-1)。

北京体外循环研究启动稍晚。1956年,吴英恺从北京协和医院抽调医护人员创立了解放军胸科医院,吴英恺非常了解体外循环的重要性。在他的领导下,于1957年建立了一个体外循环研究筹备小组。小组成员有幸看到了苏鸿熙和范秉哲带回来的Sigma Motor体外循环机。看到实物后便开始设计制造。1958年,军队精简机构,解放军胸科医院大部人员又回到中国医学科学院组建阜外医院,此时第1台机器经过多次修改后制造成功,取名"北京Ⅰ号"。"北京Ⅰ号"比较笨重,方桌大小,装有4个轮子,可推动。氧合器采用改

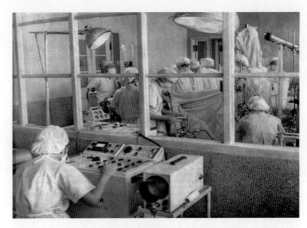

图2-2-1　苏鸿熙教授带领其团队用体外循环进行中国第一例心脏直视手术

良的De Wall Ⅰ型鼓泡氧合器,最大安全流量为1500ml/min。1959年,他们进行了大量动物实验,又设计制造了第2台体外循环机,取名"北京Ⅱ号"。北京Ⅱ号的特点是将指压泵(Sigma泵)改为滚压泵,以减少由于波浪式振荡而破坏血液的问题。另外,氧合器除了鼓泡式外,还设计了一个多层锥型动态血膜式氧合器。经过大量动物实验后,于1959年11月25日为1例5岁室间隔缺损女孩进行了缺损修补。阜外医院开展体外循环手术早期多采用低温麻醉与体表深低温相结合的方法进行手术。1962年,阜外医院开展了低温低流量体外循环技术。1963年,利用左心辅助体外循环转流,完成了主动脉手术。

1957年,国外学者Kay报道浅低温合并微流量脑部灌注法的实验。天津医科大学附属医院张天惠和王源昶根据奇静脉原则创立了半身体外循环法,此法在当时体外循环机性能十分有限的情况下可以应付成人的心脏直视手术,这是一个创举。之后,半身体外循环法已被北方几个医院所采用。1961年,阜外医院也开始用半身体外循环法,后来由于发现腹腔脏器充血,他们改为下腔静脉插管并根据压力引流,避免了腹腔脏器充血问题。他们将此改良法称为"低温低流量分量灌注法"。由于血液降温复温效率高且安全,变温器成为体外循环下心内直视手术必备的装置。上海第一医学院任长裕等在1961年研制成不锈钢多管型和套筒型高效率变温器,可以进行深低温体外循环。

正当全国心血管外科蓬勃发展之时,"文革"开始了,正常的秩序遭到破坏,体外循环亦不能幸免。可以说1966～1976年的中国体外循环历史资

料是一片空白。

二、成长期(1976~2000年)

此时期主要代表人物有:胡小琴、龚庆城、徐新根、徐守春、文其祥、董培青等。

"文革"结束后,各项工作又开始蓬勃发展。除了上海Ⅱ型体外循环机外,天津和广州也生产体外循环机,而且性能都能满足临床需要。70年代末期到80年代初期,体外循环机主要为上海生产。80年代,广东威达医疗有限公司生产体外循环机曾一度占领国内大部分市场。90年代,天津机械研究所生产的体外循环机有较好的性能价格比。70年代末期和80年代初期,我国绝大部分氧合器是鼓泡式,它们主要产于长春、广州、上海。80年代末期,西京公司生产的一次性鼓泡式氧合器逐渐占领市场。它们的性能虽然尚不及国外产品,但已能满足临床需要。90年代末期,国产希健膜肺渐渐进入市场。在管道方面,80年代主要是重复使用国外产品。90年代末期逐渐过渡为一次性使用。21世纪开始由于国家法制健全,重复使用的进口产品改为国产一次性使用产品。应该说国内体外循环相关产业有一定规模,但与国外相比,国内产品尚有质量不稳定,研发能力不足等问题。

70年代末期,徐守春教授经过反复实验,研制出改良的St. Thomas心脏停搏液,其临床效果良好;1980年,尚德延教授招收了"文革"后第一批硕士研究生,其主要研究涉及体外循环的病理生理和心肌保护。80年代末期,胡小琴教授观察了体外循环中微循环变化并对深低温停循环技术进行了大量系统的研究,并在临床上逐步形成了一套切实可行的常规。1994年,龙村教授研制出国产经济实效的氧合血灌注装置,并在临床上推广普及。为了促进体外循环专业化,1985年安贞医院正式成立体外循环科。80年代初,叶椿秀教授对体外循环的病理生理和辅助循环展开了大量研究。80年代末,武汉军区总医院沈七襄教授成功地将体外循环应用于非心脏病急诊患者的抢救。90年代初,北京安贞医院董培青教授在深低温停循环下采用经上腔静脉逆行脑灌注取得了良好效果。同期,上海新华医院丁文祥教授试制国产离心泵并在美国体外循环学会年会进行报告,他率先在全国将改良性超滤技术应用于临床。90年代末,广东中山医院黄伟明教授用体外循环高热疗法治疗丙型肝炎和癌症取得了可喜成绩。胡小琴教授在全国开办多种学习班以普及体外循环技术。

为了成立体外循环相关组织,老一辈专家做出了大量的工作。1994年6月,苏鸿熙教授在担任中华医学会心胸血管外科分会主委期间,在常委会议商讨成立中华医学会体外循环分会问题,由于得不到多数常委的支持而搁置。1994年7月,苏鸿熙教授再次召开会议,并确定由胡小琴教授主笔写申请书。1994年11月,中华医学会胸心血管外科分会投票同意(并经相关学会—麻醉分会、心内科分会同意)建议成立单独的中华医学会体外循环分会。筹备组成员为龚庆成、徐新根、胡小琴,并将成立体外循环分会申请书递交中华医学会总会学术会务部。1995年2月,中华医学会总会学术会务部要求重写申请表及报告。在征求北京龚庆成及上海徐新根意见后,胡小琴教授将重写的报告再次送至总会,但长期得不到回应。1998年,在丁文祥教授、徐新根教授的努力下,全国第一个地方学会——上海市生物医学工程学会体外循环和辅助循环专业委员会成立。

1998年,胡小琴教授以阜外医院为基地开始举办每年一期的"全国体外循环理论培训班",以集中学习、专家授课,系统地进行培训。1995年,胡小琴教授创办了《体外循环通讯》,3年后《体外循环通讯》改为《体外循环》季刊,并逐渐规范化,有正式的栏目、编辑委员会,为今天正式专业杂志的产生打下了良好坚实的基础。1999年,《体外循环》杂志改版并更名为《体外循环杂志》。在此期间出版了一些体外循环书籍,1986年徐新根主编的《体外循环和辅助循环》、1993年李佳春主编的《体外循环灌注学》、1994年董培青编译《人工心肺机与心脏直视手术》、1997年龙村主编《体外循环手册》、同年胡小琴主编《心血管麻醉和体外循环》。

三、壮大期(2001~2015年)

此时期主要代表人物有:朱德明、龙村、黄伟明、章晓华、李佳春等。

进入新世纪,国家在发展,中国体外循环的事业也乘势发展壮大。

(一) 学会成立

建立体外循环学会是所有从事体外循环人员的最大心愿。老一辈专家苏鸿熙教授、胡小琴教授做出了不懈的努力。他们试图在中华医学会旗下建立体外循环分会,但中华医学会当时的领导以学会名额已满,不发展新学会为理由,将建立体外循环分会的建议搁置。当时在中华医学会胸心血管外科分会建立体外循环学组以协调全国的体外循环事务,胡小琴教授任组长。

在丁文祥教授的建议下,提出在中国生物医学工程学会名下建立分会的方向。龙村教授立即着手准备,起草申请书。通过中国生物医学工程学会当时的秘书长扬子彬教授的努力,2000年12月中国生物医学工程学会常委会同意了建立体外循环分会的申请。2001年在北京举办"第六届亚洲体外循环学术会议",在会上中国生物医学工程学会宣布批准成立体外循环分会决定,以筹备工作委员会形式开展工作。在体外循环分会第一次会议上,龙村教授被推选为筹备工作委员会的主任委员。2003年12月,中国民政部正式发布有关批文。2004年8月,中国生物医学工程学会体外循环分会在北京正式成立。龙村教授为第一届主任委员。在第一次常委会上,龙村教授提出以家建设学会的理念,以"你的家,我的家,我们的家"为指导思想。常委会进行任务分工,并形成了体外循环学会的组织机构(图2-2-2)。

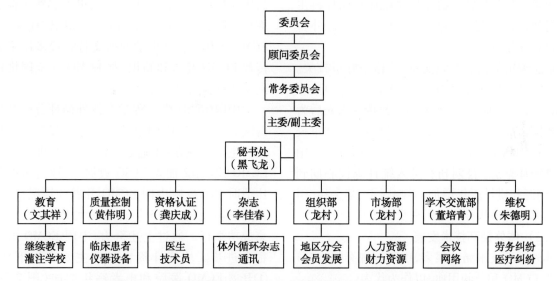

图2-2-2　中国生物医学工程学会体外循环分会(第一届)组织机构图

此次会议还制定了学会以"公司运作,不求利润"的运作机制,培养体外循环的人才市场、技术市场和产品市场。学会将全国划分八个区域,即华北地区、西北地区、华中地区、华东地区、华南地区、东北地区、西南地区、港澳台地区。学会根据学术的发展建立学科组,即小儿体外循环组(朱德明教授负责)、成人体外循环组(龚庆成教授负责)、血管体外循环组(董培青教授负责)、非心脏手术组(黄伟民教授负责)。此次常委会根据当时的实际情况提出了四年目标,即第1年:完成杂志、组织建设;第2年:完善体外循环的市场、交流;第3年:初步建立体外循环的维权、教育;第4年:建立体外循环的资格认证和质量控制控制系统。对外的英文名称为:Chinese Society of Extracorporeal Circulation(英文简写 ChSECC)。现在看来,当初这些决策都是正确的,为以后的行动指明了方向。

学会至今有15年的历史,龙村教授出任第一、第二届的主任委员。朱德明教授出任第三届的主任委员。2015年,体外循环的新生代黑飞龙教授出任第四届的主任委员。目前,学会常委基本完成新老交替,第一届学会的常委有半数退居二线,他们是:文其祥教授、龚庆城教授、董培青教授、黄伟明教授。作为学会的创始人,在此笔者向他们表示深深的敬意。

（二）杂志发行

进入21世纪,体外循环专业队伍不断发展壮大,学术交流越来越多。由于没有正式的专业期刊,学术交流遇到很大的阻碍,对于专业技术人员的进步和提高有一定影响。阜外心血管病医院体外循环科主任龙村动员大家献计献策,为创办正式专业期刊各显其能。鉴于中宣部新闻出版署严格控制新期刊的审批,解放军总医院体外循环室主任李佳春与时任解放军总医院外科临床部主任江朝光商榷此事,江朝光主任建议此刊物从军队系统申请。此想法得到了龙村主任的认可,就此启动了申办正式期刊历程。2002年3月,龙村主任书写了几千字的申请报告,积极宣传体外循环专业发展的迫切性,向上级申述了大量办专刊理由,从国内外专业刊物现状,到体外循环专业的发展,以及办刊优势等。2002 年 4 月开始了一系列的报批程序。综合考虑到审批难度、方便年审、专业归口、稿源等,编写了办刊计划,拟定刊名为《中国体外循环杂志》,格式为国际标准大 16 开版本,季刊、正文 64 页,内容形式包括:临床研究论著、基础研究论著、临床经验、技术方法与交流、综述、信息交流、个案报告等。第一任主编是解放军总医院外科临床部主任江朝光研究员;第二任主编为中国医学科学院阜外心血管病医院体外循环科主任龙村教授;第三任主编为解放军总医院心外科主任高长青教授。

杂志编辑部精心组织文章,严格把好审校关。聘请专家进行中英文审校,李功宋教授、Mr. Green Colin(丹麦)、何原文教授、胡小琴教授等均先后为《中国体外循环杂志》进行过英文和(或)中文审校工作。在创刊 1 年后进入统计源核心期刊。《中国体外循环杂志》自创刊和进入统计源核心期刊以来,稿源和质量逐年增加,影响因子、基金比、引用量和率等各项指标均有所进步。

(三) 体外循环技术发展

体外循环技术涵盖很多,由于篇幅有限,本节只介绍 ECMO 和节约用血,以作为代表。

1. ECMO　1993 年,杨天宇等医生首次发表了有关 ECMO 的文章。细读文献,此患者的救治不为真正意义上的 ECMO:此患者采用的开放式膜肺进行转流,患者在 ECMO 期间全程采用全肝素抗凝,主要过程在手术室进行。2003 年,非典型肺炎在全国暴发,大批患者发展为急性呼吸窘迫综合征(acute respiratory distresssyndrome,ARDS),常规治疗无效。此类患者是 ECMO 的最佳适应证,但当时国内一无技术,二无设备,很多患者因得不到有效的治疗而失去生命或遗留严重的并发症。其实在 2001 年,广东中山市人民医院李斌飞医生成功地在临床上开展 ECMO,抢救一些濒临死亡的极重症呼吸衰竭和心力衰竭患者。由于广东中山市人民医院影响力不大,当时中国经济不发达,ECMO 费用昂贵,ECMO 技术未能常规开展。非典后中国政府和相关的医务工作者对 ECMO 予以了极大的关注。李欣教授、侯晓彤教授、龙村教授、詹庆元教授等一批学术带头人勇于实践。在上海胸科医院、安贞医院、阜外医院、朝阳医院等开展 ECMO 工作。台湾大学的柯文哲教授多次来大陆传授 ECMO 经验和知识,对 ECMO 在全国推广起到了非常重要的作用。

中国生物医学工程学会体外循环分会和阜外医院的团队对 ECMO 在全国的推广发挥了积极作用。主要表现在:①通过 ECMO 学习班系统普及 ECMO 技术;②加入 ELSO 数据库,通过数据的对比适时全面反映中国 ECMO 开展的情况;③积极开展国际交流,2013 年首届亚太 ELSO 会议在北京成功举行。通过上述努力,中国 ECMO 取得了很大进步。从统计资料显示主要表如下特点:①开展 ECMO 医院和患者逐年增加(图 2-2-3)。2015 年,有 105 家医院可开展 ECMO,总例数为 894 例。② ECMO 临床效果显著提高。③中国 ECMO 主要为循环支持,而国际 ECMO 主要为呼吸支持。中国 ECMO 主要人群为成人患者,而国际 ECMO 主要人群主要为新生儿。④医院开展 ECMO 技术水平参差不齐,有些医院成功率欠

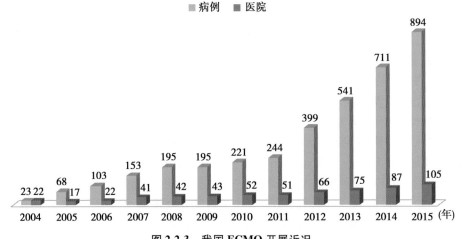

图 2-2-3　我国 ECMO 开展近况

佳,极少数医院效果显著,如阜外医院 ECMO 的循环支持的出院率为 60%。此结果在目前属于国际领先水平。

2. 节约用血　心脏手术的安全用血、科学用血、节约用血直接和心脏术后患者的预后有密切的联系。此问题一直为心外科医生、麻醉医生、ICU 医生、灌注师广泛关注。阜外医院从 2008 年开展这一工程,2015 手术量为 13 755 例,比 2008 增加了 72%,而用血量减少了 50%。患者的住院死亡率在 1% 以下。围术期相关医务人员采取各种新的设备和技术,鉴于已有理论,提出新的科研设想,通过反复的临床的研究和实践,改进医疗流程和方法,力争患者少出血、少用血。最终减少患者的术后并发症。在此过程中相关人员共同努力,增强了团队精神,达到提高医疗质量的目的。目前,阜外医院成人心脏手术的平均用血率从 2008 年的 70% 降低为 26%,小儿心脏手术的用血率从 2010 年的 90% 降低为目前的 61%,此结果为当今世界的领先水平。

四、人才战略

中国体外循环学会成立之初就清楚地意识到其发展关键是人。学会办会的重要理念就是对人的尊重。首先是对老一辈学者的工作肯定。2001 年 9 月在北京举办的第六届亚洲体外循环学术会议上,学会授予苏鸿熙教授"终身成就奖"。以后每次会议的学术会议都对中国体外循环有杰出贡献的专家颁奖。他们分别是:胡小琴教授,丁文祥教授,叶椿秀教授,徐新根教授,龚庆成教授。

培养年轻人才更是中国体外循环学会主要工作。阜外医院、安贞医院率先在全国招收体外循环硕士研究生和博士研究生。2003 年,在麻醉教育学家曾因明教授的建议下,学会提出培养本科生的设想。经过 1 年的准备(如教材的编写、教程的设置、教学大纲制定等),2004 年徐州医学院正式向全国招生,第一批本科生学员(38 名)。以后每期 30 名学生在读,学制 5 年,毕业后取得学士学位。目前已以阜外医院、安贞医院为首的医疗中心依托协和医科大学和首都医科大学,培养了大量的和体外循环有关的硕士、博士研究生,为中国体外事业注入了新鲜血液。

2012 年建立青委会,在朱德明教授和李欣教授的领导下,其学术活动生龙活虎,生机勃勃。2012 年 8 月,首届体外循环青年论坛在北戴河举行,2014 年在威海举行第二届体外循环青年论坛。2012 年,《青委会国外医学通讯》在中国体外循环网站上进行了试刊。2013 年,在此基础上进行调整后为《中国体外循环青年论坛电子期刊》。此刊对中国体外循环的发展起到了积极的推动作用。

五、学术交流

2001 年,"第六届亚洲体外循环会议"成功在北京举行,到会总人数 500 人,其中外宾 130 人,参会的还有亚洲体外循环联盟主席 Goh Si Guim、美国体外循环协会主席 Craig R. Vocelka、美国体外循环教育委员会主席 Alfred H. Stammers、欧洲体外循环联盟主席 Dick S de Jong、新西兰体外循环主席 Tim Willcox、澳大利亚体外循环主席 Paul Berntembers。以后中国体外循环学会每 2 年分别举办体外循环学术会议、青年医师论坛,以介绍体外循环最新的学术动态,并对一些复杂技术进行经验交流。同时对本专业热点问题,如医疗质量、技术规范、行业归口等,进行广泛的讨论。2013 在北京举办了第一届亚洲体外生命支持学术大会,会议人数 700 人,包括"ECMO 之父"Battlet 教授在内的全球各大洲知名学者和权威到会,150 多位外宾莅临,500 多名内宾参会,大会英文交流(实时中文翻译)。对推动、提高我国及亚洲的 ECMO 专业水平起到重要作用(图 2-2-4)。

从 1997 年以来,学会每年举办了全国体外循环理论学习班(总第 16 期),因为形式陈旧,学员不多,效果不佳,2014 年停办。2015 年改版体外循环模拟理论培训班。2004 开办体外生命支持(ECMO)学习班(总第 10 期)。为了适应形式的发展,2013 年改版 ECMO 模拟理论培训班,目前办班 14 期,每期 20 人。效果很好。

为了适应信息时代的发展,2009 年学会建立了体外循环网站,网址 www.chinacpb.com,其中进行了两次改版,阜外医院的黑飞龙教授、杨久光教授、赵举教授为此付出很多劳动。从网站可以了解体外循环的临床、教学、科研、设备等最新动态。

六、技术规范化培训

体外循环学会于 2005 年提出建立体外循环专业技术水平评估系统和继续教育系统以保证体外循环工作的质量。通过 10 年的努力,初步建立体外循环专业技术的培训管理系统工程。在这一系列工作中,体外循环培训基地的建设和合格证发

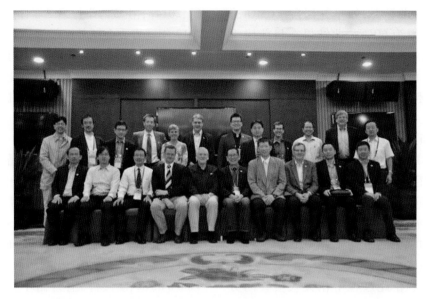

图 2-2-4　2013 年第一届亚洲体外生命支持学术大会学术委员会合影

放尤显重要。对于 2010 年 12 月前从事体外循环工作的体外循环专业技术人员,体外循环专业技术合格证经个人申报,学会审核发放。2011 年 1 月,从事体外循环的专业人员进入培训基地培训。2013 年 10 月在第六届中国体外循环年会期间,已进行了第一次体外循环专业技术的全国考试,40 位经四个全国体外循环培训基地培训合格的学员参加考试,全部考试合格,取得了体外循环合格证。

2000 年,中国医师协会麻醉学分会在刘进教授的主持下,制定 3+X 的培训专科医师条例,将体外循环专科医生的培养纳入麻醉专业路径。而很多灌注师归属于心外科。如何保证一部分体外循环从业人员的医生资格晋升,是一个值得探索的问题。这需要和政府以及其他兄弟学会,如麻醉学会、心胸外科学会等,进行良好有效的沟通,最终建立符合中国国情的体外循环专科医生的培养路径。

七、统计资料

中国生物医学工程学会体外循环分会从 2003 年开始对我国体外循环状况进行定期调查。其目的是了解中国体外循环的从业人员的人数、构成以及相关耗材市场情况。希望通过数据对我国体外循环的发展提出建设性意见和预测。学会秘书杨舒雅女士对此工作做了大量的工作,同时得到各地区学术带头人的积极支持。十多年的坚持,其数据不仅反映了中国体外循环的变化,同时也反映了中国心外科的变化(图 2-2-5)。

2003 年我国的心脏手术量为 76 139 例,2012

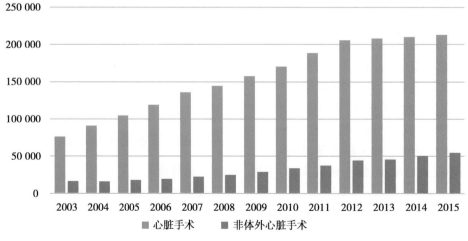

　　■ 心脏手术　　■ 非体外心脏手术

图 2-2-5　全国心脏手术数据变化

年为 204 988 例。其发展速度惊人,速率为 10% ~ 15%。这是世界上仅次于美国的手术量。近三年发展趋势平缓,2015 年的心脏手术为 212 795 例。虽然非体外循环心脏手术(off-pump)数量逐年增加,但在心脏手术中的构成比仍然为下降趋势。预测体外循环心脏手术(on-pump)仍是将来的主流。

调查数据反映出中国体外循环的进步,不仅表现在数量上,还表现在质量上。鼓泡式氧合器的占有率逐年下降。虽然进口膜肺使用比例较大,但国产膜肺使用率逐年上升,这说明国产膜肺的性能、价格等方面在不断优化,渐渐为广大同行认可。

2007 年,中国有 676 家医院开展心脏手术,2003 ~ 2007 年间,新开展心脏手术的医院每年约为 30 家。仔细分析发现相当数量医院的年手术量不到 50 例。心脏手术需要团队的长期合作,如果医院每年手术量不能保证 100 例,其手术效果难以提升。另外,小规模的心脏手术浪费了大量人力、物力和财力。2015 年,我国有 729 医院开展心脏手术。

2015 年的调查表明:从事体外循环工作体外循环人员 2100 人,其中医生占 55%,技术员和护士为 45%。整个体外循环的从业人员 41% 为专职,其他兼职人员来自于外科(13%)、麻醉(31%)、护理(15%)。中国体外循环的从业人员职称构成比为:高级职称 5%,副高职称 21%,中级职称 47%,初级职称 27%。

从上述中国体外循环发展史,我们看到国内三代学者的不懈努力,其过程有成功、有失败。由于他们锲而不舍地进行中国体外循环的探索,积极努力在体外循环的发展道路以坚实步伐行进。相信中国下一代体外循环人会以此精神开创出更加光明的未来(图 2-2-6)。

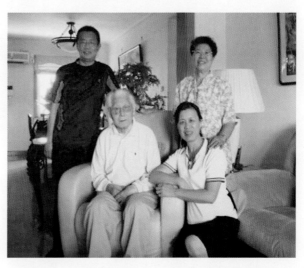

图 2-2-6 2014 年中国三代体外循环的代表合影
前排左:苏鸿熙;前排右:李佳春;后排左:龙村;后排右:胡小琴

(龙 村)

参 考 文 献

1. 龙村主编. 体外循环学. 北京:人民军医出版社,2004. 3-20.
2. 胡小琴主编. 心血管麻醉及体外循环. 第 1 版. 北京:人民卫生出版社,1997. 293-323.
3. 朱德明,龙村,黑飞龙. 2013 中国心脏外科和体外循环数据白皮书. 中国体外循环杂志,2014,12(3):129-131.
4. 叶莉芬,舒强,林茹. 浙江省体外循环专业质量控制问卷调查报告. 中国体外循环杂志,2014,12(3):132-134.
5. 章晓华,朱德明. 多中心体外循环不安全事件分析. 中国体外循环杂志,2014,12(3):134-136.

现代体外循环学

Contemporary Extracorporeal Circulation

第二篇

体外循环材料与设备

现代体外循环学

Contemporary Extracorporeal Circulation

第三章

体外循环生物医用材料

其他生物医用材料（biomedical material）是用于对生物体进行诊断、治疗、修复或替换病损组织、器官的高科技材料。大量生物医用材料在当代体外循环设备和耗材中的使用，体现了科技和工业的进步。在我国，体外循环设备和耗材被界定为第三类医疗产品，所谓第三类医疗产品是指，使用过程中对人体存在一定风险的医疗产品。体外循环设备和耗材中的各类生物医用材料与人体血液接触时存在生物相容性问题，可能会引起患者潜在风险，需通过不断改进生物医用材料来减少体外循环对人体的影响，从而提高体外循环设备和耗材的安全性。

第一节　生物医用材料

生物医用材料种类繁多，到目前为止，被详细研究过的生物材料已超过 1000 种。涉及材料学各个领域，它为医学、药物学以及生物学等学科的发展提供了丰富的物质基础。

一、生物医用材料的分类

依据不同的分类标准，生物医用材料可以分为许多不同的类型。

（一）按材料属性进行分类

1. 金属材料　金属材料是指用于生物医学领域的金属或合金，具有很高的机械强度和抗疲劳特性，是临床应用最广泛的承力材料。金属材料应用中的主要问题是，由于生理环境的腐蚀，会造成金属离子向周围组织扩散以及植入材料自身性质的蜕变，可能导致毒副作用和植入材料的失败。已用于临床的金属材料主要有钴合金、钛合金和不锈钢，此外，还有形状记忆合金、贵金属等。

2. 高分子材料　高分子材料有天然和合成两大类，发展得最快的是合成高分子医用材料。通过分子设计，可以获得很多具有良好物理机械性和生物相容性的生物材料。按照不同的性质，医用高分子材料可分为非降解型和可降解型两类，前者具有生物环境中保持稳定、不发生降解、交联，具有良好物理机械性能，主要包括聚乙烯（polyethylene，PE）、聚丙烯、聚丙烯酸酯、芳香聚酯、聚甲醛等。可降解型高分子主要包括胶原、线性脂肪族聚酯、甲壳素、纤维素、聚乳酸、聚乙醇酸、聚己内酯等。

3. 生物陶瓷材料　生物陶瓷材料又称无机非金属材料，包括陶瓷、玻璃、碳素等材料。此类材料化学性质稳定，具有良好的生物相容性。一般而言，生物陶瓷主要包括惰性生物陶瓷（如氧化铝、医用碳素材料等）和生物活性陶瓷（如羟基磷灰石和生物活性玻璃等），前者具有较高的强度，耐磨性能良好；后者具有能在生理环境中逐步降解和吸收，以及与生物体形成稳定化学键结合的特性，因而具有极为广阔的发展前景。临床应用中，生物陶瓷存在的主要问题是拉伸强度、扭转强度和韧性较差。氧化铝等惰性生物陶瓷耐压、耐磨和化学稳定性比金属、有机材料强，但其脆性问题还没有很好解决。

4. 复合材料　复合材料是由两种或两种以上不同材料复合而成的材料，主要用于修复或替换人体组织、器官或增进其功能以及人工器官的制造。其中钛合金和聚乙烯组成的假体常用作关节材料；碳-钛合成材料是临床应用良好的人工股骨头；高分子材料与生物高分子（如酶、抗源、抗体和激素等）结合可以作为生物传感器。

5. 衍生材料　衍生材料是经过特殊处理的天然生物组织形成的材料。经过处理的生物衍生材

33

料是无生物活力的材料,但是由于具有类似天然组织的构型和功能,在人体组织的修复和替换中具有重要作用,主要用作皮肤掩膜、血液透析膜、人工心脏瓣膜等。

（二）按接触途径分类

医用生物材料与人体血液接触可分为外部接入接触和植入体内直接接触两大类。外部接入接触血液医疗器械又分可为:①血路间接接触:与血路上某一点接触,作为管路向血液系统内输入的器械,如输血器、输液器延长器等;②循环血液接触:接触循环血液的器材,如血管内导管、临时起搏器、氧合器等。植入体内直接接触的医疗器械主要是与血液接触的器械,如心脏瓣膜、血管移植物、心室辅助装置等。

（三）按接触时间分类

医用生物材料与血液相互作用的时间分为短期、长期、持久接触三大类:第一类为短期接触,一次或多次使用接触时间在 24 小时以内的器械,如体外循环的氧合器、血液浓缩器等;第二类为长期接触,一次、多次或长期使用接触时间在 1 天以上至 30 天以内的器材,如静脉留置导管,血袋;第三类为持久接触,一次或多次或长期使用接触时间超过 30 天的器械,如心室辅助装置、人工心脏等。

二、生物医用材料的生物相容性

生物医用材料除了需要满足各种生物功能等理化性质之外,还应具备生物相容性,这是生物医用材料区别于其他功能材料的最重要特征。生物相容性的定义是,生物医用材料与人体之间相互作用产生各种复杂的生物、物理、化学反应现象。植入人体或与人体组织、体液接触的生物医用材料,以及各种人工器官、医用辅助装置等医疗器械和耗材,必须对人体无毒性、无致敏性、无刺激性、无遗传毒性和无致癌性,对人体组织、血液、免疫系统不产生不良反应。因此,生物材料的生物相容性是生物材料研究中首先考虑的重要内容。生物相容性主要包括血液相容性、组织相容性、力学相容性三个方面。

1. 血液相容性 与血液接触的材料无溶血作用,不破坏血液成分,不促进凝血和血栓形成。目前,体外循环大多数耗材与血液接触,会产生各种生物反应,如凝血、溶血反应。体外循环材料的血

液相容性在生物医用材料的研究中是非常突出的问题。

2. 组织相容性 植入材料不能对周围组织产生毒副作用,反过来,植入体周围的组织也不能对植入材料产生强烈的腐蚀作用和排斥反应。

3. 力学相容性 植入材料具有的力学性能与人体组织相适应或匹配。强度过低容易导致材料发生断裂失效,硬度过低使材料容易磨损,磨损产生的颗粒进入淋巴系统诱发炎症反应,强度和硬度过高则对周围组织可能产生破坏力。

理想的医用生物材料应具备以下性能:①化学性能稳定,不会因为与血液、体液、体内组织接触而影响材料发生变化;②组织相容性好,对周围组织不发生炎症和异物反应;③无致癌作用,不干扰机体免疫机制;④耐生物老化,理化特性稳定;⑤不因消毒处理而变性;⑥材料中溶出物含量低;⑦材料来源丰富,易于加工,成本较低。现代医用生物材料通过不断创新和改性,逐渐向理想化的材料迈进。

三、血液相容性

对于体外循环所使用的生物医用材料而言,血液相容性是材料必须具备的重要特性,但是血液相容性不等同于抗凝血性。虽然凝血是血液相容性中重要的因素,但血液相容性还包括材料是否破坏蛋白质、酶和血液成分,以及是否引起溶血和激活血小板反应等。抗凝材料只是表明该材料与血液接触时,不发生凝血块或血栓形成。而血液相容性好的材料与血液接触时,不仅不引起凝血,而且也不引起血液的其他成分变化,如不发生溶血,不改变蛋白性质等。当然,材料的抗凝特性仍然是材料血液相容性的研究重点。下面将对血液成分与材料表面的相互作用进行简要介绍。

（一）血液成分与材料表面的作用

在材料表面上发挥作用的血液成分有各种血浆蛋白、血小板、红细胞、白细胞等。

1. 血浆蛋白 当血液与材料接触时,首先是血浆蛋白在材料表面吸附,吸附速率与蛋白质种类、电荷、材料表面性质以及吸附条件等有关。以往研究发现,吸附的蛋白质中 58% 是白蛋白,37% 是 γ 球蛋白,5% 是纤维蛋白原。吸附蛋白的数量与材料相关,如聚醚型的聚氨酯（polyurethane）吸

附白蛋白数量远大于硅橡胶(silicone rubber)和聚四氟乙烯。亲水性材料比疏水性材料吸附蛋白的数量少,而后者更容易引起蛋白变性。虽然材料的种类对吸附量有显著的影响,但是血浆蛋白在任何一种材料表面上的吸附都是可逆的,且往往保持着动态平衡。

2. 血小板　材料表面与血小板之间的相互作用类似于血管内膜破裂后的血小板激活过程。血小板黏附在材料表面,释放 ADP,引起更多的血小板聚集,聚集时释放磷脂类物质,凝血因子吸附在血小板和材料表面进一步加速凝血过程,产生血栓。

3. 红细胞　由于血液流动的变化和材料表面的相互作用,红细胞的损伤、溶血与材料表面积、化学结构、表面黏附性、血液参数、凝血机制的变化等因素有关。在材料表面,当剪切力超过 1500 ~ 3000 dyn/cm^2 时,红细胞就会发生破裂,释放血红蛋白、ADP、ATP,暴露磷脂,促进血小板的黏附和聚集。

4. 白细胞　白细胞容易在材料表面剪切力的作用下受损,包括细胞的形态变化,细胞内氧化代谢以及吞噬活性的改变。同时,血液与材料接触引起的炎症"瀑布"反应也激活白细胞,释放炎症介质,参与全身炎症反应。

(二) 材料表面特性与凝血的关系

血液与材料表面接触引起凝血现象,不仅与凝血机制有关,还和材料的表面特性有关。

1. 表面结构的物理特性　表面粗糙度是影响血液相容性的重要因素。粗糙表面增加了血液的接触面积,同时也增加了凝血的可能性。但是光滑的表面仅部分解决血液相容性的问题。材料表面的微相结构也影响着材料的血液相容性,特别是多孔化和混入填料所构成的微相不均匀结构,能够提高抗凝效果。早期研制的聚合物石墨-季铵盐-肝素表面,是一种短期使用的抗凝血复合物,植入生物体内后,理论上2周后肝素作用消失,抗凝性应该下降。但是实验中发现这种材料的抗凝血时间远超过预计,发现季铵盐-肝素随着时间消失于血液之中后,在石墨上留下许多微孔,这些微孔中嵌进了血浆蛋白,提高了血液相容性。

2. 表面电荷　血管内膜表面有硫化软骨素和硫化肝素,带有负电荷,而血液成分也带有负电荷,被血管内膜表面排斥,血小板吸附减少,抑制了血栓形成。将聚氯乙烯(polyvinyl chloride, PVC)、聚四氟乙烯(teflon)、氯化聚乙烯(chlorinated polyethylene)以及氯砜聚乙烯橡胶等材料极化后进行血液相容性试验,显示负电荷表面可提高材料的血液相容性,大约2/3的负电荷表面没有血栓或很少血栓形成,1/3负电荷表面有中等血栓,而2/3的正电荷表面则有严重血栓形成。

3. 亲水性　表面电荷的抗凝作用不能与材料表面的亲水性程度完全分开。不管表面电荷如何强,强亲水性材料都有更好的血液相容性。水凝胶作为亲水性材料,其吸附的蛋白比疏水材料少得多,对血小板和其他血细胞黏附力也低。

4. 表面自由能　表面自由能指保持相应的特征变量不变,每增加单位表面积时,相应热力学函数的增值。表面自由能愈大愈易与血液中的蛋白、血小板和血细胞发生作用,引起凝血反应。

目前,提升材料表面血液相容性的研究主要集中在抗凝作用环节和材料表面改性方面,现在已有一些具备这些特性的材料用于体外循环。然而,长期保持血液相容性以及减少抗凝药物的使用还不能完全做到,因此改进材料表面血液相容性还有很大空间。

四、生物相容性评价

生物材料归医疗器械产品进行管理,对于体外循环和产期植入性物品必须严格进行生物相容性评价。1989 年,国际标准组织(ISO)成立了国际标准化组织医疗器械生物学评价技术委员会(ISO/TC194),专门研究生物材料和医疗器械生物学评价标准,制定了 12 个相关标准。1992 年制定了《医学生物材料安全性评价和国际标准》(ISO10993-1:1992)。在此基础上,我国结合实际情况,制定了生物材料相容性国家标准 GB/T 16886。

我国生物相容性评价主要包括细胞毒性试验评价、致敏试验评价、刺激或皮内反应试验评价、急性毒性评价、亚急性毒性评价、遗传毒性评价、植入试验评价、血液相容性试验评价等。根据材料的用途、作用部位、作用时间等调整上述评价内容,只有通过生物相容性评价的生物材料才能用于临床。

第二节　体外循环常用的生物医用材料

1953 年,Dr. Gibbon 在 IBM 公司的帮助下完成了人类第一次成功的体外循环心脏手术,开创了体外循环的历史。在他的基础上,医疗和工程技术人员不断改进设备,使用了多种人工材料提高体外循环的技术和安全性。随着整体工业技术的发展,大量高分子材料用于体外循环设备和耗材。现将有关体外循环常用的生物医用材料介绍如下:

一、人工泵

目前体外循环常用的血泵有滚轴泵和离心泵。由于工作方式的不同,对材料的要求也不一样。

(一)滚轴泵

工作原理是通过挤压管道内的血液驱动血液流动,不直接接触血液成分,所使用的材料主要是不锈钢。不锈钢的主要成分是铁、铬、镍等元素。大致有 430(13-0)、304(18-8)、316(18-10)三个等级。430 不锈钢主要成分是铁和 13% 以上的铬,没有镍;304 不锈钢包含铁和 18% 铬、8% 镍,316 不锈钢主要成分含铁和 18% 铬、10% 镍。后两者具有更强的抗蚀和耐用特点,没有金属离子析出,常作为医用设备的金属材料。

(二)离心泵

离心泵头与血液接触,通过叶轮的旋转产生离心力,驱动血液单向流动。离心泵头主要由内置磁铁、叶轮和透明壳体所组成。各部分的材料不同,依靠特殊的材料和技术紧密结合在一起。为提高离心泵的血液相容性,在泵头的材料上增加涂层材料。有关涂层材料将在后面章节讨论。

1. 壳体　壳体使用最多的是聚碳酸酯(polycarbonate,PC),是分子链中含有碳酸酯基的高分子聚合物,根据酯基的结构可分为脂肪族、芳香族、脂肪族-芳香族等多种类型。由于脂肪族和脂肪族-芳香族聚碳酸酯的机械性能较低,从而限制了其在医疗领域的应用。目前主要使用芳香族聚碳酸酯,通过共聚、共混、增强等手段发展了很多改性品种,进一步改善聚碳酸酯的性能,使其成为一种强韧的热塑性树脂。目前,医疗器械上使用的聚碳酸酯,分为含双酚 A 与不含双酚 A 两种。聚碳酸酯无色透明,耐热,抗冲击,阻燃 B1 级,具有良好的电绝缘性,在普通使用温度内机械性能好。再加上聚碳酸酯制品可经受蒸汽、清洗剂、加热和大剂量辐射消毒,且不发生变黄和物理性能下降,因而被广泛应用于医疗领域,如人工肾血液透析设备、高压注射器、外科手术面罩、血液分离器等。

2. 叶轮　叶轮根据设计的不同,采用不同的轴心技术,因此材料的使用也存在差异。叶片的设计有采用聚碳酸酯材料,也有采用氧化铝陶瓷(alumina ceramics)材料等。对于叶轮的轴承,有使用氧化铝陶瓷、聚乙烯等材料。为更好的密封离心泵头,有厂家采用高分子唇样密封技术,常使用聚氨酯,也有使用氟橡胶。常用材料的性质如下:

(1)聚碳酸酯材料:见 1. 壳体内容。

(2)氧化铝陶瓷:是一种以氧化铝(Al_2O_3)为主体的陶瓷材料,具有较好的传导性、机械强度和耐高温性。氧化铝陶瓷内容分为高纯型与普通型两种,前者是氧化铝含量在 99.9% 以上的陶瓷材料。成型方法主要有干压、注浆、挤压、冷等静压注射、热压与热等静压成型等多种方法。近几年来国内外又开发出压滤成型、直接凝固注模成型、凝胶注成型、离心注浆成型与固体自由成型等成型技术方法。不同的产品形状、尺寸、复杂造型与精度的产品需要不同的成型方法。为了增强氧化铝陶瓷力学强度,在氧化铝陶瓷表面采用电子射线真空镀膜、溅射真空镀膜或化学气相蒸镀方法,镀上一层硅化合物薄膜,在 1200 ~ 1580℃ 加热处理,使氧化铝陶瓷钢化。经强化的氧化铝陶瓷的力学强度可在原基础上大幅度增长,获得具有超高强度的氧化铝陶瓷,并且具有耐磨性能好和重量轻的特点。因此,在离心泵中作为叶轮或叶轮的轴承。

(3)聚氨酯(polyurethane):全称为聚氨基甲酸酯,是主链上含有重复氨基甲酸酯基团的大分子化合物的统称。它是有机二异氰酸酯或多异氰酸酯与二羟基或多羟基化合物加聚而成。聚氨酯的力学性能具有很大的可调性。通过控制结晶的硬段和不结晶的软段之间的比例,聚氨酯可以获得不同的力学性能,具有耐磨、耐温、加工性能好、抗多种酸碱和有机溶剂腐蚀以及优良的生物相容性等特点,逐渐被广泛用作生物医用材料。可用于人工心脏起搏器、人工血管、人工骨骼、人工食管、人工肾脏、人工透析膜等材料的制造。在离心泵的制造中使用聚氨酯材料密封离心泵头。

（4）氟橡胶（fluorine rubber）：是指主链或侧链的碳原子上含有氟原子的合成高分子弹性橡胶。氟原子的引入，赋予橡胶优异的耐热性、抗氧化性、耐油性、耐腐蚀性和耐大气老化性，作为密封材料具有极强优势。

（5）聚乙烯（polyethylene，PE）：是乙烯经聚合制得的一种热塑性树脂，无臭，无毒，具有优良的耐低温性能，化学稳定性好，能耐大多数酸碱的侵蚀（不耐具有氧化性质的酸）。常温下不溶于一般溶剂，吸水性小，电绝缘性优良。聚乙烯依聚合方法、分子量高低、链结构之不同，分高密度聚乙烯、低密度聚乙烯及线性低密度聚乙烯。经过改性的高密度聚乙烯具有高抗冲击性、高耐磨性、抗腐蚀性、抗老化性，可以作为制造叶轮的材料。

二、人工肺

体外循环中使用的人工肺经历了血膜式氧合器、鼓泡式氧合器和膜式氧合器发展阶段。目前临床上主流使用的是膜式氧合器，国内少数单位还在使用鼓泡式氧合器，但用量正逐年减少。人工肺具有氧合、变温、祛泡、储血等多项功能，因此人工肺的构造复杂，由多种材料构成。

（一）鼓泡式氧合器

鼓泡式氧合器的原理是利用大量的气泡与血液接触，氧合和排出二氧化碳。因此，鼓泡式氧合器需要发泡、祛泡、储血、变温装置。鼓泡式氧合器的发泡装置可由陶瓷、钛合金或微孔塑料板制成。祛泡主要由附在海绵上的有机硅油完成。有机硅油是由甲基氯硅烷、乙基氯硅烷、苯基氯硅烷等经水解浓缩而制得的油状液体，具有优良的生物惰性、血液相容性好、表面张力小等特性，硅油在材料表面形成的油膜能够提供疏水的生物惰性防护层，减少血液的破坏、凝血和白细胞激活。海绵的主要材料是聚氨酯，通过生产工艺形成多孔状，成为有机硅油的载体。也有使用尼龙网负载有机硅油。尼龙（nylon）是聚酰胺纤维（polyamide fiber）的俗称，锦纶是它的商品名，其基本组成物质是通过酰胺键（—NHCO—）连接起来的脂肪族聚酰胺，通过工业生产，制成体外循环需要的尼龙筛网。变温装置主要由铝合金和不锈钢制成，由于铝合金表面容易氧化脱落，常用石墨和环氧树脂涂层或者表面阳极化处理来改善表面性能。

（二）膜式氧合器

膜式氧合器根据仿生原理，按照肺泡气体弥散功能设计。用薄膜将血、气分开，避免了血、气直接接触引起的血细胞破坏、蛋白变性，也减少了气栓和微栓产生的机会。很多膜材料能够进行气体交换，包括硅橡胶（silicone rubber）、聚丙烯（polypropylene）、聚四氟乙烯（teflon）、聚砜（polysulfone）等多种高分子材料。根据膜的结构特性又可分为无孔型和有孔型。无孔型膜式氧合器的材料主要是硅橡胶，完全隔离血液和气体，不会发生血浆渗漏。有孔型膜式氧合器采用中空纤维结构，将材料拉成直径为 $380\mu m$ 的丝状结构，壁厚约为 $35\mu m$，中间是空的，拉丝过程中在中空纤维的壁上形成无数形状不规则的缝隙样微孔，与血液接触后形成一层血膜，有利于气体交换。膜式氧合器变温装置根据各种装置的设计采用不同的材料，以金属、塑料为主。常规心肺转流过程中的膜式氧合器还需要储血罐，除壳体之外，储血罐内需要放置过滤海绵和筛网/过滤网，在膜式氧合器的回路和接头以及密封帽中还使用 PVC 管和耐冲击性聚苯乙烯（high impact polystyrene，HIPS）等材料。

目前，国际上膜式氧合器的中空纤维膜由极少数厂家生产和销售，所用的材料也比较单一，主要是聚丙烯和聚 4-甲基-1-戊烯（poly 4-methyl-1-pentene，PMP）。为提升材料的血液相容性，许多生产厂家在中空纤维膜表面进行涂层处理。现将膜式氧合器常用的气体交换膜材料介绍如下：

1. 硅橡胶 硅橡胶是一种主链由硅和氧原子交替构成的橡胶，硅原子上通常连有两个有机基团。普通硅橡胶主要由含甲基和少量乙烯基的硅氧链组成。苯基的引入可提高硅橡胶的耐高、低温性能，三氟丙基及氰基的引入则可提高硅橡胶的耐温及耐油性能。硅橡胶的透气性好，氧气透过率在合成聚合物中是最高的。硅橡胶分热硫化型（又称高温硫化硅胶）和室温硫化型。高温硫化硅胶主要用于制造各种硅橡胶制品，而室温硅橡胶则主要作为黏结剂、灌封材料或模具使用。制作膜式氧合器的材料是前者。

高温硫化硅胶是聚硅氧烷经过高温（110～170℃）硫化成型的弹性体。它主要以高分子量的聚甲基乙烯基硅氧烷为生胶，混入补强填料、硫化剂等，在加热加压下硫化成弹性体。硅橡胶的补强填料主要是各种类型的白炭黑，可使硫化胶的强度增加数十倍。有时为了降低成本或改善胶料性能及赋予硫化胶各种特殊的性能,也加入相应的各种添加剂。硫化剂是各种有机过氧化物或加成反应催化剂。生成的高温硫化硅胶主要性能有:①高温稳定性:虽然常温下硅橡胶的强度仅是天然橡胶或某些合成橡胶的一半,但在200℃以上的高温环境下,硅橡胶仍能保持一定的柔韧性、回弹性和表面硬度,且力学性能无明显变化。这便于高温消毒。②气体透过性能:室温下硅橡胶对空气、氮、氧、二氧化碳等气体的透气性比天然橡胶高出 30～50 倍。③生理惰性:硅橡胶无毒、无味、无嗅,与人体组织不粘连,具有一定的抗凝血作用,对肌体组织的反应性非常少。适合作为医用材料。

2. 聚丙烯　聚丙烯是由丙烯聚合而制得的一种热塑性树脂。按甲基排列位置分为等规聚丙烯、无规聚丙烯和间规聚丙烯三种。甲基排列在分子主链的同一侧称等规聚丙烯,若甲基无秩序的排列在分子主链的两侧称无规聚丙烯,当甲基交替排列在分子主链的两侧称间规聚丙烯。一般工业生产的聚丙烯树脂中,等规结构含量约为95%,其余为无规或间规聚丙烯。工业产品以等规物为主要成分,也包括丙烯与少量乙烯的共聚物在内。

通常为乳白色高结晶的聚合物,无毒、无臭、无味,密度只有 0.90～0.91g/cm³,是目前所有塑料中最轻的品种之一。它对水特别稳定,在水中的吸水率仅为 0.01%,分子量约 8 万～15 万。成型性好,收缩率大(1.0%～2.5%),在制作中空纤维时拉丝容易形成微孔。强度、刚度、硬度、耐热性均优于低压聚乙烯。其熔点可高达 167℃,可用蒸汽消毒是其突出优点。具有良好的介电性能和高频绝缘性且不受湿度影响。常见的酸、碱等有机溶剂对它几乎不起作用。缺点是耐低温冲击性差,较易老化,但可通过改性予以克服。目前,聚丙烯是最常用的中空纤维膜式氧合器材料。

3. 聚 4-甲基-1-戊烯　这是近年开发的一种新型热塑性树脂,由丙烯二聚体制得单体 4-甲基-1-戊烯,然后用齐格勒-纳塔催化剂聚合而得。外观为无色透明的粒状固体,密度 0.833g/cm³,比聚丙烯的密度更小。熔点240℃,耐热性更优越。可见光透过率达 90%,紫外光透光度优于玻璃及其他透明树脂,并有卓越的电气绝缘性和耐化学药品性。聚 4-甲基-1-戊烯可用注塑、吹塑、挤塑等方法

成型。在制作中空纤维的拉丝过程中,在丝的表面形成一层致密的外表皮,同拉丝过程中形成的微孔结构相结合,既能提供良好的气体传输速率,又能通过致密的外表皮抑制液体透过。该材料具有优越的气体扩散性能,不受外表皮的阻碍,再加上抵抗血浆渗漏的能力,所以,主要用于制作长时间膜肺。由于致密的外表皮,麻醉气体通过该材料制作的中空纤维膜肺的效率下降,因此,在使用这类材料制作的膜肺时需要加强麻醉监测。

三、插管、管道和接头

体外循环建立过程中使用动静脉插管,通过接头连接管道,从而开始体外转流。插管主要使用聚氯乙烯(PVC)、聚氨酯、硅胶等材料,在有些插管内还使用不锈钢材料防止打折。管道多使用PVC、聚氨酯、硅胶。接头使用聚碳酸酯。

理想的管道特点包括透明、顺应性好、柔韧性强、抗塌陷、抗破损、低散裂性、热消毒耐受性及血液相容性。PVC 基本满足这些条件。PVC 是氯乙烯单体在引发剂或光、热作用下按自由基聚合反应原理聚合而成的聚合物。纯聚氯乙烯树脂是坚硬的热塑性物质,其分解温度与塑化温度极为接近,并且机械强度较差。因此,必须加入增塑剂、稳定剂、填料等以改善其性能,然后再加工成各类产品。最常用的增塑剂是邻苯二甲酸二(2-乙基己基)酯(di 2-ethylhexyl phthalate, DEHP),是邻苯二甲酸酯的一种。根据加入增塑剂量的多少,分为硬质 PVC 和软质 PVC。软质 PVC 一般含增塑剂30%～50%,质地柔软,强度较高,具有良好的气密性和不透水性,适合做插管和管道。DEHP 是无色、无味液体,添加后可让微粒分子更均匀散布,能增加延展性、弹性及柔软度。在体外循环转流过程中,DEHP 有可能释放到血液中。研究表明,DEHP 是一种环境荷尔蒙,会危害男性生殖能力并促使女性性早熟。由于幼儿正处于内分泌系统生殖系统发育期,DEHP 对幼儿带来的潜在危害可能较大,已引起体外循环产品行业的重视。此外,动物实验发现 DEHP 可诱发肝癌,但目前尚无证据证实其对人类是否有致癌作用。

四、滤器

动脉微栓滤器根据滤除物质的大小可分为一般滤器、微栓滤器和无菌性滤器。一般滤器滤除的栓子大小在 70～260μm,微栓滤器滤除的栓子

在 $20\sim40\mu m$，无菌性滤器滤除细菌甚至病毒。体外循环中起到过滤作用的滤器有气体滤器、动脉微栓过滤器、储血罐回流室滤器等，常用的材料有涤纶、聚氨酯海绵、聚四氟乙烯等，通过不同的滤膜生产不同滤过孔径的滤器。还有白细胞滤器，使用醋酸纤维素膜，吸附钙离子、镁离子、补体、黏附蛋白等，从而促使白细胞在膜上吸附。

1. 涤纶　学名为聚对苯二甲酸乙二醇酯（polyethylene terephthalate，PET），是热塑性聚酯中最主要的品种。它通过对苯二甲酸二甲酯与乙二醇酯经过缩聚反应制得。该材料具有良好的力学性能，冲击强度是其他薄膜的 $3\sim5$ 倍，耐折性好，适合做成各种形状。气体和水蒸气渗透率低，有优良的阻气、水、油及异味性能。因此，该材料被纺织成聚酯纤维作为滤器材料，在体外循环中大量使用。

2. 醋酸纤维素膜　醋酸纤维素是以醋酸作为溶剂，醋酐作为乙酰化剂，在催化剂作用下进行酯化，而得到的一种热塑性树脂。醋酸纤维素作为多孔膜材料，具有透水量大、吸附力低、热稳定性高等特点，常作为过滤膜的材料。$0.2\mu m$ 的滤膜非常适合于水溶液、缓冲液、血清和培养基的除菌过滤。$0.45\mu m$ 的滤膜适合于高效液相色谱法的流动相过滤。膜的吸附率往往与过滤的物质、过滤的条件以及膜有没有被预先处理等因素有关。

五、超滤器

超滤器有透析型、滤过型、吸附型之分，体外循环中常使用滤过型。超滤器的壳体使用聚碳酸酯，超滤材料有聚醚砜（polyether）、聚甲基丙烯酸甲酯（poly methyl methacrylate，PMMA）复合物或聚丙烯腈（polyacrylonitrile）等，常采用中空纤维结构。

（一）聚醚砜

聚醚砜是由 4,4'-双磺酰氯二苯醚在无水氯化铁催化下，与二苯醚缩合制得。耐热性介于聚砜和聚芳砜之间，耐老化性能优异，生物相容性较好。具有耐水解性、抗蠕变性、耐冲击性等特性，可以耐受反复消毒。

（二）聚甲基丙烯酸甲酯

俗称有机玻璃，聚甲基丙烯酸甲酯（PMMA）是世界上第一个用于临床的合成高分子材料的中空纤维透析器。PMMA 的两种异构体按不同的比例混合，呈现出半透膜的物理特性。研究显示，小分子的清除率高，并且 PMMA 是可以植入人体的材料，所以生物相容性也非常好。除此以外，PMMA 还对中大分子具有一定的吸附作用。

（三）聚丙烯腈

聚丙烯腈是由单体丙烯腈经自由基聚合反应而得到的高分子材料。大分子链中的丙烯腈单元是接头-尾方式相连，主要用于制作聚丙烯腈纤维。聚丙烯腈纤维，俗称腈纶，是疏水性材料，不容易激活补体，生物相容性好，最初用于血液透析器的外壳。为发挥其中空纤维滤水的作用，在制作工艺上用共聚的方法在聚丙烯晴中加入了丙烯磺酸盐类物质，增强其亲水性。该材料价格便宜，消毒方便，在超滤器中大量使用。

六、其他

体外循环耗材中还使用一些塑料帽子，密闭管道或储血罐。常使用耐冲击性聚苯乙烯（HIPS）、聚碳酸酯等制作。HIPS 材料是通过在聚苯乙烯中添加聚丁基橡胶颗粒的办法生产的一种抗冲击的聚苯乙烯产品。这种聚苯乙烯产品内添加微米级橡胶颗粒，并通过枝接的办法把聚苯乙烯和橡胶颗粒连接在一起。当受到冲击时，裂纹扩展的尖端应力会被相对柔软的橡胶颗粒释放掉。因此裂纹的扩展受到阻碍，抗冲击性得到了提高。因此不容易破损和碎裂。

第三节　材料表面涂层技术

体外循环过程中血液与人工材料表面接触引起蛋白的吸附，激活凝血、纤溶、激肽、补体和细胞因子等出凝血"瀑布"和炎症反应体系。与此同时，血液有形成分被激活或在材料表面沉积，进一步放大炎症反应，对机体和器官功能产生不利影响。因此，体外循环材料需要良好的血液相容性。通过改变材料表面的性质和结构来提高材料的血液相容性是材料学研究的热点。尽管选择的材料生物相容性较好，但是不能等同于血管内皮，仍然存在血液相容性不足的问题。肝素涂层技术最早用于材料表面的改性，该技术的最初应用是为了改善体外循环引起的凝血反应。但随着研究的进展，人们发现肝素涂层还具有抑制血液成分激活、减少炎性因子释放等特性，能显著缓解体外循环的全身炎性反应。涂层技术因而成为材料血液相容性的重要研究方向。目前市场上已有多种肝素涂层产品,其成分和原理不尽相同;同时,各种非肝素涂层的涂层技术也已投入临床使用。

一、肝素涂层

(一) 肝素涂层的作用

肝素是一种富含阴离子,由氨基葡萄糖、葡萄糖醛酸和硫酸聚合而成的酸性黏多糖,一般分子量为 3000~40 000 道尔顿,通过增强抗凝血酶Ⅲ的作用发挥抗凝作用。肝素涂层技术不仅在材料局部产生抗凝作用,还有利于血浆蛋白的选择性黏附,在材料表面快速形成血液相容性假膜。一些研究发现,人工材料表面沉积的血浆蛋白,如凝血因子Ⅻ、纤维蛋白原、透明结合蛋白、高分子量激肽原等均在提高抗凝活性中起到重要作用。

而另一些研究显示,肝素涂层能够改善生物相容性,阻断补体激活。Viden 等用肝素涂层材料转流 2 小时,发现 C_{3a} 是对照组的 29%,$C_{5~9}$ 为对照组的 22%。Mollues 等的结果显示,使用肝素涂层的患者在体外循环过程中 C_{5a} 增高幅度明显比未使用肝素涂层材料的患者低。Wuillem 等研究表明肝素能够通过抑制 C_1 进一步加强对 C_{1r} 和 C_{1s} 的抑制作用。表明肝素涂层技术对于补体激活的旁路途径和经典途径均有抑制作用。肝素涂层技术在抑制补体激活的同时也降低白细胞的活化,减弱白细胞整合素和选择素反应,一些实验数据显示肝素涂层的体外循环装置降低各种细胞因子的释放。

(二) 肝素与材料表面的结合

工业制造技术推动了肝素涂层材料的批量生产。肝素作为一种酸性黏多糖,与各种高分子材料表面结合的方式有离子键结合方式、共价键结合方式以及两种方式的组合。

1. 离子键结合方式 利用肝素本身含有大量负电荷的属性,在高分子材料表面引入带正电荷的季胺基团耦联剂、表面活性剂或含有阳离子的聚合物,再与肝素作用,使材料表面靠离子键作用形成肝素化层,例如,Duraflo Ⅱ 肝素涂层就采用这种离子键结合技术。当涂层材料与血液接触时,由于离子键结合的不稳定性,具有亲和力的白蛋白等血浆大分子物质可以同肝素结合而导致肝素分子脱落。研究表明,即使在短期体外循环中,离子键结合方式的肝素化管道有 10% 的肝素在早期脱落。由于此种涂层技术的抗凝血活性主要来源于释放的肝素,使这种脱落效应具有重要意义。常用这种方法处理聚乙烯、聚氨酯、醋酸乙烯-乙烯共聚物导管,抗凝血性能良好。但离子键结合方式的肝素分子有脱落效应,所以仅能短期使用。

2. 共价键结合方式 为改善肝素结合的稳定性,防止肝素分子脱落,采用共价键方式结合肝素。该方式可以从材料和肝素两方面改变其特性,从而促进肝素与材料的结合。从材料表面处理,暴露出-CNS 基、-NH₂ 基、-OH 基等特异性活性基团,与肝素分子的-OH 基作用来固定肝素。从肝素着手,通过一种可控制的亚硝酸降解步骤来活化肝素,使肝素分子产生一个终端自由醛基,这种类型的肝素可以通过氧化还原作用与谷氨酸二醛发生化学还原反应,将肝素以共价键方式固定于含氨基的材料表面。由于肝素具有大量功能性基团,往往与材料表面的结合过于牢固,或者其活性五碳糖序列部分也与生物材料表面结合,容易导致部分肝素分子失去活性。所以,该方式也存在一定的不足。有学者同时采用离子键和共价键结合的方式来改善共价键可能对于肝素活性的影响。

(三) 肝素涂层材料

1. Carmeda 肝素涂层 Carmeda 肝素涂层的氧合器在临床应用已有十余年。首先在生物材料表面制备一种含氨基的离子复合物,再通过化学方法使肝素分子产生一个自由醛基,然后两者以共价键方式结合在一起,从而使肝素固定在材料表面(图 3-3-1)。虽然这种肝素分子在制造过程中已发生部分降解,导致在溶液中的催化活性降低,但由于与生物材料表面的结合部位适当,各种实验和临床研究均显示出这种涂层方法的优点:降低体液、细胞激活,尤其减少了补体系统激活。此外,还发现这种涂层表面可减少氧自由基的产生,抑制纤溶酶原激活物的释放,使白细胞黏附分子表达降低,临床显示住院天数缩短,并降低脑部并发症。

2. Duroflo Ⅱ 肝素涂层 Duroflo Ⅱ 的核心是离子键结合的肝素-洁尔灭混合物。就离子键结合方式而言,其与高分子材料表面具有相对牢固的结合。Duroflo Ⅱ 肝素涂层能够减少纤维蛋白原的吸附、血小板的激活,并且同抗凝血酶Ⅲ相互作用,抑制凝血因子Ⅻ和激肽等一些早期激活的接触酶,从而减少凝血、补体、纤溶系统的激活,进而减

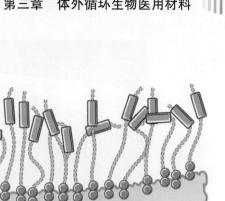

图 3-3-1 Carmeda 肝素涂层

- 肝素分子
- 抗凝活化序列
- 共价键
- 涂层
- 人工材料表面

轻全身炎症反应。欧洲多个研究中心对 886 例体外循环心脏手术的患者的研究发现，Duroflo Ⅱ 涂层管道缩短了术后 ICU 停留时间，降低了肾功能、肺功能不全的发生率。表明重症患者使用 Duroflo Ⅱ 涂层管道具有保护肾和肺功能的作用。

3. BioLine 肝素涂层 BioLine 肝素涂层是高分子量肝素与固定的多肽基质相结合的产物（图 3-3-2）。这种多肽结合在亲水面和疏水面均存在，因而肝素和固定多肽基质之间的离子键和共价键作用使肝素分子结合牢固。同时，这种肝素分子与多肽基质之间的特殊连接还保留了肝素的活性序列。这种多肽层可以在多种人工材料表面上应用，包括聚丙烯、聚乙烯、硅胶以及金属、玻璃和陶瓷等。经过涂层处理的材料可以减少细胞和血浆成分的激活，保护血小板和白细胞的功能。临床研究结果表明，BioLine 肝素涂层与未涂层材料相比，在白细胞和补体激活、促炎性介质释放等方面具有明显优势。

4. Corline 肝素涂层 主要成分为大分子肝素共轭体，由 70 个肝素分子连结而成，含有大量的阴离子基团，与阳离子材料表面以共价键结合。线性的聚胺分子为肝素共轭体的稀释液，保证了肝素共轭体与材料表面的平整结合，使得多数肝素分子链朝向血液界面，从而发挥抗凝作用。

5. Trilium 肝素涂层 主要成分为肝素分子、硫酸盐/磺酸盐基团、聚氧化乙烯（poly ethylene oxide，PEO）和亲水性基质层，以共价键结合，模拟内皮细胞特点。肝素分子具有和内皮细胞表面的硫酸肝素相同的抗凝血作用；涂层中的硫酸盐/磺酸盐基团带有与内皮细胞相似的负电荷，可以排斥携带负电荷的血小板；PEO 具有极强的亲水性，在血液与材料表面之间建立起一层绝缘水层，阻止细胞和蛋白质附着；亲水性基质层与材料结合紧密，避免涂层脱落。实验和临床研究显示 Trilium 肝素涂层能够减少粒细胞、血小板的激活和血栓的形成（图 3-3-3），维持血小板数量，降低血制品用量。

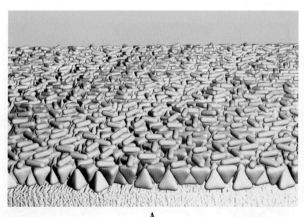
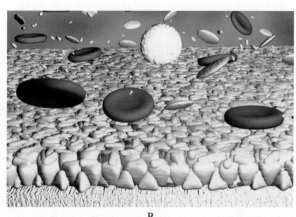

图 3-3-2 BioLine 肝素涂层
A. BioLine 涂层接触血液之前；B. 接触血液后吸附血液中的亲水成分膨胀形成了一层仿生物膜

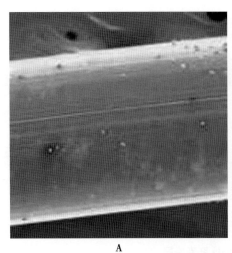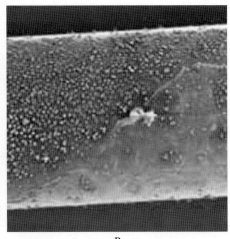

图 3-3-3　肝素化人血封闭系统中循环 1 小时后的膜肺中空纤维膜表面的电镜扫描图
A. Trillium 涂层；B. 无涂层（×100）

二、非肝素涂层

肝素涂层材料存在肝素的脱落和蛋白覆盖现象，长时间使用，肝素涂层的效率下降，再加上有一小部分患者不适合使用肝素，因此非肝素涂层材料也是众多学者和厂家研究的重点。非肝素涂层材料可以分为生物活性和生物惰性涂层，前者主要是释放一氧化氮的涂层材料，后者主要是模仿血管内皮负电荷和（或）亲水性界面特性的涂层材料。

（一）释放一氧化氮（NO）的涂层材料

NO 是内源性的血小板抑制剂和血管扩张剂，由血管内皮生成。释放 NO 的涂层材料在国外已研究十年余，涂层材料释放出来的 NO 能够调节血小板膜上的糖蛋白、P 选择素，影响单核细胞的整合素和 CD11。然而涂层材料携带的 NO 供体有限，NO 的释放只适合短时间体外循环。为保证 NO 的持续释放，需要利用内源性的物质，人体内 NO 前体物质有：有机硝酸盐、二醇二氮烯鎓和亚硝基硫醇（RSNO）等。生理性的 RSNO 有 S-亚硝基谷胱甘肽和亚硝基血红蛋白，其他合成的 RSNO 有 S-亚硝基-N-乙酰基-L-半胱氨酸（SNAC）、S-亚硝基-N-乙酰青霉胺（SNAP）。

产生 NO 的多聚体具有固定的催化物，例如铜纳米颗粒或铜离子，能够在材料与血液的界面上释放循环中 RSNO 中的 NO。有学者在释放 NO 涂层材料的动物实验中，静脉持续应用 SNAP，能保持材料表面一定浓度的 NO 含量。尝试将 NO 的前体掺杂在聚乙二醇、聚乙烯醇、聚乙烯基吡咯烷酮等材料之中，但容易分解，半衰期短，不适宜临床使用，研究显示 SNAP 与 elasteon polymer（一种混合共聚物，软段的共聚物是聚硅氧烷和聚六亚甲基氧化物，硬段的共聚物是亚甲基二苯基异氰酸酯）结合，能够缓慢释放 NO，保持 2 个月。密歇根大学的学者研究释放 NO 的涂层材料，采用二醇二氮烯鎓二乙二胺和聚氨酯结合，通过正己烷二氯甲烷连接抗凝剂阿加曲斑，经过实验，显示良好的血液相容性，该材料还在实验阶段。

（二）X 涂层

该涂层的主要成分是聚 2-甲氧基丙烯酸（poly-2-methoxyethyl acrylate，PMEA）。该聚合物是一种两性分子多聚体，同时具有亲水性和疏水性（图 3-3-4）。PMEA 与材料的接触面呈疏水性，与血液的接触面呈亲水性。血液中的水分子在涂层的亲水界面中聚集，形成一个水与血液成分的隔离层。因此蛋白质结构不容易改变，血小板也不容易黏

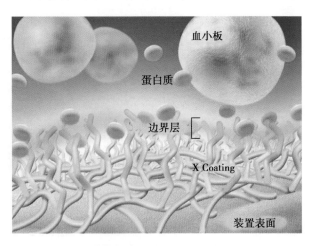

图 3-3-4　X 涂层模式图

附和激活。该涂层对原材料的物理特性没有影响,可以运用在各种材料表面。临床研究显示,PMEA 可以抑制血浆蛋白的黏附、白细胞和补体的激活,保护血小板的功能。与肝素涂层不同的是PMEA 防止血小板的聚集,而肝素涂层主要抑制血小板的黏附和纤维蛋白的变性。

（三）Mimesys 涂层

红细胞膜的双层脂质结构呈极性分布,外层脂质为电中性,含有磷酸胆碱,具有抗凝特性（图3-3-5）。国外研究人员将甲基丙烯酸-磷酸胆碱/月桂基-甲基丙烯酸共聚物制成 Mimesys 涂层,其主要成分是磷酸胆碱,与合成材料牢固结合,模拟双层脂质结构,阻止蛋白质黏附和变性。一些临床研究显示,Mimesys 涂层的氧合器能够减少术中血栓的形成,减少血小板和纤维蛋白原的消耗,但是与肝素涂层材料的氧合器没有显著差异。

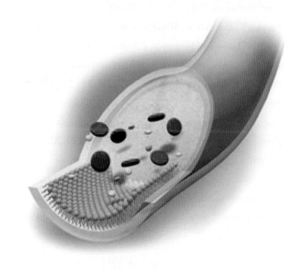

图 3-3-5　Mimesys 涂层

（四）SMARxT 涂层

主要成分为硅/己内酰胺共聚物,与材料表面相互作用,形成亲水域和疏水域相嵌合的微相结构,可以同时和纤维蛋白原的所有激活位点结合,从而避免血小板和其他蛋白质引起的活化（图3-3-6）。临床结果显示该涂层技术可以保护血小板数量和功能,减少纤溶系统的激活和凝血酶的生成,降低出血和血制品用量。

（五）Safeline 涂层

主要成分为白蛋白,通过范德华力与材料表面结合,使涂层表面光滑平整,并呈亲水性,能够抑制血浆蛋白质黏附,阻止血液级联式反应（图3-3-7）。

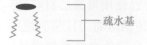
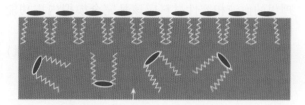

图 3-3-6　SMARxT 涂层示意图

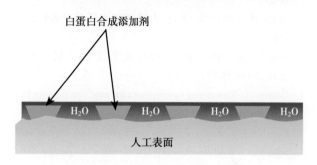

图 3-3-7　Safeline 涂层示意图

（六）Softline 涂层

Softline 涂层是将 Safeline 和 Bioline 两项技术结合在一起的一种生物惰性涂层,能有效降低材料与血液接触时的表面张力,减少细胞黏附和活化。

（七）Balance 涂层

模仿血管内皮细胞的关键特性,在材料表面形成亲水层,涂层材料中含有硫酸盐/磺酸盐基团,带有与内皮细胞相同的负电荷,可以排斥携带负电荷的血小板,削弱血栓形成的进程;聚氧化乙烯（PEO）是一种亲水性物质,在血液和材料之间形成"绝缘"水层,阻止细胞黏附和蛋白质沉积。其特性与 Trilium 肝素涂层相似,仅是缺少了肝素的成分。

三、小结

各种涂层技术因为制作原理和工艺的差异,其性能各不相同,但血液相容性的作用非常接近,临床上使用的任何一种涂层技术并没有显著优异于其他涂层技术,对于临床预后和能否减少肝素用量还存在不同的观点,并且发现涂层材料对于药物的吸收有一定的影响。尽管如此,涂层技术应用于体外循环已有 30 余年,在欧美发达国家,带有涂层材料的体外循环装置已广泛用于常规心脏手术中。随着进口带涂层的体外循环产品进入国内市场,国内许多心脏中心已使用带涂层材料,但国内生产企业在涂层领域还很薄弱。目前所使用的各种涂层材料并不能完全避免血液系统激活,理想的血液相容性材料应该是完全模拟内皮功能的智能材料,其研制仍在探索中。

（周成斌）

参 考 文 献

1. 黑飞龙. 体外循环教程. 北京:人民卫生出版社. 2011. 18-27.

2. 龙村. 体外循环学. 北京:人民军医出版社,2004. 245-254.

3. 姚尚龙,龙村. 体外循环原理与实践. 北京:人民卫生出版社,2009. 38-37.

4. Gourlay T. Biomaterial development for cardiopulmonary bypass. Perfusion,2001,16:381.

5. Gourlay T. Connolly P. Does cardiopulmonary bypass still represent a good investment? The biomaterials perspective. Perfusion,2003,18:225-231.

6. 庞瑜,张国浩,程丑夫. 涂层材料及技术在医学临床领域的应用. 中国组织工程研究与临床康复,2011,15(34):6403-6406.

7. Major TC, Handa H, Annich GM, et al. Development and hemocompatibility testing of nitric oxide releasing polymers using a rabbit model of thrombogenicity. J Biomater Appl, 2014,29(4):479-501.

8. Major TC, Brisbois EJ, Jones AM, et al. The effect of a polyurethane coating incorporating both a thrombin inhibitor and nitric oxide on hemocompatibility in extracorporeal circulation. Biomaterials,2014,35:7271-7285.

9. Major TC, Brant DO, Burney CP, et al. The hemocompatibility of a nitric oxide generating polymer that catalyzes S-nitrosothiol decomposition in an extracorporeal circulation model. Biomaterials,2011,32:5957-5969.

10. Pieri M, Turla OG, Calabra MG, et al. A new phosphorylcholine-coated polymethylpentene oxygenator for extracorporeal membrane oxygenation:a preliminary experience. Perfusion,2012,28(2):132-137.

11. Pappalardo F, Della Valle P, Crescenzi G, et al. Phosphorylcholine coating may limit thrombin formation during high-risk cardiac surgery:A randomized controlled trial. Ann ThoracSurg,2006,81:886-891.

12. Reser D, Seifert B, Klein M, et al. Retrospective analysis of outcome data with regards to the use of Phisio-, Bioline-or Softline-coated cardiopulmonary bypass circuits in cardiac surgery. Perfusion,2012,27(6):530-534.

13. Jacobs S, DeSomer F, Vandenplas G, et al. Active or passive bio-coating:does it matters in extracorporeal circulation? Perfusion,2011,26(6):496-502.

14. Suzuki Y, Daitoku K, Minakawa M, et al. Poly-2-methoxyethylacrylate-coated bypass circuits reduce activation of coagulation system and inflammatory response in congenital cardiac surgery. J Artif Organs,2008,11(3):111-116.

15. Preston TJ, Ratliff TM, Gomez D, et al. Modified surface coating and their effect on drug adsorption within extracorporeal life support circuit. JECT,2010,42:199-202.

16. Teligui L, Dalmayrac E, Mabilleau G, et al. An ex vivo evaluation of blood coagulation and thromboresistance of two extracorporeal circuit coatings with reduced and full heparin dose. Interact CardioVasc Thorac Surg,2014,18:763-769.

第四章
体外循环机

体外循环机是一种由泵驱动血液按设定速度流动的机械设备。根据在体外循环手术中的需求不同,可分为主泵和从泵:主泵用来代替心脏供血功能,保证脏器的灌注;从泵主要用于心脏停搏液的灌注,心内吸引及心外吸引(图4-0-1)。根据血液驱动方式的不同,可分为滚压泵和离心泵。

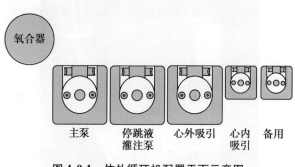

图 4-0-1 体外循环机配置平面示意图

体外循环机是心脏手术中的关键设备,自1953 年 Gibbon 首例体外循环下心内直视手术成功开始,体外循环机的发展极大促进了心脏手术的开展,理想体外循环机应该具备以下特点:

1. 能够克服 500mmHg 阻力的同时,提供 7L/min 的流量。

2. 泵驱动过程中最大限度地减少对血液成分的损害。

3. 与血流不接触的前提下为血液提供动力,保证血流量。

4. 根据需要可精确调节泵流量。

5. 配有内置电源和手摇驱动装置,以防突然断电或其他意外。

6. 配备相应的监测模块,如时间、温度、平面、压力等。

第一节 体外循环机

一、滚压泵

1855 年,Porter 和 Bradley 首先获得滚压泵专利,但主要用于清洁器和注射装置;1887 年,Allen设计了用于血液输注的滚压泵并申请专利;1934年,DeBakey 等对上述泵进行了改进,在泵管出泵室处设计一个凸缘,从而防止了泵管随泵头向前活动,避免了在血液输注过程中乳胶管的蠕动。随后经过多年的改进与完善,使其成为体外循环(cardiopulmonary bypass,CPB)最主要的血泵。根据泵头数量,滚压泵可以分为单泵头、双泵头、多泵头。单头滚压泵是将一个 360° 的泵管放入圆形泵槽来完成持续血流,由于它比传统的双头泵提供更好的搏动血流而在 50 年代和 60 年代初应用于临床体外循环。双头泵是最普遍的 CPB 血泵,它由 210° 的半圆形泵槽和两个分别置于 180° 旋转

臂末端的泵头组成。当一个泵头结束对泵管挤压时,另一个则已经开始下一次对泵管的挤压了。由于始终有一个泵头与泵管接触,双头泵产生持续无搏动的血流。尽管多头泵也进入了体外循环领域,但由于其严重的血液破坏而没有在临床应用。

(一) 基本结构及流量调节

1. 基本结构 滚压泵主要由弧形泵槽、轴心、旋转臂及滚柱组成(图4-1-1)。

(1) 泵槽:内壁一般为优弧半圆形或圆形,是泵旋转臂末端滚柱所行走的轨迹,内置泵管。

(2) 轴心:内部连接驱动马达,带动旋转臂旋转。

(3) 旋转臂及滚柱:滚柱位于旋转臂的末端,是与泵管直接接触的部位,要求在任何时候总有一个滚柱挤压泵管。通过挤压泵管内的血液,推

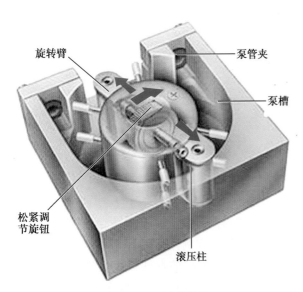

旋转臂　　　　　　　泵管夹

泵槽

松紧调
节旋钮

滚压柱

图 4-1-1　泵头结构图

动血液单向流动,从而形成持续血流。

2. 流量调节　滚压泵的输出量 Qb 主要由两个变量决定:已知直径的泵头转速和泵管的内径。

$Qb = \pi r2l \times rmp$ [r=泵管内径(cm),l=泵头挤压的泵管长度,rpm=每分钟转速)。

流量决定于泵头的转速(RPM)和每搏量(每转泵的排空容积,SV)。

容积的多少由泵管的大小和泵头挤压长短而决定。

(1) 转速:通过转速调节旋钮控制,通常转速在 0~250 转/分。

(2) 每搏量:在旋转臂长度固定的情况下,通常由泵管的内径大小决定。目前应用的泵管根据内径主要分为 1/2、3/8、1/4 英寸三种。

(二) 泵管松紧调节

1. 标准　在整个体外循环管道夹闭的情况下,开放微栓滤器排气侧路,置于距泵管上方 100cm 高度,每分钟水柱下落不超过 1cm 为松紧适度,可将机械血液破坏的程度降至最低且不影响机体灌注。

2. 泵管挤压过紧　可造成血液及泵管机械性破坏,导致溶血和泵管损坏。

3. 泵管挤压过松　在滚压泵挤压泵管推动血液单向流动的过程中,由于动脉端压力高,可造成部分血液反流,从而在泵管内形成湍流,导致血液破坏加重。同时,由于前向推动力的减弱,实际流量会小于调节旋钮的设置流量。

4. 泵管出口端阻力增大　多由出口端管夹过小导致泵管内径变小及泵后管路阻塞引起,可导致泵后压力急剧升高致管道破裂或接头脱开。

5. 泵管入口端受限　多由入口端管夹过小导致泵管内径变小及入血端管路打折引起,滚压泵为非阻力限制型,可产生持续高负压,从而使血液中的气体析出,也可导致泵管针孔样裂隙,气体进入管路,导致患者气体栓塞。

(三) 常见滚压泵简介

1. STÖCKERT　SHILEY 目前国内应用的主要有 Stockert Ⅱ、Stockert Ⅲ、Stockert SC,及 Stockert S5 和 Stockert C5 型等类型。根据临床需要通常配有大泵、小泵和双头泵,S5 和 C5 型可将单泵独立悬挂。以缩短管道距离或方便灌注师操作(图 4-1-2 ~ 图 4-1-5)。Stockert Ⅱ 型泵头结构为半圆形,结构

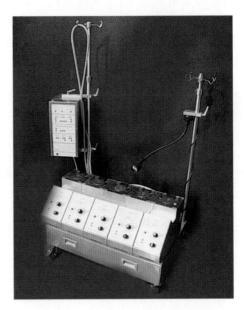

图 4-1-2　Stockert Ⅱ型体外循环机

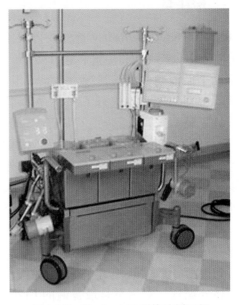

图 4-1-3　Stockert Ⅲ型体外循环机

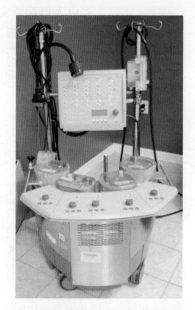

图 4-1-4　Stockert SC 型体外循环机

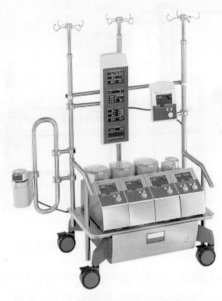

图 4-1-5　Stockert S5 型体外循环机

简单,体积小,操作方便,但缺少相应的监测设备及备用电源。而 Stockert Ⅲ、SC、S5 型均配有备用电源,可在停电后连续工作 130 分钟,提高了临床工作的安全性;其泵头则采用了第三代马蹄形结构,优点在于降低了滚柱挤压泵管时管道内血流的压力变化,减少了血液湍流,从而减轻了血液破坏。Stockert SC、S5 型配有液面和压力监测控制模块,液面监测报警是根据液面自动调整泵速,避免了立即停泵可能给患者带来的不良影响;当压力超过设定值,压力监测报警泵头立即停止旋转,当压力恢复正常,自动恢复预设泵速,从而有效防止了泵管崩裂或管道崩脱。Stockert C5 为目前最新

款式(图 4-1-6),操控性更加人性化,体型更小,启动时间更短。C5 和 S5 均可提供多个外挂的大泵或小泵,使操作更便捷,管道更短小。

2. MAQUET　MAQUET HL20 型体外循环机见图 4-1-7,其有以下特点:①界面设计简单,操作方便,每个泵的功能配置名称均显示在其操作面板(SCP)上,与泵的位置无关。报警及错误信息均有声光双重提示,SCP 上设有一个特定的消音键;②SCP 上整合了 MAQUET HCU20 水箱的遥控组件,避免了操作者注意力转移所带来的风险;③心肌灌注模块可与 SCP 组合,自动记录并显示心肌保护液灌注的各种重要数据,如灌注量、灌注比

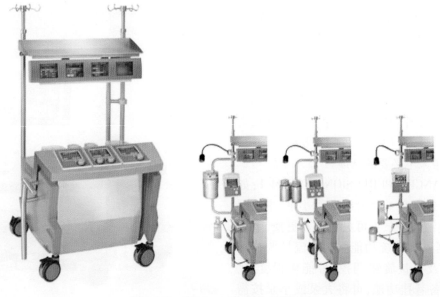

图 4-1-6　Stockert C5 型体外循环机

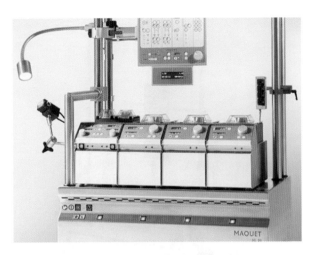

图 4-1-7　MAQUET HL-20 型体外循环机

例、时间、温度、压力；④数据处理系统 JOCAP XL 功能强大，可记录分析所有灌注数据，并可与多种设备对接，如血气分析仪、麻醉监护仪等，监控并记录其工作数据；⑤压力监测系统，最多可监测四导压力，应用标准医用压力传感器，并根据压力传感器确定监测范围和精度；⑥温度监测系统可监测四导温度，采用 YS100 系列温度探头，各探头彼此独立工作；⑦气栓防护系统包括液面和气泡监测系统，可防止气体进入体外循环管路；⑧根据各种常用泵管大小设定流量后进行保存，在以后的使用中只需选择不同类型的泵管设置即完成流量校正，提示明确，选择方便；⑨泵头逆时针转动按钮成对设计，必须在同时按压两个按钮 3 秒以后才完成逆转设置，该按钮对应的指示灯亮，为防止临床不慎、误操作导致的逆转发挥很好地预防作用。

3. TERUMO

（1）Sarns 8000，Sarns 9000：该泵最大的特点是将离心泵驱动装置与 4 个滚压泵安置在一起（图 4-1-8、图 4-1-9），并可灵活拆卸组装，增加了大量保证泵安全运行的监测，实现了数字化信息采集记录，并配有可充电蓄电池，因此体积庞大。另外，由于 Sarns 体外循环机滚压泵具有打开泵头盖自动停泵的设计，在 CPB 过程中需要引起重视，防止操作失误带来不必要的麻烦。

（2）ADVANCED PERFUSION SYSTEM 1：如图 4-1-10，该设备配有 4 个大泵、2 个小泵、主控面板，及备用蓄电池。各泵头可灵活相互更换，数字化程度高，数据采集系统功能强大。流量调节可通过主控面板及流量旋钮调控，智能化程度高。该系统同样具备悬挂功能，可将大泵或小泵按需要悬挂。也可将离心泵悬挂在主机上配合使用。

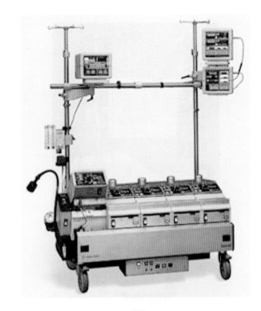

图 4-1-8　Sarns™ 8000 外循环机

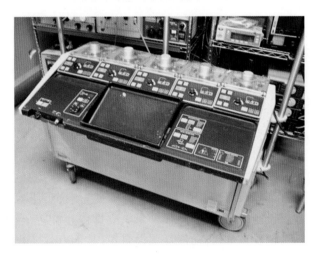

图 4-1-9　Sarns™ 9000 体外循环机

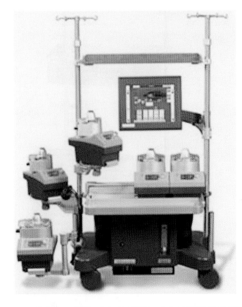

图 4-1-10　TERUMO® ADVANCED PERFUSION SYSTEM 1

4. 国产体外循环机　国产体外循环机的研发始于 50～60 年代,并得到了快速的发展,其中以天津、上海、北京为主要开发区,自行研制了国产滚压泵,并很快应用于临床。其中天津汇康体外循环机(图 4-1-11)经过多次改进,可以与某些进口血泵媲美,目前已经有诸多医疗单位和科研机构投入使用。

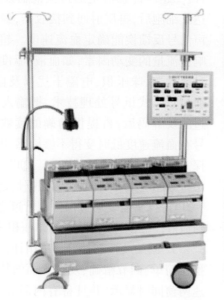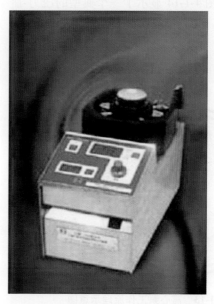

图 4-1-11　天津汇康体外循环机及泵头

5. Quautum 体外循环机　Quautum 体外循环机(图 4-1-12)为英国 Spectrum Medical 公司生产的最新型的体外循环机。由于 Spectrum Medical 公司以医疗工作站为主,其生产的体外循环机有很多智能特点:①其灌注泵为悬挂式,这样可根据不同手术特点调整泵的数量和位置,同时利于机器的清洁;②Quautum 体外循环机为一集成系统,除灌注泵外,还有泵的操作系统、电子气体混合器、液面气体报警装置、连续氧饱和度监测仪和压力温度监测装置;③所有的数据进入计算机工作站,通过分析,除提供常规的数据外(流量、温度、压力等),还可实时为临床工作提供其他有意义的参数,如二氧化碳产生量、氧供量、氧耗量和氧摄取率。

二、离心泵

早在 1976 年,离心泵就开始了其商业化历程。在许多机构中离心泵已经代替滚压泵而应用于 CPB 临床。同时,离心泵也作为机械性辅助装置,如心室辅助、经皮 CPB 支持和体外膜氧合器(ECMO)的主要驱动装置。

(一)工作原理

泵头高速旋转形成涡流使泵室中央形成低压区,而侧壁形成高压,通过黏性剪切力或旋转的叶轮将动能传给液体,使泵的入口端和出口端产生压差(图 4-1-13),从而促使液体流动。最终的血流量由压差和出口端的阻力所决定:

$$Q_b = (P_0 - P_i)/R$$

P_0 = 出口端压力,P_i = 出口端压力,R = 阻力

出口端阻力由两部分组成,一为体外循环中各装置所产生的阻力,包括氧合器、过滤器、管道和动脉插管;一为患者自身的血管阻力。由于离

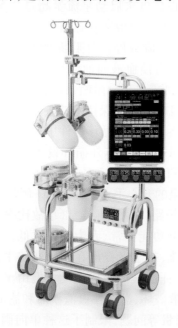

图 4-1-12　Quautum 体外循环机

心泵的流量和其产生的压力直接相关,因此离心泵又被称为压力泵。和滚压泵相比,离心泵为后负荷依赖型。流量仅受体外循环和患者本身的阻力变化影响。图4-1-14显示了一个典型的压力-血流曲线,即在不同的转速下,离心泵压不变。

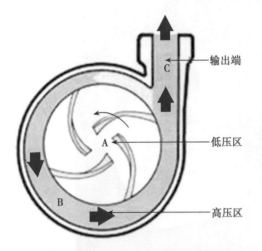

图4-1-13　离心泵工作原理示意图

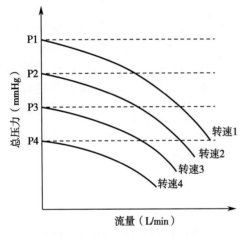

图4-1-14　离心泵压力与流量的典型关系
转速1最高,转速4最低

(二)结构

离心泵由泵头、流量传感器、驱动器、控制部分及手动驱动装置等组成。

1. 泵头内部结构　主要由3层锥体、6道直槽、流体通道及叶片等组成。常见的有四种类型:①泵头内为一系列的旋转锥体,最内侧锥体与泵的控制器磁性连接,泵头高速旋转时,产生离心力带动泵内外侧两个锥体旋转,推动血液前进。②泵头也是靠磁性连接,其内部带有高度光滑的直线叶片,能以相对低的转速产生较高的流量,从而减少了因高速旋转产生热溶血的危险。③泵头支点由电磁力固定,泵头内采用最佳的流体力学通道,它的平均射血时间最短,高效率输送血液,没有血液受阻区。④泵头内部为弯曲叶片。

2. 流量传感器　传感方式有超声和电磁两种:①超声传感器是通过换能器发射超声信号到达红细胞后,再反射回到接收器,经多普勒通过超声信号反馈换能确定血流速度。超声传感器对影响血流量的变动因素,如血液、温度、管壁硬度、血黏滞度、血球压积、电磁干扰以及血泵抖动等,可通过数码式讯号处理技术,把输入流量计的讯号过滤及解码后,再提供精确的读数。但多普勒信号在血流速度低时变得不够敏感,因此大多数超声探头不能精确测量低速血流。②电磁传感器是利用法拉第原理,当血流通过时根据局部磁场变化而测得,电磁探头需要通过探头和管道之间的特殊连接与血液接触,不易受湍流、血球压积等因素的影响。

3. 驱动及控制部分　采用计算机技术达到了操作简单、调节精确、观察全面的特点。流量和转速两窗同时显示,并且备有内部电源,防止意外停电。为了使灌注更接近生理,靠微处理机控制电机在高速和低速交替运转而使血流形成脉冲,从而产生搏动灌注。离心泵的电机具有体积小、重量轻、磨损小的优点。

4. 手动驱动装置　尽管离心泵安全可靠,但是由于离心泵的非闭塞性,一旦电子驱动装置失灵、断电或误操作时可发生血液倒流,这种倒流可致使患者放血。在体外实验中发现,血液倒流发生在电源断开后540毫秒,而且这种逆向血流一直持续到离心泵再次启动泵流量超过2.5L/min后才能终止。唯一有效防止血液倒流的方法就是在离心泵转速下降或停止时阻断动脉端管道。为了维持足够压力使血液向前流动,需要低流量运转时,灌注医师需要部分阻断泵后管道来降低流量。即使在停机时也要在保持足够泵转速的情况下阻断动脉管路。在体外循环事件中有73.3%系人为因素所致,19.5%系体外循环设备失灵或功能异常。美国FDA有关离心泵的调查显示,在35万例使用离心泵的开心手术中,发生63例泵功能异常,22例电源短路,3例流速异常(事故比率1/3763)。为了防止泵功能异常、人为错误及低流量所导致的血液逆流,有学者提出在动脉通路中加一个单向阀门,保证血液的正向流动。但由于单向活瓣存在的血液破坏、潜在性血液淤滞和湍流、活瓣失灵、费用昂贵等问题,限制了这种单向阀在临床应用中的普及。因此,手动驱动装置的配备在意外的预防中至关重要。

（三）离心泵的应用

离心泵既可以附在体外循环机上,作为主泵与滚压泵共同组成一整套体外循环系统,也可以作为一套独立系统,如 ECMO 系统。

1. **离心泵特点** 与滚压泵相比,离心泵有体积小、便于移动、血液损伤小、简便安全等众多优点(表 4-1-1);而且由于离心泵开放、阻力依赖的特点,在动脉入口端发生梗阻时,离心泵只能产生 700~900mmHg 的正压,不致发生泵管迸裂;当泵入口端发生梗阻时,产生的负压也只有 -500~-400mmHg,不致气体析出。这些优点使得离心泵在临床上应用越来越广。

2. **注意事项** 泵启动及停止时要求泵速在 1500rpm 以上,以克服动脉端阻力,防止血液倒流。容量不足时,前负荷降低,静脉引流减少,静脉端负压过高,管道抖动,动脉流量减少,因此应相应补充容量;后负荷(动脉压)在转速不变的情况下,可导致流量减少或升高。因此,临床上,应根据实际情况进行转速调整。

表 4-1-1 滚压泵与离心泵特点比较

	滚压泵	离心泵
流量	与转速呈直线相关	与转速呈曲线关系
类型	闭塞,限量	开放,限压
血液破坏	较重	较轻
产生微栓	可以	较少
排出气体	可以	不能,可捕获气体
血液倒流	不能	可以
远端阻闭	压力升高,泵管破裂	压力仅升高 700~900mmHg
机动性能	较差	良好
长期辅助	不合适	合适

（四）常见离心泵简介

1. **Medtronic Biomedicus** 该泵 1976 年由美敦力公司研制首次应用于体外循环,控制面板可隐藏,可有效防止误操作(图 4-1-15)。泵头材料为丙烯酸树脂,出入口相互垂直,预充量仅为 80ml,离心杯内的转子由 3 层相互平行的锥形叶轮组成,转子底部的磁铁由外部控制装置带动使转子高速旋转,当泵转速在 1500rpm 时产生的最大压力为 150mmHg,因此要求在泵速超过 1500rpm 时,才可开放循环管路以防压力不足造成血液逆流。转子

转动产生离心力使血液呈放射状流过锥形叶轮,叶轮之间的剪切力在流量为 400~2000ml/min 时为 $100~400sec^{-1}$。但是由于转速和血流量之间的差别,泵出口与离心杯杯壁之间的剪切力最大可以达到 $2.57dynes/cm^2$。由于剪切力越大血液损害也就越大,在离心泵设计中上述参数越小血液保护也就越好。体外研究提示在同等压力流量条件下,该泵红细胞破坏明显低于滚压泵,而另有研究得出相反的结论或两者没有差别。电磁流量传感器不受温度、红细胞容积等因素的影响,可精确监测流量(图 4-1-16)。之后,美敦力相继推出了 bioconsole550 和 560 离心泵系统以及 BP-50、BPX-80 和 Affinity CP 泵头,在安全性、操控性和监测上都有了较大的改进(图 4-1-16)。

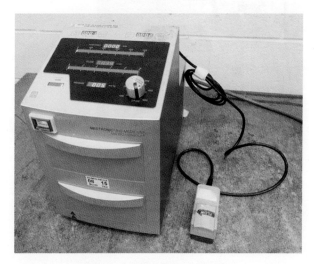

图 4-1-15 Medtronic Biomedicus

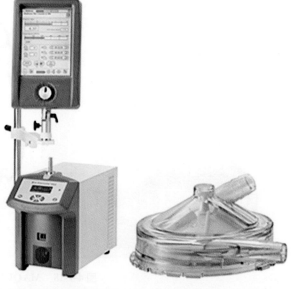

图 4-1-16 MEDTRONIC 离心泵驱动控制装置、泵头

2. Sarns Delphin Pump 由 Sarns 3M 推出的 Delphin 离心泵与 BioMedicusPump 相同,血液进出口互成直角但预充量降低到40ml,控制面板更加简洁、轻便。血流量由超声探测仪在泵出口管道上监测,而且流量与泵转速成一定的比例。体外实验比较了这两种离心泵,发现在血流量分别为 2、4、6L/min 时,Delphin Pump 血浆游离血红蛋白水平均明显高于 BioMedicus Pump,而血小板计数后者又低于前者。泵结构如图 4-1-17 所示。

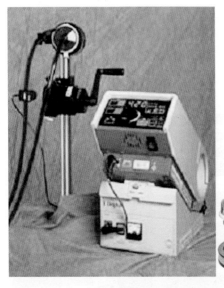
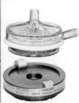

图 4-1-17 Sarns 离心泵
A. 驱动控制装置;B. 泵头及转换头

3. MAQUET

(1) ROTAFLOW 系统:泵头为单点轴承支撑,螺旋状血流通道,表面积及预充量小(32ml),内表面肝素涂层,无无效腔及产热点,血流通过速度快且稳定,因此减少了血液有形成分的破坏及炎性介质激化。泵头驱动装置集成了流量监测和气泡监测两种功能,泵头支架可根据需要灵活调节(图 4-1-18)。

(2) CARDIOHELP 系统:为驱动控制装置和氧合变温装置一体化设计,是目前世界上体积最小(315mm×255mm×427mm)、重量最轻(10kg)、操作最智能的便携式生命支持系统。内置蓄电池可维持设备运转 90 分钟。可连续监测血温、血红蛋白含量、血细胞比容及动静脉氧饱和度,同时集成的传感器可精确监测压力和流量。先进的安全管理系统,可以设置报警、警告、限制、干预等措施,使系统运行更加安全。自动锁屏功能,可以防止意外操作导致的设置更改(图 4-1-19)。

4. NIKKISO PUMP Nikkiso 离心泵是日本公司开发的小型血泵,其叶轮直径 5mm,预充 25ml,外径 66mm,高 58mm,重 145g。由于该泵主要在日本使用,日本学者对它做了大量临床调查,发现用 Nikkiso 泵灌注血浆游离血红蛋白浓度均比滚压泵和 BioMedicus 泵低,还有报道指出其血小板消耗和激活也低于其他血泵。

5. THORATEC CENTRIMAG PUMPCENTRIMAG 离心泵(图 4-1-20) 是由美国研制的一种磁悬浮式血泵,泵内叶轮无轴心支持,旋转过程中不产热,因此血液破坏小。驱动装置通过电缆与控制装置连接,可根据需要摆放位置。

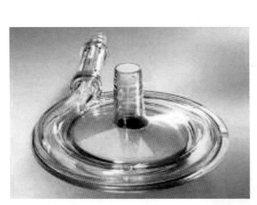
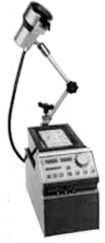
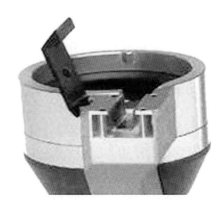

图 4-1-18 MAQUET ROTAFLOW 离心泵
A. 泵头;B. 驱动控制装置;C. 驱动装置

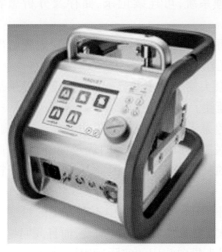
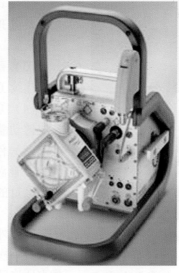
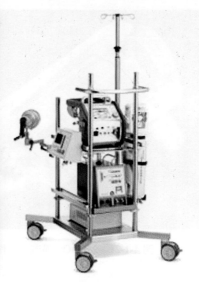

图 4-1-19 CARDIOHELP 驱动及控制装置一体化

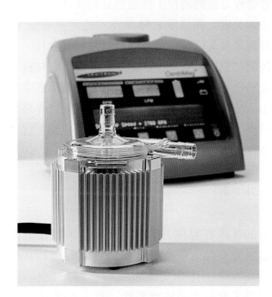

图 4-1-20 CENTRIMAG 离心泵头、驱动装置及控制装置

三、重力皮囊滚压泵

又称非闭塞型滚压泵(nonocclusive roller pump)。Metaplus 泵(BAXTER 公司生产)是一种新型血泵。它在减少传统滚压泵缺点的同时吸取了某些离心泵的优点,该泵不会造成回流室打空、不产生负压和血液空洞化,泵后的压力不致过高或过低,不破坏血液或导致血液倒流发生。

1. 原理 泵不旋转时,泵管由于泵头的支撑呈扁平形,当贮血室的压力超过泵管周围泵室的压力,液体便很快充盈泵管,泵头旋转推动液体前进。当泵管入口受阻或无液体流入泵管时,泵室压力大于贮血室时,泵管将闭合到扁平状态,泵头仍然旋转,但向前的血流停止。一旦静脉回流恢复,促使液体流动的压力大于泵管周围压力,泵管将会重新充盈,血液被继续向前推进。

2. 结构 该泵由泵室、泵管及 3 个或 3 个以上滚柱组成。泵管是由聚亚胺酯制成,具有极佳的弹性和柔韧性。其内的血液靠贮血室内血液重力充盈,预充量 120ml。

3. 特点 由于该泵对人体循环的前、后负荷敏感,所以在体外循环期间不用担心像滚压泵那样将氧合器的贮血室泵空,使循环管道内进气,或像离心泵那样转速不够压力过低时,使血液倒流。

体外实验证实,当该泵入口位置略高于回流室出口时即可有效避免 CPB 回流室打空;与传统滚压泵和离心泵比较,可以降低微气栓的发生和较低的血液破坏能力;另外,该泵对前后负荷敏感性的特点,也在 CPB 过程中被 Jaggy 和 Crockett 等在临床工作中证实。Metaplus 泵的一次性耗材价格介于滚压泵和昂贵的离心泵之间,有望成为 CPB 新一代主流血泵。

四、涡流泵

涡流泵因通过旋转的涡轮产生动力,推动血液前进形成持续性血流而得名。是近年来研制并兴起的新型血泵,具有体积小、预充小、动力强劲的特点。现以 MEDOS DELTA STREAM 涡流泵为例,介绍其结构及特点(图 4-1-21)。

1. 结构 MEDOS DELTA STREAM 属于对角线泵,核心结构为一微型叶轮,内置电机,通过电

53

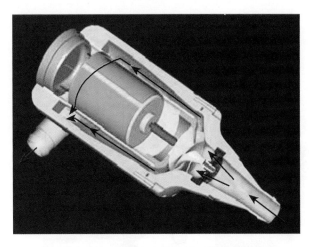

图 4-1-21　MEDOS 涡流泵工作示意图

缆与驱动设备连接,预充量仅为 30ml,依靠电力或磁铁耦合传动驱动泵头旋转。

2. 工作原理　类似于抽水机,涡轮旋转产生动力,将血液吸入并从出口泵出。转速 1000 ~ 10 000RPM,流量最高可达 10L/min。

3. 优点

(1) 体积小、预充低、产热少,轴部可持续冲刷以减少血栓形成,24 小时连续运转无明显的血液破坏。

(2) 具有卓越的安全控制系统和强大的数据采集及处理系统,可连续记录、储存及分析患者资料。

(3) 耐久性强,可持续工作 6 天。内置蓄电池可连续工作 180 分钟。

(4) 泵头旋转速度稳定,可根据设定提供平流或搏动灌注。

(5) 停泵无血液逆流现象发生。

尽管涡流泵具有如此多的优越性,但目前尚缺乏大量的临床研究数据,因此其应用尚处于探索阶段。

在体外循环的发展历程中不断发生的量变必将导致一次无法预测和想象的质变,而且人们越来越多地将目光投向临床的实际运用过程中。同时,患者管理方面的质控工作依然是刺激其前进和树立信心的关键。相信随着科学技术的飞速进步,体外循环血泵及其他设备将发生日新月异的变化。计算机控制的引进、自动化模块的使用和生物材料的基因化整合必将带动体外循环事业乃至整个医学事业的重大变迁,作为新世纪的医学工作者只有掌握全新信息,才能保证不会在迅速发展的科技时代落伍,才能保证更好地为患者服务。

第二节　变温水箱

变温水箱是体外循环心脏手术过程中,在满足手术要求并保证患者安全的前提下,主动控制患者体温的一种设备。体外循环建立后,一方面机体循环由搏动灌注变为平流灌注,机体重要脏器血液灌注减少,可导致组织缺血缺氧;另一方面,在某些复杂先天性心脏病及主动脉瘤手术过程中,为保证术野清晰,甚至需要降低灌注流量或停循环。因此,在此过程中,需要通过变温水箱主动降低患者体温,降低机体代谢率,以保证患者安全。体外循环中,患者的体温处于被动调节状态,正常的体温自主调节机制暂时不发挥作用。因此,对于体外循环医师而言,应熟悉正常机体的体温调节、低温的病理生理及变温水箱功能特点,以便根据需要控制患者的低温程度及复温速度,从而保证患者的安全。

一、常用变温水箱

CPB 期间,变温水箱与变温器通过热传导的方式来达到对机体的温度控制,为了防止血液内溶解的气体在温度升高时溢出,CPB 过程中需要对血液先变温后氧合或变温氧合同时进行。由于人们在临床工作中更注重氧合器的热交换性能,而忽略了变温水箱的重要性。对于 CPB 手术当中温度的良好控制关系到术后患者康复的效果,为了精确有效控温,性能完善功能良好的变温设备就显得非常重要。其中,变温水箱是其中不容忽视的一个环节,氧合器变温装置将在氧合器章节中详细叙述。

(一) Sarns 水箱

从开放性加冰水箱,到自动制冷精确控温的多通路数字化水箱,经历了不到二十年的发展。目前,新型 Sarns 8000 水箱(图 4-2-1)尽管体积较大,灵活性较差,但它采用多水槽、多通路设计,使变温更加迅速有效。该水箱除常规氧合器、变温毯接口外,还设计有专门的心脏停搏液变温装置,并可完全独立控制。但是该水箱无内部的自循环装置,需要在接口外连接带有控制阀的短路装置,临床操作烦琐。

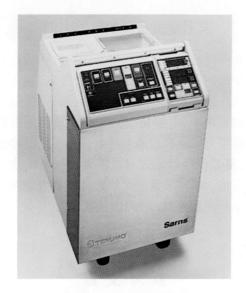

图 4-2-1 Sarns 8000 水箱

（二）STOCKERT SHILEY

该类水箱Ⅱ、Ⅲ型（图 4-2-2）分别代表电子控温机械操作和电子控温电子操作的发展历程。操作简单，一目了然，而且变温效果确实，具有自动回吸功能，是目前普遍使用的变温水箱。

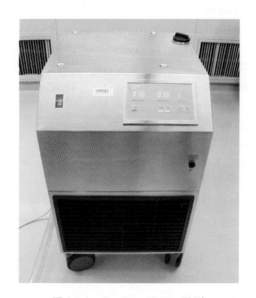

图 4-2-2 Stockert Shiley Ⅲ型

STOCHERT 3T 为目前市场上主流的 STOCKERT 水箱，该水箱具备两路温控，三路通路设计，可同时接氧合器、变温毯和停跳液灌注装置。该设备操作简单方便，并可通过有线方式与体外循环机连接，通过 S5 或 C5 的控制面板来控制水温变化。

（三）MAQUET 水箱

1. HCU-20 水箱 如图 4-2-3，可以通过 HL20 主机对它实施远距离操控，为双温区预控水温设

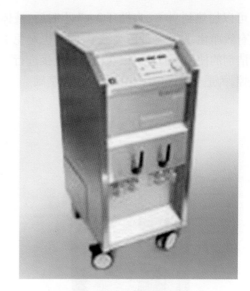

图 4-2-3 MAQUET HCU-20 水箱

计，配有两套输出管路，电子阀控制出水比例。内部设计采用大小水箱，小水箱作为迅速制冷和加热使用，大水箱做储备用。因此变温速度快、冷储备能力强，每升、将 10℃ ≤2 分钟。水箱容积>20 升，在深低温手术应用中优势明显。水箱能够自动去除气泡，实现快速预充。同时，水箱还设有 Δt 值自动梯度升、降温度控制系统，能根据患者的实际体温，自动调节变温速率，显著提高了变温安全性，避免了升、降温过快造成的气栓、血液破坏等并发症。

2. HCU-30 水箱 如图 4-2-4，是目前最先进的双温控环路水箱，外观设计别致，PUR 材料的外壳表面光滑，易于清洗，并具有吸收噪声和防止静电的作用。其压缩机功能强大，可 3.5 小时不间断制冰。当水箱内冰块过少时，压缩机会自动启动，为了保证最大的制冷效果，通常推荐机器始终处于运行状态，不需要断开电源。即使关闭电源，手术开始前外科准备期间的 1~2 小时也可以制备足够的冰块术中使用可快速制冰，降温能力为传统水箱的 3 倍，缩短了患者的降温时间。同时，还可对患者体温及心肌灌注温度实施快速、独立控制。采用平稳精确的电路控制技术，经加热器加热的水直接由泵泵出水箱，而不需要经过大水箱，优化了热交换率，缩短了复温时间。自动控制阀门可以使水箱在升温复温间快速转换。面板显示清晰的图标和数字，使操作者一目了然，温度范围 1~41℃，控制简单、快速、精确。另外，该水箱还具有注水速度快、自动消除空气的作用，可以回吸外部设施中的水防止污水溢出，还配有压力和流量控制使变温更加科学合理、操作得心应手。水箱内

的水可以加热到 90℃，自循环 2 ~ 3 小时后，液体可以被有效净化，防止各种菌类滋生，同时也避免了化学清洁剂的使用。而且可以与计算机连接进行远距离遥控，为适应未来数字化世界打下了基础。

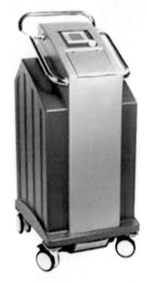

图 4-2-4 MAQUET HCU-30 型水箱

（四）便携式水箱

目前，市场上常见的便携式水箱主要有MEDTRONIC 和 MAQUET 两种品牌。此类型水箱主要用于 ECMO 等生命辅助装置，主要用于保温，通常温度范围在 33 ~ 39℃，并不适用于体外循环。体积小、移动方便是最主要的优势，通常可作为 ECMO 装备中的一部分装备在一套 ECMO 单位中。需要特别注意的是，该装置功率远小于体外循环的常规水箱，且不具备降温功能，如患者体温较高，可能并不能达到满意的控制体温。MAQUET-HU35 型水箱如图 4-2-5 所示。

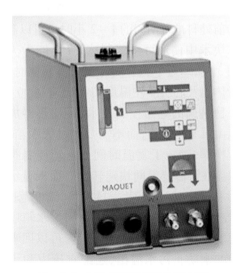

图 4-2-5 MAQUET-HU35 型水箱

二、未来变温系统的发展方向

新一代的变温系统已经开始注重性价比和血液保护的问题。随着科技的不断进步，膜式氧合器和热交换器将趋向于小型化低预充；变温水箱则会向更精确、电脑化、易操作、多输出的方向发展。降温可以通过血液直接制冷而不需要冷水的参与，复温也可以通过对血液直接接触的物质加热来完成。那时笨重的水管热交换器可能被计算机控制的变温系统所替代，使用更加安全、可靠、有效。

（刘 凯）

参 考 文 献

1. E. Tayama, Steven A. , Yukihiko N. Blood Pumps. Journal of Extracorporeal Circulation Technology, 1999, 3:37-49.
2. DeBios WJ, Brennan R, Wein E, et al. Centrifugal pumping: the patient outcome benefits following coronary artery bypass surgery. J Extra-Corp Technol, 1995, 27:77-80.
3. Cooley DA. Development of the roller pump for use in the cardiopulmonary bypass circuit. Texa Heart Inst J, 1987, 14:113-118.
4. Uretzky G, Landsburg G, Cohn D. Analysis of microembolic particles originating in extracorporeal circuits. Perfusion, 1987, 2:9-17.
5. Tamari Y, Lee-Sensiba K, Leonard EF. The effects of pressure and flow on hemolysis caused by BioMedicus centrifugal pumps and roller pumps. J ThoracCardiovascSurg, 1993, 106:997-1007.
6. TerryG, Kenneth MT. Pulsatile cardiopulmonary bypass. J Extra-Corp Technol, 1997, 20:167-184.
7. Wright G. The hydraulic power outputs of pulsatile and non-pulsatile cardiopulmonary bypass pumps. Perfusion, 1988, 3:251-262.
8. Gourlay T, Taylor KM. Controlled pulsatile architecture in cardiopulmonary bypass:in vitro and clinical studies. Perfusion, 1997, 4:265-272.
9. Rawn DJ, Harris HK, Riley JB, et al. An under-occluded roller pump is less hemolytic than a centrifugal pump. J Extra-Corp Technol, 1997, 29:15-18.
10. Gobel C, Arvand A, Eilers R, et al. Development of the MEDOS/HIA Delta Stream extracorporeal rotary blood pump. Artif Organs, 2001, 25(5):358-365.
11. Laurie KD. Hypothermia:physiology and clinic use. J Extra-Corp Circ Technol, 1998, 3:198-213.
12. Greeley WJ, Kern FH, Ungerleider RM, et al. The effect of hypothermic cardiopulmonary bypass and total circulatory

arrest on cerebral metabolism in neonates, infants and children. J Thorac Cardiovasc Surg, 1991, 101:783-794.

13. Richard LR, Roger S. Heart exchange in extracorporeal systems. J Extra-Corp Circ Technol, 1997, 3:247-255.

14. Bellinger DC, Wernovsky G, Rappaport LA, et al. Cognitive development of children following repair of transposition of the great arteries using DHCA. Pediatrics, 1991, 87:701-707.

15. Mueller JP, Kuenzli A, Reuthebuch O, et al. The CentriMag: a new optimized centrifugal blood pump with levitating impeller. Heart Surg Forum, 2004, 7:E477-480.

第五章

体外循环管道、插管和滤器

体外循环是将患者静脉血液引流至人工心肺系统，再将经气体交换后的血液输送至患者动脉系统，从而暂时替代患者心肺功能以配合心脏外科手术或进行心肺功能辅助的过程。此过程中体外循环管道、插管、滤器发挥着桥梁和通道作用，并直接影响到患者的安全。

第一节　体外循环管道

一、体外循环管道的功能和材料

体外循环管道承担着静脉引流和动脉回输血液的功能，还承担各种体外循环装置的连接、作为滚压泵的泵管驱动血流、心脏停搏液灌注，以及心内减压和术野血液回收等功能。

（一）体外循环管道的材料

目前，体外循环管道普遍采用一次性使用高分子材料。体外循环管道要求管壁透明、光滑，具有良好的弹性和可弯曲性，不易扭结和变形，散裂率低（内表面颗粒脱落少），热力消毒耐受性好，生物相容性好，不含毒性物质等。长期以来，为了满足产品的物理性能及加工需要，体外循环管道生产过程中常规加入邻苯二甲酸二（2-乙基己）酯（DEHP）作为高分子材料助剂。近年研究发现，DEHP对人体生殖和内分泌系统及肝肾功能等存在潜在毒性作用。目前，部分体外循环管道及装置生产厂商已开始改用几乎不溶于水的环保型增塑剂环己烷1,2-二甲酸二异壬基酯（DINCH）作为高分子材料助剂。

从功能上划分，体外循环管道分为输送连接管道和泵管两种类型。体外循环泵管是安装在滚压泵泵槽内的特殊体外循环管道，通过血泵滚柱对泵管的机械挤压为体外循环灌注、心脏停搏液灌注及各种吸引提供动力。泵管的材料主要有硅胶管、硅塑管和聚氯乙烯（PVC）塑料管三种。硅胶管道弹性好、耐磨、耐压性强，但在滚压时易产生颗粒脱落；塑料管不易产生颗粒脱落，但弹性较差（特别是在低温状态下），耐磨性差；硅塑管介于两者之间，近年来逐渐在临床上普遍使用。体外循环输送连接管道常规使用塑料管。

肝素的抗凝作用避免了血液与非生物表面接触发生凝固，让体外循环成为可能。但肝素化可带来术中及术后患者出血风险，并构成了体外循环心脏手术的主要手术并发症。此外，体外循环过程中血液与非生物表面接触导致的补体-凝血-纤溶系统的活化，导致全身性炎性反应性损伤。管道是体外循环系统主要的非生物表面之一。为减少体外循环对全身肝素化的依赖和减少患者出血风险，改善人工材料表面的生物相容性，减少补体、凝血和纤溶系统的激活，提高体外循环安全性，肝素或其他化学物质生物涂层体外循环管道及其他各种体外循环装置的研发一直备受重视。近年来，包括管道在内的各种生物涂层体外循环产品已开始应用于临床。

（二）体外循环管道的设置原则

体外循环管道设置涉及体外循环预充量、静脉引流状态、动脉灌注阻力、血液破坏、体外循环控制的安全及外科操作配合等方面。体外循环管道设置主要需参考因素包括：①组织灌注，即保证充分的静脉引流和安全的动脉灌注流量和阻力；②减少体外循环预充量和血液与非生物表面接触的面积，在保证组织灌注前提下，管径尽可能小、管道尽可能短、管道尽可能少；③配合外科操作，根据手术对体外循环的要求设置各种相应管道；④体外循环操控安全，即在常规操作和紧急情况下能快速安装、连接及进行各种处理;⑤简单,外科医生易于配合。

二、体外循环管道的规格和类型

体外循环管道包括动脉灌注管、滚压泵泵管、静脉引流管、吸引管、左心减压管、心脏停搏液灌注管、氧合器供气管及其他连接管道。根据患者和手术需要及不同的条件和习惯,对每种管道的管径、长度和数量、连接和安装均有不同要求。手术过程中与体外循环管道相关的管理是体外循环操作的重要部分。

(一)体外循环管道规格

1. 管径 目前常规使用于临床的体外循环管道直径主要有 3/16 英寸、1/4 英寸、3/8 英寸和1/2 英寸等规格,不同管径配合不同的血流量需要。虽然为减少体外循环预充量和减少与血液接触的非生物表面面积,管径尽可能小的原则被临床广泛认可,但较小的管径明显增高了血流阻力,增加了体外循环和血细胞破坏风险。因此,管径的选择需综合考虑多方面因素。

2. 管道长度及数量 常规手术的体外循环管道包括动脉灌注管、静脉引流管、吸引及左心减压管、心脏停搏液灌注管以及连接氧合器、动脉滤器及其他体外循环装置的各种管道等。在不影响外科手术和体外循环操作安全前提下,通过体外循环设备和各种装置的合理摆放,使各种管道的长度尽可能短,以避免过长的管道导致的体外循环预充量和体外循环管路阻力的不必要增加和管道扭曲或受压。尽管目前临床使用的多种规格的体外循环管道均为按各单位要求订制,可基本满足临床需要,但对具体某个患者仍有个体化改良的必要。实际临床使用时,可根据手术的具体情况进行适当的调整。无论从患者的安全、体外循环管理还是经济方面,体外循环管道的数量均应越少越好。

(二)体外循环管道类型

1. 动脉灌注管 目前临床使用的动脉灌注管管径包括:1/8 英寸、3/16 英寸、1/4 英寸和3/8 英寸。1/8 英寸动脉灌注管使用于体重 5kg 以下的新生儿或低体重婴儿;3/16 英寸管使用于体重 5~12kg 小儿;1/4 英寸管适用于体重 12~25kg 小儿;3/8 英寸动脉灌注管道用于体重 25kg 以上患者。由于动脉灌注阻力更主要形成于动脉插管细小的尖端(目的是减少对插管位置动脉壁的损伤和易

于置入),灌注管道的口径对其血流阻力和血液破坏的影响并不明显,因此对小体重患者临床上主张采用较细口径的动脉灌注管道,以尽可能减少体外循环预充量。目前,越来越多的适用于新生儿及小体重婴儿的膜式氧合器的动脉血出口兼顾了 3/16 英寸和 1/8 英寸口径的管道。

2. 动脉泵管 滚压泵的动脉泵管直径主要取决于患者体重及对动脉灌注量的要求。目前临床使用泵管管径主要有 1/4 英寸、3/8 英寸和 1/2 英寸。由于滚压泵的输出流量与泵管管径平方成正比,泵管管径减小可导致转速显著升高。过高的转速可能因泵管不能及时回弹复位,导致实际输出流量低于显示数值,同时也增加了血细胞破坏、泵管破裂和滚压泵故障的风险。但过大口径泵管可导致预充量增加(特别是对新生儿及低体重儿患者),泵管与其连接管道的管径过大差异,及血泵转速过低。后者可能会因血泵的滚柱在泵槽内某个位置的堵闭不全,出现泵管内血液"反流",影响体外循环血流量输送。因此,临床上需根据患者体重、血流量要求及滚压泵的相关性能选用适当直径的泵管,以避免不安全的泵速。除泵管径外,管壁的厚度是泵管的另一重要参数。薄壁管道弹性复位差,影响管腔内充盈;易受各种外力作用而扭曲成角或被压扁而出现闭塞现象;长时间碾压容易破裂。管壁过厚将增加滚压泵的工作阻力,并容易导致滚柱对泵管的堵闭不全。目前,管径 3/16 和 1/4 英寸泵管的管壁厚度通常为 1/16 英寸;管径 3/8 和 1/2 英寸泵管的管壁厚度通常为 3/32 英寸。无论使用何种材料、直径、壁厚和结构的泵管,每次安装泵管时均需对泵管认真检查,仔细调整滚压泵对泵管的堵闭状态,以保证泵管在手术过程中工作的安全性及准确性。

3. 静脉引流管 静脉引流管的管径是影响体外循环静脉引流量主要因素之一,后者是维持体外循环灌注流量的基础。静脉引流管选用口径主要取决于患者的体重和体外循环过程中静脉引流方式。在常规重力虹吸静脉引流条件下,1/2 英寸静脉引流管可满足体重 55kg 以上患者的静脉引流;3/8 英寸管道适合体重 15~55kg 的患者;1/4 英寸管道适用于体重 5~15kg 的患者;3/16 英寸管道可用于体重<5kg 患者。静脉引流管径的选择还需参考患者与静脉储血过滤器的落差及采用的静脉引流方式,在动力或负压辅助静脉引流条件下,上述管径的静脉引流管所适用的体重范围有

上调空间。

4. 吸引管和左心减压管 术野吸引管及左心减压管,分别用于术野血液回收和左心腔减压引流。一般情况下,1/4英寸管可满足成人术野血液吸引及左心减压的要求。但对术中出血量较大的成人手术,如大血管手术或一些紧急情况时,必要时可采用5/16英寸口径吸引管或使用3/8英寸口径管作为吸引泵的泵管。必要时也可以增加一条吸引通道。为维持体外循环有效循环血量,小儿手术时左心引流管可使用3/16或1/8英寸管道,对减少低体重小儿体外循环用血有一定意义。

三、体外循环管道连接、安装和管理

(一) 体外循环系统的连接

体外循环系统安装,是管道与各种装置及管道之间的一个相接过程。不同管径的管道之间或管道与各种体外循环装置之间通过不同规格的接头连接。体外循环管道接头多使用聚碳材料制造,其内表面光滑,可平顺地连接体外循环管道以尽可能减少湍流形成。连接过程中,除需遵循无菌操作原则外,还要注意连接的牢靠,并进行必要的加固。紧密的连接不仅使体外循环正压部分在灌注阻力增大时不易崩脱,也保证了负压部分不会吸入空气导致空气栓塞。体外循环系统应尽可能减少各种连接,目前已有各种规格的变径管道供临床使用;储血过滤器和动脉滤器也逐渐被整合在膜式氧合器之中。

在体外循环系统安装完毕后应仔细检查每一个连接部位,以确保连接的正确性和牢靠性。装置预充排气时也需要在一定的工作负荷状态下常规进行再次检查确认,以尽量避免体外循环开始后出现管道连接相关的不安全因素。部分体外循环产品供应商提供连接好的成套体外循环装置(图5-1-1),最大限度地避免了体外循环系统安装过程中出现的失误,并减少了污染的机会,一定程

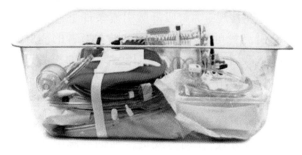

图5-1-1 成套体外循环装置

度上增加了体外循环的安全性。

(二) 常规体外循环相关管道设置安装和预充排气

根据手术类型不同、患者体重差异、不同工作习惯及使用不同的设备及装置,体外循环管道的设置不尽相同。图5-1-2显示心脏直视手术时常规体外循环相关管道设置。各种规格的管道设置均应以手术需要、患者安全、简单及安装快捷为原则。除合理布局各种体外循环管道外,为患者的安全和体外循环操作准确,不同功能的体外循环管道需要使用不同颜色对其进行标志,以避免安装体外循环系统及进行有关操作时出现错误,特别是在紧急情况下。

管道安装完毕后,用二氧化碳充弥整个管路及系统(利于随后系统排气),之后液体预充,进行体外循环管路排气。这一操作需要彻底排除体外循环管路及相关装置内的气体,以液体充满整个膜肺、动脉泵管、动静脉管路、停搏液管路、动脉微栓滤器等装置,防止体外循环开始后,气栓进入患者体内。

管道安装及摆放在一个单位中尽可能统一布局,以减少变更手术间出现误操作的可能性。动脉灌注管和静脉引流管应尽可能摆放在灌注师可视范围。因为一次性体外循环管道是易发生损坏和可能被污染的耗品,体外循环手术时需要有各种规格的备用管道及不同管径的单独包装的管道和相应接头以备更换。

(三) 体外循环管道的管理

体外循环管道及装置的连接是体外循环前"核查清单"的主要内容之一。体外循环开始前"核查清单"的确认,可一定程度上降低体外循环管道意外发生的风险。

1. 管路连接 核查体外循环前,需核对血泵出入口及膜肺出入口管路连接是否正确;当外科医生将体外循环动、静脉管道与动、静脉插管连接时,灌注师必须再次确认动、静脉插管与相应动、静脉管道的连接正确,特别是在动、静脉管道的管径相同的情况下。

2. 泵管的方向及松紧度 在使用滚压泵时,无论是动脉灌注泵、心脏停搏液灌注泵、吸引泵和左心减压泵,在体外循环安装过程中均应确认泵的运转方向;仔细调整血泵滚柱对泵管挤压的松紧度,避免压泵过松导致的灌注流不足或吸引困难和压泵过紧导致的血细胞破坏加剧或泵管损

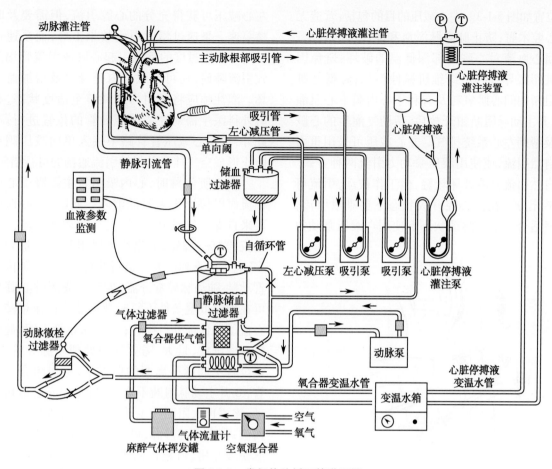

图 5-1-2 常规体外循环管道设置

坏;将血泵的泵管管径调整到与使用泵管管径一致的状态。在体外循环开始前对上述参数进行再次确认。启动各泵时宜缓慢进行,并密切观察其功能状态。如果使用离心泵,体外循环开始前需保持一定转速,维持系统泵压高于平均动脉压至少 10mmHg 以上。

3. 灌注阻力实时监测 持续灌注阻力监测,特别是其报警和停泵保护功能,可很大程度上避免体外循环系统在出现意外高压状态时导致的管道崩脱、装置损毁或患者损伤。一般认为体外循环管道与接头的连接至少应可耐受 500mmHg 以上的管内正压而不崩脱,动脉灌注管压力监测的报警和停泵水平通常设定在 300mmHg 左右水平。在使用较细小的动脉插管时(如小儿患者和使用外周动脉插管时),动脉灌注管道压力报警水平可适当调高。体外循环过程中需要持续关注动脉灌注阻力的变化。在动脉灌注管与动脉插管连接后,灌注师须立即通过动脉灌注管道测压观察动脉灌注管内的压力,必要时可在密切观察其压力变化及在安全压力范围前提下,快速和短暂动脉

泵入一定容量,以帮助确认动脉插管位置是否正确。

4. 体外循环系统工作状态 灌注师的主要操作是通过控制人工心肺机各血泵的运转,即通过调节血泵的速度满足患者循环供血、心脏停搏液灌注和各种吸引及心腔减压的要求。体外循环过程中需要定时观察包括动、静脉管路在内的整个体外循环系统工作状态,及时发现和处理异常情况。注意静脉引流管是否有气体混入;如使用负压辅助静脉引流时需要关注静脉端的负压状态;关注患者中心静脉压的变化。动脉灌注血泵(滚压泵)转速通常控制在 50~150 转范围;心脏停搏液灌注血泵的速度通常较低,主要参照患者生理状态下冠状循环压力及血流量;吸引及左心减压泵的控制主要根据手术过程中术野或心内血液回流状态及心腔充盈度而定。血泵是体外循环导致血液破坏的环节之一,术中需要按需控制各血泵转速,避免不必要的血液破坏。

5. 左心减压管和术野吸引管的管理 左心减压管主要用于左心房或左心室引流。左心引流管

放置位置如图5-1-3。左心减压的目的包括：营造无血的心腔术野；防止肺静脉淤血和灌注肺的发生；减少回心血流对心脏局部深低温的破坏；避免因左心脏膨胀导致心肌纤维机械性损伤；降低心脏血流阻断期间心肌氧耗及有利于心内膜下心肌灌注；在升主动脉阻断钳开放后，帮助复灌后的心脏复苏及帮助左心系统排气。左心减压可采用重力虹吸自然引流，或使用滚压泵动力引流两种方式。重力自然引流血液破坏较轻，但工作被动，引流可能不够充分。在左心腔开放状态下更难以引流，通常只适合在心脏跳动状态下使用。滚压泵动力

左心减压可获得充分的心腔引流，但需要及时调整泵速。泵速过慢时引流效果不好；而泵速过快时同样会因过度的负压引起心脏或引流管塌陷导致引流障碍，还可导致心内膜受损及增加血液破坏。灌注师应将吸引力度调节至适度状态，必要时外科医生需对左心减压插管的位置进行调整。此外，在左心减压管管路中接入单向减压阀也是防止形成空气栓塞及保持引流通畅的可行措施。

在心脏停跳时，心内吸引管主要吸引心腔内回流血以保证手术野的清晰。此时，回心血流主要来自支气管动脉，正常支气管动脉血流占全身血流的1%～2%，如果心内吸引管血流量异常增多，应考虑下列因素并进行相应处理：①肺内支气管动脉-肺动脉异常分流（发绀型先天性心脏病），可在加深低温条件下暂时减低灌注血流量减少回心血量以保证外科操作；②动脉导管未闭，此时回流血液鲜红、量大，需要尽快处理动脉导管，在确定没有主动脉弓离断的前提下，尽快闭合动脉导管；③升主动脉阻断不全，此时常伴心脏电机械活动，需要再次阻断升主动脉，必要时再灌注心脏停搏液；④左上腔静脉，可见暗红的血液来自冠状静脉窦或左房，可根据回流血量阻断或间断性阻断左上腔静脉，或进行左上腔静脉插管引流。

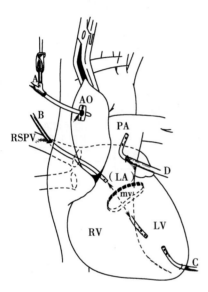

图5-1-3　左心引流放置位置
A. 主动脉根部插管：Y形接头其中一支接心脏停搏液灌注系统，另一支接吸引用于左心排气（虹吸或滚压泵）；B. 插管置入右上肺静脉交界处、左心房进一步通过左心房、二尖瓣后置入左心室；C. 插管直接置入左心室心尖处；D. 插管置入肺静脉。
AO：主动脉；PA：肺动脉；LA：左心房；RV：右心室；LV：左心室；RSPV：右上肺动脉

术野吸引用于保持手术野清晰和自体血液回收。根据手术需要，除常规术野吸引外还可增加第二吸引，如使用于主动脉根部吸引等。大量研究表明，气血混合、高负压吸引形成湍流及血泵的机械作用可造成血细胞损伤，是体外循环过程中导致血液破坏的重要原因。手术过程中需对吸引泵转速进行及时调整，既要保证吸引的高效以密切配合外科操作，又要避免不必要的高速吸引导致的血液破坏。

第二节　体外循环插管

体外循环插管是体外循环系统与自身循环系统之间的桥梁。通过静脉插管和其他各种引流管，将患者身体内的血液引入体外循环装置，血泵再将经过气体交换后的动脉血通过动脉插管注入患者动脉系统。此外，左心减压管和心脏停搏液灌注管也是体外循环常规使用的插管。根据手术类型、手术方式、操作习惯、患者特点及手术条件的不同，体外循环插管的使用差异较大。

一、动脉插管

（一）动脉插管功能及特点

动脉插管承担着将体外循环动脉血输注入患者动脉系统的功能，是为患者提供血流灌注的生命线，在安全方面有较高的要求。在插管的选用、操作及其工作过程中存在特殊风险，主要包括：①插管部位在高压力的大动脉血管，容易产生出血；②插管时容易导致动脉壁损伤，可能导致动脉

夹层形成;③为减少动脉壁组织损伤,动脉插管穿过动脉壁进入动脉血管内的管径通常受限,使动脉插管成为体外循环灌注阻力主要来源,特别是针对小儿及采用外周动脉插管方式时,插管类型及规格的选择需要与患者体重及插管部位动脉相匹配,过细的动脉插管可导致灌注阻力明显升高,过粗的升主动脉插管可能导致复跳后左心后负荷异常增高;④插管进入深度不当可能影响患者及体外循环安全。

（二）动脉插管分类

依插管部位不同,动脉插管包括主动脉插管和外周动脉插管两大类。

1. 升主动脉插管

（1）升主动脉插管适应证:升主动脉插管是最常用的体外循环动脉插管,适用于绝大多数体外循环心脏手术。

（2）升主动脉插管类型:升主动脉插管根据管壁材料不同,分为无钢丝加强动脉插管和钢丝加强动脉插管;根据动脉插管管尖端形状不同,升主动脉插管可分为直和弯端插管;根据插管的使用对象,分为小儿动脉插管和成人动脉插管,由于受主动脉直径限制,小儿通常需采用薄壁高流量插管;对老年人及升主动脉存在斑块的患者,为缓解动脉插管输入的高速血流对动脉壁的冲击,近年来出现了分散血流或"缓流"动脉插管;带测压管的动脉插管可准确反映插管部位动脉腔内压力。图5-2-1 显示各种不同类型的升主动脉插管。临床上应根据不同的患者和手术选择不同类型及规格的升主动脉插管。

（3）升主动脉插管规格:选择主要根据患者

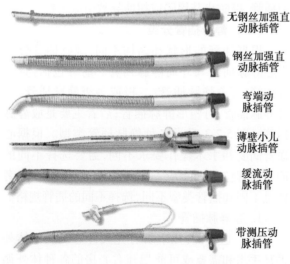

图 5-2-1　不同类型的升主动脉插管

的体重及体外循环期间的灌注流量。表5-2-1 可作为患者体重与主动脉插管选用规格的参考。

表 5-2-1　体重适配动脉插管规格

体重（kg）	主动脉插管规格（Fr）
<3	6
3~5	8
5~8	10
8~10	12
10~15	14
15~25	16
25~35	18
35~45	20
45~65	22
>65	24

（4）临床工作中升主动脉插管选择:同种规格不同类型或不同品牌的动脉插管其阻力可能存在较大差异,相同规格的直插管和管壁较薄的插管阻力较小。过细的主动脉插管会引起体外循环动脉灌注阻力显著升高,导致血液破坏及增加体外循环的风险。插管规格选择还需参考患者升主动脉直径,较大规格的主动脉插管不仅会加重主动脉壁损伤及增加外科插管操作风险,还可能因其在升主动脉腔内占位过大,影响患者心脏收缩时左心室血液的泵出,增加左心收缩后负荷,特别是在终止体外循环前,可能影响患者血流动力学稳定而出现"低心排"假象。在患者升主动脉口径较小时,可选用薄壁高流量动脉插管,以保证动脉灌注在安全压力范围及充分的灌注流量,同时不至于影响患者自身循环血液动力学。对严重升主动脉或主动脉弓粥样硬化患者,在升主动脉插管时可选用缓流动脉插管;另一选择为选用管身较长的薄壁动脉插管（如股动脉插管）,将其开口送至降主动脉近端,以尽可能减少逆行冲刷导致的脑栓塞。

2. 外周动脉插管

（1）适应证:外周动脉插管部位包括股动脉、腋动脉和颈总动脉等,主要适用于:①升主动脉插管困难的手术,如再次心脏手术、严重升主动脉粥样硬化患者;②需要或可能需要紧急建立体外循环患者;③需要进行选择性脑灌注的升主动脉或主动脉弓手术;④微创体外循环心脏手术;⑤心脏或心肺辅助(如体外膜肺氧合)。外周动脉插管通常采用切开或切开穿刺的方式直视下进行。受血管口径限制,外周动脉插管通常为薄壁高流量插管。股动脉插管是临床采用最多的外周动脉插管(图5-2-2)。股动脉插管除使用于股动脉外也适用于腋动脉和颈总动脉;腋动脉插管也可使用普通直动脉插管。

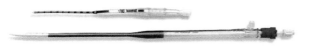

图5-2-2 小儿和成人股动脉插管

(2) 股动脉插管:规格主要受限于患者股动脉直径,为将动脉灌注阻力控制在安全范围,宜尽可能选择较大口径的股动脉插管。成人一般可使用18~20Fr的股动脉插管,小儿则根据不同的体重选择相应规格的插管。因小儿(特别是体重在15kg以下)股动脉发育较差,通常选择颈总动脉插管。股动脉插管可能影响同侧下肢血流,若灌注时间过长,可导致下肢缺血综合征。对长时间股动脉插管的辅助循环患者,需考虑在股动脉插管位置远端建立动脉灌注通道。因股动脉插管均为薄壁高流量插管,临床上允许使用较升动脉插管小2~4Fr规格的插管。此外,对血管闭塞病和严重主动脉弓或降主动脉粥样硬化的患者,股动脉插管形成的逆向动脉血流可能导致围术期脑栓塞、动脉夹层形成或术后肾功能不全。主动脉弓或降主动脉有破口的夹层动脉瘤患者慎用股动脉插管,逆向血流可能导致破口的扩大或破损的动脉内膜形成"活瓣",严重影响其近端主动脉及包括大脑在内的相应区域的供血。

(3) 腋动脉和颈总动脉插管:作为外周动脉插管的另一选择,与股动脉插管相比,腋动脉和颈总动脉插管可提供顺行灌注血流,避免了上述下肢缺血、脑栓塞、"活瓣"形成等副作用。近年来,越来越多的外科医生采用右侧腋动脉插管。与股动脉相比,腋动脉直径略大,成人通常可容纳20~22Fr动脉插管。对一些特殊手术,如手术操作涉及主动脉弓部,需要头臂干等位置局部血流阻断的患者,为尽可能减少缺血区域范围,可同时采用两个或以上部位的动脉插管,如腋动脉插管、股动脉插管,或经人工血管侧支插管,以最大限度地确保终末器官血流灌注,特别是脑灌注。

(三) 动脉插管操作意外事件的预防

动脉插管通常是建立体外循环的第一个外科操作步骤,插入动脉插管之前需要确认患者已完全肝素化。为需确保动脉插管在动脉管腔内,除密切观察插管回血状态外,还可通过体外循环动脉灌注压力监测或通过带测压的动脉插管的测压通道,观察动脉管道内的压力,帮助评估动脉插管位置。还可小心地经动脉血泵快速输入50~100ml预充液,如果动脉灌注管道内压急剧升高或插管部动脉血管出现异常包块,提示动脉插管可能位置过深导致管尖端贴近动脉壁或进入了动脉分支血管内,或插管管尖进入动脉壁内。上述情况均需要在立即对插管位置进行调整,或选用其他部位进行动脉插管。食管超声可为动脉插管位置的判断提供帮助。在放置或移除升主动脉阻断钳时,暂时大幅度降低动脉灌注血流量。一方面避免高速血流对动脉内膜的冲击,特别是对老年或存在动脉粥样硬化的患者;另一方面避免高压状态下钳夹动脉导致动脉壁机械性损伤。体外循环过程中对动脉灌注阻力连续监测和设置与动脉血泵连动的压力报警,可有效预防因动脉插管位置异常改变导致的体外循环意外及插管动脉的相关损伤。

二、静脉插管

(一) 静脉插管的功能和特点

静脉插管承担着将患者体内的静脉血引流至人工心肺系统的功能,由于静脉引流管腔及插管内常为负压状态,插管摆放位置常需在手术过程中进行调整,静脉插管通常为管壁内有钢丝加强的插管,以防止其塌陷或扭曲导致引流不畅。

(二) 静脉插管分类

根据插管的形状和结构不同,静脉插管分为中心静脉插管和外周静脉插管。前者包括:直静脉插管、直角静脉插管、二极或多级静脉插管、球囊静脉插管、可塑形静脉插管;后者主要是股静脉插管。图5-2-3显示各种静脉插管类型。根据心血管病变和手术操作要求不同,需要选择不同的静脉插管位置和相应类型的静脉插管;根据患者体重不同和插管类型不同,选择不同的插管规格。

1. 腔静脉插管

(1) 适应证:几乎所有先天性心脏病的体外循环手术和需要或可能切开右心房的各种体外循环手术常规使用腔静脉插管。腔静脉插管的目的

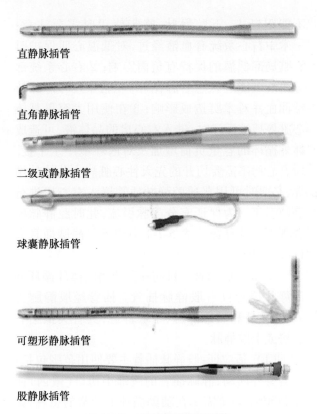

直静脉插管

直角静脉插管

二级或静脉插管

球囊静脉插管

可塑形静脉插管

股静脉插管

图 5-2-3　不同类型静脉插管

除分别进行上、下腔静脉引流外，还可以进行上、下腔静脉阻断，为右心需要切开的各种手术提供安全的静脉引流和无血的手术野。

（2）腔静脉插管类型：上、下腔静脉常规选用直静脉插管或直角静脉插管。此外还有带球囊静脉插管，其顶端部外周有一环状用于阻断血流的球囊，避免腔静脉放置阻断带；可塑性插管与普通直静脉不同之处在于其管壁夹层内有一用于塑形的金属丝，可一定程度上将插管形态固定在某一位置。

（3）腔静脉插管规格：表 5-2-2 为选用腔静脉插管规格参考，球囊静脉插管和可塑形静脉插管选用规格与直静脉插管相同。在使用负压或动力辅助静脉引流条件下，腔静脉插管的选用必要时可下调 1~2 个号码。

（4）临床工作中腔静脉插管的选择：直插管是临床最常用的静脉插管，可经右心房置入上、下腔静脉或保持在右心房。直角静脉插管可避开右心房直接在腔静脉近右心房处进行插管，减少了经右心房插管对术野的干扰。球囊插管多用于放

表 5-2-2　体重适配腔静脉插管规格

体重（kg）	上腔静脉（Fr）		下腔静脉（Fr）	
	直静脉插管	金属直角插管	直静脉插管	金属直角插管
<3	12/14	10	14/16	10
3~5	14/16	10	16/18	12
5~7	18	12	20	12
7~10	20	14	22	14
10~15	22	16	24	16
15~25	24	18	26	18
25~35	26	20	28	20
35~45	28	22	30	22
45~65	30	24	32	24
>65	32	26/28	34	26/28

置腔静脉阻断带有困难的情况，如再次手术的患者，因组织粘连，分离腔静脉时可能导致心脏血管损伤。此时，可用带球囊的静脉插管经右心房进入腔静脉，通过注入水膨胀球囊进行腔静脉阻断。可塑性静脉插管的优点在于插管可一定程度将插管保持在一个理想位置以利于心脏切口暴露和外科操作。

（5）腔静脉插管临床操作注意事项：静脉插

管进入腔静脉过深将影响体外循环静脉回流。上腔静脉插管过深，可进入头臂静脉及右颈内静脉，造成左侧颅脑和上肢静脉回流受阻；下腔静脉插管过深，可影响肝静脉、腹腔及下肢静脉回流。插管置入腔静脉后，应尽快开始体外循环，因为静脉插管将不同程度上导致患者自身循环静脉回流受阻。部分（主要是先天性心脏病）患者存在左上腔静脉，其开口通常位于冠状静脉窦，少数开口于左

心房。术前可以根据心脏超声或造影判断是否需要建立左上腔静脉引流通道。对术前未发现或暂未建立引流通道的左上腔静脉,术中可根据具体情况作出相应处理:①手术时间短,左上腔静脉回流不多,不影响术野时,可不处理;②手术时间短,左上腔回流中等时,可放置左上腔静脉阻断带并监测上腔静脉压,外科操作过程中,必要时暂时收紧阻断带,等静脉压>15mmHg时放松阻断带,暂停局部操作至静脉压降低后,再阻断左上腔静脉进行手术,上述步骤可反复进行;③对手术时间长,左上腔静脉回流量大患者,应放置静脉引流管。

2. 右心房/下腔静脉二级管　右心房/下腔静脉二级管为单条使用的右心房静脉插管,其插管的尖端和插管侧壁距尖端约5cm的位置分别各有一组引流口。

(1)适应证:适用于不需要进行右心房切开的成人体外循环手术,如冠状动脉搭桥手术、单纯左心系统如主动脉瓣和(或)经左心房切口的二尖瓣手术。与上、下腔静脉插管相比,因只需要一条插管,故插管操作简单、损伤较小。

(2)右心房/下腔静脉二级管规格:插管时经近右心耳切口将二级管的尖端送入下腔静脉,负责下腔静脉血引流;插管的第二级引流侧孔保持在右心房内,引流上腔静脉及冠状静脉窦回流血液。右心房/下腔静脉二级管的静脉引流能力取决于插管的第一和第二级管的管径及结构。临床上右心房/下腔静脉二级管的选用规格主要根据其静脉引流量要求而定。图5-2-4显示了不同规格二级管的静脉引流能力。

(3)临床使用注意事项:由于使用二级管时

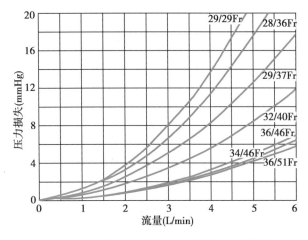

图5-2-4　右心房/下腔静脉二级管的静脉引流能力

不能阻断上、下腔静脉,临床使用时需要注意:①术中右心系统有血液经过,对低温心肌保护时心脏局部低温的保持有负面影响;②右心系统部分血液可能进入患者肺循环,可能导致肺静脉持续回血并对术野造成影响;③在使用大容量晶体心脏停搏液灌注时,进入右心房的晶体液,可造成体外循环的容量负荷增加及对内环境产生干扰。对右心房不需要切开的先天性心脏病小儿体外循环,必要时可用普通腔静脉插管置入右心房进行静脉引流。为保证充分静脉引流,此时腔静脉插管规格的选择需比表5-2-2中的下腔静脉插管大1~2个规格。

3. 股静脉插管　目前临床使用的体外循环外周静脉插管仅有股静脉插管。插管经股静脉置入,经髂外和髂总静脉、下腔静脉,其管尖抵达右心房或上腔静脉。

(1)适应证:股静脉插管主要使用范围包括:①需要外周动、静脉插管的胸部小切口(微创)体外循环手术;②需要在辅助循环下开胸的患者,如部分大血管和再次开胸手术;③开胸前心搏骤停需经快速建立体外循环;④不需要开胸的循环和(或)呼吸辅助(如体外膜肺氧合)。因插管行程较长及静脉的生理弯曲,为操作方便和避免插管导致静脉损伤,除插管本身需配有管芯外,插管置入常需要使用导丝引导。即便如此,部分患者股静脉插管的置入仍有困难。

(2)股静脉插管类型:按插管侧孔位置的不同,股静脉插管可分为普通股静脉插管、二级和多级股静脉插管(图5-2-5)。为获得理想的股静脉插管静脉引流,近年还出现了无壁股静脉插管,其插管的血管腔内的管壁仅为金属丝构成网状支架结构。

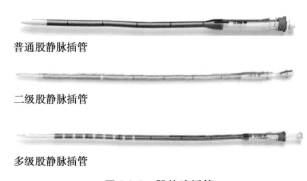

普通股静脉插管

二级股静脉插管

多级股静脉插管

图5-2-5　股静脉插管

(3)股静脉插管规格:受股静脉口径的限制,小儿(特别是体重15kg以下患者)可置入的股静脉插管规格明显受限,即使成人股静脉通常只能置入 17~29Fr 规格的插管(目前临床上可获得的最大口径股静脉插管)。为保证足够的静脉引流量,对股静脉插管的材料和结构均有较高的要求,包括尽可能薄的管壁、良好的管壁内支撑、合理的侧孔位置及数量等。股静脉插管属高流量插管,其静脉引流能力较同规格普通中心静脉插管更强(图5-2-6)。

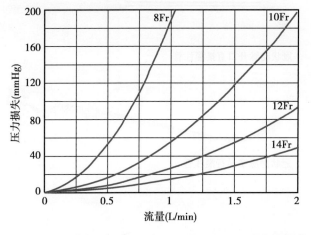

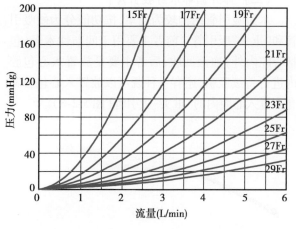

图5-2-6 不同规格股静脉插管的静脉引流能力

(4)股静脉插管临床使用注意事项:为确保充分的静脉引流量,使用动力或负压辅助静脉引流是股静脉插管必备配套技术。此外,股静脉插管的位置,特别是插管尖端的位置,与静脉引流有密切的关系,必要时在食管超声的帮助下定位插管。普通(单极)股静脉插管使用于不需要右心房切开的体外循环或辅助循环。在外周静脉插管外科手术操作需要进行上、下腔静脉阻断时,目前有两个解决方案:一是选用二极股静脉插管,分别在插管尖端引流口的近端和插管中段侧孔的远端放置静脉阻断带,尖端和侧孔分别引流上、下腔静脉血液;二是将股静脉插管尖端定位于下腔静脉近右心房开口处,上腔静脉引流则使用右侧颈内静脉插管(通常使用股动脉插管),分别在两条插管尖的近心端阻断腔静脉。在单纯股静脉插管引流不畅时,如股静脉插管管径受限、辅助静脉引流效果不好时,可增加右侧颈内静脉插管,以确保静脉充分引流。虽然股静脉插管可引起一定程度同侧下肢静脉血液回流阻力增加,但通过侧支循环不致导致下肢明显循环障碍,包括长时间股静脉管辅助循环。

三、左心减压管及术野吸引管

(一)左心减压管

左心减压管是管尖有一段带侧孔区域的细小插管(图5-2-7)。为防止插管时气体进入左心腔及方便将插管置入到合适位置,左心减压管通常带有具有一定塑形能力的管芯。

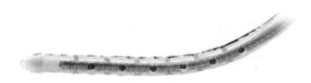

图5-2-7 左心减压管

1. 左心减压管的主要作用 回收升主动脉阻断期间经肺静脉回流至左心腔的血液,创造无血的手术野,防止左心膨胀;心脏复灌后,帮助心脏复苏和左心系统排气。对主动脉瓣关闭不全的患者,在心搏骤停前需先置入左心减压管。目的是,减轻左心室前负荷,避免体外循环开始后经主动脉瓣反流至左心室的大量血液导致的心脏膨胀,及因此造成心肌纤维过度牵拉和心肌结构严重破坏。左心减压是心肌保护的重要措施之一。

2. 左心减压管临床应用 可经右上肺静脉、房间隔(卵圆窝)或左心室心尖部置入,手术过程中也可通过切开的左心房经二尖瓣直视下置入左心室。左心室舒张期呈负压状态,在心脏搏动状态下置入左心减压管时需要注意避免空气进入左心。对术前诊断存在左心房血栓的患者,尽可能避免在体外循环开始前或升主动脉阻断前放置左心减压管,以避免左心房血栓脱落导致栓塞。术中左心减压管需要保持在可正常工作状态位置,必要时外科医生需要对插管位置进行适当调整。在启动左心减压滚压泵时,灌注师需对泵的运转方向进行再次确认。同时,外科医生需要密切关注左心减压管的血流方向。

(二) 体外循环术野吸引管

术野吸引管结构较为简单,按功能分为硬吸引管和"重头"吸引管。前者主要用于间断性术野(包括心腔内外)血液回收;后者主要是放置入心包腔内进行持续吸引,还有一种既可以放置入心包腔又允许置入心腔内的"重头"吸引管(图5-2-8)。

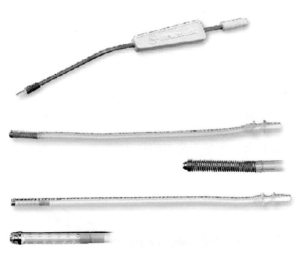

图 5-2-8　硬吸引管、心包腔"重头"吸引管和心包/心腔"重头"吸引管

四、心脏停搏液灌注管

心脏停搏液灌注管的目的是将心脏停搏液输送至心脏的冠状循环,以实施体外循环心脏血流阻断期间的心肌保护。为配合外科操作和适应患者冠状循环的特点,手术过程中需要使用不同类型的心脏停搏液灌注管。

心脏停搏液灌注管的主要类型包括:主动脉根部灌注针、冠状动脉开口直接灌注管、冠状静脉窦逆行灌注管和多导心脏停搏液灌注管等(图5-2-9)。

心脏停搏液灌注管的选择主要根据心脏手术的类型、采用的心肌保护方法和外科医生的操作习惯。主动脉根部灌注针和冠状动脉开口直接灌注管提供顺行的心脏停搏液灌注方式。主动脉根

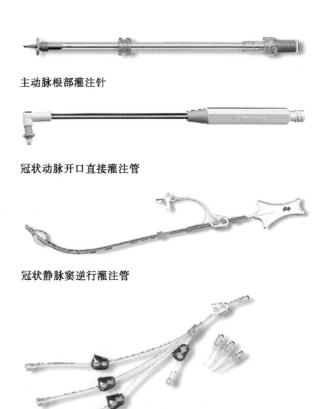

主动脉根部灌注针

冠状动脉开口直接灌注管

冠状静脉窦逆行灌注管

多导心脏停搏液灌注管

图 5-2-9　心脏停搏液灌注管

部灌注针适用于大部分无主动脉瓣病变的心脏直视手术,部分主动脉瓣狭窄患者的心脏停搏液诱导灌注也可使用主动脉根部灌注针;左、右冠状动脉开口直接灌注管适用于要切开主动脉根部的手术,或主动脉插针灌注心脏停搏效果不佳的手术。冠状静脉窦逆行灌注管为冠状循环提供逆行灌注的方式,常用于冠状动脉严重病变的冠状动脉旁路移植术,也可用于其他各种类型的不适合采用顺行心脏停搏液灌注方式的手术或作为顺行灌注的补充。多导心脏停搏液灌注管为心脏停搏液输送提供了多条通道,主要使用于冠状动脉旁路移植手术时静脉桥的心脏停搏液或血液灌注。手术过程中可以根据临床实际状况采用多种心脏停搏液灌注方式,以尽可能保证心脏停搏液在心肌组织内的均匀分布,为心脏停搏及心肌保护提供安全保障。

第三节　滤　　器

体外循环心脏手术的主要风险之一来源于体外循环相关并发症。在体外循环应用于临床的早期,

人们已经注意到体外循环过程血液中可能存在的各种栓子和晶体预充在循环中潴留。体外循环中有微

栓产生,这些微栓直接阻塞微血管,对组织器官产生损伤,特别是脑和肺。滤器可有效地预防栓子进入体内。随着对体外循环的认识加深,体外循环系统中形成或原本存在的各种有害成分不断被发现,血液中的水分不能及时经肾脏排出体外,随之而来出现了各种相应的滤器,旨在减轻体外循环对患者的相关损害。目前临床使用的体外循环滤器包括:动脉微栓过滤器、静脉血和术野回收血储血过滤器、晶体预充液过滤器及心脏停搏液过滤器、白细胞滤器和气体过滤器等(图5-3-1)。

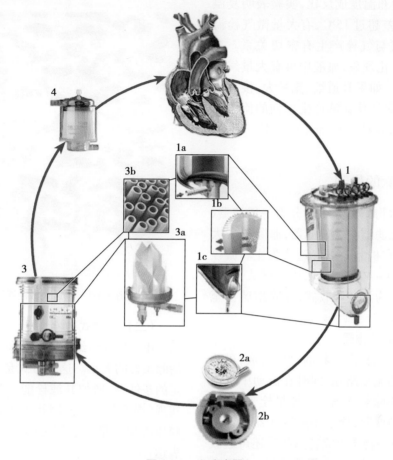

图5-3-1　血液滤器

血液的滤过:血液通过由多孔塑料泡沫和聚丙烯网组成的储血灌的中柱(1b)。多孔塑料泡沫为血液提供了曲折复杂的流动路径,以去除微栓。聚丙烯网目的是除去气体微栓子。通过以上二者,可去除直径40μm的微栓。来自储血罐滤过后的静脉血(1c)泵入热交换和氧合区域(3)。动脉泵为滚压泵(2a)或离心泵(2b)。血液通过由折叠式塑料涂层铝或聚丙烯膜组成的热交换器(3),完成血液的变温(3a)和氧合(3b)。标准CPB管路的最后一个组成部分为动脉前40μm的动脉管路的滤网式滤器(4)。这一装置可以进一步去除微栓和气泡,以降低CPB相关死亡率和致残率。液体流经该装置的路径是由上至下,这是分离气体的关键性质

一、体外循环中微栓来源

(一) 固体栓子

体外循环固体栓子来源很多,如预充库血中含有大量的变性血小板和白细胞形成的微栓;管道和接头净化度不高而残存的微栓;泵管在滚压摩擦中脱落的微栓;硅油固化不佳在体外循环中脱落的油栓,另外在手术中亦有大量栓子进入体外循环,如心内的赘生物、碎片组织,甚至纱布、小线头都可经吸引回流至体外循环管道,血液在体外循环的异物表面接触中发生变性产生微栓,预充时各种液体中也含有一些微栓物质。

(二) 液体栓子

主要来自进入术野回收血中的脂肪颗粒和作为祛泡剂使用在氧合器和储血过滤器的脱落硅油。

(三) 气体栓子

微气栓是体外循环中常见的栓子。鼓泡式氧

合器产生的微气泡是重要的来源之一,因为在氧合中血气直接接触,硅油对微气泡消除有一定限度,当血流量大或 CPB 时间长时更易发生微气栓。有实验表明,膜式氧合器在血液氧合过程中气血不直接接触,可以大大减少这类微气栓的发生。气体的溶解度和温度成反比,实验表明复温时,血温和水温温差超过 15℃,有大量微气栓溢出。血液流动方式与气栓产生有密切关系。在湍流形式中由于空化现象,血液中可有大量气体溢出,产生微气栓。如果管道细、流量大、接头多易产生湍流,搏动灌注使血液产生急剧的流量变化,也易产生湍流,这些都增加了微气栓产生的机会。

二、微栓滤除的机制

滤器根据滤除物质的大小可分为一般滤器、微栓滤器和无菌性滤器。一般滤器,滤除栓子大小在 70～260μm,在机制上以渗透式为主。微栓滤器滤除栓子在 20～40μm 之间,以滤网式为主。无菌性滤器机制上为渗透吸收式,滤除细菌甚至病毒。

(一) 渗透式微栓滤器

由一些纤维或细孔海绵状的物质组成,可为液体提供不规则的流动路途,同时在流动中吸附滤除栓子。栓子滤除是逐渐的。如果栓子大,在流经滤器开始就被滤除,栓子小则在滤器流动中嵌顿。在纤维或海绵物质上涂特殊物质还可起吸附作用,如对变性白细胞、血小板的吸附。涂上硅油可降低血气泡表明张力,达到祛泡作用。具体可见图 5-3-2。这种滤除方式阻力低,滤除栓子能

力大,一般用于静脉或心内、心外吸引回储血室。滤过面积加大,可提高滤过能力,但它增加血液接触面,增加动态预充量。增加滤过密度亦加强栓子滤除的效能,但加大滤过阻力,增加血液破坏程度。

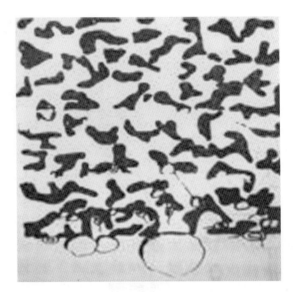

图 5-3-2　渗透式微栓滤器的剖面图

(二) 滤网式微栓滤器

由一些纤维编成的网状物。网孔大小决定了滤除微栓的大小。这种方式是直接的。在网孔一定的条件下,增加其滤栓能力是靠加大滤网面积实现(图 5-3-3)。而网孔大小直接决定滤器的跨膜压力和流量。它们之间的关系可用数学式来表达:

$$Q = \Delta P \pi d^4 / 128qL$$

Q:流量,ΔP:跨膜压差,d:网孔直径,q:液体密

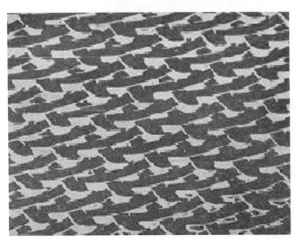

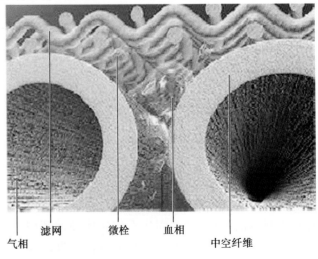

气相　　滤网　　微栓　　血相　　中空纤维

图 5-3-3　滤网式微栓滤器的剖面图

度,L:孔的厚度。如果孔径从 1 增加到 2,流量增加 16 倍,压力减少 16 倍。

滤网式有滤除气泡作用。一方面是滤网为亲水性的物质,对于气泡有排斥性,另一方面血中微气栓的表面张力,阻止气体以低密度形式穿过网孔。但这不是绝对的,它由气泡的临界分压决定,其数学式表达为

$$P = 4rCoSQ/D$$

P:临界压力,r:气泡表面张力(与液体性质有关),CoSQ:网孔度(与液体接触的物质性质有关),D:网孔直径

在 5L/min 流量时,40μm 滤器的临界压为 37mmHg,而 0.2μm 的滤器则为 356mmHg。一般认为 40μm 滤器,进出口压差<30mmHg 可阻止气栓。

(三) 混合式微栓滤器

主要用于气体滤器,目的是滤除微栓和病原体。主要机制有三:①直接阻断;②内部截获;③吸附(图 5-3-4)。直接阻断是阻止气源中的一些大的颗粒成分,而一些中小颗粒继续前移,在滤网内部截获,一些更小的物质,如一些细菌或病毒仅有 0.01μm,就靠吸附作用将之清除。气体滤器和液体滤器不同的是采用疏水性物质,如果这种滤器进水,将使滤过阻力明显增加,降低气体的滤过流量。

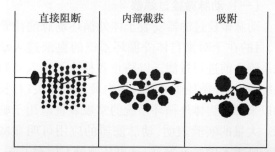

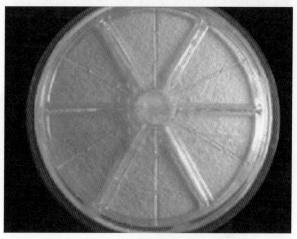

图 5-3-4　混合式微栓滤器的工作原理示意图

三、体外循环临床常用的各类滤器

体外循环中滤器应用于多方面(图 5-3-5),由于篇幅的原因只介绍动脉滤器、回流室滤器、晶体液滤器和白细胞滤器。

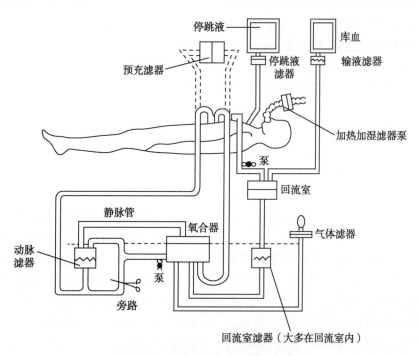

图 5-3-5　心脏手术中各种滤器的使用

（一）动脉微栓过滤器

动脉微栓过滤器安装于体外循环动脉灌注管路，目的在于对来自体外循环系统的血液进入动脉系统之前进行过滤。以防止各种栓子进入动脉系统，是体外循环血液进入体内最后一道关口，长期以来都作为体外循环系统的常规装置应用于临床。大量的实验表明，动脉滤器的应用可明显减少心脏手术的脑并发症，这可从颅脑 CT、磁共振、病理切片、术后的症状和体征等多方面得到证实。

特别是，经颅多普勒更能反映动脉滤器的滤过功能。如果没有动脉滤器，灌注中大脑中动脉可见明显小气栓信号。动脉滤器的孔径在 20～40μm，大多数为滤网式。动脉微栓过滤器通常为带有 27～40μm 孔径聚酯滤膜的容器，该产品以筛过滤为原理，结构为涂有硅油的加厚海绵及一层滤网，滤网孔径 40μm。其顶部设置有排气通道（图 5-3-6）。为防止大量固体栓子将动脉滤器严重阻塞，部分产品还带有一条不经过动脉滤器的血流直捷通路。

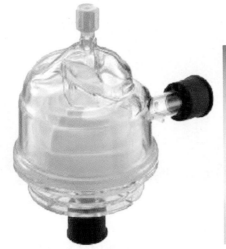
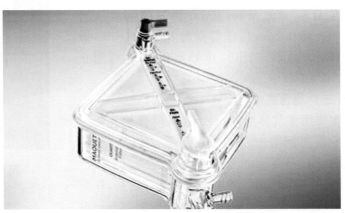

图 5-3-6　动脉微栓过滤器

动脉微栓过滤器的使用增加了体外循环预充量（特别是低体重小儿患者），同时也增加了体外循环系统的非生物表面积，增加了额外的管道连接和灌注师的工作量及患者的经济负担。因此，关于膜式氧合器是否用动脉滤器仍有争议。有些学者认为，膜式氧合器有强大的滤过系统，在氧合中气血不直接接触，微气栓产生的可能性很小，因此可不用动脉滤器。为解决动脉微栓过滤器相关的体外循环安全与副作用的矛盾，近年来，越来越多的氧合器生产厂家将动脉微栓过滤器设计在氧合室的动脉出口端。但由于在出现空气栓塞时不容易被灌注师及时发现，因此临床上在使用内置动脉微栓过滤器的氧合器时，仍有灌注师使用外置的动脉滤器。

使用动脉滤器时，应根据患者的体重选用适当的型号。因为滤过流量大则预充量大。特别是婴幼儿动脉滤器的预充量直接影响整体预充量。滤器的网状结构易储存气体，排除较困难，预充前应吹入 CO_2，使滤器内的空气被 CO_2 置换，即使有小量 CO_2 气体残留，可以溶解形式储存于血液中。

动脉滤器顶端有一排气孔，它可用来排除滤器的气体，同时也可用来监测管道压力。在灌注时应注意，这是一分流途径，在低流量和停机时应将其关闭。

（二）储血过滤器

储血过滤器主要有两种类型，单独使用的回流室滤器和膜式氧合器静脉储血过滤器。单独使用的储血过滤器用于体外循环手术患者肝素化状态下术野回收血液的祛泡、过滤和储存。过滤层主要包括滤网孔径为 20～40μm 聚酯滤膜（为保证其滤过效果其滤膜常为纵深式结构）和吸附有祛泡剂的聚亚氨酯网棉。一般为渗透式，在最外层有 60～80μm 的滤网，血液经混合方式滤过后 25μm 以上的微栓可清除 90%。回流室滤器是体外循环中微栓的主要滤除装置，其滤过目标主要包括凝血块、碎片组织、心腔内赘生物、手术相关异物及消除气泡等。单独使用的储血过滤器还可使用于患者非肝素化状态下的自体血液回收，但需要在回收管路中持续滴入肝素抗凝。

单独使用的储血过滤器的临床使用已明显减

少,原因是现代膜式氧合器生产厂商已将储血过滤器与氧合器静脉回流室功能合二为一,成为静脉储血过滤器。静脉储血过滤器通常包括两套过滤结构:一套为静脉回流室过滤系统,负责静脉回流血的祛泡和过滤,需要具备低阻力和滤过量大的特点,以保证通畅的静脉引流,其祛泡过滤层包括吸附有祛泡剂的聚亚氨酯网棉和孔径通常为40~105μm 聚酯滤膜(常为屏式结构)。另一过滤系统的功能和结构与上述单独使用的储血过滤器相似,负责吸引和左心减压。

随着滤器的改进,回流室滤器滤过能力大大提高,回流室的滤过特点表现在滤过量大,压力低,它要求滤网吸附水能力小,动态预充量小,流量高而压力低。为控制祛泡剂及过滤层人工材料使用量,静脉回流室过滤器的祛泡功能受到一定限制。为应对体外循环过程中可能大量进入到静脉回流管路内的空气,有学者主张使用静脉气体捕捉过滤器,以减少静脉储血过滤器祛泡不全导致的空气栓塞。

(三) 晶体液滤器(预充滤器)

晶体预充液过滤器,又称体外循环前滤器,为带有0.2μm 滤网的简单结构的过滤装置。通常连接于体外循环静脉管道近氧合器静脉入口端。晶体预充液过滤的目的在于,体外循环开始之前将预充液中杂质及体外循环系统内表面脱落至预充液中的各种固体栓子、细菌清除。晶体预充液过滤器的工作局限于体外循环系统排气过程。排气完毕后,在体外循环装置允许的最大流量状态下运转2~3分钟,之后将此过滤器从静脉管道中移除。在预充液中加入血制品或胶体成分后,不宜使用该滤器,如体外循环需要使用血制品或人工胶体进行预充,应在上述预充液过滤步骤之后进行。晶体心脏停搏液过滤器滤膜孔径与晶体预充液过滤器相同,滤过功能也一样,但体积更小。

(四) 白细胞滤器

1. 白细胞滤器使用目的　正常循环中的白细胞具有向心作用,这是由于白细胞和血管内皮细胞均带负电荷而相互排斥,血液流动时血浆紧挨着血管壁,血细胞在血管中心,形成轴心流动,正常白细胞有很强的变形能力,能顺利通过毛细血管网,周而复始地循环。体外循环血液和异物接触,白细胞激活,使其表面电荷发生变化,易于黏附于毛细血管壁,激活的白细胞可塑性小,变形能力差,易嵌于毛细血管网中,体外循环中大量白细

胞淤滞于肺微血管。白细胞还释放多种酶类、淋巴因子、生物活性物质、过氧化代谢产物等。中性粒细胞一旦黏附及游出内皮后即脱颗粒及释放组织蛋白酶和氧自由基,导致器官的功能、代谢和结构改变,包括心脏及肺功能受损、血管外水潴留、肾衰竭、体温升高、血管收缩和凝血功能障碍等,是体外循环缺血再灌注损伤的重要机制和多种手术并发症发生的重要原因。白细胞过滤的目的旨在降低体外循环过程中及体外循环后近期血液中的血白细胞计数,通过滤除被激活的白细胞,减轻缺血再灌注损伤。

2. 白细胞过滤器机制　从结构上它们分成两类,一类为醋酸纤维素膜紧密折叠的柱状滤器;一类为不同孔径(粗孔、中孔、微孔)纤维板叠加而成板状滤器(图5-3-7)。根据白细胞在滤器中的吸附方式有直接和间接两种。直接吸附作用是指激活白细胞在流经滤器时,在钙离子、镁离子、补体、黏附蛋白的介导下,白细胞形态发生变化,并黏附在滤网上。间接吸附作用是指在血液流经滤器时,凝血酶激活,血小板糖蛋白2b/3a 受体增加、激活并释放凝血物质,如血栓素、Willebrand 因子等,进而使白细胞吸附于滤网表面,这对血小板亦有明显黏附作用,淋巴细胞是靠简单的机械滤过;单核细胞是靠机械滤过和直接吸附;而粒细胞则是靠简单机械滤过、直接吸附和血小板介导的间接吸附的共同作用。

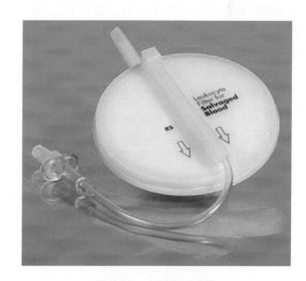

图5-3-7　白细胞过滤器

3. 体外循环心脏手术时使用的白细胞滤器按其功能主要有三种类型:①去白细胞体外循环动脉过滤器,其结构类似动脉微栓过滤器,其滤网结

构除具备普通动脉滤器的聚酯滤膜外还具有白细胞吸附过滤层，用于动、静脉管路循环血的白细胞过滤，目的是降低循环血白细胞计数；②含血心脏停搏液去白细胞滤器，用于含血心停搏液灌注，用于降低含血心脏停搏液白细胞计数，减轻心肌缺血再灌注损伤；③库血白细胞滤器，用于滤除浓缩红细胞中的残存白细胞，减轻输血反应。

4. 白细胞滤器在体外循环中的应用　动物实验发现，体外循环中应用白细胞滤器可使粒细胞数目减少70%，同时观察到沉淀于冠脉血管床的白细胞明显减少；血清中心肌细胞酶明显降低，冠脉循环阻力下降。应用白细胞滤器可以缓解心肌缺血后损伤，在心肺移植手术中，白细胞激活和氧自由基产生被认为是损伤肺组织的主要因素。目前有关白细胞滤器的临床报告较少。Kutsumi 等在冠状动脉溶栓术中应用白细胞滤器发现，患者心律失常的发生率明显减少。由于体外循环过程中导致的机体损伤因素较为复杂，白细胞过滤技术对缺血再灌注损伤的作用仍未得到充分认可。众多临床研究显示，白细胞过滤对体外循环心脏手术患者预后并无显著影响。甚至有观察表明，循环血白细胞滤器的使用可导致部分炎性反应指标上升。白细胞的激活是机体防御的一部分，心脏手术体外循环时，机体大面积暴露，感染机会增加，大量的白细胞减少，对细菌的抵御产生何种影响？术中使用白细胞滤器后白细胞减少至何程度为最佳？不同的患者如老人、儿童有何差异？此外，炎性反应是机体针对各种损伤因素所表现出的防御性反应，白细胞作为炎性反应的主要参与成分，自身循环血液中的白细胞滤除对患者术中及术后可能产生的多方面影响仍有待探讨。

（五）气体过滤器

尽管目前广泛使用的膜式氧合器避免了气体与血液的直接接触，但临床上气体进入氧合室前仍需要进行气体过滤。通常为 $0.2\mu m$ 孔径的过滤器，以去除供气中的细菌、颗粒或其他碎屑。术野二氧化碳充弥可显著减少体循环手术患者脑血流中微气栓数目，减少脑部并发症的发生。在使用术野二氧化碳充弥时必需使用合格的气体过滤器以避免术野污染。

（章晓华）

参 考 文 献

1. 龙村.体外循环学.北京：人民军医出版社,2004. 293-303.

2. 黑飞龙.体外循环教程.北京：人民军医出版社,2011. 84-91.

3. 龙村,李景文.阜外心血管体外循环手册.北京：人民卫生出版社,2012. 20-26.

4. 龙村.体外循环手册(第 2 版).北京：人民卫生出版社, 2006. 16-29.

5. 姚尚龙.体外循环原理与实践(第三版).北京：人民卫生出版社,2009. 49-87.

6. Nanson JK, Sheppard SV, Kulkarni M, et al. A comparison of sequential total and activated white cell count in patients undergoing coronary artery bypass grafting, using cardiopulmonary bypass, with and without a white cell filter. Critical Care, 1999, 4:3.

7. Rigg L, Searles B, Darling EM. A 2013 Survey on Pressure Monitoring in Adult Cardiopulmonary Bypass Circuits: Modes and Applications. Extra Corpor Technol, 2014, 46 (4):287-292.

8. Potger KC, McMillan D, Ambrose M. Air transmission comparison of the affinity fusion oxygenator with an integrated arterial filter to the affinity nt oxygenator with a separate arterial filter. J Extra Corpor Technol, 2014, 46(3):229-238.

9. Herbst DP, Najm HK. Development of a new arterial-line filter design using computational fluid dynamics analysis. J Extra Corpor Technol, 2012, 44(3):139-144.

第六章

氧合器

心脏外科的迅速发展离不开体外循环技术的广泛支持，尤其是氧合器的改进和完善。氧合器在体外将体内引出的静脉血迅速氧合为动脉血，通过体外循环机泵回体内维持全身各脏器活动。氧合器性能的好坏直接影响体外循环支持的效果，如何增加氧合、减少预充、防止渗漏、增加组织相容性、延长使用时间等一直是人类研究和追求的方向。在氧合器的开发研制过程中，人类付出了长期而艰辛的努力，根据氧合类型的不同，氧合器的发展经历了四个阶段：生物肺氧合器，血膜式氧合器，鼓泡式氧合器，膜式氧合器。前两者已随时间而消失，鼓泡式氧合器的使用越来越少，目前膜式氧合器的使用最为普遍。

第一节　鼓泡式氧合器

一、鼓泡式氧合器简史

1882 年，Schroder 发现了血液鼓泡氧合的原理。他将盛静脉血的容器底部吹入空气使血液产生气泡，当气泡样在血液中上浮的过程中，血液通过血气界面进行气体交换。当时每分钟可使 150ml 静脉血氧合。由于没有找到除去血泡的方法，大量泡沫血注入体内而导致动物气栓死亡。

1950 年，Clark 年用硅油作为祛泡剂，初步设计了鼓泡式氧合器。其祛泡能力只能去除大气泡，血液中还存在大量的微气泡。1954 年，Lillehei 在实验室将储血室设计为螺旋管状，带有一小部分气泡的动脉血在螺旋管内依靠重力形成分层，上层是有气泡的血液，下层为无气泡血液，从而达到良好的祛泡效果。1955 年，Lillehei 用此氧合器行 7 例开胸手术，5 例存活。随后，1956 年 Dewall 和 1957 年 Gott 分别对这种氧合器进行了改进，用一次性使用的塑料部件代替了早期的玻璃、陶瓷、不锈钢等材料，并将发泡、氧合、祛泡、排除二氧化碳、过滤融于一体，操作方便，价格低廉，一次性使用。1966 年，DeWall 等为鼓泡式氧合器的设计做出了重大的改进，他们使用可抛弃的、实现消毒的多碳物质为氧合器和变温器制作了坚硬的外壳。其可提供充分的氧合和维持酸碱平衡。坚硬外壳的设计成为后来对鼓泡式氧合器和膜式氧合器所有改进的基础。

20 世纪 60 年代至 20 世纪 80 年代初，一次性鼓泡式氧合器在临床广泛使用，并做了许多改进，如 Variflo 鼓泡式氧合器的氧扩散为横置微孔筛柱，来控制气泡大小，使血液均匀混合；Shiley 100A 鼓泡氧合器可以产生大小不等的氧泡，增加了氧气与红细胞的接触面积，用聚氨酯海绵作为祛泡滤网，由于滤网较厚，除可以增加祛泡效果外尚可使血液在此层中继续与氧气接触，氧合性能更加趋于完善。Harvey 鼓泡氧合器尚具有膜式氧合性能，使鼓泡与血膜两种氧合结合进行。Temptrol 鼓泡氧合器将氧合曲管及祛泡过滤装置、动脉储血及变温装置形成氧合器的两个主要部分，前者可用后丢弃，后者清洗后可反复使用。氧合曲管由聚乙烯制成，曲折成三折，血液与氧泡自下而上，再自上而下，最后由下至上透过包裹的滤网流入动脉储血室。

20 世纪 80 年代，我国上海研制的曲管型鼓泡氧合器，其氧合管分 230mm 和 170 毫米的大小两种型号，祛泡装置用聚丙烯丝网，浸于国产 76-1 硅油稀释液后分五层重叠套在氧合曲管外，面积约 0.3m² ，最后外面包裹一层涤纶织物作过滤用。动物实验表明这种氧合器符合当时的临床要求并推广应用。广东、天津、长春心血管病研究所也分别研制了各自的鼓泡式氧合器,结构与 Temptrol 基本相似,并取得了良好的临床效果。20 世纪 80 年代,西安西京公司生产的 90 型、95 型鼓泡氧合器及广东顺德的鼓泡氧合器占主导地位,在全国范围内均有广泛应用,并以其低廉的价格、良好的氧合祛泡变温在短时间体外循环手术中受到各方的青睐,取得了满意的临床效果。

但是由于鼓泡氧合器气血直接接触造成的血液破坏在长时间体外循环中明显增加,往往导致各种手术后的并发症,加上膜肺的广泛使用,鼓泡氧合器的使用越来越少。

二、鼓泡式氧合器设计原理

鼓泡式氧合器主要由发泡装置、氧合室、变温装置、祛泡器、动脉储血室及回流室组成。氧气经由发泡装置形成微小气泡,在氧合室内与体内回流的血液充分混合成微小血泡,血液与气体直接接触完成氧合,二氧化碳也被排出了,同时进行血液变温,再流经表面涂有硅树脂防沫剂-A 的祛泡装置,它包含液体聚合物二甲基聚硅氧烷和硅颗粒,这些材料使气泡变得不稳定而破裂,血液消泡成为含氧丰富的动脉血流入储血室,并经动脉泵返回体内(图 6-1-1)。

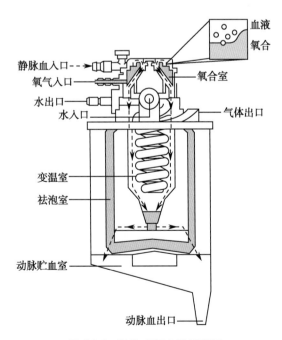

图 6-1-1　鼓泡式氧合器示意图

（一）氧合室

静脉回流的血液直接流入氧合室,与经过发泡板的微气泡充分混合形成血气泡,发泡板是由一金属碳化合物烧结而成,可以透气、透水,一侧的气体通过发泡板到达另一侧时成为微气泡。制作工艺要求发泡板气体微泡形成均匀,通气阻力小,透气能力强,尽量不透水。

血气泡对血液的气体交换起到了重要作用。微小血泡为血液的气体交换提供了丰富的面积。根据气体交换的原理,因静脉血的氧分压(PO_2)低,二氧化碳分压(PCO_2)高,即在血泡形成过程中向气泡内摄取氧,排出二氧化碳。血气泡的大小决定气体交换面积,等量血液的血气泡越小氧合能力就越强。但是气体交换还包括 CO_2 的交换,大量的实验和临床经验证明,随着血气泡的直径减小,二氧化碳的排除逐渐受到限制。对于最佳的血气泡直径目前尚无定论,通常根据氧合器的氧合性能和呼吸商来判断,即氧的摄取和二氧化碳的排出比为 0.8 时,认为是性能较佳的鼓泡式氧合器。虽然微气泡的大小由发泡装置的孔径决定,但氧气流量的大小也影响微气泡的形成。当气流量过大,气流阻力增加,气体冲出发泡板速度太快将不利于微气泡的形成,并可以加重血液的机械性损伤。一般氧合器有最佳气流量和血流量的比值,简称通气血流比,一般在 0.5 ~ 1.0 之间。另外,气流量过大,气流速度过快,血液与气泡的接触时间缩短,不利于氧合。所以临床使用时单纯依靠加大通气量增加氧合的方法是不可取的。

（二）变温器

目前的变温装置与氧合器合二为一。鼓泡式氧合器开始时将变温装置放在血液氧合、祛泡之后,发现这种变温方式容易在复温时在动脉血液中产生微气泡,而将变温置于祛泡之前可以减少这种危险。影响变温能力的因素主要有:①热交换材料的导热系数:决定原材料的导热性,金属及塑料较为常用,其中以特殊合金的热交换率最为优良;②有效的热交换面积:与交换能力成正比。为了增加交换面积,采用多根较细直径的管道,也可在管道表面压纹达到增加表面积的目的;③血液与水的温差:温差越大,热交换越好,但血液的突然过冷或过热都将对血液造成破坏,通常水温最高不超过 42℃,血温和水温之间的温差不大于 10℃;④血液和水流方向及流速:为了增加热交换效果通常采用血流与水流方向相反。血流越慢,热交换时间越久,变温效果越好,反之亦然。另外,为了增加热交换性能可在金属表面进行阳离子化学处理,并在变温器表面涂上黑色。由于血液的无菌状态,要求在进行热交换时水流与血液完全隔离,两者之间只有能量的交换,所以变温装置的渗漏是不允许的。临床工作中在安装氧合器之前必须在足够水压的水箱上试验变温装置有无渗漏,一旦发现漏水应更换新的氧合器。

(三)祛泡室

血液中参与氧合的微气泡必须通过祛泡室去除微气泡,通常用硅油降低气泡的表面张力,使气泡破裂而消除。但硅油本身可以形成油栓进入微循环,人们将硅油附着于塑料网上,当微血泡流经含硅油的滤网时,微气泡消失,血液被氧合成动脉血。同样滤网上的硅油有脱落的可能,设计时要求硅油与滤网的黏附牢固,不易被血流冲掉,同时还要注意滤网的面积应适中,既达到良好的祛泡,又不增加氧合器的动态预充。

(四)贮血室

经过发泡、氧合、变温、祛泡的过程,静脉血通过气体交换成为动脉血,通过滤网进入贮血室,其中的滤网同时兼有去除微气泡和微血栓的作用,贮血室内的动脉血通常需要维持一定的液面,方可保证动脉血内无气泡,一般认为200毫升以下是危险液面,容易因血液涡流产生气泡。贮血室中的动脉血通过人工泵注入体内大动脉。贮血室根据氧合器适用范围,有一定的容量。为了尽量提高液面,保证安全灌注,一般贮血室底部设计为漏斗状,同时可以依据贮血室表面的容量刻度精确估计血液容量。

由于心内和心外吸引回来的血液在氧合前需要滤除各种异物杂质,所以需要额外的回流室进行过滤,该回流室要求能够依靠血液的重力将术野吸引的异物和吸引时产生的气泡完全滤除,进入贮血室。

鼓泡式氧合器简便、有效、价廉,但是发泡和祛泡过程中会导致明显的溶血,同时会增加微血栓进入人体内的风险,而随着体外循环时间的延长,其弊端便会越来越多的体现,一般情况下其安全使用时效为3小时。在使用滚压泵作为驱动泵时,氧合血祛泡不完全和储血器意外排空从而导致大量空气进入患者体内。另外,在使用鼓泡式氧合器的过程中,因为空气中71%为氮气,由于其溶解度较低不易被人体组织所吸收,反而会形成大量微气栓阻塞微循环,而将空气和氧气混合后吹入氧合器内是不安全的,所以鼓泡式氧合器的

吹入气体应为氧气。转流中氧流量与血流量比值在0.8~1.2,能获得较好的气体交换效果。转流过程中根据术中需要以及血气结果及时调整氧气流量,若氧合不良必要时需及时更换氧合器。

三、鼓泡式氧合器临床应用

(一)鼓泡式氧合器的选择

在使用氧合器以前认真阅读说明书对避免使用氧合器时发生意外有积极意义。首先根据患者的实际体重计算流量选择合适的氧合器。患者体重大,氧合器有效氧合流量过低,在体外循环期间容易发生缺氧;反之,患者体重小,选择较大的氧合器却增加预充量,为液体平衡的管理带来困难。使用前必须试水,确保变温装置无渗漏。预充胶体或血液时,应该注意发泡情况,发泡不均匀,需更换氧合器,另外,如果血液长期在发泡板滞留又无气体通过发泡板时,有造成发泡板筛孔的堵塞的危险,从而影响氧合。一般鼓泡式氧合器体外循环使用的安全时限为3小时,根据手术难度选择合适的氧合器对体外循环医生有重要意义。

(二)血气的控制

体外循环开始时,可将气血比例调为1:1。在降温时由于代谢率低,氧利用减少,二氧化碳生成降低,气血比可降至0.4~0.8:1。复温期间代谢率增加,气血比调至1.2:1。由于血红蛋白的特殊结构导致它与氧结合的特性,在很少的氧流量时血液即可达到最佳的氧合,但是二氧化碳的排除却发生困难。高二氧化碳可导致肺血管收缩,脑血管扩张,呼吸性酸中毒,高钾血症,所以术中高PCO_2需要及时处理,通过提高氧流量,降低PCO_2。在氧合欠佳时加大氧流量,最高气血比可达3:1,通常进一步加大氧流量的做法并不能增加氧合,此时应考虑更换氧合器。过大的氧流量不仅增加发泡板的气流阻力,生成气栓,不利于微气泡的形成,而且缩短了血气接触时间。

鼓泡式氧合器必须用纯氧氧合,因为空气中71%的氮气为惰性气体,与血液直接接触可以溶解于血液中,但机体内却不为组织吸收,所以有形成大量微气栓的危险。有大量研究提示:虽然鼓泡式氧合器中的硅油网、血液滤网、动脉微栓滤器虽能滤除气泡,但在一些情况下仍然存在有些微气泡不能消除,如果气泡是氧气或二氧化碳,氧可以为机体利用,二氧化碳在血液中的高溶解性和结合力使其很快随血液运走,而氮气栓可能长期

阻塞微循环,所以鼓泡式氧合器不能使用空气作为气源,而必须用纯氧来氧合。

(三) 麻醉剂的使用

鼓泡式氧合器的最大特点是血液和气体直接接触,与大气相通,吸入麻醉药大量挥发,体外循环期间患者容易导致麻醉变浅。有学者在氧气中接入麻醉挥发罐,向氧合器内吹入挥发性麻醉药,但需要注意:①由于氧合器的开放性设计,排出气体容易污染手术室空气;②吸入麻醉药具有很强的脂溶性,可造成氧合器塑料硬壳的破裂。所以使用鼓泡式氧合器时不要直接吹入吸入麻醉药。

第二节　膜式氧合器

一、膜式氧合器(膜肺)的简史

1944 年,Kolff 等就发现可以利用人工肾进行血液氧合,即血液经过透析膜时被氧合。1955 年,他用卷筒式透析膜对血液进行氧合并行动物灌注。1956 年,Clowes 等发表膜式氧合器论文,正式证实了通过薄膜能进行血液气体交换。但由于当时薄膜质量不够理想,氧气和二氧化碳交换不能同步,且仪器设备庞大,价格昂贵,未能受到重视。1959 年,Melrose 对膜式氧合器的描述:膜式氧合器的微妙之处在于它与生物肺的呼吸方式相似,气血各走一边。正是基于这样的理论基础,膜式氧合器在随后的研究中逐渐活跃起来。1961 年,Lee 等提出血液和气体直接接触会导致蛋白变性,产生各种术后并发症,而膜式氧合器的氧合作用能更加接近于人体肺泡与毛细血管相互交换气体的生理现象。

膜式氧合器的氧合性能是否理想,取决于薄膜的不同气体渗透度、血液运输气体的能力、两层薄膜间的血液厚度及血液在薄膜间进行气体交换的时间等因素。1963 年,Kolobow 和 Bowman 报道了一种使用缠绕在线圈上的硅酮聚合物改进而成的膜材料。通过这种硅酮聚合物从而将血液和气体分隔开来,气体交换完全依赖于气体通过膜来扩散。这种装置有不同大小的设计,可适用于从新生儿到成人等不同的患者。1965 年 Bramson 所设计的硅橡胶膜氧合器是较早应用于临床的一种氧合器。1967 年 Lande 所设计的一次性硅橡胶膜氧合器已经实现了商业化生产。1969 年,Mc Caughan 提出微孔滤膜作为膜式氧合器的材料,并有研究证明微孔滤膜对二氧化碳的通透性优于硅胶膜。1975 年,Esato 和 Eiseman 报告 TrovenolModulung-Teflo 膜式氧合器氧合性能与鼓泡式氧合器相当。但由于价格昂贵,操作复杂,20 世纪 70 年代心外科膜式氧合器使用率仅 15% ~

20%。1982 年,COBE CML 膜式氧合器问世,它将热交换器和氧合器组合在一起,薄膜微孔直径 0.3μm,膜交换面积 3.0m²,最大血流量 6L/min,使膜式氧合器性能超过了鼓泡式氧合器。随着科学技术的发展,膜式氧合器材料及结构工艺均发生了很大改进。中空纤维的出现在膜式氧合器发展中具有划时代的意义,20 世纪 70 年代末到 80 年代初,中空纤维膜式氧合器相继问世,以日本 Terumo 膜式氧合器最具代表性,其设计为中空纤维管内走血,管外走气。80 年代末期,Sarns 公司首先生产新一代高性能中空纤维膜式氧合器,管外走血,管内走气,进一步提高了血液氧合,使膜面积减少了30% ~ 50%,同时减少了预充量。随后 Medtronic、Bentley、Terumo 等公司争相效仿。目前,欧洲、美国、日本生产膜式氧合器的公司多数都是用毛细管中空纤维,材料均为聚丙烯微孔膜,外走气、内走血,一次性使用。为了最大限度地减少血液与异物表面接触产生的不良反应,90 年代初,Medtronic 公司成功将肝素植于中空纤维上,研制出 Camarda 膜式氧合器。现在大部分国外的膜式氧合器都采用表面涂抹技术以改善其生物相容性。

本世纪初,国产东莞膜式氧合器和希健Ⅱ型膜式氧合器借鉴了国外膜式氧合器的设计,实验显示性能良好,在中国市场的使用越来越普遍。

二、膜肺的气体交换

(一) 生物肺的气体交换

肺脏气体交换的解剖学基础是呼吸膜,它由六层结构组成,从肺泡到毛细血管依次为含肺泡表面活性物质的液体分子层、肺泡上皮、上皮基底膜、细胞间隙、毛细血管基膜和毛细血管内皮。呼吸膜的面积和厚度与扩散速度直接相关。在标准状态、一个大气压下,空气中 N_2 占 79%,O_2 为 20.96%,CO_2 仅占 0.004%,根据道尔顿(Dalton)

定律:混合气体的总压强等于各组成成分的分压强总和,某气体在混合气体中所占分压与该气体的容积比相等。空气中不同气体分压分别是:氮气 600mmHg,氧气 150mmHg,二氧化碳 0.3mmHg。在体内 37℃ 时 CO_2 在血浆中的溶解度比 O_2 大 24 倍,扩散速度是氧气的 21 倍。在 37℃、一个标准大气压时肺泡中饱和蒸气含量为 6.2%(47mmHg),O_2 为 14.3%(102mmHg),CO_2 为 5.6%(40mmHg),N_2 占 80.1%(517mmHg)。混合静脉血流经肺脏毛细血管时,血液 PO_2 是 40mmHg,比肺泡气的 102mmHg 低,肺泡气中 O_2 由于分压差向血液净扩散,血液的 PO_2 逐渐上升,最后接近肺泡气的 PO_2。CO_2 则向相反方向扩散,从血液到气泡,直至平衡。O_2 和 CO_2 的扩散都极为迅速,仅需约 0.3 秒即可达到平衡。通常血液流经肺毛细血管的时间约 0.7 秒,所以当血液流经肺毛细血管全长约 1/3 时,已经基本上完成交换过程。

(二)硅胶膜的气体交换

膜式氧合器设计早期,Barrer 发现天然人工合成的橡胶允许气体通过。首先,气体在膜的一侧被吸收溶解,而后气体在膜内扩散,最后气体从人工膜另一侧释放出来。此弥散过程完全遵循 Fick 法则。大部分高分子薄膜 DCO_2/DO_2(D 表示气体通过率)大于 12:1。硅胶膜的气体通过率最接近人体肺泡膜、氧气在氧合器中是通过易化扩散顺氧分压梯度进行运输的。膜式氧合器的氧气运输机制是:①氧气在膜一侧被吸收溶解;②气体在膜内扩散;③气体在膜的另一侧释放出来;在膜式氧合器中大量应用,但其二氧化碳排除有待进一步完善。硅胶膜组成,适合长时间体外循环使用,在 ECMO 治疗中有长达 30 天的记录。由于气体血液完全隔离,没有微孔存在,不会由于气相压力大于液相压力而产生气栓,可有效防止气栓的发生,亦不会发生血浆渗漏现象(图 6-2-1)。

其代表产品有 Sei-Med 硅胶膜肺。硅胶膜肺氧合能力尚可,但是二氧化碳弥散能力有限,为了提高气体交换能力,必须增加膜面积,从而增加预充量。而且该氧合器制作工艺复杂,制造成本高,价格昂贵。由于硅胶膜肺气体交换能力有限,根据患者体重设计多种大小型号的氧合器(图 6-2-2)。硅胶膜肺预充排气较为困难。大部分硅胶膜肺还需要相应型号的变温装置,安装较为复杂。鉴于上述原因,硅胶膜肺在临床未得到广泛使用。

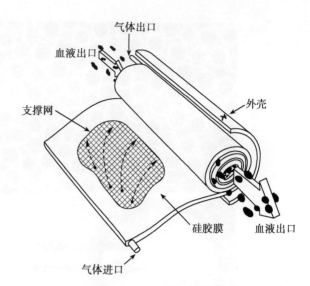

图 6-2-1　硅胶膜肺结构图

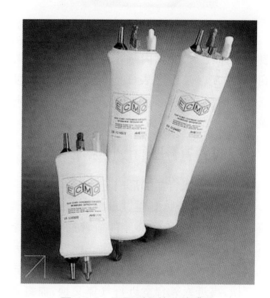

图 6-2-2　不同型号的硅胶膜肺

(三)中空纤维膜的气体交换

聚丙烯通过加工可形成带有很多细小微孔的中空纤维(图 6-2-3)。其微孔的薄膜具有很强的气体通透性。血液与微孔膜接触时立即产生血浆的轻微变化和血小板的黏着,使中空纤维表面形成一层极薄的蛋白膜,其 DCO_2/DO_2 近似人类肺脏,气体交换迅速,血液自由流动,与气体不直接接触。减轻了血浆蛋白的变性和血细胞的破坏。

早期聚丙烯中空纤维微孔较大,数目较少,易发生血浆渗漏,气体交换能力有限。经不断的改进,现在的聚丙烯中空纤维微孔小,数目多,气体交换能力强。早期聚丙烯中空纤维生物相容性差,随着体外循环时间的延长,纤维表面的蛋白膜不断增厚,气体交换能力下降明显。如今通过各

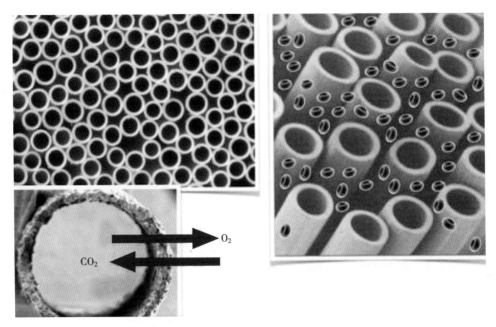

图 6-2-3 聚丙烯中空纤维和高倍镜下的截面

种表面涂抹技术,使聚丙烯中空纤维生物相容性得到很大的改善,纤维表面光滑无微孔。这使得中空纤维的抗血浆渗透能力明显增强,使用时间明显延长。

三、膜式氧合器的设计原理

(一)动脉氧合血的形成

绝大部分的静脉血通过重力引流进入膜肺的回流室。小部分胸腔和心腔的血液通过吸引泵注入膜肺的回流室,经过滤网去除气栓、组织碎片和其他微栓。血泵将回流室的血液注入变温室进行热力交换,再进入氧合室进行气体交换,血红蛋白结合氧气,血液释放二氧化碳,形成动脉氧合血,再通过管道注入患者体内(图 6-2-4)。

(二)静脉回流室

体外循环静脉回流室大部分为开放式结构。静脉血通过引流管直接到达回流室的底部,经过单层滤网去除微气栓,血液储存于回流室内。为了保证血流的畅通,静脉回流血的滤网孔径较大(60~80μm)。心内和心外吸引的血含有大量的微栓需要经过渗透性祛泡过滤、再通过滤网(30~40μm)形成无微栓的血液进入回流室。因此静脉回流室除具有储存血液的功能外,还应具有很强祛泡功能(图 6-2-5)。静脉回流室上部宽敞利于储存血液。静脉回流室下部宽偏窄并附有精细的刻度,以利体外循环细微流量的调节和控制。

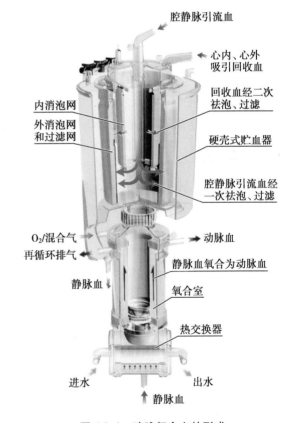

图 6-2-4 动脉氧合血的形成

(三)氧合室

膜式氧合器结构与设计的核心是血和气体可以在中空纤维膜表面进行气体交换。目前最为常用的中空纤维膜为聚丙烯中空纤维,表面带有微孔,以单丝缠绕或帘状编织的缠绕。因为单丝缠绕型中空纤维膜需要比较复杂的工艺和设备,多

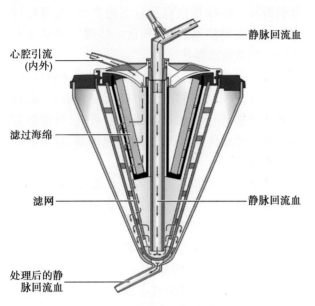

图 6-2-5　静脉回收室结构图

心腔引流（内外）

静脉回流血

滤过海绵

滤网

静脉回流血

处理后的静脉回流血

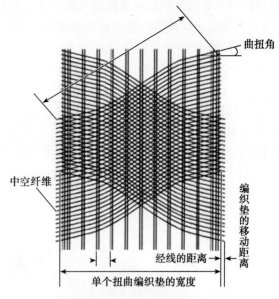

图 6-2-6　编织中空纤维示意图

曲扭角

中空纤维

编织垫的移动距离

经线的距离

单个扭曲编织垫的宽度

数厂家目前使用的是帘状编织的中空纤维缠绕制成膜式氧合器,编织中空纤维膜如图 6-2-6 所示。膜肺是根据仿生学原理,通过一层蛋白膜或涂层薄膜来实现血液的气体交换,气体和血液不直接接触,对血液有形成分损坏轻。膜肺可分别控制 O_2 和 CO_2 的交换。其预充量少,与鼓泡式氧合器相比具有较明显的血液保护作用,可减少体外循环中栓塞的发生,改善患者的脏器功能。

早期膜肺中空纤维内走血外走气,由于血液的黏稠性,血液经过中空纤维时要承受很大的剪切应力,会对血液造成很大的损伤。现在的膜肺均为中空纤维内走气外走血,血液承受的剪切应力大大减低,但由于血液由血浆和血细胞组成,两者比重不同,在膜表面流动时会产生层流现象,即流速较快的血细胞在中央流动,而血浆流速较慢,近于膜表面,而且越靠近膜表面,速度越慢,甚至为零。这种层流现象不利于气体交换,因为靠近膜表面的血浆增加了膜的厚度,影响气体交换。减少层流设计者努力使血液中中空纤维表面流动时形成曲线运动,这可通过中空纤维的网状编织实现(图 6-2-6)。血液在这样的中空纤维表面流动可形成湍流,进而增进膜肺的氧合性能。

为了保证血液充分的气体交换,设计者尽量延长血液在氧合室行走距离,Medtronic 氧合器的血液从氧合室的顶部流经氧合室的底部,完成气体交换后形成动脉血液。在氧合室的顶部一般有一排气阀,如果有气体可从此阀排出(图 6-2-7)。

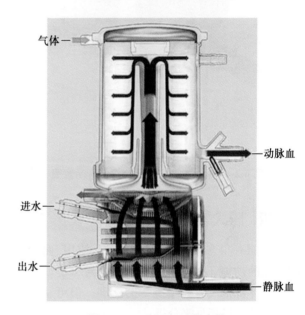

图 6-2-7　Medtronic 氧合器

气体

动脉血

进水

出水

静脉血

Marque 的氧合器将氧合室形成两部分,血液在第一氧合室的底部流经氧合室的顶部,在通过第二氧合室的顶部流经底部形成动脉血液。

（四）变温室

血液在变温室内行走在金属表面或中空纤维表面,其内面走水。通过血液和水的温差进行热能交换,进而血液变温。金属表面一般为不锈钢管或密集折叠的不锈钢桶。不锈钢热传导性能好,抗压能力强,由于受预充量的限制,此类的氧合器传热面积不大,临床上表现为变温速度慢。Marque 氧合器大多数采用聚尿氨脂中空纤维,其表面无孔,抗压能力强。虽然其热传导性没有不锈钢好,但其单位体积的有效热交换面积大,临床上表现为变温速度较快。新型的氧合器将气体交换的中空纤维和热交换的中空纤维交织在一起,以达到减少预充量的目的。不同的中空纤维内分别走水和气体,中空纤维表面走血,这样气体交换和变温同时进行,使氧合器的性能大为提高。图6-2-8 为 Marque 氧合器变温氧合示意图。另外,在设计中变温部分一定在氧合室以前。如果复温时血液产生气栓,气栓在通过氧合室时可以排除。

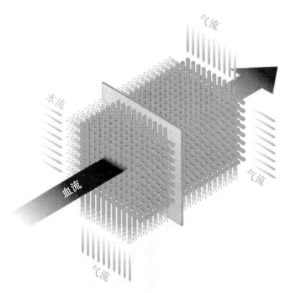

图 6-2-8 Marquet 氧合器变温氧合示意图

四、膜式氧合器的评价

目前有很多种氧合器在临床上使用,而每一款产品的功能不尽相同,但无一尽善尽美。对氧合器的评价也没有一个统一的标准。但可从氧合器以下几方面指标来分析:

(一)基本性能

1. 气体交换能力 目前膜肺提高氧合性能主要是通过增加微孔膜面积,中空纤维膜外走血式来实现。

2. 变温性能 绝大部分膜肺的变温器和氧合器整合在一起,氧合器的变温性能以其变温系数为标准。

3. 预充量 相同气体交换和变温能力的前提下,减少人工材料表面积,减少体外循环设备预充量对患者有益。

(二)安全性

1. 变温器漏水 可在体外循环前试水以检查。

2. 祛泡功能 膜式氧合器因心内外吸引、静脉引流及一些操作也有少量气泡产生,大部分气泡可由储血室滤网去除,剩余一些微气泡基本上可用动脉微栓滤器滤除。

3. 防止血液排空 闭合式膜肺此功能较好,一些开放式膜肺在回流室出口处安装安全阀,现在的体外循环机可装备液面报警系统,当储血室液面低于警戒位,主泵会自动减速停泵,也可防止储血室打空。

4. 膜肺进出口压力阶差 压差愈小,则膜肺对于血液所产生的阻力愈小,其血液破坏愈少,压差越大,越有利于微气栓的清除。

5. 血浆渗漏 是有孔型膜肺最常见的机械并发症之一,长时间应用多见,或者在膜肺预充时即可见液体自出气口渗出或在体外循环工程中气体交换性能进行性降低,必要时应及时更换膜肺。

(三)生物相容性

1. 概念 生物相容性是指生物医用材料与人体之间相互作用产生各种复杂的生物、物理、化学反应的一种概念。在体外循环过程中生物材料和组织系统接触主要形成固体生物材料和体液接触的固液表面,非生物材料会触发机体的防御机制的多重生物反应,如凝血系统、纤溶系统、补体系统、激肽系统等,而这些反应程度愈激烈,则生物相容性愈差,对机体的损伤也越大。

2. 膜式氧合器的优点 相较于鼓泡氧合器,膜式氧合器的生物相容性更高,避免了长时间的直接气血接触,血液破坏较轻,主要表现在补体激活减轻、微栓形成减少、白细胞溶酶体酶释放较少、血小板 α 颗粒物质释放减少等方面。

3. 膜肺材料的影响 聚丙烯和聚氟乙烯的组织相容性较好,而硅胶、硒珞的生物相容性较差。将膜肺的血液接触表面肝素涂抹或将体外循环管道内壁内皮化,从而阻止血液和高分子化合物直接接触,减少体外循环肝素的使用量并减少炎性介质的释放。

(四)使用时限

鼓泡式氧合器的安全使用时限较短,一般在5个小时左右,有孔型膜肺在10个小时左右,无孔型膜肺可在 3~5 天,最长有 28 天的报道,有的单位 ECMO 辅助的膜肺安全应用可达 63 天。长时间体外循环灌注对于鼓泡式氧合器来说最大挑战是祛泡功能下降,而对于膜式氧合器来说主要是气体交换性能下降、血浆渗漏问题。

五、膜式氧合器临床应用

（一）安全使用

1. 试水　使用前试水是检测氧合器性能的第一步，预充前将膜式氧合器与水箱出入口相连，全流量或出口端加压循环 5～10 分钟，观察氧合器内有无渗漏情况的发生，发现异常须更换氧合器，并重新试水预充。笔者单位曾有试水无异常，体外循环中发生血液渗漏并在转中更换氧合器的教训，故在氧合器试水过程中不可草率行事。

2. 分流管　它是膜肺和回流室之间的一根管道，通常为 1/4 英寸，用于预充排气。体外循环中一定要钳夹闭合。否则，血液会通过此管进行膜肺和回流室侧支循环，而患者得不到良好灌注。

3. 膜肺长时间使用时，要注意每隔 24 小时高流量吹气体，以吹干膜肺气体面的水蒸气，保证膜肺的气体交换功能。一旦出现血浆渗漏，应尽快更换膜肺。因为渗出的血浆可使膜肺的气体交换功能大大降低。

（二）血气控制

根据气体具有透过薄膜界面，由高压向低压弥散的能力，跨膜压差越大，则气体交换率也越大。因此可以通过调节薄膜气体侧的分压，来达到改变薄膜血液侧气体分压的目的；也可以加大气体流量，让气体快速通过薄膜内侧排除 CO_2，清除变温时气体侧凝结的水珠。与鼓泡式氧合器只宜使用纯氧不同，膜式氧合器可以使用空气、氧气混合气体。此时调节气体的流量，可以控制动脉血中的 PCO_2，调节气体的氧浓度，可控制动脉血中的 PO_2，从而保证膜式氧合器的氧合性能。

膜式氧合器以气体与血液被薄膜分隔，气体交换不受血流的影响为特点。气体交换随着近年来连续血氧饱和度监测仪和气体混合装置的应用得到了有效的控制和管理，通过氧浓度调节血液氧分压即氧合程度，依靠气体流量调节 PCO_2。采用 α 稳态管理血气，要求动脉 PCO_2 维持在 40mmHg，通常气血比维持在 0.4～0.8:1，随着机体耗氧量的减少可以适当降低氧浓度，避免长期高浓度氧可能导致的氧中毒。在适用空氧混合气时一定要保证空气和氧气来源的压力相同，通常为 0.4MPa，压力不等混合器应该报警，一旦报警需要及时调节，特别是当空气压力过大时，可以造成血液氧合欠佳，影响机体氧供。

（三）合理使用

膜式氧合器虽然氧合能力强，但是必须熟悉每种氧合器的特点，认真维护，正确使用。操作过程中注意气体的供给时机，体外循环开始先开泵，使膜式氧合器液相先有一定压力，再给气；体外循环结束时先关气，后停泵。防止气体将膜吹干，表面形成结晶，影响气体交换。术中采用停循环应开放膜式氧合器旁路装置持续使体外血液循环，以免红细胞沉积，膜式氧合器下部血液浓缩，阻力增加，再次转流时因血液分布不均匀影响血液氧合，当再次恢复循环时切记先关闭膜式氧合器旁路，否则动静脉短路，机体灌注不足。由于现代膜肺性能不断完善，对患者上述操作并无明显影响。

根据患者体重的不同选择不同流量范围的氧合器，在体外循环管理中具有重要意义。对小儿可以减低预充量，对成人可以充分满足氧供和氧耗的平衡。

（四）麻醉药的使用

膜肺体外循环可使用吸入麻醉剂，此法迅速高效。此时要注意应用麻醉挥发罐，精确控制吸入麻醉剂的浓度。同时，注意对吸入麻醉剂的残留气体的回收，以免造成对手术室的环境污染。使用膜肺期间不要使用脂肪乳剂，它会对膜表面产生氧化作用，易发生血浆渗漏。虽然膜肺的涂层对此有一定的保护作用，在应用脂肪乳剂时，也要避免单位时间的高浓度。

六、膜式氧合器的进展

（一）提高整体性能

膜式氧合器的发展从早期的膜面积大、预充量大、中空纤维内走血、双泵灌注、无变温装置、操作复杂，发展到当前的设计合理、预充量小、中空纤维外走血，氧合性能明显提高。特别近期表面无孔中空纤维，抗血浆渗漏能力强，气体交换持续时间久。可以预见硅胶膜肺势必逐渐消失。成人的膜肺的血液气体交换能力范围可达到 1～7L/min。

膜肺的变温由聚尿氨脂中空纤维取代不锈钢。同时和氧合室集合在一起，有效地减少膜肺的预充量，同时变温效率明显提高。通过计算机仿真技术，使血液在氧合和变温过程中，达到高效的交换，同时最大限度的减少剪切应力对血液的破坏。现在中空纤维氧气合器的跨膜压差一般为 10～20mmHg。阻力越低红细胞破坏越少。

为了配合静脉助力引流技术,一些膜肺的回流室增加了气体安全阀,既保证了静脉助力引流的负压形成,又防止因正压使气体通过静脉回流管道顶回体内。

(二) 改善生物相容性

体外循环中血液和异物表面接触可产生一系列的反应。中空纤维表面会不断有血浆蛋白沉积,使其气体交换能力下降。而过度炎性反应对机体产生各种不良反应。如组织和细胞的肿胀、微血栓形成等。为了最大限度地减少血液与人工材料表面接触而激起的机体炎症反应和蛋白反应,人们致力于研究并设计出应用各种表面涂抹技术的人工材料,使其具有良好的生物相容性,保护血液有形成分,维持稳定的气体交换性能。

1. 肝素涂层　通过将肝素结合在异物表面,肝素含有大量的负电荷增加异物表面的亲水性。肝素的抗凝可以避免异物表面的血栓形成。

(1) Duraflo Ⅱ 涂层(BaxterInc.):主要成分为肝素-卞烷胺-氯化物复合物,系离子键结合方式。

(2) CarmedaBioactive Surface 涂层(CBAS)(Medtronic Inc.):主要成分为肝素分子和亲水性基质层,系"端点附着"的共价键结合方式。

(3) Corline 涂层(CHS)(Corline Systems AB):主要成分为大分子肝素共轭体和一种特殊的连接分子,结合方式为共价键结合。

(4) TriliumBio-passive Surface 涂层(TBS)(Avecor Inc.):主要成分为肝素分子,硫酸盐/磺酸盐基团,聚氧化乙烯(polyethyleneoxide,PEO)和亲水性基质层,结合方式为共价键结合。

2. 非肝素涂层

(1) X 涂层(TerumoInc.):又称 PMEA 涂层,主要成分为聚 2-甲氧基丙烯酸(PMEA)。PMEA 是无肝素成分的生物相容性聚合物涂层。其同时具有亲水性和疏水性的双重特性,因而既能结合各种材料形成新的表面,又能减少蛋白质变性及血小板黏附。PMEA 与材料的接触面呈疏水性,与血液的接触面呈亲水性,血液中的水分子在涂层的亲水界面中聚集,形成结晶结合水层,从而抑制血液成分的激活。

(2) Mimesys 涂层(Ph. I. S. I. O,SORINInc.):主要成分为磷酸胆碱(PC),具有抗凝特性,模拟了细胞膜外层,阻止了蛋白质黏附以及黏附的蛋白质(主要是白蛋白)发生变性。

(3) SMARxT 涂层(CobeInc.):主要成分为硅/己内酰胺共聚物。SMARxT 涂层的作用原理可能与改变蛋白质的结合位点有关。从而避免血小板及蛋白质的活化。

(4) Safeline 涂层(Jostra/Bentley Inc.):主要成分为固化白蛋白,通过范德华力与材料表面结合。使涂层表面光滑平整,并呈亲水性,抑制了血浆蛋白质黏附,阻止血液级联反应进行。

3. 混合涂层　Bioline Coating 涂层(Jostra/Bentley Inc.)主要成分为高分子量肝素和固化多肽分子(Safeline 涂层),结合方式为共价键和离子键结合。其抗凝作用强,持续久,炎性反应小。主要应用 ECMO 系统。

(三) 小型集成化

MAQUET 生产的集成中空纤维氧合器将氧合器和离心泵、流量探头、温度探头、血氧饱和度探头、压力探头等集合为一体,减少 ECMO 的管道长度和血液预充量,使 ECMO 操作更加安全简便(图6-2-9)。

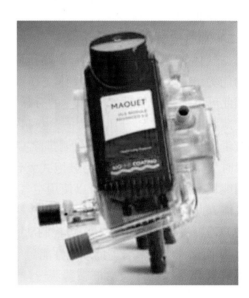

图 6-2-9　HLS Set Advanced 集成膜肺

Dideco 公司的 ECC. O 系统和 Sorin 公司的 IDEAL 系统是集成化体外循环设备的代表,ECC. O 系统将离心泵、膜肺、变温器整合到一起,预充量减少到 380ml,血液接触表面约为 1.1m²,而且最大血流量可以达到 5L/min。IDEAL 系统则将静脉排气装置、离心泵、膜肺、变温装置和动脉微栓滤器集成一体化,最大限度地减少了异体接触表面和预充量,从而最大限度地实现了体外循环微型化。MAQUET 公司的 QUADROX i 系列整合式氧合器则将膜肺、变温装置、动脉微栓滤器整合到一起。

Terumo公司几乎采用同样的概念将膜肺的氧合、变温、动脉滤器整合到一起，有效地减少了预充量。其新型的膜肺的中空纤维还可排除吸收少量的微气栓，提高了氧合器的安全性能（图6-2-10）。

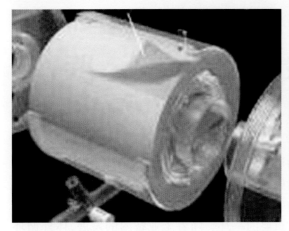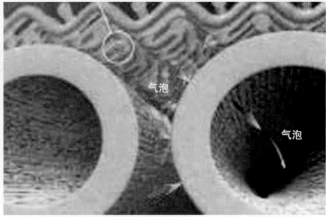

图6-2-10 氧合室集合动脉滤器示意图

七、临床常用膜式氧合器

具体内容见附录1。

（李平 刘凯）

参 考 文 献

1. 龙村主编. 体外循环学. 北京：人民军医出版社，2004. 266-292.

2. 黑飞龙主编. 体外循环教程. 北京：人民卫生出版社，2011 47-62.

3. Gibbon JH Jr. Artificial maintenance of circulation during experimental occlusion of pulmonary artery. Arch Surg, 1937,34:1105-1131.

4. Bigelow WG, Callaghan JC, Hopps JA. General hypothermia for experimental intracardiac surgery. Ann Surg, 1950,132: 531-539.

5. Swan H, Zeavin I, Blount SG Jr, et al. Surgery by direct vision in the open heart during hypothermia. JAMA, 1953, 153:1081-1085.

6. Gibbon JH Jr. Application of a mechanical heart and lung apparatus tocardic surgery. Minn Med, 1954, 37:171-185.

7. Kirklin JW. Open heart surgery at the Mayo Clinic--the 25th anniversary. Mayo Clin Proc, 1980, 50:339-341.

8. Lillehei CW, Varco RL, Cohen M, et al. The first open heart repairs of ventricular septal defect, atrioventricular communis, and tetralogy of Fallot using extracorporeal circulation by crossing circulation: a 30-year follow-up. Ann Thorac Surg, 1986, 41:4-21.

9. Tevaerai HT, Mueller XM, Seigneul I, et al. Trillium coating of cardiopulmonary bypass circuits improves biocompatibility. Inter J Arti Org, 1999, 22:629-634.

10. Palanzo DA, Zarro DL, Manley Nj, et al. Effect of Carmeda BioActive Surface coating versus Trillium Biopassive Surface coating of the oxygenator on circulating platelet count drop during cardiopulmonary bypass. Perf, 2001, 29:655-661.

11. Bartlett RH, Harken DE. Instrumentation for cardiopulmonary bypass-past, present, and future. Med Instrum, 1976, 10:119-124.

第七章
体外循环监测设备

体外循环的安全是保障心血管外科手术顺利进行的根本,除了人工肺和体外循环机的改善,一系列监测技术和设备的应用和发展也是保障体外循环安全的重要环节。对这些监测设备获得的信息,加以综合和反馈,可提高体外循环的管理和质量控制,对安全优质的实施体外循环技术至关重要。

体外循环技术和设备的发展使体外循环管理不断优化,但机体终究是处于一种控制性休克状态的人工环境,体外循环技术仍然是一种有创且高并发症的技术。在过去的 60 年里,人们一直致力于将体外循环对机体的影响降到最低,最大限度地减少体外循环的意外的并发症。体外循环是一个动态的过程,不良事件一旦发生,发展可能极

为迅速,如果得不到及时有效的识别和处理,将会给患者带来巨大的危害,甚至短时间内威胁患者的生命。因此,体外循环的监测是这项技术中非常重要的一环。随着工业技术的发展,体外循环中的监测设备亦日新月异。

现代体外循环监测系统包括血流动力学、血气分析和水电解质、凝血系统、氧代谢、重要脏器功能以及体外循环系统本身整合的管道压力、液平面、气泡探测、流量、温度等内容。本章只就体外循环的监测设备进行介绍。而手术期间与麻醉和患者监护相关的诸多内容,如呼吸机、中心静脉导管、漂浮导管、血流动力学监测等内容不包含在本章之中。

第一节　体外循环机整合监测模块

随着体外循环机的不断更新,现代体外循环机均配备了各种各样的监测和报警作为基本配置,包含在体外循环机的相关模块中,作为可选或必选的一部分,协助灌注师监测,使体外循环技术更加安全和方便。需要注意的是,任何警报都必须完成有效的设定、校准并开通才能发挥作用。灌注师必须确保所有报警器均处于良好的运行状态,且必须在绝对安全且必要的情况下才可取消报警功能。部分监测模块具备智能化的反馈功能,但必须依赖操作者的临床判断,不可完全依赖报警和反馈装置而忽略了灌注师的主观能动性。体外循环中的警报和反馈系统不外乎两种功能,首先是以声音或灯光闪烁的形式警告,其次是减慢或停止泵的运转,从而防止更严重的意外发生。整合在体外循环机中的监测模块包括:压力、温度、流量、气泡、平面等。

一、压力监测

体外循环过程中,常常需要在体外循环管路

的不同部位监测管道内的压力以保障体外循环的安全,这些部位包括氧合器前、氧合器后、供血管以及心肌保护液灌注管等部位。现代的体外循环机均配备了可以连接压力换能器的压力监测和显示装置,可以显示多路压力并与相关的驱动泵形成反馈的关联。

压力监测一般通过压力换能器将压力信号转换为电信号,通过电信号的改变反映压力的变化,将压力值显示到显示屏。压力换能器是应用压阻效应原理,通过测量电阻的变化而得知压力的大小。目前均使用一次性的压力换能器来监测压力并通过连接线与体外循环压力监测模块连接。需要注意的是,不同的压力换能器以及与不同体外循环机压力模块的连接时,其接口均不同。常见的压力换能器见图 7-1-1。

通常的人工心肺机均有两导以上压力监测通路及数字显示,并可显示压力通道间的差值。测量时通过测压延长管将换能器与循环管路测压点

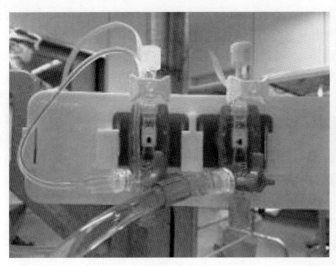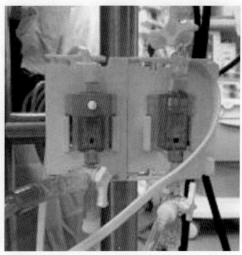

图 7-1-1 常见压力换能器

连接,并以预充液排尽管路内的气体。目前临床使用的压力换能器均为一次性使用耗材,避免了污染的可能。

体外循环中至少需要两路压力监测,分别为主泵压力和停搏液压力。两路压力均可设置两级压力阈值。压力达到低级别阈值时,泵会自动减速。如压力继续增高超过高级别阈值,则泵会自动停止。此功能可防止泵压过高时泵管的崩脱。部分机器的压力监测只有一个级别的压力阈值设置。在使用前必须对不同级别的压力阈值和反馈动作进行设置。

目前,一些单位仍然使用压力表或独立的压力监测设备来监测管路的压力,这种方法无法与驱动装置形成反馈达到减速或停泵的作用。尤其是使用压力表时,无法与任何报警装置关联,因此,要求灌注师在工作中必须仔细观察压力的变化。在使用这样的监测设备时,要注意定期校正仪器误差,同时测压端要安装压力阻隔器,以防污染。

二、温度监测

体外循环中常常需要控制患者的体温至某一水平来配合手术的需求,监测和控制患者体温的设备必然是体外循环的基本设备之一。一般通过调节变温水箱的水温,在氧合器变温室内改变血液的温度来对患者的体温进行精确控制。实施深低温体循环技术时更需要对体温、血温和水温实施精确控制和监测。体外循环管路以及患者不同部位的体温均不相同,具有不同的意义。因此,监测不同部位的温度非常重要。

目前的体外循环机都集成了 2~3 路的温度监测模块,配合温度监测探头(电子温度计)来监测氧合器和机体不同部位的温度。温度监测主要有血温和体温两大类。常见的血温监测部位有静脉回流端、氧合器出口。常见的体温监测部位有鼻咽温、膀胱温、直肠温。也有一些单位会监测心肌温度,以判断心肌保护效果,但实现相对不便,临床并不普及。

1. 静脉血温 静脉血温通常在静脉引流管靠近储血罐入口处监测,通过温度探头显示于体外循环机的显示屏上。静脉血温度是整个机体温度的真实反映,但由于热量在患者与储血罐之间管道的丢失,会造成实际温度与测定温度的差异。此外,静脉血温度会受到气泡等多种因素的影响,使其准确性下降。

2. 动脉血温 动脉血温通常在氧合器的出口处监测。从患者安全性考虑,动脉血温是最重要的温度监测指标。如果热交换器两端的温差过大(水温与血温)或血温过高,会引起血液破坏,进一步造成组织损伤。特别是血温过高时,可迅速经升主动脉造成大脑温度过高,引起氧供需不平衡造成脑组织损伤。血温和水温之间的温度梯度是复温和降温过程中非常重要的指标。温度梯度过大会造成核心温度与全身温度的不均衡,造成相应氧供需不匹配或停机后体温难以维持。此外,温度的快速变化极有可能造成血液中微气栓。

3. 核心温度 核心温度监测通常通过鼻咽、直肠、膀胱、鼓膜等。鼻咽温一直以来被认为反映真实的核心温度,也是间接反映脑部温度的可靠位置。但由于受到温度探头位置变化和动脉插管位置的影响,鼻咽温往往容易被低估。直肠温度会受到大便残渣影响也会降低其准确性,且往往比核心温度偏低。膀胱温会受到尿液的影响而不准确。鼓膜温度偏低于大脑温度,并有鼓膜穿孔的危险。

三、流量监测

无论主泵或心内吸引、左房减压以及心肌保护液灌注等辅助泵,泵的转速与泵出的流量都可直接显示于控制板上。

滚压泵以泵管内径为标准,每转搏出量与转速的乘积为每分钟的流量。要达到相同的流量,泵管越粗,所需转速越低,预充量相对越大。即使使用两种相同内径的泵管,不同厂家、不同材质和管壁弹性和厚薄的差异可致显示与实际流量的不一致。在更换不同品牌或材质的泵管后,均须作实际流量与显示流量差的测定,亦即校正流量。智能化的机器可将校正误差输入补正后按实际值显示,如 Stockert SⅢ机器,在1/2英寸泵管时标准因子为 45.48ml/R,若实测为 47ml/R,则差异为 +1.52ml/R,可在电子屏幕上作 1/2 英寸管道精细调节(Fine Call)一栏输入 +1.52ml/R,流量则可按实际值显示。

离心泵在动力学上具有非闭阻性的特点,流量并不单纯由转速决定,还受前方阻力的影响。显示的流量由超声或电磁探头直接从送血管道探测获得,经技术处理后,显示于操纵系统面板上。该数值即是管道中的实际流量,并不需要根据管道直径进行特殊校正。

四、气泡监测

气泡探测器的主要功能是防止体外循环中产生大量气栓,进入体内威胁患者生命。体外循环管路气泡探测器是利用超声原理探测环路中的气泡。将一个高频超声发生器和接收器固定在管路上,超声波在气泡与液体中的传播阻抗相差非常大,当超声在液体中的传播遇到气泡时,大部分超声波被反射,投射到探头的超声很少,据此可以判断管路中是否有气泡。

体外循环机的气泡捕捉器固定在 CPB 管路上,当探测到微气泡(直径 0.3～3.0mm)时可以发出警报,当出现大量气泡(直径超过 5mm)时可立即促发停泵,防止出现气栓危害患者安全。

气泡探测器在管路中安装的位置没有固定的

标准。如果安装在管道的最末端,靠近患者的位置,可以探测到来自任何部位的气泡,作为最后一道防线。然而,由于患者的高度、探测器与动脉插管的距离、泵速和血流的惯性等原因,即使已经停泵,气泡仍有可能进入患者体内。如果安装在储血罐与氧合器之间,则无法检测到氧合器故障或预充不完全等原因而导致氧合器产生的气泡。鉴于以上情况,将气泡探测器安装在氧合器与动脉微栓滤器之间最合适,既可以探测到氧合器的气泡,也能利用微栓滤器排出探测到的气泡。

五、液平面监测

储血罐平面监测装置是利用一个液平面监测器监测储血罐液平面水平,当平面低至探测器水平时可反馈减慢或停止泵的运转,避免大量气体进入管路引发气栓。

液平面监测使用时,将平面传感器探头根据需要牢牢固定于储血罐外壁所需的最低监测水平,不要留缝隙,以免出现误报或停泵。在智能化较高的体外循环机,当液平面低于警戒线时,在微电脑的控制下,血泵可自动减速,当液平面回升到正常位置时恢复正常转速。当液平面低于停泵水平时,则自动停泵。按照物理原理的不同,主要有如下几种监测方法:

1. 超声监测探头 利用超声波工作原理,将一个超声探头通过超声波凝胶(耦合剂)固定于硬壳储血罐外层,通过反馈的超声波信号判断液平面是否低于探测器。由于凝胶的干燥或探头固定的不稳定,常常会发生误报。Terumo system1 和 Sarns8000 或 Sarns9000 型体外循环机专用的平面探头即属于此类(7-1-2A),通过一次性的卡口将超声探头固定于硬质储血罐的外壁上。某些型号可以安装上下两个监测探头,当平面低于高水平探头时发出声光警报,当低于低水平探头时可反馈停止主泵运转。

2. 红外监测探头 此类探测器采用红外线原理,平面探测器上有一对红外线发射器和接收器,内部含红外线的发射、接收、信号放大和处理电路。当储血罐内的液平面高于监测平面时,发射管发出的大部分红外线被血液吸收,接收器接收到的信号较少,报警器不报警。当液平面低于监测水平时,大部分红外线被储血罐反射到接收器,报警器报警并反馈至泵控制模块,促发停泵。

3. 电容监测探头 此类探头采用金属粘贴条

固定在储血罐外壁上,采用电容工作原理,通过储血罐壁来感应液体平面。该方法将监测探头、储血罐壁和储血罐内容物(血、液体或空气)共同视为一个电容,液体与空气的电振频率不同,形成的电容值也就不同。探头根据所感知的电容的变化来判断液体的平面。目前较新的体外循环机(如

StockertⅢ及以后的机型,见图7-1-2B)能根据平面反馈控制主泵减慢转速或停泵。当液平面低至警戒线时,主泵自动减慢转速;液平面继续降低,主泵将停止运转;如液平面得以恢复,主泵转速将逐渐加大直至达到原先的设定流量。该探测器简单方便,且固定可靠。

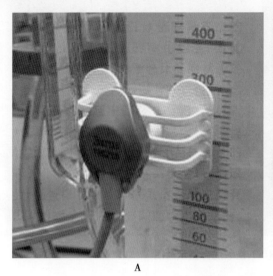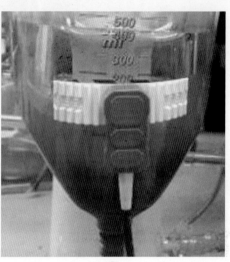

A   B

图7-1-2　液平面探测器
A. Terumo 平面探测器;B. Stockert 平面探测器

六、停跳液灌注监测

随着停跳液灌注技术的发展,无论是晶体或含血心脏停搏液,通过泵灌注的方法比较普遍,虽然也可通过重力或加压袋的方法来灌注,但因压力和流量不准确,已逐渐淘汰。通过泵灌注时,通常需要监测灌注速度、压力、温度、灌注时间等指标。灌注方法的控制上,通常有固定的灌注量和固定的灌注时间两种方法。在目前主流的体外循环机上,都有相应的监测和控制模块来完成灌注,均可以通过手动控制或者设定固定的灌注量和时间自动控制。灌注的速度和压力则根据插管、灌注部位(顺灌或逆灌)、手术需求等情况决定。灌注过程中,要求灌注师密切监测各项灌注指标,以判断灌注管打折、灌注针移位,主动脉瓣反流等情况,以避免心肌保护不良或过高压力导致冠脉等

组织结构的损伤。

七、时间监测

体外循环作为一种控制性休克的过程,势必会对机体造成一定的损伤,所以这个过程的长短直接影响患者的预后和并发症,尤其是深低温停循环的时间,是术后生存率和生存质量的重要影响因素。所以,对体外循环中各个阶段的时间监测非常重要,要求精确到分钟,这些时间节点包括:体外循环时间、主动脉阻断时间、主动脉开放后并行(辅助)时间、深低温或停循环时间、脑灌注时间。心肌保护的时间包括:心脏停搏液灌注时间、心脏停搏液灌注间隔时间、温血灌注时间等。

目前临床常用的体外循环机均设有至少3路时间监测模块,个别型机型还包含1~2路的倒计时时间。

第二节　气体调节装置

体外循环气体是特指输送到氧合器气体入口用于气体交换的可呼吸气体,参数包括流量大小和空氧比例,分别调控氧合器的二氧化碳排出和

氧合作用。大多数情况下,所使用的呼吸气体是医用空气和氧气的混合物,偶尔也会添加二氧化碳或七氟醚等气体。呼吸气流的控制通常通过空

氧混合器来调节。常见的空氧混合器包括氧浓度和气体流量的调节,以及气压不平衡的报警和蒸馏水收集等功能。流量的调节常有微调(0~1L)和粗调(1~10L)两个挡位。气体的压力通常控制在0.3~0.5kPa,且必须保持空气和氧气的压力平衡。否则,高压力气体会阻碍低压力气体的供应。如果压缩空气压力高于氧气,会导致氧气无法进入氧合器氧合,造成氧供障碍。应注意压力平衡报警孔的开放,避免被异物阻塞,每日均应检查压力报警是否正常。常见空氧混合器见图7-2-1。

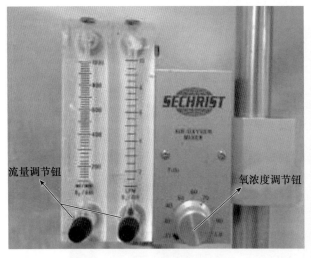 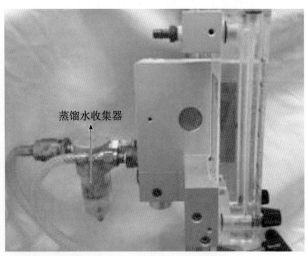

流量调节钮　氧浓度调节钮

蒸馏水收集器

图 7-2-1　SECHRIST 空氧混合器示意图

第三节　抗 凝 监 测

体外循环技术中,血液不可避免地会与非内皮细胞的异物表面接触激发凝血,使得必须进行全身抗凝,以免血液在管道内凝固造成严重后果。从20世纪50年代开始,在心脏手术中即使用肝素抗凝,并成为公认的标准抗凝药物。肝素起效快,易拮抗,但个体差异非常大。为了安全有效地使用肝素,精确测定其活性以达到满意的抗凝程度,必须对抗凝进行准确的监测。因此,对血液凝固系统的监测是体外循环最重要的监测之一。

临床上肝素抗凝的主要监测指标为激活全血凝固时间(activated clotting time,ACT)。该设备的主要原理是将全血与激活物质(通常是硅藻土或高岭土)混合来促发表面激活,并通过内置探针来探测血块的形成,所显示的时间是从监测开始至探测到血块的时间。根据临床使用的不同肝素浓度,应该选用相应的测试管。如ACT-LR(low range)测试管对低中肝素浓度(0~2.5U/ml)敏感,可适用于ECMO等低抗凝程度的监测;而ACT+试管则对中高肝素浓度(1~6U/ml)敏感,主要适用于体外循环抗凝监测。临床常用的ACT检测仪有以下几种,对于同一个血样,不同仪器或含不同激活器的试管,可能会得出不同的结果。因此,灌注师应该熟悉不同监测仪器和试管的特点。

1. Hemochron 监测仪(International Technidyne Corporation)　由一个内置磁铁的试管和磁铁检测槽构成,将2ml全血注入含有活化剂的试管内,混匀后将试管插入检测槽,试管在检测槽内被加温并旋转。血块形成后,磁铁会随着试管的转动而移动,探测器感应到磁铁磁场的变化就会停止计时,会发出信号并显示凝血时间,图7-3-1A 显示为Hemochron 801 监测仪。

2. Hemochron Jr 微凝系统(International Technidyne Corporation)　此设备为仅需15μl全血标本的卡槽系统。能自动将标本吸入测试槽内与活化剂混合。监测仪内有两个LED光探测器探测血液的移动,当凝血块形成,血流受阻时,移动速度减慢。当流速下降到一定速度时,仪器判断达到凝血块形成的终点,随后显示ACT值。图7-3-1B与图7-3-2 显示为 Hemochron Jr-Signature 监测仪及一次性监测片。

3. ACT Ⅱ 监测仪(Medtronic Inc)　该装置有两个塑料试管,将0.4ml全血分别注入两个试管中,置入加温的检测器。每个试管内有一个活塞,活塞的反复升降将血液与激活剂混合,并持续的搅拌血

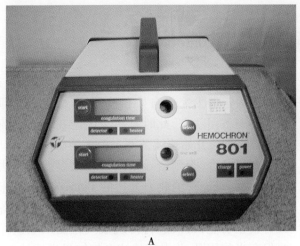

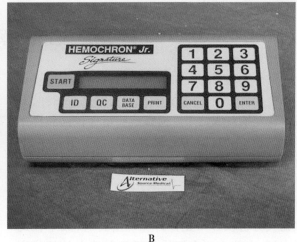

A　　　　　　　　　　　　　　　B

图 7-3-1　ACT 监测仪
A. HEMOCHRON801 型 ACT 监测仪;B. HEMOCHRON Jr-Signature 型 ACT 监测仪

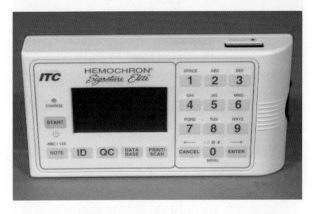

图 7-3-2　HEMOCHRON Jr-Signature 型 ACT 监测仪

液,直至凝血块形成。当活塞运动受到凝血块的影响减慢或停止时,光学探测器停止计时,监测仪发出信号并显示时间。ACT 值为两个试管数值的平均值。ACT PLUS 作为 ACT Ⅱ 的升级产品,通过 ACT PLUS EDM 数据管理系统,可以更有效的管理和分析抗凝数据。两款 ACT 监测仪见图 7-3-3。

4. HMS PLUS 抗凝管理系统(Medtronic Inc) 该装置是在 ACT 监测基础上,利用肝素剂量反应曲线设计的一种多功能凝血监测管理系统。通过不同的检测试管,除 ACT 外,还可以通过肝素剂量反应曲线来指导肝素的个体化使用,鉴别肝素抵抗;并通过肝素-鱼精蛋白滴定法测定肝素浓度,指导鱼精蛋白的个体化使用。此外,还可以独立于血小板计数而单纯进行功能测试,通过百分比数值获得简单易读的血小板功能评价。在围术期简单快速的获得这些与体外循环相关的关键指标,可以精确判断凝血状态,减少血液丢失和指导血制品的使用,更好地保护凝血功能。

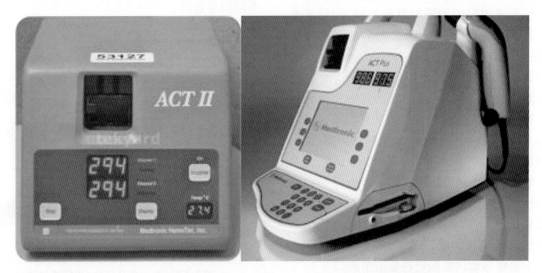

图 7-3-3　美敦力公司 ACT Ⅱ(左)与 ACT PLUS(右) ACT 监测仪

第四节　血气电解质与氧代谢监测

体外循环可能会引起一系列内环境生理参数的迅速变化，这意味着需要随时监测这些指标，并及时快速地获取结果。通常这些指标包括氧代谢指标（PCO_2、PO_2、动静脉氧饱和度、脑氧饱和度、血红蛋白浓度或血细胞比容）、酸碱平衡指标（pH值、剩余碱、碳酸氢盐、乳酸）、电解质（钾、钠、氯、钙）、血糖等。通过化学电极法原理的常规或便携式血气分析仪并不是体外循环所特有，故不在此处介绍，本节主要介绍体外循环所特有的氧代谢与血气电解质监测设备。

一、连续血氧饱和度与血细胞比容监测仪

体外循环中血氧饱和度的监测非常重要，尤其是混合静脉氧饱和度，可以反映机体整体氧供/需和组织灌注状况。体外循环常常会造成显著的血液稀释，为了保证满意的氧供，保持一定的血红蛋白或血细胞比容是非常重要的。动静脉血氧饱和度监测是判断患者氧供/需平衡和体外循环中正常氧供的关键指标，并可通过这些指标间接判断微循环灌注、麻醉深度以及氧合器性能。所以，持续动静脉血氧饱和度和血细胞比容监测是体外循环中必备的常规监测指标。

目前，临床有多种类型的血氧饱和度和血细胞比容监测装置被广泛使用，其均通过光学感应技术实现检测，利用血红蛋白和氧合血红蛋白对不同波长光波的吸收和反射量的不同，用分光光谱仪进行测定。仪器依靠纤维光学电缆连接探头，探头有光线反射和接受孔，将探头与连接在体外循环管路上的感应器紧密接触，通过对血液反射的不同波长的分析，得到连续血氧饱和度和血细胞比容的结果。连接在管道上的感应器有一个与外周光线屏蔽的窗口，当血流从窗口内流过时，仪器的发光二极管将不同波长（610nm 的红光和810nm 的红外线）的光束通过探头经窗口射向血液，血液反射的光束经同一纤维光缆被仪器接收，根据反射光的强度，测出不同光线被血红蛋白和氧合血红蛋白吸收的量，被仪器的光敏半导体元件转变为电信号后以数据资料显示出来。

不同类型的仪器均可使用交流电和内部电池

供电。每次启动仪器时均需要将探头牢固固定与仪器的固定器上完成自检和校准，自检完成后即进入监测备用状态，此时将探头固定在管道中的感应器上即可开始连续监测。探头与感应器窗口必须严密对合，否则会导致结果较大误差或无法检测数据。目前，美敦力公司的 Biotrend® 在临床使用较为广泛，设备和感应器见图 7-4-1。该设备具有校正功能，每次进行传统血气检测采取血样时保存当前数据，并根据传统血气结果进行校正，可以改善监测的准确性。

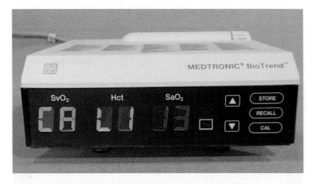

图 7-4-1　美敦力公司 Biotrend® 监测仪

泰尔茂公司的 CDI500 除了连续血气监测外，也可单独实时连续监测动静脉血氧饱和度与血细胞比容，工作原理亦与 Biotrend® 相似，相关设备和耗材见图 7-4-2。不同品牌和型号的监测设备均配有 1/2、3/8 和 1/4 三种不同型号的感应器以适应不同型号管道。

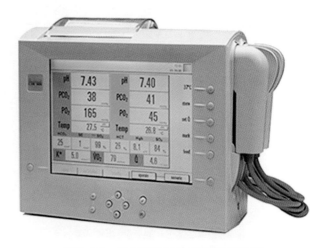

图 7-4-2　泰尔茂公司的 CDI500 监测仪

二、连续动态血气分析仪

除了临床常用的通过血样进行传统的血气分析外，目前已有无创连续血气分析仪用于体外循环中进行连续动态的血气监测。此类设备可获得与传统实验室检测相同的指标和同样精确性，且不需要频繁采集血液标本，并实现了连续动态监测，有利于内环境稳定的实时控制。

这种技术有别于传统的化学电极技术，而是利用光学反射技术和光学荧光技术原理。仪器通过纤维光缆经探头与相应的直接接触血液的感应器连接，监测和显示血液 pH、PCO_2、PO_2、K^+、血氧饱和度和血细胞比容等。

该仪器由监测器、探头、感应器、定标器等组成。由肝素涂层的一次性分流感应器含有 4 个微型传感器，直接与血液接触，分别感应 pH、PCO_2、PO_2 和 K^+，以及一个温度计测定血温。分流感应器直接置于动脉或静脉管路的分流管路上进行监测，需保证分流管路流量大于 35ml/min。

仪器分析系统的发光二极管直接将光束通过纤维光缆，经探头对准含荧光色素的微型感应器。当这些光束打到微型感应器上时，荧光被激发，荧光亮度根据血中 pH、PCO_2、PO_2 和 K^+ 的变化，探头的化学感受器可测定荧光亮度的变化，并经仪器转换成数字资料显示在监测显示屏上。

应用光学荧光技术进行血气监测与实验室化学电极测定一样，需要进行两点标定系统进行校正。监测前使用 A、B 两种标准气罐进行标定，罐内有已确定的、精确的 PO_2 和 PCO_2 标准气体。标定时，将分流感应器置于标定器上，标准气体通过含缓冲液的每个感应器，微型传感器与已知 PO_2 和 PCO_2 值的气体接触，已知气体中的 PCO_2 与缓冲液的相互作用测定出预先确定的 pH 值。

血 pH、PCO_2、PO_2 每秒测定一次，血 K^+ 则是每 6 秒测定一次。通过这种连续监测，保证体外循环过程中的气体交换、血液稀释及水电解质平衡的稳定，提高体外循环质量。

目前，临床常用的动态连续血气监测仪是上文提到的泰尔茂公司的 CDI500。该设备除了血气电解质连续监测外，还可通过与美敦力公司 Biotrend® 类似的原理常规监测静脉氧饱和度和血细胞比容，相关设备和感应器的连接见图 7-4-3 和图 7-4-4。

三、脑氧饱和度监测

人体的脑组织对缺氧非常敏感，在体外循环中，实时监测患者脑组织的氧合状况，并根据其变化及时合理地调节有关的生理参数，如体温、血液灌注流量、pH 值、血氧或 PCO_2 等，以达到保护脑组织，防止脑缺氧的目的，具有非常重要的意义。目前，临床上一般用颈静脉氧饱和度（SjO_2），指端脉搏氧饱和度（SpO_2）以及静脉储血罐入口处的静

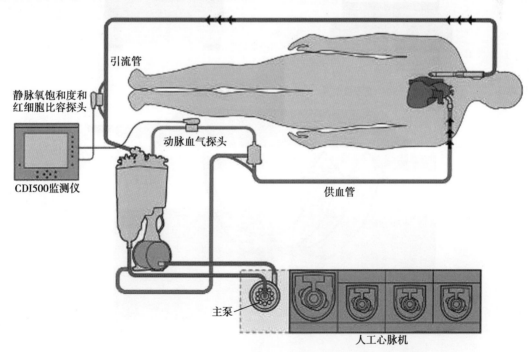

图 7-4-3　泰尔茂公司 CDI500 监测仪在体外循环中的连接示意图

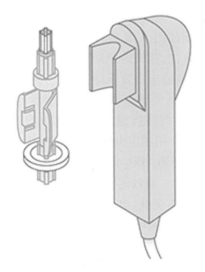

图 7-4-4　泰尔茂公司 CDI500 监测仪连续
血气监测探头及连接

脉血氧饱和度（SvO_2）反映脑组织的氧合状况，但它们都存在明显的局限性。近红外光谱（near infrared spectroscopy，NIRS）脑氧饱和度监测是近年来发展起来的一种监测方法，以其准确、连续、无创、快速、简便等特点，成为目前脑氧饱和度监测最常用的手段，并在临床得到广泛应用。

该技术是利用近红外光谱监测脑部组织氧饱和状态的一项无创监测技术。利用波长在 700 ~ 950nm 的近红外光对人体组织有良好的穿透性，此时光的吸收随血红蛋白的氧饱和程度变化。基于此原理，利用近红外光谱学方法无创监测脑部等深部组织的氧合状态。从发射光探头发出两个不同波长的散射近红外光，一部分穿过脑组织到达接收光探头。依据空间分辨光谱学和比尔-勃朗定律，某波长的透光度与该波长的入射强度呈正相关，与介质的消光系数、吸光物质含量和光通路径长度呈负相关。从测量点接收的光衰减随时间的变化计算出氧合血红蛋白、还原血红蛋白和总血红蛋白的浓度变化，氧合血红蛋白与总血红蛋白浓度比即氧饱和度。

通常的氧饱和度监测仪由主机、前置放大器、连接线和传感器四部分组成。传感器由发射电源和感受器组成，发射电源由两个发光二极管发出两束不等长波长（730nm 和 805nm）的近红外光；接收探头含有两个近红外光感受器用于接收不同浓度的衍射光。使用时将传感器固定于头皮或前额。开启电源后，仪器将在很短的时间内自动设

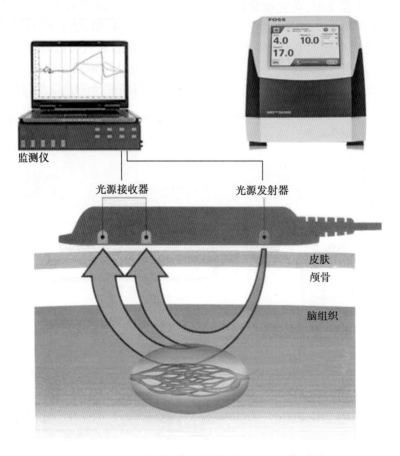

图 7-4-5　近红外脑氧饱和度监测仪（NIRS）监测原理

定最佳检测灵敏度和近红外光照射强度,不需要校准。采样时间可根据需要设置在 1/6~60 秒。

脑氧饱和度测定仪直接测定脑组织血氧饱和度,主要监测指标为脑组织氧合指数(TOI),它是包括脑部动静脉血流在内的氧含量混合参数。实际测量对象为动静脉混合血氧饱和度,其中动脉占 25%,静脉占 75%,测量值主要受脑代谢和脑血流变化的影响。由于动脉氧饱和度主要反映组织的氧供状况,而静脉氧饱和度主要反映组织对氧摄取状况,因此脑氧饱和度监测在理论上可较为敏感地反映中枢神经系统的氧供与氧耗情况。在体外循环心脏手术尤其是深低温停循环期间,都有潜在的脑缺血、缺氧风险,而且可能与术后认知功能障碍相关。因此,近红外脑氧监测在体外循环手术中具有较好的应用价值。常见的近红外脑氧饱和度监测仪和监测原理见图 7-4-5。

第五节 血浆胶体渗透压监测

血浆胶体渗透压是由血浆蛋白形成的对抗血浆中水分从血管内移到血管外的一种牵制力,对稳定血容量和预防组织水肿起着重要作用。目前已有适宜床旁专用的胶体渗透压测定仪。目前,临床常用的为 BMT MESSTECHNIK GMBH 公司的 ONKOMETER BMT 923 型胶体渗透压监测仪(图 7-5-1)。

测定仪由样品室、半透膜和参比液室组成。半透膜材料为三乙酸纤维素,厚度为 110μm,只允许分子量≤20 000 道尔顿的物质滤过,白蛋白(60 000 道尔顿)不能滤出。参比室由真空泵产生负压,使其与样本室形成模拟人体血管内外压力差的环境,待压力差值相当于样品血浆蛋白浓度的胶体渗透压时,参比液室中的硅质压阻传感器感受并显示达到稳定状态,使指示灯闪亮并有声响报警,显示窗显示被测样品的胶体渗透压值。

此测定仪重量轻(仅 1kg),体积小,操作简便,耗时短,不需要预热和特定“标准蛋白液”标定,方便床旁监测。测量范围为 0~99mmHg,测定精度

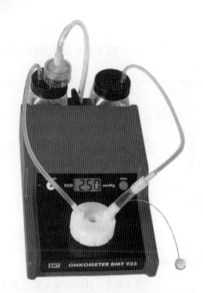

图 7-5-1 BMT MESSTECHNIK GMBH 公司 ONKOMETER BMT 923 型胶体渗透压监测仪

为 0.1mmHg。测定标本可以是全血、血浆、血清或组织液。测试过程仅需要 100μl 样本,测量时间<2 分钟。每张半透膜可以使用约 1000 例血样,不需要频繁更换半透膜。

第六节 血浆游离血红蛋白监测

血浆游离血红蛋白是指血浆中的血红蛋白,通常血红蛋白存在于红细胞中,当红细胞破坏,发生溶血后,血红蛋白释放到血液中,裂解成二聚体与结合珠蛋白结合,进而通过网状内皮系统清除,但一旦超出结合珠蛋白的结合能力,即可发生游离血红蛋白血症。游离血红蛋白的定量分析方法,分直接光谱法和化学法两种。化学法通常用于检验科,而光谱法通常用于床旁快速测定。光谱法利用可见分光光度法的设计原理,使用 570nm 和 880nm 波长的光源,照射样本中的高铁血红蛋白,通过的光信号经放大处理后,利用朗伯-比尔定律计算出吸光度。通过吸光度和浓度线性关系曲线,实现对游离血红蛋白浓度的测定。目前,临床使用的游离血红蛋白测量仪大多使用光谱法测量,具有测量精度高、时间短、功耗低以及便携等特点。图 7-6-1 为 HEMOCUE 公司生产的游离血红蛋白测量仪,可以测量血清、血浆或库存红细胞中的游离血红蛋白量。测量范围为 0~30.0g/L(0~3.0/dl),测量时间小于 60 秒,血样量<20μl。图 7-6-2 为 PLASMA/Low Hb 游离血红蛋白测定仪使用示意图。

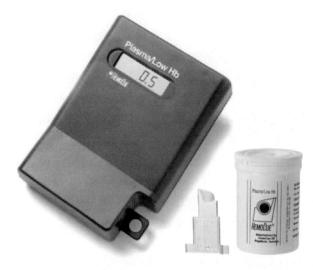

图 7-6-1 HEMOCUE 公司 PLASMA/Low Hb 游离血红蛋白测定仪

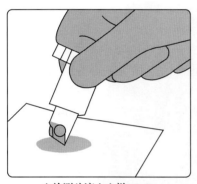
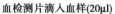
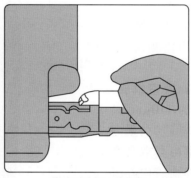
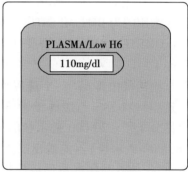

血检测片滴入血样(20μl)　　　将检测片插入分析仪　　　60秒后显示结果

图 7-6-2 HEMOCUE 公司 PLASMA/Low Hb 游离血红蛋白测定仪使用示意图

（郭　震）

参 考 文 献

1. 胡小琴. 心血管麻醉及体外循环. 第 1 版. 北京:人民卫生出版社,1997. 90-134.
2. 龙村. 体外循环学. 第 1 版. 北京:人民军医出版社, 2004. 406-459.
3. Department of Health. The employment of clinical perfusionists in the NHS, the department of Health's guidance on best practice for the employment of clinical perfusionists in the NHS. 1999.
4. Weatherall M, Sherry KM. Monitors and alarms used by perfusionists during cardiopulmonary bypass. The Perfusionist, 2000,24(3):10.
5. Golab HD, Takkenberg JJ, Bogers AJ. Risk factors for low colloid osmotic pressure during infant cardiopulmonary bypass with a colloidal prime. Interact CardiovascThoracSurg, 2009,8(5):512-516.
6. Harm SK, Waters JH, Lynn P, et al. Changes in mechanical fragility and free hemoglobin levels after processing salvaged cardiopulmonary bypasscircuit blood with a modified ultrafiltration device. J Extra Corpor Technol,2012,44(1):21-25.
7. Kelting T, Searles B, Darling E. A survey on air bubble detector placement in the CPB circuit:a 2011 cross-sectional analysis of the practice of Certified Clinical Perfusionists. Perfusion,2012,27(4):345-351.
8. Menke J, Möller G. Cerebral near-infrared spectroscopy correlates to vital parameters during cardiopulmonary bypass surgery in children. Pediatr Cardiol,2014,35(1):155-163.

第八章
体外循环的其他装置

第一节　血液超滤装置

体外循环过程中,血液稀释、低温、血液与非生物界面接触而引发的全身反应综合征、外科创伤等因素,可导致机体水负荷增加、毛细血管通透性增高,液体向组织间隙转移,从而导致机体组织细胞水肿,影响组织器官的功能。超滤装置可通过超滤膜表面的微孔结构对物质进行选择性分离,当血液在一定压力下流经膜表面时,水、电解质及小分子物质可通过滤过膜,而大分子物质(如白蛋白、红细胞等)则被截留,从而清除机体多余水分,达到血液浓缩、减轻组织器官水肿的作用。研究表明,超滤还可减少全身炎症反应综合征的中间介质。因此,目前超滤已成为一种体外循环系统中的重要装置。

一、结构及工作原理

(一) 结构

超滤器由一束具有微孔膜的中空纤维组成(图 8-1-1、图 8-1-2),数千根中空纤维制成束状装在碳酸盐壳中,膜孔径大小为 5~10nm,中空纤维直径为 180~200μm。

(二) 工作原理

1. 驱动力　当血流进入超滤器的中空纤维时,在膜两侧产生跨膜压差(TMP),跨膜压差=(滤器入口端压力-滤器出口端压力)/2+滤液出口负压,在压力的作用下,膜壁上微孔结构对物质进行选择性分离(图 8-1-3),从而到达滤除多余成分,保留有效成分的目的,为防止血液有形成分破坏,滤过膜两侧的压差应维持在 100~500mmHg。

2. 滤过系数　是指某溶质在超滤液中浓度和血浆中浓度之比,其值为 0~1.0。滤过系数为 1 代表超滤液中的溶质与血浆中的浓度相等,该溶质可以在膜内外自由转移。滤过系数为 0 代表没有溶质跨膜转移。因此,没有被蛋白质附着的小分子溶质容易滤出,它们的滤过系数为 1。被蛋白

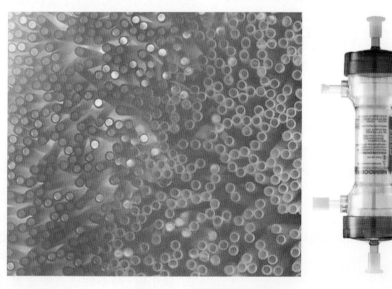

图 8-1-1　中空纤维超微结构

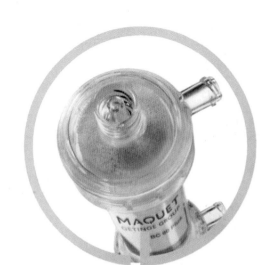

图 8-1-2 小儿超滤器

质部分附着的小分子溶质,滤液中溶质的浓度将与未被蛋白质附着的溶质浓度相等,某溶质的滤过系数与该溶质分子量与膜微孔大小差距,以及是否与蛋白质附着,及溶质表面电荷的情况。

3. 影响因素

(1) 跨膜压:根据 Starling 定律,TMP 越大,滤出的液体越多,如果超过 TMP 上限,就有可导致红细胞破裂以致溶血。

(2) 血流量:如果血流量较慢,就会导致大量红细胞堆积在中空纤维中,从而增加溶血的可能性;血流过快,不能使液体在短时间内滤出,所以要将流量控制在 100 ~ 300ml/min。

(3) 膜的厚度。

(4) 膜上孔径的数目及孔径的大小。

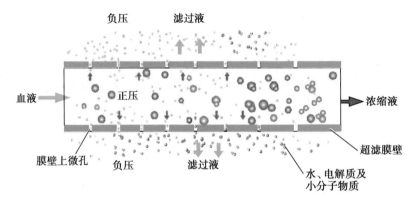

图 8-1-3 超滤膜滤过原理图

(5) 血液的血细胞比容。

(6) 温度。

二、超滤器的类型

(一) 透析型

利用透析膜使血液与透析液之间由于渗透压及超滤压差而起作用,所用材料有醋酸纤维素膜及铜纺膜。

(二) 滤过型

模拟肾小球功能,利用较高的跨膜压差,当血液通过滤膜时产生超滤作用,不用透析液,所用材料有聚甲基丙烯酸甲酯系聚合物(PMMA)或聚丙烯腈膜。

(三) 吸附型

利用血液通过吸附剂如活性炭而起作用。

三、滤出液成分

滤出液的成分与滤膜孔径及血液中溶质的分子量大小有关,国产一般膜孔径大小在 1.0 ~ 3.5nm,允许分子量在 20 000 道尔顿以下的物质通过,部分国外的滤器如 Gambro、Mintech、Maquet,其孔径的大小可允许分子量在 65 000 道尔顿以下的物质通过。

(一) 小分子物质

K^+、Na^+、Cl^-、尿酸、肌酸和葡萄糖均可滤出,其筛过系数(sieving coefficient,SC)为 1(SC 为可溶性物质被滤器滤出的能力,它直接与分子量大小有关,分子量越大,被滤出效果越差)。这些物质滤液里的浓度和血浆中的浓度相等(表 8-1-1)。

(二) 大分子物质

如白蛋白(分子量为 69 000 道尔顿)、血红蛋白(分子量为 68 000 道尔顿)、纤维蛋白原(分子量为 341 000 道尔顿)以及细胞成分(红细胞、白细胞、血小板)都不能透过滤过膜,因此这些物质的血浆浓度将随超滤的进行而升高。

表 8-1-1　血液与滤出液成分比较

项　目	血液浓度	滤液中浓度
钾（mmol/l）	4.99	5.11
钠（mmol/l）	139.2	139.5
氯（mmol/l）	102.4	103
钙（mEq/l）	10.1	8.9
镁（mEq/l）	5.1	4.4
尿素氮（mg%）	9.35	9.24
葡萄糖（mg%）	188.8	185.8
白蛋白（g%）	2.22	0
球蛋白（g%）	1.18	0
红细胞（$10^6/mm^3$）	2.68	0
白蛋白（$10^3/mm^3$）	9.2	0

四、适应证

（一）体外循环中应用

1. 长时间体外循环,液体易积聚于组织间隙,造成组织脏器水肿,影响术后脏器功能。

2. 术前患者有慢性心力衰竭,或肺、肾功能不全,体循环淤血或肺间质水肿等体内水分过多者。

3. 转流中血液稀释较大,如深低温停循环手术,血细胞比容较低。

4. 婴幼儿的改良性超滤。

（二）其他应用

1. 血液透析与超滤同时进行,适应于急、慢性肾衰竭的尿毒症患者。

2. 用于充血性心力衰竭或肾病综合征、肺水肿,应用利尿剂无效者。

3. 血浆置换用于免疫疾病、重症脓毒血症等。

五、应用时注意事项

1. 滤器冲洗　用生理盐水 500ml,超滤器一端连接输血器利用重力进行冲洗然后排空。

2. 电解质　超滤时丢失各种电解质及葡萄糖,应注意补充容量的同时加以补充,否则会引起电解质紊乱和低血糖,这对婴幼儿尤其重要。

3. 分流控制　超滤过程中,分流入滤器的血流量应计算在总流量中,尤其在发绀型心脏病心内回血多更应注意,否则可引起灌注量不足而致全身缺氧。

4. 负压调节　外加负压不宜过大,否则可造成血液破坏增加及管道被吸瘪影响滤出效果。

六、超滤方式

（一）常规超滤（conventional,CUF）

1. 连接路径　超滤入血口连接体外循环动脉管路,如膜肺侧路、动脉微栓滤器排气口或采集动脉血标本旁路（如图 8-1-4）;出血口与静脉会流室连接。利用负压吸引（−150mmHg）建立跨膜压差,用附加泵控制超滤流量。目前,Gambro、Maquet 等超滤器不用施加负压,仅靠体外循环管路动静脉两端的压差就可很好地滤出液体。

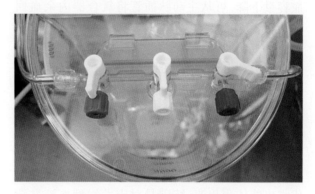

图 8-1-4　动脉血标本采集旁路

2. 超滤时机　一般在开始复温后,鼻咽温达到 28℃开始至停机。转流中,如大量晶体停跳液回收,或由于术前器官淤血,如肺、肝脏等,使得体外循环开始后大量的液体到回流室,也可以在体外循环一开始就超滤,直到达到预期目标。

3. 特点　常规超滤只能在体外循环过程中进行,对于体重小的婴幼儿,血容量少,灌注流量小,在复温过程中进行超滤时的分流量相对主动脉泵的流量也比成人大,有灌注不足的问题存在。而且随着水分的不断滤出,氧合器液面不断下降,往往使正常的转流难以维持,此种情况下,需另外加入液体（库血、血浆或林格液等）,这样就抵消了超滤的作用,因此 CUF 在滤除水分、浓缩血液方面的功能是非常有限的,此外还有一部分患者还没有来得及将血细胞比容（Hct）提高到较为理想的结果就需要脱离体外循环,这样就很难将患儿体内的多余水分排除。

（二）改良超滤（modified ultrafiltration,MUF）

1. 连接方式　按血流方向,MUF 分为两种,动脉-静脉和静脉-静脉。

（1）动脉-静脉:Groom 方式:主动脉→泵→滤器→停跳液管道/变温器→右心房;Elliot 方式:主

动脉→泵→滤器→静脉管→右心房,前者利用了停跳液装置的变温器有利于保温。

(2) 静脉-静脉:考虑到这种动-静脉方式存在左向右分流的问题,有学者设计出从静脉到静脉系统(V-V MUF)方法:下腔静脉→泵→滤器→颈内静脉。无论上述哪种方法都是安全有效的,至今没有报道相关副作用。

2. 超滤时机　患儿停止外循环后 10 ~ 15min 内进行,由滚压泵来控制进入超滤器的血流量,避免分流量过大造成主动脉供血不足,一般 100 ~ 150ml/min,整个环路密闭、无气体。超滤过程中血容量下降,可从主动脉插管将氧合器内余血回输给患者。

3. 特点

(1) CPB 结束后短时间内直接滤出体内多余水分,浓缩血液,提高血细胞比容的同时使胶体渗透压和凝血因子浓度增加。

(2) 由于该技术在体外循环停机后进行,所以在转流过程中,只要能保证满足相应温度下患者氧供的 Hct 即可,这样,一定程度的血液稀释的优点也能体现出来,特别是对于发绀型血液黏滞度高的患者有益。而一旦停机之后,这种低 Hct 和血液稀释对婴幼儿患者来说是不利的,应及时的纠正,改良超滤即能起到这种作用。

(3) 对于稀释度大,容量多的患者,如心脏停搏液回收过多时,也可在转流中随时实施超滤。

(4) 实施 MUF 时,由于整个体外循环管道处于预充状态,可在发生意外时,迅速恢复常规 CPB,必要时在转流过程中也可进行超滤。

(5) 超滤时继续保持肝素化,ACT>480 秒。

4. 临床作用

(1) 对水和血细胞比容的影响:MUF 不仅可以在 CPB 过程中进行,其最大的优点在脱离体外循环后的 10 ~15 分钟内进行,不受静脉贮血室内液面的影响,克服了 CUF 的缺点。同时,它可将 CPB 管道内的剩余血浓缩后直接回输给患者。Naik 等研究发现 MUF 在排水方面要明显优于常规超滤,一般可以将 Hct 提高到 40%。Hennei 等学者对 38 例先天性心脏病患者分组进行研究,对比观察 CUF、对照组和 V-V MUF 三组病例的排除体内水分的能力。结果显示,只有 MUF 可以最大限度地排除体内的水分,并将血细胞比容提高到较为理想的程度,缩短了患者的平均住院时间。

(2) 对出血和输血的影响:Naik 等大样本研究结果显示 MUF 可以降低术后血液的丢失和库血及血浆的用量,分析其原因在于:①血液浓缩本身就可以减少失血;②凝血因子包括血小板浓度增加;③有些纤溶物质被滤出掉。Friesen 等通过对 20 名体重<15kg 的婴幼儿进行 MUF,观察凝血系统的变化,结果表明,MUF 可以明显提高 Hct,纤维蛋白和血浆总蛋白都有较为明显的升高,血小板没有明显的变化,术后出血减少在于使用 MUF 后可以减轻预充给患儿凝血系统造成的紊乱。同样,Draisma 通过对两组使用和不使用 MUF 的患儿进行比较,结果表明 MUF 不仅可以增加 Hct 的水平,而且还降低库血的用量,术后患者的胸腔引流液也明显减少。Koutlas 也于 1995 年 1 月至 1996 年 6 月做了类似的研究,使用 MUF 的患儿在库血的用量、胸液、心包引流液、术后死亡率都有明显的降低。总之,MUF 在婴幼儿心血管手术中减少出血和输血的作用是肯定的,为我们提供了一个减少使用血液制品的手段。

(3) 对血流动力学的影响:MUF 改善了患者由于 CPB 造成的水代谢的紊乱,有利于术中及术后患者血流动力学的好转。Davies 等通过心内超声监测 21 例手术患者术前及术后的各项超声指标,结果表明:使用了改良性超滤的患者,在 CPB 后左室的收缩功能增强了,血压也有明显的提高,心脏的顺应性也有明显的改善,术后各种血管活性药的使用也明显低于对照组。Caturvedi 通过 22 例先天性心脏病患儿在 CPB 过程中进行分组实验观察左心功能的变化,结果表明,在应用了 MUF 患者中,在术中可将 Hct 提高到 34%(21% ~42%),术后的压积可达到 40%,并且心肌收缩末压力与容量的比例曲线(Ees)增加了 58%,而未应用 MUF 的对照组参数没有明显的变化。丹麦科学家 Schlunzen 对 134 例平均年龄为 0.4 岁,平均体重为 5.3kg 的先天性心脏病患儿术中使用 MUF,平均使用时间为 12 分钟,滤出的水分平均为 44ml/kg,血细胞比容从 28% 提高至 40%,平均动脉压从 56 提高至 74mmHg,动脉的血氧分压从 30.8kPa 提高至 34.1kPa,心率从 145 次/分降到 136 次/分,而患儿的 CVP、LAP 等参数没有明显的变化。实施改良超滤时,可能会引起轻度血压下降,由于水分的滤出血容量下降所致,这时可用储血室内残留液体补充血容量,不会引起不良后果,但一般来说,随着超滤的进行,患者血压有所升高这可能是由于:①心肌水肿减轻,增强了心肌收缩力,改善左室顺应性;②血细胞比容增高,血黏度增加,循环阻力增大;③血液分流使体循环血容量下降,反射的刺激交感神经所致;④超滤过程中一部分芬太尼被滤出,以至维持不了足够的麻醉深度导致血压升高,Hodges 等分别在超滤器、动脉、静脉、回流室采集标本,结果观察到血浆中的芬太尼的浓度没有变化。

(4)脑保护效果:Skaryak 等深低温停循环的 CPB 小猪实验中,发现 MUF 改善脑氧代谢率(CM-RO$_2$)和氧的输送,并认为其原因不在于血细胞比容(Hct)的增加,因为在对照组中输注 Hct 为 40% 的血液未能取得相同效果,作者推测 MUF 减轻脑水肿、去除毒素物质或减轻了白细胞介导的缺血再灌注损伤。

(5)炎性介质滤出:绝大多数的细胞因子分子量在 6800~35 000 道尔顿,分子量较大的 TNF 也只有 17 000~50 000 道尔顿,目前笔者使用的超滤器其膜孔径能使分子量小于 65 000 道尔顿物质滤出,因此理论上,绝大多数的炎性介质都能通过超滤器滤出。但是,阜外医院通过一组临床研究表明,对 IL-8、IL-6、TNF 三种炎性介质,单纯通过 MUF 技术不能使血浆中的炎性介质浓度降低,反而随着滤出液体的增加,而血浆浓度越高。由此不难推测,如果采用稀释性超滤,即在超滤的同时,加入不含炎性介质的替代液,将会使血浆中的浓度不断下降,目前有的临床中心采用大容量零平衡超滤正是出于此种考虑。多数的研究认为只有采用零平衡超滤(Z-BUF)才能有效地滤出炎性介质,朱德明等通过对比 MUF 和 Z-BUF 在婴幼儿 CPB 中的应用,结果显示,无论哪种形式的超滤都能滤出炎性介质,但只有 BUF 降低炎性介质的血浆浓度,而 MUF 只能使血液浓缩。

(6)对药物浓度的影响:超滤在滤出炎性因子和浓缩血液的同时,也可能改变一些药物浓度。肝素的分子量较小,可以通过半透膜,超滤中是否需追加肝素仍不肯定。Williams 做了一项研究来比较血球分离机和 MUF 对循环中肝素浓度的影响,结果表明,在使用了 V-V MUF 的患者中血浆中肝素的浓度增加,在 CPB 回路中血液肝素浓度也有所增加,相比之下在使用了细胞分离机的患者循环中仅可以发现极少量的肝素。因此,在应用了 MUF 的同时可能会延长 ACT,这可能由于肝素和蛋白结合而不被滤出有关,这将影响 CPB 之后鱼精蛋白对肝素的中和,所以,在超滤时尤其应注意 ACT 的监测。在 Journois 等的一项临床研究中,采用大容量零平衡超滤后,血浆中咪达唑仑和芬太尼的浓度有所降低,但这些药物的浓度保持在较高的药效范围,仍能维持稳定的麻醉效果。可能与这些麻醉剂与血浆中蛋白的高亲和力有关,限制了药物的滤过。

5. 适应证 对于高危因素(复杂畸形、肺高压、低体重)的患儿,长时间 CPB 是 MUF 的最佳适应证,甚至有学者定义体重<10kg 的患儿最能从 MUF 中获益,而对于体重>10kg 患者,无论在失血、输血,还是血流动力学方面,MUF 不具备优越性。

6. 终止超滤的标准 目前多数单位采用以下指标为停止 MUF 的标准

(1)血细胞比容(Hct):一般 Hct 达到 30%~40%,尽量输完 CPB 管道内血液为止;

(2)时间标准:超滤 10~20 分钟,流量 100~150ml/kg;

(3)滤出量:滤出有效液体量=[转前预充总量+转中增加量(主要为回收晶体停跳液)-尿量]×50% 或 60%。前者使用于体重<10kg 的患儿;后者使用于体重在 10~15kg 的患儿。

(三)零平衡超滤(zero balanced ultrafiltration,Z-BUF)

1. 意义 由于 CUF 在婴幼儿患儿的局限性和 MUF 在炎性介质滤出上的缺陷,有学者采用零平衡超滤(Z-BUF)+MUF 联合应用,其结果是既可降低血浆炎性因子浓度,又可在 CPB 结束尽快地滤出体水,浓缩血液。

2. 连接及超滤时机 与 MUF 相比,ZBUF 实际上是常规超滤改良后的一种超滤方式,其滤器的安装方式和超滤时机与 CUF 一样,一般在 CPB 复温期间进行。

3. 临床应用 零平衡超滤是指滤出液体同时就加入等容量的平衡液,实际上相当于洗脱作用,其目的不在于滤出的液体,而是通过不断的循环滤出炎性介质,目前一般采用的是大容量零平衡超滤,为确保液体进出的平衡和转流中相对稳定的胶体渗透压,液体的加入和滤出同时进行。尽量使液体滤出的速度和加入的速度保持一致。由于是大容量的液体置换,此种超滤方法对药物和血中离子浓度的影响较大,在超滤的过程中应及时的监测 ACT 的值,保证 ACT 在安全的抗凝范围,而置换液的离子浓度应为生理浓度,即 Na$^+$ 140mmol/L,

K^+ 3.5mmol/L，Cl^- 105mmol/L，Ca^{2+} 2mmol/L。Journouis 研究显示，MUF 和 Z-BUF 技术的合用，能更好地去除炎性介质，改善肺功能。

度产生对血液的影响。而且其对血液引起的补体激活远比其滤除的少得多。

七、存在的问题

1. 生物相容性 超滤器为非内皮化的合成材料制成，因此在与血液的接触过程中同样会引起炎性因子的释放，但是随着材料和生物相容性的不断改善，一些新的膜已经能够做到在最小的程

2. 对体温的影响 由于改良超滤在停机之后进行 10～15 分钟，在超滤过程中未经过变温器保温，时间过长会导致患者体温下降。

3. 技术应用 相对于常规超滤来说，改良超滤是一项新的技术，有一个学习认识的过程，包括与外科医生、麻醉医生的交流配合问题。

4. 对血浆药物浓度的影响（前面已叙述）

第二节 血液回收机

血液回收技术（blood salvage technique，BST）是指应用血液回收机将患者术中失血和（或）术后引流血液，采用负压吸引的方法收集、处理后回输患者的技术。目前临床主要有两种血液回收方法：①非洗涤式血液回收（no-washed blood salvage）将血液回收后经抗凝、滤过后回输给患者，目前已很少使用；②洗涤式血液回收（washed blood salvage）即将回收的血液经抗凝、滤过、分离、清洗、净化、浓缩后再回输给患者。在体外循环心脏手术中采用自体血液回收技术可最大限度减少或避免异体血的输入，从而缓解血源紧张，减少输血并发症。血液回收技术尤其适用稀有血型，如 Rh 阴性患者供血难的问题。

种类，其中仅白蛋白就有 25 种类型，血清蛋白有 20 多个血型系。各种酶和抗体也有各自的异质性。全血抗原表现型约有 10^{17} 之多。总之，人类除单卵双生外，几乎无完全相同血型者。其中，每一种抗原均可能使输血者产生相应抗体引起输血免疫反应。此外，血液在储存期间所产生的活性物质可引起白细胞释放白三烯、组织胺、嗜酸性粒细胞增多趋化因子，补体系统（C3a、C5a）激活，激肽类炎性细胞因子增多等，导致输血以后并发症增多。据对大血管破裂手术回顾性调查：非血液回收的死亡率明显高于血液回收组。由于血液回收技术在临床应用取得显著的效果，目前在心血管手术等领域的应用已逐渐普及。

一、自体血液回收的意义

自 1900 年，ABO 血型的发现，开创了人类异体输血的新纪元，经过近百年的临床实践，异体输血挽救了大量患者的生命，但因输入异体血而导致的副作用也引起了医学界的普遍关注。输入异体血可导致血源性传染疾病。例如艾滋病、肝炎、黑热病、梅毒、疟疾、T 细胞病毒和巨细胞病毒等。输入异体血亦可导致免疫抑制、发热反应、过敏反应、溶血反应、微聚物肺栓塞、ARDS、移植物抗宿主病等。另外输入异体血还可导致凝血和纤溶功能失调、电解质紊乱、低血钙、高血钾、酸中毒、水钠潴留、心力衰竭、肺水肿等。

输入异体血导致患者反应的主要原因：血液成分多样性和复杂性。经过大量的科学研究证实：人类红细胞血型有 26 个，抗原有 400 多个。血液白细胞除与红细胞有相同抗原外，淋巴细胞和粒细胞亦有各自的抗原。血小板还具有多个特异血型系统和不同的抗原。血浆蛋白亦有 100 多个

二、非洗涤式血液回收机

（一）特点

1970 年，Klebanoff 研制出第一台自体血液回收机，其血液回收为过滤式，采用单泵双过滤装置，操作简单，血液回收率高，回输速度快，并可在血液回收的同时保留血浆成分。缺点是在血液回收的同时可将混入在血液中的微颗粒，如游离血红蛋白、游离脂肪、组织细胞碎片、滤网中的硅油、纤维蛋白降解代谢产物和炎性介质以及激活凝血因子等一起回收，回输后容易导致灌注肺、肾衰竭、DIC 等并发症。

（二）工作原理

1. 回收和回输 装配有两个滚压泵，分别用于回收和回输血液，两个滚压泵速可分别调控，以提高血液回收处理和回输患者的安全性。

2. 双重过滤 在血液回收端安装有孔径约为 $150\mu m$ 的滤血器，对回收血液进行初次滤过，主要滤过较大的血块、组织碎片等杂质。在输入血液

端安装有孔径约为 40μm 的滤血网,对回输患者体内的血液进行二次滤过,可明显减少因微颗粒的回输而导致的组织器官栓塞。

3. 血液加温装置 血液回输时,将输血塑料管放置于加温器内,使输入血液温度与患者体温相近,从而有效防止因大量血液回输导致的患者低温。

4. 抗凝 在血液回收端安装有肝素和 0.9% 生理盐水混合抗凝剂注入孔,在进行回收血液的同时不断滴注入抗凝剂,防止在血液回收的管路中产生凝血块,从而影响血液回收的质量。

5. 肝素中和 在血液回输端安装有鱼精蛋白液注入孔,对血液回收过程中滴入的肝素抗凝剂进行鱼精蛋白中和,避免因大量输入含肝素血液而导致患者机体凝血功能紊乱。

三、洗涤式血液回收机

(一)工作原理及特点

1. 工作流程 洗涤式血液回收机在无菌技术状态下,采用机械负压吸引装置,将术中出血或术后胸腔引流袋出血收集到贮血滤血器中,并在负压吸引过程中加用肝素抗凝药物,经过贮血滤血器多层滤膜过滤、祛泡后输入到血液回收罐。通过血液回收罐高速离心,将血液按其成分比重进行分离,高浓度红细胞经再洗涤浓缩,将排除废液的高浓度红细胞回输给患者(图 8-2-1)。

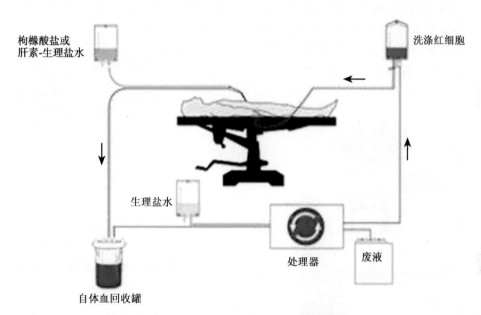

图 8-2-1 洗涤式血液回收机工作流程图

2. 工作原理 血球分离机(cell saver)能对体外循环后机器和管道中剩余的血液进行浓缩。其工作原理如图 8-2-2、图 8-2-3。血球分离机排水能力很强,速度快,可将稀释的血液浓缩至 70% 血球压积,经分离的血液清除了肝素和一些毒素,节约了库血,避免了因输库血引起的血液传染病的危险。但这种血液缺乏血浆蛋白和凝血因子。

3. 特点 将回收的血液经滤过、分离、清洗、净化处理后获得浓缩红细胞悬液,在浓缩血细胞的同时去除混杂于血液中的微颗粒,如脂肪微粒、组织细胞碎片、贮血器滤网中的硅油和机体代谢产物,炎性介质和激活的凝血因子等。因此,洗涤式血液回收虽可避免非洗涤式血液回收的各种并发症,但也去除了人体宝贵的全部血浆成分。

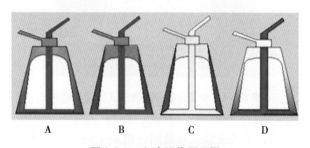

图 8-2-2 血液回收原理图
A. 稀释的血液流入封闭旋转的容器内;B. 由于离心力的作用,使质量大的血细胞悬浮于容器的周边,中心为液体成分;C. 将中间的液体成分吸走,再注入生理盐水冲洗,并将冲洗液吸走;D. 机器停止转动,经洗涤的血细胞沉积于容器的底部,再将其吸引至血袋中储存

(二)结构

目前,洗涤式血液回收机国内外各种类型多

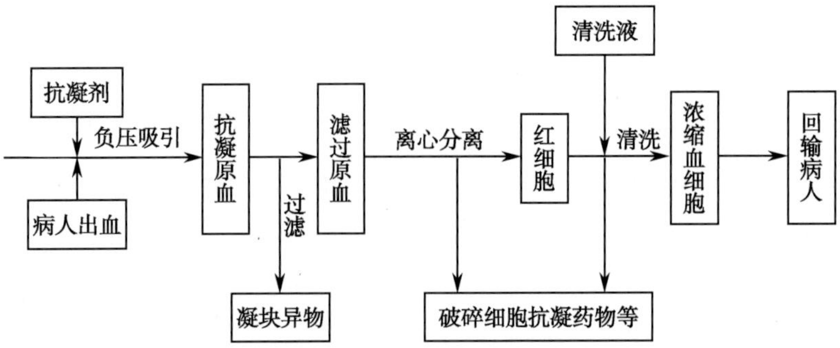

```
                        清洗液
                         │
抗凝剂                    │
  │  负压吸引  抗  滤  离心分离  红  清洗  浓缩  回
  ↓         凝  过        细      血  输
病人出血     原  原        胞      细  病
            血  血                胞  人

            │过滤      │            │
            ↓          ↓            │
          凝块异物   破碎细胞抗凝药物等
```

图 8-2-3　血液回收示意图

以最先开发的 Cell Saver® 机型为标准生产制作,机型、结构、功能大同小异,血液回收操作处理方法亦基本相同(图8-2-4)。有全部自动化微机操作和兼有手控操作系统设计,血液回收的方式可供选择。整体结构包括主机、控制操作屏幕板、离心系统、显示器、电控制管道夹、滚压式调速器、超声波气泡探头、光电血层探测器等装置。现以国产自体血液回收机为例,介绍其结构。

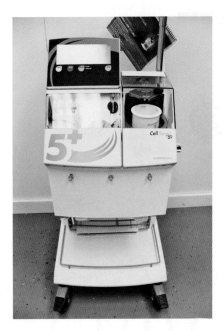

图 8-2-4　美国血液公司洗涤式血液回收机

1. 主机洗涤式血液回收机的主机包括控制操作板、离心系统、显示器、电控管道夹、滚压式调速器、超声波气泡探头、光电血层探测装置以及承载车、立杆、挂钩、电源线等。

2. 控制操作板洗涤式血液回收机的控制操作板,是调控指令的输入装置。通过控制操作板,可以选择工作模式如自动或手动工作程序,例如进血、清洗等参数的调整以及泵速的升高和降低。

同时,血液回收机的工作状态也可通过操作板屏幕显示出来。

3. 离心机系统洗涤式血液回收机的离心机系统由离心电机、离心井盖、离心井等部分组成(图8-2-5)。

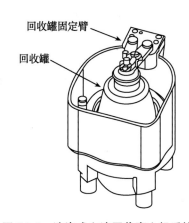

图 8-2-5　洗涤式血液回收离心机系统

(1) 离心电机:离心机转速设计范围是根据血液回收机分离血液组分性能而定,一般约为 0～5600r/min。在处理回收红细胞时通常使用旋转速度为 5600r/min,原因是旋转速度低,血浆与红细胞分离不完全,转旋转速度高,则容易把红细胞分离出去。

(2) 离心井盖:离心井盖设计为透明盖,以便于观察离心机的运转状况,使用时应确定离心井盖关闭好后,离心机才能运转。当打开或未盖好离心井盖时,离心机将启动系统报警并自动减速、停转,并且在操作屏幕上可显示离心井盖未盖好的图标,以保证操作安全性。当离心机加速或减速时,按气泡开关键,可以打开或关闭离心井盖检测功能。

(3) 离心井底盘:离心井底盘主要是用来固定回收罐(又称离心杯)运动部分,底盘侧壁上有 3 根卡柱。在放入血液回收罐时,需要使罐底边上的3个卡口槽对准卡柱,将血液回收罐放到底,按下拆装立杆,并使立杆横柱压紧在托盘上的3个胶块上。顺时针转动回收罐,确认托盘卡柱卡入回收罐卡槽内以确保安全。操作前检查:左右转动血液回收罐,确认已和卡柱衔接牢固。

(4)离心井:是容纳血液回收罐、离心井底盘、回收罐固定臂以及光电式血层探头的装置,其将回收罐和主机的电器及控制等部分隔离开,离心井底部有血槽及排血口。一旦漏血时,血液可经过血槽或排血口将漏出血液排到机箱以外,避免损坏主机。

(5)回收罐固定臂:由对称式夹紧臂组成。主要是用来固定回收罐静止部分,以便各种管道固定连接。

4. 操作板显示器 血液回收机操作板显示器,通常采用LCD液晶显示屏,可持续显示血液回收机工作时的各种运行状态。

(1)操作方式:可根据需要选择手动或自动两种模式,其中有快速、中速、慢速。红细胞或血小板采集等。

(2)工作程序:有进血、清洗、排空、浓缩、回血等具体运转选择模式。

(3)离心转速:国内外机型依据设计性能原理,一般设计离心转速为5600r/min。并且可经显示屏提示泵速、流量、进血量、拟清洗量、已清洗血液量、回收血液量等。

(4)报警系统:自动显示血液回收机运转异常警示,例如离心井盖关闭不良、有气泡等。

(5)按总结键时可显示处理原回收血液的总量、清洗液的总量、回收红细胞悬液总量等。

5. 电控制管道夹 洗涤式血液回收机上有三个固定电控管道夹,并分别标志有红、黄、绿三种彩色指示灯。黄色为进血液管道夹、绿色为进清洗液管道夹、红色为排空血液管道夹(图8-2-6),其开关分别由电脑控制,进血和回血时,进血管道夹开。清洗红细胞时,进液管道夹开。排空和浓缩红细胞时,排空管道夹开。当按压松管道夹键时,三个管道夹同时开放,专供安装管道和卸管道时使用。当某一相关管道夹开放时,其顶部彩色标志灯亮,以显示血液回收机所处工作状态。

6. 滚压式泵血液回收机的液体驱动装置,为两泵臂滚压式泵(roller pump)。运转时利用两滚压柱(图8-2-7)交替挤压硅胶泵管,控制血液或清洗液进出回收罐。滚压泵速可调节并用其来控制

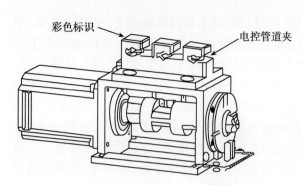

图 8-2-6 洗涤式血液回收机电控制管道夹

进血、进清洗液或排空已清洗完毕的浓缩的红细胞悬液,其流量由电脑调控,为20~1000ml/min。在进行血液回收时,可以50ml/min血流量分段增减;在回收血小板或进行血浆置换时,还可以10ml/min进行增减。流量的数值在显示屏上显示。滚压泵可正逆双向转动。流量增减通过按压泵速键来调控。滚压柱对泵管的按压松紧度是通过滚压泵头上的调压螺丝控制。最佳压泵松紧度为:在泵管与环路相连接的塑料管内装满水,垂直抬高塑料管,使其管内液面与滚压泵柱相距1m,管道液面每分钟下降约1cm为宜。压泵过紧,滚压柱负荷大,血球破坏增加;压泵过松,液平面下降快,滚压柱不能有效推动液体向前流动。

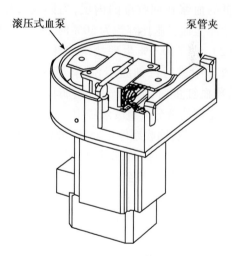

图 8-2-7 洗涤式血液回收机滚压泵

7. 超声波气泡探头 血液回收机的超声波气泡探头,安装在连接回收罐进血端的管路上。当进血时,贮血滤器中血液排空;清洗红细胞时,清洗液排空;红细胞清洗完毕,回收罐血液排空时,气泡探头可感知气泡,滚压泵自动停转。控制操作系统报警并在显示器上出现"有气泡"图样标志。如需滚压泵继续转动,可在自动操作模式下,

按"暂停"键；在手动操作模式下，按"排空"键，滚压泵可继续转动。在液体滚压泵转动状态下按"气泡开关"键，可开启或关闭气泡探头功能。

8. 血层探测装置　洗涤式光电血层探头检测装置，安装在回收罐后方的固定臂上。用来探测回收罐内清洗血层厚度，即清洗红细胞的密度。当血层达到一定厚度时，被血层探头感知。在自动状态下，可自动终止进血，并开始启动清洗程序，使处理过程自动化、血细胞比容标准化。在手动状态下，屏幕显示探到血层，提示操作者可进入下一运转程序。如果在处理分离血小板时，血层达一定厚度，被光电式血层探头监测装置感知，高速离心机自动减速为2400r/min，进入血小板分离状态。

（三）临床应用

每台洗涤式血液回收机通常兼有回收红细胞、分离血小板、血浆置换、自体血小板胶制备的功能。

1. 红细胞回收手术过程中失血经浓缩、洗涤、回收、保存，根据需要回输患者。

（1）浓缩：贮血滤血器血液输入至回收罐内达到预定血层量后，离心泵高速旋转5600r/min，旋转中比重高的红细胞逐渐在回收罐壁层累积，比重低的血浆在回收罐的内层，当回收罐壁层红细胞增厚至血细胞比容约为50%时，浓缩停止。

（2）洗涤：0.9%生理盐水或林格液，开始进入回收罐中进行红细胞清洗，将其中的血浆、肝素、游离血红蛋白、细胞碎片、脂肪微粒以及炎性介质等全部清洗分流至废液袋中。

（3）回收：回收罐停止旋转，液体滚压泵开始逆转，将洗涤后纯净、浓缩的红细胞悬液输至储血袋备用。从血液收集到过滤、分离、清洗、浓缩全部过程约需5分钟，每进行一次血液回收处理，可获得血细胞比容在50%以上的浓缩红细胞悬液250ml。

（4）保存：严格无菌条操作，防止血液污染，常温条件下应在4小时内输用，在4℃条件下可保存24小时。

2. 血小板分离　临床对于预计术中渗血较多、血小板破坏严重，可在术前或麻醉后分离提取血小板，手术结束后再回输患者，以减少血小板的损耗，防止术后渗血。其设计为：半自动化分离、有血小板分离界面以及自动显示血小板数量和血浆数量等。从患者静脉采取血液与抗凝剂混合

后，输送到血液回收罐内高速离心，将血液按其成分比重进行分离，血液分别被分离成血小板、红细胞、血浆。分离后的血小板计数可高达$10×10^9/L$。根据需要留取不同的血液成分，再将其余部分回输给患者。

（1）启动洗涤式血液回收机，离心机高速旋转达5600r/min时，进血管道夹开，同时打开连接患者端管道夹和打开抗凝剂计量注入调速器，液体滚压泵以50ml/min流量正向转动。

（2）调节抗凝剂速度，采集静脉血时，CPD液与血液容积比为1：7～10，即每进30mlCPD液，血液进入240ml，血浆进入血浆袋，血细胞被留在血液回收罐内。

（3）血小板分离，当光电血层探头探到血层后，液体滚压泵停止转动，同时离心机开始逐渐减速，在离心机减速过程中，人工关闭血浆袋夹，开放血小板袋夹，当离心速度降到2400r/min时，液体滚压泵以50ml/min流量正转，白色血小板溶液进入血小板储存袋。当血小板液开始流出混合有血细胞的红色液体时，再采集35秒，按压排空键，高速离心机和液体滚压泵停止运转，进血夹关。

（4）在离心机停转过程中，人工关闭"血小板夹"和松开"血浆袋夹"。当液体滚压泵停止转动后，排空夹开，进血夹和进液夹关闭，滚压泵以500ml/min转速逆向转动。红细胞进入浓缩血袋，排空后滚压泵停止。

（5）在分离血小板时，如采血通畅可将滚压泵速度调至60～100ml/min，如采血不畅，可调至30～50ml/min，同时按比例增减抗凝剂滴入速度，如果需要把血浆回输给患者，可在血细胞排空时提高血浆袋并且倒置，使血浆与回收罐内的红细胞同时进入血细胞储存袋内回输给患者。

3. 血浆置换　血浆置换（plasma exchange，PE）是将人体内致病物质或毒素从血浆分离出去或将异常血浆分离后，经免疫吸附或冷却过滤去除其中的抗原抗体，再将血液有形成分加入置换液回输患者的技术（图8-2-8）。血浆置换包括两部分，血浆分离和补充血浆置换液。血浆分离时所丢弃血浆要以相当量的置换液补充，常用的置换液有：①白蛋白溶液，采用0.9%生理盐水溶液，将20%白蛋白制品稀释成3%～5%白蛋白溶液进行等量置换；②新鲜冰冻血浆，如果在血浆置换时出现凝血功能障碍，可选用新鲜冰冻血浆为置换液，既补充凝血物质又补充了血容量；③胶体和晶

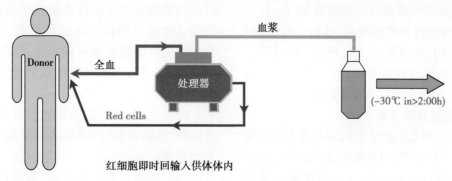

红细胞即时回输入供体体内

图 8-2-8　血浆分离工作原理及示意图

体类置换替代液,胶体类:可选用羟乙基淀粉液和明胶类溶液;晶体类:可选用林格氏液等。总之,在进行血浆置换时,应依据病情选择适当的置换液种类和决定置换血浆量,以维持机体内环境稳定。血浆分离根据分离方法不同分为:膜式血浆分离和离心式血浆分离。

(1) 膜式血浆分离:血浆膜式分离器(filtration plasmapheresis)采用高分子材料制成,膜孔径约为 $0.2\sim0.4\mu m$,除血液有形成分外,其余血液成分都可以通过该膜孔径。膜式血浆分离有膜式单滤器和双滤器血浆分离。临床常用的为单滤器膜式血浆分离。膜式血浆分离操作要求:在血液净化机上进行。血浆分离血流量约为 150ml/min 左右;跨膜压<50mmHg;血浆分离速度约 50ml/min 左右。

(2) 离心式血浆分离:采用洗涤式血液回收机可进行离心式血浆分离(centrifugal plasmapheresis)。不但可以把患者机体内有害的血浆分离出去,同时还可以对血细胞进行洗涤,使致病物质或毒素清除更彻底。但由于接受血浆置换的患者病情一般较为危重,在进行血浆置换时应严格掌握适应证。离心式血浆分离可以持续性或间断性血浆分离。

4. 自体纤维蛋白胶　制备自体纤维蛋白胶在心血管手术中应用广泛,例如当人造血管、冠状动脉旁路血管移植、心脏移植、肺脏移植、法乐氏四联征修补手术,对于吻合口的渗血采用自体纤维蛋白胶止血,可获得良好的止血效果。

(1) 自体纤维蛋白胶的制作:将自体新鲜冰冻血浆(fresh frozen plasma,FFP)在 4℃ 的低温下溶解,采用血液回收机离心分离后获得冷沉淀物。冷沉淀物中含有丰富纤维蛋白原和第ⅩⅢ凝血因子。采用自身血液提取的冷沉淀可以制作自体纤维蛋白胶。自身冷沉淀物提取制作与自体纤维蛋

白胶的提取制作程序:①心血管手术前将采集的自身血液应用 3000r/min,进行 7 分钟离心分离。提取血浆无菌密封后放置在-20℃冰冻冷藏箱内 24 小时;②于 4℃ 条件下缓慢解冻,再以 2500r/min,15 分钟冷却离心分离,即可获得自身冷沉淀物和自身 FFP;③心血管手术当日,将提取的自身冷沉淀物置于 37℃ 恒温箱内解冻后,吸入双联针接头的注射器 A 管内;④再将成品药物,凝血酶粉末 5000U 与 2% 氯化钙溶液 1ml 以及抑肽酶 3500U 加入注射用水 7.5ml,吸入双联针接头的注射器 B 管内;⑤使用自体纤维蛋白胶时,将双联针头对准欲修补渗血创面,同时推注 A 管和 B 管注射器。自体纤维蛋白原提取过程如图 8-2-9 所示。

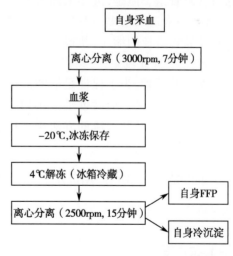

图 8-2-9　自身冷沉淀物与自身 FFP 提取制作

(2) 自体纤维蛋白胶的应用:纤维蛋白胶富有弹性与机体组织相容性好,可被机体迅速吸收。纤维蛋白胶在体外循环中的用途,是防止手术创面渗血和人造血管出血,可促进组织愈合,辅助缝合覆盖手术创面。亦可用于组织切面止血,尤其是适用于心脏移植缝合处或血管移植吻合处的止血。自体纤维蛋白胶中的纤维蛋白原的浓度约为

40mg/ml,约是血浆纤维蛋白原浓度的 10 倍,其中第XIII因子的浓度也比血浆浓度高 10 倍。每 400ml 自身血液可制作自体纤维蛋白胶 15ml。体外循环心内直视手术使用自体纤维蛋白胶,既有止血效果好,又可避免因出血而输入异体血的优点。

(四)适应证及禁忌证

1. 适应证 小儿出血量达 125ml、成人出血量在 500ml 以上,可考虑使用血液回收机。

(1)体外循环心脏手术:①心脏手术患者术中出血较多,尤其心脏手术时间较长、二次手术以及组织粘连、渗血较多的患者,可从手术切皮即可开始血液回收,直至手术结束;入团体外循环转流超过 3 小时,术后机器余血有形成分破坏明显,受损红细胞回输后可以加重延迟性溶血,机体代谢产物和炎性因子含量较高,将余血经过血细胞洗涤后再回输,可明显减轻患者肾脏负担,改善患者机体内环境,有利于术后的康复;③术后 8 小时以内的胸腔内无菌性出血或引流液,均可采用洗涤式血液回收的方法进行回收,过滤、清洗获得浓缩的红细胞悬液回输患者,这既可减少输入异体库血,又可为术后大出血患者二次手术争取时间。

(2)大出血患者:无细菌污染大血管破裂出血或肝、脾脏破裂、宫外孕血管破裂、卵巢黄体破裂出血等。

(3)出血量较多的手术:如颅内血管瘤或血管畸形等神经外科手术、脊柱矫形矫治术、人工关节置换术等。

(4)宗教信仰不愿输入异体血者。

2. 禁忌证

(1)血液被细菌污染,如消化液、脓液、胆汁、羊水等以及肠道破裂等开放性污染的血液。

(2)癌症、恶性肿瘤手术。

(3)胸、腹腔感染、结核等。

第三节 辅助静脉引流装置

体外循环过程中,静脉引流通常采用重力引流方法,即右心房与回流室保持一定的落差,同时为保证充分的动脉灌注流量,需要选择合适内径的静脉插管及管道。但是,近年来随着心脏外科的发展,微创手术逐渐增多,切口小,静脉插管部位的改变及插管口径的缩小,使得静脉血引流量减少,影响到动脉灌注流量,一些特殊的手术甚至需要用外周静脉插管,为了保证足够的静脉引流量及动脉灌注流量,又适应微创手术小切口的要求,人们开始用辅助静脉引流的方法增加静脉血引流量,保证充分的动脉灌注。

一、辅助静脉引流技术的分类

根据负压产生的方法不同分为三种:滚压泵法、离心泵法和负压法。

(一)滚压泵法

用滚压泵直接抽吸静脉血增加静脉引流,但吸引量难以调节,可能造成静脉插管顶端贴在静脉壁上,造成负压突然增大,发生引流不畅和血液破坏,现已几乎不用。但 Tamari 在 1999 年报告用滚压泵加一束状物进行动力性辅助静脉引流,可以达到安全平稳控制静脉血引流的作用,具体方法是在静脉血管路上安置滚压泵,泵由 Better-Bladder 控制,这一新装置经 FDA 批准可作长时间泵血用,Better-Bladder 是一段医用管路,处理成一薄壁、可扩张的囊腔,被封闭在一个透明的硬壳室内,囊腔有顺应性,作为静脉管路内的一个储血器,在泵的入口端有无创伤性的测压装置。硬壳囊室内负压由操作者调控,控制静脉引流量,试验表明 Better-Bladder 可以用滚压泵在静脉路上达到安全控制静脉引流的作用。

(二)离心泵法

在静脉引流管路上安装离心泵,用离心泵抽吸静脉血进行引流(KAVD),这种方法比第一种方法吸引力柔和,易于调节。离心泵转速在 1000 ~ 1200r/min,静脉端可产生 50 ~ 80mmHg 的负压。此种方法吸引静脉血的力量比用滚压泵吸引血柔和,易于调控吸引量。缺点是一旦静脉内进气,量大时会使离心泵头内排空,静脉引流会临时停止或发生障碍,少量进气时可在泵头内形成小气泡或微气泡,如果用密闭静脉储血袋和膜肺,可产生动脉路气栓进入人体。Rider 报道了三种静脉引流方法,即不用辅助静脉引流法、负压辅助静脉引流法、离心泵辅助静脉引流法,在离体的体外循环管路系统模型内,预充入新鲜牛血,用搏动性多普勒微气泡探测仪在动脉过滤器远端探测动脉路微气泡量,在三种管路的静脉路上分别注入一定量气体,离心泵辅助静脉引流法的动脉路上探测到每分钟超过 300 个微气泡,其中 220 个气泡直径 > 80μm。负压辅助静脉引流法做同样试验,动脉管路无微气泡,但如果静脉路上的三通开关通大气持续 30 秒时,动脉管路会产生一定量的微气泡。不用辅助静脉引流法进行静脉内注气时或三通开关连续通大气时,动脉管路无气泡产生。静脉内进气后经高速转动的离心泵头,可将气泡击碎成小气泡,悬浮在血液中,这些小气泡可以通过储血器、氧合器、动脉过滤器而产生动脉内气栓,应引起注意。

斯坦福大学医学中心报告用离心泵作动力性辅助静脉引流用于 50 例完全胸腔外的心肺支持(图 8-3-1),患者经股静脉插管引流静脉血,经股动脉插管供动脉血进行循环支持,包括 15 例明显胸骨后粘连的二次手术患者,12 例微创经皮血管内插管进行体外循环(port-access)的心脏手术患

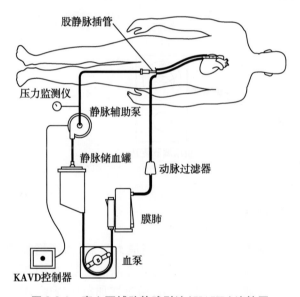

图 8-3-1 离心泵辅助静脉引流(KAVD)连接图

者,10 例血流动力学不稳定者,10 例左侧开胸患者,3 例其他患者。所有患者经这种离心泵辅助静脉引流,获得充足的循环支持,静脉引流量比不用离心泵辅助吸引时增加 20% ~ 40%,患者用了各种不同的静脉插管,这些插管的主要特点是壁薄腔大,头端有多个侧孔,离心泵吸引静脉血时,没有产生过高的负压,静脉插管的顶端位于下腔静脉与右房的连接处,通过监测离心泵吸引的负压调控静脉引流,结果用一根股静脉插管获得满意的完全性心肺支持。

(三)负压法

负压辅助静脉引流(VAVD)(图 8-3-2),静脉储血罐是密闭的,上端一口与负压源连接。罐上安装正、负压安全阀门,避免产生过高正、负压,储血罐内产生一定程度的负压,保证静脉的足量引流,不发生静脉萎陷吸瘪。静脉储血罐放在略低于心脏水平之处,该罐通大气时可用于静脉血的常规重力引流,静脉罐密闭加负压后可做负压吸引辅助静脉引流。该方法简便、安全,目前临床上应用较多。

二、设备及操作方法

用离心泵作辅助静脉引流在国外已有不少报道,但由于需要额外支出购买价格较贵的离心泵头,限制了应用数量,国内使用更有困难,只能在特殊条件下应用。本节主要讨论负压辅助静脉引流方法。

(一)设备

1. 负压调节控制装置 如图 8-3-3,一端连接负压源(−200 ~ −760mmHg),另一端与静脉储血罐连接。负压调控范围在 0 ~ −100 ± 10mmHg。

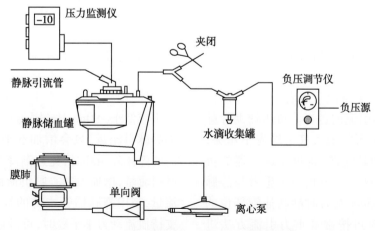

图 8-3-2 负压辅助静脉引流(VAVD)连接图

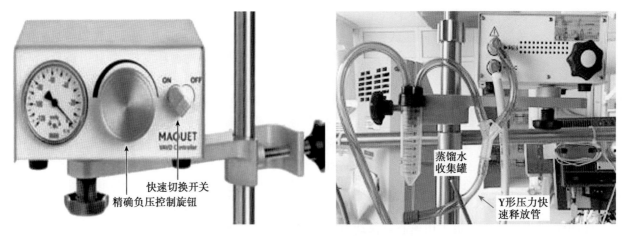

图 8-3-3 Maquet 负压控制装置正、反面图

Polystan 公司的负压调控器上装有负压安全阀,低于(-100±10)mmHg 时阀门打开,正压安全阀门的压力最高限值为(3±2)mmHg。

2. 连接管路 静脉储血罐与负压调节控制装置之间的连接管路,带有一水蒸气冷却贮水罐,一段 Y 形管路(图 8-3-4),Y 管一端通大气。贮水罐的目的是防止水蒸气进入负压调节控制器,损伤机件。

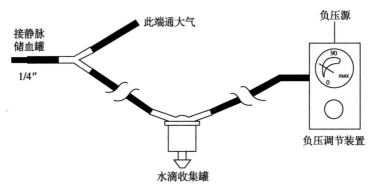

图 8-3-4 VAVD 连接方法

3. 安全阀 密闭的静脉储血罐,罐上置有正、负压安全阀门,当正压>1~2mmHg 时,正压阀门打开,防止正压过高;负压超过-120mmHg 时,负压安全阀门打开,防止负压过高。不同的静脉储血罐上正、负压安全阀门的阀值略有不同,但保证维持上述基本安全范围是非常重要的。

4. 静脉血进入储血罐之前的测压装置。

（二）操作方法

静脉储血罐应位于略低于患者的水平,以便预充及正常重力静脉引流的进行。负压辅助静脉引流体外循环管路 Y 形管通大气一端先不钳夹,常规预充排气。开始转流前,将负压调节器的负压值调到-40mmHg,这一数值相当于患者与静脉储血罐之间落差在 45cm 左右时静脉插管部位的负压数值。开始转流可按常规重力引流方法进行,当静脉引流量被插管口径及患者与静脉储血罐的落差的条件限定达到最大量后,为了增加静脉血引流量,满足应有的动脉灌注流量,此时可将 Y 形管通大气一段钳闭,通过增加负压程度,增加静脉血引流量。患者血容量低时或静脉插管有梗阻时,静脉引流量将受到限制。在转流中应选用最低的负压达到足够的静脉引流量,保证足够的动脉流量。静脉管路不应作任何部分性控制钳夹来降低静脉引流量,不能使静脉管路出现颤抖情况,只能用减少负压水平来减少静脉引流量。负压不应低于-90mmHg,因为再加大负压并不能增加静脉引流量,只会增加红细胞破坏。手术完成需要停体外循环时,先逐渐降低负压水平,减少静脉引流量,增加患者心脏负荷血量,降低动脉灌注流量,当用静脉插管本身的虹吸引流作用能达到支持血流动力学平稳时,可开放 Y 形管上的钳夹,使硬壳静脉储血罐与大气相通,辅助静脉引流中止,以后可按常规方法逐渐停止转流。

负压辅助静脉引流一般可减少或避免发生因静脉管路进气体而使静脉血引流停止的现象,但如果静脉管路内连续出现大量气体,可能表示负压过大,或是静脉插管放置不妥及其他问题,必须与外科医生联系,及时解决。VAVD 时静脉内大量进气是危险的,即使用了 40μm 的动脉过滤器,仍可能发生动脉内微气栓。还应注意的是 VAVD 动脉流量增加时,可能要增加负压程度,以增加静脉引流;相反,降低动脉流量时必须降低静脉储血罐内的负压水平,这样可以防止用离心泵时因逆向血流的存在膜肺中可能产生的进气(气体从气侧进入血侧)。如果在离心泵和膜肺之间使用单向血流阀门,可以避免上述问题发生,使用滚轴泵时不必使用单向血流阀门。

负压辅助静脉引流时,如果突然失去负压,应立即松开 Y 形管上的钳子,将静脉储血罐与大气相通,调整患者手术床与静脉储血罐之间的落差,保证足够的静脉引流。负压源有问题时可以立即将一段管道连接到一滚轴泵吸引管一侧,管的另一侧与密闭式静脉储血罐连接,用滚轴泵产生负压。负压辅助静脉引流时,患者的中心静脉压应不低于 0mmHg,理想范围在 1 ~ 3mmHg,这可使静脉引流保持通畅。负压过大时中心静脉压可能会呈负值,引起静脉内空穴作用,或静脉血产生颤动,此时需降低负压水平,而不可部分钳夹静脉引流管路(图 8-3-5)。

儿体外循环心脏手术时缩短管路,减少预充量。但此技术也有易产生血液破坏,可能发生动脉路微气栓等一些问题,对此技术存在不少争议。

1. 优点　①可提供比较稳定的、理想的静脉引流;②在微创心脏手术时可能使用口径较小的静脉插管,甚至用较细的静脉插管经周围静脉置入进行静脉引流,有利于外科手术野的暴露和操作;③由于 VAVD 时,氧合器的位置可放到略低于患者手术床的水平,缩短了管路,并可适当缩小静脉引流管路的口径,减少预充量,降低血液与异物面接触的面积;④氧合器水平的抬高,有利于灌注师的视野和操作;⑤应用 VAVD 时,静脉管路可以先不预充液体,转机开始后,直接用负压吸引静脉回流,减少了静脉管路的预充;VAVD 的应用可减少转流中液体的补充,改善体内液体平衡,减轻术后组织水肿。

2. 缺点　①由于 VAVD 是一种不同于常规重力静脉引流的技术,增加了灌注师的操作难度,在学习过程中,有时可能发生预想不到的问题;②VAVD 时,静脉床处于负压状态,静脉输液时要考虑到负压会加快静脉输液的速度,入液量会增加,静脉内的负压可能增加体内动静脉短路的机会;③负压对静脉血产生剪切力,增加血液破坏;④静脉储血罐内的负压,使其中的吸引血过滤网两侧压力阶差增加,使过滤速度加快,可能影响过滤效果;⑤VAVD 时用离心泵作动脉供血泵时,由于泵的前负荷降低,血流量可能降低,应注意;⑥VAVD 时,静脉管内如大量进气,动脉路可能出现微气栓。

三、临床应用

据报告,当患者心房与静脉储血罐之间落差 20cm 时,加上 40mmHg 的负压辅助静脉引流,结果等于 72cm 落差所产生的静脉引流效果。单根 24Fr 的静脉插管加上 70cm 高度落差的静脉引流约可获得 2.4L/min 的动脉流量,如果附加 40mmHg 的 VAVD,动脉流量可达 3.8L/min,增加 58% 。两根 21Fr 的静脉插管加上 70cm 高度落差,静脉引流量约 3.2L/min,附加 40mmHgVAVD,流量可达 5L/min。

哥本哈根大学的 Munster 1999 年报告 54 例成人患者做冠脉搭桥和换瓣术用 VAVD,均用两根 24Fr 的静脉插管,灌注均顺利,易于操作,静脉引流畅通充足,与手术时心脏位置无关,转流中入液

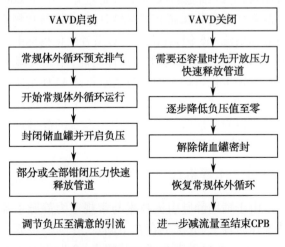

图 8-3-5　VAVD 使用流程

（三）技术特点

辅助静脉引流技术虽然可用于微创心脏手术小口径静脉插管时增加静脉引流,也可用于婴幼

量较少,平均每例入量250ml,而对照组患者平均入液量1000ml,VAVD未加重溶血,无其他副作用,所有患者均存活,术后恢复良好,该院常规应用VAVD技术。克利夫兰医疗中心的Ogella 1999年报告,他们已经为过去2000例做各种心脏手术的患者用VAVD,并证明此技术安全、有效、方便、易学,可用来增加体外循环中的静脉引流。迈阿密儿童医院报告,2年中400多例儿童在先天性心脏病微创手术中应用VAVD,结果良好。Berryessa报告从1998年以来,在儿童体外循环心脏手术中一直用VAVD技术,采用VAVD后预充量减少到1L,静脉回流良好,无副作用。Lau等用1周龄小猪做VAVD与常规体外循环静脉引流方法的对照研究,每组5只小猪,体外循环流量100ml/(kg·min),降温到28℃,心肌血运阻断10分钟,心脏停搏液保护心脏,然后复温到37℃,复苏,停机,并进行10分钟改良超滤,模拟临床情况;结果VAVD组预充量仅107ml,对照组269ml,VAVD组总的用血量(47.0±5.8)ml,明显少于对照组的(314.2±31.6)ml(P<0.001)。试验中两组间平均动脉压、肺顺应性、血小板数量、白细胞数量、肺水含量、TNF-α水平,SGOT均无明显差别。结论是,VAVD使新生儿体外循环可能实施无血预充,当VAVD与小型体外循环管路系统联合应用时,不产生任何损害作用,但可明显减少预充量和输血量。Ahlberg等设计一种低预充量的新生儿体外循环管路,用4只2~4kg重的新生小猪进行实验,2只猪用低预充量(200ml)管路加上VAVD(管路接近实验动物水平),另2只猪用预充量500ml的常规方法,均经受低温(20℃),心脏停跳,停循环(20分钟)过程,结果转流中VAVD组血小板下降60%,常规组下降79.6%,体外循环后VAVD组血小板下降38.3%,常规组下降60.2%,VAVD组游离血红蛋白增加到40.4mg%,常规组增加到62.1mg%。实验表明,低预充量VAVD的新生儿管路对凝血功能的影响比常规方法小。

VAVD时静脉内进气会增加动脉路气栓的机会。Lapietra等在体外试验用离心泵辅助静脉引流(KAVD)和做VAVD,动脉泵用滚轴泵或离心泵,均用膜肺和动脉微栓(40μm)过滤器,静脉路上插入一根开放的25号针引入气体,测试在不同负压条件下动脉过滤器远端产生微气栓的数量,结果发现用离心泵做KAVD时,随着吸引静脉血的负压水平增加,离心泵头内立即充满微气泡,需

要连续地清除。不管用什么方法增加负压静脉引流,静脉路内进气时,负压越大,动脉路的微气栓越多,但动脉泵为离心泵时微气栓较少。Willcox对VAVD时静脉内进气,动脉路是否出现气栓作了较多研究,结果证明上述情况下会出现动脉内气栓,尤其在静脉储血罐内液平面低时,静脉内进气量>50ml时以及负压增加时(低于-50mmHg时);VAVD时静脉内进气,动脉路出现的气栓数量可达到重力静脉引流相同条件时的8~10倍,因此他强调在利用VAVD或KAVD增加静脉引流的优点时,必须重视它所产生的不良作用,并应继续设法改进转流技术和设备。为了降低VAVD时静脉内进气致脑动脉气栓的数量,Borger提出避免升主动脉插管,而改用更长的动脉插管,将插管顶端置于主动脉弓远端的部位。临床上也有报告用VAVD发生脑气栓的案例,1例改良Fontan手术患者由于VAVD(负压在35mmHg以内)致动脉内气栓,术后截瘫8个月后逐渐恢复。另一例ASD患者因静脉储血罐上无正压过高的安全阀门,转流开始前曾用左右心吸引数分钟,松开静脉钳后,由于静脉储血罐内的高压使空气逆向进入静脉管并入右房,再进入左房,术后发生左侧瘫痪、神经抑制、偏盲等并发症,立即给予高压氧治疗5小时,患者很快恢复正常,4天后出院。

辅助静脉引流会增加血液破坏是人们关注的问题。许多报告提示,负压控制在较低水平,转流时间不太长时,VAVD、KAVD与常规重力静脉引流比较,对红细胞的破坏无明显差异。Bevilacqua等前瞻性随机临床研究了VAVD(36例)与常规重力静脉引流(36例)在围术期对患者生化指标的影响,测定了游离血红蛋白、肝肾功能,结果发现两组在上述生化指标上均无明显差异;VAVD组术后24小时血小板数量还高于常规组,VAVD组用较细的单根静脉插管(28Fr)获得了满意的静脉回流和动脉灌注流量。

四、注意事项

由于辅助静脉引流技术与常规重力静脉引流技术在原理上、方法上存在不同点,作为一种新技术,操作者如果不完全了解其特点,会发生意外和问题。因此,有必要再次强调VAVD的注意事项。

1. VAVD时负压源的负压水平可能有波动,需要准确地监测控制负压在所需水平,负压管路系统勿发生扭曲阻塞。

2. VAVD 的静脉储血罐上必须有正、负压安全阀门，防止负压过大或正压形成造成的危险。如果静脉储血罐上无此装置，必须在负压调控仪上设有安全阀门，或在连接静脉储血罐的负压管路上安装正、负压安全阀门。

3. 静脉储血罐内的负压会影响所有与之连接的管路内的压力。如输液管、动脉过滤器上连接到静脉储血罐的细管、抽血标本管路、左右心吸引管路及静脉储血罐的出血口管路，应考虑到可能产生的问题。

4. 动脉泵和左右心吸引泵的泵头压紧度必须调妥，用离心泵作动脉供血泵时，要考虑到泵前的负压对非阻闭性血泵的影响，操作不当会造成动脉血逆流入氧合器内，十分危险，用离心泵时可在泵与膜肺之间安装单向血流阀门。

5. 负压调控仪在每次使用前应做试验，调控仪上应有快速开启及关闭的开关，以便紧急操作时用。

6. 注意应用静脉储血罐与负压调控仪之间的带有水蒸气液滴收集罐的管路，注意无菌操作原则。

7. 可监测入静脉储血罐之前的静脉管路内的压力，以了解 VAVD 对静脉血的引流作用。

8. VAVD 不能用软质袋式静脉储血罐。

9. VAVD 时，静脉储血罐的高度可放在略低于患者右心房的水平，达到既能进行重力静脉引流，又可缩短静脉管路，减少预充量的目的。

10. 外科医生与灌注师必须理解和配合使用此技术。

（冯正义）

参 考 文 献

1. Naik SK, Elliott MJ. Ultrafiltration and pediatric cardiopulmonary bypass. Perfusion, 1993, 8: 101-112.

2. Friesen RH, Campbell DN, Clarke DR, et al. Modified ultrafiltration attenuates dilutional coagulopathy in pediatric open heart operations. Ann ThoracSurg, 1997, 64: 1787-1789.

3. Chaturvedi RR, Shore DF, White PA, et al. Modified ultrafiltration improves global left ventricular systolic function after open-heart surgery in infants and children. Eur J CardiothoracSurg, 1999, 15: 742-746.

4. Wang MJ, Chiu IS, Hsu CM, et al. Efficacy of ultrafiltration in removing inflammatory mediators during pediatric cardiac operations. Ann ThoracSurg, 1996, 61: 651-656.

5. Ming ZD, Wei W, Hong C, et al. Balanced ultrafiltration, modified ultrafiltration, and balanced ultrafiltration with modified ultrafiltration in pediatric cardiopulmonary bypass. J Extra Corpor Tech, 2001, 33: 223-226.

6. Lapietra A, Grossi EA, Pua BB, et al. Assisted venous drainage presents the risk of undetected air microembolism. J ThoracCardiovascSurg, 2000, 120: 856-862.

7. Ahlberg K, Sistino JJ, Nemoto S. Hematological effects of a low-prime neonatal cardiopulmonary bypass circuit utilizing vacuum-assisted venous return in the porcine model. J Extra Corpor Technol, 1999, 31: 195-201.

8. Willcox TW. Vaccum-assisted venous drainage: To air or not to air, that is the question. Has the bubble burst? J Extra-Corpor Technol, 2002, 34: 24-28.

9. Jahangiri M, Rayner A, Keogh B, et al. Cerebrovascular accident after vacuum-assisted venous drainage in a Fontan patient: A cautionary tale. Ann ThoracSurg, 2001, 72: 1727-1728.

10. Mueller XM, Tevaearai HT, Horisberger J, et al. Vacuum assisted venous drainage does not increase trauma to blood cells. ASAIO J, 2001, 47: 651-654.

11. Shin H, Yozu R, Maehara T, et al. Vacuum assisted cardiopulmonary bypass in minimally invasive cardiac surgery: its feasibility and effects on hemolysis. Artificial Organs, 2000, 24: 450-453.

12. Bevilacqua S, Matteucci S, Ferrarini M, et al. Biochemical evaluation of vacuum-assisted venous drainage: a randomized, prospective study. Perfusion, 2002, 17: 57-61.

第九章
辅助循环装置

血压心脏辅助装置是人工制造的机械装置,用以帮助、替代(部分或全部)病损心做功,维持人体血液循环,保证全身组织、脏器的血液灌注。使衰竭的心脏赢得时间,得以恢复功能,或等待取得合适的供体心脏,进行心脏移植。目前,全世界有 30 余种心室机械辅助装置应用于临床或处于临床试验阶段。

第一节 心室辅助的发展史

1953 年,Gibbon 首次在临床上用体外循环的方法对心内直视手术患者进行循环呼吸支持,同时为心脏外科医生提供静态无血的手术视野。由于条件所限,体外循环时间超过 6 小时可出现许多并发症,如出血、多器官功能不全。

1965 年,Spencer 首次报道了股动静脉循环支持疗法,4 例心脏手术后严重心功能不全的患者应用此技术,1 例脱离体外循环出院。在此期间,1963 年 Hall 等实验室研究了一种植入性心室辅助泵,泵含有中心血液腔和外周气囊,在血液腔的进出口有单向球笼瓣,外部气囊由触发器来控制气囊充气和吸瘪。由于气囊的挤压和吸瘪,血液腔形成压力差,血流在瓣膜的控制下形成单向血流(图 9-1-1)。同年,此装置移植到 1 例换瓣术后严重心功能不全的患者体内。由于患者在移植前已有严重的脑损伤,尽管循环支持效果较佳,4 天后仍放弃治疗。

1966 年,DeBakey 用心室辅助装置对 1 例双瓣置换术后严重心功能不全的患者进行循环支持,10 天后,患者存活出院。此装置放在体外,用管道连接腋动脉和左心房。左心房的血液在气囊吸瘪时,血液流入血囊。在气囊充气时,血囊内的血液挤入腋动脉,并通过球笼瓣使血液从左心房向腋动脉单向流动。该辅助装置流量可达 1200ml/min。

1964 年,美国心肺研究所建立了人工心脏项目。1970 年,该研究所制定了如下发展方向:①对急性循环功能不全的短期支持;②数天至数月循环支持,直至患者血流动力学稳定;③长时间循环支持,维持患者生命;④永久性植入全心辅助装置代替自然心脏。1977 年,该研究所制定新的发展方向:即电能全心移入辅助装置和长期支持(预期超过 2 年)。经过多家临床中心和实验的努力,出现很多类型的心脏辅助装置。大致可分为植入性辅助装置(如 Novaco,IABP,Heartmate 等);体外辅助装置(Thoratec,Abiomed,Centrcfugel 等)。

20 世纪 80 年代,免疫抑制剂环孢霉素的发现,使心脏移植在临床上取得了稳定飞速的发展。但也造成移植供体的极度缺乏。美国食品药物管理局(FDA)正式批准长时间心室辅助装置的临床应用。有关研究和产品开发都有了快速进步。Oye 等在 1984 年首先使用长期移入性装置,让患者等待移植供体。1991 年,Frazie 等将此类患者带着辅助装置在家里等待移植供体。1996 年,以欧美为主的医院建立循环辅助中心实验项目,以完善循环辅助相关治疗方法,并对各种装置进行评

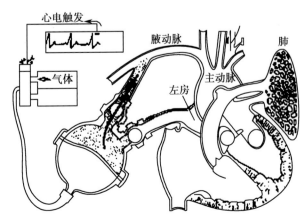

图 9-1-1 1966 年使用的 DeBakey 泵辅助循环示意图

心电触发

腋动脉

气体

肺

主动脉

左房

估。最近 20 年是心室机械辅助装置研发和临床应用的飞速发展期。从最初的体外型辅助泵，到可完全植入体内的全人工心脏；从最初体积较为庞大的搏动血流泵，到小巧方便的提供持续血流的轴流泵、磁悬浮离心泵（图 9-1-2）。心室机械辅助

装置不断地更新换代，辅助时间也不断地被刷新。但也有一些辅助装置因为安全方面的原因被 FDA 否决，如 Jarvik-7 全人工心脏完成 198 例临床研究后，因感染和血栓栓塞发生率过高而在 1992 年被 FDA 禁止使用于临床。

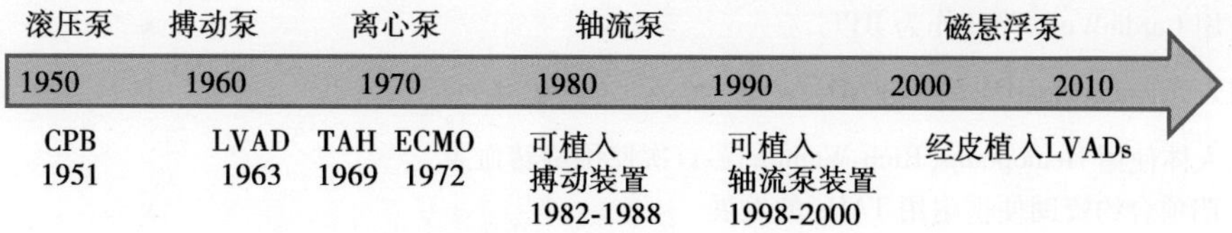

图 9-1-2 用于机械循环辅助的各种不同类型血泵的发展时间表

2001 年 7 月 2 日，美国肯塔基州犹太医院的医师为 1 例心脏病患者置入了世界上第一颗"全置式人工心脏"（AbilCor）。该患者存活 151 天。AbilCor 用钛和塑料制成的，体外电池通过皮电能传输技术经体内电感器，为体内电池充电。体内电池能最长独立工作 30 分钟。装置体积较大，不适合小体重和女性患者。AbilCor 为轴流泵，在没有脉搏和心搏状态下血液不断地输送到全身。2005 年，FDA 暂停了第一个经皮能量传输的全植入式的电动左心室辅助装置 LionHeart VAD-2000 的临床试验许可。

由于供体的数量限制，在美国每年心脏移植的数量均没有超过 2500 例，在待移植的患者中每年均有 10% ~ 20% 在等待供体的过程中死亡。而心功能衰竭却是在全球范围内持续保持增长趋势的一种心血管流行病，心脏移植显然无法在这一

日趋流行的疾病治疗中发挥更大的作用。因此在今后 10 年间，心室机械辅助治疗毫无疑问将成为慢性心力衰竭患者治疗的一个更为重要的组成部分；对于一部分患者，心室机械辅助也将成为他们替代心脏移植的唯一选择。而且随着技术设计的进一步完善，更安全有效、耐久性更长的辅助装置将不断涌现，从而能更好地改善心功能衰竭患者的生活质量。心室机械循环辅助的目标是使接受辅助治疗患者的 5 年存活率能达到心脏移植的水平。近年来，研究者还发现一些慢性终末期心功能衰竭患者在经过长期的左心室机械辅助治疗后，心功能会逐渐恢复，并最终达到可以脱离辅助的程度。从而在一个新的层次上拓展了心室机械辅助装置作为"心功能恢复前过渡治疗"的应用范畴。表 9-1-1 总结了机械循环支持的发展历程。

表 9-1-1 机械循环支持发展大事记*

年份	事件	TAH	PVAD	RVAD
1953	首次使用心肺机做心肺转流（Gibbon）	x	x	x
1958	首次在狗体内成功使用 TAH	x		
1963	首次在人体使用 LVAD（DeBakey）		x	
1964	NIH 建立人工心脏工程	x	x	x
	六项合约支持这个工程	x	x	x
1966	首次在人体成功使用 LVAD（DeBakey）		x	
1968	首次在临床使用主动脉内球囊泵（Kantrowitz）		x	
1969	首次在人体植入人工心脏	x		
1977	NHLBIRFPs 关于血泵，能量转化，能量传递		x	x
	NHLBI RFA 关于血液材料相互作用	x	x	x
1980	NHLBI RFP 关于使用两年血泵的整合		x	
1982	Barney Clark 首例接受 TAH 植入作为终点治疗	x		

续表

年份	事　　件	TAH	PVAD	RVAD
1984	NHLBI RFP 关于两年使用安全性的研究		x	
	首次使用 Pierce-Donachy VAD(Thoratec PVAD)作为 BTT		x	
	首次植入 Novacor VAD(首次使用电机械 VAD)		x	
1985	首次使用 CardioWest TAH 作为 BTT	x		
1986	首次植入 ThoratecHeartMate IP VAD		x	
1988	首次在人体使用 Hemopump(Rich Wampler)-首次使用旋转血泵			x
	NHLBI 四项合约资助便携耐用 TAHs 的发展	x		
1989	Novacor VAD 手工操作 NHLBI 临床试验完成		x	
1991	首次 HeartMate VE(and XVE)的植入		x	
1994	FDA 批准气动 HeartMate VE 作为 BTT		x	
1996	NHLBI IVAS 合约支持 Jarvik 2000,HeartMate Ⅱ,CorAideVADs			x
	关于终点治疗的队列研究(PREMATCH)启动		x	
	NHLBI 两项合约支持 TAH Clinical Readiness Program(Abiomed,Penn State)	x		
1998	FDA 批准 HeartMate XVE 作为 BTT		x	
	FDA 批准 Novacor 作为 BTT		x	
	REMATCH 试验启动		x	
	首次植入 DeBakey VAD			x
1999	首次在人体植入 Arrow LionHeart VAD(首次使用 TETS)		x	
2000	首次植入 HeartMate Ⅱ(2000 年 7 月 27 日)			x
	首次植入 Jarvik 2000(2000 年 6 月 20 日)			x
2001	REMATCH 试验完成		x	
	首次植入 AbioCor TAH	x		
2002	FDA 批准 HeartMate XVE 作为终点治疗		x	
2003	CMS 保证金准备关于终点治疗		x	
2004	NHLBI 儿童机械循环支持工程启动		x	x
	首次植入 DuraHeart VAD(2004 年 1 月 19 日)			x
2006	首次植入 HeartWare HVAD(2006 年 3 月 22 日)			x
	首次植入 Levacor VAD(2006 年 3 月 8 日)			x
	FDA 批准 AbioCor TAH	x		
	INTERMACS 登记启动(2006 年 6 月 23 日)	x	x	x
2007	首次植入 Circulite Synergy device;微型 VADs 出现(2007 年 8 月 8 日)			x
	Peter Houghton 在接受 VAD 支持创纪录的 2714 天后死亡			x
2008	HeartMate Ⅱ BTT 临床试验完成			x
2009	FDA 批准 HeartMate Ⅱ 作为 BTT			x
	HeartMate Ⅱ 终点治疗临床试验完成			
	CardioWest TAH 第 850 次植入	x		
2010	FDA 批准 HeartMate Ⅱ 作为终点治疗			x

* 与全人工心脏(total artificial heart,TAH),搏动心室辅助装置(pulsatile ventricular assist devices,PVADs),旋转心室辅助装置(rotary ventricular assist devices,RVADs)的实质进展记录,(BTT:过渡到移植;CMS:医疗保险和医疗补助服务中心;FDA:美国食品及药物管理局;INTERMACS:机械辅助循环辅助注册登记系统;IVAS:创新心室辅助系统;LVAD:左心辅助装置;NHLBI:国家心、肺、血液研究所;NIH:国家卫生研究所;REMATCH:机械辅助用于治疗充血性心力衰竭的随机评估;RFA:申请项目;RFP:投标申请书;TETS:经皮能量传输系统;VAD:心室辅助装置)

第二节　辅助循环装置的分类

一、按用途分类

按用途分类有左心室辅助装置、右心室辅助装置及全心辅助装置。单纯的左或右心室辅助应用得比较早,特别在左心室辅助已经积累了许多临床经验,对其应用指征的选择和辅助循环中的管理已经有了较为详细的临床资料。左心辅助循环可以造成静脉淤血而导致多器官功能不全(MOF),双心室辅助循环可以改善这一缺憾,它为自身心脏功能恢复也提供了机会,可以延长辅助循环的时间。目前,植入性全心辅助循环装置临床已试用,经验有待总结。全人工心脏的可植入性、持续能源、很高组织相容性是人们的努力方向。

左心室辅助装置主要有:滚压泵,离心泵,ABIOMED 泵,Berlin 泵,IA 血压,Thoratec 泵,HeartMate 泵,Novacor 泵,Hemopump 泵,DeBakey 泵。

右心室辅助装置主要有:滚压泵,离心泵,ABIOMED 泵,Berlin 泵,Thoratec 泵。

全心辅助装置主要有:滚压泵,离心泵,ABIOMED 泵,Berlin 泵,Thoratec 泵,CardioWest 泵,AbilCor 泵。

二、按应用时间分类

按应用时间分类可分为短期辅助装置(<30天)、中长期辅助装置(数月至 1 年)、长期辅助装置(1 年至数年)。短期辅助循环以恢复自身心脏供血功能为目的;长期辅助循环以终末期心脏疾病等待心脏移植或永久性全人工心脏移植为目的;中长期辅助循环的目的介于两者之间。在实际运用中并没有形成绝对的选择标准,根据实际情况选用。

短期辅助装置主要有:滚压泵,离心泵,BVS 5000,TandemHeart pVAD,Impella 泵等。

中长期辅助装置主要有:ABIOMED 泵,IABP Thoratec VAD,AB 5000,Medos VAD,Berlin Heart,Excor。

长期辅助装置主要有:ABIOMED 泵,Berlin 泵,Thoratec 泵,CardioWest 泵,AbilCor 泵,HeartMate 泵,Novacor 泵,DeBakey 泵。

三、按安装部位分类

按安装部位分类可分为植入型、非植入型。植入型是指辅助泵在体内。这类泵由于患者胸腔关闭,利于管理,对预防感染有积极意义。特别是长期植入其泵机动性能力强。非植入型辅助装置的泵在体外,由于有很多管道贯穿胸腔壁或腹壁,给清洁护理和活动带来很多不便。

植入性辅助装置主要有:Hemopump 泵,CardioWest 泵,AbilCor 泵,HeartMate 泵,IABP Novacor 泵,DeBakey 泵。

非植入性辅助装置主要有:滚压泵,离心泵,ABIOMED 泵,Berlin 泵,Thoratec 泵。

四、按驱动方式分类

按驱动方式分类可分为气动泵和电动泵。气动泵主要通过气体注入和吸瘪,使血囊充盈挤压血液。其易于制造、原理简单,但其噪声大、机动性差。电动泵利用挤压原理、离心原理和轴流原理驱动血液。通过电能使这一原理得以实现。此类泵工艺复杂,噪声小,机动性好。

气动泵辅助装置主要有:ABIOMED 泵,Berlin 泵,IABP,Thoratec 泵,HeartMate 泵,CardioWest 泵。

电动泵辅助装置主要有:滚压泵,离心泵,Hemopump 泵,DeBakey 泵,Novacor 泵,AbilCor 泵。

五、按动脉波型分类

按动脉波型可分为搏动性辅助装置和非搏动性辅助装置。搏动性辅助循环接近于生理,一般为气动装置。目前,一些公司努力将电动移植型搏动辅助装置作为换代发展方向。非搏动性辅助装置一般通过离心原理、滚压原理和轴流原理来实现。非搏动性辅助装置护理人员易于操作。但长期的平流灌注对机体产生不利影响。具体不良反应尚待进一步观察总结。

搏动性辅助装置:Novacor 泵,ABIOMED 泵,Berlin 泵,IABP,Thoratec 泵,HeartMate 泵,CardioWest 泵。

非搏动性辅助装置:滚压泵,离心泵,Hemopump 泵,DeBakey 泵,AbilCor 泵。

六、按植入路径分类

按植入路径分类可分为经血管辅助装置和经胸辅助装置。经血管辅助循环装置主要采用经皮穿刺的套管技术,将管道置入血管内。其操作简单,但辅助的能力有限,辅助时间较短。经血管辅助循环装置要进行外科开胸,将辅助循环装置的管道缝制在心脏或大血管上。其操作复杂,但辅助的能力强,可进行较长时间的辅助。

经血管辅助装置主要有:滚压泵,离心泵,Hemopump 泵,IABP 等。

经胸辅助装置主要有:Novacor 泵,ABIOMED 泵,Berlin 泵,Thoratec 泵,HeartMate 泵,CardioWest 泵等。

七、按提供能量分类

按提供能量可分类可分为被动性心室限制装置和能动性心室辅助装置。被动性心室限制装置是基于利用外源器械的物理作用来逆转心室重构,改善心室几何构形,进而维护心脏功能。其对机体影响小,辅助能力有限。而能动性心室辅助装置可通过电能的转化,驱使血液的组织灌注。其对机体影响大,辅助能力有强。

被动性心室限制装置主要有:CorCap 心室支持装置,Paracor Heartnet 心脏辅助装置和 Myosplint 装置等。

能动性心室辅助装置主要有:滚压泵,离心泵,Hemopump 泵,DeBakey 泵,Novacor 泵,AbilCor 泵等。

第三节　经皮循环辅助装置

一、主动脉球囊反搏

主动脉球囊反搏(intra-aortic ballon pump, IABP)是辅助循环最普遍的方法。它应用广泛,易于操作和管理,实用有效,对机体其他系统影响小。1950 年,Adiran 等实验发现 IABP 可增加50%冠状动脉血流。以后人们对 IABP 的材料、方法等进行不断完善。1968 年,Kantronictz 首次将 IABP 成功地应用于临床。与其他辅助循环比较,IABP 的优势在于建立、撤离容易,并发症少,经济实用等。因此,IABP 应用越来越广泛。到目前为止,全世界每年约 10 万多患者接受 IABP 治疗。

(一)IABP 工作原理

IABP 是将球囊管放置到降主动脉,在不同的心动周期,进行球囊充气和吸瘪,以推动主动脉内血流更快进入到各器官组织和左右心室内血液排出,其工作原理图见图 9-3-1。具体是在舒张期,主动脉瓣关闭,球囊快速充气,挤压降主动脉内血流,使其快速注入组织器官,特别是冠状动脉的灌注。有资料表明,这种挤压可使舒张期冠状动脉血流速度增加117%。冠状动脉血流量增加87%。在收缩期主动脉瓣开放时,球囊吸瘪,主动脉内压急剧降低,利于左室的血流注入其内。从而使心脏负荷明显降低。体外循环阻力可从 2055 降至1471dyn/(s·cm^5),心肌氧耗可下降10%~19%。总之,IABP 可增加心肌血液供应,减少心肌氧耗,增加心脏射血功能。应该指出,IABP 功能最终取决于心脏自身有一定的射血功能,对严重心功能不全的循环辅助能力有限。由于婴幼儿主动脉细小,弹性大,心率快,和成人疗效比较 IABP 并非明显。

(二)IABP 适应证和禁忌证

有资料表明,5%~10%急性心肌梗死的患者可发生心源性休克,但在心脏手术前预防性应用 IABP 只有 1%~2%。大部分应用 IABP 为心脏手术中、术后对药物维持血流动力学不佳的患者。另外,9%~29% IABP 的患者为心脏移植术前、后的循环支持,平均支持天数为 5 天。对于非心脏外科患者亦有一定指征,如急性病毒性心肌炎、严重外伤引起心肌顿抑、高危冠状动脉球囊扩张的患者都可选用 IABP。一般来说,IABP 的应用指征为:心脏手术后心功能不全、对常见治疗效果不佳的心绞痛、急性心肌梗死、心肌梗死后低心排、术前冠状动脉左前降支严重阻塞、术前重症心功能不全、PTCA 或 Stent 高危的心脏病患者、心脏移植患者、右室功能不全和心肌炎等;禁忌证为主动脉关闭不全、降主动脉瘤。虽然 IABP 主要用于左心功能不全的辅助,但对右心亦有一定帮助。这主要是 IABP 可增加右室心肌血流供应减轻左房和肺循环压力,使右心的后负荷相对降低。对于严重右心功能不全的患者,应通过特殊的方式进行肺动脉球囊反搏,直接肺动脉球囊反搏,肺动脉短,弹性较大,反搏效果不佳。

(三)IABP 的管理

IABP 根据心脏的收缩和舒张进行球囊的吸瘪

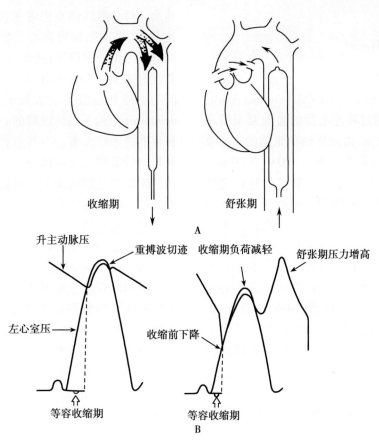

收缩期 　　　　　舒张期

A

升主动脉压　　　　重搏波切迹　　收缩期负荷减轻　　舒张期压力增高

左心室压　　　　　收缩前下降

等容收缩期　　　　等容收缩期

B

图 9-3-1　IABP 工作原理图

和充气。心电图和动脉波形的显示对 IABP 的调节，起有很重要的作用。触发 IABP 有三种形式，即心电 P 波触发，心电 R 波触发，动脉波触发。心律失常患者亦可由的心电图触发反搏。如果心率过快，可以通过 1:2、1:3、1:4 的搏动来达到理想辅助循环效果。如果无自主心率，亦可应用非同步方式反搏。在搏动期间，可用肝素使 PTT 维持在正常的 1.5 倍，或用低分子右旋糖酐 10 ~ 25ml/h。

在 IABP 辅助 48 小时后，如果动脉压 > 70mmHg，心指数 ≥2.2L/（m^2·min），肺毛细血管嵌顿压 ≤18mmHg，助搏压力 ≥90mmHg，体循环阻力 =2100dyn/（s·cm^5），可考虑逐步脱离 IABP，反搏比例可逐渐减至 1:2、1:4。如果血流动力学维持不变，即可拔出导管。随着反搏比例减少，抗凝措施应加强，以防止血栓形成。拔管后在穿刺部位按压 30 分钟以上，如果仍有明显出血，应进行外科修复。拔管后患者卧床 1 天，不宜运动。

（四）IABP 的并发症

1. 肢体缺血　为 IABP 的最常见的并发症。主要因为穿刺血管狭窄，拔管后血管瘢痕回缩/血栓，导管直径过粗、动脉粥样硬化、小身材、女性易于发生。临床通过观察肢体皮肤颜色，温度和触摸动脉搏动发现。一旦发现应及时解决，更换细导管或穿刺部位，血管内取栓，外科血管狭窄松解。IABP 适度的抗凝对降低此并发症的发生有积极意义。

2. 出血　可因抗凝过度，或导丝穿破血管，或球囊扩张过度使血管撕裂所致。它的程度和临床表现不一，如穿刺部位的血肿、腹膜后血肿、降主动脉瘤，严重者可因大血管破裂出血死亡。关键是及时发现和处理。

3. 栓塞　可由多种原因所致。如抗凝不足，血管内栓子脱落，气囊破裂而造成气栓。对机体的损伤可根据栓塞的部位、栓塞的范围和被栓塞的器官代偿能力有关。常涉及脏器有脑、肾、腹腔脏器等。

4. 感染　主要和穿刺操作 ICU 和手术室环境有关。主要表现为大动脉炎，严重导致坏死性大动脉破裂出血。肥胖和糖尿病患者为易感人群。

5. 气囊破裂　主要由动脉壁的坚硬钙化灶划破所致，20 ~ 40ml 氦气溢出可造成脑和冠状动脉严重栓塞。

二、TandemHeart

（一）工作原理

TandemHeart 经皮植入的 LVAD（Cardiac Assist, Inc, Pittsburgh, PA）通过将左心房的血液泵至股动脉提供支持（图 9-3-2）。由液压轴承驱动的离心泵提供离心血流。离心泵的转速为 3000～7000rpm，最高可提供 4L/min 的流量。该装置的独特之处就是需将引流插管跨房间隔置入左心房。21Fr 的聚氨酯血液引流管尾部有一个大孔还有许多侧孔以维持流量。该装置插管的安装常在心导管室透视导向下完成。先经由右房内的 Mullins 鞘管送入Brockenbrough 针贯通间隔，再将 0.035 英寸的猪尾导丝置入左房，用二级扩张器（14Fr 和 21Fr）扩开房间隔上的通道，之后血液引流插管穿过通道进入左房。血液流出管为固定于对侧股动脉内的15Fr 或 17Fr 的插管。泵固定于患者腿部靠近动脉回流管处。床旁的控制台负责监测和控制功能，且持续泵肝素生理盐水到泵内。在最佳的设备，仪器和全体人员的配合下，可在 1 小时内建立起TandemHeart 辅助。

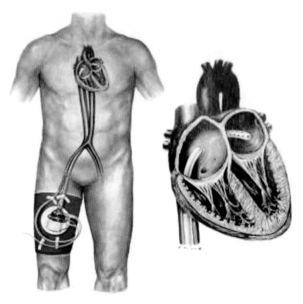

图 9-3-2　TandemHeart 经皮左心辅助装置
血泵位于患者大腿部位，与之连接的机械泵血液引流插管经股静脉置入，经房间隔入左房，机械泵血液流出插管置于对侧股动脉

（二）适应证和禁忌证

1. 适应证　TandemHeart 目前主要应用于心源性休克患者的临时辅助和高风险 PCI 患者的暂时

辅助。对心源性休克患者来说，应用 TandemHeart 比 IABP 更能明显提高心指数、平均动脉压，显著降低肺毛细血管楔压；然而，在 30 天死亡率方面两者没有差异。TandemHeart 亦应用于心脏手术期间的支持和心脏术后失败的患者支持。在 TandemHeart 辅助下病情缓解的心源性休克患者有多种可能的治疗方案。一些患者通过瓣膜置换术和外科血管重建术就可以使心功能恢复并出院。心功能未恢复且辅助设备外植的患者则可能借此过渡到接受心脏移植或接受长期植入式 LVAD 设备。亦有报道成功辅助暴发性心肌炎至恢复的病例。

2. 禁忌证　TandemHeart 的禁忌证包括单纯右心力衰竭和室间隔缺损，因为有大量右向左分流和周围血管病变的可能性。设备相关的可能并发症有永久性卵圆孔未闭、肢体局部缺血和血栓形成。此外，引流插管可能脱落到右心房，形成右向左分流致使辅助失败。患者通常给予镇静以避免插管意外脱落。不过人们已经注意到这些并发症，发生率已经很低，而且应用此装置的收益是多于风险的。

心脏术后心源性休克的患者最好植入能够单心室辅助或双心室辅助的临时 VAD 系统进行支持。对于脱离 CPB 困难的患者，用现有的插管转换为另一个 VAD 系统有时是可行的。VAD 支持需要几天到几周的时间，直到心肌功能充分恢复至可耐受撤除辅助装置，若恢复不佳，则需要转为长期 VAD 或心脏移植。多数心脏术后心力衰竭的患者接受了双心 VAD 支持，有一些需要 ECMO 进行肺支持。

三、Hemopump 泵

1988 年 Wamplor 等首先介绍 Hp 心脏辅助系统用于进行临时性循环支持。1990 年，Frazier 等首先报道了在 7 例心源性休克中使用，用于循环支持，其后 Hp 逐步在临床使用。近来 Hp 正越来越多用在传统心外科手术，微创心脏手术以及新内科经皮冠状动脉成形（PTCA）中危重患者的循环支持。

（一）工作原理

Hp 是通过外周动脉将一根微型轴流泵置入心脏。泵的前部导管口位于左心室，导管出口（即导管与泵头连接处）位于主动脉内。泵工作时，可将血液逆压力阶差泵入主动脉，以减轻左室负荷。一个小型的轴流泵头放在一个两头都开放的软质短导管中,泵通过一根金属导线驱动,金属导线外包一层塑料材料,导线通过一个体外电机驱动,电机由一个小型驱动控制器控制,驱动导线使用葡萄糖溶液润滑,其在金属导线与其外塑料层之间循环起润滑、冷却、清洗作用。Hp 泵速的调节范围在17 000~48 000r/min,根据临床需要进行调节。

(二) 临床应用

Hp 泵体积小,操作简便,不需要预充,创伤轻,平均支持 5 天。在长时间驱高速转动应注意导线断裂的可能。停泵时血液倒流。Hp 一旦停泵,血液将会从导管倒流回左心室,影响血流动力学。由于左室负荷增加,此时准确判断心功能恢复情况更为困难。Hp 使用中有轻度的游离血红蛋白增加,凝血因子下降,血小板功能无显著改变。

左室肥大引起的心功能不全是 Hp 使用中的一个相对禁忌证。注意心梗后室间隔穿孔小块组织可堵到 Hp 的导管而致停泵。Hp 在临床中主要

应用非体外循环搭桥的循环支持,心脏术后停CPB 困难的循环支持;心脏术后 IABP 失败后的循环支持;心脏移植过度循环支持;经皮冠状动脉成形术(PTCA)的循环支持。

Hemopump 的主要商品为:Impella Recover Pump,它是目前最小的轴流泵,轴叶轮直径仅6.4mm,辅助流量可 5~6L/min,只有一根直径 3mm(9F)的导线与泵相连如图 9-3-3A,辅助时间可达 10 天。用于左心室辅助的 Impella LD,通过主动脉瓣插入左心室完成泵血功能,如图 9-3-3B。用于右心室辅助的 Impella RD,直接插入右房并通过一段人工血管与肺动脉相连。新推出的 Recover LP2.5 和 LP5.0两种型号的辅助装置更为小巧,其中 LP2.5 可以通过经皮股动脉穿刺完成装置的植入,尤其适合内科急性心力衰竭患者的救治。Impella 的体外控制台为便携式,重约 3kg。Impella Recover Pump 已获欧洲 CE 认证,在全世界 200 多个心脏中心使用。

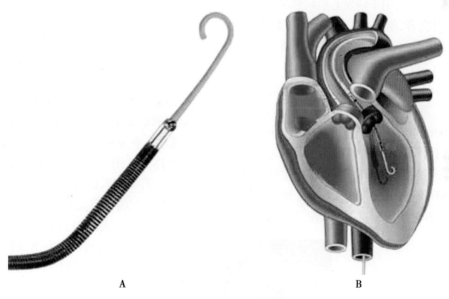

A 　　　　　　　　　　　　　　　　B

图 9-3-3　Impella Recover 2.5 Pump
A. 泵体和导丝;B. 放置位置

第四节　经胸心室机械辅助装置

下面简要介绍几种常用的辅助装置。

一、HeartMate LVAS

HeartMate LVAS 有三代产品。

HeartMate Ⅰ 有电动(Vented Electric,VE;在REMATCH 试验后改进为 XVE 型)和气动(Implantable Pneumatic,IP)两种机型。HeartMate Ⅰ 在

1991 年最早成功实现让患者带泵出院在家等待心脏移植,可以进行除游泳外的其他日常活动。辅助泵重量约 570g,大小约 11cm×4cm,外壳为钛合金,内部有一推动膜片将其分隔成互不相同的两个腔——血腔和驱动腔。血腔连接流入、流出管道,通过生物瓣膜控制血流方向。血腔内表面是由聚氨酯和熔结的钛金属微球体制成的特殊血液

接触面,此结构有利于造血细胞的沉积而形成生物膜,这种生物膜成分中大部分是胶原,其次是由造血祖细胞分化来的成纤维细胞、单核细胞和内皮细胞,类似于血管内壁,从而使血栓发生率低(2.7%)。因而在辅助期间不需要进行系统的抗凝治疗,患者仅需服用阿司匹林就可有效防止血栓形成。驱动腔的管线自皮肤引出连接于控制器。最大每搏量85ml,辅助流量可达10L/min。系统控制可以是固定频率或根据前负荷进行自我调节。装置可植入腹腔内或腹壁。从心尖部引流,流出管道(涤纶人造血管)接升主动脉。在气动或电动电源失功时,可以手动操作,保证患者的安全。缺点是体积过大、植入腹腔,只适用于体表面积大于1.5m²的患者。HeartMat I 可用于短期、移植前过渡和终末治疗,是全世界应用最多的可植入式心室辅助装置。迄今,HeartMate XVE(图9-4-1A、B)在全世界186个心脏中心治疗患者超过4500例,最长辅助时间超过5年。主要用于特发心肌病和缺血心肌病所致心力衰竭患者,年龄8～80岁。根据多中心的资料统计,使用 HeartMate XVE 辅助可将终末期心力衰竭患者的2年生存率提高81%。

HeartMate Ⅱ 则是一种高速轴流泵辅助装置(图9-4-1)。泵重370g,直径4cm,长6cm,转速6000～15 000r/min,辅助流量可达10L/min。泵腔内表面沿用了 HeartMate Ⅰ 的优质工艺。心尖与血泵由流入管连接;流出管道可连接升主动脉或降主动脉。2000年7月最先在以色列开展临床试验,现在全世界已使用超过1800例,平均辅助时间

为132天,最长辅助了4.2年。INTERMACS 注册研究结果显示:在植入6个月时,HeartMate Ⅱ 组实现心脏移植、心功能恢复或继续辅助的比率达到91%;而 FDA 批准使用的搏动血流辅助泵组中该比率为80%。Park 等报道 HeartMate Ⅱ 的"终末替代治疗"中期临床试验显示植入后1年和2年的生存率分别为73%和63%,且辅助过程中感染、脑卒中和需要外科处理的出血等并发症的发生率明显少于 HeartMate Ⅰ。HeartMate Ⅱ 已于2008年4月和2010年1月通过美国 FDA 认证作为移植前过渡治疗和终末替代治疗手段运用于临床。

HeartMate Ⅲ 为磁悬浮离心泵,可以产生充足的直向血流,最大限度地减小血栓和溶血,目前还处于实验阶段。

二、Novacor LVAS

Novacor LVAS 是一个电动的双推板辅助装置系统,只能用于左心室辅助。每搏量为70ml,可以达到10L/min 的流量,控制方式可以是固定频率、心电图触发、自身心室收缩同步。通过左心室心尖部引流,流出管道通过人造血管与升主动脉相连。血泵为无缝聚氨酯囊袋,装于钛壳内,由电流驱动的推板从相反的方向同时压迫血囊,使血液流入和排出,血囊的出入口装有生物瓣膜维持血液单向流动。血泵植入在左上腹肌层,电源线经右上腹连于体外(图9-4-2)。外形较大:16cm×13cm×6.5cm,需要植入腹部肌层,故只能用于体重>60kg 的患者。它的优点是植入后可以自由活动,装置性能稳定,故障率低。缺点是即使持续抗凝治疗,血栓发生率也高;电源线经皮穿出,增加感染率。

全球植入数量超过1700例患者,其中德国最

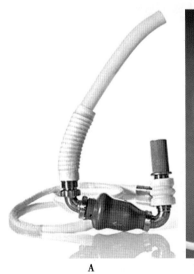
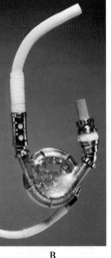

图9-4-1 HeartMate 左心辅助装置
A. HeartMate Ⅱ;B. HeartMate XVE

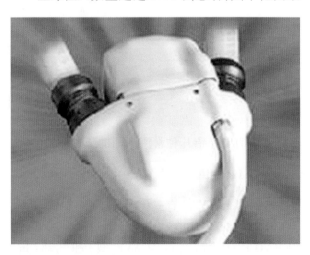

图9-4-2 Novacor LVAS 装置

多,10%的患者辅助时间超过 1 年。是第 1 个持续辅助治疗时间超过 6 年的机械辅助装置。在全世界将近 100 个医学中心使用,以耐久性良好而著称,只有 1.4% 的患者需要重新更换辅助泵。

阜外医院有 1 例患者植入了 Novacor 装置,在辅助 17 个月后成功接受了心脏移植。

三、Thoratec VAD

Thoratec VAD 分为两种型号:IVAD(内植型)和 PVAD(体外型)。Thoratec PVAD(Pierce-Donachy)是一种气动的、产生搏动性血流的非植入式辅助泵,它可以行左心、右心和双心室辅助。主要用于短期和中期辅助支持。血泵外壳为聚碳酸酯,血囊用嵌段聚氨酯制成,出、入口向上呈 U 形,各有一个人造机械瓣保证血流方向(图 9-4-3)。血囊内壁光滑无接缝,由一种特殊材料 Thoralon 制成,血液相容性好、耐久性强、血栓形成率低。借助压缩空气推动隔膜产生搏动血流,每搏量 65ml,最大辅助流量可达 7L/min。有三种控制模式:手控式、R 波触发同步式和充满排空式。辅助泵位于体外,可用于小体重的患者,引流管可以在左房、右房或心尖部,流出管道与升主动脉或肺动脉相连。

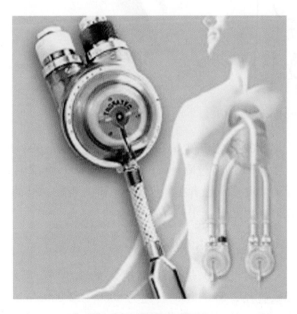

图 9-4-3　Thoratec VAD

Thoratec PVAD 是世界范围内应用最多的中、短期辅助泵,1976 年开始用于临床救治心脏术后心源性休克的患者,1984 年开始用于心脏移植前的过渡,1996 年获得 FDA 正式批准用于临床。在全球 26 个国家为 4000 余例患者提供了心脏辅助,

最长辅助时间 3.3 年。运用 Thoratec VAD 进行双心室辅助约 42% ~ 58%,单独左心室辅助约 35% ~ 40%,单独右心室辅助约 7% ~ 15%。辅助患者年龄 3 ~ 73 岁,体重 17 ~ 191kg,体表面积 0.73 ~ 3.10m² 。69% 的患者可成功辅助到接受心脏移植或因心功能恢复而撤除辅助。

Thoratec IVAD 推出较晚,但它是目前唯一可植入体内的双心室辅助装置(图 9-4-4)。在 95 个心脏中心已使用 440 例,最长辅助了 2 年,辅助治疗的成功率亦可达到 69% 。

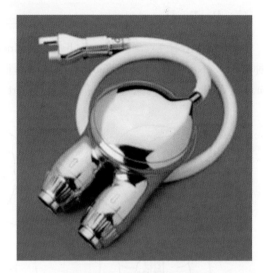

图 9-4-4　Thoratec IVAD

四、BVS5000

BVS5000 是一种气动的、产生搏动性血流的辅助泵,可以行左心、右心和双心室辅助,主要用于短期辅助支持。该泵有上、下两个室腔,分别相当于自然心脏的心房与心室,位于透明的聚碳硬壳中。上部回血室腔(相当于心房部分)的血液填充依靠重力作用,下部驱动室腔(相当于心室部分)依靠气泵的动力将血液送回体内。这种重力引流可避免心房空瘪、管道进气和血液破坏;但也要求泵的回血室腔位置应低于患者心房 25cm。控制台根据上部室腔的前负荷情况进行自我调节,产生大约 6L/min 的辅助流量,每搏量可达 80ml。由两个聚氨酯瓣膜来控制室腔的血流方向。此装置操作简单,由于依靠重力引流和自行调节,故相对安全,不需特殊人员进行操作。但需要持续抗凝治疗,患者活动相对受限,宜用于短期辅助。

BVS5000 是美国 FDA 第一个被批准用于临床进行短期辅助的心室机械辅助装置。有 500 多家心脏中心使用 BVS5000 进行辅助治疗,在美国 85% 以上的心脏外科教学中心和心脏移植中心使用该装置。全球已使用 6000 余例,其中 63% 用于心脏术后的恢复治疗,多为双心室辅助,平均辅助时间为(5.5±6.4)天,当采取更为积极的植入策略(第一次试停体外循环辅助不成功的 3 小时内安装)时,辅助成活率可达 60%。有 350 余例患者经 BVS5000 辅助后成功接受心脏移植。北京阜外医院应用此泵对 13 例患者进行了短、中期的左心室辅助治疗,效果良好。

五、Berlin Heart

Berlin Heart 有 Excor、Excor Pediatric 和 Incor 三种型号。Excor 和 ExcorPediatric 的结构原理与 Thoratec VAD 相似。其主要特点是 Berlin Heart 的

最小每搏量可为 10ml,并且泵管头有 12ml、25ml、30ml、50ml、60ml、80ml 多种,适用的体重范围较大,可运用于小儿的辅助。其使用的瓣膜为单叶碟形瓣(成人泵)或三叶聚氨酯瓣(小儿泵)。其泵管采用了肝素涂层技术,能减少血栓形成。Excor 的驱动装置为体外可携带型,可背负于患者背上,机动性较大。

Berlin HeartExcor 于 1997 年问世,1999 年获得欧洲的 CE 认证允许使用于临床。Excor 平均辅助时间大于 63 天,在德国和其他欧洲国家中,是使用量居首位的心室辅助装置。Excor Pediatric 则是目前唯一能运用于体表面积<0.7m² 小儿患者的左心室辅助装置,最小可安装运用于体重<2.5kg 的患儿(图 9-4-5)。截至 2007 年 8 月的统计,Excor Pediatric 已辅助治疗了 312 例儿童患者。

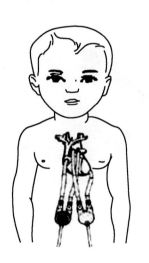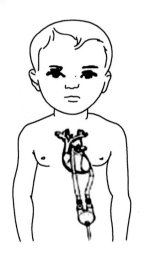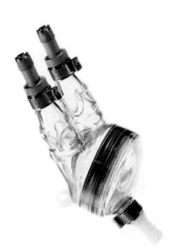

图 9-4-5　Berlin Excor Heart Pediatric

Berlin HeartIncor 则为磁悬浮可植入轴流泵,轴叶轮不与其他部分接触,无摩擦热,耗能少,输入功率低(8.5W),机械效率高(>90%)。转速为 12 000r/min,辅助流量可达 7L/min。血泵重约 200g,直径 3cm(图 9-4-6)。

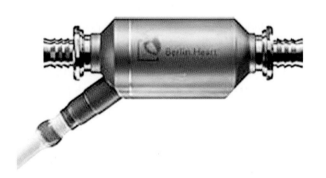

图 9-4-6　Berlin Heart Incor

2002 年第 1 例 Incor 在德国植入人体,2003 年 3 月 Incor 即通过欧洲 CE 认证。至 2005 年 7 月,已有 200 多例患者植入了 Incor 辅助装置,最长辅助时间已超过 3 年。

六、Jarvik 2000

Jarvik 2000 是一种可植入的轴流泵,重约 85g,直径 2.5×6.5cm,转速为 8000 ~ 12 000r/min,在 100mmHg 的后负荷下可产生 3 ~ 7L/min 的辅助流量。它植入时血泵直接插入心尖(没有流入管道),其插入部分有一个硅化的多聚酯缝合圈用于固定泵与心脏。流出管道是直径 16mm 的人工血管,与升或降主动脉相连,见图 9-4-7。控制导线由右上腹穿出与电源相连。便携式电池每次充电后可使用 8 ~ 10 小时。

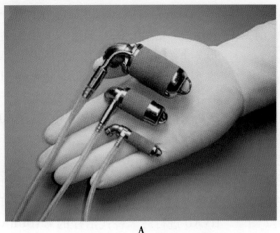
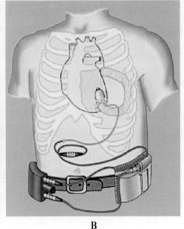

图 9-4-7　Jarvik 2000 心室辅助
A. Jarvik 2000 心室辅助装置；B. Jarvik 2000 心室辅助安装示意图

　　现在已有 200 多例患者使用了 Jarvik 2000 进行左室辅助,70%用于移植前的过渡治疗,最长辅助时间达到 7.5 年。2012 年 5 月,Jarvik 2000 已完成美国 FDA 批准"移植前的过渡治疗"临床试验的病例入选与随访工作,正进行数据分析。2012 年 8 月,Jarvik 2000 也获准参与"终末替代治疗"的 RELIVE 临床随机研究。

七、DuraHeart LVAS

　　DuraHeart LVAS 是 Terumo 公司于 20 世纪 90 年代中期研发的磁悬浮离心泵辅助装置(图 9-4-8)。优良的动物实验结果使得它在 2004 年 1 月成为第一个进入临床试验的第三代辅助泵。截至 2009 年 5 月的欧洲临床研究入选了 82 例患者,28%(23 例)成功辅助到接受心脏移植(中位辅助

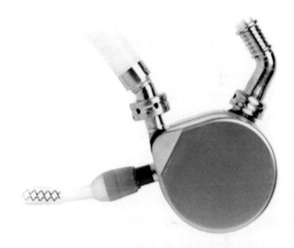

图 9-4-8　DuraHeart LVAS

时间 157 天);其余持续辅助的患者植入后 6 个月、1 年和 2 年的生存率分别为 85%、79% 和 58%。

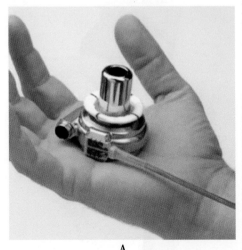
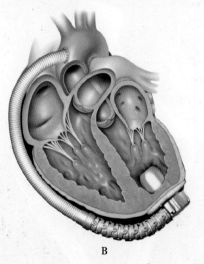

图 9-4-9　HeartWare HVAD
A. HeartWare HVAD 装置；B. HeartWare HVAD 安装示意图

2007 年 2 月,DuraHeart LVAS 获得欧洲的 CE 认证,可以在欧盟内进行商业化使用。目前,DuraHeart Ⅱ 型辅助装置也已开始临床前实验。

八、HeartWare HVAD

HeartWare HVAD 是 HeartWare 公司开发的一种小型化的第三代离心泵辅助装置。由于实现了流入管道与泵体的一体化,因此装置可以完全安放在心包腔内,不再需要特意在腹部设置泵体囊袋(图 9-4-9A)。再加上 HeartWare HVAD 左室心尖植入时采用了钛合金 C-Clamp 固定环设计(图 9-4-9B),有效缩短了植入时体外循环辅助的时间。

2006 年在澳洲和欧洲进行的首个多中心研究显示,植入后 6 个月、1 年和 2 年的生存率分别为 90%、84% 和 79%。而 2008~2010 年在美国进行的 ADVANCE 实验(验证 HeartWare HVAD 的 BTT 治疗)入选了 140 例患者,植入后 6 个月、1 年生存率分别为 94% 和 91%,植入后 30 天死亡率仅 1.4%。

HeartWare HVAD 于 2009 年 1 月获得欧洲的 CE 认证。在 2012 年 11 月又获得美国 FDA 用于移植前过渡治疗的许可。而用于验证 HeartWare HVAD 进行终末替代治疗的 ENDURANCE 随机试验正在进行当中,计划入选 450 例患者。

第五节　全人工心脏

一、Cardiowest TAH

The SynCardiaCardioWest Total Artificial Heart (TAH)是一种产生搏动性血流的全人工心脏,具有两个聚酯材料制成的心室腔,每个心室腔均有一个气囊腔和血腔,通过气囊的充、放气来推动血腔内血流,使用美敦力机械瓣控制血流方向(图 9-5-1)。动力装置位于体外,控制线通过胸壁的两个小孔连接到两个心室腔。最大每搏量 70ml,辅助流量可大于 9L/min,重约 160g。

Cardiowest TAH 是 Kolff 等在对 Jarvik-7 TAH 改进的基础上设计出来的,并于 1993 年进入临床试验。2004 年 10 月,Cardiowest TAH 成为第一个获得

美国 FDA 认证许可的用于移植前过渡治疗的全人工心脏。Cardiowest TAH 更是在欧洲获得了 CE 认证用于终末替代治疗。1998 年统计的 114 例患者平均辅助时间(50±42)天。而 Capeland 的一组 130 例前瞻性非随机临床研究显示:Cardiowest TAH 辅助组 80% 的患者成功过渡至心脏移植,而对照组仅为 46%;且对照组在接受移植或死亡前的生存时间平均为 8.5 天,Cardiowest TAH 辅助组平均为 79 天;除 1 例在辅助 124 天时出现装置故障外,Cardiowest TAH 在 12 000 例·天的辅助中无故障发生。欧洲 15 年的运用经验显示:在前 10 年平均辅助时间为 20 天,后 5 年为 2 个月,最长辅助了 602 天;在后 5 年中,79% 的辅助患者成功过渡至心脏移植;Cardiowest TAH 在

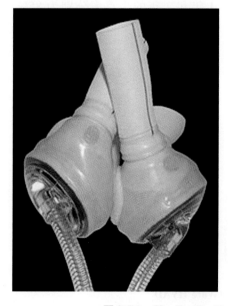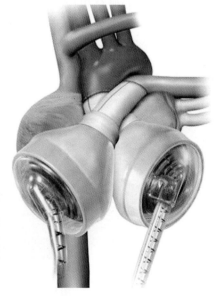

图 9-5-1　The SynCardia CardioWest 全人工心脏

3606 例·天的辅助中只发生了 1 次装置故障。

近年来,The SynCardia Total Artificial Heart 着力改进了全人工心脏的体控制器。推出了只有 13.5 磅重的 Freedom® Portable Driver 体外控制台,患者可以方便地将控制器放在双肩背包或手提口袋内而外出活动。在先后获得欧洲和建加拿大的认证许可后,2014 年 7 月,Freedom® Portable Driver 又获得美国 FDA 的使用许可(图 9-5-2)。

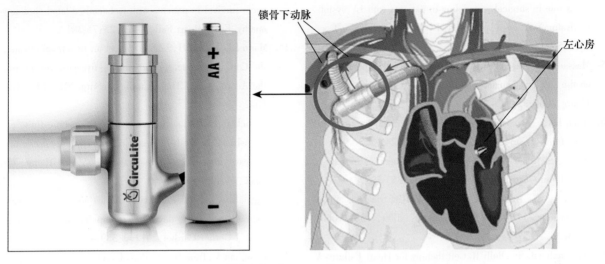

图 9-5-2　Synergy micropump

二、Abiocor TAH

Abiocor TAH 也是一种搏动性的全人工心脏。有两个血囊分别作为左、右心室腔,安装在钛制硬壳内。血囊和控制血流方向的三叶瓣膜均由一种新型的聚氨酯改进材料 Angio Flex 制成,具有良好的耐久性与抗钙化能力。使用电动的液压泵驱动血囊内血液搏动性流动。最大每搏量 60ml,辅助流量 8L/min,重约 900g。完全植入体内,不再有经皮穿出的管线(图 9-5-3)。使用经皮能量传输系统给植入上腹部皮下组织的蓄电池充电,体内的蓄电池可独立使用 20~30 分钟。

2001 年首次应用于临床,治疗不适合心脏移植而又没有其他治疗选择的终末期心力衰竭患者。美国 FDA 为其设定的前期临床试验标准是用于年龄>18 岁、预期生存时间<30 天而又不适合心脏移植治疗的患者。至 2005 年 Abiocor TAH 已完成 FDA 批准的 14 例临床试验指标,患者最长辅助存活时间>1 年。Dowling 公布的前 7 例患者的资料显示:Abiocor TAH 辅助 30 天存活率为 71%(而此类患者目前常规治疗的存活率仅为 17%),60 天为 43%,有 2 例分别存活了 234 天和 181 天;没有严重的栓塞和装置相关的感染发生,生活质量明显改善。2006 年,美国 FDA 进一步批准 Abiocor TAH 作"终末替代治疗的辅助装置"进行商业化使用前的临床试验。

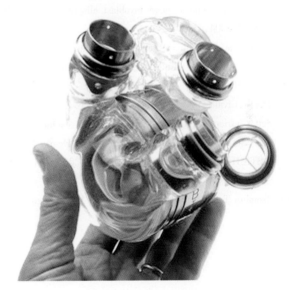

图 9-5-3　Abiocor TAH

（龙　村）

参 考 文 献

1. 黑飞龙,于坤主译. 机械循环支持机械循环支持-《Braunwald 心脏病学》姊妹卷. 北京:北京大学医学出版社,2013.3-22.

2. Atluri P,Acker MA. Mitral valve surgery for dilated cardiomyopathy:current status and future roles. Semin Thorac Cardiovasc Surg,2012,24:51-58.

3. Daggubati R, Arumugham P, Ferguson TB. The world post STICH: is this a "Game Changer?" A surgeon's perspective-revascularization is still the treatment of choice. Prog Cardiovasc Dis, 2013, 55: 470-475.

4. Balsam LB, Grossi EA. Surgical ventricular reconstruction has a role in surgical remodeling in patients with LV systolic dysfunction even post-STICH? Prog Cardiovasc Dis, 2013, 55: 481-486.

5. Massad MG, Prasad SM, Chedrawy EG, et al. A perspective on the surgical mangment of congestive heart failure. World J Surg, 2008, 32: 375-380.

6. Allen LA, Felker GM. Advances in the surgical treatment of heart failure. Curr Opin Cardiol, 2008, 23: 249-253.

7. Blom AS, Acker MA. The surgical treatment of end-stage heart failure. CurrProblCardiol, 2007, 32: 553-599.

8. Buckberg GD, Athanasuleas CL. The STICH trial: misguided conclusions. J ThoracCardiovascSurg, 2009, 138: 1060-1064e2.

9. Sanganalmath SK, Bolli R. Cell therapy for Heart Failure: A comprehensive overview of experiment and clinical studies, current challenges, and future directions. Circ Res, 2013, 113: 810-834.

10. Law P. First human heart myoblast allograft. J Am Coll Cardiol, 2004, 43: 39.

11. Meanache P. Cellular transplantation: hurdles remaining before widespread clinical use. Curr OpiCardiol, 2004, 19: 154-161.

12. Dor V, Civaia F, Alexandrescu C, et al. Favorable effects of left ventricular reconstruction in patients excluded from the Surgical Treatments for Ischemic Heart Failure (STICH) trial. J ThoracCardiovascSurg, 2011, 141: 905-916.

13. Isomura T, Hoshino J, Fukada Y, et al. Volume reduction rate by surgical ventricular restoration determines late outcome in ischaemic cardiomyopathy. Eur J Heart Fail, 2011, 13: 423-431.

14. Di Donato M, Castelvecchio S, Menicanti L. End-systolic volume following surgical ventricular reconstruction impacts survival in patients with ischaemic dilated cardiomyopathy. Eur J Heart Fail, 2010, 123: 75-381.

15. Mann DL, Kubo SH, Sabbah HN, et al. Beneficial effects of the CorCap cardiac support device: five-year results from the Acorn Trial. J ThoracCardiovascSurg, 2012, 143: 1036-1042.

16. Carrick R, Ge L, Lee LC, et al. Patient-specific finite element-based analysis of ventricular myofiber stress after Coapsys: importance of residual stress. Ann ThoracSurg, 2012, 93: 1964-1971.

17. Rigatelli G, Santini F, Faggian G. Past and present of cardiocirculatory assist devices: a comprehensive critical review. J Geriatr Cardiol, 2012, 9: 389-400.

18. Kasirajan V, Tang DG, Katlaps GJ, et al. The total artificial heart for biventricular heart failure and beyond. Curr Opin Cardiol, 2012, 27: 301-307.

19. 罗新锦, 孙寒松. 心室辅助装置. 胡盛寿主编. 阜外心血管外科手册. 北京: 人民卫生出版社, 2006: 267-272.

20. Lee S, Fukamachi K, Golding L, et al. Left ventricular assist devices: from the bench to the clinic. Cardiology, 2013, 125: 1-12.

21. Kirklin JK, Naftel DC, Kormos RL, et al. The fourth INTERMACS annual report: 4,000 implants and counting. J Heart Lung Transplant, 2012, 31: 117-126.

22. Park SJ, Milano CA, Tatooles AJ, et al. Outcomes in advanced heart failure patients with left ventricular assist devices for destination therapy. Circ Heart Fail, 2012, 5: 241-248.

第三篇

体外循环对机体的影响和调控

现代体外循环学

Contemporary Extracorporeal Circulation

第十章

体外循环中的体温变化与调控

第一节 体温的生理

体温与心率、呼吸、血压一样,是人体的一项重要生命指标。体温的恒定是维持机体各项生理功能的基本保证。机体通过产热和散热的方式维持中心温度在37℃上下波动,但很少低于36.5℃,如有较大的偏差将引起代谢功能的紊乱甚至死亡发生。大量证据表明,围术期体温降低1.0～1.4℃将会产生一系列不良反应。随着心脏外科手术的发展,一些特殊手术如婴幼儿心脏手术、大血管置换、重要脏器移植等均需要控制性地将体温降低。因此,对体温的有效监测和调节是保证麻醉手术成功、降低术后并发症的重要措施之一。

一、正常体温和调节

(一)正常体温

人体各部分的温度并不相同,体温(body temperature)是指身体深部的平均温度。通常机体表层的温度较低,且波动大,而机体深部的温度则较高而稳定。内脏器官的温度与其代谢活动、通过它的血流量及其周围组织的温度有关,肝脏的温度约38℃,在全身中最高。循环血液可将产热高的器官的热量带走,而使各器官的温度趋于接近,保持一定水平的体温。因此,身体深部的血液温度可代表重要器官温度的平均值。但其温度不易测量,临床上通常测定腋窝温度、口腔温度或直肠温度来代表体温,其中以直肠温度较为接近机体深部的温度。临床上,有时也测定鼻咽温度、食管温度、膀胱温度或耳道温度,其中鼻咽温度和耳道温度比较接近脑部温度,食管温度比较接近心脏局部温度,而膀胱温度比较接近机体深部的温度。目前,国内体外循环心脏直视手术多选用鼻咽温度和直肠温度或膀胱温度。2015年8月发表于ATS杂志的"成人体外循环中温度管理的临床操作指南"(以下简称温度操作指南)建议氧合器动脉端血温是反映脑部温度,避免温度过高的理想测温部位。当体外循环结束后,膀胱温度是监测机体核心温度的最佳和最便利的部位。

正常人的体温(直肠温度)约为36.9～37.9℃,口腔温度比直肠温度低约0.3℃,而腋窝温度比口腔温度又低约0.4℃。如前所述,机体自内而外存在一个温度梯度。核心温度比表层温度高约2～3℃:浅层(皮肤、皮下组织)约34～35℃,中层(肌肉)较前者约高1℃,深层(内脏器官)又较前者高约1℃。

体温受很多因素的影响。昼夜之中,人体温有周期性波动,2:00～5:00时体温最低,14:00～17:00时体温最高,波动一般不超过1℃。女性体温平均较男性高0.3℃。新生儿,特别是早产儿,由于其体温调节机制尚未发育完善,体温调节能力较差,体温易受环境因素的影响而变化,应特别注意护理;30岁以后,基础代谢率每年下降约1%,故老年人体温偏低。全身麻醉时由于抑制了体温调节中枢并使周围血管扩张,可使体温下降,尤其在婴幼儿,由于骨骼肌发育不完善,缺乏足够的产热,麻醉时核心温度可降至28～30℃。

机体各个部分的温度并不相同。机体表层的温度叫做体壳温度(体表温度),机体内部的温度叫做体核温度,也就是人们常说的核心温度。体表温度可随环境温度和衣着情况的不同而变化,它低于核心温度。核心温度较体表温度为高,并比较稳定。生理学上所说的体温是指核心温度。在正常生理状态下,机体核心体温为37℃,一般不超过(37±0.5)℃。核心体温可在肺动脉、鼓膜、食管远端及鼻咽部测得。

(二)体温的调节

正常体温的调节由三部分构成,即外周感受

器、中枢神经系统和传出神经反应。体温调节的基本方式包括自主性体温调节和行为性体温调节。当环境温度发生改变时,人和其他恒温动物通过体温调节中枢的活动,可对产热和散热过程进行调节,这种体温调节方式称为自主性体温调节,如出汗、寒战等,它是机体体温调节的基础;人体有意识地通过改变行为活动而调节产热和散热的方式称为行为性体温调节,如人在寒冷中通过原地踏步、跑动等取暖。

1. 传导系统 机体感受温度变化的感受器称为温度感受器,根据其存在的部位可以分为外周温度感受器和中枢温度感受器。大量的研究已经表明,皮肤不是唯一参与体温调节的人体外周感受器,一些内脏组织和器官也参与了体温调节,而且起非常重要的作用。外周温度感受器按功能区分有温觉感受器和冷觉感受器两种,分别感受热或冷的温度信号。冷、热感受器在皮肤成点状分布,且分布不均匀,冷感受器较多,大约是热感受器的5~11倍。中枢温度感受器位于下丘脑、脑干网状结构、丘脑、脊髓以及延髓等处,这些广泛分布的温度敏感神经元根据其温度升高或降低时放电频率的不同,分为热敏神经元和冷敏神经元。温度的信号传入通路由Aδ纤维和C纤维两部分构成,其中Aδ纤维传导冷信号,C纤维传导热信号。一般认为,皮肤温度低于30℃时可使人产生冷觉,高于35℃时可使人产生温觉。

2. 体温中枢 为了证实体温调节中枢的部位以及大脑不同结构对体温控制的重要性,研究人员从大脑皮质、背侧丘脑、下丘脑、低位脑干和网状结构,直至脊髓,都曾做过损毁实验以及温度和电刺激的实验,并且通过对恒温动物进行脑分段横断实验发现:若在下丘脑尾端与中脑之间横断,则动物体温不能维持恒定;只要保持下丘脑及其以下的神经功能完整,就能够维持体温的相对恒定,即下丘脑是体温中枢控制的主要部位。正常情况下,外周温度感受器的温度传入信号在脊髓和中枢神经系统水平进行初步的整合,最终在下丘脑进行体温调节的最高整合,然后通过散热和产热调节温度保持恒定。下丘脑调节体温的具体部位在视前区-下丘脑前部(preoptic-anterior hypothalamus area,PO/AH),这是体温调节的基本中枢。调定点学说认为,在下丘脑前部的热敏神经元对温热有一定的阈值,即调定点,当超过调定点,散热过程加强,当热敏神经元对温热敏感性降低时,调定点上移就发生了发热反应。决定调定点阈值的机制尚不清楚,可能与去甲肾上腺素、多巴胺、5-羟色胺、乙酰胆碱、前列腺素E1和多肽等因素有关,与年龄、性别、时间周律、药物、运动、食物、感染和甲状腺功能等因素也有关。

3. 效应器官 温度变化经过中枢调控后,由外周效应器做出反应,如出汗、血管舒张与收缩、肌肉震颤等。出汗和血管舒张是最主要的自主性体温调节。出汗是由不均衡分布于腺体的大量节后胆碱能神经元所介导,成人汗腺出汗的最大速率可能超过0.5L/h,但训练过的运动员会高达2~3倍。血管舒张是人类独特的一种体温调节反应,其具体机制可能与一氧化氮(NO)及NO合酶变化有关。当温度升高不大时,主要通过血管扩张增加血流量,使皮肤温度增高,从而增加辐射和对流等散热机制,使体温降低。相反,当环境温度下降时会触发血管收缩,这种血管收缩主要发生在远端肢体,可能通过α-肾上腺素能受体介导,最终减少热的损失。寒战常常继发于血管收缩,是体温调节的第二道预防反应机制,可能是由下丘脑-视前区前脑内侧束所介导,有利于增高中心温度。当温度升降较大时,单凭血管变化不能代偿,此时有汗腺分泌增加散热或骨骼肌运动、寒战、交感兴奋、肾上腺和甲状腺素分泌增加产热等因素参与共同维持体温的稳定。

4. 体温调节 人体由温度感觉传入神经→体温调节中枢→传出神经产生反应三部分组成体温调节,保持正常核心体温。体内广泛分布着温觉和冷觉感受器,自冷觉感受器的信号沿Aδ纤维传入,来自温觉感受器的信号经C纤维传入,传入的信号经过脊髓、中枢神经系统多层整合,最终到达下丘脑,即体温调节中枢。在自主温度调节中,皮肤表面、深部组织、脊髓、丘脑及大脑其他部位各传入20%的感觉信息,而行为反应主要靠皮肤温度。体温调节系统对体温调控有一较窄的范围,称为调节阈值或反应阈。热反应阈值0.5℃,冷反应阈值0.3℃。若体温升高超出该阈值则机体发动热反应机制,如主动血管扩张和出汗。出汗是由节后胆碱能神经介导的,多数人最大出汗速度为0.5L/h,运动员增加2~3倍,当皮肤温为34℃时,每克汗液消耗584卡热,前毛细血管扩张可增加出汗效应。主动温度调节性血管扩张是人类独有的反应,增加皮肤血流,促进机体核心热量向皮肤转移以利散热;如体温下降低于该阈值,则激动冷反应机制,即血管收缩,非寒战性产热和寒战产热。血管收缩可防止循环血液将热从深部组织带到体表散发,温度调节性血管收缩主要产生于手指和脚趾的动静脉短路,开放的短路直径约$100\mu m$,使其携带的血流是相同长度毛细血管(直径$10\mu m$)的一万倍。非寒战性产热是由棕色脂肪分解产生的,棕色脂肪有密集未成对蛋白质分子的线粒体,其基质直接转化为热量。该脂肪仅存在于新生儿体内,新生儿受寒冷刺激,氧耗量和代谢活动增加,大量释放去甲肾上腺素(成人释放肾上腺素),使脂肪组织的激酶激活,分解棕色脂肪(由于这些脂肪血管丰富,故称棕色脂肪),产生甘油三酯,后者被水解为甘油及非酯化脂肪酸,非酯化脂肪酸被释出细胞外或细胞内氧化为CO_2和H_2O,并产生热量,这是一种产热方式。非酯化脂肪酸并可与甘油结合再酯化为甘油三酯。这一通过辅酶A-非酯化脂肪酸的再酯化过程,需要细胞外葡萄糖分解为α-甘油磷酸盐的参与,是另一产热反应。甘油三酯的再合成也产生热量,因在形成辅酶A-非酯化脂肪酸复合物时需要利用ATP。寒战是一种不自主肌肉活动和最迅速而有效地纠正低温的方式。寒战时,耗氧量不但不下降反而上升,最高耗氧量可达300%。使患者代谢消耗大为增加,而对机体产生有害作用。

二、心脏手术对体温的影响

(一)麻醉对体温的影响

全身麻醉下,机体只能通过自主防御反应来调节温度的变化,而丧失了通过行为调节体温的能力。全麻药可以剂量依赖方式抑制体温调节,增加热反应阈值,其程度与剂量呈线性关系。在全麻情况下不发生非寒战反应产热,即使是婴儿也如此。全身麻醉可使体温调节中枢反应阈值范围增大20倍。因此,麻醉状态下的体温可随环境温度而变化,核心体温变动范围约在4℃以内。静脉麻醉药和阿片类药呈线性抑制,而挥发性麻醉药呈非线性抑制,出汗和血管扩张的增益和最大反应强度可保留。其中,地氟醚可使动静脉短路效应降至约正常的30%左右。

麻醉期间,非人为低体温是围术期普遍存在的体温失衡现象。这是体温调节功能抑制和手术室环境温度共同作用的结果。在正常生理情况下,体内的热量并非平均分配。温度调节性血管收缩维持机体核心温度和外周温度梯度,一般为

2~4℃。全麻降低血管收缩阈值至正常体温以下才开放动静脉短路。因此在全麻第1小时,核心体温下降是由于体内热量从核心向外周重新分布,下降1~1.5℃;而向周围环境散失的热量,在麻醉初期并不重要。1小时之后,核心体温以直线性缓慢下降,这是由于热丢失超过代谢产热;其中约90%的热量是通过皮肤散失的,辐射和对流热量丢失比蒸发和传导丢失大得多。3~4小时后,核心体温停止下降,即所谓温度平台,温度平台反应热散失和热产生处于平衡阶段。如果患者处于有效的保温状态,很可能维持此平台阶段。但是,当患者体温降至一定程度时,即可激发体温调节性血管收缩,从而减少皮肤散热,保留机体内代谢热。因此,手术中通过血管收缩抑制代谢热从核心向外周散失,重新建立起正常的核心-外周温度梯度。从临床角度看,这种通过血管收缩达到的第二个核心体温平台期存在潜在的危险。因为即使保持核心体温稳定,平均体温和机体总热量仍在继续减少。但由于单纯靠血管收缩就足以维持核心体温,所以术中核心体温极少能降低1℃以上而导致寒战的发生。

(二)体外循环对体温的影响

1. 转流过程中的自然散热　体外循环期间非人为性低体温是围术期普遍存在的体温失衡现象。由于动静脉和左右心管道及氧合器系统暴露于室温中,当血流经过时就会散热而引起体温下降,这也是体温调节功能抑制、体外循环的特殊装置和手术室环境温度共同作用的结果。这种热丢失主要表现为鼻咽温度的降低,而直肠温度下降很少。

2. 低温　预充液引起体内热量的丢失转流开始后,低温度(室温20℃左右)的预充液或预充的库血进入体内,热量经静脉回流带出体外,持续循环后几分钟即可使血液温度迅速降低,起到血流降温的作用。随之表现为鼻咽温度的迅速降低,一般在自然降温过程中鼻咽温度下降3~4℃,直肠温度下降1~2℃,若在转流前用37℃的水通过变温水箱将预充液加温,将对转流开始后的体温下降速度有减缓作用。

3. 灌注冷心脏停搏液　在心脏外科手术过程中,常需要钳夹升主动脉,阻断冠状动脉血运,使手术能在安静、无血的环境下进行,但是这样会造成心肌处于缺血缺氧状态。很多患者手术矫正畸形很成功,但术后发生低心排综合征,严重者导致死亡。而最有效的解决办法主要为,在阻断冠状

动脉血运期间定时灌注心肌停搏液。停搏液的种类有冷晶体、冷或温氧合血等。冷晶体液温度为4～8℃，冷氧合血温度为8～10℃左右。一般情况下，每公斤体重患者灌注停搏液10～20ml，以60kg体重患者为例，需要灌注1200ml。灌注后心肌温度可迅速降低，同时停搏液回流入血液循环，可引起体温的进一步降低。

4. **体外循环体表和血流降温** 由于心血管外科手术的复杂性，绝大部分患者需要在低温体外循环下进行，根据手术复杂程度的不同而选择相应的温度，复杂的先天性心脏病和大血管手术还可在深低温停循环下进行。因此，心肺转流开始后常需要血流及体表同时降温以降低机体氧耗，从而减少重要器官的缺血缺氧性损害。CPB时为预防重要脏器缺血缺氧，提高灌注的安全性，经常与低温相结合。低温CPB可减少灌注流量，降低氧与血流量的比例，增加血液稀释度，因而同时减少了血液的破坏，减少术后微栓（固体栓子）的发生率。降温的程度应根据病情轻重、手术目的和手术方法而定，按照患者鼻咽温或鼓膜温度，大致可将温度分为：常温：≥35℃；浅低温：30～35℃；中低温：25～30℃；深低温：20～25℃；超深低温：<20℃。血流降温时，由于周身各器官组织温度下降速率不一，血流降温停止后，各组织器官之间的温度可经血液循环而互相影响、相互平衡。故当主动降温停止后，体温仍有"再度下降"的表现，鼻咽温度仍可下将2～5℃，平均下降3～4℃。再度下降的幅度则视主动降温的速率而异。降温时，主动降温的速率愈快者，再度下降的幅度愈小；主动降温越缓慢者，再度下降的幅度也愈大。小儿、老人及肥胖患者下降的幅度也较大。术前或降温过程中使用扩血管药物如硝酸甘油或氯丙嗪类药物者，再度下降也较明显。但体温达到一定程度以后即维持于一定的水平，20～30分钟后鼻咽温度可自行缓慢回升，而直肠温度缓慢下降，这同样取决于主动降温的速率。主动降温的速率愈快者，降温时间愈短者，鼻咽温度自行回升时间愈早，而直肠温度下降愈轻微，反之亦然。当主要操作完毕即需要血流复温。复温过程中，周身各器官组织温度上升的速率不一样，组织灌注充分的器官温度上升快，灌注差的组织温度上升得慢。特别是CPB平流灌注时，微循环灌注较差，鼻咽温度和直肠温度之间存在较大差异，这种差异可与水温和复温速度有关，水温与血温温差愈小，复温

速率越缓慢，鼻咽温度与直肠温度的差距愈小，复温愈均匀。所以，目前主张间断性或阶段性复温。另外，有学者提出参考复温时间的长短比单纯看温度值的高低要有意义得多。相对而言复温时间愈短，术后温度下降的愈明显。患者出手术室时鼻咽温度下降2～3℃，直肠温度下降1℃左右。另外，复温过程中机体代谢率急剧上升，体温每升高1℃，组织代谢率增加13%。从此种意义来看，复温过程亦应缓慢，从而减少代谢性酸中毒发生。

（三）其他因素对体温的影响

1. **手术操作及输血输液** 皮肤消毒时，冷消毒液对皮肤的刺激以及术中浸湿的消毒巾对皮肤的冷刺激；打开胸腔或腹腔，内脏长时间裸露于温室，大量液体冲洗胸腹腔；大量输入冷液体和未经加温的库血，均能使体温明显下降。

2. **手术室温度** 一般应维持在20℃左右，以防止和减少微生物繁殖及满足工作人员舒适的要求。手术患者体表、胸腔、腹腔及脏器直接暴露于室温中，因体腔内血管极为丰富，表面积很大，长时间暴露于室温当中即可引起体温降低。

3. **手术及麻醉的影响** 备皮区使用碘酊、酒精或其他冷消毒液进行皮肤消毒时可使热量丢失。手术中使用冷液体冲洗体腔，保护脏器或擦拭使用湿敷料垫的温度太低，以及机械呼吸时吸入气体的温度和湿度未经适当调整，使用时间又长等。挥发性麻醉药可经呼吸道携带热量。

4. **自身的影响** 早产儿及低体重新生儿以及婴幼儿因体积小，体表面积与体重之比较大，热传导性高，皮下组织较少，缺乏寒战反应，体温调节中枢发育不完善等导致其机体调节能力较弱，易发生低温。但正常的新生儿具有特殊的结构，称之为棕色脂肪，这种深部结构富有高密度线粒和交感神经支配，起重要的体温调节作用。早产儿一旦缺乏棕色脂肪，因难以防御低温而出现体温下降。老年患者肌肉变薄，静息肌张力较低，皮肤血管收缩能力降低及心血管储备能力低下等，加之往往合并各种慢性病，导致老年患者体温调节能力较低。久病体弱或皮下脂肪很少的患者，也容易发生体温改变。

（四）热量丢失方式

机体产热的同时又以各种方式将这些热量散失到体外，从而保持体温的相对恒定。机体主要的散热部位为皮肤。皮肤散热是通过辐射、传导、对流和蒸发等物理方式来进行的。在机体总热量

中,有将近90%的热量是通过辐射、传导、对流和蒸发等方式散失掉的。其余的一小部分热量则随着呼吸、排尿、排粪等生理过程而散失的。所谓辐射散热,就是指机体以发射红外线的方式来散热的。以辐射的方式散热大约是散热总量的40%,被墙壁、天花板、地板等所吸收。传导散热,是指体热由体表直接传导给与体表相接触的物体,如手术床、冰袋、输液器等。每升晶体液使体温下降0.25℃,2个单位4℃的库血使体温下降0.5℃。此种散热方式仅占散热总量的一小部分。临床上对高热患者采用冰袋、冰帽等降温措施就是为了增加传导散热。体热以空气对流的方式散热即"冷风效应",称为对流散热。以传导和对流的方式散热大约是散热总量的30%。蒸发散热时,身体表面的水分由液体状态转化为气体状态。每1.0克水蒸发可带走热量0.58千卡(也就是水的汽化热)。因此,水分蒸发的同时,也就起到了散热的作用。蒸发可分为不感蒸发和发汗两种,以蒸发的方式散热大约是散热总量的20%。围术期主要表现为体腔(胸腹)、伤口、呼吸道及备皮区热量的蒸发。另外,CPB血流及体表变温毯降温,体温随静脉血回流而散失,这是一种特殊的传导方式。

三、心脏手术的体温监测

1. 鼻咽温度　一般反映大脑血液流经组织的温度。电极通过鼻孔送至鼻咽部,相当于颅骨底的筛板处。由于此处和大脑血管 Willis 环相近,其温度变化快。送入电极长度为鼻翼至同侧耳距离。在实际操作中如果电极不到位,其温度变化比实际温度变化慢。如气管插管漏气,呼吸温度比实际温度低。其与大脑温度相关性良好,可反映大脑温度的变化。一般复温时主要以鼻咽温位置的温度为依据。停机前应鼻咽温复温至36~37℃。

2. 直肠温度　其变化速度较慢。放置电极一定要在直肠的齿状线以上。因此处血流由髂内血管支配,可反映腹腔脏器温度。如果放置在齿状线以下,此处血流主要由髂外血管支配,温度接近于皮肤温度。直肠温度监测前,要进行灌肠,以免温度电极插入粪便之中,使温度变化得不到及时

显示。可反映腹腔组织器官的温度变化,但因直肠温度反映环境温度的变化慢,很少单独使用,临床上常与鼻咽温联合使用。停机前应直肠温度复温至35~36℃。

3. 膀胱温度　能较好地反映腹腔脏器的温度。它将电极板置入导尿管内插入膀胱中,操作方便,温差小。如果膀胱尿潴留时,其温度反映的是尿液温度。停机前应膀胱温度复温至35~36℃。当体外循环结束后,膀胱温度的可靠性和与肺动脉血温的相关性最好,是监测机体核心温度的最佳和最便利的部位。

4. 鼓膜温度　能较好地反映脑组织温度。它需要特制的电极,经外耳道轻贴于鼓膜。操作时应注意避免损伤鼓膜。

5. 食管温度能较好地反映心脏温度。需将温度电极经食管放置在与心脏水平的位置上,心脏直视手术中心脏周围置冰水,可使温度接近于零。降温或者复温期间变化快,不能反映器官的实际温度。

6. 血液温度　动脉血液温度。它主要反映氧合器的变温能力,通过变温器调节使温度控制在一定的适度范围。静脉血液温度主要反映机体血流丰富器官的温度,如大脑、心脏、肾脏、肝脏等。根据还可判断机体的氧耗情况。"温度操作指南"推荐氧合器动脉端血温作为体外循环中脑部温度的测量部位(证据级别 Class I , Level C);为了准确监测复温时脑血流灌注温度,应该注意氧合器动脉出口血温可能较实际脑灌注温度低(证据级别 Class I , Level C)。

7. 皮肤温度　心脏手术中很少直接监测皮肤温度。在 ECMO 中,脚趾温度可反映下肢组织灌注的效果,对预防下肢缺血损伤有积极意义。

8. 变温器　水温的监测必须监测从变温器水箱输出至人工肺血液变温器的水温,以控制安全、合理的水温与血温之间的温差。如使用用于心肌保护液降温的特殊变温器时,需监测向该变温器供水的水温。复温时,需控制该温差不得>10℃,且水温不得超过42℃,否则高温会引起血细胞及血液成分变性破坏。此外有学者提出,若从脑保护的角度考虑,水温不宜超过40℃。

第二节　体外循环中低温的调控

低体温,是指人体的中心温度低于36℃。在围术期,低温对人体的作用具有两面性:一方面,可降低器官的氧需与氧耗,保护重要脏器免于缺血缺氧损害;另一方面,低温也会给机体带来一些不利影响,越来越受到人们的重视。临床上,人们常采用人工低温法,即在全身麻醉下采用物理方法,将患者的体温降至一定程度,或将低温联合体外循环,能够更好地控制降温程度,从而扩大低温的临床应用范围,有利于一些复杂手术的开展。

一、低温的病理生理变化

(一)降低代谢率

1. 缺血的病理生理　手术中因各种原因可造成组织缺氧缺血,如患者过度的应激反应、冠状动脉痉挛、发绀型心脏病、脑血管硬化、肾动脉狭窄、胸腹血管栓塞等。心脏直视手术中,体外循环亦可造成组织的缺氧缺血,如炎性因子的作用、低流量灌注、生理性和非生理性分流等。组织缺氧缺血使细胞线粒体氧化磷酸化过程受阻,有氧代谢难以完成,但在低温下,组织细胞仍需进行相关生理活动,则致使细胞无氧糖酵解增加,以产生较少的ATP,其代谢产生的酸性产物会使pH明显下降。当ATP继续消耗到一定程度时,细胞膜离子泵功能丧失,大量钠离子内流,造成细胞水肿,大量溶酶体破裂,使可溶性的酶类从细胞溢出细胞外,细胞质内大量钙离子聚集,进一步加重高能物质的消耗。ATP依次分解为ADP、AMP和腺苷,腺苷可继续分解为黄嘌呤腺苷,后者大量堆积时,如果恢复血流,可形成大量自由基。自由基对所有膜结构均有强大的破坏作用,进而造成再灌注损伤。减少缺血再灌注损伤的措施主要有:减少缺血时间;缺血前和缺血期间降低代谢;应用一些抗损伤物质的药物,如膜稳定剂、自由基清除剂等;改善微循环功能,迅速给组织供血供氧,同时将其代谢产物迅速排除。

2. 低温降低氧代谢　机体大部分的生理和生化功能都是在酶促反应下进行的,酶促活动随温度的降低而减弱。在低温状态下,由于各种耗能减弱,从而使细胞的高能物质得以储存。正常人在常温的氧耗量(VO₂)为150ml/(min·m²)。动物实验中发现27℃的氧耗量为常温的41%(图10-2-1)。简单地推论,温度每降1℃,氧耗量下降9%。进一步研究表明氧耗量的下降和温度的变化不是成正比关系,而是曲线关系。有关的Van't Hoff定律,可用一数学公式表达:$VO_2 = 10^{KT}$,其中K为摄氏温度,T为系数。人体各器官的氧耗量不一。其中心脏因为不断做功,氧耗量大。其次是大脑。心脏在心脏直视手术中有完善的保护措施,防止大脑的缺血就显得非常重要。它可较为准确地反映脑温度保护和代谢率的关系。

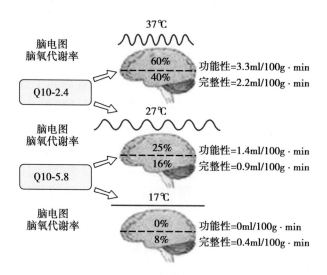

图10-2-1　低温对脑氧耗与脑电图的影响
EEG(Electroencephalogram):脑电图;CMRO2(cerebral metabolic rate for oxygen):脑氧代谢率;Function:功能性;Integrity:完整性

(二)低温对各脏器的影响

1. 神经系统　低温使脑氧耗下降,脑血流下降,同时脑灌注压下降。25℃时脑代谢降至正常的25%;温度每下降1℃,脑血流量减少6.7%,颅内压和静脉压下降约5.5%。25℃以下,下降速度减慢。正常人脑灌注压的自由调节阈为60~160mmHg。低温可阻断神经纤维的传导活动。温度下降,脑电波振幅下降,频率减慢。在31℃时,可出现麻醉镇痛作用;18℃时意识丧失,中枢神经系统功能抑制。随着温度降低,记忆力逐渐减退、消失,出现嗜睡和麻醉作用,直至意识完全消失。低温对脑电图有明显的抑制作用。颅内压随温度下降而降低。温度每下降1℃,颅内压下降5.5%;25℃时脑体积减小约4.1%,脑周围间隙增加约

30%。周围神经系统随温度的降低先受刺激反射增强、再受抑制,最后活动消失。神经反射在降温初期增强,32℃以下逐渐减弱,25℃以下神经的兴奋和传导均明显抑制。肌腱反射、瞳孔对光反射及肌肉活动在33℃时亢进,30℃时抑制,低于25℃活动消失。感觉在33~34℃减弱,25℃时明显抑制。化学感受器在25℃时,对CO_2升高有反应,21℃时仍对O_2降低有反应。

2. 呼吸系统 随着温度的降低,表现为呼吸逐渐变得深慢。温度降低时,潮气量下降。由于支气管在低温时为扩张状态,使呼吸无效腔量增加。低温时,呼吸频率减慢,32℃为10~12次/分,27℃为6~8次/分。肺泡膜的气体交换功能受温度影响不明显。但低温时,肺循环阻力增加。氧离曲线随温度的下降而左移:O_2解离减少,CO_2溶解增加。

3. 心血管系统 四肢血管在没有麻醉情况下,遇冷血管收缩,皮肤呈花白状。如在麻醉状态下,可呈扩张状态,皮肤潮红。大、中血管呈同样趋势,在体外循环中降温时血压下降明显。低温对心脏的总体作用是抑制。由于冷刺激,心率在浅低温时可增快,低于34℃后,由于机体(包括心脏)的代谢速率降低,窦房结功能受抑制,心率逐渐减慢,20℃时心脏处于"无收缩"状态,10℃时完全停搏。由于缺氧、冠状动脉血流减少,温度低于34℃,心脏的起搏点下移,可发生游走性心律。随着温度降低,心脏应激性增高,而温度低于18℃后兴奋性逐渐下降。可出现心律不齐,包括:Ⅰ度房室传导阻滞、房颤和室颤等。低温导致心肌收缩力下降,舒张功能受损,负性肌力作用使心排血量降低,心肌缺血程度增加,心肌传导系统功能减弱,心电图PR、QR、Q-T间期延长。低温时窦房结细胞的起搏明显降低,而其他异位节律点相对兴奋,易出现多种形式的心律失常,甚至室颤。成人的易颤温度为26℃左右,小儿的易颤温度为20℃左右。Frank研究发现,大于65岁患者心肌缺血发生率正常组为20%,低温组为42%。深部温度低于正常1.5℃时,心律失常发生率增加2倍。心输出量随温度的降低而下降。冠状动脉血流和心肌耗氧量均随温度下降而减少,25℃时可降至正常的50%。34℃以下,体温每下降1℃平均动脉压减少约4.8mmHg。因静脉壁张力增加,中心静脉压随温度下降而增高。外周循环阻力由于外周血管收缩,血流减少,血液黏滞度增高。

4. 肾脏 低温时,肾血流下降明显,肾小血管阻力增高,肾小球血流减少。温度每下降1℃,肾血流量下降8.2%。肾小球滤过率随温度下降而减少。温度每下降1℃,肾小球滤过率减少5.3%。肾小管钠、水、氯等物质运输能力下降,浓缩和再吸收能力减弱。尿量随温度下降先升后降。30℃可达正常的3倍,20℃以下低于正常。尿量增多的原因是冷利尿。低温引起肾小管重吸收减少,钠和氯排出增多,形成渗透性利尿,亦与抗利尿激素分泌抑制有关。低温时,肾调节糖能力破坏,尿中可出现葡萄糖。低温时,肾排钾受阻,此时尿钾浓度明显降低。由于肾脏对缺血耐受能力强(常温缺血可达1小时,同时有很大再生能力)。低温对肾缺血有明显的保护作用。低温使肾脏的分泌和重吸收能力降低,钾排出量减少,致钾向细胞内转移,引起心肌应激性增高。

5. 水、电解质 低温对血清钠离子、镁离子以及氯离子的影响不大。低温时,大量的钾离子进入细胞内,以肝细胞和肌肉细胞为主,血清钾可一过性降低。低温过程中,钙离子向细胞内转移也较为明显。低温时,心肌细胞对钙离子的敏感性增加,容易导致室颤。低温由于细胞膜K^+-Na^+泵功能减退,钠离子和氯离子在细胞内聚积,使细胞发生肿胀。低温时,血液缓冲系统的缓冲能力、肺泡通气和肾脏调节酸碱失衡的能力均下降。尽管体温每下降1℃,pH升高0.017,同时过度通气使二氧化碳分压降低、pH升高,但仍会导致由于组织灌注不足而引起的代谢性酸中毒。低温时,由于过度通气、pH升高,钾离子向细胞内转移,血清钾离子减少。而当机体寒战时,糖原分解,氧耗量增加,二氧化碳分压升高,血清钾离子增多。

6. 血液 低温使血液浓度增加,血容量减少,这是因为低温时大量液体移至血管外。低温时血浆从血管内向组织间隙转移,致使血浆量减少和血液浓缩。降温至26~23℃时,血浆容量可下降12%~35%,甚至40%;温度回升时可恢复,乃至超出;血细胞比容随温度的下降而增高;血液黏滞度也随温度的下降而增高,温度每下降1℃,血液黏滞度增加2.5%~5%。低温时血细胞比容增加,红细胞聚积增强。低温使红细胞氧离曲线左移,使血液在组织中氧释放减少。白细胞变形能力下降,低温时血浆黏稠系数上升。上述因素可导致低温时微循环血流减慢、淤滞,甚至产生微循环栓塞。解决方法是血液稀释。复温后可恢复正常。

低温引起血小板减少,肝中滞留血小板增加,血中血小板聚集力降低,血小板活性降低,出血时间和凝血时间随温度的下降而延长,可达正常的5~7倍。这是由于凝血时酶促反应减弱所致。低体温可致外周血管收缩,血管内水分渗出使血液黏稠度增高,血液中的纤维蛋白原升高、纤溶亢进。肝脏合成和分泌多种凝血蛋白酶,如凝血酶原、纤溶蛋白原、抗凝血酶Ⅲ、Ⅴ、Ⅶ、Ⅸ、Ⅹ等。故低体温导致肝功能降低必然会引起这些凝血因子的合成及分泌减少。因此,在这些因素的综合作用可导致凝血功能紊乱,使出血量明显增加。

7. 内分泌系统 垂体促肾上腺皮质激素在降温开始时分泌增加,温度继续下降则分泌进行性下降,低于28℃时停止分泌。促甲状腺激素和抗利尿激素在低温时分泌受抑制。随温度下降肾上腺血流减少,皮质激素和儿茶酚胺产生减少。温度降至30~32℃时,循环血中肾上腺素和去甲肾上腺素含量减少,25~28℃时肾上腺皮质激素减至正常的22.5%,17~18℃时缺如。从30℃起,随温度降低,机体对去甲肾上腺素的反应进行性下降;20℃时加压反应消失。降温至34℃时,甲状腺功能抑制,但对促甲状腺激素反应良好;至15℃时,碘摄取完全抑制。随温度降低,血中碘和甲状腺素含量逐渐下降。29~31℃以下,胰岛素产生减少。从而使糖异生、糖分解能力提高,而糖的合成、糖的细胞内转移能力下降,进而导致高血糖。

8. 药代动力学 低体温对药物在机体内的药代动力学影响较大。例如,低温可降低吸入麻醉药的最低肺泡有效浓度(MAC),增加静脉麻醉药(丙泊酚)的血浆浓度,减少药物在体内的代谢,延长药物在体内滞留及作用时间,从而增强药效,不利于麻醉恢复。

9. 其他 低温使一些微循环如肌肉、皮肤、消化道功能抑制,即微循环自律性运动抑制;小动、静脉分流,组织得不到有效灌注;这两方面因素使静脉氧饱和度明显增高。低温抑制免疫功能,减弱中性粒细胞的氧化杀伤作用,低温可使微循环灌注差,减弱伤口抵抗力,增加感染面积,易于感染。低温导致寒战增加氧耗,心脏为了补偿热量的损耗而增加心排血量导致心率增快,增加了低温应激状态下的心脏的负担。低温还可引起呼吸道损伤,增加病死率、延长患者住院时间。

二、低温技术的临床应用

(一)全身低温

1. 低温的分类 体外循环检测温度的常用部位包括鼻咽温、鼓膜温、直肠温度、膀胱温度以及氧合器静脉血温等。按照患者鼻咽温或鼓膜温度,可将温度分为:常温,≥35℃;浅低温,≥30℃、<35℃;中低温,≥25℃、<30℃;深低温,≥20℃、<25℃;超深低温,<20℃。

2. 深低温停循环 体重小、畸形复杂的发绀型心脏病患者或大动脉瘤患者等,可用深低温停循环技术。术中心脏无插管,扩大了手术视野,并使术野干净无血。具体方法是,麻醉诱导后头部尽早放置冰袋,全身变温毯体表降温,这种降温可缓解体外循环降温不均匀,增加各脏器抗缺血损伤的能力。升主动脉、右心房单根静脉插管,体外循环鼻咽温度降至15℃,直肠温度降至20℃,停循环时先停主动脉,术者挤压患儿腹部,静脉放血至氧合器内,再阻断腔静脉。拔除右心房插管进行心内手术。停循环中应开放氧合器旁路循环,避免体外循环管道中血栓形成。恢复循环时,患儿头低位,心内排气后开放升主动脉,缓慢灌注血流,开放静脉引流,逐渐提高灌注流量。转流中采用血液稀释,血细胞比容(Hct)18%~20%。复温后给利尿药、加库血、滤水等方法提高Hct。为了增加组织细胞缺氧耐受力,稳定细胞膜结构,深低温停循环后应使用皮质激素。阜外医院发现,地塞米松可缩短ACT时间,建议使用甲基强的松龙,具体用法为体外循环前给予15mg/kg,恢复循环时再给予15mg/kg,同时辅用甘露醇0.5g/kg,减轻脑组织水肿。

停循环的时限如何掌握,各种实验和报道的结果有一些差异。阜外医院大量的临床经验表明,停循环时间越短越好;在婴幼儿鼻咽温度15℃、直肠温度20℃时,停循环60分钟是安全的。停体外循环后恢复循环不要急于复温,应采用高流量灌注使静脉氧饱和度(SvO₂)上升至80%左右方可复温。复温中如果SvO₂低于60%,应停止复温,待SvO₂上升后方可继续复温。这种方法利于偿还深低温停循环时出现的氧债,减少酸性物质的产生,能减少术后神经系统并发症。

目前,脑氧饱和度监测已应用于深低温停循环。它可反映2/3静脉血成分和1/3动脉血成分的氧饱和度的情况。一般认为,脑氧饱和度低于

40%对脑细胞代谢有不利影响。近年来有文献报道,无论多短时间停循环对脑都有不同程度的损伤,提倡深低温低流量灌注,并认为这种方法可有效地避免脑损伤。还有学者发现一次单纯停循环40分钟,脑组织内ATP和超微结构比二次间断停循环20分钟时损伤大,建议停循环应采用短时间多次方法。总的原则是能不停循环就不停,如需停循环应尽量缩短时间。

3. 深低温低流量　由于停循环可对神经组织造成损伤,深低温低流量应用越来越普遍。深低温低流量对发绀型心脏病的优点表现在:①使回心血量明显减少,保证手术视野清晰;②非冠状动脉的侧支循环血量减少有利于心脏保护;③减轻血液有形成分的机械性破坏;④呼吸静止时,肺内血流减少,白细胞在肺内聚集减少,有利于肺部保护;⑤基本保证脑代谢、氧和营养物质的供应,避免脑的缺血缺氧。

深低温低流量的流量如何掌握意见尚不一致。Mleen等认为鼻咽温度20℃以下,直肠温度22~25℃,灌注流量10ml/(kg·min)即可保证脑细胞ATP的含量。Richard认为18~20℃,灌注流量0.8~1.2L/(m²·min)为最适低流量。阜外医院在实践中发现鼻咽温度18~20℃,灌注流量0.8~1.2L/(m²·min)[30~50ml/(kg·min)]的深低温低流量灌注在60分钟内是安全的。对于病情重、畸形复杂、心内手术时,回血量大的发绀型先天性心脏病患者,如动脉导管未闭等可采取此方法。具体操作是麻醉诱导后用变温毯体表降温,再通过血液降温至18~20℃。低流量的程度根据手术视野清晰,SvO_2高于60%,脑氧饱和度高于50%三方面综合考虑。

4. 中低温和浅低温　体外循环中血液和大量的异物接触,白细胞被激活,释放大量的活性酶、凝血物质。此时,血浆激活的物质还有补体、激肽、纤维溶解系统。所有这些激活物质均可在低温状态下抑制。所以体外循环中低温对减少组织的损伤有积极的意义。

对于一些病情不重,心内畸形不太复杂,心功能较好的患者,手术可在较短时间内完成。如房间隔缺损,单瓣置换,冠状动脉搭桥等可采用浅低温体外循环。对于病情较重,心功能差,如双瓣膜置换、完全心内膜垫缺损、单心室等患者,可采用中低温体外循环。一般说来,温度和流量为正比关系。一些灌注医师根据温度流量表进行调节。

目前,越来越多的灌注医师根据SvO_2来进行调节灌注流量,SvO_2维持在70%为最佳。

5. 深低温的管理　良好的温度可控制和减少术后并发症的发生。血液降温要注意机体和变温器之间的温差,复温时温差不要大于10℃。复温时温差大,气体溶解度减少,溶解在血液的气体溢出,形成小气栓,特别是在高氧分压时易于发生。在降温时,适宜的麻醉深度非常重要。浅麻醉时,冷血刺激可导致过度的交感反应,严重者可导致室颤。无论是降温还是复温,都应注意避免全身温度变化过大。复温和降温时均应严格控制变温速度,原则上应控制氧合器动静脉温差小于10℃;一般腹腔脏器,实体器官深部温度变化慢,降温时,温差大不利于这些器官的保护。复温时温差大,在患者回ICU后体温下降,严重者可导致凝血功能紊乱、寒战、低血压和酸中毒等。

为了缓解降温时温差过大,可在体外循环前进行头部置放冰袋,背部用变温毯进行均匀缓慢降温,体外循环中予以保持。如果降温温差大,暂停血液降温,待温差小于10℃时继续降温。复温时如果温差大可等待平衡后继续复温,直至直肠温度升至34℃以上,鼻咽温度至37℃方可停止复温。体外循环后以变温毯继续保温,以防温度下降。

低温可降低机体氧耗,一方面是因为基础代谢率下降,另一方面是微循环短路。有研究表明,体外循环中降温时微循环自律性运动减弱,血流下降,组织氧利用减少,SvO_2可高达95%。复温时,微循环自律性活跃,血流增加,组织氧利用成倍增加。在同等温度和灌注流量条件下,SvO_2可低于60%,这提示低温时微循环灌注不足,使组织出现氧债。克服氧债的方法是降温时需均匀,应用少量血管扩张药物,复温时增加流量,使SvO_2高于70%,以尽早尽快地偿还氧债。

在深低温停循环时,一定要注意温度和时限的关系(图10-2-2),目前用脑氧饱和度监测脑氧代谢在停循环中的变化具有非常积极的意义。恢复循环时,不要着急复温,应充分地提高流量,使$SvO_2>80\%$再复温,这样可减少组织的氧债,避免加重组织缺氧性损伤。一般原则是停循环时间越短越好,尽量不要停循环。脑选择性灌注(顺行灌注、逆行灌注)、低流量灌注都是避免停循环的有效方法。一旦决定停循环应给予皮质激素和甘露醇。皮质激素可增加缺氧细胞的膜稳定性、减轻

炎性反应、减少血管的渗透性和减轻组织水肿。使用甘露醇的目的是减轻脑组织水肿,增加肾脏的排水功能

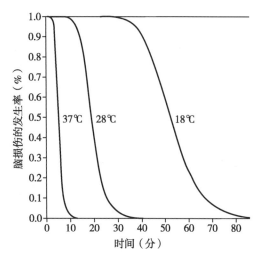

图 10-2-2　不同温度停循环的安全时限

（二）局部低温

1. 低温　心肌保护低温停搏液产生于 70 年代,以 St·Thomas 晶体液为主要代表,其理论基础为高钾使心肌细胞跨膜电位缩小,使心肌不能去极化而处于瘫痪状态。低温使心肌代谢和能量消耗进一步降低,延长心肌缺血安全时限。低温可抑制心肌细胞电机械活动,使心脏迅速停搏。低温保护心肌概念不断受到一些实验和理论挑战,表现在:①低温使血红蛋白氧离曲线左移,组织释放的氧减少,20℃时血液灌注液释放 50% 的氧含量,10℃时释放 37%；②低温使细胞膜和肌浆网的离子泵活动降低,膜流动性以及细胞肿胀；③低温停搏液可导致心脏冷收缩,细胞内钙离子增多；④低温使血液黏稠度增高,红细胞膜脂质结构改变,变形性降低；⑤低温使跳动心脏的血管内皮细胞收缩,停搏液分布不均；⑥低温在减少能耗的同时,也减少 ATP 的产生,在间断冷血停搏液灌注中,心肌能量储备降低,心肌缺氧缺血,心脏有不同程度再灌注损伤。

鉴于上述原因,1982 年 Rosenkeane 首先倡导温血停搏液技术,该技术逐渐在一些西方国家开展。应当指出,温血灌注并不适于所有患者,如小儿心肌保护采用温血灌注不太适宜,因为心肌灌注装置增加血液预充量,且连续性温血灌注难以形成清晰手术野。温血灌注的另一潜在危险是高钾,因为停搏心脏需要持续性灌注以保证心肌细胞的基本代谢和持续停搏。肾功能不佳的患者,排钾困难,更应慎用。近年来有报道温血灌注可使炎性介质增加,脑并发症发生率增高,应予以警惕。

鉴于温血停搏液和冷血停搏液在应用中各有利弊,应用中应发挥两者的优点,克服不足。一些学者在停搏开始时用温血停搏液,这可避免冷血造成心肌挛缩,停搏液分布不均。心肌停搏后再用冷停搏液（10～15℃）间断灌注,这样有利于术野清晰,避免连续灌注带来的高钾,或温血间断灌注时心肌电活动静止期短的缺点。另有学者在开放升主动脉前（5min）用 37℃温血低钾停搏液灌注,以利于心肌功能的恢复。因为冠状动脉血流恢复后心肌耗氧量增加,而心肌线粒体 ATP 的产生难以恢复正常。首先恢复温血灌注,恢复心肌的基础代谢,使 ATP 产生大于 ATP 分解,为心脏复跳做好能量储备。一旦恢复冠状动脉血流,储存的 ATP 可为心脏各种电机械活动及时提供能量。由于减少在恢复冠状动脉血流时腺苷的堆积,可减轻自由基的产生和再灌注损伤。

2. 复苏低温　脑保护实验中发现,在全脑缺血 10、15、20 或 30 分钟后立即恢复灌注,15 分钟后应用 30～34℃低温的动物,其易损部位的正常脑细胞计数、脑神经功能评分和神经细胞形态学检查结果均明显优于正常体温组,表明低温的施行越早越好。低温的脑复苏机制为:

（1）降低脑耗氧量（$CMRO_2$）:从 37℃降至 28℃时,脑血流（cerebral blood flow,CBF）无明显减少,而 $CMRO_2$ 则明显降低至正常的 50% 以下,亦即降温至 28℃以上,脑的血、氧供应大于其氧需和氧耗。降温至 22～27℃时,CBF 明显下降。此外,在脑损伤或缺血后,脑实质中可能存在灶性高温高代谢区,因局部 CBF 供不应求而加重脑损伤,及早降温予以消除则可改善其预后。

（2）及早恢复能量代谢和减轻乳酸聚积:在全脑缺血后及早降温（脑温 27℃）,脑组织的乳酸、磷酸、肌酸升高幅度明显低于常温组,且 ATP、ADP、AMP 含量和腺苷酸酶活力在低温下能及早恢复正常水平,有利于线粒体等亚细胞器官和膜功能的修复和维持。

（3）低温可抑制花生四烯酸代谢:已证明脑缺血后用 30～31℃低温治疗能使脑组织中白三烯 B_4（LTB_4）含量显著降低,脑水肿程度减轻,对通过环氧化酶径路的产物 PGF1a 则无影响。

（4）低温可抑制其他内源性损伤因子的释放：全脑缺血后，脑组织中兴奋性氨基酸、多巴胺、五羟色胺、去甲肾上腺素、乙酰胆碱等含量均明显升高，经低温治疗后均明显降低。

脑复苏临床管理要注意优先重点尽早降低脑温。可采用低温冰帽法，争取在 3～6 小时将鼻咽温度降至 28℃ 以下，食管和直肠温度不低于 28℃。在患者恢复视、听等功能后，可停用冰帽。在脑部降温时应用药物如巴比妥类、丙嗪类等，控制抽搐和纤颤，避免 CMRO$_2$ 增加。同时应用一些脱水剂如甘露醇 1g/kg，以减轻脑水肿和增加肾脏对毒物的排泄。

三、α 稳态和 pH 稳态

（一）概念

1. pH 值和 PCO$_2$ 值　37℃ 时正常的 pH 值和 PCO$_2$ 值分别是 7.40 和 40mmHg。血液依据体内特定部位温度发生不同的变化。比如离开心脏的动脉血为 37℃，其 pH 值和 PCO$_2$ 值分别是 7.40 和 40mmHg。当同样的血流入工作的骨骼肌，周围的温度可能是 40℃，则 pH 值会近似为 7.35，PCO$_2$ 值会升高一些。在寒冷天气中皮肤温度可能是 20℃，血流入此处的皮肤，pH 值可达到 7.65，PCO$_2$ 值会有相应比例的下降。PCO$_2$ 随温度的这种变化是气体在液体中的溶解度随温度变化的结果。血液 pH 值随温度改变是因为 PCO$_2$ 随温度发生了变化。温度降低血液的 PCO$_2$ 和 [H$^+$] 随之降低。

2. pH 稳态　体外循环低温时吹入一定量的 CO$_2$，维持血液 pH 恒定，CO$_2$ 含量增加。此时血液 OH$^-$/H$^+$ 不恒定，咪唑基不恒定解离。37℃ 测定值为呼酸，需做温度校正。

3. α 稳态　体外循环低温时正常通气（不吹 CO$_2$），血液 pH 增高，血液中 CO$_2$ 含量不变。此时血液 OH$^-$/H$^+$ 恒定，咪唑基 α 氨基恒定解离。37℃ 测定值为正常，不需要做温度校正。

（二）临床应用

体外循环中温度变化大，有关 α 稳态和 pH 稳态问题直接关系到体外循环中的管理。目前对于这一问题虽然有不同看法，但越来越多的临床单位采用 α 稳态，只有少数深低温停循环患者仍采用 pH 稳态。

20 世纪 50 年代，Severinghaus 发表了温度对动脉血气影响的精细计算图，导致体外循环在最初 20 年内，人们盲目地应用温度校正动脉的 pH 和 PCO$_2$（pH 稳态）。由于 CO$_2$ 溶解度随温度的降低而增加，故机体 CO$_2$ 含量也随温度降低而增加，以保持校正的"正常值"。由于缺乏对低温下脑血管自主调节的深入认识及早期低温 CPB 产生普遍的严重神经系统并发症，从而使人们有更多的理由相信，吹入 CO$_2$ 引起的脑血管扩张，可维持"正常的"脑血流（CBF）水平。

不论温度如何变化，细胞内总能保持电化学中性，细胞内外的 pH 差相对稳定，OH$^-$/H$^+$ 恒定，而不是 pH 绝对值恒定。这可能适用于常温和低温状态下的人，CO$_2$ 总含量恒定，OH$^-$/H$^+$ 恒定，蛋白质带静电荷量也恒定。组氨酸在各种蛋白质分子中含量丰富，故其分子中 α 咪唑基的恒定解离表示蛋白质带恒定静电荷。α 稳态在临床上容易实现。

正常体温下，人血液 pH 为 7.40 左右，而细胞内 pH 为 6.8，细胞内外 pH 之差为 0.6，细胞外液呈偏碱性状态。实际是，这种偏碱状态有利于细胞内酸性代谢产物的排出。

低温下，血液的 pH 仍主要是由于蛋白质缓冲作用的结果。而常温下，起主要作用的 HCO$_3^-$ 缓冲在低温时可能仅起辅助作用。α 稳态，是蛋白质的咪唑基团和含量很少的 N 末端氨基基团保持应有的活性。

正常生理状态下，CBF 具有自身调节机制。当平均动脉压（MAP）在 50～160mmHg 范围内变化时，脑血管可通过自身的收缩与扩张调节脑部血管阻力，从而使 CBF 保持稳定。大量研究证实，在中度低温中 α 稳态能保持 CBF 的自身调节功能。CBF 的多少主要依赖于脑代谢的需求，使 CBF 与脑组织耗氧量（CMRO$_2$）匹配。pH 稳态由于血中 CO$_2$ 含量增加，可显著地扩张血管，增加 CBF 的同时也破坏了 CBF 的自身调节机制，使 CBF 与 CMRO$_2$ 失匹配，而直接受 MAP 及泵流量的调节，易产生脑组织奢侈灌注，增加颅内压及脑血管微栓形成的机会；对部分脑血管病患者，CO$_2$ 增加可能产生脑血管间的"盗血"现象，即尽管脑的血流量增加，但要以加重缺血区的缺血程度为代价；CO$_2$ 诱导的脑血管扩张，还可显著减少 Willis 环的血流。

第三节　不同手术类型、不同人群的体温管理策略

在临床心脏外科手术中,由于患者自身疾病种类的不同,外科医师手术操作技术的娴熟程度,以及在特殊情况下意外情况的发生,对 CPB 过程中温度的调控有所差别。临床实践中大体上分为,常温、浅低温、中度低温以及深低温。

一、先天性心脏病手术

先天性心脏病手术需要根据病情的复杂程度,选用不同温度下的体外循环管理策略。

1. 浅低温 CPB　适用于病情不重、心内畸形不太复杂、心功能较好者,手术可在较短时间内完成。如轻症室间隔缺损(VSD)修补术,术中体外循环鼻咽温度降至 28～30℃,较高灌注流量[成人流量 2.0～2.4L/(m² · min),儿童流量 2.8～3.2 L/(m² · min)]。同时应注意控制降温速度,以免在停止降温后温度继续下降过多,给复温造成困难;提前将变温水温升温,心内操作近完成时开始复温,保证心脏复苏时复温至鼻咽温>32℃,使心脏易于恢复搏动。

2. 中度低温 CPB　适用于轻到中度病情、心内畸形不复杂、心功能较差的手术。转流中保持鼻咽温降至 26～28℃,肛温降至 28℃,中等灌注流量[成人流量 1.6～2.0 L/(m² · min),儿童流量 2.4～2.8 L/(m² · min)],Hct 维持 24%,复温后 Hct 恢复到 30%。

3. 深低温低流量 CPB　适用于心脏病复杂手术。如发绀型先天性心脏病矫治术、大的动脉导管未闭直视缝合术。目的是减少心内回血,减少血液有形成分的破坏,防止气栓的发生,同时避免重要脏器缺血。为使身体各部分的温度做到均匀下降,麻醉诱导后须先施行体表降温,要求在体外转流开始前鼻咽温已降到 30～32℃,同时静脉注射大剂量甲泼尼龙,待转流开始后再通过血流降温使鼻咽温降到 18～20℃,此时可将灌注流量减为全流量的 1/2,必要时可短时间减为 1/4 以利于手术操作。复温时,注意水温与血温差小于 10℃,预防温血进入低温的体内会使溶解在血液中的气体析出。多项研究证明动-静脉端温度梯度低于 10℃会避免这种情况的发生。复温速度与患者的神经系统功能密切相关,慢速复温较快速复温有更好的术后认知功能,快速复温还可能造成的脑

温不均匀,及短时局部高温或持续过高等危害,成为术后神经系统并发症的主要原因之一。同时,慢速复温也有利于心功能恢复和减少乳酸的产生。研究显示,在不同复温速率的比较中,0.5℃/min 的速度(鼻咽温与氧合器动脉端温度差约 2℃)可平衡复温速度与延长的 CPB 时间之间的危害,达到最佳的术后恢复效果。

4. 深低温停循环 CPB　适用于婴幼儿心脏直视手术,使术中心内无血无插管,便于手术操作,缩短体外循环时间;也用于部分操作非常困难的手术,可以保证无血的手术视野。麻醉诱导后,头部尽早放置冰袋,全身变温毯体表降温,但温度应控制在 32℃左右。体外循环鼻咽温降至 15℃左右,肛温降至 20℃左右。低温的深度和循环阻断时间应严格掌握,以免因脑缺氧而致不可逆性脑损害,具体时间见表 10-3-1。例如体温降至 30～28℃,可阻断循环 8～10 分钟,并能做一些简单的心内直视手术,如房间隔继发孔缺损修补术、肺动脉瓣狭窄切开术等;复杂的心内直视手术往往需要停循环 35～40 分钟,可行中度或深度低温麻醉;手术需要停循环 60 分钟以上的一般行 25℃以下的深低温麻醉。停循环时间不超过 45 分钟,可减少神经系统并发症;恢复循环时用高流量灌注,监测静脉血氧饱和度(S_VO_2),待 S_VO_2 上升 60% 以后,进入复温状态,方法同深低温低流量。

表 10-3-1　不同温度下阻断循环的安全时限

体温(℃)	阻断循环时间(分钟)
32～30	8～9
30～28	10～15
28～18	15～45
<18	45～60

注:30～28℃以不超过 10 分钟为宜

二、心脏瓣膜置换手术

心脏瓣膜病是心血管疾病中最常见的一种疾病,常用外科手术替换或修复病变的瓣膜。瓣膜置换手术包括二尖瓣替换或成形术,主动脉瓣替换或成形术,三尖瓣一般做成形术,而很少做瓣膜替换术,对于肺动脉瓣狭窄常用成形术。体外循

环技术不断进步,为单瓣膜手术,多瓣膜手术及重症瓣膜手术的安全性提供了重要保证。不同的瓣膜置换手术应根据病情及外科医生的操作情况,选择不同温度下的体外循环。心内主要操作即将完成时开始复温,具体复温方法详见先天性心脏病深低温低流量部分。开放升主动脉钳时,血温达 36℃ 左右即可,足以使心脏复苏,不必要求鼻咽、直肠温度过高,否则对心肌保护不利。心脏复跳后,在辅助循环过程中继续复温,使鼻咽、直肠温度分别达到 37℃ 和 35℃。为了更好地做好术中心肌保护,心肌缺血期间,心包腔内放冰屑、冰盐水或小冰囊降温,也可持续点滴 4℃ 冷盐水或林格液降温。

三、冠状动脉搭桥手术

冠状动脉搭桥手术根据病变的不同,患者病情的轻重选择不同温度下的体外循环方法,以及不同的温度管理策略。

对于一些单支病变,手术简单者选择常温体外循环。体外循环中体温基本维持正常,动脉灌注流量较高,要求优质体外循环机及氧合器,以满足机体代谢需要,心肌采用局部深低温,以最大限度地降低心肌损伤。

对于多支病变的手术,或心功能差者,或合并室壁瘤切除,或合并瓣膜替换术时,常常选择中低温体外循环。体外循环中体温达 28℃,动脉灌注流量 2.4 ~ 2.6 L/(m² · min),动脉压维持 8.0 ~ 10.7 KPa(60 ~ 80mmHg),也可用非同步搏动灌注,转中血红蛋白维持 70 ~ 90g/L,停机时鼻咽温 36 ~ 37℃,直肠 34 ~ 35℃。

近年来,国内外有许多医师应用不停搏心脏外科手术,采用常温 CPB,开始即用变温水箱维持全身温度在 36 ~ 37℃,或 CPB 开始后体温自然下落,至浅低温 33 ~ 35℃,此时不用血流降温,待心脏手术操作结束后,开始变温水箱使温度回至正常。不停跳心脏外科手术适用于部分简单的,只需要切开右心或 CPB 支持下的不停搏冠状动脉旁路移植术。

四、大血管手术

大血管手术涉及部位和范围差异很大,有的手术在常温和普通麻醉下即可完成,比较复杂的如主动脉弓及半弓移植,20 世纪 50 年代也曾在体表低温下完成。但自从 1958 年起国内开展低温

麻醉后,许多复杂或从前不能开展的大血管手术,都能在低温麻醉下取得成功,因此低温麻醉对血管外科的发展有极大的促进作用。

低温下氧耗量降低,可延长循环暂停时间来进行大血管手术,不至于损害脑及其他脏器的功能。常温时,侧支循环的血运可能不足以供给组织的需要,而降低体温后则能满足氧供需的平衡,如降主动脉狭窄、颈动脉狭窄修补术等。低温与体外循环的结合扩大了低温在心血管手术中的应用范围。由于低温使氧耗量减少,可减少灌流量,减少血液的破坏而增加安全性,有利于手术操作。单纯升主动脉病变不涉及主动脉弓的手术可以行中度低温麻醉,鼻咽温度维持在 28℃ 左右,动脉灌注流量 50 ~ 80ml/(kg · min)。由于低温,血红蛋白浓度可在 6 ~ 8g/dl,血细胞比容维持在 18% ~ 24%,pH 用 α 稳态管理。

降主动脉或胸腹主动脉手术有时范围很广,涉及许多脏器的血管分支,如肋间动脉、腰动脉、腹腔动脉、肠系膜动脉、肾动脉等,所以手术时间长,出血多,适合采用低温低流量方法。这种方法关键是掌握与体外循环相匹配的血流量,以脑氧消耗为例,37℃ 时为 1.4ml/(100g · min),最小泵流率为 100ml/(kg · min),30℃ 时降为 0.65 ml/(100g · min),泵流率只需 44ml/(kg · min),如 15℃,则降为 0.11ml/(100g · min),泵流率仅需 8ml/(kg · min)。安全程度决定于低流量持续时间的长短,应严密监测血内乳酸含量、pH、混合静脉氧分压与氧饱和度,避免缺氧的发生。

主动脉弓、降主动脉、胸腹主动脉等处手术有时需在停循环下完成,机体温度常常需要降至 15℃ 以下,以减少循环停止对脑组织的损害。麻醉后尽早头部降温,加深麻醉,用变温毯进行体表降温,使体温达 32℃ 左右,静脉注射大剂量激素,并控制血糖水平,监测 ACT 使之维持在 750 秒以上,低温麻醉继续将体温降至 15℃ 左右。复温过程中要非常注意水温与身体温差应控制在 10℃ 以内,以免发生气栓危险。复温时灌注流量及血红蛋白浓度相应提高预防缺氧。在降温和复温过程加深麻醉和肌松,避免机体应激反应带来的损伤。停循环时间 45 分钟以内,时间过长将增加脑的损伤,停循环时间愈短愈安全。

有些特殊的胸降主动脉和腹主动脉手术,或合并有肾功能不全者,采用上、下身分别低温麻醉灌注,以保证脑、上身、腹腔脏器以及下身的血液

供应。体温可选择中度低温或深低温,灌注流量的分配,下半身占 2/3,上半身占 1/3。根据不同体温和流量,血红蛋白维持在 5 ~ 10g/dl 不等。监测上肢及下肢动脉血压,上、下身血液的血气,尤其是静脉血氧饱和度以判断灌注流量是否合适。

五、老年人心血管手术

老年患者常合并有各种疾病,如高血压、冠心病、慢性呼吸系统疾病、慢性肾脏疾病、慢性肝脏疾病、代谢性疾病等,一般反应迟钝,应激能力较差;老年人体温调节功能减退和基础代谢率降低,导致调节和维持恒定体温的能力很差,体外循环过程中尽可能有效地维持和调控机体体温处于生理或接近生理状态。尽管低温是脑、脊髓、心、肾等脏器保护的一种重要措施,但是低温也可能引发一系列的生理反应,如降低凝血功能和免疫功能、导致麻醉药物作用延长等。所以,体外循环中温度的管理应做到严密监测,细心观察,精心调控,即使十分复杂、危重的患者,往往也能取得较满意的结果。一般根据手术的难易程度、预计阻断时间的长短来确定最低温度值和体外循环的时间,以期获得良好的心肌保护。

大多数老年患者心脏手术常规使用中低温或者深低温,温度越低,降温与复温时间越长,具体细节同前,但应遵循温度调控总的原则:不要急于降温,根据情况决定降温时机和程度;降温速度不宜过快,避免水温过低,缩小机体温差,实现降温均匀;一些手术体外循环初期,需长时间维持心脏跳动,应保持灌注血液的温度。老年人冠状动脉搭桥手术占心血管手术的绝大多数,术中中心温度低(<36℃)可造成术后一系列问题,如高血压、酸中毒、心肌缺血等,因而麻醉过程中应避免出现低体温,尤其是 CPB 后应充分复温后方能停机,以免低体温的出现。老年人心血管手术体外循环中,一定要注意调节和控制体温,在达到需要的温度前停止降温,避免由于体温持续降发生体温过低,手术主要步骤完成即可开始复温。送回 ICU 时,鼻咽温应在 34℃ 以上。

老年人心脏术后认知功能障碍和中枢神经系统损害,一直是人们关注的焦点,术中转流温度的管理策略也一直存在争论。虽然降低温度对代谢很重要,但越来越多的证据表明低温对脑缺血的有益作用并不是与降低代谢有关,而是减少了兴奋毒性级联反应。有研究表明,即使中度低温 34℃ 也能降低缺血损伤后的谷氨酸的释放,并能减轻缺血损害固有的钙代谢紊乱。使用全身低温后,通过热交换器提高灌注血温度逐渐使体温恢复正常,所需时间根据灌注血温、患者体温、全身血流而变化,有研究发现复温的速度与术后认知功能障碍的发生有密切的关系。不建议使用过度的灌注加温,以防血浆蛋白变性可能出现脑高温,以及温度梯度太大溶解的气体形成气泡。因为小的血温上升(0.5℃)加重脑的缺血损伤,灌注患者的血温等于或低于 37℃ 非常重要,很多心脏中心使用轻度低温(31 ~ 34℃)而不是中度低温(26 ~ 28℃),减轻了恢复正常体温所需的热量。此外,身体不同部位的温度,如鼻咽温度、直肠温度、纵隔温度、鼓膜温度、肢体及皮肤温度,都可以用于观察 CPB 期间患者体温变化,但目前许多心脏中心没有常规应用反映脑温的监测(如鼓膜温度的监测),因此增加了高温脑损伤的风险。

第四节 围术期正常体温的维持

体外循环中的低温是为了配合外科手术,如低流量或停循环时采用保护性措施,低温可增加组织的缺血耐受能力。在围术期保证正常体温对患者维持正常生理有非常重要的意义。本节主要讨论围术期正常体温的维持。

一、低温对机体正常代谢的影响

体外循环中低温的应用已得到大家的共识。它能降低组织的代谢率,减少组织的氧需,从而预防重要脏器缺血缺氧,提高体外循环的安全性。

然而,对需要常温下实行心外科手术的患者来说,低温又是一种负面影响,它对机体产生的影响:

1. 心脏功能障碍 低温导致心肌收缩力下降,舒张功能受损,负性肌力作用使心排血量降低,心脏传导可能发生异常而出现心律失常,心肌缺血程度增加。Frank 研究发现,大于 65 岁患者心肌缺血发生率正常体温组为 20%,低温组为 42%。深部温度低于正常 1.5℃,心律失常发生率增加 2 倍。

2. 氧利用障碍 Penrod 发现,血温下降后氧合血红蛋白离解曲线左移,氧与血红蛋白的亲和力增高,仅在组织 PO_2 异常低的情况下才能释放氧,以致血红蛋白能提供组织利用的氧很少。然而物理溶解的氧量反而增加,并且组织所产生的酸中毒可使氧合血红蛋白离解曲线往右移,产生了代偿作用,血液的动静脉血氧差仍然正常。此外,PCO_2 的升高亦可使氧离曲线右移,故在低温下不宜过度换气,必要时可吹入适当比例的 CO_2。

3. 血钾、血钙离子浓度降低 低温状态下,钾离子可异常转移至细胞内,以红细胞最为明显,其次为肝、胰、肾等脏器。低温时间愈长,红细胞内钾的潴留愈多。低温过程中,钙离子向细胞内转移也较明显。

4. 凝血障碍 低温引起血小板减少,肝中滞留血小板增加,血中血小板聚集力降低,系列酶主导的凝血过程减慢。但这些凝血功能异常可通过复温而得到逆转。Thomas 认为随着体温下降,出血时间延长,血小板计数减少,复温后两者均可恢复正常。CPB 心血管手术后,由于肝素拮抗不完全或肝素反跳作用使术后渗血量增加,如果复温或保温不当可加重出血。

5. 药效改变 低体温影响多种药物的代谢速度,减少麻醉药物的用量。如吗啡的作用可以延长 20 倍,维库溴铵正常温度时作用时间为 29 分钟,但在低温(34.5℃)时,其作用时间延长至 67 分钟。并也能延长拮抗药物的代谢,如新斯的明作用失效从 11 分钟延长至 23 分钟。此外,低体温可增强丁哌卡因的心脏毒性以及对多巴胺作用发生抵抗等。

6. 伤口感染 低温抑制免疫功能,尤其减弱中性粒细胞的氧化杀伤作用,增加感染面积,细菌复活增加,微循环灌注差,皮肤血流减少,组织氧张力降低,减弱伤口对感染的抵抗力,易于感染。

7. 寒战及不适 寒战增加氧耗心脏为了补偿热量的损耗而增加心排血量并致心率增快,使低温应激状态下的心脏又增加了负担。寒战给患者造成极度不适。

8. 麻醉恢复期及住院时间延长 低温可引起呼吸道损伤。近来报道,在 PICU 需要二次插管的患者中,苏醒不完全占 41%,肌松药残余作用占 31%,低温症占 17%,肾功能不全占 10%。低体温使患者住院时间延长。

9. 低温增加病死率 创伤患者生存率及严重程度与体温基本相平衡。如患者体温低于 34℃、33℃ 及 32℃ 的病死率分别为 40%、69% 和 100%。Slotman 报道,转入 ICU 的术后患者,4 小时后如患者体温在 35℃ 以上死亡率为 4%,35℃ 以下则死亡率为 24%。

二、常温心脏手术

传统意义上,心脏外科手术多在中度低温状态下完成。某些特殊患者,则需要在深低温低流量或者停循环状态下才能完成。对于低温的应用,研究人员在肯定其积极的保护作用的同时,低温本身所带来的弊端也日益得到重视,如低温可影响 Na^+-K^+-ATP 酶、钙 ATP 酶的活性,改变了细胞容量的自动调节,产生细胞水肿,降低了细胞膜脂质以及膜相关酶的活性,改变了细胞膜的稳定性,从而使膜的电机械活动和能量转运功能受损。当温度低于 25℃ 时,离子泵的活性降低,导致蛋白变性,细胞受损,温度变化可使离子移动降低,细胞内外液的 pH 在很大范围内波动。当 pH 值低于 4 时,可造成严重的细胞内结构损伤而引起渗透压改变。低温还可影响血小板、白细胞和凝血系统的功能。

注意到低温造成的潜在性损伤,自 20 世纪 80 年代后期,温血外科开始兴起。Hearer 对体外鼠心脏进行不同方法保护,证明常温心肌保护与其他心肌保护方法比较,结果最佳,可使心功能恢复至对照组的 115%,心肌能量贮备增加到术前的 170%。在外科临床实践中,一些中心开始使用常温 CPB,在心肌血运阻断期间持续 37℃ 高钾含钾停搏液进行心肌保护。Berhard 和 Buckery 研究证明在常温下,心肌电机械活动停止可使其氧耗量较正常工作状态下降 90%,这一结论为常温心脏外科提供了依据。近年来,有相关研究结果提示,常温体外循环也具有重要器官保护作用。研究人员将 140 例心脏瓣膜病患者随机分为低温体外循环(31~32℃)组和常温体外循环(高于 36℃)组,手术后测定心肌肌钙蛋白 I 的释放,结果发现,常温与低温处理的心肌保护作用相同。另一项随机对照临床试验,将 40 例成人心脏瓣膜疾病患者随机分为常温体外循环(核心温度 36.6℃)组和低温体外循环(核心温度 32℃)组,常温体外循环组患者的中央静脉氧饱和度较低,但与低温体外循环组患者相比,脑组织氧合增加。两者在呼吸支持、ICU 停留、住院时间并无差异。但在常温下,如果发生心室颤动、持续有电机械活动,或停搏不完全时,心肌的氧耗量仍然是很高的,也会产生心肌损伤,所以温血外科的关键在于心肌保护。常温心肌血运阻断时,心肌电机械活动很容易被钾离子阻滞,持续温血灌注提供了氧的供应;另外,温血心肌保护避免了低温所导致的损伤,使阻断期间心肌细胞的自身修复得到一定的保证。因而,电机械活动停止的心脏如能得到持续温血灌注,是近乎理想的心肌保护方法。此时的阻断钳只是把高钾的心肌灌注和身体其余部位的灌注分割开来,这样可以减轻心肌再灌注损伤。

常温心脏外科与中低温或深低温外科手术相比,的确缩短了 CPB 时间,避免了低温对机体产生的不利影响,但也存在一些问题。首先,机体不能贮氧,所以灌注血必须持续的向组织和器官供氧以满足氧代谢需求。在常温下,组织耗氧量为 $80 \sim 125ml/(m^2 \cdot min)$,所以常温时,$2.2L/(m^2 \cdot min)$ 的流量基本满足代谢需求;但为了确保组织和微循环的灌注,多数人通常都采用 $2.5L/(m^2 \cdot min)$ 的灌注流量,以避免乳酸及代谢性酸中毒,但高流量相对而言血液成分的破坏就会加重。其次,连续温血灌注心肌保护时,有时会因手术野血多而妨碍视野,不得不暂时停止心肌灌注,常温下心肌缺血对心肌的损害是肯定的。再次,人工心肺机系统发生电或机械故障时,低温可提供相对长的处理故障的时间,常温可能会导致更严重的损伤。总之,常温外科技术目前还处于发展中,基础研究还在不断深入,严格选择不同温度下的体外循环的适应证,精准术中管理,对心外科手术来说十分重要。

三、保温技术措施

在心血管手术体外循环开始时,常需降低患者的体温以减少氧耗,从而减少重要器官的缺氧损害;而在手术将要结束时,又需恢复患者的体温至正常以完成正常的生理活动。所以加强心脏围术期间体温的监测与调控,对患者的重要脏器保护及预后十分重要。这就需要各种措施来预防低温的影响。根据围术期热量丢失方式,如传导、对流、辐射及蒸发等来制定相应的物理暖身措施以保温,常用的传统方法有暖棉毯、暖条带,可使热丢失减少 50%。但围术期主要表现为体腔(胸腹)、伤口、呼吸道及备皮区热量的蒸发,仅采用主动保温方式远不能满足需要,必须采用主动升温暖身疗法,具体措施如下:

(一)体外循环前的保温

体外循环前的保温,主要的方法为变温毯和提高手术室环境温度。特别是,麻醉医生对手术的进程有充分的理解,和对患者体温下降有提前的预期。一旦患者因低温发生室颤,将非常被动。预防性的保温对以下患者尤为重要,如小儿体表面积大,散热快;老人体质弱,心肌应激性强,体温易诱发室颤;二次手术心脏难以分离,用时很长。

(二)心脏停跳前的保温

对于有些患者,在冠脉循环阻断前,维持心脏心跳尤为重要。其中保证温度在 30 ~ 32℃ 是维持心脏跳动重要因素之一。二次手术心脏,在上主动脉阻断钳以前要尽量维持心跳。严重的主动脉瓣关闭不全更为如此。因为由于心脏停跳,体外循环的灌注血液可通过关闭不全的主动脉瓣回流至心室,造成左室过度膨胀,进而导致心肌损伤。为了避免上述情况发生,应及时进行左室心腔引流。动脉导管未闭的患者,如果在上主动脉阻断钳以前出现室颤,大量的血液将通过动脉导管进入肺循环,进而造成左心回流增多,由于心脏不能射血,左室过度膨胀,进而导致心肌损伤。对有些冠脉搭桥患者,跳动的心脏可帮助外科医生了解冠脉的阻塞部位和判断搭桥的长度。对于有些复杂先天性心脏病的患者,跳动的心脏可帮助外科医生判断病情可制定可行的手术方案。

(三)停体外循环前的复温技术

复温速度和温度梯度的控制,需要平衡复温过快与缓慢复温延长 CPB 和手术时间带来的副作用之间的利害关系。当复温温度梯度过大时,温血进入低温的体内会使溶解在血液中的气体析出。多项研究证明,动-静脉端温度梯度低于 10℃ 会避免这种情况的发生。复温速度与患者的神经系统功能密切相关,慢速复温较快速复温有更好的术后认知功能,快速复温还可能造成的脑温不均匀,及短时局部高温或持续过高等危害,成为术后神经系统并发症的主要原因之一。同时,慢速复温也有利于心功能恢复和减少乳酸的产生。研究显示,在不同复温速率的比较中,0.5℃/min 的速度(鼻咽温与氧合器动脉端温度差约 2℃)可平衡复温速度与延长的 CPB 时间之间的危害,达到最佳的术后恢复效果。阜外医院的研究表明,复温的过程在将鼻咽温度与膀胱温度梯度维持在 4 ~ 6℃,可有效地避免或减少患者术后的认知功能障碍。

另外,体外循环复温的检测也十分重要。患者食管及鼻咽温度变化较快,鼻咽温及食管温度可反映心、脑重要器官的温度。复温时,上述温度不宜超过37℃。否则易造成脑损伤。膀胱及直肠温度变化较慢,主要反映腹腔脏器的温度。由于机体各器官的血液分布程度变异很大,因此体外循环复温过程中,各个器官的温度变化并不一致。停机时,膀胱及直肠温度不宜低于36℃。否则在停机后,患者体温难以维持。故一般复温时,主要以这些位置的温度为依据。

2015"温度操作指南"认为,鲜有令人信服的研究证明体外循环停机温度与不良结果之间的相关性。尽管很多报道认为,较低的停机温度会减少神经系统并发症,但这仅是术后短期的结果,术后3个月甚至长达5年的随访结果显示34℃与37℃的停机温度对术后认知功能的影响并无显著差异。而且,回监护室时较低的体温(低于36℃)会增加死亡率、输血量和插管时间,延长ICU停留时间。由于CPB过程中,内脏和肌肉灌注不足等脏器灌注不均匀的情况和核心组织向外周组织的热量传导,会导致CPB后核心温度降低,引发低温的相关并发症。由于相关证据的缺乏和矛盾,无法对停机温度提出明确的指导意见。停机温度应综合考虑神经系统并发症和低温凝血障碍等因素来控制,也可结合CPB后表面保温措施来控制温度。

(四) 心脏术后的保温技术

心脏手术完成后,患者要经历止血、关胸、缝皮、回ICU、气管插管拔出等一系列过程。在这一过程中我们要通过各种方法对患者进行保温。

1. 液体加温器 液体加温用于围术期输入大量液体,或血液通过加温器可达到预定温度,对预防低体温有一定效果。

2. 增加手术室和ICU的环境温度 可通过温控中心调节,若无条件可通过红外线烤灯、电暖器等升高室内温度,进而使患者体温升高。手术间及ICU室温在24℃以上可预防患者低体温,但过暖的手术室易使细菌生长、降低工作人员的工作效率。

3. 变温毯体表复温 通常人们在围术期为防止体温降低采用变温毯保温或升温(水温38~39℃),但变温毯对低体温的预防及治疗作用的有效性尚存在争议。Morris等证实变温毯无预防效果,因"变温毯"与患者接触面积仅为总体表面积

的15%,与变温毯接触的组织受重力压迫,局部血液循环较差,不能将热量带到身体内部。同时,热与压力可引起组织损伤,如变温装置失灵而可能造成严重烫伤。笔者在工作中发现,变温毯对于成人无明显的升温作用,仅有一定的保温作用。对于10kg以下的婴幼儿,变温毯的确有明显的升高体温的作用,体外循环血流复温结束后继续体表复温,可使体温上升2~3℃。所以,变温毯仍不失为一种较有效的保温措施。但对于体重大、术中深低温、手术时间长、末梢循环差的患者要给予高度重视,这类患者可因血流复温时速度过快而致机体各器官组织存在较大的温差,热与压力的共同作用引起的组织损伤,这样的情况临床上偶有所见。注意血流复温速度不宜过快,复温要均匀,变温毯水温保持38~39℃。

4. 充气保温疗法 在患者周围营造一个小的暖环境。目前认为,充气加温(Bair Hugger)和热空气对流是最有效而可行的方法。此法使上半身接触面积可达32%,下半身可达36%,升温效果好。由于价格问题,临床上尚未广泛应用。

5. 其他方法 湿热交换器即人工鼻(HME),使患者吸入气体保持一定的湿度和温度,能提高湿度50%,对防止体温下降效果不明显。经患者呼吸道传送的热量及丢失的热量约10%,热加湿器及湿热交换器有一定减少气道热量丢失的作用和保湿作用,但对升高体温不明显。在保温的同时,手术室的相对湿度也应保持在40%~50%。

通过保温暖身措施,防止患者发生低体温,维持围术期患者核心温度在36℃以上,可使伤口感染、心肌梗死、术后死亡率、住院时间、医疗费用等明显降低。Frank报道围术期保持正常体温可以明显降低围术期心脏意外事件的发生率达55%,同时也降低心动过速的发生率。

(刘　斌)

参 考 文 献

1. Ariturk C, Okten M, Ozgen ZS, et al. Utility of cerebral oxymetry for assessing cerebral arteriolar carbon dioxide reactivity during cardiopulmonary bypass. Heart Surg Forum, 2014, 17: E169-172.

2. Pirzadeh A, Schears G, Pastuszko P, et al. Effect of deep hypothermic circulatory arrest followed by low-flow cardiopulmonary bypass on brain metabolism in newborn piglets: comparison of pH-stat and alpha-stat management. Pediatr Crit Care Med, 2011, 12: e79-86.

3. Sahu B, Chauhan S, Kiran U, et al. Neurocognitive function in patients undergoing coronary artery bypass graft surgery with cardiopulmonary bypass: the effect of two different rewarming strategies. J CardiothoracVascAnesth, 2009, 23 (1):14-21.

4. Grigore AM, Murray CF, Ramakrishna H, Djaiani G. A Core Review of Temperature Regimens and Neuroprotection During Cardiopulmonary Bypass: Does Rewarming Rate Matter? AnesthAnalg, 2009, 109(6):1741-1751.

5. Greason KL, Kim S, Suri RM, et al. Hypothermia and operative mortality during on-pump coronary artery bypass grafting. J ThoracCardiovascSurg, 2014, 148(6):2712-2718.

6. Lomivorotov VV, Shmirev VA, Efremov SM, et al. Hypother- mic versus normothermic cardiopulmonary bypass in patients with valvular heart disease. J CardiothoracVas- cAnesth, 2014, 28(2):295-300.

7. Lenkin AI, Zaharov VI, Lenkin PI, et al. Normothermic cardiopulmonary bypass increases cerebral tissue oxygenation during combined valve surgery: a single-centre, randomized trial. Interact CardiovascThoracSurg, 2013, 16 (5): 595-601.

8. Kim DS, Lee SI, Lee SB, et al. Outcome of inflammatory response after normothermia during cardiopulmonary bypass surgery in infants with isolated ventricular septal defect. Korean J Pediatr, 2014, 57(5):222-225.

第十一章

体外循环中氧代谢的变化和调节

氧代谢是机体生命活动的核心之一。通过呼吸运动,机体从环境中摄入代谢所需的氧,经过血液循环,供给组织细胞摄取利用后,排出代谢产生的二氧化碳。该过程由多个环节组成,任何一个环节发生障碍,都将导致氧代谢紊乱。在体外循环(cardiopulmonary bypass,CPB)过程中,机体外呼吸的过程部分或全部被体外循环所替代,而血液循环和组织细胞摄取利用氧的能力也受到体外循环直接或间接的影响而发生相应改变。本章将介绍正常氧代谢生理过程,缺氧的病理生理,体外循环状态下氧代谢病理生理等。随着体外循环技术的发展,除了常规体外循环外,理解危重病患者体外生命支持,如 ECMO 的氧代谢,也有助于更好地完成体外循环工作。因此,本章将常规体外循环和 ECMO 状态下氧代谢变化和控制要求一并介绍。

第一节　机体正常氧代谢

机体组织细胞生存有赖于持续氧供给(oxygen delivery, DO_2),而氧消耗(oxygen consumption, VO_2)则是代谢需求的反映。在心肺和血液系统功能相互配合下,达到合适的氧供需平衡,才能维持良好的组织氧合和生命功能。机体对氧的利用是通过呼吸、循环和血液系统共同完成的。从机体所处环境到肺泡、血液和组织细胞的氧分压呈逐渐下降趋势,这过程由 4 个氧压力梯度组成,称氧阶差(oxygen cascade)。

一、氧和二氧化碳在肺、血液和组织中的压力

压力阶差是气体弥散的动力,即肺泡内氧分压(PO_2)高于肺毛细血管 PO_2,毛细血管内 PO_2 高于组织 PO_2,以完成氧的弥散。体内二氧化碳的弥散亦同理。

1. 氧在肺血中的摄取　肺泡内的 PO_2 是 104mmHg,进入肺毛细血管的静脉血 PO_2 是 40mmHg,最初的氧分压差为 64mmHg。经过肺循环后,血液 PO_2 迅速升高接近 104mmHg。机体在运动时,氧耗增加可达正常的 20 倍。此时,由于心排血量增加,血液通过肺毛细血管的时间虽然缩短,但由于运动时参加气体交换的毛细血管面积增加,肺通气血流比值自主调节,仍可使血液完全氧合。

2. 氧在动脉血中的转运　98% 进入左心房的血液是经过肺毛细血管氧合的动脉血,PO_2 可达 104mmHg,2% 的血液是支气管循环回流的静脉血。这部分血液即生理分流,造成左心室血 PO_2 下降至约 95mmHg。

3. 氧在毛细血管中向组织液弥散　当动脉血进入周围组织毛细血管,其 PO_2 为 95mmHg,组织液 PO_2 为 40mmHg,氧迅速向组织液弥散,通过毛细血管后血 PO_2 降至 40mmHg。如果通过组织的血流量增加,在一段时间内氧进入组织的量增加,之后组织 PO_2 上升。当组织代谢增加时,氧耗增加,则组织液 PO_2 下降。

4. 氧从组织液中向细胞内弥散　氧最终用于细胞代谢,细胞内 PO_2 低于组织液和毛细血管血液。由于氧由毛细血管到达组织细胞的弥散距离不等,正常细胞内 PO_2 从 5~40mmHg 不等,平均约为 23mmHg。由于满足细胞生化反应所需的 PO_2 仅需 1~3mmHg,所以细胞内 23mmHg 的 PO_2 水平有很大的安全保障。

5. 二氧化碳的转运过程　细胞产生的 CO_2 顺 PCO_2 压力梯度进入毛细血管之后再进入肺泡排

出,与氧转运的方向相反。但 CO_2 的弥散速度是氧的 20 倍,所以驱动 CO_2 弥散的 CO_2 压力阶差较氧压力阶差低。动脉血 PCO_2 为 40mmHg,细胞内 PCO_2 大约 46mmHg,组织液 PCO_2 约为 45mmHg,毛细血管静脉端 PCO_2 约 45mmHg,进入肺泡毛细血管动脉端 PCO_2 为 45mmHg,在血液通过肺泡毛细血管长度的 1/3 前,PCO_2 已降至 40mmHg,与肺泡 PCO_2 相等。

组织代谢和灌注流量对组织间液 PCO_2 的影响与其对 PO_2 的影响相反。组织灌注流量下降至正常的 1/4 时,组织液 PCO_2 上升至 60mmHg,当组织灌注流量升高时,组织液 PCO_2 下降。当组织代谢率上升时,组织液 PCO_2 升高。

二、氧在血液中的转运

血液中 97% 的氧是与血红蛋白结合形式存在,物理溶解的氧仅占 3%。

1. 氧与血红蛋白(Hb)　可逆性结合氧离曲线表示不同 PO_2 下,氧与 Hb 的分离情况,同样也反映不同 PO_2 时,氧与 Hb 的结合情况。

如图 11-1-1,氧离曲线的上段,相当于 PO_2 60~100mmHg,即 PO_2 较高的水平,可以认为是 Hb 与氧结合的部位。这段曲线较平坦,表明 PO_2 的变化对 Hb 氧饱和度影响不大。因此,即使吸入气或肺泡气 PO_2 有所下降,但只要 PO_2 不低于 60mmHg,氧饱和度仍能保持在 90% 以上,血液仍可携带足够量的氧,不致发生明显的低氧血症。

氧离曲线的中段,相当于 PO_2 60~40mmHg,是 HbO_2 释放氧的部分。该段曲线较陡。PO_2 40mmHg,相当于混合静脉血的 PO_2,此时 Hb 氧饱和度约为 75%,血氧含量约 14.4ml,也即是每100ml 血液流过组织时释放了 $5mlO_2$。血液流经组

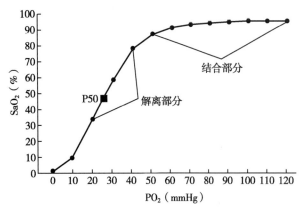

图 11-1-1　氧饱和度在不同氧分压的条件下变化情况

织时释放出的氧容积相当动脉血氧含量的百分数称为氧的利用系数,组织在毛细血管从动脉血中摄取氧的百分比称为氧摄取率(oxygen extraction ratio,O_2ER),可用公式:$O_2ER = VO_2/DO_2$。正常值为 22%~32%。$O_2ER = (CaO_2 - CvO_2)/CaO_2 \times 100\%$,氧摄取指数($O_2EI$)$= (SaO_2 - SvO_2)/SaO_2 \times 100\%$。$DO_2$ 减少时,机体通过增加 O_2ER 而维持 VO_2 恒定,O_2ER 最高可超过 70%。

氧离曲线的下段,是最陡的一段。在组织活动加强时,PO_2 可降至 15mmHg,HbO_2 进一步解离,Hb 氧饱和度降至更低的水平,血氧含量仅约 4.4ml%,这样每 100ml 血液能供给组织 $15mlO_2$,O_2 的利用系数提高到 75%,是安静时的 3 倍。可见该曲线代表 O_2 的储备。

2. 影响氧离曲线和氧转运的因素　Hb 与 O_2 的结合和解离受多种因素影响,使氧离曲线的位置偏移,亦即使 Hb 对 O_2 的亲和力发生变化。通常用 P50 表示对 O_2 的亲和力。P50 增大,表明 Hb 对 O_2 的亲和力下降,曲线右移;反之,P50 降低,曲线左移。在体外循环中有许多因素可以影响氧离曲线的倾斜度及曲线的位移,包括 pH、PCO_2、温度、2,3-DPG 等。这些值的变化影响氧的输送。

三、氧在细胞中的代谢

1. 细胞间液氧分压对氧利用率的作用　细胞内呼吸酶系统在 PO_2 高于 1mmHg 时即可触发,氧供不是这种生化反应的限速环节,最重要的限速因素是细胞内 ADP 浓度。细胞内 ADP 浓度不同,细胞内 PO_2 和氧利用率不同。可见在某一 ADP 浓度下,当细胞内 $PO_2 > 1mmHg$ 时,细胞氧利用率是固定的。当 ADP 浓度变化时,氧利用率与其成正比相应变化。

2. 弥散距离对氧利用的影响　组织细胞与毛细血管的距离很少超过 $50\mu m$,氧可以快速由毛细血管经细胞间质弥散入细胞,供应细胞代谢所需要。偶尔细胞与毛细血管距离较远,氧弥散至此的量极少,细胞内 $PO_2 < 1mmHg$,在这种条件下,细胞氧利用是受弥散限制,而非 ADP 浓度。但除非病理状态,这种情况几乎不会发生。

3. 体外循环灌注流量对氧代谢的影响　组织每分钟的氧供量取决于单位体积血液的氧含量和每分钟组织的灌注流量。如果体外循环灌注流量为零,则氧供量为零。当组织灌注流量下

降时,组织细胞内的 PO_2 有可能下降到 1mmHg 以下,在这种情况下,细胞氧供很快就会低于维持生存的水平。

4. 溶解状态的氧转运　正常状况下 PaO_2 为 95mmHg,即 100ml 水中溶解的氧含量是 0.29ml,当 PO_2 在组织毛细血管中降至 40mmHg 时,还有 0.12ml 溶解状态的氧,也就是说,有 0.17ml 溶解状态的氧进入组织。与 100ml 血液血红蛋白释放 5ml 的氧比较,所占比例很少。当患者吸入高浓度氧时,溶解状态的氧转运量大大增加,可发生氧中毒,甚至发生癫痫乃至死亡。

四、氧供给和氧消耗的平衡

(一) 氧供

氧供(oxygen delivery,DO_2,或 oxygen transport)是机体通过循环系统单位时间内向外周组织提供的氧量,由心排血量(CO)、氧饱和度(SaO_2)、Hb 和动脉氧分压(PaO_2)等四个因素决定,其数值为心输出量与动脉血氧含量(CaO_2)的乘积,即 $DO_2 = CI \times CaO_2 \times 10ml/(min \cdot m^2)$,正常值为 520 ~ 720ml/$(min \cdot m^2)$。无论患者体重大小,正常状态下 DO_2 都是氧耗量(VO_2)的 4 ~ 5 倍。由于无论患者年龄和体重大小,正常动脉血的氧含量一般为 20ml/dl。所以,不同体重和不同代谢强度的患者氧供不同,主要取决于心排血量。在临床工作中,很少直接测量氧含量,而多采用动脉氧分压(PaO_2)来描述血液氧合程度。然而,对处于体外循环状态患者的管理中,氧含量是非常重要的检测指标。有关 PaO_2、饱和度和氧含量的关系见图 11-1-2,在不同血红蛋白浓度条件下,静脉和动脉血的氧含量值列于其上。正常血液 PaO_2 40mmHg 时的氧含量比贫血血液 PaO_2 100mmHg 的氧含量要高。人体自身有维持全身氧供在正常水平的趋向。贫血时,心排血量会增加直到达到正常 DO_2。缺氧时,心排血量会增加,而慢性缺氧时,在促红细胞生长素的作用下,红细胞会增生直到全身氧供正常水平。因此,在体外循环状态下,我们应关注氧含量而不仅仅关注 PaO_2,避免因过度血液稀释导致氧含量不足引起组织缺氧的可能。

(二) 氧耗

氧耗(oxygen consumption,VO_2 或 oxygen uptake)是机体实际消耗的氧量,表示组织单位时

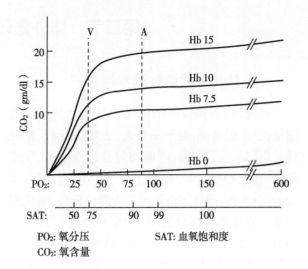

图 11-1-2　血红蛋白含量正常(15gm/dl)、贫血(7.5gm/dl)和血浆血红蛋白浓度(0)时,血液中的 PO_2 或血红蛋白氧饱和度与氧含量之间的关系

间内实际摄取的氧量。通常用反向 Fick 公式:$VO_2 = DaO_2 - DvO_2 = (CaO_2 - CvO_2) \times CO = CO[(SaO_2 \times Hgb \times 13.8) - (SvO_2 \times Hgb \times 13.8)] = CO \times Hgb \times 13.8 \times (SaO_2 - SvO_2)$,其正常值为 110 ~ 160ml/$(min \cdot m^2)$。氧需要量取决于不同个体和不同状态,通过 VO_2 而反映出来。VO_2 是由组织代谢率控制,因此在静息、麻醉和低温状态下降低,而在肌肉运动、感染、发热和体内儿茶酚胺与甲状腺素增加状态下增多。代谢率可用 VO_2 表示,也可以用 $VO_2 \times 5cal/L$ 估计能量消耗。在静息状态下,人类新生儿与婴幼儿 VO_2 为 5 ~ 8ml/(kg · ml),儿童为 4 ~ 6ml/(kg · ml),成人为 3 ~ 5ml/(kg · ml)。在运动状态下,VO_2 可增大 10 倍,但在严重感染和应用儿茶酚胺类药物时,VO_2 仅增加 50% ~ 60%。无论肺功能如何,在组织代谢过程中,通过肺气体交换的氧量与组织代谢消耗的氧相等,这就是我们熟悉的 Fick 原理。因此,VO_2 可在呼吸通路上直接测量,也可以用动静脉氧含量差乘以心排血量计算得到。在氧供充足且外周可以有效地利用氧时,VO_2 即是氧需要量。当机体处于氧供不足的状态下,VO_2 仅表示实际氧利用而不能反映机体氧需要量。

DO_2 和 VO_2 正常的比为 5:1,当人体代谢率发生变化导致 VO_2 随之发生改变时,DO_2 随之通过增加或减少心排血量而进行调节,使得维持正常氧供和氧耗的比值。

第二节 体外循环中氧代谢监测指标

一、传统氧代谢监测参数

首先，应根据机体的整体状况来衡量氧代谢的情况：一般来说，对于正常人，表现为安静、精神佳、气色好、面色红润、呼吸均匀且快慢适中、气道通畅、血压心率正常、脉搏有力、肢体温暖、甲床充盈时间<5秒、尿量充裕等可认为灌注充分、氧代谢正常。在体外循环状态下，如果患者温度分布均匀，甲床等组织末梢色泽红润，持续有尿，其生命体征平稳，是氧代谢平衡的表现。然而，如患者处于代偿性休克（组织灌注不足，但血压、心率、尿量处于正常）状态，虽然组织灌注不足，但因血流分配不均而出现生命体征正常。此时，应用以上参数就不全面。

（一）动脉血氧分压

一般认为，在吸空气时，$SaO_2 \geq 90\%$，动脉血氧分压（PaO_2）$\geq 60mmHg$，PvO_2 35~45mmHg 即认为全身氧供充足，代谢正常。在吸氧条件下，最好用氧合指数（PaO_2/FiO_2）评价，正常条件下氧合指数值应该 ≥ 300。生理状态下，PaO_2 反映肺的氧合功能和动脉血氧合程度，正常约为 100mmHg。体外循环期间，PaO_2 反映氧合器的氧合能力，通常应达到 100~200mmHg。

（二）混合静脉血氧饱和度

正常值范围为（75±10）%。混合静脉血氧饱和度（mixed venous oxygen saturation，SvO_2）反映血液灌注组织之后的氧饱和度。一般情况下，组织灌注不足则 SvO_2 下降（因为氧摄取增加），高灌注则 SvO_2 升高。

1. SvO_2 监测方法 可通过中心静脉导管抽取血样本测血气或用光电方法连续监测静脉引流管路混合静脉氧饱和度（$SmvO_2$）。

2. SvO_2 监测意义

（1）监测氧供需平衡：用于判断组织是否缺氧具有重要参考价值，如氧供和氧耗比降低达到临界值2:1，则 $SvO_2 < 65\%$，提示氧耗超过氧供，在体外循环中间接反映氧供不足。$SvO_2 > 80\%$ 表示氧供和氧耗平衡，可能是氧供增加，组织氧耗下降。应该注意，虽然 SvO_2 在体外循环氧平衡监测

中具有直观简易的优势，但对其解读不应只考虑氧供因素而忽略氧耗因素。因为血液向组织释放氧困难，组织利用氧障碍，或低温降低氧耗等多种因素都增加静脉 PO_2。在 ECMO 状态下，部分患者由于血流重分配等原因，即使混合静脉血 PO_2 在正常水平，也不能说明局部氧耗或组织局部 PO_2 正常。在很多情况下，比如微循环未充分开放，组织可能无法摄取通过的氧。此时，静脉血氧饱和度较高，是由于细胞氧不能摄取所需的氧引起。

SvO_2 过高（>90%），在正常生理状态下，说明患者的 DO_2 充分，VO_2 正常，无氧债存在；但在病理状态下，如败血症、肝移植患者、细胞中毒、低温以及变力性药物使用过量等，虽然 SvO_2 高于正常水平，DO_2 充分，但并不代表 VO_2 正常，甚至有潜在的氧债存在，在此情况下，SvO_2 监测是否代表组织氧代谢处于正常水平还有待于计算患者的 DO_2、VO_2、氧债，甚至监测血乳酸、剩余碱和胃黏膜 pH（pHi）后才能作出判断。

SvO_2 正常或过低，可能说明 DO_2 正常或偏低，但只要 DO_2 处于临界水平以上，机体通过增加氧摄取率来满足组织的氧需，VO_2 很可能维持在正常范围，无氧债存在。低氧血症患者如果 Hb 正常并有最大 CO，即使 SvO_2 降至 39%，VO_2 也能保持正常，其机制是通过局部组织对血流和 O_2ER 的自身调节，维持正常的 VO_2，所以所监测的 SvO_2 也会明显下降。

因此，SvO_2 在判断组织氧代谢方面，应结合 DO_2 和 VO_2、血乳酸含量、胃黏膜 pHi 等监测作出全面评估。

（2）麻醉呼吸管理：全麻期间 SvO_2 的变化有一定规律。一般麻醉前及术毕拔管后偏低，而诱导气管插管后较高。心脏病患者维持在 70%~80%；而非心脏病患者可达 80%~90%。但如果患者心功能差，则诱导后循环抑制和术毕心排血量降低，SvO_2 也可偏低。并指出 SvO_2 降低可发生在 MAP、HR、CO、SVR、CI 和左室每搏做功指数（LVSWI）变化之前。因此，监测 SvO_2 有助于呼吸管理和及时进行心血管治疗。

（3）辅助循环管理：机械辅助循环时，如果流

量太低或氧合欠佳,则 SvO_2 降低,应立即找出原因,加以纠正。

（4）监测呼吸功能:连续温度稀释法不仅可动态显示 CO,而且可连续显示 SvO_2,因此可同时判断呼吸功能,调节最佳 PEEP。呼衰、ARDS 和肺水肿患者,用 PEEP 可改善动脉血氧合,但 PEEP 过高可使 CO 降低。逐渐增加 PEEP 水平,同时观察 SvO_2 变化,当 SvO_2 达最大值时即为最佳 PEEP,此法简单可靠,可以避免测定 CO 和血气分析,适用于重危患者的呼吸管理。

（三）血氧含量

血氧含量指每 100ml 全血中的氧含量,是物理溶解氧和血红蛋白携氧的综合。动脉血氧含量（CaO_2）正常值为 18~21ml/dl,低于正常即提示低氧血症。在体外循环和 ECMO 中,均应关注血氧含量,因为如前所述,PaO_2 正常时如 CaO_2 低于正常,即可能出现机体缺氧。

（四）心排血量

心排血量是心室每分钟输出到周围循环的血量。心排血量=每搏量（SV）×心率（HR）。心排血量（CO）主要由前负荷、后负荷、心肌收缩性及心率四个因素决定。由于 CO 与体表面积有关,比较不同大小的患者的心排血量常采用心脏指数（CI）。

CO = SV×HR×1000,正常值 4~8L/min

CI = CO/BSA,正常值 2.5~4L/(min·m²)

SV = EDV−ESV,正常值 60~100ml

SV = CO/HR×1000 SI = SV/BSA,正常值 33~47ml/(beat·m²)

EF = SV/EDV×100%,正常值 LVEF = 60%~70%,RVEF = 40%~60%。

目前,多用温度稀释方法单次或连续心排血量和氧供需平衡监测。置入 Swan-Ganz 导管,同时输入 MAP、CVP、PCWP 可获得心血管计算参数和血流动力学指标。常规监测 CO,其意义在于判断心血管功能:前负荷、后负荷、心肌收缩性和心率四个因素决定每分钟心排血量（CO）,同时输入 MAP、CVP、PCWP 等可进行心血管计算,获得全套血流动力学指标。因此,测量 CO 可比较全面地反映心血管功能状态。由于 CO 是连续动态观察,能及时正确诊断和指导治疗重危患者。CO 的变化往往发生在 MAP 等变化之前,以便早期及时采取措施,防止病情变化。

在测量 CO 的同时可连续显示混合静脉血氧饱和度,输入 PaO_2 则按公式可计算氧供（DO_2）、氧耗（VO_2）及氧摄取率（O_2ER）。在常规体外循环中,全流量模式下,CO 即为主泵血流量,根据此时动脉血气和静脉血氧饱和度,可以测算此时患者氧耗量。目前,国内设备市场上可提供的高端血氧饱和度监测仪可以通过数据连接方式帮助进行此测算功能。对于辅助循环或 ECMO 状态下,CO 监测只能根据同时血泵流量相对固定时,CO 监测值的动态变化来对实际心排变化进行参考。某些重危患者,DO_2 处于正常或高于正常范围,VO_2 表现为病理性氧供依赖,氧输送不能满足代谢需要,组织氧合欠佳。监测 DO_2 和 VO_2,并了解其关系,可评价组织氧合状态和指导重危患者呼吸和循环管理。

影响 CO 的因素很多,特别是患者自身循环和 ECMO 辅助结合时,应综合考量包括静脉回心血量、外周血管阻力、周围组织需氧量、血容量、体位、呼吸方式、心率和心肌收缩性等多重指标体系。将心输出量与其他更多的心脏指标共同考虑,或许更有价值。

（五）血乳酸监测

1. 血乳酸的代谢　乳酸是糖酵解的产物,葡萄糖在细胞质无氧条件下转化成丙酮酸,丙酮酸在乳酸脱氢酶的作用下生成乳酸。有氧环境下,某些因素造成的丙酮酸脱氢酶的抑制,或者是糖酵解的加速,导致丙酮酸浓度的增加,也能使乳酸浓度增加。内脏,大脑和骨骼肌等高代谢器官是乳酸生成的主要来源,乳酸的生成只能来自丙酮酸的转化,乳酸代谢主要在肝脏 50%,肾脏 25%,骨骼肌和心肌 25%。生理状态下,乳酸的生成和消除维持动态平衡,乳酸的生成增加或消除减少都会产生高乳酸血症。

2. 乳酸正常值　正常乳酸血浓度在 1.3mmol/L 左右。在临床上,高乳酸血症通常被定义为乳酸血浓度>2.25mmol/L。乳酸酸中毒是指乳酸浓度>5mmol/L,pH<7.3 或 HCO_3^- 浓度<20mmol/L。

3. 乳酸监测意义

（1）反应组织有缺氧酸中毒:乳酸通过三种机制透过细胞膜:第一是游离酸的自由扩散;第二

153

是离子交换,促进乳酸转运出细胞膜;第三是乳酸穿过细胞膜的最重要途径,在无氧代谢状态下乳酸以氢离子为载体穿过细胞膜,在这种情况下血中乳酸和氢离子浓度同时增加,提示乳酸的主要来源可能是缺氧。当氧供需失衡形成以后,即氧债形成后,组织的酸中毒即可发生,并有组织酸中毒的产物乳酸的形成。治疗高乳酸血症唯一有效的方法是,改善组织细胞氧合,减少乳酸的产生。

(2) 反映组织乳酸代谢障碍:在呼吸循环衰竭的同时,往往处于应激状态,存在器官缺血再灌注致白细胞与内皮细胞激活、体温变化、肠道内毒素释放等全身炎性反应综合征(SIRS),增加动物和人类乳酸血浓度,其发生机制可能是:①内毒素抑制丙酮酸脱氢酶的活性,即使在有氧条件下,丙酮酸也不能转化成乙酰辅酶 A 参与第二阶段反应,乳酸随之大量产生。②在内毒素诱导的处于休克状态的动物,多表现为高血流动力学、高代谢状态,糖酵解增强,乳酸产生增多。③肝脏对乳酸的清除减少。白介素和肿瘤坏死因子抑制丙酮脱氢酶的活性,是导致高乳酸血症的重要介质。另外,肾上腺素的 β_2 受体兴奋作用增加肝糖分解,促进糖异生和脂肪分解,增加细胞内游离脂肪酸的浓度,抑制丙酮酸向辅酶 A 的转化,同时使血糖浓度增加,最终导致乳酸生成增加。

(3) 预测 ECMO 等循环呼吸辅助患者转归:近年来研究发现,对血乳酸水平的动态监测,对预测术后的死亡率有一定的价值。最近一些研究表明,乳酸清除率延迟与外科重症监护病房患者死亡率的增加相关,并提出对动脉血乳酸的测定是一项简单、有效预测患者转归和治疗终点的指标。预后良好的患者乳酸浓度逐渐下降,而危重患者的乳酸浓度可能持续上升。因此,乳酸浓度的监测可预测患者的预后,同时指导治疗的效果。Schmiechen 等的研究表明,急性胸痛心肌损伤后 1~2 小时才能检测到心肌酶的增加,而乳酸水平已经在 1 小时之内升高了。因此,乳酸可作为心肌损伤的早期指标,在急性心梗患者,乳酸水平能预测心源性休克的发展和预后。

(六) 碱剩余

碱剩余(BE)作为组织酸中毒的重要指标,它与氧债间存在很好的相关性(r=−0.78,P<0.0001),氧债 LD50 为 95.0ml/kg 时的 BE 值为−15.3mmol/L,

乳酸为 7.7mmol/L。持久性低 BE 值,由于其与氧债间很好的关联性,也可较好地预测患者术后的转归、器官衰竭,甚至术后的死亡率。

碱缺失是组织灌注不恰当的临床体征之一;是灌注不足的程度和时间的敏感指标,可作为全身组织酸中毒的近似值。碱缺失与氧债以及其后的病死率密切相关。观察碱缺失结合氧债指标,优于单独某一项指标。碱缺失能准确分析休克的严重性和复苏的效果。血乳酸、碱剩余指标的联合动态监测,可有效预测患者的预后,并为患者血流动力学管理、CCI、DO₂、VO₂ 的导向治疗提供是否有效的监测指标。

(七) 胃黏膜 pH 监测

监测胃黏膜 pH(pHi)可反映胃肠黏膜的灌注情况,间接反映组织水平的氧代谢状况,在危重患者的治疗及预后判断中具有重要意义。

1. pHi 正常值及监测方法 pHi 的正常低限为 7.33,也有学者定为 7.30 或 7.35 作为鉴别是否发生胃黏膜酸中毒的分界点。pHi 监测是临床上容易实施的监测方法。通过测定胃腔 CO_2 张力可间接反映胃黏膜的 pHi。胃张力测量是基于 CO_2 气体可以自由弥散通过细胞膜和组织的原理。因此,腔内的 PCO_2 与胃黏膜内的 PCO_2 相等,使用 Henderson-Hasselbalch 公式计算黏膜内的 pH 值,即为 pHi,$pHi = pKa - log(HCO_3^-)/(PCO_2) = 6.1 + log(HCO_3^-)/PCO_2 \times 0.0304$($HCO_3^-$ 是同时所取的动脉血气分析结果,6.1 是碳酸的解离常数,0.0304 是 CO_2 在血浆中的溶解度)。

2. pHi 监测意义

(1) 全身氧代谢指标监测的局限性:组织氧合障碍和氧债是患者发生多器官功能衰竭的重要因素。为提高危重患者的救治水平,近年提出在维持全身氧供需平衡的同时,还应注重监测局部器官组织水平的氧合状况,以便更早发现和纠正组织细胞的氧障碍。缺氧最早发生在组织水平,而反映全身氧代谢的指标如氧输送、氧耗等在循环衰竭早期或代偿期可能仍然正常,且对由于缺血或病理性再分布造成的组织缺氧敏感性差,不能反映特定器官及组织的氧代谢情况。

(2) 胃肠黏膜的功能和结构特点:胃肠道是体内血液灌注较为丰富的器官,同时又是对缺血缺氧较为敏感的器官。胃肠道系统是最容易受到缺血、缺氧损害的器官，又是创伤、烧伤、败血症等临床急症发生后导致的全身炎性反应，乃至多器官衰竭的发动机。胃肠黏膜的低灌注造成胃肠黏膜屏障功能受损，细菌/毒素移位后，激活细胞因子，介导炎症反应，导致多器官功能障碍综合征。机体缺氧时，胃肠黏膜首先受到损害，而在缺氧恢复后胃肠黏膜缺氧最后恢复。休克发生时，胃黏膜是血液分流导致灌注不足的最早的部位之一，也是复苏后最晚得到充足灌注的部位之一。因此，早期及时监测胃肠道黏膜发生的酸中毒，对改善患者预后、减少死亡率具有重要的临床意义。

（3）反映局部组织氧代谢状况：在最近十年来，pHi 作为最敏感的组织氧代谢监测指标而受到临床心血管麻醉及 ICU 的重视。pHi 降低提示胃肠黏膜灌注减少，存在局部组织缺氧，或全身氧输送不能满足胃肠黏膜对氧的需求。在患者的全身血流动力学和氧供稳定、全身酸碱平衡正常以后，胃肠道黏膜酸中毒会依然存在。由 LPS 诱导的肠道酸中毒，在经液体治疗恢复内脏血流和氧供后，仍然没有得到逆转。50% 的 ICU 患者和 80% 的感染患者，尽管其全身血流动力学指标和氧合指标都是正常的，但他们仍可能存在胃肠灌注不足。

对于那些术中因大量出血、意外心搏骤停、持续性低血压等术中事件，在采取各种治疗措施恢复患者的血流动力学、DO_2 的同时，pHi 监测应作为判断在血流动力学已经恢复正常后，内脏组织是否仍然存在组织酸中毒的判断指标，如果即使血流动力学、DO_2 恢复正常，pHi 仍然低于 7.30，说明患者在血流动力学不稳定期间所积累的氧债并没有得到偿还，提示仍然应继续改善 DO_2 至较高水平。

（4）对于 ECMO 状态患者监测 pHi 指导治疗：通过增加内脏组织氧合能改善危重和应用 ECMO 患者的预后，补充容量后 pHi 仍低下者，应用多巴酚丁胺使其 pHi 恢复正常，发现治疗组生存率高于对照组。但是对于 pHi 正常的患者，通常维持 pHi 在目标值以上能提高存活率。这些结果表明，血流动力学复苏应尽早开始，早期治疗与脏器功能不全后开始治疗的结果不同。采用 pHi 监测指导、反馈治疗措施是否得当，具有重要的临床意义。

（5）预测患者转归：许多关于创伤患者、脓毒血症患者和其他 ICU 患者的观察研究发现，死亡率增加与低 pHi 有关。因此，pHi 可能是判断患者预后的一项标志。

第三节　缺氧对机体的损伤

当氧供需失衡形成以后，氧债的形成会对组织产生损伤。机体具有很强的自我调节能力，即使处于病理状态下，机体可以通过血流的重新分配将一些重要脏器的氧供需平衡维持在正常或相对正常水平（如心、脑、肺），而其他如肠道、肾脏等器官，则可能出现组织缺氧、休克以及器官衰竭。需要注意的是，无论体外循环状态，还是部分体外循环状态如 ECMO，从技术都上是为了尽可能避免重要脏器缺氧的发生。但是，体外循环带来的病理生理变化，也可能是继发缺氧的诱因之一。

一、缺氧导致的细胞损伤

缺氧导致的细胞损伤病理生理过程相似，发生在各重要脏器，即产生不同的损伤表现。本节先就缺氧导致细胞损伤共性机制进行阐述。

（一）细胞膜的变化

在细胞内 ATP 含量减少以前，细胞膜电位已开始下降，其原因为细胞膜对离子的通透性增加，导致离子顺细胞内外浓度差通过细胞膜。

1. Na^+ 内流　Na^+ 内流使细胞内 Na^+ 浓度上升，可激活 Na^+-K^+ 泵以泵出 Na^+ 从而消耗 ATP。严重缺氧时，ATP 生成减少，以致 Na^+-K^+ 泵不能充分运转，进一步使细胞内 Na^+ 浓度上升。细胞内 Na^+ 促使水进入细胞，导致细胞水肿。血管内皮肿胀可堵塞微血管，加重组织缺氧。

2. K^+ 外流　K^+ 外流使细胞内缺 K^+，而 K^+ 为蛋白质包括酶等合成代谢所必需。细胞内缺 K^+ 将导致合成代谢障碍，酶的生成减少，将进一步影响 ATP 的生成和离子泵的功能。

3. Ca^{2+} 内流　严重缺氧使细胞膜对 Ca^{2+} 的通透性增加时，Ca^{2+} 内流将增加。ATP 减少将影响 Ca^{2+} 的外流和被肌浆网摄取，使胞浆 Ca^{2+} 浓度上升。Ca^{2+} 增多可抑制线粒体的呼吸功能；可激活磷脂酶，使膜磷脂分解，引起溶酶体的损伤及其水解酶的释出；还可激活一种蛋白酶，使黄嘌呤脱氢酶转变为黄嘌呤氧化酶，从而增加自由基形成，加重细胞损伤。

（二）线粒体的变化

轻度缺氧或缺氧早期线粒体功能是增强的。严重缺氧首先影响线粒体外的氧利用，使神经介质的生成和生物转化过程等降低。当线粒体部位氧分压降到临界点 1mmHg 时，可降低线粒体的呼吸功能，减少 ATP 生成。严重时线粒体可出现肿胀、嵴崩解、外膜破裂和基质外溢等病变。

（三）溶酶体的变化

缺氧时，因糖酵解增强使乳酸生成增多和脂肪氧化不全，使其中间代谢产物酮体增多，导致酸中毒。pH 下降可引起磷脂酶活性增高，使溶酶体膜磷脂被分解，膜通透性增高，溶酶体肿胀，破裂和大量溶酶体释出，从而导致细胞及其周围组织的溶解，坏死。

二、缺氧对机体各脏器的损伤

（一）对中枢神经系统的影响

脑组织代谢率高，血流量多。脑重量约占体重的 2%，正常情况下，脑血流占心输出量的 14%～15%，而脑氧耗占总氧耗的 23%，所以脑对缺氧十分敏感。脑灰质比白质耗氧多 5 倍，对缺氧耐受性更差。缺氧引起的中枢神经系统损伤中，首先是大脑皮质受损，其次影响皮层下及脑干生命中枢。在 37℃ 时，脑部血液循环停止 3 分钟或在 30℃ 浅低温时脑部血液循环停止 8 分钟以上，均可产生严重的脑损伤，且大多不可逆。缺氧早期可出现注意力不集中、智力减退、定向障碍等神经精神症状；严重缺氧可出现烦躁、神志恍惚甚至昏迷。

正常人脑静脉血氧分压为 34mmHg，当降至 28mmHg 时出现精神症状，降至 19mmHg 以下意识丧失，12mmHg 时危及生命。缺氧时，脑血管扩张、血管阻力降低、血流量增加。当 $PaO_2 < 50mmHg$ 时，脑血管扩张；PaO_2 为 35mmHg 时，脑血流量可增加 70%；而 PaO_2 为 24mmHg 时，脑血流量为正常 4～5 倍，达到最大代偿限度。体外循环采用中低温（肛温 25℃）低流量灌注时，脑组织的供氧仍可满足；但在采用深低温状态时，虽深低温降低了全身氧耗，但脑血管自主调节机制也失效。（对于

pH 稳态和 α 稳态对脑血管自主调节机制和缺氧耐受性的影响请见相应章节）

缺氧和酸中毒导致脑毛细血管通透性增加，出现脑细胞和脑间质水肿。严重脑水肿又可导致颅内压增高，进一步降低脑血管灌注压，加重脑缺氧，形成恶性循环。当 $PaO_2 < 20mmHg$ 时，脑组织不能摄氧，发生不可逆脑损伤。神经病理学研究发现，同等程度的脑缺氧，某些区域或某些神经元易受损，如大脑皮层第 3～5 层、纹状体背外侧、丘脑前外侧、海马 C1 区细胞对缺氧极为敏感，而其他部位神经元缺氧耐受性较强。这种不同部位缺氧敏感性可能与该区域细胞代谢活跃程度和血供等因素有关。缺氧引起的中枢神经系统损害可在体外循环后数小时或数天内出现神经精神症状。轻者表现为苏醒延迟、短暂术后谵妄、意识损害、抽搐或行为异常。严重局限性脑缺氧可产生永久性运动、感觉及智力障碍。弥漫性脑水肿除有颅内压增高外，可表现有烦躁、嗜睡、昏迷、面部或肢体的抽搐，也可表现有癫痫。临床上应注意鉴别脑缺氧损伤和各种术中栓子导致的栓塞症状。在术后早期，往往缺氧损伤和栓塞表现混杂难以鉴别，随着术后脑水肿的缓解，栓塞症状可逐渐明显。

（二）对循环系统的影响

严重的全身缺氧可使心脏受累，发生心力衰竭。肺泡缺氧可使肺血管收缩增加肺循环阻力，造成严重的肺高压。心肌缺氧可降低心肌的舒缩功能，甚至使心肌发生变性坏死。缺氧还会引起窦性心动过缓、期前收缩，甚至室颤。全身严重缺氧使机体乳酸和腺苷等代谢产物堆积，扩张外周血管，使回心血量减少。（有关缺氧对心血管系统的影响见本书心肌保护章节）

（三）对呼吸系统的影响

体外循环心脏手术肺损伤的原因有，体外循环和手术相关炎性反应和体外循环基本方法导致的肺缺血缺氧损伤。在体外循环状态下，上下腔静脉血液被静脉或右心房插管引流走，肺循环仅有支气管动脉供血。此时，可出现程度不同的肺缺血缺氧损伤，而开放肺循环后，可出现再灌注损伤。在体外循环相关肺损伤中，炎性反应和缺血再灌注损伤往往互为因果，难以鉴别。对于因解剖畸形导致肺血流增多，如手术中未及时充分引

流,也可引起肺淤血和肺水肿,继而导致肺组织缺氧发生。缺氧和再灌注损伤可导致肺泡上皮和血管内皮细胞损伤,肺毛细血管通透性增加,血液中白蛋白等渗漏到肺间质,引起肺间质水肿,进而妨碍氧的弥散。由于肺表面活性物质减少和功能降低,最终导致肺顺应性下降,及体外循环后的肺不张。

由于炎性反应和缺血再灌注损伤导致毛细血管通透性发生改变,毛细血管内液体大量渗入肺间质和肺泡内导致肺水肿的发生。以往多称之为"灌注肺"。实际上该名称并不严谨,从病理生理上是急性肺损伤表现。而产生的严重肺泡缺氧或持续的肺血管收缩,可引起广泛的肺小动脉收缩,肺动脉压力升高,肺循环阻力升高,继而加重右心后负荷,可严重影响患者呼吸和血流动力学稳定。

(四) 对肝肾和胃肠道的影响

正常肝脏血管丰富,其血流量占心排血量的25%。受人体应激反应影响,患者在麻醉和体外循环期间,肝血流量虽然受人体血流自我调节的影响而减少,但不至于引起肝脏缺氧。由于肝脏代偿能力很强,即在体外循环中肝脏存在缺血缺氧,但随着灌注得到改善,肝功能即使发生一过性损伤表现也可很快恢复。然而,对于术前已经有肝功能损害的患者,缺氧可引起肝血管收缩,肝小叶中心细胞变性坏死,肝功能进一步受损;严重时,出现肝结构不同程度的损害,术后出现黄疸、转氨酶升高等肝功能异常表现。

肾脏的血液供应丰富,心排血量的20%以上流经肾脏,其中90%流经肾皮质。肾脏对于搏动血流非常敏感,目前有不确定的证据显示,体外循环搏动灌注对改善体外循环状态肾皮质血流,减轻肾损伤具有一定作用。任何减少肾血流的因素均可影响肾脏的尿液排泄和肾小管的重吸收功能。在体外循环中,肾脏血供与血液灌流量直接相关。而肾小球滤过率受到肾血流、交感神经兴奋及内分泌活性的多重影响。体外循环中出现酸碱平衡失调均能造成肾血流减少。轻度缺氧时,肾血流可代偿性增加,随着缺氧逐渐加重或低灌注时,肾素释放增加肾血管阻力,使得肾血流急剧减少。在体外循环中,如持续低流量灌注,或者大量使用缩血管药物,都可使肾血流减少,肾小球滤过率降低,可能出现少尿或无尿。因此,体外循环中低流量低压灌注时间越长,导致肾缺血缺氧损伤的可能及程度会越重,术后出现肾功能损害的概率越大。

体外循环使得机体处于应激状态,应激时血流再分布使得消化系统血流相对减少。严重缺氧可使消化道血管进一步收缩,降低消化道黏膜的屏障作用,使得肠内细菌分泌的内毒素进入血液循环,成为全身炎性反应的激活因素。

三、影响机体对缺氧耐受性的因素

1. 代谢耗氧率　代谢率高者,由于耗氧多,对缺氧的耐受性较低。体温降低,神经系统的抑制因能降低机体耗氧率使对缺氧的耐受性提高。

2. 个体差异机体　通过循环和血液系统的代偿性反应能增加组织的供氧。通过组织、细胞的代偿性反应能提高利用氧的能力。这些代偿性反应存在显著的个体差异,因而个体间对缺氧的耐受性不同。有心肺疾病及血液病患者对缺氧的耐受性低,老年人因为肺和心的功能储备降低、骨髓的造血干细胞减少、外周血液红细胞数减少,以及细胞某些呼吸酶活性下降等原因,可导致对缺氧的适应能力下降。

3. 组织器官差异　脑对缺氧十分敏感。人脑占体重的2.2%,脑血流占心排血量的15%,脑氧耗量占全身氧耗的23%。脑所需能量的85%～95%来自葡萄糖的氧化,脑内的氧、糖原、ATP的储备很少,脑循环中断10秒后,贮备的氧便耗尽,中断2分钟内葡萄糖便耗尽,体温37℃时停循环3分钟,30℃停循环8分钟可产生脑损害,大脑皮质缺氧的耐受性差。

第四节　体外循环氧代谢障碍机制和原因

体外循环技术的核心理论之一是如何维持氧供和氧耗的平衡。患者的基础病理生理状态是导致机体发生氧代谢障碍的最常见原因;而手术和麻醉因素,以及体外循环管理中,都可能为了适应手术需要被迫暂时性减少机体氧供,或上述三大医源性因素对机体的影响继而导致机体发生氧代谢障碍。所谓氧代谢障碍(dysoxia)是指各种原因使得氧供水平降低及氧摄取利用受限至不能维持正常线粒体呼吸的组织氧合不足,是氧供和氧需求关系失常的结果,是导致患者发生器官功能障碍的重要因素。无论常规体外循环,还是辅助生命支持如ECMO,组织氧代谢障碍是患者病理生理的重要特点,此类患者均易发生以氧供不足为特征的氧代谢障碍,并成为病情发展的共同基础。

一、全身氧供/氧耗失衡的机制

(一)临界全身氧供(DO₂)值(DO₂crit)

DO_2 和氧耗(VO_2)正常的比为 5:1,当人体代谢率发生变化导致 VO_2 随之发生改变时,DO_2 随之通过增加或减少心排血量而进行调节,以维持正常氧供和氧耗的比值。心排血量(CO)和(或)动脉血氧含量(CaO_2)下降导致 DO_2 逐渐减少。氧供临界值(DO_2crit)代表充足的组织氧合所需要的最低水平 DO_2。如果 DO_2 低于这个水平,VO_2 就会低于正常水平。如果全身氧供中度降低,如心排血量降低,而氧耗未改变,这从每分升血液中释放的氧将增加。如果出现组织代谢超过氧供,则可导致无氧代谢和氧债发生。从理论上讲,这种情况发生于 $DO2/VO2$ 的比值小于 1:1 时。但实际上,这种情况在比值小于 2:1 时即可发生。存在这种理论与实际差异的原因在于部分全身氧供分布到一些耗氧少的组织,如皮肤、脂肪和韧带等。当 DO_2 低至 VO_2 开始降低而出现无氧代谢时,即达到所谓 DO_2crit。此时的氧摄取率(O_2ER)称为临界 O_2ER(O_2ERcrit)。终末期患者的研究证实,基础 DO_2 为 10ml/(kg·min),当 VO_2 为 3ml/(kg·min)时,DO_2crit 为 4ml/(kg·min),O_2ERcrit 从 0.30 增至 0.75,指示这些患者保存的氧摄取能力。一般将 $DO_2$10ml/(kg·min)作为危重患者 DO_2 的"安全"值进行调控。在 DO_2/VO_2 比值的临界点 2:1 到正常比值 5:1 的区间范围内,氧供减少被增加血液氧释放的方式所代偿,而维持正常血流动力学和呼吸功能稳定。因为混合静脉氧饱和度可准确反映这个比值,所以对体外循环状态患者或者危重病患者,SvO_2 是最重要的指标之一。如果动脉血充分氧合,静脉血氧饱和度降低部分就是动脉血氧释放部分。因此,如果氧释放率为20%,静脉氧饱和度即为80%($DO_2:VO_2 = 5:1$);如果氧释

放率为33%,静脉氧饱和度则为67%($DO_2:VO_2 = 2:1$)。

(二)VO₂对DO₂的依赖现象

VO_2 对 DO_2 的依赖性实际上是氧耗量对 DO_2 的依赖性。据在体外循环心脏手术后和 ARDS 患者报告显示,DO_2crit 为 300ml/(min·m²)。此时,VO_2 随着 DO_2 改变而变化,氧摄取率却不随 DO_2 改变而变化。危重患者 DO_2 依赖性 VO_2 是经常见的。氧流试验或称氧负荷试验(oxygen flux test)可以发现这种现象。

1. 生理性氧供依赖(physiological supply dependent)　正常情况下,DO_2 较 VO_2 大 4 倍,需氧量与 DO_2 无关。DO_2 在一定范围内发生变化,VO_2 仍可保持恒定,称为生理性氧供依赖。DO_2crit 正常值8ml/(min·m²),此时 O_2ER 最大,可达到70%。DO_2crit 和 DO_2 依赖部分的斜率反映机体氧利用的效率。当组织氧需要量增加时,DO_2crit 增加,斜率(O_2ER)不变。当氧摄取障碍时,DO_2crit 增加,斜率减少。

2. 病理性氧供依赖(pathological supply dependent)　如 DO_2 降至临界水平,为了维持正常的 VO_2,细胞会摄取更多氧,保持 O_2ER 不变,VO_2 与 DO_2 呈线性关系,代偿机制耗竭,VO_2 依赖 DO_2,发生无氧代谢(氧债)称为病理性氧供依赖(图11-4-1)。VO_2 在更大的范围内依赖于 DO_2。随着 DO_2 的减少,O_2ER 仅有限增加。病理性 DO_2 依赖性 VO_2 可以用组织根据组织氧需要量调整 DO_2 的能力,对病理性刺激发生血管收缩和血管扩张反应的能力丧失或降低来解释。血管功能紊乱,主要与微血管自身调节功能障碍和血管栓塞有关。氧

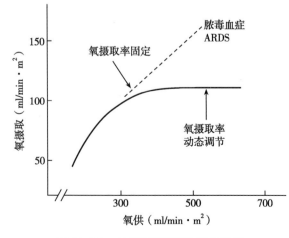

图11-4-1　ARDS时氧摄取和氧消耗

摄取功能紊乱,细胞利用氧的能力降低,出现低而固定不变的 O_2ER。弥散障碍,增加弥散距离,氧释放时间不足。而某些重危患者,DO_2 处于正常或高于正常范围,VO_2 表现为氧供依赖,即 VO_2 与 DO_2 呈线性关系,虽然 DO_2 上升或下降,$O2ER$ 均保持不变。因此,监测 DO_2 和 VO_2 并了解其关系,可评价组织氧合状态。在常规体外循环中,因为 DO_2 已知为主泵流量,根据 SvO_2 等指标可计算 VO_2 而指导体外循环管理。在危重病生命支持时,DO_2 和 VO_2 可指导重危患者呼吸和循环管理。

(三) 氧债(oxygen debt)

1. 氧债的形成　氧债是在缺血缺氧期间所积累的、必须在缺血缺氧期后组织供氧恢复时偿还的氧缺失量。在临床上意味着当 DO_2 处于临界水平或临界以下水平时,VO_2 也随之下降,并产生氧耗依赖性氧供的关系。在此状态下,患者的实际(actual)DO_2 和耗氧需求之间产生差异,形成了 VO_2 债,可表示为 VO_2 debt。计算公式为:VO_2 debt $= VO_2$ need$-VO_2$ actual。在循环功能衰竭时 VO_2 很低,后来在循环功能改善后的一段时间内达到超正常水平(超射)。就 VO_2 来说,低于正常值的时期代表持续存在的缺氧,这就是氧债形成时期。超正常水平的氧耗量就是偿还发生于缺血期形成的氧债的偿还。确定氧债存在的指标包括:氧供依赖性氧耗、体外前氧耗与体外后氧耗之差、平均氧耗与体外后实际氧耗之差、血乳酸浓度的升高、DO_2 低于 DO_2 crit、呼吸熵>1.0、氧流试验阳性等。

2. 氧债的测定　实验或临床研究可采用半定量方法测算累积氧债。方法是先测定术前 VO_2 值,如果是在麻醉后测定者,应作麻醉及体温对 VO_2 影响的校正。以此 VO_2 为对照,与实验中或术后过程实测的 VO_2 值相减即得氧债。然后对氧债-时间曲线下面积积分,求出任何时间点的氧债累积量。在一些危重患者和重大手术患者通过放置 Swan-Ganz 导管,并行 CO 和 $SmvO_2$ 监测和间断的动脉血和静脉血的血气检查,即可计算出即时的实际氧耗,采用麻醉条件下的矫正公式:VO_2(麻醉)$= 10\times$ kg 0.72,即可计算出氧耗需求(VO_2 need)。通过即时监测实际 VO_2 与 VO_2 need,可进行氧债的实时监测,发现氧供需的失衡,尽早采取措施,纠正氧债。

3. 氧债的危害　氧债形成累积的时间长短和程度直接与患者内脏器官衰竭的数量以及术后死亡率密切相关。累积的时间越长、程度越重,患者内脏器官衰竭的数量越多,术后死亡率越高。

4. 氧债的纠正　发现早期氧债的成因,如低血容量、低氧血症、组织低灌注以及组织缺氧并给予及时纠正,是减少内脏器官衰竭甚至患者死亡的有效措施。一旦氧债存在时间过长或程度过重,即由于内脏器官长时间氧债导致由炎性细胞因子、热休克蛋白等启动介质介导的器官衰竭已经形成,即使采取任何措施,也不会对患者的转归有明显的影响。对重症患者的救治,强调尽早通过各种措施取得超值 DO_2 和 VO_2,以偿还已经存在的氧债,同时避免新的氧债出现,缩短累积氧债的时间,对改善患者的预后具有很大的临床价值。

5. 氧债对危重患者的预警作用　大量的研究表明,危重患者早期即出现血流动力学改变及循环功能障碍,而非从血压降低开始。脓毒血症患者早期即出现循环功能障碍,组织缺血、缺氧导致氧债。这主要由于:脓毒血症早期存在全身血流分布异常,由此可能导致代谢较低的器官血流相对过剩,而处在高代谢状态的器官组织却得不到足够的血流量,导致局部 DO_2 和 VO_2 不相适应,使组织缺氧;微血栓形成;血管内皮细胞损伤,微循环动—静脉短路开放。高危手术患者组织氧债与多器官功能衰竭(MODS)、病死率密切相关,MODS 者氧债明显高于非 MOF 者,而"超常"DO_2 使 VO_2 增加,可减少氧债从而使 MODS 的发生及病死率均下降。其他的研究也证实了这一点,即危重患者早期即出现氧债,而"超常"DO_2,来满足增长的氧需可使存活率显著增加。氧债还是导致创伤后 ARDS 的关键的始动因子,是导致自身炎性介质介导的爆发性自身炎性反应的决定性因素,对创伤后 ARDS 有预警价值。另外,不同的研究通过对不同的危重患者,如合并有脓毒血症的弥漫性化脓性腹膜炎,心外科手术围术期及腹主动脉术后的氧的代谢的观察,发现氧债与患者的疾病危险程度呈正相关。动物实验也证实了氧债与疾病严重程度呈正相关。综上所述,组织氧债对危重患者有预警价值,早期偿还氧债,可以减少 MODS 的发生,降低病死率。

二、常规体外循环和体外生命支持状态发生氧代谢障碍的原因

患者氧代谢与循环和呼吸功能均有关。因

为,组织的供氧量=动脉血氧含量×组织血流量;组织的耗氧量=(动脉血氧含量-静脉血氧含量)×组织血流量。

(一) 呼吸功能不全

常规体外循环中由于氧合器输入氧气不足,如氧气源故障、未随血流量或体温变化而调整氧浓度等原因,或者因氧合器氧合功能障碍导致氧合器供氧不足。而对于危重病患者主要是呼吸系统疾病造成通气及换气功能障碍。呼吸功能不全主要造成低张性缺氧,特点为动脉血氧分压(PaO_2)、氧含量(CaO_2)和氧饱和度(SaO_2)均下降,氧含量正常。毛细血管床中氧压力梯度不够,向组织、细胞弥散的动力不足。各种原因如创伤、胃酸或毒性气体的吸入、感染脓毒血症、休克以及氧中毒等造成的肺损伤都可能导致呼吸衰竭,影响氧的交换,发生低氧血症,机体供氧显著下降。健康人氧供(DO_2)在临界阈值以上器官氧耗(VO_2)并不依赖DO_2,这是因为局部代偿作用和灌注毛细血管截面积增加和氧摄取增加所致。ARDS患者这种代偿机制耗竭,在所有DO_2水平都出现VO_2对DO_2的绝对依赖或病理性依赖(图11-4-2)。这种病理现象在肺表现为V_A/Q比例失调,在肺外器官则为组织与毛细血管间氧交换障碍。VO_2/DO_2关系异常导致细胞氧合和代谢障碍,引起损伤。VO_2/DO_2失衡源于局部代偿机制耗竭,由于重要器官毛细血管内皮损伤,组织水肿,弥散距离增大以及毛细血管截面积减少。治疗的关键在于控制原发病及其病因,制止炎性反应进一步对肺的损伤;更紧迫的是要即时改善患者严重缺氧,避免发生或加重多脏器功能损害。

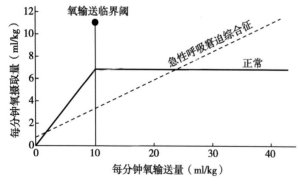

图11-4-2　正常人和急性呼吸窘迫综合征患者的氧代谢曲线

(二) 循环功能衰竭

循环功能衰竭主要造成循环性缺氧,由组织血流量减少使组织供氧量下降所引起。循环性缺氧可分为缺血性缺氧和淤血性缺氧。前者是由于动脉压降低或动脉阻塞使毛细血管床血液灌流量下降;后者则由于静脉压上升,使血液回流受阻,导致毛细血管床淤血。因此,PaO_2、CaO_2、SaO_2是正常的。由于血流缓慢,血液流经毛细血管的时间延长,从单位容量血液弥散给组织的氧量较多,静脉血氧含量较低,致使动静脉氧含量差大于正常,但是单位时间内流过毛细血管的血量下降,故弥散到组织、细胞的含量下降,导致组织缺氧。如休克时机体以代谢和循环紊乱为主,此时机体DO_2不能满足组织VO_2或DO_2分布不均,使组织处于严重低灌注状态。常规体外循环中,如主泵流量未能及时根据患者VO_2的增加而提升,或在ECMO等辅助循环手段加上患者自身心排血量仍不能满足患者VO_2需求时,则表现为循环功能衰竭。

(三) 血液氧转运能力下降

血液性缺氧是由于Hb数量下降或性质改变,以致血氧含量下降或Hb结合的氧不易释出所引起的组织缺氧。原因包括血液过度稀释导致携氧能力下降、高铁血红蛋白血症导致氧离曲线左移、Hb与氧的亲和力异常增强使组织缺氧。贫血时,Hb降低,氧载体数目减少,使氧的携带能力下降。因此,无论是常规体外循环还是ECMO,都应保证血液的基本携氧能力。

(四) 组织细胞氧利用障碍

由组织、细胞利用氧异常所引起的缺氧称为组织性缺氧。原因包括细胞结构功能严重破坏、线粒体损伤、毛细血管内皮损伤和组织水肿等引起氧的利用障碍;组织性缺氧时,PaO_2、CaO_2、SaO_2一般均正常。由于组织不能充分利用氧,故静脉血氧含量和氧分压较高,动静脉血氧含量差小于正常。

(五) 组织氧耗增加

全身或局部严重感染、营养不良、手术的再打击以及创伤修复本身对氧的需求增加,患者可能处于代谢过盛状态。应激反应时,血压升高,脉搏增快,呼吸急促,体温升高,代谢增强,对氧的需求明显增加。由组织需氧过多引起缺氧时,组织耗氧量是增加的,静脉血氧含量与氧分压较低,使动静脉血氧含量差增加,使氧债更加突出。

第五节　关于高浓度氧对机体损伤作用简介

目前已知,吸入高浓度氧可引起肺损伤,其损伤程度与高浓度氧吸入时间和氧浓度有关。一般认为,100% 氧吸入时间不宜超过 12 小时,80% 氧不宜超过 24 小时,而 60% 氧不宜超过 36 小时。而长时间吸入氧浓度低于 50% 对肺损伤作用相对不明显。高氧浓度持续吸入肺损伤的病理过程是,从呼吸气道炎症到肺泡间质水肿,最后发展为肺纤维化。其损伤机制复杂,可能与高浓度氧导致多种代谢酶失活有关。历史上体外循环使用鼓泡式氧合器无法控制氧浓度,使得体外循环肺损伤屡屡发生。膜式氧合器广泛应用于临床后,对氧浓度的积极控制使得相应肺损伤发生率和严重程度均大大降低。但在体外循环中,部分重要脏器如心脏经历控制性缺氧状态,恢复心肌血液灌注如不控制氧浓度,抑或患者患有发绀型先天性心脏病或其他病理因素处于慢性缺氧状态,开始体外循环后不主动控制氧浓度,均可导致不同程度缺氧再氧合损伤。因此,重视高浓度氧对机体损伤作用将有助于提高体外循环管理水平。

一、高浓度氧对机体损伤作用机制

在正常情况下,大部分弥散到细胞内的氧,在线粒体细胞色素氧化酶的作用下还原成水的同时,约有 2% 的氧分子在还原过程中形成氧自由基(包括超氧阴离子自由基、过氧化氢和羟自由基)。而氧在被还原过程中,机体也产生了具有防卫机制的抗氧化剂,如过氧化氢酶和超氧化物歧化酶等加速氧还原成水分子。此外,机体内的还原型谷胱甘肽、VitE、VitC 等可消灭自由基。因此氧自

由基在机体正常时并不构成危害。然而,如吸入纯氧或高浓度氧($FiO_2>50\%$),或者体外循环氧合器造成血液持续高氧,体内氧自由基生成过程加快,其生成速度超过体内抗氧化系统的清除能力,则会造成机体的损伤。如对于肺可造成肺毛细血管内皮和肺泡上皮损伤,出现肺水肿、出血、透明膜形成,最终导致肺纤维化。

氧的损伤作用与浓度有关,也即决定于所形成的氧分压。由于氧分压(PO_2)＝气压×氧浓度(%)。研究表明,吸入气体中浓度或氧分压越高,氧的损伤作用就越大,主要原因是单位体积内氧分子越多,活性氧分子相应也越多。除此之外,高浓度氧暴露时间也是重要因素,时间越长,损伤作用越明显。

二、高浓度氧对机体的危害

氧浓度过高可损害人体任何组织,对机体的主要危害有:神经系统损伤,可出现惊厥等神经系统症状;眼损伤,长时间高浓度给氧,可引起视网膜血管收缩继发缺血、晶体后纤维增生症,重者可失明,此类病变早产儿较易发生;肺损伤,长时间高浓度氧对肺的损伤作用前文已经述及。早期损伤作用表现为肺毛细血管通透性增高,肺间质水肿,随后出现毛细血管内皮细胞的破坏和肺泡上皮细胞变形,继而肺泡 II 型细胞磷脂代谢障碍,肺泡表面活性物质生成减少,肺泡表面张力增加,肺顺应性降低。继而肺泡内充满蛋白样物质,肺泡内透明膜形成,多发性肺小血管微血栓形成。最终导致肺纤维化的发生和永久性肺功能障碍。

第六节　总　　结

本章简要介绍了机体氧代谢基础理论,氧代谢监测手段,缺氧和高氧对机体的损伤。体外循环核心理论和技术是维持氧代谢平衡,避免氧代谢异常对机体的损伤。因此,采用诸如混合静脉氧饱和度连续监测、血气分析等监测手段都是为了实现这个目标。一旦发生氧代谢失衡,积极调整氧代谢失衡原因,增加全身和局部氧供,降低机

体整体或局部氧耗量,并改善组织氧利用能力的原则不仅适用于常规体外循环,对以 ECMO 为代表的体外生命支持过程也同样适用。

（李　欣）

参 考 文 献

1. Glenn P. Gravlee, Richard F. Davis, Alfred H. Stammer. 体

外循环原理与实践. 第三版. 姚尚龙, 龙村, 等译. 北京：人民卫生出版社, 2009. 271-273.

2. Duggan M, Kavanagh BP. Pulmonary atelectasis：a pathogenic perioperative entity. Anesthesiology, 2005, 102：838-854.

3. Cogliati AA, Menichetti A, Tritapepe L, et al. Effects of three techniques of lung management on pulmonary function during cardiopulmonary bypass. Acta AnaesthesiolBelg, 1996, 47：73-80.

4. Moriyama Y, Toyohira H, Shimokawa S, et al. Gastrointestinal complication after open cardiac operation. KyobuGeka, 1993, 46(13)：1122-1125.

5. Guowei Z, Naishi W, Hongyu L, et al. Case control study of gastrointestinal complications after cardiopulmonary bypass heart surgery. Perfusion, 2009, 24(3)：173-178.

6. Hamada H, Nakagawa I, Uesugi F, et al. Effects of perfusion pressure on cerebral blood flow and oxygenation during normothermic cardiopulmonary bypass. Masui, 2004, 53(53)：744-752.

7. Wong BI, Mclean RF, Naylor CD, et al. Central-nervous-system dysfunction after warm or hypothermic cardiopulmonary bypass. Lancet, 1992, 339(8806)：1383-1384.

第十二章

体外循环中的药代动力学与药效学变化

全世界每年心脏手术的例数超过 100 万例,绝大多数心脏手术需要体外循环的辅助,麻醉和手术过程中,需要使用很多药物,而且根据不同心脏中心操作流程的不同,这些药物的使用又会形成各种各样的组合。通常使用的麻醉剂和镇静剂包括:咪达唑仑,丙泊酚,氯胺酮和吸入麻醉剂;阿片类药物包括:苏芬太尼,雷米芬太尼,阿芬太尼和芬太尼;神经肌肉阻断剂包括:潘克罗尼,罗库溴铵,顺式阿曲库铵和维库溴铵。预防性使用的抗生素包括:头孢唑啉,头孢呋辛,万古霉素,以及这些抗生素的联合应用。常用的心血管活性药物包括:依诺昔酮,米力农,硝酸甘油,硝普钠和利多卡因。还有多种药物会在手术过程中使用,如甲基强的松龙,呋塞米,氨甲环酸,氨基己酸。体外循环对这些药物的分布具有重要的影响,其有效性和毒性等参数变得更加复杂,特别是对于儿童体外循环患者,由于发育程度和疾病的特殊性,药物的分布和药效还必须与体外循环本身分开考虑。本章的主要目的是阐述体外循环过程中及体外循环结束后短时间内不同药物的分布与药效特点。

第一节 CPB 中药代动力学与药效学特点

一、心肺转流过程中的药物治疗

患者用药后的临床效果取决于其药代动力学(pharmacokinetic,PK)和药效学(pharmacodynamic,PD)参数。体外循环的启动对药物的分布和清除过程均具有深刻的影响,进而影响其血浆药物浓度。其作用的强弱在整个体外循环过程中持续变化,甚至持续到体外循环结束后相当长的一段时间。

体外循环开始时,患者血液被体外循环管路中的预充液稀释,而体外循环预充液中并不含有已经用于患者体内的各种药物。在幼儿和儿童患者,体外循环管路预冲量相当于甚至超过患者全身循环血量,其直接作用是急速降低血液中未与血浆蛋白结合的所有药物的浓度。未结合药物浓度的降低很快会因组织中药物的重新分布而缓解,造成周围室药物浓度下降,从而达到中央室和周围室药物浓度的新平衡。因此,血液稀释的影响也取决于组织中储存的药量以及药物在组织与中央室之间再平衡的速度。血液稀释对血浆药物浓度的早期影响依赖于药物的初始分布容积(volume of distribution,Vd)与预充液容积的比值,

药物的分布容积越小,其影响就越大。还有一个重要的因素是预充液的成分。

我们给予患者的许多药物都是与蛋白高度结合的,绝大多数与白蛋白(酸性药物)、α-1 酸性糖蛋白(碱性药物)、球蛋白和脂蛋白结合。这些蛋白在预充液中含量很少,成人患者体外循环开始后,这些蛋白的浓度会下降40% ~ 50%,儿童患者则下降更多。体外循环管路与蛋白结合或者引起蛋白变性,也会造成蛋白浓度的降低。血浆蛋白浓度的下降,使得未结合药物(具有药物活性)的血浆浓度升高,药物与蛋白结合的比例依赖于蛋白的血浆浓度,而与药物的血浆浓度无关。这导致未结合药物向组织再分布,其分布容积增加,有可能引起效应器官内药物浓度增高。这种效应在那些与蛋白高度结合的药物最强。蛋白的结合率降低也会使那些经肝脏和肾脏清除的药物的清除率(clearance,Cl)升高。药物与蛋白的结合也受到温度和 pH 影响,而心肺转流过程中,温度和 pH 都受到人为调整。如果一种药物在心肺转流过程中首次使用,蛋白稀释会造成蛋白结合率下降,由此带来的最有可能的影响就是血浆内非结合活性状

态的药物浓度增高。同样,药物的分布容积也会增高。

使用肝素是为了防止血液与体外循环管路接触后引发凝血。肝素会引起脂蛋白脂酶和肝脂酶的释放,这些酶类会水解血浆中的甘油三酯,成为非酯化的脂肪酸,进而与蛋白结合,这会与药物竞争结合位点,使药物从蛋白上解离下来。肝素本身也会与其他药物竞争结合位点。体外循环中使用鱼精蛋白可以逆转这种作用。在体内,游离脂肪酸清除速度很快,所以,这种效应的临床后果还不清楚,很可能没有什么重要性。

血液稀释会降低红细胞的携氧能力,引起肝脏和肾脏这两个药物清除脏器的氧供下降。这自然会引起药物代谢率的降低。同样,有些药物结合在红细胞上,血液稀释也会引起其血药浓度的变化。

血流动力学因素会影响药代动力学。体外循环启动伴随着血压下降和血流率的改变。血液稀释引起外周血管阻力降低,进而导致血压降低。血流率也会显著降低,在低温体外循环情况下更是如此,血流率降低的极限就是深低温停循环状态。体外循环非搏动性灌注、血管活性药物的应用和低温也会造成血流分布的显著变化,使得组织灌注流量下降,这就降低了药物的分布容积。有些药物会局限在周围组织中,在复温、正常搏动性心输出血流恢复时重新释放出来。很难将血压下降、血流再分布和血流率下降等因素对药物分布的效应完全区分开来,但是这些因素的综合效应就是低温体外循环下,作为药物清除脏器的肝脏和肾脏的血流量下降,对于那些具有非限制性清除率的药物的影响特别大。

轻度、中度和深低温广泛用于儿童和成人体外循环脏器保护,对药物的药代动力学和药效学都有显著的影响,温度越低,影响越大。低温对药物分布容积的影响可以是降低、升高,也可能是不变,这与心排血量降低、水潴留,以及血流再分布导致药物向周围室分布降低、组织内药物向中央室再分布下降都有关系。低温影响药物分布容积的其他因素包括低温引起的血液 pH 值升高(引起碱性药物分布容积增加而酸性药物分布容积降低)、蛋白质结合率变化、脂肪溶解度和药物组织结合率的变化。低温情况下,肾脏和肝脏的动脉血流量降低,温度依赖的各种代谢酶功能下降,转运分子的活性下降,因此肝脏和肾脏的药物清除

率显著降低。低温情况下,由于受体亲和力变化,细胞内信号转导过程和局部效应位点特性的变化(如对神经肌肉阻滞剂的机械收缩反应性下降)等,也会引起药效学变化。复温时,所有这些过程都会逐步恢复。但是,低温对药代动力学和药效学的影响在不同药物是不同的,具体效应与低温策略、药物的生化特性密切相关,很难概括低温对所有药物的综合影响,因此低温对每个药物的药代动力学和药效学的影响需要进行个体化研究。

体外循环会引起严重的系统性炎症反应。炎性反应会导致肝脏提取率的变化,抑制细胞色素 P-450(CYP-450)的酶学功能。由于 CYP-450 功能的降低是基因表达的下调造成的,因此其效应时间要比体外循环时间长,其对药效学的影响时间也要长。例如炎性反应与脑组织水肿有关,这会引起镇静药物用量的下降。

体外循环也往往伴随着低温引起的酸碱状态和组织灌注的变化。根据药物的 pKa 参数的不同,pH 值的变化会引起药物离子化程度的升高或者降低。体外循环过程中不同的酸碱管理策略(α 稳态或者 pH 稳态)对药代动力学具有显著的影响。酸碱平衡的变化也会影响药物的组织分布和蛋白结合率。pH 稳态下,由于 $PaCO_2$ 的升高,肝脏血流量会更高。因此,从药理学的角度看,体外循环过程中采用 pH 稳态更合适。

肺脏也是一个重要的药理学器官。肺脏在循环系统中具有特殊重要的位置,在没有显著分流的情况下,其接受的血流量与心输出量相等,血液和气体交换的膜面积巨大,而气体弥散距离很短。肝脏内绝大多数酶类在肺组织中都有分布,所不同的是,这些酶往往不是按照肝脏中的同工酶形式全长表达,其活性也比肝脏中的同工酶差很多,因此药物在肺脏组织中的清除率较低。更重要的是,虽然肺脏组织对所有静脉用药物都有首过效应,由于肺内弥散速度非常快,因此并不影响药物在肺脏组织中的分布速度。pKa 超过 7.5 的脂溶性药物在肺组织中分布更均匀,肺脏可以作为这种药物的巨大储存库,在首过时大量吸收,随后再逐步释放。不同药物在肺组织内的分布容积依据药物的亲和力、吸收速度和释放速度不同而有所不同。主动脉阻闭后,肺动脉血流停止,正常情况下会局限分布在肺组织中的药物,其分布容积显著下降,如果这时经体外循环管路给药,其血浆药物浓度会更高。如果药物是经过肺脏代谢的,体

外循环时,其清除半衰期(T1/2β)会显著延长。去除主动脉阻闭钳,肺循环血流恢复后,肺脏内蓄积的药物会重新释放进入血液循环,血浆中药物浓度会升高。

一个常常被遗忘的因素是,体外循环管路内会潴留相当多的药物,导致药物的分布容积增大。影响药物潴留在体外循环管路内的因素包括:药物的脂溶性、使用滚压泵还是离心泵(滚压泵会使用硅塑泵管)、氧合器的种类(硅橡胶膜对药物的吸收度高、膜式氧合器吸收较少,而中空纤维氧合器吸收最少)、管道的类型(PVC 管还是硅橡胶管),以及预充液的成分(采用血液还是晶体液预充对不同药物的影响不同,如果使用白蛋白预充,会降低硅橡胶组件对药物的吸收)。肝素涂层并不能防止体外循环管路对药物的吸收。药物进入体外循环管路系统的临床效应依赖于药物在组织中的含量,可以再分布到中央室的量,以及考虑到组织亲和力和组织灌注多方面因素后,药物能够到达中央室的能力。

血液滤过技术越来越广泛地用于体外循环,将循环血液中的多余水分去除。在婴幼儿体外循环中更具有特殊的作用。在很多中心,改良超滤技术已经成为体外循环标准流程的一部分。滤器的品牌、半透膜的孔径、药物与蛋白的结合率等因素都决定了药物被滤除还是被浓缩。

总之,药物的分布受到血液稀释、蛋白结合率、肝素的使用、组织灌注的降低、低温、肺脏与循环系统分离、体外循环管路对药物的摄取等多种因素影响。药物的清除则受到低血压导致的药物清除脏器灌注量下降、体外循环血流量下降、非搏动血流灌注模式、蛋白结合率降低(特别是肝脏和肾脏提取率高的药物),以及低温和炎性反应导致肝脏和肾脏酶学功能下降等因素的影响。在体外循环结束时,上述这些变化随着体温的恢复、搏动性血流灌注、血压和心排血量的升高而逐渐逆转。

二、婴幼儿患者的特殊考虑

成人体外循环中药代动力学和药效学的研究结果不能简单地推论到儿童患者,儿童患者在年龄和疾病种类方面的特殊性是影响药代动力学的重要因素,可能需要与体外循环带来的影响分开评价。此外,婴幼儿体外循环操作技术与成人也存在显著不同。因此,应该对儿童患者按照不同年龄分层、不同疾病分组进行研究。在解读早期的研究结果时,我们也应该时刻将这些特点记在心中。

三、年龄相关的药代动力学和药效学差异

药代动力学的每一个方面,从吸收到清除,都因儿童的发育状态不同而不同。药物的分布容积会因为机体组成成分的不同而不同。出生时,全身含水量为78%,6 个月时,降低到60%。细胞外含水量在新生儿期占体重的45%,到 1 岁时降低到体重的27%,成人后降低到体重的20%。低出生体重新生儿的细胞外含水量会更大。细胞内含水量在出生 3 个月内会先增加后降低,1 岁时大约为体重的35%,随后维持稳定。体内水分布的变化可以解释为亲水性药物的分布容积在新生儿显著高于婴幼儿和成人。出生第一年内,体内脂肪的含量快速增加,学龄前逐渐降低,青春期前又轻度增高。但是脂溶性药物的分布容积在儿童和成人之间没有显著差异。

血液中,很多药物与蛋白结合在一起。新生儿和小婴儿的白蛋白和 α-1 糖蛋白含量较低,到 12 个月时,才达到成人水平。胎儿型白蛋白在新生儿体内仍有存留,处于弱酸性状态,因此亲和力较低。此外,胆红素和游离脂肪酸等内源性物质的含量也比较高,会将药物从白蛋白结合位点上解离下来。所有这些因素影响的最终结果就是游离药物分数升高,对药物分布容积、毒性和代谢率造成影响,特别是那些经特定脏器限制性清除的药物。

载体介导的转运系统的变化、膜通透性的变化、脏器灌注的变化、组织亲和力或者结合能力的变化都是发育状态不同造成药物分布状态不同的影响因素,但是我们对这些因素的效应所知甚少。例如:P 糖蛋白是一种重要的转运蛋白,发育过程中,其在中枢神经系统的分布模式与成人相同,但是其表达水平要比成人低。大多数药物的代谢都在肝脏中进行。发育过程中,肝脏的药物清除率始终在变化。出生后第一个 5~10 天,由于肝脏内结合有机阴离子的配体蛋白含量较低,肝脏对药物的摄取率也比较低。肝脏内药物代谢主要由 CYP-450 和尿苷二磷酸葡萄糖醛酸基转移酶 (uridine diphosphate glucuronosyltransferase, UGT) 催化,总体而言,出生时肝脏内各种 CYP 酶类的活性比成年人低 30% ~50%,这就是出生后早期新生儿肝脏对药物的清除率低下的原因。每种 CYP 酶的同工酶在发育过程中的成熟模式各不相同,

例如,CYP3A7,其酶活性在出生后很快达到峰值,成年时又降低到无法检测的低水平;出生数小时后 CYP2E1 出现,随后 CYP2D6 变得可以检测;CYP3A4 和 CYP2C 在出生第一周出现,而 CYP1A2 则较晚,在 1~3 个月时出现。到 1 岁时,大多数酶都发育成熟。但是不同酶之间的差异很大,最显著的变化发生在出生后数周内。UGT 酶的各种同工酶的发育成熟也经历大致相同的模式,对药代动力学造成相应的影响。总体而言,刚出生的新生儿 UGT 酶学活性较低,2~4 岁时达到成年人的活性水平。儿童期 UGT 酶学活性较成人还略有升高。出生时,依赖于葡醛酸结合反应进行清除的药物要么其 T1/2β 时间延长,要么经由有别于成人的其他结合途径进行清除。肝脏酶成熟后,药物代谢率主要依赖于肝脏的生长情况。每公斤体重的药物清除能力最高的是低于 10 岁的学龄儿童,这个年龄段的儿童,选择性药物清除酶类(如 CYP1A2、CYP2C9 和 CYP3A4)的药物代谢能力实际上要高于成人,青春期后,肝脏的药物清除率则降低到成人水平。除了发育过程中酶代谢能力的不同,婴儿期还存在胆汁分泌功能不足的问题。

有许多药物是经肾脏清除的,机制包括肾小球滤过、肾小管分泌和肾小管重吸收。肾脏功能的完全成熟要到 8~12 个月时,而肾脏的药物清除率在体表面积达到 1.73m^2 的儿童比成年人还要高。随着年龄的增长,心排血量的增加和外周血管阻力的降低,肾脏血流量和血浆流量也逐渐增加。出生时,肾脏的血流量占心排血量的 5%~6%,而成人则达到 15%~25%。肾脏血流量的增加与肾小管的发育程度成比例,肾脏血浆流量在出生 1 年内增加 10 倍,达到成人水平。肾小球滤过率在出生第 2 周时增长 1 倍以上,随后稳步增长,到 6 个月时达到成人水平。1 岁时,肾脏功能完全成熟。肾小球滤过率的升高可能是心排血量增加、外周血管阻力降低、平均动脉压增高、滤过面积的增加和滤过膜孔径的增大等多种因素的联合效应。

肾小管分泌功能在出生时较低,1 岁时达到成人水平。这可能与新生儿肾小管口径较小,肾小管内功能细胞体积较小,到达肾脏外皮质层的血流量较少,因而能量供应不足有关。没有明确的证据表明新生儿肾小管重吸收能力降低。对于参与肾脏主动分泌和药物重吸收的转运蛋白的发育成熟过程,目前知之甚少。以上所述的各种因素都是新生儿和婴幼儿早期肾脏清除率降低的原因。

发育状态对药效学也有影响。药效学变化是由受体亲和力、受体密度或者信号转导的变化决定的。年龄相关的药效学变化同样适用于药物的副作用。与成年时期相比,一定年龄的儿童处于脆弱期,对药物的毒性更敏感。由于组织对药物的敏感性增高,药物副作用的发生频率也增高。这反映了不同种类的酶在婴儿期和成人期药物代谢中的作用不同,有些副作用是儿童特有的。同样,发育关键时期,药物与受体的相互作用可能对脏器的结构和功能造成永久的影响。所以,发育过程中药物分布容积的变化(依赖于机体组成成分、蛋白结合能力、载体介导的转运系统、膜通透性、脏器灌注和组织亲和力或结合能力的变化)和清除率的变化(依赖于蛋白结合能力、肾脏和肝脏功能的变化)对血浆药物浓度和到达作用靶点的药物量有显著影响。药物到达其作用靶点后,发育相关的受体和蛋白功能的变化、受体或蛋白表达量的变化等都会导致药效学的变化。信号转导途径和受体的发育成熟程度通常并不与体重和年龄的增加线性相关,因此,根据成人用药剂量来经验性地推断儿童的药物用量常常会导致药物过量或者药量不足。

四、疾病相关的药效学差异

大多数先天性心脏病患儿都伴有代偿程度不一的充血性心力衰竭。充血性心力衰竭对多项药效学参数有影响。药物的中央室分布容积降低,肝脏血流量下降和肝静脉充血,肝脏微粒体功能受损,代谢率下降,对肝脏提取率低的药物影响更加明显。药物代谢功能的降低并不能被常规肝脏功能检测所反映。充血性心力衰竭时,肾脏功能也会降低,但是不如肝脏功能降低显著。这些因素对药物 T1/2β 的影响取决于分布容积和清除率的平衡。

先天性心脏病患者往往存在较大的左向右分流或者青紫型心脏病变,这在病理上与成人心脏病患者有显著的不同。很少有学者研究青紫型心脏病或心内分流对药物的药代动力学和药效学的影响。对人造右向左分流羊动物模型的研究表明,利多卡因的分布容积降低,但是我们并不清楚,这种降低是因为蛋白结合率的升高还是肺组织摄取率下降引起的。同时,全身清除率降低,这极可能是右向左分流患者肝脏血流量下降引起的,而且青紫患者肝脏酶学活性也会发生变化。

动脉血内吸入麻醉剂分压的升高速度在心内右向左分流患者明显减低。这是因为一部分心排血量不经过肺部,不能吸收麻醉剂,这部分血液还稀释了经肺循环回流到左房或左室内含有吸入性麻醉剂的血液。因此,心内右向左分流患儿的吸入性麻醉剂药物浓度峰值时间(T_{max})延迟,这个效应在目前临床常用的吸入麻醉剂更明显,因为其血液溶解度更低。静脉用药的情况则有所不同,在右向左分流情况下,血液会从静脉系统绕过肺脏直接分流进入左心系统,特别是对于那些在肺部有明显受过吸收效应的药物,其峰值时间缩短,效应脏器内的峰值浓度更高。

左向右分流患者处于总液体过负荷状态,导致药物分布容积增大。血流多次反复通过肺组织,肺组织吸附的药物量增加,也进一步提高了药物的分布容积。以动脉导管未闭患儿为对象进行了多项研究,唯一一致性的发现是亲水性药物的分布容积增加了 20% ~ 70%。动脉导管闭合后,药物分布容积立即下降,提示液体过负荷是分布容积增加的主要原因,而酸中毒导致蛋白结合能力下降并非主要原因。理论上的可能性还有肺循环第三室的存在。有关动脉导管未闭患儿药物清除率的研究还常常混杂有机械通气、吲哚美辛对药效的干扰以及患儿早熟等因素。采用生理性药效学计算机模型研究左向右分流、混合分流对吸入麻醉剂 T_{max} 进行研究发现,左向右分流显著增加肺循环血流量,如果体循环血流维持正常,吸入麻醉剂的 T_{max} 不受影响。如果体循环血流量下降而血流分布正常,T_{max} 在最初几分钟内会延迟,但是随后会提前。混合分流对 T_{max} 延迟的影响比右向左分流为主者轻微,右向左分流的效应被左向右分流导致的肺血流量增加所抵消。使用神经肌肉阻滞剂罗库溴铵引起的左向右分流患儿,其对药效学的影响与之前对健康儿童的研究结果一致。

五、年龄相关的体外循环技术差异

成人与儿童的体外循环操作技术存在很多差异。常温体外循环越来越多地用于成人,而低温体外循环仍然常用于儿童以保护其脆弱的、处于发育状态的神经系统,尤其在主动脉弓修补手术中,将核心温度降低到 18 ~ 20℃,合并或者不合并使用停循环技术是体外循环的常规操作。相对于患者的循环血容量,体外循环管路的预冲量和预充液成分也有很大不同。为了降低体外循环管路的预充量,我们已经做了大量工作,但是婴幼儿体外循环造成的血液稀释程度仍然远远高于成人,其预充量相当于甚至超过患儿自身的循环血量。成人体外循环的预充液主要由晶体液和人工胶体液组成,而婴幼儿体外循环预充液则包含白蛋白和多种血液制品,如浓缩红细胞、新鲜冰冻血浆等,以维持体外循环过程中适当的胶体渗透压和血红蛋白浓度。这都会造成预充液中蛋白结合能力的差异。成人和婴幼儿体外循环的一个显著差异是体外循环流率,婴幼儿体外循环流率可高到 250ml/(kg·min),而成人体外循环流率只需要 50 ~ 65ml/(kg·min)。儿童的体外循环灌注压可以维持在 30 ~ 50mmHg,而成人体外循环灌注压则需要维持在 50 ~ 80mmHg。这些都会造成脏器灌注状态的不同,进而影响药物的清除率,见表 12-1-1。

表 12-1-1　体外循环、年龄和先天性心脏病病理生理对药代动力学的影响

	分布	代谢和清除
体外循环	增高:血液稀释、蛋白和红细胞结合下降	降低:血液稀释造成药物清除脏器氧输送降低
	增高:使用肝素	降低:低血压、低流率和血流再分布
	增高:体外循环组件吸附药物	降低:低温
	增高或降低:低温	降低:系统性炎症反应
	增高或降低:酸碱状态改变(依据药物 pKa 常数不同而不同)	降低:肺脏从循环的隔离
	增高或降低:使用超滤	升高:肾脏和肝脏限制性清除药物的蛋白结合率降低
	降低:组织灌注降低	升高:某些材质的血液滤器对特定药物的滤除
	降低:药物在肺组织中与循环血液隔离	

续表

	分布	代谢和清除
年龄	亲水性药物随着年龄增加而降低:体内水分分布变化 升高:蛋白结合率降低 升高或降低:载体介导的转运系统、膜通透性、脏器灌注和组织结合亲和力或结合量变化	降低:载体介导的转运系统、膜通透性、脏器灌注和组织结合亲和力或结合量变化 降低:肝脏摄取下降、肝脏代谢酶活性水平降低和胆汁分泌功能不足 降低:肾脏血流量、肾小球滤过率、肾小管分泌下降,也可能发生转运蛋白功能下降 升高:限制性清除药物的蛋白结合率降低
疾病	升高或降低:疾病的病理生理特点 中央室分布容积降低:充血性心力衰竭	降低:充血性心力衰竭致脏器灌注下降和脏器淤血,对肝脏的影响甚于肾脏 降低:青紫型心脏病 降低:分流存在造成脏器灌注下降

第二节　特定药物在体外循环过程中的药代动力学和药效学

一、麻醉药物

体外循环时麻醉药物的用量要根据麻醉效果来确定。体外循环时麻醉药物的药效学研究很困难,因为麻醉深度的测定并没有金标准。脑电双频指数(bispectral index,BIS)最常用于临床麻醉深度的监测,但是 BIS 本身只是以完全清醒记分100,以完全没有脑电活动记分 0 作为标尺的单一记分系统,来评价麻醉药物的效果。BIS 评分是根据脑电图 4 个成分按照一定权重抽取出来,按照某种尚未发表的计算方法综合计算得到的,不同个体之间存在很高的变异,使得低温体外循环情况下的 BIS 值范围与麻醉诱导前患者的 BIS 值范围存在重叠区域,同时还与原始脑电图数据的爆发-抑制模式相关。低温体外循环过程中,BIS 值与血浆药物总浓度似乎没有相关性。低温体外循环对BIS 值的影响是否受到温度降低、血液稀释或其他因素如泵流率变化、血压变化的影响,目前还不得而知。除了低温的影响,体外循环造成的麻醉药物药效学变化在常温体外循环下全部存在,而常温体外循环对 BIS 值没有影响。目前尚未发现体外循环中儿童 BIS 值与其他外科应激相关。因此,BIS 作为一种麻醉深度的测定方法在儿童患者群中并没有更多临床获益。尽管 BIS 并不是一个理想的监测手段以指导体外循环状态下的麻醉药物应用,但是到今天为止,BIS 仍然是临床实践和临床科研中最常用的监测手段。

目标控制性输注(target controlled infusion,TCI)是静脉麻醉药物的一种管理模式,以血液内药物的浓度值或者效应器官(麻醉时自然是大脑)状态为药效学设定目标,经静脉泵入药物。以药效学管理模式为指导,注射泵给予患者一定剂量的药物,直到获得预设的目标浓度或者目标效应,然后持续调整泵入速度,以维持目标药物浓度和麻醉深度。目标药物浓度的设定可以根据临床效果来调整。有多种药效学控制模型应用于临床,但是所有这些模型在预测患者体内实际药物浓度方面都有一定精确度,也存在一定的变异度。

体外循环对麻醉药物的药代动力学和药效学的影响具体见表 12-2-1。

表 12-2-1　体外循环对麻醉药物的药代动力学和药效学的影响

药品	患者	体外循环启动	体外循环中	体外循环后
咪达唑仑	儿童	–	测得的血浆药物浓度低于 TCI 设定目标值 体外循环低温时,血浆药物浓度缓慢升高,提示药代动力学模型对体外循环时的药物清除率高估 吸附到体外循环管路上	清除率下降

续表

药品	患者	体外循环启动	体外循环中	体外循环后
	成人	总血浆药物浓度降低47% 游离药物分数从5.6%增加到11.2%,维持血浆游离药物浓度稳定	总血浆药物浓度维持在低水平或在低温时进一步降低 游离药物分数在第一个60分钟降低到体外循环前水平 血浆游离药物浓度的变化是总血浆药物浓度和游离药物分数变化的综合结果 体外循环管路吸附	总血浆药物浓度处于低水平
丙泊酚	儿童	总血浆药物浓度降低	测得的血浆药物浓度低于TCI设定值 体外循环管路吸附 可能存在肺组织内药物旷置	–
	成人	3分钟内总血浆药物浓度降低30%~67% 游离药物分数升高 血浆和全血中游离药物浓度升高,是总药物浓度和游离药物分数变化的综合结果	总血浆和全血药物浓度在10~30分钟内升高到体外循环前水平 游离药物浓度升高 游离药物分数升高或者降低到体外循环前水平 Vc增高 常温体外循环下药物向组织内再分布增加 维持设定的BIS值所需要的药量降低,低温体外循环下尤甚 体外循环管路吸附 可能发生肺组织内药物旷置	总血浆和全血药物浓度恢复到体外循环前水平 游离血浆和和全血药物浓度接近体外循环前水平 游离药物分数接近体外循环前水平 药物需求剂量增加到体外循环前水平
氯胺酮	成人	总血浆药物浓度降低33%	总血浆药物浓度大约是体外循环前2倍	总血浆药物浓度恢复到体外循环前水平 T1/2β不变
吸入麻醉剂	成人	第一个5分钟内血药浓度快速降低	低温时使用,先有一个血药浓度快速上升过程,随后缓慢升高 低温和常温体外循环时,洗出速度快于洗入速度 低温体外循环时,药物需求量降低,达到EEG等电和爆发抑制状态所需血药浓度下降 复温是药物需求量升高 体外循环管路吸附	药物需求量降低

（一）咪达唑仑

婴幼儿心脏手术体外循环过程中,以TCI模式给予咪达唑仑,测得的血浆药物浓度比预设的目标值低,这可归因于血液稀释,也可归因于体外循环管路吸附药物。体外循环低温阶段,咪达唑仑的血浆药物浓度缓慢升高。尽管体外循环时药物浓度低于预设浓度,但是体外循环结束后预测的血药浓度是准确的,因此在这种药效学模型指导下的用药,会高估体外循环期间药物的清除率。确实,研究表明,心脏手术患儿体外循环后咪达唑仑的清除率比体外循环过程中似乎有所降低。

体外循环开始后,成人患者的咪达唑仑药物浓度下降47%,而游离药物分数从5.6%上升到11.2%,以维持血浆游离药物浓度。药物的总血浆药物浓度在体外循环中和体外循环后维持在较低水平。还有研究发现,低温体外循环时,咪达唑仑的总血浆药物浓度持续降低。这两个研究结果的差异可能在于第二项研究中咪达唑仑的用量较小,或者存在体外循环技术细节的差异,在第一项研究中没有详细描述。低温可以降低咪达唑仑的中央室清除率(central compartment Cl,ClC),核心体温每下降1℃,ClC就会下降11.1%,但是血液稀释可以提高其 CIC,由于第二项研究采用低温体外循环,可能其血液稀释度更大。体外循环技术不同,低温和血液稀释这两个因素对于药物清除率改变的影响程度是不同的。体外循环 60 分钟后,血浆内游离药物分数降低到体外循环前的水平,可能与预充液向组织内再分布,或者向体外循环管路内添加含蛋白液体进行容量置换,使蛋白浓度提高有关。随后,咪达唑仑的血浆游离药物浓度继续降低到体外循环前水平以下。至于体外循环对咪达唑仑药代动力学的影响,还没有相关研究的报道。

多个体外循环管路组件可以吸附咪达唑仑。体外研究表明,PVC 管路和硅橡胶氧合器吸附咪达唑仑,使预充液中的药物浓度降低68%,在 40~120 分钟之间达到平衡。如果预充液中含有白蛋白,PVC 管路的吸附能力提高 10%,而硅胶膜却显著降低。离体研究表明,单次给药情况下,滚压泵系统的体外循环管路对咪达唑仑的吸附在开始体外循环 2 分钟内就达到总药量的 92.5%,而离心泵系统吸附量较低,仅 37%。这主要是因为滚压泵系统使用硅塑料泵管。而且,180 分钟的实验过程并没有使药物浓度达到稳态,在实验结束时,99.4% 的药物都被管路吸附了。

(二) 丙泊酚

儿童体外循环心脏手术的丙泊酚 TCI 研究表明,设定的目标药物浓度值高估了体外循环过程中实际测定的血浆药物浓度,但是稍稍低估了体外循环前的血浆药物浓度值,在体外循环过程中这一偏差只有 5.5%,研究者的解释是,即使是很小的孩子,体外循环管路的预充量与丙泊酚的中央室和周围室的分布容积相比较,也是偏小的。成人体外循环患者研究表明,丙泊酚总血浆和血液药物浓度在体外循环开始后 5~15 分钟下降30%~67%。血液稀释造成的蛋白、脂质含量及红细胞比积降低可以在 1~3 分钟内将游离药物分数提高。血浆和血液中游离药物浓度的最终变化,决定于总血浆、血液药物浓度和游离药物分数变化的综合效应。

由于丙泊酚的清除完全依赖于肝脏代谢,游离药物分数的提高并不能提高代谢率,因此血浆和血液中游离药物浓度的增高会持续存在。体外循环过程中,丙泊酚总的血浆和血液药物浓度会在 10~30 分钟内再次升高到体外循环前水平,但是游离药物分数维持增高状态。体外循环结束后,其总血浆和血液药物浓度回升到体外循环前水平,游离药物分数也会回到体外循环前水平。

使用丙泊酚麻醉的冠脉搭桥患者在低温体外循环开始时中央室分布容积(volume of the central compartment,VC) 增高。与我们的直觉相反,其药物清除率的提高反而明显促进了其三室药代动力学模型的形成,重要的是,药物清除率就是根据设定时间范围内药物从循环系统中消失的量,经过简单计算得出的。因此,清除率的提高可能不能反映药物从患者体内清除的总量,也可能反映了体外循环系统对丙泊酚的大量吸附。在该研究中,不同室之间的清除率并没有变化。在常温体外循环中,丙泊酚向周围室的再分布确实增加了,表现为红细胞/血浆药物浓度比值的增加。丙泊酚可以被体外循环管路大量吸附,这可以解释单纯血液稀释所不能引起的血浆和血液药物浓度的额外降低,高达 98% 的丙泊酚会被 PVC 和硅胶组件吸附,达到吸附与解离的平衡需要 40~120 分钟。在预充液中加入白蛋白,可以降低硅胶组件对丙泊酚的吸附量,但是 PVC 组件的吸附量会增加 10%。平衡后,采用乙醇可以将丙泊酚从塑料组件中提取出来,说明体外循环管路确实可以吸附丙泊酚。

体外预充实验中,不管是采用 Ringer 液还是血液预充,预充液中丙泊酚的浓度总是低于预计值。循环 60~120 分钟后,液体中丙泊酚的含量分别维持在初始值的 22% 和 57%,针对这个现象有多种解释,第一个解释是血液中的蛋白和红细胞可以提供丙泊酚结合位点,可以阻止药物吸附在体外循环管路上;第二个解释是,两个实验使用体外循环管路的组成不同。

肺组织也可以吸收丙泊酚,肺部的首过效应可以吸收 28.4% 的丙泊酚初始剂量。如果血液中丙泊酚浓度降低,部分被肺部吸收的药物可以再次释放入血,肺组织似乎并不代谢丙泊酚。肺组织吸收丙泊酚在体外循环状态下具有明显的临床意义,主动脉阻闭时,肺组织处于隔离状态,肺内的药物被旷置,只有去除主动脉阻闭钳后,才能再次释放入血,引起血浆药物浓度的突然增高。

体外循环时丙泊酚药效学变化也与其药代动力学变化一致。常温体外循环下丙泊酚输注速度超过 4mg/(kg·h) 时,BIS 测得的麻醉深度会增加,脑电图的爆发抑制在低于正常总血浆丙泊酚浓度情况下即可获得,因此保持体外循环下 BIS 值在 50 左右所需要的丙泊酚药量较少（常温体外循环下所需药量下降 40%，低温体外循环下所需药量下降 71%）。尽管低温体外循环时丙泊酚用量下降 71%，BIS 值仍然会低于设定的目标值。复温后，丙泊酚的需求量都会回到体外循环前的水平，但是这项研究并没有测定血浆或者全血药物浓度，因此体外循环下丙泊酚需求量下降的机制仍然不清楚。

（三）氯胺酮

氯胺酮因其较好的血流动力学表现而常常用于心脏手术的麻醉诱导，也因其 NMDA 受体拮抗功能用于成人神经系统保护。成人患者在低温体外循环开始时，总血清药物浓度大约下降 33%，在体外循环过程中，总血清药物浓度会翻倍，大致回到体外循环前水平。体外循环结束后，氯胺酮的 T1/2β 值与之前报道的非体外循环患者的 T1/2β 值相当。氯胺酮的药效学很难解释，因为氯胺酮反而会引起 BIS 值增高，这与其麻醉效应正好相反。

（四）吸入麻醉剂

很少有学者测定体外循环下吸入麻醉剂的血药浓度。一项研究表明，体外循环开始后，七氟醚的血药浓度快速下降，吸入麻醉剂在体外循环中的洗入（wash in）和洗出（wash out）速率依赖于其在血液和组织中的溶解度、低温和血液稀释对其溶解度的综合影响，还有体外循环系统供气的流率，以及所使用氧合器的性能。就溶解度而言，异氟醚>七氟醚>地氟醚，溶解度越高，血液中吸入麻醉剂的分压值就上升或者下降速率越慢，因此其洗入和洗出速率就越慢。

低温会提高吸入麻醉剂在血浆、全血和组织中的溶解度，当然也会提高其在脑组织中的溶解度，而且低温本身会降低脑组织对麻醉剂需求量，因此吸入麻醉剂的最低肺泡浓度（minimum alveolar concentration，MAC）值降低。MAC 是指吸入麻醉剂的呼气末浓度，在此浓度下，50% 的患者不会对外科手术切皮操作产生活动反应，肺泡内浓度直接代表了吸入麻醉剂经短暂平衡后，在中枢神经系统中的分压值。

37℃时，吸入麻醉剂在血浆和血液中的溶解度是相同的，但是在库血中显著降低，在乳酸林格液、生理盐水、羟乙基淀粉和明胶肽溶液中继续降低，在甘露醇溶液中更低。含有这些成分的体外循环预充液稀释血液后，会造成吸入麻醉剂溶解度降低，且与稀释度呈线性关系。血液溶解度较低的吸入麻醉剂如地氟醚和七氟醚受到血液稀释的影响较小，在儿童患者，其影响就更小，因为儿童体外循环预充液中常常含有血液制品。

低温和血液稀释对吸入麻醉剂溶解度相反的影响在程度上不可能完全互相抵消，因此其最终效果在特定临床条件下很难预测。有研究者描绘了不同吸入麻醉剂的线性回归方程，可以比较可靠地预测低温和血液稀释的综合效应。在新鲜气体流量和血流量恒定的低温体外循环下，地氟醚的洗入速度较快。4 分钟内，血流中地氟醚浓度达到新鲜吹入气流中地氟醚浓度的 50%，随后，洗入速度下降，32 分钟时，血流中浓度达到 68% 吹入气浓度，64 分钟后，血液中浓度达到最高值（Cmax）。体外循环过程中的洗入速度比常温机械通气时慢。复温时，洗脱速度要快于洗入速度。动脉血浓度在 4 分钟内降低到 18%，然后洗脱速度下降，20 分钟后动脉血中浓度只能维持在 C_{max} 的 8%。由于机体对药物的吸收，静脉血中地氟醚浓度变化在洗入和洗脱相中都会滞后。

对于异氟醚而言，也是一开始快速洗入，然后变慢。洗出速度在低温期间和常温期间都比洗入快，血药浓度在 2 分钟后即分别达到 C_{max} 水平的 39.4% 和 28.6%，随后，洗出速度有所放慢，低温时 T1/2β 为 14.9 分钟，常温时为 12.2 分钟。

可见，对于体外循环启动后再给予的吸入麻醉剂，需要更长的时间才能获得平衡，而已经存在于循环血液中的吸入麻醉剂，则会发生再平衡。

体外循环管路使用的材料对吸入麻醉剂的药效学参数具有明显的影响，PMP［Poly-(4-methyl-1-pentene)］膜式氧合器的氧合膜有高度多孔的支持材料和血液接触面上极薄的致密膜构成，共同组成了一个坚固的气血屏障。气体交换就是一个溶解和弥散的过程，依赖于特定气体的跨膜分压差和气体的溶解度，以及特定气体对膜的穿透力。微孔 PPL（polypropylene）中空纤维膜式氧合器可以使得气体分子通过中空纤维膜上的微孔自由弥散，其驱动力就是气相与血相之间特定气体的分压差。体外循环时，血液对异氟醚的摄取和排出效率，PMP 氧合器明显低于 PPL 氧合器，其 C_{max} 值要低 8.5～13 倍。因此，PMP 氧合器不适于经体外循环管路给予异氟醚，也会延迟患者体内的已经存在的异氟醚在体外循环过程中的排出。硅橡胶膜式氧合器也会摄取异氟醚，从而降低异氟醚的洗入和洗出效率。由于每一种氧合器使用的氧合膜的种类和表面积各不相同,因此,某一项研究的结果不能外推到其他氧合器上。体外静态研究表明,溶液中的七氟醚和异氟醚可以被 PVC 材料和硅塑材料吸收。目前,尚缺乏体外循环管路是否会吸收七氟醚或者异氟醚的在体研究。

低温体外循环会改变吸入麻醉剂的药效学。人类和动物研究都表明,体外循环过程复温时和体外循环后,维持一定的麻醉深度所需要的异氟醚剂量都较低,也有研究认为,复温时所需异氟醚的剂量会增加。不同研究的结果不尽相同,原因还不完全清楚,可能与阿片类镇痛剂用量的不同

有关。脑电图达到爆发抑制和等电状态所需要的血药浓度要低于常温全麻的外科患者。

二、阿片类镇痛药物

心脏麻醉中阿片类药物的使用方法已经从大剂量单独应用(阿片类药物是唯一的麻醉剂,在剂量足够大时可以使大脑失去意识)转变为与其他麻醉剂如安定类、丙泊酚或者吸入麻醉剂联合应用,这样患者可以快速恢复,早期拔管。但是,目前还没有合适的药效学指标来评价阿片类药物,这使得其药效学研究非常困难。体外循环对阿片类麻醉药物药代动力学和药效学的影响见表 12-2-2。

表 12-2-2　体外循环对阿片类麻醉药物药代动力学和药效学的影响

药品	患者	启动体外循环	体外循环中	体外循环后
苏芬太尼	儿童	血浆总药物浓度降低	低温体外循环阶段,总血浆药物浓度升高,向体外循环前水平靠近,复温阶段不降低 TCI 管理模式会高估体外循环中实际的总血浆药物浓度,提示这一药效学模型高估药物清除率 中空纤维膜式氧合器吸附轻微 可能有药物在肺组织内旷置	脱离体外循环及体外循环后,总血浆药物浓度轻微升高到体外循环前水平 TCI 管理模式会低估总血浆药物浓度
	成人	总血浆药物浓度下降 20%～55%,5～15 分钟后达到最低点	总血浆药物浓度稳定或者升高直到体外循环结束 中空纤维氧合器轻微吸附 可能有药物在肺组织内旷置	在复温和脱离体外循环阶段总血浆药物浓度升高
雷米芬太尼	儿童	Vd 不变		温度升高后清除率提高 20%
	成人	Vd 倾向于稳定	低温时清除率降低 常温体外循环时药代动力学参数不变	Vc 降低,Vf 轻微升高 再分布清除率降低
阿芬太尼	儿童	Vc 和 Vf 升高 再分布清除率升高 CLC 不变	体外循环管路吸附 肺内中度旷置	Vc 降低,Vf 轻微升高 再分布清除率降低
	成人	总血浆药物浓度降低 40%～55% 游离药物分数增高 100%～200% 血浆游离药物浓度保持稳定 Vc 和 Vd 增高 肝素的作用认识不一	总血浆药物浓度逐渐升高 游离药物分数维持稳定或者降低,视预充液成分不同而不同 血浆游离药物浓度的变化是总血浆药物浓度和游离药物分数变化的综合结果 低温和常温体外循环时 Vd 和 Vc 均升高,清除率不变,低温对药代动力学没有影响 体外循环管路吸附 肺组织旷置中度	总血浆药物浓度稳定或者轻微升高 游离药物分数降低 50%

续表

药品	患者	启动体外循环	体外循环中	体外循环后
芬太尼	儿童	总血浆药物浓度降低 27%～71%	低温时血浆药物浓度稳定,体外循环后期血浆药物浓度可能升高 体外循环管路吸附 可能发生肺组织旷置	血浆浓度稳定
	成人	总血浆药物浓度降低 25%～58.5% 离药物分数升高 1.5 倍 游离药物浓度降低 43%	总血浆药物浓度维持稳定,体外循环结束时升高 血浆游离药物分数维持稳定,体外循环结束时轻微降低 血浆游离药物浓度维持稳定,体外循环结束时轻微降低 体外循环管路吸附 可能发生肺组织旷置	Vd 增高而 Cl 降低造成 T1/2β 增高

（一）舒芬太尼

一项婴幼儿低温体外循环下观察舒芬太尼 TCI 麻醉效果的研究显示,设定的血浆药物浓度高估了实际测得的血浆药物浓度,对体外循环结束后血浆药物浓度的预测却非常精确,说明依据药效学设定的 TCI 程序高估了体外循环过程中的药物清除率。在成人患者中,舒芬太尼的总血浆药物浓度在体外循环开始 5 分钟内下降 20%～55%,药物浓度在体外循环低温期间维持稳定,体外循环复温期间,血浆总药物浓度升高。也有研究发现,采用 TCI 方式输注时,体外循环期间血浆总药物浓度稳定在低水平。低温体外循环总是伴有目标药物浓度降低,如果提高体外循环期间的体温（33℃ *vs.* 25～27℃）,或者使用搏动灌注模式,可能会将肝脏的血液供应和代谢能力维持在一个较高水平。

体外循环下,舒芬太尼的血浆的游离药物分数和血浆浓度还没有学者测定,由于舒芬太尼的蛋白结合率高达 90%,因此,血液稀释会显著影响其游离药物浓度。有研究表明,体外循环对舒芬太尼临床药物学影响很小,与简单的三室分布模型相比,采用体外循环参数对药效学 TCI 模型进行矫正并不能提高其对体外循环前、体外循环过程中和体外循环后对舒芬太尼血浆药物浓度的预测精确度,这可归因于舒芬太尼的高度脂溶性及其在组织内高浓度,可以在血清浓度快速变化时迅速进行缓冲,因此降低了体外循环对舒芬太尼药物效应的潜在影响。尽管我们很难将体外循环的作用整合到药效学模型中去,血浆药物

总浓度在体外循环时确实会发生明显的变化。中空纤维氧合器对舒芬太尼的吸附微乎其微,体外循环管路的其他组件对舒芬太尼的吸附作用还不得而知。

舒芬太尼会被肺组织吸收,首过效应的滞留率将近 60%,这可以解释开放主动脉,恢复肺循环时舒芬太尼血浆浓度升高的现象。体外循环复温时,舒芬太尼也会从其他其他周围组织中释放出来。

（二）雷米芬太尼

雷米芬太尼可以被组织、血浆和红细胞酯酶代谢,因此其生物半衰期非常短暂,只有 3 分钟。雷米芬太尼用量增长非常快,尤其适用于快通道心脏麻醉,患者复苏和拔管都大大提前。有两项研究涉及儿童,比较了体外循环前后一次性给予 5 μg/kg 雷米芬太尼的药效学,发现其数据可以很好地被一个二室模型解释,且分布容积不变,但是体外循环后体温较体外循环前升高 1.2℃,药物清除率随之显著提高。Sam 等对浅低温体外循环儿童以血压高低为指导,采用持续输注方式,目标浓度为 1～8ng/ml。其数据可以被一室模型解释,体外循环过程中和体外循环后,药物分布容积升高 141%,而药物清除率不变。其体外循环前的药物分布容积显著低于 Davis 等的数据,但其体外循环后的药物分布容积则与其他人的研究相似。与其他同龄患儿的有关研究相比,Sam 等于体外循环前后测得的清除率都偏低。Sam 等也是唯一发现雷米芬太尼的药效学数据最适合用一室模型解释的团队,其结果与其他研究者以及在成人患者群中

结果的不同,这可能是因为采样时间较短引起的。

雷米芬太尼在低温体外循环成人患者体内的药效学研究有两项,Michelsen 等的方式是弹丸式给药,发现二室模型与所得数据吻合得最好,体外循环开始后分布容积增加 86%,这显著高于单纯血液稀释导致的分布容积扩张程度,他们认为,体外循环前患者体内的药物分布容积是被明显低估了,因此体外循环开始后分布容积的过度扩张是一种假象。体温在 37℃ 以下时,温度每下降 1℃,其 T1/2β 值增加 6.7%。采用持续给药的方式,雷米芬太尼的分布容积是恒定的,低温时清除率下降 20%。对于常温体外循环成人患者而言,体外循环即将结束时和体外循环开始之前的药效学参数并没有显著差异。因此,体外循环开始的时候没有必要改变雷米芬太尼的输注速度。目前为止,尚未发现有学者研究体外循环管路组件对雷米芬太尼的吸附问题。

（三）阿芬太尼

体外循环开始后,阿芬太尼 Vc 升高,快速平衡室容积(volume of the rapidly equilibrating compartment, Vf) 和再分布清除率等也升高,其中央室清除率不变,但是由于研究对象的体外循环时间较短,代谢率下降等因素的影响可能被忽略。代谢率没有变化可能也是一种假象,因为体外循环过程中代谢率下降可达到 50%,但是在其回归分析中没有检测到。脱离体外循环后,Vc 和再分布清除率下降,快速平衡室容积轻微增高。

在成人患者,体外循环开始后,阿芬太尼的血浆总药物浓度快速下降 40%~55%,与血液稀释度一致。由于血浆中游离药物分数会增加 100%~200%,游离药物浓度会维持大致不变。不同研究报道的游离药物分数增加量不同,可能与预充液成分的不同有关,预充液含有部分血浆者,其游离药物分数较低。

肝素对游离药物分数的影响存在争议,体外循环低温过程中,阿芬太尼的血浆总药物浓度逐渐增加。如果预充液中含有血浆成分,游离药物分数在体外循环过程中逐渐降低,而游离药物浓度却在整个体外循环过程中维持不变。如果使用晶体液预充,游离药物分数维持不变而游离药物浓度则会增加,这都是血浆总药物浓度和游离药物分数变化的结果。体外循环后,血浆总药物浓度的升高还是维持不变,依赖于给药方式,而游离药物分数降低 50%。

成人患者体外循环后中央室容积和分布容积稳定增高,导致 T1/2β 延长,但是清除率不变。体外循环期间采用低温还是常温对药效学参数没有影响,提示低温对体外循环导致的药效学变化没有作用。

体外循环管路组件会吸附阿芬太尼,但是吸附量很低,因为其正辛醇/水分配系数很低,体外测试 60 分钟时,大约 83% 的阿芬太尼重新回到预充液中。在预充液中添加血液后,这个比例更高,而且不受温度变化的影响。在体外循环预充液中添加阿芬太尼可以预防体外循环启动瞬间血浆总药物浓度的急剧降低,但是预充液中添加或者不添加阿芬太尼,体外循环 2.5 分钟后,其血浆总药物浓度都是大致相当的。

阿芬太尼的肺组织首过效应轻微,大约只有 10% 的药量被吸收,主要原因在于阿芬太尼的 pKa 较低,只有 6.5。

（四）芬太尼

儿童患者芬太尼血浆总药物浓度在体外循环开始后下降 27%~71%。但是,不同研究采用的预充液成分和预充液量存在明显差异,因此测得数值差异很大。低温体外循环时,芬太尼的血浆总药物浓度稳定,还有两项研究报道体外循环后期,芬太尼的血浆总药物浓度升高。

成人患者的芬太尼总血浆药物浓度在体外循环开始后下降 25%~58.8%。一次大剂量弹丸式给药后,体外循环过程中血浆总药物浓度维持稳定;持续输注给药时,体外循环 30 分钟后,血浆总药物浓度恢复到体外循环前水平。在体外循环后期,血浆总药物浓度升高。体外循环后,芬太尼的 T1/2β 延长到 4.7~12.0 小时,而非体外循环患者为 3.3 小时,归因于体外循环患者的药物分布容积增加,以及体外循环中和体外循环后肝脏血流量下降导致药物清除率下降。

体外循环启动后,芬太尼游离分数增高 1.5 倍,然后维持稳定,在体外循环结束时降低到体外循环前水平。游离药物血浆浓度在体外循环开始后下降 43%,然后维持稳定,在体外循环结束时,轻微下降。尽管体外循环会造成芬太尼血浆浓度的显著变化,纳入体外循环参数对其三室药效学模型进行矫正并不能提高其对血浆药物浓度的预测能力,也不能纠正其预测偏差。这说明,体外循环对芬太尼药效学的影响很难用数学模型进行模拟。芬太尼在组织中的大量储备会缓冲任何血浆药物浓度的剧烈变化。正是因为芬太尼这些生理化学特性,与这个模型中其他导致其药效学参数变化的随机因素相比,体外循环对其血浆浓度的潜在影响都被消解了。

体外循环开始后,芬太尼的血浆总药物浓度的下降程度远远超出了单纯血液稀释可以解释的范围,这部分是因为体外循环管路组件在数分钟内的快速吸附造成的。在不同时间点,药物浓度的恢复分数介于 0 ~ 94% 之间,不同研究报道的数值存在巨大差异,原因可能在于体外循环方法、管路材料和预充液成分不同。对芬太尼吸附能力最强的是氧合器,其次是硅塑管路,不同氧合器材料对芬太尼的吸附能力不同,中空纤维 PPL 氧合器不吸附芬太尼,PPL 膜氧合器微量吸附,硅胶膜氧合器吸附率最高。离心泵系统吸附量较少,使用硅塑管的滚压泵系统吸附量较高。温度对吸附量的影响未见报道,但是在 pH 值低于 7 时,其吸附量微不足道。预充液中血液成分对芬太尼吸附量的影响缺乏一致的结果。虽然体外循环管路对芬太尼的吸附可以达到饱和状态,但是在临床实践所及的药物浓度范围内,饱和状态无法达到。在预充液中添加芬太尼可以预防体外循环启动后血浆总药物浓度的突然降低,但是体外循环开始 2.5

分钟后,其血浆总药物浓度已没有显著差异。

体外循环结束时,血浆总药物浓度的增加可能是肺组织内吸收的药物释放入血的结果。肺组织的首过效应可以吸收静脉用芬太尼的 71% ~ 82.6%。血浆药物浓度降低后,肺组织释放出其吸收的药物,14 分钟后,只有 20% 的给药量还滞留在肺组织中。这一比例虽然不高,但是在麻醉后到体外循环前这段时间内,肺组织内芬太尼浓度很高。肺组织结合芬太尼的位点还不清楚,对离体大鼠肺灌注模型的研究表明,肺组织对芬太尼的结合可以在 10 分钟后达到饱和状态,其他药物如普萘洛尔可与芬太尼竞争结合位点。

三、神经肌肉阻断剂

只用芬太尼麻醉而不用神经肌肉阻断剂情况下,低温体外循环也会改变神经肌肉传导状态。降温时,肌动图测得的颤搐张力会中度降低,而复温时会恢复。降温时,肌动图动作电位升高,复温时恢复正常。这似乎表明低温体外循环时,低温本身会对肌肉收缩功能和神经肌肉传递都有作用。体外循环对神经肌肉阻滞剂药代动力学和药效学的作用见表 12-2-3。

表 12-2-3　体外循环对神经肌肉阻滞剂药代动力学和药效学的作用

药品	患者	体外循环启动	体外循环中	体外循环后
潘克罗尼	成人	总血浆药物浓度降低29% 肌电图高度快速升高 需求量增加	总血浆药物浓度稳定 低温时需求量降低60% 效应时间延长 1.8 倍 复温时需求量增加 肾小管重吸收降低,以肌酐清除率矫正后的肾脏清除率升高	需求量恢复到体外循环前水平 清除率升高到体外循环前水平
罗库溴铵	成人	–	低温时需求量降低50% 复温前后药效持续时间延长 4 倍,可能是复温不均匀引起的 肾脏清除率不变	需求量降低
顺式阿曲库铵	儿童	–	中度低温(<32℃)下需求量降低89% 中度低温下清除率降低 浅低温下不变	需求量和清除率升高到体外循环前水平
	成人		需求量降低 50%	需求量部分恢复但仍然处于低水平,可能是复温不均匀所致
维库溴铵	儿童	–	需求量降 84% ~ 92% 清除率降低	需求量恢复到体外循环前水平 清除率升高到体外循环前水平

药品	患者	体外循环启动	体外循环中	体外循环后
	成人	体外循环的前 10 分钟需求量增加	低温时需求量降低 81%～90% 低温增强神经肌肉阻滞效果,延迟 10～15 分钟。低温时阻滞效应时间延长 5 倍 复温时需求量增加,药物效应时间和强度降低,28～30℃时变化尤其明显	需求量提高到体外循环前水平

（一）潘克罗尼

启动体外循环后,成年患者总血浆药物浓度显著降低 29%,同时,患者的神经肌肉功能会快速恢复,需要补充药物才能维持到体外循环前的神经肌肉阻滞水平。而在低温体外循环运行过程中,神经肌肉功能又会降低,对潘克罗尼的需求量也下降,而总的血浆药物浓度维持稳定,潘克罗尼的药效维持时间也相应延长 1.8 倍。复温时,尽管血浆总药物浓度和需求量增高到体外循环前的水平,神经肌肉功能也会加速恢复。该项研究中,血浆总药物浓度的增高似乎可以被解释为体外循环过程中潘克罗尼代谢产物的堆积,这些代谢产物可以作为潘克罗尼被检测到,而事实上并不具有神经肌肉效应。但是,复温时,特别是体温超过 30℃潘克罗尼的输注速度也需要提高以适应需求量的升高。低温时,由于肾小管重吸收能力温度依赖性降低,潘克罗尼的肾脏清除率增高。复温后,其肾脏清除率降低,达到体外循环前的水平。

（二）罗库溴铵

成人体外循环温度维持在 25～28℃时,罗库溴铵需求量下降 50%,但药效维持时间延长到 4 倍。这一现象在复温前后并无明显差异。体外循环结束后,罗库溴铵需求量下降很可能是由于复温不均造成的,肌肉组织缺乏收缩力仍然处于低温状态,收缩力减弱,同时肝脏组织已恢复至正常体温,代谢活动也恢复到正常。低温体外循环过程中,肾脏对罗库溴铵的清除率没有降低。另外一项研究表明,成人患者 33℃下体外循环过程中和结束后,罗库溴铵的需求量有下降趋势,但并不显著。除了温度控制的差异外,这两项研究的其他条件不完全相同,因此,并不能得出低温影响罗库溴铵用量这一结论。

（三）顺式阿曲库胺

儿童患者低温体外循环过程中(低于 32℃),顺式阿曲库胺的需求量减少了 89%。低温下其清除率降低,遵循温度依赖的霍夫曼清除曲线。体外循环结束后,其需求量和清除率均恢复至体外循环前水平。顺式阿曲库铵的需求量比实际测得的血浆浓度下降更为明显,说明低温下其药效学发生变化。在浅低温(高于 32℃)体外循环过程中,顺式阿曲库铵的需求量和清除率都没有降低。

成人患者浅低温体外循环过程中和体外循环结束后,顺式阿曲库胺需求量下降。Cammn 等认为体外循环过程中,顺式阿曲库胺的输注速度应该降低 50%,而体外循环结束后需求量的下降是复温不均匀引起的。

（四）维库溴铵

儿童患者维库溴铵需求量在深低温停循环组下降 84%,在中度低温组(低于 32℃)下降 92%,体外循环结束后,恢复至体外循环前水平。低温体外循环过程中,儿童患者维库溴铵清除率明显降低,但在脱离体外循环后恢复至体外循环前水平。

成人研究显示,在低温体外循环期间,维库溴铵的需求量减少 81%～90%。在复温期间,需求量开始增加。低温体外循环中,神经肌肉阻滞效应时间延长 5 倍。复温期间,神经肌肉阻滞效应事件延长只能部分恢复;常温体外循环下,效应时间延长至 1.7 倍;术后延长至 3.6 倍。研究中人们发现鼻咽温开始升高时,直肠温和体表温度依然在下降,这提示复温不均匀。只有当温度恢复至 28～30℃时,药物需求量和神经肌肉阻滞效应时间才开始恢复。

四、抗生素

抗生素用于预防术后伤口感染。心脏手术后,初步估计有 3%的儿童患者会出现胸部伤口表面感染,2%出现胸骨伤口深部感染,0.04%～

3.9%出现纵隔感染。成人患者术后胸骨伤口深部感染的发生率为1%~3%。心脏手术后伤口感染与并发症发生率和死亡率升高相关。心胸手术后感染常见致病微生物包括金黄色葡萄球菌、表皮葡萄球菌及革兰氏阴性杆菌,如肠杆菌属。这些致病菌都对头孢菌素和耐青霉素酶抗生素敏感。过去几年,随着耐甲氧西林金黄色葡萄球菌的出现,万古霉素越来越多地用于预防术后感染。预防性使用抗生素只有在组织内抗生素药物浓度高于伤口预期病原体的最低抑菌浓度,且术中维持这一浓度时才能起效。体外循环对抗生素药效学和药代动力学的影响见表12-2-4。

表12-2-4 体外循环对抗生素药效学和药代动力学的影响

药品	患者	体外循环启动	体外循环中	体外循环后
头孢唑林	儿童	总血浆药物浓度降低32%	总血浆药物浓度继续降低28% Vd增高,Ke降低 体外循环管路轻度吸附	Vd恢复到体外循环前水平,Ke增高
	成人	总血浆药物浓度降低28%	总血浆药物浓度降低或达到平台 麻醉和胸骨劈开造成全身清除率降低,体外循环不造成肾脏清除率的进一步降低 体外循环管路轻度吸附	–
头孢呋辛	儿童	–	药代动力学不变	–
	成人	总血浆药物浓度和游离血浆药物浓度降低 游离药物分数提高71.0%~84.4%	总血浆药物浓度和游离血浆药物浓度维持在低水平 组织药物浓度高于血浆药物浓度 药代动力学不变	–
万古霉素	儿童	总血清药物浓度降低44.5%	总血清药物浓度稳定 体外循环管路吸附	总血清药物浓度持续降低 药代动力学不变
	成人	总血清药物浓度降低11.0%~40.9%	低温时总血清药物浓度降低 复温和主动脉开放时总血清药物浓度反跳23.5% 低温时,Vd增高58.8%,肾脏清除率降低30% 体外循环管路吸附	Vd和Cl恢复到体外循环前水平

（一）头孢唑啉

在心脏手术麻醉诱导时,10kg以下患儿头孢唑啉指导剂量为40mg/kg。体外循环开始后头孢唑啉总血清浓度减少32%,体外循环过程中,在此基础上再减少28%。但头孢唑啉的总血清浓度始终高于最小抑制浓度。体外循环过程中,预充液增加了总的循环容量,导致药物分布容积增高,体外循环结束恢复到初始水平。体外循环过程中,头孢唑啉的消除速率常数Ke下降,体外循环结束后升高。

成人患者体外循环开始后,头孢唑啉总血清浓度减少28%,经过最初的下降后,头孢唑啉总血清浓度可以维持平衡或者轻微下降。手术过程中,头孢唑啉总清除率下降,T1/2β增高。但是,在体外循环开始前、体外循环过程中及体外循环结束后,头孢唑啉的肾脏清除率并没有明显不同。这表明体外循环并没有引起头孢唑啉肾脏清除率的进一步下降。

相比于低温和中度低温,核心温度降低到20℃的深低温停循环患者头孢唑啉总血浆浓度更高。体外循环管路组件对头孢唑啉有吸附作用,2分钟内吸收13%,180分钟后,吸附率维持在15%。血液稀释对于头孢唑啉总血清浓度无明显影响。

（二）头孢呋辛

有报道显示头孢呋辛的药代动力学在儿童体外循环围术期无变化。成人患者在体外循环开始后头孢呋辛总血浆药物浓度和游离血浆药物浓度均降低，并且在体外循环过程中处于降低状态。游离药物分数从71%增至84.4%。体外循环结束后头孢呋辛血浆浓度高于非体外循环下心脏手术的患者，这一现象可能是肾脏清除率降低导致的。然而比较术中输注一倍剂量的头孢呋辛、术后输注两倍剂量，及之前发表的健康志愿者的头孢呋辛药代动力学数据，发现它们并无差异。

体外循环过程中，头孢呋辛的组织浓度高于总血浆浓度，可能是血液稀释，毛细血管完整性变化，血管内液体、溶解物和白蛋白等转移至组织间隙的结果。

（三）万古霉素

儿童患者以 15mg/kg 一次性给药，在体外循环开始后，万古霉素总血清浓度下降44.5%。体外循环过程中，总血浆浓度保持不变。体外循环结束后，总血清浓度降低过程近似于非体外循环儿童患者。此外，药物分布容积，清除率和 T1/2β

值均与非体外循环儿童患者水平接近。

成人患者在体外循环开始后万古霉素总血清浓度下降 11.0% ～ 40.9%。体外循环过程中，总血清浓度平稳下降。也有报道指出，体外循环开始30分钟，万古霉素总血清浓度先升高然后平稳下降。也有报道指出，在开放升主动脉和复温过程中，万古霉素总血清浓度出现反弹式回升。目前很难解释这些研究结果的差异。在体外循环过程中，万古霉素药物分布容积增加，肾脏清除率降低30%。体外循环结束后，药物分布容积和清除率均恢复至体外循环前水平。中度低温体外循环患者与深低温停循环患者相比，万古霉素药代动力学参数无明显差异。

体外循环管路组件可吸附万古霉素。由于体外循环管路组成的不同，万古霉素被吸附后再释放百分比也不同。具体哪些体外循环组件可以吸附万古霉素尚不清楚。

五、其他药物

体外循环对其他药物药代动力学和药效学的影响见表 12-2-5。

表 12-2-5　体外循环对其他药物药代动力学和药效学的影响

药品	患者	体外循环启动	体外循环中	体外循环后
甲基强的松龙	成人	总血浆药物浓度降低45% ～58%	清除率降低 2 倍，Vd 稳定，$T_{1/2}\beta$ 延长 2 倍	–
呋塞米	儿童和成人	–	ECMO 管路吸附	–
氨甲环酸	成人	–	总血浆药物浓度稳定 Vd 增加，Ke 降低	Vd 和 Ke 值恢复到体外循环前水平
氨基己酸	成人	总血浆药物浓度降低，但是不及儿童下降严重	Vd 增加，CLC 降低到接近 0 再分布不变	Vc 维持增高，CLC 高于体外循环前水平
依诺昔酮	成人	总血浆药物浓度降低 25% ～40%	超滤会提高总血浆药物浓度	–
米力农	成人	–	体外循环管路不吸附	Vd 不变，心排血量降低至清除率下降
硝酸甘油	成人	总血浆药物浓度降低 29.5%	总血浆药物浓度较体外循环前升高23.4% 低温时清除率降低，常温时清除率不降低 体外循环管路吸附	总血浆药物浓度降低到体外循环前水平
硝普钠	儿童和成人	–	低温下持续生成氰酸盐 氰酸盐转化为硫氰酸盐速率降低 复温后血浆硫氰酸盐浓度快速升高而红细胞内氰酸盐浓度快速降低	–

药品	患者	体外循环启动	体外循环中	体外循环后
利多卡因	成人	-	游离药物分数增加到基础水平的168% Vd增高,T1/2α降低 清除率不变或增高 可能发生肺组织旷置	6~12小时后蛋白结合率才能回到基线 体外循环后最初几个小时内清除率不变

（一）甲基强的松龙

尽管人们广泛使用甲泼尼龙来减弱体外循环引发的免疫反应,但针对儿童患者体外循环过程中,甲基强的松龙的药代动力学的研究尚是空白。成人患者甲基强的松龙总血浆浓度在体外循环开始后下降45%~58%。与健康对照相比,体外循环患者甲基强的松龙的清除率下降2倍,药物分布容积不变,T1/2β值增高2倍。

（二）呋塞米

呋塞米在儿童和成人患者体外循环过程中的药代动力学的变化情况尚未有研究。1996年的美国小儿科协会和小儿科研究学会的报告指出ECMO管路吸收了63%~87%呋塞米。在给药30分钟后,管路对呋塞米的吸附达到饱和。体外循环管路和组件对呋塞米吸附目前尚未有研究。

（三）氨甲环酸

氨甲环酸是纤维蛋白溶解抑制剂,用于减少心脏手术过程中的失血与输血。尚未有儿童体外循环下氨甲环酸药代动力学的研究。成人患者氨甲环酸总血浆浓度在体外循环过程中保持稳定。在低温体外循环过程中,氨甲环酸的消除常数Ke降低,同时在体外循环期间和体外循环结束后,氨甲环酸的药物分布容积增高。

（四）氨基己酸

氨基己酸也是纤维蛋白溶解抑制剂,用于减少心脏手术过程中的失血与输血。儿童患者氨基己酸总血清浓度在体外循环开始后下降46%。相较于儿童血容量而言,儿童体外循环管路的预充量较大,这使得体外循环开始后儿童患者氨基己酸的总血清浓度下降较成人患者更明显。体外循环结束后总血清浓度无变化。

在体外循环过程中,儿童患者药物分布容积上升,而中央室清除率下降到体外循环开始前的一半以下。体外循环过程对于氨基己酸的再分布没有影响。成人患者氨基己酸的药代动力学与儿童患者相同。

（五）依诺昔酮

儿童体外循环患者依诺昔酮的药代动力学和血浆浓度的变化尚不清楚。对成人体外循环患者的研究表明,依诺昔酮的总血浆浓度在体外循环开始后下降25%~40%。体外循环过程中使用超滤后,总血浆浓度升高。由于数据缺乏,无法精确计算依诺昔酮药代动力学变化。

（六）米力农

在儿童和成人患者在体外循环前和体外循环开始阶段给予米力农,其血浆浓度如何变化还没有研究。研究显示体外循环管路不会吸附米力农。

（七）硝酸甘油

在心脏手术中,硝酸甘油用于控制高血压和治疗心肌缺血。成人患者体外循环早期,硝酸甘油的总血浆浓度下降29.5%,体外循环过程中却比体外循环前的数值增高23.4%。体外循环结束后,总血浆浓度降低到体外循环开始前水平以下。

与常温体外循环相比,低温体外循环过程中硝酸甘油的清除率降低62%。也有研究表明体外循环过程中,硝酸甘油的清除率上升20%,这很可能是体外循环管路对硝酸甘油的吸附造成的。

不同的膜式氧合器对硝酸甘油的吸附量不同。PPL膜氧合器少量吸附,聚氨酯可大量吸附,PVC管路同样可以吸附硝酸甘油。

（八）硝普钠

在体外循环过程中,硝普钠用于控制高血压和均匀变温。尚未有关于儿童和成人患者在体外循环前、体外循环过程中、体外循环结束后硝普钠血浆浓度变化的研究。硝普钠在体内发生非酶依赖的降解,成为氰化物,然后与肝脏、肾脏和其他组织器官的硫代硫酸盐作用,形成硫氰酸盐。

在儿童和成人患者低温体外循环过程中,硝普钠转化成氰化物。然而氰化物无法解毒为硫氰酸盐。复温后,红细胞内氰化物浓度下降,血清中硫氰酸盐浓度升高,这表明氰化物的代谢重新恢复。如果在低温时加入硫代硫酸盐,则红细胞内氰化物浓度降低,这表明低温抑制硫代硫酸盐供给,而不是抑制氰化物转变为硫氰酸盐等催化酶过程。

体外循环管路组件是否能吸附硝普钠还没有研究报道。

(九) 利多卡因

利多卡因用于治疗和预防心脏手术中的室性心律失常,也用于深低温停循环中的脑保护。

在成人体外循环过程中,利多卡因的蛋白结合率下降,尤其是 α-1 糖蛋白结合率的显著下降,白蛋白结合率也下降,利多卡因游离药物分数增高 168%。体外循环结束后游离药物分数逐渐下降,6~12 小时后才恢复正常水平。

低温体外循环过程中,药物分布容积增高,再分布半衰期 $(T_{1/2}\alpha)$ 下降。目前尚不清楚低温体外循环对于利多卡因清除率的影响。现有研究显示低温体外循环过程中,利多卡因的清除率可增加也可不变。体外循环过程中,清除率上升可能是因为体外循环管路对利多卡因的吸附作用。但尚未有报告证实这一点。

肺的首过效应会吸附 55%~64% 的利多卡因。体外循环过程中阻闭升主动脉情况下静脉给予利多卡因,可使利多卡因总血浆浓度上升。同样,阻闭主动脉时,部分利多卡因可能一直滞留在肺组织中,直到开放升主动脉后,逐渐释放入血。

六、讨论和结论

体外循环会对药代动力学和药效学参数产生巨大影响,其效应常常是相反的。血液稀释、蛋白结合率下降、血流动力学的改变、低温、机体免疫反应、酸碱平衡的改变、药物在肺内、体外循环管路及超滤器中的旷置,均会影响药物在体内的分布情况。这些影响因素在体外循环过程中是持续存在的,有些甚至会持续到体外循环结束后。目前为止,尤其针对婴幼儿和儿童患者,人们对于这些因素在体外循环过程中和体外循环结束后,如何相互作用并最终影响药物的血浆浓度并不是十分清楚。当我们对儿童体外循环过程中药物代谢情况研究时,需要将儿童的发育状况及特定药物的剂量和药效也考虑进来。现在的体外循环围术期用药主要是依据专家建议,或者根据非心脏手术成人和儿童用药参数和生理反应外推得到的。

一个非常一致的发现是,体外循环开始时,总血浆药物浓度下降。针对血浆游离药物浓度研究不多,这些研究多数发现游离血浆药物浓度变化很小,主要原因是药物蛋白结合率降低。在临床实践中,仅检测体外循环过程中总血浆药物浓度来反映药理学的变化是不够的,应该更多地监测血浆游离药物浓度,才能确定体外循环过程对药代动力学和药效学仅有理论上的影响还是确实存在的。也许结合血浆药物浓度和游离血浆药物浓度两个药代动力学模型对比研究会让我们有更多发现。

已经完成的许多研究往往纳入样本量不足,而且是观察性研究,其基本出发点并不是药代动力学和药效学变化。随机对照临床试验的空缺,说明本研究领域的证据等级很低,有些证据甚至互相矛盾。这些差异多数是研究方法的不同引起,主要是麻醉方式和体外循环方法差异很大。体外循环管路材质不同、预充液的量及成分不同、低温的程度不同、血流动力学管理参数(如泵流量、血压等)的不同,均会产生不同的结果。很多研究对这些参数的描述都很简略,这使得不同研究之间的差异难以解释。研究过程中,血液采样数、采样时间分布方面的差异也影响了药代动力学参数的结果。至少经过 3~5 个消除半衰期,药物在体内才能达到平衡状态,才能对药代动力学进行完整的研究。体外循环前和体外循环过程这两个时间段都很短,因此限制了药代动力学参数的计算。药物的平衡状态不仅用于药物药代动力学研究,还用于患者临床状况的评估,而后者在心脏手术过程中一直在变化,因此药理学研究也是困难重重。由此可知,体外循环下药代动力学模型研究是非常困难的。

此外,在体外循环药代学和药效学研究中,往往不将儿童患者纳入。这很可能是因为传统药代动力学模型研究需要大量血液样本,因此儿童患者的研究数据尤其罕见,考虑的基于人群的药代动力学研究技术已经被广泛接受,儿童患者的药代动力学研究应该恢复。

未来研究的方向应该是大样本随机研究,特别是针对儿童人群,应该专门进行药代动力学和药效学研究,而且必须将血浆游离药物浓度的测定纳入研究方案。

(金振晓)

参 考 文 献

1. Ji B,Undar A. An evaluation of the benefits of pulsatile ver-

sus nonpulsatile perfusion during cardiopulmonary bypass procedures in pediatric and adult cardiac patients. ASAIO J,2006;52:357-361.

2. van den Broek MP, Groenendaal F, Egberts AC, et al. Effects of hypothermia on pharmacokinetics and pharmacodynamics:a systematic review of preclinical and clinical studies. Clin Pharmacokinet,2010,49:277-294.

3. Mehta NM, Halwick DR, Dodson BL, et al. Potential drug sequestration during extracorporeal membrane oxygenation: results from an ex vivo experiment. Intensive Care Med, 2007,33:1018-1024.

4. Mulla H. Understanding developmental pharmacodynamics: importance for drug development and clinical practice. Paediatr Drugs,2010,12:223-233.

5. De Cock RF,Piana C,Krekels EH,et al. The role of population PK-PD modelling in paediatric clinical research. Eur J Clin Pharmacol,2011,67 Suppl 1:5-16.

6. Absalom A, Amutike D, Lal A, et al. Accuracy of the 'Paedfusor' in children undergoing cardiac surgery or catheterization. Br J Anaesth,2003,91:507-513.

7. Takizawa E,Hiraoka H,Takizawa D,et al. Changes in the effect of propofol in response to altered plasma protein binding during normothermic cardiopulmonary bypass. Br J Anaesth,2006,96:179-185.

8. Prasser C, Zelenka M, Gruber M, et al. Elimination of sevoflurane is reduced in plasma-tight compared to conventional membrane oxygenators. Eur J Anaesthesiol,2008,25: 152-157.

9. Kussman BD,Zurakowski D,Sullivan L,et al. Evaluation of plasma fentanyl concentrations in infants during cardiopulmonary bypass with low-volume circuits. J CardiothoracVascAnesth,2005,19:316-321.

10. Withington D,Menard G,Varin F. Cisatracurium pharmacokinetics and pharmacodynamics during hypothermic cardiopulmonary bypass in infants and children. PaediatrAnaesth,2011,21:341-346.

11. Pojar M,Mandak J,Malakova J,et al. Tissue and plasma concentrations of antibiotic during cardiac surgery with cardiopulmonary bypass-microdialysis study. Biomed Pap Med Fac Univ Palacky Olomouc Czech Repub,2008,152: 139-145.

12. van der Starre PJ,Kolz M,Lemmens HJ,et al. Vancomycin plasma concentrations in cardiac surgery with the use of profound hypothermic circulatory arrest. Eur J CardiothoracSurg,2010,38:741-744.

第十三章

体外循环对中枢神经系统的影响

随着人口老龄化的进展,体外循环(CPB)心脏手术围术期中枢神经系统并发症已越来越受到重视。中枢神经系统并发症导致死亡率升高、住院周期延长和巨额的住院费用。临床调查表明,有明显症状的中枢神经系统并发症可使患者术后死亡率增加4倍,ICU停留时间和术后住院天数增加2倍。因此中枢神经系统并发症的预防和治疗一直是近年来人们研究的重点。本章重点介绍近年在CPB心脏手术围术期脑缺血的危险因素、预防措施和脑缺血损伤的机制及治疗方面的研究及进展。

第一节 体外循环期间的脑生理学

一、脑血流(CBF)和代谢的生理特性

成人脑平均重量为1.4kg,清醒常温状态下接受心排血量14%的血液,氧耗占全身的18%。脑重量占全身体重的2%,但是能量需求却是7倍于其他组织。在低温CPB和α稳态管理下,脑血供占心排血量的5%~7%。总CBF受以下因素影响:动脉血压及静脉压、颅内压、$PaCO_2$及PaO_2、温度、血液黏滞度和脑代谢状态等。脑血管具有一定的自身调节功能,在血压50~130mmHg之间使进入脑的血量在每分钟50ml/100g。慢性高血压患者虽然对CBF调节功能仍然存在,但是动脉-脑血流曲线是右移的(图13-1-1)。临床中此点尤为重要,灌注流量对血压正常的患者足够时对高血压患者也许是不足的。

影响CBF最显著的因素是脑代谢需要,这种关系被称作"血流-代谢耦联"。脑氧代谢需求以脑氧耗(cerebral oxygen consumption, CMO_2)作评价。可见下面公式:$CMO_2 = CBF \times a\text{-}jvDO_2$(脑动静脉氧差)。CBF和$CMO_2$的耦联作用的绝对一致性反映在局部神经核团的代谢与功能上,在全脑的一致性是相对的。例如:握紧右手导致左侧大脑运动皮层的手区血流增加,这种局部血流的增加导致全脑血流量相应增加。再例如:睁眼动作导致5%的CBF增加,而在相应视觉控制核团则血流增加20%。在CPB中利用α稳态法管理血气时,

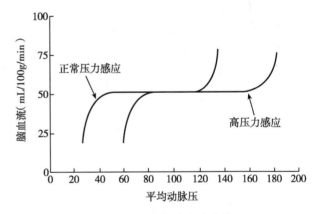

图13-1-1 动脉-脑血流曲线

这种耦联关系存在,也就是氧利用增多则血流增多。而在pH稳态法管理血气时,这种血流-代谢耦联消失,取而代之的是血流-压力耦联关系。

目前,临床还没有办法使脑代谢率降为零,大脑总是以某种速率进行代谢和能量消耗。当然不同部位脑组织能量利用率不同,对缺氧的耐受力也不用。利用NP测试,最早出现缺氧的是海马。神经元以葡萄糖的有氧代谢产生ATP为能量来源。脑内葡萄糖和糖原储备很少,氧的高利用率要求进入脑的血流持续和稳定,以供应足够的氧和营养底物。

二、体外循环期间影响脑血流量的因素

体外循环常伴有体温和Hct的改变。也有研

究发现 $PaCO_2$ 和 MAP 有显著变化。尽管这些变化常同时发生，但每一个因素改变对脑血流灌注都有可预见的效应。

（一）温度

在实施体外循环的全过程，温度是决定脑血流量的主要因素，起着直接或间接的作用，温度增加脑氧代谢率也随之增加。27℃和37℃之间，脑氧代谢率值约改变 2.4 ~ 3.0。因此温度下降10℃代谢率降低超过 50%，与其他变化相同，CBF 也成比例地减少。

随着温度下降，低温对体外循环的影响变得更加复杂。除了代谢率变化，血液流变性改变甚至脑血管反应性也会发生变化。在约 22 ~ 23℃以下温度，CBF 和代谢不再耦联，比如 CBF 改变不会使 $CMRO_2$ 随之发生相同方向变化。小儿与深低温可出现脑血管轻瘫。但尚未明确脑血管轻瘫的生理学和生物物理学原因。

（二）平均动脉压

在非体外循环状态下，健康的大脑在平均动脉压约 50 ~ 55mmHg 时能维持脑血流量。在体外循环中脑血流自动调节能力仍然保存，但是这主要取决于 CPB 其他影响因素控制情况。

20 世纪 80 年代的临床研究并不强调平均动脉压的重要性，而是报道在低温和平均动脉压低至 20 ~ 35mmHg 时体外循环仍能维持 α 稳态酸碱平衡。这些结果提示在低温下脑自动调节曲线左移。

这些研究是从不同患者、不同温度、CO_2 和 Hct 条件下集中测定的平均动脉压和脑血流量。由于决定脑血流量的生理因素个体间存在巨大差异，以这种方式收集的独立的数据导致脑血流量高变异性，并由此确定了平均动脉压和脑血流量之间无相关性。

这些局限性在动物模型中能被消除，多个脑生理学测定指标能在不同的平均动脉压下进行非常严格的生理控制。动物模型中能测出比人体中更加低限的自主调节反应。与 20 世纪 80 年代的临床研究相反的是，动物模型消除了这些局限性，认为体外循环中低温并未使脑自动调节曲线左移。

因为体外循环大部分都在浅低温下进行（通常称为温血），Plochl 等在狗身上检测了 33℃时的临界脑灌注压。MAP、CBF、CDO_2 和 $CMRO_2$ 之间的关系，包括两种，即非压力依赖性和压力依赖性。

在 MAP 为 60mmHg 或更高时 CBF、CDO_2 能得以维持；而 MAP 在 50mmHg 或更低时，CBF 和更为重要的脑氧供则变为压力依赖性。但 50mmHg 时并未见脑缺血发生，这是因为脑氧摄取率的增加补偿了脑氧供的减少。尽管脑缺血在 MAP 为 40mmHg 时具有明显统计学意义，但有学者认为 33℃时 MAP 为 45mmHg 可能并不够，因为在一些动物身上出现了脑缺血的证据。

健康动物的实验研究指出体外循环在 27 ~ 37℃范围内应该维持相对正常的平均动脉压。由于许多患者都有脑血管疾病或高血压，平均动脉压至少应维持在 50 ~ 55mmHg。

（三）二氧化碳分压

尽管低温增加了脑缺血耐受性，但它也会引发异常的生理问题。最关键的问题之一就是如何适当控制 CO_2。

CO_2 是脑血流量最主要的决定因素之一，大部分研究表明转流时 CO_2 的反应性依然存在。不同 CO_2 的管理方法，脑血流量变化可能会超过 50%。$PaCO_2$ 引起脑血流量的变化大部分独立于脑氧代谢率的改变，因此当血液稀释时，$PaCO_2$ 变化可能会改变脑血流量和脑氧代谢率的比率。

Henriksen 明确证明了体外循环中 CO_2 对脑血流量和 $PaCO_2$ 对脑自动调节的影响。体外循环中无论平均动脉压是多少，$PaCO_2$ 升高伴随着脑血流量的增加。另外，Henriksen 的资料还显示平均动脉压在 55 ~ 95mmHg 范围内时采用 α 稳态法可使脑血流保持自主调节，然而当 $PaCO_2$ 升高时脑血流量变为压力依赖性。

（四）血细胞比容

在成人体外循环中血液稀释通常会降低 1/3 的血红蛋白浓度。这也降低了血液黏度、血管阻力和增加脑血流量。随着 Hct 的降低，脑血流量增加保证了脑氧供，所以脑氧代谢率在很大范围内不依赖于 Hct。然而进一步的血液稀释，脑血流量不能代偿动脉血氧含量的降低和氧摄取能力的耗竭，此时即为临界 Hct。

低温体外循环中，血液稀释增加的脑血流量可被脑血流量降低和脑氧代谢率下降所抵消。因此，低温下脑血流量可增加，降低或保持不变。脑血流量改变是温度改变和 Hct 下降强度的综合作用。

常温体外循环中脑血流量和脑氧代谢率的比率升高，这种升高是非病理性的，因为脑血流量的增加构成 Hct 降低的适当生理代偿。相应地氧供在 CPB 中并无改变。因此,体外循环变化可说明 Hct 改变的效应。

尽管实验证明在体外循环中能耐受非常低的 Hct,但目前仍未检测到 Hct 的低限。为检测温度依赖的血液稀释限度,分别在 38℃、28℃、18℃ 对狗进行体外循环和测定进行性的血液稀释对脑的影响。但在实验中并未发现临界 Hct 会与脑代谢率降低成比例下降。在 38℃ 和 28℃ 之间,代谢率有适当的下降,但是 28℃ 临界 Hct 只比 38℃ 时约降低 3 个单位。同样的,18℃ 脑代谢率比 28℃ 时的降低不到一半,18℃ 临界 Hct 只比 28℃ 时降低 3~4 个单位。因此,临界 Hct 左移非常少且低于成比例的脑代谢率降低,这是因为进行性的低温减弱了脑血流对血液稀释的反应。

最后,血液稀释增加了器官血流量从而增加低血压的耐受性。尽管血液稀释增加脑血流量,但对低血压的耐受性并未提高。即使脑血流量可能在低平均动脉压时"正常",但脑氧供却减少了。随着血液稀释,脑的自主调节曲线重建,绝对脑血流量水平在每个血液稀释水平提高了,平均动脉压的最小自主调节阈值却仍保持与非血液稀释状态一致。

(五)体外循环流量和脑灌注

在完整的循环中,体外循环的泵流量改变常伴随着平均动脉压的变化。然而这两者的关系并非呈线性。在高流量的时候,血管阻力的降低可能缓冲泵流量的改变对平均动脉压的影响;反之,在低流量下的平均动脉压可能随泵流量的改变成正比下降。低流量范围内,脑生理变化呈泵流量依赖性。泵流量是脑灌注的主要决定因素,然而泵流量对脑血流灌注呈间接作用。

Sadahiro 等在犬身上研究逐步降低体外循环流量对平均动脉压和脑血流量的影响。实验中,平均动脉压降低到 50mmHg 以下,泵流量才改变脑血流量,泵流量、平均动脉压和脑灌注量几乎呈线形减少。其他研究关于泵流量对脑生理性变化的影响表明,当流量降低引发平均动脉压在自主调节阈值之下时,显示出相似的中枢神经系统对泵流量的依赖性。

研究显示如果维持平均动脉压,泵流率对脑血流量无影响。然而,即使泵流率正常,降低灌注压就会降低脑血流量。动物模型和临床体外循环资料支持了以上结论。这些结果表明体外循环流量对脑灌注非常重要,这是因为它产生平均动脉压,而且如果平均动脉压降低,维持体外循环流量不能保证脑灌注量。

(六)搏动性血流

与体外循环中体温和 Hct 的急性改变相同,搏动性血流丧失也是其特殊的生理状态。有报道显示非搏动性灌注导致小动脉关闭和血流-代谢耦联障碍。也有报道称搏动性血流能改善脑血流量、微循环灌注、组织氧耗,促进缺血、低流量体外循环和循环衰竭状态下的脑血流量的恢复。

也有相同数量的研究没有发现体外循环中搏动性血流的显著生理作用。Hindman 等发现家兔在常温或低温体外循环中搏动性或非搏动性血流对脑血流量或脑氧代谢的影响并无差异。Sadahiro 等在狗的实验中报道了类似结果。Cook 等在三种温度和体外循环流量状态下也得出相同结果。因为令人信服的有利证据的缺乏和技术的复杂性及难于测定全身循环中有意义的脉压,搏动性体外循环系统并没有成为常规。

第二节　体外循环围术期神经精神评价

体外循环术后神经精神并发症是影响手术效果的重要问题,而在围术期尤其是术中正确、精确地评价神经精神功能状态,是预防和治疗术后并发症的前提。因此,本节就体外循环围术期神经精神评价手段从术前、术中及术后三方面对该领域国内外的一些进展进行概述。

一、术前早期监测

(一)高危因素

Johns Hospkins 医院总结的五个高危因素(年龄>70 岁、高血压、糖尿病、既往脑血管意外和颈动脉杂音),前三个因素都或多或少地影响到了大脑血管的自身调节功能,尤其是在麻醉和体外循环后,这些脑血管自身调节功能受损,使脑组织缺血或者超灌,都是造成脑并发症的原因。这些高危因素得到了广泛的认同。Hammersmith 医院的 MRI 资料亦显示,80% 的 CABG 患者术前脑部存在异常,所以必须明确术前脑部异常对术后并发症的影响,也必须明确术后脑部异常是否与手术有关。对手术患者术前进行详细的调查是术后正确分析的基础,是至关重要的影响因素。

术前检查应包括详细的病史询问,包括有无3个月内的卒中或者TIA。影像资料包括大脑和颈动脉以便进行手术前后对照。对高龄患者进行动脉粥样硬化方面的评价,尸检资料显示75岁以上老人80%会有中到重度的主动脉粥样硬化性疾病。对术前发现严重颈动脉狭窄患者有必要行同期的颈动脉内膜剥脱术。

(二)脑血流

在临床体外循环术中测定脑血流量(CBF)和脑氧代谢率($CMRO_2$)的经典技术主要有两种:[133]Xe清除法和Kety-Schmidt技术。

[133]Xe清除法适于测定局部脑血流,实际上是对应用较早的Kety-Schmidt技术以及颈动脉外科中的颈动脉内[133]Xe清除法的一种改进。方法为:在体外循环术中,先向动脉管道中注射[133]Xe,然后用一个颅外探测仪以确定[133]Xe的脑清除情况,由于脑血流的功能之一就是清除速度,因此,用这种方法可间接测定脑血流;而$CMRO_2$可根据CBF和A-V氧含量差算出。此法操作简便比较常用,但由于在体外循环术中[133]Xe由主动脉注入,因此不可避免地将有脑外组织的分布,这样,测得的CBF和$CMRO_2$值往往过低,与用其他方法(如放射活性microspheres法、矢状窦流出量法、N_2O或氩气吸入法)测得的值有一定的差距。

Kety-Schmidt技术是一种测定全脑血流的技术,方法与[133]Xe法类似,但指示剂为N_2O73或氩气,用Fick定律计算脑血流,$CMRO_2$计算方法同[133]Xe法。Kety-Schmidt技术尽管没有[133]Xe清除法那样的弊端,但是却比较繁琐耗时,测定CBF的时间超过15分钟,而且在低温下测得的值往往偏高。

(三)视网膜荧光素造影

视网膜荧光素造影(RFA)可以观察到视网膜的微循环,从而观察CPB相关的微栓现象。组织胚胎学上视网膜由神经组织发展而来,并由颈内动脉供血,所以可被称作大脑的一扇窗户。在CPB中注射荧光素染料使视网膜显影,在不同的时间点进行拍摄,可观察到微栓产生的变化过程。

二、术中监测

(一)脑电活动

1. 脑电图(EEG)　神经功能的本质是电活动发生,神经精神的改变都可在脑电活动中得到反映,因此,对脑电活动的监测自然也是评价体外循

环术后神经精神改变的不可缺少的手段。然而,尽管在体外循环开始的早期就已经应用了EEG技术,但是它作为体外循环围术期常规监测的价值至今仍存在争论。

EEG本身存在不少问题限制着它的应用:①脑温度和麻醉药物浓度的变化与脑低流量灌注的表现很难区分(高频波振幅降低或低频波振幅增高);②缺血也会产生其他类型EEG的变化甚至电活动完全停止(如深低温停循环时),但却不一定表明有脑损伤的发生;③术中电凝或起搏器的使用以及滚压泵产生静电均可干扰EEG的检测;④在体外循环围术期尚无像在颈动脉外科手术中脑低流量灌注时EEG信号产生半球样改变的特征性表现;⑤EEG输出信息复杂难解,常需专业人员帮助分析;⑥EEG主要提供大脑皮层灰质的电活动而不能反映皮层下组织的电位变化。

虽然EEG存在上述不足,但支持EEG监测的学者大有学者在。不少人报道曾在心内直视术中成功地应用EEG进行持续的对脑功能状态的直接监测。虽然EEG不能反映皮层下组织的电位变化,但Edmonds等指出:监测选择性大脑皮层下缺血的临床意义不大,在他们的数据库中1300例以EEG监测脑功能的成年心脏手术患者中,仅有2例术后神经系统损害未被检出,1例为脑腔隙(Laurnar)梗塞未累及皮层,另1例神经损害可能发生于EEG停止监测之后。此外诱发电位(EP)的发现使EEG的这一不足得到了补充。

理论上,电生理监测可为确定充足的脑氧合提供一个最好的手段。虽然术中脑电图监测起源于颈动脉内膜剥脱术,可追溯到20世纪70年代,但在CPB期间它的使用尚未得到广泛拥护,脑电图监护从来没有在CPB期间成为一个重要的监测手段。虽然脑电图监测使用简单,而且在数据的获得、处理和显示上已有了很大发展和进步。

2. 诱发电位(EP)　EEG主要记录大脑皮层的电活动却不能提供有关皮层下组织、颅神经或脊髓功能的精确信息,而EP通过刺激后观察整个神经传导通路的电位变化,从而在功能与解剖双方面和EEG达到了互补。Prior等认为EP和EEG结合可提供有关脑功能状态的更精确的信息。

EP主要有视觉诱发电位(VEP)、脑干听觉诱发电位(BAEP)、体感诱发电位(SSEP)三种,SSEP在体外循环中应用较多。EP不仅可监测脑功能的改变,而且可用于外周神经系统损害的监测。有

报道 SSEP 在评价冠状动脉旁路移植术后臂丛损伤方面也是一个敏感性很高的指标。

目前，EP 在心脏外科中的应用还未广泛开展，尚存在一些不足之处：①鉴别和测定 EP 各波形成分的方法尚未标准化；②对各种反常电位缺乏一个好的分类方法，因而特异性不高；③异常值之临床意义的评价尚无一个固定的标准。EP 技术与 EEG、TCD、NIRS、MRS 等技术联合应用会使体外循环围术期神经精神的评价手段更趋完善。

诱发电位（EP）为 CPB 提供了另外一个评价神经完整性的手段。躯体感觉诱发电位（SSEP），从外周发出刺激然后记录了电位传导的完整性，即从外周神经通过脊髓到达大脑皮层感觉区，已经被广泛使用。与信号执行时间延长一样，信号幅度的减弱可能代表着缺血。在术中使用诱发电位监测受到限制，但在实验中诱发电位已成功的用于缺血的监护。像脑电图一样，诱发电位的幅度和潜伏时间对低温很敏感，难以获得适当的信号，必须采用技术处理上百种信号才能把诱发电位从噪声中分辨出来。最后，对什么是异常诱发电位的定义还没有取得一致意见。诱发电位监测的特异性和灵敏度可能像脑电图监测一样使用受限。

（二）脑血流的测量技术

1. ^{133}Xe 清除法和 Kety-Schmidt 技术　在临床体外循环术中测定脑血流量（CBF）和脑氧代谢率（CMRO$_2$）的经典技术主要有两种：^{133}Xe 清除法和 Kety-Schmidt 技术。

（1）^{133}Xe 清除法：适于测定局部脑血流，实际上是对应用较早的 Kety-Schmidt 技术以及颈动脉外科中的颈动脉内 ^{133}Xe 清除法的一种改进。在体外循环术中，先向动脉管道中注射 ^{133}Xe，然后用一个颅外探测仪以确定 ^{133}Xe 的脑清除情况，由于脑血流的功能之一就是清除速度，因此，用这种方法可间接测定脑血流；而 CMRO$_2$ 可根据 CBF 和 A-V 氧含量差算出。此法操作简便比较常用，但由于在体外循环术中 ^{133}Xe 由主动脉注入，因此不可避免地将有脑外组织的分布，这样，测得的 CBF 和 CMRO$_2$ 值往往过低，与用其他方法（如放射活性 microspheres 法、矢状窦流出量法、N$_2$O 或氙气吸入法）测得的值有一定的差距。

（2）Kety-Schmidt 技术：是一种测定全脑血流的技术，方法与 133Xe 法类似，但指示剂为 N$_2$O73 或氙气，用 Fick 定律计算脑血流，CMRO$_2$ 计算方法

同 ^{133}Xe 法。Kety-Schmidt 技术尽管没有 ^{133}Xe 清除法那样的弊端，但是却比较繁琐耗时，测定 CBF 的时间超过 15 分钟，而且在低温下测得的值往往偏高。

2. 经颅多普勒声技术（TCD）　^{133}Xe 清除法和 Kety-Schmidt 技术都是间接测定脑血流的方法，而 TCD 通过测定大脑中动脉血流速率（MCA-V）可直接提供对脑灌注流量的定量评估，是持续评价脑血流动力学的唯一有效的方法。尽管 TCD 测定的是红细胞速率而不是血流，但是，通过速率纵切图频谱特征的相对变化可洞察当前的脑血管功能状态。作为一种新型的脑血流监测手段，TCD 在体外循环术中的应用尚存在争论：主要是因为用 TCD 测得的值与所谓"金标准"的指示剂清除法对皮层血流的评价并非十分一致。有学者认为 TCD 在非体外循环情况下，脑血流速率（CFV）的测定与 CBF 密切相关，但是在体外循环时两者关系却不大。因为在体外循环中脑血管直径在变化，因此 CFV 与 CBF 之间良好的相关性亦很难保持。

而支持用 TCD 监测的学者则认为：①TCD 可指示血流的存在和方向，这在低温停循环中或为排除栓子时进行持续逆行脑灌注时至关重要；②像 MCA 这样的大动脉，其峰值 CFV 与峰值 CBF 的变化直接相关；③舒张末期 CFV 与血管阻力的变化呈负相关；因此，用 TCD 监测可避免由于静脉插管移位造成的致死性的颅内高压；④高强度瞬时信号（HITS）可提示包括微栓在内的栓子的存在，最近有研究表明：HITS 的数目与术后的神经预后存在相关性。

虽然严格定量的脑血流量测量是不可能的，但 TCD 可能在儿童的体外循环中有更好地运用。在儿童和婴儿中更容易获得时间窗，而且在稳定的温度和血细胞比容情况下儿童和婴儿可能接受降得更低的 CPB 流量。在这些情况下，TCD 监测可能有助于确定减少的 CPB 流量和平均动脉压是否足以维持脑灌注。当停循环后恢复灌注时，脑循环的反应也能被评价。

在成人心脏手术中，发现 TCD 在监测栓子方面比评价脑血流量有更大的用处。虽然没有一个真正的大脑监护仪，TCD 对栓子的监测能够用来间接评价手术和 CPB 管路的调整。TCD 栓子检测也能够作为神经系统并发症的独立预测因素，尽管 TCD 的栓子计数并没有取得与神经影像学检测栓塞一致的结果，或是相应的认知功能的评价

结论。

越来越普遍的是,栓子监测的限制也必须考虑在内。解决栓子大小的限制,其依赖于栓子形成物质的生理特征。微血栓很难在血液背景信号上进行检测,但空气和斑块能提供充足的信号,即便栓子非常小。关于这一点,不能够监测栓子的成分成为目前技术的另一个限制。最后,常常用于区别背景信号的"阈值"在很大程度上将决定结果。然而,自动信号监测和好的微血栓监测技术将有助于判断。

总之,TCD 可通过测定 CFV 指示血流的存在和方向,反映血流-代谢耦联及血管阻力的变化,并可精确定量地监测包括微栓在内的栓子的发生;尽管它在许多方面仍需完善,但仍不失为一项有价值的监测手段。

(三) 脑氧代谢

特异地反映脑氧供需或脑组织氧合情况的评价手段一直是学者们探索的课题。颈静脉血氧饱和度($SjVO_2$)测定和近红外线光谱分析技术(NIRS)正是基于这一背景下的研究成果。

1. 颈静脉血氧饱和度($SjVO_2$)　测定测量脑$SjVO_2$对临床具有一定意义。在非体外循环情况下,$SjVO_2$可提供全脑氧供参数及其正常值。另外,纤维光学法允许持续测量;颈静脉置管相对简单,测量易于掌握。此外,在心脏手术中颈静脉血氧饱和度监测还是一项重要的研究手段。虽然颈静脉血氧饱和度能够对脑部氧合提供参考,但是这项技术仅限于对全脑的氧合的检测,不能体现局部氧供情况。颈静脉血氧饱和度在持续低温情况下并不能有效地反映脑氧供,这种情况下 P_{50} 的监测变得更重要。

测定 $SjVO_2$ 可指示脑氧合是否足够,$SjVO_2$ 的变化可反映 CBF 和 $CMRO_2$ 的改变。例如,当脑氧耗不变而氧供减少时,氧摄取会增加,从而脑静脉血氧含量降低;反之,若 CBF 不变而 $CMRO_2$ 下降,则 $SjVO_2$ 上升。总之,$SjVO_2$ 虽不能直接测定 CBF 或 $CMRO_2$,但却能提示两者之间是否平衡. 非体外循环下,在体温不变的情况下,$SjVO_2$ 可提供一个全脑氧供的满意的评价;而在低温体外循环中,亦有学者研究表明,降温时 $CMRO_2$ 下降,$SjVO_2$ 上升,复温时 $CMRO_2$ 上升,氧摄取下降,$SjVO_2$ 下降。因此,$SjVO_2$ 测定在低温体外循环中亦可提供有价值的有关脑氧合的信息。

在合并术后神经损害之高危因素(如糖尿病、脑血管病、高龄等)的患者中持续监测 $SjVO_2$ 是评价脑氧供情况的重要手段之一。有学者认为,目前在合并糖尿病的 CABG 患者(脑自动调节机制受损)中持续监测 $SjVO_2$ 以提供全脑灌注的线性评价变得越来越重要。

关于颈静脉血氧饱和度最重要的工作是证明了颈静脉血氧饱和度与体外循环术后认知功能障碍之间的关系。在这篇报道中,研究了 225 例患者手术期间颈静脉血氧饱和度和出院时神经认知状况的关系。在体外循环期间,17% 的患者显示低氧饱和度,而 38% 的患者出院时证实有神经认知功能的损害。这种认知功能障碍与患者的基础病情、受教育水平和体外循环期间的颈静脉血氧饱和度有关。

目前,$SjVO_2$ 尚存在一些不足之处:①仅反映全脑氧合而不能监测局部脑组织(小范围缺血不会引起半球 $SjVO_2$ 的显著变化);②体外循环变温期间 CBF 和 $CMRO_2$ 均改变时 $SjVO_2$ 值难以分析;③为有创检查;④导管置入时有时可打结;⑤由于纤维蛋白或凝血块在导管内沉淀,随着时间的推移检查的精确性有可能降低;⑥所用原材料价格昂贵;⑦术中导管置入很费时间。基于上述种种原因,$SjVO_2$ 作为体外循环围术期的常规监测手段尚需做出许多改进,并与其他方法,如近红外光谱分析技术(NIRS)、EEG 等联合应用以提高其监测质量。

2. 近红外光谱分析技术(NIRS)　血红蛋白具有吸收近红外线和氧结合的特性,由于近红外线波长(650~1100nm)在氧合 Hb 和游离 Hb 中的吸收及反射不同,因此,NIRS 通过探测脑组织中近红外线的吸收和反射即可提供对局部脑组织氧合(rSO_2)的评价。

血红蛋白发射光谱是动脉、静脉和毛细血管综合作用的结果,因此在 CPB 期间,NIRS 输出与动脉或静脉氧饱和度之间缺乏明确的相关性是不足为奇的。然而,NIRS 提供的趋势图是有用的,能潜在提供一种持续、无创经皮评价局部脑氧合的方法。各种报告显示 NIRS 对温度、二氧化碳分压和血细胞比容的改变很敏感,同样的对体外循环流量的停止和恢复也很敏感。另外,NIRS 去饱和作用的速率与温度和年龄有关,年龄越小对缺血的忍耐能力越强。

由于颅内血管 75% 由静脉、20% 由动脉、5% 由毛细血管组成,所以 NIRS 数据反映的信息以静脉为主而与动脉血气值不同。Cairns 等用 NIRS 研究颅内压（ICP）对脑氧平衡的影响时发现：rSO_2 随着 ICP 的增高而降低；EiSchindler 等用 NIRS 监测低温体外循环期间的脑氧代谢时发现：rSO_2 的变化与血流动力学参数、SSEP（正中神经）以及平均动脉压在 $45\sim90mmHg$ 之间时的 CBF 的改变无显著相关性，但与 $SjVO_2$ 高度相关（r=0.85）。尽管 rSO_2 与 EEG 均反映局部大脑皮层活动的变化但却不像 EEG 受低温或麻醉药物影响而变慢，那样氧的摄取减少；相反，会因低温或麻醉药降低代谢需要而呈现氧饱和度增高的趋势；此外，由于测定 rSO_2 不需要血流（搏动或不搏动）。因此，NIRS 是目前停循环期间唯一能够监测脑代谢的手段。

其他的研究也报道：低温时 NIRS 记录到的组织饱和度和 $SjVO_2$ 可能朝向相反的方向。这种情况可能是由于低温时损害了 HbO_2 对氧的释放，但目前这项技术还不足以发展到决定是否低 P_{50} 能够导致脑缺氧。

虽然 NIRS 技术有较大的潜能，但仍然处在发展中。当前①HbO_2 的定量是不可能的；②部分有异议的地方没确定的标准；③没有一个外部标准使 NIRS 标准化；④头皮血和头盖骨可能影响测量结果，特别是成年人；⑤最重要的是，在大脑，由于血红蛋白与氧的高亲和力，无论是静脉还是动脉、毛细血管的血红蛋白氧饱和度并不能反映组织氧的利用。测量细胞内细胞色素氧化酶（aa_3）的氧化还原反应可能解决后者的问题，因为 aa_3 的信号和细胞内高能磷酸键的浓度密切相关。然而，目前对 aa_3 信号的分析依然很复杂。

（四）其他

1. 经颅多普勒（transcranial doppler，TCD）TCD 通过测定大脑中动脉血流速率（MCA-V）可直接提供对脑灌注流量的定量评估，是持续评价脑血流动力学的唯一有效的方法。尽管 TCD 测定的是红细胞速率而不是血流，但是，通过速率纵切图频谱特征的相对变化可洞察当前的脑血管功能状态。VanderLinder 及其同事报道：在心脏外科和低温体外循环时，CBF 和脑血流速率（CFV）高度相关（r=0.77）。

作为一种新型的脑血流监测手段，TCD 在体外循环术中的应用尚存在争论：主要是因为用 TCD 测得的值与所谓"金标准"的指示剂清除法对皮层血流的评价并非十分一致。有学者认为 TCD 在非体外循环情况下，脑血流速率（CFV）的测定

与 CBF 密切相关，但是在体外循环时两者关系却不大。因为在体外循环中脑血管直径在变化，因此 CFV 与 CBF 之间良好的相关性亦很难保持。

而支持用 TCD 监测的学者则认为：①TCD 可指示血流的存在和方向，这在低温停循环中或为排除栓子时进行持续逆行脑灌注时至关重要；②像 MCA 这样的大动脉，其峰值 CFV 与峰值 CBF 的变化直接相关，AustinEH Ⅲ报道在小儿深低温停循环后快速复温期，TCD 示 CFV 不随脑温增高而增加，说明血流-代谢耦联受损；③舒张末期 CFV 与血管阻力的变化呈负相关；因此，用 TCD 监测可避免由于静脉插管移位造成的致死性的颅内高压；④高强度瞬时信号（HITS）可提示包括微栓在内的栓子的存在，最近有学者研究表明：HITS 的数目与术后的神经预后存在相关性。

总之，TCD 可通过测定 CFV 指示血流的存在和方向，反映血流-代谢耦联及血管阻力的变化，并可精确定量地监测包括微栓在内的栓子的发生；尽管它在许多方面仍需完善，但仍不失为一项有价值的监测手段。

2. 主动脉扫描（arotic scanning）　围术期主动脉扫描是为了在进行主动脉操作前探知粥样斑块的存在。前期研究显示：主动脉弓部和升主动脉的粥样斑块是 CPB 后脑损伤的危险因素。手指触诊检查主动脉斑块有将近一半会漏诊，而利用超声检查主动脉是非常敏感的方法。手持探头在主动脉周围探测可以帮助术者选择主动脉插管的部位和钳夹的位置。利用手持式探头或者经食管超声（TEE）检查，Davila-Roman 等发现年龄和升主动脉粥样硬化的检出呈指数关系。TEE 相对操作难度大，而且对升主动脉远端探测不良，而升主动脉远端是粥样斑块的好发部位，而且也是插管和阻断的常用部位。高频的手持探头具有快速、无创和容易使用的优点，使得这项技术即将成为一项标准的临床辅助检查手段。

3. 栓子分类　利用超声技术能够确定并且对栓子计数，也能够区别是气栓还是固体栓子。但是还没有办法确定固体栓子的种类，脂肪性栓子是最难辨别的。到目前为止，还没有可靠的办法区别栓子的大小和组成。这是个极具吸引力的研究项目，如果有办法确定循环中栓子的数量、大小和成分，将是 CPB 后脑损伤机制研究的一个重要进展。

三、术后评价

（一）神经学检查（neurologic examination，NE）

尽管传统的神经检查可提供有关脑功能状态的精确的信息，目前仍是临床上判定有无神经精神并发症的重要依据，但是由于各种人为因素的影响，即使是非常详细的检查也难以对患者神经精神功能状态进行定量评估。

昏迷速度、程度评分系统及脑卒中评分（如NIH脑卒中量表、Mathew脑卒中量表、European脑卒中量和Toronto脑卒中量表）等虽可对昏迷、脑卒中等严重神经改变以统计学方法进行评估，但由于是专为昏迷或脑卒中患者设计的测验方案，因此不适于体外循环围术期尤其是细微神经精神改变的评估。

标准化神经功能检查评分和认知功能测验通过定量得分并进行统计学分析可对患者或实验动物的神经精神功能状态包括细微改变进行精确的定量评估，使临床神经精神检查更趋完善。

标准化神经检查评分有NDS（神经损害评分）、OPC（overall performencecategory）、Mathew量表等多种检查。Heyer等认为合理的神经评价应由专业检查人员分别在术前、术后对患者进行标准化的神经检查。该套检查包括精神状态、颅神经、运动、感觉、小脑系统、步态及姿势、深肌腱反射及原始反射等7个方面的检查。另有学者在上述检查的基础上加上脑血管状态的评价，认为术后神经并发症与术前脑血管疾病相关。

认知功能测验主要包括记忆测验和精神运动测验两种类型，前者有韦氏记忆量表、Randy记忆测验、修订Benton视觉、retension测验、Buschke选择性回忆程序（remindingprocedure）等，后者有修订韦氏成人智力量表、Trailmaking测验、Grooved-pegboard测验等。这些测验中有的要求受试者在读完一个短篇故事后的当时及30分钟后复述其中的细节，有的要求受试者顺背和倒背刚刚听到的一系列阿拉伯数字（修订韦氏成人智力量表中的数字广度亚测验）。

尽管标准化神经检查评分和认知功能测验具有可标准化定量，不需要特殊仪器设备等优点，但检查过程十分繁复，首先修订韦氏成人智力量表包括"知识、领悟、算术、相似、数字广度、词汇、数字符号、填图、木块图、图片排列图形拼凑"等11项内容，即使仅选择其中的几项做检查亦需花费大量的时间精力；其次，患者必须在清醒状态下进行检查，即使是神经功能检查也会受到肌松药、麻醉药、镇静药或其他作用于神经系统的药物的影响；此外，对神经精神改变尤其瞬时变化不能持续监测，因此不适于术中监测或频繁重复，在临床上必须与其他评价手段如实验室检查和一些特殊检查联合应用。

（二）放射影像学检查

1. 磁共振成像（MRI）　MRI是以磁场值标记共振核的空间位置，通过原子核对外加磁力的反应来获取受检体的化学信息。MRI亦可探测脑缺血性损害。

2. 磁共振波谱分析技术（MRS）　缺血可导致高能磷酸盐的丢失和组织酸中毒，MRS可无创、精确地评价脑细胞合成和保持高能磷酸盐，通过对ATP、PCr、细胞内pH（pHi）的持续测定可直接反映脑细胞的能量代谢从而判断脑缺血缺氧的时期、程度，并评价各种脑保护措施的效果。

3. 计算机体层摄影（CT）　CT是以X线从多方向沿着头部某一选定断层层面进行照射，测定透过的X线量，数字化后经过计算得出该层面组织各个单位容积的吸收系数，然后重建图像的一种检查技术。头部CT提供脑组织结构改变的信息可评价如脑梗死等严重的脑损害，但却不能反映轻度神经精神改变，亦不能在体外循环术中提供持续动态的监测。

4. 发射型计算机化断层显像（ECT）　ECT目前主要有两种：正电子发射断层显像（PET）和单光子发射断层显像（SPECT）。

（1）PET：PET与X线、CT原理相似，是应用发射正电子的核素如^{11}C、^{13}N、^{18}F等进行组织断层显像。PET不仅可反映脑结构的改变，而且可测定脑内生化改变、脑内受体、神经递质、镇静安眠药和抗癫痫药，更重要的是它能提供脑血流、脑氧代谢、脑葡萄糖代谢的精确评价，从而为神经生理、生化、药理的临床研究开辟了一条新的途径。PET不但可测定脑血流，而且可测定氧解离分数和氧消耗率，在显示脑供血障碍与缺血改变方面都明显优于CT。目前，PET在体外循环围术期神经精神评价方面应用甚少但却是一项很有前途的评价手段。

（2）SPECT：SPECT以普通γ射线为探测对象，原理与PET相似，也已用于三维重建图像。

Plessis 等用 SPECT 技术及 99Tc（锝）标记的亲脂示踪剂在 11 例经 DHCA 治疗先天性心脏病而出现舞蹈症的儿童中观察发现,右侧皮质与皮质下存在灌注的严重不足。他们认为 SPECT 直接观察局部灌注与细胞活性的方法较其他影像技术更能反映微血管中微栓发生的情况。但使用的能量低弱,故空间分辨力较差。

（三）生物化学标志物（biochemical markers, BMs）

由于器官的特异性和已知的生化标志物（BM）的代谢动力学,使心、胰、肝、肾等器官的功能障碍或器质性损害可通过体液中 BM 的变化而得到反映。但是脑与其他器官不同,由于其功能的复杂性和尚未解决的血-脑屏障（BBB）的影响,使得用 BM 在血中或脑脊液（CSF）中的水平来评价神经精神功能状态异常困难。国内外学者在该领域进行了不懈的探索,许多方面目前尚无定论,但亦取得了一些可喜的进展。

1. 乳酸 目前对于血中乳酸水平是否能够反映体外循环后神经精神改变,尚无定论。有的学者认为 BBB 对乳酸无通透性或通透性极弱。有学者给狗注射乳酸后,在血与 CSF 中形成了一个很高的浓度梯度,证明 BBB 对乳酸通透性极弱,Karkela 等在检查了心脏复苏后的门诊患者的神经预后得出结论:CSF 中乳酸水平可反映患者神经预后,而血中乳酸水平则没有价值;Xu-X 和 Ogata 在观察延长兔心脏停跳时间对神经预后和心脏复苏的影响时发现,血浆乳酸和脂质过氧化物浓度变化与心脏停跳后的神经预后无相关性。

但有学者认为 BBB 对乳酸有通透性。Vanderlinder 等用动脉-颈内静脉差值法（AV-diff）在血中测定脑乳酸的释放时发现:小儿心脏矫治术并停循环后,乳酸在脑中的释放增加且一直持续至术后 18 小时,而对照组持续低流量顺行脑灌注的患者则不增加。

总之,乳酸可以反映脑无氧代谢和脑缺血,但不是脑细胞破坏的生化标志物。由于乳酸测定常需 CSF 采样或采取动脉及颈内静脉血以计算 AV-diff,因此,很少作为临床常规检查。

2. 肌酸磷酸同工酶 BB（CK-BB） 正常情况下,脑特异性的 CK-BB 在血中或 CSF 中不能检出且不能通过完整的 BBB;然而,当脑损伤后,CSF 中浓度增加,严重脑损害后在血中亦可检出。

1980 年,Taylor 等报道狗在体外循环后 CSF 中 CK-BB 浓度增加（分光光度法）;Roine 等在研究心脏复苏后的门诊患者时发现:CSF 中 CK-BB 是评价心脏复苏后患者神经预后的颇有价值的生化标志物（BM）。

但是有学者认为 CK-BB 并不像人们预期的那样具有脑特异性。有报道在尸检中发现 14% 的人心肌组织中含有 CK-BB。Zweig 和 Steirtegheim 报道心源性 CK-BB 在心肌损伤后可释放入循环中。V1genes 等报道:由于 CK-BB 的不耐热性,在低温情况下测定可产生假阳性;此外有学者用放免法证实,如果在脑静脉血中检出 CK-BB 而不同时出现于 CSF 中,那是因为在 CK-BB 和 CK-MB 之间存在交叉反应的结果。

单克隆抗体技术的应用使 CK 同工酶之间交叉反应的问题得到了解决。Rossi 等应用单克隆抗体技术和 AV-diff 法在一组小儿深低温停循环（DHCA）的患者中测定 CK-BB 在脑中的释放（因为该值为负值,所以必定有脑中的释放）时发现:AV-diff 测定的 CK-BB 的浓度与深低温停循环的时间呈正相关,并与患者年龄、大小以及术前发绀程度存在相关性,而这些患者在临床神经功能检查时未发现任何中枢神经系统（CNS）的功能障碍。这一方面说明了 CK-BB 反映脑功能状态的灵敏性,但同时由于目前对于 CK-BB 生理释放和脑损伤后释放之间的临界值尚不清楚,因此 CK-BB 作为体外循环围术期神经精神损害 BM 的可靠性尚有待进一步研究。

3. 神经元特异性烯醇化酶（NSE） 神经元特异性烯醇化酶具有一定脑特异性,局限于神经元的糖酵解酶（它同时作为肿瘤的 BM,所以并非完全脑特异性）。有学者报道狗和人血中的 NSE 水平在反映心脏停跳后脑功能障碍方面的价值远不如 CSF 中;还有学者用放免法发现在鼠脑局部缺血后脑循环及体循环中 NSE 增加。Johnsson 在 35 例体外循环患者术后的第二天检测 NSE 和 S-100 蛋白时,发现 8 例术后有中枢神经系统功能障碍的患者中有 7 例 NSE 和 S-100 蛋白增高。因此,尽管 NSE 有以上优点,但由于它同时存在于血小板和红细胞上,即使是少量的溶血亦可造成血中浓度的显著增高。这在很大程度上限制了其在体外循环术中或术后早期作为评价脑功能的一项敏感、有效指标的应用。但是,有学者报道 NSE 的血浆半衰期为 48 小时,Johnsson 在体外循环患者血中测定的 NSE 半衰期>20 小时（未正式发表）,并且在体外循环术后早期（20 分钟）,NSE 水平与溶血的程度相关（测定游离血红蛋白）,而在后期则无相关性,这可能说明在 NSE 总浓度中亦包括脑中的释放。是否 NSE 最终会被用于评价体外循环围术期的脑功能,尚有待进一步研究。

4. S-100 蛋白　S-100 蛋白是一种分子量为 22KD 的二聚体细胞质蛋白质,因在中性 pH 硫酸铵中溶解度为 100% 而得名。根据链(α、β)结构的不同,可有不同的构型:ββ 构型主要存在于神经系统的星状胶质细胞和施万细胞中,而 αβ 构型则主要存在于星状胶质细胞中,在人体其他细胞中含量甚微,可忽略不计。S-100 蛋白主要在肾脏中代谢,自尿液排泄体外,生物半衰期为 113 分钟,在血中或 CSF 中均可用于特征性地监测脑卒中、蛛网膜下腔出血或外伤等原因造成的脑损害。

由于 S-100 蛋白的脑特异性,近年来逐渐被用于评价体外循环术后的神经精神功能状态。Sellman 等发现,58 例体外循环术后无神经系统并发症的患者术后 24 小时的 CSF 中 S-100 蛋白处于正常水平。Johnsson 等报道应用 S-100 蛋白和 NSE 监测心脏术后患者时发现,在 8 例有中枢神经系统并发症的患者中有 7 例这两种 BM 的血中浓度增高;并且在对 4 例无神经系统并发症但 BM 水平增高的患者中的 2 例做神经精神测验时发现,与术前相比,其认知功能均出现了恶化。这说明 S-100 蛋白与 NSE 联合应用可以敏感地检测出临床上检查不出的轻度脑损害。最近还有学者报道 CABG 术后无神经系统并发症的患者中 S-100 蛋白水平与体外循环持续时间呈高度相关性。

总之,尽管 S-100 蛋白最近刚刚被应用于心脏术后神经系统损害的监测,但很可能将会成为一个具有高度敏感性、特异性的中枢神经系统功能状态的 BM。

5. 髓鞘质碱性蛋白(MBP)　MBP 是在少突胶质细胞中发现的一种蛋白,当发生脑损害或脱髓鞘疾病时可释放入 CSF 中。MBP 曾经是神经外科常用的一种 BM,由于其在心脏外科中尚缺乏足够的检验和应用,故其在评价体外循环围术期神经功能中的价值尚不能肯定。

6. 其他 BM　有学者曾研究乳酸脱氢酶(LDH)、天冬氨酸氨基转移酶(AST)、谷胱甘肽、AK138、丙氨酸氨基转移酶(ALT)、碱性磷酸酶(ALP)、CK 及总胆红素等,但其价值不值得推广。总之,对体外循环围术期 BM 的研究尚有待探索,将其广泛应用于临床的前提是对 BBB 有更深入的了解和研究。乳酸、CK-BB 等虽可通过 AV-diff 法或单克隆抗体技术提高其临床应用价值,但尚不

能作为可靠的评价指标。NSE 如能解决体外循环中溶血的问题,和 S-100 蛋白联合应用可为该领域提供一个广阔的前景,有关这方面的研究尚有待深入持久的进行。

（四）病理学

Moody 等利用组化技术研究了 CPB 后动物实验和尸检的脑微血管,厚石蜡切片的内皮碱性磷酸酶染色,光镜下或者在高分辨率放射电镜显影下观察发现:小灶性毛细血管和小动脉出现扩张或者出现微动脉瘤,称作 SCADs(small capillary and arteriolar dilatations)。SCADs 的脂质染色阳性,提示有微栓形成。利用狗做模型,Moody 确定了微栓产生的时间、SCADs 的数量与心内吸引器的使用有关。病理学检查有助于我们对脑损伤的理解,由于取材的限制,临床应用可能性很小。

综上所述,临床神经检查简便易行,不需要特殊仪器,但不能定量分析。标准化神经检查评分和认知功能测验可定量评价神经精神功能状态,但繁琐费时。生化检查方面,NSE 如能解决体外循环中溶血的问题,与 S-100 蛋白联合应用可敏感、特异地反映脑功能状态。脑组织病理检查在动物实验中可作为金标准确定脑损害程度。EEG 和 EP 相辅相成可较敏感、直接地反映脑缺血缺氧时的电活动变化,但特异性不高。133Xe 清除法和 Kety-Schmidt 技术是测定脑血流的经典技术,它们各有优缺点,目前已有被 TCD 技术取代的趋势;TCD 可持续监测脑血流动力学指标,尤其在微栓的检出上具有不可取代的作用,但在体外循环中监测脑灌注方面的应用仍有争议。$SjVO_2$ 能够较可靠地反映全脑 CBF 和 $CMRO_2$ 的变化,但不能监测局部脑组织氧合;NIRS 通过探测近红外线在脑组织中的吸收和反射可直接提供对局部脑组织氧合的评价,尤其在停循环期间是唯一能够监测脑氧代谢的手段,但尚需建立一个正常值范围,而且可供探测的区域还不够大。MRS 可无创、精确地评价脑细胞合成和保持高能磷酸盐的能力,从而判断脑缺血缺氧的时期、程度,并评价各种脑保护措施的效果,是一项较可靠的指标。PET 和 SPECT 可提供脑血流、脑氧代谢、脑葡萄糖代谢的精确评价,在显示脑供血障碍与缺血改变方面颇具价值,尽管目前在体外循环中应用甚少,但具有广阔的发展前景。上述各种评价手段各有优缺点,在临床或动物实验中可根据具体情况综合选择、联合应用,以使体外循环围术期的神经精神并发症减至最低,最大限度地提高手术效果。

第三节　脑缺血损伤机制的研究进展

脑组织对缺血极为敏感,完全性脑缺血5分钟就可引起脑一些区域易感神经元的坏死。而对心肌细胞和肾脏则需要20～40分钟的完全缺血,其部分原因是由于脑的高代谢率。虽然脑的重量只有体重的2.5%,但其代谢率占基础代谢率的25%。另外中枢神经元几乎只能依赖糖原为其能量来源,而脑组织的糖和糖原的储备极为有限。近年的研究表明,脑对缺血的易感性绝不仅仅是能量物质的缺乏,在缺血时脑细胞内和细胞间的信号传递系统紊乱还可促进能量耗竭和细胞进入死亡的最后通路,包括氧自由基的生成、分解代谢酶的激活、膜功能的衰竭、细胞凋亡和炎症反应等。

一、缺血后损伤机制

停循环导致的全脑缺血、大型栓塞导致的灶性缺血、微栓导致的小灶性供血不足、脑内血管破裂导致的供血中断和局部压迫都会造成脑神经细胞的缺氧和营养底物缺乏。在造成的缺血范围内细胞能量物质耗竭,出现离子泵功能丧失、线粒体损伤、白细胞激活(伴随炎性介质释放)、氧自由基大量产生、兴奋毒性物质释放。细胞K^+离子大量外流,Na^+、Cl^-和Ca^{2+}离子大量内流导致细胞膜的去极化,磷脂酶和蛋白酶聚集,前列腺素(prostagladin,PG)和白三烯(leukotrienes,LT)释放。这些将导致DNA和细胞骨架的破坏,最终致使细胞膜分解(图13-3-1)。

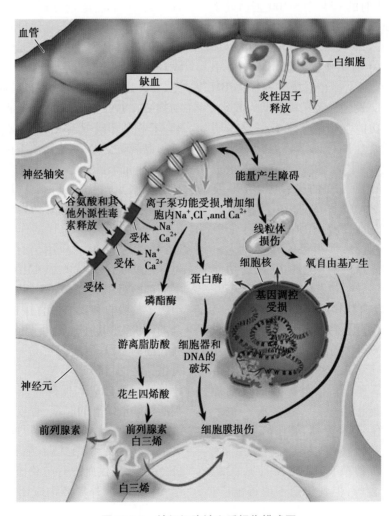

图13-3-1　神经细胞缺血后损伤模式图

(一) 神经介质引导的毒性作用
谷氨酸盐介导的神经元死亡:谷氨酸是脑细胞中含量最高且起主导作用的兴奋性氨基酸。缺血时其首先从突触囊泡释放,然后从胶质细胞逆向释放使细胞间浓度急剧增加达毫摩尔级。有充分的证据表明,如此高的谷氨酸浓度可导致神经细胞死亡。细胞间的谷氨酸盐过度刺激 N-甲基-D 天冬氨酸受体(NMDA)、α-氨基-3-羟基-5-甲基-4 异恶唑丙酸(AMPA)和红藻氨酸盐样谷氨酸盐受体(KA),通过谷氨酸盐受体激活的膜通道促进 Na^+ 的内流和 K^+ 的外流。NMDA 受体控制的膜通道对 Ca^{2+} 有极高的通透性,促进 Ca^{2+} 的内流。这一由谷氨酸盐诱发的膜通道改变以波的方式(播散性抑制)由缺血区向缺血边缘区扩散,这一过程增加代谢消耗细胞能量,同时又进一步促进缺血周围区的细胞释放谷氨酸盐使损伤范围扩大。由于 Na^+ 和 Ca^{2+} 的内流伴随 Cl^- 和水进入细胞导致细胞水肿。通过 NMDA 受体直接进入和通过去极化激活的电压依赖性 Ca^{2+} 通道和 Ca^{2+}-Na^+ 交换进入的游离 Ca^{2+} 对播散性抑制的传播和触发细胞损伤起重要作用。

在培养的神经细胞中应用选择性 NMDA 受体阻断剂可有效地阻断谷氨酸盐导致的 Ca^{2+} 内流和细胞死亡。NMDA 拮抗剂可有效缓解缺氧和缺糖导致的培养神经细胞死亡。暴露于 NMDA3~5 分钟即可促发广泛的培养皮层细胞坏死(快速促发的兴奋毒性),而暴露于饱和的 KA 需数小时才可引起上述变化(缓慢促发的兴奋毒性)。这一区别是由于 NMDA 受体介导的 Ca^{2+} 流动比 AMPA 和 KA 受体介导的 Ca^{2+} 流动(通过电压依赖的 Ca^{2+} 通道和离子交换)快所致。NMDA 受体拮抗剂对局灶性脑缺血、低血糖、和脑创伤有保护作用,但对全脑缺血作用不佳,认为与细胞间的乳酸堆积有关,细胞间乳酸使 NMDA 受体功能下调但加强 AMPA 受体介导的兴奋毒性,他还促进 Zn^{2+} 通过电压依赖的 Ca^{2+} 通道内流。

除谷氨酸外,其他在缺血期间释放进入突触间隙的神经递质对缺血引起的脑损伤也起重要的作用。多巴胺在全脑缺血中细胞间浓度可增加 500 倍。在啮齿动物,耗竭纹状体内多巴胺的储存可缓解全脑缺血导致的纹状体损伤。这可能是通过增加谷氨酸盐受体的通透性来促进缺血性损伤。减少多巴胺能神经元的释放可减轻缺血性损伤。

并非所有的神经递质都是有害的,如 5-羟色胺、γ-氨酪酸(GABA)和腺嘌呤核苷均有神经保护作用。在缺血时由于 ATP 的迅速降解,腺苷在缺血区快速堆积,其对许多组织的缺血均有保护作用。血管平滑肌和中性粒细胞上的腺苷受体激活可使平滑肌松弛和抑制中性粒细胞的功能减轻炎症反应。腺苷对神经系统还可通过腺苷受体减少神经递质的释放和膜兴奋性。

在缺血时缺血组织中有几种生长因子表达增加,认为可能是组织对缺血的保护性反应。外源性给予生长因子在肝、肾、心和脑缺血模型都表现有保护作用。在小鼠的脑缺血模型,神经生长因子(NGF)、脑源性神经营养因子(BDNF)、神经营养因子 4/5(NT-4/5)、碱性成纤维细胞生长因子和胰岛素样生长因子(IGF-1)均可明显阻断神经元的凋亡,还有些生长因子可促进神经纤维和突触的形成,因而可促进神经功能的恢复。

尽管生长因子具备这些有益作用,但一些生长因子在特定条件下也可产生损伤作用,急性暴露于 BDNF、NT-3 或 NT-4/5 可抑制新生小鼠皮层神经元的凋亡,但加速低氧和低糖及暴露于 NMDA 所导致的这些神经元坏死。这可能与其加强 NMDA 受体介导的 Ca^{2+} 内流、增加自由基的生成和急性促兴奋作用有关。即便如此,这些生长因子对组织缺血性保护的净作用是有益作用,如果能够阻断其上述不利作用,将大大提高这些生长因子的保护作用。

(二) 一氧化氮(nitric oxide,NO)

NO 是一种气体,在中枢神经系统中普遍存在,是一个重要的生物信使分子,并发挥多种功能。它可以轻易地透过细胞膜扩散,其作用可能并不局限于产生它的细胞。NO 是以 L-精氨酸(L-Arg)为底物,在还原性辅酶 Ⅱ(NADPH)等因子辅助下,由一氧化氮合酶(NOS)催化生成。

NOS 可分为两类 3 型同工酶,其中神经型 NOS(nNOS)是一种钙依赖性酶,受染色体 12 上的基因调控。nNOS 分布在大脑中动脉灌流的脑组织内。脑缺血时活性增高产生 NO,与 ROS 协同产生高度活性的自由基,对神经细胞有毒性作用。

诱导型 NOS(iNOS)是非钙依赖性,受染色体 17 上的基因调控。在各种应激条件下其活性增高,如创伤等。并可以由巨噬细胞、嗜中性粒细胞和星形胶质细胞等产生,但是文献报道并不一致。由于可引起线粒体和细胞功能障碍,也被认为具有细胞毒性。

内皮型 NOS(eNOS)也是钙依赖性,受染色体 7 上的基因调控。与其他 NOS 相比,因其会导致血管扩张从而增加脑血流,因而被认为具有神经保护作用。研究显示敲除 eNOS 基因的大鼠发生的梗死灶大于野生大鼠,而敲除 nNOS 基因的大鼠梗死灶小于野生大鼠。ENOS 的脑保护作用也有其他的机制,比如其渗透性强,对周围的血管有扩张作用;可以弥散到缺血半暗区并抑制毛细血管内血小板聚集;抑制白细胞浸入等。由于 ET-1/NO 的交互作用具有控制微血管的调节功能,内皮素 1(ET-1)具有强烈的血管收缩作用,而 NO 相反。另一个 NO 的神经保护作用是 NO 放大突触前受体信号,从而导致 GABA 释放增多。

(三) 活性氧簇(reactive oxygen species,ROS)

细胞内 Ca^{2+} 浓度长时间增高会导致呼吸链(线粒体酶如黄嘌呤氧化酶)的超氧阴离子自由基形成,导致氧化应激(oxidative stress)反应增高。ROS 产物增多最终导致脂质过氧化,破坏分子间连接。脑内还含有大量具有氧化还原作用的过渡金属(transition metals)如铁、铜和锰,这些过渡金属通过 Haber-Weiss 反应催化产生高毒性自由基。脑缺血时因底物缺乏,氧化还原作用的过渡金属的活性作用开始体现,脑内各种的过渡金属和底物减少的协同作用,高活性自由基不断产生。一些脑微透析的研究表明损伤脑内的 ROS 过量。在缺血发生后 3~4 小时内,ROS 和活性氮簇开始表现其神经保护作用,使氧化应激的剧烈破坏作用衰减。最重要的是发挥了抗氧化作用从而减轻组织损伤。

(四) 炎症(inflammation)

缺血区炎症细胞的出现会加剧细胞损伤。多形核细胞通过其酶毒性作用造成组织损伤。如髓过氧化物酶(myeloperoxidase,MPO)会进一步破坏细胞膜。细胞因子(cytokines,CKs)如 TNFα、IL-1 和 IL-6 在缺血 1 小时后即出现分泌和升高。这些细胞因子将导致炎性反应和类似白细胞趋化因子的作用。黏附分子如 ICAM 和 ELAM、组织金属蛋白酶(Metalloproteinases)在损伤早期表达并且促进白细胞穿透血-脑屏障。过敏毒素(anaphylatoxin)C5a 在脑损伤后释放,并导致一系列广泛而强烈的炎性反应。

大量证据表明脑缺血后炎症反应具有重要的作用,并在早期表现为损害因素,在后期表现为有益因素。早期(几小时内)和晚期的(几天至几周)的损伤后炎性反应对神经组织所起的作用是不同的,因此需要注意的是治疗的重点应放在早期的

致炎性细胞因子上。

(五) 内皮素(endothelin,ET)

ET 因其缩血管作用也是一种重要的组织损害因素,同时会加剧缺血。缺血发生时会出现 ET 浓度升高并且持续相当长的时间。在一些缺血和创伤的动物模型研究中发现 ETA 受体拮抗剂(如 SB234551)有明显的神经保护作用,并能够改善预后。这些研究为以后的药物治疗脑损伤提供了重要的理论依据。

(六) 凋亡(apoptosis)

缺血导致的脑细胞死亡可以分为坏死(Necrosis)和凋亡。坏死是细胞受到强烈理化或生物因素作用引起细胞无序变化的死亡过程。表现为细胞胀大,胞膜破裂,细胞内容物外溢,核变化较慢,DNA 降解不充分,引起局部严重的炎症反应。凋亡是细胞对环境的病理性刺激信号的生理性反应,环境条件的变化或慢性损伤产生的应答有序的死亡过程。缺血性细胞死亡中有近一半原因是凋亡。细胞凋亡的过程大致可分为以下几个阶段:接受凋亡信号→凋亡调控分子间的相互作用→蛋白水解酶的活化(caspase)→进入连续反应过程。caspases 是凋亡的效应器,一类独特的天冬氨酸-特异的蛋白酶。凋亡的机制和调节如图 13-3-2 所示。

脑损伤后有各种细胞内和细胞外信号可以启动凋亡过程,其机制可能包括:神经因子 kB(NFkB)依赖途径、P53 依赖途径和 bcl 家族的前凋亡成员的激活。

二、炎性因素

(一) 血液中损伤因子产生的原因

如前所述,CPB 产生 SIR(全身炎性反应),SIR 是术后诸多脏器并发症的主要原因。心脏手术期间许多过程可引发全身炎症反应,如血液与心肺转流机异物接触、缺血再灌注损伤、内毒素、手术创伤、低温等。

CPB 期间,血浆中内毒素浓度增加可能是由于内脏血流量减少,内毒素透过缺血肠壁入血。内毒素水平升高与血流动力学紊乱程度和心脏手术期间主动脉钳夹时间(即相对缺血时间)相关。TNF-α 是内毒素诱导机体发生肿瘤坏死的中介因子。有研究报道心脏手术 CPB 中发现有内毒素的释放,且在开放升主动脉后血中内毒素水平明显增加,并伴有 TNF 的大量产生。

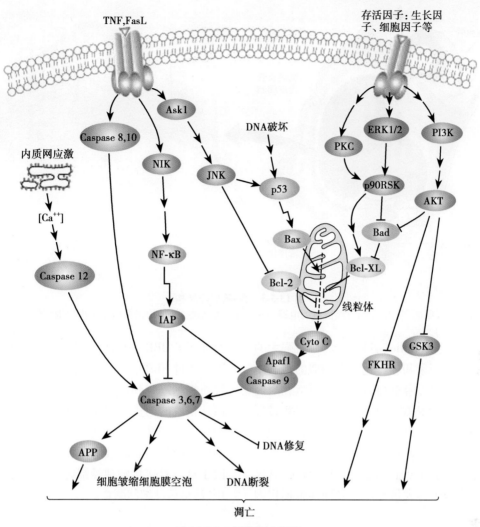

图 13-3-2　细胞凋亡调控

补体 C3a 和 C5a 激活并作用于白细胞膜上相应受体,激活的白细胞产生血小板活化因子,导致血小板释放血栓素、β-血小板血栓蛋白和血小板第 4 因子。血液成分与人工材料接触立即激活凝血因子Ⅶ,第Ⅶ因子活化启动了内源性凝血系统。第Ⅶ因子将血管舒缓素-激肽系统激活,使缓激肽增高。在 CPB 中产生的还有白介素类如:IL-1β、IL-2、IL-6 和 IL-8 等,内皮素,红细胞破坏造成的游离血红蛋白升高等。

（二）脑局部炎症

各种原因导致的脑内微血管微栓和大性栓子阻塞,除了造成微灶性缺血和灶性缺血,而且会导致阻塞影响范围区的局部炎性反应(见缺血机制之炎症部分,不再赘述)。脑内局部炎症将协同全身炎性反应作用于神经元和其他细胞。

（三）血-脑屏障（blood-brain barrier,BBB）的损伤

CPB 产生的 SIR 必须通过 BBB 才能对脑组织产生作用。这与 SIR 对其他脏器造成损伤有很大不同。BBB 的完整性与脑损伤的严重性是一致的。

BBB 的组织学基础是脑毛细血管内皮细胞之间及其与基膜和星形胶质细胞终足之间的紧密连接。在许多非神经组织的毛细血管内皮细胞之间,存在大量的直径为 50nm 的跨细胞孔或裂隙,水、电解质以及部分大分子物质可自由通过,但在脑毛细血管内皮细胞之间则很少具有这种裂隙,代之以紧密连接,即使分子量较小的示踪剂和镧离子也很难通过(图 13-3-3)。但 BBB 并不是静止的、非渗透性的,而是动态的、可渗透性屏障。在许多情况下如高渗、血压升高、炎症等作用下其通透性可发生改变,这种通透性的改变使得脑与血液中炎性信息可以发生相互作用和影响。

CPB 会导致中性粒细胞黏附因子过度表达。内皮细胞分泌内源性抗黏附因子,可阻止中性粒细胞出现的随机黏附现象,这是宿主的正常防御

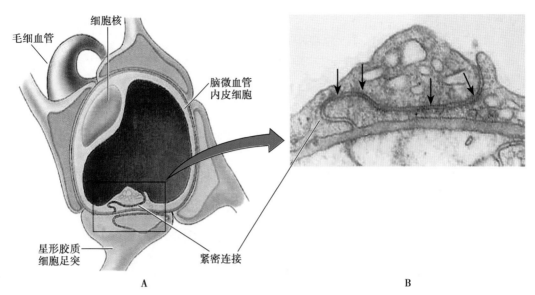

图13-3-3　血-脑屏障结构
A. 脑微血管横截面图；B. A图方块区域的电镜图示血脑屏障细胞学基础,箭头所指为内皮细胞间的紧密连接

动能之一。一氧化氮(nitric oxide,NO,)具有强大的抗黏附作用,前列环素和腺苷也具有相似的抗黏附作用。当内皮受损时,内皮细胞释放白细胞黏附因子导致中性粒细胞在内皮损伤部位聚集。CPB过程中的许多因素如血液与体外循环管道的直接接触、手术的创伤、器官的缺血再灌注、手术过程中温度的改变等,均可引起全身炎症反应。在此过程中,补体降解产物、细胞因子等大量释放。多种细胞损伤因素破坏了BBB完整性,最终导致白细胞和血液损害因子通过BBB进入脑实质。BBB破坏会导致神经胶质细胞终足和内皮细胞之间的连接分离,血清蛋白从松弛的内皮细胞连接处渗漏,从而引起脑水肿和血液中炎性物质作用于神经细胞,最终导致神经细胞结构和功能的破坏。各种因CPB产生的损害因子得以直接接触神经细胞,产生各种细胞破坏作用,甚至启动细胞凋亡。

第四节　神经系统保护的措施

与心肌和其他脏器保护类似,神经系统的保护措施同样涉及处理和预防细胞内钙粒子过载、氧自由基的产生、分解代谢酶的激活和能量耗竭、细胞凋亡和炎症反应。然而与其他器官保护不同的是,在神经系统保护措施中,人们在如何减轻和缓解缺血导致的神经细胞兴奋毒性方面做了大量的工作。脑缺血主要通过两种途径,即能量耗竭和兴奋性氨基酸毒性作用造成细胞损伤。

对脑缺血再灌注损伤机制研究的不断深入,为脑保护药物的开发奠定了基础。体外循环期间的脑保护原则为:维持足够的脑灌注压和脑血流,降低脑代谢,防止脑水肿。

一、药物保护

(一)一般神经保护剂

1. 钙离子通道和钙离子拮抗剂

(1)缺血时形成脑细胞内钙超载的可能机制:①NMDA受体依赖性钙通道开放;②电压依赖性钙通道开放;③IP$_3$动员内源性钙储备;④钠钙交换增加。钙超载引起神经元损伤的机制可能为:⑤引起线粒体钙盐沉积,线粒体内氧化磷酸化与能量产生障碍;⑥线粒体大量Ca^{2+}聚集与磷酸根反应生成H$^+$,导致细胞内酸中毒;⑦激活细胞内或溶酶体内Ca^{2+}依赖性酶类与磷脂酶,分解破坏细胞膜结构;⑧激活磷脂酶A$_2$,使膜磷脂分解产生花生四烯酸,其在代谢过程中可生成自由基,加重细胞损伤。

(2)钙通道拮抗剂:尼莫地平属二氢吡啶类化合物,为第Ⅱ类钙离子通道阻滞药,是临床最广泛应用的神经保护剂。主要的药理作用:①能增加正常和脑缺血动物局部脑血流,无盗血现象,一般伴有不同程度的血压下降;②对全脑和局灶性缺血后神经元有防止其凋亡的作用。但近年来,国外大规模临床试验研究并未显示尼莫地平的有效性。Mohr 等报道,一组 3719 例于发病后 12 小时内接受尼莫地平治疗(120mg/d),1 个月和 3 个月时尼莫地平治疗组死亡率反较安慰剂组高,但 1 年后疗效评定与安慰剂组相同。在尼莫地平治疗急性缺血性卒中的大部分临床试验均未见疗效,认为这可能与口服给药有关。因此,口服尼莫地平基本视为安慰剂。之后,Wahlgren 等报道,美国和欧洲两个多中心研究尼莫地平静脉注射给药(2mg/h)评价其对缺血性卒中的效果,发现试验中直接与血压下降有关的死亡率增加,出于安全考虑,均中途终止试验。这些说明,尼莫地平无论口服或静脉给药对缺血性卒中的治疗效果还不能肯定。

2. 氧自由基清除剂 缺血缺氧后脂质可产生许多高度反应性的氧自由基。这些氧自由基的释放又会启动更多自由基的生成。超氧化物、过氧化氢和羟自由基的形成将导致脂质膜的过氧化损伤、蛋白质氧化和 DNA 损伤。因此,自由基清除剂理论上可保护脑缺血损伤。已有动物实验证实有效的自由基清除剂有:谷胱甘肽过氧化物酶、CuZn-SOD、Mn-SOD、过氧化氢酶、维生素 E、甘露醇、Euk-134,Tirizalad 等。111 例急性卒中临床试验表明,用 Tirizalad 0.6、2.0 及 6.0mg/(kg·d)剂量,患者耐受良好。对蛛网膜下腔出血患者,Tirizalad 可减低病死率,使恢复良好的病例数增加,已经进行过两项采用不同剂量的 Tirizalad Ⅲ期临床试验,但由于中期治疗结果分析显示无效或疗效很低,因而试验被提前终止。其他具有潜在临床治疗作用的药物有超氧化歧化酶(SOD)、维生素 E、谷胱甘肽、Lazoroid、铁螯合剂及一种旋转捕获制剂 phenyl-t-butgl-nitrone(PBN)。

3. 抗细胞凋亡剂 导致细胞凋亡的最后通路也成为人们的干预和治疗目标,中度一过性脑缺血后脑梗死可以一个非常缓慢(数天)的方式发生,提示抗细胞凋亡的干预可能有一个较长的治疗窗口。在中度一过性脑缺血后 9 小时给予胱天蛋白酶(caspase)抑制剂 zDEVD-fluoromethyl-ketone 可有效地减少缺血鼠的脑梗死面积。

4. 抗白细胞黏附分子抗体 干扰炎症的瀑布反应是另一方面的治疗措施,白细胞与血管内皮细胞的黏附在炎症瀑布反应中起重要的作用,抑制这一黏附过程不仅可缓解白细胞促炎性介质的释放,还可减少微循环的阻塞,缓解缺血和炎性损伤。最近实验兔和大鼠模型研究表明,多种抗白

细胞黏附的抗体可减轻脑缺血时的神经损伤。内皮细胞黏附分子-1(ICAM-1)的单克隆抗体在临床小样本的观察中起到很好的效果,但在 Ⅲ 期临床的大样本实验中效果不理想。可能的解释是治疗组中,入选病例合并感染病例过多所致。白细胞表面整合素 CD_{11}/CD_{18} 的单克隆抗体目前正在临床进行 Ⅱ 期观察。另外抑制星形胶质细胞和小胶质细胞释放促炎性介质或抑制促炎性介质的活性也是一个治疗手段。给予白介素-1(IL-1)受体拮抗剂(在脑组织中自然存在)可缓解缺血性脑损伤。

5. 神经营养因子 脑缺血损伤后,大量神经保护因子的基因表达增加。如神经营养因子(NTF)、NGF 转化生长因子(TGFS)等,在缺血的自我保护中起保护作用。在临床试验治疗中,显示良好作用的生长因子有碱性成纤维生长因子(basic fibroblast growth factor,bFGF)、胰岛素样生长因子、脑源性神经营养因子和成骨蛋白 Ⅰ。这些生长因子在卒中急性阶段使用,对神经再塑有明显作用。实验观察,脑缺血后 24 小时给药,尽管不缩小梗死灶容积,但可改善神经功能缺损。最近完成的 Ⅲ 期临床试验证明,卒中患者能耐受 bFGF。大规模 Ⅲ 期临床试验正在进行。

6. 一氧化氮合酶(NOS) 抑制剂 NO 是中枢神经系统内新发现的一种重要信使物质,它介导谷氨酸对体外培养的皮质神经元的兴奋毒性作用,抑制多种与线粒体电子传递系统及枸橼酸循环有关的酶,与 O_2 作用形成过氧化亚硝基阴离子,加强脂质过氧化作用。当阻断 NO 生成时谷氨酸的兴奋毒性作用也同时被阻断。7-硝基吲哚可特异性阻止神经元 NO 合成,且不影响血管舒张,因此是一种有治疗价值的一氧化氮合酶抑制剂。

(二)脑特异性的抗兴奋毒性措施

1. 兴奋性氨基酸(excitatory amino acid,EAA)受体拮抗剂类

(1)兴奋性氨基酸的毒性:EAA 是造成中枢神经系统缺血性损伤的重要环节。Eedmond 等在一组成年犬 120 分钟 DHCA 的实验中发现,与对照组相比,用 NMDA 受体拮抗药 MK-801(dizocilpine)治疗的动物脑电波(electroencephalogram,EEG)保持静止,神经功能表现正常,神经元损伤较小,突触后受体特性亦得以保护。在实验中应用 AMPA 受体拮抗剂(如 CNQX)也能减轻缺血性损伤。但该类药物仍处于实验阶段,目前还未应

用于临床。

（2）治疗药物：当今研究最多的是修饰谷氨酸的药物。阻断 N-甲基-D-天冬氨酸（NMDA）受体可降低钙离子内流从而减轻神经元损伤。曾对一些阻断受体的小分子进行了广泛的临床前研究，其中有几种进行了临床试验。这些药物包括 cerestat（CNS1102）、selfotel（CGS19755）及 eliprodil。已完成了对 selfotel 的 I 期临床（剂量探索）和 II 期临床试验（治疗方案开发）试验。然而 III 期临床试验（主要疗效研究）却被提前终止。cerestat 的 II 期临床试验表明可能有一定疗效，并且无过多的副作用，已开始 III 期临床试验。

（3）NMDA 受体阻滞剂副作用：均可不同程度的引起苯环己哌啶样副作用。虽然这些精神病样反应具有剂量依赖性并可以逆转，但确实可导致患者治疗上的困难。此外，某些谷氨酸阻滞剂在中等剂量时会产生一种毒副作用，即在一些非缺血的特定脑组织中出现一过性神经元空泡变性。这种损害在大剂量时可变为永久性的。在目前临床应用的谷氨酸盐受体拮抗剂由于其副作用，普遍存在剂量限制而不能达到最大治疗效应。不难想象，对脑内主要兴奋性递质传导系统的干预势必影响人体的运动和认知功能（如 NMDA 拮抗剂），或产生镇静（如 AMPA 拮抗剂）效应。Mg^{2+} 可阻断 NMDA 受体电压依赖性离子通道，较高浓度时具有非竞争性 NMDA 拮抗剂作用。动物实验已证实：镁盐可减少缺血性脑梗死的范围，并且这种保护作用具有剂量依赖性。Muir 等对 60 例大脑中动脉缺血患者进行随机、双盲、安慰剂对照研究。结果发现硫酸镁治疗组的病死率和致残率均较安慰剂组低，而且未出现毒副作用。因此，镁剂对缺血性脑梗死的治疗与预防有着良好的应用前景。

（4）其他药物：谷氨酸受体相当复杂，其可以在数个相关受体结合位点被修饰，这些位点也在 Ca^{2+} 流入中枢神经细胞内起门控作用。除 NMDA 阻断剂外，能改变 Ca^{2+} 进入神经元的其他种类的药物包括甘氨酸或 α-氨基-3-羟基-5-甲基-4-异吡咯丙酸（AMPA）拮抗剂（YM827，MPQX）。临床前试验表明阻断这些受体结合位点的药物可能具有神经保护作用。两种甘氨酸拮抗剂，ACEA1021 和 GV15026A 已经在卒中患者进行了 I 期临床试验。这两种药物的希望在于其副作用与 NMDA 拮抗剂不同，特别是苯环己哌啶样副作用和神经毒性作

用可被减少或消除。

2. 谷氨酸释放抑制剂

（1）钠通道拮抗剂：突触前钠通道拮抗剂能抑制突触前谷氨酸释放，可能对卒中治疗有益，在缺血氧供不足时，Na^+ 通道下调，以至细胞动作电位减少，相应对能量需求也下降，另外 K^+ 通道开放以维持细胞膜电位稳定，因而使神经元得到保护免遭死亡。有些抗癫痫药物包括苯妥英（phenytoin）、磷酸苯妥英（fos-phenytoin）均为 Na^+ 通道拮抗剂，能减少缺血神经元残余能量的需求，推迟缺氧后导致的细胞膜去极化，因而增加对缺氧的耐受，动物实验证实，在发病后 30 分钟及 24.5 小时给药可减少大鼠中动脉闭塞后梗死体积的 40% 及 25%。磷酸苯妥英代谢后转变成苯妥英，且有极强的溶解性，曾用于急性卒中的 III 期临床研究。数是年来，苯妥英一直作为一线抗癫痫药，而其在缺血时对脑组织保护作用则似乎与其抗癫痫作用无关，其确切机制尚待研究。

（2）拉莫三嗪及其衍生物 BW619C89：其神经元保护作用与抑制突触前谷氨酸释放有关，并作用于突触前电压敏感性钠通道，选择剂量的 IIa 期临床试验已经结束，而 III 期随机对照临床试验正在进行之中。

（3）Lubeluzole：其为苯并噻唑衍生物，能防止细胞外谷氨酸浓度增高，使半暗区神经元兴奋性恢复正常并抑制谷氨酸诱发的与一氧化氮有关神经毒性，动物实验中能减少光化学引起的大鼠梗死容积，减少神经元损伤。II 期临床试验发现病死率在 3 个治疗组（安慰剂、低剂量、高剂量）分别为 18%、6% 及 35%。高剂量组病死率高被解释为随机不够平衡，入选病例病情均比较严重，而低剂量组则较安全且病死率有减低（$P=0.019$）。从目前已进行的 I 期至 III 期临床试验提示有一定疗效，但至今尚无结论。

（4）阿片类拮抗剂：缺血时阿片类拮抗剂可能抑制谷氨酸释放，纳络酮能改善实验性脊髓损伤的恢复，因而支持激活阿片类受体可能造成神经损伤的假说。临床上小剂量纳洛酮治疗缺血性卒中疗效不明显。最近钠美芬（nalmefin）是一种 naltrexone exomethylene 衍生物，用于急性卒中安全性实验已经结束。一个小样本安慰剂对照的 II 期临床结果表明值得进一步进行临床试验。至于其神经保护作用的机制目前尚不清楚，有待继续深入探索。

3. γ-氨基丁酸(GABA)增强剂　GABA 是脑内主要的抑制性神经递质,几乎存在于所有的神经元,GABA 激动剂起调控氯离子通道的作用,激活受体/离子通道复合体引起细胞膜超极化。GABA 含有三种亚型受体即 α、β 与 γ,均与 GABA 结合,其中又以与 α 型结合更为紧密,主要生理作用是对兴奋性氨基酸递质谷氨酸起平衡作用。缺血后 GABA 立即从突触前终板释出,可能通过反馈机制于 4 小时后其合成减少,估计与缺血后 GABA 能抑制机制受损有关。而 GABA 受体激活后,能调节缺血后兴奋性氨基酸毒性导致的神经元死亡的连锁反应,沙土鼠双侧大脑缺血模型,使用 GABA 转氨酶抑制剂 γ-Vingl-GABA,此物质能防止 GABA 消失,与对照组比较发现其能量代谢水平增高,提示能耗减少。沙土鼠反复前脑缺血模型,γ-Vingl-GABA 对海马区有显著保护作用,一种 GABA 增强剂 Muscimol 也具有同样作用。Clomethiazole 多年来临床用于抗癫痫及镇静目的。似乎通过与 GABA-α 受体 Cl⁻ 通道调控的相互作用能增强 GABA 作用,而不直接作用于受体。也无 GABA 合成或释放作用,动物实验证实对缺血海马区神经元有保护作用,Ⅱ 期临床试验证明其安全剂量为 75mg/(kg·d)。一项将入选 1350 例发病 12 小时内急性卒中的 Ⅲ 期临床试验正在进行之中。

联合应用谷氨酸盐三种受体的拮抗剂不仅可减少每种药物的用量和副作用还可增强其疗效。AMPA 受体拮抗剂对 GABA 能神经元也有保护作用,可减少卒中后癫痫的发生。如在使用谷氨酸盐受体拮抗剂的同时通过低温、应用电压依赖性钠通道阻断剂或 GABA 受体激动剂以减少谷氨酸盐的释放将起到更好的治疗作用。如一些药被用来阻断谷氨酸盐受体亚型,包括 AMPA 受体、NMDA 受体(Selfotel)和其控制的通道(立马醋胺——抗癫痫药,右羟吗喃——镇咳药)。另外,还有一些药可通过抑制神经元去极化(Na⁺ 通道阻断剂——磷苯妥英,或 GABA 拟似物——氯美噻唑)或钙粒子内流(电压依赖性钙粒子通道阻断剂——尼莫地平)而间接抑制神经元的兴奋毒性。虽然这些药物的临床试验正在进行,但已完成的临床试验结果并不令人满意。

由于近年人们对细胞凋亡在缺血性神经元死亡的病理过程中所起作用的认识逐步加深,人们担心目前的抗 NMDA 受体治疗是否过于强烈,以

至于在抑制缺血细胞兴奋毒性和钙粒子过载的同时使另一些神经细胞由于细胞内游离钙粒子的减少而导致细胞凋亡。由于缺血的不均一性(缺血中央区和边缘区)和不同部位神经元对缺血敏感性的不同(皮层和皮层下),使得神经元在缺血后的兴奋毒性和钙粒子过载也存在差别,对严重缺血神经元拯救有效的持久抗 NMDA 受体治疗可能导致轻度缺血或非缺血神经元由于持续细胞内低钙而发生凋亡。在鼠的一过性局灶脑缺血模型,同时联合应用抗兴奋毒性药物,去甲右美沙芬(dextrophan,MK-801)和抗细胞凋亡药物,环己酰亚胺(cycloheximide,z-VAD. FMK)治疗可明显提高疗效。联合抗兴奋毒性治疗、溶栓治疗和抗氧化治疗也会取得协同作用。

二、低温

脑组织温度的变化不仅影响神经元的电生理活动,也影响脑的基础代谢。脑的温度每下降 1℃ 脑的基础代谢率下降 6% ～ 7%,中心温度在 32.8℃ 时,人的意识消失;当中心温度达到 25℃,脑干反射消失;当中心温度在 20℃ 时,神经元的电活动可被完全抑制,使脑电图达到等电位线。低温是预防脑缺血性损伤的最有效措施之一,低温条件下脑对缺血的耐受时间呈不成比例地延长,低温对脑保护的这种放大效应除与降低脑代谢有关外,还包括:①降低代谢、氧耗和延缓 ATP 耗竭;②抑制兴奋性氨基酸及神经递质释放;③减慢自由基与脂类氧化链锁;④减轻酸中毒和乳酸堆积;⑤抑制异常离子流产生。其中抑制兴奋性氨基酸释放所起的作用比降低代谢更为重要。在 DHCA 中应用低温应注意降温和复温的速率,降温太快,脑内血管受冷的强刺激,使脑血管阻力增加,颈动脉压力上升和颈动脉流量下降,而快速复温恰与此相反。如果减缓温度变化,无论降温还是复温,颈动脉压力上升和颈动脉流量可无明显变化,对脑循环的影响小。有学者提出,在 DHCA 后不应急于复温,应持续低温灌注,这样有利于脑血流的恢复,并特别强调缓慢脑复温很重要,头部冰袋可延缓脑复温,并增加脑对缺血的耐受性。

近年来,随着温心外科的发展,人们开始对传统的中度低温以及深低温在脑保护中的作用提出质疑。其主要依据为:①低温在降低能耗的同时,也减少了 ATP 的生成;②低温时氧离曲线左移,不利于向组织中释氧;③低温时血液黏滞

度增高,单位时间内进入组织的血液量减少,脑组织氧供减少;④低温可导致细胞膜和肌浆网的离子泵活动减少,膜流动性降低,细胞肿胀;⑤低温下周围血管收缩,组织灌注不足;⑥低温 CPB 中降温和复温不但延长了 CPB 时间,而且是 CPB 中造成脑缺氧最危险的两个时期;⑦低温对暂时性脑缺血有保护作用,但脑卒中往往是由永久性缺血引起的。

尽管低温体外循环有上述弊端,但目前常温体外循环(37℃)还无法取代低温体外循环,原因在于其本身亦存在不少问题:①临床上常以鼻咽温反映脑温,在体外循环中主动保持鼻咽温在37℃,有可能造成脑高温(因为灌注入脑的血液在热交换器中温度被保持在 40~42℃);②常温体外循环时血糖较低温时高,而高血糖与体外循环术后神经精神并发症存在相关性,机制为无氧糖代谢产生乳酸增多,从而导致 pH 降低,细胞内代谢受损,中枢神经系统对缺血的耐受力减低。低温可抑制高血糖对神经元缺血造成的损害。

低温与常温体外循环各有利弊,近年来学者们开始关注于浅低温体外循环技术。有资料显示,脑部温度降低 1~3℃即可显著减轻脑缺血缺氧性损伤,而继续降温至 28~30℃并无更多的益处。除全身低温、浅低温、常温体外循环外,还有学者采用重要脏器局部低温的方法,如"脑分离低温"方法,以减轻低温对全身的危害。

三、选择性脑灌注

(一) 顺行性脑灌注法(antegrade cerebral perfusion,ACP)

通过用左颈总动脉或无名动脉进行单侧脑灌注方法进行脑保护。该方法简单实用,但术前必须检查患者有无严重脑动脉狭窄和是否有完整的 Willis 基底动脉环,否则不能达到脑保护作用。用左颈总动脉和右无名动脉或右腋动脉或锁骨下动脉联合插管进行双侧脑灌注的方法,脑保护作用确切、可靠,但由于该方法需多向插管,还需双泵灌注,对体外循环技术要求较高。应控制灌注流量,高灌注量灌注可导致脑水肿;故建议脑灌注量不超过每分钟 500ml 为好。顺行灌注符合正常生理途径且确实可靠,不足之处在于:体外循环管道繁杂影响手术野的暴露等,主动脉弓部疾患侵及头臂动脉分支则不能应用此法。且随着动脉粥样硬化发生率不断上升,应用此法有发生硬化斑块

脱落造成脑栓塞的危险。

(二) 经上腔静脉逆行脑灌注(retrograde cerebral perfusion,RCP)

经上腔静脉逆行脑灌注最初是用来排除体外循环中大量的气体栓子,后来被用于 DHCA 中的脑保护,其优点在于:①操作简便;②减少微栓;③暴露良好,无灌注插管或阻断钳的干扰;④避免了主动脉阻断钳所造成的远期损害。保护机制可能为:①提供氧源及能量物质;②带走脑内新陈代谢产物;③保持脑内持续低温;④清除正向灌注或开放的主动脉弓内的动脉微栓。但经上腔静脉逆行脑灌注缺点是:①不符合生理;②逆灌时无名静脉扩张、动脉回血影响手术操作;③灌注时限较短,且必须同时 DHCA;④在夹层动脉瘤手术中可使假腔扩大,真腔受压,产生严重的并发症;⑤条件不易掌握,易引起脑水肿或灌注不足;⑥文献报道约20%的人上腔系统存在静脉瓣,逆灌无效。虽然大多数认为经腔静脉系统的逆行灌注方法不失为目前比较先进的一项技术,但也有不同的观点。顺行灌注脑血流分布接近正常,脑组织形态学保持较好,而逆行灌注时脑组织的血流量远远不足且分布不均。

四、血气管理方式

在低温状态下,维持 pH 和 $PaCO_2$ 在什么水平一直存在两种观点:pH 稳态法和 α 稳态法。支持 pH 稳态法的学者认为,此种酸中毒状态有利于氧合血红蛋白向组织内释放氧气,且酸性状态下脑血管扩张,增加脑血流,有利于脑氧供需平衡。α 稳态法即非温度校正法,使组织实际温度下的血气结果呈呼吸性碱中毒状态,支持该法的学者认为此种状态下能相对稳定酶及其他功能蛋白质在低温下的活性,从而控制机体代谢的相对稳定。传统的观点认为在 DHCA 期间 pH 稳态法能增加皮质下血流、增加皮质氧供、改善脑温,优于 α 稳态法;还有学者认为在 DHCA 中用 pH 方式能使降温更均匀,而复温时 α 稳态更能减轻细胞内酸中毒的发生。

五、脑保护液

以脑保护液(cerebroplegia)进行局部间断灌注的方法是由 Robbins 等于 90 年代根据心肌保护中应用心肌保护液的设想提出的。对脑保护液的研究目前还仅限于动物实验阶段。临床意义上的脑

保护液是指广义上的脑灌注液。主要指在停循环期间采用不同的插管部位,如锁骨下动脉、颈内动脉、无名动脉、上腔静脉等通路,进行氧合血灌注,起到脑部持续灌注的作用。脑保护液作用的机制为:①冷晶体液有效地维持了停循环期间的脑温和体温,使神经细胞对缺血缺氧的耐受性增强;②对毒性代谢产物的冲洗作用;③以碱性晶体液进入脑内可中和因缺血缺氧造成的酸中毒;④由

于含有部分氧,有助于维持 DHCA 下的脑氧耗及能量代谢;⑤所含有效成分对减轻脑水肿、减少氧自由基和兴奋性氨基酸的释放避免钙离子细胞内聚集均具有良好的作用。关于脑保护液的成分,还有待进一步研究。脑保护液的最大意义在于对脑部提供持续血供,各种添加的成分对脑的保护作用还有待进一步证实。

第五节　脊髓损伤与保护

凡是涉及胸降主动脉的手术均有造成脊髓损伤的可能,主要病种为胸降主动脉瘤、胸腹主动脉瘤和 DeBakey Ⅲ 型主动脉夹层动脉瘤。文献报道的截瘫发生率为 0~40%,脊髓并发症的发生可影响术后死亡率和远期生存率。术后的截瘫和下肢轻瘫(paraplegia/paraparesis)的预防措施主要分为以下几类:①降低脊髓代谢率(如全身中度或深低温、硬膜外局部降温);②提高脊髓血液供应(如主动脉远端灌注和脑脊液引流);③术前和术后重要节段性血管的确认和再植(如通过血管造影、MRA 和诱发电位);④药物性干预。但是从效果来看,不管是一种或是联合应用以上各种措施,脊髓并发症仍然是无法完全避免的。

一、脊髓的血液循环系统

人类的脊髓血液供应变异很大,在主动脉存在粥样硬化或夹层时又使变异性更大。在胚胎发育过程中,共有 62 支根动脉为脊髓供血。绝大部分根动脉在发育过程中都退化了。出生时有 10~23 支根动脉汇合成为一对脊髓后动脉,脊髓后动脉供应脊髓后 1/3 的血运。另外 6~8 支根动脉形成一支脊髓前动脉并供应脊髓前 2/3 的血运。前后脊髓动脉之间没有交通支的存在。对于胸腹主动脉手术最重要的胸腰段脊髓来讲,血供来自主动脉发出的肋间动脉和腰动脉。(图13-5-1、图13-5-2)

人脊髓血供分为三级:外部循环(节段动脉等)、中间(根动脉等)和终端循环(脊髓内)。组成外部循环的动脉包括椎动脉、肋颈动脉、肋间动脉和腰动脉。通过椎动脉为颈段和上胸段脊髓提供血供;通过肋间动脉和腰动脉为中胸段和胸腰段脊髓提供血供,侧骶动脉为圆锥提供血液供应。只有 7~8 支根动脉参与脊髓的内部循环,4 支参与颈段和上胸段的血供,1 或 2 支根动脉供应胸腰段。(图13-5-3)

通常情况下,有一支供应脊髓的较大动脉称作椎弓根大动脉(the arteria radicularis magna, ARM),也称为 Adamkiewicz 动脉,ARM 一般起自肋间动脉,也可能直接源于主动脉或多个肋间动脉的分支。ARM 具有一个 U 字形急转弯,即"发夹征"(hairpin bend)。解剖发现 ARM 多为单支,但是 Koshino 等发现在 26% 的病例中有两支。3/4 的情况下出现在左侧,双侧出现的有 10%。椎弓动脉的直径变化很大,在 0.5~1.32mm 之间,所以不能根据所见的直径大小来决定是否给予动脉的再植。椎弓动脉进入椎间孔的部位,75% 在 $T_{9~12}$,15% 在 $T_{5~8}$,10% 在 $L_{1~2}$。

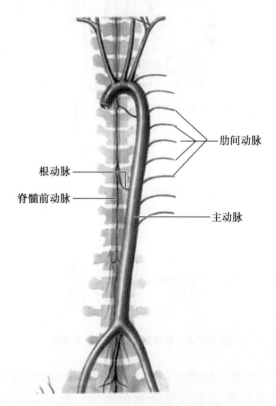

图13-5-1　脊髓血液供应示意图

肋间动脉
根动脉
脊髓前动脉
主动脉

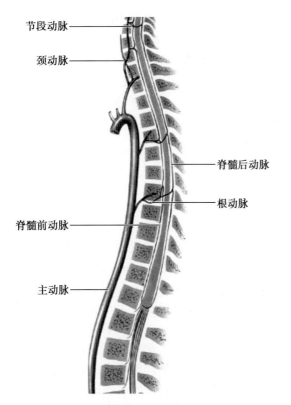

图 13-5-2 脊髓血液供应示意图的矢状面

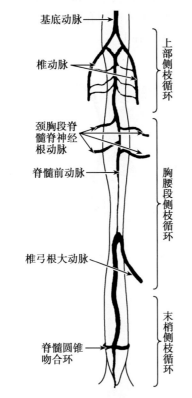

图 13-5-3 脊髓血液供应三维重建图

人类脊髓供血的特点之一是具有两根纵行动脉汇聚了来自根动脉的血液。脊髓前动脉（anterior spinal artery，ASA）和脊髓后动脉。左后

两根椎动脉汇合成脑基底动脉，这两根椎动脉还分别向尾侧分出一支动脉在 $C_{1\sim6}$ 水平组成了 ASA，ASA 走行在脊髓前中间沟。脊髓后动脉直径小于 ASA，位置变异也较大，它起自后下小脑动脉。

脊髓静脉系统与动脉系统并非完全伴行。脊髓静脉回流形成两个迂曲网状的静脉丛：内部静脉丛和外部静脉丛。脊柱静脉分三部分：骨内椎静脉、硬膜外静脉丛和椎旁静脉。椎旁静脉在不同部位有不同名称：颈段称为椎静脉；胸段称为奇、半奇和副半奇静脉；腹部称为升腰静脉。在脊髓周围的静脉形成一个环形、网状交通（图 13-5-4）。

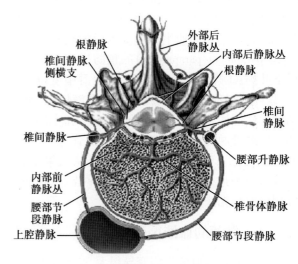

图 13-5-4 脊髓静脉回流横断面示意图

二、病理生理改变

（一）血流动力学变化

降主动脉阻断后主要的血流动力学变化是阻断近端的血压突然升高，而阻断以远的血压突然降至 10～20mmHg。心脏的前、后负荷增加，左心室张力增高。由于心脏前负荷增加，中心静脉压（CVP）和右心室压力增高。CVP 增高导致全身静脉系统压力增高和脑脊液压力增高。

动脉阻断后，近心端的全身血管阻力因心脏后负荷增加而明显增高，心脏后负荷增加也会导致心排血量的减少。主动脉阻断远端的血管阻力因代谢产物的聚集而降低。在阻断的主动脉重新开放后，平均动脉压降低，心脏指数增加，而周围血管阻力将非常低。

伴随着主动脉阻断以远脏器的血供中断，有

氧和物质代谢中断。此时,影响脊髓血供的因素是脊髓供血动脉的压力和脑脊液压力。

正常情况下,脊髓内血流可以在 60~160mmHg 之间自动调节,当血压<60mmHg 时,脊髓血流就会随之减少,而当压力>160mmHg 时,血管壁内侧的侧应力增高使血-脑屏障破坏。另外,缺血后可能出现"无再流"现象(no re-flow),即出现血流中断、血管痉挛血小板聚集和毛细血管周围水肿。主动脉阻断后脊髓的供血主要靠侧支循环提供。

脊髓血液循环最重要的特征是 ASA 的连续性,它为脊髓全程提供血液灌注。ASA 的连续性中断会导致截瘫。降主动脉阻断后,阻断近端的主动脉压力增高,脊髓的侧支循环血流增加,能够为阻断远端的脊髓提供血液灌注。这些侧支循环由椎动脉、颈段根动脉和仍保持灌注的胸段根动脉提供血液灌注。如果侧支循环发达,则截瘫的发生率会降低,侧支循环较好的情况包括:动脉粥样硬化、节段性动脉的血栓性闭塞和主动脉缩窄。与外伤性主动脉手术相比,这些病例在主动脉手术后发生脊髓损伤的机会要小得多。Svensson 等对主动脉阻断时间和脊髓损伤发生可能性进行了研究(图 13-5-5),研究发现在阻断时间超过 30 分钟时脊髓损伤的概率明显增加,在超过 60 分钟时几乎不可避免地要发生脊髓损伤。Svensson 所描述的阻断与损伤曲线是基于外伤性和急性主动脉夹层建立的,并且没有任何保护措施。当为侧支循环发达的主动脉疾病(中层退化性动脉瘤、Crawford Ⅲ型和Ⅳ型胸腹主动脉瘤、主动脉缩窄)进行手术时,或者是使用了降温、远端主动脉灌注和鞘内罂粟碱液灌注等脊髓保护手段,此曲线将会右移。

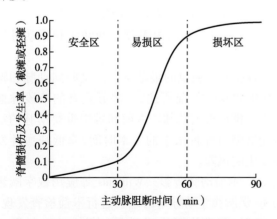

图 13-5-5　主动脉阻断时间和脊髓损伤发生率的曲线示意图

由于 ARM 的位置变异性和主动脉阻断的部位不同,出现截瘫几率也不同:①如果 ARM 起源于阻断部位以上,在脊髓发生缺血的可能性不大,因为此时的脊髓仍有部分血液灌注;②如果 ARM 或其他的重要根动脉起源于主动脉阻断区域,即使给予主动脉远端灌注能起到的保护作用也有限,除非有某支较大的髂腰动脉为腰部脊髓提供血液灌注;③当降主动脉或者胸腹主动脉置换时,肋间或者腰动脉再植对于维持腰部脊髓的持续血液灌注是非常重要的;④当 ARM 起自主动脉阻断远端,则进行主动脉远端灌注和维持适当的灌注压力将起到脊髓保护作用。但是仍有可能发生脊髓损伤,因为虽然 ARM 有血流灌注,但是阻断区域内的重要根动脉无血流灌注。

脊髓血运的复杂与变异提出了一个重要的问题,那就是在 13 对或更多的节段性血管中,到底哪些是为脊髓根动脉提供血液的? 术前造影等方法虽然为我们提供了一定的信息,但是许多造影后截瘫的报道也限制了这一方法的临床应用。有关确定重要节段性动脉的方法将在后面的内容进行讨论。

(二) 脑脊液变化

脑脊液(cerobrospinal fluid, CSF)压力在主动脉手术中进行性增高,在麻醉诱导和 CSF 引流期间、全麻和气管插管期间、主动脉阻断后会明显增高。在主动脉阻断前进行 CSF 引流时会明显下降。在全麻诱导和主动脉阻断期间,伴随 CSF 增高的是中心静脉压(central venous pressure, CVP)的增高。CSF 压力增高的原因可能包括:①阻断近端主动脉压力增高导致颅内动脉扩张和脑组织容积增加;②脑血流增加导致的 CSF 分泌增加;③CVP的压力增高导致脑和脊髓的静脉系统压力增高。由于脑和脊髓的容积是固定的,当静脉系统压力超过其自动调节的平衡机制时,压力会明显增高,这可能是 CSF 增高的主要因素。Maughan 等的研究表明,当减少前负荷时,CSF 的增高程度将会下降。当 CSF 的压力持续升高或者超过远端主动脉内压力时,截瘫的发生率是100% 。

(三) 缺血损伤的病理机制

Svensson 把主动脉术后的脊髓损伤归结为三类因素:①缺血程度和时间;②脊髓血供重建失败;③生化介导的再灌注损伤。主动脉术后截瘫或者下肢轻瘫可以即刻发生或者延迟性出现。即刻发生的原因是脊髓低灌注和低氧的直接后果。而延迟性发生可能出现在 1～21 天,导致的原因可能是再灌注损伤和氧自由基产生导致脊髓充血、水肿和局部血液灌注不良。

细胞损伤因素是:①缺血;②再灌注损伤;③无再流现象导致的微循环障碍。缺血损伤的程度与发生低氧的程度和时间长短密切相关。缺血的原因包括栓塞、血栓形成、动脉阻断和任何原因导致的脏器供血不足。

再灌注是指缺氧组织的血流和氧供恢复。然而,再灌注有可能导致加重因缺血导致的组织损伤。这种损伤主要是由于再灌注期间氧自由基的瞬间增高导致。缺血期间导致大量 ATP 分解产物的聚集,即黄嘌呤和次黄嘌呤。再灌注期间,黄嘌呤脱氢酶转化为黄嘌呤氧化酶,而黄嘌呤氧化酶催化黄嘌呤和次黄嘌呤产生过氧化自由基。由于血流恢复早期氧代谢不完全而导致大量氧自由基产生,氧自由基导致细胞损伤的机制是脂质过氧化,有多聚不饱和脂肪酸和磷脂组成的细胞膜因脂质过氧化而出现分解。脂质过氧化导致前列环素(PGI_2)合成受到抑制,血管收缩,血小板出现聚集。组织灌注血流减少并再次产生缺血。再灌注损伤可能是延迟性术后神经损伤的主要发病机制。

无再流现象的本质是在血流恢复时微循环水平的循环障碍,无再流现象的程度和缺血的时间长短有关。但无再流现象的机制仍未完全明了。

细胞膜损伤导致膜离子通透性增高,兴奋性氨基酸激活膜离子通道,细胞膜去极化。细胞内 Na^+-K^+ 失衡导致细胞毒性水肿、细胞内酸中毒、细胞内 Ca^{2+} 浓度增加,加重了低氧缺血性细胞损伤。细胞内 Ca^{2+} 浓度增加致使线粒体膜终止产生 ATP,转向产生氧自由基。产生的氧自由基反过来又会直接破坏细胞膜、介导血小板聚集、血管痉挛和溶酶体酶释放。

文献报道,脊髓损伤后早期细胞外谷氨酸(Glu)和天冬氨酸(Asp)浓度明显升高,Glu 和 Asp 作用于 NMDA 和非 NMDA 受体。NMDA 受体-通道对 Ca^{2+} 有较大的通透性,Ca^{2+} 是重要的细胞内第二信使,能激活多种酶,通过不同的信号传导系统产生各种复杂的生理反应。NMDA 的内源性激动剂有谷氨酸、天冬氨酸、高半胱氨酸(homocysteic acid)和喹啉酸(quinolinic)等。各种原因的神经组织缺血、缺氧及低血糖均可导致神经元代谢障碍,

抑制膜 Na^+/K^+ ATP 酶的活动,使细胞外 K^+ 浓度明显增高,Na^+ 浓度相应降低,导致神经元去极化。去极化引起兴奋性神经末梢中谷氨酸囊泡胞裂外排,胞外高 K^+ 能够逆转谷氨酸高亲和性转运体的活动,把谷氨酸从突触前神经末梢的胞浆内输至胞外,引起所谓"不依赖钙离子的非囊胞性释放"。此时细胞外液中谷氨酸浓度可达到 500 μmmol/L。兴奋毒性以急性细胞肿胀或延迟性细胞溃变的方式发展。急性细胞肿胀的机制是非 NMDA 受体激活时突触后神经元去极化和发放过程中 Na^+ 大量内流,继发 Cl^- 和水分的内流,使神经元严重水肿,迅速溃变死亡。延迟性细胞溃变主要是由 NMDA 受体激活时 Ca^{2+} 内流以及代谢性谷氨酸受体激活引起的胞内 Ca^{2+} 释放,使细胞内 Ca^{2+} 的浓度持续增高引起的。后者引起一系列的毒性反应,特别是激活各种降解酶。破坏神经元的磷脂膜、细胞骨架蛋白、核酸等重要成分,使神经元逐步溃变坏死。中枢神经系统包含大量兴奋性氨基酸(EAA),几乎所有神经元都有谷氨酸受体,脑和脊髓中任何引起胞外 EAA 浓度异常增高的病理变化都会产生兴奋毒性。抑制性氨基酸中,甘氨酸可与 NMDA 受体-通道复合体结合,加强谷氨酸的活性。而 γ-氨基丁酸(GABA)和牛磺酸(Tau)的释放和受体激活有利于对抗脑缺血时的兴奋毒性作用。

三、脊髓保护的方法与研究进展

基于对脊髓损伤机制的理解,减少脊髓缺血程度和时限的原则包括:①增加脊髓供血,包括提供机械性动力的血液灌注和动脉分流,脑脊液的引流。②提高手术技术和改进方法,包括进行恰当的脊髓血供重建。③利用低温降低代谢率。④术中应用药物防止缺血-再灌注损伤。

(一) 术前和术中重要肋间动脉和腰动脉的定位

保护脊髓血供的最基本方法是肋间动脉和腰动脉的再植。如前所述,一部分重要的节段性血管供应椎弓根大动脉。术前和术中重要动脉的定位能够缩短外科医生的手术时间,降低缺血并发症发生的风险。

1. 术前动脉造影　Williams 等应用数字减影为 46 例胸腹主动脉瘤的患者进行术前检查发现,只有 21 例确认了椎弓动脉,其中 69% 起源于 $T_{9～12}$。Kieffer 等应用选择性动脉造影在 45 例胸降

主动脉或胸腹主动脉瘤患者中确定了69%的椎弓动脉。在 Kieffer 的这些病例中，为证实椎弓动脉位置的和确认但未完成再植的50%以上出现脊髓并发症。Heinemann 等进行的脊髓动脉造影确认了67%（31/46）的椎弓动脉，在这些病例中只有2.3%的截瘫发生率。这些有创性的检查只为约2/3的患者提供了帮助，而且存在造影的风险问题，已经报道的有腹膜后血肿、暂时性下肢瘫和脊髓损伤导致的死亡等。Yamada 等报道了无创性的磁共振动脉成像，能提供69%的确认率。Kawaha-rada 等也报道应用无创性磁共振动脉成像方法证实了2/3的椎弓动脉。这些无创性的方法更有应用价值和前景。

2. 术中多普勒超声证实重要动脉 Shibata 等最近报道了应用脉冲式多普勒超声在主动脉阻断后确认重要脊髓供血动脉的实验性研究，作者发现在狗的 T_{13} 和 L_1 之间阻断主动脉后，一类供血动脉血流增加很多，而另一类增加很少。为前一类动脉进行主动脉阻断后选择性灌注有脊髓保护作用，而为后一类动脉提供灌注的动物中则发生了66%的神经系统并发症。

3. 氢电极技术 Svensson 等开发了一种新技术在术中来确认脊髓的供血动脉。他们沿着脊髓放置一根铂导管，并将氢饱和盐溶液灌注肋间和腰动脉，当氢遇到铂电极时就会产生刺激信号，这表明被灌注血管为脊髓提供血液灌注。这种实验性方法进行了两批实验性研究并在少量的患者使用，在确定重要供血动脉上花费的平均时间是4.6分钟，但是这种方法也存在不可避免的技术困难和风险。

（二）诱发电位的监测

诱发电位广泛应用于术中监测脊髓动能，监测的依据是对记录缺血事件后电位振幅和潜伏期的分析。然而，各种诱发电位的监测方法各有其优缺点。

1. 皮层体感诱发电位（somatosensory cortical evoked potentials，SEPs）

（1）临床应用：SEPs 已经广泛应用于胸腹主动脉手术。刺激胫神经和腓神经并在头皮记录脑皮层的电流变化，这些电刺激经过了脊髓后索和侧索的传导，可以反映脊髓的功能情况。这种方法最早于80年代早期应用于胸腹主动脉手术中，因其简单、无创和确有临床价值而得到广泛认可。对刺激后的电波的延迟时间和波幅变化进行分析

发现：波幅的降低和反应时间的延迟提示有脊髓缺血的发生。而缺血的原因可能是重要动脉的供血中断、缺乏远端主动脉灌注、缺乏侧支循环和脑脊液压力增高等。

（2）局限性：因为 SEPs 反映的是感觉传导系统而不是运动传导系统的缺血改变，而位于前索的运动传导系统对缺血损伤敏感得多。有学者发现 SEPs 不能提供再灌注损伤的信息，所以可能会发生假阴性和假阳性的结果，即术中 SEPs 没有发生改变而也有可能出现术后截瘫并发症。另外，SEPs 对缺血事件发生的时间是滞后的，这些都影响了其临床应用价值。但是尽管有这些局限，许多学者仍然相信 SEPs 在术中和术后监测会为临床提供较好应用价值。

2. 脊髓诱发电位（evoked spinal cord potentials，ESPs） ESPs 是通过在硬膜外置入刺激电极而在另外一个置入硬膜外电极进行记录。ESPs 的波形包含宽度很窄的正向上升波和负向下降波。有学者报道通过直接脊髓方法的 ESPs，并表明 ESPs 的监测是反映胸腹主动脉阻断后缺血损伤的最可靠方法。但是由于其显而易见的操作难度和风险，很难得到广泛的应用。

3. 运动诱发电位（Motor-evoked potentials，MEPs） 理论上由于位于脊髓前束运动神经元在主动脉阻断后会发生不可避免的缺血性损伤，所以监测 MEPs 对发现脊髓损伤更具合理性。

（1）临床意义：MEPs 可以在主动脉阻断的附近刺激运动皮层并在阻断远端脊髓、周围神经和肌肉记录到。Reuter 等发现在锁骨下动脉远端阻断主动脉，1分钟后就可以记录到周围神经 MEP 波的消失。研究表明，MEPs 比 SEPs 的监测对再灌注损伤更能提供有用的价值。Van Dongen 等发现主动脉阻断后脑脊液 S-100 蛋白的浓度变化与 MEPs 呈明显的负相关，而与 SEPs 的变换则无此相关性。

（2）局限性：MEPs 监测受许多普通麻醉药品的影响，如异丙酚、一氧化氮、苯二氮䓬药物和挥发性麻醉剂。但是这些问题可以通过技术上的改进来克服。此外，MEPs 的恢复和脊髓缺血的相关性不大，这可能是因为 MEPs 监测的是脊髓前索白质的功能，而会因缺血损伤导致的截瘫的运动神经元则位于灰质。Meylaerts 等发现 MEPs 监测在中度低温时不受影响，因为脊髓硬膜下温度低于25℃时，神经轴突和末梢的信号传递均被抑制。

虽然有各种各样的局限性，MEPs 仍然是比较敏感的脊髓缺血监测方法，可以为外科医生的术中决策提供依据而有效地降低并发症发生率。

（三）有关手术方式的改进

缩短主动脉阻断时间一直是减少术后脊髓功能障碍的最主要方法，阻断时间超过 30 分钟时，截瘫的发生率将大大增加。如果没有其他的预防脊髓缺血的措施，单纯应用常温阻断的方法完成胸腹主动脉手术的风险是极高的。手术技巧的改进缩短了脊髓缺血时间和减少缺血的程度，包括单纯钳夹-缝合、序贯性钳夹-缝合和单侧钳夹开放吻合等。因为涉及的是外科操作技术，具体内容本节将不再详细讨论。

（四）脑脊液压力的监测和引流

1. 胸主动脉阻断后脑脊液压力增高　这是因为脑血流的突然增多，颅内压和中心静脉压增高造成的。另外，再灌注后 8～24 小时内发生的血-脊髓屏障的破坏造成的组织水肿，导致早期和延迟性的脊髓缺血性损伤。水肿和脑脊液压力增高使微循环中断，进一步加重了因主动脉阻断导致的脊髓缺血损伤。脊髓的灌注压力等于脊髓动脉血压减去脑脊液压力，持续监测和引流脑脊液并维持在 10mmHg 以下，是胸腹主动脉手术中脊髓保护的一种重要方法。脑脊液压力监测并不能防止所有的脊髓损伤的发生，很多实验性和临床研究显示了有争议的结果，这些结果提示许多其他因素影响脊髓灌注压，而脑脊液并不一定是升高的，如：术中和术后的低血压、血管扩张药物控制主动脉近心端高血压、远端主动脉阻断的位置、是否应用远端灌注和远端灌注的压力等。另外，如果进行主动脉-腹主动脉转流会使脊髓供血增加一倍，此时应用脑脊液引流对增加脊髓供血作用不大。Wada 等发现，应用脑脊液引流和控制远端主动脉压力维持脊髓灌注压力超过 40mmHg，对脊髓保护非常有效。这种措施防止了延迟性脊髓缺血性损伤的发生，尤其是在患者出现脑脊液压力增高、低血压和低氧的情况下。

2. 术中鞘内监测 PO$_2$　Hellberg 等利用猪脊髓缺血模型，在鞘内置入多种感受器导管持续监测脑脊液 PO$_2$、PCO$_2$、pH 和温度。他们观察到 PO$_2$ 和 PCO$_2$ 变化与脊髓电子显微镜检查结果的相关性，为临床的术中监测提供了依据。当脑脊液 PO$_2$ 低于 6mmHg 和（或）PCO$_2$ 高于 90mmHg 时预示着中度或重度脊髓缺血。

（五）远端动脉灌注

在胸降或胸腹主动脉阻断时为远端提供逆行的血液灌注，可以通过肋间动脉、腰动脉和远端侧支循环为脊髓供血。Verdant 等的报道首次证实了此类方法的有效性，他们在 366 例胸降主动脉瘤手术中应用 Gott 分流，术后截瘫发生率为零。在广泛主动脉病变中，如果主动脉阻断时间超过 30 分钟时，这种方法增加了安全时限。

被动性动脉分流（如 Gott 分流和腋动脉-股动脉分流等）实际上并非很理想，因为这种方法并不能使远端主动脉灌注压力超过 40mmHg。现在应用左心转流、股股转流，甚至体外循环的方法代替了以前的动脉分流的方法，毕竟体外循环机可以控制灌注压力和温度，能够使远端主动脉压力维持在 60～70mmHg。Elmore 等的动物实验表明联合应用脑脊液引流会进一步增加脊髓血液灌注。

少数学者如 Cambria 等认为远端主动脉灌注缩短了近端吻合时间，只有少数主动脉近心端需要处理的病例才使用远端灌注，比如慢性主动脉夹层和瓣膜功能障碍导致的左心力衰竭等。他使用了一种改良的钳夹-缝合技术，避免了全身降温和肝素化。但是他应用了其他脊髓和内脏器官保护技术，如硬膜外降温、脑脊液监测和引流、重要节段性动脉再植、4℃乳酸林格液加甘露醇和甲基强的松龙肾动脉灌注、人工血管与肠系膜上动脉分流进行内脏保护。

阜外医院自 1994 年始率先应用常温阻断+血泵法血液回收股动脉输入技术（图 13-5-6）治疗胸降主动脉瘤和 DeBakey Ⅲ型主动脉夹层手术取得了良好的效果。本法主要是在全量肝素化后，经股动脉插动脉灌注管，术中出血经体外循环机吸引回收，回收血经股动脉插管快速间断输入。应用此技术病例无永久性截瘫发生，约 1/3 不需要再输库血。

本法有以下优点：维持阻断前后的血流动力学稳定，能减轻心脏负荷和减少心脏并发症；节约大量血液资源，减少输血引起的血源性感染疾病的风险；阻断段远端有一定量的血液供应，可延长阻断时间的安全时限，减少脊髓、腹腔脏器缺血并发症的产生，本组最长阻断时间 50 分钟，无脊髓并发症；避免体外循环或深低温停循环造成的肺部、神经系统和凝血系统的并发症；不需要添置特殊器材，技术简单易于推广。

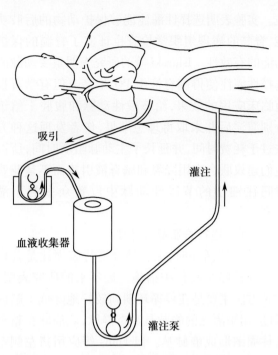

吸引

灌注

血液收集器

灌注泵

图 13-5-6　常温阻断+血泵法血液回收股动脉输入技术

（六）重要节段性血管再植

保护和对重要节段性动脉的再植对脊髓和内脏器官的重要性使得外科医生从简单的钳夹-缝合技术外引入了重要动脉再植。Ross 等应用了一种全面再植的方法，不去企图分辨哪些动脉是供应脊髓的血管，自 $T_8 \sim L_2$ 的肋间和腰动脉全部再植，把这些动脉所在的主动脉壁椭圆形剪下并吻合到人工血管上。这种方式使得他们从简单钳夹-缝合技术 9.9% 的脊髓并发症下降到 2.4%，术后截瘫发生率从 8.8% 降为 0。另外，应用这项技术后的主动脉阻断时间并没有明显增加（30.3 分钟 *vs.* 31.0 分钟）。虽然 Ross 等后来因为没有应用其他的脊髓保护措施和对危险因素进行分析而遭到批评，他们的结果证明了重要段性动脉的再植必要性，当然他们的"改良钳夹-缝合技术"也说明了外科操作技术在减少阻断时间中一直占有重要地位。

Schepens 等的方法与 Ross 相似，但是 Schepens 只把 $T_8 \sim L_2$ 之间有明显回血的肋间和腰动脉进行再植。他们的脊髓并发症是 13.8%，永久性脊髓截瘫发生率为 5.7%。奇怪的是他们的术后截瘫发生率比应用再植技术前升高了（7.8% *vs.* 2.7%）。对此现象的解释可能是这些血管直径太小，与为椎弓动脉供血无关，不能通过血流大小判断来决定是否进行再植。所以，如果没有在术前和术中对椎弓动脉进行确认，术中对 $T_8 \sim L_2$ 之间的所有动脉进行再植是明智的做法。但是，再植造成的阻断时间延长也可能是手术截瘫发生率升高的原因。

Griepp 等的报道证明，如果 10 支以上的重要节段性血管切除，术后的截瘫发生率和死亡率将明显增高。Cambria 等的报道也表明了 T_9 和 L_2 之间的节段性血管与脊髓缺血并发症之间的密切关系。另外，在 CrawfordI 和 II 型胸腹主动脉瘤时 OR 值升高为 9.7，提示脊髓并发症和动脉瘤的范围有关。

（七）低温

早期的大量实验性和临床研究证明了低温的神经保护作用，深低温停循环广泛应用于成人主动脉弓手术和儿童复杂先天性心脏病手术中。从 40 年代后，低温就已经应用于胸腹主动脉瘤手术脊髓保护。早期认为低温的神经保护机制主要是降低了缺血期间的脑和脊髓的氧代谢率，大约每摄氏度降低 5%。现在的研究表明低温通过改变兴奋性氨基酸的释放而起到了脑和脊髓的保护作用。

在实验和临床上共有 4 种低温的方法用于脊髓保护：①体外循环全身降温的方法：临床上显示可以明显降低术后截瘫的发生率，但是术后心律失常、凝血机制障碍和代谢紊乱等发生率明显上升。而且低温有可能造成术后心肌缺血。②部分体外循环灌注：在胸腹主动脉手术中因为可以行脊髓远端灌注并维持脊髓低温，曾经得到一段时间的提倡，但是它也有其特定的缺点和并发症，在病变血管上插管进行灌注会导致远端血栓形成，而且也有一定的心律失常发生率。③局部主动脉冷液体灌注，在许多动物实验中证实有效。局部灌注的优点是：只在局部形成低温，而没有整体降温带来的诸多并发症。但是，经动脉局部灌注需要占用动脉阻断后的宝贵时间进行操作。这种方法没有在临床应用方面的研究，而且因为延长了动脉阻断时间，在老年患者和轻型动脉瘤手术的患者难以预期会有满意的结果。④脑脊液灌流技术：需要在鞘内放置输入和输出管，在脊髓周围形成液体循环，可以应用低温并配合一定的药物，动物实验证明确实有效，但是，灌流增加了脑脊液压力，而脑脊液压力的增加会导致脊髓损伤，另外，腰穿操作损伤脊髓的危险限制了临床应用。

1. **深低温技术**　对复杂的胸降动脉、胸腹主动脉瘤合并主动脉近心段和弓部病变时非常有效。Kouchoukos 等应用深低温治疗有脊髓和腹腔脏器缺血高危因素的胸降动脉、胸腹主动脉瘤。体外循环和间隔性的停循环,可以满足进行广泛的主动脉手术并提供无血的视野,而且避免了选择性动脉灌注带来的风险,他们的 161 例患者应用左胸后外侧与腹正中联合切口,在肝素化和建立体外循环后给予甲基强的松龙(7mg/kg)和硫喷妥钠(10~15mg/kg)作为神经保护剂。持续降温至鼻咽温度 11~16℃ 和膀胱温度 22℃。在脑电图达到零电位时停循环,头部置冰帽。远端主动脉钳夹或者用球囊阻断,近端主动脉开放吻合,吻合结束后从静脉灌注 15℃ 冷氧合血以便把上部循环内的碎屑和空气排出。人工血管吻合口附近插入动脉灌注管进行上半身的低流量循环,此时温度 18~20℃。在此条件下同时为 63% 的患者的 T_6 以下的肋间动脉进行了再植,术后 30 天死亡率为 6.2%,其中急性夹层和破裂是术后死亡的高危因素,在存活病例中,截瘫发生率 2.5%,下肢轻瘫 0.6%,脑卒中 1.9%,有 2.5% 的患者需要透析。

2. 中度低温 Wakamastsu 等的研究表明中度低温比深低温时脑脊液神经递质性氨基酸浓度要低,从而提供了更好的脊髓保护效果。Von Segesser 等报道了应用中度全身低温(28~30℃)加部分体外循环与常温部分体外循环治疗效果的对比,他们发现低温组术后生存率明显好于常温组(96% vs. 85%),但脊髓缺血损伤发生率相似(4%)。

3. 局部应用低温 理论上可以进行脊髓保护又能够避免全身体外循环造成的心律失常、凝血系统紊乱和感染。但是早期的大部分报道效果并不理想,近期的研究如 Cambria 等应用局部降温联合肋间动脉再植和脑脊液引流取得了良好的效果,在他们的病例中,98% 为应用远端主动脉灌注。Motoyoshi 和 Ueno 等在动物腰部使用冰袋降温,实验结果显示进行局部降温可明显降低脊髓温度,并起到了很好的神经保护作用。这种无创的方法可以避免有创性局部降温带来的风险,如肋间和腰动脉灌注、硬膜下腔或硬膜外腔灌注、脊髓静脉的逆行灌注等,由于人类的椎骨和肌肉比兔子厚得多,如果应用到临床中肯定要花更长的时间才能够降低脊髓温度。

(八)选择性脊髓灌注

Meylaerts 等应用经颅 MEPs 在阻断猪主动脉后确认重要的脊髓供血动脉,并给予氧合血液灌注。实验表明选择性灌注能够保护动物的后肢功能,脊髓的病理组织学检查也证实了脊髓的保护功能的有效性。Ishizaki 等的研究表明重要动脉的选择性灌注使得脑脊液中 PO_2 增高。但有学者报道临床应用的效果,给节段性动脉和腹腔干给予分别灌注后并未取得理想结果,作者发现这种方法过于耗费时间,并延长了主动脉阻断时间,所以他们建议联合应用降温和脑脊液引流而不是花费时间往细小的节段性动脉中放置众多的小灌注管。

(九)逆行脊髓静脉灌注

低温停循环时,上腔静脉逆行脑灌注是公认的一种神经系统保护措施。近年来的研究表明,这种方法主要是在停循环期间较好地降低了脑内温度,用来灌注的静脉是半奇静脉,此静脉在整个脊柱周围形成静脉丛。但 Follis 等应用猪左侧奇静脉逆行灌注却没有发现有保护作用,作者分析可能是因为奇静脉和腔静脉具有广泛的交通支,这导致灌注的氧合血向相对低压的腔静脉系分流造成的。Winnerkvist 等在进行了少量的动物和临床试验后也发现并没有神经保护作用,但是发现可以通过此渠道对脊髓进行药物灌注。Gangemi 等应用兔模型逆行灌注血液+苯妥英钠具有神经保护作用,逆行静脉灌注的作用部分是因为药物的作用,部分是因为局部降温的效果。

(十)脊髓预缺血处理

在 60 年代初,Blaisdell 等就在利用脑脊液引流来预防截瘫的动物实验研究中发现,术前 2 周结扎肋间动脉,然后再阻断主动脉就不引起截瘫或不增加截瘫的发生率。Griepp 等也认为短暂地阻断肋间动脉,可能产生缺血预处理作用而防止了脊髓损伤的发生。也许是受到了对大脑进行的缺血预处理研究的启发,Matsuyama 等在狗的缺血预处理实验中,近端主动脉阻断 20 分钟作为缺血预处理,对照组不进行预处理,48 小时后,两组狗均给予阻断主动脉 60 分钟,对照组 24 小时后有 50%(3/6)发生了截瘫,而实验组中没有无截瘫发生,作者分析这种保护作用可能与热休克蛋白 70(HSP70)有关。Sakurai 等用兔作为动物模型对脊髓缺血进行研究证实,缺血预处理组动物的 HSP70 mRNA 的表达时限明显长于非缺血预处理组的动物,进而认为,HSP70 对缺血后的脊髓具有保护作用。

（十一）神经保护的药物应用

在过去的二十多年中，大量的文献报道了有关脊髓保护性药物应用的研究，通过不同的目的、不同的手段，经过不断的筛选，有许多药物证明是有效的。

1. 糖皮质激素　糖皮质激素对脑和脊髓的缺血、创伤均具有明显的减轻炎性反应和组织损伤的作用。甲基强的松龙是这类药物中最有效的，它的主要作用是抑制氧自由基导致的脂质过氧化。Laschinger 等在 1984 年首先发现在脊髓缺血的实验性模型中的有效性。Kanellopoulos 等的研究显示甲基强的松龙能够减少腰髓细胞凋亡的数量。在深低温停循环中的广泛应用也显示了甲基强的松龙在临床的突出效果。

2. 别嘌呤醇　缺血事件发生后 ATP 分解，通过次黄嘌呤和黄嘌呤反应生成的氧自由基是再灌注损伤中的重要机制。别嘌呤醇是次黄嘌呤的同工异质体，它是黄嘌呤氧化酶的底物和有效抑制剂。另外减少再灌注损伤的作用在它的直接清除自由基作用。但别嘌呤醇的效果仍有争议。

3. 去铁胺（Deferoxamine）和铁螯合剂（Deferiprone/L1）　这些药物因为抑制了铁催化的脂质过氧化和氧自由基产生，可以减轻再灌注损伤。Hurn 等 1995 年利用狗脑的缺血模型发现，在再灌注期间去铁胺能够使 pH 值和碳酸氢盐水平恢复。另外，在再灌注期间磷酸肌酸和 ATP 升高。另外颅内压降低与应用去铁胺亦有关。同期也有报道证实了 L1 的神经保护作用和去铁胺的脊髓缺血后的保护作用。

4. 类胰岛素生长因子 1　Nakao 等的研究表明类胰岛素生长因子 1 在兔脊髓缺血模型中具有明显的保护效果。资料证实它能够保护动物后肢功能、保持了形态学的完整性和运动神经元细胞数量。类胰岛素生长因子 1 结构上与胰岛素前体相似，并具有相似的胰岛素代谢效应。它的脊髓保护作用源于抗凋亡 Bcl-xL 表达的增加和抑制了前凋亡 Bax 蛋白，而不是靠糖代谢的增加。

5. 钙通道阻滞剂　钙内流是缺血后再灌注损伤的一个主要因素，细胞内钙浓度增加导致一系列酶活性物质激活，从而导致神经细胞死亡和凋亡，这些酶活性物质包括：蛋白酶、磷脂酶 A_2、一氧化氮合酶、活性氧簇、钙激活蛋白酶、肌动蛋白、胱天蛋白酶（caspase）。对钙离子通道阻断剂对脊髓缺血作用的研究广泛而有争议。

6. 美金胺（memantine）　美金胺是一种非竞争性的 NMDA 受体拮抗剂，并曾经广泛应用于神经变性疾病，如癫痫和抑郁症。在灶性和全脑缺血时可以改善 NMDA 受体介导的神经毒性作用，并且阻断钙离子内流。Ehrlich 等报道美金胺脑保护作用，而且能够促进再灌注后 MEPs 的恢复，术后神经系统功能和组织学均较好。

7. 利鲁唑（riluzole）　实验研究提示 riluzole 的神经保护作用在于阻断的离子型兴奋性氨基酸受体，抑制突触前膜谷氨酸释放，使电压依赖型钙通道和钠通道活性降低，刺激 G 蛋白依赖性转运增强和激活 2P 区 K^+ 通道。

8. 硫酸镁　许多实验性和临床研究提示，硫酸镁具有缺血后的神经保护作用。其作用机制可能是增加缺血区域的脑血流，抑制脊髓新陈代谢和糖的利用。对电压依赖性钙通道非选择性抑制其活性。非竞争性阻断谷氨酸受体是谷氨酸释放受到抑制。加强缺血后细胞能量代谢的恢复和线粒体钙缓冲的恢复，硫酸镁的神经保护作用是计量依赖性的。对硫酸镁的作用目前仍由很多争议，需要进一步研究。

9. 腺苷　腺苷是 ATP 的代谢产物，共有 4 种受体：A_1、A_{2A}、A_{2B} 和 A_3。它的生理作用包括：镇静、降低心率、血管扩张、抑制脂解和调节免疫系统。腺苷的神经保护作用在于防止血小板黏附和白细胞聚积、抑制兴奋性氨基酸的释放、减轻缺血导致的谷氨酸神经毒性、调节一氧化氮合成和血管扩张。但是对腺苷造成的低血压和心动过缓的忧虑使临床应用受到限制。Parrino 等经静脉逆行灌注腺苷+冷盐水起到了良好的神经保护作用，当然这种作用部分是由于血管扩张，部分是脊髓温度降低造成的。Seibel 等在主动脉切除部分的脊髓节段性动脉灌注腺苷，他们发现直接灌注与全身静脉用药相比能够起到保护作用，因为全身用药时高浓度的腺苷很难达到脊髓。近期的一些研究全身静脉应用 ATL-146e 和腺苷 A_{2A} 受体激动剂可以对抗脊髓缺血损伤，但是也发现了明显的副作用——降低动脉压力。这也提示腺苷和其激动剂的治疗效果必须要通过局部性用药才行。

10. 前列腺素　前列腺素通过血管扩张、抑制血小板聚积和嗜中性粒细胞活性、稳定溶酶体膜来提供组织缺血损伤的保护作用。Ohtake 等发现在钳夹的主动脉内灌注 PGE_1 和氧合血比只灌注氧合血有明显疗效。

11. 活化蛋白 C　活化蛋白 C 具有抗凝活性，抑制 Ⅴa 和 Ⅷa 因子。其防止微血管内凝血和炎性反应，抑制白细胞的活动和细胞因子活性。其神经保护作用在于防止嗜中性粒细胞在缺血血管内皮黏附和激活，防止穿过血-脑屏障。另外，可以减少微血管闭塞时纤维沉积，这与缺血后的预后密切相关。

12. 中分子量羟乙基淀粉　微血管内皮连接间隙扩大致使高分子物质和液体漏出也是再灌注损伤的最重要机制之一。静脉输入 100～1000kD 的高分子物质是减少"毛细血管渗漏现象"的手段之一，羟乙基淀粉可以减少缺血后的毛细血管通透性。标准分子量的羟乙基淀粉（10～2000kD）与中分子相比缺乏保护效果。

如前所述，几十年来对脊髓缺血损伤的机制和保护进行了大量的研究，尽管许多的方法和药物仍有争议，损伤机制的理论仍然没有完全搞清楚，但是取得的进展已经使主动脉手术后截瘫发病率明显降低。加强对脊髓损伤机制的理解，联合应用多种脊髓保护的方法仍然可以取得较满意的效果。

（胡　强）

参 考 文 献

1. Bevan PJ. Should cerebral near-infrared spectroscopy be standard of care in adult cardiac surgery? Heart Lung Circ,2015,24(6):544-550.

2. Scott DA, Evered LA, Silbert BS. Cardiac surgery, the brain, and inflammation. J Extra Corpor Technol,2014,46(1):15-22.

3. Goto T,Maekawa K. Cerebral dysfunction after coronary artery bypass surgery. J Anesth,2014,28(2):242-248.

4. Hammon JW. Brain protection during cardiac surgery:circa 2012. J Extra Corpor Technol,2013,45(2):116-121.

5. Zheng F,Sheinberg R,Yee MS,et al. Cerebral near-infrared spectroscopy monitoring and neurologic outcomes in adult cardiac surgery patients: a systematic review. Anesth Analg,2013,116(3):663-676.

6. Sury M. Brain monitoring in children. Anesthesiol Clin,2014,32(1):115-132.

7. Hirsch JC,Jacobs ML,Andropoulos D,et al. Protecting the infant brain during cardiac surgery:a systematic review. Ann Thorac Surg,2012,94(4):1365-1373.

8. McKenzie ED,Andropoulos DB,DiBardino D,et al. Congenital heart surgery 2005:the brain:it's the heart of the matter. Am J Surg,2005,190(2):289-294.

9. Gaynor JW,Stopp C,Wypij D,et al. Neurodevelopmental outcomes after cardiac surgery in infancy. Pediatrics,2015,135(5):816-825.

10. Tabbutt S,Gaynor JW,Newburger JW. Neurodevelopmental outcomes after congenital heart surgery and strategies for improvement. Curr Opin Cardiol,2012,27(2):82-91.

11. Alston RP. Brain damage and cardiopulmonary bypass:is there really any association? Perfusion,2011,26 Suppl 1:20-26.

第十四章

体外循环对心血管系统的影响

人体心血管系统的调节主要依赖心肌收缩力、血管张力和血容量的调控。体外循环是一种非生理性灌注，将静脉血从心脏或上下腔静脉引出，经过氧合和排出二氧化碳后回到大动脉（通常为升主动脉），改变了血液循环方式。由于大量血液从心脏引走，心脏的 Frank-Starling 生理调节作用消失，体外循环全流量时心脏被引空，心室腔塌陷，增加心室壁张力，使心内膜下的血管阻力增加。冠脉的供血主要从升主动脉插管处逆流供应，加上非搏动性灌注方式以及血液稀释对血管张力的影响，冠脉血流的供应容易受到干扰。体外循环血液稀释和非搏动性灌注同样对外周血管张力也产生一定的影响，例如，体外循环刚开始的时候常有一过性血压下降的现象。大量血液引出体外，使机体调节血容量的能力下降。因此，体外循环下心血管系统的调节是一种被动状态。

心脏外科根据手术的需要，可以在心脏不停跳、诱颤或停跳下完成操作。诱颤增加心室壁张力和心肌耗氧，影响心内膜的供血，对心肌的供氧和氧耗平衡是不利的。心脏停跳经历心肌缺血以及随后的再灌注，产生不同程度的再灌注损伤。尽管心肌保护的技术比较成熟，但是仍有一部分患者的心功能不能完全恢复，或药物或机械循环辅助，甚至由于严重心力衰竭而死亡。因此心肌保护一直是心外科围术期重要脏器保护的重中之重。然而，体外循环过程中产生的炎症反应、血液稀释、气栓、微栓等均有可能加重围术期的心脏损害。围术期心肌保护不仅涉及体外循环，还与外科、麻醉、复苏等多个环节有关。就体外循环对心血管系统的影响而言，患者术前合并有冠脉异常、心室壁肥厚、发绀或慢性心力衰竭等，均加重了体外循环对心脏的影响。因此本章节重点介绍体外循环对心脏的影响。

第一节　心肌保护基础知识

一、心肌血供和氧代谢

心肌血供取决于主动脉压力、冠脉阻力、心肌壁张力。

（一）冠状动脉循环特点

1. 冠脉解剖特点　左右冠状动脉均起始于主动脉根部，冠状动脉主干行走于心外膜或心外膜下很浅表的心肌内，其分支与主干垂直，向心室壁内发出。在心外膜下，冠状动脉的小分支以与主干成直角的方向从心外膜穿入心肌深层直到心内膜附近。冠状动脉在左心室壁内的分支有两种类型，一种为分支型，动脉进入左心室壁后很快分支，形成树枝状，供应心室壁的外 3/4～4/5；另一种为直进型，数目较少，进入心室壁后很少分支，当达到或接近心内膜下区时才分支形成血管丛，供应心内膜下心肌和乳头肌，因此心内膜下容易产生缺血。冠脉分支最终形成的毛细血管网走行于肌纤维之间，并与肌纤维平行，通常一根肌纤维有一条毛细血管供应。心肌肥厚时，肌纤维直径虽增大，但毛细血管数量并无相应增加，故肥厚心肌易发生血液供应不足。

2. 冠脉循环的生理特点　冠脉循环压力高、流速快、血流量大。冠脉直接开口于升主动脉，安静状态下冠脉流量可达 225ml/min，占心输出量的 4%～5%，而心脏重量只占体重的 0.5%。剧烈运动时冠脉流量可增至 300～400ml/min，并且应激状况下流量还可增加，显示冠脉血流储备能力大。

然而,冠状动脉粥样硬化将减低冠脉血流的储备能力,增加心肌缺血的风险。

3. 冠脉循环摄氧率高、氧储备低,毛细血管分布密度高　心肌耗氧量居全身器官首位,安静状态下每百克心肌组织耗氧量为 8 ~ 15ml/min。由于耗氧量大,与之相适应的心肌毛细血管密度高。正常每百毫升动脉血含 20ml 氧,安静状态下心脏从 100ml 动脉血中摄取 12ml,即 100ml 冠脉血液中氧储备只有 8ml,而同样条件下的骨骼肌从 100ml 血中摄取仅 5ml,氧储备为 15ml。心肌从冠脉中摄取 70% ~ 90% 的氧,远高于脑组织 25% 的摄氧率。剧烈运动时,心肌通过额外增加冠脉血液氧摄取量的潜力很小,主要通过冠状动脉扩张增加血流量,以适应心肌的氧需求增加。

4. 冠脉血流的脉动性和时相性变化　受主动脉根部血流的冲击,主动脉瓣叶的开闭,产生冠脉血流的脉动性。由于相当部分的冠状小动脉垂直穿行于心肌细胞之间,心肌的节律性收缩对冠脉血管有挤压作用,心肌收缩时冠脉血流量反而低于舒张期,这种现象尤其在左冠状动脉更为明显。因右心室壁薄而且收缩力弱,右冠状动脉血流没有明显的时相变化。

5. 心内膜下心肌灌注特点　左心室收缩对冠脉血管床的挤压力在心肌各层并不均匀分配,而是存在一个由外向内逐渐增大的压力梯度,即心内膜下心肌和毛细血管承受更大的挤压力。另外,由于心内膜下心肌的冠脉为直进型血管,灌注压力变化梯度不明显,因此心内膜下心肌灌注主要受心室壁张力的影响,左心室内膜下心肌依赖于舒张期冠脉灌注。由于左心室内膜下心肌的灌注特点,决定了该部位对缺血缺氧十分敏感。心外膜下 3/4 ~ 4/5 心肌的血液由冠状动脉直角分支斜行穿入,侧枝丰富。心内膜下 1/4 ~ 1/5 心肌经壁室小动脉直角穿入心肌,侧枝少,心肌受压时,此处血流易中断。心内膜心肌代谢较高,所以此处是易遭缺血损害的部位。

6. 冠脉循环的调节　冠状动脉循环调节主要依靠自身调节,正常情况下,在一定的压力范围内,冠状动脉血流量稳定(图 14-1-1)。自身调节主要是局部代谢产物($PaCO_2$、H^+、K^+、腺苷、缓激肽等)增加、PaO_2 下降、缺血缺氧导致心肌毛细血管扩张,血供代偿性增加。其次是神经调节,冠脉循环的神经支配包括心交感神经和迷走神经,大血管 α 受体多,小血管 β 受体多。再次还包括激素调节,如儿茶酚胺、血管紧张素、甲状腺素等。血液黏滞性对冠状动脉血流量也有影响。冠状动脉循环代谢调节大于神经调节,储备能力大,血流量与生理状况匹配,活动时可达正常 6 ~ 7 倍,缺氧状态可增加至正常 4 ~ 5 倍。

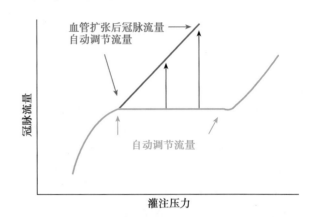

图 14-1-1　冠状动脉血流自动调节示意图

(二) 心肌氧供及评价指标

心肌氧供公式为 $MDO_2 = CBF \times CaCO_2$;$CaO_2 = 1.36 \times Hb \times SaO_2 + 0.003 \times PaO_2$($MDO_2$:心肌氧供;$CBF$:冠脉血流量;$CaCO_2$:动脉血氧含量;$Hb$:血红蛋白浓度;$SaO_2$:动脉血氧饱和度;$PaO_2$:动脉血氧分压)。临床常用的氧供评价指标包括:①舒张压时间指数 DPTI =(主动脉舒张期均压-左心房或肺毛细血管均压)×舒张时间;②心内膜功能存活率 = DPTI/TTI = 氧供/氧需,正常>1,<0.7 则心内膜下缺血。

(三) 心肌氧耗及评价指标

1. 心肌氧耗特点　心肌活动所需的能量几乎全部通过葡萄糖或脂肪酸的有氧氧化供应,心脏不能长时间耐受无氧状态。在心脏总的耗氧量中,心肌收缩活动用于产生室壁张力和心肌纤维缩短所消耗的氧量为 80% ~ 90%,心脏基础代谢耗氧量占 10% ~ 15%,其余耗氧量用于心肌激动的电活动等(图 14-1-2)。因此,心肌耗氧量用于机械做功比例最大,室壁张力增加和心率加快是心肌耗氧量增加的主要因素。左室做功 =(主动脉平均压–PAWP)×SV,右室做功 =(肺动脉平均压–CVP)×SV。

2. 氧耗评价指标　目前临床常用的氧耗评价指标包括:①二项乘积:心率×收缩压<12 000;②三项乘积:心率×收缩压×左室射血时间;③张力时间指数(TTI)= 主动脉收缩期压均值×收缩时间。

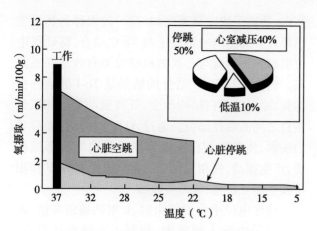

图 14-1-2　体外循环期间心肌氧耗特点

二、心肌细胞电机械生理

（一）心室肌细胞动作电位周期离子跨膜流动

正常心室肌细胞的静息电位约-90mV，其兴奋时产生的动作电位分为 0、1、2、3、4 共五个时相（图 14-1-3）。

0 期除极（去极）过程：在适宜的外来刺激作用下，心室肌细胞发生兴奋，膜内电位由静息状态下的-90mV 迅速上升到+30mV 左右，即肌膜两侧原

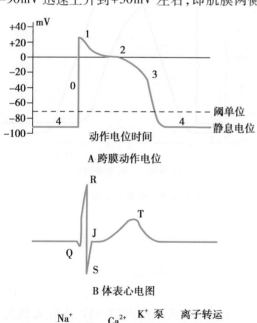

A 跨膜动作电位

B 体表心电图

C 心肌细胞经膜离子流

0、1、2、3、4表示动作电位的时相

⟶表示快速离子流动
⟶表示缓慢离子流动

图 14-1-3　心室肌细胞动作电位周期离子跨膜流动

有的极化状态被消除并呈极化倒转，构成动作电位的升支。除极相很短暂，仅占 1～2ms，而且除极幅度很大，为 120mV；可见，心室肌细胞的除极速度很快，膜电位的最大变化速率可达 800～1000V/s。肌膜钠通道的大量开放和膜两侧浓度梯度及电位梯度的驱动从而出现 Na^+ 快速内流，是心室肌细胞 0 期去极形成的原因。正因为如此，从电生理特性上，尤其是根据 0 期除极的速率，将心室肌细胞（以及具有同样特征的心肌细胞）称为快反应细胞，其动作电位称为快反应电位。

1 期复极：在复极初期，仅出现部分复极，膜内电位由+30mV 迅速下降到 0mV 左右，故 1 期又称为快速复极初期，占时约 10ms。0 期除极和 1 期复极这两个时期的膜电位的变化速度都很快，记录图形上表现为尖锋状，故在心肌细胞习惯上常把这两部分合称为锋电位。快钠通道已经失活，同时激活一种一过性外向电流（Ito），从而使膜迅速复极到平台期电位水平（0～-20mV）。K^+ 是细胞内的主要离子成分，由 K^+ 一过性外向电流是动作电位初期快速复极的主要原因。

2 期复极：当 1 期复极膜内电位达到 0mV 左右之后，复极过程就变得非常缓慢，膜内电位基本上停滞于 0mV 左右，细胞膜两侧呈等电位状态，记录图形比较平坦，故复极 2 期又称为坪或平台期，持续约 100～150ms，是整个动作电位持续时间长的主要原因，是心室肌细胞以及其他心肌细胞的动作电位区别于骨骼肌和神经纤维的主要特征。Ca^{2+} 的内流和 K^+ 的外流所负载的跨膜正电荷时相等，膜电位稳定于 1 期复极所达到的电位水平。随着时间推移，Ca^{2+} 通道逐渐失活，K^+ 外流逐渐增加，其结果，出膜的净正电荷量逐渐增加，膜内电位于是逐渐下降，形成平台期晚期。此后，Ca^{2+} 通道完全失活，内向离子流终止，外向 K^+ 流进一步增强，平台期延续为复极 3 期，膜电位较快地回到静息水平，完成复极化过程。

3 期复极：2 期复极过程中，随着时间的进展，膜内电位以较慢的速度由 0mV 逐渐下降，延续为 3 期复极，2 期和 3 期之间没有明显的界线。在 3 期，细胞膜复极速度加快，膜内电位由 0mV 左右较快地下降到-90mV，完成复极化过程，故 3 期又称为快速复极末期，占时约 100～150ms。3 期的复极 K^+ 流是再生性的，K^+ 的外流促使膜内电位向负电性转化，而膜内电位越负，K^+ 外流就越增高。这种正反馈过程，导致膜的复极越来越快，直至复极

化完成。

4 期：4 期是膜复极完毕、膜电位恢复后的时期。在心室肌细胞或其他非自律细胞，4 期内膜电位稳定于静息电位水平，因此，4 期又可称为静息期。将 Na⁺的外运和 K⁺的内运互相耦联形成 Na⁺-K⁺转运，同时实现 Na⁺ 和 K⁺ 的主动转运 Ca²⁺ 的逆浓度梯度的外运是与 Na⁺ 的顺浓度的内流相耦合进行的。形成 Na⁺-Ca²⁺ 交换。Ca²⁺ 的这种主动转运是由 Na⁺ 的内向性浓度梯度提供能量的，由于 Na⁺ 内向性浓度梯度的维持是依靠 Na⁺-K⁺泵而实现的，因此，Ca²⁺ 主动转运也是由 Na⁺-K⁺泵提供能量的转运过程引起的跨膜交换的电荷量基本相等，因此，膜电位不受影响而能维持稳定。

（二）心肌的兴奋-收缩耦联

1. 心肌收缩蛋白 包括肌动蛋白和肌凝蛋白以及原肌球蛋白和肌钙蛋白。肌凝蛋白排列成粗肌丝，每个肌凝蛋白含有一个球形的头部，其中有 ATP 酶，为发生收缩所必需的。肌动蛋白分子小，呈细肌丝状，以两股交叉的螺旋状排列，位于粗肌丝之间。原肌球蛋白也呈双螺旋状，位于肌动蛋白肌丝沟中，静息状态下抑制肌凝蛋白头部和肌动蛋白之间的相互作用，阻止心肌收缩。肌钙蛋白由肌钙蛋白 T（Tn-T）、肌钙蛋白 I（Tn-I）和肌钙蛋白 C（Tn-C）三个亚单位组成，沿肌动蛋白束等距分布，其中 Tn-T 将肌钙蛋白三个亚单位组成的复合体连接到肌动蛋白和原肌球蛋白分子上，Tn-I 抑制肌动蛋白和肌凝蛋白互动的 ATP 酶活性，Tn-C 与钙离子结合，调节收缩过程（图 14-1-4）。

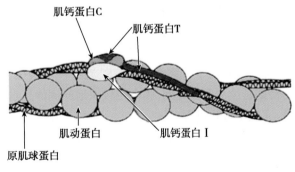

图 14-1-4 心肌收缩蛋白示意图

2. 钙触发、钙释放与心肌收缩周期 动作电位平台期，通过激活 L 型钙通道进入细胞内的钙离子数量较少，不足以产生肌纤维的收缩，但是钙离子进入细胞内与肌质网上的 Ryanodine 受体结合，使储存在肌质网内的钙离子大量释放进入胞浆内，钙离子浓度显著增加，这一过程称为钙触发钙释放。细胞内的钙离子与 Tn-C 结合，将动作电位引起的钙内流与心肌的机械收缩有效地联系起来。钙离子与 Tn-C 结合的结果是 Tn-I 的活性被抑制，原肌球蛋白结构改变，开放肌动蛋白和肌凝蛋白之间的活性部位。通过 ATP 水解活化肌凝蛋白头部，使肌凝蛋白头部和肌动蛋白结合形成横桥，产生摆动，使相互交叉的粗细肌丝在 ATP 作用下发生相互移位，就产生收缩。

动作电位平台期结束时，L 型钙通道失活，阻止钙离子内流入细胞内，抑制了钙触发钙释放。同时，胞质内的钙离子主要通过肌质网 Ca²⁺ ATP 酶（SERCA）被泵回肌质网，少量钙离子经 Na⁺-Ca²⁺ 交换、肌膜上 ATP 依赖的钙"泵"送出细胞。当胞质内的钙离子浓度降低时，钙离子从 Tn-C 解离，原肌球蛋白再次抑制肌动蛋白-肌凝蛋白的相互作用，使收缩的细胞舒张（图 14-1-5）。新的收缩-舒张周期随下次动作电位出现。

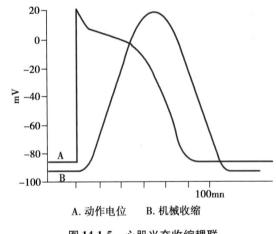

A. 动作电位 B. 机械收缩

图 14-1-5 心肌兴奋收缩耦联

三、心肌物质及能量代谢

（一）心肌物质及能量基础

三磷酸腺苷（ATP）是心脏可以直接利用的主要能量形式，心肌细胞内的 ATP 浓度大约为 10 mmol/L，只能维持几次心跳。因此，心脏需要不断地生成 ATP，一旦能量匮乏，将导致细胞一系列的损害。

在维持正常心肌功能的 ATP 中，10%～40% 来自葡萄糖，60%～90% 来自脂肪酸氧化。在有氧条件下葡萄糖、游离脂肪酸最终分解成乙酰辅酶 A 进入线粒体参加三羧酸循环，产生 ATP。

正常成熟心肌 ATP 绝大部分来自线粒体内的

氧化过程,其中主要通过线粒体中的脂肪酸氧化过程;少数来自胞浆内的糖酵解和磷酸基团转移反应。不同的 ATP 供应途径合成 ATP 的速率是不同的:肌酸激酶(CK)作用下的磷酸基团转移反应比线粒体的 ATP 合成快大约 10 倍,后者又比糖酵解合成 ATP 快约 20 倍。所有具有不同 ATP 合成速率的反应相加,使得 ATP 在每次心跳的基础上都能维持高而稳定的水平。绝大部分来自线粒体内的氧化过程,只有少数来自胞浆内的糖酵解。

ATP 合成通路的通量受多种原因调节,包括原料供应、激素和神经信号、底物的可利用度以及某些酶促反应抑制剂的作用,另外某些蛋白质的化学修饰也可引起其改变。因此,在正常心脏做功紧急增加时,由线粒体、糖酵解和糖原分解以及磷酸基团转移反应合成 ATP 的速率增高总和与增加的 ATP 消耗率相当。糖酵解和磷酸基团转移速率增加并非由于氧供应受限或线粒体的能力不足以支持底物氧化。相反,这些生化途径可用来迅速动员底物(如糖原)以提供更多的葡萄糖,利用三羧酸循环(PCr)以支持对大量 ATP 的紧急需要,通过 CK 和腺苷酸激酶(AK)将 ADP 磷酸化以补充 ATP。代谢过程是被精心设计的,因此在 ATP 需求增加时,与高脂肪酸利用和低葡萄糖利用相关的代谢感受器对糖酵解的抑制作用会得到部分解除。

ATP 合成通路不仅提供每次心跳时心脏做功所需的大量 ATP,同时也使 ATP 与其水解产物 ADP 和磷酸(Pi)的浓度比维持在高水平。ATP、ADP 和 Pi 三者之间的浓度比被称为磷酸化反应的势能,决定着由 ATP 水解获取的自由能多少,而需要消耗 ATP 的反应是通过自由能来推动的。如果没有 ATP 水解提供能量,肌球蛋白的头部就不能摆动,离子也不能逆浓度梯度转运,而大多数生物学反应则根本无法进行。ATP 水解为心肌细胞的兴奋、收缩和基本活动提供了化学驱动力。在心脏做功输出量不等的情况下维持高水平的化学驱动力以支持 ATP 酶反应是非常重要的。所以心脏有一些能量储备系统,即 CK 和 AK,它们的功能是使化学驱动力中大的波动减到最小。然而,术前心力衰竭的患者心脏内的能量贮备不足,增加围术期心肌损害的风险。

(二) 线粒体中的 ATP 合成

心脏中大约 90% 的能量来源于线粒体,线粒体在成年哺乳动物心肌细胞中所占的比例约为 35%,心脏为氧化磷酸化提供了很大的空间。线粒体中脂肪酸和丙酮酸(糖酵解生成)氧化的主要步骤。氧化磷酸化是电子由一系列电子载体从三羧酸(TCA)循环中生成的 NADH 或 $FADH_2$ 传递到 O_2 并形成 ATP 的过程。从脂肪酸氧化过程产生的 ATP 的量远远高于葡萄糖氧化产生的 ATP,因为脂肪酸可提供很多乙酰辅酶 A 分子(脂肪酸链中每个 2-碳单位对应于 1 个乙酰辅酶 A),但是同样数量的葡萄糖分子只能产生两个乙酰辅酶 A 分子。脂肪酸是成年动物心脏中的主要产能物质,而葡萄糖和乳酸是胚胎期和新生动物心脏以及心肌缺血 O_2 供应受限时的主要碳源。在调控 ATP 供应以满足任何特定时间的 ATP 需求方面,何种代谢物或信号离子作为主要的调节因素有可能取决于心脏的工作负荷、可获取的含碳原料的类型和数量以及可能发生的任何分子水平程序调整的程度。众多调节因子的存在使[ATP]的波动降到最低,并维持胞质中的高磷酸化势能。同样的代谢性和离子性调节因子在正常收缩时可以有效地使 ATP 生成和消耗反应耦联。

(三) 由糖酵解生成 ATP

正常心脏中由糖酵解生成的 ATP 只占葡萄糖氧化产生总量的一小部分(2:38)。但是在做功急速增加或其他紧急情况下 ATP 供给/需求不匹配,葡萄糖和糖原成为心脏重要的 ATP 来源。图 14-1-6 显示糖酵解通路。

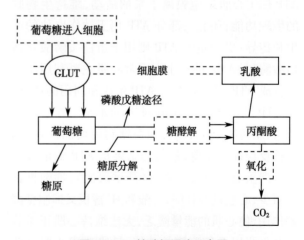

图 14-1-6　糖酵解通路示意图

(四) 由磷酸基转移反应生成 ATP

心肌中主要的磷酸基转移酶反应是由 CK 和 AK 催化的。这两种酶在肌细胞中表达量很高,并以同工酶家族的形式存在。当 ATP 的需求大于供给时,如心肌缺血造成急性泵衰竭以及急慢性室壁压力增高的状态下,通过 CK 反应利用三羧酸循环生成 ATP($PCr + ADP + H^+ \Leftrightarrow Cr + ATP$),是心脏维持高[ATP]和低[ADP]的一条途径。AK 的功能也是通过在腺苷酸之间转移磷酸基团使 ATP 维持在高水平:$2ADP \Leftrightarrow ATP + AMP$。

(五) ATP 与心力衰竭

心肌代谢体系利用不同原料合成 ATP 的能力确保 ATP 供给与需求相匹配,使需要 ATP 反应的化学驱动力在每次心跳的基础上维持在高水平。已知肥厚和衰竭的心肌 ATP 合成和消耗反应的整合发生了变化。细胞中用于生产和消耗 ATP 的体系发生重构。重构并不是随机发生的,而是受能量感受器和转录因子的激活调控的,前者通过改变许多蛋白质的磷酸化状态(以及很多其他的化学修饰)在短期内维持 ATP 不变,后者则协同调控长期的 ATP 合成和利用通路的重构。在代偿性肥厚阶段,磷酸基转移反应能力降低,葡萄糖利用增加,同时脂肪酸氧化维持不变或降低。在失代偿肥厚阶段,脂肪酸氧化降低;葡萄糖摄取和利用的增加已不足以代偿整个 ATP 供应的下降。ATP 在心力衰竭的心脏中进行性下降。因此,对于术前心功能低下的患者,需要增加 ATP 以及合成 ATP 原料的储备。

大部分 ATP 用于心肌收缩、舒张以及与之伴随的生物现象,例如肌质网摄取钙离子;一小部分 ATP 用于心肌细胞膜离子泵的活动,维持生物膜的生理功能;还有一部分 ATP 用于动作电位的产生和传导;更少量的 ATP 则用于蛋白质磷酸化蛋白激酶和 cAMP 的产生。正常心肌主要利用脂肪酸合成 ATP,并通过整合 ATP 生成和利用的通路,使 ATP 维持在大约 $10\mu mol/L$ 的水平。在心肌缺血时,脂肪酸氧化减弱,葡萄糖利用增加,磷酸基转移反应能力下降,最后的结果是 ATP 的浓度下降。严重冠脉血流下降时(严重缺血),葡萄糖供应减少,心肌糖原耗竭,乳酸和 H^+ 蓄积又抑制糖酵解作用,使心肌的能量匮乏,无法维持心肌正常收缩和舒张以及细胞膜的功能,最终造成心肌细胞损害。

(六) 能量代谢环节在心肌保护中的作用

心肌细胞是高耗能细胞,故代谢是心肌细胞重要的功能。在代谢过程中一些关键的酶发挥重要心肌保护作用,有利于指导心肌保护的研究方向。

1. AMP 激活蛋白激酶(AMP activated protein kinase,AMPK)的心保护作用　AMPK 被称为细胞内的能量感受器,是维持心肌细胞内能量稳态的关键性调控分子。当机体在应激、缺血、缺氧、运动等情况下,细胞内能量水平降低,AMP/ATP 升高,AMP 与 AMPKγ 亚基结合,变构激活 AMPK,使 AMPK 的活性提高 2~5 倍。目前,已发现 AMPK 的上游激酶 AMPKK 有三种:肿瘤抑制因子 LKB-l、CaMKKp(Ca²⁺/calmodulin-dependent protein kinasekinaseβ)和 TAK-1(TGF-β-activated kinase 1)。在变构激活和磷酸化的共同作用下,AMPK 的活性可提高 1000 倍以上,使得 AMPK 对于细胞内微小的能量变化都十分敏感。缺血后线粒体内的氧化过程受到抑制,细胞内能量产生减少,AMP/ATP 升高,激活 AMPK。AMPK 通过增加分解代谢,降低合成代谢来相对增加细胞内 ATP 含量,大量消耗能量的蛋白合成代谢被抑制甚至关闭,从而节省能量。正是由于 AMPK 具有促进产能并节省能量的作用,其在心肌缺血-再灌注损伤中具有保护作用。

2. 糖原合酶激酶-3β(GSK-3β)的心保护作用　GSK-3β 为糖代谢中的调节酶之一,其可磷酸化糖原合酶,从而导致糖原合酶失活。GSK-3β 有两种异构体:a 与 P,在几乎所有种属的真核细胞中表达,是一种高度保守的酶。在心脏缺血-再灌注损伤中,心肌细胞线粒体的损伤是造成心肌细胞凋亡或死亡的主要原因,然而,再灌注期复氧引起的 ROS 增多比细胞内 Ca²⁺ 浓度增高对线粒体的损伤大,所以,对缺血-再灌注心肌的保护重点是防止 ROS 引起的线粒体损伤。ROS 引起心肌线粒体的损伤,是由于使线粒体外膜上可通透性转换孔开放(mtPTP),导致细胞色素 c 释放而诱发凋亡。缺血前、后预适应对心肌产生的保护作用,主要是增强线粒体 mtPTP 的稳定性,阻止 ROS 引起的 mtPTP 开放。GSK-3 是为多种心肌缺血保护信号转导通路的交汇点。

第二节 体外循环对心脏的影响

一、体外循环心脏手术心肌损伤

（一）机械损伤

心脏手术中的机械损伤包括：①心肌外科切口造成局部心肌坏死；②缝合心脏切口可能引起损伤，如影响冠状动脉走行或撕裂，或者造成心肌几何结构改变，从而降低心脏功能；③外科处理粗糙，引起心肌挫伤/撕裂伤；④局部低温伤害；⑤心室膨胀；⑥牵拉损伤（肌动蛋白和肌球蛋白纤维之间的交联中断）；⑦心内膜下缺血等。

（二）药物损伤

药物损伤包括：①一些为了心肌保护而使用的药物，有可能也会有损伤效应；②过度使用某些所谓的"心肌保护剂"本身也可能导致心肌损伤；③一些药物在心脏手术的特定时段具有保护作用，在其他时段可能产生有害效应（如葡萄糖-胰岛素-K$^+$和预处理在术前是有益的，在缺血期间则加重损伤）；④药物不当应用也可能增加心肌损伤（缺血后即刻使用某些正性肌力药物）；⑤药物，如磺脲类消除胺碘酮有益的缺血预处理效应，此外还可能与术后肝、肺、肾并发症和死亡率增加有关。

（三）体外循环炎性损伤

体外循环本身就会引起系统性的急性炎症反应，从而导致围术期心肌损伤，反应激活白细胞、血小板、内皮细胞等，释放细胞因子、趋化因子、血管活性的物质、细胞毒素、活性氧和蛋白酶等，造成机体损伤。这种反应的原因是从血液直接接触体外循环人工表面，但其他原因包括应激、急性缺血再灌注损伤、补体的激活、失血或输血、体温过低、直接手术创伤也会引发。

二、心肌缺血及再灌注损伤

体外循环心脏手术升主动脉阻断后会造成全心脏缺血，以及开放升主动脉后心肌恢复灌注是心肌损伤的主要因素之一。心脏手术期间缺血性损伤原因包括疾病的累进、手术本身如阻断冠脉循环造成的全心脏缺血，以及术中血流及氧的供需比值改变导致的相对性缺血。多数情况下，缺血后再灌注可使组织器官功能得到恢复，损伤的结构得到修复，病情好转康复；但有时缺血后再灌注不仅不能使组织、器官功能恢复，反而加重组织、器官的功能障碍和结构损伤。这种在缺血基础上恢复血流后组织损伤反而加重，甚至发生不可逆性损伤的现象称为缺血再灌注损伤。

（一）心脏手术期间心肌缺血性损伤

1. 心脏手术期间心肌缺血性损伤的特点 心肌缺血可分为急性缺血和慢性缺血，体外循环心脏手术主要导致急性心肌缺血损害。心脏冠脉循环阻断期间来源于纵隔动脉的一些血流和非冠状动脉侧支循环的血流一直在持续供应心肌，有可能干扰心肌保护液的作用。这些非冠状动脉血流占正常总冠状动脉血液的3%左右，但在发绀型先天性心脏病、晚期缺血性心脏病、有广泛心包粘连或其他类似情况的患者，这种血流会严重影响心肌保护液的停跳效果和局部心肌温度。在一个缺血区域中，由中心向外辐射，缺血程度逐步减轻，形成了一个损伤逐渐移行的区域。由于这种损伤不均一性，在整个心壁也可出现梯度变化，心内膜要较心外膜的损伤更为严重。缺血性损伤包括心肌细胞损伤，血管内皮细胞的损伤以及特殊传导组织的损伤。

2. 缺血状态时的心肌代谢改变 在氧供正常的心脏，组织中枸橼酸和ATP浓度高，对糖酵解有抑制作用；当冠状动脉血流中度降低时，糖酵解作用被刺激；严重缺血时，葡萄糖供应减少和糖原的耗竭，以及乳酸和质子的蓄积时，都对糖酵解有抑制作用。无氧代谢产生潜在的有毒代谢产物，再加上灌注不足，进一步抑制能量产生和毒性产物清除不足。心肌缺血开始，氧化代谢、电子转运以及通过氧化磷酸化生成ATP的进程均迅速减慢。无氧糖酵解过程继续生成一些ATP，脂肪酸的利用度迅速降低，而脂肪酸乙酰辅酶A的衍生物因心肌细胞继续摄取脂肪酸而聚积。心肌细胞内由于乳酸、氢离子堆积而造成酸中毒，抑制无氧糖酵解的进行。能量的缺失使细胞膜的稳定性遭到损坏，细胞容量的控制丧失，结果造成细胞水肿，细胞内钙离子堆积，以及众多膜离子转运平衡破坏。

这一切活动使得心肌的能量及糖原储备急剧降低，ATP分解代谢产物-腺苷、次黄嘌呤核苷及其他核苷酸从细胞释出，超微结构可见糖原颗粒的丢失和一些细胞及细胞器的肿胀。

3. 缺血状态时心肌细胞电生理改变 心肌细胞膜上存在有众多的依赖ATP的钾离子通道（K-ATP）。正常情况下，大部分是关闭的。通道开放剂对动作电位时程的影响有较高的敏感性，随着细胞内ATP水平下降，动作电位时程将明显缩短。心肌出现缺血、缺氧和代谢障碍时，导致动作电位发生变化，主要表现为平台期缩短，致使钙离子通道开放时程缩短，Ca^{2+}内流减少，此时，K^+外流增加，对激发和维持动作电位都起着重要作用。

4. 心肌缺血性损伤的转归 缺血时间短，恢复血供后可无明显的再灌注损伤，因为所有器官都能耐受一定时间的缺血。缺血时间长，恢复血供则易导致再灌注损伤。若缺血时间过长，缺血器官会发生不可逆性损伤，甚至坏死，反而不会出现再灌注损伤。一定时间的心肌缺血只造成心肌的收缩与舒张功能持续不定时间（数小时、数天）的恢复，而没有心肌的坏死，这种现象称之为心肌顿抑（myocardial stunning）；在这些情况下也可能发生不可逆的心肌损伤——心肌坏死或凋亡。

（1）心肌顿抑：心肌顿抑可发生在短暂的心肌缺血之后，它的特征使心肌在无坏死的情况下收缩与舒张功能异常。心肌顿抑是心肌因缺血和再灌注而引起的一种心肌细胞损伤，它如同心肌坏死一样，也是先发生于心内膜下的心肌，向外膜方向发展，在再灌注期间的恢复则是反向进行。在病理形态学上可见肌动蛋白的横桥排列紊乱，肌动蛋白带增宽，并可将此作为临床上判断心肌顿抑的形态学指标。心肌顿抑的发生机制在后续章节中介绍。

（2）心肌细胞凋亡坏死：随着缺血时间的延长，细胞内的代谢活动进一步恶化，肌浆网膜通透性失去控制，这在常温缺血15分钟就已发生。非特异性的膜通透性增加，腺苷、乳酸及其他一些小分子物质迅速漏出细胞外，出现在心脏组织间隙和淋巴液中，随着心肌细胞内的大分子被缺血代谢转化为更小的渗透性更活跃的小分子，细胞水肿进展更快。如果缺血不被逆转，最终能量依赖系统开始崩溃——电机械和兴奋收缩耦联失常，

能量依赖性膜泵功能停止，细胞内离子浓度改，肌浆网和线粒体受损，最后脂酶和蛋白酶激活，发生细胞坏死。当糖酵解和线粒体功能完全丧失时，细胞开始自溶，细胞的内容物更广泛地漏到心脏组织间隙和淋巴液中。心肌坏死是不可逆的损伤，在心肌坏死边缘的心肌细胞也有可能发生程序性坏死，即凋亡。

（3）内皮细胞损伤：如同心肌细胞一样，区别内皮细胞的缺血性损伤和再灌注损伤是很困难的。内皮细胞的肿胀发生在缺血期，而在再灌注期更为明显，内皮细胞释放舒张因子、内皮素以及收缩因子的能力均受到影响。在延长缺血时间后，血液再灌注期间内皮细胞损伤显著，甚至造成内皮细胞坏死，向血管腔内形成大的凸起或脱落入血管腔内，参与"无再灌注"现象。体外循环过程中白细胞聚集、血小板聚集、心肌细胞和内皮细胞的肿胀都可能影响冠状血管的阻力，加重心肌的损害。心肌内皮细胞与身体其他部位的内皮细胞一起参与体外循环所引起的全身炎性反应。

（4）传导系统损伤：在缺血的早期，心脏的特殊传导细胞已失去功能，且其功能的恢复要较心肌细胞用时更长。研究发现在高钾再灌注以后5分钟左右，有些患者的心室肌虽然是静止的，但对于直接的心室起搏反应良好，然后再过大约5分钟才会出现窦性心律。当使用过血液停跳液和正常钾浓度的血液再灌注以后，体外循环终止时约有50%的患者出现房室传导障碍。这些患者中约有一半在出院时均恢复正常了，这好像是一种传导系统细胞的顿抑现象。临床上也经常观察到一旦开放主动脉阻断钳，心跳的恢复总是室性自主心律，或房室传导分离，或是房颤，然后才逐渐恢复为窦性心律。

5. 缺血的调控 通过调控缺血进程，减少代谢需求，稳定细胞膜和维持细胞内稳态，心肌对缺血的耐受可以显著增加，避免不可逆的细胞伤害。心肌缺血的最终损害（包括顿抑、凋亡、冬眠、恢复、坏死）取决于缺血持续的时间和程度、氧和代谢底物的供应：需求比（温度）、心肌对缺血的耐受能力（心肌预处理），通过对上述三点的调控，构成了心脏手术期间心肌保护的基础。

目前，体外循环心肌缺血期间心肌灌注停搏液已成为心肌保护的主要途径。心肌停搏液是一

种在心脏直视手术中经冠状动脉口或冠状静脉窦口灌注心脏、起化学诱导作用、使心脏电机械活动迅速停止,处于舒张期停搏,以延长心肌缺血安全时限的液体。各种各样的液体已被用来使心脏停搏并提供心肌保护,以减轻缺血和再灌注损伤。最常用来使心脏停搏的是钾,常用浓度为 10 ~ 40mmol/L。

体外循低温对心肌保护所起的作用主要是降低代谢,减少氧耗量,延缓缺血性损害的发生(图 14-2-1)。正常跳动时心肌氧耗量为 8 ~ 15ml/(100g·min)。22℃ 停跳时氧耗量降为 0.3ml/(100g·min),10℃ 时更降低到 0.1ml/(100g·min)(图 14-2-2)。

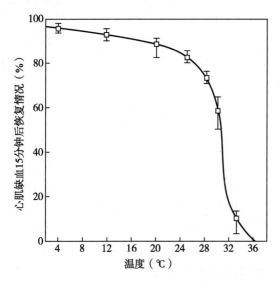

图 14-2-1 不同温度全心缺血后心肌收缩力恢复情况

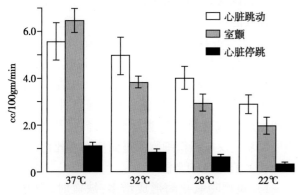

图 14-2-2 不同温度下心脏跳动、室颤和心脏停跳时的氧耗情况

心室减压可降低心脏耗氧的 40%,心搏骤停可降低心脏的 50% 氧耗,低温可降低 8% ~ 10% 氧耗。

对缺血的纠正,首要的是恢复血液灌注,目的

在于解除组织的缺氧和营养物质供应不足的状态,以阻止缺血性损伤的发展或促使其恢复。然而在某些情况下,当组织细胞低灌流缺血后获得血液再供应时,不但未使组织细胞缺血性损害减轻或恢复,反而加重了缺血性损伤。

(二)心肌再灌注损伤

缺血心肌受正常血流再灌注后发生组织、器官的功能障碍和结构损伤,称为再灌注损伤。常发生在体外循环主动脉阻断开放后。心再灌注损伤是否出现严重情况,与缺血时间的长短、侧支循环的形成程度、对缺氧的需求程度以及电解质浓度等有关。

1. 病理改变细胞水肿,胞膜 Na^+-K^+ 泵受损,细胞内 Na^+ 蓄积,使细胞外水分进入胞内。超微结构的改变,细胞膜和细胞器膜完整性破坏。微血管受损和无再灌注现象,微血管的内皮受损。细胞挛缩加重,某些线粒体嵴破裂消失,线粒体内 Ca^{2+} 大量沉积,形成致密颗粒,肌原纤维断裂,节段性溶解和收缩带形成。线粒体通透性转换孔开放,线粒体在细胞存活和死亡中扮演着重要角色,在生理情况下它是细胞的能量转换器,三羧酸循环、电子传递和氧化磷酸化均在线粒体巾进行,支持细胞的存活;在缺血/再灌注情况下则转而促进细胞的坏死和凋亡,角色转变的开关就是线粒体通透性转换孔(MPTP)。

2. 心肌再灌注损伤的发病机制具体机制为:①激活心肌兴奋收缩耦联过程,导致肌原纤维挛缩,不但加速能量的消耗,其挛缩力可使肌纤维膜破裂;②Ca^{2+} 能以磷酸钙的形式沉积于线粒体,损伤线粒体功能,使 ATP 产生障碍;③激活钙依赖性的酶,进一步损伤细胞膜;④Ca^{2+} 能促进血小板黏附、聚集以及释放等反应,促进血栓的形成。

3. 再灌注对心肌代谢的影响 短时间的缺血再灌注,可使心肌代谢迅速改善并恢复正常,但缺血时间较长后再灌注反而使心肌代谢障碍更为严重,ATP/ADP 的比值进一步降低,ATP 和 CP 含量迅速下降,氧化磷酸化障碍,线粒体不再对 ADP 反应。这是因为再灌注时自由基和钙超载等对线粒体的损伤使心肌能量合成减少;加之再灌注血流的冲洗,ADP、AMP 等物质含量比缺血期降低,造成合成高能磷酸化合物的底物不足。

4. 临床表现

(1)较持久的心室收缩功能低下:主要是由于可逆性的心肌顿抑,另外可能原因是不可逆心

肌细胞死亡。短期缺血后再灌注心功能可得到恢复,若阻断冠脉 1 小时后再灌注,血流动力学常常进一步恶化,早在 70 年代就发现,夹闭狗冠状动脉 15 分钟并不引起心肌坏死,但缺血-再灌注后心肌收缩功能抑制可持续 12 小时。这种短期缺血早期恢复灌注时,心肌收缩功能不能迅速恢复,在较长一段时间内(数天到数周),心肌收缩功能低下,甚至处于无功能状态,称为心肌顿抑(myocardial stunning)。

(2) 再灌注性心律失常(reperfusion arrhythemia):常发生在再灌的初期,与自由基过多和胞内钙超载有关。心肌细胞急性缺血时的电生理改变为静息电位降低,动作电位上升的速度变慢,时值缩短,兴奋性和传导性均降低,一些快反应细胞转变为慢反应细胞。在心电图上表现为缺血心肌对应部位 ST 段抬高,R 波振幅增加。再灌注使缺血中心区 R 波振幅迅速降低,ST 段高度恢复到原水平,Q 波很快出现,从而出现再灌注性心律失常。心肌缺血后对激动的传导时间延长,自律性增强,都为心律失常创造了条件。再灌注后心脏由窦性心律转变为心室颤动,或出现室性心动过速转变为室颤,这是由规律、迅速、反复的室性异位活动的结果。动物实验发现,缺血再灌注性心律失常的发生率可达 50% ~ 70%,临床上解除冠状动脉痉挛及溶栓疗法后缺血再灌注性心律失常的发生率也高达 50% ~ 70%。

(3) 心肌酶及钙蛋白亚单位漏出:由于再灌注损伤和胞膜通透性增高,使心肌富含的酶如磷酸肌酸激酶(CPK)、乳酸脱氢酶(LDH)等大量漏出入血,致使血清中浓度升高。从血清这些酶活性升高的程度,即可反映心肌损害的程度。

5. 影响再灌注损伤的因素

(1) 缺血时间和程度:缺血时间过短一般无再灌注损害;缺血时间过长组织已经坏死,也难发生再灌注性损害。一定时间内,且缺血时间愈长,程度越重,损伤也愈明显。

(2) 再灌注的速度和条件:再灌注压力愈高,速度愈快造成的再灌注损伤愈严重。此外与灌流液的温度和成分也有关,一般用低温(25℃)、低pH、低钠、低钙、适当高钾溶液灌流,可减轻再灌注损伤、使其功能迅速恢复。反之,高压、高温、高钠、高钙灌注可诱发或加重再灌注损伤。

(3) 再灌注时的机体和器官状态:在再灌注时,如缺血器官如心肌中储存能量较多、储 Ca^{2+} 较少,且处于低耗氧量、低温状态下,或有较丰富的侧支循环建立时,则不易发生,即便发生也较轻。

(三) 心肌缺血-再灌注损伤的机制

缺血再灌注损伤的机制主要有三大学说,即氧自由基学说、钙超载学说以及白细胞学说,另外还有无复流现象。

1. 氧自由基学说

(1) 自由基的概念和种类:自由基是外层轨道上有单个不配对价电子的原子、原子团和分子的总称,又称游离基。自由基和离子不同,前者往往是具有共价键的化合物发生均裂的产物,后者则为解离的产物。以 H_2O 为例,均裂产生 H^+ 和 $OH·$;解离则产生 H^+ 和 OH^-。自由基的特点有:在体内存在的时间短(平均寿命仅 1 毫秒),化学性质极为活泼,极易和其他物质反应形成新的自由基;呈现明显的连锁反应。在生理和病理情况下,体内有多种自由基产生。其中最重要的是由氧诱发产生的自由基,即氧自由基。

氧自由基属于活性氧的范畴,包括非脂性自由基[超氧阴离子(O^-),羟自由基($OH·$),单线态氧(O)]、脂性自由基[氧自由基与多聚不饱和脂肪酸作用后生成的中间代谢产物,如:烷自由基($R·$)、烷氧基($RO·$)、烷过氧基($ROO·$)等]和一氧化氮(NO)。氧自由基、脂性自由基和 NO 的性质均极为活泼,易于失去电子(氧化)或夺取电子(还原)。特别是其氧化作用强,具有强烈的引发脂质过氧化的作用。

(2) 自由基的代谢:在生理条件下,氧通常是通过细胞色素氧化酶系统接受 4 个电子还原成水,同时释放能量。但也有 1% ~ 2% 的氧接受一个电子生成 O_2^-,或再接受一个电子生成 H_2O_2。因为细胞内存有超氧化歧化酶(SOD)和谷胱甘肽氧化物酶(GSH-Px)等抗氧化酶类可以及时清除它们,所以对机体并无有害影响。在病理条件下,活性氧产生过多或抗氧化酶类活性下降,可引发链式脂质过氧化反应损伤细胞膜进而使细胞死亡。

(3) 自由基的来源

1) 黄嘌呤氧化酶形成增多:缺血时,一方面由于 ATP 减少,膜泵功能障碍,Ca^{2+} 进入细胞激活 Ca^{2+} 依赖性蛋白水解酶,使黄嘌呤黄嘌呤(XD)变构,大量转变为黄嘌呤氧化酶(XO);另一方面 ATP 不能用来释放能量,并依次降解为 ADP、AMP 和次黄嘌呤,故在缺血组织内次黄嘌呤大量堆积。再灌注时,大量分子氧随血液进入缺血组织,在黄嘌吟氧化酶催化次黄嘌呤转变为黄嘌呤并进而催化黄嘌呤转变为尿酸的两步反应中，都同时以分子氧为电子接受体，从而产生大量的 O_2^- 和 H_2O_2。后者在金属离子参与下形成 $OH\cdot$。因此，再灌注时组织内 O_2^-、$OH\cdot$ 等氧自由基大量增加。使用 XO 的抑制剂（别嘌呤醇），可使缺血-再灌注损伤的发生率降低（图 14-2-3）。

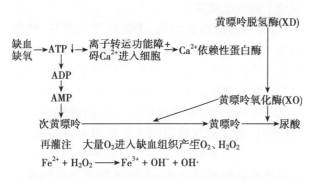

图 14-2-3　黄嘌呤氧化酶在氧自由基生成增多中的作用

2）中性粒细胞的呼吸爆发：中性粒细胞摄取氧的 70%，经细胞内的 NADPH 氧化酶和 NADH 氧化酶的作用形成氧自由基，用以杀灭微生物及外来异物。中性粒细胞被激活时通过吞噬细胞"呼吸爆发"（respiratory burst），氧耗量显著增加，

所产生的氧自由基也显著增加。一般认为，黄嘌呤氧化酶系统引起的自由基生成增加是原发的，而中性粒细胞源性的自由基生成增加则是继发性的。再灌注时，内皮细胞释放的氧自由基作用于细胞膜后，产生一些具有化学趋化作用的代谢产物，例如，白三烯（LT），使局部白细胞增多，使黏附后的中性粒细胞成为氧自由基的另一个重要来源。

3）线粒体功能受损：呼吸链是细胞内自由基的主要来源之一。线粒体代谢的氧约有 1%～2% 转变为 O_2^-，每天每个线粒体产生 O_2^- 的量可达 107 个分子。正常生理条件下，这些 O_2^- 可被含 Mn^{2+} 的 SOD（MnSOD）所破坏。在缺血缺氧情况下，Ca^{2+} 进入线粒体内，使含 Mn^{2+} SOD 减少和活性降低，同时线粒体内的过氧化氢酶活性下降，导致不断增多的 O_2^- 和过氧化物进一步反应生成活性更强的羟自由基，羟自由基可损伤 DNA。此外可能由于缺氧，使 ATP 减少，进入线粒体的 Ca^{2+} 增多，线粒体功能受损，细胞色素氧化酶系统功能失调，以至于进入细胞内的氧经单电子还原形成的氧自由基增多，经 4 价还原形成的水减少。细胞色素氧化酶的功能失调，也可能是缺氧时细胞内氧分压降低的结果（图 14-2-4）。

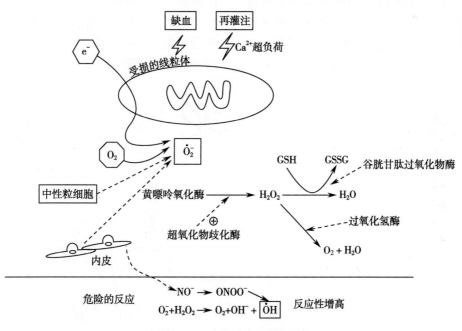

图 14-2-4　产生氧自由基的通路

4）儿茶酚胺的增加：交感-肾上腺髓质系统是机体在应激时的重要调节系统。在各种应激包括缺氧的条件下，交感-肾上腺髓质系统可分泌大量

儿茶酚胺。儿茶酚胺一方面具有重要的代偿调节作用，另一方面儿茶酚胺氧化能产生具有细胞毒性的氧自由基，过多的儿茶酚胺特别是它的氧化

产物,往往成为机体的有害因素。

（4）机体的抗氧化防御系统（包括不同水平的防御作用）:抗氧化剂分酶性和非酶性两类。文献中常将机体中的抗氧化剂分为预防抗氧化剂和链阻断剂。前者是指防止自由基反应的抗氧化剂,后者是指能阻断脂质氧化链式反应的抗氧化剂。实际情况是某一抗氧化剂可以既是链阻断剂又是预防性抗氧化剂。

机体中的抗氧化酶主要有超氧化物歧化酶（SOD）、各种过氧化物酶,如谷胱甘肽过氧化物酶（GSHP）、过氧化氢酶（CAT）和其他血红蛋白过氧化物酶。抗氧化酶的特点是:①细胞含量的高度特异性;②有专门亚细胞定位,这些定位常常是以互补方式重叠的;③含有专门的金属,特别是 Cu、Mn、Fe、Se。抗氧化酶分布的广泛性说明其在生物系统中,在防止氧代谢物的损伤中具有重要作用。

脂溶性抗氧化剂主要有维生素 E（生育酚）、类胡萝卜素和泛醌（辅酶 Q、CoQ）以及固醇类激素。

水溶性小分子抗氧化剂包括抗坏血酸（维生素 C）、谷胱甘肽（GSH,主要存在于细胞内）、尿酸（是嘌呤代谢的副产物）、色氨酸代谢产物。

蛋白性抗氧化剂主要有铜蓝蛋白（ceruloplasmin）,是人血浆的含铜蛋白,是细胞外液重要的抗氧化剂。其具有氧化酶的活性,能氧化各种多胺和多酚。白蛋白结合的胆红素,能有效地清除 O_2、O_2^- 和过氧基,还可作为过氧化物酶还原 H_2O 和有机过氧化物的氢供体。

（5）自由基的损伤作用:机体内源性氧化剂（oxidants）作用的标靶主要为脂质、核酸和蛋白质三类生物大分子。由于其对自由基敏感,易遭到氧化损伤。已知细胞可以修复被氧化的脂质、核酸和蛋白质。例如,磷酯酶 A_2 可以从磷脂切下脂质过氧化物;糖基化酶可特异地识别并切除 DNA 双键上的氧化碱基。

1）对膜磷脂的损伤:①破坏膜的组分,使膜磷脂减少,膜胆固醇和胆固醇/磷酸比值增加;②由于膜组分改变使膜的流动性降低;③使与膜结合的酶的巯基氧化,导致酶活性下降;④形成新的离子通道,当细胞膜两层磷脂中的磷脂过氧化氢沿膜长轴以相互吸引的方向作用时,同一层的磷脂过氧化氢聚集,并进一步形成跨膜过氧化物,从而形成新的离子通道;⑤使膜脂质和蛋白质之间、蛋白质和蛋白质之间交联或聚合,促进膜损伤;⑥促进"脂质三联体"（lipid triad）形成。膜脂质过氧化、磷脂酶活化及过量的有利脂肪酸和溶血磷脂的"去污剂"作用（即具有破坏膜结构和功能的作用）合称"脂质三联体"的作用。膜脂质过氧化能促进"脂质三联体"的形成,因为膜脂质过氧化能使细胞内 Ca^{2+} 含量增加,促进磷脂酶活化。磷脂酶活化水解膜磷脂导致了溶血磷脂及游离脂肪酸的聚集,进而引起细胞膜的损伤。此外自由基还可减少 ATP 生成,导致线粒体的功能抑制,使细胞的能量代谢障碍加重（图 14-2-5）。

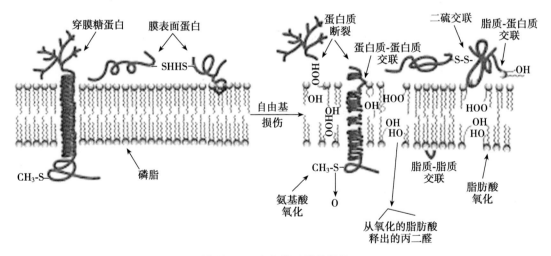

图 14-2-5　自由基对膜的损伤

2）对蛋白质的损伤:蛋白质容易受到活性氧攻击,其中当具有催化活性的酶或具有信息传导作用的受体受到损伤后,还可将活性氧损伤效应放大。造成酶活性降低或丧失,在活性氧所致蛋白质损伤中,过度态金属离子 Fe^{3+} 或 Fe^{2+} 和 Cu^{2+} 等发挥着重要作用。活性氧首先攻击连接金属离子的氨基酸,因此金属离子介导的氧化损伤被称作"定点氧化损伤"。蛋白质分子中半胱氨酸的-SH可被氧化形成二硫键,酪氨酸可氧化形成三酪氨酸,造成蛋白质交联。对于某一种蛋白质而言,究竟以哪种形式交联取决于其分子中半胱氨酸和酪氨酸的数目。氧化型蛋白质中碱性氨基酸(如精氨酸、组氨酸、赖氨酸)的减少及酸性氨基酸(谷氨酸、天冬氨酸)的增多,使酶蛋白分子中正电荷减少而负电荷增多,氧化型蛋白质的等电点下降。羟基的生成具有普遍性因而通过测定羟基含量可判断蛋白质是否被活性氧氧化。活性氧对蛋白质的氧化损伤涉及其高级结构,即构象变化。活性氧氧化后蛋白质的免疫学性质发生改变,经活性氧氧化损伤的蛋白质很容易被蛋白质水解酶水解。

3) 对核酸的损伤:自由基可作用于 DNA,与碱基发生加成反应,而造成对碱基的修饰,从而引起基因突变;并可从核酸戊糖中夺取氢原子而引起 DNA 链的断裂。自由基还可引起染色体的畸变和断裂。

4) 对细胞外基质的破坏:自由基可使细胞外基质中的胶原纤维的胶原蛋白发生交联,使透明质酸降解,从而引起基质变得疏松,弹性下降。

5) 活性氧诱导炎性介质产生:再灌注时,大量产生的自由基可导致细胞内游离钙增加,后者

使线粒体及质膜上的脂质氧酶被激活,通过花生四烯酸代谢,形成具有高度生物活性的物质,如前列腺素、血栓素、白三烯等。正常情况下内皮细胞产生 NO 大大超过 O_2^-,结果 NO 呈现有利的生理作用,包括抑制血小板聚集,抑制中性粒细胞与内皮黏附,血管舒张和抑制微血管通透性。但在缺血和再灌注后,由于 O_2^- 的过量产生或生成受到抑制,从而 O_2^- 的形成超过 NO,于是 NO 的许多防御作用丧失。在这种情况下中性粒细胞(PMN)与内皮细胞以及中性粒细胞与血小板之间相互作用增强,血管反应性受损害和微血管通透性显著增加。

2. 钙超载学说　心肌细胞在用缺氧灌注液灌注一定时间后,再用富氧液体灌注时,心肌损伤反而加重,称为氧反常(oxyen paradox)。同样,用无钙液灌注后再用富钙液灌注,也造成心肌损伤加重,称为钙反常(calcium paradox)。心肌缺血后再灌注或再灌注时迅速纠正缺血组织的酸中毒,能加重缺血再灌注损伤,称为 pH 反常(pH paradox)。在这些情况下,均可见到细胞内钙浓度增多,形成钙超载(calcium overload)。细胞内 Ca^{2+} 浓度与细胞受损程度呈正相关。细胞内 Ca^{2+} 过量积聚,可引起组织器官严重的功能障碍。

(1) 再灌注时细胞内钙超负荷的发生机制(图 14-2-6):确切机制尚未完全清楚,可能与下列因素有关:

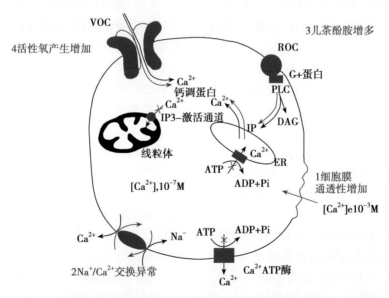

图 14-2-6　再灌注时细胞内钙超负荷的发生机制

1) Na^+-Ca^{2+} 交换:缺血缺氧时,细胞内 pH 降低(细胞内酸中毒)。再灌注时,细胞内外形成 pH 梯度差,激活 Na^+-H^+ 交换,使细胞内 Na^+ 增多。再

灌注后,由于恢复了能量供应和 pH 值,从而促进 Na^+-Ca^{2+} 交换的恢复。细胞外 Ca^{2+} 大量内流,造成细胞内钙超负荷,这是细胞内钙超负荷的主要

机制。

2）细胞膜通透性增高：细胞膜的这种损伤为再灌注时钙离子的大量内流创造了条件。缺血缺氧引起的细胞内酸中毒，再灌注时，通过细胞内外 H^+-Na^+ 交换和 Na^+-Ca^{2+} 交换而使细胞内钙增加。细胞内钙增加可激活磷脂酶，使磷脂降解，细胞膜通透性增高，胞内外 Ca^{2+} 浓度梯度的增大促使大量 Ca^{2+} 进入细胞。细胞内兴奋-收缩耦联因子使游离钙浓度的增加，引起心肌细胞内微管和微丝的收缩，可导致心肌细胞之间的紧密连接（润盘）破坏。

3）线粒体功能障碍：缺血-再灌注时，产生的氧自由基可破坏线粒体结构，使线粒体肿胀，膜流动性降低，氧化磷酸化功能受损，ATP 生成减少。肌膜及肌浆网膜钙泵功能障碍，不能摄取细胞浆中过多的钙，致使胞浆中游离钙增加，造成细胞内钙超负荷。

4）儿茶酚胺增多：在缺血心肌可见 α 和 β 受体密度增加，内源性儿茶酚胺释放，刺激 α 和 β 受体引起 Ca^{2+} 内流增加，刺激 α_1 肾上腺素能受体间接激活蛋白激酶 C，刺激 H^+-Na^+ 交换，进而引起 Na^+-Ca^{2+} 交换，使细胞内钙超负荷。

（2）钙超负荷引起的损伤机制

1）线粒体功能障碍：聚集在细胞内的 Ca^{2+} 被肌浆网、线粒体摄取过程中消耗大量 ATP，而进入线粒体的 Ca^{2+} 与含磷酸根的化合物结合，形成磷酸钙沉积，干扰线粒体的氧化磷酸化，使能量代谢障碍，ATP 生成减少。

2）激活钙依赖性降解酶：细胞内游离钙增加，使 Ca^{2+} 与钙调蛋白（CaM）结合增多，进而激活多种钙依赖性降解酶（degradative enzyme），诸如蛋白酶（protease）、核酸内切酶（endonuclease）、磷酯酶（phospholipase）。磷酯酶通过生物膜磷脂的水解（hydrolysis）而导致细胞膜及细胞器膜受损。蛋白水解酶和核酸内切酶的活化又可以引起细胞骨架和核酸的分解。

3）促进氧自由基生成：钙超负荷使钙敏感蛋白水解活性增高，促使黄嘌呤脱氢酶转变为黄嘌呤氧化酶，使自由基生成增加，损害心肌。另外，钙依赖性磷脂酶 A_2 的激活，使花生四烯酸（AA）生成增加，后者通过环氧酶和脂氧酶作用产生大量 H_2O_2 和 $OH\cdot$。

4）引起心律失常：细胞内钙增加，通过 Na^+-Ca^{2+} 交换形成一过性内向离子流，在心肌动作电位

后形成暂短除极。持续 Ca^{2+} 内流可形成动作电位的"第二平台期"引发早期除极或延迟后除极等机制，造成心律失常。

5）肌原纤维过度收缩：缺血-再灌注损伤引起心肌超微结构严重损害的一个标志是出现收缩带，表示肌原纤维过度收缩。发生机制是：①缺血-再灌注使缺血细胞重新获得能量供应。在胞浆存在高浓度 Ca^{2+} 的条件下，肌原纤维发生过度收缩。这种过度收缩可损伤细胞骨架结构，引起心肌纤维断裂。②缺血-再灌注使缺血期堆积的 H^+ 迅速移出，减轻或消除 H^+ 对心肌收缩的抑制作用。

3. 白细胞学说（图 14-2-7）

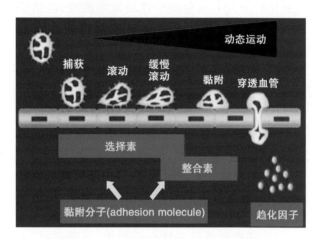

图 14-2-7　缺血再灌注损伤中白细胞的作用

（1）灌注时白细胞增多的可能原因：组织损伤时细胞膜磷脂降解，花生四烯酸代谢产物增多，其中白三烯、PGE_2、血小板激活因子（PAF）以及补体和激肽等具有很强趋化作用，进而吸引大量白细胞进入组织或黏附于细胞内皮。

细胞本身释放许多具有趋化作用的炎性介质，如 LTB_4，使微循环中白细胞进一步增加。炎性介质能激活炎性细胞，使之合成和释放多种炎性介质因子；促使血管内皮细胞收缩，导致血管壁通透性增加；诱导细胞黏附因子的表达，使血管和支气管及子宫等部位平滑肌收缩。因此，炎性介质可促使白细胞与内皮细胞黏附、滚动、激活和穿过血管壁趋化游走。

（2）白细胞介导缺血-再灌注损伤的机制

1）机械阻塞作用：白细胞的流变学和形态学特点是体积大而僵硬、变形能力弱。因此，大量白细胞黏附血管内皮细胞极易嵌顿、堵塞毛细血管而有助于形成无复流现象，结果进一步加重组织的缺血缺氧。无复流现象（no-reflow phenomenon），首先是

在犬的实验中发现的。结扎犬的冠状动脉造成局部心肌缺血后，再打开结扎的动脉，使血管重新开放，恢复血流，缺血区并不能得到充分的灌注，故称此现象为无复流或无灌注现象。该现象可见于心、脑、肾、骨骼肌缺血后再灌注时。这种再灌注损伤实际上是缺血的延续和叠加，缺血细胞并未得到血液重新灌注，而是继续缺血，因而损伤加重。造成心肌无复流现象的原因包括心肌细胞肿胀、血管内皮细胞肿胀、心肌细胞挛缩、血管痉挛和堵塞，缺血缺氧时，一方面因为血管内皮细胞受损而致 PGI_2 生成减少，另一方面缺氧又可使血小板释放 TXA_2 增多，因而发生强烈的血管收缩和血小板的聚集并进一步释放 TXA_2，促使血栓形成和血管堵塞。

2）炎症反应失控：白细胞（中性粒细胞、巨噬细胞、单核细胞）的激活，释放大量的细胞因子，如 TNFa、IL-1、IL-8；脂质炎症介质，如白三烯（LTs）、血栓素 A_2（TXA_2）、血小板激活因子（PAF）等；白细胞能产生多种自由基，如氧自由基，如 O_2^-、$OH\cdot$ 等；白细胞能产生多种自由基，如活性氧，卤氧化合物等，激发细胞膜的脂质过氧化，并损伤细胞内的重要成分；在缺血损伤区，从白细胞释放酶性颗粒成分能导致细胞组织进

一步损伤，如蛋白酶、胶原酶、弹性蛋白酶等。这样，必然引起血管通透性增加而引发水肿，同时导致组织的损伤和破坏。

三、心肌损伤的转归

（一）心肌顿抑

1. 心肌顿抑的定义和特点　心肌顿抑是指缺血尚未造成心肌坏死，但心肌收缩功能要在恢复正常血流后数小时、数天或数周后才能恢复的现象。心肌顿抑的特点：①发生于可逆性缺血（2～20 分钟）再灌注之后；②心肌功能障碍是可逆的；③局部心肌血流正常或几乎正常；④局部高能磷酸盐储备降低。心肌顿抑除了可见于冠心病之外，也可发生在体外循环心血管手术后。由于急性心肌缺血，往往不考虑心肌冬眠现象。

心肌顿抑具有多质性，即多种不同的缺血方式都可引起心肌顿抑，机制较为复杂，目前尚未阐明。如同缺血-再灌注损伤一样，人们对心肌顿抑的机制提出了不同的假说，如钙离子超载学说、氧自由基学说以及心肌能量代谢障碍和微血管痉挛学说等。总的说来，氧自由基假说和钙离子超载假说是解释心肌顿抑的主要理论，而这两种假说又是互相联系的（图 14-2-8）。

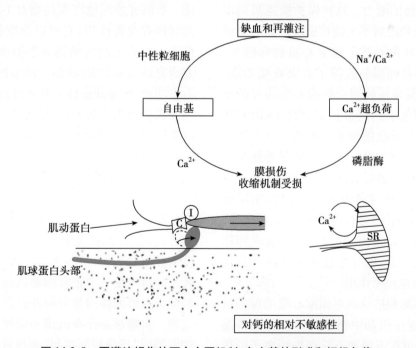

图 14-2-8　再灌注损伤的两个主要机制：自由基的形成和钙超负载

2. 心肌顿抑的临床意义　心肌顿抑的特点在于其潜在的可恢复性。对于左心功能正常的患者，顿抑心肌的恢复较容易，常不需要特殊治疗。但对于原本存在心功能不全等危险因素的患者，心肌顿抑带来的血流动力学紊乱则可能是致命的，如不处理常难以自行恢复。

3. 心肌顿抑的干预　许多患者在术后接受正性肌力药物或降低心脏负荷药物来增强心功能,心肌顿抑的发生率和严重程度受到上述因素的掩盖,使其未被充分认识。在大多数情况下患者对心肌顿抑有很好的耐受性,不需做特殊处理。在少数高危患者如主动脉闭塞时间过长、基础心功能较差、左主干病变和需同时进行瓣膜置换的患者,心肌顿抑对其预后影响颇大,甚至可增加患者的死亡率。因此,正确的预防和治疗心肌顿抑对改善预后有很大作用。

对于心肌顿抑的干预有两种途径:对未发生的心肌顿抑进行预防和已发生的功能障碍进行治疗。心肌顿抑的机制已如前述,因此对其预防的研究也集中于应用抗氧化剂、钙离子拮抗剂等。

(1) 对于 CPB 心脏手术,术中良好的心肌保护十分重要:如采用含血停跳液或不停跳等技术,研究表明非 CPB 冠状动脉搭桥术后心肌顿抑较轻微,尤其是在血管吻合时应用分流栓保持远端血供。

(2) 缺血预处理和后处理:缺血预处理是在持续缺血之前或之后给予一个或多个短时间的周期性的局部缺血,然后实施长时间缺血的措施。能够增强抵抗持续缺血所导致的致命性的心肌细胞结构和功能损伤的能力。这种保护措施最初用于减轻 I-R 损伤,但之后不久便扩展应用到心肌顿抑上。Crystal 等在狗心脏上建立心肌顿抑模型,并观察到缺血预处理明显改善了心肌收缩功能。Lucats 等的研究发现预处理对顿抑心肌的保护作用可能是通过增强了钙通道稳定蛋白 FKBP12.6 的功能来改善心脏的收缩性来实现的。也有研究者认为其是通过抑制 TLR4/NF-κB 信号通路来达到保护作用的。而缺血后处理发挥心肌保护作用的机制相对复杂,但有多个临床研究已证实缺血后处理在临床上应用的可行性有效性及安全性,其保护效应与减少氧自由基的产生、细胞内钙超载和脂质过氧化有关,也可通过激活再灌注损伤补救激酶(RISK)途径来作用。

(3) 钙敏感剂和拮抗剂对顿抑心肌的保护机制:心肌顿抑的发生机制中钙超载学说得到普遍认可。钙敏感剂可在不增加心肌细胞钙离子的释放前提下提高心肌收缩力,降低心脏的能量需求,而钙拮抗剂可以选择性抑制钙离子进入到细胞内,从而减轻钙超载。

左西孟旦是一种正性肌力的钙敏感剂。有研究者发现,再灌注时给予左西孟旦可明显促进心肌收缩功能的恢复,达到抗心肌顿抑的效果。还有研究者观察到,在缺血前即使用左西孟旦预处理也可出现预防心肌顿抑的效果。其可能机制是:左西孟旦不仅可在不增加心肌细胞钙离子释放的前提下提高心肌收缩力,降低心脏的能量需求,还通过激活 ATP 敏感性钾通道来发挥其保护作用。除了左西孟旦,另有研究者发现:在狗心脏模型上用氨氯地平和阿折地平两种钙拮抗剂预处理后,可以选择性抑制钙离子进入到细胞内,减轻钙超载,从而改善短期缺血再灌注后的心肌收缩功能障碍,且用阿折地平治疗心肌顿抑时出现的局限性可能与再灌注后冠状动脉流量增加和心率不断减慢有关。阿折地平具心肌负性肌力作用,因而用于高血压和心绞痛患者时,较之氨氯地平其抗心肌顿抑效果更明显。

(4) 酶抑制剂对顿抑心肌的保护机制:有许多酶参与心血管损伤过程,如在缺血后心肌再灌注的早期阶段释放的嗜中性粒细胞弹性蛋白酶,它能够降解许多结构蛋白,尤其是弹性蛋白、胶原和纤维蛋白原。在再灌注期间使用西维来司钠(选择性嗜中性粒细胞弹性蛋白酶抑制剂)减少促炎细胞因子的产生来改善再灌注心肌的收缩功能。有研究发现他汀类药物对 I-R 诱导的心肌顿抑同样有改善作用,它可以改变钙通道成分从而使流入心肌细胞内的钙离子减少。除此之外,还有研究证实米力农(磷酸二酯酶抑制剂)可改善左心室功能、增加缺血性心肌血流;法舒地尔(Ras 蛋白同源物激酶抑制剂)不仅可通过激活 eNOS 来可改善顿抑心肌的功能,还能通过 PI3K-AKt 途径达到其心肌保护效果。

(二) 心肌死亡

细胞死亡是一个能被细胞自身基因调控的生物学过程。凋亡、坏死、自噬是细胞死亡的三种主要方式,在心肌损伤中均有表现。凋亡是一个高度调控的过程,坏死一般认为是不可调控性细胞死亡。自噬是一个正常细胞内过程,细胞器、蛋白和酯类在溶酶体内被分解并提供能量和能量代谢底物。自噬被看作在饥饿和应激状态下蛋白质和细胞器的"质量控制机制"和细胞的"存活机制"。

1. 细胞凋亡　凋亡典型的形态学特征包括胞质皱缩、染色体浓集并趋于核膜周围、细胞膜出芽、胞质和胞核碎裂成凋亡小体(图 14-2-9),与坏死存在显著差异(表 14-2-1)。凋亡小体可以被巨噬细胞或邻近细胞吞噬。细胞膜在凋亡过程中维持完整，因此不会诱导炎症反应。与凋亡相反，坏死早期细胞膜的完整性被破坏，细胞内容物释放到组织间诱发炎症反应。在大多数情况下，凋亡相关蛋白始终存在，仅需要一些触发因素便可组装成多蛋白复合物，从而发挥细胞凋亡功能。这些启动凋亡的触发因素主要来自细胞内（氧化应激、蛋白质错误折叠等），也可来自细胞外（如细胞因子、营养不良等）。凋亡是两个相互关联、进化上保守的信号通路所介导的，即外源性通路（死亡受体通路）和内源性通路（线粒体和内质网通路），这些通路的直接目标是激活半胱天冬氨酸酶（caspase）。

表 14-2-1　凋亡和坏死的形态学特征

	凋　亡	坏　死
细胞形态	细胞皱缩	细胞肿胀
细胞膜	包膜出芽	包膜完整性丧失
染色质	染色质浓聚（典型情况下靠近核膜），核碎裂	有时候染色质浓聚
胞质细胞器	总体完好，有时线粒体有轻微的变化	线粒体严重肿胀
细胞裂解方式	细胞和核碎片被膜性结构包裹，形成凋亡体，这些凋亡体被巨噬细胞或邻近细胞吞噬	细胞裂解，细胞内容物释放到胞外空间
受累范围	一般只有单个细胞凋亡，有时多个细胞受影响	成群的细胞受影响
炎性反应	没有炎症反应	有炎症反应

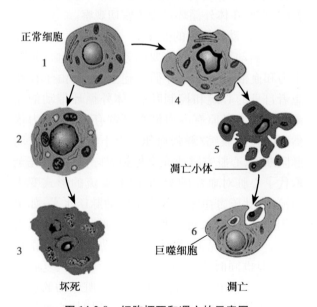

图 14-2-9　细胞坏死和凋亡的示意图

当死亡配体结合死亡受体时，外源性途径被激活，随后触发形成死亡诱导信号复合体（DISC）。Caspase8 在 DISC 内被激活，然后剪切并激活下游的 Caspase。Caspase8 也能剪切含有 BH3 结构域的蛋白 bid，后者的羧基部分转移到线粒体触发线粒体凋亡事件。内源性途径被多种生物、化学和物理刺激所激活。这些信号被促凋亡蛋白 Bcl-2 家族的 Bax 和只含 BH3 结构域的蛋白传递到线粒体和内质网。死亡信号触发线粒体向细胞质中释放促凋亡物质，其中包括细胞色素 C。胞质细胞色素 C 触发形成第二个多蛋白复合体-凋亡体。Caspase9 在凋亡体中被激活，随后剪切并激活下游的 Caspase，下游的 Caspase 剪切数百种细胞蛋白并致细胞凋亡。

心肌缺血-再灌注的病因机制均参与了细胞凋亡的发生机制，作用部位在细胞的线粒体和内质网。人体有多种内源性抑制物来抑制细胞凋亡调控过程中的关键分子。FLIP 抑制蛋白是一个能够抑制外源性凋亡途径的重要分子，并能抑制 DISC 的形成。Bcl-2 和 Bcl-x 是抑制内源性凋亡途径的关键抑制分子，能够抑制线粒体外膜通透性的增加并减少线粒体促凋亡物质的释放。因此，可以针对凋亡的信号通路进行干预，开展心肌保护的研究。

2. 坏死　坏死的特征是严重的细胞内 ATP 耗竭和早期质膜完整性丧失。已有两个坏死信号通路被人所熟知，一条涉及细胞表面受体（死亡受体/RIP 通路），另一条涉及线粒体（亲环蛋白/MPTP 通路），表明坏死在一定程度上可以被调控。在实际预防中要缩短缺血时间来避免坏死。

3. 自噬　在应激或饥饿时，细胞器、蛋白、酯类被转运到一个自噬体的双层膜囊泡中，这一过程被进化上保守的 Atg 基因所调控。自噬过程从双层囊泡成核开始，所涉及的基因包括 Beclin-1、UVRAG（紫外线耐受相关基因）Vps34（空泡蛋白分拣基因 34)等;第二步是在与 Atg12 和 Atg8 相关通路的作用下,囊泡发生延伸;第三步是自噬体和溶酶体融合成,溶酶体开始降解其内容,分解后即给细胞提供新陈代谢所需的氨基酸、游离脂肪酸和能量。自噬被哺乳动物雷帕霉素靶蛋白(TOR)所调节,在正常营养状态下,TOR 通过磷酸化和灭活 Atg 蛋白来抑制自噬。相反,营养缺乏则降低 PI3K-Akt 轴的活性,从而降低 TOR 的活性,并诱导自噬的发生。

在一个细胞内可能同时存在多条不同的细胞坏死调节通路。已知各种形式的细胞死亡之间存在本质的形态学区别,但具有某些共同的机制和功能联系。机制上的联系表现为共同的介质,如钙离子(调节坏死、凋亡),Bcl-2(调节凋亡、自噬)。其他可能的联系来自共同的或者有密切联系的生物活性部位,例如线粒体膜上的 MPTP 开放导致细胞死亡,线粒体内膜参与凋亡期间线粒体嵴的重塑。心肌细胞经历了缺血-再灌注损伤,最终根据各种调控通路向不同的结局发展,这其中的作用机制还有待进一步研究。

第三节 体外循环对血流动力学的影响

体外循环(CPB)通过静脉引流管将静脉血引流入氧合器,经膜肺氧合及清除二氧化碳后,含氧血经患者动脉或静脉回输,进行循环或呼吸功能支持。心脏手术时心脏停止跳动,有机械泵负责血液灌注,心脏手术完成后,心脏逐渐代替机械泵进行血液灌注。其血流动力学有很多特点(图 14-3-1)。CPB 期间常采用低于生理水平的灌注流量[CI:2～2.4L/(min·m²)]和较低的血细胞比容(24%～27%)。有时为了配合外科手术采用低温低流量的方法。机械泵血流一般为平流灌注,当 CPB 引流的血液越来越多或心脏停跳时,患者自身循环系统内搏动灌注的成分就越来越少,表现为动脉波形逐渐变平、脉压逐渐减少。心脏手术完成后心跳恢复,心脏逐步行使射血功能,直至 CPB 停止。血流量主要是为了氧供氧耗的平衡,其监测指标有混合静脉血氧饱和度和血液乳酸浓度。

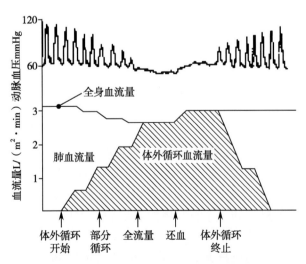

图 14-3-1 体外循环期间血流动力学变化

一、体循环的变化

体外循环对体循环血流动力学的影响是一个复杂的过程,反映血流动力学的动脉压力、容量、外周阻力和神经内分泌因素在不同的转流方式、病种、个体及设备等情况下发生同时改变和相互影响,需要在体外循环过程中密切观察。

(一)动脉压力的变化

影响动脉压力的主要因素是心脏射血、外周阻力和血液充盈。体外循环建立初期,由于存在患者自身的心跳和控制呼吸,体外循环带动的血液循环和患者原有的血液循环并存,动脉压力依然有明显的收缩/舒张血压。上下腔静脉和主动脉阻断后,心脏空跳或完全停搏,体外循环机完全取代了心脏对血流的驱动作用,血流的形式变为恒流,动脉压力往往表现为平均动脉压水平;如果采用搏动性灌注,可以见到一定波形的动脉压力变化。一般情况下,灌注流量与动脉压力呈正比关系,但也同时受到血管张力的影响。恢复心脏自主跳动后,由于心脏前负荷少,心脏做功的影响力小,动脉压力的脉压较小;当逐渐增加心脏的前负荷时,如果心功能恢复,可见明显的收缩/舒张血压。当患者的心脏能够担负体循环的泵功能,就可以考虑撤离体外循环。

(二)静脉压的变化

体外循环开始,大量血液引流到体外,中心静脉压的监测显示静脉压下降,充分引流后往往显示为负值。然而下腔静脉引流不畅时,如果没有下肢静脉的监测,压力的升高并不知晓,往往表现为液平面不足,良好的灌注流量难以维持。近年来使用负压辅助静脉引流技术增多,体外循环腔静脉引流不畅的现象减少。体外循环过程中液体及血制品的添加不断改变着机体的容量和血液成分。在体外循环即将结束、逐渐撤离的过程中，不断给患者体内补充容量，静脉压逐渐恢复或接近正常数值。

（三）外周阻力

外周阻力的改变主要是骨骼肌和腹腔器官阻力血管口径的变化。体外循环时外周阻力与组织的灌注流量有关，即阻力高的区域血流往往减少。其他制约因素有：神经内分泌和体液因素、非搏动性灌注、低温引起的血管张力变化、血液稀释、血液分布及手术失血引起的有效血容量的变化等。特别是神经内分泌调节机制受麻醉药物部分抑制，血管平滑肌肌源性自身调节能力下降，各器官的血管阻力与局部的代谢状况有关，血供量与灌注压力的变化呈正相关。

二、肺循环的变化

体外循环前后平行阶段，肺部有肺循环和支气管循环双灌注，全流量期间上下腔静脉阻断、心脏停搏，主要是支气管循环。肺循环在经历单纯支气管循环到肺部双循环的过程中存在再灌注损伤的风险。生理状态下，全身的静脉血要经过肺循环才进入体循环，因此在身体内具有一定的血液滤过作用。体外循环将血液引出体外进行转流，流经肺循环的血量少，体外循环中的气栓、微栓以及炎症反应等均与肺循环接触少。在逐渐脱离体外循环的过程中，激活的体外循环预充液回输到患者体内，肺部将承受巨大的风险。如果术前有肺部感染、肺血少、肺动脉高压等，术后发生肺部并发症的几率增加。

三、微循环的变化

血液循环最根部的功能是进行血液和组织细胞之间的氧气、营养物质、体液因子等物质交换和信息传递，是在微循环部分实现的。

微循环是指微动脉和微静脉之间的血液循环，是血液与组织细胞进行物质交换的场所。机体微循环有 3 条途径：①迂回通路（营养通路）是血液与组织细胞进行物质交换的主要场所。CPB 中维持此部分的微循环意义重大；②直捷通路：促进血液迅速回流。此通路骨骼肌中多 CPB 中低温低血压时此部分的微循环血流明显减少，长时间 CPB 肌肉组织可发生"氧债"现象。CPB 后期体温

和血压恢复，此部分的微循环血流明显增加，此时要增加 CPB 的流量偿还"氧债"；③动-静脉短路：其作用为调节体温。此途径皮肤分布较多。

微循环的血流量与微动脉和微静脉间的压差成正比，与微循环中总的阻力成反比，阻力对血流量的控制起主要作用。后微动脉和毛细血管前括约肌每分钟有 5~10 次的收缩和舒张活动，因此，每个时点的不同血管的流速不同。微循环还有自身调节能力，不随血压波动而变化，神经体液及器官组织或血管本身特有的代谢性和血管平滑肌肌源性调节在多数情况下协同调节器官血流量。正常毛细血管临界有效灌注压为 17mmHg。CPB 中早期动脉压虽然偏低，但由于静脉压为负值，此时的毛细血管有效灌注压一般都高于 17mmHg。

CPB 早期灌注压下降，积极给予缩血管药不利于微循环的灌注。大量的缩血管药使组织毛细血管前括约肌收缩，真毛细血管得不到有效灌注，局部产生低氧、酸中毒以及代谢性产物的堆积。CPB 中期或晚期血压可反射性增高，灌注流量逐渐增加可引起组织毛细血管前括约肌舒张，真毛细血管开放，使微循环流量接近正常。

体外循环的炎症反应、低温、血液稀释、恒流灌注等因素使微循环的血液流层变慢、变少，红细胞聚集、红白细胞变性能力降低以及微血栓形成。血流流速减慢、血流黏度和阻力增加是体外循环微循环流态的主要改变。转流中部分微循环处于淤血的状态，微血管内流体静压升高，肥大细胞缺氧释放组胺，毛细血管通透性加大，血浆和红细胞从血管内渗透到组织间隙。由于血液浓缩，纤维蛋白浓度和黏度增大，血流更加缓慢，微循环的阻力上升，以至于不能维持正常的功能和结构。体外循环过程运用肝素、血液稀释、生物相容性好的耗材以及高流量转流，对减少和预防微循环障碍有积极地作用。

四、脑循环

供给脑的动脉分成两大系统，即颈动脉系统与椎-基底动脉系统。大脑靠动脉系统带来所需要的氧和能量，而由静脉系统带走不需要的废物代谢产物。当动脉系统供血或静脉系统血液、脑脊液回流障碍，而又不能很快代偿时，都可引起急性脑血管病或颅内压增高，并出现相应症状、体征。

正常情况下，平均动脉压是维持脑灌注压的条件，也是脑血流自动调节的基本保证。当动脉

压在 60 ~ 180mmHg 之间变化时,脑血流变化不大。当平均动脉压低于 60mmHg 时,脑血管阻力下降,血管扩张,以保证其灌注流量。低温体外循环中脑血流自动调节下调。实验证明,在体外循环 20℃ 体温下,二氧化碳对中枢神经系统血流的影响仍然存在。压力对流量的影响在体外循环状况下仍然存在,只是曲线左移,表明对压力能够自动进行调控的低限由正常状况下的 50mmHg 降为 30mmHg(图 14-3-2)。压力调控低限的下降与低温导致的氧耗降低有关。在血流量与代谢相互匹配的情况下,随着温度的降低,中枢神经系统的灌注压力逐步下降 CPB 中平均动脉压一过偏低。临床实践证明,CPB 早期的血压偏低,只要保证充分的灌注流量和低温状态,脑血流的降低不明显。这也是 CPB 早期的血压偏低血管收缩药使用不积极的原因之一。对于老年患者,严重动脉硬化,长期高血压,糖尿病患者,CPB 早期的血压偏低的纠正应较为积极。

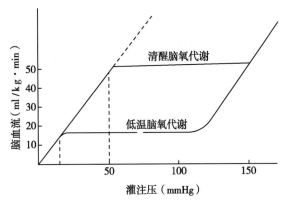

图 14-3-2　低温 CPB 脑血流和灌注压的关系

五、肾脏血流

肾脏的血液供应很丰富,正常成人安静时,肾血流量(RBF)为 1200ml/min,约占心输出量的 20% ~ 25%。肾小球的动脉压为主动脉压的 60%,这是维持肾灌注和肾小球滤过所需要的动力。RBF 的分配不均匀,其中约 94% 的血液分布到肾皮质层,5% ~ 6% 分布到肾外髓质,分布到肾内髓质的血液不到 1%。RBF 主要是指肾皮质层的血流量。由于肾脏的血液供应丰富,远远大于其他组织器官,故肾脏对氧的摄取量很小,平均仅摄取 1.7ml/100ml 血液,而其他组织平均为 5ml 左右。和其他器官相比,肾脏的缺血耐受能力较强。在一定压力范围内,RBF 和 GFR 保持相对恒定,当

肾灌注压高于或低于此范围时,RBF 将随肾灌注压的变化而增加或减少,这种不依赖肾外神经支配使 RBF 在一定的血压变动范围内保持不变的现象称为肾血流量的自身调节。通过肾血流量的自身调节,使 GFR 不会因血压波动而改变,维持 GFR 相对恒定。CPB 中肾脏血流的降低主要和大量缩血管物质增高有关。许多外科医生认为体外循环期间尿量可作为肾功能正常的指标。尽管体外循环期间尿量较多令人满意,但是,临床资料并不支持体外循环期间的尿量和术后肾功能有相关性。一项大规模术后肾衰竭相关因素研究表明,只有体外循环时间和术前存在肾功能不全两个因素与肾衰竭关系密切,其他因素,包括转流期间尿量与肾衰竭无相关性。

(黑飞龙　龙村)

参 考 文 献

1. Morita M,Yozu R,Matayoshi T,et al. Closed circuit cardiopulmonary bypass with centrifugal pump for open-heart surgery:new trial for air removal. Artif Organs,2000,24(6):442-445.

2. 胡小琴主编. 心血管麻醉及体外循环.北京:人民卫生出版社,1997:324-337.

3. Gravlee GP,Davis RF,Utley JR,et al. Cardiopulmonary Bypass 2nd. Philadelphia:Lippincott Williams & Wilkins,2000:214-265.

4. 龙村主编.体外循环手册.北京:人民卫生出版社,1996:213-224.

5. 龙村主编.体外循环研究与实践.北京:北京医科大学出版社,2000:222-224.

6. Stamou SC,Pister AJ,Dangas G,et al. Beating heart versus conventional single-vessel reoperative coronary artery bypass. Ann ThoracSurg,2000,69(5):1383-1387.

7. Mora CT. Cardiopulmonary Bypass. New York:Springer,1995:21-39.

8. Casthely PA,Bregman D. Cardiopulmoanry bypass physiology related comlication,and pharmacology. New York:Futura,1991:141-198.

9. Jonas RA,Elliott M. Cardiopulmonary bypass in neonates,infants and young children. Butterworth-Heinemannn Ltd,Oxford,1994:56-63.

10. Opie HL. The heart physiology,form cell to circulation. Third edition. Philadelphia:Lippincott Williams & Wilkins,1998:124-296.

11. Shattock MJ. Do we know the mechanism of myocardial stunning? Basic Res Cardiol,1998,93:145-149.

12. Solaro RJ. Troponin I. stunning,hypertrophy,and failure of

the heart. Circ Res,1999,84:122-124.

13. Bolli R. Why myocardial stunning is clinically important. Basic Res Cardiol,1998,93:169-172.

14. Kloner RA,Arimie Rb,KayGL,et al. Evidence for stunned myocardium in humans: a 2001 update. Coronary Artery Disease,2001,12:349-356.

15. Schulz R,Post H,Vahlhaus C,et al. Ishemic preconditioning in pigs: a graded phenomenon. Circulation,1998,98: 1022-1029.

第十五章

体外循环相关肺损伤与肺保护

心脏外科体外循环后的患者发生肺功能异常是临床常见问题，长期以来为心脏外科、麻醉和ICU医生所认识。这种肺功能异常在大部分患者可仅为亚临床肺功能改变，但仍有低于2%的体外循环后患者可发生急性呼吸窘迫综合征(acute respiratory distress syndrome, ARDS)。一旦发生ARDS，其相关死亡率超过50%，这还不包含导致术后恢复时间及住院时间延长的其他各种并发症因素。心脏外科围术期有多种因素与术后肺功能异常有关，如胸骨正中劈开，体外循环、围术期输血、心肌保护心包内降温以及内乳动脉切断作为冠脉旁路术桥血管等。目前认为，应将心血管外科术后肺部并发症与术后肺功能异常区分开来。因为术后肺功能异常还包含一些因呼吸功增加、浅表呼吸、无效咳嗽和低氧导致的肺功能异常。而严格意义上的心血管外科术后肺部并发症是肺功能异常同时伴有以下临床征象，如肺不张、肺炎或其他影响临床转归的病理生理过程。因为肺脏是体内唯一的接受全部心输出血量的器官，所以

在围体外循环期间，肺脏受到内、外源性刺激最多，受损伤的机会最多，特别是血液系统与肺血管内皮交互影响的炎性反应，加上低温、血液稀释、手术和麻醉，以及药物和输血等均可导致肺损伤，因此目前肺损伤依然是心血管手术围术期影响患者转归的主要因素。在导致肺损伤的各种可能相关因素中，体外循环因素具有重要意义。但尽管对此现象已有长时间研究，对于体外循环诱发肺损伤的复杂病理生理机制的认识仍不完全。本章将对体外循环期间呼吸生理和病理生理及有关心外科术后肺功能异常进行简要介绍；对体外循环与肺损伤的相关性和可能的机制进行深入探讨，并就目前已知的临床肺保护方法，特别是体外循环中可采用的一些治疗策略和已有的循证医学证据进行概述。应该明确，体外循环在整个心血管手术围术期是诸多医疗环节中的一环，因此体外循环肺损伤及保护也不是孤立存在的。为了让读者开卷有益，本章将全面介绍心脏手术围术期肺损伤和肺保护，而将体外循环相关内容作为阐述重点。

第一节　体外循环期间呼吸病理生理

心血管手术围术期，特别是体外循环对呼吸功能的影响可概括为气道和肺组织气体流体动力学改变和气体交换功能的改变。两大类改变直接导致心血管外科患者术后肺功能不同程度的改变。而体外循环的影响不仅仅体现于对肺组织的影响，多重因素导致气道功能的改变同样影响患者术后康复。

一、气道和肺组织气体流体力学

气体进出肺脏需要克服气流穿过气道的摩擦阻力——"气道阻力"和肺组织与胸廓变形的摩擦力——"组织阻力"。气道阻力占全部呼吸系统阻

力的65%~75%，而组织阻力是频率依赖性的，较高的呼吸频率可明显增加组织阻力。

(一) 气道阻力

气体在气道压力差 ΔP 作用下运动的，它符合 Poiseuille's 定律：

$$\Delta P = V \times (8\eta L)/\pi r^4$$

(V 是流量，η 是液体的黏性，L 是气道的长度，r 是气道半径)

气流为层流时，气道半径是气道阻力的主要决定因素，气道半径的微小改变即可明显改变气道阻力。围体外循环期间任何因素导致的气道直

径变化,如鱼精蛋白反应、支气管痉挛等均可使气道阻力明显增加。湍流是一种浪费能量的流体方式,其压力-流量关系是非线性的。驱动气体进出的压差与气体浓度和气体流量的平方成正比,和气道半径的 4 次方成反比。

气体在气道内运动形式并不一致,在气管和支气管等较大的气道中气体为湍流方式,而在远端小气道中为层流方式。由于湍流主要在大气道中,因此上呼吸道的阻力约占据了全部阻力的一半。图 15-1-1 表明:成人肺脏中>2mm 和肺段小于九级的气道超过了全部气道阻力的 80%;相反,婴幼儿,小气道则占据了接近一半的阻力,这就是婴幼儿小气道更容易受到疾病影响的原因,如充血性心力衰竭、肺动脉高压或细支气管炎。

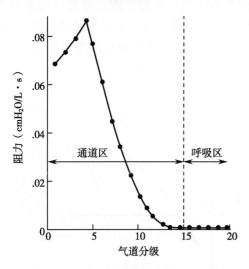

图 15-1-1　成人气道分级与阻力的关系

(二)气道的反应性

气道的反应性主要受支气管平滑肌张力支配,而支气管平滑肌张力的调节则是由分布在气道上皮的神经激素来完成的。副交感神经提供了平滑肌的基础张力。在支气管平滑肌中没有交感神经分布,但循环中内源性或外源性儿茶酚胺或 β 受体激动剂升高时支气管可扩张。

气道的反应性还受其他因素调节,如体外循环时肥大细胞脱颗粒可以加重局部气道的收缩,这在术前合并哮喘的患者中尤为严重。围体外循环期由于左房压升高或肺血流增多引起的气道水肿,可以显著增加支气管平滑肌张力,对患者的不利因素主要表现在:①使气道管腔变细,并且主要发生在外周和小气道;②根据 Laplace 定律,肺泡跨壁压等于 2 倍的肺泡壁张力与肺泡半径之比(P

=2T/r),在小气道水肿导致的肺泡壁张力增加使肺泡跨壁压改变更为明显,这种放大作用使肺泡更为萎缩,气道管腔更小;③气道周围组织水肿可削弱该部位组织对气道、血管和肺泡的牵拉扩张作用。

(三)肺流量-容量关系和呼气流量限制

气道阻力随肺容量变化的关系如图 15-1-2 所示。当肺容量超过功能残气量时,气道阻力随肺容量升高而下降,因为肺容量增加时气道周围组织对气道的扩张牵拉作用增强,通过 Hering-Breuer 反射抑制副交感神经的收缩作用。当低于功能残气量时,由于气道萎陷和流量限制气道阻力增加明显。

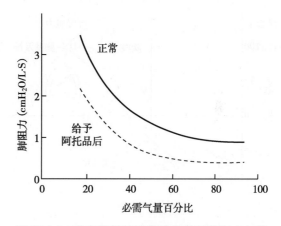

图 15-1-2　肺容量超过功能残气量时肺阻力与肺容量的关系

由于呼吸肌长度拉长和肺的弹性回缩,做功决定最大吸气流量,而最大呼气流量不依赖做功。在最大呼气阶段,胸膜压和胸膜腔内压为正值,肺泡内压力高于气管内压力,因此这一阶段不需要做功。当气道跨壁压出现负值时,气道开始萎缩,此时即出现流量限制。最大流量限制是容量依赖性的,这是因为容量下降肺静态回缩力也随之下降、气道阻力升高、气道周围组织的牵拉扩张作用相应下降。

先天性心脏病或心脏瓣膜病等围术期均可引起低位的气道梗阻,其原因是多方面的,包括气道水肿导致的反应性升高、肺间质水肿使气道周围组织牵拉扩张下降以及肺动脉高压导致的气道阻力升高等。除了导致低位气道梗阻以外,当血管扩张、心脏明显增大时,也会压迫较高的气道,特别在婴幼儿常见到呼吸困难或术后上肺不张。

(四)肺和胸壁的顺应性和压力容量关系

肺的顺应性(pulmonary compliance C_L)是表示肺机械特性的一项指标,为每单位压力(ΔP)变化

下所致的肺容量（ΔV）改变,公式表达为:

$$C_L = \Delta V(L) / \Delta P(cmH_2O)$$

正常肺与胸壁是一个整体,肺的扩张需要与胸壁协同扩张。胸壁的特性是倾向于使肺容量扩大,不考虑肺的内向回缩性,自然休息状态胸壁可使肺容量达到全肺容量的60%,因此只需较小正向压力即可使肺容量达到全肺容量。相反,肺组织的内向回缩弹力倾向于减少肺的容量,在自然休息状态如没有胸壁弹力作用肺容量会远低于功能残气量。图15-1-3是肺的压力-容量关系,反映了胸壁、肺和肺-胸壁系统的机械特性。

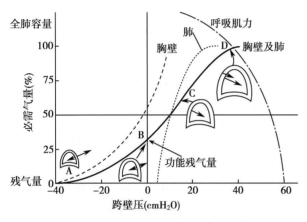

图15-1-3　呼吸系统的机械特性

在肺的残气量状态,由于肺容量最小,胸壁弹力对压力容量曲线起决定作用(图15-1-3A点)。肺的残气量由胸壁向外弹力与呼气肌收缩力决定,胸壁结构改变和呼气肌的损伤可导致残气量的改变。

当跨壁压为0,即胸壁向外弹力与肺的回缩力相等时肺的容量达到了功能残气量(图15-1-3B点)。功能残气量是一个平衡点,某些条件下,如脊柱后侧凸、开胸以及术前右心功能衰竭导致的大量腹水存在时,胸壁机械状态或肺顺应性发生改变而使功能残气量降低。功能残气量减低会发生局部肺萎陷和低肺容量引发的肺血管阻力升高,对围术期的气体交换和血流动力学产生不利影响。

肺容量超过功能残气量时需要一个正向的跨壁压,在肺总顺应性,使肺-胸壁系统扩张的吸气肌与肺、胸壁弹性回缩力达到平衡。图15-1-3显示了在较高的肺容量时吸气肌收缩力是如何下降的。术中呼气肌损伤和膈神经麻痹均会降低肺总顺应性和其他肺容量。

先天性心脏病或心脏瓣膜病经常会导致肺顺应性和呼吸系统压力-容量关系的改变。急性压力和容量负荷增加可使肺顺应性降低(如左房压升高引起的肺淤血),此外肺充血时肺血容量和压力增加以及各种原因引起的肺动脉压增高均可使肺顺应性下降。

（五）局部肺顺应性和通气

人在直立位时,由于重力作用,胸膜腔压力在肺的上部负值较大,而在下部则负值较小,因此对跨肺压产生影响。图15-1-4说明在功能残气量时,肺上部肺泡较下部肺泡扩张的好,而在吸气达到总肺活量(total lung capacity,TLC)时,由于压力-容量曲线达到了平台期,已较好扩张的上部肺泡进一步扩张的幅度减小,而下部的肺泡则明显扩张,因此两区的扩张程度逐渐接近。在患有严重心脏疾病时,因肺顺应性下降导致气道阻塞,使这种由重力导致的局部肺通气改变更为明显,可引起术后严重的气体交换障碍。

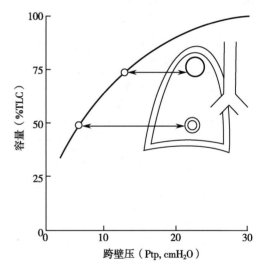

图15-1-4　重力对肺泡扩张的影响

（六）肺表面张力和表面活性物质

肺泡的表面有一层液体膜,它与肺内的气体形成气-液界面,产生的力称为表面张力,使肺泡趋于萎缩,降低肺的顺应性。表面活性物质是一种内生的脂质蛋白混合物,在肺泡表面可阻断水分子的极性引力,使表面张力降低,肺的顺应性增加。

表面活性物质除了增加肺顺应性以外,还具有保持肺泡干燥和维持肺泡稳定性的作用,防止间质水肿向肺泡腔渗出和小肺泡萎缩而较大的肺泡过度膨胀。未成熟的婴幼儿肺表面活性物质缺乏,因此容易发生呼吸窘迫综合征,体外循环相关炎性肺炎,肺泡内渗出可大量消耗表面活性物质,使肺泡不张,导致呼吸衰竭。

二、肺的气体交换

肺的气体交换是指肺泡与肺毛细血管血液间氧与二氧化碳的交换。其交换效能不仅决定于呼吸膜的通透性和气体弥散的面积,而且依赖于肺泡通气量与肺血流量间的精密平衡,即通气/血流比率。

(一) 生理无效腔和肺泡通气对气体交换的影响

生理无效腔(V_D)包括解剖无效腔($V_{Danatomic}$)和肺泡无效腔($V_{Dalveolar}$),正常情况下肺泡无效腔可忽略不计,因此生理无效腔接近解剖无效腔。计算公式为:

$$V_D/V_T = (P_ACO_2 - P_ECO_2) / P_ACO_2$$

(其中 V_T 为潮气量,P_ACO_2 为肺泡 CO_2 分压,P_ECO_2 为呼末 CO_2 分压)

此方程称为 Bohr 方程,生理无效腔称为 Bohr 无效腔。

生理无效腔的扩大常导致 PCO_2 的明显升高,围体外循环期间生理无效腔增加可见于由体外循环引发的微小肺栓塞;出血、低心排或药物等原因引起的肺动脉压力下降等导致的肺血流减少;发绀型心脏病肺血管小侧支结扎亦可引起局部的肺血流减少。

氧的交换依赖肺泡内氧分压,肺泡内氧分压方程,也称为肺泡气体方程:

$$P_AO_2 = FiO_2 \times (P_B - 47) - PaCO_2/R$$

(其中 FiO_2 为吸入氧浓度,P_B 为大气压,R 为呼吸熵)

此方程对计算肺泡内氧分压有重要意义。如合并单心室的婴幼儿术后常吸入低浓度氧,此时由于利尿等因素造成的碱中毒引起 $PaCO_2$ 的升高,导致肺泡氧分压明显降低,发生缺氧和肺血管阻力升高,对血流动力学产生不利影响。

(二) 生理分流因素对气体交换的影响

正常人安静时,肺通气/血流比为 0.85。当肺血流量不变,肺泡通气量变小,即通气血流比减小时,则有较多的肺动脉血流经不通气或通气不足的肺泡流回左心,这种血量称为生理分流量(Qs)。生理分流增多,一般不影响二氧化碳分压,但会使动脉血氧分压下降。

Qs 是可以测定的,常以占心排血量(Qt)的百分比表示,正常为 20% 左右。体外循环手术后常见此值升高,可产生严重的低氧血症。

Qs/Qt 的计算公式:

$$\frac{Qs}{Qt} = \frac{0.0031(P[A-a]O_2)}{CaO_2 - CvO_2 + 0.0031(P[A-a]O_2)}$$

(其中 CaO_2 为动脉血氧含量,CvO_2 为混合静脉血氧含量,P_AO_2 为肺泡氧分压,PaO_2 为动脉氧分压,$P[A-a]O_2$ 为肺泡-动脉氧分压差)

在生理分流增大时,由于混合静脉血未充分氧合,因此 $P_AO_2 - PaO_2$ 增大,此值是反映 Qs/Qt 的一项重要指标。正常人 $P[A-a]O_2$ 很小,吸空气时不超过 20mmHg。临床可用它间接反映生理分流量的大小。除了以 $P[A-a]O_2$ 来估计生理分流外,动静脉氧含量也很重要。根据 Fick 公式:心排出量=氧消耗量/(动脉血氧含量-静脉血氧含量);动-静脉血氧含量差与心排出量成反比,说明心排血量也与生理分流有密切关系。如分流量不变,心排血量越小,即动静脉血氧含量差越大,则肺泡-动脉氧分压差则越大,动脉血氧分压越低。上述关系说明心排血量对维持动脉血氧分压的重要性。

在围体外循环期间,生理分流量增大所致的肺泡-动脉氧分压差增大和动脉氧分压下降,可见于:

1. 肺不张或肺通气不足　而肺动脉血流无明显改变由于术前肺部反复感染,或因长期淤血导致肺间质和肺泡水肿,以及体外循环造成的肺间质水肿等因素均可引起肺泡局灶不张,此时肺动脉血流虽无明显改变,而 PaO_2 明显下降,不仅有通气不足的因素,更与 Qs/Qt 比值增加有关。

2. 肺动脉压力或心排血量的改变　体外循环期间代谢性酸中毒、炎性因子的释放以及某些药物反应(鱼精蛋白反应)均可增加肺动脉压或降低心排血量,从而使 Qs/Qt 比值增加。

3. 各种促使肺闭合容量增大、功能残气量减少的因素均可影响肺泡通气而增大 Qs/Qt。

4. 因微创手术等需要长时间侧卧位体外循环造成同侧肺受压和对侧肺叶萎缩同时由于纵隔的压力、呼吸道阻力增加等因素,可引起通气不足,产生通气/灌注比率失调。

5. 完全体外循环期间因左心引流差等导致的肺毛细血管压力过高,血管破裂,大量血液进入肺泡,占据肺泡的有效容积,使 Qs/Qt 比值增加,加之通气不足,产生严重的低氧血症。

(三) 肺血流的分布和气体交换

肺的血流不但受重力影响,还受肺血管中流入和流出部位的压力(P_{pa}和P_{pv})以及肺泡压(P_A)等因素的作用。因此,其分布是不均匀的。P_{pa}和P_{pv}在肺底部最高,在肺上部最低,而P_A保持恒定。某些情况下,肺动脉压小于肺泡压,肺泡血管完全闭合,此时该区域得不到血液灌注,形成生理无效腔,这部分区域$P_A>P_{pa}>P_{pv}$,称第一肺区(zone 1,见图15-1-5)。正常人不会出现第一肺区,但在以下情况会出现:①正压通气或高频振动通气引起的肺泡压力升高;②肺血容量减少;③发绀型心脏病肺血减少P_{pa}下降。

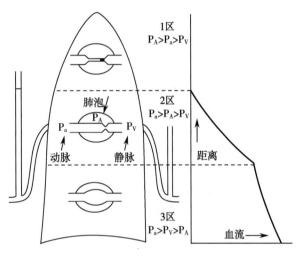

图 15-1-5　重力因素对肺血流分布的影响

在另外的肺区,肺动脉压力逐渐增高,当大于肺泡压时,毛细血管入口处开放,而出口处由于肺泡压大于左房压仍然处于关闭状态,但由于呼吸周期肺泡压力的波动和及心动周期中肺动脉压的变化,使出口部位出现间断开放和关闭,因而毛细血管出现间歇性的血流,此肺区$P_{pa}>P_A>P_{pv}$,称为第二肺区(zone 2,见图15-1-5)。

当左房压力超过肺泡压,则毛细血管的出口保持开放状态,此时血流量受肺动脉与左房压差所支配,此区$P_{pa}>P_{pv}>P_A$,称第三肺区(zone 3,见图15-1-5)。该区可随肺血流增加而扩大。

充血性心力衰竭的患者,肺泡周围间质中液体的积聚超过淋巴系统清除率时,肺间质压力(P_{is})超过肺静脉压,此时$P_{pa}>P_{is}>P_{pv}>P_A$,该肺区为第四肺区(zone 4)。在此区由于间质水肿造成的肺静脉缩窄,因此血流是减少的。

在体外循环前及体外循环后,由于麻醉或容量因素可造成血压下降,肺动脉压亦随之下降,高位肺的血流灌注更为减少,使第一肺区扩大,增加了生理无效腔。这时需要及时提高血压以增加肺血,防止$PaCO_2$的升高。在侧卧位体外循环手术当中,在这两个阶段则可能发生高位肺第一肺区增大导致的生理无效腔增加,而对侧肺由于重力引起的肺泡萎陷和血流灌注量增加,使生理分流量增加,从而发生严重的通气/灌注失调,使$PaCO_2$升高和PaO_2降低。

肺血流的不均匀状态引起的另一种严重后果是间质和肺泡内的水肿,主要发生在第四、第三肺区。当左房压力明显增高时,将促使该肺区毛细血管中的液体向肺间质和肺泡内移动,任何体位只要处于低垂部位的肺间质均会出现充血及水肿。常见于重度主动脉瓣关闭不全手术时的并行体外循环阶段,如果在转机前尚未放置左心引流或引流不畅,主动脉灌注压力将会沿着左室和扩张的二尖瓣环传至第四、第三肺区,从而发生充血、水肿,严重时两区毛细血管破裂导致肺泡内大量出血形成急性肺损伤。此外,完全体外循环阶段在发绀型心脏病、合并动脉导管未闭以及存在大的体肺侧支情况下,由于左心引流不畅导致的毛细血管压力增高亦会发生第四、第三肺区"灌注肺",甚至全肺损伤。

第二节　体外循环与急性肺损伤

一、心血管外科体外循环手术围术期肺损伤相关因素

心血管外科体外循环手术后肺损伤毋庸置疑,究其病因是多源性的,包括体外循环相关的因素及菲体外循环相关的因素;与体外循环相关的肺损伤因素有血液与人造材料接触、肺缺血/再灌注、低温、鱼精蛋白反应、停止通气等;与非体外循环相关因素有全身麻醉、胸骨劈开、外科操作以及机械通气本身等原因。概括起来,急性肺损伤的病因有三类:外源性刺激物,缺血、缺氧及机械性损伤。

1. 外源性刺激物所致的肺损伤　由异物通过物理、化学或生化反应,直接或间接造成的肺损伤,

见于误吸胃内容物,吸入有害气体,肺栓塞以及血液与外源物质接触,输异体血引起的损伤性反应。

2. 缺血、缺氧性肺损伤　肺组织血液供应不足或中断造成的肺损伤,如体外循环阻断主动脉,阻断循环可导致肺缺血及再灌注损伤,损伤程度与阻断时间呈正相关。也见于停循环、血液过度稀释及血液氧合不良。

3. 机械性肺损伤　由机械外力作用造成的肺组织的损伤,见于围术期任何阶段。如术中对肺及肺血管进行牵拉、挤压,造成肺及血管的机械性损伤;术中以及术后机械通气不当可导致肺损伤,包括肺泡过度膨胀(容量损伤)和进展性肺不张(即低气压伤);以及近年来逐渐研究清晰的有关机械通气导致肺泡反复开放和关闭以及高跨肺压力导致肺泡过度膨胀继而引起的炎性反应损伤也可归入此大类。

二、急性肺损伤与体外循环相关程度

有关体外循环后肺损伤问题已有很多的探讨。然而,体外循环后肺功能异常可能是体外循环心脏手术多个方面多重打击的结果。这些因素包括非体外循环因素(如全麻、胸骨切开和胸膜破裂等)和体外循环相关因素(如血液与人工材料表面接触、肝素与鱼精蛋白应用、低温、心肺缺血和停止肺通气等)。因此,有必要质疑是否肺损伤仅仅与应用体外循环有关。为了帮助回答这个问题,当前已经就以下问题展开了临床和实验研究。

1. 大手术和体外循环后的肺功能异常　目前已知,任何大手术后无可避免会发生肺功能受损,这种情况最可能与全麻有关。通过 CT 扫描,有研究发现几乎所有接受全麻患者都会发生肺不张。然而,体外循环可能导致额外的肺损伤,从而与其他大手术相比延缓了肺功能恢复时间,而该现象通常归因于体外循环相伴的全身炎性反应的损伤作用。但同时也应该认识到,持续改进体外循环装备,如鼓泡肺换成膜肺,以及麻醉管理的进步,如早期拔除气管插管,快通道苏醒等已经大大降低了这种肺损伤。

2. 低温和常温体外循环　体外循环期间温度对肺功能的影响一直存有争议。有研究发现冠脉旁路术体外循环灌注温度并无显著影响气体交换 $P[A-a]O_2$。然而另一项研究发现常温体外循环可降低肺内分流,$P[A-a]O_2$ 和肺泡动脉 CO_2 浓度差,提示常温体外循环可能保护体外循环后肺功能。

3. 体外循环下冠脉旁路术或非体外循环冠脉旁路术　随着非体外循环冠脉旁路术(off pump coronary artery bypass grafting,OPCABG)的再次兴起,对于体外循环导致术后肺损伤的单独作用研究渐多。OPCABG 与体外循环下冠脉旁路术相比,炎性因子水平较低,而这种降低的炎性反应可能使得术后肺功能损伤较轻。

已有证据显示,与体外循环冠脉旁路术相比,OPCABG 期循环中性粒细胞数和单核细胞数,以及中性粒细胞弹力蛋白酶水平显著较低。同时,OPCABG 组通过脂质过氧化和硝基酪氨酸水平反应的氧债程度显著为轻。另有发现 OPCABG 组降钙素原水平较低,提示肺损伤程度较轻。但无论是否应用体外循环,都可出现相似的 PaO_2 降低和 $P[A-a]O_2$ 增大以及肺内分流比率增加。有关机械通气时间,OPCABG 对于再次手术的高危患者可能有益,但对于首次冠脉旁路术的患者差别不显著。因此,尽管体外循环已知可导致肺功能紊乱,但体外循环本身不一定是术后肺气体交换功能异常的主要原因。

三、急性肺损伤与体外循环相关机制研究

根据本书编撰主题,有关心血管体外循环手术围术期各种肺损伤机制,由于本章篇幅限制,无法面面俱到。本节重点探讨体外循环相关肺损伤机制,而非体外循环因素导致肺损伤机制请参阅相关参考书。体外循环中血液与人工材料(管道、滤器、氧合器)表面接触触发的炎性反应,造成多种体液因子及细胞激活,并相互作用,引起瀑布放大效应,最终引起肺损伤。

(一)体外循环急性肺损伤机制

1. 炎性反应　有关体外循环对免疫系统的影响和全身炎性反应的内容,将在本书相关章节详细介绍。本节仅简要介绍炎性反应基本知识和体外循环相关进展。

体外循环是非生理性循环,一方面可引起肠道、血管等组织器官通透性改变,产生内毒素血症;另一方面,血液与管道等体外循环装置的接触,刺激机体产生炎性反应。当体外循环阻断主动脉后,左右心房的白细胞计数均增加,在开放循环后,当肺循环恢复后,右心房血的白细胞计数增

加,但左心房血的白细胞计数减少,说明有一部分白细胞被滞留在肺毛细血管内。这些白细胞在体外循环过程中,被激活,诱发炎性反应,在肺内会产生多种细胞因子(图 15-2-1),如肿瘤坏死因子(TNF)、白三烯(LT)、血小板激活因子(PAF)、超氧离子、过氧化氢(H_2O_2)、一氧化氮(NO)、白介素(IL)和前列腺素(PG)等,这些细胞因子可直接参与肺损伤。

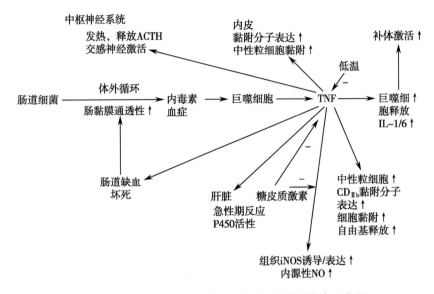

图 15-2-1　体外循环引发产生内毒素血症及细胞素示意图
ACTH:促肾上腺皮质激素;TNF:肿瘤坏死因子;iNOS:诱导型一氧化氮合成酶;IL:白介素

细胞因子可以分为两大类:一类为促炎细胞因子,包括 TNF、IL-1 和 IL-8 等;另一类为抗炎细胞因子,包括 IL-4、IL-10 和 IL-13 等。这些细胞因子和它们抑制物之间的平衡比细胞因子自身的作用更重要。在肺损伤早期,患者的支气管冲洗液的 TNF、IL-1、IL-8 含量增高,同时肺泡巨噬细胞的 TNF 基因表达增加,表明炎性细胞在急性炎症部位合成 TNF。IL-1 是主要的炎症前期产生的细胞因子,比 TNF 更早,并且 IL-1 与死亡的危险性相关。而且,ILs 的水平和在支气管冲洗液中的中性粒细胞的数量有关系,而中性粒细胞量与肺损伤的严重性和病死率有相关性。肺泡巨噬细胞内的 IL-8 在 ARDS 患者中有也增加,表明这不但是产生趋化因子的位置,而且也是肺里发现大量新生的中性粒细胞的主要原因。

IL-6 主要由内皮细胞、T 淋巴细胞、单核细胞、肺成纤维细胞产生,是判断炎症是否伴有脓毒症和系统器官衰竭的标志物。弹性蛋白酶是 IL-6 主要诱导因子,它在 CPB 开始后逐渐升高,在手术结束时达高峰。在肺再灌注期间,左房血液中的测定值较右房为高,提示在肺缺血期间肺内中性粒细胞的聚集和释放的弹性蛋白酶增多。IL-6 作为调质可能比作为促/抗炎细胞因子的作用更大。

它能抑制 TNF 或 IL-1 的产生,也能促使急性期反应蛋白的分泌。

细胞外基质是一种动态的肺实质成分。它对维持肺结构起着决定性的作用,是肺泡和毛细血管间质的组成主体。它的成分有胶原、纤维结合素、蛋白多糖等。细胞外基质在急性肺损伤时受损伤,也参与肺的炎症反应。

2. 补体激活　CPB 期间,血液与管道持续接触激活补体,发生严重的支气管痉挛、血管性水肿、荨麻疹、低血压等。CPB 主要通过补体的旁路途径激活补体,产生过敏毒素 C_{3a} 和 C_{5a}。鱼精蛋白复合物也可通过经典途径激活补体系统,产生 C_{4a} 及其他引起补体激活的因子,如纤溶蛋白酶(plasmin)和激肽释放酶。C_{3a} 常在 CPB 开始后迅速升高,在 CPB 结束时达到高峰,C_{3a} 的水平与 CPB 持续时间有关,多在 CPB 后 48 小时恢复到 CPB 前水平,CPB 时间长短、C_{3a} 升高的水平与 CPB 后肺功能的失调密切相关。C_{5a} 多在 CPB 结束时增加。

补体通过过敏毒素的直接作用,使肺血管收缩,通透性增加;更重要的是通过激活中性粒细胞释放其他炎性介质和自由基而起作用。C_{5a} 的活性是 C_{3a} 的 10～20 倍,是主要的趋化因子和激活因子。同时 C_{5a} 也能与中性粒细胞表面的受体结合，促使其着边、黏附和聚集。C_{3b} 及无活性的 C_{3bi} 能结合于体外管道表面，导致中性粒细胞脱颗粒和单核细胞释放 IL-1。C_{3bi} 也是中性粒细胞上黏附分子 CD_{IIb}/CD_{18} 的配体，能使中性粒细胞黏附。其他补体成分（C_{5b-9}）可通过刺激细胞内花生四烯酸类物质的代谢而激活中性粒细胞。

临床上不同类型的氧合器对补体激活的影响尚无定论。目前尚没有发现膜肺和鼓泡肺对血浆中的补体水平有不同的影响。

3. 肺缺血再灌注损伤　缺血后再灌注可导致肺血管损伤，使肺微血管通透性增加，引起肺水肿。尽管在缺血阶段，酸中毒和 Ca^{2+} 重分布可损伤肺血管，但更主要的机制是再灌注期间的自由基形成所致。当然，缺血再灌注改变肺血管的反应性也可产生肺血管通透性的增加。在开放升主动脉后，能测出血浆中脂质过氧化物的增加，CPB 结束时，也可测出过氧化氢的浓度升高。这都提示 CPB 中自由基的产生。CPB 中自由基的形成也与中性粒细胞脱颗粒有关。CPB 中脂质过氧化和 IL 的形成，可导致中性粒细胞黏附，从而加剧中性粒细胞释放各种蛋白酶和氧自由基。氧自由基能直接破坏组织细胞的脂质和核酸，使细胞表面蛋白质产生变性，从而导致组织损伤。另外有证据表明：CPB 中环氧化酶系统，补体系统等也参与急性肺损伤。

4. 各因素相互作用　CPB 相关肺损伤和"灌注肺"综合征的确切发病机制目前尚不清楚，但多数学者认为肺的损伤由多因素的相互作用所致。CPB 中血液与异物表面接触，激活补体、凝血、纤溶及激肽四大系统。各系统在激活过程中产生的多种体液因子又相互作用，产生瀑布放大效应，导致更进一步的激活，释放细胞因子等活性物质，引起炎性反应。虽然这四大系统中可能由一种起主要作用，但可通过体液因子之间、体液因素与细胞之间存在相互作用而影响其他系统，导致肺损伤的最终结果。

5. CPB 中其他因素对急性肺损伤的影响。

（1）微栓：包括气栓、变性蛋白质、集聚的血小板、破坏的中性粒细胞和脂肪微粒等。CPB 发展的初期，由于全血预充、氧合器性能低劣和缺少适当的过滤装置，微栓曾是引起术后肺并发症的

主要原因。目前，预充方法和氧合器的改进、各种滤器的应用，大大降低了微栓所致的肺损伤。

（2）容量负荷及血液稀释：各种原因导致的左房压力升高引起第三、第四肺区肺水增多，严重时全肺均可出现间质和肺泡水肿，甚至毛细血管压力过高破裂而发生肺内出血。CPB 入量过多或 CPB 后输液过多，都可以因增加心脏前负荷而引起肺水肿，尤其在左心发育较差或左心功能不全的患者，如法洛四联症、成人房间隔缺损、左室巨大室壁瘤等。

CPB 预充导致血液稀释、血液胶体渗透压降低。适度的血液稀释不造成肺损伤，而且可防治肺表面活性物质破坏，有一定肺保护作用。但过度稀释，特别是婴幼儿患者，导致胶体渗透压过低，会增加肺组织间隙水量，使呼吸膜增厚，损伤呼吸功能。

（3）CPB 时间及心肌阻断时间：CPB 时间及阻断时间越长，CPB 后产生肺并发症的可能性也越大，与 CPB 中血液与异物接触时间长、产生的炎症反应更严重及肺缺血时间增加有关。

（4）心脏外科手术因素：对一些复杂的先天性心脏病患者，心脏畸形本身纠正不满意常常是 CPB 后肺功能失调的最直接因素。如法洛四联症患者，右心长期在高负荷状态下工作，收缩功能比左心收缩功能好，如果术中右室流出道疏通后，可使肺血流增多，回左心血量突然增加，如果超过左室的排出能力，可引起左室舒张末压、左房压增加，严重者导致肺水肿。另外，术前未能诊断出的 PDA 和其他 CPB 中左心回血过多而引流不充分也可导致 CPB 中或术后肺水肿。

（5）输血相关的急性肺损伤：输血相关的急性肺损伤（transfusion related acute lunge injury, TRALI）是输血过程中或输血后 1～6 小时发生的一种肺损伤，表现为 ARDS，以急性缺氧和非心源性肺水肿为特点。其发病机制是供者血浆中存在白细胞抗体（如 HLA-Ⅰ抗体, HLA-Ⅱ抗体）或储血中的生物活性脂质与受者白细胞发生反应并激活补体，引起中性粒细胞在肺内黏附、聚集，导致内皮损伤和毛细血管渗漏，产生急性肺损伤。临床上可采取预防措施为：①避免输血；②采用少白细胞血液制剂；③输入洗涤红细胞；④尽量选男性供者；⑤慎用多次妊娠血液制剂。

（二）肺损伤的生理、生化标志，组织学改变和 ARDS 诊断标准

1. 生理标志　体外循环后肺生理功能紊乱可概括为肺气体交换和机械动力学异常，它们可通过一些生理参数反映出来，如肺泡-动脉氧分压差 $[P(A-a)O_2]$ 增大，肺内分流增加，肺组织细胞外水含量增加，肺顺应性下降，功能残气量下降及肺血管阻力升高等。小儿及新生儿可出现最大肺活量下降，深吸气量降低及小气道流速下降。

体外循环后肺功能异常还表现在肺通透性异常，可通过同位素标记指标监测出来，例如体外循环后锝^{99m}标记二亚乙基三胺五醋酸盐通透率增加，肺泡内同位素标记的运铁蛋白增加，支气管肺泡灌洗液中蛋白含量为正常的 $3\sim4$ 倍。另外，体外循环可影响肺表面活性物质的活性，尤其在小儿和新生儿更为突出。

2. 生化指标　体外循环后有一些生化指标（如中性粒细胞弹性蛋白酶），或损伤的肺组织释放物质（如 7S 胶原残片），正常产物（如一氧化氮）生成下降等均可直接或间接反映肺损伤。

中性粒细胞弹性蛋白酶是一种蛋白水解酶，体循环或支气管肺泡灌洗液中的中性粒细胞弹性蛋白酶增加一直作为肺损伤的指标。

基底膜的主要成分为胶原Ⅳ，其分解物胶原残片 7S 蛋白是肺损伤的另一个指标，它与基质金属蛋白酶（MMP）和支气管肺泡灌洗液中中性粒细胞浓度呈正相关。另外肺内富含原降钙素（procalcitonin），肺组织在炎性反应时血浆原降钙素显著升高，与其他炎性反应指标相比，血浆原降钙素升高与 Murry 肺损伤积分（Murry lung injury score）相关性更好。

体外循环后呼出气一氧化氮减少，提示肺损伤，因为体外循环可造成肺血管内皮和肺泡上皮一过性损伤。已经证实，体外循环后呼出气一氧化氮下降与肺顺应性下降、肺泡-动脉氧分压差升高和气道阻力增加有一定相关关系。

3. 组织学改变　通过术中肺活检，体外循环后肺泡水肿，红细胞和中性粒细胞外溢和肺泡毛细血管充血是主要病理学表现。电镜发现肺泡上皮细胞和内皮细胞出现水肿和坏死。而动物体外循环模型也发现电镜下相似的肺组织结构破坏和改变。

4. 严重肺功能异常时临床表现　心血管外科体外循环后患者发生临床肺功能异常程度各异，大部分患者表现为亚临床肺功能异常，但严重时可出现 ARDS。有关 ARDS 的定义，按照最新"柏林诊断标准"，见表 15-2-1。

表 15-2-1　ARDS 柏林诊断标准

起病时间	起病 1 周以内具有明确的危险因素，或在起病时间 1 周以内出现新的/突然加重的呼吸系统症状（如气促、呼吸窘迫等）	
肺水肿原因	呼吸衰竭不能完全用心力衰竭或液体过负荷解释；如无相关危险因素，应采用彩色多普勒心脏超声等手段以排除心源性肺水肿。	
胸部 X 线影像[a]	无法用胸腔积液、肺不张或结节完全解释的双肺斑片状模糊影	
氧合状况[b]	轻度	在 CPAP 或 PEEP$\geqslant5cmH_2O$ 时[c]，$200mmHg<PaO_2/FiO_2\leqslant300mmHg$
	中度	在 PEEP$\geqslant5cmH_2O$ 时，$100mmHg<PaO_2/FiO_2\leqslant200mmHg$
	重度	PEEP$\geqslant5cmH_2O$ 时，$PaO_2/FiO_2\leqslant100mmHg$

注：[a]胸部 X 线片或胸部 CT；[b]海拔>1000m，校正氧合指数，$PaO_2/FiO_2\times(大气压/760)$；[c]轻度 ARDS 可以无创通气

第三节　心血管手术体外循环围术期急性肺损伤的防治

虽然体外循环中引起肺损伤的机制复杂，但是目前认为，肺损伤主要是因血液与异物表面接触，导致炎性反应、补体和中性粒细胞的激活、蛋白酶及自由基的释放所致。体外循环心血管手术围术期肺损伤是多因素共同作用的结果，因此减轻或抑制肺损伤只有联合应用针对这些环节的多种干预手段，才有可能取得较好的防治效果。即需采用多环节多模式整体改进体外循环、外科手术和麻醉方法与理念。表 15-3-1 列出了当前已知关于体外循环心血管手术肺保护的基本体系和机制与目的。

表 15-3-1　体外循环心血管手术肺保护的基本体系和理念

体系	方法	保护机制与目的
机械性方法	体外循环管路微型化	减少血液接触激活,减轻血液稀释
	体外循环管路涂层技术	减少血液接触激活
	白细胞滤器	去除激活白细胞,特别是长时间体外循环时
	逆行预充技术(RAP)	减少血液稀释
	超滤技术(改良超滤,零平衡超滤)	血液浓缩,滤除炎性介质
	体外循环管理控制氧浓度	减轻氧自由基再灌注损伤
外科技术改进	避免应用体外循环	
	缩短体外循环时间	缩短肺组织缺血/再灌注损伤的时间
	心脏停搏液心肌保护	防止心脏缺血/再灌注损伤
	减少心包和心腔内手术吸引	减少血液-空气接触,减轻血液炎性/凝血激活
	血液分离和成分输血技术	减轻输血导致炎性/免疫反应
	部分性肺灌注	对于复杂手术可减轻肺缺血损伤
麻醉技术改进	间断通气	防止肺不张
	肺活量操作法(手动膨肺)	减轻肺不张,改善呼吸功能,减轻肺容量损伤
	小潮气量通气	减少通气剪切力,防止肺组织容量伤、气压伤和肺不张损伤
	吸入麻醉	
药物方法	糖皮质激素应用	调节免疫反应,但可能对糖代谢和创面愈合产生不利影响
	中性粒细胞弹力蛋白酶抑制剂	抑制中性粒细胞弹力蛋白酶并减轻白细胞在肺循环内的滞留
	高渗盐水	减少血管外肺水,改善氧合
	丝氨酸蛋白酶抑制剂	减少血管外肺水,改善氧合,并减少白细胞在肺循环内滞留

本节将根据肺保护机制重点介绍体外循环相关肺保护措施的原理。有关具体方法及非体外循环相关措施请见本书其他章节,此处仅作简介,供读者参考。

一、体外循环系统的改进与肺保护

近年来,体外循环系统的改进朝着管路微型化,尽可能降低预充量,提高材料表面生物相容性和减少术中血液吸引和血液洗涤的方向大大进步,其根本目的是为了减少血液炎性与凝血激活,减轻血液稀释的不利后果。除了下述各种具体方法外,体外循环实践中应充分认识肺损伤的各种原因,从而在减少预充量,减轻吸引等细节上整体提高肺保护效果。

1. 人工材料表面涂层技术　其主要目的是为提高人工材料表面相容性。目前临床使用体外循环装置表面涂层技术已经发展出多种,取得一定

临床肯定,但性能/价格比各异。详细内容请见相关章节。

(1)肝素结合技术:肝素结合技术是将肝素通过共价键和(或)离子键与体外循环装置(如体外循环管道、膜肺和插管)相结合,改善体外循装置与血液的生物相容性,能减少体外循环中补体和中性粒细胞的激活,减轻血液与异物表面接触引起的炎症反应,特别是血小板、白细胞与血管内皮细胞的激活和释放作用,降低 IL-6、IL-8、E-选择素、乳铁蛋白、髓过氧化物酶、整合素、β 血小板球蛋白,减少氧自由基的产生。总之,肝素涂层管道能对临床转归产生有益的影响。

(2)仿细胞膜磷脂涂层:通过仿细胞膜表面磷脂双分子层建立材料表面磷脂涂层。

(3)其他惰性涂层技术:如通过材料表面结合的水分子在血液和高分子材料间形成水分子间隔等。

2. 各种滤器和滤过技术的应用

（1）动脉微栓滤器：动脉微栓滤器虽然可减少体外循环微粒相关的脑并发症和肺损伤，但它增加血液有形成分的破坏，增加血液与异物表面的接触，激活补体、中性粒细胞，诱发炎症反应，后者不利于肺保护。

（2）白细胞滤器：白细胞滤器通过滤除白细胞减少再灌注损伤，对肺损伤有重要的保护作用，它能减少体外循环中 IL-8 及自由基的产生，改善 CPB 后肺功能。一项对常规冠状动脉搭桥术的患者随机研究对白细胞滤器与普通动脉滤器的有效性进行了比较，他们发现白细胞滤器组患者术后的氧合指数比动脉滤器好，患者血管外肺水评分降低，术后机械通气时间明显缩短。另外有研究显示：白细胞滤器对短时间体外循环（体外循环时间<90 分钟）的保护肺功能无明显意义。关于白细胞滤器的有效性进行的研究表明：①白细胞滤器没有明显降低白细胞计数，它可能去除激活白细胞；②白细胞滤器对术后早期肺功能有一定作用，但对降低死亡率，改善临床转归无证据支持；③使用白细胞滤器在细胞水平上可减轻再灌注损伤，但对临床没有实质性改善；④目前没有循证医学数据支持在心脏外科手术中的常规使用。

（3）血液超滤：超滤（Hemofiltration）能除去体外循环中多余的水分，减少液体负荷，提高胶体渗透压（colloid osmotic pressure，COP），对减少肺水肿的形成，对预防肺部并发症可能是有益的。对于婴幼儿患者，常规超滤改善患儿静态肺顺应性和肺动态顺应性，提高气体交换能力，尤其是发绀患者更有意义。另外，超滤可去部分体外循环产生活性和炎性物质，清除毒素和炎性因子。事实上，各种研究表明，采用超滤对 IL-6、IL-8 水平，以及全身水肿或肺动脉高压的形成，可以有效地减少，而肺功能随之提高（减少肺泡毛细血管的氧分压梯度）。但是超滤同样能激活补体，诱发炎性反应，有不利于肺保护的一面，而且增加费用。目前，超滤技术多应用于体外循环中液体负荷过多、血红蛋白浓度过低、高钾及严重肾衰竭等。

3. 膜式氧合器 也称为膜肺，与鼓泡式氧合器相比能减少微气泡对血液细胞和蛋白质的破坏，降低微栓栓塞、溶血、白细胞激活、血小板激活，对体外循环相关肺并发症有一定的预防作用。近年来，有关膜肺设计的系列研究也发现，膜肺的跨膜肺压差越大与血液系统炎性激活存在相关性。因此优化膜肺设计，降低跨膜肺压差对于减轻炎性反应具有积极意义。

4. 以体外循环管路微型化和逆行血液预充等方法综合应用减少预充量 体外循环管路和氧合器是体外循环主要的异物血液接触面积之一。减少预充量，也直接意味着血液与上述异物接触的表面积也会减少。预充液与患者自身的血液在体外循环中混合即发生血液稀释，这种血液稀释有利于组织的血流灌注。但当血细胞比容恢复低于 23%，则可增加重要器官（如脑、肺、心肌）间质水肿，导致死亡率增加。成人无血予充可避免异体血液造成的危害，对肺脏也有一定保护作用。无血预充可保护肺表面活性物质。体外循环胶体预充对减少体外循环后肺水含量亦有一定的关系，尤其对于婴幼儿发绀患者。有助于减少肺间质水肿，改善术后肺功能。

5. 减少出血 吸引全程自体血液回收和管路封闭化减轻血液激活 目前已知，术中出血含有大量组织因子等血液凝血和炎性激活产物，直接吸引可进一步加剧血液激活。而吸引管路的空气和血液接触实际上成为血液接触激活的最大异物面积。因此，减少术野出血吸引，全程自体血液回收洗涤后再回输可降低体外循环相关炎性和凝血激活导致的肺损伤。临床上当前应用全封闭化管路或者部分封闭化管路进行微创体外循环的尝试以及体外膜肺氧合（extracorporeal membrane oxygenation，ECMO）技术的实践也证实了管路封闭化可大大降低血液炎性激活和肺损伤。

6. 低流量理论 低流量一方面可能促使肺损伤，不利于肺的保护，但另一方面低流量减少白细胞的破坏、减少血液与异物表面接触的时间，有利于肺的保护。尽管流量与肺损伤的关系尚无确定的结论，但临床实践中应强调保持心内引流的通畅，避免左心膨胀引起的肺淤血。可能左心引流的通畅与否对术后肺功能的影响较流量本身的影响更重要。另外，心肺功能是相互影响的，术中有利于心肌保护的措施对术后肺功能的恢复有直接或间接的促进作用。

7. 体外循环中维持肺血流灌注 从心脏直视手术发展早期，即已认识到肺缺血再灌注损伤。然而，在所有体外循环中防止组织缺血的脏器中，肺仍然是保护最少的脏器。肺组织供血有肺动脉和支气管动脉双重供血，两者间存在广泛交通。支气管动脉供血在正常生理状态下占肺组织供血的 1%～3%。有关支气管动脉和肺动脉供血比例以及肺泡氧供维持肺组织供氧的问题目前尚不完全清楚。体外循环中,肺组织完全依赖支气管动脉提供占全身氧摄取的 5%,甚至在低温情况下也是如此。然而,根据肺移植的经验,即使没有支气管动脉,也不会导致任何明显肺功能不全。另外,体外循环中缺血和再灌注可促进缺血区域释放炎性因子。例如,体外循环中心脏释放大量促炎性因子可被肺清除。因此,研究体外循环中是否维持肺动脉灌注来减轻肺功能损伤将有很大临床价值。

目前,已经有多种针对肺缺血再灌注损伤的治疗手段。动物模型、新生儿和成人的相关研究都发现肺动脉灌注可改善体外循环后肺功能。动物实验中,体外循环如未辅以肺动脉灌注可显著增大肺血管阻力和 $P_{(A-a)}O_2$ 水平,并降低肺顺应性。Liu 等还发现使用低温抗炎药物溶液进行肺动脉灌注表现有较好的术后肺组织学和肺功能指标和较低的血浆丙二醛水平,可能具有肺损伤保护作用。而婴幼儿体外循环中,应用肺动脉灌注具有较好的肺功能,患儿氧合指数升高和气管插管时间缩短。

有报告通过双心室体外循环技术(如 Drew-Anderson 技术)可减轻炎性因子反应(如 IL-6 和 IL-8)并较好地保护肺功能。但这种保护作用是来自于维持肺通气和肺动脉灌注还是来自于避免使用体外循环氧合器需要进一步甄别。其他动物实验研究发现,与传统体外循环相比,使用双心室体外循环可保护肺功能,如降低肺血管阻力和血管外肺水含量,并改善肺顺应性。这些都为肺动脉灌注的进一步研究提供了证据。

8. 非体外循环　虽然 CPB 对肺功能有一定影响,但 CPB 不是心脏手术术后导致的气体交换异常唯一原因。尽管最初的研究表明,非体外循环冠状动脉旁路移植患者术后全身炎性指标可降低,但与 CPB 相比其对肺的影响不明显。事实上,一些临床研究表明,非体外循环和非体外循环冠状动脉旁路移植患者术后 PaO_2 降低和 $P_{(A-a)}O_2$ 增加的程度相似,而非体外循环患者术后肺内分流——一项随机研究比较了 OPCAB 和常规 CABG 术后肺功能、输液量、血流动力学、动脉血气、胸片、肺功能、肺并发症、拔管时间,意外发现 OPCAB 术后肺顺应性降低,术后胸片、死亡率、再插管,或再入院肺部并发症在两组之间没有显著性差异。总

之,体外循环心脏手术可引起全身炎症反应和肺功能损害,但非体外循环并不能完全消除心血管手术的促炎作用,对转归产生明显的影响。

二、体外循环中药物介入与肺保护

能抑制体外循环中炎症反应的药物均可减少体外循环相关肺损伤,有肺保护作用。临床上常用的有皮质激素、蛋白酶抑制剂,正在研究的药物有补体抑制性药物、抑制中性粒细胞激活的药物、自由基清除剂等。

1. 皮质激素　皮质激素的主要药理作用是抗炎,在开始体外循环前应用糖皮质激素可降低促炎性因子如 IL-6、IL-8 和 TNF-α 的释放,但并不影响补体激活。另外,甲泼尼龙治疗可抑制中性粒细胞 CD11b 表达和补体诱导中性粒细胞趋化作用,从而减轻中性粒细胞激活和体外循环后白细胞增多。但其作用未表现有抑制多性核白细胞弹力蛋白酶活性。通过猪模型的研究发现,如早期使用甲泼尼龙,体外循环后肺功能如 $P_{(A-a)}O_2$、肺血管阻力和细胞外液体等,可较好维持。然而,在一项临床随机对照研究中,如患者在胸骨劈开或体外循环开始时使用甲泼尼龙,与对照组相比具有较高的 $P[A-a]O_2$ 水平和肺内分流比率,同时气管插管时间延长。另外,应用甲泼尼龙并不能防止术后肺顺应性降低。最近的一项关于冠状动脉旁路移植术预防性应用皮质激素的荟萃分析研究提示:CABG 手术患者预防应用类固醇虽能显著减少房颤等并发症,但增加患者机械通气时间和住院时间。

2. 广谱丝氨酸蛋白酶抑制剂

(1) 抑肽酶:临床上曾经使用抑肽酶,并发现可限制体外循环后 TNF-α 和中性粒细胞弹力蛋白酶的释放和补体激活,以及中性粒细胞 CD11b 向上调节。还发现应用抑肽酶后支气管肺泡灌洗液 IL-8 水平和肺循环中性粒细胞滞留现象得到抑制。体外循环管路中预充抑肽酶可降低术后并发症和 ICU 停留时间。心脏移植患者应用抑肽酶可降低炎性反应,特别是肺功能不全的程度。但由于抑肽酶有导致肾功能不全的风险,同时存在过敏、休克、心悸、胸闷、呼吸困难、发热、呕吐等不良反应报告,虽然诸多研究支持其抗炎作用,但多方评估其风险大于益处,故在北美和欧洲陆续撤市。我国于 2007 年 12 月 17 日,依据《药品管理法》和《药品管理法实施条例》,暂停抑肽酶注射剂在我

国的销售和使用。

（2）乌司他丁：乌司他丁（ulinastatin，UTI）是另一种蛋白酶抑制剂，也提示可能有利于体外循环中的肺保护。最近一项荟萃分析，探讨乌司他丁对成人 CPB 心脏手术患者的影响，对 52 个研究的 2025 例患者纳入分析，结果表明，乌司他丁能抑制血浆促炎性细胞因子水平，提高 CPB 心脏手术患者抗炎性细胞因子水平，可以提高自动复跳率、缩短拔管时间和呼吸机使用时间。

3. 前列腺素类药物　前列环素、PGE_1 在体外循环中对肺保护作用比皮质激素强，它可有效地抑制白细胞在肺血管内的聚集、激活及自由基释放。PGE_1 促进 cAMP 形成，稳定白细胞溶酶体。前列环素、PGE_1 及伊洛前列素（Iloprost）已经用于体外循环中抑制血小板聚集，血栓素释放，降低术中出血。但由于这些药物可导致低血压，所以限制了它们的使用。

4. 654-2　654-2 具有良好抗炎性，因此可用于围术期肺损伤的防治。654-2 作为抗炎药物用来抑制白细胞与肺血管内皮细胞之间的黏附，提高白细胞的变形力，进而阻断肺损伤早期病理生理过程——白细胞在肺内聚集，同时能显著减轻氧自由基对肺泡上皮细胞的损伤。

5. 环氧化酶抑制剂和抗氧化剂　动物实验结果显示，非选择性环氧化酶抑制剂（布洛芬）可以显著降低机械通气引起的前列腺素合成，降低环氧化酶-2 的活性，提高大鼠呼吸能力和生存率。Chiang 等研究发现，抗氧化剂（如 N-乙酰半胱氨酸、罗布麻宁）能通过减少高潮气量通气后肺组织内炎症细胞因子（IL-1β、MIP-2、TNF-α）和氧化产物的生成，从而降低肺损伤的程度。

6. 麻醉药物与麻醉方法　所谓平衡麻醉包括吸入麻醉加上阿片类药物，是心血管外科和体外循环麻醉维持的常用方法。全静脉麻醉（total intravenous anesthesia，TIVA）和平衡麻醉的对照研究已有多个报告，目前尚未发现平衡麻醉本身可显著降低促炎因子的释放。然而，在心脏手术体外循环中，心肌是促炎细胞因子的主要来源，而肺脏通常是炎性因子主要积聚的脏器。有研究显示，异氟醚等吸入麻醉药物可降低促炎因子水平并减轻这些促炎因子在肺循环的滞留。

7. 其他药物　一些实验性药物，据报道，TNF-α 抗体可减轻肺组织损伤，促炎消退的脂质介质（如脂氧素、消退素）可减轻各种原因导致的肺组织损伤。自由基清除剂（低分子清除剂和酶性清除剂）有一定程度的肺保护作用。钙拮抗剂通过阻滞钙通道，防止细胞内钙超载，并通过减少能量代谢，提供组织抗缺血能力，有效地减轻肺组织缺血再灌注损伤。这些方法尚需临床研究证实。

三、其他肺保护措施

1. 吸入一氧化氮　一氧化氮（NO）是一种舒血管剂，由内皮细胞中的精氨酸代谢产生。NO 是一种不稳定的自由基，与其他主要生物活性物质一样有内皮松弛因子的活性。NO 通过以下途径产生肺保护作用：①可拮抗内皮素，激活鸟苷酸环化酶，使鸟苷酸增加，通过 K^+ 与 Ca^{2+} 通道控制，舒张毛细血管，改善微循环灌注；②抑制白细胞在肺内聚集和白细胞与血管内皮黏附；③抑制炎性细胞的 NADPH 氧化酶，减少超氧化阴离子的形成，对毛细血管内皮细胞有保护作用，降低血管通透性，减轻组织水肿；④减少自由基生产或直接对抗氧自由基。当吸入 NO 时，它会在肺的通气局部产生血管舒张，解除低氧和其他血管收缩刺激因素引起的肺血管收缩，可以提高通气/血流比（V/Q），改善体外循环肺损伤，不引起体循环中血管的收缩，美国和欧洲的许多中心已将 NO 用于急性肺损伤的治疗，当吸入低浓度的 NO 时，动脉氧分压升高，肺动脉高压至少降低 20%。这种反应允许降低机械通气支持的程度，可以减少 FiO_2 或 PEEP，有助于肺损伤患者恢复。

2. 肺动脉低温药物　灌注肺脏 CPB 期间降温效果差，是发生热缺血-再灌注损伤的始动因素，在手术期间利用低温保护液进行肺动脉灌注，可以①有效降低肺脏温度，增强肺血管内皮细胞和肺泡细胞的耐缺氧能力；②加入的对抗炎症和再灌注损伤的药物可以减轻肺内的炎症反应；③可能通过阻断内毒素途径抑制肺泡巨噬细胞和支气管上皮 iNOS 的表达；④机械的冲刷和抑制黏附的药物可将部分聚集在肺内的白细胞冲走。因此，肺动脉灌注可有效减轻肺脏在 CPB 期间受到的伤害，使肺功能得以保护。但此方法对手术操作有一定的影响。

3. 体外循环中维持机械通气的方法　心脏外科已经习惯在体外循环期间停止肺通气。因为血液氧合不需要通过肺脏，而且机械通气呼吸运动会影响手术操作。目前已知，体外循环中低通气可发生微小肺不张、静力性肺水肿、肺顺应性下降和较高的感染几率。因此,一些研究者推测体外循环中机械通气可能可以通过防止上述并发症而抑制肺损伤发生。另外,肺脏本身在心脏停搏阶段,完全依赖于支气管动脉提供氧供。由于体外循环中停止通气后,肺遭受一定程度的缺血,因此通过持续通气为肺组织附加供氧的思路值得进一步考量。尽管目前尚无大样本临床前瞻性随机化研究报告,但体外循环中维持机械通气,坚持保护性肺通气策略,如保护性小潮气量、较高的呼气末正压(PEEP)、连续气道正压(continuous positive airway pressure,CPAP)等可能有助于减轻炎性反应和术后肺部并发症。

虽然对于术后高危呼吸功能不全患者,维持潮气量 6~8ml/kg 为普遍接受的保护性肺通气潮气量参数设置,但是有研究发现,体外循环中对于相对正常的患者肺维持潮气量≤10ml/kg 即具有保护作用。而超过这个参数设置,对其术后呼吸机拔管时间、血流动力学不稳定、肾功能不全和 ICU 停留时间等均为独立风险因素。

有关全麻术中肺不张和肺泡萎陷损伤及 PEEP 的有利作用已有大量文献支持。然而心脏手术中,患者炎性反应程度各异,而个体化 PEEP 要求也不同。多项研究主张体外循环中维持 PEEP 10cmH$_2$O 较之 2~3cmH$_2$O 具有较轻的肺部炎性反应。已有许多研究通过体外循环期间使用肺活量操作法(vital capacity maneuver,VCM,即在 40% 氧浓度下,维持气道峰压 40cmH$_2$O 约 15 秒),CPAP 和持续通气等方法验证了体外循环中进行通气的效果。在一项针对猪模型的研究中,体外循环结束时采用 VCM 不仅可改善气体交换,并在体外循环后立即进行 CT 扫描证实可减少肺不张几率。然而,在体外循环中重复进行 VCM 并未有更大的益处。另有研究发现,临床体外循环中应用 CPAP 可改善术后气体交换和降低肺内分流,但动物模型研究并未获得相似保护效果。

目前,体外循环中维持机械通气的有效性并不确定,已有的大量研究成果并不能肯定或否定其对于肺功能的保护效果。动物实验研究发现,体外循环中持续通气并未显示有肺血管阻力、心指数或氧张力的明显改善。与之相似,体外循环患者通气和不通气组其肺血管内皮通透性改变并无差异。然而,体外循环中维持肺通气结合肺动脉灌注可能有一定作用。Friedman 等羊体外循环实验比较完全体外循环,如停止通气,肺动脉无灌

注,与部分体外循环,进行通气和肺动脉灌注相比,部分体外循环组可通过减轻血小板和中性粒细胞之流,并减轻体外循环后 TXB$_2$ 而表现出保护作用。最近,对新生猪模型研究发现,将液体通气应用于体外循环中,较之空气通气可增加氧供并可能降低肺血管阻力。将较高的功能残气量进行液体通气可更有效优化术后肺泡张力和肺容量。

综合目前研究结果,体外循环中应用 CPAP,肺活量操作法或低潮气量通气在有限时间内有助于减轻炎性反应、改善氧合、肺内分流和肺机械特性,而对于临床转归无显著影响。由于肺组织只能通过肺泡弥散和血管灌注供氧,因此体外循环中联合应用保护性通气策略和肺灌注方法改进,可能更有助于肺保护。

4. 液体通气 液体通气已广泛用于新生儿 ARDS 的治疗,临床液体通气的载体为潘氟隆(perflubron)。液体通气对肺功能的保护作用机制包括:①消除肺泡的气液平面,即消除了肺泡的表面张力,肺泡顺应性得到明显改善;②清除肺内炎性因子;③具有类表面活性物质的作用;④溶解高浓度氧的作用,提高氧交换。但在心脏外科中的应用尚处于基础研究阶段。

5. ECMO 技术 这是基于体外循环技术的一项呼吸、循环辅助方法,它是将静脉血引到体外经过氧合器氧合后再回输到患者体内,它可以使损伤的肺组织得到休息并促进受损肺脏的恢复。ECMO 技术需要专业团队和昂贵的设备,一般用于严重呼吸功能衰竭,常规通气治疗无效的患者。

总之,围体外循环期肺损伤的因素复杂多样,心血管手术围术期肺保护应是综合性的,特别是对一些高危患者,如肺动脉高压、肺代偿功能降低、手术复杂、体外循环时间长的患者运用现有可行措施加强肺保护,对患者转归和预后有积极的影响。

(王伟鹏 李欣)

参 考 文 献

1. 龙村主编. 体外循环学. 北京:人民军医出版社,2002, 140-159.

2. Altmay E,Karaca P,Yurtseven N,et al. Continuous positive airway pressure does not improve lung function after cardiac surgery. Can J Anaesth,2006,53:919-925.

3. Apostolakis E,Filos K,Koletsis E,et al. Lung Dysfunction Following Cardiopulmonary Bypass. J Card Surg,2010,25:

47-55.

4. Ng CS, Wan S, Yim AP, et al. Pulmonary dysfunction after cardiac surgery. Chest, 2002, 121: 1269-1277.

5. Apostolakis EE, Koletsis EN, Baikoussis NG, et al. Strategies to prevent intraoperative lung injury during cardiopulmonary bypass. J Cardiothorac Surg, 2010, 5: 1.

6. Warren O, Alexiou C, Massey R, et al. The effects of various leukocyte filtration strategies in cardiac surgery. Eur J CardiothoracSurg, 2007, 31: 665-676.

7. DeFoe GR, Ross CS, Olmstead EM, et al. Lowest hematocrit on bypass and adverse outcomes associated with coronary artery bypass grafting. Ann ThoracSurg, 2001, 71: 769-776.

8. Ali-Hassan-Sayegh S, Mirhosseini SJ, Haddad F, et al. Protective effects of corticosteroids in coronary artery bypass graft surgery alone or combined with valvular surgery: an updated and comprehensive meta-analysis and systematic review. Interact Cardiovasc Thorac Surg, 2015, 20(6) 825-836.

9. 王强, 刘迎龙, 朱晓东, 等. 体外循环期间低温肺灌注对肺的保护作用. 中华实验外科杂志, 1999, 16: 100-102.

10. Yewei X, Liya D, Jinghao Z, et al. Study of the mechanism of pulmonary protection strategy on pulmonary injury with deep hypothermia low flow. Eur Rev Med Pharmacol Sci, 2013, 17: 879-885.

11. 刘成玉, 于维森. 山莨菪碱对急性失血性休克家兔白细胞变形力的影响. 微循环学杂志, 1995, 5: 8-10.

12. Neumann P, Hedenstierna G. Ventilatory support by continuous positive airway pressure breathing improves gas exchange as compared with partial ventilatory support with airway pressure release ventilation. Anesth Analg, 2001, 92(4): 950-958.

13. McRobb CM, Mejak BL, Ellis WC, et al. Recent Advances in Pediatric Cardiopulmonary Bypass. Semin Cardiothorac Vasc Anesth, 2014, 18(2): 153-160.

14. Ferrando C, Soro M, Belda FJ. Protection strategies during cardiopulmonary bypass: ventilation, anesthetics and oxygen. Curr Opin Anesthesiol, 2015, 28: 73-80.

15. Huffmyer JL, Groves DS, et al. Pulmonary complications of cardiopulmonary bypass. Best practice & research clinical anaesthesiology 2015, 29: 163-175.

第十六章
体外循环对肾脏的影响

肾脏是机体的重要器官,其主要作用在于调节体内的液体成分、血管内容量并排泄一些代谢产物。众多研究观察了体外循环(CPB)围术期患者的肾功能变化。CPB 的实施引起肾脏血流量和血流分布的改变,尤其是那些术前肾功能异常的病例。CPB 期间的一些非生理性改变,如非搏动灌注、低温和血液稀释等,对于肾脏功能具有影响。引起 CPB 后肾功能异常的原因中,术前患者自身因素还是 CPB 因素,哪些因素更为重要目前还存在争议。

随着术前患者准备阶段、灌注技术以及术后心功能的改善,婴幼儿和成人心脏手术术后肾脏并发症呈现下降趋势。但是,一旦患者发生急性肾功能不全(acute renal failure,ARF),其死亡率高达50%以上。肾功能不全的发生,还会延长患者的住院时间、在 ICU 停留时间以及总的住院医疗花费。常规搭桥手术的患者,围术期发生需要透析的急性肾衰竭率为1%。尽管 CPB 的转流时间与 ARF 的发生率有相关性,但是 ARF 的发生可能与手术的复杂程度相关性更为密切。随着瓣膜替换手术、冠脉搭桥联合瓣膜手术数量的上升,肾功能不全的发生越来越常见。这可能源自于围术期一些患者的心功能低下,需要术后大剂量血管活性药物的支持,从而导致肾脏低灌注和缺血发生。

第一节　肾脏的生理学

肾脏的基本功能单位是肾单位,人体内每侧肾脏包含有上百万的肾单位结构。肾分为两个区域成分:皮质区,包含大多数的肾小球;髓质区,由集合管和髓袢亨氏区组成。肾单位由两种主要结构组成:一个专门的毛细血管网结构——肾小球,允许从血浆中滤除有形细胞成分和血浆蛋白后的液体;另一个是管路系统,收集滤过的液体成分,改变液体成分,将血浆滤液转变为尿液(图 16-1-1)。

肾动脉血流进入肾脏后,首先通过入球小动脉进入肾小球,之后通过出球小动脉离开肾脏。肾脏血流约占心排血量的20%左右。如果出现低心排、肾血管粥样硬化、血管张力上升以及给予正性肌力药物时,肾脏血流量下降。肾血管主要分布 α-肾上腺受体,因此 α-肾上腺受体激动剂能致使肾血管收缩,肾脏血流量降低,从而维持重要器官动脉血压。同时,肾脏血管分布较多的多巴胺受体,能够对于心房利尿肽(atrial natriuretic peptide,ANP)类物质产生反应,从而调节肾脏内部的血流动力学。

肾小球内血压(入球动脉和出球动脉之间的

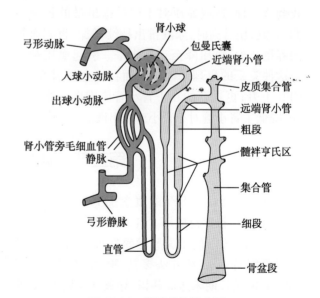

图 16-1-1　肾脏结构模式图

压力差)驱动液体的滤出,液体通过毛细血管内皮进入肾小囊。肾小球的内皮通透性是正常毛细血管内皮的 100 倍,能够通过多种孔径进行滤过,其滤过孔径约80nm。这些孔径能够防止血液中的有形成分漏出。集合系统的糖蛋白保护层通过静电作用排斥带负电荷的血浆蛋白漏出。最终的进入集合管系统的滤出液成分与血浆成分类似，但是不含有蛋白成分。

正常成人的肾小球滤过率（glomerular filtration rate，GFR）是 100～200ml/min。通过肾小球血压的自我调节功能，GFR 在一个比较大的血压范围内维持稳定（图 16-1-2）。肾小球滤过液的 99% 都会被重吸收，这个重吸收过程包括肾小囊、近曲小管、远曲小管、髓袢、集合管等。水分的重吸收是通过被动性地渗透扩散。一些营养物质，如葡萄糖和氨基酸，通过主动转运实现重吸收，这些物质一般来说都是完全保留，不会出现在尿液中。进入肾小球滤液中的蛋白质，通过常规的转运机制不能被重吸收。肾小管上皮细胞通过胞饮作用进行蛋白质的回收，之后蛋白质被降解为氨基酸，最终回到血液中。总而言之，肾单位滤过血浆成分，滤液中的大部分被选择性重吸收，最后产生尿液。

尽管 GFR 能够在波动范围较大的动脉血压范围内维持自我调节，但是尿量输出量则不一样，尿量的输出量与动脉血压呈现线性相关（图 16-1-2）。动脉血压从 100mmHg 增加至 200mmHg，尿量输出量增加至 7 倍以上。动脉血压降至 50mmHg 以下时，排尿基本停止。由于尿量的排出缺乏自我调节，因此造成血压对于尿量输出量的长期控制。当血压升高时，尿液排出持续增加，直到血管内容量减少，血压降至正常水平。引起血压和尿量这种关系的生理基础一方面在于血压升高时，GFR 上升；更重要的在于肾小管周围血管张力增加，降低了肾小管对于肾小球滤出液的重吸收。

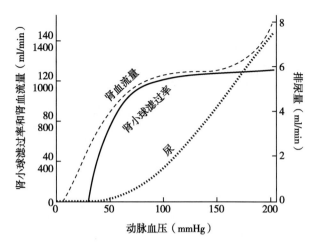

图 16-1-2　肾小球滤过率和肾血流量的自我调节以及排尿量的变化

肾脏除了滤过血液，通过重吸收作用防止机体内的重要物质丢失外，肾脏还可以通过调节尿液的稀释和浓缩程度，从而改变水分的排出量。尿液浓缩的机制在于，远端集合管的通透性改变以及对于抗利尿激素（antidiuretic hormone，ADH）的反应。正常情况下，在缺乏 ADH 时，远端集合管不通透水，因此预防水分的重吸收，产生稀释性尿液。但是，随着血浆晶体渗透压的提高，ADH 释放，增加了肾单位区域远端集合管的通透性，允许水分的重吸收，从而产生浓缩尿。因此，肾脏通过选择性重吸收溶质成分，改变水分的重吸收控制渗透压，以及根据其对于 ADH 的反应状况调节尿液的浓缩程度，维持体内的血容量。机体受到应激刺激，如手术创伤和 CPB 时，循环中的 ADH 水平并不依赖于渗透压的变化而显著增加，从而影响患者围术期水分的平衡状态。

第二节　体外循环后急性肾损伤

急性肾衰竭（ARF）的概念于 1951 年首次正式提出，随后被广泛应用。自 ARF 概念提出以来，其一直缺乏统一的定义和诊断标准，在各种文献中粗略统计其定义方法多达 30 种之多。由于 ARF 的定义长期未达成共识，导致其发病率、病死率等流行病学研究结果存在巨大差异，疗效判定也无法达成共识，使不同的研究结果难以比较，一定程度上影响了 ARF 诊治水平的提高，成为限制 ARF 诊治及研究的障碍。此外，ARF 忽视了肾脏损害早期的病理生理变化，而研究表明，即使是轻微的肌酐改变也可能与预后不良相关。鉴于此，近年来国际肾脏病、急救和重症医学界提出用急性肾损伤（acute kidney injury，AKI）来取代 ARF 的概念，并试图建立统一的 AKI 诊断和分类标准。

一、心脏手术后急性肾损伤的发生率和危害

AKI 是心脏手术最常见的并发症之一。从轻微的血肌酐水平升高到严重的无尿急性肾衰竭，急性肾损伤的程度和临床表现不一而足，急性肾损伤与患者的死亡率、慢性肾脏病（chronic kidney disease,CKD)的发生以及维持性透析密切相关,急性肾损伤的发生伴随着患者并发症的增多与病死率的上升。最近的流行病学资料表明,即使是轻微的、可逆的 AKI 也会造成肾脏组织的持久损伤,严重的 AKI 造成肾功能的不可逆下降,增加死亡的风险。

（一）发生率

AKI 的发病率高,且呈逐年上升趋势,重症 AKI 患者病死率高。心脏手术后发生需要透析的肾衰竭的危险性较低,大多数患者发生的肾功能低下程度较轻,不需要透析支持。大多数心脏手术后患者新发肾功能不全时,一般都伴随有诸多并发症,如心功能衰竭、肾功能储备能力下降、糖尿病和外周血管病。AKI 的发生率在不同研究中变化很大,发生率 1%~30%,主要与诊断标准的不同有关,Conlon 等对 2 年期间 2843 例 CPB 手术进行观察,AKI 定义为血浆肌酐水平较基础水平升高 1mg/dl 以上,发生率为 7.9%,需要透析的重症 AKI 发生率为 0.7%。另外一些研究则定义 AKI 为血浆肌酐水平较基础水平升高 50% 以上,发生率高达 30%。Chertow 等分析 42 773 例 CPB 手术,需要透析的重症 AKI 发生率为 1.1%。一项纳入 1056 例患者的研究比较了 RIFLE 与 AKIN 标准诊断在心脏手术后 AKI 的发生率,差异无统计学意义(29.55% $vs.$ 31.06%,$P>0.05$)。Yah 等采用 RIFLE 和 AKIN 对行体外循环心脏手术术后发生 AKI 的患者进行分期研究,48 小时内 AKI 的发病率分别为 81%(RIFLE)与 85%(AKIN)。Michael 等对 282 例体外循环患者采用了 RIFLE 及 AKIN 进行了前瞻性急性肾损伤分期研究,AKI 的发病率分别为 45.8%(RIFLE)与 44.7%(AKIN),两者在住院死亡率预测价值上相似。另一项研究纳入 221 例心脏手术患者,手术后应用 RIFLE、AKIN、KIDIGO 三种标准诊断,AKI 的发病率分别为 19.0%、30.8% 和 23.1%。

AKI 的发生率与手术类型有关,冠脉搭桥手术发生率最低,约为 2.5%,需要透析的重症 AKI 发生率为 1%;心脏瓣膜手术 AKI 的发生率为 2.8%,需要透析的重症 AKI 发生率为 1.7%,考虑与许多患者风湿热病史有关;AKI 发生率最高的是联合手术,即冠状动脉旁路移植术(coronary artery bypass grafting,CABG)联合瓣膜手术,发生率为 4.6%,需要透析的重症 AKI 发生率为 3.3%。进行多因素回归分析显示,心脏瓣膜手术后发生 AKI 的危险

性是冠脉搭桥术的 2 倍。来自于 STS 心脏外科数据库的统计资料显示,首次 CABG 和主动脉瓣膜置换手术患者术后出现需要透析的重症 AKI 发生率为 0.9%,而联合进行性 CABG 和二尖瓣置换手术,发生需要透析的重症 AKI 上升至 5%。此类需要透析支持的心脏手术患者,其死亡率约为 44.7%~64.0%,是不需要透析支持患者死亡率的 10 倍以上。

AKI 的发生率与患者术前脏器功能有关,心功能的显著下降,如 NYHA 分级为 IV 级的心力衰竭患者、射血分数低于 35%、肺啰音以及需要主动脉内球囊反搏(intra-aortic balloon counterpulsation, IABP)支持的患者,发生 AKI 的危险性增加。近年来研究证实,大多数患者的危险在于低心排或者外周血管病导致肾脏缺血,或者肾功能储备能力下降。AKI 的发生率与肌酐清除率成反比,Mangos 等在一项小规模的研究中对于澳大利亚人的 AKI 发生率进行回顾性研究,结果发现术前肾功能正常的患者,心脏术后需要透析的重症 AKI 的发生率为 1.1%;而术前肾功能不全的患者,发生率上升至 16%。

除此以外,AKI 更容易发生于年龄>65 岁、既往进行过心脏手术、术前肌酐水升高、体外循环时间超过 3 小时的患者。这类患者的住院时间延长,死亡率增加。

婴幼儿发生 AKI 的危险性研究较少。这部分人群术前不存在肾功能不全、糖尿病或者外周血管病。Picca 等对 2262 例婴幼儿进行了为期 10 年的回顾性研究发现,发生需要透析的重症 AKI 的婴幼儿约占 2.7%,死亡率为 79%。中心静脉压高、低血压和大剂量的正性肌力药物支持是引起 AKI 的独立危险因素,这也证实了造成婴幼儿术后 AKI 的病因基础是低心排。术前血浆肌酐水平、发绀程度和血管扩张药物的使用并非是引起 AKI 的危险因素。

（二）预后

以往认为 AKI 是一种急性可逆性损伤,受损伤的肾脏组织结构能够逐渐恢复正常,近 2 年对于 AKI 后患者远期预后的临床研究结果显示,AKI 患者出院后肾功能存在不同程度的损伤,与未发生 AKI 患者相比,这部分患者快速进展为慢性肾脏疾病 CKD、终末期肾脏疾病(end stagerenal disease, ESRD)甚至死亡的风险度明显增高。与基础肾功能正常的 AKI 相比,CKD 基础上发生的 AKI(A/

C)更易进展至 ESRD。

根据 AKI 定义的不同以及术后院内观察时间的长短,发生肾脏功能衰竭的患者院内死亡率介于 15% ~ 30%,需要透析的重症 AKI 患者的院内死亡率则介于 60% ~ 70%。Thakar 等对 31 677 例心脏进行分析,当 GFR 下降 30% 或者更多,但是不需要透析支持时,死亡率为 5.9%;而那些 GFR 下降低于 30% 的患者,死亡率仅为 0.4%。

CPB 后 AKI 的发生也会影响患者长期的死亡率结局。Loef 等随访发现,术后肌酐水平升高 25% 或以上者,出院后 100 个月死亡危险比值比为 1.63,而且这种死亡率的增加与出院时肾功能恢复与否没有关系。Lok 等也发现,CPB 后经历 AKI 的患者,与没有发生肾脏损伤的患者相比,出院后 1 年时死亡危险比值比为 4.6。发生需要透析的重症 AKI 患者可能需要长期透析支持。Leacche 等研究了 13 847 例 CPB 患者,在发生需要透析的重症 AKI 患者中,64% 需要长期透析,1 年期存活率仅为 10%。

AKI 的发生与死亡率之间的联系包含许多因素,如直接相关的因素——血液透析(血流动力学的不稳定、导管相关的感染、心室异位以及内脏缺血等)、AKI 相关的免疫调节异常、血小板功能异常等。Liano 调取数据库的资料分析发现,发生 AKI 的患者,由于感染导致的死亡占 40%。Thakar 等也证实 CPB 后感染的危险性。发生需要透析的重症 AKI 的患者,发生严重的感染(包括脓毒败血症)的发生率为 58.5%,而整体 CPB 人群的发生率为 3.3%。

二、体外循环后急性肾损伤的危险因素和预测评分系统

(一) 危险因素

CPB 后发生 AKI 的术前和 CPB 危险因素见表 16-2-1。患者的手术类型非常重要,一般来说瓣膜手术是发生 AKI 的高危因素。术前因素包括女性患者、左室功能低下、存在充血性心力衰竭、糖尿病、外周血管疾病、术前使用主动脉内球囊反搏(IABP)、慢性阻塞性肺疾病、急诊手术以及术前肌酐水平升高等。其中最后一项因素可能最具有预测价值。对于术前肌酐水平介于 2.0 ~ 4.0mg/dl 的患者,发生 ARF-D 的几率介于 10% ~ 20%;而术前肌酐水平超过 4.0mg/dl 的患者,发生 ARF-D

的几率上升至 25% ~ 28%。最为重要的是,所有的这些危险因素都与肾脏灌注不良以及肾功能储备下降有关。

表 16-2-1　与 AKI 相关的危险因素

患者相关的因素	CPB 相关因素
女性患者	CPB 时间
慢性阻塞性肺疾病	心肌缺血时间
糖尿病	非体外循环与体外循环
外周血管疾病	非搏动血流
肾功能不全	溶血
充血性心力衰竭	血液稀释
左室射血分数<35%	
急诊手术	
心源性休克(IABP)	
左主干冠心病	

有关 CPB 相关的因素与 AKI 的关系目前还存在争议,这些因素单独而言可能还不太重要,但是一旦这些因素综合起来,就具有重要影响,可能影响预后。最具争议的因素就是非体外循环冠脉搭桥(off-pump CAB,OPCAB)与体外循环冠脉搭桥术。OPCAB 明显去除了 CPB 管路的不利影响,但是在搭桥过程中心室表面的操作、心室受压,有可能造成血流动力学的不稳定。早期的一些研究大多为非随机对照研究、单中心经验,通过检测尿液中的标志物,OPCAB 可以减轻肾小管损伤。越来越多的数据支持认为 OPCAB 可以降低患者发生 AKI 的危险,尤其是术前存在肾功能不全的患者。

术后出现低心排综合征和出血是引起肾功能低下的危险因素。术后低心排综合征(术后收缩压<90mmHg)超过 1 小时是术后 AKI 重要的危险因素。在 CABG 术后因低心排使用主动脉内球囊反搏的患者发生 AKI 的危险性增加 7 倍。

其他情况如心脏修复材料如心内补片过大、人造瓣膜过小、跨膜压差大、机械瓣和生物瓣出现功能障碍及瓣周漏,这些因素可以造成血液以涡流形式通过或受到大的剪切力而导致溶血,产生血红蛋白尿而致急性肾衰竭。

(二) CPB 后发生 AKI 的评分预测系统

有几个研究小组提出临床评分系统用于预测 CPB 后发生 AKI 的风险。目前主要有克利夫兰急

性肾衰竭评分(Cleveland ARF Score)、心脏术后急性肾功能不全评分(acute kidney injury prediction following elective cardiac surgery,AKICS)、简易肾功能指数评分(simplified renal index,SRI score)三种模型,其作用在于筛选高危人群,采取一些策略进行肾保护。美国克利夫兰最新的一项评分系统分析了 33 217 例有效样本患者,评分根据 13 项术前指标,评分从 0 ~ 17(表 16-2-2)。最低危险组(评分 0 ~ 2),发生 ARF-D 的危险为 0.4%,而高危组(9 ~ 13),危险性上升至 21.5%。

表 16-2-2 克利夫兰急性肾衰竭评分系统

危险因素	分值
女性	1
充血性心力衰竭	2
左室射血分数<35%	1
术前使用 IABP	2
慢性阻塞性肺疾病	1
胰岛素依赖性糖尿病	1
既往心脏手术史	1
急诊手术	2
单纯瓣膜手术	1
CABG+瓣膜手术	2
其他心脏手术	2
术前肌酐 1.2 ~ 2.1mg/dl	2
术前肌酐超过 2.1mg/dl	5

Chertow 等调查 43 642 例 CPB 患者发生 AKI 的危险,证实术前临床变量包括患者年龄、术前肌酐清除率、使用 IABP、左心室功能低下是预测随后发生 AKI 的重要指标。但是,这些评分系统需要多中心的临床测试,其阴性预测能力很好,还需要进一步提高其阳性预测能力。

三、体外循环后急性肾损伤的病因和病理生理机制

心脏术后急性肾损伤的发生机制可能涉及至少 6 个途径:外源性和内源性毒素、代谢因素、缺血再灌注损伤、神经激素激活、炎症和氧化应激。这些损伤的机制可能在不同的时期表现出不同的强度并可能存在协同作用,其基本的病理改变为急性肾小管坏死。

(一)体外循环急性肾损伤的病理改变

大多数研究推测,这种病理损伤在于急性肾小管坏死(acutetubularmecrosis,ATN),发生 AKI 的患者尿液中出现颗粒管型。Moran 和 Myers 等对 10 例 CPB 后严重的 AKI 患者进行细致监测发现,利于肾小球滤过功能的跨膜梯度明显消失,可能源于肾小管上皮细胞受损后发生脱落,造成肾小管阻塞,肾小管内高压。他们还证实,在受损上皮区域存在肾小球滤过液的回漏现象。病理检测显示,AKI 早期为血管运动性肾病,伴随有血管反应性和肾灌注的改变,导致肾前性氮质血症,最终细胞内 ATP 能量耗竭,氧化性损伤(起始阶段)。这些作用引起骨髓来源的细胞、内皮细胞、肾上皮细胞活化,处于促炎症状态。炎性细胞黏附于肾脏外髓部肾小管周毛细血管活化的内皮细胞,导致髓质区充血,近端肾小管 S3 区域的缺氧损伤(延展阶段)。炎性介质可以导致进一步的细胞损伤。在平台阶段肾小管细胞开始增殖和再分化。最后,肾脏的极性和功能实现重构(恢复阶段)。

(二)体外循环急性肾损伤的原因和机制

在临床上,与 CPB 相关的 AKI 的病因和危险因素包括一系列术前、术中和术后因素(表 16-2-3)。这些不同种类的损伤最终引起肾小管损伤,达到一定程度后表现为血浆肌酐水平升高,伴有尿量减少。

表 16-2-3 发生 AKI 的病因和危险因素

术前	术中	术后
缺乏肾脏储备	肾灌注减少	全身炎性反应
肾血管疾病	低血压	左心室功能减低
肾前性氮质血症	缺乏搏动血流	血管活性药物
最近利尿	血管活性药物	血流动力学不稳定
左室功能低下	麻醉影响	肾毒性
血管紧张素酶抑制剂或者血管紧张素受体阻滞剂	栓塞事件	容量缺乏
肾毒性	CPB 引起的炎性反应	脓毒败血症
静脉造影剂	肾毒性	
其他药物	游离血红蛋白	
内毒素血症		
炎症		

1. 术前患者　可能近期有过心肌梗死和肾灌注不足。极端情况下,患者处于心源性休克状态,需要正性肌力药物支持或者 IABP 支持。这种肾前性因素可能由于使用利尿剂、非甾体类的抗炎药物、血管紧张素酶抑制剂以及血管紧张素受体阻滞剂,从而削弱了肾血流的自我调节能力。术前如果进一步发生低血压,就会导致非致死性的内皮损伤,使得血管扩张物质(如内皮源性的一氧化氮)产生量减少,由于内皮素、儿茶酚胺和血管紧张素 II 的释放促进血管收缩,更进一步造成肾小管缺血损伤。与这些因素并存的可能存在慢性肾脏疾病造成肾脏功能储备下降,如小的或者大的肾血管性疾病。这些术前存在的血流动力学的改变使得肾脏更容易受到缺血和肾毒性损伤的侵害,尤其是肾脏的外髓内带区域,代谢需求很高,而其 PO_2 仅为 $10 \sim 20mmHg$。

术前活化的炎性介质可能造成肾脏遭受随后的损伤。一些患者术前检测发现内毒素水平升高,尽管这些患者可能没有活动性感染征象,但是升高的内毒素水平与术后心功能不全有相关性。术前这种升高的内毒素水平可能提示心排血量很低,造成肠道缺血和细菌移位;也可能与术前监护患者有关,如有些患者存在亚临床型的导管源性感染。术前存在充血性心力衰竭的患者体内肿瘤坏死因子(TNF-α)升高,在免疫系统的活化过程中发挥作用。

术前近期使用肾毒性药物或者静脉给予造影剂也可能引起明显的或者潜在性的肾小管损害,与其他因素一起最终导致 AKI。这些药物包括血管活性药物(血管加压素)、非甾体类的抗炎药物、血管紧张素酶抑制剂或者血管紧张素受体阻滞剂以及抗生素。

因此,术前阶段是非常重要的时期,这一阶段血流动力学、肾毒性事件和炎性反应可能发生,引起细微的肾脏损伤,这种损伤可能并不会引起 GFR 的改变。但是这种损伤可能通过术前危险评分系统证实。术前危险评分系统主要对一些降低肾脏灌注、导致肾脏储备下降和促进炎性反应发生的因素进行综合分析。

2. 术中因素　术中对于患者而言也非常关键,此时患者处于麻醉状态,需要经历体外循环支持。这些过程必然引起血流动力学的变化,激活先天性和调节性免疫反应,启动或者加重肾脏损伤。

(1) 血流动力学影响:CPB 引起血流动力学的显著变化,在 CPB 中维持心血管的稳定需要平衡人工心肺机的功能与患者因素,包括全身血管阻力、静脉顺应性和多种血管床的容量调节。其根本目标是维持区部灌注,支持合适的细胞和器官功能。因此,CPB 中肾脏灌注的减少,根据其降低程度和维持时间,能够导致显著的细胞损伤。

在 CPB 中分钟氧耗量(VO_2)是决定血流需求的主要因素,在不同灌注条件下可以计算 VO_2 以决定 CPB 的血流量。灌注量增加直至 VO_2 达到平台期。之后如果进一步增加 CPB 灌注流量,并不会增加氧的消耗量。一般来说,推荐的 CPB 流量是 $1.8 \sim 2.2L/(min \cdot m^2)$。但是,还不清楚这种灌注流量对于局部肾血流的影响以及局部氧的输送率。

除了 CPB 灌注流量外,灌注压力也是决定营养物质到达血管床的重要因素。灌注压力决定于血流量和总的动脉阻力。这种情况下的阻力与实际的摩擦阻力有关,因为 CPB 中的非搏动灌注忽略了搏动灌注状态下的弹性、惯性和动脉阻力的反射因素。摩擦阻力主要反映的是血管舒缩张力和血液的黏滞度,后者决定于血细胞压积和温度。重要的是,在 CPB 中这些变量都会发生变化。例如,低温阶段血液黏滞度上升,血管舒缩张力又会受到麻醉的影响。而最终伴随着灌注压力的改变。一般情况下,CPB 中成人灌注压力维持在 $50 \sim 70mmHg$。

但是,即使维持平均动脉压于 $50 \sim 70mmHg$,CPB 灌注流量在 $1.8 \sim 2.2L/(min \cdot m^2)$,这种条件下肾脏的灌注和氧供还是未知数。大部分有关 CPB 中局部血流自我调节的研究集中于脑循环,研究结果显示这种条件下脑血管的自我调节机制存在。小样本的研究发现平均动脉压维持在 $70mmHg$ 以上可以提高术中的肌酐清除率,但是与平均动脉压维持在 $50 \sim 60mmHg$ 相比,术后的肾功能没有显著变化。因此,有可能只要达到这些指标,肾脏的灌注和自我调节能力就能够维持。但是,这些值可能是维持正常器官功能的最低血流量。任何变化都可能导致缺血和细胞损害。这些参数对于术前存在肾功能不全的患者的影响还没有确定性结论。术前存在高血压的患者,肾血流和平均动脉压曲线发生偏移,正常情况下不会影响肾灌注的血压下降可能就会影响肾脏血流量。这就意味着此类患者可能需要更高的平均动脉压以维持足够的肾脏灌注。再者,如果患者术前存在急性肾小管坏死,肾脏的自我调节能力丧失,肾血流则呈现线性依赖于灌注压力。是否改变 CPB 的流量和压力就能改变肾脏的术后结局,目前还没有定论。

总之,这些血流动力学的改变可以引起局部肾脏缺血和细胞损伤,可以启动急性肾损伤或者加重原有的肾脏损害。

(2) CPB 因素:引起心脏手术 CPB 后 AKI 的转流因素包括血液稀释的使用、低温、非搏动灌注以及使用晶体液或者胶体液预充以及特殊情况下低流量甚至停循环技术的采用。尽管传统研究认为,CPB 可能对于机体而言具有危害。但是,这些因素中除了血液稀释外,其他因素如温度和非搏动灌注,最近的研究并未证实 CPB 技术本身与肾功能不全发生之间的关联性。

1) 血液稀释:一般认为血液稀释会通过降低血液黏滞度,从而增加血流量和氧的供应,对于微循环的影响最为显著。比较明显的作用在于血液通过直径<4μm 的血管时,依赖于红细胞的变形能力,因而红细胞的表观黏度增加,进行血液稀释后,血流量明显增加。除此以外,在毛细血管后小静脉存在低剪切力区域,容易造成红细胞凝聚。血液稀释后,这种情况有所减轻。而血液的表观黏度和红细胞聚集程度是决定微循环内血液灌注的两项主要因素。这种现象可能在正常血流状况下不会有太大的临床意义。但是在 CPB 时其重要性增加,原因在于 CPB 时微循环的血流量下降。血液的携氧能力与血细胞压积呈线性相关,血液稀释本身会降低氧的运输。但是,血液稀释后血液黏滞度呈指数下降。这两项相反作用的最终结果是血液稀释显著提高组织的氧供,极度血液稀释例外。

除了增加微循环的血流外,血液稀释还会降低心脏的后负荷,增加静脉回流,从而增加心排血量和肾脏血流。后负荷的降低是通过降低循环动脉的侧壁剪切力而取得。组织间隙的液体进入血管内增加了静脉回流。这可能有点违反常理,因为血液稀释应该有利于组织间隙的液体进入脉管系统。由于血液稀释后毛细血管后的小静脉红细胞的聚集能力下降,跨毛细血管压力梯度降低,因而,血液稀释有利于减轻 CPB 后患者的液体负荷过多状况。

血液稀释还伴随有心排血量增加和外周血管扩张。在犬的动物实验中,血细胞压积从 51% 进

行血液稀释降至 13% 时,心排血量增加 93%。尽管这种心排血量的增加确实增加了许多重要器官的血管床血流,但实验数据显示肾脏的血液供应并没有增加,同时这种过度血液稀释还造成肾脏的氧供减少。

尽管普遍的观点认为,CPB 的预充成分对于肾功能并没有显著影响。但是,根据预充液中是纯晶体液、胶体液、血液或者这几种液体的混合使用,细胞外液体的积聚程度有很大差别。尽管有关晶体液和胶体液进行 CPB 预充的比较性研究结果还处于争论阶段,没有确定性结论,但是与胶体液相比,使用晶体液预充明显增加组织间隙的液体负荷。大量进行比较预充液成分的实验发现,晶体液预充明显增加组织的水含量,但是对于心室功能好的患者,两种预充液的临床益处并没有显著性差异。Scott 等对比白蛋白、聚明胶肽和晶体液预充用于 CABG 的手术患者,结果发现单纯使用晶体液预充的患者对于液体量的需求更大。Foglia 等证实使用晶体液明显增加心肌水肿。因此,对于心功能降低的患者,使用晶体液可能导致水肿增加,对机体产生有害影响。

2) 低温:CPB 中采用低温技术是为了降低重要终末器官的代谢需求。它通过几种机制可以达到脑保护效果,包括降低代谢率、增加细胞内 pH 值以及增加高能磷酸物质含量。因而低温阶段可以降低灌注流量。随着"温心心脏外科"的出现,有一些学者担心,肾功能不全的发生率上升。最初的试验采用持续性温停搏液进行心肌保护,停搏液中包含高钾成分,这种方法增加了机体的液体负荷,使得结果的比较性很差。

之后,采用相同的温灌注和心脏停搏液技术,进行了一系列随机对照研究。Arom 发现,与 34℃ 相比,采用 37℃ 进行成人心脏手术,术后卒中和肾衰的发生率更高,但是在统计学上没有达到显著性差异。常温 CPB 时血管扩张,因而需要更大剂量的肾上腺素。一系列的研究均证实低温对于肾功能并没有不利影响。

3) 搏动灌注:非搏动灌注的影响已经在大量动物实验和临床条件下进行。一些研究结果支持搏动灌注优于非搏动灌注,另外一些研究则认为,搏动灌注并没有多少益处。目前,还没有研究发现搏动灌注对肾功能有不利影响。尽管支持搏动灌注的学者认为,搏动灌注更为符合生理,微循环灌注得到改善,脑组织和肾血流增加。但是鉴于

搏动灌注方法学上的复杂程度以及目前安全方面的考虑,搏动灌注很难在近期内得到广泛使用。

4)氧合器和滤器:心脏外科的早期,使用的氧合器是鼓泡式氧合器,尸检结果发现死者脑、心脏和肾脏内有大量栓子,这些栓子来源于气栓和颗粒微栓。随着膜式氧合器和动脉微栓过滤器的使用,栓塞的发生率和栓子带来的临床影响显著下降。目前,大多数中心都采用膜式氧合器和动脉滤器联合使用。考虑到动脉滤器对于预充量的影响,在婴幼儿手术中,大约1/3的单位使用动脉滤器。

总之,尽管众多的实验和临床研究认为 CPB的许多方面对于肾脏有不良影响,但是还没有一致的意见认为 CPB 本身引起肾衰竭。大多数术后发生肾功能不全的患者术前存在肾脏疾病,或者因术后低心排造成肾脏灌注下降。血液稀释和低温可能对于肾脏灌注有一定益处,并没有证据证实非搏动灌注对于肾脏有害。

(3)炎性反应:外科手术及 CPB 引起的炎性反应,最终可能导致急性肾脏损伤(图 16-2-1)。有关肾脏缺血-再灌注损伤的动物实验已经证实肾间质区域发生炎性反应,促炎因子和活性氧产生肾小管损伤。

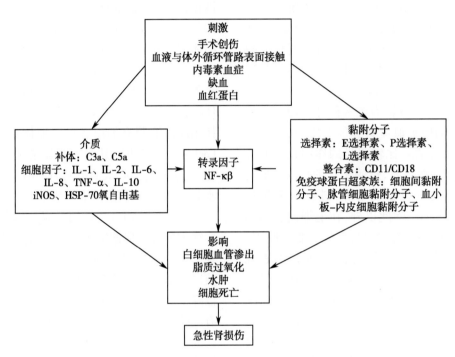

图 16-2-1 体外循环产生炎性反应和急性肾损伤示意图

(4)栓塞:CPB 中经常产生一些大的和微小的栓子,包括气体栓子和颗粒栓子。这些栓子的产生与术中的操作有关,如主动脉插管、主动脉阻断钳的放置和开放等。有研究显示,多普勒超声显示的微栓数目与术后血浆肌酐值有相关性,因此提示肾血管内的微栓也可能造成术后 GFR 的改变。

(5)药物和液体:肾脏是机体的主要排泄器官,特别容易受到药物的影响,一些药物可对肾脏产生直接毒性作用或通过过敏反应造成肾脏损伤。心脏手术术中,可能损害肾脏引起毒性反应的药物包括部分抗生素、麻醉剂、造影剂等,液体包括高分子量羟乙基淀粉、低分子右旋糖酐、甘露醇等。曾经,广泛使用的血液保护用药抑肽酶是一种丝氨酸蛋白酶抑制剂,具有很强的抗纤溶裂解作用,能够减少术后血液丢失和血制品的使用量。但是,抑肽酶是通过肾小球滤过,在近端肾小管主动重吸收并代谢。抑肽酶能够抑制肾脏激肽释放酶和激肽的产生量,从而影响血管血管扩张反应。近几年大量实验证实,抑肽酶确实在保护血液的同时,对于肾功能具有不利影响。

(6)游离血红蛋白:CPB 过程中血液与非生理性的异物表面接触,产生的剪切力导致红细胞裂解,释放游离血红蛋白。在存在氧化物质如氢过氧化物和超氧化物时,游离低分子铁从血红素释放入血。这种氧化还原活性铁离子参与有机和无机氧自由基反应,例如刺激脂质过氧化,催化具有破坏作用的羟自由基产生,之后产生组织损害。正常情况下,铁转运蛋白例如运铁蛋白和乳铁蛋白能够截离这种游离铁离子,降低铁离子的毒性作用。但是,在特殊情况下,游离铁离子的产生量太大,使得运铁蛋白的结合位点饱和。此时,体内的铁结合抗氧化能力丧失,血浆处于促氧化状态。CPB中这种情况的发生率还不清楚,但是可能高

达25%。CPB中再灌注损伤有可能加重循环中铁离子参与的氧化应激(图16-2-2)。但是也有研究认为低价铁离子的结合能力与AKI的发生没有相关性,还没有研究发现螯合铁干预具有肾保护作用。

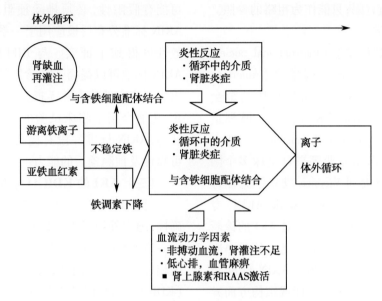

图 16-2-2 缺血再灌注损伤造成急性肾损伤

3. 术后因素 术后阶段发生的事件对于肾功能的影响与一般监护室的因果性类似。使用血管活性药物、血流动力学不稳定、暴露于肾毒性药物、容量不足以及脓毒败血症都是能够导致肾损伤的关键因素。最关键的因素在于术后患者的心功能状态以及是否需要正性肌力药物或者机械支持。如果存在术后左心功能不全,发生肾脏损伤的危险很高,因为易遭受损伤的肾脏可能面临灌注压力处于危险状态。

四、急性肾损伤的诊断分期标准

急性肾损伤(AKI)是一种常见的临床综合征,主要表现为肾功能的快速下降及代谢废物的蓄积,其诊断有赖于血清肌酐(Scr)的升高和尿量的减少。AKI 概念和诊断标准近年来有较大的发展,其定义和分期标准不断被更新并趋于统一。目前主要有 3 个 AKI 分级标准:RIFLE 标准、AKIN 标准及最新的 KDIGO 标准,这些标准的出现,促进了AKI 研究的同质性和可比性。

(一) ADQI 诊断分期标准(RIFLE 标准)

AKI 是指发生急性肾功能异常,它概括了从肾功能微小改变到最终肾衰竭整个过程。2002 年,

急性透析质量指导组(Acute Dialysis Quality Initiative Group,ADQI)提出了 AKI 的 RIFLE 诊断分级标准,其核心是依据 Scr、肾小球滤过率(glomerular filtration rate,GFR)和尿量的变化,将 AKI 按临床严重程度及预后分为 5 期:1 期,风险期(risk ofrenal dysfunction,R);2 期,损伤期(injury to thekidney,I);3 期,衰竭期(failure of kidney function,F)期;4 期,功能丧失期(loss of kidney function,L);5 期,终末期肾病期(end stage kidney disease,ESKD)。其中 RIF 为 3 个等级,L 和 E 为预后级别。RIFLE 标准于 2004 年正式发表。

该标准对 AKI 进行了定义,使临床早期诊断成为可能;RIFLE 分期诊断涵盖了肾脏急性损伤肾功能从轻微病变向终末期肾病演变的一个完整的病理过程。表明 AKI 是对 ARF 概念的扩展。RIFIE 标准是第一个受到广泛认同的 AKI 定义及分期标准,多个流行病学调查及临床研究均证实RIFLE 标准有较好的可操作性、敏感性和特异性,特别是对于危重患者,RIFLE 标准有助于早期发现和诊断 AKI,分级严重程度的升高对患者的临床预后有预测价值。但 RIFLE 分期标准存在一定局限性,包括全球 50 万 AKI 患者在内的多个流行病学

调查及临床研究均证实以 RIFLE 标准诊断 AKI 时,患者的生存率降低。RIFLE 标准是以 GFR 或肌酐(Scr)变化、尿量为标准进行划分,未考虑年龄、性别、种族等因素对 Scr 的影响;此外,根据公式计算得到的 GFR 估测值在急性、非稳定状态下对肾功能的评估价值有限,只能作为粗略的参照。

(二) AKIN 标准

2004 年国际肾脏病学会(International Society of Nephrology, ISN)、美国肾脏病学会(American Society of Nephrology, ASN)、美国肾脏病基金会(National Kidney Foundation, NKF)、ADQI、欧洲重症医学协会(EuropeanSociety of Intensive Care Medicine, ESICM)及急诊医学专业等来自全球多个国家和地区的专家在意大利 Vicenza 成立了急性肾脏损伤网络(acutekidney injury network, AKIN)专家组,并于 2005 年在 RIFLE 基础上对 AKI 的诊断及分级标准进行了修订,达成并制定了新的 AKI 共识,建立了 AKI 的 AKIN 标准。AKIN 标准将 AKI 定义为:不超过 3 个月的肾功能或结构方面异常,包括血、尿、组织学检测或影像学检查所见的肾脏结构与功能的异常。

新的 AKI 诊断标准:①48 小时内 Scr 升高,其绝对值增加$\geq 26.5\mu mol/L(0.3mg/dl)$,或者增加$\geq 50\%$(达到基线值的 1.5 倍);②尿量减少$<0.5ml/(kg \cdot h)$,持续超过 6 小时。当仅根据尿量改变作为诊断与分期标准时,需排除影响尿量的一些因素如尿路梗阻、脱水或血容量状态、利尿剂的使用等。AKIN 标准对 RIFLE 标准进行了简化,仅保留前 3 个急性病变期,分别与 RIFLE 标准的 R、I 和 F 等级相对应。同时对分期指标做了调整,去除了 RIFLE 标准中 GFR 的指标,仅以 Scr 或尿量变化为依据。

AKI 分期诊断标准与 RIFLE 分期诊断标准相比,主要有以下不同:①AKI 新诊断标准的诊断时间窗为 48 小时;②降低了对 Scr 基础值的要求,扩大了"危险期"的范围,强调了关注 Scr 绝对值的变化。Scr 绝对值增加$\geq 26.5\mu mol/L(0.3mg/dl)$即可诊断 AKI,提高了 AKI 诊断的灵敏度;③删掉 L 期和 E 期两个级别,因为这两个分期是对预后的判断,与 AKI 严重性无关;④新的标准去掉了 GFR 的标准,由于目前临床 GFR 数值是应用 CKD-EPI、MDRD 或 Cockcroft-Gauh 公式计算出来的,而上述计算只有在病情平稳时才可靠,在急性状态下评价 GFR 是困难的,由于计算偏差可能导致错误分期,因此,AKIN 的 AKI 标准去除了 GFR 作为分期指标。AKIN 的 AKI 诊断标准强调了 AKI 的诊断时间窗为 48 小时,并以尿量作为判断指标之一,使早期干预成为可能。但仅根据尿量标准进行诊断可能有假阳性,必须排除梗阻以及可逆性少尿。AKIN 标准公布后被应用于一系列大型研究,其有效性也得到了证实。与 RIFLE 标准相比,虽然 AKIN 标准可以提高 AKI 诊断的敏感性,但预测危重患者死亡的能力并无提高。而 RIFLE 标准更稳定,更适合用于临床试验的预后研究。也有研究认为,AKIN 标准并没有提高 AKI 诊断的敏感性、可靠性及预测预后的能力。

(三) AKI 的 KDIGO 标准

对于 RIFLE 与 AKIN 两种标准诊断 AKI 的准确性,国内外做了大量比较研究。结果显示,对于同一患者群体应用两种标准诊断 AKI,均具有较高的相互漏诊率。因此,改善全球肾脏病预后组织(KDIGO),在 RIFLE 和 AKIN 标准的基础上对 2011 年 2 月之前发表的相关文献进行系统回顾,综合循证医学证据,于 2012 年 3 月在 Kidney Int Suppl 上发布了最新制定的 KDIGO 的 AKI 临床指南,确立了最新的 AKI 定义、诊断及分期标准。

KDIGO 指南融合了先前 RIFLE 标准和 AKIN 标准的各自优点,目的是能早期诊断 AKI 并且降低漏诊率。该标准仍采用 Scr 和尿量作为主要指标,符合以下情况之一者即可诊断 AKI:①48 小时内 Scr 升高$\geq 26.5\mu mol/L(0.3mg/dl)$;②Scr 升高超过基础值的 1.5 倍及以上,且明确或经推断上述情况发生在 7 天之内;③尿量减少$<0.5ml/(kg \cdot h)$,且时间持续 6 小时以上。KDIGO 指南将 AKI 分为 3 期(表 16-2-4),当患者的 Scr 和尿量符合不同分期时,采纳最高分期。

KDIGO 指南标准与 RIFLE 及 AKIN 两种标准相比,最大的改进是将肾功能受损的诊断提前,降低了早期漏诊率,利于 AKI 早期救治。由于尿量用于 AKI 的诊断并不十分精确,一直以来其临床应用的价值有限。KDIGO 指南认为应该个体化评估患者的尿量,如药物、液体平衡以及其他因素的影响,但定义中的有关尿量指标的循证医学研究凤毛麟角。无论如何,尿量的标准可以用作进一步评估的起点,即对于符合尿量标准的患者,应该注意评估其 AKI 风险是否增加。

表 16-2-4　RIFLE、AKIN、KDIGO 诊断标准

项目	血肌酐	尿量
RIFLE		
-Risk	较基线增加≥1.5~2倍,或GFR下降>25%	<0.5ml/(kg·h),>6小时
-Injury	较基线增加>2~3倍,或GFR下降>50%	<0.5ml/(kg·h),>12小时
-Failure	较基线增加>3倍,或血肌酐大于354μmol/L基础上再急性升高44μmol/L或GFR下降>50%	<0.3ml/(kg·h),>24小时或无尿>12小时
-loss	肾功能不全>4周	
-End stage kidney disease	终末期肾病>3个月	
AKIN	定义:肾功能48小时内突然下降,血肌酐增加≥0.3mg/dl或增长≥50%(基线1.5倍)或尿量减少(排除梗阻和血容量不足)	
Stage1	血肌酐增加26μmol/L(0.3mg/dl)或增加基线1.5~2倍	<0.5ml/(kg·h),>6小时
Stage2	血肌酐增加2~3倍	<0.5ml/(kg·h),>12小时
Stage3	血肌酐增加>3倍或血肌酐>354μmol/L基础上再急性升高≥44μmol/L	<0.3ml/(kg·h),>24小时或无尿>12小时
KDIGO	定义:血肌酐48小时内升高≥26.5μmol/L,或7天内肌酐升高≥1.5基线值	
Stage1	血肌酐48h内升高≥26.5μmol/L,或升高1.5~1.9倍	<0.5ml/(kg·h),>6小时
Stage2	肌酐升高2.0~2.9倍	<0.5ml/(kg·h),>12小时
Stage3	肌酐升高>3倍,或≥353.6μmol/L,或开始替代治疗	<0.3ml/(kg·h),>24小时或无尿>12小时

五、早期肾功能损害的评估指标

如果及时识别、去除危险因素或积极干预,许多 AKI 的肾功能可完全或部分恢复,并脱离透析,因此,早期诊断、早期干预是改善 AKI 预后的关键。当前肾损伤的检测指标,多基于肾小球的滤过及肾小管的重吸收过程的变化。AKI 诊断核心仍然依赖于血清肌酐水平、尿量等不太敏感和可靠的指标,要想更好地对 AKI 进行定义和分期、实现早期诊断,寻找新的早期、敏感、可靠的肾脏损伤标志物是未来的发展方向。近年的研究结果表明,一些生物学标志物,如白介素-18、肾损伤因子-1、中性粒细胞明胶酶相关载脂蛋白、血清胱抑素 C 等对 AKI 的早期诊断有所帮助,逐渐受到肾脏病学界的关注。其升高早于 Scr、尿素氮改变或尿量变化,并能够动态监测,有望提高 AKI 诊断的敏感性,但由于 AKI 的复杂性,临床上多种病理生理机制相互作用,单一指标诊断 AKI 的效能及价值存在一定的局限性。

(一) 肾小球滤过率

肾小球滤过率是全面评价肾功能的良好指标,但受取样时间的影响,需要定时进行取样测定,在临床上受到限制。Thakar 对 1993~2002 年间 31 677 例心脏手术总结研究发现,术前 GFR 与术后 GFR 变化显著相关,术前 GFR 较高者可以减轻术后肾功能不全引起的死亡。

(二) 血浆肌酐和内生肌酐清除率

血浆肌酐是肾功能受损的特异性指标,Chertow 等发现,术前血浆肌酐值超过 1.5mg/dl 是发生术后肾衰的危险因素。一般认为,轻度肾功能不全时,血浆肌酐测定值为 1.4~1.7mg/dl。血浆肌酐对轻至中度的肾功能低下敏感性较低,只有在 GFR 下降超过 50% 以上时才会显著上升,而且血浆肌酐浓度受多种因素影响,包括肌肉质量(mass)、饮食、肾小管分泌功能的变化、药物以及内源性物质对测定结果的影响等。因此,有学者建议将血浆肌酐的变化百分比作为肾功能受损的标准，Loef 将术后 1 周内血浆肌酐升高 25% 作为肾功能恶化的诊断标准，Ryckwaert 认为术后 1 周内血浆肌酐升高 25% 提示 GFR 下降 20% 以上。Provenchere 等将术后 7 天内血浆肌酐值较术前升高 30% 以上为肾功能不全，术后肌酐升高 30% ~ 50% 为中度，> 50% 为重度肾功能不全。随着术后肌酐升高幅度的增加，院内死亡率明显上升。

Provenchere 认为术前内生肌酐清除率<60ml/min 为肾功能下降。Wang 等认为内生肌酐清除率（ClCr）是各种手术后不良结局的独立危险因素。

男性 ClCr ＝ [（140 － 年龄（y））×体重（kg）× 1.73（m²）]/[72 ×血浆肌酐（mg/dl）×体表面积（m²）]

女性 ClCr ＝ 0.85 ×[（140 － 年龄（y））×体重（kg）×1.73（m²）]/[72 ×血浆肌酐（mg/dl）×体表面积（m²）]。

80ml/（min · 1.73m²）是目前内生肌酐清除率正常值的低限。单变量分析显示内生肌酐清除率导致术后并发症增加的阈值：肾衰透析为 58ml/（min · 1.73m²）（敏感度 0.74，特异度 0.72）；死亡（敏感度 0.77，特异度 0.6）和重要并发症为 66ml/（min · 1.73m²）（敏感度 0.63，特异度 0.61）。

（三）尿液微量蛋白

尿蛋白检测是最早发现和筛选慢性肾病的检测途径之一，尤其近年开展的一系列尿酶、尿低分子蛋白及尿微量白蛋白等检测指标的推广为早期诊断慢性肾，鉴别肾小管损伤提供可能。对于急性肾功能损伤，常用的指标包括：

1. β₂ 微球蛋白（β₂-MG）　β₂-MG 正常尿浓度约每克肌酐 70 ~ 80μg，尿浓度增高提示近曲肾小管损害。

2. α₁ 微球蛋白（α₁-MG）　α₁-MG 是一种相对分子质量为 26 000 ~ 133 000 的糖蛋白，含有 167 氨基酸残基。它广泛地存在于人的体液中。在正常情况下，血液 α₁-MG 可自由通过肾小球滤过膜，并在近曲小管被重吸收或代谢，当肾小管细胞损害时，患者尿 α₁-MG 水平升高，对急慢性肾小管损害具有非常重要的意义。由于 α₁-MG 尿浓度显著高于 β₂-MG，准确性和重复性大为提高，较常用。是近端肾小管损伤的标志，浓度升高提示即使没有组织学的损伤，也已经有可逆性的肾小管损伤。

3. 尿蛋白-1　尿蛋白-1 由位于呼吸道气管支气管上皮内的 Clara 细胞所分泌，又称 Clara 细胞蛋白，在呼吸道中浓度较高，血清浓度相对低且较恒定。当肾小管仅轻微损害，尿液中其他低分子蛋白质排出尚未增高时，该蛋白已显著增高，被认为是近曲小管早期和轻微损害的最敏感指标。当支气管-肺泡/血屏障破坏时，循环中蛋白浓度相应增高，应注意鉴别。

（四）半胱氨酸蛋白酶抑制剂 C

半胱氨酸蛋白酶抑制剂 C（Cystatin C）是有核细胞产生的一种半胱氨酸蛋白酶抑制剂，是一种非糖基化的低分子量血浆蛋白，体内生成量恒定，不受性别、肌肉容积等因素影响，血浓度检测已成为评估肾小球滤过率的敏感指标。体内唯一消除途径是通过肾小球滤过，尿浓度约 0.03 ~ 0.3mg/L，肾小管受损时排出量增加。

（五）尿酶

尿酶种类繁多，主要来源于肾组织，极少数来自血液。大多数分子量>70kDa，正常时不能从肾小球滤过，当滤过功能正常时尿酶增加主要反映肾小管间质损害，常作为监测药物肾毒性（氨基糖苷类抗生素、抗肿瘤药物及锂制剂等）、肾移植排异反应以及各种肾小管间质疾病诊断的指标。

1. N-乙酰-β-D-氨基葡萄糖苷酶（β-NAG）β-NAG 为大分子溶酶体酶，不能通过肾小球。肾小管及尿路上皮细胞内含量丰富，主要位于近端肾小管上皮细胞溶酶体内，线粒体内也有少量存在。当肾脏病变时，该酶释放于尿中。正常参考值 Tucker S. M 法：50 ~ 110nmol/（h · mmol）肌酐；荧光分析法：（34±20nmol/（h · mg）肌酐。

2. 谷胱甘肽转移酶　谷胱甘肽转移酶-α（GST-α）浓度升高提示近段肾小管细胞损伤，谷胱甘肽转移酶-pi（GST-pi）浓度升高提示远段肾小管损伤。

3. 中性粒细胞明胶酶相关脂质运载蛋白（NGAL）　NGAL 在肾脏病领域最早被作为急性肾损伤（AKI）新的早期诊断标志物提出。近年来发现，慢性肾脏病（CKD）、继发性肾脏病中 NGAL 同样具有诊断及预警意义。针对儿童心脏手术的研究显示，并发急性肾损伤者术后 2 小时尿 NCAL 浓度明显升高，远早于 1 ~ 3 天后才出现改变的血清肌酐，敏感度可达 82%，特异度为 90%；而术后 12 小时尿 NGAL 水平则与急性肾损伤的病死率明显相关；成年患者心脏手术后 2 小时尿 NGAL 同样可作为急性肾损伤的早期诊断指标，并与其发病率及体外循环持续时间明显相关。

4. 其他丙氨酸氨基肽酶(AAP)来源于近曲小管上皮细胞刷状缘；碱性磷酸酶(AKP)及其同工酶在不同部位的近曲小管细胞含量丰富；γ谷氨酰转换酶(γ-GT)作为一种近曲小管刷状缘酶。但这些酶学检测目前大多处于实验阶段。

六、体外循环后严重肾功能不全的预防及处理

（一）一般预防措施

1. 高危患者的早期鉴别　对于需要实施心脏手术的患者，重点在于鉴别发生 AKI 的高危人群。一些重要的危险因子和评分系统有助于此类患者的识别。

2. 优化肾脏灌注，避免肾毒性物质应用　对于能够改变肾血流，导致肾前性氮质血症的因素应该提前进行识别和纠正。在手术前进行治疗容量不足和充血性心力衰竭，这样可以增加心排血量和肾脏灌注。有必要围术期进行脱水，使用血流动力学监测和正性肌力药物以维持合适的心排血量。具有肾毒性的非甾体类的抗炎药物和其他药物应该停用。术前是否需要停用血管紧张素酶抑制剂或者血管紧张素受体阻滞剂目前还存在争议。如果需要进行血管造影，需要使用新型等渗的造影剂，以降低毒性。对于病情稳定的患者，可以考虑推迟手术，以避免造影剂引起的 AKI 发生。

围术期进行体内水分和血流动力学的及时监测，必要时使用正性肌力药物维持心输出量。术中灌注流量、灌注压力以及氧输送状况是否影响术后肾脏损伤还不清楚，但一般认为应维持这些指标处于合理的范围。正常肾脏血流自我调节的动脉压力为 80～180mmHg，但对于伴有血管疾病的患者，肾血流自我调节能力显著下降。术前有高血压的患者、年龄>70 岁的患者，术中应维持较高的灌注压和合适的血液稀释(Hct>25%)。

纠正肾功能不全引起的酸碱平衡和代谢紊乱（低钠、高钾或低钾、高镁、高磷酸盐、代谢性酸中毒、碱中毒等）。术中出现明显的血液破坏时，加入碳酸氢钠碱化尿液，预防游离血红蛋白在肾小管形成沉淀。

（二）药物干预

药物干预进行预防心脏手术后急性肾损伤的研究结果还没有一致的结果，目前还没有药物具有确切的作用可以进行肾保护。原因是多方面的。第一，CPB 后发生 AKI 的病理生理非常复杂，远非原先想象的那样简单，单一方法锚定单一通路不可能成功；第二，最近的药物干预还是在于治疗肾衰竭；第三，研究针对的人群经常是在需要进行心脏手术而发生 AKI 风险较低的人群，因此，有可能掩盖一些治疗方法的微小有益效应；最后，大多数临床试验入组人数太少，因此不足以探测到一些微小的益处。大多数有关 AKI 的试验是预防性试验，治疗是在损伤启动之前就开始实施，而大多数病例并没有显现出临床获益。

1. 增加肾血流的药物

（1）多巴胺：在临床实践中，一般采用 1～3μg/(kg·min) 的小剂量多巴胺活化特异性肾脏多巴胺受体，改善肾脏血流和肾小球滤过率（GFR），作用位点是通过肾脏的 DA-1 和 DA-2 受体。刺激 DA-1 受体引起肾动脉血管扩张。DA-2 受体位于交感神经节后神经元的突触后结，这部分受体刺激后减少去甲肾上腺素的释放，因而降低肾血管收缩。小剂量的多巴胺还能增加尿量排出。这种效果并非由于其选择性增加肾血流，而在于其具有利尿作用以及其正性肌力作用，改善心排血量。低剂量 [3μg/(kg·min)] 的多巴胺能够刺激肾脏的 DA-1 和 DA-2 受体，增加肾血流，抑制近端肾小管对钠离子的重吸收。尽管多巴胺的使用非常广泛，但是并没有研究证实其对于 CPB 后 AKI 的发生具有预防效果。

（2）非诺多泮：Fenoldopam 是选择性多巴胺 1 受体(D_1)激动剂，主要用于高血压的治疗，可以有效降低动脉血压，其主要副作用是给药后发生低血压。Fenoldopam 选择性作用于 D_1 受体，而对其他受体 D_2、β、α 无影响，与多巴胺不同。Fenoldopam 与 D_1 受体结合后，激活腺苷环化酶，增加细胞内 cAMP 水平，引起血管平滑肌细胞舒张，血管扩张。小剂量用药 0.1～0.3μg/(kg·min) 可以剂量依赖性增加肾血流，改善肾脏灌注而不影响血压。已有文献使用 Fenoldopam 进行 CPB 中肾保护，在胸腹主动脉瘤手术中具有显著的临床效果。Caimmi 使用小剂量用药 0.1～0.3μg/(kg·min)，结果 Fenoldopam 组显著改善术后肌酐清除率，降低血浆肌酐水平。Fenoldopam 虽然可以扩张肾脏血管起到保护作用，但这种作用可能被药物引起的全身低血压造成肾脏血流减少所抵消。通过新型血管内给药系统，将 Fenoldopam 直接注

入肾动脉可以避免这种低血压效应。而 Bove 等对高危患者使用 Fenoldopam,结果与多巴胺组无差异。

2. 利尿药物

(1)心房利钠肽类似物:体内容量负荷增加时,心房牵张感受器受到刺激,产生心房利钠肽(ANP)。ANP 具有显著的利尿作用,从而调节血容量。对于肾脏的作用在于选择性扩张入球小动脉,收缩出球小动脉,增加 GFR,抑制集合管的钠离子重吸收,产生利尿作用。一种人工合成的重组人利尿钠肽(rhANP),用于心脏手术后心力衰竭需要正性肌力药物支持的患者,以治疗 AKI,结果显示开始治疗后,可以显著降低需要透析支持的发生率。

Rahman 等发现,AKI 患者给予 ANP 能够改善肌酐清除率,降低血液透析的需要。一项多中心随机对照试验发现,少尿患者使用人工合成的 ANP 类似物,能够降低死亡率。

在人尿液中发现一种 ANP,尿扩张素(urodila-tin)。与血液循环中的 ANP 相比,尿扩张素具有更强的利尿作用,其作用可能一方面提高肾脏血流量,另一方面作用于远端集合管。Wiebe 在一项心脏手术后少尿患者的随机试验发现,给予尿扩张素可以快速改善尿液排出,降低血液中尿素氮和肌酐水平,降低死亡率和血液透析的使用。

(2)甘露醇:甘露醇具有多种作用,可以通过渗透性利尿减少肾小管阻塞,清除自由基。在CPB 中,经常将甘露醇加入预充液中,从而维持术中尿液排出,减少组织水肿,作为自由基清除剂发挥作用。体内半衰期 2.5 小时,给药 3 小时后80% 通过尿液排出。早期的小儿心脏手术实验中,预防性给予甘露醇 0.5g/kg 可以预防 AKI。Fisher 等的实验发现,体外循环预充液中加入不同剂量的甘露醇,均有明显的利尿效果。一项对英国灌注师的调查显示,37% 的灌注师在预充液中加入甘露醇,剂量从 10~50g。Jones 对不同剂量(10g、20g、30g)的甘露醇加入预充液中,患者均为CABG 病例,10g 甘露醇利尿 64ml/h,平均作用时间为 87 分钟;20g 甘露醇利尿 114ml/h,作用一直持续到手术结束,作用时间约为 3 小时;30g 甘露醇作用持续直至术后进入 ICU 1 小时,作用时间约为 4 小时。而且术后 6~12 小时给甘露醇组患者仍有明显利尿效果,此时甘露醇的利尿作用已经停止,提示给予甘露醇术后肾功能维持较好。但

也有阴性结果的报道。Carcoana 等发现,接受甘露醇和多巴胺的患者,尿中 β_2-微球蛋白排泄增加,提示给药组肾小管损伤加重。

(3)联合用药:Sirivella 等随机分配 100 例术后出现少尿或者无尿的患者接受间断性髓袢利尿剂或者采用持续输注甘露醇、呋塞米和多巴胺,结果持续输注组需要透析支持的发生率显著低于间断给药组。但是这种方法还需要进一步的研究证实其有效性。

3. 阻断炎症反应 CPB 中的炎症反应在 AKI 的发病机制中起到非常重要的作用。因此这也是非常具有前景的治疗途径。但目前进行的临床试验大多数均为阴性结果。Loef 证实,在低危患者心脏手术,CPB 前给予地塞米松(Dexamethasone)(麻醉诱导前给予 1mg/kg,8 小时后 0.5mg/kg),通过测定肌酐清除率、微量蛋白尿、尿钠排泄分数、自由水清除率、β-NAG 等指标,给药组与对照组无明显差异,因此显示在此类患者地塞米松无肾保护效果。磷酸二酯酶抑制剂(Pentoxifylline)、人补体 C_5 特异性单抗(pexelizumab)、N-乙酰半胱氨酸(N-AC)均在实验中没有取得预期的效果。N-乙酰半胱氨酸(N-AC)已被证实能够阻断心脏手术患者的炎症和氧化应激,可能将来是一种简单无毒的保护方法。但是,目前还没有临床随机对照试验。其主要用于预防放射造影剂引起的肾病。

4. 其他

(1)可乐定:最近,一些学者主张使用可乐定,一种 α-肾上腺受体(α_1 和 α_2)激动剂用于冠脉搭桥患者。可乐定可以抑制中枢抗利尿激素(ADH)的产生(中枢 α_1 作用)、钠和水的重吸收(外周 α_2 作用),通过阻断肾上腺能血管收缩因子对于手术应激的反应,减轻肾脏低灌注。但是临床结果尚不肯定。

(2)钙离子通道阻断剂:有研究推荐钙离子通道阻断剂用于心脏手术后的肾保护,认为钙离子通道阻断剂对于肾下主动脉手术和 CPB 患者具有保护作用,增加肌酐清除率和 GFR。其主要机制在于其可以扩张肾脏血管,尤其在血管张力较高的条件下;通过抑制肾脏缺血损伤引起的钙超载,钙拮抗剂对急性肾衰竭有细胞保护作用;可以减少自由基的产生,减少肾小球膜对大分子的滞留;通过对肾小管的直接影响,增加钠、水的排泄;减少醛固酮的分泌。肾移植术后患者需要接受具有肾血管收缩毒性的环孢素,同时给予钙拮抗剂

对此类患者的肾功能有益。对于存在心律失常及缺血损伤的心脏手术患者，钙拮抗剂同样有益。Bergman 等报道，术前存在轻至中度肾功能不全（血浆肌酐 120 ~ 300μmol/L）的患者，术中及术后24 小时常规使用地尔硫䓬 2μg/（kg·min），结果显示地尔硫䓬可以在此类患者安全使用，预防性给予该药可以预防 CPB 引起的肾小球进一步损害，改善术后 3 周时的肾小球功能。Zamardo 和 Amano 等认为术前肾功能正常的患者使用地尔硫䓬对肾脏有益。但 Young 等发现心脏手术使用地尔硫䓬增加术后肾功能不全的发生。

（三）优化体外循环管理

1. 加强围术期血流动力学监测　根据病情和手术的需要选择血流动力学的监测指标，必要时行有创监测，如 Swan-Ganz 漂浮导管，能准确地监测术中和术后的心脏功能，维持血容量在最佳水平，保证满意的心排血量和肾血流（RBF）。适当使用正性肌力药和血管扩张药，调控心脏的前、后负荷使其达到平衡状态。重视电解质的监测、防止因电解质紊乱而引起严重心律失常。应常规监测尿量使其维持在 1ml/（kg·h），若低于 0.5 ml/（kg·h）常提示有肾功能受损。在保证灌注压力的前提下，应适当使用血管扩张药物，尽量避免缩血管药物尤其是肾血管收缩剂的使用。维持满意的心输出量和充足的 RBF 是预防肾衰竭最有效的方法。

2. 保证充分的肾脏血流灌注　保证满意的灌注流量，一般来说，推荐的成人 CPB 流量是 1.8 ~ 2.2L/（min·m²）。充足的灌注压力也是决定肾脏血流灌注的重要因素。一般情况下，CPB 中成人灌注压力维持在 50 ~ 70mmHg。

3. 熟练的外科操作和适宜的插管　选择对于易患 ARF 的患者，外科医师制定严密的手术方案，尽量减少 CPB 时间，术中减少负压吸引的使用。对于夹层动脉瘤破口侵犯肾动脉开口的患者，尽量避免股动脉插管的使用，以免术中出现肾灌注不良。

4. 选用优质的体外循环耗材　选用优质离心泵、管路、膜式氧合器和滤器。研究证明，应用涂层的体外循环管道和氧合器的患者术后血浆肌酐上升的幅度低于常规体外循环管道的患者组，而且对患有严重肾脏疾病的患者同样有效。

5. 适度血液稀释　CPB 中采用血液稀释可降低血液黏度、改善微循环、增加组织灌注、RBF 和 GFR，并增加尿量和自由水清除率。血液稀释到25% 时，肾皮质外层血流量增加，内层血流降低，自由水清除率增加，肾小球过滤增加，利尿功能加强。血液稀释也能减少溶血和出血、增加左心室内层血流。中浅低温时，血液稀释理想的 Hct 为24% ~ 27%。极度血液稀释（Hct<15%），肾小球可发生缺血性损害。对于手术即将结束阶段血细胞比容偏低的患者，可以使用血液超滤器进行超滤，滤除体内多余的水分，减轻肾脏负担。

6. 搏动灌注　CPB 中搏动性灌注对肾脏（特别是对肾皮质外层）有保护作用，100ml/（kg·min）的搏动血流灌注，可使体循环血管阻力降低，肾血流量增加，降低肾动、静脉血的乳酸差，使尿量和肌酐清除率增加。Song 等研究证明，应用搏动血流灌注，能有效地维持 CPB 后的心脏、肾脏功能。

7. 根据血气监测结果纠正术中可能出现的酸中毒　对于出现溶血和血红蛋白尿的患者，应该碱化尿液，防止肾小管损伤。

8. 减轻机体应激及炎性反应避免麻醉过浅，采用可能措施减轻血液损伤，减轻炎性反应，有研究显示降低血浆 IL-8 水平能减少 CPB 后器官功能不全的发生，Onoe 等报告在 CPB 结束后应用改良超滤技术（MUF）流量为 220ml/min，负压100mmHg，血浆 IL-8 水平明显降低。此外，应用自体血液回收装置实施术野血液隔离可以有效减少机体轻炎性反应，减少术后脏器损伤。

（管玉龙）

参 考 文 献

1. Robert SK, Crystal RH, Robert CG, et al. Acute kidney injury subsequent to cardiac surgery. JECT, 2015, 47: 16-28.

2. Kidney Disease: Improving Global Outcomes (KDIGO) Acute Kidney Injury Work Group. KDIGO clinical practice guideline for acute kidney injury. Kidney Inter, 2012, 2 (Suppl): 1-138.

3. Tolpin DA, Collard CD, Lee VV, et al. Subclinical changes in serumcreatinine and mortality after coronary artery bypass grafting. J ThoracCardiovascSurg, 2012, 143: 682-688.

4. Karkouti K, Wijeysundera DN, Yau TM, et al. Advance targeted transfusion in anemic cardiac surgical patients for kidney protection: An unblinded randomized pilot clinical trial. Anesthesiology, 2012, 116: 613-621.

5. Kanji HD, Schulze CJ, Hervas-Malo M, et al. Difference between pre-operative and cardiopulmonary bypass mean arterial pressure is independently associated with early cardiac

surgery-associated acute kidney injury. J CardiothoracSurg, 2010,5:71.

6. Englberger L, Suri RM, Li Z, et al. Validation of clinical scores predicting severe acute kidney injury after cardiac surgery. Am J Kidney Dis,2010,56(4):623-631.

7. Abu-Omar Y, Taghavi FJ, Navaratnarajah M, et al. The impact of off-pump coronary artery bypass surgery on postoperative renal function. Perfusion,2012,27(2):127-131.

8. Ono M, Arnaoutakis GJ, Fine DM, et al. Blood pressure excursions below the cerebral autoregulation threshold during cardiac surgery are associated with acute kidney injury. Crit Care Med,2013,41:464-471.

9. Newland RF, Tully PJ, Baker RA. Hyperthermic perfusion during cardiopulmonary bypass and postoperative temperature are independent predictors of acute kidney injury following cardiac surgery. Perfusion,2013,28:223-231.

10. Vives M, Lockwood G, Punjabi PP, et al. Neutrophil gelatinase-associated lipocalin and acute kidney injury after cardiac surgery. Anesthesiology,2012,116(2):490-491.

11. Frenette AJ, Bouchard J, Bernier P, et al. Albumin administration is associated with acute kidney injury in cardiac surgery: A propensity score analysis. Crit Care,2014,18:602.

12. Myburgh JA, Finfer S, Billot L, et al. Hydroxyethyl starch or saline in intensive care. New Engl J Med,2013,368:775.

13. Yunos NM, Bellomo R, Hegarty C, et al. Association between a chloride-liberal vs chloride-restrictive intravenous fluid administration strategy and kidney injury in critically ill adults. JAMA,2012,308:1566-1572.

14. Marc V, Duminda W, Vivek R. Cardiac surgery-associated acute kidney injury. Interact Cardiovasc Thorac Surg, 2014,14:1-9.

15. Katagiri D, Doi K, Honda K, et al.. Combination of two urinary biomarkers predicts acute kidney injury after adult cardiac surgery. Ann ThoracSurg,2012,93:577-583.

16. Koyner JL, Garg AX, Coca SG, et al. Biomarkers predict progression of acute kidney injury after cardiac surgery. J Am Soc Nephrol,2012,23:905-914.

17. Swaminathan M, Hudson CC, Phillips-Bute BG, et al. Impact of early renal recovery on survival after cardiac surgery-associated acute kidney injury. Ann ThoracSurg, 2010,89(4):1098-1104.

18. Sezai A, Hata M, Niino T, et al.. Continuous low-dose infusion of human atrial natriuretic peptide in patients with left ventricular dysfunction undergoing coronary artery bypass grafting: the NU-HIT(Nihon University working group study of low-dose Human ANP Infusion Therapy during cardiac surgery) for left ventricular dysfunction. J Am Coll Cardiol,2010,55:1844-1851.

第十七章

体外循环对消化系统的影响

第一节　体外循环消化系统并发症的病因

一、发病机制

体外循环期间消化系统功能大多处于静息状态，其功能和结构的改变不易被临床所注意，体外循环对消化系统的影响及消化系统并发症发生机制尚未完全明确，目前的研究认为病理生理机制主要包括以下几个方面。

（一）消化系统低血流灌注

体外循环是"人工休克"状态，由于生理性搏动性血流的消失，血流重新分布，以大脑为代表的重要脏器血流基本不变，而腹腔脏器血流明显减少。体外循环中狗的肝动脉血流减少约 46%，门静脉减少约 44%；尽管肠系膜上动脉的血流速度没有明显改变，但空肠黏膜血流量减少 40%，浆膜血流量减少 50%。加之体外循环期间血液稀释，消化道处于低氧、低压、低灌注状态。体外循环中消化道低灌注的原因在各阶段也有所不同。体外循环初期主要由低血压造成，究其原因主要有血液稀释及血液黏滞度下降、非搏动性血流灌注、缩血管物质浓度下降、大量血液引流至体外、灌注指数低于正常心脏指数。体外循环中、后期则由于交感-肾上腺素系统、肾素-血管紧张素-醛固酮系统的激活，释放大量儿茶酚胺类物质和术中血管活性药物的应用，以及全身各脏器血管儿茶酚胺类物质受体分布的差异性，导致供应腹腔脏器血管收缩，血管阻力升高，最终使得消化道组织灌注量明显减少。上述原因造成胃肠黏膜缺血、缺氧，无氧代谢增加，乳酸等代谢产物堆积，血管活性物质反应性降低，从而加重微循环障碍，形成恶性循环，损害消化系黏膜黏液-碳酸氢盐屏障，削弱抵抗酸性物质的能力，加之缺血-再灌注损伤，造成胃肠道黏膜的直接破坏。

部分心脏手术过程中需要全身或下半身停循环，在恢复血流灌注时，腹腔器官可出现实质细胞的变性、坏死和组织中性粒细胞浸润及出血等病变，称为缺血-再灌注损伤，导致腹腔脏器的功能损害。

下腔静脉插管不当，过深会跨过肝静脉，造成下腔静脉或肝静脉回流障碍，患者可因肝细胞的广泛肿胀变性而出现明显的肝脏肿大。肝脏的淤血可引起肝细胞缺血和缺氧，肿胀的肝细胞或肝小叶可压迫肝小管，两者均可导致术后患者出现高胆红素血症，后者进一步加重肝细胞的损害。

（二）炎性介质的释放

心脏术后的消化系统损伤是全身炎症反应的一部分。体外循环中血液由体内引流至体外，血液与体外环路的非生物材料表面接触，激活各类炎性细胞，释放大量炎症介质参与消化系的损伤。其中最重要的包括以下 3 个系统：激肽-激肽释放酶系统、凝血-纤溶系统、补体系统。在激肽-激肽释放酶系统中，通过激活炎性细胞及细胞因子生成炎症介质，如缓激肽，导致血管通透性增加，胃肠道水肿，促进炎症反应的发生。在纤溶旁路中，纤溶酶降解纤维蛋白产生纤维蛋白降解产物（fibrin degradation products，FDP），FDP 本身具有致炎作用，通过干扰纤维蛋白的形成，使血小板功能失调，损伤血管内皮细胞，值得一提的是在低温下纤溶酶还能降解血小板黏附受体 Gp I b 及 Gp II b，导致血小板功能受损。CPB 过程中，补体通过三条途径激活，产生许多中间产物，值得关注的是 C3a 和 C5a，这两种补体激活产物能够刺激肥大细胞及嗜碱性粒细胞脱颗粒释放组胺等炎症介质，而组胺能够刺激胃黏膜壁细胞释放 H^+，加速胃酸大量释放，损伤消化系黏膜，这也是上消化系溃疡重要因素之一。C5a 本身作为趋化因子，能够募集中性粒细胞聚集于胃肠道黏膜损伤区，通过释放氧自由基、白介素、溶酶体酶进一步加重炎症反应及损伤。前列环素（PGI_2）主要抑制胃酸分泌，刺激黏液及 HCO_3^- 分泌，使血管扩张、改善血流灌注；而血栓素（TXA_2）的作用则恰恰相反，体外循环中 TXA_2 和 PGI_2 均增加，但 TXA_2 增加更明显，这无疑对消化道黏膜产生不利影响。同时，胃肠道黏膜是全身代谢最活跃的器官之一，肠道又是体内最大的储菌库和内毒素库，当肠黏膜完整性和屏障保护功能被破坏后，肠道内的细菌或内毒素向肠外组织移位，进一步引起肠道局部或全身性的炎症反应而过度释放炎性介质。以上多环节、多因素的相互作用，形成恶性循环。如果低灌注或炎症反应状态持续存在，可以促进炎性细胞进入瀑布式级联反应模式，对机体形成第二次打击。据临床观察，许多消化道并发症发生于术后 2 周，这说明某些消化道并发症与严重炎症反应的关系更为密切。

（三）栓塞

在体外循环期间，尽管在整个管路系统安装了多个功能各异的过滤器，仍可在血液中发现一些栓子，如组织碎片、气体、脂肪滴、血小板聚合物、人工材料脱落成分等物质，这些异物随血流到达全身各脏器。如若栓塞肠系膜动脉，可造成相应肠段缺血、缺氧、激活炎性细胞，产生炎症反应，如若栓塞不能及时解除甚至可造成缺血坏死。此外应当注意肠系膜静脉血栓风险，体外循环心脏术后由于血细胞在人工管路中挤压破裂、炎症介质损伤、凝血-纤溶系统失调、血小板功能受损、血流动力学改变等因素，肠系膜静脉内血液淤滞、血栓形成，肠壁水肿，亦可影响肠道血运，危害其功能。微栓也可引起肝脏的毛细血管网栓塞，造成微栓综合征，并使肝内产生不均匀的微血管梗阻和不规则灌注，使肝内毛细血管压力及通透性进一步增加。

（四）药物作用及其他

CPB 心脏术后消化道并发症的原因并不是单一、孤立的，而是多元的、复杂的，术前患者消化系功能状态同样应受到重视。心功能 3～4 级、左心室射血分数低于 40%，术后低血压或应用主动脉球囊反搏的患者因消化器官长期得不到良好的血液灌注，体外循环后消化道并发症比其他患者高。长期吸烟酗酒的患者，消化系黏膜微静脉收缩、血流淤滞和黏膜缺血；糖尿病患者可因长期高血糖使胃肠运动减弱；高血压患者在体外循环低血压期间胃肠对缺血缺氧的耐受差，易发生组织坏死；老年心血管病患者消化系统并发症较多见，这可能与缺血代偿能力差有关；冠心病搭桥患者术前服用阿司匹林，使胃肠黏膜合成 PGE 障碍，肥大细胞及嗜碱性粒细胞脱颗粒释放组胺增加，导致胃酸分泌增多，加之胃肠黏膜黏液-碳酸氢盐屏障功能削弱，更易发生消化系溃疡。三尖瓣关闭不全引起不同程度的反流，导致肝窦状隙、肝静脉及中央静脉淤血扩张、肝细胞肿胀坏死。

心脏术中也存在诸多因素导致消化系统并发症。吸入麻醉药如氟烷在低浓度即可使肝线粒体主磷脂降解，溶血卵磷脂增加，高浓度时有不可逆转的肝细胞损伤；甲氧氟烷对肝氧输送系统的影响而使氧自由基增加，出现脂质过氧化反应。肾上腺素类药物可以引起肝脏血管及肝内胆管显著收缩，从而造成肝脏缺血和胆汁淤积，同时还可引起胃肠道黏膜血管收缩、黏膜下血流量减少，导致黏膜坏死、脱落，屏障功能受损。有个案报道，使用电锯劈开胸骨时，电锯的振动和摆动，导致原已存在充血的肝脏撕裂造成大出血、肝损伤。

二、危险因素

体外循环心脏手术消化系统并发症的发生是由多个因素共同作用所致，及早判断高危因素可进行有效地早期干预，对降低并发症的发生率及死亡率有积极意义。

（一）术前危险因素

术前的主要危险因素包括患者年龄 >70 岁、低心排血量、血肌酐 >1.4mg/dl，既往有慢性肾衰、慢性阻塞性肺病、外周血管病、高血压、糖尿病、房颤、服用抗凝药、心肌梗死、肝素诱发的血小板减少症、消化性溃疡等病史，手术方式如急诊手术、联合手术、瓣膜手术、二次或多次手术也是高危因素。另外有研究显示，心脏术后出现消化系统并发症需要开腹手术治疗的高危因素有术前肾衰竭、使用抗凝剂，既往有冠脉搭桥史、经皮腔内冠状动脉成形术史，瓣膜手术、搭桥联合瓣膜手术及应用主动脉内球囊反搏。高血压和充血性心力衰竭和血流动力学不稳定患者对围术期低血压耐受及代偿能力较正常人低。一般状况较差、有酒精过量及大量吸烟史及女性患者都是独立的危险因素。伴有胃肠道疾病者，如消化性溃疡、腹内血管疾病史等,常伴有腹内脏器供血不足。

(二) 术中危险因素

二次或多次手术和复杂心脏手术需要较长时间的体外循环支持,较长的体外循环时间可导致体内大量乳酸堆积而形成消化系统并发症的前兆。急性心肌梗死、心律失常、应用主动脉内球囊反搏术等患者的消化系统并发症发生率较高。主动脉阻断时间过长、血管活性药物的用量较大、急性肾衰竭、机械通气>24 小时、术中失血过多并大量输血等因素均使消化系统并发症发生率升高。

(三) 术后危险因素

心脏术后危险因素包括术后出血、二次开胸止血、术后心律失常、低心排、脑血管栓塞或脑出血、急性肾衰竭、术后长时间辅助呼吸、感染等都会不同程度地导致继发的消化系并发症出现。

三、体外循环中消化系统临床特点

对体外循环心、脑、肺、肾等重要脏器的研究较多,而对消化系统的关注较少。1957 年,Berkowitz 等首次报道了体外循环心脏手术后发生急性消化系统并发症的病例,近十年的报道显示常见的消化系统并发症包括:麻痹性肠梗阻、应激性溃疡、缺血性肠炎、胃肠道出血、急性胆囊炎、急性胰腺炎、急性肝功能不全等,其中最常见的是溃疡合并出血。与心、肺、脑器官相比,体外循环消化系统并发症发生率较低,有报道的发生率为0. 29% ~ 5. 50%,平均发生率为 1. 2%,然而其危害很大,一旦发生,病死率却高达 11% ~ 72%。消化道并发症往往易被忽视,一些体征被掩盖。原因有:①消化系统有很强代偿功能,表现在消化系统对缺血缺氧耐受力较强;②手术期间机体可动员自身糖原、脂肪和蛋白质储备,并可借用外界能量补充;③消化道并发症往往被心脑肺等重要器官并发症所掩盖;④消化道并发症一般以腹痛为先导,而人工呼吸、麻醉剂使患者难以主述;⑤目前尚没有适用的对消化系统功能进行无创监测的手段;⑥对体外循环消化系统并发症缺乏高灵敏性及特异性的诊查方法;⑦应用大量肌松剂、镇静剂和免疫抑制剂。

第二节　体外循环对消化系统的影响

一、肝脏

肝脏的功能主要包括:①合成糖原、生成葡萄糖及清除乳酸;②合成血浆蛋白、凝血因子及血浆胆碱酯酶;③生成、分泌胆汁,参与食物的消化功能;④通过 Kupffer 细胞清除血管内碎屑和微生物,以维持机体的非特异性细胞免疫功能;⑤药物及潜在毒性物质(如血液中的胆红素和氨等)的代谢。体外循环期间肝脏的各种功能受到不同程度的影响,主要并发症是肝功能不全和高胆红素血症,严重者甚至出现肝衰竭。

(一) 高胆红素血症

1. 高胆红素血症的定义　胆红素超过 2.5mg/dl。心脏手术引起高胆红素血症原因是:①肝前性:CPB、心内吸引、机械性破坏等导致血液破坏,库血预充是间接胆红素的重要来源;②肝细胞性:主要为肝脏低血流灌注、炎性介质、淤血、缺血/再灌注损伤所致,以直接胆红素升高为主;③肝后性:胆管舒缩功能不良,肝小叶水肿压迫肝小管所致,胆汁淤积可进一步加重肝细胞损害。

2. 体外循环后高胆红素血症的特点和危害　体外循环后高胆红素血症的发生率为9% ~ 40%,平均为 22%,且直接胆红素升高程度高于间接胆红素。并发高胆红素血症的患者,其病死率为4.1%。56.2% 的胆红素峰值在术后第一天,33.5% 的峰值出现在术后第二天,10.3% 的峰值出现在术后低 7 天。如果胆红素持续增高 7 天以上,则出现进行性肝功能损害,甚至出现难以控制的凝血机制障碍,往往提示预后不良,患其他并发症风险随之增高,经常伴有多脏器衰竭,病死率大大增加。

3. 危险因素　术前心功能不全引起肝淤血,而肝淤血会导致肝脏代谢胆红素及排泄胆汁的能力下降。高胆红素血症在瓣膜手术及瓣膜合并冠脉搭桥手术中的发生率高于单纯的冠脉搭桥和先天性心脏缺损的修补术。其他危险因素还包括:术前胆红素增高、术前严重的右房压增高、围术期大量输血、肝脏低灌注及缺氧、肝脏缺血/再灌注损伤、体外循环转流及主动脉阻断时间长、IABP 的使用、溶血、心内吸引过大、人工机械瓣膜对血液的破坏。围术期一些药物也会引起胆汁淤积,如氨苄西林、西咪替丁、阿奇霉素。心脏术后高胆红素血症与术后呼吸机械通气时间延长、ICU时间延长、死亡率增加有相关性。

（二）肝功能不全

1. 肝细胞受损 体外循环辅助下心内直视手术对肝功能的影响不仅与术前肝功能状况有关，而且与灌注中有关因素、灌注后循环功能有关。肝功能损害程度反映了转流中和转流后的组织灌注状况。

（1）传统监测方法：以血液转氨酶及胆红素浓度作为监测指标。转氨酶的变化酶代谢活性在肝内各部分分布不一致，碱性磷酸酶（ALP）、γ-谷氨酰转移酶（GGT）主要由胆小管及胆管上皮细胞分泌，天冬氨酸转氨酶（AST）、谷丙转氨酶（ALT）主要存在于肝细胞浆及线粒体中，体外循环后ALP、GGT无明显变化，ALT、AST明显升高，说明体外循环对肝脏损害的部位主要在肝细胞膜及线粒体，而AST在心肌细胞内也大量存在，因此ALT用来判断体外循环对肝细胞功能的影响较确切。心脏直视手术后2~4天，约有67.7%的患者可出现一过性肝酶增高。

（2）吲哚菁绿（ICG）清除率试验：ICG经静脉注入人体后能迅速与白蛋白及脂蛋白结合，高选择性地被肝细胞摄取，以原形从胆道排泄，ICG清除试验代表的是实时肝血流量和肝细胞主动转运功能，因此更能鲜活地反映肝脏的即时功能情况。有学者研究体外循环下冠状动脉搭桥术的患者显示，ICG清除率检测可作为肝功能损害和肝脏低血流灌注的有效方法，是预示ICU治疗时间的有效指标。

（3）体外循环后发生肝功能不全的原因：通常为低血压低氧血症、感染因素、全身性炎症反应、低温损害和药物/毒物作用。在低温体外循环下肝脏血流的自动调节被破坏，在灌注流量降至2.2L/（m²·min）以下时，肝脏的耗氧量明显下降。全身炎性介质的释放可直接损害肝细胞，中性粒细胞的活化可释放溶酶体酶而导致肝细胞破坏，血栓素A₂释放增加可加重肝组织的缺血性损害。导致术后肝细胞损伤和肝炎的最常见药物为氟烷，氟烷肝毒性作用发生率仅为0.1%，其他可能导致肝细胞坏死或胆汁淤滞的药物有异烟肼、甲基多巴、苯妥英钠等。另外，输血是导致患者感染的最重要原因，而且库血中含有的枸橼酸盐也将加重肝脏的负担。肝细胞坏死的临床表现包括发热、黄疸、恶心呕吐及食欲减退、凝血机制差、严重的低血糖和肝性脑病、腹水、术后转氨酶升高等。

（4）危害：严重的肝功能不全最后会导致肝衰竭，肝衰竭是指肝脏合成及代谢功能的丧失，典型特点是白蛋白和凝血因子的合成障碍，出现肝性脑病。肝衰竭在心脏体外循环手术中发生率为0.026%，占消化系统并发症的2.2%，肝衰竭患者的病死率高达56%。心脏术后肝功能不全患者术后1周出现持续的胆红素增高及酶学增高，这会最终引起肝衰竭；另外，肝衰竭也可继发于心脏手术后多器官功能衰竭及脓毒血症。

（5）处理措施：主要包括提高肝脏的血液灌注，避免肝毒性的药物，及时的血液生化监测，腹部超声评估胆道梗阻、门静脉血栓及腹水，特异性地针对病因的治疗。

2. 代谢紊乱 体外循环期间，胰高血糖素分泌增加，并且因糖异生和糖原分解产生内源性葡萄糖，葡萄糖的生成提高，产生高血糖症。然而，肝功能不全时，肝脏利用糖原或氨基酸产生葡萄糖的能力将大为下降，会导致低糖血症。严重的低糖血症对心、脑功能有致命影响，常规测量血糖浓度是有效及时的防治手段。

3. 蛋白合成受阻 一般患者在体外循环期间肝脏蛋白合成功能受到的影响较轻，往往无明显临床表现。肝脏依赖性凝血因子因血液稀释浓度下降40%，与其相应的抗血栓Ⅲ因子、纤维蛋白原血浆浓度也有所下降，但术后不久由肝脏合成纤维蛋白原使其浓度迅速恢复。纤维蛋白是一种糖蛋白，具有促进吞噬作用，体外循环期间，纤维蛋白血浆浓度明显下降。体外循环期间血浆胆碱酯酶浓度下降，但术后1~2天渐恢复术前水平。对于术前存在明显促凝血异常的先天性心脏病，尤其是严重缺血发绀性或单心室患者，由于缺氧造成凝血因子如因子Ⅴ、Ⅶ、Ⅸ合成障碍，体外循环后出血风险增大，术前补充维生素K和新鲜冰冻血浆可减少出血。

4. 肝脏药物代谢障碍 芬太尼在低温体外循环期间分解代谢下降，当降温到20℃时肝细胞吸收中止；而依托咪酯、普萘洛尔及利多卡因在肝脏的代谢也下降。

二、胆囊

心脏术后急性胆囊炎的发生率为0.11%，占心脏术后消化道并发症的9.3%，病死率达到26.8%。典型症状在心脏术后5~15天出现，而且症状不全是感染、发热、右上腹痛等经典症状，而是出现急性炎症反应综合征或血流动力学不稳定的症状。73%的心脏术后急性胆囊炎患者合并肝功能异常。术前高危因素包括：小血管病、胆囊运动功能障碍、糖尿病等。体外循环术后急性胆囊炎的发病机制包括：内毒素血症、局部炎性介质的释放、内脏低灌注和胆汁黏滞度增加，其中脓毒症是主要风险。无石性胆囊炎和结石性胆囊炎均可出现，两者所占比例为47%：53%。研究显示，术前危险因素有外周血管疾病、全身氧运输量<430ml/mm²，转机时间过长；术后危险因素包括心律失常、机械通气时间超过3天、菌血症和院内感染。早期诊断是降低发病率和病死率的关键。诊断方法包括白细胞计数、肝功能检查、超声检查、核素扫描等。治疗包括禁食水、静脉补液、抗感染和解痉止痛等，保守治疗无效或胆石症患者应行胆囊切除术，危重症患者无法耐受手术时可行经皮胆囊造瘘，病情稳定后再行胆囊切除术。

术后胆汁淤积的发病率在0.2%～0.5%，但临床症状并不典型，经常依靠床旁超声做出诊断，其中75%的病例并非结石梗阻引起，其发生可能与胆汁黏度增加、胆道分泌功能受损有关；术后阿片类药物使用引起壶腹部收缩、胆道压力上升和胆囊排空减弱也是导致胆汁淤积的重要因素。静脉输液、肠道休息、广谱抗炎是治疗胆汁淤积的有效措施，非手术治疗无效时经皮胆囊造口引流也是一个有效的治疗方案。

三、胰腺

胰腺是参与人体正常代谢及消化吸收过程的一个重要脏器，它具有内、外分泌两种功能。外分泌为胰液，主要成分是淀粉酶，血液中淀粉酶明显升高可作为胰损害的指标，淀粉酶-肌酐清除率（amylase-creatinine clearance ratio，ACCR）是评价胰腺损伤的重要指标。胰腺内分泌功能主要有α细胞分泌胰高血糖素、β细胞分泌胰岛素。胰腺的血供较正常时减少约57%，因此胰腺细胞的损害是有其病理基础的。

（一）外分泌功能

尽管体外循环后急性胰腺炎的发生率不高，约0.13%，占心脏术后消化系统并发症的11%，然而其病死率高达20%；而严重胰腺炎的死亡率更是高达67%～100%。研究报道显示心脏术后淀粉酶升高者达27%～43%，然而只有1%～3%会发展为有典型临床症状的胰腺炎，血清淀粉酶及

脂肪酶同时升高是胰腺损伤的表现之一。一组纽约大学医学中心心脏手术后死亡病例的尸体解剖报告显示，16%存在胰腺炎。胰腺炎本身的典型症状，如背痛、中上腹疼痛、恶心呕吐在心脏术后并不常见（被掩盖、或患者很难表达）。

体外循环后胰腺损伤的危险因素有肾功能不全（术前及术后）、瓣膜手术、转机时间过长、主动脉钳夹时间过长、血管活性药物的使用以及低心排血量、大量使用钙剂。有研究称当心脏手术中氯化钙的使用超过800mg/m²，会导致心脏手术患者胰腺细胞的损伤；机制是氯化钙会激活胰蛋白酶活性肽，导致胰腺组织坏死，促使淀粉酶分泌增加；另外当细胞内钙超载时，氧自由基清除障碍，引起胰腺细胞坏死。也有报道静脉麻醉用药脂肪乳剂，如异丙酚，可能会增加高淀粉酶血症及急性胰腺炎的发生率，然而目前尚无可靠结论。

胰腺与肝脏相似，具有很强的代偿能力，但是在体外循环时，对血流量无自身调节系统，而且对胰腺灌注功能很难监测。由于有些患者没有典型的疼痛和淀粉酶升高表现，所以诊断的关键是临床细致的观察。腹部B超检查是首选的影像学诊断方法，可发现胰腺肿大和胰周液体积聚；腹部X线片可见左侧膈肌抬高，左侧胸腔积液等征象；腹部增强CT扫描或MRI为鉴别水肿性和出血坏死性胰腺炎提供依据。症状较轻者多保守治疗，包括禁食、胃肠减压、补液防治休克、镇痛解痉、抑制胰腺分泌和早期抗感染治疗等，病情较重患者需及时施行坏死组织清除加引流术。

（二）内分泌功能

低温可直接抑制胰岛素分泌，并可进一步抑制外周组织对葡萄糖的摄取，同时低温使胰岛素的敏感性也降低。体外循环所必须应用的肝素对胰岛β细胞有直接抑制作用，使血中胰岛素的水平很快下降。体外循环尤其是采用非搏动性的持续灌注方式，可使体内儿茶酚胺的释放增加，使胰岛素分泌进一步受到抑制，其活性降低、血糖因而更为升高，尤其是体外循环中胰岛细胞缺血所造成的损害，则可使术后持续存在高血糖状态。低温期间，胰腺α细胞和β细胞功能都受到抑制，然而胰岛素在体外循环后1小时渐恢复正常浓度维持血糖，胰高血糖素稍晚些，在术后数日才能恢复正常，这可能与α细胞和β细胞对体外循环、低温及麻醉的反应程度有关。在体外循环期间血糖升高，其原因是胰岛素分泌或利用障碍，糖尿病或冠

心病患者更为突出。

C 肽由胰岛 β 细胞释放，C 肽与胰岛素以等克分子分泌入血，由于胰岛素水平测定则受诸多因素的影响，而由于胰岛素抗体和 C 肽没有交叉反应，药用胰岛素中又不含有 C 肽，所以外源性胰岛素和患者血清中存在的胰岛素抗体，均不影响 C 肽的放射免疫测定。因此血浆 C 肽测定更能精确判断 β 细胞的分泌功能。

四、胃肠道

在生理状态下，胃肠道的血供为心输出量的 20%～25%，其血管床血液量约占全身总量的 30%，其中 75% 分布于肠道，肠道是对缺血最敏感的器官，当循环出现异常时，其缺血发生的最早，同时对缺氧高度敏感。

（一）消化道出血

消化道出血，包括上消化到出血和下消化道出血，在心脏体外循环术后的发生率约 0.39%，占心脏术后消化系统并发症的 35%。心脏术后消化道出血的病死率为 19%。较轻微的消化道出血，不需要手术，其病死率为 15%；而严重的消化道出血，导致血流动力学不稳定及休克，其病死率达到 49%。消化系出血的发病基础为消化系黏膜损伤，可表现为渗血或出血。应激所致消化系黏膜病变是最常见的出血原因，CPB 期间抗凝剂的使用也与术后出血有关，CPB 时间长、机械通气时间长亦可增加术后出血风险，研究表明：高龄、有溃疡病史、低心排及长时间血管活性药物支持都是术后胃肠出血的明确危险因素。

1. 上消化道出血　上消化道包括食管、胃、十二指肠、空肠上段及胆道，有报道显示心脏术后上消化道出血发病率为 0.9%，最常见为十二指肠溃疡、胃溃疡、急性出血性胃炎，然而其病死率达 15%～35%，可以看出，虽然其发生率低，而病死率高，尤其是大量出血需要手术干预的患者。其主要危险因素包括：长时间体外循环转流、主动脉阻断时间长以及长时间呼吸机辅助。上消化系出血一般表现为胃潜血阳性或呕血，便血较少见。治疗包括口服质子泵抑制剂、禁食水、留置胃管减压、冰盐水冲洗胃腔（可加用去甲肾上腺素）、三腔双囊管压迫止血，也可行内镜下出血部位钳夹、电凝、激光灼凝、注射或喷洒药物等方法止血。如内镜检查未能发现出血病因，则可行选择性腹腔动脉或肠系膜上动脉造影，对出血定位有帮助，同时

经动脉导管注入血管加压素控制出血。如失血量较大患者各项生命指标不稳定则需输血，持续出血很难止血时需急诊手术止血。因此术前应了解病史，对既往有消化性溃疡病史患者术后预防性应用抗酸药，同时慎用阿司匹林。有研究显示在体外循环预充液中加入奥美拉唑可减轻胃酸对体外循环中受损胃黏膜的损伤作用，减轻全身炎性反应而对胃黏膜产生保护作用。

2. 下消化道出血　心脏术后下消化道出血仅仅占心脏术后消化道出血的 9%，病死率为 17.4%。主要继发于憩室病、动静脉畸形，两者的发生率分别为 40% 和 30%，这两者出血多为自限性。其他原因还包括：大肠炎（10%～15%）、肿瘤及新生物（5%～10%）、肛门及直肠出血（5%～10%）。值得注意的是，下消化道出血中有 9% 的病例是源于上消化道病变引起。体外循环过程中存在的低血压和低氧血症会导致结肠黏膜缺血并引起非梗阻性坏死，脾区部分的结肠更易发生这种情况，这是由于此处的结肠循环处于上下肠系膜间变得更纤细。患者下消化系出血的最常见临床表现为腹痛和便血。对于出血不易自止者，确定出血部位为后续治疗的前提，则可通过腹部追踪扫描[99m]锝标记的红细胞来定位出血部位。肠系膜动脉造影检查可发现持续活动性出血灶，同时行靶血管栓塞治疗。结肠镜介入也可确定出血部位并止血。失血量大或者低血容量导致的血流动力学不稳定的患者则需及时评估是否需要手术介入，如已查明出血部位，则需行部分结肠切除术；如一直未查明出血部位，可行结肠次全切并排空肠道，会对出血部位的定位有所帮助。有研究表明接受结肠次全切的患者比部分结肠切除的患者的病死率高，这就表明一旦发生出血，早发现早定位对治疗及预后十分关键。

（二）消化性溃疡

应激性溃疡（Stress ulcer，SU）是机体在各种严重创伤、危重疾病以及严重的心理障碍等应激状态下发生的急性胃、十二指肠黏膜糜烂、溃疡等病变，其发生率为 0.22%～1.20%。SU 可导致消化道出血甚至穿孔，并且还可能加重原发疾病；一旦 SU 合并消化道出血、穿孔，患者病死率高达 46%，而未合并出血患者的病死率仅 21%，所以，SU 的防治极为重要，尤其是预防出现消化道出血、穿孔。Berkowitz 等在 1957 年首次报道心脏术后的应激性溃疡。

心脏手术后消化性溃疡的发生率约占消化系统并发症的6%左右,死亡率为36%。体外循环手术创伤、严重感染等诱因引起胃肠道黏膜缺血、缺氧和黏膜屏障功能损害是发病基础,通常伴有出血、穿孔等。多见于既往有消化性溃疡或肝硬化病史者、高龄患者、术中心肺转流时间长且有低血压过程者、合并其他严重并发症者、术后重症感染、大剂量使用激素及非甾体抗炎药史者。有研究表明体外循环使得胃动素、促胃液素分泌明显增加,而降钙素基因相关肽则显著减少;胃肠道激素分泌的变化会影响胃酸分泌和胃肠道血流的调节,加重黏膜缺血损害,破坏黏膜屏障功能,继而引起胃肠道损害。十二指肠溃疡出血的患者一般选择的术式为溃疡缝合、迷走神经切断术加幽门成形术,或者迷走神经切断术加胃窦切除术。如若患者生命指标不稳定,则仅行溃疡单纯缝合,根治性手术应推迟。胃溃疡出血患者需行胃组织活检、溃疡缝合、迷走神经切断术并幽门成形术,或者行远端胃切除术来根治。如患者生命体征不稳定则行溃疡单纯缝合术。

术后溃疡穿孔的发生率约0.02%~0.08%。主要临床表现是术后常规拍摄腹部X线片时发现上腹部的游离气体,或者患者有腹痛和腹胀的主诉。多数患者既往有溃疡病史,穿孔前溃疡病症状加剧,表现为骤起的上腹部刀割样剧痛,迅速波及全腹,腹肌紧张呈板样强直。诊断性腹腔穿刺可抽出含胆汁或食物残渣的液体。溃疡穿孔是绝对的手术适应证。一旦确诊需急诊手术,早期诊断、早期手术预后较好,而延误手术时机则可导致病情恶化,最终因全身多脏器功能衰竭死亡。国外学者早期报道恶液质和手术时机的延误是影响患者术后生存的主要因素。

(三) 缺血性肠炎

心脏手术后缺血性肠炎发生率为0.16%,占心脏术后消化系统并发症的16%,死亡率高达50%,甚至有文献报道其病死率达100%。高龄、急诊手术、围术期低血压和外周血管疾病都可引起肠缺血发生。下消化系出血伴白细胞增多症、高钾血症、不明原因的乳酸酸中毒血症等症状提示肠缺血,但这些症状特异性不高,而且出现这些症状则预示着诊断延误且死亡率会大大增加;当患者应用镇静剂且机械通气时程延长,患者同时并存其他腹部并发症时,诊断难度亦显著增加。缺血性肠炎发生于肠系膜动脉,特别是肠系膜上

动脉者多于肠系膜静脉,发病基础为肠系膜血管的血液循环障碍。究其原因,主要为体外循环过程中肠系膜血管的血栓、栓塞、痉挛造成肠黏膜广泛缺血、缺氧、水肿,而肠腔内压力增高、肠管扩张进一步加重肠道黏膜血液循环障碍,形成恶性循环。因此,缺血性肠炎可分为两种,一种为痉挛因素等引起灌注不足而导致的非梗阻性肠系膜缺血,这种较常见;另一种为血管内血栓形成或栓塞导致的梗阻性肠系膜动脉疾病,此种肠炎病情凶险,恶化迅速。

体外循环术后由于麻醉剂、镇静剂、肌松剂及辅助呼吸的作用,缺乏患者的主诉,而且缺血性肠炎缺乏特征性临床表现,使得早期诊断困难重重。偶有患者表现为停止自肛门排气、排便或血便,但严重的症状与轻微的体征不相称,极易造成误诊,有研究显示该病误诊率可高达60%~90%。肠系膜血管造影术和血管计算机断层扫描,或紧急剖腹探查均可明确诊断,其中血管造影为诊断"金标准"。急诊超声往往可发现肠坏死的间接征象,如肠壁增厚、腹腔积液等。若患者能在发病6小时内接受及时治疗能够明显降低肠坏死的程度及病死率。而发生肠坏死后及时手术治疗无疑是避免肠管进一步坏死以及降低病死率的重要手段。

非梗阻性肠系膜缺血由于缺乏血管堵塞的表现而延误诊断,常见于有低灌注症状或需应用升压药物的患者,发病可能与低心排和广泛肠系膜血管收缩导致的肠组织缺氧或坏死有关。非梗阻性肠系膜缺血的治疗包括增加心排血量、最大限度的提高血流动力学以增加肠组织灌注、尽量避免肠血管痉挛和再灌注损伤,早期即应用广谱抗生素,预防肠道细菌异位及内毒素释放加重肠系膜血管痉挛。

梗阻性肠系膜动脉疾病早期诊断后,可应用溶栓剂或血管内支架植入术予以治疗;也可行开腹手术去除血栓、血管成形术,开腹后可迅速探及病变肠段和血管,应用荧光素和多普勒超声仪来评价肠灌注情况。术毕注意胃肠减压、引流管放置、广谱抗生素的使用等。亦可通过介入方法行血管内支架置入术予以治疗。选择性肠系膜上动脉造影不但具有较高的诊断价值,而且可于插管处输注罂粟碱、妥拉苏林等血管扩张药物改善组织灌注,在有条件的单位不失为一种良好的诊治措施。

五、体外循环对消化系统保护的防治措施

（一）围术期防治

首先对存在高危因素的患者，术前进行充分的准备工作，改善心脏的泵血功能及围术期组织的氧供，降低导致低心排发生的可能性。术前应了解病情，如患者既往有消化道溃疡病史，可在术前服用一些抗组胺受体的药物，这可减轻体外循环中消化道黏膜的损伤。估计手术复杂、时间很长，可考虑选用膜肺和离心泵等用品，以最大限度减少血液破坏。尽量缩短体外循环时间，可减轻腹腔脏器的低血流量灌注。为了改善腹腔脏器在体外循环中的血流量，应保持充分的灌注流量和灌注压，这对老年、糖尿病、动脉粥样硬化、高血压患者有非常重要的意义。

有的学者甚至强调在一些特殊的患者群体中如合并肾脏疾病，非体外循环搭桥，老年女性以及长时间需要体外循环转流的患者应进行结肠的内镜检查，应早期发现结肠的缺血性改变。处理原则及处理方式与非心脏病患者的原则是相同的。当最开始的保守治疗无效时，及时地采取手术治疗。但这对于外科医生和患者来说都是难以接受的，即患者刚接受心脏手术又要接受腹部的手术。但手术的介入对于死亡率的升高并无明显的相关性。实际上，有效及时的手术反而给患者带来转机，但是对于严重出血和脓毒血症的患者所引发的消化道并发症是不能通过手术来改善其血流动力学的紊乱的。在诊断不能确定或其他处理无效时，也不能盲目的进行腹中的探查。处理腹部的切口要格外小心。胸骨切口的末端要与腹部切口进行隔离，降低胸骨感染和纵隔炎的发生率。那些在手术过程中需要中和抗凝的患者，在腹部手术后要用肝素进行重新抗凝。消化道并发症一般发生在术后 1～10 天，而且临床症状易与其他现象相混淆。这要求 ICU 医生有丰富的临床经验，借助于各种检查对病情进行及时了解和治疗。

（二）术后的营养支持

对于大多数的心脏手术的患者，术后较为平稳。在没有其他并发症的情况下很快就可以从监护病房转回普通病房。但如果患者存在并发症则会延迟其恢复的时间，需要给予一定的营养支持治疗。在进行营养支持治疗前我们必须要明确三个重要的问题：①患者目前的营养状态；②患者需要的热量和蛋白质；③患者能否口服或需要静脉高营养。尽管我们目前应用各种实验室方法来评价患者的营养状态，但是即使从表面上看各种实验室的指标为正常，我们仍可通过患者的体重低于或超过正常体重的 10% 而做出营养失调的诊断。一些客观指标有利于我们对患者的营养状态作出较为正确的判断，如肌肉重量、脂肪的厚度、血浆中白蛋白含量以及患者的免疫状态。但是即使评估为正常的患者，其术后 5～7 天没有进食仍需要给予静脉营养。如果患者于术前就存在营养失调，应在术前就给予一定的营养支持；如患者需要急诊手术，应在术后就给予营养支持。热量的计算方法有多种，最为常用的为 Harris-Benedict 公式估算。该公式通过评估患者个体的基础代谢率引入一系列的活性因素计算患者的热量需要。受过训练的工作人员应用该公式与实际的需要偏差大约为 10%～15%。蛋白的需要通过体重来进行评估。术后的患者大约需要蛋白质 1.5～2.0g/（kg·d），在正常情况下，脂肪能提供 10%～30% 的热量。应避免过量补充食物，尤其对于正处于机械呼吸支持的患者。呼吸商>1 则表明大量的二氧化碳生成，其次才是脂肪合成。总热量的摄取应提供更多的脂肪而不是碳水化合物。此外其他营养成分、电解质、维生素和微量元素必须及时给予。很明显，心脏手术后的患者需要一个低盐饮食。一旦热量和蛋白质的评估完毕，以哪种方式给予就变得非常重要。通常情况下，只要胃肠的情况允许，就通过胃肠直接给予。一般情况下多数的心外科术后患者能接受，但是如果患者合并术中长时间的低血压灌注导致明显的溃疡或严重的腹部并发症，如胰腺炎、胆囊炎或肠系膜缺血。这种患者则需要短期大约 1～2 周通过鼻饲管给予。

消化道并发症的死亡率较高。心脏外科术后消化系统的并发症是由多因素造成的。并且一些幸存者也需要较长时间的住院来进一步调整，其住院时间几乎相当于没有并发症患者的 4 倍。处理这些复杂的问题是相当具有挑战性的，高死亡率也是可避免的。

（周荣华）

参 考 文 献

1. Sever K, Ozbek C, Goktas B, et al. Gastrointestinal compli-

cations after open heart surgery:incidence and determinants of risk factors. Angiology,2014,65(5):425-429.

2. Hashemzadeh K,Hashemzadeh S. Predictors and outcome of gastrointestinal complications after cardiac surgery. Minerva Chir,2012,67(4):327-335.

3. Rodriguez R,Robich MP,Plate JF,et al. Gastrointestinal-complicationsfollowingcardiac surgery: a comprehensivereview. J Card Surg,2010,25(2):188-197.

4. Theodoraki K,Theodorakis I,Chatzimichael K,et al. Ultrasonographicevaluation of abdominalorgans after cardiac surgery. J Surg Res,2015,194(2):351-360.

5. Goleanu V,Alecu L,Lazar O. Acutemesenteric ischemiaafterheart surgery. Chirurgia(Bucur),2014,109(3):402-406.

6. Chung JW,Ryu SH,Jo JH,et al. Clinical implications and risk factors of acute pancreatitis after cardiac valve surgery. Yonsei Med J,2013,54(1):154-159.

7. Shahbazi S,Panah A,Sahmeddini MA. Evaluation of factors influencing liver function test in on-pump coronary artery bypass graft surgery. Iran J Med Sci, 2013, 38(4):308-313.

8. Nishi H,Sakaguchi T,Miyagawa S,et al. Frequency, risk factors and prognosis of postoperative hyperbilirubinemia after heart valve surgery. Cardiology,2012,122(1):12-19.

9. Viana FF,Chen Y,Almeida AA,et al. Gastrointestinal complications after cardiac surgery:10-year experience of a single Australian centre. ANZ J Surg,2013,83(9):651-656.

10. Nilsson J,Hansson E,Andersson B. Intestinal ischemia after cardiac surgery:analysis of a large registry. J Cardiothorac Surg,2013,8:156.

11. An Y,Xiao YB,Zhong QJ. Hyperbilirubinemia after extracorporeal circulation surgery: a recent and prospective study. World J Gastroenterol,2006,12(41):6722-6726.

12. Bierbach B,Bomberg H,Pritzer H,et al. Off-pump coronary artery bypass prevents visceral organ damage. Interact Cardiovasc Thorac Surg,2014,18(6):717-726.

13. Mastoraki A,Karatzis E,Mastoraki S,et al. Postoperative jaundice after cardiac surgery. Hepatobiliary Pancreat Dis Int,2007,6(4):383-387.

第十八章
体外循环血液稀释与预充

第一节 血液稀释

血液稀释是指外源性液体输入血管内,或某种原因(如失血性休克)引起组织间液体经毛细血管进入血液循环内,使血液的黏稠度下降的状态。体外循环中大量液体预充,或在急性失血后,输入晶体液而形成的血液稀释称作"人为性血液稀释"或控制性血"液稀释";在失血后由于机体自身代偿作用,使组织间液体通过毛细血管进入血液循环(造成毛细血管再充盈)而形成的血液稀释称为"自发性血液稀释"。血液稀释目前广泛应用于体外循环,但就其稀释程度尚无一致意见。血液稀释的应用有赖于氧供和组织器官的代谢需求关系,主要取决于实施心脏手术期间的患者温度。

一、体外循环血液稀释的目的

1. 减少血液破坏 体外循环中血液与大面积管道接触,由于生物相容性差,可使红细胞表面的电荷发生改变,合并滚轴泵挤压和心内吸引等机械损伤造成红细胞破坏,发生溶血。由于红细胞破坏后释放出大量红细胞素,后者是一种具有类似组织凝血活酶和磷脂样作用的物质,从而促发凝血反应;另外,红细胞破坏时释放的大量 ADP 又可加重血小板聚集,从而促进凝血反应及微血栓形成。同时体外循环中白细胞可被直接激活,并释放颗粒内容物,如花生四烯酸代谢产物、氧代谢产物、细胞因子等介质,诱发炎性反应。同时,补体系统也可再次激活白细胞,形成反馈效应。

2. 降低血液黏度 改善微循环灌注体外循环是一个复杂的非生理过程,受多种因素影响,使血液流变学发生明显变化。低温升高血液黏度,导致机体微循环灌注不足;血液稀释降低血浆胶体渗透压,过低的血细胞比容导致大量液体在组织间隙积聚。在 CPB 期间,血液的成分易损伤、破坏,使得红细胞膜僵硬、皱缩、变形、刚性升高、变

形能力下降;RBC 表面负电荷下降及静电排斥力降低,使得 RBC 易于聚集,从而增加血液黏度,引起可能导致微循环障碍及组织灌注不良。

血细胞比容也是影响全血黏度的决定因素之一。体外循环初始的血液稀释可降低血液黏度,对红细胞氧合具有一定益处,但目前无最佳体外循环期间血球压积标准。血浆是影响全血黏度的重要因素之一。血浆黏度取决于血浆内的纤维蛋白原、IgA、IgG、血清中各种蛋白成分和血脂(脂蛋白、胆固醇、甘油三酯等),其中与纤维蛋白原含量呈正相关。

正常人血液中有形成分比积最大的是红细胞,约占 45% ~ 50%,其他有形成分只占 1% ~ 2%。决定血液黏度的主要是红细胞和血浆蛋白,而纤维蛋白原和 α_2 球蛋白对红细胞聚积起决定作用。血液的黏度在一定的切速和血细胞比容下受红细胞浓度、血浆黏度及红细胞膜塑性和细胞内液黏滞性所影响。所谓切速即血流过表面的速度,促进血液流动所需的压力称为切力,血液的黏性就是切速与切力的比率。切速低时血液黏滞性较大,静脉和毛细血管内的血流切速最低,因而这些部位的血液黏度影响最大,小动脉次之,大动脉血液几乎不受黏滞性的影响。毛细血管的直径比红细胞小,所以红细胞通过毛细血管必须付出一定的能量使自身变形,因此使血液通过毛细血管所需要的压力和红细胞的浓度成正比关系,也就是说红细胞浓度越高,血液通过毛细血管所需的压力越大。根据以上血液流变学特征,不难理解血液稀释可以降低血细胞比容(Hct),也就是降低了血液黏度,减少了血液的阻力,减小了血液通过毛细血管的压力。毛细血管后小静脉是全身循环中流速最低点,当 Hct 下降到 25% ~ 30% 时,黏滞度下降到最低点;如果继续降低 Hct,其血液黏滞

度则不再改变。生理状态下全血黏度为4~5,血浆黏度为1.6~2.4。

液体中的切应力τ、黏度η和速度梯度 dv/dz 之间的关系式称为牛顿黏滞定律,即

$$\tau = \eta \times dv/dz$$

由于速度梯度就是在单位时间内的切变,因而又称为切变率。液体的黏度随温度升高而降低(图18-1-1)。遵循牛顿黏滞定律的流体称为牛顿流体,如水和生理盐水等,其流动曲线为直线。

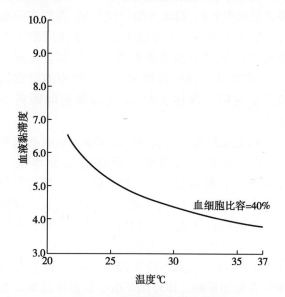

图18-1-1　血液黏滞度和温度的关系

血浆一般认为在整个切变率范围内表现为牛顿流体;血液不是牛顿流体,具有致流应力,在低切变率下属于塑性流体,在高切变率下又表现为牛顿流体。影响血浆黏度的主要是温度和血浆组分,其中以纤维蛋白原对黏度的影响最大,它使血浆黏度比血清黏度高20%。血液的流变行为较复杂,血液黏度与血细胞比容密切相关,在同样切变率下,压积越高,黏度越大,非牛顿行为越显著。在管径<1mm的血管中,不能将其视为牛顿流体。

红细胞和血浆成分可以聚集,在低切变率下,通过纤维蛋白原交联,这是低切变率下血液非牛顿行为的主要原因。血液流速加快时这种交联又可以解聚,应力-应变关系逐渐趋于线性。血液是一种悬浮液,细胞成分不仅通过他们自身影响血液黏度,还使周围的一层血浆与之共同运动,就像地球的大气层一样。每个红细胞都受到其余红细胞流场的作用,而它自身诱导的流场又影响其他红细胞运动。红细胞在流体动力作用下变形,这种变形能力决定了它的形变、体积以及应力改变

时变形的速率,从而决定了血液黏度和松弛时间,是高切变率下血液流变性质的决定因素;另外,红细胞的相对运动、血浆的蛋白质、渗透压和酸碱度等因素,都对全血黏度造成影响。

任何导致红细胞变形能力下降的因素都将影响其流动和供氧,造成细胞破坏。红细胞的变形能力一般不受低温影响,Lohrer等的研究表明了冠心病患者的红细胞同样具有良好的变形能力,另一些研究表明红细胞的膜蛋白组成和变形能力在体外循环后改变不明显。这些研究不适用于深低温、长时间体外循环以及新生儿。一些实验证实了新生儿和婴幼儿的血液具有与成人相似的黏弹性,只是在所有切变率下,其黏度均较高。

液体在血管中流动,根据 Poiseuille 定律 $Q = \dfrac{\pi(P1dP2)R4}{8\mu l}$

Q 流量,(P1dP2)为流经血管后的压力降,R为血管直径,L为血管长度,μ为黏度。但是,这仅适用于牛顿流体在刚性长管中的运动。人体中,大血管对血流的影响较小,血管阻力主要来自于毛细血管前小动脉和毛细血管,微循环的结构决定了剪切率最高的部位是毛细血管,红细胞在这里需要变形以通过管径小于自身直径的血管,如果红细胞的变形能力下降,在毛细血管中的黏度将大大增高。而在毛细血管后的静脉系统中,剪切力较低,红细胞容易产生聚集。正常流量情况下,毛细血管前后的剪切率相对都较高,不会影响血液黏度;但在低流量时,毛细血管后的静脉剪切率很低,相应黏滞度较高,使跨毛细血管阻力增加,毛细血管压力增加,从而影响毛细血管内外液体交换,与体外循环中组织中液体积聚相关。

3.改善血流动力学体外循环　应用低温低流量时,灌注压下降伴随血液黏度增高、外周阻力增高,从而这又进一步减少了组织灌注。在体外循环开始,血液稀释往往导致明显的血压下降。研究表明保持流量恒定,灌注压的下降与血液黏度下降直线相关。血液稀释可以降低红细胞在低剪切率的毛细血管后静脉的聚集,这有利于降低跨毛细血管阻力,有利于液体由组织转移至血浆,增加了血容量并进一步稀释了循环血液,并且增加了静脉回流,使心输出量提高。同时,在动脉端血液黏度降低时心脏后负荷降低。

4.改善血液携氧能力　氧含量与血细胞比容线性相关,适度的血液稀释将在总体上提高氧输

送能力,通过增加流量或心输出量将补偿血液携氧量。如图 18-1-2 所示,37℃时血细胞比容 30% 左右其携氧能力最大,在临床体外循环过程中,根据不同温度采取适宜的血液稀释将提供最佳的氧供(图 18-1-3)。实施血液稀释,维持血浆的胶体渗透压十分重要,因为它是调节血管内外水平衡的决定因素。关于低温下胶体渗透压维持在什么水平最佳,目前尚不十分明确。

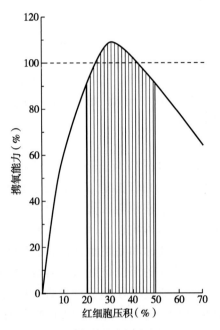

图 18-1-2　正常情况下在血细胞比容 20% ~ 50% 之间,氧转运(心排量×携氧量)变化只有 10%

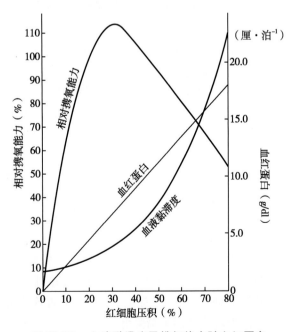

图 18-1-3　血液黏滞度及携氧能力随血红蛋白变化情况

二、血液稀释的安全范围

在极度血液稀释的情况下,增加血流量和氧摄取不足以代偿血液中氧含量的减少。Tsai 等应用数学模型对这一问题进行了探讨,在极度血液稀释时,在微循环水平血液不再是均质的、可持续供氧的物质,每个红细胞代表一个单独的量子氧,血液稀释使红细胞之间的距离改变,这一模型提供了研究血液稀释对组织氧合影响的理论依据。从理论上分析,红细胞之间存在一个临界间距,如果满足组织氧耗,则认为能持续供氧,否则将使血液供氧出现间断。正常情况下,红细胞间距不影响组织氧合,但在血液极度稀释导致氧含量减少时,组织对其敏感性将增加。这一模型的研究结果尚未应用于在体实验,最佳的细胞间距尚不清楚。

S_{35} 是血红蛋白在氧分压为 35mmHg 时的饱和度,观察结果表明当混合静脉血氧分压低于 35mmHg 后,氧摄取 VO_2 开始下降,当毛细血管终端氧分压低于此水平,可能发生组织缺氧。动脉血供氧量 $CavLO_2$ 表示可以从血红蛋白中摄取的最大氧含量,VO_2 与 $CavLO_2$ 的比值即氧摄取率 Erav。体外循环期间,氧离曲线受到酸碱状态、体温、2-3-DPG 含量的影响。体外循环由于低温伴随氧离曲线左移,S_{35} 增高了,$CavLO_2$ 降低了,加之血液稀释,Erav 也将达到一个临界值。

如前所述,氧输送的速度与血细胞比容 C 正相关,与血液黏度 η 负相关,在流量不变的情况下,若以 C/η 达最大值为标准来考虑最适血细胞比容,如图 18-1-4 所示,在剪切率 200s-1(正常)时,最适血细胞比容为 42%。当剪切率下降时,即流量降低时,最适血细胞比容随之下降,说明低流量时血液稀释是有利的。综合考虑血液黏度和携氧能力,离体实验模型数据显示最佳血细胞比容为 27.5%,如图 18-1-4。在体实验数据显示最佳血细胞比容为 40%,这是由于血流的流量黏度关系受到血管管径变化的影响。

理论计算值说明当血流接近牛顿流体的条件时,最佳血细胞比容的值将下降(图 18-1-5)。对犬的在体实验表明,血细胞比容由基础值 41% 上升时,携氧能力进行性下降,当血液稀释时,血细胞比容在 30% 时,携氧能力达到峰值,当血细胞比容下降到 25% 时,其携氧能力接近基础值水平。

在临床工作中,我们需要认识到最佳的血细

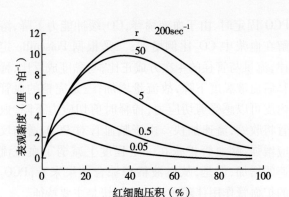

图 18-1-4　不同剪切率下血液黏滞度与血细胞比容的关系

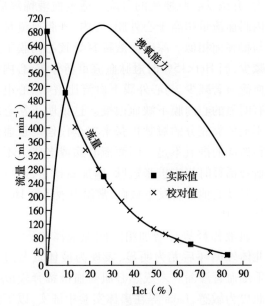

图 18-1-5　剪切率及携氧能力随 Hct 变化情况

胞比容具有个体差异,随脏器的不同和病种的不同也不相同,且温度对其具有重要影响。

综上所述,血流和氧转运有以下一些生理特点:①血液是一种非牛顿流体,其黏度与所受的切变率有关;②切变率在整个循环系统中是不断变化的,在毛细血管达到最高值;③管径>1mm,切变率高于 100s-1 时,血液可近似看作牛顿流体;④红细胞具有变形性和聚集性;血细胞比容与氧含量呈线性关系,与血液黏度呈指数关系,所以当血细胞比容升高时,限制了其氧转运能力;⑤低流速时,就氧转运而言,最佳血细胞比容低于正常值;⑥极度血液稀释时,机体对血氧含量下降的代偿是有限的。

三、血液稀释对机体的影响

（一）对血浆蛋白的影响及代偿

体外循环急性血液稀释,蛋白在体内通过三种方式进行转移,小分子蛋白经毛细血管直接弥散进入血管内;较大分子的蛋白质,经毛细血管远端及淋巴循环进入血液;贮存于肝脏等器官的蛋白质分子通过细胞吞饮作用进入血液。因而间质液中蛋白含量也有所下降。适度血液稀释时,血浆蛋白虽有一定程度的降低,但与间质中蛋白含量的梯度仍可维持,所以跨毛细血管胶体渗透压梯度变化不大。重度血液稀释时,如不补充足够的胶体溶液,血浆蛋白浓度进一步降低,过多的液体进入组织间质,促进组织水肿的发生。血液稀释会造成组织间质水分聚集,这一现象在新生儿中表现尤为突出,特别是伴随深低温时。犬的离体心脏模型的研究表明,用等渗晶体液稀释至血细胞比容 25% 时,经 90 分钟的血液稀释,成年组的左心室顺应性和功能未见显著改变,而未成年组在血液稀释 30 分钟后则表现左心室顺应性明显下降,电镜形态学观察也显示未成年组心肌水肿更为严重。

（二）对凝血功能的影响

血液稀释的同时,也稀释了血液中的各种凝血因子。血液凝固性与血浆中纤维蛋白原浓度关系最大,其次与凝血因子及抗凝物质的浓度有关。血液稀释时,由于纤维蛋白原及血液中凝血因子被稀释,血液凝固性降低。Lakes 观察到当 Hct 降至 22% 时,纤维蛋白原下降 40%,血小板下降 25%,凝血时间(CT)正常,凝血酶原时间(PT)、部分凝血活酶时间(PTT)延长,出血时间也延长,但手术中渗血无明显增加。而 Hct 下降至 10% 以下时,出现去纤维蛋白血症,有产生溃疡出血及手术野渗血的可能。一般而言,只要能保持血小板>60×10^12/L,其他凝血因子不低于正常水平的 30%,即能满足凝血需要。血液稀释至 Hct 25% 左右时,原无凝血功能障碍和肝功能良好的患者,既不会造成血中凝血因子的过度稀释,又可以防止渗血和出血的危险,对凝血功能无明显影响。目前,由于异体输血会造成血源性感染以及引起免疫抑制,尽量减少异体输血时十分必要的,体外循环采用血液稀释可以减少血制品的用量。血液稀释降低了细胞浓度,减少体外循环对红细胞的机械性破坏和术中血液丢失,减轻了体外循环对红细胞及血小板的损害,减少溶血、凝血系统激活所引起的血栓及栓塞。减少血液细胞(主要是白细胞、血小板)和凝血因子的激活和消耗,从而减轻了体外循环中的炎性反应、再灌注损伤及凝血功能紊乱,有利于术后恢复。

（三）对循环系统的影响

临床上,血液稀释往往造成体外循环初期动脉压显著下降,动物实验及临床研究均表明体外循环中保持流量恒定的情况下,灌注压的下降与血液黏度下降直线相关。血液稀释还会导致静脉回流增加(图18-1-6)。这主要是因为小血管中血流速度加快,特别是在毛细血管后静脉。体外循环期间流量和灌注压的关系受到血液稀释程度的影响。

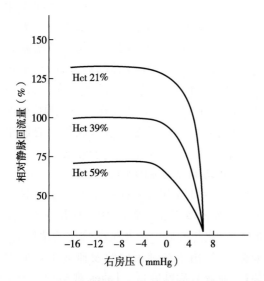

图 18-1-6 血液黏滞度降低导致静脉回流增加示意图

（四）对重要器官的影响

1. 脑 大量动物实验和临床研究都证实了血液稀释有利于脑灌注。Hartmann 等对狒狒和人的研究表明,血液稀释可以选择性增加脑缺血区域的血流量,对于这种缺血区域和非缺血区域反应不一致的现象,他们认为是稀释降低了血液黏度,从而使微循环血流流变学得到改善,使红细胞容易通过毛细血管,脑微循环得到更为均衡的灌注,对改善脑缺血和血管狭窄具有一定作用,逆转了缺血区域的低灌注状态。当然,在他们的研究中血液稀释导致心输出量增加也会使脑血流增加。还有一些学者的研究表明心输出量增加对组织器官灌注较血流流变学的改善更为重要。

血细胞比容还影响脑血管对 PCO_2 的反应,PCO_2 增加将提高颈动脉血流。血细胞比容影响大血管的动能,所以影响脑血管对 PCO_2 的反应。一些研究表明,血液稀释会增强脑血管对 PCO_2 的反应,血流流速加快。可能的机制有三种,一是在 PCO_2 固定时,由于血液稀释,CO_2 缓冲能力下降,溶解在血浆中 CO_2 比例增加;二是根据 Poiseuille 定律,流量与管径的 4 次方成正比,与黏度成反比,稀释后血液黏度下降,故流量增加;三是完整的血管内皮可以感受剪切力,稀释时剪切应力下降,血管将收缩,流速加快。由于脑血管对 PCO_2 增加反应增强,脑血管扩张在一定程度上减弱了血流流速的增加,但是,从血液稀释综合结果来看,PCO_2 的扩血管作用伴随血流流速加快是主要特征。

2. 心脏 血液稀释后,如果氧的供给不足以满足心肌氧耗,必将导致心肌缺氧,特别是冠心病患者,有诱发心肌梗死的危险。适度血液稀释后,心内膜血流量稍高于心外膜,心内、外膜血流量比值与稀释前相似。深度血液稀释导致心内膜下血流减少,当 Hct<15% 时冠脉血流重新分布,心内膜下血流显著减少,与心外膜下血流比值<1,心电图上有明显的心内膜下缺血改变。这说明正常心脏也不能依靠充分的冠脉扩张来完全代偿严重血液稀释造成的携氧不足。因而冠心病或老年人不能在血液稀释时相应扩张冠脉、增加每搏量,则可能使心脏及其他器官发生缺血,常温血液稀释 Hct 不宜低于 30% 。

血液稀释势必增加组织间隙液体含量,在新生儿体外循环后尤为明显,表现为液体负荷过重和毛细血管渗漏。未成熟心肌对血液稀释较成熟心肌更为敏感,Laks 等在离体实验中证实,以等渗晶体液稀释至 Hct 25% 时,经 90 分钟灌注,成熟心肌左室顺应性无显著变化,未成熟心肌 30 分钟内左室顺应性就已显著下降,测组织含水率明显增加,电镜结果显示心肌水肿严重。

3. 肺 血液稀释后,可使部分液体进入组织间质,肺组织具有抗水肿特点,正常时肺组织间质液的回收明显大于滤出,只要液体量不超负荷,血液胶体渗透压不过低,一般情况下,肺淋巴管可将过多的间质液运走,不会出现肺水肿。体外循环急性血液稀释会造成肺水肿的危险,动物实验表明,应用大量的晶体液稀释,当血浆胶体渗透压降至 15mmHg 时,肺毛细血管压上升到 13mmHg 就可能发生肺水肿。

为了代偿血液稀释,通过增加肺内分流来提高肺血流、氧摄取和气体交换。在体外循环后肺顺应性下降的情况下可能会造成不利影响。

4. 肾 随着血液稀释,Hct 下降,肾脏的利尿功能增强。血液稀释到 25% 时,肾皮质外层血流量增加,内层血流降低,自由水清除率增加,肾小球过滤增加,利尿功能加强。稀释至 Hct 10% 左右,仍不影响肾的利尿功能及酸碱平衡调节功能的正常进行。但极度稀释时,肾小球可能发生缺血性损伤。

5. 肝　国内陈少如等研究认为,当 Hct15% ~19% 时,如果用 80 ~ 100ml/(kg·min) 流量灌注,1 小时后肝脏活检未见形态学的改变,术中及术后肝功能未见明显异常。假如不回输血液,术后可出现短暂性转氨酶增高,1 周后恢复正常。

6. 对药物作用的影响　体外循环血液稀释改变麻醉药物和血管活性药物的药代动力学和药效动力学,主要通过稀释和降低蛋白结合实现,血液稀释时药物分布容积扩大,消除半衰期延长和血浆清除率降低,同时,血液稀释造成药物蛋白结合率降低,所以有效药物浓度变化不大。当然,体外循环中药物作用还受到温度、pH 值、渗透压、血液分布等的影响。

四、机体血液稀释的代偿机制

体外循环中常规采用血液稀释,血液稀释时单位血容量中的血红蛋白下降,影响了单位血容量的携氧能力。机体可以通过以下方式代偿,其相关的病理生理学特点如下。

(一) 降低血液黏度

为了减少机体基础代谢的氧耗,低温广泛应用于体外循环,随温度降低血液黏度增高,温度每下降 10℃,血液黏度增加 20% ~25%;体外循环期间的流量低于正常状态,为了提供清晰术野,往往需进一步降低流量;由于平流灌注及较低的灌注流量,血压一般也较低,这样使血液黏度大大增加,外周阻力增加,影响组织有效灌注。全血为非牛顿流体,黏度与血细胞比容呈指数相关性,流速慢时黏度高,血液稀释可以降低血液黏度,使红细胞在血液中保持悬浮,不易发生聚集,使血液更容易通过微循环,特别是在低温低流量时,避免红细胞血小板聚集,产生微循环阻塞。

(二) 降低外周血管阻力

血液稀释使血液黏度降低,从而使外周血管阻力下降,在同样的灌注压下,血流速度增加,组织的营养血流增多,血液稀释还可以对抗低温造成的动静脉短路增加,血流分布趋于均衡,便于组织对氧的摄取和利用。动物实验表明,在低温下以乳酸林格氏液将血液稀释至 Hct 25% 的情况下,

脑皮层、小肠、脾脏、肾皮质外层和心内膜下血流增加,但是同时,心脏、肾脏髓质、肝脏、胃和小肠的含水量也明显增加。肾脏自由水清除率增加,滤过率下降。大多数脏器氧供需可以匹配,皮肤和肾皮质氧供显著下降。

(三) 心排血量增加

大量动物及临床试验表明,血液稀释将增加心输出量、心率和冠脉流量。随着时间的推移,部分稀释液将转移至组织间隙或被肾脏排出,血容量及心排血量逐渐下降,与心排血量密切相关的 MPAP 在血液稀释后明显升高,之后也逐渐下降。通过临床对冠状静脉窦回血的分析,37℃ 条件下,当血细胞比容降至 25% 时,心肌氧摄取达到临界,故常温血细胞比容低于 25%,氧供下降将不能被完全代偿,特别是心脏前后负荷都较高时。对心功能差、老年人和有冠脉病变的患者应慎重考虑,注意密切监测,因为这类患者射血分数低、室壁运动异常、心脏储备功能很差,血液稀释不能使每搏输出量和冠脉流量相应增加,有一定危险性。

(四) 降低血红蛋白与氧的亲和力

研究证实,使血细胞比容由平均 43% 降至 25%,动、静脉血氧含量差下降 54%。但由于血液稀释后心排血量增加,组织器官并不会发生缺氧。当血液稀释过度时,通过以上机制不能完全代偿,组织就有供氧不足的危险。代谢性酸性产物增加时,氧离曲线右移,组织就能从动脉血中摄取更多的氧,动静脉血氧含量差增大,另外酸性环境会抑制细胞代谢率,因而有限的血液稀释不致损害对组织的供氧。

五、体外循环血液稀释原则及分级

(一) 血液稀释程度分级

临床上常用 Hct 表示血液稀释度,在体外循环中可将血液稀释度分为 5 度:

1. 轻度血液稀释,Hct≥30%。
2. 中度血液稀释,Hct 20% ~29%。
3. 中深度血液稀释,Hct 15% ~19%。
4. 深度血液稀释,Hct 10% ~14%。
5. 极度血液稀释,Hct<10%。

除了 Hct 方法外,也有学者用 Hb 来表示。一般认为,1g Hb 相当于 3% Hct。

(二) 体外循环中实施血液稀释的原则

1. 根据手术病种　一般病种转中 Hct 控制于 20% ~25%,术前有红细胞代偿性增多的发绀型

病种应控制于 25%～30%,深低温低流量、停循环的手术 Hct 可低至 20%,缺血性心脏病或冠脉循环受限的患者,应维持较高的 Hct 25%～30%,但是 Hct>34% 时,术后病理性 Q 波显著增加,提示心肌再梗死,增加了冠状动脉搭桥术的死亡率。

2. 根据患者年龄 青年和成年人 Hct 可稍低,而小儿代谢较旺盛,老年人红细胞携氧能力降低,转中 Hct 应稍高。

3. 根据转流进程 转流初期和低温期 Hct 可稍低,转流后期尤其是复温时 Hct 应提高至 24% 以上,发绀型先天性心脏病患者应在 27% 以上。

4. 根据手术时间 如外科术者操作熟练、转流时间较短,Hct 应稍高,转流时间较长者稀释度可酌情降低。

5. 温度血液稀释程度 应结合温度考虑,一般认为当降温至 30℃ 以下时,Hct 应低于 30%,降温低于 25℃ 时,Hct 应低于 25%。实验证实 Hct<20% 时,脏器血流分布出现异常,但另外一些研究表明 Hct<18% 或 15%,机体可以很好地耐受,这可能有赖于低温和麻醉。在巴黎的 Marie Lannelongue 医院,大多数体外循环维持 Hct 35% 左右,包括 Switch 手术;同时,维持较高的温度和流量,他们的临床观察表明这样可以减少毛细血管渗漏的危险性,并取得良好的结果。与之相反,美国 Loma Linda 医院对婴幼儿复杂先天性心脏病实施矫治术时,采用深低温停循环、深度血液稀释同样取得了良好的临床结果,切毛细血管渗漏的发生率极低。目前,对于小儿体外循环这两种不同的立场需要进一步的研究。

6. 维持适宜的晶胶比例和胶体渗透压 血浆中虽含有多量蛋白质,但蛋白质分子量大,所产生的渗透压甚小,不超过 1.5mOsm/kg H_2O,约相当于 3.3kPa(25mmHg),称为胶体渗透压。由于组织液中蛋白质很少,所以血浆的胶体渗透压高于组织液。在血浆蛋白中,白蛋白的分子量远小于球蛋白,其分子数量远多于球蛋白,故血浆胶体渗透压主要来自白蛋白。血浆蛋白一般不能透过毛细血管壁,所以血浆胶体渗透压虽小,但对于血管内外的水平衡有重要作用。细胞外液的晶体渗透压的相对稳定,对于保持细胞内外的水平衡极为重要。

体外循环的胶体预充液对胶体渗透压有明显的影响。临床常用晶体/胶体比例来反映两者的功能关系。转流初期总体晶体/胶体比例应为 0.4～0.6:1,相对 COP 应不小于转流前的 60%,后期要使 COP 提高。发绀型患者血浆量少,畸形矫正后极易发生肺水肿。虽然 Hct 较高,但血液胶体渗透压较低,晶体不宜过多,COP 应维持稍高水平。一般认为体外循环 COP 维持在 14～20mmHg 较为适宜。COP 过低补充胶体溶液,可使用高浓度制剂,同时利尿或人工肾滤水。COP 过高可补充晶体溶液,同时注意 Hct 监测,严重者应以离心分离或洗血球等方法进行血浆置换。

第二节 体外循环预充和血液稀释方法

一、体外循环预充概念

体外循环转流前,所有管道、氧合器、动脉滤器等都需要液体充盈以排除其内的气体,此过程即为预充,所需液体的量称为预充量。在转流前,储血室内液面静止于最低点时的预充量称为静态预充量;转流中不同流量时,储血室内液面维持动态平衡于最低点时的预充量称为动态预充量。

二、有关体外循环中预充和血液稀释的理论计算

理论计算的前提条件:不考虑微血管的通透性、胶体渗透压变化对血容量的影响,将人体内所有血管视为一个相通的封闭型容量系统;认为所有胶体溶液所提供的胶体渗透压都与血浆相等,10% 和 20% 白蛋白应折合为 5% 浓度计算;忽略术野中的失血和失液。下述公式均为经验公式,所计算数值仅作为临床参考。

1. 晶体总量=预充晶体量+碳酸氢钠量+甘露醇量+回收停搏液中的晶体量

2. 预充胶体量=预充人工和天然胶体总量+血浆量+库血量×(1-库血 Hct)

3. 胶体总量=预充胶体量+患者血容量×(1-Hct)

4. 预充总量=晶体总量+预充胶体量+库血 Hct×库血量

5. 转中预计 Hct=(转前 Hct×血容量+库血 Hct×库血量)/(血容量+预充总量)

6. 转中晶胶比=晶体总量/胶体总量

7. 转中相对 COP(%)=胶体总量/(胶体总量

+晶体总量）

8. 预计库血量＝［预计 Hct×（血容量+预充总量）−转前 Hct×血容量］／库血 Hct

三、血液稀释和预充方法

前面已经讨论了体外循环采用血液稀释的原理，由于 CPB 诱发止血缺陷有多种病因，整个围术期必须实施合理的预充方法和多种形式的血液保护和止血方法，尽量减少库血用量。大量使用库存血的并发症是惊人的，非免疫并发症包括传染性疾病和细菌污染血液导致败血症，同种血清性肝炎的发病率可高达 3%～6%。近年来，由于艾滋病（AIDS）的发现，因血源传播的艾滋病的报道已屡见不鲜。另外，还会导致免疫并发症，如过敏、溶血、非心源性肺水肿等。大量使用库血会造成术后凝血功能障碍及生化代谢的改变。在采用全血预充时，红细胞和血小板破坏严重，血液中游离血红蛋白浓度明显增高，并产生血红蛋白尿。血小板在全血预充转流中可减少 60%，破坏的血小板可使凝血机制发生紊乱，造成弥散性血管内凝血及大量微栓，引起术后脑、心、肺、肾等重要器官的功能不全。全血预充时，全身的血液黏度很大，血液黏度与切速率成反比，造成血流速度减慢，微循环内血流速度更加缓慢。心脏直视手术体外循环过程中，机体处于控制性休克状态，微循环血流本身就明显减少，加之微血栓等因素的影响，毛细血管内红细胞的推送力可完全消失，造成毛细血管内红细胞堆积现象，即所谓"淤泥"（sludge）现象。这种状况持续超过 5 分钟就难于逆转，可出现"灌注肺"（pump lung）、急性肾功能不全、脑缺氧、脑栓塞等严重的临床并发症。

（一）术前数日择期放血，手术结束时回输

重组红细胞生成素可增加术前血细胞比容，增加血容量和自身采血的比例，减少输入同种血及提高术后患者红细胞恢复指数等。心脏手术患者的研究证明，它可提高术前自身采血量，在术前两周静脉或皮下注射促红细胞生成素的患者，可维持围术期的血红蛋白。皮下剂量范围为每周 100～600U/kg，持续 2～3 周，同时口服铁剂。择期手术的患者，在术前数日有计划地放血并予以保留，在国外已有较多的报道并被越来越多的临床医生所采用。每次取血量不超过患者血容量的 12%，两次取血间隔不少于 3 天，以使患者血容量自动恢复正常。但有严重主动脉瓣狭窄和重症冠状血管疾病的患者，不宜进行术前取血。

（二）在 CPB 损害之前采集新鲜全血或富血小板血浆，CPB 之后再回输

对部分体重较大的患者、发绀型心脏病患者以及一些特殊患者估计体内血容量较大者（如慢性右心功能不全、肺动脉高压等），在常规预充量之后 Hct 仍高于 30% 以上者，仍然存在血液黏度过高、微循环灌注不良、血细胞比容过高等问题。在此情况下，体外循环转流早期仍会出现红细胞、血小板及凝血机制的破坏，血红蛋白尿，甚至发生肾功能损害现象。为了减少体外循环中这些不利因素，不少学者对上述患者采用心肺转流前放血、保留自体血的方法。这样有效保护血液成分，保护血小板不致暴露于 CPB 转流的有害体液中，可以改善小儿和成人的止血功能，术后患者的凝血机制将很快恢复正常，减少了术后胸腔引流量。

（三）完全无血预充

在患者血细胞比容正常情况下，全部晶体或有一定胶体的电解质溶液预充，使患者在体外循环中能保持中度稀释（Hct 20%～25%）。这就达到了节省血源、减少血液有形成分的损害、改善微循环及重要器官的灌注的目的；如同时采用高流量和中低温方法，则有促进组织的有氧代谢、减少无氧酵解的酸性代谢产物、增加肾清除率、加强利尿等作用，保证体外循环的安全实施。目前阜外医院成人多采取这种方法，预充总量 2000～2500ml 左右，其中胶体溶液 1000ml 左右。

（四）部分库血预充

小儿特别是婴幼儿新陈代谢旺盛，对缺血的耐受性差，预充量相对大，对液体紊乱的代偿机制不完善，过度的血液稀释是极其危险的，因为他们的各个脏器尚未完全发育成熟，肾脏难以负担过量的水负荷，体外循环后由于毛细血管漏出会造成组织水肿和多器官功能不全，患儿越小、转流时间越长，这种漏出越严重。这究竟是因为毛细血管发育不完善还是由于体外循环损伤造成尚不清楚。目前阜外医院婴幼儿体外循环多需预充血液维持转中 Hct 在 24% 以上。另外，70 岁以上老年人和冠心病患者因重要器官功能减退，血容量减少，术中取血管失血较多，且心肌氧供受限，故不宜过度血液稀释，应维持转中 Hct 在 24% 以上。

避免或减少使用异体库血的措施除术前放血、自体血保存之外，还与手术操作有关。术中应尽量减少失血，同时还可以使用特殊装置将术中

出血进行回收使用。Cell Saver 是一种血液回收系统,能将手术野出血、体外循环后氧合器和管道内的余血回收、离心、淘洗后变成为成分红细胞,再进行成分输血,其血细胞比容可达 70% 左右。近年来,血液超滤方法在体外循环中后期的应用,可使被稀释的血液再度浓缩。对水负荷过重的患者尤为有益,可减轻水负荷,提高红细胞比容并减少体外循环后血液的丢失,为术后早日恢复创造了有利条件。

四、预充和血液稀释的基本原则

(一) 转流中的血液稀释度

1. 根据手术病种　一般病种转中 Hct 控制于 20% ~ 25% ,术前有红细胞代偿性增多的发绀型病种应控制于 25% ~ 30% ,深低温低流量、停循环的手术 Hct 可低至 20% ,冠心病患者转需维持 Hct 25% ~ 30% 。

2. 根据患者年龄　青年和成年人 Hct 可稍低,而小儿代谢较旺盛,老年人红细胞携氧能力降低,转中 Hct 应稍高。

3. 根据转流进程　转流初期和低温期 Hct 可稍低,转流后期尤其是复温时 Hct 应提高至 24% 以上,发绀型先天性心脏病患者应在 27% 以上。

4. 根据手术时间　如外科术者操作熟练、转流时间较短,Hct 应稍高,转流时间较长者稀释度可酌情降低。

(二) 晶胶比例和胶体渗透压

转流初期总体晶体/胶体比例应为 0.4 ~ 0.6 : 1,相对 COP 应不小于转流前的 60% ,后期要使 COP 提高。发绀型患者血浆量少,畸形矫正后极易发生肺水肿。虽然 Hct 较高,但血液胶体渗透压较低,晶体不宜过多,COP 应维持稍高水平。

COP 过高可补充晶体溶液,同时注意 Hct 监测,严重者应以离心分离或洗血球等方法进行血浆置换;COP 过低补充胶体溶液,可使用高浓度制剂,同时利尿或人工肾滤水。

第三节　体外循环预充液

一、理想的体外循环预充液标准

1. 能够携带氧和二氧化碳,并能像血红蛋白一样与之进行可逆性结合与分离。

2. 输注后可维持良好的血浆渗透压(尤其是 COP)。循环半衰期适合体外循环时间,能够在围体外循环期维持有效循环血量,而在体外循环后可适时排出。

3. 代谢和排出过程不损害组织,也不改变机体内原有的各项功能,能够被机体的酶系统分解并参与体内代谢,反复使用也不会引起任何器官功能的持久损害,在各脏器中无蓄积。

4. 不妨碍机体各项功能,不影响心、肝、肾功能;不损害机体防御功能;不影响造血功能和血浆蛋白合成。

5. 可合成均一成分,性质稳定,长期保存而不受环境影响,即需即用。

6. 副作用少,无致突变、致癌和致畸作用,不传染血源性疾病、无抗原性、不导致溶血和血细胞聚集、不改变血沉和血液凝固性,对各种实验检查项目无干扰。

7. 易于灭菌,无致热源,价格低廉,能够大量使用。

二、预充液的分类

(一) 无携带氧和二氧化碳功能

血液稀释后机体的血容量、电解质、酸碱平衡、血浆渗透压及氧供应是否正常与稀释液种类的选择密切相关。预充液的配方必须对生理干扰最小,同时又能预防和对抗体外循环过程中可能产生的酸中毒、急性肾功能不全等并发症。目前,常规使用的无血预充液体被分为胶体和晶体两大类。

1. 晶体溶液　现在常用者为乳酸林格液、乳酸林格山梨醇液及高渗盐溶液,不能提供胶体渗透压。

2. 胶体溶液　天然制品有血浆、人血浆蛋白和人体白蛋白;人工制品有羟乙基淀粉、右旋糖酐和明胶类代血浆等。

(二) 具有携带氧和二氧化碳功能

1. 天然制品　库存自体、异体全血及单采红细胞等。

2. 人工血液　包括全氟化碳乳剂、无基质血红蛋白、基因重组血红蛋白及由此包裹上膜状结构的人工红细胞,目前尚在实验观察阶段。

大多数体外循环使用晶体液与胶体液联合使

用。晶体液虽不能提供胶体渗透压,易引起组织水肿,但在体外循环后期,以利尿或人工肾滤水的方式很易将过多的液体排出,从而达到提高胶体渗透压、减轻组织水肿、排出代谢产物、浓缩血液的目的。对于营养不良者、水钠潴留严重者、婴幼儿,胶体预充比例应稍大。

三、预充液的效应

1. 心血管效应　当血浆胶体渗透压降低时,液体可从血管内向组织间隙转移,为达到血流动力学稳定,用晶体液扩容用量是5%白蛋白或等效胶体的3~5倍。胶体液比晶体液能更快更持久地扩容。

2. 脑效应　正常的血-脑屏障能有效排出进入脑间质液中的非脂质物质,对白蛋白的反射系数接近1.0,另外,血-脑屏障具有把蛋白质由间质液转移到毛细血管内的主动转运过程。故胶体液可预防脑水肿。关于高张晶体液的研究也表明,血-脑屏障对氯化钠的反射系数接近1.0,水通过血-脑屏障的驱动力是渗透,水由低渗区流向高渗区,细胞外液渗透浓度升高,使脑细胞脱水。对高颅压和有脑水肿倾向的患者,宜用等张晶体液或胶体液维持血容量,避免使用低钠溶液。

3. 呼吸系统效应　肺具有抗水肿的防御机制,只有当血管内静水压过高或管壁通透性增加,渗漏过多超过防御能力时,体液才会蓄积于肺间质。水肿的发生取决于液体通过毛细血管壁进入组织间隙的速率和淋巴回流速率,液体进入组织间隙的速率和跨毛细血管壁压力阶差、静水压、毛细血管通透性有关。体外循环由于炎性反应,毛细血管通透性增加和自由基破坏淋巴回流功能是水肿形成的主要因素。婴幼儿由于体重低,血容量少,受预充稀释影响大,故预充液的成分对其COP和白蛋白的影响十分明显,鉴于婴幼儿术后体循环水肿和肺水肿发生率较高的现象,应尽量注意减少预充量,维持液体出入平衡,最近对于新生儿及儿童的研究表明减少预充量对其预后产生积极作用。

4. 凝血效应　体外循环适量的晶体液和胶体液预充,不会引起明显的凝血障碍,过度血液稀释可导致凝血因子稀释,出现凝血功能障碍。胶体液因有良好的扩容作用造成稀释效应,较晶体液预充凝血因子水平低。一些人造胶体对凝血系统功能有影响。

5. 肾脏效应　晶体液增加肾小球滤过率,使尿量增加;胶体液降低肾小球滤过率。但肌酐清除率和肾血流变化两者相似,这与晶体液不能有效维持血容量有关。

6. 替代效应　使用血液制品的目的主要考虑其替代效应,即补充血液中不足的成分,对于体外循环中可能出现Hct低,携氧能力不足的患者,可以使用浓缩红细胞悬液。AT-Ⅲ缺乏的患者可以预充新鲜冰冻血浆。凝血因子大量消耗和血小板低的患者,可以在体外循环结束后使用新鲜冰冻血浆和浓缩血小板。

四、临床常用预充液

(一)常用晶体预冲液

晶体预充液简便易得,价格低廉,有一些成分接近细胞外液,能增加肾小球滤过率,能迅速降低血液黏度并改善全身及器官的灌注,晶体液进入组织间隙,术后多余的液体易于排出体外。但是,晶体液在血管内半衰期短,用量大,可使血浆的胶体渗透压降低,导致组织水肿。下面为常用的晶体预充液:

1. 复方氯化钠　含Na^+ 147mmol/L、K^+ 4mmol/L、Cl^- 156mmol/L、Ca^{2+} 3mmol/L,毫渗量3100sm,pH呈中性,属等张溶液。其Cl^-含量高,输入过多有致高氯血症(稀释性酸中度)的危险,其电解质含量与血浆基本相似。

2. 乳酸钠林格液　又称平衡盐溶液,含Na^+ 131mmol/L、K^+ 5mmol/L、Cl^- 111mmol/L、Ca^{2+} 2mmol/L、HCO_3^- 28mmol/L、乳酸根阴离子28mmol/L,毫渗量2770sm 属低渗溶液,pH为6.0~8.0(6.0~8.5)。渗透压与血浆相同。大量单独使用降低血浆渗透压。乳酸根主要在肝内转化为HCO_3^-,为人体补充缓冲能力,使酸中毒得以部分纠正。但在体外循环低温时,限速酶乳酸脱氢酶活性降低,且肝血流减少,其转化进程减慢,乳酸增高。主要作用扩充血容量。输入体内后,约2/3进入组织间用于补充细胞外液,约1/3保留在血管内,用于维持血容量,在血容量不足时,又可回至血管内。与其他晶体液一样,还可改善微循环,有保护肾功能的作用,使血液黏度迅速下降、血流速度加快、血细胞聚集性降低,并且可迅速冲走缺氧产生的大量产物。

3. 醋酸钠林格注射液　500ml 含氯化钠3.0g,醋酸钠1.90g,氯化钾0.15g,氯化钙0.1g。

醋酸半衰期($t_{1/2}$)为 $2 \sim 3$ 小时。与乳酸钠林格液成分及作用相似,主要是以醋酸根(25mmol/L)替代乳酸根,可在肌肉内代谢,即使酸中毒情况下也能解离,提供 HCO_3^-。近年来逐渐在临床上被广泛应用。

4. 复方乳酸钠林格山梨醇液　是乳酸钠林格氏液中含 5% 山梨醇,渗透压是血浆的 2 倍,其他内含物及 pH 同前者,分子式 $C_6H_{14}O_6$,在体内很少代谢。作用主要是脱水,它不易通过毛细血管进入组织间隙,可迅速提高血浆渗透压,使组织间液体转移至血管内,可用于防治组织水肿和细胞水肿。组织脱水作用可减轻肾间质水肿;渗透性利尿作用容易从肾小球滤过,又不易被肾小管重吸收,使肾小囊和肾小管处产生高渗,水钠重吸收减少,终尿增加。渗透性利尿作用可使肾小管和集合管充盈,减少管型阻塞。

5. 甘露醇　化学名称 D-甘露糖醇,分子量 182.17。甘露醇为单糖,在体内不被代谢,经肾小球滤后在肾小管内甚少被重吸收,起到渗透利尿的作用。$T_{1/2}$ 为 100 分钟。甘露醇的利尿作用机制分两个方面:①甘露醇增加血容量,并促进前列腺素 I_2 分泌,从而扩张肾血管,增加肾血流量包括肾髓质血流量。肾小球入球小动脉扩张,肾小球毛细血管压升高,肾小球滤过率升高。②自肾小球滤后极少(<10%)由肾小管重吸收,故可提高肾小管内液渗透浓度,减少肾小管对水及 Na^+、Cl^-、K^+、Ca^{2+}、Mg^{2+} 和其他溶质的重吸收。这种高渗、低分子的晶体液,可使液体从毛细血管进入血浆并很快弥散到间质液内,并从细胞内吸收液体到细胞外液,使细胞外液急剧增加,因而产生很强的利尿作用,即使存在高水平的抗利尿激素时也会产生上述作用。甘露醇引起的血容量增加只是一过性的,Das 等指出:预充液和患者细胞外液渗透压平衡可在 10 分钟内完成。Fisher 等学者通过研究发现,甘露醇主要分布于细胞外液,由于为高渗溶液,故快速注入后,可使血浆容量迅速扩张,并使平均动脉压、心排血量、心率、冠状动脉血流量、左室舒张末压增加,外周阻力降低。同时由于有阻断肾上腺素受体的作用,还可以直接扩张血管。在体外循环过程中,甘露醇可以一次性加入到预充液中,儿童一般为 0.5g/kg,而成人为 1g/kg,大剂量应用甘露醇时可引起脑细胞脱水,重者可发生反跳性脑水肿,因而不宜过大剂量应用。少数患者偶尔会出现类似过敏反应。主要的禁忌

证为肾脏疾病出现严重的无尿、明显的肺淤血和肺水肿、严重的脱水及颅内出血等。当患者肾功能不全、心力衰竭及肺充血有进一步恶化时,应立即停止使用甘露醇。

6. 碱性药物　晶体预充液本身 pH 值在 $4 \sim 7$ 之间,体外循环血液稀释后机体的缓冲系统随稀释而对酸中毒的缓冲作用减弱,体外循环条件下各器官的微循环流量下降,酸性代谢产物增加,易产生代谢性酸中毒。目前,体外循环通常采用乳酸林格液和醋酸林格液为基础液,间或使用枸橼酸盐抗凝的库血和血浆,乳酸根、醋酸根和枸橼酸的代谢产物为 HCO_3^-,使酸中毒得以纠正,一般不需补充过多的碱性药物,常用制剂是 5% 碳酸氢钠,碳酸氢根形式可由肾脏排泄,也可以 CO_2 形式由肺排出体外。

7. 高渗盐溶液　临床上应用的高渗溶液除高张乳酸林格液、3% 和 7.5% 氯化钠等含钠晶体液外,尚有甘露醇、山梨醇、尿素、中分子右旋糖酐和羟乙基淀粉等,但其效果不如高渗含钠晶体液。主要作用是通过血管内高渗,使组织间液体迅速进入血液循环,增加血容量;体外循环作为预充液时,多与 6% 羟乙基淀粉联合配制为胶体高渗盐溶液(HS-HES),可明显减轻组织水肿,扩充血容量,改善血流动力学和微循环状态,但使用时应注意预防高钠血症,7.5% 氯化钠的安全剂量为 $3 \sim 4ml/kg$。

8. 5% 葡萄糖　分子量 180 为临床常用的不含电解质的晶体液,是非等渗的等张溶液,实际渗透压是 277.8mmol/L。当采用 5% 葡萄糖做基础液时,会发生红细胞聚积、脆性增加及溶血等问题。在体外循环过程中,由于大量晶体液预充,可造成血浆酸碱缓冲系统的稀释,进而导致低钠、低氯性代谢性酸中毒。麻醉和手术期间,创伤、失血、低温、血液与异物表面接触、非搏动性血流灌注等多种因素触发应激反应,血糖的利用和胰岛素分泌功能受损,即使无糖预充也会导致高血糖。体外循环过程中外源性糖的输入可使血糖水平过高,增加脑对缺血缺氧的敏感性,对于原来就患有糖尿病的患者可能会引起高渗、高糖、非酮症性昏迷。但是用外源性胰岛素的患者应注意适当补充糖溶液。

9. 电解质的补充　体外循环期间,由于大量晶体液的预充,电解质易发生紊乱。由于体外循环血液破坏,复温后钾向细胞外转移,术中高钾停

搏液的回收，多数患者体外循环期间不需要补钾。下列患者易出现低钾：术前接受利尿剂治疗的患者，可能存在细胞内低钾；术中使用胰岛素控制血糖的患者，钾离子向细胞内转移；稀释作用或利尿剂的使用将使尿量增加，钾离子的排泄增加。这类患者可根据血液电解质情况酌情补充氯化钾溶液。许多作者都证明，血钾 5.0～5.5mmol/L 可使心脏自动复跳率升高，并可减少手术后心律失常的发生。

镁离子除作为体内多种酶的激动剂外，与心血管功能密切相关。许多研究表明，体外循环末期低镁血症会增加自发性室颤的机会，增加死亡发生率并且除颤困难。预充液的稀释、转流中醛固酮的分泌和利尿剂的应用，使血镁浓度下降。现在很多学者建议，在预充液中加镁，使其达到正常血浆的水平，可以降低术后心律失常的发生率。临床常用的有硫酸镁和氯化镁。

钙离子在循环过程中也会下降，尤其是应用库血和血浆时。有学者认为，钙离子可防止体外循环早期出现的低血压，心脏复跳期间可增加心肌收缩力，并能加强凝血机制。但也有许多研究认为，钙离子虽然能增加缺血状态下心肌的张力，但能使心肌耗氧增加，促进缺血再灌注心肌损伤；同时也能增加全身耗氧量，使机体对缺血的耐受力下降，因而不主张在体外循环过程中补钙，应避免复灌早期高血钙，等到心脏完全复跳 10 分钟后再补充一定剂量的钙离子，使其达到正常血浆内水平，以加强心肌收缩力和凝血机制。临床上常用的有氯化钙和葡萄糖酸钙。

（二）胶体预充液

1. 胶体的性质和特点 分散粒子的直径介于 1～100nm 者称为胶体物质，体外循环所使用的是液溶胶体作为血浆代用品。胶体物质均具有丁达尔效应，即可使入射光散射；所有胶体粒子随时都在进行无规则布朗运动；所有粒子带有同种电荷，具有一定的稳定性，一般胶体预充液均带有负电荷。胶体溶液的理化性质决定扩容效应，胶体粒子的含量（浓度）越高则产生的胶体渗透压越高，扩容作用越强。胶体粒子平均分子量大的离开循环系统较慢，作用持久；胶体粒子分子量的离散度越小（如白蛋白是均质粒子）扩容作用越强。

2. 理想血浆代用品的特点 ①COP 与正常血浆相似，循环半衰期4～6小时；②代谢和排出不损害组织，也不改变机体功能，能够被机体的酶系统分解并参与体内代谢，反复使用也不引起任何器官功能的持久损害，在各脏器中无蓄积；③可合成均一成分，性质稳定，长期保存而不受环境影响；④副作用少，无致突变、致癌和致畸作用，不传染血源性疾病、无抗原性、不导致溶血和血细胞聚集、不改变血沉和血液凝固性，对各种实验检查项目无干扰；⑤易于灭菌，无致热源，价格低廉，能够大量使用。胶体溶液的理化性质决定扩容效应，胶体粒子的含量（浓度）越高则产生的胶体渗透压越高，扩容作用越强；胶体粒子平均分子量大的离开循环系统较慢，作用持久；胶体粒子分子量的离散度越小（如白蛋白是均质粒子）扩容作用越强。

3. 胶体的作用和功能 各种晶体溶液广泛用于临床，但要真正有效地扩充血管内容量，晶体液并不是一个好的选择，过量输入还会降低血浆胶体渗透压而导致组织水肿。白蛋白所提供的胶体渗透压对维持血管内容量和防止水肿的临床疗效较好，一直被认为是容量治疗的金标准，但来源有限。1915 年，Hogan 第一次将人造胶体溶液——明胶溶液用于临床，但由于其较弱的扩容作用和不良反应的发生促使人们不断探索更理想的胶体溶液。1945 年，右旋糖酐用于临床，其扩容作用较强，但对凝血因子和肾功能有抑制。1962 年，Thompson 首次将羟乙基淀粉引入临床。经过 30 余年的工艺改进，羟乙基淀粉已逐渐成为欧美国家最受欢迎的人造代血浆。在国内，90 年代以前，临床应用的人造胶体只限于右旋糖酐和国产 706 代血浆，其安全性差强人意。90 年代后，明胶和贺斯被引入国内，其安全性较国产人造胶体明显增强，开始大量应用于临床。

胶体液为血容量扩充药，又称血浆代用品，主要通过提高血浆胶体渗透压，扩充有效循环血容量。由于依靠输血传播的肝炎、AIDS 等在全球的扩散，及血源紧张、储存困难等诸多原因，医学界对输血采取了更为慎重的态度，尽可能的减少输血机会；通常失血量占体重<20% 时，不提倡输入成分血或全血。血浆代用品影响血流动力学、升高血浆胶体渗透压、增加有效循环血容量，改善因有效循环血容量不足引起的休克等症状；可以稀释血液，降低血黏度，改善血液流变；还能改变血液的组成，主要体现在对血浆中电解质浓度的改变、血浆 pH 值的改变及对血浆中存在的蛋白质功能的影响。

在完全无血预充的体外循环过程中,血浆胶体渗透压降低是由于血液稀释所致。其可导致液体渗入组织内,造成组织水肿,特别是肺水肿。对于婴幼儿,血浆胶体渗透压尤为重要,因为婴幼儿器官发育不完全,血液稀释后,肾脏对水负荷承受能力不足,较成人更易造成组织水肿。因此,应对其胶体压严密监测。为了减轻肺水肿的危害,应保持适宜的血浆胶体渗透压。

4. 临床常用胶体溶液的分类　胶体按结构分为 3 类:①蛋白明胶类:人血白蛋白、琥珀酰明胶(血定安、佳乐施)、聚明胶肽(血代、海脉素);②淀粉/多糖类:羟乙基淀粉(706 代血浆、贺斯)、羟甲基淀粉、右旋糖酐(70,40,10);③其他类:聚烯吡酮(PVP)、氧聚明胶、缩合葡萄糖(晶花注射液)、脂质体包封血红蛋白。目前,临床常用的血容量扩充药主要有右旋糖酐 40、贺斯、血定安、血代、人血白蛋白等。万汶作为新一代羟乙基淀粉在国内外已普遍应用于临床,最新用于临床的万衡,具有更加符合生理的电解质浓度。

5. 常用胶体预充液

(1) 人体白蛋白(albumin prepared from human plasma):是一种分子量较小的可溶性血浆蛋白,分子量为 66 248,由 585 个氨基酸组成的单链多肽,立体结构椭圆形,带负电荷,性质稳定。白蛋白分子中含有 20 余种氨基酸,不但可提供胶体渗透压,亦具有营养作用和载体功能,还能维持毛细血管通透性。白蛋白的特点:①增加血容量和维持血浆胶体渗透压:白蛋白占血浆胶体渗透压的 80%,主要调节组织与血管之间水分的动态平衡。由于白蛋白分子量较高,与盐类及水分相比,透过膜内速度较慢,使白蛋白的胶体渗透压与毛细管的静力压抗衡,以此维持正常与恒定的血容量;同时在血液循环中,1g 白蛋白可保留 18ml 水,每 5g 白蛋白保留循环内水分的能力约相当于 100ml 血浆或 200ml 全血的功能,从而起到增加循环血容量和维持血浆胶体渗透压的作用。②运输及解毒:白蛋白能结合阴离子也能结合阳离子,可以输送不同的物质,也可以将有毒物质输送到解毒器官。③营养供给:组织蛋白和血浆蛋白可互相转化,在氮代谢障碍时,白蛋白可作为氮源为组织提供营养。

(2) 新鲜冰冻血浆:几乎有效地保存了新鲜血浆中的各种成分,保存时间长,应用广泛。主要用于补充血浆容量和凝血因子。由于其具有传染疾病的潜在危险,适应证应限于凝血因子大量消耗有出血倾向的患者,一般不做扩容或维持胶体渗透压。

(3) 羟乙基淀粉类:是支链淀粉的高度分支衍生物,取自玉米淀粉,平均分子量为 20000。研究证明剂量达 20 ~ 36ml/kg 时,不但无副作用,还可堵塞渗漏的血管系统,减少血管活性物质的释放,降低血液黏度,维持血容量和改善循环,使患者的 CI、DO_2、VO_2 显著提高(HES 不同的取代及对凝血和排出有重要差别,例如 HES130/0.4/11.2 与 HES70/0.5/3.2 或 HES200/0.5/4.6 相比,对凝血的影响很小,而且与明胶相似)。大剂量使用可以抑制血小板功能与内源性凝血过程,也可引起血液成分(如凝血因子、血浆蛋白)稀释及血细胞比容下降。

目前有多种商品用于临床:

1) 中分子量羟乙基淀粉(HES200/0.5):平均分子量 20 万,血浆半衰期 6 小时,对凝血影响较少,由于其蓄积作用及对肝肾功能和凝血系统的影响,临床应用逐渐减少。

2) 中分子量羟乙基淀粉(HES130/0.4):平均分子量 13 万,血浆半衰期 4 ~ 6 小时,体内代谢及药理作用和效果均较 HES200/0.5 有明显改善,目前广泛用于体外循环预充液。

3) 小分子量羟乙基淀粉(HES40/0.5):它不能满足胶体血浆代用品的要求,临床使用较少。主要作用是持久扩充血容量。副作用有:①过敏和类过敏反应,与提纯度有关;②出血倾向:一般认为影响血小板和凝血因子;③蓄积:尤易在网状内皮系统(肝、脾、骨髓)内蓄积,一般建议使用总量不超过 20ml/kg;④血清淀粉酶浓度升高,还可能干扰血型,血糖等检验项目。

(4) 明胶类:明胶是一种简单的小分子多肽,由动物的皮、骨、肌腱中的胶原水解后提取而成,内含大量羟脯氨酸,平均分子量为 3.0 ~ 3.5 万,带负电荷。明胶是肽类物质,能被水解酶分解为氨基酸,参与蛋白质代谢,最终产物为尿素、二氧化碳和水,不会产生蓄积。主要作用通过血液稀释,降低全血黏度而改善血液流动性,因其代谢和排出较快,血浆半衰期 2 ~ 4 小时,且分子量较小,故扩容作用弱且不持久;但其血浆半衰期较适合体外循环时间,体内无蓄积,又可大量(40 ~ 50ml/kg)输注,可控性较好。除偶见过敏、类过敏反应及一过性升高外对机体尚未见其他影响。

1）聚氧化明胶：分子量 30 000，浓度为 5.5%，血管内存留 2～3 小时，现国内尚无市售产品；

2）琥珀酰化明胶（亦称改良明胶）：分子量 35 000，浓度为 4%，血管内存留 2～3 小时。半衰期为 4 小时，大部分在 24 小时内经肾脏排出，3 天内完全从血液中清除。不会产生内源性扩容效应，能增加血浆容量，使静脉回流量、心排血量、动脉血压和外周灌注增加，且因渗透性利尿作用有助于维持休克患者的肾功能。由于其相对黏稠度与血浆相似，所产生的血液稀释作用降低血液相对黏稠度、改善微循环、防止和减少组织水肿。研究认为，其会使红细胞发生聚集，血管淤滞，影响微循环供血。

3）尿素桥交联的明胶：Polygeline，分子量 35 000，浓度为 3.5%，血管内存留 2～3 小时，市售如血代（血脉素）、多聚明胶、尿联明胶、聚明胶肽、海脉素、Haemaccel、Polygelinum。

聚明胶肽注射液（Polygeline injection），平均分子量应为 27 500～39 500，其渗透压与血浆相等，小儿用量按体重计，每公斤 10～20ml。

（5）低分子右旋糖酐 Dextran 40：低分子右旋糖酐为低分子量（4000），能提高血浆胶体渗透压，吸收血管外的水分以补充血容量，从而维持血压；能使已聚集的红细胞和血小板解聚，降低血液黏滞性，从而改善微循环和组织灌流，防止休克后期的血管内凝血；能抑制凝血因子 Ⅱ 的激活，使凝血因子 Ⅰ 和凝血因子 Ⅷ 的活性降低，这和其抗血小板作用均可防止血栓形成。低分子右旋糖酐尚具渗透性利尿作用。10% 的右旋糖酐-40 溶液可产生略高于血浆蛋白的胶体渗透压，血浆扩容效果明显优于分子量更大的右旋糖酐（如右旋糖酐-70），但由于低分子右旋糖酐在肾脏排泄迅速，因而其血浆扩容作用持续时间又短于分子量更大的右旋糖酐。

低分子右旋糖酐在体内停留时间较短，半衰期约 3 小时，静脉滴注后，立即开始从血流中消除。用药后 1 小时经肾脏排出 50%，24 小时排出 70%。低分子右旋糖酐每天用量不应超过 1500ml，否则易引起出血倾向和低蛋白血症。

（三）携氧血液代用品

1. 氟碳乳剂氟碳乳剂（fluorocarbonemalsion，FCE）　是由全氟碳化合物与卵磷脂等其他物质混合而成的无生物活性、无毒性的乳白色液体，能在极短的瞬间完成结合与释放氧及二氧化碳的能力，其氧离曲线呈线性关系，被称为"白色血液"。FCE 化学性质稳定，在体内不发生代谢转化，循环半衰期为 3.7 小时，消除半衰期为 43 小时。体内主要蓄积于网状内皮组织。Gould 等用 35% FCE，吸氧浓度为 0.6，换血稀释至 Hct<2% 时，实验动物仍能存活，而且 PO_2 及血流动力学无明显影响。成人最大达剂量一般不超过 1000ml。副作用可见荨麻疹、低血压等类过敏反应，部分患者可出现肝脾肿大和血小板减少，目前临床罕有使用。

2. 无基质血红蛋白溶液（SFH）　是近年来研制的一种具备携氧功能的液体，具有血浆代用品的基本性能，其分子量接近人血白蛋白，能维持正常的胶体渗透压并有良好的携氧能力，但其血浆内血红蛋白氧解离曲线左移，不利于氧释放至组织。Moores 等比较了 7% 白蛋白和无基质血红蛋白液做血液稀释试验证实，无基质血红蛋白液明显优于白蛋白。和异体血比较，SFH 具有供应量大、无输血反应、不需要交叉配血、无血液传染病、无抗原性、不抑制人的免疫反应等优点。目前应用的多为改良血红蛋白溶液，与血红蛋白溶液比较，降低了 Hb 分子与氧的亲和力；增加血管内的停留时间；降低肾毒性及其他副作用。改良方法一般有如下几种技术：与大分子结合，如聚乙烯二醇、聚乙烯吡咯烷酮、右旋糖酐等；Hb 分子内部交联，用琥珀酰水杨酸交联；基因重组；聚合，如与戊二醛聚合；人工脂膜微囊化。SFC 的血浆半衰期 2～5 小时，被网状内皮系统清除。副作用有一过性血压升高和肾功能改变，尿量减少，尿素氮升高，肌酐清除率下降，24 小时后恢复正常，可使肝脏酶一过性升高。加拿大一些医院报道了成人 CPB 期间临床使用，国内尚未见临床应用报道。

（于　坤）

参考文献

1. 龙村主编.体外循环学.第 1 版.北京:人民军医出版社，2004.390-403.

2. 黑飞龙.体外循环教程.北京:人民军医出版社，2011.343-352.

3. 龙村,李景文.阜外心血管体外循环手册.北京:人民卫生出版社，2012.44-55.

4. 龙村.体外循环手册.第 2 版.北京:人民卫生出版社，2006.54-61.

5. 姚尚龙,龙村.体外循环原理与实践.第 3 版.北京:人民卫生出版社，2009.317-324.

6. 胡小琴主编.心血管麻醉及体外循环.北京:人民卫生出

版社,1997:430-439.

7. Simonardottir L,Torfason B,Magnusson J,et al. Is compart-ment pressure related to plasma colloid osmotic pressure,in patients during and after cardiac surgery? Perfusion,2001,16(2):137-145.

8. Dittrich S,Schuth A,Aurich H,et al. Haemodilution im-proves organ function during normothermic cardiopulmonary bypass:investigations in isolated perfused pig kidneys. Per-fusion,2000,15(3):225-229.

9. Baris RR,Israel AL,Amory DW,et al. Regional cerebral oxygenation during cardiopulmonary bypass. Perfusion,1995,10(4):245-248.

10. Ranucci M,Conti D. A guideline nomogram to control intr-aoperative haemodilution in cardiac surgery. Perfusion,1994,9(1):65-69.

第十九章

体外循环对内分泌系统的影响

内分泌系统是一个体内信息传递系统,人体内分泌系统包括垂体、甲状腺、甲状旁腺、肾上腺、胰岛、性腺、松果体等内分泌腺和广泛散在于组织器官中的内分泌细胞。内分泌系统所分泌的高效能的生物活性物质称为激素(hormone)。激素经组织液或血液传递到达靶细胞,影响代谢过程而发挥其广泛的全身性作用。主要生理功能包括,对生殖和两性特征、生长和发育、能量的生成利用和储存、内环境稳定的维持、中枢神经系统及自主神经系统功能的调节五个方面调控,全面影响机体各个阶段和各种状况的功能状态。

内分泌系统间有一套完整的互相制约、互相影响和较复杂的正负反馈系统,在外部条件发生变化时,与神经系统共同使内环境仍能保持稳定,这是维持生命和保持种族延续的必要条件。神经、内分泌和免疫这三大系统的功能是相互联系、相互补充、相互配合和相互制约的。这三大系统的结构和信息物质效应虽具有各自的独特性,但它们在生命活动中的作用具有整体性,神经-内分泌-免疫网络概念对深入了解病理生理情况下,机体如何保证生命活动正常进行有重要意义。

神经、内分泌和免疫这三大系统在创伤应激反应中都会发生明显的变化,这是人类在进化过程中形成对应激反应的保护反应。当反应适度时,这些变化对机体内环境的稳定、正常功能的维持起积极作用,当反应过度时,则会对机体产生不利影响。在考虑围术期体外循环(cardiopulmonary bypass,CPB)对内分泌系统影响的同时,应该联系CPB中神经系统和免疫系统的变化综合考虑,以便更全面的了解围CPB期患者的病理生理变化。

本章主要介绍内分泌系统的生理功能、体外循环对内分泌系统的影响和合并内分泌疾病患者体外循环期处理,有关围CPB期神经系统和免疫系统的变化请参考其他章节。

第一节 内分泌系统的生理功能

内分泌系统的生理功能广泛而复杂,在此仅就部分与体外循环关系密切、重要的内分泌系统生理功能作概要介绍。

一、内分泌腺及其生理功能

(一)垂体

位于蝶鞍内,呈卵圆形,按胚胎发育、功能和形态的不同,分为腺垂体和神经垂体两部分。腺垂体是体内最重要的内分泌腺,由6种腺细胞组成,分泌7种激素:生长素细胞分泌生长激素(growth hormone,GH)、促甲状腺激素细胞分泌促甲状腺激素(thyroid stimulating hormone,TSH)、促肾上腺皮质激素细胞分泌促肾上腺皮质激素(adrenocorticotrophic hormone,ACTH)、黑色素细胞刺激激素(melanocyte stimulating hormone,MSH)、促性腺激素细胞分泌卵泡刺激素(follicule stimulating hormone,FSH)、黄体生成素(luteinizing hormone,LH)和催乳素细胞分泌催乳素(prolactin,PRL)。人类的MSH为ACTH分子中的一个片段。这些激素中ACTH属肽类激素,GH和PRL属蛋白质激素,TSH、LH和FSH属糖蛋白激素。TSH、ACTH、FSH与LH四种激素均有各自明确的靶腺,分别为甲状腺、肾上腺皮质和性腺,直接刺激靶腺激素合成与分泌,进而发挥其效应。而GH、PRL和MSH则直接作用于外周器官组织发挥其效应。腺垂体激素一方面接受下丘脑促激素的调节,另一方面调节靶腺激素分泌,分别形成:下丘脑-垂体-甲状腺轴、下丘脑-垂体-肾上腺皮质轴、下丘脑-垂体-性腺轴。

神经垂体不含腺体细胞，不能合成激素。所谓的神经垂体激素是指在下丘脑视上核、室旁核产生而贮存于神经垂体的抗利尿激素（antidiuretic hormone，ADH）与缩宫素（oxytocin，OXT），ADH 在调节机体水平衡方面发挥着重要作用，主要作用为促进肾小管对水的重吸收，保留水分，浓缩尿液，同时使动脉和毛细血管收缩，升高血压。OXT 可促进子宫收缩和乳腺分泌。

（二）甲状腺及其甲状旁腺

甲状腺是人体内最大的内分泌腺。由许多大小不等的圆形或椭圆形腺泡组成，腺泡由单层上皮细胞围成，腔内的腺泡上皮分泌物主要为甲状腺球蛋白。腺泡上皮细胞是甲状腺激素的合成与释放的部位，而腺泡腔的胶质是激素贮存库。甲状腺腺泡上皮细胞从血液中摄取碘，经酪氨酸碘化，最终合成甲状腺素。甲状腺激素主要包括甲状腺素，又称四碘甲腺原氨酸（3，5，3'，5'-tetraiodothyronine，T_4）和三碘甲腺原氨酸（3，5，3'-triiodothyronine，T_3）两种，另外甲状腺还合成极少量不具有生物活性的逆-T_3（rT_3）。甲状腺球蛋白分子上的 T_4 数量远远超过 T_3，因此甲状腺分泌的激素主要是 T_4，约占总量的 90% 以上，T_3 的分泌量较少，但 T_3 的生物活性比 T_4 约大 5 倍。大部分 T_4 与甲状腺素结合球蛋白（thyroxine-binding globulin，TBG）结合，小部分 T_4 与甲状腺素结合前白蛋白（thyroxine-binding prealbumin，TBPA）结合，血中 T_4 与 TBG 的结合受 TBG 含量与 T_4 含量变化的影响。T_3 与各种蛋白的亲和力小得多，主要以游离形式存在。正常成年人血清 T_4 浓度为 51~142nmol/L，T_3 浓度为 1.2~3.4nmol/L。目前研究证明，T_4 不仅可作为 T_3 的激素原，而且其本身也具有激素作用，约占全部甲状腺激素作用的 35% 左右，两者都具有生理作用。甲状腺激素的主要作用是促进物质与能量代谢，促进生长和发育过程。具体作用有：①产热效应：甲状腺激素可提高绝大多数组织耗氧量，增加热量产生。②对代谢的影响：作用于核受体，刺激 DNA 转录过程，促进 mRNA 形成，加速蛋白质与各种酶的生成。甲状腺激素促进糖的吸收，增强糖原分解，抑制糖原合成，增强肾上腺素、胰高血糖素、皮质醇和生长素的生糖作用，甲状腺激素有升高血糖的趋势；但同时也可加强外周组织对糖的利用，也有降低血糖的作用。促进脂肪酸氧化，增强儿茶酚胺与胰高血糖素对脂肪的分

解作用。③对生长与发育的影响：甲状腺激素具有促进组织分化、生长与发育成熟的作用。④对神经系统的影响：甲状腺激素不但影响中枢系统的发育，对已分化成熟的神经系统活动也有作用。⑤对心脏的影响：甲状腺激素促进心肌细胞肌质网释放 Ca^{2+}，从而激活与心肌收缩有关的蛋白质，增强收缩力。使心率增快，心缩力增强，心输出量与心做功增加。

甲状旁腺分泌的甲状旁腺激素（parathyroid hormone，PTH）与降钙素及 1，25-二羟维生素 D_3 共同调节钙磷代谢，控制血浆中钙和磷的水平。PTH 是调节血钙水平的最重要激素，它有升高血钙和降低血磷含量的作用，主要机制为：①动员骨钙入血，使血钙浓度升高，其作用包括快速效应与延缓效应两个时相；②促进远球小管对钙的重吸收，使尿钙减少，血钙升高，同时还抑制近球小管对磷的重吸收，增加尿磷酸盐的排出，使血磷降低；③激活 α-羟化酶，使 25-羟维生素 D_3（25-OH-D_3）转变为有活性的 1，25-二羟维生素 D_3[1，25-(OH)$_2$-D_3]。

（三）胰岛

胰岛细胞按其染色和形态学特点，主要分为 A 细胞、B 细胞、D 细胞及 PP 细胞。A 细胞约占胰岛细胞的 20%，分泌胰高血糖素（glucagon）；B 细胞占胰岛细胞的 60%~70%，分泌胰岛素（insulin）。胰岛素是在 B 细胞合成，先合成一个大分子的前胰岛素原，以后加工成八十六肽的胰岛素原，再经水解成为胰岛素与连接肽（C 肽）。胰岛素与 C 肽共同释放入血，而 C 肽无胰岛素活性。由于 C 肽是在胰岛素合成过程产生的，其数量与胰岛素的分泌量有平行关系，因此测定血中 C 肽含量可反映 B 细胞的分泌功能。正常人空腹状态下血清胰岛素浓度为 35~145pmol/L。胰岛素在血中的半衰期只有 5 分钟，主要在肝灭活，肌肉与肾等组织也能使胰岛素失活。胰岛素是促进合成代谢、调节血糖稳定的主要激素。胰岛素促进组织、细胞对葡萄糖的摄取和利用，加速葡萄糖合成为糖原；促进肝脏合成脂肪酸，然后转运到脂肪细胞贮存，促进葡萄糖进入脂肪细胞合成脂肪酸或转化为 3-磷酸甘油，形成甘油三酯，贮存于脂肪细胞中，同时还抑制脂肪酶的活性，减少脂肪的分解；在蛋白质合成的各个环节上促进蛋白质合成过程，促进氨基酸通过膜的转运进入细胞；可使细胞核的复制和转录过程加快，增加 DNA 和 RNA 的生成；作

用于核糖体,加速翻译过程,促进蛋白质合成。胰岛素缺乏或外周组织对胰岛素敏感性降低(胰岛素抵抗)时,出现糖代谢减少,血糖增高,脂肪代谢紊乱,脂肪分解增强,血脂升高,加速脂肪酸在肝内氧化,生成大量酮体,引起酮血症与酸中毒。

胰高血糖素与胰岛素的作用相反,是一种促进分解代谢的激素。胰高血糖素具有很强的促进糖原分解和糖异生作用,使血糖明显升高,$1mol/L$的激素可使$3×10^6mol/L$的葡萄糖迅速从糖原分解出来。胰高血糖素通过 cAMP-PK 系统,激活肝细胞的磷酸化酶,加速糖原分解。糖异生增强是因为激素加速氨基酸进入肝细胞,并激活糖异生过程有关的酶系。胰高血糖素还可激活脂肪酶,促进脂肪分解,同时又能加强脂肪酸氧化,使酮体生成增多。另外,胰高血糖素可促进胰岛素和胰岛生长抑素的分泌。药理剂量的胰高血糖素可使心肌细胞内 cAMP 含量增加,心肌收缩增强。

(四) 肾上腺

肾上腺激素可分为肾上腺皮质激素和肾上腺髓质激素。肾上腺皮质分泌的是类固醇类激素,其中最重要的是皮质醇、醛固酮(aldosterone,ALD)和雄性类固醇激素。肾上腺髓质为神经内分泌组织,主要分泌儿茶酚胺(肾上腺素、去甲肾上腺素)。

肾上腺皮质激素为甾体类激素。在酶的催化下,肾上腺皮质以胆固醇为原料,合成肾上腺皮质激素,因此被统称为类固醇类激素。糖皮质激素主要生理作用包括:激活糖原合成酶,抑制糖原磷酸化酶,增强糖异生,抑制周围组织对葡萄糖的摄取;快速激活脂肪分解;具有免疫抑制作用;增强神经系统兴奋性等。

ALD 主要由肾上腺皮质的球状带细胞合成、分泌,属盐皮质激素。ALD 是人体内最主要的盐皮质激素,主要作用于肾脏远曲小管和肾皮质集合管,增加钠的重吸收和促进钾的排泄;也作用于髓质集合管,促进 H^+ 排泄,酸化尿液。另外,还可作用于多种肾外组织,调节细胞内、外的离子交换。肾素-血管紧张素系统是 ALD 合成调控的最重要因素。肾素是由肾小球旁器分泌的蛋白酶,催化血管紧张素原的水解,形成血管紧张素-1(AT-1),后者在血管紧张素转换酶(angiotensin converting enzyme,ACE)的作用下,形成血管紧张素(angiotensin,AT)、AT-2 和 AT-3。两者在刺激 ALD 分泌方面作用相当。肾素的分泌受多种因素的调节。肾小球旁器细胞本身是一压力感受器,

可感知入球小动脉和肾实质的压力,调节肾素分泌,致密斑则通过感受肾小管钠离子浓度来调节肾素分泌。当血容量减低,肾动脉压下降,交感神经兴奋,致密斑的钠负荷减少以及前列腺素增加,低血钾时均可刺激肾小球旁器使肾素分泌增加,而 AT-2 通过短环负反馈直接抑制肾素分泌;ALD 则通过增加钠重吸收,扩张血容量,间接抑制肾素的分泌。K^+ 是调控 ALD 合成的另一重要因素,K^+ 可直接作用于球状带,增加 ALD 合成,ALD 也可通过刺激肾排泄 K^+ 来调节血钾浓度。而钠离子主要是通过调节肾小球旁器细胞合成肾素来影响 ALD 的合成。

儿茶酚胺包括肾上腺素和去甲肾上腺素。肾上腺素主要由肾上腺髓质产生。在中枢或交感神经节含量较小,去甲肾上腺素分布广,主要分布于周围交感神经和中枢神经系统,在肾上腺髓质和肾上腺外嗜铬细胞也有少量去甲肾上腺素。儿茶酚胺的生理作用主要体现在心血管系统和能量代谢方面。交感神经通过对周围血管阻力的调节,保证重要脏器的血液灌注,使机体适应于内、外环境的变化。交感神经对心脏和血管的作用突出,而来源于肾上腺髓质的儿茶酚胺在交感神经被抑制或有缺陷时,可以发挥补偿作用。儿茶酚胺对心脏的直接作用是兴奋 β1 受体,加快心率,增加心肌收缩力和加速兴奋传导,结果是心输出量增加。儿茶酚胺使静脉收缩而增加静脉血回流,也加强心房肌收缩,但儿茶酚胺导致的心脏(肌)兴奋也增加了心肌的耗氧量。儿茶酚胺使体内的储存燃料分解成可利用的底物,儿茶酚胺的重要代谢功能之一是从肝脏、脂肪组织和骨骼肌快速动员产生能量的底物。底物的动员取决于底物浓度、激素的水平、神经分布、储备组织的血流,儿茶酚胺、胰高糖素和皮质醇的作用与胰岛素相拮抗。

二、分泌功能的调节

内分泌系统功能的调节精确复杂,而且存在多种调节方式,目前已知的调节方式主要有以下 7 种:

1. 神经系统对内分泌系统的调节。
2. 下丘脑-垂体-内分泌腺的反馈调节。
3. 代谢物质的反馈调节。
4. 内分泌腺及激素之间的相互作用。
5. 体液因素对内分泌功能的影响。
6. 激素作用的集中和放大。
7. 激素对靶细胞受体反应灵敏性的调节。

第二节 体外循环与内分泌

一、概述

体外循环手术可导致一系列独特的生理改变。在完全体外循环辅助时,心肺缺乏血液灌注,暂时丧失其内分泌功能,并停止参与某些药物的代谢;血液接触氧合器、膜肺、体外循环管路后可出现血细胞激活、血浆蛋白被管路吸附以及全身性免疫反应;血液稀释可导致电解质、激素和血浆蛋白浓度的变化;低温体外循环可降低生化反应速度,进一步干扰正常的激素反应。尚有其他多种因素可导致体外循环期间内分泌的变化。非搏动灌注可改变全身各个器官之间以及单个器官内部的血流分布。因此,搏动灌注可减缓或避免某些体外循环相关的内分泌变化。体外循环可明显增加应激激素的分泌,但哪种因素(低温、血液稀释、内分泌腺体血流灌注减少、激素接触异物表面后变性)导致了上述变化尚不清楚。另外,某些激素水平在体外循环后,内分泌腺体获得搏动性常温血流灌注时可超过正常生理值。某些数据显示,深度麻醉可减缓或消除体外循环期间的内分泌反应。

二、体外循环期间内分泌的变化

(一)体外循环期间垂体激素的变化

1. 垂体卒中　体外循环后发生垂体卒中多发于合并垂体腺瘤者。其发生率很低,但其结果往往是致命的。患者表现为不同程度的上睑下垂、眼肌麻痹、瞳孔扩大固定、视力降低、视野缺损以及垂体激素缺乏的表现。可能的病因包括垂体出血、缺血和水肿。CT 和 MRI 可提供诊断。主要治疗措施为,立即进行垂体切除术,并长期应用激素替代治疗。

2. ADH 分泌的变化情况　目前,体外循环中 ADH 分泌的变化情况研究的较为充分。ADH 为含有 9 个氨基酸的肽类激。ADH 在下丘脑合成后,由特异的后叶激素转运蛋白质携带,沿下丘脑-垂体后叶束逐渐达垂体后叶储存和释放。激素分泌时与载运蛋白分开。ADH 的主要生理作用包括:

(1)调节体内水代谢,维持体液平衡(抗利尿作用):当血浆渗透压升高时,可使 AVP 释放增多,促进肾远曲小管与集合管重吸收水分增多,因而尿量减少;反之,ADH 释放减少,尿量增多。

(2)促进平滑肌收缩(加压作用):ADH 可使体内许多平滑肌收缩,其中最引人注目的是使周围及内脏小动脉收缩,产生加压作用。ADH 在维持正常的心血管功能方面可能作用不大,但在失血、失水、血容量减少时,体内 ADH 释放增加,血和脑内 ADH 的含量升高,可使血压升高。ADH 分泌的调节:

1)ADH 的分泌主要受血浆渗透压感受性调节:生理情况下,血浆渗透压波动于 285mOsm/kgH$_2$O 左右时,血浆 ADH 含量为 1~12ng/L 之间。当禁水或失水时,血浆渗透压升高,血浆 ADH 水平随之升高,肾重吸收水增多,尿量减少,体液平衡得以维持或恢复,当血浆渗透压在 280~800mOsm/kgH$_2$O 范围波动时,血浆 ADH 含量与渗透压呈直线关系。

2)当血容量发生剧烈变化时,ADH 的释放还受容量感受性调节,低压容量感受器发挥重要作用。如失血达 10% 以上时,ADH 释放明显增加。高浓度的 ADH 可使血管收缩,产生升压作用。因而在严重血容量减少时容量感受性调节十分重要,由于容量感受性调节的传入冲动,由迷走神经和舌咽神经传入,切断迷走神经后容量感受性调节就消失。

(3)ADH 的释放可能也受颈动脉体等化学感受器调节,当血氧分压低于 60mmHg 或二氧化碳分压升高时,ADH 释放增加,而颈动脉体用局部麻醉处理后,这种变化消失。

(4)全麻和外科手术与中度的 ADH 水平升高相关,ACEI 与抗利尿激素分泌不当综合征相关。体外循环下心脏手术中,ADH 分泌增加的程度明显高于其他手术,并且可持续至术后几小时。多种因素可能导致 ADH 分泌的增加,如体外循环开始后一过性的循环血量降低和血压降低、左心引流导致的左房压力降低。搏动灌注可部分减少 ADH 分泌的增加,但不能增加术中尿量。在非心脏手术中,某些麻醉措施可减少手术相关的内分泌变化,如采用合成阿片类药物和采用区域麻醉。有研究显示,与吸入恩氟烷相比,50μg/kg 芬太尼麻醉患者体外循环开始后 ADH 浓度明显降低。

但鸦片类药物也不能完全抑制体外循环开始后ADH 水平的上升。

（二）体外循环期间甲状腺功能的变化

1. 疾病对外周甲状腺素的代谢的影响　多种疾病状态可影响外周甲状腺素的代谢。一般是 T_3 降低、T_4 正常或降低、游离甲状腺素降低、促甲状腺素水平正常，即通常所说的低 T_3 综合征。多种研究发现，成人、小儿体外循环中和体外循环后都存在上述表现。最近研究发现，常温体外循环也会发生低 T_3 综合征。理论上，T_3 对心脏手术患者尤其重要，因为 T_3 可调节心脏内的 β 肾上腺素受体以及它们对 β 受体激动剂的反应性。Jones 发现，超过 10% 的接受体外循环的患者发生甲状腺功能异常。然而，实验室检查结果异常与不良预后无明显相关。

2. T_3 参与调解心率、心肌收缩力和氧耗　甲状腺功能低下时，心肌、脂肪和肝组织内 β 受体激活后产生的 cAMP 数量明显减少。cAMP 调解细胞内钙转运和心肌收缩力。动物实验发现体外循环后给予 T_3 可增强心肌收缩。术前左室射血分数小于 40% 的患者在体外循环后给予 T_3 可提高心输出量。小儿先天性心脏病患者术前预防性应用甲状腺素可改善术后心功能、缩短 ICU 住院时间。但是慢性缺血性心脏病患者补充甲状腺素必须谨慎，因为外源性甲状腺素可能加重心肌缺血、诱发心肌梗死。事实上，轻度甲状腺功能低下患者可以很好地耐受心脏手术，并不增加死亡率和并发症，但可能出现麻醉苏醒延迟、低血压、出血，并需要补充外源性糖皮质激素。

3. 体外循环对 T_3、T_4 的影响　体外循环前肝素化后游离 T_3、T_4 轻度升高，因肝素可置换出少量与蛋白结合的甲状腺素。总 T_3 水平在转流开始后急剧降低，并持续到术后 24 小时。游离 T_3 在开始低温体外循环后升高。甲状腺激素分泌的调节主要依靠垂体下丘脑分泌的促甲状腺激素（TSH）。成人常温体外循环中 TSH 浓度不变，但低温体外循环开始后 TSH 降低、此后逐渐升高。术后 24 小时内 TSH 水平仍低于术前水平。在体外循环期间及其结束后早期，注射外源性促甲状腺释放激素后，TSH 分泌增加并不明显。因为体外循环期间总 T_3 降低，应该能观察到 TSH 对外源性促甲状腺释放激素反应性增强，但为何出现上述现象还不清楚。可能的原因包括，内源性多巴胺或生长抑素增加、非搏动灌注改变腺垂体血流分布。接受

先天性心脏病矫治术的儿童患者，其甲状腺激素变化情况与成人类似。有意思的是，采用深低温停循环的患者 T_3 和 TSH 的关系比一般低温体外循环者保持得更加完整。换言之，深低温停循环能够保护下丘脑甲状腺轴的功能。但这种保护效应也是短暂的。术后 24 小时，不论是否采用深低温停循环，T_3 和 TSH 水平都降低。Murzi 观察发现，术后 3 天 TSH 可恢复到术前基础状态，而到术后 7 天 T_3 水平仍低于术前值。Mainwaring 研究了 10 例接受大动脉转位或完全性肺静脉异位引流矫治术的新生儿患者。游离 T_3 在体外循环开始后并不马上降低，但术后 1 小时及 1 天时游离 T_3 明显降低。术后 5 天游离 T_3 开始上升，但仍低于术前基础值。体外循环中、术后 1 小时及 1 天时 TSH 都明显低于术前基础值。术后 5 天 TSH 已经明显高于基础值。动物实验发现，IL-6 可抑制 T_3、T_4 的分泌。Satvedt 和 Lindberg 也发现小儿体外循环后 T_3、T_4 浓度降低与白介素-6 浓度升高相关。一项早期的研究发现搏动灌注体外循环时，给予外源性促甲状腺素释放激素后 TSH 分泌增加，而平流灌注体外循环时 TSH 对促甲状腺素释放激素的反应性消失。近期一项研究观察了 30 例 CABG 术患者，结果发现不论是否采用搏动灌注，体外循环开始后总 T_3、游离 T_3 和 TSH 都明显降低。搏动灌注时，总 T_3 和游离 T_3 降低的程度较轻。术后恢复顺利者，在术后 4 天有明显的 TSH、总 T_3、总 T_4 升高，术后发生并发症者未观察到上述激素水平的上升。

（三）体外循环期间胰岛素与血糖的变化

1. 生理基础　正常人血糖水平相对稳定，是体内糖的分解与合成代谢保持动态平衡的结果。血糖的主要来源是食物中淀粉经消化吸收后的葡萄糖。在不进食情况下，血糖主要来源于肝糖原的分解作用或糖的异生作用。血糖的去路有以下四个方面：①在组织器官中氧化分解，以供应能量；②在各组织器官，如肝脏、肌肉、肾脏等中合成糖原而储存；③转变为脂肪储存；④转变成其他糖类物质。

2. 创伤、疾病对血糖的影响　高血糖是手术创伤导致的应激反应的表现之一，心脏手术患者高血糖的程度更高，与术后并发症和死亡率的关系也更密切。急性重症疾病、创伤等可导致胰岛素抵抗、糖耐量异常及血糖升高，被称为"创伤性糖尿病"。在这种病理状态下，尽管血糖水平升高、胰岛素释放增多，但肝脏通过糖异生仍可产生

过多的葡萄糖。在肝脏、骨骼肌、心肌中都可观察到胰岛素抵抗，此时胰岛素激活的葡萄糖摄取明显降低。应激反应中由于交感神经兴奋，产生多种具有升高血糖作用的激素，包括儿茶酚胺、皮质醇、胰高血糖素、肾素-血管紧张素系统及生长激素等。即使短小手术导致的升糖激素水平的轻度升高，也可产生明显的胰岛素抵抗。手术创伤及应激可导致细胞因子、炎性介质、氧自由基大量释放。促炎细胞因子可以影响胰岛素受体的信号转导、参与氧自由基介导的抗胰岛素作用，也可以通过促进升糖激素的分泌间接升高血糖。值得注意的是，糖尿病患者在体外循环期间，某些炎性介质如 IL-8 和 IL-1β 的基因表达上调达 4 倍之多，而这种变化在非糖尿病患者中并不存在，提示糖尿病患者体外循环中的炎性反应更加明显。

3. 体外循环对血糖的影响　体外循环可以明显增加手术造成的应激反应，促进肾上腺素和去甲肾上腺素的分泌，肾上腺皮质激素和生长激素水平则在体外循环即将结束时开始升高并延续至术后早期。如上所述，这些升糖激素可造成血糖升高；另外，术中给予外源性糖皮质激素也可造成术后高血糖。预充液成分及体外循环中给予葡萄糖量的多少将影响高血糖的程度，不含糖的预充液可以明显降低体外循环过程中的血糖水平，但对婴幼儿患者有发生低血糖的可能，需要严密监测血糖。低温可促进儿茶酚胺的释放，后者抑制胰岛素的分泌并促进葡萄糖的产生。低温可直接抑制胰岛素的分泌，低温容易产生低钾血症，低钾加重胰岛素抵抗。动物实验中，$PaO_2 > 300mmHg$ 时血糖可升高 2 倍，氧分压和血糖水平存在相关系。即使氧分压恢复正常，血糖也仍有升高。有学者认为高氧通过减少葡萄糖转运体 GLUT-4、增加肝细胞受体对胰高血糖素的反应而升高血糖。

4. 体外循环中胰岛素的应用　体外循环中，高血糖将对患者产生诸多不利影响。高血糖是心脏手术死亡率升高的独立危险因素，同时术中高血糖者术后卒中、胸骨深部感染、低心排综合征及急性心肌梗死发生率升高。糖尿病患者如术中血糖控制不佳，则术后循环、呼吸、感染、神经、泌尿等系统并发症将明显增加。近年来，体外循环及高血糖对免疫系统的影响逐渐受到重视。高血糖和胰岛素抵抗可以从多方面对免疫应答的多个环节造成影响。因此，糖尿病患者在心脏手术围术期易发生感染，而通过控制血糖可以提高糖尿病

患者的免疫力。利用胰岛素控制血糖，可以提高中性粒细胞细胞的数量及非吞噬功能。呼吸爆发是吞噬细胞主要的杀菌机制。高血糖可以通过抑制葡萄糖-6 磷酸脱氢酶减少 NADPH 的生成，并进一步抑制呼吸爆发，减少活性氧代谢产物的生成。将中性粒细胞置于正常血糖环境中，其产生活性氧代谢产物的能力可以恢复。胰岛素可以介导趋化作用，而高血糖可以通过激活蛋白激酶 C 抑制趋化作用。胰岛素还具有抗炎效应，如抑制急性期反应并减少 C 反应蛋白的产生，减少内毒素诱导的 TNF-α 及 IL-6 的产生。体外循环期间由于胰岛素释放不足，其对免疫系统的影响将更加明显。体外循环心脏停跳及心肌缺血期间，心肌细胞能量代谢发生改变，从葡萄糖供能转变为游离脂肪酸供能。这一改变不但使氧耗增加，而且使脂肪酸毒性代谢产物增加，从而抑制心肌功能、诱发心律失常。当血液中儿茶酚胺水平升高时，上述改变将更加明显。胰岛素可以使心肌细胞较多地利用葡萄糖供能，因此可以减少氧耗、充分利用糖原储备、清除游离脂肪酸并增加细胞内钾浓度。胰岛素的这种效应是通过激活葡萄糖磷酸化及其向细胞内转移实现的，另外激活丙酮酸脱氢酶可以抑制游离脂肪酸的代谢并减少其毒性中间代谢产物。极化液最早被应用于急性心肌梗死后的患者以减少梗死面积，也被用于体外循环术中。目前，极化液尚未作为常规疗法而被广泛接受，Bothe 等通过荟萃分析对极化液的疗效进行了评价。他们认为极化液有可能增加心脏手术后患者的心肌收缩力并减少房颤的发生，但确切的结论需要更大规模的随机对照试验进一步确认。有作者认为，极化液治疗效果不十分确切，可能与同时输入葡萄糖导致血糖升高有关，如果单独输入胰岛素则可获得改善心肌代谢的益处，并避免高血糖带来的不良影响。

5. 围术期的血糖控制　对于围术期血糖控制在何种水平，近十余年来进行了许多研究，但目前仍无定论。起初认为在围术期应利用胰岛素将血糖严格控制在 110mg/dl 以下。但随着相关研究增多，人们渐渐发现严格控制血糖非但没有明显降低患者死亡率，反而更容易发生一过性低血糖和血糖剧烈波动。也有研究发现严格控制血糖的患者，死亡率反而升高。目前越来越多的学者认为，体外循环期间血糖适度升高是应激反应的一部分，可能为细胞代谢提供充足底物，也可维持血液

渗透压保证有效循环容量。因此不宜将血糖控制常人的正常值,而可将血糖维持在 150~180mg/dl 的中度升高水平。尤其对于小儿患者,内分泌系统发育不完善,体外循环期间血糖升高不明显,而发育中的中枢神经系统对于糖的依赖十分明显,围术期血糖过低可能影响患者脑功能发育。目前许多医院已经在小儿体外循环预充液中加入少量葡萄糖,避免术中血糖过低。

(四) 体外循环期间肾上腺功能的变化

1. 糖皮质激素分泌增多 糖皮质激素分泌增多是应激反应的重要表现之一。研究发现患者经历非体外循环手术时,糖皮质激素水平迅速升高到最高值,术后 24 小时内缓慢恢复到基础水平。因此,不停跳冠脉旁路移植术中也会出现糖皮质激素升高等应激反应。体外循环可以改变围术期皮质激素水平。体外循环开始后,可能由于血液稀释,糖皮质激素浓度迅速降低。体外循环期间,糖皮质激素水平逐渐升高,并超过术前基础值,此水平可持续到术后 48 小时(游离皮质醇浓度升高可维持到术后 24 小时)。有学者研究了 14 例在深低温停循环、非体外循环下进行室间隔缺损修补的小儿患者,围术期最高糖皮质激素水平出现在停循环后,因此即使不采用体外循环,体外和停循环也可导致糖皮质激素升高。体外循环期间糖皮质激素的变化与灌注温度相关。灌注温度在 20℃时,糖皮质激素的变化要小于灌注温度为 28℃时。成人和小儿采用深度麻醉时,都可缓解体外循环期间的糖皮质激素升高。大剂量芬太尼合并胸段硬膜外麻醉与单纯大剂量芬太尼麻醉比较,可延缓 CABG 期间糖皮质激素的升高,降低体外循环期间糖皮质激素的浓度。非体外循环手术患者,注射促肾上激素后糖皮质激素水平不会进一步升高,表明肾上腺分泌水平已到达最大限度。但是在体外循环期间,患者注射促肾上激素后糖皮质激素水平仍可进一步升高。Taylor 等发现,体外循环期间促肾上腺皮质激素逐渐降低,恢复搏动灌注 1 小时后再缓慢升高。Raff 等进一步研究指出,合并应用大剂量芬太尼和 40mg 地塞米松都能抑制体外循环期间促肾上腺皮质激素的升高,而单独应用上述措施则无此效应。糖皮质激素和促肾上腺皮质激素的分泌与是否采用搏动灌注关系不大。

2. 肾上腺功能不全 尽管尚无证据表明,体外循环期间存在肾上腺功能不全,但补充大剂量

外源性糖皮质激素可以减轻体外循环导致的全身炎性反应。全身炎性反应可导致心、肺、肾损伤,并影响凝血功能。不少人研究了在体外循环前给予外源性糖皮质激素(如地塞米松 1mg/kg 或甲基强的松龙 30mg/kg)对患者的影响,但很少报道并发症发生率、死亡率、ICU 停留时间、住院时间等有临床意义的指标。大多研究显示,外源性糖皮质激素可以缓解炎性反应,如细胞因子浓度降低(IL-1、IL-6、IL-8),补体 C3a 和弹性蛋白酶的浓度变化结论不一。白三烯浓度降低的程度与外源性激素的积累相关。大剂量甲基强的松龙可以阻断中性粒细胞整合素黏附受体的上调,地塞米松可以抑制内皮细胞产生某些黏附分子。临床上可发现,外源性糖皮质激素可增加心指数、降低外周血管阻力。尽管证据不多,已经有学者建议常规在术前给予糖皮质激素以加速患者术后恢复。

3. 体外循环期间儿茶酚胺水平的变化 体外循环期间肾上腺素和去甲肾上腺素水平升高,导致了一系列体外循环的血流动力学效应,如外周血管阻力升高、器官血流重新分布。低温时,血浆肾上腺素浓度可升高到体外循环前基础水平的 10 倍,去甲肾上腺素可升高 4 倍。早期研究发现,在主动脉阻断时肾上腺素和去甲肾上腺素最明显。但随后一项研究发现,将患者随机分入浅低温(34℃)和中低温(28℃)体外循环时,两组患者在主动脉开放和复温时去甲肾上腺素增加最明显,达到目标低温时肾上腺素增加最明显。新生儿、婴儿和儿童与成人类似,在体外循环期间也发生肾上腺素和去甲肾上腺素水平升高。

4. 麻醉及手术对儿茶酚胺水平的影响 冠脉旁路移植术患者,如采用较深的麻醉,如大剂量合成阿片类药物、异丙酚输入、高浓度吸入麻醉药等,可明显降低儿茶酚胺类的分泌。对于小儿先天性心脏病患者,深度麻醉不但可以减少儿茶酚胺分泌,更可以降低死亡率。与单一剂量安定(0.1mg/kg)相比,体外循环持续输入异丙酚[4mg/(kg·h)]可明显降低肾上腺素和去甲肾上腺素水平。在大剂量阿片类麻醉基础上合并使用胸段硬膜外麻醉,可进一步降低儿茶酚胺水平。搏动灌注对儿茶酚胺分泌是否具有影响尚存争议。

5. **肾素-血管紧张素系统**(renin-angiotensin-system,RAS) RAS 调节动脉血压、血管内容量和电解质平衡。心力衰竭患者 RAS 系统激活,可导致循环和肾功能异常、炎性反应、心室重构。体外

循环期间和体外循环后早期肾素水平升高。同样，非搏动灌注体外循环期间和之后血管紧张素Ⅱ和醛固酮浓度也明显增加。搏动灌注可以避免体外循环中肾素水平升高和体外循环后血管紧张素Ⅱ、醛固酮水平增高。但是 Goto 等比较了搏动和非搏动体外循环期间上述三种激素的浓度，发现两种灌注模式对激素水平无明显影响。三种激素浓度在体外循环开始后降低，只有醛固酮浓度随后升高。心脏手术中和手术后血管紧张素转化酶浓度明显降低，但是其降低主要是由于血液稀释，而与低温及体外循环本身关系不大。血管紧张素转化酶浓度在复温期间、停机后以及术后 24小时内都是降低的。研究显示，血管紧张素转化酶活性的降低发生于麻醉诱导后、复温之前。心脏手术围术期血管紧张素转化酶浓度也可作为甲状腺素活性的标志。体外循环期间，RAS 系统维持血压和外周血管阻力的作用尚不清晰。术前使用血管紧张素转化酶抑制剂并不影响麻醉和体外循环中的血压调节。两项研究发现，体外循环期间肾衰、血管紧张素Ⅱ、醛固酮浓度与术中、术后血压无相关关系。另一项研究提示，术后需使用血管扩张剂的高血压与 ADH 水平升高有关，而与血管紧张素Ⅱ水平无关。第四项研究指出，术后高血压与肾素水平无关，拮抗血管紧张素Ⅱ也不能治疗术后高血压。因此，大多研究表明心脏手术围术期高血压与肾素、血管紧张素Ⅱ或醛固酮浓度异常关系不大。

（五）体外循环期间心钠素的变化

利钠肽是一组首先从心房中分离出的具有生物学活性的肽类，包括心房利钠肽（atrial natriuretic polypeptide，ANP）和脑利钠肽（brain natriuretic peptide，BNP）。心肌细胞可以表达 ANP 和 BNP。BNP 的命名是由于其首先在脑组织中发现，但ANP 和 BNP 对中枢神经系统的作用还不清楚。ANP 主要在心房内分泌和储存，BNP 在心房和心室都可以分泌，当出现心肌病时 BNP 主要存在于心室。心房扩张可导致 ANP 分泌，而心室功能异常时 BNP 分泌增加。其他一些与体外循环相关的因素也可刺激 ANP 或 BNP 的分泌，如心肌缺血、儿茶酚胺、内皮素-1、前列环素和细胞因子。ANP和 BNP 可以增加肾小球滤过率、抑制肾素释放、降低醛固酮浓度、拮抗其他物质的肾血管收缩作用（ADH、去甲肾上腺素、血管紧张素）、降低血压。它们可以通过增加钠排泄和降低血管张力来调节

血管容积。在心脏内，利钠肽可以调节心肌细胞生长、抑制成纤维细胞增生和细胞外基质沉积。利钠肽还具有抗缺血、影响冠脉内皮细胞和血管平滑肌细胞增生的作用。

尽管有证据显示，体外循环相关因素可以刺激利钠肽分泌，但是在体外循环前、体外循环期间和体外循环后测量血浆 ANP 浓度所得结论并不一致。心脏瓣膜病患者，尤其是合并心律失常和心力衰竭的患者，术前 ANP 浓度往往升高。而冠心病患者术前 ANP 浓度多正常。在一项研究中，接受 CABG 的患者在麻醉诱导和体外循环期间未发现明显 ANP 浓度改变，但体外循环结束后，动静脉血 ANP 浓度都有所上升。然而，许多其他研究发现在体外循环期间血液 ANP 浓度有明显波动，尤其是在心肌阻断期间。Curello 等检测了接受CABG 或二尖瓣置换术患者围术期 ANP 水平。尽管 CABG 患者转流期间 ANP 无明显变化，瓣膜置换术患者在体外循环期间 ANP 浓度明显降低。主动脉开放后，CABG 患者和二尖瓣置换术患者 ANP浓度都升高到瓣膜病患者的术前水平。Haug 等研究了 33 例 CABG 患者，结果发现体外循环后 ANP浓度明显升高并持续到术后 24 小时。两项研究比较了体静脉、肺静脉和动脉血肿的 ANP 浓度，证实ANP 在左房分泌，在肺内清除。主动脉阻断后ANP 水平明显降低，主动脉开放后 ANP 浓度迅速反弹。多个研究均未发现体外循环期间，心房压力和 ANP 浓度存在相关关系。尤其是当复温后，尽管心房压力较低，ANP 浓度反而升高。体外循环后随着 ANP 浓度升，尿量和钠排泄也增加。ANP 和心房压力间的反常关系，可持续到术后 24小时。在体外循环期间输入 ANP 可明显增加尿量和钠排泄，提示靶器官对 ANP 的正常反应仍存在。但有学者发现在心脏术后，给予管着注入 1ml/kg的 10% 盐水后，ANP 浓度未能相应上升。

BNP 浓度不仅与心力衰竭的程度相关，而且与非心力衰竭患者心肌缺血、术后并发症及死亡相关。许多人尝试将 BNP 作为一项判断预后的指标。尽管多数研究证实在心脏疾病时 BNP 水平升高，少数研究却得到相反的结论。一项研究发现，5 例左向右分流的先天性心脏病患者术前 BNP 水平正常；同时，该研究发现改良超滤后 BNP 水平明显升高。然而，一项更大规模的研究发现，肺多血的先天性心脏病患者术前血浆和组织间液的 BNP水平都有升高。相反，Tarazawa 等发现，术前 ASA2

级患者的 BNP 水平反而高于 ASA3~4 级患者。与 ANP 类似，关于体外循环期间 BNP 浓度变化的研究也结论不一。Tarazawa 的研究中发现 ANP 和 BNP 浓度在体外循环期间与基础值比较都有所降低，术后两者浓度也都未明显高于基础值。也未发现 ANP 和 BNP 浓度与体外循环后血流动力学参数相关。Berendes 等观察了 CABG 患者围术期 ANP 和 BNP 的浓度变化，ANP 在体外循环期间明显升高，尤其在主动脉开放后还容量的过程中，但 BNP 浓度在体外循环期间基本不变。直到术后几小时后 BNP 浓度与基础值比较才有明显升高。升高程度与体外循环时间、心肌阻断时间相关。需要注意的是合并应用胸段硬膜外麻可减轻 ANP 和 BNP 的浓度变化。

大量文献显示，在体外循环期间 ANP 的浓度和活性明显降低，尤其在低温和主动脉阻断期间，在术前 ANP 升高的患者中更加明显。大多数患者在复温和主动脉开放后 ANP 有所增加（与阻断期间相比）。在围术期 ANP 和心房压力间的关系，以及注射浓盐水后 ANP 增高的反应暂时缺失。BNP 总体来说在体外循环期间基本不变，但在术后 24 小时内升高，尤其是非瓣膜病合并心力衰竭者。

（六）激素变化对电解质的影响

1. 钾离子的代谢及其在体外循环期间的变化 70kg 体重的男性，体钾总量约 3500mmol（50mmol/kg）；女性由于脂肪较多，体钾总量较低，平均 2300mmol。其中约 98% 分布在细胞内，细胞外液仅 70mmol 左右，与钠主要为细胞外液阳离子的情况恰好相反。钠和钾在体液中的这种分布，是由细胞膜 Na^+/K^+-ATP 酶（泵）来维持的，它以 3:2 的比率将 Na^+ 转运出细胞并使 K^+ 进入细胞内，其净效应是维持细胞内 K^+ 浓度为 140~150mmol/L。钾的分布与器官的大小或器官细胞数量有关。因此，全身钾总量储积于肌肉者较多，占 70%，皮肤或皮下组织占 10%，其余大部在脑脊液和内脏中。

当静脉注射核素钾时，需 15 小时方能与细胞内钾平衡。病理情况下，达到平衡的时间延长，在心脏病时，需 45 小时才能达到平衡。故临床钾缺乏的治疗，常难以在短期内达到平衡。影响钾代谢的因素如下：①儿茶酚胺和胰岛素：应用 β-肾上腺素能阻滞剂如普萘洛尔（普萘洛尔）时，阻滞肾上腺素的作用或用 GH 释放抑制因子，或减少胰岛素分泌都能影响细胞对钾的摄取。相反，阻滞 α-受体、给予 β-肾上腺素能激动剂、葡萄糖、胰岛素

可促使钾向细胞内转移。在生理情况下，胰岛素和儿茶酚胺的作用是暂时的，因为过多的钾最终随尿排出。②代谢因素：严重创伤、烧伤、感染或饥饿引起细胞和（或）蛋白质分解旺盛时，都可导致大量钾进入细胞外液。另一方面，在巨幼红细胞性贫血患者经叶酸、维生素 B_{12} 治疗后，红细胞和血小板生成迅速增加，可使钾进入细胞内而导致低血钾。③酸碱度：在酸中毒时，通常是过多的 H^+ 进入细胞内以缓冲细胞外液，但由于细胞外主要阴离子 Cl^- 进入细胞内数量有限，按电中性定律，则依靠细胞内钠和钾转移至细胞外液，借以减少细胞外 H^+，减轻酸中毒，因而细胞外钾增加。据分析，血 pH 每降低 0.1，血浆钾浓度升高 0.1~1.7mmol/L，故缺钾患者合并有酸中毒时，血浆钾可正常或偏高。一旦酸中毒得到纠正，血浆钾也随之明显降低，而出现低血钾。

对于心脏手术患者来说，维持血钾浓度正常非常重要。尤其是术前心力衰竭患者，术前长期服用利尿剂，可导致细胞内缺钾。合并肾衰者可合并高钾。围术期钾的变化还受到停跳液、预充液、肾功能、二氧化碳分压、动脉血 pH、低温、术中应用胰岛素及儿茶酚胺的影响。大约 40% 瓣膜病患者术前体内缺钾。在应用高钾心脏停搏液前，体外循环期间多见低钾血症而不是高钾血症。现在体外循环期间短暂的高钾血症十分常见，尤其在开放主动脉后。在常温体外循环期间，由于需要的停跳液量较多，高钾血症比低温体外循环更常见。尿钾含量基本维持不变，因此体外循环期间钾的丢失主要与尿量有关。布美他尼与呋塞米相比，利尿效果近似，但排钾作用较小。体外循环结束后通过尿液的钾丢失尤其明显。

Moffitt 等发现，采用全血预充时钾的降低比无血预充时明显。体外循环期间维持正常钙离子浓度的措施可缓解钾离子降低。无血预充液中钾、钙离子外的气体离子浓度对转流中钾浓度影响不大。通过仔细研究钾的摄取和排出、红细胞含钾量、溶血等发现血液稀释并不是体外循环中低钾的主要原因。但是多种研究也未能阐明血液中的钾离子转移到哪个器官。在不采用心脏停搏液时，低钾血症的程度与体温降低的程度有关，而在复温时钾离子开始升高。低温是血糖升高、胰岛素减少，而胰岛素可促进葡萄糖和钾进入细胞内。体温循环中皮质醇、醛固酮、儿茶酚胺分泌增加，可降低钾浓度。皮质醇和醛固酮可增加肾脏排钾。儿茶酚胺可促进骨骼肌细胞

摄取钾。预充液中加入白蛋白可避免钾降低,因负电荷的白蛋白可协助维持带正电荷的钾离子浓度。体温循环期间一次性注射钾离子超过8mmol时可增加外周阻力。小剂量间断补钾时,外周阻力先降低、随后升高。

体温循环期间钾离子浓度有较大波动,过去常见的低钾由于高钾心脏停搏液的应用已很少见。术后钾丢失和低钾血症仍然普遍,尤其是利用胰岛素纠正高血糖时。

2. 钙离子的代谢及其在体外循环期间的变化　钙主要以无机盐形式存在体内。成年人体内钙总量约占体重1.5%,即700~1400g;约99.7%以上的钙以羟磷石灰的形式存在于骨骼和牙齿中。血浆中的钙每100ml仅8.5~11.5mg,以3种形式存在,离子钙约50%,与蛋白结合的约40%,另有螯合钙10%。离子钙具有生物活性。疾病状态下3种形式的比例发生变化,因此测量总钙含量对临床指导意义不大。

血浆中游离钙与血浆蛋白结合钙的含量受pH值的影响,当H^+浓度升高时游离钙增多,而当HCO_3^-浓度升高时结合钙增多。在慢性肾衰竭的患者出现血浆钙减少,但却不出现缺钙的症状,可是当纠正酸中毒后便出现抽搐。这是由于该患者血浆的pH值下降,使游离钙增多,所以不出现缺钙症状。可是当纠正酸中毒后H^+浓度下降了,因而游离钙减少,故出现抽搐。又如代谢性碱中毒和呼吸性碱中毒时,血中HCO_3^-的浓度升高,使血浆游离钙减少,故产生手足搐搦症状。

每日钙的摄入量与排泄量取得动态平衡,血钙水平维持相对稳定,这有赖于3种激素的协同作用,即甲状旁腺激素、降钙素及1,25-二羟胆钙化醇。甲状旁腺激素刺激肾小管上皮细胞产生环腺苷酸(cAMP)。它增加钙的重吸收,而抑制磷的重吸收,因此甲状旁腺激素增加时可引起高血钙与低血磷。降钙素的生理作用是降低血钙与血磷的水平,但对血镁水平无影响。降钙素直接抑制骨质溶解,使释放入血的骨盐减少,同时骨骼仍继续从血浆中摄取钙,从而起到降低血钙和血磷水平的作用。降钙素可抑制肾小管对钙、磷的重吸收,因而使尿钙尿磷增加,而使血钙血磷减少。1,25-二羟胆钙化醇可增加肠道对钙的吸收。

钙离子是机体各项生理活动不可缺少的离子。它对于维持细胞膜两侧的生物电位,维持正常的神经传导功能。维持正常的肌肉伸缩与舒张

功能以及神经-肌肉传导功能,还有一些激素的作用机制均通过钙离子表现出来。它的主要生理功能均是基于以上的基本细胞功能,主要有以下几点:①钙离子是凝血因子,参与凝血过程;②参与肌肉(包括骨骼肌、平滑肌)收缩过程,细胞内肌浆网内的钙含量决定了动作电位去极化期间的钙浓度,因而可调节心肌收缩力;③参与神经递质合成与释放、激素合成与分泌;④是骨骼构成的重要物质;⑤钙离子可参与正常心脏的电传导。

体外循环围术期离子钙的浓度收到外源性钙盐、白蛋白和含血预充液的影响。体外循环结束后多给患者补充钙盐。研究发现,体外循环开始后离子钙浓度降低。无血预充时,因血液稀释导致总钙和离子钙降低,如果预充液含白蛋白,离子钙会进一步降低。体外循环期间甲状旁腺激素的分泌受到离子钙浓度降低的影响而增加。研究发现,具有活性的完整甲状旁腺激素在体外循环开始时先降低、在低温期间升高达到峰值,在复温后离子钙升高时甲状旁腺激素开始降低到正常值。轻、中度镁离子浓度改变,不影响维生素D和甲状旁腺激素对钙浓度的调节。体外循环期间,不论是否给予外源性硫酸镁纠正低镁血症,甲状旁腺激素和钙浓度的关系不受影响。维生素D是脂溶性维生素,其浓度在体外循环期间变化较小,因此对体外循环期间钙的变化作用较小。

小儿体外循环方法与成人有所不同,即使采用小型的体外循环管路,其预充容量占体液容量的比重仍然很大,为避免过度血液稀释常需要在预充液中加入红细胞。即使如此甲状旁腺激素、维生素D调节钙的作用与成人基本一致。尽管小儿体外循环中钙的浓度降低程度更高,但是甲状旁腺激素的峰值与成人相近。小儿体外循环结束时,离子钙浓度不能像成人一样基本恢复正常。可能是由于小儿体外循环时间较短,也可能是甲状旁腺激素导致的骨重吸收作用不完全。这些研究具有重要的临床意义。与其他激素不同,甲状旁腺激素分泌较少受低温体外循环的影响。研究中即使离子钙水平严重降低也未观察到明显不良反应。另外,高钙血症可导致ATP分解过快,引起不必要的心肌收缩增强和心肌氧耗增加。复温和开放升主动脉时为了能重新合成高能磷酸化合物,心肌氧耗必须降低,此时加入外源性钙可能会增加心肌氧耗消耗ATP。尽管缺乏研究依据,习惯上在体外循环结束后会补充钙剂以增强心肌收

缩,即使患者血钙浓度不低。但是过量钙剂补充可能导致胰腺炎并解开β受体激动剂的作用。因此,只有当下列3项条件满足时,才应补充钙剂:体外循环即将结束、离子钙降低、需要提供血压和心肌收缩力。

3. 镁离子的代谢及其在体外循环期间的变化　镁在体内的阳离子中仅次于钙、钠、钾而居第四位,占构成人体元素的第11位。细胞内的阳离子中镁的含量仅次于钾离子。应用放射性镁测定,人体内镁总量为21~28g,体重70kg的人平均含有25g镁。正常人血浆镁含量一般为0.80~1.05mmol/L。血浆镁的调节主要由肾脏完成,具体取决于肾小球滤过原尿中镁的浓度和肾小管镁的重吸收率,并与骨骼及软组织游离出的镁的多少有关。血浆镁以三种形式存在:①游离镁,是可超滤性镁,这种离子镁含量最多,约占55%以上,正常值为0.52(0.46~0.57)mmol/L;②络合镁,也是可超滤性镁,系镁与碳酸氢根、磷酸根和枸橼酸根等所形成的复合物,约占15%,正常值为0.14mmol/L;③蛋白结合镁,为不可超滤性镁,约占30%,大部分是与白蛋白结合,小部分与球蛋白结合,正常值为0.2~0.3mmol/L,其量随离子镁浓度、血浆蛋白浓度和pH值而变化。血浆中这三种形式的镁处于动态平衡状态,其中游离镁具有生物活性,而蛋白结合镁则较少生理意义。

镁在心脏生理中有重要作用:①镁对维持正常心肌细胞结构是必需的。动物实验表明,低镁膳食引起鼠的心肌退行变性、坏死及瘢痕形成。缺镁5天,电子显微镜下可见到心肌细胞线粒体肿胀、空泡形成、变形,肌原纤维紊乱、断裂,M带含有许多扩张的肌浆网、脂肪小滴及糖原颗粒,肌膜断裂,最后染色质集聚、核仁消失、空泡变性甚至细胞死亡。②心肌收缩需要线粒体内氧化磷酸化供给能量,而镁是这一过程的重要辅酶。它存在于肌凝蛋白中,直接影响ATP酶的活性,参与ATP水解释放能量;同时,肌浆网释放和回收钙的过程也需要镁参加,才能完成肌原纤维的收缩。③镁在维持心肌细胞膜对各种离子的选择性通透方面起着一定作用,对心肌细胞动作电位舒张期除极化时的钙及钠离子内流具有阻断作用,故可影响心肌动作电位的某些时相。当灌注液缺镁时可使狗的心房、心室肌动作电位延长、窦性心率增快;而用高镁溶液灌注则结果相反,使窦性心率减慢。④镁对心电图改变和心律失常的发生具有重要影响。长期严重缺镁的患者即使心脏正常,也可诱发心律失常。血清镁浓度与致命性心律失常的发生呈负相关,而且急性心肌梗死后的第1天的血清镁下降最明显,恶性心律失常的发生率也最高。

心脏手术患者可因多种原因发生低镁血症,如摄入不足、排出过多(利尿)、糖尿病、氨基糖苷类抗生素、酗酒、胰腺疾病、输入枸橼酸抗凝的血液和使用白蛋白。成人和儿童体外循环期间和之后镁离子浓度降低。体外循环中的血液稀释、白蛋白和其他血液成分结合镁离子后导致总镁含量和可超滤镁含量按比例降低。体外循环中尿镁排泄并不增多。与血钙不同,血镁缺乏内分泌调节机制,体外循环开始后一旦镁浓度降低,如不给予干预措施恢复十分缓慢。体外循环后低镁,常可造成心律失常。体外循环期间心肌细胞与骨骼肌细胞相比,镁缺乏更明显。镁可通过多种机制抑制心律失常,包括直接的心肌细胞膜作用、直接或间接影响钠钾浓度、拮抗钙离子进入细胞、抑制冠脉挛缩、拮抗儿茶酚胺的作用、改善氧的供需比。在心肌细胞动作电位平台期镁可以抑制钙的流动。最后镁还可以抑制缺血相关因子导致的细胞内钙离子聚集。补充镁可以抑制在心脏术后或心肌缺血梗死时降低心律失常。一项研究中,急性心梗患者给予8mmol硫酸镁静脉注射,随后24小时内持续输入65mmol硫酸镁可降低死亡率和左心力衰竭,而不增加低血压发生率。一项纳入930例患者的Meta分析指出,补充镁可以降低49%的室速、室颤和54%的死亡率。

镁是一种重要的辅酶,也可协助钙离子的跨膜流动。硫酸镁可扩张冠脉、调节心肌代谢、降低外周阻力、抑制儿茶酚胺导致的心肌坏死并调节血小板聚集和血栓形成。临床上硫酸镁用于治疗房性和室性心律失常、冠脉痉挛、心肌缺血、心肌梗死、妊娠诱发的高血压和支气管痉挛。在正常患者中适度补充镁(静脉输入1~2g/h)并维持镁浓度>1mmol/L,不会导致低血压。肾衰竭患者容易发生镁的毒性,如腱反射减弱、嗜睡、呼吸衰竭。但是只有极高的细胞外镁浓度才会直接抑制心肌收缩力。镁可增加肌松剂的作用,对术后需要早拔管的患者需要引起注意。总体来说,镁剂作为一种安全、廉价、效果适中的药物,可常规应用以预防及治疗许多房性和室性心律失常。体外循环期间常发生低镁,如果不需要患者术后迅速恢复肌力,可以常规补充中等剂量的镁,而不需要经常检查镁离子浓度。

第三节 合并内分泌疾病患者体外循环期处理

接受心血管手术的患者不少同时合并有内分泌系统的疾患，因而在术前存在一系列相应的病理生理改变，例如冠心病患者往往合并糖尿病，在这类患者术中 CPB 管理，除了遵循不同心脏手术的体外循环特点外，尚需考虑内分泌疾患的病理生理改变。

一、糖尿病

随着社会进入老龄化，以及冠心病外科技术成熟，需要进行 CPB 心脏手术的老年患者逐年增加。老年患者并存糖尿病的发生率较高，同时由于冠心病和糖尿病存在共同的发病基础——胰岛素抵抗（IR），所以冠心病并存糖尿病发生率更高。糖尿病患者外围组织 IR 非常严重，在体外循环手术期间，强烈的应激刺激和抗调节激素活性增加，可致外围组织 IR 更加严重，同时 CPB 平流灌注时胰岛血流灌注不足，使胰岛素分泌下降，这将导致糖尿病患者脂肪分解，糖异生和糖原分解，而此时糖的生成增加，利用却减少，使术中出现高血糖，此时如果患者没有足够的胰岛素替代，再加上应激所致的应激激素过度分泌，将导致严重的高血糖及糖尿病酮症，相关还会出现高渗、蛋白分解增加、体液丢失、脂肪分解和蛋白破坏。对于糖尿病患者围 CPB 期的管理应格外仔细。首先应了解糖尿病的类型以及以前的治疗情况。CPB 手术创伤太，对患者机体内环境平衡的破坏也大，术前应仔细观察患者血糖、水电解质和血压。并把它们调整在正常范围，术前 1 天应床旁监测餐前、睡前和清晨血糖，血糖必须控制在 11.1mmol/L 以内。静脉给药正规胰岛素 3~5 分钟起效，作用可持续 20~30 分钟。术中血糖应控制在 13.9mmol/L 以下，血糖超过 300mg/dl 可导致渗透性利尿，术中可通过静脉给小剂量胰岛素降低血糖水平。如果血糖超过 11.1mmol/（L·h）可导致脑水肿。多数糖尿病患者年龄较大，其微血管病变可使患者发病和死亡的危险增加，持续的高血糖还可增加感染的危险，不利于伤口的愈合，使术后住院时间延长。胰岛素相对不足引起的高血糖可导致酮症酸中毒，蛋白分解，具体可出现高渗性利尿，高渗状态下，可出现血液黏滞性增高、血栓形成、脑水肿、酮症和糖尿病酮症酸中毒。蛋白分解和氨基酸转

运减少致伤口愈合延迟，白细胞功能丧失。在正常情况下，胰岛素促进 1g 糖原合成约需 0.36mmol 的钾，所以给胰岛素的同时应注意补钾，一般认为给胰岛素时应按 1∶4 的比例给葡萄糖，但 CPB 手术中患者胰岛素抵抗十分强烈，胰岛素处理葡萄糖的能力显著下降，因此目前多数学者主张给胰岛素后，据所测血糖和血钾的水平决定补充葡萄糖和氯化钾的量，并且胰岛素、葡萄糖、氯化钾最好分开给药，CPB 中血糖应控制在 8.3~11.1mmol/L 为宜。需进行 CPB 的 I 型糖尿病患者较少，其围术期处理可参照上述原则。对于 CPB 中应激性高血糖的处理，可按上述处理原则把血糖控制在 8.3~11.1mmol/L。

糖尿病是由于胰岛素的相对或绝对缺乏而引起的慢性全身性疾病，是围术期并发症发生率增多的原因之一，有报道合并糖尿病的患者其围术期死亡率可上升 5 倍。手术和体外循环期间，胰岛素经肝脏和肾脏代谢功能减弱，包括肾脏功能不全的患者在内胰岛素的作用可能延长。糖尿病患者出现急性并发症酮症酸中毒时，可给予正规胰岛素治疗，首次剂量为静脉注射 10 单位，随后静脉连续输注，并予生理盐水扩容，适当补钾、磷和镁离子。如 pH<7.1 或出现循环功能不稳定时，应采用碳酸氢钠等纠酸药物。感染或脱水的 II 型糖尿病易出现高渗状态。其特征包括：血糖>600mg/dl，渗透性利尿引起的低血容量，电解质紊乱，血液浓缩以及中枢神经系统（CNS）功能异常（如癫痫发作或昏迷），但没有酮症的特征。治疗包括输注生理盐水和胰岛素。这类患者常对胰岛素较为敏感，应采用小剂量为宜。当血糖低于 300mg/dl 时，应注意观察并酌情停用胰岛素，以免脑水肿的发生，此外还应注意纠正电解质的异常。

糖尿病患者行 CPB 手术特点：对择期手术患者的酮症酸中毒和高渗性昏迷应在术前予以纠正；手术应安排在早晨第一台进行。术前术中监测血糖及尿糖尿酮体。对酮症酸中毒或高渗性昏迷应采用药物进行纠正，但也要注意避免随后的低血糖。术中理想的血糖水平为 120~200mg/dl，CPB 期间应依据当时的血糖水平，酌情补充含糖液或胰岛素，当患者并存肾功能障碍时应适当减

量。长期使用胰岛素的患者在 CPB 后期采用鱼精蛋白中和肝素的残余作用时应非常小心慎重。为防止 CPB 期间低血糖的发生,应反复间断测定血糖的水平,酌情补糖。

二、甲状腺功能亢进

甲状腺功能的亢进起源于甲状腺激素的合成分泌过多,可见于 Grave 病,TSH 产生过量、妊娠等。亚急性甲状腺炎也可使甲状腺激素大量释放入血液循环,外源性甲状腺激素过量亦可导致甲状腺功能亢进。患者表现为紧张,怕热,肌肉无力和震颤。甲状腺功能亢进时机体的代谢率增加,导致心血管系统发生显著变化。其引起心血管系统发生变化的程度与甲状腺功能亢进的严重程度一致。由于耗氧量增加,使心血管系统张力过高,表现为心动过速、心输出量增加,并且发生快速心律失常、心房纤颤、左室肥大和充血性心力衰竭进一步加重。伴突眼的甲状腺功能亢进患者由于眼睑闭合困难,使手术期间患者对眼部的损害更为敏感。

甲状腺危象是由于外科手术或感染等应激因素而致的一种甲状腺功能亢进的恶化。其特征为极度的心动过速、高热和严重的低血压,甲状腺危象在手术应激后易于发生,但通常见于术后 6~18 小时,也可发生在术中,其表现包括腹泻、呕吐、高热引起的低血容量、激惹、谵妄或昏迷,并且可由于极度的高烧而出现意识模糊。术中应立即治疗,应谨慎使用 β-肾上腺阻滞剂,静脉输液,当时有高热时可进行暂时性降温。由于甲状腺功能亢进患者皮质醇相应缺乏,需要补充增加,在顽固性低血压时可考虑使用皮质类固醇,,后应加用抗甲状腺类药物。

甲状腺功能的亢进可经腺体手术切除、放射性碘或特殊的抗甲状腺药物如丙硫氧嘧啶和甲巯咪唑。临床上药物代谢加快,同时药物需要量也增加。

三、甲状腺功能减退

甲状腺激素合成不足可能是先天性的,也可出现于手术切除后或放疗后,最普遍的原因是由于外科或放射性碘治疗甲状腺功能亢进时去除甲状腺组织。临床表现为倦乏、便秘、怕冷、舌大、面部浮肿、可逆性心脏损害、心包积液、腹水、贫血、胃排空延迟以及麻痹性肠梗阻等。此外,患者可能存在肾上腺萎缩、皮质激素生成减少、稀释性低钠血症以及水排泄减少。在心血管方面,由于甲状腺功能减退,蛋白质和黏多糖在心肌内沉积,以及心肌细胞内代谢下降可致心功能降低。甲状腺功能减退引起的心输出量降低,可致心率减慢和搏出量下降,其还能引起血容量降低,压力感受器反射作用不良和心包渗出。心输出量减少、心动过缓、低血容量、压力感受器反射减弱、心电图 QRS 幅度降低等所有这些影响使甲状腺功能减退对麻醉时的低血压都十分敏感。患者对缺氧和高碳酸血症的反应明显减弱,患者对呼吸抑制药也非常敏感。甲状腺功能减退也能降低肝肾对药物的清除作用,这些患者由于低代谢率和经常的低心输出量也倾向于出现较低的体温。严重的甲减时可能出现由创伤、感染和 CNS 抑制剂所诱发的黏液性水肿昏迷,导致呼吸抑制、充血性心力衰竭和神志障碍。

补充外源性甲状腺激素治疗,最常用的药物是血浆半衰期长的左甲状腺素,其中 T_4 需 10 天方可起效,T_3 的起效时间为 6 小时。治疗中最大的危险是患者伴有冠心病(CAD),由于基础代谢率增加,使缺血心肌的能量需求增加,患者的危险状态进行性恶化。甲状腺功能减退患者甲状腺素追加的推荐方案:无 CAD 患者:T_4 50μg/d,每周增加 50μg/d,直到甲状腺功能正常;有 CAD 患者:T_4 25μg/d,每月增加 25μg/d,直到甲状腺功能正常。紧急情况下,应谨慎通过静脉给药。推荐剂量 T_4 300μg/m²,缓慢输入。甲状腺功能减退患者静脉追加甲状腺素必须密切监测心肌缺血和肾功能不全的症状体征。

轻到中度甲减患者,进行择期手术时并不增加手术的危险性。有严重甲状腺功能减退的患者,择期手术应推迟到甲状腺功能正常后进行。要完全纠正心肺功能的影响,需要 2~4 个月的替代治疗。对甲状腺功能减退需行急诊手术的患者,应考虑补充皮质激素,适当扩容,纠正贫血,保持患者呼吸道通畅以及正常的呼吸功能,此类患者的舌体肥大,胃排空延迟,并且对抑制性药物的敏感性增高。有 CAD 而无法耐受替代治疗的患者,可先进行冠状动脉搭桥术。

四、肾上腺皮质功能亢进

多数患者是由于垂体肿瘤或异位类癌或肾脏、胸腺或肺部肿瘤分泌过量的 ACTH 引起的肾上腺增生。患者表现为向心性肥胖、高血压、高钠血症、血容量增多、高血糖、低钾、肌肉无力、骨质疏松、高凝状态、血栓形成以及感染等。高血容量采用利尿剂治疗者应注意适当补钾,术中应监测血糖水平。双侧肾上腺切除的患者,术后应开始激素替代治疗,包括补充糖皮质激素和盐皮质激素。

五、肾上腺皮质功能低下

见于特发性自身免疫性萎缩、手术切除、放疗、肿瘤转移、感染或垂体肿瘤所致的 ACTH 缺乏。原发性肾上腺功能低下(阿狄森氏病)表现为体重下降、厌食、恶心呕吐、腹痛腹泻或便秘,以及色素沉着。盐皮质激素的缺乏可能导致尿钠保存减少,机体对儿茶酚胺的反应性降低以及高钾血症。急性肾上腺功能低下需要手术,在麻醉期间用药尤应小心,从小剂量开始,因为该类患者的心肌极易受到药物引起的抑制。围术期应酌情补充激素,对原发性肾上腺功能低下的患者,应同时补充糖皮质激素和盐皮质激素。择期手术患者的用药方案为:术前静注氢化可的松25mg,术中100mg,然后于术后第一个24小时每8小时给50mg,第二个24小时每8小时静注25mg。

CPB 可导致内分泌、体液、代谢功能发生广泛的改变,这些变化可能受 CPB 时条件如手术时间、CPB 方式、预充液的组成、低温的程度及心脏减压情况的影响。CPB 内分泌代谢变化的原因目前尚未完全明了,随着研究的进一步深入,对CPB 期生理和病理生理认识将更加清晰。围术期可针对机体内分泌代谢变化,结合机体免疫系统和神经系统的变化进行合适的干预,把内环境紊乱程度减到最低。外科的微创技术加上围术期内环境紊乱的微创化管理,把患者的创伤降到最低。

(楼　松)

参 考 文 献

1. Thiessen S, Vanhorebeek I, Van den Berghe G. Glycemic control and outcome related to cardiopulmonary bypass. Best Pract Res Clin Anaesthesiol,2015,29(2):177-187.

2. Kawahito S, Kitahata H, Kitagawa T, et al. Intensive insulin therapy during cardiovascular surgery. J Med Invest,2010, 57(3-4):191-204.

3. Porhomayon J, Kolesnikov S, Nader ND. The impact of stress hormones on post-traumatic stress disorders symptoms and memory in cardiac surgery patients. J CardiovascThorac Res,2014,6(2):79-84.

4. Gahan J, Shirodkar SP, Gorin MA, et al. Surgical resection of a virilizing adrenal mass with extensive tumor thrombus. Can J Urol,2011,(3):5735-5738.

5. Vohra HA, Bapu D, Bahrami T, et al. Does perioperative administration of thyroid hormones improve outcome following coronary artery bypassgrafting? J Card Surg,2008,23(1): 92-96.

6. Nussinovitch U, de Carvalho JF, Pereira RM, et al. Glucocorticoids and the cardiovascular system:state of the art. Curr Pharm Des,2010,16(32):3574-3585.

7. Metterlein T, Zink W, Kranke E, et al. Cardiopulmonary bypass in malignant hyperthermia susceptible patients:a systematic review of published cases. J ThoracCardiovascSurg, 2011,141(6):1488-1495.

8. Crow SS, Oliver WC Jr, Kiefer JA, et al. Dexamethasone levels predict cortisol response after infant cardiopulmonary bypass. J ThoracCardiovascSurg,2014,147(1):475-481.

9. Wald EL, Preze E, Eickhoff JC, et al. The effect of cardiopulmonary bypass on the hypothalamic-pituitary-adrenal axis in children. Pediatr Crit Care Med,2011,12(2):190-196.

10. Srinivasan V. Thyroid hormone supplementation following pediatric cardiac surgery:all "routes" lead to rome! Pediatr Crit Care Med,2013,14(7):725-726.

11. Morel J, Salard M, Castelain C, et al. Haemodynamic consequences of etomidate administration in elective cardiac surgery:a randomized double-blinded study. Br J Anaesth, 2011,107(4):503-509.

第二十章

体外循环免疫与炎症反应

体外循环（cardiopulmonary bypass, CPB）自1953年由 Gibbon 首次成功应用于临床以来，经过五十多年的发展，其设备和技术日臻成熟。现已成为一种常规医疗技术，并得到了广泛的应用。但目前为止，CPB 技术还远没有达到完美的程度。在 CPB 期间，血液直接与管道、氧合器、回流室等异物表面接触，同时 CPB 本身的非生理性灌注、手术创伤、器官缺血再灌注、体温变化等均可触发整个机体的炎症反应，造成机体免疫系统严重紊乱，其严重程度与 CPB 术后并发症的发生率、死亡率密切相关。因此，CPB 对机体免疫系统的影响越来越引起人们的重视，人们针对其引起的不良反应采取相应对策，以最大限度地减轻机体的损伤。本章就 CPB 对免疫系统的影响及其诱导的炎症反应、目前临床上应用的防治措施作一阐述。

第一节　体外循环对免疫系统的影响

体外循环（CPB）下行心内直视手术的患者造成死亡和并发症发生的重要原因，是感染和全身炎性反应引起的器官损伤。这两种原因均与体外循环对机体免疫系统的干扰密切相关。

激活免疫系统如一把双刃剑。因此，CPB 对机体免疫系统的影响极为深远。如 CPB 患者炎性细胞因子、化学趋化因子浓度显著升高，而多种细胞（特别是中性粒细胞）被激活，血液内中性粒细胞数量显著升高，而血小板数量下降。由于 CPB 中免疫系统激活并非针对细菌，因此可能导致组织、器官的严重损伤。另外，严重而持久的免疫系统激活可能干扰机体对细菌、病毒等微生物的反应，增加术后感染发生率。鉴于免疫细胞是免疫系统发挥其作用的主要效应器，我们总结这些细胞发挥免疫功能的机制及 CPB 对其影响。

大量研究证明，CPB 可造成免疫功能失调，引起免疫功能抑制，表现在免疫系统的诸多方面（图20-1-1）。

一、体外循环对免疫功能的影响

（一）对非特异性免疫的影响

1. 补体系统　CPB 可引起补体的激活。旁路

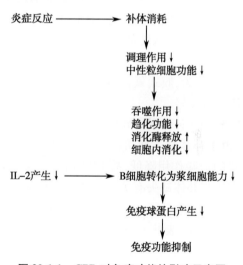

图 20-1-1　CPB 对免疫功能的影响示意图

途径被认为是 CPB 中补体激活的主要机制，由血液-异物直接接触所激活：补体蛋白 C_3 与异物表面结合释放出 C_{3a} 和 C_{3b}，C_{3b} 结合未激活的因子 B，在血清中因子 D 作用下，产生旁路途径 C_3 转化酶（C3bBbp），C_3 转化酶分解 C_3 生成 C_{3a}、C_{3b}，C_{3b} 留在异物表面与 C3bBbp 结合形成旁路途径的 C_5 转化酶（C3bBb3b），分解 C_5 产生活性成分 C_{5a}，最终形成 C_{5b}-C_9（图 20-1-2）。此外，CPB 中内毒素也是引起补体旁路激活的主要因素之一。

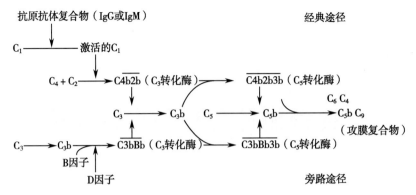

图 20-1-2　补体两种激活途径全过程示意图

CPB 过程中,补体既可通过旁路途径又可通过经典途径被激活。破坏的血细胞及其代谢产物、因子XIIa、纤溶酶、激肽释放酶、肝素-鱼精蛋白复合物、激活的白细胞产生的自由基等,使补体经经典途径激活(图 20-1-2)。白细胞产生的氧自由基,使补体产生和白细胞的激活形成恶性循环。

对 CPB 中补体激活水平的研究发现,C_{3a} 在 CPB 开始后 10 分钟内即见升高,在 CPB 结束或鱼精蛋白中和后达高峰,血中 C_{3a} 浓度高低与转流时间密切相关,并在术后 1~2 天恢复至术前水平。C_{5a} 在形成几分钟后即与单核细胞、中性粒细胞受体等结合,故检出浓度低,也有报道 C_{5a} 在 CPB 过程中变化不大。不同的氧合器对补体的激活程度不同,一般认为,膜式氧合器较鼓泡式氧合器对补体的激活程度轻。

CPB 期间补体激活导致血清中补体水平明显下降,由于补体缺失使机体对细菌的调理作用及对异物的清除作用降低,故 CPB 后血清杀菌活性降低直接与补体缺失有关。广泛的补体激活直接影响中性粒细胞功能,C_{3a} 灭活与中性粒细胞 C_{3b} 受体的表达有关,表达 C_{3b} 受体的中性粒细胞聚集,吞噬作用丧失,同时中性粒细胞脱颗粒,血清蛋白分解活性增高。

2. 单核-吞噬细胞　系统由单核细胞和巨噬细胞组成,是非特异性免疫的重要组成部分。单核细胞存在于血液中,随血液循环迁移至组织中定位,并分化成熟为巨噬细胞。巨噬细胞能吞噬、清除体内凋亡的细胞及异物,如循环血流中的细菌、内毒素、凝血酶、变性蛋白、乳糜颗粒、血红蛋白、血小板、纤维蛋白及其降解产物、促凝血酶原激酶、纤溶酶原激活物等,并在抗原或多种非特异性因子的刺激下可分泌多种物质,如 IL-1、补体、前列腺素等,激活淋巴细胞启动免疫应答,参与免疫调节。

随着体外循环时间的延长,炎性细胞因子和趋化因子的浓度持续增加,血管内中性粒细胞和单核细胞逐渐黏附并向组织内浸润。由于组织内炎性细胞因子和趋化因子浓度显著高于血液,因此巨噬细胞激活后产生的这些因子可能是趋化血液中炎性细胞的动力,推测其机制如图 20-1-3 所示。

CPB 后,单核-吞噬细胞系统免疫功能降低。研究发现,CPB 术后外周血单核细胞数目是对照值的 2 倍,PGE_2 的产生是对照值的 8 倍。同时,外周血淋巴细胞膜 IL-1R 表达和诱生 IL-1 能力明显受抑制,而 IL-1 可诱导 T 淋巴细胞、B 淋巴细胞的增生,IL-2 和 Tac 抗原(CD25)的表达以及 CTL 的生成,协同 IL-2、IL-4、IL-6 等因子增强 NK 细胞功能,这也是术后免疫功能抑制的原因之一。其原因主要是,CPB 过程中血液成分与异物表面接触、泵管挤压等,引起细胞破坏和蛋白聚集变性,产生大量小分子颗粒,吞噬细胞被长期激活,产生大量 PGE_2,加之肺灌流停止,使 PGE_2 不能灭活,而 PGE_2 具有广泛的免疫抑制作用。提示单核细胞在 CPB 术所致免疫缺陷中发挥重要作用。单核-吞噬细胞的代谢和吞噬能力一般在术后 3 天内恢复正常。

3. 中性粒细胞

(1)体外循环引起的中性粒细胞变化及炎性细胞因子变化:CPB 对中性粒细胞的数量和功能均产生一定的影响。CPB 开始,中性粒细胞计数立即减少,随之增高(图 20-1-4)。减少的原因是由于血液稀释及 CPB 引起中性粒细胞激活,使其聚集而滞留于滤网和肺部而被消耗。原来大量存在于边缘池内的中性粒细胞,可在此应激条件下进入循环池。同时由于补体激活,趋化因子增加

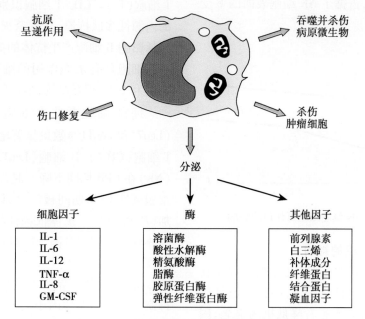

图 20-1-3　白细胞活化与急性肺损伤机制图

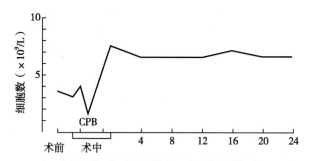

图 20-1-4　CPB 对中性粒细胞计数的影响
体外循环后患者白细胞数量显著升高,其中 90% 是由于中性粒细胞升高引起

等,使骨髓中中性粒细胞大量释放,所以外周血中中性粒细胞随之增多,但增加的中性粒细胞多为未成熟细胞。CPB 时间越长,降低越明显,一般术后 7 天恢复正常。这是由于 CPB 期间,C5a 增多,中性粒细胞 C5a 受体内在化,对 C5a 信号反应消失,趋化能力降低。

CPB 后中性粒细胞的吞噬能力和杀菌能力也明显下降,约 3 周后恢复正常。这也是 CPB 术后患者容易感染的重要原因之一。

（2）中性粒细胞-血小板-血管内皮细胞的黏附:造成肺毛细血管的物理性阻塞,导致弥散性肺泡灌注不良,解剖分流增加。体外循环中,由于中性粒细胞（polymorphonuclear neutrophil,PMN）凋亡时间延长造成的损害也不容忽视:促进细胞凋亡的半胱氨酸蛋白酶活化被抑制,TNF-R1 表达下调,及各种细胞因子如 IL-1β、IFN-γ、IL-8、LPS 刺

激等,引起 PMN 凋亡延迟,使 PMN 持久存在于肺间质和肺泡腔,分泌过量蛋白酶并释放氧自由基,导致肺基质与肺泡上皮损伤加重。

（3）中性粒细胞的吞噬功能与杀菌能力的变化:早期的研究发现,体外循环对中性粒细胞吞噬和杀菌能力没有太大影响。然而近期研究发现,体外循环后中性粒细胞抗炎物质下降。由于这些研究多在体外进行,而中性粒细胞功能受炎性反应、抑炎反应和血小板等多种细胞和因子的调节,不能够完全反映体内情况,因此,体外循环能导致中性粒细胞功能失调,包括黏附能力的提高和吞噬功能的下降。早期研究发现,体外循环对中性粒细胞吞噬和杀菌能力无太大影响。然而近期研究发现,体外循环后中性粒细胞抗炎物质下降。已有研究表明,体外循环的低温条件可降低细胞免疫功能,降低 PMN 的吞噬功能。而体内激活释放的 TNF-α 和 IL-8 等则可激活 PMN,增强其吞噬和杀菌能力。然而这些研究多在体外进行,而中性粒细胞功能受炎性反应、抑炎反应、血小板等多种细胞和因子调节,因此不能够完全反映体内情况。

4. NK 细胞　NK 细胞不仅具有细胞毒作用,而且还是一类重要的免疫调节细胞,它对 T 淋巴细胞、B 淋巴细胞、骨髓干细胞等均有免疫调节作用,并通过释放淋巴因子对机体免疫功能进行调节。研究发现,CPB 术后 NK 细胞活性和数量均降低,这与心脏直视手术对 NK 细胞的损伤及 CPB

术后免疫复合物增加,占据了 NK 细胞表面的 F 受体有关(图 20-1-5)。

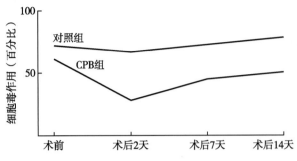

图 20-1-5　CPB 对 NK 细胞细胞毒作用的影响

(二) 对特异性免疫的影响

与中性粒细胞不同的是,淋巴细胞的数量在体外循环后显著下降(图 20-1-6),各种淋巴细胞组成也发生巨大变化,老年患者降低更为显著,因此他们感染并发症的风险更高。

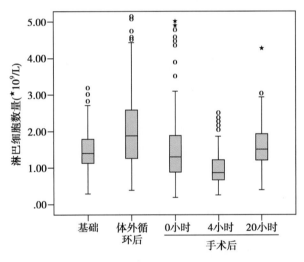

图 20-1-6　体外循环后淋巴细胞数量的变化
淋巴细胞数量在手术后 4 小时显著下降,但在术后 20 小时恢复正常

1. T 淋巴细胞　T 淋巴细胞来源于骨髓多功能干细胞,在胸腺内经主要组织相容性复合物(MHC)阴性和阳性选择后发育为成熟的,具有功能的单阳性淋巴细胞,进入循环。T 淋巴细胞不仅是细胞免疫的效应细胞,而且还是重要的免疫调节细胞,其细胞亚群 CD_4^+ 和 CD_8^+ 对机体的细胞免疫和体液免疫均发挥重要作用。

CD_4^+ T 细胞主要识别 MHC Ⅱ 类分子结合的外源性多肽抗原,具有辅助或诱导免疫应答的功能,包括影响辅助性 T 细胞和抑制性 T 细胞成熟的诱导性 T 细胞(T_i)及影响 B 细胞产生抗体的辅助性

T 细胞(T_h)。CD_8^+ T 细胞识别 MHC Ⅰ 类分子结合的内源性多肽抗原,具有杀灭靶细胞和免疫功能,包括影响 B 细胞产生抗体的抑制性 T 细胞(T_s)及对靶细胞具有杀伤作用的细胞毒 T 细胞(CTL)。CD_4^+ 和 CD_8^+ 相互制约,维持免疫系统平衡。

抑制/细胞毒性 T 细胞(CD_8^+)和 NK 细胞(Leu7$^+$ 和 Leu11$^+$)数量显著增加。但辅助性/诱导 T 细胞(CD_4^+)、B 细胞(Leu12$^+$)和自然杀伤细胞(NK)在 CPB 期间下降。混合淋巴细胞反应和 NK 细胞毒性 CPB 期间被激活,因此 NK 细胞活性增加($P<0.012$)。抗体依赖性细胞介导的细胞毒性在体外循环期间升高。所有这些变化,手术后第 7 天恢复到术前水平。

此外,CPB 可导致 Th 细胞的分化与增殖受到抑制且分泌的炎性因子均发生显著改变。CPB 手术过程导致 Th1 细胞特异的致炎介质 IFN-γ 升高以及 Th2 细胞特异的抗炎介质 IL-4 及 IL-10 明显升高,术后又逐渐恢复至术前水平。说明 CPB 能导致 T 细胞的分化方向向 Th2 偏移,致使分泌致炎因子、诱导细胞免疫的 Th1 细胞减少;分泌抗炎因子、诱导体液免疫的 Th2 细胞增加,从而调节机体免疫功能及致炎、抗炎反应水平。这可能是 CPB 致机体非感染性炎性反应及各种并发症发生的机制。研究者也认为 Th1/Th2 平衡状态变化是 CPB 患者围术期免疫功能失调、致炎/抗炎反应系统失衡的重要机制。

大量实验证明,CPB 术后 2 周内,T 淋巴细胞数及所占百分率均有所下降,下降的程度及恢复速度随手术及体外转流时间长短相应变化,同时伴有 T 淋巴细胞亚群比例失调,即 T_h/T_i 细胞(CD_4^+)减少而 T_s/T_c 细胞(CD_8^+)保持不变或升高,导致 T_h/T_s 比值显著下降或倒置。这是术后合并感染的重要原因之一。T 细胞数的下降主要与 CD_4^+ 细胞数减少有关,平均最低点在术后第 1 天,其减少的原因可能是:①CD_4^+ 细胞较其他淋巴胞对转流的机械性损伤更敏感,更易造成损伤;②CD_4^+ 细胞重新分布于全身淋巴器官、隔绝在末梢循环或组织中造成循环中 CD_4^+ 细胞数减少。T 淋巴细胞功能亦有减退,表现为 T 细胞对植物血凝素(phytohaemagglutinin,PHA)或刀豆球蛋白(concanavalin,ConA)的刺激反应性降低,产生 IL-2 的能力明显下降。研究发现,CPB 术后外周血中 IL-2 产生明显减少,且减少的程度与 CPB 时间有

关,同时还发现血中可溶性 IL-2 受体(sIL-2R)明显增加。有学者认为,IL-2 的分泌受单核细胞释放的多种因子调节,PGE$_2$是其中一种,PGE$_2$可通过提高细胞内 cAMP 水平激活 Ts 细胞而抑制 Th 细胞产生 IL-2 的功能。CPB 导致 sIL-2R 提高,sIL-2R 能与 IL-2 结合使 IL-2 失活,从而起到抑制免疫作用。CPB 后 T 淋巴细胞形态学改变主要表现为细胞表面微绒毛数目和皱褶明显减少。

2. B 淋巴细胞　B 淋巴细胞介导体液免疫,CPB 对 B 淋巴细胞也产生一定的影响。对于 CPB 后 B 淋巴细胞的数目变化意见不一。一般认为,CPB 术后外周血 B 淋巴细胞数目及百分比变化不大。但有实验发现,CPB 术后 B 细胞数目减少;也有研究认为,CPB 后 B 细胞百分比升高而总数变化不大。体外实验发现,CPB 术后促细胞分裂剂刺激 B 细胞分泌 IgG、IgM、IgA 明显被抑制(图 20-1-7)。如前所述,CPB 使 T 细胞产生 IL-2 能力下降,IL-2 的水平下降使 B 细胞转化为浆细胞的数量减少,分泌 IgG、IgM、IgA 减少。同时,由于血液的稀释,转流中血液直接与气体、异物表面接触,导致蛋白凝聚变性及网状内皮系统清除功能增强,因此心内直视术中和术后患者血清 IgG、IgM、IgA 含量均减少,其中以 IgG、IgM 减少最明显,血清杀菌活性降低,约 2 周后才恢复至正常水平。表明 CPB 术后机体特异性体液免疫能力下降。

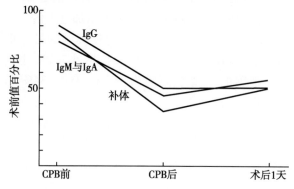

图 20-1-7　CPB 围手术期血浆补体和 Ig 的浓度变化

（三）体外循环与血小板

CPB 能引起血小板数量的剧烈变化。CPB 过程中,血小板显著下降,至 CPB 结束,血小板下降至术前的 1/2 ~ 1/3,甚至更低。术后血小板恢复极为缓慢,一直至术后数天才能恢复至术前水平。

血小板在 CPB 中极易被激活。电子扫描电镜观察显示,CPB 开始仅数分钟就可引起 40% ~ 50% 的血小板活化,但此时血小板的释放反应并不剧烈。随着 CPB 时间延长,血小板形状随后恢复正常。CPB 后期血小板 α 颗粒内物质的释放显著增加,如血浆 PF4 升高上百倍(由 6.4ng/ml 升高至 CPB 2.5 小时后 614ng/ml),血浆 β-血栓球蛋白(β-TG)也由术前的 22.6ng/ml 升高至 756ng/ml。分析血小板透射电子显微镜图像提示,α 颗粒内物质的释放并非血小板裂解导致,而是由于血小板的二次聚集引起。CPB 后血小板尽管形状基本正常,但其对于 ADP、胶原蛋白的反应却显著下降。

由于血小板同时具有抗炎和抑炎物质,因此其在 CPB 介导的炎性反应中的作用极为复杂。一般认为,血小板在 CPB 中被激活后,通过细胞内物质的释放而加强炎症反应。然而,来自加拿大的研究发现,婴儿患者预充重组全血(血浆+血小板+新鲜红细胞)后,CPB 后患者体内炎性细胞因子的浓度低于对照组,提示血小板可能通过直接或间接方式发挥着抗炎作用。

（四）红细胞免疫

随着免疫学研究的发展,人们发现红细胞不仅具有内呼吸功能,而且还具有免疫功能。红细胞免疫功能是完整机体免疫系统的一个子系统,具有识别、黏附、杀伤抗原,清除免疫复合物,参与机体免疫调控的作用。

红细胞具有免疫黏附功能,可清除循环中免疫复合物(immunocomplex,IC)。红细胞表面有 C$_{3b}$ 受体(CR$_1$),与 IC 中补体 C$_{3b}$ 结合达到清除循环中 IC 和抑制补体过度活化的目的。有研究表明,单个红细胞膜上 CR$_1$ 的数量仅为白细胞的 1/60 左右,循环中红细胞与白细胞数量之比为 500 ~ 1000∶1,红细胞 CR$_1$ 总数与白细胞 CR$_1$ 总数之比为 21∶1,这说明循环中 95% 的 CR$_1$ 位于红细胞上。并且红细胞表面约有 50% 的 CR$_1$ 成簇状分布,而白细胞只有不到 15%,说明红细胞黏附 IC 的能力强于白细胞不仅仅由于红细胞 CR$_1$ 的总数占优势,而且还由于其 CR$_1$ 成簇状分布的数量也占优势,使红细胞完全可以黏附循环中绝大部分 IC。当红细胞 CR$_1$ 减少时,循环血中的 IC 因缺乏 C$_{3b}$ 受体与其 C$_{3b}$ 结合而不能被带到肝、脾等有效清除,使 IC 沉积在组织的敏感部位而致病。

红细胞还具有调理补体的作用。补体随抗原抗体反应和各种刺激不断激活,并参与机体的免疫防御和维持机体的自稳状态,若补体过度活化,其活化片段作为介质参与机体的免疫病理过程,导致机体的免疫损伤。红细胞 CR_1 与 C_{3b} 结合后能加速 C_3 转化酶的衰变，CR_1 还能作为 I 因子的辅助因子将 C_{3b} 裂解成 IC_{3b}，并加速裂变 IC_{3b} 裂解成 C_{3bg}，C_{3bg} 与 IC 结合后不再激活补体，从而缓解补体的致炎作用。

红细胞膜上有超氧化酶，它是一种溶酶体酶，可直接杀伤病原菌。同时红细胞内富含超氧化物歧化酶和过氧化氢酶，能清除吞噬细胞在吞噬过程中产生的大量氧自由基，从而达到保护吞噬细胞膜、增强其吞噬功能的作用。

CPB 的气血界面、人工材料异物表面、心内吸引、泵管挤压等，均可破坏红细胞，造成灌注后贫血及红细胞膜结构的变化，导致红细胞免疫功能降低，从而使机体免疫反应低下。研究发现，在围 CPB 期患者中，术中及术后各时点的红细胞 CR_1 值与术前比均显著性降低；并且 CPB 后红细胞内超氧化物歧化酶减少，机体对氧自由基的清除出现障碍，红细胞对吞噬作用的促进受到抑制，使吞噬细胞的吞噬作用降低。红细胞免疫功能降低，对入侵病原的清除及杀伤减弱，同时对抗原的处理及提供给 T 细胞的能力减弱，部分参与了 T 细胞的抑制。因此，红细胞免疫降低也是 CPB 术后易发感染的因素之一。

二、体外循环术后免疫功能抑制的机制

体外循环后随着器官损伤发生率的增加，患者感染的风险增加，因感染导致的死亡率增加，提示 CPB 在诱导炎性反应激活的同时，导致了免疫功能的轻度抑制。

（一）神经-内分泌-免疫网络调控失调

免疫系统内部有着极其严密和精细的调节，但同时还要受到神经-内分泌系统的调控。免疫细胞上存在多种神经递质和内分泌激素受体，可直接与神经递质和内分泌激素结合，接受刺激。手术创伤、CPB 导致的应激性神经-内分泌功能紊乱引起机体内糖皮质激素、儿茶酚胺、内啡肽等大量分泌，它们对淋巴细胞增生、分化及功能发挥具有明显的抑制作用。其中，糖皮质激素通过"下丘脑-垂体-肾上腺"轴对几乎所有免疫细胞都有抑制作用，从而在 CPB 术后免疫抑制中发挥重要效应。

（二）心肺转流的影响

心内直视手术中，血液长时间的接触 CPB 装置，如管道、氧合器、过滤器等，这对血液中免疫活性成分均有机械性破坏作用。如由于蛋白变性导致补体及免疫球蛋白大量失活；淋巴细胞，特别是 Th 细胞对机械性损伤更敏感；由于皮质激素的作用以及非生理性血流和低温，外周血淋巴细胞，尤其是 Th 细胞通过循环淋巴回流机制再分布至其他免疫器官，如肝、脾等。CPB 术中，由于泵管的挤压以及心内负压吸引，可破坏红细胞有形成分及膜上 C_{3b} 受体。红细胞的破坏除了机械因素外还与氧自由基生成有关。CPB 开始后，血液与非生物材料表面接触，激活补体系统，使白细胞激活释放氧自由基等代谢产物，而内源性氧自由基清除酶系在 CPB 时受阻，影响了氧自由基的清除，血中氧自由基大量增加，氧自由基攻击细胞膜上的不饱和脂肪酸，使细胞膜通透性增加，大量 Ca^{2+} 内流激活磷脂酶，分解磷脂而形成花生四烯酸，花生四烯酸再被分解为白三烯，使白细胞大量激活释放氧自由基。上述过程互为因果，恶性循环，氧自由基大量生成，红细胞膜大量破坏，红细胞免疫功能受抑制。

导致免疫功能抑制的原因至少有以下两点：

1. 除炎性细胞因子显著升高外，体外循环后抑炎细胞因子也显著升高。Cornell 等的研究发现，免疫功能障碍患者血浆内 IL-10 浓度显著高于对照组，而 TNF-a 却低于对照组；Sablotzki 等发现，血浆免疫抑制细胞因子 IL-10 和 TGF-β 的浓度在体外循环后和手术结束时显著增加，特别是 IL-10 的浓度增加数十倍；TGF-β 的浓度增加近 1 倍。

IL-19 可能是 CPB 后患者免疫抑制的另一重要原因。CPB 前、CPB 后 24 小时、48 小时、96 小时 CD_{40}^+ 细胞的增殖率分别为 162%、48%、34% 和 39%，INF-γ 的产生分别是 1.22ng/ml、0.56ng/ml、0.33ng/ml 和 0.35ng/ml。但血清 IL-19 水平升高，与 T 细胞的增殖和 INF-γ 的产生呈显著负相关。IL-19 能抑制 T 细胞增殖，INF-γ 的产生，增加 Foxp3 mRNA 表达，并诱导 CD_4^+ T 细胞的调节活性。

2. 免疫细胞对细菌的免疫能力下降，一方面细菌内毒素和细胞壁蛋白刺激，免疫细胞后，其生成细胞因子的能力下降；另一方面，免疫细胞表面与细菌结合的受体下降。

（三）手术创伤的影响

研究表明，手术创伤可造成机体免疫功能抑制或缺陷，并以非特异性细胞免疫抑制为主。创伤后吞噬细胞的趋化功能、吞噬能力、杀菌活性等

均下降,其功能抑制的程度与创伤程度明显相关。创伤后机体特异性免疫功能的损害,主要表现为细胞免疫功能的损害,以 T 细胞功能改变为主,外周血中的 T 细胞增殖受到明显抑制,创伤后恢复期仍可表现为 T 细胞的功能低下。创伤早期测定 T 细胞数量减少,以 CD_4^+T 细胞减少为主。B 淋巴细胞的损害主要表现在进入成熟期,即浆细胞功能的损害,IgA、IgG 和 IgM 创伤早期分泌明显减少,而 B 细胞数量变化不大。手术创伤也能明显抑制红细胞免疫,且抑制程度与手术创伤程度有一定关系。此外,手术创伤对补体、免疫球蛋白等也有不同程度的影响。

(四)输血的影响

输血可诱发机体免疫功能抑制,机制较为复杂,现认为其机制可能有:

1. 克隆无能 输血可导致 MHC Ⅱ 类抗原的大量表达,不仅 APC 和 B 细胞上,而且内皮细胞、肾小球系膜细胞和肾小管上皮细胞上也有表达,使这些细胞可以充当非专一性 APC 递呈抗原,结果不但不能激活 T 淋巴细胞,反而使 T 淋巴细胞无能,从而诱发免疫功能抑制。

2. 单核-巨噬细胞免疫功能降低 输血后单核细胞产生 PGE_2 增加,PGE_2 能提供强的免疫抑制信号,下调巨噬细胞 Ⅱ 类抗原的表达和递呈功能,并抑制 IL-2 的生成,IL-2 减少导致 B 细胞激活及抗体的产生减少,以及 NK 细胞功能不全,从而产生免疫抑制。

3. T 淋巴细胞及亚群的改变 输血后机体的 T 淋巴细胞及亚群受到抑制,表现为 Ts 活性增强,Th/Ts 比值下降,淋巴细胞应答减弱。

4. 细胞因子的作用 研究证实,sIL-2R 在输血后升高,其能中和 IL-2,减少机体的自分泌效应,抑制 T 淋巴细胞克隆扩增。同时其还影响 B 细胞的功能和血清 Ig 水平,降低 NK 细胞活性。

5. 血浆成分的影响 库血血浆中的纤维蛋白裂解产物可使受血者中性粒细胞脱颗粒,人血浆纤维结合蛋白具有很强的免疫抑制作用。此外,血浆中 α_2 巨球蛋白也可能参与免疫抑制效应。

(五)麻醉的影响

麻醉对机体免疫功能具有一定的抑制作用。如某些麻醉药物可抑制中性粒细胞的趋化作用和吞噬作用;全麻明显抑制红细胞免疫等。但麻醉对免疫功能的影响与手术创伤相比则居于次要地位。在 CPB 期间,麻醉对免疫功能的影响主要在于麻醉期间强烈的刺激,如气管插管、劈胸骨等可引起强烈的应激反应导致血流动力学改变,儿茶酚胺、肾上腺皮质激素等大量增加,从而导致较强烈的免疫抑制作用。因此,麻醉期间选择合适的麻醉药,掌握麻醉深度,降低应激反应,可以保护机体免疫功能,减少术后感染。

(六)其他

低温可抑制中性粒细胞的氧化杀伤能力;此外,应用氨基甙类药物预防感染也可抑制细胞免疫系统的功能等。

三、免疫功能低下的防治

(一)营养疗法

营养和免疫有密切关系,免疫系统发挥正常功能必须以蛋白质和能量作为基础。CPB 术后患者代谢率高,负氮平衡严重,因此提高蛋白质和热量摄入是一个重要方面,在给予高蛋白、高热量饮食的同时还应注意维生素及微量元素的补充。

(二)药物疗法

免疫增强剂、环氧化酶抑制剂、自由基清除剂等均有改善免疫功能之作用。

(三)设备的改进

如使用膜式氧合器、涂抹技术等,尽量减轻 CPB 后免疫功能抑制程度。

(四)其他

如自体血液回输,尽量不用或少用库血;选择合适麻醉药物,适当控制麻醉深度等。

总的来说,CPB 术可导致暂时性免疫抑制,抑制程度及持续时间与手术创伤严重程度及 CPB 时间等有关,一般持续约 2~3 周,是导致患者术后感染的主要原因之一。可通过相应措施改善患者免疫功能,促进 CPB 术后患者机体恢复。

CPB 对机体免疫系统产生了广泛而深远的影响,但至今仍未完全了解。正是由于人类对这些知识的了解空白,导致了盲目的用药处理。例如,糖皮质激素不仅抑制了免疫系统参与炎症反应,同时干扰了机体免疫系统参与的免疫反应,可能也会对机体启动正常的抑炎反应也产生了巨大的干扰。这可以解释众多抗炎药物难以改善患者预后的原因。因此,目前急需更加深入了解 CPB 对机体免疫系统的影响,以更好地利用其有利一面,而抑制对患者的不利影响,从而改善患者的预后。

第二节　体外循环炎症反应

炎症反应是人体识别和消除进入机体内异物的一种免疫防御反应。CPB期间，由于各种原因，不可避免地引起不同程度的全身性炎症反应，造成毛细血管通透性增高，血管张力改变，体液平衡及机体主要器官功能紊乱，严重时甚至造成多器官功能障碍。因而，有学者引进了全身炎症反应综合征（systemic inflammatory response syndrome，SIRS）这一概念。认识CPB炎症反应，有利于了解术后并发症的发生，并采取适当的措施防治这些并发症，改善患者预后。

一、体外循环炎症反应的始动因素

CPB期间许多因素可导致炎症反应的发生和发展，其中最重要的有三方面，即血液与CPB装置的异物表面接触、缺血/再灌注损伤和内毒素的作用。

（一）血液与CPB装置的异物表面接触

血液与人工材料的接触是CPB引起炎症反应的最主要的原因。CPB期间，血液与管道、回流室等人工材料表面直接接触，血浆蛋白被无选择地吸附在人工材料表面，同时体液成分和细胞成分，包括补体系统、凝血系统、激肽释放酶系统、纤溶系统、血小板、白细胞、血管内皮细胞等均被激活（图20-2-1）。血液激活时，其各种组成成分相互作用，不仅激活其他成分，也反馈地激活本身，并分泌大量炎症介质，引发全身炎症反应。此过程极为复杂，临床上难以分辨出各种成分激活的先后顺序。

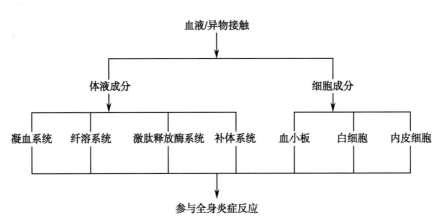

图20-2-1　CPB中血液与异物接触后血液成分的激活

（二）器官缺血/再灌注损伤

在CPB期间，心肺循环被CPB替代。在主动脉阻断期间，心脏血流被阻断，尽管术中可以采用间隙性灌注停搏液，但心肌仍存在缺血缺氧现象。主动脉阻断后，肺脏只接受来自支气管动脉的血流，肺缺血导致内皮细胞释放出大量炎症介质。当主动脉钳开放后，心脏和肺脏由于再灌注损伤，致使大量白细胞被扣押在肺脏和心肌的微血管床内，这些白细胞与肺内诱发的炎症物质相互影响，释放出氧自由基等毒性产物，不但导致缺血脏器的损伤，并加剧全身炎症反应。

（三）内毒素血症

内毒素是由革兰氏阴性微生物释放的一种脂多糖，在环境中普遍存在。在CPB期间，胃肠道黏膜因血管收缩引起的缺血缺氧而受损；同时，单核-吞噬细胞系统的功能抑制，清除内毒素的能力减弱，内毒素极易从肠腔进入血液循环而形成内毒素血症。内毒素是产生细胞因子级联反应、激活补体和中性粒细胞炎症反应的强有力的启动因素。在体循环中出现往往与乳酸血症、全身血管阻力低下及心室功能抑制相伴。

二、体外循环中血液的激活与炎症介质的产生

CPB时，在上述因素的作用下，血液激活，体内产生和释放炎症介质引发全身炎症反应。炎症介质是一组参与炎症反应并具有致炎作用的物质，已知的炎症介质有多种，可分为体液炎症介质和细胞炎症介质。体液炎症介质主要包括接触激

活产物,如因子ⅩⅡa、凝血酶、激肽释放酶、纤维蛋白降解产物、补体等和细胞因子如肿瘤坏死因子、白介素、白三烯等。细胞炎症介质主要是指中性粒细胞、内皮细胞和血小板等。

(一) 体液成分的激活与炎症介质的产生

1. 凝血系统/激肽释放酶系统的激活 CPB 期间,常规应用肝素抗凝。肝素并不能防止凝血酶的形成,其抗凝的主要机制在于能结合血浆中的一些抗凝蛋白,如抗凝血酶Ⅲ和肝素辅助因子Ⅱ等,使这些抗凝蛋白的活性大为增强,从而使凝血酶失活加快,产生抗凝作用。

当因子ⅩⅡ与异物表面接触时,产生形态改变并与大分子的激肽酶相结合,这种结合物再结合到异物表面,活化因子ⅩⅡ成为因子ⅩⅡa,因子ⅩⅡa 进一步激活因子ⅩⅠ成为ⅩⅠa,在钙离子的存在下,活化的ⅩⅠa 又激活了因子Ⅸ,因子Ⅸ与因子Ⅷa 使得因子Ⅹ形成酶复合物,最终激活凝血原为凝血酶。同时,因子ⅩⅡa 也促使前激肽释放酶转变为激肽释放酶,这种激肽释放酶除促进激肽酶原转变为缓激肽外,还能进一步促进因子ⅩⅡ转为因子ⅩⅡa,从而形成一个正反馈作用环,形成足够的因子ⅩⅡa 和激肽释放酶(图 20-2-2)。

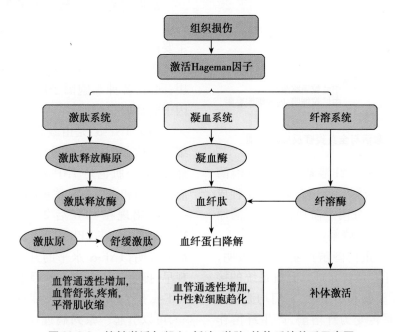

图 20-2-2　接触激活与凝血、纤溶、激肽、补体系统关系示意图

手术的创伤使组织因子暴露,与因子Ⅶ相接触时,激活外源性凝血途径。

凝血系统和激肽释放酶系统的激活,产生了许多体液炎症介质,这些炎症介质作为炎症反应的启动因子,进一步激活了纤溶系统、补体系统和细胞炎症介质。因子ⅩⅡa 能启动纤溶激活和补体经典途径的激活;激肽释放酶促进激肽酶原转变为缓激肽,也刺激内皮细胞释放出组织型纤溶酶原激活物(t-PA),从而产生纤溶;因子ⅩⅡa 和缓激肽释放酶刺激中性粒细胞聚集和释放出颗粒成分;凝血酶使内皮细胞表达出与中性粒细胞相结合的受体分子。正常人体内缓激肽在血浆中存留时间很短,迅速为肺循环中的血管紧张素转换酶所快速代谢,但在 CPB 期间,肺血管不参与循环,这导致了缓激肽在 CPB 期间血浆浓度的增高,从

而导致毛细血管通透性增高和组织水肿的产生。

2. 补体系统的激活　目前认为,CPB 时最早受到影响的是补体系统,而 CPB 也是补体激活的最主要的原因。检测 CPB 期间血浆中的补体成分,结果表明补体蛋白消耗,其激活成分增多。CPB 中补体系统可为经典和旁路两条途径所激活。旁路途径被认为是 CPB 中补体激活的主要途径,通过血液在内皮及管道壁沉积 C_{3b},内皮表面的 C_{3b} 迅速被清除,而残留在管壁上的 C_{3b} 则把管壁作为反应场刺激膜攻击复合物大量形成,并产生过敏毒素 C_{3a}、C_{5a}。

C_{5a} 是补体激活的标志,它可引起体内一系列炎症反应:①促使肥大细胞和嗜碱性粒细胞释放组胺,引起平滑肌的收缩和毛细血管通透性增加;②与中性粒细胞表面的受体结合,引起细胞聚集,促进细胞脱颗粒和溶酶体释放,增强化学驱动作

用和趋化性,激发氧自由基的形成和释放;③促使内皮细胞 Weible-Palade 小体中的 P-选择素释放,促进中性粒细胞黏附,许多实验观察到,CPB 开始即发生了一次短暂性的中性粒细胞与血管内皮细胞的黏附反应,即与补体的激活有关;④刺激单核细胞产生、释放 TNF-α、IL-1、IL-6 等细胞因子。此外,C_{5-9} 攻击细胞膜和激活血小板(图 20-2-3)。

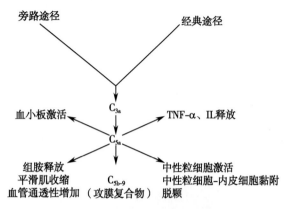

图 20-2-3　补体的激活与全身炎症反应示意图

3. 纤溶系统的激活　纤溶系统包括纤溶酶原、纤溶酶、纤溶酶原激活物和纤溶抑制物 4 种成分。纤溶的基本过程可分两个阶段,即纤溶酶原的激活和纤维蛋白(原)的降解。

检测 CPB 中纤维蛋白降解产物,结果表明,CPB 中存在明显的纤溶系统亢进。凝血系统的接触激活,产生激肽释放酶和缓激肽,它们均激活 t-PA,从而使纤溶酶原转变为纤溶酶,产生纤溶作用。t-PA 也可由内皮细胞对循环中的凝血酶反应而释放。

纤溶酶作用于纤维蛋白原或纤维蛋白后,产生几类多肽类碎片,统称为纤维蛋白降解产物(FDA)。纤维蛋白降解过程是渐进的。纤维蛋白最早被纤溶酶降解产生 X 片段和小分子 A、B、C 碎片;X 片段被继续降解产生 Y 碎片和 D 碎片;Y 碎片再被继续降解,产生 D 碎片和 E 碎片。X、Y、D、E 碎片具有抑制凝血酶,和抑制可溶性纤维蛋白单体聚合的抗凝血作用;D 和 E 碎片与血小板膜高亲和而使血小板失去功能,也有增高血管通透性和吸引粒细胞的作用;A、B、C 碎片能增强组胺和激肽的提高毛细血管通透性的作用。纤溶酶还可以激活补体系统和降解凝血因子 V、Ⅶ、Ⅸ、Ⅺ等(图 20-2-2)。

4. 细胞因子　细胞因子是由机体活化的细胞产生的小分子多肽物质,在体液内浓度仅为 pg/ml

至 ng/ml,半衰期由数分钟至数小时,但却有很强的生物活性,对细胞的增殖、分化或其他细胞功能有很明显的作用。

可产生细胞因子的细胞很多,主要有以下三类:①活化的免疫细胞,包括淋巴细胞、单核细胞、中性粒细胞、肥大细胞等;②基质细胞,包括血管内皮细胞、成纤维细胞、上皮细胞等;③某些肿瘤细胞等。

在 CPB 灌注期间和之后释放较明显的细胞因子主要有肿瘤坏死因子、白介素等,在全身炎症反应中起重要作用。

最近研究发现,致炎因子 TNF-α、IL-8 和抗炎因子 IL-10 主要由 CPB 刺激释放,而 IL-6 的释放主要由手术创伤引起。CPB 期间,血液中内毒素、补体激活产物等在细胞因子的释放中起重要作用;同时,各种细胞因子间也相互作用,刺激细胞因子的释放。

(1) TNF-α:是由激活的单核-巨噬细胞、淋巴细胞和枯否氏细胞所分泌的多肽类细胞因子,另外,缺血心肌也是 TNF-α 的重要来源。其在 CPB 灌注期间和术后血浆浓度明显升高,呈双峰型,第一高峰出现在 CPB 后 2 小时,另一高峰出现在 18~24 小时,在 CPB 术后 48 小时恢复正常。也有研究表明,TNF-α 水平的升高比其他细胞因子出现早,提示 TNF-α 在细胞因子中是一个始动因子。TNF-α 是 CPB 中诱发炎症反应的最重要因素之一,可以引起一系列病理反应,包括:①作用于中性粒细胞,使其发生呼吸爆发、脱颗粒,增强其吞噬能力及白细胞黏附分子的表达;②导致内皮细胞功能失调,增加血管通透性,降低循环阻力;③增加吞噬细胞的吞噬功能;④抑制心肌细胞;⑤刺激其他细胞因子如白介素、白三烯等的产生、释放。

(2) IL-1:是在补体系统的刺激下,由单核-巨噬细胞生成释放,在 CPB 开始时即开始升高,24 小时达高峰。其可以引起发热、嗜睡、低血压;促进诱导型一氧化氮合酶表达、诱导前列腺素合成、抑制脂蛋白酯酶;促凝血作用;增加急性期蛋白合成。TNF-α 可刺激 IL-1 合成,而 IL-1 可刺激其他致炎细胞因子,如 IL-6 的生成。IL-1 有两种构型:IL-1α 和 IL-1β。IL-1α 在任何疾病状态下都不能在循环中检测到。而超过 80% 可检测到的 IL-1β 存在于细胞内,所以其出现于循环中,反映组织损伤。有关 CPB 中 IL-1β 升高的报告结果不一。可能的原因包括检测敏感性、取样时间血浆浓度还未出现变化或没有统计显著性差异;而最可能的解释是,不同的研究组织损伤程度不一。在心脏手术中最常检测的细胞因子中,IL-1β 与预后相关性最差,故对其治疗意义不大。

(3) IL-6:其除调节急性期蛋白质产生外,还可终止 B 细胞免疫球蛋白分化和分泌,使 T 细胞失活,还参与造血生长因子的反应过程。IL-6 是由单核细胞、巨噬细胞和内皮细胞分泌的。与 TNF-α 和 IL-1 一起,其还是一种内源性致热源。刺激 IL-6 释放的因素包括内毒素、TNF-α 和 IL-1。其常在刺激后 30 分钟至 2 小时出现于血浆中,4~6 小时达高峰,故早于急性期蛋白增加。目前一致认为,IL-6 释放迟于炎症级联反应,其依赖其他炎性因子的上行调节。IL-6 具有促炎性反应和抗炎性反应的双重特点,受 TNF-α 和 IL-1 的调控,作用于肝细胞,促进急性期蛋白。如 C 反应蛋白(CRP)的激活和合成,诱导淋巴细胞产生抗体,促进树突状细胞的成熟、迁移,共同作用于下丘脑体温调节中枢影响机体的体温。CPB 期间 IL-6 的作用尚不十分明确,可能是作为致热源,急性期蛋白合成,如 C 反应蛋白(CRP)的激活剂及心肌抑制因子等。研究发现,体外循环期间 IL-6 的变化与年龄有关,>70 岁的老年患者升高最明显,而 IL-1 和 TNF-α 未发现此现象;老年患者体外循环期间 IL-6 明显升高,可能是其术后并发症发生率和死亡率偏高的原因之一。

(4) IL-8:其浓度变化与 IL-6 的变化相似,在转流结束后显著而短暂地升高,术后早期达高峰,然后稳定下降,术后 24 小时回到基础水平。其主要细胞来源是单核细胞、组织巨噬细胞。体外实验表明,IL-8 有显著的中性粒细胞趋化作用,其作用成剂量依赖性,快速而持久。通过动员细胞内储存 Ca^{2+} 和增加 Ca^{2+} 内流使细胞内游离的 Ca^{2+} 浓度增加,诱导细胞变形反应、脱颗粒反应,引起细胞呼吸爆发,使活性氧产生的速率和总量增加。体内实验也证实,IL-8 能活化中性粒细胞,增加超氧阴离子的释放从而造成对细胞的损伤。

(5) IL-10:是一种抗炎性细胞因子,术前水平正常,转流开始后明显增加,在整个过程中维持高水平。但在应用鱼精蛋白后,恢复至正常水平。术后早期第二次释放增多,转流停止后 24 小时达高峰,术后 48 小时恢复至术前水平。其能抑制单核细胞与巨噬细胞的活性并抑制 TNF-α 和 IL-6 的

合成。离体实验证明,IL-10 导致的 NO 释放增多,可抑制单核细胞和粒细胞的黏附。同时 IL-10 导致 IL-1 受体拮抗物(IL-1ra)、TNF 可溶性受体(sTNF-R1 和 2)合成增多,而 IL-1 和 sTNF-R 又可抑制 IL-1 和 TNF-α 的促炎作用。所以,CPB 过程中 IL-10 的表达可能是机体的一种自身保护机制。

(6) 白三烯(LT):其为花生四烯酸代谢所产生,分为 A、B、C、D、E 等类型。白三烯可在体外血液中检测到,于 CPB 开始时增高,结束后 12 小时达高峰,24 小时后降到术前水平。白三烯能明显促进中性粒细胞黏附于内皮细胞和使中性粒细胞脱颗粒。同时,白三烯具有很强的收缩血管和增加血管通透性的作用。

(二) 细胞成分的激活

1. 中性粒细胞和内皮细胞　CPB 中接触激活产生的 C_{5a}、激肽释放酶、血小板激活因子、白三烯以及白细胞直接与异物表面的接触,均导致白细胞的激活。同样,凝血酶、细胞因子、内毒素、组织灌注不足、白细胞的损伤作用和外科操作中的机械损伤,均可使内皮细胞激活。这两种细胞激活后通过它们细胞膜上的黏附分子的表达和血管切应力减弱而黏附在一起。接着,白细胞转移至内皮细胞外,释放出蛋白水解酶和氧自由基,破坏内皮细胞和周围组织。因而,在临床上可见循环血液中白细胞数目减少,白细胞在组织中扣押,细胞酶的释放增加,血管收缩,血管通透性增加,组织水肿、损伤。

(1) 中性粒细胞-内皮细胞间的黏附:正常情况下,中性粒细胞通过毛细血管网依赖于局部血流的速度和细胞的变形能力,其中以变形能力极为重要。细胞的变形能力与其表面积与体积的比值有关,也与细胞膜的流动性有关。

CPB 期间,由于组织灌注不足,组织局部血流速度减慢,同时,中性粒细胞激活,细胞膜过氧化,减少了膜上的不饱和脂肪酸,导致膜流动性降低,使中性粒细胞的变形能力减弱,从而使其滞留于微循环中,与内皮细胞接触时间延长。接着,通过激活的内皮细胞和中性粒细胞细胞膜上黏附分子的表达和黏附分子之间的配偶体式结合使他们黏附在一起。

参与中性粒细胞-内皮黏附作用的黏附分子主要有选择素家族(包括 P-选择素、E-选择素、L-选择素)、白细胞整合素亚家族,即 $β_2$ 整合素(包括 CD11a/CD18 即 LFA-1、CD11b/CD18 即 Mac-1、

CD11c/CD18 即 p150、p95）及免疫球蛋白超家族（ICAM-1、ICAM-2、ICAM-3、ICAM-4）。

中性粒细胞-内皮细胞黏附过程如下：

1）中性粒细胞起始黏附：由选择素介导。选择素可表达于中性粒细胞、单核细胞及淋巴细胞表面，P-选择素通常储存于内皮细胞和血小板的分泌颗粒中，在受炎性刺激后数分钟内可表达于细胞及血小板表面，L-选择素、P-选择素可通过相应的配体相互作用，介导起始黏附即滚动作用；E-选择素受细胞因子刺激后数小时内在细胞表面表达达高峰，可锚定中性粒细胞继而介导其活化，因而有助于中性粒细胞稳定地黏附于内皮细胞。

2）中性粒细胞的紧密黏附：β_2 整合素仅限于白细胞上表达，ICAM-1、ICAM-2、ICAM-3、VCAM-1 为其配体。在炎性介质刺激下，内皮细胞表面 ICAM-1、VCAM-1 等表达增加，而中性粒细胞表面 β_2 整合素配体结合区发生改变，ICAM-1 及其他配体与之结合，进一步增强了中性粒细胞-内皮作用，介导其紧密黏附。

3）中性粒细胞跨内皮移行：中性粒细胞黏附于内皮后发生细胞变形，活化的中性粒细胞表面 L-选择素脱落，使中性粒细胞-内皮黏附减弱，通过中性粒细胞、内皮细胞表面黏附分子（LFA-1/ICAM-1、LFA-1/ICAM-2、Mac-1/ICAM-1、VLA-4/VCAM-1）及组织中趋化因子（如 IL-8）等作用，中性粒细胞穿越内皮向炎症部位移行，并释放蛋白水解酶、氧自由基、花生四烯酸代谢产物等造成组织损伤（图 20-2-4）。

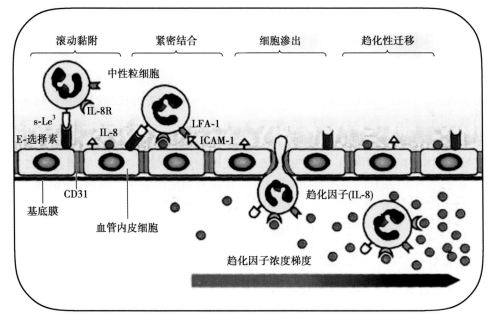

图 20-2-4　中性粒细胞-内皮细胞黏附过程

（2）中性粒细胞-内皮细胞黏附与组织损伤：中性粒细胞-内皮细胞黏附在中性粒细胞诱导的内皮损伤中起重要作用。研究证实，只有当中性粒细胞黏附到内皮细胞以后，其释放的产物才能引起内皮细胞的严重损伤与脱落。中性粒细胞-内皮细胞黏附以后，在两者之间形成一个微环境，使中性粒细胞、内皮细胞释放的有害产物在微环境局部的浓度增高，且此微环境又可阻止循环血液中的蛋白抑制酶和氧自由基清除剂等对上述产物的稀释和清除，加重内皮损伤，并导致其他组织损伤。

内皮细胞与中性粒细胞黏附，也是中性粒细胞渗出到血管外炎症部位发挥其功能的关键。移至组织中的中性粒细胞释放出三种产物导致组织的损伤：蛋白水解酶、氧自由基和花生四烯酸代谢产物。CPB 中，中性粒细胞受因子XⅡa，激肽释放酶，C_{5a} 和 IL-8 刺激后促使细胞内颗粒释放乳铁蛋白、髓过氧化物酶和弹性蛋白酶。CPB 期间血浆中这些酶水平明显升高，在 CPB 结束时达高峰，通常在 24 小时后恢复至基础水平。这些蛋白酶中弹性蛋白酶作用最强，其能损伤内皮、内皮下基膜和各器官的实质。乳铁蛋白能增加氧自由基的产生。氧自由基能激发细胞膜的脂质过氧化，并损伤细胞内的重要成分，对一系列细胞均有损害作用,特别是内皮细胞和纤维细胞受损最明显。花生四烯酸代谢产物白三烯,在炎症反应中也起重要作用。白三烯 B_4 是中性粒细胞激活剂,刺激中性粒细胞释放蛋白酶和氧自由基,白三烯 C_4、D_4、E_2 能强烈收缩血管,增加血管通透性。

2. 血小板 血小板在 CPB 中激活的主要原因,是由于血小板与异物表面的接触。激活的血小板相互聚集及吸附于氧合器等异物表面上,由于血小板在异物表面的黏附,使其在血液中含量明显降低。此外,凝血酶和纤溶酶的作用、低温、泵的滚压、心内吸引和气-血直接接触也参与了血小板的损伤。

血小板被激活后,钙离子内流,其形状由豆状变成刺球状,并伸出手指样丝状伪足。此反应中,血小板合成并释放多种介质,如 ADP、TXA2,从而吸引更多血小板黏附。激活血小板还能生成凝血酶而启动凝血级联反应,产生网状纤维蛋白沉积,形成致密血栓。与此同时,血小板释放一系列细胞因子、化学因子,并上调表面黏附分子表达。这不仅有利于血小板-血小板之间的相互作用,而且能促进血小板与其他免疫细胞之间的作用。例如,血小板能够介导中性粒细胞黏附至血管内皮细胞,并能上调内皮细胞的促炎功能;血小板 P-选择素的表达能促进淋巴细胞的滚动和黏附,并在介导中性粒细胞、血小板、血管内皮细胞的相互黏附;血小板通过连接黏附分子 C(junctional adhesion molecule C,JAMC)与树突状细胞表达的 CD11b/CD18 或 MAC1 相互作用,从而吸引树突状细胞游走至损伤部位,并促进树突状细胞释放炎性细胞因子和化学趋化因子。另外,当血小板黏附至炎症内皮时,血小板能分泌大量促炎介质,如 IL-1β 和趋化因子 CCL5,促进内皮细胞的激活和单核细胞的募集。

P-选择素或称为血小板激活依赖的颗粒外膜蛋白,或者颗粒膜蛋白 140(GMP140)。在血小板激活后,GMP140 表达于血小板血浆膜,它能够将白细胞固定于损伤部位,介导着血小板-白细胞的相互作用,导致含有组织因子的细胞微粒的形成,并使单核细胞发生促炎改变。因此,血小板被认为是血管炎性疾病的介质。早期对于硬化斑块的病理观察显示,血小板导致内皮细胞炎症反应,且血小板来源的介质如 RANTES 和 PF4,增加内皮细胞通透性,允许脂质进入血管壁,加速硬化病变的发展。

在全身炎性反应状态下(如 LPS 刺激、急性冠状动脉综合征、体外循环),循环内血小板被激活,并通过多个受体-配体对(如 CD40-CD40L、P-选择素-PSGL-1、E-选择素-E-选择素配体、GP Ⅱ b/Ⅲ a-CD40L)与循环白细胞结合而形成复合体。目前认为,复合体(特别是血小板-单核细胞复合体)的形成介导炎症反应。如它通过促进白细胞与血管内皮细胞的黏附参与动脉粥样硬化的形成。而输血过程中,血小板-中性粒细胞黏附能促进氧自由基释放,介导血管损伤和输血相关急性肺损伤。因此,循环血小板-白细胞复合体数量被作为评价机体炎性反应的重要指标。

血小板颗粒同时还含有抗炎细胞因子和化学因子。例如,血小板含有一种强效免疫抑制因子——TGF-β。免疫性血小板减少患者 TGF-β 较低,同时伴有 CD_4^+、CD_{25}^+、FOXP3+ 调节 T 细胞(Treg)缺乏;而当治疗(如静脉注射免疫球蛋白、地塞米松、利妥昔单抗、血小板生成素)后血小板数量恢复至正常,TGF-β 含量随之恢复,Treg 的数量和功能随之恢复。因此,循环血小板是 TGF-β 的主要来源,其重要的炎症调节作用可见一斑。另有研究报道,激活血小板能促进血液内单个核细胞抗炎细胞因子 IL-10 的释放,并下调促炎细胞因子 TNF-a,抑制 CD_{40}^+T 细胞的增殖和分化,显示出极强的抗炎作用;而血小板与白细胞结合也能促进白细胞凋亡。笔者的研究也发现,体外循环后血小板-白细胞复合体的形成与机体炎性细胞因子的峰值呈显著负相关。这些结果提示,血小板也具有较强的抗炎作用,可能在体外循环导致的炎性反应中起重要调节作用。

血小板激活过程中合成和释放的物质主要有血小板激活因子(platelet activating factor,PAF)、5-HT、ATP、ADP、血小板第 4 因子、β-凝血球蛋白、多种酸性水解酶和血栓素 TXA2 等,参与多种病理生理过程。

因此,血小板同时含有促炎、抗炎的细胞因子和化学因子。但不同外界刺激的可能使血小板在炎症反应中发挥着截然相反的作用。

三、体外循环炎症反应的分子生物学机制

对于经历 CPB 手术的患者来说,最重要的活化基因是那些编码选择素、黏附分子、白介素、和

组织因子的基因,它们的过度表达,会给机体带来严重的全身炎症反应。近年来,随着分子生物学技术的发展,人们发现许多炎症信号都通过了核转录因子 NF-κB(nuclear factor kappa B)的调节。

NF-κB 是一种具有多向性调节功能的核转录因子,最早发现存在于 B 细胞中,位于编码免疫球蛋白 kappa 轻链基因的增强子中,此后人们发现 NF-κB 存在于多种不同的细胞型广泛参与多种细胞因子和炎症介质的基因转录(图 20-2-5)。

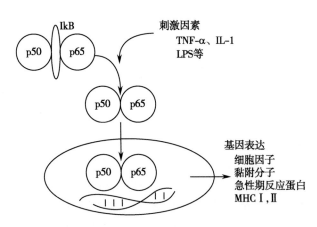

图 20-2-5 NF-kB 活化与基因转录示意图

NF-kB 家族包括 p50、p52、p65(RelA)、RelB、c-Rel,它们形成多种同源和异源二聚体,其中包括 p50 同源二聚体、p65 同源二聚体、p50-p65 异源二聚体等,最常见的活化形式是 p50/p65 异源二聚体,几乎存在于所有细胞,发挥主要生理作用。P65 含有反式激活区,有增强转录激活的作用。p50 由前体蛋白裂解而来,直接与 DNA 上 κB 序列结合。当细胞处于静息状态时,NF-κB 位于细胞质中,其 p65 亚基与 κB 抑制蛋白(inhibitory kappa B,IκB)单体结合,覆盖 p50 蛋白的核定位信号,使 NF-κB 与 IκB 形成三聚体以失活状态结合于细胞质中。至少有 6 种 IkB 蛋白参与调节 NF-κB 的活化,以 IκB-α 和 IκB-β 最常见,两者氮末端均有丝氨酸残基,在各种刺激因素作用下发生磷酸化。这些刺激因素包括细胞因子 TNF-α、IL-1、细菌脂多糖等。它们与细胞膜表面的不同受体结合后,经过细胞内复杂的信号传导途径,使 IκB-α 磷酸化、泛素化、被蛋白酶降解,与 NF-κB 解离,暴露 p50 的核定位信号,NF-κB 激活,迅速转移到细胞核(核易位),与靶基因启动子区 kB 位点特异性结合,启动基因转录。NF-κB 参与基因转录后,细胞内 IkB 的合成随之启动,新合成的 IκB 使与 DNA 结合的 NF-κB 二聚体失活,NF-κB 返回细胞质重新利用。

随着对核转录因子 NF-κB 研究的不断深入,使人们有可能从分子生物学水平调控 CPB 全身炎症反应的程度。

四、体外循环炎症反应对重要器官的影响

CPB 炎症反应可导致组织损害,引起全身各脏器功能的失常,如肺功能不全、肾功能不全、神经功能紊乱、组织水肿、出血、非感染性发热,在少数严重的患者中甚至可导致多器官功能衰竭。虽然炎症反应产生的组织损害存在于所有的 CPB 患者中,但在临床上仅见到少数患者发生脏器功能不全,提示多数组织损伤是可逆的。大量的研究结果表明,CPB 术后各器官功能的状况和功能不全的发生与炎症反应程度有关,表现为这些脏器的功能状况直接与血浆中补体激活程度、细胞因子水平和中性粒细胞激活程度密切相关(图 20-2-6)。

CPB 后炎症介质的水平影响患者 ICU 时间和呼吸机使用时间,增加了术后患者并发症发生率和死亡率。有学者还发现,炎症介质(IL-6)能加重胰岛素抵抗,是小儿体外循环术后血糖增高的促进因素。最近的研究显示缺血修饰白蛋白(ischemia-modified albumin,IMA)和血浆中腺苷的水平与 CPB 后全身炎症反应综合征(SIRS)密相关。IMA 是组织缺血损伤时产生的一种白蛋白,其氨基酸 N-末端钴结合位点因氧自由基氧化发生了改变。

1. 肺 体外循环后肺损伤原因很多,其中免疫和炎症反应的异常所致 SIRS 是重要原因之一。患者脱离 CPB 后,肺是唯一接受全部循环血液的器官,这就导致大量炎症介质流经肺脏。实验证明,肺循环重新建立时,激活的中性粒细胞优先在肺脏聚集,释放出蛋白酶和氧自由基,导致肺损伤。表现为血管通透性增高,肺间质水肿,肺泡细胞受损,肺组织结构改变,最终导致功能上的通气-血流比例失调。研究表明,肺内白细胞聚集的数目、肺组织结构和功能改变的程度与血浆中炎症介质的水平密切相关。动物模型中发现,CPB 后肺组织中 NF-κB 的活性,TNF-α、IL-1β、IL-6 和 IL-8 水平均明显升高。

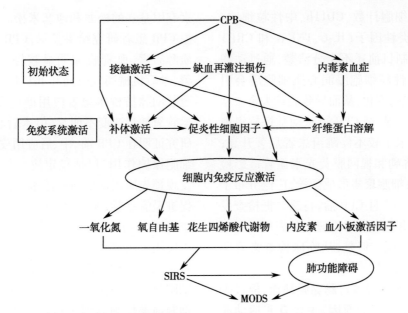

图 20-2-6 体外循环所致全身炎症反应综合征示意图

大量试验表明,CPB 后肺功能不全与氧化应激和缺血-再灌注导致的免疫功能紊乱和炎症介质表达明显相关(图 20-2-7)。大多数情况下,灌注损伤是由自身免疫应答介导的,虽然缺血-再灌注发生在无菌环境下,但先天性和适应性免疫应答均能激活,包括模式识别分子,如 Toll 样受体(TLR)。当 TLRs 识别到特殊分子,会激活信号通路,包括蛋白激酶(MAPK)通路 NF-κB 的激活和 I 型干扰素,结果导致促炎性细胞因子和趋化因子的生成,会引起细胞损伤或死亡。

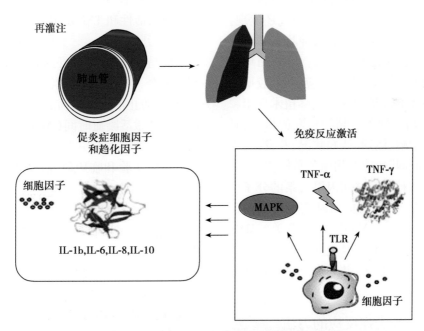

图 20-2-7 再灌注后肺免疫反应和炎症介质激活
TLR:Toll 样受体;MAPK:蛋白激酶

2. 心 目前研究认为,心脏手术后心肌缺血再灌注损伤是一种急性炎症反应。CPB 可使氧自由基、细胞因子、黏附分子等生成增加,诱导心肌损伤,实验室检查可见肌钙蛋白 I 和 CK-MB 明显升高;病理学改变主要表现为心肌细胞坏死、凋亡,心肌细胞间质水肿等;临床上主要表现为心律失常、心功能降低等。其中心律失常中,研究较多的是术后房颤,越来越多的数据表明,术后房颤的发生和 CPB 后白细胞计数、CD11b、中性粒细胞/淋巴细胞比率和炎性因子（IL-6、TNF-α 和 CRP）升高有关，具体机制目前还不十分清楚，通过动物模型研究发现，中性粒细胞浸润心肌细胞后会引起心肌细胞电生理的变化，从而导致心律失常。

3. 脑　研究发现，经 CPB 冠状动脉搭桥组患者血浆 S100 蛋白水平较不停跳组患者显著升高；术中应用经颅多普勒和视网膜荧光素血管造影检查，可见 CPB 组血细胞聚集形成微栓，广泛分布于脑和视网膜血管内；并且 CPB 后，行磁共振检查发现 CPB 组患者有明显细胞间质脑水肿表现。而不停跳组均无上述表现。但是，从临床检查来看两组认知功能并无显著性差异。

4. 胃、肠　CPB 可导致胃肠黏膜缺血，但极少有临床症状。胃肠缺血的原因，主要有非搏动灌注期间血管紧张素Ⅱ升高导致内脏血管收缩，复温时毛细血管直捷通路分流、血小板或白细胞微栓及其释放的血管活性物质、内脏血管床动脉硬化等。

5. 肾　体外循环结束后，血肌酐就开始升高，而在术后 24 小时左右血肌酐达最高值。有研究显示这种肌酐的水平的升高会持续大概 7~9 天。

除上述器质性病变之外，近年来研究还发现，炎症介质异常对体外循环术后的精神状态的异常（精神错乱、痴呆）也存在明显关系。体外循环期间血-脑屏障功能受损、脑部炎性反应、神经胶质细胞受损。体外循环下冠状动脉旁路移植术后 IL-2 和 TNF-α 明显增高增加术后精神错乱的风险，且其是完全独立于年龄、性别、认知状况、并发症、手术时间、CPB 时间和咪达唑仑用量的危险因素；但炎性因子与神经精神疾病之间因果关系的分子生物学机制还不十分清楚，可能与基质金属蛋白酶（matrix metalloproteinase，MMP）合成有关。MMP 会造成大脑神经元损伤和神经星形细胞降解产物释放，MRI 检查可见病灶区，并表现出相应精神临床症状。

五、减轻 CPB 炎症反应的方法

CPB 炎症反应是一个极为复杂的过程，应针对炎症反应的各个环节，采取相应的治疗方法，减少促炎因子的生成，或增加抗炎因子的产生，减少或减轻 CPB 术后并发症的发生。

（一）药物治疗

1. 糖皮质激素　CPB 中，最常用的糖皮质激素有甲基强的松龙和地塞米松。大样本低温和常温 CPB 患者研究结果显示，CPB 开始前应用糖皮质醇激素，血管收缩明显减轻，全身灌注显著改善，术后机械通气时间和 ICU 停留时间明显缩短。冠状动脉搭桥术患者应用糖皮质激素预处理后，尽管氧耗量改变不明显，但术后心指数明显提高。研究证明在 CPB 前、中、后应用皮质激素具有明显细胞保护作用，包括稳定溶酶体膜。Engleman 等发现预先应用糖皮质醇激素可抑制磷脂酶活性并促进膜流动性，从而改善心肌保护效果。这些效应可减少 CPB 后心肺损伤。近年来研究认为，糖皮质激素可减少 CPB 期间的补体激活，抑制内毒素激活内皮细胞所致的黏附分子表达，防止内皮细胞对中性粒细胞的过多黏附；更重要的是能够抑制前炎性细胞因子包括 TNF-α、IL-1、IL-6、IL-8 的升高同时使抗炎细胞因子 IL-10 的水平明显增加，明显降低 CPB 后的炎症反应，有利于术后恢复。最佳糖皮质醇激素应用时机，是在 CPB 前而不是 CPB 后。尽管有研究显示，糖皮质激素可增加 CPB 中内毒素释放，但糖皮质激素可抑制内毒素激活内皮细胞表达黏附分子。动物模型证实，麻醉诱导后使用甲泼尼龙可明显降低肺组织中 NF-κB 的活性和 TNF-α、IL-1β、IL-6 和 IL-8 水平，改善术后肺功能。

但是，糖皮质激素可抑制机体免疫功能、增加感染机会，应使用抗生素加以预防；大剂量应用时，还应防止消化道溃疡的发生；应用地塞米松时还应注意激活凝血时间（ACT）的检测。所以不建议在体外循环手术中常规使用糖皮质激素。然而也有很多实验和临床研究，并未发现应用糖皮质醇激素的优势。总之，糖皮质激素激素临床应用应相当慎重。

2. 蛋白酶抑制剂　蛋白酶抑制剂，包括抑肽酶、乌司他丁（ulinastatin）和萘莫司他（nafamostat），可减少心脏手术中促炎性细胞因子释放并减少整合素家族上调，但总体上不能减少选择素水平，因此对内皮细胞激活作用有限。

（1）抑肽酶：是从牛肺中提取的一种广谱的丝氨酸蛋白酶抑制剂，能拮抗体内多种蛋白酶分解，也能抑制内源性凝血级联反应。研究表明，它能明显抑制 TNF-α、IL-1、IL-6、IL-8 释放，加速 IL-10 的释放，抑制白细胞的激活和聚集，并有保护血小板功能、减少术中和术后出血的作用。

抑肽酶减轻 CPB 炎症反应的作用呈剂量依赖

性。当大剂量应用时,具有明显抑制炎症反应的作用;中等剂量或小剂量抑肽酶虽然也能减少术后渗血,但对血浆中细胞因子浓度影响不大。

抑肽酶是生物制剂,具有抗原性较强的酪氨酸组分,存在过敏反应的可能性。此外,应用抑肽酶后,CPB 中用硅藻土所测 ACT 应维持在 750 秒以上,以防发生抗凝不足。

(2) 萘莫司他:是一种接触性蛋白酶抑制剂,能抑制因子ⅩⅡa 和激肽释放酶活性及中性粒细胞蛋白酶的释放,但不能防止补体激活。

(3) 乌司他丁:是由 143 个氨基酸组成的酸性蛋白质,是一种典型的 Kunitz 型蛋白酶抑制剂,具有抑制胰蛋白酶等各种胰酶的作用,此外尚有稳定溶酶体膜、抑制溶酶体酶和炎症介质的释放等作用。临床试验证明,它能有效地抑制中性粒细胞激活,并间接抑制 C3a 和 TNF-α、IL-6、IL-2、IL-8 产生,降低肺损伤,改善肺功能。

3. 抗氧化剂　CPB 期间,氧自由基的释放在炎症反应的发生发展中具有重要意义。因此,抗氧化剂治疗具有特殊价值。应用含血停搏液代替晶体停搏液灌注,可减少缺血/再灌注损伤,因为含血停搏液包含红细胞,其具有氧自由基清除作用。血浆的抗氧化能力因患者人群不同而有所差异。儿童患者 CPB 后,血浆抗氧化能力明显下降;而成人在纠正血液稀释后,抗氧化能力很快恢复。在心脏移植实验中证明,应用外源性抗氧化剂是有益的。研究表明,N-乙酰半胱氨酸(NAC)通过抑制内皮细胞黏附分子的表达,抑制中性粒细胞与内皮细胞间的黏附,从而发挥抗炎作用;术前口服维生素 C、维生素 E、黄嘌呤氧化酶抑制剂别嘌呤醇可降低心肌损伤和围术期死亡率,对于血流动力学不稳定的冠状动脉搭桥术患者更加明显;心脏停搏液内加入氧自由基清除剂如去铁胺能明显降低 CPB 期间的氧自由基产物;辅酶 Q_{10} 也有抗氧化作用,并能保护内皮依赖的血管舒张剂,减轻深低温 CPB 期间的脑缺血再灌注损伤。

4. 免疫调节剂　研究发现非甾体类药吲哚美辛或免疫调节剂胸腺喷丁(thymopentin)能保存细胞免疫功能而皮质激素无此作用。吲哚美辛和胸腺喷丁联合应用效果更好。PGE_2 能增强抑制性 T 细胞活性并减少 IL-2 产生,吲哚美辛能抑制 PGE_2 产生。胸腺喷丁能恢复免疫平衡,激活 T 细胞活性,并加速 T 细胞产生,此与从胸腺释放的胸腺喷丁作用相似。

5. 单克隆抗体　可通过直接作用于某种特定细胞因子或黏附分子而起抗炎作用,这类单克隆抗体有抗细胞因子抗体,如 TNF-α、IL-1、IL-8 抗体、中性粒细胞黏合素黏附分子和 ICAM-1 黏附分子抗体等。

(1) TNF-α 抗体或可溶性 TNF-α 受体:应用外源性 TNF-α 抗体,或可溶性 TNF-α 受体,可减少游离 TNF-α 总体水平以及由其引起的炎症激活。然而,应用时机应该在 TNF-α 释放达到最大效应之前。在心脏手术过程中,应该在 CPB 之前手术早期即应用。如果在 TNF-α 释放后应用,尽管可减少循环中 TNF-α 水平,但 TNF-α 释放激发或介导的其他途径仍可表现出活性。

(2) IL-2 受体拮抗剂:已应用于临床治疗,其在改善全身炎症反应的作用与应用 TNF-α 拮抗剂相同,但治疗败血症尚未证明比常规治疗更有价值。

6. 肠内微生态平衡　应用药物保护肠道菌群(选择性肠道净化)或促进肠道机械功能可能防止或抑制心脏手术中肠源性内毒素释放。心脏手术中,内毒素水平增高可能反映 CPB 中肠道血流减少。而这些治疗的实际局限性在于,术前应用数天才有效果而单用一天效果不明显。

7. 他汀类药物　他汀类药物(statins)是羟甲基戊二酰辅酶 A(HMG-CoA)还原酶抑制剂,临床主要用于控制血脂和冠心病的二级预防用药。Meta 分析发现术前使用他汀类药物能减少成人心脏外科术(CABG、瓣膜手术、先天性心脏病手术等)后 IL-6、IL-8、IL-1、TNF-α 和 hsCRP(高敏 C 反应蛋白)表达的水平;但有的试验样本量不大或存在研究方法的不足,所以其临床效果还有待于进一步观察。临床研究还发现,他汀类药物能减少术后房颤的发生率。

8. 其他药物　纤溶抑制剂,如氨基己酸、氨甲苯酸等能明显抑制 CPB 中纤溶系统的激活,减少术后出血和异体血输注量。一氧化氮能明显改善肺的氧合效果和选择性降低肺血管阻力,而对体循环影响不大,显著改善 CPB 术后肺功能。甲氰咪胍大剂量应用能减轻机体应激,增强免疫系统功能,减轻 CPB 后全身炎症反应。17-β-雌二醇预处理能减轻白细胞的激活,进而减轻全身炎症反应。

(二)技术设备的变革

1. 肝素涂抹　CPB 装置血液直接与 CPB 装

置异物表面接触,是 CPB 时重要的炎症触发因素。肝素涂抹 CPB 装置可显著降低 CPB 时的炎症反应,同时减少全身肝素用量,减轻补体和粒细胞的激活,亦可使术后失血量和输血量减少。肝素涂抹装置在未行全身肝素化或肝素剂量减少时可安全应用。

肝素涂抹装置可以在以下几个方面显示生物相容性的改善:①减少补体的激活;②抑制白细胞的激活;③减少血小板黏附、改善血小板功能;④抑制致炎因子 TNF-α、IL-6、IL-8 及可溶性 TNF 受体的释放。尽管不少实验和临床研究显示,肝素涂抹管路对肺功能具有保护作用,但并未发现在常规 CPB 后肺中性粒细胞滞留、视网膜微栓塞、血气交换、气管插管时间和 ICU 停留时间、术后失血量、乳酸生成以及血流动力学状态等方面有显著保护作用。

目前,临床上已经应用 Duraflo II (Baxter Healthcare Corp; Irvine, Calif)和 Carmeda Bioactive Surface(CBAS; Medtronic Cardiopulmonary division; Anaheim, Calif)两种肝素涂抹技术,但价格昂贵是制约其应用的主要原因。

2. 白细胞滤器的应用　在 CPB 动物实验中,采取去除白细胞发现可减轻氧自由基介导的肺损伤,防止心肌功能抑制。这些保护效应还表现为,冠脉血管床白细胞滞留减少,心肌 CK 释放减少以及冠脉血管阻力降低。在牛心肺移植模型中,CPB 中去除白细胞可使移植脏器体外保存 12 小时仍有良好的心肺保护。在兔心脏移植研究中发现,通过阻断中性粒细胞膜 CD_{18} 整合素复合体与细胞间黏附分子-1,可在再灌注期间抑制中性粒细胞黏附,防止心肌顿抑、水肿和心脏移植后的低心排。然而猪动物实验发现,减少 CPB 后中性粒细胞 CD_{18} 表达和肺白细胞滞留,并不能减少白细胞计数,也不能减轻肺损伤。还有报告,去除中性粒细胞不能减轻大鼠肺缺血再灌注损伤。这些现象的原因,首先是肺缺血再灌注损伤的程度具有种属差异;其次,大鼠肺损伤分为两期,即再灌注 30 分钟内的中性粒细胞非依赖期和再灌注 4 小时的中性粒细胞介导期。重要的是,仅仅去除含血停搏液中的中性粒细胞,而不是去除整个 CPB 系统的中性粒细胞,对于猪和狗并没有保护作用。抑制 CD_{11b}/CD_{18} 可阻断激活中性粒细胞黏附,从而减少猪 CPB 肺损伤。使用 CD_{18} 单克隆抗体也观察到类似效果。

临床 CPB 中,已应用白细胞滤器 LeukoGuard-6(LG-6)。对冠状动脉搭桥的患者应用 LG-6 尽管气管插管时间并无差异。但是在老年患者,因为动脉氧饱和度<90% 而需要输氧的发生率减少。令人惊奇的是,应用 LG-6 滤器在 CPB 中与之后并不能减少体循环中白细胞计数,然而可减少婴儿术后第一天体温高于 38.5℃ 的出现率。冠状动脉搭桥患者应用另一种白细胞滤器(Cellsorba-80P)并没有明显临床改善。然而,术前应用 IABP 行急诊冠状动脉搭桥的患者,灌注含血停搏液时应用这种滤器发现在 CPB 撤离时多巴胺用量减少,术后 CK-MB 释放减少,而且动脉和冠状窦 MDA 差减少。有报告,冠状动脉搭桥术患者应用 LG-6 并没有改善术后肺功能,包括氧合指标和肺血管阻力,而由于滤器系统,循环中弹力蛋白酶水平升高。有报告,冠状动脉搭桥术患者应用 LG-6 并没有改善术后肺功能,包括氧合指标和肺血管阻力,而由于滤器系统,循环中弹力蛋白酶水平升高。临床体外循环应用白细胞滤器应非常慎重。

此外,在术中用血液分离机去除白细胞和血小板可减少 CPB 后肺功能抑制,特别是对术后低氧和 CPB 时间较长的患者有利。有报道将 CPB 机血去除白细胞后回输,也可改善术后气体交换功能。

3. 超滤　目前常用的超滤方法有普通超滤、改良超滤、零平衡超滤等。超滤能将部分水分及体液中的炎症介质,如细胞因子、激活的补体成分和血小板激活因子等通过交换从血浆中去除。临床结果表明,超滤能明显改善术后心肌收缩力,降低肺组织和外周组织的水肿。尤其对于儿童,超滤的作用显得更为有效。

过滤器材的选择、网孔的大小、血液过滤的速度以及时间都会对其有效性产生影响。不当的超滤可引起溶血的危险。超滤时还应注意电解质及能量的补充。有研究发现,应用高流量零平衡超滤(Z-BUF)时 IL-10 也同时被滤出,可能具有一定负面影响。

4. 氧合器的改进膜式　氧合器由于减少了直接的气血相接触,因而减弱了补体的经典激活途径,从而减轻了炎症反应,尤其 CPB 时间超过 2 小时,应用膜式氧合器其炎症反应明显比鼓泡式氧合器轻。

5. 其他　如应用生物惰性材料,减轻血液与材料表面的接触激活;将补体调节物(H 因子)固定于生物材料表面,调节补体激活;自体血液回输能减少异体血的输入,也能减轻全身炎症反应。此外,膜肺流线型血流也能减少局部血液的接触激活,减轻 CPB 炎症反应。另外,相对于滚轮泵,离心泵是否一定能改变炎症介质的表达,目前研究仍有争议,大部分研究证实两者之间炎症反应存在差异,但差异结果并无完全一致,有时候甚至是矛盾的,这仍需要更多大样本、多中心的数据。

（三）体外循环管理策略的完善

1. 优化体外循环管路　目前研究较多的是迷你体外循环(minimized extracorporeal circulation, MECC)。MECC 系统因缩短了管路长度,预充量明显减少,降低了血液与管路的接触面积,在血液保护方面也具有重要意义。大部分学者认为,MECC 可缓解术中的炎症反应,特别是高风险患者获益更大;但有部分究表明:MECC 未能明显降低炎性因子(IL-6,IL-8,TNF-a)的水平,减少 p38 促分裂原活化蛋白激酶(MAPK)的激活和活性氧的生成。在常规体外循环管路系统上缩短管路,同时使用自体血逆预充技术(retrograde autologous priming,RAP)也可以起到缓解炎症反应的效果。

2. 温度管理　低温 CPB 和常温 CPB,在激活全身炎症反应和增高促炎性细胞因子的程度方面研究结果不尽相同。而且常温与低温 CPB 期间选择素升高水平并无差异。大样本临床研究发现,常温 CPB 神经系统预后明显不同。Christakis 等研究显示,常温 CPB 中由于全身炎症反应的激活而导致需要更多的血管活性药物来维持血压。

3. 预处理　内源性心肌保护能够通过经典途径(短时间缺血伴间断再灌注)及替代途径预处理来得到加强。Yellon 等认为,冠状动脉搭桥术中进行预处理具有保护效应。方法是两次 3 分钟主动脉阻断间隔 2 分钟再灌注,同时心脏起搏,随后 10 分钟心室纤颤下主动脉阻断。而另有报告,灌注温血停搏液前 3 分钟主动脉阻断,随后再灌注 2 分钟效果不佳,表现为 CPB 后 CK-MB 和乳酸释放增多。替代途径如腺苷受体激活剂和 K^+ 通道激动剂药物预处理可分别对绵羊和鼠心肌产生保护作用;全身高温(42℃持续 15 分钟)后 24 小时,缺血再灌注后的离体鼠心室复苏得到改善,同时伴有 CK 的释放减少及抗氧化酶水平的增加。用低剂量 IL-1α 预处理,也能诱导热休克蛋白的表达、增强抗氧化剂的活性,因而也能对抗缺血再灌注损伤。还有学者发现,介导全身热休克的药物安非

他敏能改善患者 CPB 后心脏的复苏。

CPB 前采用经典途径或替代途径预处理进行心肌保护的方法目前还处于探索阶段,其利弊还需进一步探讨。

4. 预充液　因研究对象所用胶体/晶体不同,所以预充液成分对炎症介质的影响不完全相同。临床试验发现,相对于乳酸林格液,预充液中加入明胶未能明显减少 CABG 围术期炎性因子的升高(IL-6,IL-8,TNF-a)。在猪的模型中,含白蛋白预充液比明胶预充液组能减少 TNF-a 的表达,可缓解体外循环所致的肺泡细胞出血和肠系膜细胞损伤;原因可能是白蛋白在体外循环过程中在体外管路中形成蛋白层,减轻了血液与管路接触所引发的炎症反应,缓解血液中白蛋白的变性,血小板的吸附和补体系统的激活;同时研究也提示白蛋白具有抗氧化作用,可促进自由基的清除,但预充液中白蛋白并不能缓解体外循环期间微量元素(硒、铜、锌)的消耗,而后者被认为参与了炎症反应的整个过程。

综上所述,在 CPB 中,由于血液与异物材料表面的接触,凝血系统、激肽释放酶系统、补体系统、纤溶系统、血小板、白细胞、内皮细胞和单核细胞等,产生大量的体液炎症介质和细胞炎症介质,这些炎症介质间相互作用,形成一个极为复杂的反应过程,最终激活的中性粒细胞产生蛋白分解酶、氧自由基和花生四烯酸代谢产物,引起组织损伤。由于炎症反应过程复杂,临床上尚未找到防止这种炎症反应的理想方法。目前,较为有效的防止方法有,膜式氧合器的应用、肝素涂层管道的应用、大剂量抑肽酶的应用和超滤等。

体外循环的免疫反应和炎性反应有利有弊,临床如何避免过度的反应是今后人们所关注的问题。

（杜　磊）

参 考 文 献

1. Tarnok A,Schneider P. Pediatric cardiac surgery with cardiopulmonary bypass:pathways contributing to transient systemic immune suppression. Shock,2001,16Suppl 1:24-32.

2. Li T,Luo N,Du L,et al. Tumor necrosis factor-alpha played an initiating role in extracorporeal circulation-induced acute lung injury. Lung,2013,191(2):207-214.

3. Ginhoux F,Jung S. Monocytes and macrophages:developmental pathways and tissue homeostasis. Nat Rev Immunol,2014,14(6):392-404.

4. Nauseef WM, Borregaard N. Neutrophils at work. Nat Immunol, 2014, 15(7): 602-611.

5. Auffray C, Sieweke MH, Geissmann F. Blood monocytes: development, heterogeneity, and relationship with dendritic cells. AnnuRevImmunol, 2009, 27: 669-692.

6. Wynn TA, Chawla A, Pollard JW. Macrophage biology in development, homeostasis and disease. Nature, 2013, 496 (7446): 445-455.

7. Serbina NV, Jia T, Hohl TM, et al. Monocyte-mediated defense against microbial pathogens. AnnuRev Immunol, 2008, 26: 421.

8. Gasteiger G, Rudensky AY. Interactions between innate and adaptive lymphocytes. Nat Rev Immunol, 2014, 14(9): 631-639.

9. Floh AA, Manlhiot C, Redington AN, et al. Insulin resistance and inflammation are a cause of hyperglycemia after pediatric cardiopulmonary bypass surgery. J ThoracCardiovascSurg, 2015, 150(3): 498-504.

10. Howell KW, Cleveland JC Jr, Meng X, et al. Interleukin 6 production during cardiac surgery correlates with increasing age. J Surg Res, 2016, 201(1): 76-81.

11. Effect of dexmedetomidine on myocardial ischemia-reperfusion injury. Int J Clin Exp Med, 2015, 8(11): 21166-21172.

12. Bulow NM, Colpo E, Pereira RP, et al. Dexmedetomidine decreases the inflammatory response to myocardial surgery under mini-cardiopulmonary bypass. Braz J Med Biol Res, 2016, 49(4): e4646.

13. Nguyen BA, Fiorentino F, Reeves BC, et al. Mini bypass and proinflammatory leukocyte activation: a randomized controlled trial. Ann ThoracSurg, 2016, 101(4): 1454-1463.

14. Landis RC, Brown JR, Fitzgerald D, et al. Attenuating the systemic inflammatory response to adult cardiopulmonary bypass: a critical review of the evidence base. J Extra Corpor Technol, 2014, 46(3): 197-211.

15. Zakkar M, Ascione R, James AF, et al. Inflammation, oxidative stress and postoperative atrial fibrillation in cardiac surgery. Pharmacol Ther, 2015, 154: 13-20.

第四篇

围体外循环期管理

现代体外循环学

Contemporary Extracorporeal Circulation

第二十一章

术前准备

心血管手术的成功不仅决定于病理改变、优良的手术操作和妥善及时的术后处理,还需要充分的术前准备。因此,欲求降低心血管手术死亡率和达到良好效果,除慎重考虑手术的适应证、优良的技术和妥善及时的术后处理外,必须强调做好术前准备工作。

心血管疾病患者进行外科手术时,由于病变的心脏功能减退,不易适应手术创伤和麻醉所引起的额外循环负担,因此较其他心脏正常的患者具有更大的手术危险性。因此,术前准备和处理必须做到全面了解患者病情,并尽可能改善其心功能、各主要脏器功能及全身情况,以求能耐受全身麻醉与体外循环下的心脏直视手术,在此基础上制订出具体可行的手术方案,确保手术能顺利进行,降低手术危险性和减少并发症发生率。

第一节 概 述

狭义的术前准备,仅指术前评估患者病情、采取措施使患者达到术前最适合手术状态。广义的术前准备除上述两者之外,还包括明确诊断和手术适应证的选择。这四点互相交错,紧密联系,因此本章将从广义的术前准备概念来讨论。本节仅叙述一般术前准备,至于先天性心脏病外科、瓣膜外科、冠状动脉粥样硬化性心脏病外科及大血管外科手术的特殊术前准备,则分别在有关章节内阐述。

一、术前准备的基本任务

1. 准确的术前诊断 准确完整的解剖和病理诊断保证手术在最短时间内圆满完成是手术成功的关键,起着决定性的作用。首先应注意诊断是否成立;其次要判断患者病变程度、性质;另外注意多发畸形的并存,以免漏诊。许多心脏畸形都不是孤立存在的,如室间隔缺损合并动脉导管未闭、房间隔缺损或右室流出道梗阻等,术前如不仔细分析资料,就有可能漏诊。

2. 手术适应证的选择 手术适应证的选择,包括判断手术时机以及选定手术方案。在选择手术适应证时不仅要求诊断明确,而且需了解患者的病变程度、性质,合并症和并发症是否存在,对

于手术的完成有无影响。如有影响,则需了解影响的程度和性质。

3. 术前病情评估 全身状况、精神状态的评价;各系统功能,尤其循环、呼吸系统、肝肾功能、神经系统功能的评价对于术前处理以及手术方案的选择都具备重要意义。

4. 术前处理 根据患者病情,将不良机体状态调整至较适合手术的状态。包括预防和治疗呼吸道疾病、风湿热,治疗各器官功能衰竭,控制感染,调整营养状态。因为麻醉前用药属手术过程,本章不讨论。

二、一般术前准备

一般心脏手术患者经门诊初步明确诊断,有手术适应证者收住外科病房。凡未能确诊者,如具备条件,宜先入住心脏内科病房,经过心脏内科医师的详细检查,明确诊断而有手术适应证者,再通过内、外、影像科室医师的临床讨论,确定手术方案后转入外科病室,准备手术。有心力衰竭或其他并发症者,须内科治疗控制后再择期手术治疗。有糖尿病、高血压等合并症者亦需内科治疗调整好后择期手术治疗,但并非手术禁忌证。

每一住院患者除着重检查心血管系统外,必

须进行全面检查,排除其他疾患,如肺部、胃肠道、泌尿系统、内分泌系统和凝血系统等异常。忽视这些异常,容易引起术后严重并发症。如合并慢性阻塞性肺病,术后容易发生呼吸功能衰竭;胃十二指肠溃疡患者,术后易发生上消化道出血,尤其是需要长期抗凝治疗的患者。慢性肾炎、糖尿病患者术后易并发肾衰竭。这些疾病主要通过询问病史、全身体检、术前化验和一些特殊检查加以鉴别。必要时请专科医师会诊。

(一) 思想和心理状态的准备

不少患者对心脏手术有所顾虑甚至产生恐惧,以致术前不能很好地休息和接受治疗。由于精神过度紧张,可导致失眠,严重者可出心律失常。个别病例可因精神因素诱发的心动过速进而发展为心力衰竭。此外,神经衰弱者术后较易出现谵妄或认知功能障碍。因此,深入了解每一个心脏病患者的思想状况,并解除其思想负担,是术前准备工作中很重要的一环。

患者所考虑的问题是多方面的,包括诊断上有无问题,是否适宜手术,能否避免手术,手术的安全性,手术后遗症,手术效果,今后工作和生活,尚可涉及家庭、经济和社会关系等问题。医务人员应与患者多接触,交谈解释,以消除其精神上的负担,鼓舞他们对手术树立信心,嘱咐术前、术后注意事项,使患者积极主动地配合治疗,有利于术后顺利康复。

在进行解释工作方面,还可以组织一些术后患者进行座谈,介绍亲身体会和经验。在病房定期举行心脏病讲座,介绍术前、术后须知,能起到良好作用。对于患者的发热、疼痛等主诉进行及时、必要、合理的解释,以获得患者的高度信任。此外,可适当应用镇静药物。很多患者在外科病室住一段时期,经过医务人员的热情关怀,多方面接触,熟悉环境,观察其他患者顺利地完成手术后,思想上很容易开朗。但对于病情较重的患者,根据保护性医疗制度,应予隔离,以减少不良的刺激。

(二) 身高、体重的测定

术前应准确的测量体重和身高,计算出体表面积,以便计算体外循环中肝素用量、体外循环灌注流量;术中瓣膜成形的程度、右室流出道疏通的程度;术后呼吸机潮气量的设定,心排血量的测定等。

(三) 术前状态评估

了解心血管系统病史、目前心功能状态、药物过敏史、风湿热病史、感染病史、凝血机制有无异常及全身其他重要脏器和系统病史。全身体检除重点注意心肺体征外,还要了解全身情况如发育、营养状况,有无贫血、黄疸、神经系统疾患等体征。

1. **实验室检查**　一般的化验包括血、尿、粪三大常规,红细胞沉降率,C反应蛋白,抗链球菌溶血素"O"。抽血做肾功能试验,如尿素氮和肌酐测定,并做肝功能试验,如测定血清谷-丙转氨酶、清蛋白、球蛋白、总胆红素、结合胆红素等。对长期低盐饮食的患者,尚需测定血钠、血钾和血氯化物。成年患者检查甲状腺功能,排除甲状腺功能亢进或者减退患者。体外循环患者需行血液稀释,应测定血细胞比容。此外,因术后容易发生凝血机制紊乱,故术前检查凝血因子是否正常甚为重要。凝血机制检查除了测定出血时间和凝血时间外,再测定血小板计数、凝血酶原时间、部分凝血活酶时间和纤维蛋白原。如有异常,尚需进一步测定其他凝血因子,如V、VII、X等。

2. **特殊检查**　心电图和拍摄心脏前后位X线片均列位常规检查。入院前已经检查者,若已超过3~6个月,根据病情进展尚需考虑重复检查进行比较。超声心动图应列为常规检查,既可协助诊断,又可做手术疗效的对比。如有心血池显像、阻抗图等无创伤性心功能测试设备条件,施行检查可供手术前后参照。超高速CT、磁共振(MRI)、肺灌注显像、心肌灌注显像、肺功能检查、同位素肾图或静脉肾盂造影,按个别患者的需要予以检查。至于心导管检查、心血管造影等创伤性检查,不应列为常规,须根据诊断和手术适应证的需要斟酌施行。凡施行过上述创伤性检查者,均需休养数天再进行手术。

(四) 术前状态的调整

1. **营养**　支持长期心脏病、缺氧和心力衰竭等因素常影响患者营养状况。而营养状况尤其蛋白质摄入直接关系到心脏、肺脏的功能。对慢性心力衰竭需作瓣膜手术者,用葡萄糖-胰岛素-钾液,可取得较好的手术效果。

过度肥胖尤其合并糖尿病,将降低呼吸储备,胸腹肌脂肪沉着胸部阻抗增加、顺应性下降,术后易发生呼吸困难,呼吸功能不全,应在心脏手术前降低体重。

2. 水、电解质平衡　由于慢性心力衰竭,血管紧张素酶受抑制,促使血管紧张素Ⅰ转变成血管紧张素Ⅱ,导致醛固酮增加而致低钠、低钾。低镁症是由于ATP酶的破坏、营养不良和内分泌紊乱等引起的,现在发现血清镁正常时细胞内镁已降低50%。以上钾、镁、钠三种离子的丢失常增加手术和手术后心律失常的危险性,甚至可发生猝死。水的丢失不可忽视,血液浓缩会使发绀型心脏病患者增加心脏手术和术后的危险。

3. 抗生素　应用心脏手术虽是无菌手术,但术中不能保证绝对不受污染,尤其在体外循环心内直视手术容易受到污染,而心脏病患者对感染的抵抗力较正常人差,为了预防术后并发心内膜炎和切口感染,手术开始前应用预防用抗生素,重大手术和应用人造代用品的手术,术中、术后还须加强抗生素的应用。除心内膜炎患者外,其他患者一般可采用二代头孢类抗生素。

4. 改善心功能　需要手术的心脏病患者多处于慢性心功能不全状态,心脏扩大,心律失常等。术前减轻心脏负荷,改善心功能,增加心排血量使心功能达到最佳状态非常重要。治疗的主要方法为休息、强心剂、利尿剂、血管扩张剂等。

5. 改善呼吸功能　心脏病患者常有肺充血或淤血,支气管分泌物较多,体外循环的创伤影响呼吸功能,如果患者术前存在肺部感染、肺栓塞、气道阻塞等因素,则更加影响呼吸功能,增加术后危险。高龄、吸烟者还可能并发慢性阻塞性肺部疾患(COPD)。术前应停止吸烟,做肺功能测定,进行深呼吸和咳嗽的训练,纠正心功能,减少和避免肺内液体过多。积极治疗呼吸道感染和术前发作性哮喘,选用敏感抗生素,全身抗感染治疗,应用支气管扩张剂,待感染控制后再行手术。其目的在于预防术后呼吸系统并发症。对于吸烟者,有学者主张终止吸烟3个月以后再安排手术。

(五)心内膜炎的预防和治疗

1. 心内膜炎　预防指征感染性心内膜炎是指因细菌、真菌和其他微生物(病毒、立克次体)等直接感染而产生的心内膜炎。亚急性心内膜炎在心脏外科常见,多发生于有基础病变的心脏疾患,如风湿性瓣膜性心脏病和先天性心脏病。近年来,退行性瓣膜疾病、与侵入性医疗活动相关的老年人及人工心脏瓣膜置换患者发病率明显增高,最高可以达到14.5例/10万人次。

2015年ESC指南认为,患感染性心内膜炎高度危险患者有:植入人工瓣膜或用人工材料修补心脏瓣膜的患者;有IE病史的患者;任何类型的发绀型先天性心脏病患者;6个月内外科手术或经皮介入技术行假体植入的先天性心脏病患者;外科手术形成的体、肺循环分流术后或置入人造管道后;外科手术或经皮介入技术行假体植入的先天性心脏病患者,术后存在残余漏或瓣膜反流。

中度危险患者有:大多数的其他先天性心脏病;后天性心脏病伴有瓣膜功能不全(如风湿性);任何形式的天然瓣膜疾病患者(包括最常见的情况:主动脉、二尖瓣、三尖瓣脱垂和钙化性主动脉瓣狭窄);肥厚型心肌病;二尖瓣脱垂者,心脏听诊有瓣膜反流和(或)瓣叶增厚。

高度危险患者应该在实施有可能导致菌血症的检查和操作时予以抗生素预防(Ⅱa,C)。中度危险患者是否预防性应用抗生素仍有争议,ESC专家组不推荐对这类患者预防性应用抗菌药物。尽管AHA指南推荐,对接受心脏移植后发生瓣膜病的患者预防性应用抗菌药物,但却缺乏有力证据支持,因此ESC专家组不推荐对这类患者预防性应用抗菌药物。

为了减少心内膜炎的发生,推荐心脏手术前筛查鼻部金黄色葡萄球菌携带者并加以治疗(Ⅰ,A);推荐:除非急诊手术,否则应在人工瓣膜或其他心脏血管外源性材料植入前至少2周,应将潜在的感染灶清除(Ⅱa,C);对于拟行外科手术或经导管置入人工瓣膜、血管内移植物及其他外源性材料的患者,应在其围术期预防性应用抗菌药物(Ⅱa,C)。

手术操作部位决定了菌血症的细菌类型,同时也决定了抗生素种类的选择。牙科操作、扁桃体摘除、上呼吸道操作预防链球菌感染为主;泌尿生殖道、下消化道操作预防肠球菌和其他革兰氏阴性菌。

2. 治疗感染性心内膜炎　内科治疗以敏感抗生素治疗为主要措施。临床上,应根据感染性心内膜炎引起的瓣膜破坏程度,决定是否进一步采取外科治疗。

(六)经期女性患者的附加处理

尽量避免在月经期间手术,否则经量多,术后伤口渗血较多。如术前准备就绪,但由于经期紊乱或手术日预计在经期内,可在术前或月经前7天,给予黄体酮10mg肌注,每日1次,直至术日,使之能按期手术。如果手术日月经来潮或手术日为月经末日,经量少许,并不影响手术。

（七）其他准备

包括术前讨论,术前小结,术前与患者家属或单位负责人谈话,说明手术的必要性和危险性,术前对患者交代有关注意事项,术前用药以及药物过敏试验等。

第二节 先天性心脏病

大部分婴幼儿、儿童时期心脏病为先天性心脏病,多在出生后不久发现心脏杂音。部分先天性心脏病患者可生存至成年期。一般通过心电图、胸部平片及彩色超声多普勒诊断技术对疑有先天性心脏病的患者进行定性、定量诊断已经是可能,大部分病种不需要再做其他进一步检查(如超高速 CT、心血管造影、磁共振等)。左向右分流合并重度肺动脉高压的患者,需要行右心导管检查评估肺动脉压力、全肺阻力,了解肺血管病变程度;核医学检查可以辅助评估手术适应证;必要时需要进行肺活检判断有无手术适应证。复杂畸形需要行心血管造影检查。随着技术进展,近年来心血管 CT 及磁共振检查可以增加诊断准确率。比如肺静脉异位引流的诊断,CT 确诊可以接近100%。左向右分流先天性心脏病合并肺高压、先天性复杂性发绀型先天性心脏病、婴幼儿重症先天性心脏病术前准备比较特殊,分别讨论。

一、左向右分流先天性心脏病的术前准备

（一）左向右分流先天性心脏病性质和程度的判定

对此类先天性心脏病,常将分流量大小分三级:少量分流 QP/QS <1.5,这类患者,术前大都不必特殊准备,也不必急于手术治疗。中等量分流 QP/QS=1.5~2,这组患者大都有不同程度的呼吸道症状,心脏改变比较典型。这组患者是手术的主要对象。大量分流 QP/QS>2,这组患者多数反复呼吸道感染,心功能不全,营养状况差,发育受影响。心脏改变明显。这些患者中大部分需经心内科正规治疗,才可行外科手术。这些患者应争取尽早手术,以防止严重的肺动脉高压。

（二）肺动脉高压程度的判定及手术适应证的选择

判断肺动脉压力、阻力和肺动脉状态,对选择手术适应证,估计手术效果是一个重要指标。临床常将肺动脉高压分为三级:Ⅰ级:$P_P/P_S<0.45$,

但心电图多在正常范围,X 线心相叶大致正常,全肺阻力也无明显增高。Ⅱ级:$P_P/P_S=0.46~0.9$,心电图双室肥厚或右心室优势,肺血增多,全肺阻力中度升高。Ⅲ级:$P_P/P_S>0.91$,心电图示右心室肥厚,X 线呈肺动脉高压症,全肺阻力重度升高,晚期可表现发绀。肺动脉压在Ⅰ级到Ⅱ级间的患者,手术适应证强,手术效果满意,大量的患者需要此时期行心脏手术治疗。而对肺动脉压达Ⅲ级病变时,手术死亡率明显上升,虽然这些患者不是手术绝对禁忌证,但是对已经明显发绀、血氧饱和度90%以下,X 线及心电图均为右心室肥厚改变,分流以右向左为主,全肺阻力>1000 达因·秒·厘米$^{-5}$,应为手术禁忌证。

（三）临界性肺动脉高压的诊断和治疗

严重肺动脉高压处于有无手术适应证边缘状态,成为临界性肺动脉高压。是否具备手术适应证,需要进行一些相应的检查和治疗准备。首先根据病史、体检及相关检查结果判断是原发性肺动脉高压或继发性肺动脉高压。

常规行右心导管检查评估肺动脉压力、全肺阻力,分析心内分流是否还存在,了解肺血管病变程度;进行诊断性治疗如吸入氧气和(或)一氧化氮、输注前列腺素 E 后观察肺动脉血氧饱和度的变化,测量肺动脉压力、计算全肺阻力,若阻力下降明显,仍有手术希望。如果导管资料不具备手术指征,可以使用波生坦和(或)西地那非进行治疗,有一部分临界性肺动脉高压患者仍有可能获得手术机会,甚至经过术后长期综合治疗,肺动脉压力可能下降到接近正常,尤其是年轻患者。部分患者必要时需要进行肺活检判断有无手术适应证。

治疗方面应限制活动,间断吸入氧气,有条件的话吸入一氧化氮,2~3 次/日,每次20~30 分钟,或者静脉、皮下注射前列环素。常规强心、利尿、补钾,口服波生坦和(或)西地那非,降低肺动脉压力,准备2~3 个月。如肺活检发现肺小血管内微栓,抗凝治疗改善肺内循环,我们采用阿司匹林口服3 个月至半年,也可使用半量肝素3~5 天。

（四）手术的高危因素

左向右分流先天性心脏病合并肺动脉高压高危因素有:肺动脉平均压>60mmHg,全肺阻力>800达因·秒·厘米$^{-5}$;肺病理活检 Heath-Edward Ⅲ级以上或严重间质炎;合并严重呼吸衰竭、平日已有 $PaCO_2$ 50mmHg 以上;肺部炎症;心力衰竭。

二、先天性复杂性发绀型先天性心脏病的术前准备

（一）诊断

术前全面、仔细、认真分析检查结果是避免失误的重要措施之一。如有不少的动脉导管未闭并存在复杂畸形中,如合并主动脉弓缩窄、弓中断、法洛四联症等,且往往动脉导管未闭体征掩盖了其他的畸形的表现,易造成误诊。在行根治手术前患者都要行超声心动图检查和心血管造影检查,某些类型的先天性心脏病还要辅助做心血管 CT 和(或)心血管磁共振(MRI)检查(比如单独主动脉缩窄、主动脉弓中断及肺静脉异位引流,心脏 CT 检查基本可以取代造影),以明确心内畸形类型、大动脉位置和心室的连接关系及肺血管发育状况,这对制订手术方案是极为重要的。

（二）手术适应证的选择

未经外科治疗的先天性复杂性先天性心脏病预后较差,需要在明确诊断和条件允许的情况下及时手术。大多数需在婴儿期甚至新生儿期进行手术,或分期手术,延缓继发病理改变的发生,为二期创造条件;或直接行生理性和(或)解剖矫治手术,抢救生命。

增加肺血的减状手术术式很多,有体肺分流术(Blalock-Taussig 分流术、改良 Blalock-Taussig 分流术、主动脉肺动脉 Core-tex 管分流、Waterston 分流术、Potts 分流术、Melbourne 分流和改良 melbourne 分流术)、腔静脉肺动脉分流术(Gleen 和双向 Gleen术)及 Sano 手术。其中,新生儿和小于 6 个月的婴儿肺血减少型复杂先天性心脏病增加肺血首选改良 Blalock-Taussig 分流术。全身情况差,缺氧严重,双侧肺动脉分支细小,不能耐受体外循环手术或不适合改良 Blalock-Taussig 分流术患儿可行主动脉与肺动脉 Core-tex 管分流。6 个月以上婴儿及幼儿肺血减少型先天性心脏病选择双向 Gleen术或改良 Blalock-Taussig 分流术增加肺血,为二期手术做准备。肺动脉发育极差肺血减少复杂先天

性心脏病,常见于肺动脉闭锁和法洛四联症,采用 Melbourne 分流和改良 Melbourne 分流术。肺动脉闭锁和法洛四联症不能一期解剖矫治,增加肺血可选择 Sano 手术。

肺血增多患者主要行 Banding 手术减少肺血,减轻肺病理改变,其后随诊是否有机会行生理或解剖矫治手术。如果伴主动脉缩窄或主动脉弓中断、主动脉瓣下狭窄,解除梗阻(CoA 球囊扩张、主动脉端-端吻合、PDA 结扎、锁骨下动脉血管成形术等)类似于 Banding 手术的效果。

对于婴幼儿,特别是 6 个月以内的小儿,存在严重复杂心血管畸形,如大动脉转位、肺动脉闭锁、三尖瓣闭锁等,患者大都有严重发绀和缺氧症状。这些患者赖以生存的关键在于心内分流情况和肺内氧交换的多少。完全性大动脉转位如不伴有心室、心房或大血管间的交通是无法存活下去的。如果并存的心内或心外分流量很少亦使患者很难成活至手术年龄,有外科手术条件的单位可以积极开展手术治疗。如果手术条件不足,手术风险大,应尽早在导管室给患者施行 Rashkind 术(球囊房间隔扩开术),延长患者生命,待患者 3~6 个月时再行根治手术。心内或心外分流量小,左室退化,可以行肺动脉缩窄术进行解剖左室锻炼,然后二期做根治手术。

（三）高危因素

先天性复杂性发绀型心脏病高危因素有:肺动脉发育不良;肺动脉圆锥部阻塞;血红蛋白 200g/L 以上;晕厥和抽搐史;心力衰竭;肺、肾脏合并症;心律失常。

（四）术前处理

肺血减少患者新生儿期术前准备的主要目的,是在外科治疗前维持生命,纠正代谢性酸中毒,恢复正常的酸碱平衡和肝肾功能。外科治疗前若动脉血氧分压和氧饱和度较低,应使用前列腺素 E_1 维持动脉导管开放。严重发绀的患者,生后即应输注前列腺素 E_1,保持动脉导管开放,改善肺部血流。主动脉缩窄或弓中断患者,体循环由动脉导管供血者亦需使用前列腺素 E_1 治疗。前列腺素 E_1 治疗可使酸碱平衡、肝、肾功能恢复到正常状态。

如果存在严重的肺血管发育障碍,患者将会有严重缺氧,术前应给患者吸氧和少量普萘洛尔治疗,以减少缺氧症状。患者的血红蛋白往往很高,使血液黏滞度增加,应多饮水。如喂养困难,

应给静脉补充液体。术前应尽量使患者保持安静，减少探视，保持环境清洁，避免交叉感染机会。

如果合并有肺动脉高压，心内分流量又较大时，术前除有严重的发绀外，患者常有心力衰竭、肺内感染，术前准备主要是控制心力衰竭，降低肺动脉压力。一般使用洋地黄类药物和利尿剂作为一线药物治疗心力衰竭。可以使用西地那非和（或）波生坦降低肺动脉高压。这类畸形患者应病情稳定后进行超声心动图、右心导管、CT、MRI 及电影心血管造影，以明确诊断，识别遗漏和新生成的主要解剖畸形如主动脉瓣下狭窄、主动脉弓发育不全、肺动脉变形及心室功能或心室瓣膜功能，根据手术适应证选择合适的手术，尽早治疗，以免肺动脉压力严重增高，影响手术成功。

三、重症小婴儿和新生儿的术前处理

运用彩色超声多普勒诊断技术，对疑有先天性心脏病的小婴儿及新生儿进行定性甚至定量诊断已经成为可能，大部分病种不需要再做其他进一步检查（如右心导管、心血管造影、磁共振及超高速 CT 等）。

危重症婴儿及新生儿应在发现病情后，尽可能快地转入心脏专科医院，在有监护的条件下做诊断检查。很多心脏中心已经建立了"绿色通道"进行此类患者的矫治，以期提高生存率和手术效果。有些严重的患者需要建立静脉通路，了解血气及电解质的变化，积极治疗可能存在的感染、体温不升、青紫、酸中毒等并发症。如果换气不足，可能需要气管插管辅助通气，给心功能不全的患儿尽早使用地高辛、利尿剂、儿茶酚胺及血管扩张剂。有些疾病要依靠未闭的动脉导管，如肺动脉闭锁，静脉持续输入前列腺素使动脉导管持续开放以缓解临床发绀。新生儿，特别是小于 10 天的患儿，应经常规注射维生素 K_1，预防颅内出血。

小儿复杂性先天性心脏病外科治疗要求尽早通过手术或介入治疗，防止由于心血管畸形引起的继发性心肺血管病变的发生或改善机体供血、供氧，在病变加重前予以纠治。国际上复杂、危重先天性心脏病外科治疗患者中超过半数的手术年龄在 6 个月内。20 世纪 90 年代中期，国内上海新华医院率先提出"新生儿、婴儿期危重先天性心脏病急症外科手术"的概念。除严重的低氧血症者外，反复呼吸道感染、重度肺动脉高压、呼吸衰竭或心力衰竭患者均列入急症、亚急症手术。建立

了危重先天性心脏病治疗的"绿色通道"，完成的急症、亚急症危重先天性心脏病患儿数量逐年增长，死亡率明显下降。本世纪初期，广东省心血管病研究所又提出"复杂先天性心脏病产前产后一体化诊治"的概念，在胎儿出生前就已明确诊断，使新生儿出生后的处理更加及时，复杂危重症先天性心脏病手术成为亚急诊手术，进一步提高了患儿的生存率和生存质量。

四、成人先天性心脏病的术前准备

成人先天性心脏病（CHD）患者存在很大的异质性。有些在婴儿或儿童阶段进行过手术，有些成年后才确诊，有些在先天性心脏病基础上还合并心律失常或心力衰竭。成人 CHD 个体心肌基质异常、心血管生理异常、解剖异常或上述 3 种情况任意组合出现。叠加的心血管危险因素在这一人群中作用被放大，而这一人群已经具有心室功能不全、心律失常和心力衰竭的风险。

因此，成人 CHD 人群中 20～70 岁（及 70 岁以上）年龄段的死亡率比同龄人要高 2～7 倍，虽然成人先天性心脏病患者的心脏及非心脏手术干预已取得重大进步，但目前尚无充分的大型临床试验数据来制定相关推荐。因此，目前大多数推荐仍是基于专家共识性意见。CHD 的自然病程是可以预测的，所以必须要在晚期并发症、获得性心脏病、终身多器官影响和老龄化的持续进程下，对此前干预的结果进行治疗。

为了完善 2008 年 ACC/AHA 联合颁布的成人先天性心脏病（ACHD）指南（Circulation 2008；118：e714-833），新版本的指南涵盖了 40 岁以上成人 CHD 患者的诊断与治疗，总结了目前所了解的证据，并概述了一些对治疗非常关键的新增证据。

成人 CHD 术前强调对患者进行肺功能及睡眠呼吸暂停的筛查。另外，提出了与肝功能有关的三个强烈推荐（Ⅰ类，B 级）：所有行 Fontan 姑息外科手术的患者应行肝功能检查以确定是否存在进行性肝病；所有 1992 年前因先天性心脏病行手术治疗的患者应进行丙型肝炎的筛查；临床医生应意识到成人先天性心脏病患者尤其是伴有发绀及行 Fontan 姑息手术者更容易罹患胆结石，需要进行胆囊切除术。另外，新共识还推荐所有伴有中等及复杂先天性心脏病的成人患者应常规接受肾功能检查（Ⅰ类，B 级）。

对于成人先天性心脏病患者，手术前除了评

估心血管系统,关注先天性心脏病同时合并冠状动脉异常或合并肺动脉高压的人群;另外还要注意肝脏和肾脏疾病的筛查和治疗、认知功能减退等老龄化问题。

第三节　瓣膜性心脏病

瓣膜疾病在我国主要为风湿性,其次为退化性、外伤性、先天性等,近年来退行性病变比例逐年增加。其诊断比较简单。彩色多普勒超声可以定量、定性诊断。

一、手术适应证的选择

成人瓣膜损害以风湿性最为多见。各种原因导致的瓣膜损害,其引起的病理生理后果差异不大,手术指征选择差异亦不大。

选择手术适应证和预测术后效果,患者的心功能状态是极重要的条件之一。考虑手术时,要全面考虑患者全身状况、肺功能状况、其他脏器损害及瓣膜损害程度。患者处于风湿活动期,应为手术禁忌证,抗风湿治疗半年后方可考虑手术。

2014 年 3 月,美国心脏病学会(ACC)与美国心脏协会(AHA)联合美国胸外科协会(AATS)、美国超声心动图学会(ASE)、美国心血管造影和介入协会(SCAI)、美国心血管麻醉师协会(SCA)和美国胸外科医师协会(STS)发布了《2014 年心脏瓣膜病患者管理指南》。新指南较 2006 年和 2008 年的旧指南做了多处重要修改。

新的指南参照心力衰竭的处理,对心脏瓣膜病进行分期,根据不同分期采取不同的处理方式。指南将所有瓣膜疾病分为 A、B、C、D 四期,分别是危险期、进展期、无症状重度病变期和有症状重度病变期。有的瓣膜疾病分期还有亚分期,疾病阶段划分更为细致。

这种疾病管理模式有两个优点:第一,使医师更关注瓣膜病发展全程,而不再仅关注瓣膜终末期状态,从而能更早干预、及时阻止瓣膜病恶化;第二,可使医师的疾病处理思路更清晰、具体,医师可根据患者病情所处分期采取相应处理措施。

与之前指南不同,术前外科手术的风险评估在胸外科医师学会(STS)评分基础上增加了 3 个要素:体弱、手术不能改善的主要器官损害和手术操作相关障碍,使得手术风险评估更加全面、准确。新指南认为,手术风险评分评估不能完全依赖于一个简单评分系统,单纯的数字不会告诉我们一切,我们应该强调个体化评估和决策。

特别强调,对无症状的重度瓣膜病变患者进行运动测试(Ⅱa 级),尤其是对无症状的重度主动脉瓣狭窄(AS)患者和无症状的重度原发性二尖瓣反流(MR)患者,从而确认患者有无症状,评估患者的预后及运动对血流动力学的影响。

由于外科手术和经皮介入治疗的风险已经明显下降,我们可以把干预的时机提前。因此,相对于旧版指南,新指南降低了干预治疗的门槛。例如,对于重度二尖瓣反流(MR),自然病史研究显示,患者会出现左室扩张、功能障碍和长期症状。对无症状患者推荐手术治疗的依据在于,目前患者实施手术的风险已非常低。很多数据显示二尖瓣修补术的长期耐受性良好,在出现左室扩张、房颤或肺动脉高压之前实施手术结局更好。

与 2012 年 ESC 指南相似,2014 年 AHA/ACC 也将经导管主动脉瓣置换术(transcatheter aortic valve implantation,TAVI)写入指南。其中,外科手术禁忌、预期寿命超过 12 个月的主动脉瓣狭窄患者,TAVI 为 Ⅰ 类推荐(B 级证据);对于外科手术高危主动脉瓣狭窄患者,TAVR 是一种合理的替代方法,为 Ⅱa 类推荐(B 级证据)。具有明显症状(NYHA Ⅲ/Ⅳ 级)、预期寿命较长、外科手术禁忌的慢性重度原发性二尖瓣反流(MR)患者(D 期),新指南推荐行经导管二尖瓣修补术(MitraClip 系统),对继发性 MR 则未进行推荐。这一点与 2012 年 ESC 指南也相似。对于慢性原发性 MR,两部指南均推荐,只要可能即应行瓣膜修补术而非瓣膜置换术。2014 年 AHA/ACC 指南首次纳入了 MitraClip 系统(FDA 于 2013 年批准该系统上市)做二尖瓣修补术。

(一)二尖瓣狭窄

中、重度二尖瓣狭窄,心功能 Ⅲ ~ Ⅳ 级或尽管抗凝治疗仍合并有左房血栓,不具备经皮二尖瓣球囊分离术(percutaneous mitral balloon valvotomy,PMBV)手术指征者行二尖瓣置换术。中、重度二尖瓣狭窄,心功能 Ⅲ ~ Ⅳ 级;重度二尖瓣狭窄和严重肺动脉高压(肺动脉收缩压 60mmHg ~ 80mmHg),心功能 Ⅰ ~ Ⅱ 级,不考虑 PMBV 或二尖瓣修复术。

（二）二尖瓣关闭不全

有症状的急性二尖瓣关闭不全，可能行二尖瓣修复者；心功能Ⅲ～Ⅳ级，超声显示左室功能正常者（EF>0.6，ESD<45mm）；轻度左室功能不全（0.5<EF<0.6，45mm<ESD<50mm）、中度左室功能不全（0.3<EF<0.5，50mm<ESD<55mm）的有或无症状患者；左室功能基本正常的无症状房颤患者或肺高压患者（静息时肺动脉收缩压>50mmHg，运动时肺动脉收缩压>60mmHg）；0.5<EF<0.6，ESD<45mm或EF>0.6、45mm<ESD<50mm的无症状患者及严重的左室功能不全（EF<0.3或ESD>55mm），但腱索很有可能保存者。

新指南推荐，对于左室处于代偿期［左室射血分数>60%、左室收缩末期内径（LVESD）<40mm］的无症状重度MR患者（C1期），如果瓣膜可修补（成功修补、无残留MR的可能性>95%）、预期手术死亡率很低（<1%），在高级心脏瓣膜病中心进行早期干预手术也是合适的（Ⅱa类推荐，B级证据）。

新指南对慢性原发性（退化性）二尖瓣反流和慢性继发性（功能性）二尖瓣反流进行了明确区分，原发性二尖瓣反流包括瓣膜组成结构1项或以上的病理学改变（瓣叶、瓣环、腱索、乳头肌）。

重度慢性原发性二尖瓣反流的介入指征仍需要症状、左室功能障碍［LVEF≤60%和（或）左室收缩末期内径≥40mm］和其他心脏外科手术时机的综合判断。

指南对二尖瓣修补术的推荐做了如下修改：

1. 当二尖瓣的病理改变局限于前叶时，推荐使用二尖瓣修补而不是二尖瓣置换（Ⅰ级）。

2. 在二尖瓣的病理改变发生在前叶或两叶、但二尖瓣可持久成功修复的情况下，推荐使用二尖瓣修补而不是二尖瓣置换（Ⅰ级）。

3. 当持久修复无残余二尖瓣反流及手术成功的可能性>95%时，对于左室功能保留的无症状患者，可在心脏中心行"预防性"二尖瓣修补（Ⅱa级）。

4. 对于无症状的重度非风湿性二尖瓣反流的患者（射血分数保留），在确认出现新发房颤或静息肺动脉收缩压>50mmHg时，可以考虑二尖瓣修补（Ⅱa级）。

5. 对于风湿性二尖瓣疾病，在适合外科手术、可以成功修补或当长期抗凝治疗不可靠时，可以考虑二尖瓣修补（Ⅱb级）。对于包括病变范围小于二尖瓣后叶一半等的孤立病变，在未尝试修补及未成功的情况下进行二尖瓣置换是有

害的（Ⅲ级）。

6. 有症状的重度患者合并以下情况时可以考虑经导管二尖瓣修补：解剖结构较好、预期寿命较长、外科手术禁忌、最佳的非手术治疗后症状仍然严重（Ⅱb级）。

7. 慢性继发性二尖瓣反流继发于左室功能异常，其治疗包括基础心肌疾病和瓣膜同步治疗（Ⅰ级）。外科手术治疗主要限制在非手术治疗后心力衰竭症状持续不缓解的重度患者（心功能NYHA分级Ⅲ～Ⅳ）（Ⅱb级），而对于这类患者，指南推荐二尖瓣修补术。

（三）主动脉瓣狭窄

主动脉瓣狭窄手术指征：有临床症状如心绞痛、昏厥或充血性心力衰竭等各种症状的主动脉瓣狭窄患者；瓣口面积<0.7cm²或跨瓣压差>50mmHg，不论有无症状均应手术；合并有其他疾病如冠心病、其他瓣膜病或主动脉瘤，手术治疗时一并纠治。

2014年AHA/ACC指南对主动脉瓣狭窄的表述有两处重要修改：

1. "非常严重"的主动脉瓣狭窄定义为主动脉最大流速（V_{max}）≥5m/s或平均压差≥60mmHg；

2. 有症状的重度主动脉瓣狭窄细分为：

（1）高压差（V_{max}≥4m/s或平均压差≥40mmHg）；

（2）低流速低压差（LFLG）伴左室射血分数（LVEF）下降［瓣叶严重钙化且运动减弱、有效瓣口面积（EOA）≤1.0cm²伴V_{max}<4m/s或平均压差<40mmHg伴LVEF<50%，或在多巴酚丁胺负荷下超声心电图测得EOA≤1.0cm²且任何流量下V_{max}≥4m/s］；

（3）射血分数正常的LGLF或矛盾性LGLF（瓣叶严重钙化且运动减弱、EOA≤1.0cm²和V_{max}<4m/s，或压差<40mmHg、LVEF≥50%）。2014年AHA/ACC指南和2012年ESC指南均推荐，对于所有瓣膜病变，对有症状重度瓣膜功能障碍患者进行干预。然而，两部指南对无症状重度瓣膜病患者的推荐存在一些差异。对于无症状重度主动脉瓣狭窄患者，2014年AHA/ACC指南推荐，当主动脉瓣血流速度>5m/s（2012ESC指南的要求是>5.5m/s）时，行主动脉瓣置换术（aortic valve replacement，AVR）是合理的。对于运动试验引发症状的重度主动脉瓣狭窄，两部指南均推荐行AVR。

2014年AHA/ACC指南中，通过外科和经导管

方法均可行 AVR,具体选择何种方法须通过综合风险评估来确定。介入的适应证首次扩大到以下几项:

(1) 低外科手术风险的极重度主动脉瓣狭窄(Ⅱa级);

(2) 无症状的重度主动脉瓣狭窄伴运动耐量下降或运动相关的血压下降(Ⅱa级);

(3) 有症状的重度主动脉瓣狭窄(LFLG 但 LVEF 正常,临床证据、血流动力学和解剖学数据支持瓣膜阻塞是引发症状的原因)。

对于有外科主动脉瓣置换(AVR)指征但处于中低危手术风险的患者,AVR 仍是治疗的选择(Ⅰ级)。对于有外科 AVR 指征但禁忌手术的患者,指南推荐经导管主动脉瓣置换(TAVI)(Ⅰ级)。对于外科手术高危患者,TAVI 可用于替代外科 AVR(Ⅱa级)。对于考虑高危外科 AVR 或 TAVI 的患者,心脏瓣膜团队的所有成员应密切合作,提供最优化治疗。

(四) 主动脉瓣关闭不全

有症状如呼吸困难、劳力性疲倦、心绞痛、胸痛等症状患者;无症状主动脉瓣关闭不全,超声检查如 ESD>55mm 或 EDD>75mm;静息时有轻到中度的左室功能不全(EF 0.25～0.49)的有或无症状者;行 CABG 手术、主动脉或其他心脏瓣膜手术患者;心功能Ⅲ～Ⅳ级,左室收缩功能基本正常者(静息时 EF≥0.50);心功能Ⅱ级,左室收缩功能基本正常者(静息时 EF≥0.50),系列研究发现静息时进行性左室扩大或 EF 下降,或运动实验提示有运动耐力下降者。

对于主动脉瓣反流,两部指南均推荐 LVESD>50mm 的无症状患者行 AVR。然而,根据左室舒张末期内径(LVEDD)行 AVR 的适应证已从 2012 年 ESC 指南的>70mm 降至 2014 年 AHA/ACC 指南的>65mm。

(五) 三尖瓣损害

三尖瓣瓣膜置换手术远期效果不佳,如需手术治疗,应尽量选用成形手术,避免或减少施行三尖瓣置换术。即使必须施行三尖瓣置换术,应尽量选择生物瓣或大号双叶机械瓣。三尖瓣换瓣的指征:严重的三尖瓣狭窄,应用成形手术失败者;严重的器质性三尖瓣关闭不全,难以施行成形术者;感染性心内膜炎引起的三尖瓣关闭不全,无法作局部病灶切除,自体心包修补或大块瓣叶已经缺如,可以切除三尖瓣,消除感染病灶,同时行生物瓣替换术;三尖瓣下移畸形;如瓣叶发育不良,特别是前瓣叶,应作瓣膜置换术。

(六) 联合瓣膜病换瓣指征

1. 风湿性二尖瓣与主动脉瓣病变主动脉瓣叶纤维化增厚、钙化、卷曲、交界粘连,狭窄伴关闭不全;二尖瓣叶病理损害严重,腱索短缩融合者。

2. 先天性主动脉瓣二瓣化畸形伴严重钙化,并累及二尖瓣叶,明显影响二尖瓣叶功能,应行二尖瓣与主动脉瓣双瓣置换术。

3. 马凡氏综合征、瓣膜退行性变引起主动脉瓣与二尖瓣病变,不适于成形者,行双瓣膜替换术。

4. 感染性心内膜炎累及主动脉瓣和二尖瓣,致关闭不全时,行双瓣膜替换术。

5. 风湿性主动脉瓣病变合并二尖瓣或三尖瓣其他病变,如感染性心内膜炎等,需同时行主动脉瓣替换与二尖瓣或三尖瓣置换术。

6. 风湿性二尖瓣、三尖瓣病变二尖瓣叶及其瓣下结构病理损害严重,而三尖瓣为器质性改变不适于成形者,一般需要同时施行二尖瓣、三尖瓣置换术。

风湿性二尖瓣、主动脉瓣与三尖瓣病变三个瓣膜损害严重,不适于成形者,需同时施行三个瓣膜置换术。

二、术前评估

凡是风湿性心脏病患者,均常规进行红细胞沉降率、抗链球菌溶血素-O 的滴定和 C-反应蛋白试验,以确定有否风湿活动。

合并有心绞痛或有心肌梗死病史患者;合并有一个或一个以上冠心病危险因素;怀疑缺血为二尖瓣反流患者,需要行冠状动脉造影检查。很多心脏中心 50 岁以上患者常规筛查冠状动脉造影。二尖瓣损害患者需要行肺功能检查,非常重要,已列为常规检查。心功能不全患者利用磁共振检查评估心肌功能,指导手术指征选择,评估预后。

长期心功能不全患者,需术前充分了解肾脏、肝脏功能,检查有无肝、肾功能损害以及损害的程度。肝脏功能长期损害,外源性凝血因子含量降低,凝血功能异常,术前应该预先作好预防措施。术前疑有中枢神经系统病变的患者,应做脑电图、脑血流图和头颅 CT 等有关神经系统方面检查,明确诊断,便于治疗的选择。因脑血管意外偏瘫者应在 2～3 个月后偏瘫恢复或病情稳定、心功能允许时行心脏瓣膜成形或置换术,患侧肢体应加强功能锻炼使术后易于恢复。

瓣膜病外科治疗的危险因素有:心胸比例超

过70%;心功能Ⅳ级(NYHA Ⅳ级);栓塞史;心房颤动时间长;合并中度肺动脉高压;肾衰竭;超声心动图示左室舒张末期径>65mm。此类危重患者术前需要做一些特殊准备(详见本节四)。

三、病变性质和程度的评估

(一) 二尖瓣狭窄

正常二尖瓣口面积约为4～6cm²。依据瓣口面积将二尖瓣狭窄的严重程度分为三级:轻度(瓣口面积1.5～2.0cm²),重体力活动时出现症状;中度(瓣口面积1.0～1.5cm²),中等度体力活动时出现症状;重度(瓣口面积<1.0cm²),轻体力活动时出现症状。

(二) 主动脉瓣狭窄

正常主动脉瓣口面积约为3～4cm²。依据该病的血流动力学异常改变以及自然病程,将主动脉瓣狭窄的严重程度分为三级:轻度(瓣口面积>1.5cm²)、中度(瓣口面积1.0～1.5cm²)以及重度(瓣口面积≤1.0cm²)。

四、术前处理

(一) 控制风湿活动

风湿热对心肌有一定损害,因此在风湿热发作期间不宜手术。此类患者需要休息,服用阿司匹林或肾上腺皮质激素等药物加以控制。等待风湿活动停止3～6个月后,始施行手术。对有风湿活动,心脏功能较差,心力衰竭难以控制,可在积极抗风湿治疗1～2周后,限期手术。

(二) 心律失常

心律失常可影响心输出量,严重时可导致心功能不全或心源性休克,影响术后心脏复苏和疗效。术前应详细查明发作诱因和对抗心律失常药物的反应,以利于术中、术后的预防和处理。常见有房颤、心动过速、期前收缩、传导阻滞及预激综合征等。若严重影响血流动力学,使用相应的抗心律失常药物治疗。

(三) 肝脏功能不全

肝功能严重损害患者,必须先进行保肝治疗,待肝功能恢复后进行心脏瓣膜置换术。如为慢性心力衰竭引起的肝大及肝功能损害,应卧床休息,纠正心力衰竭,补充维生素 K_1,给予保肝药物等治疗,然后择期手术。

(四) 肺功能评估和调整

呼吸功能评估,戒烟,雾化吸入治疗改善肺功能。

第四节　冠状血管外科疾病

一、诊断相关检查

除术前一般常规检查外,冠状动脉功能不全患者尚需常规测定血糖、胆固醇、甘油三酯、蛋白电泳试验等。患者必须做冠状动脉造影、左心室造影,测定左室射血分数,明确显示冠状动脉病变范围和程度。心肌梗死患者利用心肌灌注显像,甚至PET(正电子发射显像)区别瘢痕与存活心肌来选择是否及如何行再血运化治疗,对于提高手术疗效具有重大意义。磁共振评估室壁瘤状况和心肌功能。年龄>50岁以上患者常规检查肺功能,作为判断手术适应证的指标之一。对高龄、女性、已知周围血管疾病、以往一过性缺血发作、吸烟史及左主干病变等颈动脉狭窄高危因素患者,应行颈动脉超声检查。目前,很多心脏中心对65岁以上患者,或一过性脑缺血患者,进行相应的颈动脉超声筛查。

二、术前评估

与冠脉搭桥术后死亡率高最密切的风险因素有7种:手术急迫性、年龄>70岁、做过心脏手术、女性、左室射血分数低(EF<25%或40%),左主干狭窄程度和明显狭窄的主要冠状动脉支数(左主干病变、三支病变)。最危险的是急症手术、年龄大和做过一次或多次冠脉搭桥手术。与死亡率有关的其他因素,包括住院后做过经皮冠状动脉成形术(percutaneous transluminal coronary angioplasty, PTCA)、近期心肌梗死、有心绞痛、心律失常(心房颤动、室性心律)、充血性心力衰竭或二尖瓣反流、高脂血症、吸烟以及合并症:糖尿病、脑血管疾病、周围血管病、慢性阻塞性肺疾病和肝、肾脏合并症(尤其肾功能低下)。

三、手术适应证的选择

冠状动脉旁路移植手术(coronary artery bypass grafting, CABG)的目的是缓解症状和延长生命。与PTCA相比,CABG可较好缓解冠心病患者的心绞痛,较少需要相继的治疗,但其术后早期并发症发生率较高,费用及住院时间也较多。PTCA后患者可较快地回到工作岗位但相继频繁住院使总费用接近。大样本的随机比较试验显示：已治疗糖尿病患者、有严重左前降支（left anterior descending artery，LAD）近端狭窄或/和多支病变患者拟采用。单支病变，无 LAD 近端严重病变的患者则宜采用 PTCA。晚期死亡或心肌梗死发生两者之间没有差别。

在采用 CABG 来缓解症状时应注意到 CABG 仅治疗了冠心病的表现，而不是病变本身；随着病变的发展，心绞痛往往可能复发。在术后的前 5 年，心绞痛复发率低，然后逐渐上升，可能与旁路的晚期闭塞有关。

冠心病需要 CABG 的指征是：不稳定性心绞痛，冠状动脉管径狭窄>70%，药物治疗无效。左主干病变，冠状动脉狭窄>70%，右心室功能受损。多支病变同时左心功能障碍。急性心梗的机械性合并症包括室间隔缺损、继发于乳头肌梗死和（或）断裂的二尖瓣关闭不全和左室游离壁破裂，需紧急手术纠治。

随着新技术的进步，尤其对 PTCA 的改进，腔内支架应用大大减少对急症 CABG 和多次治疗的需要。PTCA 和支架设计的不断进步进一步减少反复处理的需要。再血运化前后的粥样硬化的内科处理仍在不断改进，心肌梗死后更多使用 β 阻滞剂和血管紧张素转换酶阻滞剂及降脂剂。最近，在经皮介入治疗时应用血小板酶蛋白 Ⅱa/Ⅲb 抑制剂，心脏外科更多采用微创外科技术（非体外、不停跳、小切口等），搭桥材料广泛应用乳内动脉桥。

2011 年，美国心脏病学会基金会（ACCF）、美国心脏协会（AHA）、心血管造影和介入联合会（SCAI）联合发布了《2011 经皮冠状动脉介入治疗（PCI）指南》及《冠状动脉旁路移植术（CABG）指南》，这是 PCI 及 CABG 指南工作委员会首次合作发布新版指南，两个新指南中对于冠心病患者血运重建方式的推荐第一次使用了完全相同的表格和表述。

不论是 PCI 指南还是 CABG 指南，都强调权衡手术的风险和改善生存与症状方面的获益，后者对 CABG 的操作步骤、血运重建适应证、CABG 围术期管理、CABG 相关的并发症和死亡发生及预防、杂交技术以及特殊类型的患者亚群都有新的推荐。

1. 手术技术方面　尽可能选择左乳内动脉作为前降支病变患者的桥血管。如条件不允许，可以选择右乳内动脉，双侧乳内动脉的使用可以提高患者长期生存率并降低再次血运重建率；桡动脉的远期通畅率优于静脉劣于左乳内动脉，选择桡动脉有更严格的冠状动脉病变解剖要求；在 CABG 术中应使用经食管超声对血流动力学障碍或同期合并瓣膜手术的患者进行评估；对影响冠脉灌注效果的因素进行优化，降低患者 CABG 围术期发生心肌缺血和心肌梗死的风险；停跳与不停跳 CABG 手术选择仍无统一意见。

2. 药物治疗　如无禁忌证，PCI 术前应使用阿司匹林（aspirin）100～325mg/d（Ⅰ/B），虽轻微增加出血，却可降低手术并发症与死亡的发生率；如术前未接受阿司匹林治疗，也应在 PCI 术后 6 小时内开始并持续使用（Ⅰ/A）；对于术后因过敏或其他因素不能耐受阿司匹林的患者可以选择氯吡格雷 75mg/d 替代（Ⅱa）。

对于择期 CABG 患者，氯吡格雷（clopidogrel）和替卡格雷（ticagrelor）至少停用 5 天，普拉格雷至少停用 7 天，短效的血小板糖蛋白 Ⅱb/Ⅲa 抑制剂［如依替非巴肽（eptifibatide）和替罗非班（tirofiban）］至少停用 2～4 小时，阿昔单抗（abciximab）至少停用 12 小时；对于急诊 CABG 的患者，氯吡格雷和替卡格雷至少应停用 24 小时；如无禁忌证，坚持他汀类药物治疗，将 LDL-C 降至＜100mg/dl，极高危患者降至＜70mg/dl。并尽早恢复使用 β 阻滞剂。术后早期静脉使用胰岛素控制血糖。

3. 适应证选择　除某些特定情况（PCI 失败或无法实施、病变解剖适合 CABG、非手术治疗无效的大面积心肌缺血和血流动力学障碍、需治疗的心肌梗死后机械并发症、出现恶性心律失常等）外，急性心肌梗死不推荐 CABG 治疗；存在常规 CABG 手术限制条件（如升主动脉近端严重钙化，靶血管条件差，不适合 CABG，但适于 PCI）、缺乏合适的桥血管或 LAD 病变解剖不适合 PCI 时，可选择杂交（hybrid）技术；对于无保护的左主干病变或复杂冠脉病变患者，建议"心脏团队"讨论血运重建治疗方式。

两个新指南都将"心脏团队"的意见作为无保护左主干或复杂病变患者血运重建方式选择的Ⅰ类推荐，并推荐将 STS 评分（评价手术风险）和 SYNTAX 评分（评价冠状动脉解剖类型及病变程度)作为血运重建方案的依据。对于无保护左主干病变或复杂病变的患者,血运重建的主要目的在于延长患者的寿命和改善症状。

建议采用 CABG 的适应证包括:左主干严重狭窄(直径狭窄≥50%);三支主要血管严重狭窄(直径狭窄≥70%),累及或未累及前降支近段;前降支近段病变加另一支主要血管病变(直径狭窄≥70%);不适合血运重建治疗解剖(左主干直径狭窄<50%或非左主干冠状动脉直径狭窄<70%)或生理学特征[血流储备分数(FFR)≥0.8]的患者,不应实施 CABG 或 PCI。

新版指南首次对稳定型冠状动脉疾病患者不同解剖亚组,提出了相应血运重建治疗建议,对 CABG 在不同类型的特殊患者中的应用亦有详尽的建议。临床医生可根据指南所阐述内容对患者情况进行评估,更为直接地根据指南推荐进行治疗。

值得指出的是,不论是 PCI 指南还是 CABG 指南,其循证医学证据大多来自欧美国家临床数据,其反映的是欧美国家患者就诊的客观条件和病例特点,我们在应用指南时需要考虑结合我们的实际情况。

四、术前处理

冠心病在行外科"搭桥"手术前的处理是一个综合的治疗,特别是发生严重并发症时,往往需要多科室(内、外、影像科室等)的合作。

心率较快的患者术前要口服 β 受体阻滞剂,减慢心率,减少氧耗。心率过缓或有高度传导阻滞,术前应给异丙肾上腺素或安装心脏起搏器。冠心病患者常见心律失常多为室性心律失常如室性早搏、室性心动过速。过多的此种心律失常对已有心绞痛和心肌缺血患者是危险信号,应即刻处理终止发作。严密监测生命体征,维持血压,保证循环稳定,找出诱因,选择适当的抗心律失常药物或治疗措施。明显缺氧者,改善氧供;长期强心利尿者,考虑有无洋地黄中毒,同时检查酸碱和电解质平衡,异常即予以治疗和纠正。

并发室壁瘤患者预后都不好,增加左心负荷,诱发各种心律失常。术前处理主要是维护心功能和控制异位心律,尽量改善患者全身状况。

心室游离壁破裂一旦发现相关症状和体征,立即超声心动图定位、定性、床旁像观察心影大小或紧急心包穿刺作诊断,并马上联系急诊手术。

第五节　大血管外科疾病

一、诊断

术前评估应对血管病变做出准确的判断,并通过病史、症状、体征、X 线片、超声、造影、CT、MRI 等各项检查,了解血管病变的位置、大小、范围及程度,分支及周边组织受累的情况等。50 岁以上患者常规进行冠状动脉造影检查。

上述这些细节的了解,对于手术适应证的选择有重要意义。因为血管病变范围广,切除亦越困难,出血量有可能成倍增加。胸主动脉瘤可压迫气管,使其移位和(或)变形,导致气道梗阻。病期长者有气管软化之改变,在气管插管时极易发生破裂和出血的危险,拔管时又有造成气管塌陷之可能。

主动脉弓部的血管病变,多累及头臂动脉分支,扩张的分支又可造成颈部动脉解剖位置的改变。在实施颈内或锁骨下静脉穿刺时有可能损伤颈部动脉,应改变穿刺方法和部位,以策安全。主动脉弓部或累及升、弓、降部的主动脉瘤,因病变广泛,常常术中难以阻断,对此,应做好深低温停循环的准备。

急性主动脉综合征定义为累及主动脉的严重和紧急病症,往往有相似的临床特征。其不同表现类型均有共同之处,即最终导致主动脉内膜和中膜的破坏,可导致壁内血肿,穿透性溃疡,或主动脉壁层的分离即主动脉夹层,甚至是主动脉破裂。2014 年 ESC 指南认为主动脉夹层高危特征,包括高风险基础疾病或情况(马凡综合征、主动脉疾病家族史、已知主动脉瓣疾病或胸主动脉瘤、主动脉外科手术史)、高风险疼痛性质(突发、剧烈、撕裂样、尖锐性胸背或者腹部疼痛)及高风险体格检查(脉搏短绌、四肢收缩压差、局灶神经病变体征、新发主动脉反流杂音及低血压或休克等灌注缺损证据)。

主动脉病变的评价手段包括病史、查体和实验室检查,但是主要依靠影像学检查尤其是超声、CT 和 MRI 确诊。多层螺旋 CT 和 MRI 检查,可以评价整个主动脉甚至 3D 重建。指南在正文描述中首次提出,主动脉造影已不再用于诊断夹层,除非正在进行冠状动脉造影或介入治疗时。

二、病情评估和手术时机选择

主动脉手术应在患者全身状况最佳状态下进行,因为手术对血流动力学的干扰极大。术前评估应从患者患者的营养、体重、日常生活、活动量等方面给予重视。

主动脉瘤和大动脉炎等大血管疾患的患者,高血压发生率高达70%以上。腹主动脉瘤常由高血压、动脉硬化所致,如累及肾动脉又可产生肾血管性高血压。围术期积极有效地治疗高血压,则手术的危险性并不比正常血压者大。因此,术前应查明高血压原因及重要脏器受累情况、治疗经过及血压控制水平。

术前评估心脏功能状况非常重要。主动脉疾患者,尤其是中老年患者合并缺血性心脏病,心肌梗死是这类患者术后死亡的主要原因,尤其是心肌再梗死,一旦发生则死亡率高达40%~60%。所以缺血性心脏病大大增加了手术的风险与难度,须引起高度重视。应仔细了解患者有无心绞痛史、发作频率、药物调控是否有效,有无左心功能不全的症状与体征。冠状动脉造影能直接观察血管病变的具体部位及严重程度,又可了解左心功能。冠脉病变越广泛,心肌细胞对缺氧的耐受性越差,左主干的严重病变和(或)多支病变危险性更大。

若发现主动脉疾患患者存在严重冠脉病变,宜先行冠脉搭桥手术,后行主动脉手术,近年来趋于同期手术治疗。近期(3个月以内)有心肌梗死的主动脉疾患者,围术期危险性大增,其心肌再梗死发生率高达5.8%~37.0%;3~6个月为2.3%~16.0%;6个月以后手术者再梗死发生率为1.7%~6.0%,虽然随外科技术改进,围术期处理水平提高,近年来围术期再梗死发生率有下降趋势,但仍需严密检测患者各项生命体征,做好术前准备,使之平稳进入手术室。

对于肥胖、COPD合并肺动脉高压患者,应了解高压程度,给予吸氧和降压治疗,限制液体入量,强心利尿,并治疗肺部的相应病变。

主动脉疾患者,术前就有可能发生肾功能不全,由于高血压、动脉硬化、大动脉炎均可影响肾动脉。腹主动脉夹层剥离或压迫直接影响肾灌注,导致肾功能进行性下降。使用具有肾毒性的造影剂因高渗利尿作用也损害肾功能,有14%的胸、腹主动脉瘤患者术前有肾功能不全。对患有肾功能不全的患者,术前应进行尿常规、血尿素氮、肌酐及内生肌酐清除率等实验室检查,注意水、电解质及酸碱平衡,尽可能选对肾功能影响小的麻醉药、肌松药,以减少术后肾衰竭的发生。

主动脉患者若合并糖尿病。糖尿病又是血管疾病的重要原因,糖尿病加速了动脉粥样硬化。因此,糖尿病患者应控制血糖在正常范围内,空腹血糖8.5mmol/L以下,24小时尿糖在10g以下,尿酮阴性。有酮症酸中毒者应属手术禁忌。主动脉疾患合并糖尿病患者,术前一日改用正规胰岛素治疗,术中视血糖水平高低,给予胰岛素,使血糖维持在8.0mmol/L左右为宜。

2014年ESC会议期间公布了主动脉疾病诊断和治疗指南,与前一版指南仅限于主动脉夹层不同,该指南是历史上首个涵盖总结整个主动脉疾病的指南,从急性主动脉综合征到慢性主动脉疾病进行了全面阐述。

因为主动脉疾病危重症的多,相关大规模临床试验不多,多数医学干预的数据来自小样本研究,所以只得依靠专家共识,故指南很多建议证据级别为C。因此,该指南证据力度弱于其他心血管指南。

临床医生应根据患者情况及主动脉病变的节段位置制订主动脉手术治疗方案,包括升主动脉、主动脉弓、降主动脉、胸腹主动脉及腹主动脉。

对于升主动脉瘤最重要问题之一是界定外科干预治疗的阈值,后者取决于当主动脉扩张到什么程度时主动脉不良事件(破裂、夹层、死亡)的风险超过择期外科手术的风险。

与2010年ACCF/AHA指南不同,2014年ESC指南对于马凡综合征患者建议主动脉根部瘤需要外科干预的最大升主动脉直径为≥50mm(ⅠC)。对于最大升主动脉直径≥45mm且存在:夹层家族史和(或)主动脉扩张速度>3mm/年(用相同检查方法、相同的主动脉水平并用其他检查直接比较和证实)、严重主动脉瓣关闭不全或二尖瓣关闭不全,或拟妊娠等危险因素的,存在主动脉根部瘤的马凡综合征患者可考虑进行手术治疗(ⅡaC)。而2010年ACCF/AHA指南建议马凡综合征患者外科干预阈值为≥40~50mm。

对无弹性组织疾病的其他患者,两指南均建议最大升主动脉直径≥55mm时考虑外科干预

（ⅡaC）。而伴有主动脉瓣二瓣化畸形的患者，外科干预的标准为≥50mm（ⅡaC）。单独累及主动脉弓部的动脉瘤和降主动脉瘤建议在最大直径≥55mm时考虑进行干预（ⅡaC）（与2010 ACCF/AHA指南一致）。除了以主动脉直径作为外科干预的标准外，指南指出对于身材较小等情况的患者，可考虑根据患者体表面积校正干预治疗的阈值（ⅡbC）。

随着（胸）主动脉腔内修复术（thoracic endovascular aortic repair，TEVAR）的进展，指南给出了较明确的建议，包括：（胸）主动脉腔内修复术时为安全打开和长期固定，建议近端和远端至少留出2cm的足够的释放区域（ⅠC）。为预防发生主动脉瘤，建议选取带膜支架的直径须大于释放区域直径，超出值为参考主动脉的至少10%～15%（ⅠC）。

腹主动脉瘤通常定义为直径≥30mm，主要病因是退行性改变，虽然经常与动脉粥样硬化有关。腹主动脉瘤发生破裂之前大多数是无症状的隐匿存在而不为觉察，一旦破裂死亡率>60%～70%，而经手术后生存率可>95%。

对腹主动脉瘤的处理分为无症状性和症状性。对无症状腹主动脉扩张或腹主动脉瘤患者，指南对其随访间隔进行规定，治疗阈值同既往相关指南的建议：腹主动脉瘤直径>55mm或增长速度>10mm/年，有指征进行修复（ⅠB）；如果大的动脉瘤解剖适合腔内修复术，外科风险可以接受，可行外科手术或行腔内修复术（ⅠA）。对有症状者指征放宽：有症状但非破裂的腹主动脉瘤，有指征紧急修复（ⅠC），对破裂的更有指征（ⅠC）。如果解剖适合腔内修复术，推荐可行外科手术或行腔内修复术（ⅠA）。

主动脉夹层（AD）治疗方面，ESC2014年指南要点如下。

1. 对于所有AD患者，推荐使用缓解疼痛、控制血压的药物治疗（ⅠC）。

2. 对于A型AD患者，推荐急诊手术（ⅠB）。

3. 若患者患A型AD且出现器官低灌注，推荐采用混合手术方案治疗（ⅡaB）。

4. 对于简单B型AD，推荐优先考虑药物治疗（ⅠC）。

5. 对于复杂B型AD，可考虑TEVAR治疗（ⅡaB）。

6. 对于复杂B型AD，可考虑手术治疗（ⅡbC）。

7. 对于复杂B型AD，推荐TEVAR治疗（ⅠC）。

三、术前处理

指南关于药物治疗方面进展不多。强调了药物治疗的主要目的，是通过控制患者血压及心肌收缩，减轻患者主动脉病变处的层流剪切力。相当一部分主动脉疾病患者伴有糖尿病、冠心病、高脂血症等疾病，因此，治疗过程中应治疗相应伴发疾病。适度运动可以延缓主动脉粥样硬化进程，但是应避免激烈的竞技运动以防血压陡升。

戒烟对于主动脉病变患者意义重大，已有研究指出吸烟可加剧腹主动脉瘤显著扩大，为延缓腹主动脉瘤的扩张，推荐戒烟（ⅠB）。慢性主动脉病变患者的血压宜控制在140/90mmHg以下，尤其对慢性主动脉夹层患者，有指征严格控制血压<130/80mmHg（ⅠC）。对于马凡综合征患者，预防性使用β受体阻滞剂、ACEI、ARB等药物可以减缓主动脉扩张或相关并发症，但是没有做出明确推荐。

对主动脉夹层血压控制目标同2010年ACCF/AHA指南，建议应用β受体阻滞剂，收缩压控制目标仍是100～120mmHg，到底需在多长时间内达到此目标仍然没有描述。而2010年ACCF/AHA则更加具体，对心率控制目标和具体药物有明确描述"如果没有禁忌证，应给予静脉内β阻滞剂治疗，并逐步调整到每分钟≤60次的目标心率。如果患者有使用β阻滞剂的明确禁忌证，应采用非二氢吡啶类钙通道阻滞剂控制心率"。

指南推荐，为了减少小腹主动脉瘤（定义为不考虑血管腔内治疗或外科手术的情况，一般主动脉直径在30～49mm或30～54mm）患者的主动脉并发症，可考虑使用ACEI类药物或他汀类药物（ⅡbB）。在2011年欧洲腹主动脉瘤指南已规定他汀类药物应该在介入前1个月开始使用（ⅠA）。根据2013年ESC高血压指南，对合并高血压的腹主动脉瘤患者，β受体阻滞剂应列为一线治疗。

巨大的升主动脉瘤在术前患者可因紧张、疼痛或大便用力等导致瘤体破裂而死亡。手术开胸时也易导致瘤体破裂。对这类患者需要严格控制血压、充分镇痛、限制活动等。术时需先行股动脉或锁骨下动脉插管以防意外。在麻醉诱导和维持过程中，力求合理用药，麻醉深度调控适宜，保持血流动力学平稳。

动脉瘤破裂或夹层动脉瘤急症手术患者,术前准备甚为重要,除镇痛、镇静、控制血压和限制活动外,如伴有急性主动脉瓣关闭不全或心包填塞时,应努力维护血流动力学稳定,快速诱导,使外科医师能迅速手术止血。

主动脉病变患者部分合并高血压,是大血管患者最主要的并存疾病之一。高血压促使动脉粥样硬化的形成,并对重要靶器官心、肺、肾产生不利影响。高血压是成年患者左心室肥厚、充血性心力衰竭的主要原因。同时,与心肌梗死、脑血管病以及血管瘤体的突然破裂有着因果关系。

因为高血压对于手术危险性的影响,不仅取决于血压值的高低,而且取决于各靶器官受高血压影响后的功能状态。有脑血栓或脑出血史的患者,围术期发生脑血管意外的机会明显增加。这些患者围术期应严格调控血压,以防脑血管意外的发生。有左心力衰竭症状和体征的患者,术前应强心、利尿、改善左心功能后方可实施手术。目前普遍认为,降血压药不宜在术前停用,以免高血压反跳,择期手术患者术前除应控制血压外,利尿药、抗心绞痛药、抗心律失常药等也应使用至术日晨。为避免患者因精神紧张、恐惧手术等引起的血压升高,术前镇痛镇静药量宜偏大,以便有效地控制血压。

升主动脉病变部分病例累及主动脉瓣,使瓣环扩大,或瓣叶本身病变导致主动脉瓣关闭不全。且病变的进展比风心病病变者快,程度上也更严重,反流量更大。早期通过代偿机制使左室肥厚、扩张,靠提高左室舒张末压来保证每搏输出量,患者无呼吸困难的表现,围术期麻醉危险较小。如患者平卧位出现明显呼吸困难,表明左心功能已失代偿,左心室收缩力减弱。这类患者围术期应先强心利尿,控制心力衰竭后再择期手术,术前用药量偏小,最忌心动过缓,可选用血管扩张药降低

后负荷。麻醉药物的选择和剂量需谨慎,以免药物的负性肌力作用使心排血量更趋降低,使用利尿剂者应注意血钾的变化,及时予以调整。

(吕小东)

参 考 文 献

1. Habib G,Lancellotti P,Antunes MJ,et al. 2015 ESC Guidelines for the management of infective endocarditis:The Task Force for the Management of Infective Endocarditis of the European Society of Cardiology(ESC)Endorsed by:European Association for Cardio-Thoracic Surgery(EACTS),the European Association of Nuclear Medicine(EANM). Eur Heart J,2015,36(44):3075-3128.

2. Bernstein AD,Parsonnet V. Bedside estimation of risk as an aid for decision-making in cardiac surgery. Ann ThoracSurg,2000,69(3):823-828.

3. Falcoz PE,Chocron S,Mercier M,et al. Comparison of the Nottingham Health Profile and the 36-item health survey questionnaires in cardiac surgery. Ann ThoracSurg,2002,73(4):1222-1228.

4. Amin A,Mohamadifar A,Taghavi S,et al. See comment in PubMed Commons belowR. Lower Doses of Bosentan in Combination With Sildenafil Might be Beneficial in Pulmonary Arterial Hypertension. Res Cardiovasc Med,2015,4(3):e26487.

5. Hill AB,Obrand D,Steinmetz OK. The utility of selective screening for carotid stenosis in cardiac surgery patients. J CardiovascSurg(Torino),1999,40(6):829-836.

6. Ferguson TB Jr,Coombs LP,Peterson ED. Preoperative beta-blocker use and mortality and morbidity following CABG surgery in North America. JAMA,2002,287(17):2221-2227.

7. Edmunds LH Jr,Stephenson LW,Edie RN,et al. Open-heart surgery in octogenarians. N Engl J Med,1988,319(3):131-136.

8. Machiraju VR. How to avoid problems in redo coronary artery bypass. J Card Surg,2002,17(1):20-25.

第二十二章

体外循环术前准备

心脏大血管疾病患者,由于病变通常会导致心脏功能和(或)其他脏器功能减退,较脏器功能正常的患者来说具有更大的手术危险性。此外,体外循环心脏大血管手术创伤较大,对患者主要脏器的生理功能影响显著,进一步增大了手术的危险性。体外循环手术能否安全、顺利地进行,体外循环术前准备工作是至关重要的一步。任何一个环节的疏忽和遗漏,都将给整个体外循环手术的实施带来巨大的隐患。

体外循环术前准备工作,通常包括术前病情访视、仪器与物品准备、预充管理三个方面。

第一节 体外循环术前病情访视

一、概述

体外循环医师术前必须全面了解患者的病情与其他情况,在此基础上制订出具体可行的体外循环方案,确保手术安全、顺利地实施,降低手术危险性,减少术后并发症的发生。

(一) 一般情况与病史

1. 患者一般情况包括姓名、年龄、性别、职业与经济状况等。

2. 主要症状包括疲劳、发绀、心悸、呼吸困难、心绞痛、晕厥等症状。

3. 病情发展与内、外科治疗情况包括本次发病以来的病情发展过程,以及药物和外科手术治疗情况。

4. NYHA 心功能分级

Ⅰ级:患者患有心脏病但体力活动不受限制。平时一般活动不引起疲乏、心悸、呼吸困难、心绞痛等症状。

Ⅱ级(轻度心力衰竭):体力活动轻度受限。休息时无自觉症状,一般的活动可出现上诉症状,休息后很快缓解。

Ⅲ级(中度心力衰竭):体力活动明显受限。休息时无症状,轻于平时一般的活动即引起上述症状,休息较长时间后方可缓解。

Ⅳ级(重度心力衰竭):不能从事任何体力活动。休息时亦有心力衰竭的症状,体力活动后加重。

5. 既往史、家族史、月经婚育史包括肝炎、结核等传染性疾病史,外伤、手术史,食物与药物过敏史,有无家族性遗传疾病等。对于女性患者,还应询问月经、婚育情况。

(二) 体格检查

1. 一般情况 包括身高、体重、发育及营养状况、体温、呼吸频率、血压、心率、脉搏等。

2. 心脏状况 包括心尖搏动位置、有无心前区震颤、心脏边界、心音和心脏杂音等。

3. 检查是否有心功能不全的症状,如呼吸形式、是否有颈静脉充盈和(或)搏动、下肢水肿、胸水、腹水和肝脾重大等。检查是否有肢端、甲床、耳垂等循环末梢处血管收缩、湿冷、青紫,上述症状提示心排血量低下,组织关注不良,循环功能已趋于衰竭。

(三) 实验室检查

1. 血常规 包括红细胞计数、白细胞计数、血小板计数、血红蛋白浓度、血细胞比容等。

2. 血型 包括 ABO 血型、Rh 血型等。

3. 凝血功能 包括纤维蛋白原、出血时间、凝血时间、凝血酶原时间等。

4. 传染性疾病 包括乙肝五项、丙肝抗体、梅毒抗体、艾滋病毒抗体等。

5. 血生化 包括转氨酶、血脂、胆红素、白蛋白、白蛋白/球蛋白、肌酐、尿素氮、血糖等。

6. 血气分析、电解质 包括血气分析、钾、钠、氯、钙等。

7. 其他有关检查 包括抗链球菌溶血素"O"滴定、血沉、C反应蛋白、尿常规、大便常规等。

（四）辅助检查

1. 常规完善胸部 X 线片、超声心动图及心电图检查。

2. 先天性心脏病患者左向右分流合并重度肺动脉高压时，需要行右心导管检查评估肺动脉压力、全肺阻力，了解肺血管病变程度。

3. 瓣膜病超声心动图检查，需要了解瓣膜病变情况，心脏腔室大小，室壁厚度、压差等，还需要观察有无附壁血栓等情况。

4. 冠心病拟行冠状动脉旁路手术患者，还应检查动态心电图、运动心电图、放射性核素扫描和冠状动脉造影等项目。

（五）心理状态

大多数心脏大血管疾病患者对手术有所顾虑、产生恐惧心理，导致失眠、食欲差，甚至引起心律失常，其中以心动过速多见。个别患者甚至在手术前夜、手术日清晨或手术前后，竟然因精神因素诱发的心动过速导致心力衰竭。体外循环医师术前应准确了解患者的心理状态，耐心说明手术的必要性和安全性，鼓励患者对体外循环手术树立信心，消除其精神负担和思想顾虑，使患者轻松、主动地配合治疗，有利于手术顺利实施。

二、先天性心脏病患者术前评估

体外循环手术的难易和危险性取决于心血管畸形的性质和程度，以及肺血管受累的情况。

（一）左向右分流先天性心脏病患者术前评估

1. 一般情况患者生长发育是否良好，有无发绀、心力衰竭、肺部感染等。

2. 专科情况判断肺动脉压力、阻力和肺动脉状态，对于选择手术适应证，预测手术效果具有重要意义。临床上常将肺动脉高压分为三级：I 级 $P_p/P_s<0.45$，心电图多在正常范围，X 线显示心影大致正常，全肺阻力也无明显增高。II 级 $P_p/P_s=0.46\sim0.9$，心电图显示双室肥厚或右心室优势，肺血增多，全肺阻力中度升高。III 级 $P_p/P_s>0.9$，心电图显示右心室肥厚，X 线显示肺动脉高压症，全肺阻力重度升高，晚期可表现发绀。肺动脉高压在 I~II 级之间的患者，手术适应证强，手术效果满意。肺动脉高压达到 III 级的患者，手术死亡率明显增高。虽然这些患者并非手术绝对禁忌证，但是对明显发绀、血样饱和度 90% 以下，X 线及心电图均显示右心室肥厚改变，分流以右向左为主，全肺阻力 $>1000\text{dyn}/(\text{s}\cdot\text{cm}^5)$，应为手术禁忌证。

3. 手术指征严重肺动脉高压是否具有手术适应证，必要时需进行相应的检查和诊断性治疗。首先根据病史、体检及相关检查结果判断是原发性肺动脉高压还是继发性肺动脉高压。常规行右心导管检查测量肺动脉压力、全肺阻力，分析左向右分流是否还存在，了解肺血管病变程度。诊断性治疗如吸入氧气和（或）一氧化氮、输注前列腺素 E 后观察肺动脉血样饱和度的变化，测量肺动脉压力、全肺阻力，阻力下降明显提示仍有手术希望。必要时，需要对患者进行肺活检判断有无手术适应证。

（二）复杂性发绀型先天性心脏病患者术前评估

术前全面、仔细检查和准确诊断，是避免手术失败的重要措施。动脉导管未闭常常并存在复杂心血管畸形中，如合并主动脉弓缩窄、主动脉弓中断、法洛四联症等，并且动脉导管未闭的体征经常掩盖了其他畸形的表现，容易造成误诊或漏诊。患者实施根治性手术治疗前，必须行超声心动图检查和心血管造影检查，以明确心血管畸形的类型，大动脉位置和心室的相应关系以及肺血管发育状况，还包括术前血氧饱和度和血红蛋白情况，这些对于制订体外循环预充方案以及术中管理至关重要。

三、瓣膜性心脏病患者术前评估

瓣膜性心脏病在我国的主要病因为风湿性，其次为退化性、外伤性、先天性等。体外循环手术的危险性取决于病变的性质和程度。以狭窄为主的瓣膜性心脏病患者，病情恶化常常比较迅速，往往并发严重的心肌缺血、心律失常、栓塞和心力衰竭，心脏往往没有代偿的效能，手术有一定风险。以关闭不全为主的瓣膜性心脏病患者，注意维持动脉舒张压在安全的水平，常能较好地耐受手术。

1. 患者有无心功能不全、呼吸困难、肺部感染、心绞痛、晕厥；目前的治疗用药情况，抗风湿治疗是否已满半年。

2. 体检时注意心音和杂音,有无颈静脉充盈和(或)搏动、水肿、胸水、腹水等。

3. 抗链球菌溶血素"O"滴定、血沉、C 反应蛋白,以确定是否有风湿活动。

4. 辅助检查胸部 X 线片、超声心动图、心动图检查等。对于 50 岁以上患者伴有冠心病危险因素者,应常规做冠状动脉造影检查。

四、冠状血管性心脏病患者术前评估

冠状动脉栓塞的范围越广,对氧供消耗的平均耐受力就越低。

1. 患者有无心功能不全、心律失常,有无糖尿病、高脂血症等。目前的治疗用药情况。

2. 患者必须测定左心室射血分数,做冠状动脉造影、左心室造影检查,明确显示冠状动脉病变范围和程度。心肌梗死患者利用心肌灌注显像,甚至 PET(正电子发射显像)区别瘢痕与存活心肌,对于提高手术疗效具有重大意义。

3. 年龄 50 岁以上患者常规检查肺功能,作为判断手术适应证的指标之一。

4. 对高龄女性、伴有周围血管疾病、既往有一过性脑缺血发作病史、有吸烟史等颈动脉狭窄高危因素患者,应行颈动脉超声检查。

五、大血管疾病患者术前评估

大血管外科手术常需在深低温体外循环下进行,对体内环境的影响很大,手术风险显著增加。

1. 患者有无心功能不全、肾功能不全、高血压等;有无糖尿病、高脂血症等;目前的治疗用药情况。

2. 患者应完善 X 线片、超声、造影、CT、MRI 等各项检查,了解血管病变的位置、范围及程度,血管分支及周边组织受累的情况等。

3. 年龄 50 岁以上患者常规进行冠状动脉造影检查。

第二节　体外循环前的设备及物品的准备

体外循环设备的发展是促进体外循环技术发展的动力。

一、仪器设备

(一)体外循环机

新型人工心肺机(体外循环机)的三大主要系统是血泵、监测和变温系统。

1. 血泵　体外循环机是体外循环手术中最重要的仪器设备之一,体外循环机是由多个滚压泵组成的,也可由一个离心泵作为主泵,配以几个滚压泵组成。

(1) 滚压泵:滚压泵具有以下优势:①流量准确、容易校正,流量调节可重复性好;②滚压泵应结构简单、容易操作;③能以微小的流速驱动血液,血液损伤小;④在灌注过程中滚压轴有可调性,即快速可达每分钟 200 多转,慢则每分钟 1 转;⑤各种型号的管道每转所对应的流量及转数的可调性好;⑥血流量和转数呈比例递增,转速太高时泵管不能恢复弹性则无此正比关系;⑦泵槽半径越大,泵管内径越大,每转滚压泵灌注的流量越多;⑧因机械性的或电源性的故障可通过手动或直流电源驱动;⑨滚动均匀,无噪声。

体外循环术前应检查泵头运转情况:开启各种开关,空转各泵头;检查有无噪声或异常声响,熟悉调节旋钮的调节幅度;有的滚压泵调节旋钮有粗调和微调之分,要注意区别。另外须备好手摇柄,如术中发生交流电故障,可通过手摇驱动完成体外循环手术。

(2) 离心泵:由于离心泵具有体积小、血液成分破坏小、输出流量高而压力低,可不用或少用肝素、灵活机动、简便安全等众多优点,所以离心泵不仅用于体外循环,还可用于长时间的心室辅助以及其他方面,使用越来越广泛。对于较复杂手术或高危患者进行体外循环,如果患者术中脱离体外循环困难,使用离心泵可方便地直接转换为左心或全心辅助循环。

离心泵的使用:①离心泵的压力依赖性使其在操作上和滚压泵有所不同,它的灌注压力是由转速来控制。使用时应先开流量旋钮,使流量(转速)达到足以克服体循环阻力时,再打开泵出端或动脉端阻闭钳,以防止因泵头的开放性使动脉内的血液倒流入氧合器内;②灌注中观察流量与转速的变化。虽然转速相同但流量会有相应的变化,因外周阻力会不断变化,注意用药物降低周围阻力,力求以相对低的转速获得较高的流量;③停止灌注时,在减少静脉回流的同时,降低灌注流量

（转速），当转速降至约1500rpm/min时，先钳闭静脉回流管和动脉灌注管后再停泵，以防倒流；④为防止意外和停机后能更精确地输血，应在离心泵出口端并联或串联一滚压泵管，需要时应用。若用离心泵输注余血，操作同转流时的操作。间断输血，不输血期间，亦应保持离心泵的最小转速，即能克服患者体内和循环路径内阻力而不致倒流的最小转速；⑤当离心泵的输入或输出端阻闭时，避免泵的继续或持续运转，以防血液在泵头内受热变性，加大血液破坏；⑥小体重儿童、深低温低流量手术的患者不宜使用离心泵，因为它需要小流量的精细调节。

（3）电源系统：在体外循环过程中，体外循环机电源线就是患者的生命线。因此，体外循环机的电源必须提供专用线路，以备在其他线路故障断电时，保证体外循环机的正常运转。有条件的单位，可应用带有不间断电源或稳压电源等保护装置的体外循环机（如Terumo的Sarns系列、Stockert系列、Jostra等）。检查电源连接线、插座等是否牢靠、稳固，是否有接触不良或电压不匹配，是否有接地地线保护等。尤其对新开展手术的单位，要求对整个手术间的用电系统进行全面检查，是否匹配以及能否承担全部用电设备的负荷。手术室内应有双路电源供电，在一路电源故障时及时启动另一路。

2. 体外循环机监测系统　体外循环技术的提高和质量的保证，对心脏手术的成功起很重要的作用。而体外循环的效果和安全性，与监测系统的完善密不可分。现代电脑化的体外循环机，使灌注师通过机器上配备的各种监测装置就能随时了解转流中各种数据的变化，能够及时、准确地进行管理和处理。这些监测系统包括压力（动脉灌注压、停跳液灌注压）监测，温度（鼻咽温、肛温、动脉/静脉血温、水温、心肌温、停跳液温）监测，氧合器血平面监测，动脉灌注血气泡监测，多个时间显示，气体流量、氧浓度监测，动脉/静脉血SAT/Hct（HB）连续监测，血气连续监测，血K$^+$连续监测（CDI500），ACT监测等。体外循环前应该启动测试各监测报警系统，使它们处于正常工作状态，观察其灵敏度、准确性。

（1）温度监测：体温不仅影响组织的耗氧量，还影响血管阻力。临床CPB中常，用监测温度有鼻咽温度、直肠温度、膀胱温度、鼓膜温度、灌注动脉血的血温、静脉引流血的血温等。通过温度探头与体外循环机监测系统相连，可实时监测不同部位温度。体外循环过程中，患者的体温通过氧合器中的变温器来调节。其中鼻咽温度的放置简单、方便，能比较快地反映血液温度的变化。婴幼儿鼻咽温度放置比较困难，多用口腔温代替；直肠温度最能代表深部的体温，与其他温度比较变化较迟。但有些需股动脉插管的手术直肠温度变化较快，要加以注意。水温与血温的温差及鼻咽温度与直肠温度的温差都不能大于10℃，否则冷热不均，易导致气体析出，产生气泡。复温时的最高水温不能大于40.5~41.0℃，否则易引起溶血和血液蛋白质的热变性。体外循环前需要检查温度探头与监测系统的状态。

（2）压力监测装置：应用传感器与体外循环机压力监测系统连接，调节压力高限和低限，超过此值，动脉灌注泵自动减速或停止转动。它可避免泵管扭折、插管钳夹等压力急剧增高时造成泵管崩脱。一般小儿压力报警高限设为250mmHg左右；成人300mmHg左右。体外循环前需要检查传感器或换能器与监测系统的状态，校正零点，根据需要设定各种压力监测的高限和低限报警。

（3）液面监测装置：应用超声波对不同的介质有不同反射波，对液体和气体有明显差异原理。将超声探头置于一定液平面上，如液平面低于探头就报警，主泵自动断电。它可避免体外循环中氧合器液体排空，将气体注入体内。使用时应注意检查：①探头固定牢靠，探头和氧合器壁之间用良好的凝胶涂抹，以减少误差；②探头高度应合适，液平面过高增加预充量，过低给操作带来不便。

（4）气泡监测装置：应用超声对气体和液体有很强的分辨能力，能对微小气泡进行有效监测原理，如果感知气泡主泵自动断电。它可避免气体栓子注入体内。使用时应注意检查，并将探头监测敏感度调至合适。如过度敏感则易出现误差；过度迟钝，则有气泡也不报警。

（二）变温水箱

低温是体外循环的常规方法之一。低温可降低机体的氧耗，保证手术的顺利进行。因此，变温水箱也是体外循环必不可少的基本设施之一。使用之前仔细阅读使用说明书或操作常规，分清是全自动变温水箱还是普通变温水箱。有些变温水箱对水质有严格的要求，要使用规定的水质，否则会严重缩短水箱的使用寿命。

1. 检查变温水箱内的水量　看其是否在安全范围之内,水量过多则可能溢出水箱之外,造成手术室污染;过少则可能烧干,造成设备短路失火。不同品牌的水箱有不同的水量显示方法,要注意加以区分。

2. 变温水箱的电路　变温水箱是体外循环中用电负荷较大的电器设备,最好与体外循环机分别使用不同的电路或电源插板,以防电量负荷过大,引起电源短路。

3. 检查变温水箱的工作状态　打开电源开关,调节全自动变温水箱水温至降温状态,过一段时间后,再调节水温至升温状态,检查全自动变温水箱制冷及加热系统是否正常;普通变温水箱的升温系统是否正常。检查冷热交换开关是否处于良好转换状态。有保险丝的水箱要有备用保险丝。

4. 检查温度指示系统　温度指示应与实际温度相符合,特别要注意温度指示在正常范围之内,但实际的温度已超过了正常的温度上限。即超温报警系统应灵敏而可靠,有条件时附加血温监测,无条件时凭经验用手温去感觉温度的高低。

5. 连接　将变温水箱连接与变温毯或变温水箱自身出水口与入水口短路,检查水压及流速等是否正常。

（三）变温毯

变温毯通过与患者的接触部位以及在接触部位周围形成的一定空间范围进行传导、对流及辐射。既可升高温度,也可降低温度。变温毯和氧合器的变温装置,一样是 CPB 中不可缺少的一种变温手段。它分为两种类型:一种为与变温水箱通过连接管连接,内部以水为介质进行热交换的变温毯;另一种为通过与专用机械连接的、以空气为介质进行热交换的变温毯。后者多为进口产品,价格昂贵。以水为介质变温毯多为柔软的塑料产品,使用时应避免与锋利的物品接触,以免损坏。变温毯的材料应柔软,以免患者的骶尾部长期受压形成压疮。

（四）气源设备

无论是何种气源(氧气、压缩空气、二氧化碳、一氧化氮等),都应有明确的标示,以防接错和混淆。同时要检查各种气体流量表是否灵敏及准确可靠。

1. 氧气　分为中心供氧或氧气瓶供氧,无论何种供氧,都应及时检查其中是否有氧气和氧压是否足够。若中心供氧氧压不足应通知中心供氧及时调整,若瓶装氧气氧压不足应及时更换。尽量避免体外循环过程中更换氧气瓶。

2. 压缩空气　压缩空气用于膜式氧合器的气体交换调节。氧气和压缩空气通过空、氧混合器平衡后,供给氧合器。空、氧混合器即可调节氧气和压缩空气的混合气体流量,又可以调节氧气的浓度。所以,特别应避免压缩空气和氧气不平衡而报警消失的情况。既有中心供给或机制的压缩空气,又有瓶装的压缩空气,使用前应检查是否能提供正常压力,空、氧混合器工作是否正常。

3. 二氧化碳　二氧化碳易溶于水,在预充排气前用二氧化碳充满体外循环管道、氧合器、微栓过滤器等,以利于排气。也用于常温不停跳冠状动脉旁路移植术时,排净胸腔内空气,防止空气栓塞。

4. 一氧化氮　多用于治疗新生儿顽固性肺动脉高压、新生儿呼吸窘迫综合征、手术前后治疗先天性心脏病有关的肺动脉高压,以协助患者度过围术期。一氧化氮本身具有毒性,且有可能影响全身血流动力学,因此临床应用中剂量和用法很关键。一般而言,在吸入浓度为 40ppm 的一氧化氮,20 分钟后动脉血氧分压显著升高,平均肺动脉压下降,肺动脉阻力减少,而对体循环阻力无影响,对人体是安全的。肺动脉高压的治疗其安全吸入浓度为 20~40ppm。过量易引起中毒。

5. 氧气流量表及空气氧气混合仪　氧气流量表的通气是否准确可靠。应用空氧混合仪时,等压氧气和空气同时进入混合阀内,混合阀可调节不同的空气和氧气比例,最终决定排气口混合气体浓度,同时用精确流量阀,调节输出流量。体外循环中应用的膜式氧合器是仿照生物肺的呼吸模式设计,气血各走一边,用混合气可随意调节氧合器的气体交换功能,即用通气量控制 $PaCO_2$,用氧浓度调节 PaO_2。使用前应注意检查:①空气、氧气压力要大致相等;②鼓泡式氧合器不应用空、氧混合器,即使应用也一定要把氧浓度调节至 100%,因为空气中含有大量的氮气,一旦形成微栓,既不能代谢,又不能溶解,对组织特别是神经组织产生危害;③使用前应测试空气和氧气压力不均等时,是否有报警,如无则应及时修理;④检查减压阀及流量表的通气状况,是否准确可靠。

（五）血氧饱和度监测仪

应用氧合血红蛋白和非氧合血红蛋白对特定波长的光有吸收作用的原理,根据两者吸收比例加以处理,计算出血液的氧饱和度。一些仪器还根据血红蛋白对光特定吸收计算出血红蛋白的浓度。体外循环过程中,连续监测动脉或静脉的血氧饱和度。体外循环中,SaO_2 一般为 100%,如果 $<95\%$,应增加氧气流量。如果 $SaO_2 = 100\%$,而 $PCO_2 < 35mmHg$ 时,可减低氧气流量。体外循环中灌注流量偏低,SaO_2 呈降低趋势,可通过增加流量及时的纠正。在血液稀释度、灌注流量、氧合能力相同的情况下,SvO_2 和氧耗量成反比,即氧耗量越高,组织摄取氧能力越强,SvO_2 越低。但在动静脉短路时,组织代谢不变,血液不流经真毛细血管,血液不能充分释放氧,SvO_2 可处于高水平。体外循环中可从 SaO_2 间接反映氧合器的功能,即灌注流量充分而 SaO_2 持续偏低,应高度警惕,可及时抽出血气证实。但要注意动静脉探头不要装反,以免超出其检查范围或给出错误信息。经常用标准探头进行校正,如果偏差大,应及时修理。

（六）ACT 监测仪

ACT 也叫激活全血凝固时间。体外循环中监测 ACT,是对肝素抗凝和鱼精蛋白拮抗肝素用量的常规监测手段。体外循环管路中为防止血栓形成,甚至血液凝固,ACT 至少应大于 480 秒。使用前先检查设备工作状态是否正常,音频报警和计时器是否工作正常,ACT 耗材是否充足,ACT 耗材是否过期,分清 ACT 测试耗材内激活剂（硅藻土、白陶土、高岭土）类型及适用型号。白陶土和高岭土肝素-ACT 曲线基本一致,但与硅藻土有差别。术中应用抑肽酶的患者,使用硅藻土激活剂对 ACT 时间有影响,应大于 750 秒。而白陶土和高岭土对 ACT 时间无影响。

（七）脑血氧饱和度监测仪

近红外光谱仪（near in-flared spectroscopy, NIRS）是监测脑缺血的一种新技术,其主要利用头颅闭合状态下的氧合血红蛋白与还原血红蛋白的不同吸收光谱,通过 Beer-Lamber 定律换算,从而得出局部血红蛋白的氧饱和度（rSO_2）。rSO_2 的实质是局部脑组织混合氧饱和度,由于脑血容量中动静脉血流比为 15:85,所以其主要代表了脑静脉氧饱和度,完全不会受低氧血症、低碳酸血症的影响,能较好反映脑部氧供和氧耗的平衡变化。rSO_2 降低的趋势能够可靠地反映局部脑组织红细胞氧合的降低,但在临床脑缺血的监测中,NIRS 还存在一定的局限性,如没有监测的部位发生栓塞性梗阻时没有信号的改变,所以持续稳定的信号也不

一定表明脑灌注良好。尽管 NIRS 并不能分辨引起 rSO_2 改变的原因,但可以在特定的时刻提示患者存在脑缺血,一旦从 NIRS 监测中怀疑存在缺血,需要做进一步检查以明确原因。NIRS 已经开始在临床上普遍采用。体外循环前检查仪器工作状态是否正常、测试探头位置合适、与前额皮肤贴合可靠,以免出错误信息。

（八）CDI500 型体外循环连续血气监测系统

由监视器及其支架、CDI 接头（TCVSCDI 分流传感器和 TCVSCDI/S 比色杯）、校准器等组成。可以实时监测血液 pH 值、二氧化碳分压、氧分压、钾离子浓度、温度、氧饱和度值、血细胞比容、血红蛋白值、氧消耗量、碱剩余量、碳酸氢根值以及血流量。体外循环前应检查设备工作状态,耗材是否备好、有无过期。

（九）真空静脉回流辅助装置（VAVD）

近年来随着心脏外科的发展,微创手术逐渐增多,切口小,静脉插管部位的改变及插管口径的缩小,使得静脉血引流量减少,影响到动脉灌注流量,一些特殊的手术甚至需要用外周静脉插管,为了保证足够的静脉引流量及动脉灌注流量,适应微创手术小切口的要求,开始用辅助静脉引流的方法增加静脉血引流量,保证充分的动脉灌注。目前,多用负压真空静脉回流辅助装置,一端连接负压源,另一端与静脉储血罐连接。负压调控范围在 $0 \sim -100 \pm 10mmHg$。负压调控器上装有负压安全阀,低于 $(-100 \pm 10)mmHg$ 时阀门打开,正压安全阀门的压力最高限值为 $(3 \pm 2)mmHg$。目前,一些膜肺密闭的静脉储血罐上置有正、负压安全阀门,当正压大于 $1 \sim 2mmHg$ 时,正压阀门打开,防止正压过高;负压超过 $-120mmHg$ 时,负压安全阀门打开,防止负压过高。不同的静脉储血罐上正、负压安全阀门的阀值略有不同,但保证维持上述基本安全范围是非常重要的。

（十）其他仪器设备

1. 计时器　体外循环中需要计时的地方很多,如体外循环时间、主动脉阻断时间、心肌保护间隔时间、各种化验检查间隔的时间等。深低温低流量或深低温停循环的过程也需要记录时间。有的体外循环机既带有计时功能,一般也可用市售的各种钟表计时。

2. 光源　体外循环中,手术室光线不足时可对氧合器、动脉微栓滤器、循环管路等部位增设照明光源,以防因光线问题误操作。可用手术室内

的无影灯,无条件的也可用市售的白炽灯。

3. 工具箱(盒)　应备有随机工具箱或零件盒。内有常用物品如管道钳、调节扳手、镙丝刀、手摇柄、线绳、电缆、匝带枪和匝带、保险丝、胶布以及其他备用杂品。

4. 专用药车　可备有专用药车,内装部分专用药品或备用物品。

二、物品与消耗品

(一) 氧合器

心脏直视手术中体外循环任务之一,就是将静脉血氧合成动脉血。这一过程是靠氧合器来完成,所以氧合器是体外循环回路的重要组成部分。一般应根据患者病情、体重、手术复杂程度、氧合器的性能以及患者的经济情况综合考虑进行相应的选择和准备。

1. 根据患者的病情和手术的难易程度考虑氧合器类型　病情单纯、手术简单,一般体外循环时间在 $0.5 \sim 1.0$ 小时以内可以完成者,均可选用鼓泡式氧合器,病情重、手术复杂或体外循环时间可能超过 1 小时以上者,应尽量选择膜式氧合器,需长期做体外膜式氧合器支持的应选用硅胶膜氧合器。

2. 根据患者的体重及氧合器本身性能考虑氧合器的型号　各种氧合器的性能不同,其适用范围上亦有一定差别。因此,在使用每一新品种氧合器时,应详细阅读说明书,了解其结构、预充量,评价其性能等,再根据其体重及预充稀释量等选择适宜的型号。评价氧合器性能可从下列几方面来考虑。

(1) 基本性能:①气体交换能力:气体交换包括 O_2 和 CO_2 交换两方面。对于 O_2 交换要求如下:血红蛋白 12g%,血氧饱和度 65% 的血液进入氧合器, O_2 的结合量为 $45ml/(L \cdot min)$。血液内二氧化碳分压为 45mmHg 条件下,血液经过氧合器后能排出 CO_2 $38ml/(L \cdot min)$。总流量应在最小预充量的前提下达到最高的流量。膜式氧合器在这方面表现出优越性能,流量可在 $1 \sim 7L/min$ 范围内。对于气血比,膜式氧合器没有鼓泡式氧合器那样重要,因为膜式氧合器中气血各走一边,无气血界面。对于鼓泡氧合器如果能保证上述良好的 O_2 和 CO_2 交换,理论上气血比越小越好,因为此值越大血液破坏越严重。但此值太小不利于 CO_2 的排出。目前,较理想的气血比值为 $0.5 \sim$ 0.8。应该指出,此值在体外循环不同阶段有不同的变化,如降温时,人体代谢率下降,呼吸商下降,气血比可下降。而复温时,情况恰恰相反,气血比应适当增加。目前,膜式氧合器提高氧合性能主要是通过增加膜微孔面积、中空纤维管外走血来实现。②变温性能:早期变温器和氧合器分离,现在绝大部分和氧合器为一体。氧合器的变温性能以变温系数为标准。变温系数越高,氧合器性能越好。为了增加变温性能,采用金属材料,并在表面制作螺纹扩大交换面积,在金属表面进行阳离子处理或使金属表面为黑色增加热传导。近来采用塑料中空纤维(管内走水管外走血),因而在总体积不增加的前提下,交换表面积明显增加。③预充量:预充量直接关系到体外循环中水电解质管理、血流动力学、血液稀释等问题。预充量包括静态预充和动态预充。静态预充是指氧合器没有液体流动时,在氧合器储血室一定刻度(一般为 100ml)标志所需的液体量。动态预充量是指,液体以一定流速在氧合器内运动突然停止,液面上升的容量。静态预充与氧合器的氧合柱有密切关系,动态预充与滤网液体的吸附有密切关系。氧合器在保证气体交换的前提下,预充量越小越好。

(2) 安全性:主要表现在漏水、祛泡等方面。氧合器不能发生上述异常。鼓泡式氧合器有微气泡产生,用动脉微栓滤器去除。漏水可用体外循环前试水来排除。体外循环长时间灌注中,祛泡功能下降是一很棘手的问题。如果程度严重应及时更换氧合器。以上述指标来看,膜式氧合器有较高的安全性。闭合式膜式氧合器可防止血液排空,防止大量气体注入体内,一些开放式膜式氧合器在回流室出口处安装有安全阀,在液面低时,安全阀自动关闭,也可防止气体注入体内。膜式氧合器进出口压力差越小,血液损伤程度就越小,安全性越高。膜式氧合器中空纤维不能有血浆渗漏,如果在预充时发现出气口有液体漏出,气体交换能力很低,应及时更换。膜式氧合器血浆渗出原因是多方面的,如毛细现象使液体向气体聚集,卵磷脂对聚丙烯纤维的亲和作用,流量过高,血浆蛋白过低,血相气相温差过大等。目前,中空纤维超微结构的改进使纤维壁上孔径减少,但氧合面积增大,还有的中空纤维将微孔直接通路改进为蛇形迷路式通路,这些都有效地增加中空纤维抗渗透能力。

(3) 组织相容性:组织相容性是指该外界物

质引起机体组织反应的情况，如果反应程度激烈，则生物相容性差。氧合器的组织相容性，主要表现为血液反应程度，如补体、白细胞、血小板激活程度。膜式氧合器比鼓泡式氧合器的生物相容性高，表现在体内激活轻微，白细胞溶酶体酶释放少，血小板 α 颗粒物质释放较低。膜式氧合器本身选材对生物相容性有很大影响，聚丙烯和聚氟乙烯组织相容性较好，而硅胶、硒珞等材料生物相容性较差。为了改善膜式氧合器的生物相容性，在膜的血液接触面植入活性肝素，可在非全身肝素化的情况下防止血液的凝聚，阻止血液和高分子化合物直接接触，减少体外循环肝素的应用和炎性介质的增高。

（4）稳定性：一般鼓泡式氧合器的使用时限为 3~4 小时左右。有孔型膜式氧合器在 6 小时左右，无孔型膜式氧合器可在 3~5 天，最长有 28 天的报告。长时间的灌注对于鼓泡式氧合器来说，主要是祛泡功能下降；对膜式氧合器来说是气体交换功能下降，血浆渗透问题。

（5）简易性：指氧合器的操作简便，相比之下鼓泡式氧合器操作较为简易。为此，膜式氧合器从多方面进行了改进，如引流型膜式氧合器达到鼓泡式氧合器的效果。一些开放型膜式氧合器将静脉回流安装在回流室顶部，并能进行 360° 的旋转，使静脉回流控制非常方便。有些膜式氧合器带上三通的特制管道，用于抽血标本。氧合器简易性还包括易于安装、预充排气等。

（二）动脉微栓滤器

动脉滤器是体外循环血液进入体内最后一道关口，因此意义重大。大量的实验表明，动脉滤器的应用可明显减少心脏手术的脑并发症，这可从颅脑 CT、磁共振、病理切片、术后的症状和体征等多方面得到证实。特别是，经颅多普勒更能反映动脉滤器的滤过功能，如果没有动脉滤器，灌注中大脑中动脉可见明显小气栓信号。动脉滤器的孔径在 20~40μm，大多数为滤网式。膜式氧合器是否用动脉滤器有争议。有些学者认为，膜式氧合器有强大的滤过系统，在氧合中气血不直接接触，微气栓产生的可能性很小，因此可不用动脉滤器，但目前大部分医院在用膜式氧合器时仍使用动脉滤器。

使用动脉滤器时，应根据患者的体重选用适当的型号。因为滤过流量大则预充量大。小儿动脉滤器的预充量，甚至可以直接影响整个预充量。滤器的网状结构易储存气体，排除较困难，预充前应吹入 CO_2，使滤器内的空气被 CO_2 置换，即使有小量 CO_2 气体残留，可以溶解形式储存于血液中。动脉滤器顶端有一排气孔，它可用三通接一根排气管排除滤器的气体或用来进行超滤时的血液循环管路，同时也可用来监测循环管道压力。在灌注时应注意，这是一分流途径，在低流量和停循环时应将其关闭。

（三）插管与管道

体外循环的基本目的，是通过有效的循环和呼吸支持，代替心肺功能，从而为外科医生创造良好的手术条件，或使心肺得以充分休息。体外循环的实现是静脉血通过一根或二根插管引流至氧合器内进行有效的气体交换，经机械泵（滚压泵或离心泵）通过动脉管注入机体。所以，在体外循环实现过程中需要各种插管。

1. 动、静脉插管的准备　升主动脉插管是心脏手术最常用的动脉插管部位，它易于暴露和操作，并发症较少。但一些特殊情况下，也选择股动脉或右锁骨下动脉及腋动脉插管。静脉插管是保证静脉血充分引流的管道。根据手术种类的不同加以选择。如左、右心腔有血液分流的手术或需要进右心腔的手术等则需要上、下腔静脉插入引流管；如为只在左心腔进行的手术或心表手术及大血管手术等可采用右房插管；如为再次手术上、下腔静脉分离困难，有出血危险，可用带囊阻断腔静脉引流管；如为侧开胸、小切口，静脉引流管易影响术野时可采用弯角静脉引流管。患者的体重及发育情况不同，在插管口径选择上亦不同。

2. 心内吸引管　心内吸引管又称左心引流插管、心腔减压管、左心吸引管。现在心内吸引管和停跳液灌注管组成一个管道系统，恢复冠状动脉血流后，利用主动脉停跳液灌注管进行负压吸引使心腔内的气体排出。心内吸引插管的主要作用，是引流心腔内血液进行减压或吸引心脏内的血液创造良好的手术野及心内手术操作完成时的排气。它还有一些辅助作用，如可直接通过此管测左房压，当左房压力过高时，可将其出口面调至一定高度，放出一定血量，这种方法简单、实用，可有效地调节左心室的前负荷。一些患者体外循环后出现低心排综合征，此时可用心腔减压管将血液从左房引出，回流至氧合器再通过主动脉插管灌注同等量的血液，这种简易左心辅助方法，实用有效，辅助流量可达 1~2L/min。另外，在一些意外出血情况,吸引器不够用,可暂用此管代替,效果确实。

3. 心外吸引　心外吸引又称右心吸引,主要功能是保证心腔手术野的清晰。使用时,要避免过度负压,大量研究表明心外吸引时气血混合,负压吸引形成湍流,加上泵的机械作用可造成血液严重破坏。使用时,泵旋转速度不宜过高,高转速中泵管难以产生负压吸引作用。在使用心外吸引时一定要进行全身肝素化,ACT 应大于 480 秒,使用抑肽酶时 ACT 应大于 750 秒。如患者胸膜破裂,鱼精蛋白拮抗前应将心外吸引器伸至胸腔内将肝素化血液吸入氧合器内,否则在拮抗后会造成这部分血液的废弃。心外吸引原则上是将血液吸至氧合器,使用时应尽量不要将其他液体吸至氧合器,以免造成血液稀释。

4. 循环管道的准备　为了心脏手术能安全地进行体外循环管道必须具备以下条件:①结构简单,安装及拆卸方便;②预充液的量少;③对血液的损伤及破坏小;④能够耐受长时间的高灌注压力;⑤市场价格便宜;⑥无菌、无毒透明的塑料管和(或)硅橡胶管。

各单位使用的体外循环管道大同小异,但最基本的应具备以下几种:①动脉灌注管:是体外循环回路中连接动脉微栓过滤器和动脉插管的管道。成人管道口径多为 10mm(或 3/8)内径,长度约 110~130cm。20~30kg 儿童管道口径也可为 10mm(或 3/8),20kg 以下婴儿管道口径多为 8mm(或 1/4),长度则相应地缩短,以减少预充量。②静脉引流管:是体外循环回路中连接腔静脉插管与氧合器的管道。管道口径、长度与动脉灌注管基本相同或略长即可。当上、下腔引流管分开引流时,需要两根引流管。如上、下腔用一根管引流时则应相应地增加管道口径,根据体重的不同可为 12mm(或 1/2)、10mm(或 3/8)、8mm(或 1/4)等。③泵管:是位于泵头内的管道。为硅橡胶或硅塑管。成人泵管口径多为 12mm(或 1/2),10kg~30kg 儿童泵管口径多为 10mm(或 3/8),10kg 以下婴儿泵管口径多为 8mm(或 1/4)。体外循环转流前的转数及流量都应作相应的调节。④吸引管道:通常为两根,心内吸引及心外吸引,前者为心内吸引,后者为心外吸引,两者的作用不同。多为 8mm(或 1/4)。⑤排气管:是位于动脉微栓过滤器上的管道。其主要作用是,排除管道和动脉微栓过滤器内的气体。因其口径较细,故不能作为高

流量的排气用。⑥心肌保护的管道及超滤或改良超滤的管道。

(四) 其他物品

1. 回流室准备　现今的回流室大多为一次性使用,回流室也是一种滤器,一般为渗透式,在最外层有 60~80μm 的滤网。在大心脏患者或深低温停循环手术时,应采用有较大容量的回收室,以备心脏停跳或停循环后储存体内过多的血液。

2. 超滤器的准备　重症患者、肾功能不良、小儿等对稀释度有特殊要求的患者准备超滤器。使用超滤器时,应根据患者的体重选用适当的型号。因为小儿的血容量本身就很少,若大容量超滤器,则会出现氧合器内的血平面不能维持转流的情况。体重<5kg 的小儿应准备改良性超滤。

3. 无菌物品准备

(1) 无菌杂项包:应有为体外循环前循环管道的组装准备工作用的杂项包。也可利用手术室内其他无菌备用包,但应注意尽量不用或少用纱布类。一则可减少其纤维异物进入循环回路;二则可避免与手术台上敷料相混淆。其中有大包布 2~3 块,中单 1~2 块,治疗巾 2~4 块,手套 1~2 副。

(2) 无菌器械包:金属类物品可高压消毒,过去的各类金属备用接头或零件等现在大多都被塑料制品所取代。管道钳 2~4 把/台、剪刀 1~2 把、硅橡胶类管(可作钳套)等。

(3) 其他物品:对有 10% 甲醛溶液浸泡或熏蒸的物品时,尚应备有:弯盘、注洗器、油布、无菌蒸馏水和生理盐水(至少 10 000ml)等。

三、药品

1. 液体准备　体外循环手术较一般手术用液量大,应备有以下几种:

(1) 晶体液:乳酸林格氏液、0.9% 生理盐水、5% 葡萄糖溶液、平衡盐溶液。

(2) 胶体液:血液制品(血浆、白蛋白)、低分子右旋糖酐、羟乙基淀粉(706、贺斯)、明胶类(血定安、血代)。

(3) 库存血液或新鲜血液。

(4) 其他:5% 碳酸氢钠、20% 甘露醇、5%~10% 的葡萄糖等。

2. 停搏液的准备和配制　根据手术种类要求及各单位常规准备。

3. 药品准备　10% 氯化钾、10% 或 25% 硫酸

镁、5%氯化钙或10%葡萄糖酸钙、呋塞米、甲基强的松龙或地塞米松、硝普钠、酚妥拉明或硝酸甘油、多巴胺、去氧肾上腺素、抑肽酶、肝素、鱼精蛋白、抗生素、654-2、20%利多卡因等。各医院预充及用药不尽相同，有关药理及用量等方面详见有关章节。

第三节　体外循环术前预充

体外循环术前应做好预充管理工作。体外循环医师应对术前诊断、手术方案以及麻醉方案有详尽的了解，掌握术者对体外循环的具体要求及应注意的问题，全面考虑制订体外循环方案。并且，体外循环医师对使用的体外循环物品，尤其对体外循环机、气源等主要物品再进行检查，完成离心泵与氧合器的预充排气，保证准备工作万无一失。

一、常规准备

1. 氧合器、回收室、动脉微栓过滤器及管道等，在打开包装之前应注意外包装是否完好无损，消毒是否过期。开包后应进一步地检查有无破损或开裂。

2. 在无菌技术操作下，铺设无菌工作台，按手术室常规，戴无菌手套，在无菌条件下安装体外循环消毒物品。

3. 按要求连接和安装管道。在连接管道同时注意检查泵管、管道等是否完好。

4. 连接管道时注意各接口务必牢靠，接头应光滑，呈流线型，减少涡流或湍流对血液的破坏，必要时接头处用线绳或电缆扎带实施外固定。

5. 无菌安装台上物品诸如动静脉插管、心内、外吸引管、停搏液灌注针等物品，应保持无菌状态送到无菌器械台上，无菌杂项包内的管道钳等物品送到台下，循环管道未完全与台上连接部位，应以无菌帽盖好，避免污染。

6. 安放氧合器、回流室以及整个循环回路处于体外循环机的适当位置，注意勿扭曲。动脉泵管、动脉微栓滤器等出入口方向勿装反。

7. 离心泵的安装　①使用前详细阅读操作手册，按照要求连接各电源、传感器和驱动器的线路。②将离心泵泵头安置在便于操作和观察的位置，应避免湍流。检查各连接无误后，启动电源开关，预设各项流量参数，校对流量传感器号码，安装传感器探头，注意传感器的血液流动方向。③将离心泵头连入管道循环回路内，注意其泵头的出入口，连好的泵头暂不安放在驱动器上，待预充排气后再安装在驱动器上。

8. 预充排气前可适当给予CO_2预充，以利于排气。但CO_2不可预充过多，否则会导致CO_2析出，形成气泡。

9. 心内吸引管和心外吸引管的安装　安装心内及心外吸引管路，注意泵管方向和血泵运转方向，确保正确安装，吸引泵松紧度调至启动后刚好能够形成负压即可。

10. 正确连接氧气管。

总之，循环回路的连接各单位均有不同之处，但总的原则为安全简便，接头少及循环路径短。

二、特殊体外循环手术的准备与管理

（一）再次或多次心脏手术的体外循环准备

再次或多次手术的患者，胸腔内组织之间粘连严重，上下腔静脉分离困难，强行分离易引起心腔血管破裂，不可采用强行分离。此时，可用有内阻断气囊的静脉引流插管，直接经右房插入，囊内注水，囊膨胀。既不影响静脉回流，又不会损伤组织造成出血，还易于阻断上、下腔静脉，节省手术时间。此外，在开胸前先行股动、静脉插管，开始股-股转流，可使心脏充盈度下降，便于锯开胸骨而不损伤心脏，万一心脏破裂也能保证有效循环。

（二）大心脏手术的体外循环准备

大心脏患者多为心力衰竭患者，心胸比较大（最大可达到0.95）。此类患者多存在脏器淤血，故血容量很多，用一个回流室往往不能满足血液回流的需要，宜在术前多备用一个回流室。以免手术过程中血液外溢出回流室，既浪费了宝贵的血液资源，又容易造成血液污染；还会造成体外循环过程中的措手不及、混乱。

（三）大血管手术的体外循环准备

大血管手术创伤面较大，术野出血较多，为保持清晰的手术野，应备两套心外吸引系统。术中及术后渗血较多，用自体血回输机进行血液回收具有积极的意义。大血管手术大血管手术比较复杂,应积极进行脑保护及脏器保护。不同的插管、氧合器、药品等的准备见相关章节。采用上、下半身双泵灌注,最好使用泵前膜式氧合器。

三、制订预充计划和选择体外循环方法

预充计划和体外循环方法是否适宜,除了物质条件的完备和对患者情况的详尽了解及掌握之外,还基于体外循环医师的周密思考。

(一) 制订预充和用药计划

理想的预充液,其各项生化指标都接近血液,并维持合理的晶胶渗透浓度。预冲液的用量决定血液稀释度,临床上常用血细胞比容(Hct)表示血液稀释度,一般划分为5度:轻度,Hct≥30%;中度,Hct 20%～29%;中深度,Hct 15%～19%;深度,Hct 10%～14%;极度,Hct<10%。

根据患者的病情、体重、所选择的氧合器、循环回路的容量、患者血红蛋白浓度、血细胞比容等来选择预充液种类、数量以及所用药品和剂量、血液稀释度等,制订详尽的预充计划及合理用药计划。基本原则为:①一般手术 Hct 控制在 25% 左右,深低温停循环手术 Hct 控制在 15%～19%;②青壮年患者 Hct 可稍低,小儿及老人 Hct 应稍高;③灌注时间长的手术 Hct 可稍低,灌注时间短的手术 Hct 可稍高;④灌注初期和低温期 Hct 可稍低,灌注后期和复温期 Hct 应提高;⑤注意晶胶比例,维持一定的胶体渗透压。

目前,对于多数成年人和较大儿童患者的心内直视手术,基本采用晶体和人工胶体预充方案。较小儿童和婴幼儿患者由于体重轻,血容量少,无血预充会导致血液过度稀释,Hct<10% 是非常危险的,并且体外循环术后会发生组织水肿和多器官脏器功能衰竭。所以较小儿童和婴幼儿患者的预充方案采用晶体和部分全血,维持 Hct 在 25%～29% 为宜。

(二) 选择体外循环方法

选择适当的体外循环方法是保证手术成功的重要因素之一。根据患者的病情、手术方式、手术时间长短以及具备的体外循环设备、物品和技术条件来选择体外循环方法。较简单的手术可选择单一的体外循环方法,复杂的手术则需要多种体外循环方法综合应用。体外循环过程中可以通过

氧合器内的变温器控制患者体温,根据鼻咽温度分为常温(35℃以上)、浅低温(30～35℃)、中度低温(25～30℃)、中深度低温(20～25℃)和深度低温(25℃以下)。

1. 常温体外循环　体外循环术中维持动脉灌注流量 80～100ml/(kg·min),平均动脉压维持在 70mmHg 左右。该方法仅适合病情轻、手术简单,体外循环时间短的患者。

2. 浅低温、中度低温体外循环　体外循环术中维持动脉灌注流量 60～80ml/(kg·min),平均动脉压维持在 60mmHg 左右,静脉氧饱和度维持在 70% 以上。在大多数心脏外科中心,浅低温体外循环是应用最多的体外循环方法。

3. 中深度低温低流量体外循环　适用于心内畸形复杂;动脉导管未闭,动脉导管粗,结扎困难需要封闭的患者;侧支循环丰富,心内手术时有大量回血,影响手术视野;大血管病变等。

4. 深低温停循环　适合新生儿、婴幼儿心内复杂畸形,成人主动脉及弓部动脉瘤手术。深低温时血液黏稠度增加,停循环前 Hct 维持在 18% 左右为宜。

特别强调注意脑保护:①头低位加冰帽;②停循环前 5～10 分钟,加入甲泼尼龙 30mg/kg、硫喷妥钠 6mg/kg、碳酸氢钠 2ml/kg、乌司他丁 2 万 U/kg 等脑保护药物;③还可以采用脑部灌注的方法,预防脑部并发症:经头臂干顺行灌注,灌注压力<60mmHg;经上腔静脉逆行灌注,灌注压力<30mmHg;④停循环的时间尽可能在 40 分钟以下;⑤在升温复灌阶段,给予甘露醇 1g/Kg,减轻脑水肿,并积极纠正酸中毒。

复温前先逐步加大流量,当静脉氧饱和度>90% 时开始升温。复温的速度要缓慢进行,水温和体温的温差不应过大,以利于全身组织均匀升温。

5. 上、下半身分别灌注体外循环　应用于手术复杂、主动脉阻断时间长的胸主动脉瘤患者。鼻咽温维持在 27℃ 左右,平均动脉压维持在 60mmHg 左右。插管部位包括升主动脉,股动脉,右房,上、下腔静脉,股静脉等。流量分配:上半身 1/3～1/2,下半身 1/2～2/3。氧合器最好采用泵前型,分两个泵进行灌注。

6. 股静脉-股动脉转流体外循环　适合降主动脉瘤、重症或异位的动脉导管手术等。鼻咽温

维持在34℃左右。

降主动脉瘤手术时,阻断主动脉后,上半身靠心脏维持灌注,上半身血压主要依赖于引流量的控制;下半身靠血泵维持灌注,下半身血压依赖于灌注流量的控制。

7. 左心转流 适用于降主动脉瘤。其优点为不需氧合器,并发症少。转流路径为:左房→回流室→血泵→变温器→动脉微栓过滤器→动脉。

四、预充排气与滚压泵松紧度调整

(一)离心泵的预充排气

1. 利用重力预充将离心泵泵头内气体排除,钳闭泵头出口。注意切勿干转,以免损坏驱动器及泵头。摘去驱动器上保护盖,将泵头安置在驱动器上,调整好泵头出口管路方向。

2. 启动流量旋钮,当转速大于1200r/min时,即流量足以克服循环路径阻力时,松开泵头出口的阻闭钳,逐渐增大流量(转速),在高流量(转速)下循环预充排气,直至去除全部气泡。

3. 气泡排净后,降低流量(转速),在大约1000~1200r/min时,钳闭动静脉出入的循环路径,再停止离心泵。

(二)膜式氧合器的预充排气及注意事项

膜式氧合器的安装和操作与鼓泡式氧合器相比有较大的不同,而各种膜式氧合器在操作安装上又具有自身的特点,在此仅以共性问题提出以下几点:

1. 在使用膜式氧合器前应仔细地阅读使用手册或操作说明,按其要求连接循环回路;并调整至适当的位置,一般膜式氧合器应低于回流室。

2. 膜式氧合器与鼓泡式氧合器不同之处,膜式氧合器大多置于泵后(泵前型膜式氧合器除外),即泵的输出端,这样可防止因负压形成而产生气栓,灌注中保持氧合器内血相的压力大于气相压力。

3. 任何膜式氧合器在使用前应进行水循环试验,以防变温器漏水造成血液污染,但水循环试验的水压不宜过大,水温不应过高。

4. 连接采集标本或给药用的侧路三通。充入一定量的CO_2,以利循环排气。

5. 安装后,注意膜式氧合器的各入血口和出血口的连接是否正确、牢固,必要时用扎带枪和扎带加固,注意连接氧气管到膜式氧合器的入气口,开放膜式氧合器的排气孔,坚决防止把入气口和出气口接反,否则将造成膜式氧合器不氧合、CO_2排出不畅、甚至O_2和压缩空气的混合气体逆向通过中空纤维膜,进入血中形成气栓。

6. 有些膜式氧合器有心肌氧合血停跳液灌注管路的动脉血出口,可直接与氧合血停跳液灌注管路连接,不用时应注意将管钳闭,勿受其他操作影响。

7. 排气过程中,先大流量排净体外循环管道及心肌停跳液灌注管路内的气体,安装心肌停跳液灌注管路至体外循环机。然后再缓慢小流量排气,必要时反复敲打氧合器、循环回路及动脉微栓过滤器等,最后流量开至最大,完全排净气体后停泵,钳闭动、静脉管路。

8. 调整泵的松紧度,排净多余液体,加入胶体或血液。开放循环排气管,缓慢自身循环。在膜式氧合器排气后、灌注前应维持循环回路的自身循环,以防中空纤维内阻塞(内走血膜式氧合器)。建议在插好主动脉插管后关闭自身循环,检查动脉灌注管的钳闭钳是否完好,防止因侧支循环开放、患者的主动脉压力大于膜式氧合器自身循环的压力,造成一些先天性心脏病患者因心脏开放、从低压端进气。

9. 预充液、血内注意加入适量肝素,防止预充液中的钙离子和库血中的枸橼酸结合,在适当的比例下引起血液的凝固。

(三)滚压泵松紧度调整

滚压泵的松紧度非常重要,过紧可造成血液破坏严重,过松会导致血液反流。最好的松紧度是,将动脉微栓过滤器的排气管液平面调至距泵0.75~1.00m高,液平面下降速度为1~2cm/min,或者将泵压打至200mmHg左右,30秒下降不超过20mmHg。滚压泵有两个滚柱,如果两个滚柱松紧不一致时,应以紧的一端为准,并做好标记,以防停机后主动脉血反流。

五、其他

体外循环前,连接变温水箱、气源和安装连接各种监测设备,准备插管和台上物品,全身肝素化后查血气及ACT,转机之前需要按照术前安全核对单逐项核对无误后方可开始体外循环。

第四节　预充液的选择

一、预充液的分类

（一）无携带氧和二氧化碳功能

血液稀释后机体的血容量、电解质、酸碱平衡、血浆渗透压及氧供应是否正常与稀释液种类的选择密切相关。预充液的配方必须对生理干扰最小，同时又能预防和对抗体外循环过程中可能产生的酸中毒、急性肾功能不全等并发症。目前，常规使用的无血预充液体被分为胶体和晶体两大类，详见第十八章。

1. 晶体溶液　现在常用者为乳酸林格液、乳酸林格山梨醇液及高渗盐溶液，不能提供胶体渗透压。

2. 胶体溶液　天然制品有血浆、人血浆蛋白和人体白蛋白；人工制品有羟乙基淀粉、右旋糖酐和明胶类代血浆等。

（二）具有携带氧和二氧化碳功能

1. 天然制品　库存自体、异体全血及单采红细胞等。

2. 人工血液　包括全氟化碳乳剂、无基质血红蛋白、基因重组血红蛋白及由此包裹上膜状结构的人工红细胞，目前尚在实验观察阶段。

大多数体外循环使用晶体液与胶体液联合使用。晶体液虽不能提供胶体渗透压，易引起组织水肿，但在体外循环后期，以利尿或人工肾滤水的方式很易将过多的液体排出，从而达到提高胶体渗透压、减轻组织水肿、排出代谢产物、浓缩血液的目的。对于营养不良者、水钠潴留严重者、婴幼儿，胶体预充比例应稍大。

术后使用新鲜冰冻血浆和浓缩血小板。

二、预充液种类及容量选择原则

（一）根据转流中的血液稀释度

1. 根据手术病种　一般病种转中 Hct 控制于 20%～25%，术前有红细胞代偿性增多的发绀型病种应控制于 25%～30%，深低温低流量、停循环的手术 Hct 可低至 20%，冠心病患者转需维持 Hct 25%～30%。

2. 根据患者年龄　青年和成年人 Hct 可稍低，而小儿代谢较旺盛，老年人红细胞携氧能力降低，转中 Hct 应稍高。

3. 根据转流进程　转流初期和低温期 Hct 可稍低，转流后期尤其是复温时 Hct 应提高至 24% 以上，发绀型先天性心脏病患者应在 27% 以上。

4. 根据手术时间　如外科术者操作熟练、转流时间较短，Hct 应稍高，转流时间较长者稀释度可酌情降低。

（二）根据晶胶比例和胶体渗透压

血浆中虽含有多量蛋白质，但蛋白质分子量大，所产生的渗透压甚小，不超过 1.5mOsm/kgH$_2$O，约相当于 3.3kPa（25mmHg），称为胶体渗透压（colloid osmotic pressure，COP）。由于组织液中蛋白质很少，所以血浆的胶体渗透压高于组织液，在血浆蛋白中，白蛋白的分子量远小于球蛋白，其分子数量远多于球蛋白，故血浆胶体渗透压主要来自白蛋白。血浆蛋白一般不能透过毛细血管壁，所以血浆胶体渗透压虽小，但对于血管内外的水平衡有重要作用。细胞外液的晶体渗透压的相对稳定，对于保持细胞内外的水平衡极为重要。

体外循环的胶体预充液对胶体渗透压有明显的影响。临床常用晶体/胶体比例来反映两者的功能关系。转流初期总体晶体/胶体比例应为 0.4～0.6∶1，相对 COP 应不小于转流前的 60%，后期要使 COP 提高。发绀型患者血浆量少，畸形矫正后极易发生肺水肿。虽然 Hct 较高，但血液胶体渗透压较低，晶体不宜过多，COP 应维持稍高水平。一般认为体外循环 COP 维持在 20mmHg 较为适宜。COP 过低补充胶体溶液，可使用高浓度制剂，同时利尿或人工肾滤水。COP 过高可补充晶体溶液，同时注意 Hct 监测，严重者应以离心分离或洗血球等方法进行血浆置换。

（赵明霞）

参 考 文 献

1. 龙村. 体外循环学. 第 1 版. 北京：人民军医出版社，2004. 353-365.

2. Cooley DA. A brief history of aortic aneurysm surgery. Aorta，2013，1：1-3.

3. Braile DM. Extracorporeal circulation. Rev Bras Cir Cardiovasc，2010，25（4）：Ⅲ-Ⅴ.

4. Ogella DA，Advances in perfusion technology. J Indian Med Assoc，1999，97：436-437.

5. 黑飞龙. 体外循环教程. 北京：人民军医出版社，2011.

304-311.

6. 龙村,李景文.阜外心血管体外循环手册.北京:人民卫生出版社,2012.36-43.

7. 龙村.体外循环手册.第2版.北京:人民卫生出版社,2006.213-216.

8. 姚尚龙,龙村.体外循环原理与实践.第三版.北京:人民卫生出版社,2009.440-454.

9. Rimmer L,Fok M,Bashir M. The history of deep hypothermic circulatory arrest in thoracic aortic surgery. Aorta, 2014,2(4):129-134.

10. Rigg L,Searles B,Darling EM. A 2013 Survey on Pressure Monitoring in Adult Cardiopulmonary Bypass Circuits: Modes and Applications. Extra Corpor Technol, 2014,46 (4):287-292.

11. Lapietra A, Grossi EA, Pua BB, et al. Assisted venous drainage presents the risk of undetected air microembolism. J ThoracCardiovascSurg,2000,120:856-862.

12. Baikoussis NG, Papakonstantinou NA, Apostolakis E. The "benefits" of the mini-extracorporeal circulation in the minimal invasive cardiac surgery area. J Cardiol,2014,63 (6):391-396.

第二十三章

心脏手术的合理用血

第一节　输血的意义和危害

一、输血的危害

自输血疗法应用于临床的一百多年来，全世界已有数亿计患者获救。然而，目前安全用血还无法完全确保，即使对献血者进行严格的检测以及对血液制品进行灭菌处理，经输血传播疾病仍时有发生，这种通过输入含病原微生物的血液或血液制品而引起的传染性疾病称为经血传播性疾病或输血传染病。目前已知的输血传染病有多种，较常见的主要有：病毒性肝炎、艾滋病、梅毒、巨细胞病毒感染、疟疾等。其中，最严重、最受关注的是肝炎和艾滋病。

除了传播传染性疾病，在输血过程中或输血后也可发生多种输血相关不良反应。按照发生时间，输血相关不良反应可分为急性反应及迟发性反应，发生于输血后 24 小时以内的称为急性反应，发生于输血后 24 小时之后的称为迟发性反应。按照有无免疫因素参与，又可将输血相关不良反应分为免疫性反应及非免疫性反应。非免疫性反应常由血液制品物理效应所致，包括输血传播性疾病。常见的输血相关不良反应见表 23-1-1。

二、输血对心脏外科围术期的影响

毫无疑问，对于失血性休克，输血作为抢救主要措施之一，获益是明显的，可临床工作中，大部分心脏手术患者的输血并不是因为"失血性休克"，仅仅是因为"贫血"，并相信输血可以加快患者的康复，但事实并非如此。

研究显示，心脏围术期输血会增加术后的死亡率或者其他并发症的发生率，如急性心梗、肾衰竭等。输血是仅次于肾衰竭引起术后死亡的第二大危险因素。在小儿相关研究中，也发现了类似

表 23-1-1　常见输血相关不良反应的分类

是否急性	是否免疫性	名　　称
急性	免疫性	溶血反应
		非溶血性发热、寒战
		荨麻疹
		严重过敏反应
		输血相关急性肺损伤
	非免疫性	输血相关败血症
		血管紧张素转换酶抑制剂（ACEI）相关性低血压
		循环负荷过重
		非免疫性溶血
		空气栓塞
		低钙血症（离子钙）
		低体温
迟发性	免疫性	红细胞同种免疫抗体形成
		白细胞同种免疫抗体形成
		溶血反应
		移植物抗宿主病
		输血后紫癜
		免疫调节作用
	非免疫性	铁沉着

的现象，输血明显延长小儿心脏外科手术后机械通气时间和 ICU 住院时间，增加了术后的死亡率。至于红细胞储存时间是否与围术期死亡率和不良事件发生率有关，也就是说输入储存较长时间的红细胞是不是比输入新鲜红细胞危险性更大，大量调查研究发现了相反的结果。

第二节 心脏手术中的出血原因和预防

在多数情况下,心脏手术需要在心脏停跳和无血视野下进行。为达这一目的,心脏手术时必须施行体外循环。而体外循环是一种非生理过程,术中或术后出血较多,有许多输血问题值得探讨。

一、心脏手术围术期的出血原因

围术期出血的涉及患者因素、外科手术因素、围术期管理等因素。我们在此仅就心脏手术的特殊性进行讨论。

(一)心脏手术出血的原因

临床工作中,心脏术后出血的原因见表23-2-1。

表 23-2-1 心脏术后出血原因

常见原因 (95%~99%)	外科止血不完全
	体温低
	肝素中和不全
	获得性暂时的血小板功能异常
不常见原因 (1%~5%)	药物介导的血小板功能异常(阿司匹林)
	血小板减少症(药物介导或肝素介导的抗体)
	败血症
	血液过度稀释
	脂肪栓塞
	输血、液后紫癜
	维生素 K-依赖因子缺乏(瓦弗林,肝脏功能失调)
	消耗性凝血病(败血症,心源性休克)
	遗传性凝血因子缺乏或血小板功能失调
怀疑因素	原发性纤维蛋白溶解
	输血后补钙不足
	鱼精蛋白过量

(二)体外循环心脏手术对血液系统的影响

心脏直视手术除了一般外科手术导致的出血因素之外,还有其特殊性。由于术中应用体外循环、低温、肝素化等因素,对患者凝血功能、血小板等造成损害,使得患者术中及术后大量血液丢失,具体对血液系统损害如下:

1. 对红细胞的影响 心脏直视手术中体外循环管道为非生物材料,体外循环过程中患者血液流经管道,红细胞膜与非生物材料表面接触及血流剪切力作用,红细胞膜被破坏,从而红细胞数量减少。

2. 对白细胞的影响 体外循环非生物材料表面激活大量白细胞,激活后的白细胞释放大量炎症介质,从而诱发全身炎症反应。

3. 对血小板的影响 体外循环非生物材料表面激活白细胞同时也激活血小板,血小板发生黏附、聚集、收缩等反应,使得血小板数量及功能均下降。

4. 对凝血因子的影响 体外循环过程中,由于激活内源性和外源性凝血途径,大量凝血因子被消耗,导致患者凝血功能障碍,患者大量血液丢失。

5. 肝素诱导的血小板损害 心脏直视手术体外循环为防止血液在管道中凝固需要应用大剂量肝素抗凝,称为肝素化。其最为严重的并发症是肝素诱导的血小板减少症(heparin induced thrombocytopenia,HIT)。HIT 是指肝素化期间或之后出现血小板功能及计数的减少,据报道心脏直视手术体外循环肝素化患者 HIT 阳性率高达 26.2%。根据轻重程度 HIT 在临床上主要分为以下两种类型:a 型 HIT 是肝素直接使血小板发生反应,发生的轻度血小板黏附、聚集。机体可恢复,该反应在最初几天,血小板轻度减少;b 型 HIT 过程与机体免疫反应有关,免疫反应是由于机体产生抗体 IgG,与 Fc 受体结合,使血小板发生黏附、聚集、收缩等反应,形成血栓。该反应多出现在肝素使用后的一周左右,血小板被大量消耗。

(三)体外循环心脏手术术后出血增多的原因

近年来,随着体外循环技术的改进,输血需要量已稳步下降,许多不复杂的心脏手术不需要任何输血,但有相当一部分患者仍需要在术中或术后输血。

1. 循环血与大面积异物表面接触

(1)凝血因子Ⅻ:在血液与体外循环回路的人造物质(多为高分子材料)表面接触后被激活,活化的因子Ⅻ(Ⅻa)触发了涉及凝血的增强机制,纤溶和补体活化;血小板和白细胞也在与体外通路的人造物质的表面接触后活化,使凝血功能失调,导致术中和术后严重出血。

（2）气血接触：CPB 气血直接接触和气泡周围血细胞的高剪切力会导致血液的机械损伤，氧合器储血室祛泡过程产生的高剪切力会再次使气泡周围血细胞受到损伤；另一方面，气血直接接触还会激活补体系统造成血细胞激活和损伤。

2. 血液肝素化　为了防止体外循环回路发生血液凝固，必须对患者的血液施行肝素化。进入体内的肝素以两种形式存在，大部分与白蛋白结合存在于血流中，另有部分与组织细胞结合。体外循环结束时要用鱼精蛋白中和体内残余肝素，但它只能中和存在于血流中与白蛋白结合的那部分肝素，与组织细胞结合的那部分肝素有时在术后数小时会重新释放到血流中，使血液中浓度一过性上升，出现肝素反跳，表现为无任何诱因的出血量突然增多。

3. 血小板功能异常　以往心脏外科医生常常把术后出血完全归咎于中和肝素的鱼精蛋白用量不足和肝索反跳作用。近年研究表明，尽管这一想法符合逻辑，但很少有证据支持这种被广泛接受的观点，而且有时增加鱼精蛋白剂量并没有明显效果。肝素虽然被鱼精蛋白中和，但对血小板和纤溶的残留作用并未被完全逆转。早年曾有研究显示，纤溶由于低温和体外循环时间延长而增强，是术后出血的基本原因。然而，进一步研究发现，其他因素也参与其中，其中血小板的功能异常不容忽视。术前测定的出血时间，主要依赖血小板功能，不能预测术后输血量。然而，体外循环结束后出血时间的延长与术后失血有关。在使用肝素后，体外循环开始前，血小板功能已经异常。肝素通过抑制凝血酶影响血小板功能，后者是血小板聚集和脱颗粒的促进因素，进而肝素通过纤维蛋白溶解酶的产生抑制血小板功能。体外循环开始后，血小板因素引起的出血也不能完全归咎于血液稀释引起的血小板减少。体外循环本身对血小板有进一步的损害。血小板膜受体 GP11 I b/ II a 在体外循环过程中随血小板活化被表达，该受体的表达减少被认为是血小板功能异常的证据之一。

4. 血液稀释　体外循环管路中需加入足量的预充液并充分排气，以保证整个系统处于一种无游离气泡的封闭状态，以免体外循环时气泡进入体内造成气栓。现在体外循环多采用液体预充，所采用的晶体液结合胶体液，可以使患者的血细胞比容（Hct）处于一个较低的水平，血液黏滞度相

应降低，有利于改善转流时的微循环灌注，减轻组织缺氧和维护主要脏器功能。虽然血液处于稀释状态，血小板和凝血因子减少，血小板的黏附和聚集功能较术前明显减低。但由于凝血因子浓度>50%就足以有正常的止血活性，所以因凝血因子稀释所引起的出血，在不复杂的心脏手术较罕见。除非患者原有肝脏疾病、近期曾应用纤维蛋白溶解疗法、术中大量红细胞回收、感染的心脏瓣膜疾病或先天性或获得性凝血因子缺乏症等，此时才有可能发生稀释性凝血病。

5. 低温　为了减少组织的氧需以及防止心肌缺血性损伤，体外循环多与低温相结合。低温常常有凝血功能异常，如体温降至 18～26℃ 时，外周血小板计数明显减少，血小板隐退到门静脉循环中，复温时 80% 再返回循环中。低温下血栓素合成酶反应速度减慢，使血栓素 A，生成减少，血小板功能受损。低温体外聚集功能明显下降，有大面积内皮细胞受损。低温期间的凝血障碍主要来自酶功能失调，而不是凝血因子水平的降低。此外，Millerl 等研究了温度对溶血的影响，通过研究红细胞在 0～30℃ 时红细胞的诱导溶血，发现低温红细胞由于硬脆性具有更大的溶血率。此外，还有少数为冷抗体型的免疫性溶血性贫血，如果体温低于 30℃，可使人体冷抗体反应性增强，引起明显的溶血。

6. 血细胞在体外循环中受到机械性损伤

（1）机械应力：大多研究表明血泵内血细胞受到破坏引起溶血主要与受到的切应力（主要是雷诺切应力）和受力时间有关，Yen 等最近的研究表明血细胞周围的湍流黏性剪切应力造成溶血的阈值低于单纯的雷诺切应力。流量恒定的情况下，泵管或动脉插管的内径越细，泵的转速越快，主动脉末端的动脉血流速越快，所受的剪切力越大，对血细胞的损伤就越严重。CPB 时间越长，对血细胞的机械损伤也越严重。Simmonds 最新研究表明，适当的剪切力有助于提高血细胞变形性。血液经由机械泵、人工肺、微栓滤器、超滤器以及插管管路等组成的体外管路循环时，血液持续暴露于非生理性的湍流流场和高剪切力的区域，血细胞由于碾压、撞击、剪切、压差等原因会造成损伤。影响机械泵和人工肺溶血的因素包括合成材料、结构构型、流场速度、应力分布、驱动方式、暴露时间等参数。泵管或动脉插管内径过细、松紧或位置不当、微栓滤器滤网孔径过细导致的剪切

应力过高也会增加血细胞的破坏。

（2）负压：CPB 中负压辅助引流和左右心吸引会使血细胞暴露于负压环境，正常红细胞外形为双凹圆盘状，对负压较敏感，尤其当负压大于 1/3 大气压时，对红细胞的损伤更大，可能引起红细胞爆裂。

7. 炎性反应　心脏手术及 CPB 开始后，血浆系统及血细胞即被 CPB 中各种非生理状况所激活，造成播散性炎细胞活化，引发"瀑布"样级联反应，导致全身炎症反应综合征（SIRS）。红细胞为双凹圆盘状，细胞膜与血浆接触面积是机体细胞中最大者，红细胞不停地流经各组织的微循环时又需随时变形，这些结构和功能特点使红细胞在炎症介质的攻击中受损的程度远比其他细胞严重。自由基是机体正常代谢产物，同时也是一种极具破坏性的炎症介质，可攻击细胞膜的膜性结构，发生脂质过氧化反应。目前，已知 CPB 中氧自由基等炎性介质的增加是 CPB 过程中造成血细胞损伤的重要非物理性因素。

二、心脏手术出血的预防

（一）术前准备

1. 病史　仔细的病史询问能了解有无出血倾向和肝功能异常，并经进一步检查，以便在术前确定病因并作相应治疗。详细询问服药史，特别要关注阿司匹林或其他非甾体抗炎药。对择期手术的心脏疾病患者停用阿司匹林和氯吡格雷需一周时间，以使血小板的功能得到恢复，减少术中和术后出血。然而，停用阿司匹林或氯吡格雷会促使心肌缺血，故要在充分权衡利弊后决定是否停药。体外循环医师应对输血的术前危险因素（高龄、术前贫血、低体重、非冠脉旁路移植手术、急诊、手术、术前使用抗凝血药物、先天或获得性的凝血功能障碍以及多种并存疾病）有充分认识，并对患者进行输血风险评估，识别高危人群，加强与外科医师、麻醉医师的沟通和合作，积极改变那些"可改变"的危险因素，制订详细的血液保护计划，可明显减少术中的输血。

2. 化验检查

（1）贫血的检查与纠正：术前贫血是确定患者需要术后输血的重要依据，全血细胞计数是必需的，针对贫血病因的有关检查也是必要的。据报道，心脏外科择期手术的患者贫血发生率约为 26%～35%，术前贫血在不同群体之间存在一定

的差异，在慢性心力衰竭、糖尿病、慢性肾病、血液病的老年患者发病率较高。虽然术前贫血的诊断并不难，但遗憾的是治疗术前贫血并未引起外科医生的足够重视，这需要与外科医生进一步沟通，血液管理策略需要团队合作。对于非急诊、择期手术的贫血患者来说，可通过药物治疗提高患者术前 HB/Hct 水平，例如术前至少 4 天（最好 14～28 天）注射促红细胞生成素（EPO），可明显减少术中输血量，但需要注意是长期注射 EPO 的患者血液黏稠度增加，存在静脉血栓的风险。除皮下注射 EPO 之外，口服铁剂、维生素/叶酸也是纠正术前贫血，降低术中输血量和输血率的有效手段。

（2）凝血功能监测：对服用过阿司匹林和氯吡格雷的患者作血小板功能检测，必要时在术前进行适当治疗，对术中或术后减少出血有益。应常规对心脏手术患者进行凝血监测。凝血监测对口服华法林患者有特殊价值，这对逆转华法林或其他口服抗凝药的治疗有帮助。

（二）仔细地外科操作

外科性出血关键在预防。心脏手术和其他手术一样，术中仔细止血对减少出血极为重要。一条未结扎的小血管、一个因疏忽所致的撕裂伤、一个有漏裂的伤口缝合处，均有可能导致大出血。骨髓腔需要用骨蜡涂严，胸骨、肋间等要对合紧密牢固。应强调在缝合血管吻合口时，缝针应均匀地穿过全层。心腔内操作要准确轻柔，避免心室或心房的撕裂。在再次手术中，特别是遇到瘢痕组织或高度炎性血管组织以及正常组织结构改变的部位更是如此。由于组织结构改变和粘连，一般再次手术需要时间较长，故出血要比首次手术者为多。需要强调的是，在使用肝素前仔细止血对减少术后出血十分重要。如果乳内动脉附在左边，肝素应在其游离后注射；倘若要切断乳内动脉，必须在其被切断前肝素化。体外循环结束后，在心脏和较大血管的明显出血点全部被外科处理之前，不能使用鱼精蛋白逆转肝素的作用。

术后患者一旦确定是外科出血，应立即进行开胸止血，因为药物很难奏效。

（三）合理的麻醉方法

麻醉医生是外科领域的内科医生，其方法和减少出血有密切关系。如在搭桥术中取血管时不用肝素可减少创面的渗血，大动脉瘤术后维持较低血压，保证机体基本代谢对减少血管吻合口的出血有积极意义。精确的肝素拮抗可迅速恢复患

者的凝血功能,但要避免鱼精蛋白的过量。因为单纯的鱼精蛋白对凝血有抑制作用。术前评估患者凝血障碍对术后出血的及时诊断治疗有非常重要的意义。术中尽量少用对凝血功能有明显影响的麻醉药。

(四) 体外循环用品和方法的完善

1. 改善体外循环用品的生物相容性 机体自身循环系统完整的内皮是具有完全生物相容性的表面。当血液人工材料接触后可引起一定程度的防御系统激活,如补体系统激活反应中过敏毒素 C3a 和 C5a 的释放。循环耗材材料是否符合医用材料溶血试验要求和细胞毒性试验要求、材料表面粗糙度、是否疏水性人工表面、有无生物涂层等直接关系到材料的血液相容性,影响其溶血率。

(1) 膜肺的应用:在对膜式氧合器的研究中发现血小板损耗明显减少,而且对于中空纤维型膜式氧合器,管内走血对血小板的损耗比管外走血严重。对开放式与闭合式薄膜型膜式氧合器进行比较时发现,两者在血小板损耗方面没有显著性差异。

(2) 离心泵的应用:血液进入高速旋转的离心泵内,自身能产生强大的动能向机体驱动。离心泵内表面光滑可减少血液进入其内产生的界面摩擦。离心泵可避免压力过高,这样使血液破坏轻微。离心泵还可进行搏动灌注,其应用可减少术后出血。

(3) 生物涂抹表面:体外循环的异物表面作用可导致补体激活等一系列副作用。血管内皮具有肝素和分解血凝物质的酶类。在人工表面上移植有活性的肝素以达到抗凝作用,或其他生物相容性高的物质如白蛋白或疏水成分(softline、bioline 及 X 涂层),模仿天然的血管表面,减少血液成分的黏附和激活、保护血小板功能的正常、预防血栓激活、降低表面激活的凝血瀑布及全身炎性反应综合征;降低出血的危险;减少中性粒细胞脱颗粒从而减低体外循环引起的免疫反应;使补体激活明显减少。

2. 体外循环技术的改进 通过合理改良现有的体外循环技术可以显著减少血液制品的应用

(1) 合理的预充液:改进预冲液的成分,避免使用对凝血功能影响大的液体和药物,是一项简便、易行、性价比高的血液保护措施。体外循环开始后很短时间内,血液内蛋白成分会吸附于管路表面,形成一层致密的蛋白层,其组成可能不完全

相同,这与管路材料和血浆中蛋白的组成成分有关。离体和在体研究都表明极少量的白蛋白即可达到保护血小板作用,但白蛋白对输血的影响存在一定争议。

(2) 体外循环管路优化:体外循环管道是决定预充总量的关键因素,体外循环管路的进一步迷你化可以减少预充量,减轻血液稀释,减少人工表面接触,从而减少血液破坏和血液过度稀释造成的失血。迷你管路(MECC)是目前比较公认的减少血液稀释的一种方法,迷你管路可缩短管路长度,减少预充量,避免血液过度稀释,减轻凝血功能和血小板功能异常的程度,MECC 使用负压辅助系统,还一定程度上减少了术区的渗血,只是负压不宜过大,否则会增加红细胞剪切力而引起溶血,造成术后贫血。多项研究和临床证据已经证实 MECC 能明显减少输血率、失血量、红细胞输入量、新鲜冰冻血浆输入量。2011 年美国胸外科医师协会血液保护指南中明确推荐迷你管路以减轻血液稀释,减少术中血制品用量(I A 类推荐)。虽然绝大部分研究结果都表明 MECC 的血液保护作用,但仍有一些学者提出不同意见,在 CABG 术中,MECC 和非停跳搭桥未明显降低红细胞输血量,甚至发现 MECC 和非停跳搭桥术后的血浆 C 反应蛋白水平更高。

(3) 血液超滤:浓缩红细胞可以提高 CPB 时的 HB 水平最低值,有效降低 CPB 期间用血量。改良超滤(MUF)可以在体外循环停机后提高患者的 Hct 水平,MUF 后即可达到与传统输血组相近的 Hct 水平,有效地达到减少库血输入,改善血流动力学和保护术后早期的肺功能。

(4) 体外循环余血回收:以往认为体外循环的血液破坏严重,加上肝素化,血液回输给患者易发生出血和渗血。现在临床上如果体外循环时间小于 6 小时并无过度负压吸引,体外循环后可将氧合器、管道中的血液尽量回输给患者。方法有直接回输和洗血球机处理。直接回输是将剩余血液注入一容器内,经静脉缓慢输给患者,同时经另一静脉注入鱼精蛋白(3~5mg/100ml 自体血)。近 6 年来,阜外医院 98% 的患者将体外循环余血回输,它是心脏手术节约用血的最基本的方法。时间不长,无明显血液破坏的体外循环余血,应尽量回输给患者。因为体外循环余血含有大量的凝血成分,只要将内含的肝素进行有效的拮抗,输注体外循环余血对患者会带来很多益处。

（5）自体血液回收洗涤（cell saver）：在手术全程将术中失血全部回收，经肝素化后再用生理盐水洗涤和浓缩。此法在失血多时可回收大量高 Hct 的血液，该血的游离 Hb 很少，更合乎生理。回收血液经处理后，大部分肝素和游离 Hb 可被除掉，同样血浆和凝血因子也被清除，几乎丧失了全部血浆和电解质，因此，如果失血量为总血容量的 1.5 倍时，需额外输注新鲜血浆和血小板。血液在 24～30℃下保存不得超过 6 小时。经过处理的血液中仍有微栓和微小骨片等异物，因此回输时需常规使用滤器。术中血液回收自体输血现已成为"血液保护"的重要措施之一。心脏术后的胸腔和纵隔渗血、渗液较为常见。成人一般可达 700～1200ml。此类血液回输的前提是无菌，因此对 ICU 的无菌环境要求很高。在形成常规前，应对此类的血液进行细菌培养，系统观察无误，方可制定常规。回收时应注意：①处理的血液须通过 20μm 微栓滤器回输；②胸腔引流压力在 0～40mmHg；③心包及膈肌的活动具有去纤维蛋白和抗凝作用。如果出现凝血块，不能回输；④胸腔引流液中含有大量心肌细胞酶类及游离血红蛋白等有害物质，需要洗涤及浓缩处理后方可回输；⑤24 小时胸腔引流量<250ml 者可不必回输。

（五）血液稀释

血液稀释是体外循环基本技术，可减少库血应用，利于组织灌注。

1. 血液稀释的原理　通过人为的方式移出部分红细胞，同时补充血浆代用品或血液代用品，降低单位体积血液中的红细胞数量，因此，在同等量外科出血的情况下红细胞的丢失明显减少。待外科止血彻底后，再将移出的红细胞回输，使机体的 Hct 值达到规定的临界值之上，以达到避免或减少异体血液输注的目的。根据稀释的程度可将血液稀释分为急性有限度的血液稀释（Hct 值在 28% 左右）、急性极度血液稀释（Hct 值在 20% 左右）、扩大性急性血液稀释（用具有携氧能力的红细胞代用品作为稀释液以获得更大程度血液稀释）。

2. 血液稀释后的生理改变　血液稀释可使红细胞和纤维蛋白原浓度降低、红细胞聚集倾向减弱、血液黏度下降。血液黏度降低后，外周血管阻力（SVR）降低，后负荷减轻，静脉回流增加，从而使每搏量增加，心输出量（CO）增加。Hb 浓度降低后，必然使血氧含量降低。一般血液稀释时机体通过增加 CO、改善微循环、增加组织氧摄取量和降低 Hb 氧亲和力等机制共同调节，来代偿血氧含量的降低，维持组织氧供。虽然每单位血液里的红细胞数量减少，但由于每单位时间内红细胞的流动增快，使单位时间内组织氧摄取量增加。另外，红细胞的聚集倾向因血液稀释而减弱，使红细胞容易通过直径小于其自身的毛细血管，也有助于周围组织的均一灌注和减少组织细胞的无氧代谢。血液稀释可使血小板和凝血因子的浓度降低。

3. 常见的血液稀释方法

（1）急性等容血液稀释（ANH）：麻醉后或在手术的初始阶段，经由动脉或深静脉采血，每袋采血 200ml 贮存在 ACD 储血袋内。采血过程中应避免空气混入储血袋内。准备 4 小时以内回输的血液可以放置在室温保存，否则应做好标志放入 4℃冰箱冷藏并根据需要在 24 小时内回输。采血量根据基础 Hct 和目标 Hct 并结合患者的身高、体重及性别计算得出。同时经由通畅的静脉通路，快速输注等效量的晶体或人工胶体液。整个采血稀释过程中机体的血容量几乎保持不变。输注的晶体液和采血量之比为 4∶1，胶体液为 1∶1。稀释液亦可采用晶胶混合液体，用量参照上述比例配比。比如采血 1000ml，需同时补充人工胶体液 500ml 和晶体液 2000ml。

$$采血量（L）= 基础血容量 \times 2 \times (Hct_{基础} - Hct_{目标}) / (Hct_{基础} + Hct_{目标})$$

基础血容量（L）= 体重（kg）×0.07

基础血容量（ml）= 身高（cm）×28.5 + 体重（kg）×31.6－2820（男）

基础血容量（ml）= 身高（cm）×16.25 + 体重（kg）×38.46－1369（女）

（2）急性高容量血液稀释（AHH）：利用血管的弹性储备，在麻醉后快速输注一定量的晶、胶体液，通常为血容量的 20%～30%，使血管内容量高于基础血容量，从而达到血液稀释的目的。该方法操作简便，曾被大量应用于脑梗死患者的早期治疗中。但作为节约用血的措施，其有效性和安全性还有待商榷。在实施急性高容量血液稀释的过程中，存在的主要问题是进一步加大稀释液量、加强血液稀释效果导致心脏前负荷的急剧增加。目前，解决这一问题的主要方法是增加血管内的容量，比如采用硬膜外复合全身麻醉从而利用硬膜外阻滞的血管扩张作用、使用硝酸甘油等血管扩张剂等,使用这些措施时应有连续的血流动力学检测。另外,根据 Starlin 公式,快速扩容后静脉压升高,会促进血管内液体向组织的转运和排泄,从而缩短扩溶液在体内滞留的时间,降低血液稀释效果。

(3) 急性非等容血液稀释(ANIH):非等容血液稀释的提出主要是解决 AHH 稀释效率低及可能引起的心脏前负荷过高的问题,移出一部分红细胞再进行高容血液稀释应该可以达到此目的。在麻醉前或麻醉后,经由动脉或深静脉采血,采血量为基础血容量的 15%~20%,采血时不快速补充失血量,仅按常规补充累计丢失量,采血后再快速补充等同于采血量 2.0~2.5 倍的晶、胶体液,快速补充可以在诱导同时或麻醉后。有研究显示,采血过程放在麻醉前,患者可以通过自身的血管张力调节和体液分布变化来维持生命体征的平稳,快速补充放在诱导时,正好可以解决全麻诱导药物引起的血管扩张,仅有一小部分患者需要小剂量的缩血管药物来维持正常的血压。相对高容部分的体液又可以解决部分硬膜外阻滞引起的血管扩张,因而对心脏前负荷的影响不大。由于该方法的操作过程类似于等容血液稀释,而稀释后的容量高于基础血容量,故称为非等容血液稀释(ANIH)。

稀释过程的血容量按以下公式计算:

$$血容量_{基础} \times Hct_{基础} = 血容量_{采血后} \times Hct_{采血后} + 采血量 \times (Hct_{采血后} + Hct_{基础})/2$$

$$血容量_{稀释前} \times Hct_{稀释前} = 血容量_{稀释后} \times Hct_{稀释后}$$

$$血浆容量 = 血容量 \times (1 - Hct)$$

(六) 自体输血

1. 手术前自体输血　传统的新旧血液交换法(蛙跳法)可在术前 3 周内为患者采集自身血 1000ml 左右,对罕见血型的患者尤有应用价值。期间可采用铁剂和红细胞生成素促进红细胞的生成,但由于该法周期长,较繁琐,目前临床已较少采用。

2. 心脏手术中采血

(1) 麻醉后采血法:经桡动脉或股动脉将血引入含枸橼酸钠防凝剂的储血袋中,体外转流后回输给患者。采血量为总血容量的 15%~20%,采血后的 Hct 要求在 30% 左右。采血时应速度缓慢,并密切注意观察血流动力学变化,注意除补充平衡液外,宜适当配用血浆代用品以维持胶体渗

透压。回输自体血时应补充钙剂,以防枸橼酸钠中毒。此法易引起血流动力学紊乱,危重患者不宜采用。

(2) 体外转流前放血法:在体外循环开始时,将右房或上下腔插管中最初引流 500~1000ml 肝素血储备于血袋中,同时经主动脉输入等量无血预充液。由于使用膜肺有足够的氧合能力,转流中血清乳酸盐水平正常,$SvO_2 > 60\%$,提示周围组织 DO_2 正常,允许将血液稀释至 Hct 20%。在主动脉拔管及肝素中和后再将放出的血液回输。据报道 CPB 结束后 Hct 一般可达 24%~27%。CPB 开始时放血比麻醉后放血更方便、安全,一旦因血液稀释引起血流动力学不稳可立即开始转机,从而预防心肌缺血和损伤。此法利用血液稀释原理可使 CPB 中和 CPB 后丢失的 Hb 量减少,减少了血球的破坏和血红蛋白尿,而且放出的自体血未与 CPB 管道的异物表面接触,血小板及白细胞均未被激活,回输后可提供较好的止血条件。

(七) 血小板分离技术 (platelet pheresis)

在体外循环过程中,血小板可经各种直接或间接的途径被激活,从而发生黏附、聚集、收缩、释放等反应,导致术后血小板数量和功能的消耗性下降,患者术后的凝血功能降低。因此,血小板功能和数量的保护成为体外循环血液保护措施中最为重要的部分。为了使血小板避免遭受体外循环的打击,在体外循环前利用血小板分离技术将部分血小板从患者全血中分离出来制成单采血小板或富血小板血浆(platelet-rich plasma, PRP),在术后回输,此为数量和功能的双重保护;其分离原理类似于 Cell Saver,利用特制的密度梯度高速离心机、离心杯及血小板贮存液,将患者自体血中的血小板进行分离并贮存。

大量研究证实,血细胞分离技术应用于心血管外科可有效提高体外循环中心脏、肺脏和血液保护的效果。在体外循环肝素化前进行可有效地减少术后失血量和输血量,但需要将患者部分血液引出体外,这对血流动力学不稳定的患者具有一定的风险。Quigley 等尝试了在肝素化和 CPB 开始后进行血小板分离,结果用此方法所收集的富血小板血浆(PRP[+])中血小板聚集性较标准的肝素化前采集者无明显差异,其术后止血效果亦相同;该方法不需要额外的人员和设备且操作简易,适用于血流动力学不稳定的患者,应用范围更为广泛;但作者也指出,PRP[+] 应在体外循环开始后尽

可能短的时间内收集，以减少体外循环对血小板的激活和破坏。随着该技术的不断完善，其在心血管外科临床的应用将具有广阔前景，亦将有越来越多的患者因此而受益。

第三节　科学用血

临床上的节约用血不是绝对的，该输血一定要输血。这就是科学用血的含义。输血是心脏外科围术期常用的重要治疗手段，但输血也增加了术后不良事件的发病率和死亡率。在围术期减少血液丢失和破坏，预防输血并发症和输血传播性疾病是临床医生的共同目标。血液保护需要外科医师、ICU 医师、麻醉医师、灌注师的协同合作。灌注师应在术前评估患者输血风险，与外科医师沟通提高术前 HB/Hct 水平，通过采用优质的血液相容性体外循环用品，减少预充量，血液浓缩，改善预充液成分和预充方法等多方面措施减少术中输血的风险。总之，我们应更新输血观念，加强指南的学习和团队的合作，掌握好输血指征和原则，采取完善的体外循环管理和血液保护策略，提高患者预后。

一、加强科学用血的观念、意识

输血为心脏手术中一种必备的治疗手段，虽然大量文献、指南都强调输血的风险，并建议实行有效的血液管理策略进行血液保护，但心脏外科手术患者输血率仍很高，医生在输血的临床实践上并未发生重大的改变，输血常常根据主观判断，而不是客观证据。但输血应根据患者的个体情况，而不是所谓的参数或指标。这需要各科的医生转变观念和意识，严格掌握输血适应证和输血原则；遗憾的是自从输血指南发表之后，总体的输血率、麻醉师（灌注师）输血策略并没有太大的变化。在美国和加拿大，麻醉/灌注医师学会的一项调查问卷中发现，只有 22% 麻醉师和 33% 灌注师阅读过最新的输血指南。而不同医疗机构的输血率相差也很大。医生对输血认识程度、态度及患者的医疗条件共同决定了是否输血。还有一些医生，甚至医生团队的输血观点与别人截然不同，而且在输血风险和获益认识方面没有统一的共识。这充分说明临床医生学习新的输血指南的重要性和必要性。有研究指出临床输血注册登记可有效提高灌注师对输血指南的依从性，从而促进医疗区域血液管理水平的发展；多中心的临床数据也证明，把输血率的作为临床质量的一个指标，通过加强对医生团队教育、季度报告展示等途径可明显降低输血率。另外，很多学者专家强烈推荐实施统一的体外循环相关红细胞输血登记报告形式，以利于更好地研究节约用血的方法。

二、成分输血

成分输血是指根据患者丢失的或缺失的血液成分补充相应的血液制品。

（一）红细胞

心脏手术后出血的原因是多方面的，但临床主要以红细胞为主。目前用得最为普遍的是红细胞悬液（添加剂红细胞、悬浮红细胞）。

1. 心脏外科术后理想的 Hb 值　患者的体重和术前的 Hb 水平，加上外科医生和麻醉科医生能够接受的患者术后 Hb 值，决定了患者在不需要输血的情况下能承受的出血量（只应用晶体液和胶体液补充血容量）。当然，医疗队伍的技术水平也是患者能承受的失血量范围的决定因素。建立一套输血数据库很有必要。数据库收集的一些数据反馈给临床医生，以指导血液保护措施的有效实施。所谓血液保护是小心地保护和保存患者的血液，防止丢失、破坏和污染，并有计划地管好、用好血液，预防输血并发症及输血传播疾病。术后的输血指导是需要的，在何种 Hb 水平下需要对一位病情稳定的患者实施输血需认真对待，这与术后红细胞的使用量有重要关系。采用 Hb80g/L 比采用 90g/L，甚至 100g/L 的标准能节约大量血液。Stover 等认为把术后输红细胞的指标定在 Hb80g/L 比较合理。Spiess 等发现冠脉搭桥术在术后有较高的 Hct 是预测心肌梗死的独立因素，而不是良好预后的因素。当然，输血的决定必须根据病情综合评价，而不能仅仅根据术后 Hb 指标。一些头晕或晕厥的低 Hb 患者需要输血来缓解症状。高龄（>80 岁）患者采用较为宽松的输血方案也属合理。年轻患者可允许术后 Hb70g/L 的水平。多数患者要在术后 1~5 天达到 Hb100g/L 的水平，之后可以选择合适的方法（如使用铁剂或 EPO）治疗贫血患者。

2. 相关指南

（1）《临床输血技术规范》（我国卫生部 2000

年发布)规定:血红蛋白<70g/L 应进行输血,血红蛋白>100g/L 不必进行输血;血红蛋白在 70~100g/L 之间时应依据患者年龄、贫血程度、循环状态等考虑是否输血。

(2)《围术期输血与辅助治疗指南》(美国麻醉医师协会 2006 年制定)指出:血红蛋白<60g/L 时才考虑输注血液,血红蛋白>100g/L 时不考虑输血。血红蛋白在 60~100g/L 之间时,应根据患者身体状况及血液丢失的速度综合考虑是否输血。这些血液使用规范对临床何时输血进行了细致说明。

(3) 美国血库协会(AABB)发布的输血指南中指出,对于情况稳定的住院患者应采取限制性输血策略,将输血阈值限定为 7~8g/dl。这一阈值是通过一系列比较限制性输血策略与开放性输血策略的高质量临床研究得出的。对于心血管疾病的患者,指南中也推荐采用限制性输血策略,当 Hb<8g/dl 或存在胸痛、体位性低血压、对液体复苏无反应的心动过速、充血性心力衰竭等症状时可考虑输血。针对冠脉旁路移植术患者术后的输血指征为 Hb<80g/dl。Stove 等认为,患者术后输入红细胞的指征为 Hb<8g/dl 比较合理。

成人体外循环中红细胞的 Hct 一般保持在 0.21~0.25 为宜,体外循环停机后使其较快达到 0.27~0.30 左右。笔者的输血标准为:术后 Hb<80g/dl,Hct<0.25。对于年龄>70 岁的患者术后输血指征宜为 Hb<90g/dl,Hct<0.27。术后当患者心功能尚处于一种不稳定的状态、继续有创面渗血。除了输液补充血容量之外,还要根据纵隔引流量的多少以及血液检验的结果,决定红细胞使用量。一般心脏手术后 Hct 维持在 0.28~0.30 为宜,青紫型先天性心脏病 Hct 应维持在 0.40~0.45。患者自身因素包括年龄、疾病的严重程度、心脏功能及重要终末器官缺血程度,临床状况包括血液丢失的程度和速度。另外,还需要根据血细胞比容、静脉血氧饱和度、心电图超声心动图等实验室及临床指标所提示的缺血。患者有脑氧供不足的风险时(如既往有脑血管卒中、糖尿病、脑血管疾病、颈动脉狭窄),作为输血时机的血红蛋白浓度值应适当提高。血红蛋白>100g/L 时,输血并不能改善氧供,此时不建议输入红细胞。

(二) 新鲜冰冻血浆

1. 适应证　该制品几乎含有新鲜全血中所有凝血因子。目前使用新鲜冰冻血浆(fresh frozen plasma,FFP)的适应证主要是补充凝血因子。虽然心脏手术的患者凝血因子被稀释客观存在,但由于凝血因子达到止血所需要的浓度仅为 25%~50%,故稀释性凝血因子缺乏引起的出血比较少见。目前尚无证据表明心脏手术常规使用 FFP 能够减少出血和输血量。如患者曾服用华法林或其他类似药物,又需要紧急心脏手术,如急性心肌梗死、心脏外伤等,输注 FFP 确有裨益,并能纠正术后凝血异常。

2. 临床应用　FFP 的使用主要见于以下两种情况:①预防性使用以防止出血;②作为治疗措施用于止血。在临床输注 FFP 时,以第一种预防性使用更为常见。2011 年,一项针对英国 190 所医院的研究显示,高达 43% 的 FFP 被预防性应用于伴有凝血试验检测异常但无出血的成年患者,以防止随后进行侵袭性操作或手术时发生出血。在体外循环预充液中预防性加入 FFP 是目前很多国家仍在常规使用的预充策略。体外循环预充液中预防性加入 FFP 被认为可以提供凝血因子和纤维蛋白原,减轻血液稀释导致的凝血功能紊乱。那么这种预防性使用是否有效呢?目前为止,已有的超过 70 例的临床对照研究中,大部分研究结果均不支持预防性使用血浆。Meta 分析结果也明确指出血浆输注大多数情况下没有预期的临床效果。笔者针对一般先天性心脏病患儿及发绀型复杂先天性心脏病患儿的研究结果均显示,FFP 预充仅能提高转后纤维蛋白原的含量,对转后凝血因子水平、血小板功能以及机体总的凝血功能无明显影响,术后出血量、血液制品的使用量和各项恢复时间也较佳乐施预充组无明显差异。因此,预防性使用血浆预充没有显示出明显的临床益处。

3. 指南推荐　各个国家发布的输血指南中有关血浆的适应证不尽相同,但基本都推荐以下几种情况中使用:①活动性出血;②由一种或多种凝血因子缺乏伴有活动性出血或行侵袭性操作之前,当替代物无法获得时;③DIC 伴活动性出血;④矫正维生素 K 缺乏或逆转华法林抗凝伴有活动性出血时;⑤血栓性微血管病(血栓性血小板减少性紫癜、溶血-尿毒症综合征、HELLP 综合征)等。禁忌用于扩容治疗、营养治疗、低蛋白血症、免疫缺陷治疗、矫正无活动性出血的慢性肝病患者伴有的凝血功能紊乱、矫正无活动性出血的患者伴有的先天性或获得性凝血因子缺乏等。

（三）血小板

血小板是止血的重要因素。心脏手术时，多种因素会造成血小板数量减少和功能异常。当血小板计数$<50\times10^9$/L 伴有创面和穿刺部位渗血或瘀斑时应及时输注血小板。如手术后有持续性出血倾向，又排除了外科出血的可能性，此时血小板数量虽然不是很低，但有可能是血小板功能异常所致出血，及时输注血小板往往会获得良好的止血效果，因为血小板在创面止血过程中起着极为重要的作用。需强调指出的是，目前尚无随机对照研究证明常规预防性输注血小板能减少心脏手术后出血或异体血输入量。然而，对术前曾服用阿司匹林类药物的患者预防性输注血小板确有减少出血的疗效。

（四）人纤维蛋白原

人纤维蛋白原一种由肝脏合成的具有凝血功能的蛋白质。纤维蛋白是在凝血过程中，凝血酶切除血纤蛋白原中的血纤肽 A 和 B 而生成的单体蛋白质。简单地说，就是一种与凝血有关的蛋白质，即凝血因子。血浆中参考值 $2\sim4g$/L，纤维蛋白原由 α、β、γ 三对不同多肽链所组成，多肽链间以二硫键相连。在凝血酶作用下，α 链与 β 链分别释放出 A 肽与 B 肽，生成纤维蛋白单体。在此过程中，由于释放了酸性多肽，负电性降低，单体易于聚合成纤维蛋白多聚体。但此时单体之间借氢键与疏水键相连，尚可溶于烯酸和尿素溶液中。进一步在 Ca^{2+} 与活化的 XIII 因子作用下，单体之间以共价键相连，则变成稳定的不溶性纤维蛋白凝块，完成凝血过程。心脏手术因长时间体外循环、二次手术、术前肝功能严重障碍、大出血等均可使血浆纤维蛋白原浓度下降，严重时可有获得性纤维蛋白原减少症而造成的凝血障碍，在无其他有效治疗方法又确实需要补充纤维蛋白原的情况下经权衡利弊后使用。

（五）凝血酶原复合物

含凝血因子 Ⅱ、Ⅶ、Ⅸ、Ⅹ 及少量其他血浆蛋白，另含肝素及适量枸橼酸钠、氯化钠。凝血酶原复合物（PCC）可用于维生素抵抗的紧急逆转，且有多项研究证实，相较于新鲜冷冻血浆，PCC 可更快更有效逆转抗凝血药华法林引起的出血，且输血并发症较少。

三、建立输血管理体系

建立输血管理体系可以系统性提高节约用血的效率。可以成立临床输血管理小组，负责制订用血管理的规章制度并监督实施，定期监测、分析和评估临床用血情况，提高临床合理用血水平。设立临床兼职输血医师，负责本科室输血质量控制工作，并参与医院合理用血的培训。建立输血申请分级管理制度，对输血申请单进行审核，对申请不合理的及时跟临床进行沟通，并对输血适应证不符的提出合理化建议。加强培训，临床医师是合理用血的关键，输血科不定期的以讲座及座谈会的形式对临床医师进行输血知识及相关制度的培训，对出现的问题及时进行沟通。建立输血病历评估体系，用于评估临床合理用血及规范输血文书的书写，评价的内容为临床用，建立输血信息化管理系统，通过网络平台，输血科可以及时了解输血患者的症状，并跟踪输血病历的书写，输血疗效及有无输血不良反应等，并及时跟临床沟通。

（于　坤）

参 考 文 献

1. Shaw RE, Johnson CK, Ferrari G, et al. Balancing the benefits and risks of blood transfusions in patients undergoing cardiac surgery: a propensity-matched analysis. Interact CardiovascThoracSurg, 2013, 17: 96-102.

2. Mazer CD. Blood conservation in cardiac surgery: Guidelines and controversies. TransfusApher Sci, 2014, 50: 20-25.

3. Kilic A, Whitman GJ. Blood transfusions in cardiac surgery: indications, risks, and conservation strategies. Ann ThoracSurg, 2014, 97: 726-734.

4. Rohde JM, Dimcheff DE, Blumberg N, et al. Health care-associated infection after red blood cell transfusion: a systematic review and meta-analysis. JAMA, 2014, 311 (13): 1317-1326.

5. Szczepiorkowski ZM, Dunbar NM. Transfusion guidelines: when to transfuse. Hematology Am Soc Hematol Educ Program, 2013, 2013: 638-644.

6. Ratliff TM, Hodge AB, Preston TJ, et al. Bloodless Pediatric Cardiopulmonary Bypass for a 3.2-kg Patient Whose Parents are of Jehovah's Witness Faith. J Extra Corpor Technol, 2014, 46 (2): 173-176.

7. Irace C, Carallo C, Scavelli F, et al: Influence of blood lipids on plasma and blood viscosity. Clin HemorheolMicrocirc, 2014, 57: 267-274.

8. Mazer CD. Blood conservation in cardiac surgery: Guidelines and controversies. TransfusApher Sci, 2014, 50: 20-25.

9. Itoh H, Ichiba S, Ujike Y, et al. A prospective randomized trial comparing the clinical effectiveness and biocompatibili-

ty of heparin-coated circuits and PMEA-coated circuits in pediatric cardiopulmonary bypass. Perfusion, 2015, 300 (4):411-417.

10. Fukui T, Nishida H, Takanashi S. Biocompatibility of cardiopulmonary bypass circuit with new polymer Senko E-Ternal Coating™. Perfusion, 2015, 30:572-579.

11. Sun Y, Gong B, Yuan X, et al. What we have learned about minimized extracorporeal circulation versus conventional extracorporeal circulation: an updated meta-analysis. Int J Artif Organs, 2015, 38(8):444-453.

12. Benedetto U, Ng C, Frati G, et al. Miniaturized extracorporeal circulation versus off-pump coronary artery bypass grafting: a meta-analysis of randomized controlled trials. Int J Surg, 2015, 14:96-104.

13. Kowalewski M, Pawliszak W, Raffa GM, et al. Safety and efficacy of miniaturized extracorporeal circulation when compared with off-pump and conventional coronary artery bypass grafting: evidence synthesis from a comprehensive Bayesian-framework network meta-analysis of 134 randomized controlled trials involving 22778 patients. Eur J CardiothoracSurg, 2015, 48(4):e64-e70.

14. Brinkman WT, Squiers JJ, Filardo G, A., et al. Perioperative outcomes, transfusion requirements, and inflammatory response after coronary artery bypass grafting with off-pump, mini-extracorporeal, and on-pump circulation techniques. J Investig Med, 2015, 63(8):916-920.

15. Trapp C, Schiller W, Mellert F, et al. Retrograde autologous priming as a safe and easy method to reduce hemodilution and transfusion requirements during cardiac surgery. ThoracCardiovascSurg, 2015, 63(7):628-634.

16. Kamra C, Beney A. et al. Human albumin in extracorporeal prime: effect on platelet function and bleeding. Perfusion, 2013, 28(6):536-540.

17. Moret E, Jacob MW, Ranucci M, et al. Albumin-beyond fluid replacement in cardiopulmonary bypass surgery: why, how, and when? Semin CardiothoracVascAnesth, 2014, 18 (3):252-259.

18. Likosky DS, Baker RA, Dickinson TA, et al. Report from AmSECT's international consortium for evidence-based perfusion consensus statement: minimal criteria for reporting cardiopulmonary bypass-related contributions to red blood cell transfusions associated with adult cardiac surgery. J Extra Corpor Technol, 2015, 47(2):83-89.

19. Paone G, Brewer R, Likosky DS, et al. Transfusion rate as a quality metric: is blood conservation a learnable skill? Ann ThoracSurg, 2013, 96(4):1279-1286.

第二十四章

心血管手术麻醉要点

第一节　术前访视与评估

　　麻醉医生术前访视患者,应该结合患者的临床表现、临床诊断、辅助检查及实验室检查资料,综合评估重要脏器功能,明确患者疾病的病理生理特点和潜在的危险,做好术前准备和制订个体化的麻醉管理方案,并针对可能的意外事件做好物品和心理准备,以便及时准确应对围术期发生的病情意外变化。此外,良好的术前访视也有利于和家属进行术前沟通和交流,有利于家属的理解和配合。

一、手术和麻醉风险评估

　　针对手术患者疾病的病理生理和手术的复杂程度,以及术后患者的转归,通过风险因素评分,再根据评分进行分级,得出外科手术风险的程度。在 20 世纪 80 年代,专家们就根据大样本的临床证据进行多变量逻辑回归分析,提出了心脏手术风险评分系统。经过多年来不断补充、修正和完善,评分系统更具有临床实用性和指导意义。

　　1. 成人手术风险评分　成人外科手术风险评分系统种类较多,有分别针对冠状动脉搭桥手术和心脏瓣膜手术的,也有同时针对两者的。评估所选的风险变量众多,风险增加最常见的因素是以下几项:年龄、女性、左心室功能、体质、再次手术、手术类型和手术危急程度。而合并糖尿病和肾功能不全更是增加手术风险的恒定因素。在所有评分系统中,EuroSCORE 是从横跨欧洲 128 个心脏中心累计 19 030 例心脏外科手术患者的分析中建立起来的,是一个评价外科手术风险更好、更精确的方法。

　　2. 小儿手术风险评估　先天性心脏病手术风险分级评分(the risk adjustment in congenital heart surgery-1 method, RACHS-1)和 Aristotle 评分在全

世界被广泛应用且被证实与先天性心脏病手术预后有较强的关联,其中 Aristotle 评分系统又分为 Aristotle Basic Complexity (ABC) 和 Aristotle Comprehensive Complexity (ACC) 评分。很多资料表明,RACHS-1 评分在预测死亡率和术后病态率方面优于 ABC 评分,而 ACC 评分则优于 RACHS-1 评分,为了达到相似的预测能力,RACHS-1 需要对年龄、早产和主要心脏外异常进行调整。两个评分系统正被进一步精确化并可能实现两者之间的融合。

二、心脏风险评估

　　围术期发生心脏问题是多种因素影响的结果,对这些因素的了解有助于解释不同个体的风险因素。有关心脏风险的评估是根据心电图、心肌影像学检查(例如超声心动图)、血清生物标记物等信息的综合分析而来。

　　1. 胸部 X 线片　胸部 X 线片可以提供肺部和心脏状态很多信息,是心脏手术患者术前必不可少的检查。胸部 X 线片可以给二次开胸手术提供胸骨与心脏结构粘连的程度,以及评估肺部疾病,肺血过多即可间接反映心脏收缩功能,也可以反映先天性心脏病心内分流的程度。心胸比<50% ,在一般情况下可反映心脏射血指数>50% 和心指数>2.5L/(min · kg)。而在先天性心脏病,X 线片上有特异的影像结构,辅助对于疾病的诊断和发生发展的理解,如法洛四联症的靴形心,完全性肺静脉异位引流的 8 字形心等。

　　2. 心电图　术前心电图检查可显示心脏的心率和节律、电轴,以及左右心室肥厚、心房扩大、房室传导阻滞和束支传导阻滞,心肌缺血或梗死,代谢紊乱和药物作用的征象。应依次检查心率、心律、QRS 复合波和 ST 段变化。重点检查有无恶性

心律失常,冠心病患者注意缺血和梗死的心电图改变。最好有术前 24～48 小时的心电图检查,以便与术中对照。各种迹象的存在与患者心脏的病理生理学状态密切相关。

电解质紊乱是手术患者室性心律失常的常见原因。心肌缺血表现为心室兴奋性过强,出现多源室性早搏或室性心动过速。左房扩大和左室肥厚或扩大常与二尖瓣狭窄、主动脉狭窄、体循环高血压和二尖瓣反流有关。右房扩大和右室肥厚或右室肥厚常继发于右室流出道梗阻或肺动脉高压、三尖瓣狭窄或闭锁和 Ebstein 畸形。

3. 超声心动图　超声心动图检查无创方便,对诊断起着重要的作用,是每个心脏病患者必需的术前检查。超声心动图可以清晰的判断心脏异常解剖结构,指导外科术式选择,这点在先天性心脏病诊断方面尤为重要。心脏超声心动图还可以评估心室的收缩和舒张功能、心脏四个瓣膜的功能状态、心肌的病理特点和心脏外周结构的异常等,因此超声心动图也是心脏手术团队制订治疗方案的重要依据。

4. 心导管检查　可以提供上述无创性检查无法取得的心脏解剖和功能资料,目前是诊断和评价的“金标准”。心导管检查可以提供包括血流方向、心脏各腔室压力、心室功能和瓣膜功能在内的多种血流动力学资料。

注意冠状动脉狭窄的部位、程度、侧支循环和优势供血血管,左室大小、室壁运动和室壁瘤,并注意检查是否合并颈动脉狭窄和左锁骨下动脉狭窄等。

5. CT 与磁共振　CT 与磁共振能更为精确地了解心脏结构和功能的检查手段。一般在超声心动图诊断不能达到诊断明确,往往进一步检查时需要进行 CT 或磁共振,得到更为精确的诊断。

三、呼吸系统评估

呼吸系统的功能评估一定要包括对于已知肺疾病史的了解和目前状态的评估。还要了解吸烟史、慢性阻塞性肺疾病、哮喘、反复发作的肺部感染和是否有呼吸困难。辅助检查不仅要常规做胸部 X 线检查,必要时结合病情还需做肺功能检测、呼吸量测定、脉搏氧饱和度监测和动脉血气分析等。

肺血流过多的先天性心脏病(如大的室间隔缺损、共同动脉干和完全型大动脉转位等)肺功能有两方面问题,一是由于肺动脉扩大导致主气道受压,相对比较少见;二是由于过高压力和过多肺血导致的肺血管梗阻性病变和肺功能受损,主要表现为肺不张和肺部炎症。肺血少的先天性心脏病(如肺动脉狭窄或闭锁、法洛四联症等)肺顺应性较肺血多型好,但呼吸无效腔较大,需要较大通气量维持正常血气值。3%～6% 的法洛四联症患者伴有肺动脉瓣缺如和肺动脉瘤样扩张,引起支气管受压,呼吸窘迫。

四、肾脏功能

心脏手术后急性肾衰竭发生率在 5%～30%,需要透析的急性肾衰竭的心脏手术后死亡风险增加 50%～80%,因此术前了解引起急性肾损伤的危险因素,术中避免使用增加肾脏负担的药物,实施肾脏保护措施,对于降低心脏手术后死亡率,节约医疗资源是非常重要的。而术前肾功能异常是心脏术后急性肾衰竭发生的最重要的危险因素。有研究比较了两组患者的临床资料,发现术前 $Scr<200\mu mol/L$ 和术前 $Scr>200\mu mol/L$ 的两组患者,术后急性肾损伤的发病率分别为 0.7% 和 13.6%。

此外,体外循环中大量胶体液预充、心肌保护液中的高钾等都可加重肾损伤。若患者术前即存在慢性肾衰竭,常伴有贫血和心包炎,而心包粘连无疑会增加手术难度,延长手术时间。而且肾衰竭常伴有不同程度酸中毒,对心肌产生不良影响。

五、其他相关疾病

1. 动脉粥样硬化　冠心病或年龄>70 岁的患者,常伴有主动脉、颈动脉和外周血管疾病。应询问患者有无短暂性脑缺血发作、听诊颈动脉有无血管杂音,必要时行颈动脉超声检查确认。另外应检查外周血管灌注,确定合适的外周动、静脉血管穿刺部位。

2. 高血压　高血压是缺血性心脏病和脑卒中的危险因素,围术期并发症取决于其病因、严重程度、合并症和药物治疗效果。

3. 糖尿病　糖尿病患者易罹患心血管疾病,同时由于自主神经系统的变化,年龄较轻即可出现无症状性心肌缺血,亦易发生心肌梗死和心源性猝死。易发生体位性低血压,术后存在感染和伤口不愈合。围术期血糖应控制在 6.8～11.2mmol/L,避免低血糖。

第二节　术前准备

一、术前药

β 受体阻滞剂的主要作用是通过调节交感神经系统的活性来改善心脏血氧的供需平衡,他汀类药物主要作用则是抗炎作用和稳定动脉硬化斑块。术前已经服用 β 受体阻滞剂和他汀类药物的患者应该一直服用到手术当天,术后尽早恢复用药。利尿药物可停用,ACE 抑制剂和血管紧张素受体阻滞剂一般要停用,主要目的是避免术中低血压和急性肾功能损伤。

麻醉术前药吗啡 0.10 ~ 0.15mg/kg,咪达唑仑 0.03 ~ 0.05mg/kg 术前 1 小时肌注。老年人或心肺功能异常患者可在入手术室给予 1 ~ 2mg 咪达唑仑静脉注射。小于 6 个月的小儿可不必使用术前药,6 个月以上的可给予镇静药,一般术前 30 分钟口服咪达唑仑 0.30 ~ 0.75mg/kg。

二、急救药物准备

去氧肾上腺素:10mg 稀释至 100ml(100μg/ml)。

去甲肾上腺素:1mg 稀释至 100ml(10μg/ml)。

麻黄碱:30mg 稀释至 20ml(1.5mg/ml)。

山莨菪碱:10mg 稀释至 5ml(2mg/ml)。

硝酸甘油:硝酸甘油 5mg 稀释至 100ml(50μg/ml)。

利多卡因:注射液 100mg/10ml。

肾上腺素:1mg 稀释至 100ml(10μg/ml)。

异丙肾上腺素:10mg 稀释至 250ml(40μg/ml)。

葡萄糖酸钙:注射液为 1g/10ml(100mg/ml)。

三、术中监测

(一)常规监测

1. 心电图监测　成人监测导联 Ⅰ、Ⅱ、Ⅲ、aVR、aVL、AVF 和 V5,术中通常持续监测 Ⅱ 和 V5 导联,需要时监测其他导联,以评估心肌是否缺血。小儿常选用肢体导联监测,以连续监测 Ⅱ 导联为主,Ⅱ 导联能较好显示心房波,有利于诊断心律失常。

2. 动脉压力监测　桡动脉置入套管连续监测动脉压,在需要术中游离乳内动脉时,由于牵拉可影响桡动脉测压的准确性,所以桡动脉置管应该选取对侧。桡动脉置管受限时,可选取股动脉置管监测压力。小儿先天性心脏病手术动脉压监测位置也需要根据手术要求选择,如改良体肺分流手术动脉压监测,置管要在锁骨下动脉所用臂的对侧桡动脉;弓缩窄患儿动脉压力监测置管在右侧臂和股动脉。

3. 脉搏氧饱和度　成人常规监测上肢脉搏氧饱和度,小儿多监测下肢。有创动脉压监测往往在上肢,那么小儿脉搏氧饱和度监测在下肢可以为术中管理提供更多的信息,尤其在有弓缩窄、弓中断和 PDA 的患儿。

4. 呼吸末二氧化碳监测　全麻气管插管后最确切和迅速的判定气管插管是否在气管内的重要指标。术中动态观察可以判断肺血多少的变化,尤其在体外循环停机过程中和先天性心脏病姑息手术中。结合动脉血气分析,呼吸末二氧化碳与血气中的比较,对于心肺功能的评估有一定的参考意义。

(二)特殊监测

1. 脑氧饱和度　脑氧饱和度监测除了对患者基础水平血氧的变化准确测量,还可以对局部低灌注予以客观的测定。与脉搏氧饱和度不同,脑氧饱和度监测可以用于心脏停跳的 CPB 期间脑灌注情况的监测,不受低温和无波动血流的影响。在主动脉弓手术深低温停循环或选择性脑灌注期间,脑氧饱和度监测对于脑灌注的判断有指导意义。

2. BIS 监测　BIS 监测可以反映镇静的深度,避免术中知晓的发生。在小儿脑电图随大脑的发育有所改变,不同年龄段的大脑突触形成不同,这样使得 BIS 使用尚无特异性。临床大量观察发现小儿与成人对麻醉药的 BIS 反应值比较接近,在没有其他更好的检测手段时,观察其变化趋势,有一定的参考意义。

3. 左房压监测　左房压监测是一项监测心脏功能和容量负荷的重要指标。在成人主要是通过漂浮导管来间接测定(肺动脉楔压),由于其并发症发生率较高(1% ~ 5%),一般低风险的心脏手术患者不建议使用,目前建议主要用于循环不稳定,需要监测肺动脉压和治疗心力衰竭的患者。在小儿更多的是采取直接测定左房压的方法,但只适用于需要体外循环辅助下心内畸形矫治的患者。左房管留置的常用方法是在心内畸形矫治完成后，主动脉开放前，由外科医生将术前经颈内静脉留置在右心房的导管尖端，经过房间隔放入左心房1.5~2.5cm，然后与测压管和换能器连接。左心房测压管要持续肝素水泵入，避免血栓形成，同时还要注意避免进气。一般左房压监测在患者循环平稳后，术后24小时内拔出。左房压监测主要用于复杂先天性心脏病，评估左心功能，指导血管活性药物的使用和液体管理。

4. 经食管超声监测　食管超声（transesophageal echocardiography，TEE）与经胸超声比较可以获得更加清晰的图像，在修正术前诊断改变外科手术策略、部分代替右心导管功能、监测循环功能

指导术中用药和评价手术效果等方面显示出难以替代的优势。TEE 对诊断主动脉夹层动脉瘤特异性和敏感性很高，而且可以了解夹层动脉瘤的内部特征，区别动脉瘤的真假腔，确定动脉瘤范围和明确夹层与主动脉分支之间的关系。TEE 可很好地显示心室壁运动情况，可对大部分冠状动脉支配的心肌做出实时的分析，诊断心肌缺血比 PCWP 的敏感性和特异性要高。术中 TEE 可以发现手术后心腔内残留的气体，指导外科医生及时有效地排除，避免脑血管、肺血管和冠状动脉气体栓塞。TEE 结合有创压力监测，能够对心脏前后负荷、心肌收缩情况做出快速分析，指导术中用药和循环调整。即刻评价各种心血管手术的效果是术中 TEE 最主要的价值之一。

第三节　各类手术的麻醉管理

一、冠心病

冠状动脉搭桥手术围术期管理关键是掌握好心肌氧供和氧需的平衡，心肌氧供需失衡将导致心肌无氧代谢增加，导致心律失常、心肌梗死。心肌氧供来源于冠状动脉血流（CBF），CBF 减少将导致心肌缺氧。在做 CABG 手术麻醉时，根据麻醉药、麻醉辅助药和麻醉技术对氧供需平衡的影响设计麻醉方案，同时要积极监测和发现早期心肌缺血，及时给予干预和处理。

（一）心肌病理生理

1. 心肌氧供　决定心肌氧供的主要因素是动脉的血氧含量和冠状动脉的血流。

$$血氧含量 = Hb1.34SpO_2(\%) + 0.003PaO_2$$

因此，提高血红蛋白水平，血氧饱和度和氧分压才能最大化保证血氧含量。任何促进氧向组织释放的因素都有利于组织的氧供，如正常的体温和 pH 等。

正常冠状动脉的血流（CBF）与通过冠状血管床的压差（CPP）呈正相关，与血管的阻力（CVR）呈负相关，即 CBF = CPP/CVR。但在 CPP 是 60~140mmHg 范围时，CBF 是可以自身调节的，相对独立于压力的。但在 CPP 不在这个压力范围时，CBF 则依赖于 CPP。另外，机体代谢因素、自主神经系统、激素等影响冠状血管的阻力，心脏自身血液动力因素也对 CPP 也有影响。

低压的右室系统的心肌供血是收缩期和舒张期双期供血的，而左冠状动脉血供 85% 发生在舒张期，心肌全层供血；而 15% 发生在收缩期，仅给心内膜供血。随着心率的加快，舒张期时间缩短，心内膜下血流受到影响。CPP = 主动脉舒张压 - 左室舒张末压。冠状静脉窦在右室，右房压更能代表冠状动脉的回流压，但通常用左室舒张末压替代冠状动脉回流压。为了使得 CPP 最佳化，在管理上就应该维持正常偏高的舒张压，降低左室舒张末压和心率。在有冠状动脉狭窄时，血管阻力增加，而冠状动脉血流减少。造影显示内径狭窄 75%，相应的血流下降达 98%，临床表现为静息状态下就可能有心绞痛症状。在冠状动脉狭窄与其他疾病伴随时临床危险更加严重。

2. 心肌氧需　决定心肌氧需的主要因素是心率、心肌收缩力和心室壁张力。如果每次心脏跳动的氧耗量是固定的，那么加快心率就会成比例的增加氧需。增快的心率可引起心肌收缩力的增加，而这又意味着心肌对于氧供的进一步需求增加。因此，增加心率、心腔大小、心腔压力和心肌收缩力都将增加心肌氧需。心动过速和左室舒张末压升高可增加氧需降低氧供，对心肌面临缺氧损伤的危险。

（二）麻醉管理

冠心病患者麻醉诱导前，有任何心肌缺血的表现都要给予重视，针对原因采取积极地处理措施，心电图监测是最基本的诊断心肌缺血的方法。

冠心病手术麻醉管理方法主要涉及快通道麻醉和传统麻醉管理方法。两种麻醉方法各有优势，传统麻醉方法以大剂量的阿片类药物（芬太尼总用量 50～100μg/kg）麻醉为主，快通道麻醉方法阿片类药物使用受限（芬太尼总用量 15～20μg/kg），主要目标是缩短手术后机械通气时间和监护室停留时间。快通道麻醉方法随着相关技术的进步，适用范围逐渐扩大，目前通常只有血流动力学不稳定和困难气道的患者在排除范围。

1. 麻醉诱导　常用药物咪达唑仑、依托咪酯、异丙酚、阿片类药和吸入麻醉药。一般咪达唑仑 1～2mg 静滴在桡动脉置管前给予。桡动脉置管在麻醉诱导前，利多卡因局麻下置入。经外周静脉给予依托咪酯 0.2～0.3mg/kg、芬太尼 5～10μg/kg（舒芬太尼 0.5～1μg/kg）和咪达唑仑 0.05mg/kg 用于麻醉诱导。肌松药可选择阿曲库铵、维库溴铵和罗库溴铵等。气管插管前利用利多卡因进行气管和咽喉部表面麻醉，减轻气管插管时的应激反应。艾司洛尔和硝酸甘油用来预防低剂量阿片类药物不能抑制的循环高反应。在传统麻醉方法诱导时，芬太尼可给予 20μg/kg，其他麻醉药剂量也有所增加，故应维持适当的前负荷，避免低血压的发生。

2. 麻醉维持麻醉诱导后静脉持续泵入异丙酚 75～100μg/（kg·min）和吸入麻醉药 0.5～1.0 MAC，在体外循环（CPB）期间可经膜肺吸入麻醉药，停 CPB 后吸入麻醉药维持麻醉，同时泵入异丙酚 20～50μg/（kg·min），或右美托咪定 0.1～0.7mg/（kg·min）。在切皮前、体外循环开始前、体外循环复温开始后和停机后，根据患者的应激反应和手术时间长短适当追加阿片类药物。

3. 术中知晓的预防麻醉药量的减少，在有肌松药的作用下，要警惕患者术中知晓。快通道麻醉术中知晓发生率 0.3%，术中监测 BIS 指导麻醉用药，保持一定的镇静深度。针对手术的刺激强度，分次给予阿片类药物，避免疼痛刺激引起的应激反应和血流动力学变化。

4. 术后早期气管插管拔管没有手术并发症，心肌保护好的患者均可以考虑手术室内拔管，这样可以缩短停留 ICU 时间和住院天数。术中心肌保护欠佳，体温、循环尚不稳定的患者可以等待心脏功能进一步恢复，术后观察 4～6 小时后可在恢复室拔管。异丙酚和右美托咪定的持续输注促进术中镇静镇痛，减少镇痛药的使用。右美托咪定

使用减少 β 受体阻滞剂、止吐药、肾上腺素和利尿剂的使用。

5. 非体外循环支持下冠状动脉搭桥手术　非 CPB 下搭桥手术可以避免 CPB 对机体的影响，尤其是在主动脉有明显斑块，有全身血管疾病和肾功能不全的患者。但是由于外科操作常需要心脏位置变动较大，有扭曲和挤压，循环难以维持稳定，随时有发生室颤的可能，因此对麻醉管理有更高的要求。不用 CPB，心脏外科手术可以利用心肌固定器，在跳动的心脏上进行血管冠状动脉远端吻合。在升主动脉使用侧壁钳，使移植血管与主动脉进行吻合。由于心肌固定器的使用，外科操作时不必要求心率过低，但在使用主动脉侧壁钳时，可使用药物控制血压，调整为头高位也有利于降压，动脉收缩压应<100mmHg。

外科医生在搬动心脏探查时，常引起体循环低血压，应及时恢复心脏位置，等待血压恢复。在将心脏固定在吻合血管所需位置前，重复这个过程 2～3 次，即给心脏一个适应过程。这个适应过程也叫缺血预处理，即在心脏短期缺血后，对于之后的较长时间缺血提高了耐受能力。在吻合回旋支和后降支时，循环影响较大，往往需要给予小剂量的缩血管药物维持血压，满足重要脏器的血供。

二、瓣膜病

（一）病理生理

1. 主动脉狭窄　常见的病因有风湿热、退行性变和先天性主动脉二瓣化畸形，病理生理改变是主动脉瓣口逐渐变小，左室后负荷增加和跨瓣压差增加。当跨瓣压差峰值≥50mmHg 时为重度狭窄，25～50mmHg 为中度狭窄，<25mmHg 为轻度狭窄。心脏代偿性反应为左心室向心性肥厚，舒张期顺应性减退，导致舒张期充盈压增高和肺静脉压升高，引起肺水肿。心肌肥厚会出现慢性心内膜下灌注不足或缺血，影响心脏收缩功能。

2. 主动脉瓣关闭不全　主要病因是风湿热、其他原因引起的主动脉扩张、主动脉瓣心内膜炎、马凡综合征和梅毒等。慢性主动脉关闭不全可导致左心室容量负荷增加，左心室代偿性肥厚和扩大。由于舒张期血液反流至左室，舒张期血压降低，左室肥厚扩大使收缩压升高，因此脉压增大。主动脉瓣反流量大小与反流面积、心室舒张时间和体循环血管阻力有关。舒张压显著降低时，可引起冠状动脉灌注压下降，加之心室肥厚和室壁

张力增加,易发生心肌供血不足。急性主动脉瓣关闭不全时,左室舒张末压迅速升高,可致急性肺水肿。

3. 二尖瓣狭窄 大部分为风湿热引起,部分为先天性二尖瓣狭窄。正常瓣口面积为 $4 \sim 6cm^2$,轻度狭窄 $1.5 \sim 2.5cm^2$,中度狭窄为 $1.1 \sim 1.5cm^2$,重度狭窄 $<1.0cm^2$。二尖瓣口狭窄导致左房压增高,左房扩张,肺渗出,逐渐导致肺动脉高压。肺动脉高压增加右室后负荷,引起右室功能异常并导致功能性三尖瓣反流。左心室由于慢性负荷不足,心室腔较小。而由于左心房扩张,常伴有心房纤颤和血栓形成。心动过快时,舒张期充盈时间缩短,心排血量降低。

4. 二尖瓣关闭不全 常见原因有细菌性心内膜炎、乳头肌梗死和二尖瓣脱垂。反流量取决于心室与心房之间的压差和二尖瓣反流孔大小。慢性二尖瓣关闭不全时左心室扩张或代偿性肥厚,心排血量代偿性增加,而一旦出现症状,说明心肌收缩力有一定程度损害。一旦出现肺充血时,常反映反流量>60%,心肌收缩力明显受损。反流程度依反流分数划分,反流分数≤0.3 为轻度,0.3 ~ 0.6 之间为中度,>0.6 为重度,中重度二尖瓣反流不能耐受外周血管阻力的明显增加。

5. 三尖瓣狭窄和反流获得性三尖瓣狭窄 多与其他瓣膜病变并存,先天性的三尖瓣狭窄有三尖瓣闭锁和三尖瓣下移。由于右心室舒张期充盈量减少,肺血流量、左心房、左心室充盈量也下降,体循环流量明显不足。三尖瓣关闭不全多属功能性的,继发于肺动脉高压导致的右心室肥厚和三尖瓣环扩大。右心室舒张期容量超负荷,心室扩大。

6. 肺动脉瓣狭窄和反流肺动脉瓣狭窄 大部分属于先天性,少部分继发于其他疾病。肺动脉瓣反流则主要是继发于二尖瓣病变、先天性心脏病室间隔缺损和动脉导管未闭等,两者表现均为肺血减少,右室负荷加重。

(二)麻醉管理

1. 术前准备 一般患者术前给予吗啡 0.1mg/kg 肌内注射,重症患者主张入手术室后给予静脉注射咪达唑仑 2mg。术前患者服用的药物,可在手术当日继续使用,但对于血管紧张素转换酶抑制剂是否使用则有争议。

2. 术前评估 心脏瓣膜疾病不能治愈,当心脏瓣膜病需要手术治疗时,大部分经历了较长的发病过程,达到了一定的严重程度,心脏、肺和肾脏等脏器功能普遍受累。受损瓣膜、瓣膜受损程度的不同,都对血流动力学有一定的影响,并且导致脏器的血流灌注不足。术前结合瓣膜疾病的病理生理特点和相应的辅助检查,对于心脏、肺、脑和肾脏等功能给予评估,术中采取适当的预防和保护措施。

3. 术中管理 不同瓣膜病变患者,在麻醉管理和调整循环方面有着与瓣膜病变引起的病理生理改变相适应的管理方法。混合瓣膜病管理以最为严重的瓣膜病变的病理生理变化调整为主。

(1)主动脉瓣狭窄:由于主动脉瓣狭窄患者左心室向心性肥厚,心肌顺应性较差。在麻醉诱导前适当补充容量,维持较高的左房压力,以维持有效循环和足够的心肌灌注压。心房射血可占左室容量40%,正常的窦性心律有助于维持稳定循环。心率过快和心肌收缩力过强,可增加流出道狭窄和心肌氧耗,使用艾司洛尔可降低心率和抑制心肌收缩力。维持外周血管张力,避免舒张压降低,导致心肌灌注不足和狭窄加重。去氧肾上腺素使用和容量的输入,可纠正外周血管阻力降低引起的低血压。

(2)主动脉瓣关闭不全:左心室离心性肥厚和扩大,前向血流依赖于心室的前负荷。任何影响心室前负荷的干预,都会减少心输出量,导致血压降低。心率增快将减少心脏舒张期的时间,即减少反流量,增加心输出量。因此,应维持较快心率,以减少反流量而不引起心肌缺血的范围为佳。心脏后负荷的降低将减少反流,增加前向血流。注意维持心肌收缩性,在有心功能不全的患者,可使用单纯 β 受体激动剂和磷酸二酯酶酶抑制剂,目的在于降低外周血管阻力的同时增强心肌收缩力。麻醉药选择抑制心肌收缩力轻和适当降低外周血管阻力的药物。

(3)二尖瓣狭窄:术前药镇静药使用要避免前负荷降低和通气不足,因为这些可以引起心输出量减少和肺动脉压增高。左心室输出量依赖于左心室的容量,但补充左心室容量同时又增加左房压,加重肺淤血,因此要平衡血压和左房压的关系。因此类患者每搏量是相对固定的,所以后负荷的降低不会增加心脏的输出量。停机后此类患者需要使用正性肌力药,避免容量过负荷。术前房颤病史较长的患者,特别是加做了迷宫手术的,应该常规预防性的给予胺碘酮泵入。

(4)二尖瓣关闭不全:心输出量主要取决于

心率、心肌收缩力和外周血管阻力。心率过慢将增加舒张期时间，增加反流量，所以麻醉期间保持心率正常或偏高。反流所致心肌扩张，心肌收缩力受到影响，麻醉后使用正性肌力药维持心脏做功。外周阻力增加，将减少心脏前向血流，增加反流量，导致左房压增高，肺淤血。体外循环后需要给予正性肌力药辅助心脏功能，尤其是在瓣膜成形的患者。尽力保持窦性心律，术前有房颤患者要使用胺碘酮治疗。

（5）三尖瓣狭窄和关闭不全：三尖瓣狭窄患者，维持有效的心输出量依赖于前负荷和窦性心律，室上性心动过速发生后要紧急电转复或药物治疗。避免使用抑制心肌收缩力的药物，外周血管阻力维持对于血压有明显的影响。因此此术前药不易量大，麻醉中要维持较高的前后负荷和一定的心肌收缩力。体外循环后要给予正性肌力药物支持心脏功能。肺血管阻力的降低对于三尖瓣反流患者循环影响较明显，有利于维持前向血流。

（6）肺动脉瓣狭窄和关闭不全：肺动脉狭窄和肺动脉反流患者，为维持一定的前向血流，心率、外周阻力和前负荷都应该维持稍高水平，肺血管阻力维持在正常偏低水平。

三、大血管手术

（一）病理生理

大血管手术主要是指主动脉主干病变的外科治疗，疾病主要包括主动脉夹层、主动脉真性动脉瘤。

主动脉夹层有两种分型方法，即 DeBakey 分型和 Stanford 分类。DeBakey 分型根据内膜撕裂的位置和主动脉受累的节段将夹层动脉瘤分为三型：Ⅰ型，动脉内膜撕裂在升主动脉，夹层可能累及主动脉的全程；Ⅱ型，动脉内膜撕裂位于升主动脉，夹层仅累及升主动脉，止于无名动脉分支发出的部位；Ⅲ型，动脉撕裂位于降主动脉，夹层仅限于降主动脉，主要累及左锁骨下动脉远端；Ⅲa 病变位于膈肌以上的胸降主动脉；Ⅲb 病变累及膈肌以下胸腹降主动脉。Stanford 分类简单更具有临床意义，仅分为 A 和 B 两型，A 型为升主动脉的夹层，不考虑内膜撕裂位置和夹层累及的范围，临床表现病程凶险；B 型指所有累及左锁骨下动脉发出以远的降主动脉夹层。

主动脉真性动脉瘤根据形态主要分为梭形和囊形。梭形动脉瘤扩张累及主动脉壁的全层，囊形动脉瘤仅累及主动脉壁周的一部分。

（二）麻醉管理

1. 术前准备　术前给予镇静镇痛药减轻应激反应，控制循环稳定。术前可口服安定 10mg，肌内注射吗啡 10mg。术前使用药物控制血压和心肌收缩力，维持稳定循环。监测心电图，注意发现心肌缺血和心律失常。为防止主动脉夹层扩张或瘤体破裂，收缩压需要血压控制在 100～120mmHg 或平均动脉压在 70～90mmHg，心率 60～80bpm。常用扩血管药物硝普钠 [0.5～1.0μg/（kg·min）]、硝酸甘油 [1～4μg/（kg·min）]、非诺多泮 [0.05～0.10μg/（kg·min）] 和尼卡地平（0.5～2mg 静脉滴注或 5～10mg/h 直到血压控制满意）。常用 β1 受体阻滞剂普萘洛尔（1mg 静脉滴注，总量 4～8mg）、拉贝洛尔（5～10mg 静脉滴注，总量 300mg）、艾司洛尔 [500μg/kg 静脉滴注，50～300μg/（kg·min）] 和美托洛尔（2.5～5.0mg 静脉滴注，总量 15～20mg）。

2. 术前评估　大血管夹层动脉瘤是否伤及各脏器，可以在术前简单评估。神经系统受累时，出现神志改变和有晕厥可能夹层累及脑血管；出现下肢瘫痪，夹层可能累及 adamkiewicz 动脉。对于肾脏出现少尿和无尿时，可能累及肾动脉。而胃肠缺血时，血气分析常为代谢性酸中毒。

3. 术中管理

（1）升主动脉手术：由于手术可涉及右侧无名动脉，有创动脉压监测应放置在左侧上肢或股动脉。体外循环动脉插管常需要经腋动脉或股动脉插入，静脉插管放置在右房。外科手术可能会涉及换瓣和冠状动脉搭桥。

（2）主动脉弓部手术：体外循环插管是股动脉或右侧腋动脉和右房，术中需要深低温停循环（DHCA）。DHCA 温度一般为 15～22℃，降温和复温用时较长，尤其是复温需要缓慢，且不宜复温至 37℃ 以上。DHCA 期间常用经皮脑氧饱和度实时监测脑的氧代谢，数值显示局部脑氧供状态。常使用异丙酚持续输注，使脑电活动处于等电位状态，起到脑保护作用。脱离 CPB 过程中需要给予正性肌力药物，因为 DHCA 引起长时间心肌缺血。

（3）降主动脉手术：监测右侧的桡动脉或肱动脉压和右侧股动脉压，左侧股动脉一般备用动脉插管。术中可用 TEE 监测心脏功能。为了手术野的清晰和减少肺挫伤，使用双腔气管插管通气，使左侧肺塌陷。一般常用左侧双腔管，因为较容易插入和调整。但在瘤体压迫左主支气管主干,使气管移位时,左侧双腔管插入困难,需要选择右侧双腔管。手术结束后更换双腔管为单腔气管插管。在置入双腔管困难时,可以使用单腔管,但需要在纤维支气管镜的引导下使用支气管阻塞器。主动脉钳夹和开放前后循环波动较大,使用血管活性药物和液体调整维持心肌灌注和循环的平稳,而且主动脉钳夹开放时缓慢松开将减轻循环的大幅波动。

4. 脏器保护

(1)脊髓保护:主动脉手术后严重并发脊髓压力可增加 10～20mmHg,可以压迫脊髓就是脊髓缺血引起的截瘫,发生率高达 20%。目前,常用的保护脊髓方法主要有以下几方面:①在非体外循环下手术,阻断主动脉,要尽量维持阻断近端平均动脉压在 100～120mmHg,通过增加椎动脉血流,改善阻断以下血管支配区的脊髓供血。②低温可以降低组织代谢率,延长阻断安全时间。③脑脊液引流,在高位主动脉阻断时,脊髓灌注压等于远端平均动脉压减去脑脊液压,脑脊液压等于静脉压。在主动脉阻断时,脑脊髓血管,使其扭曲,影响脊髓血供。一般脑脊髓压力控制在术中为 8～10mmHg,术后早期 10～12mmHg,四肢可以活动后为 12～15mmHg。④阻断远端灌注,将血从升主动脉或其他较大动脉经引流至缺血区动脉,可以减轻心脏负荷的同时给缺血的区域供血。也可以利用部分 CPB 灌注阻断远端。

(2)脑保护:主动脉弓手术常需中断脑部血流,导致脑缺血,脑部并发症发生率为 10%～20%。目前,临床常用方法有深低温停循环、选择性脑灌注等。

四、小儿先天性心脏病

(一)病理生理

先天性心脏病可分为四大类:单纯左向右分流,单纯右向左分流,混合分流和梗阻性病变。明显的临床表现主要为发绀和充血性心力衰竭。先天性心脏病的麻醉管理,最为重要的是根据心脏畸形引起的病理生理改变,合理选择麻醉用药和管理方式。

1. 心内分流　在体外循环前,由于先天性心脏病大部分患者都存在心内分流,在正压机械通气的情况下,中心静脉或外周静脉进气,不管心内分流方向如何,均可能使气体进入主动脉,导致心脑等重要脏器微血管栓塞,影响脏器功能。

2. 低氧　长期的右向左分流,肺血减少,机体氧供不足,代偿性血红蛋白增高,但由于血小板功能异常和低纤维蛋白原血症,常伴随有围术期凝血功能障碍。长期低氧血症,体肺侧支逐渐增多,外周血管扩张,术后易渗血。

3. 充血性心力衰竭　左向右分流较大时,心肺无效循环血量增加,心脏做功过度,心肺负荷加重,可以造成充血性心力衰竭。在梗阻性畸形,左室射血受阻严重,导致左心功能受损,也可造成充血性心力衰竭。

(二)麻醉管理

1. 麻醉诱导　入手术室之前带有静脉通路的患儿,经静脉给予麻醉诱导药;没有静脉通路的患儿,常采用面罩吸入七氟烷,或肌内注射氯胺酮至患儿入睡,然后进行桡动脉和外周静脉置管术。此期间基本监测是心电图、脉搏氧饱和度和无创动脉压监测。外周静脉开放后,给予麻醉诱导药。在气管插管后,行中心静脉置管术。小儿麻醉静脉诱导时常用药,依托咪酯、咪达唑仑、肌松药,芬太尼或舒芬太尼,以及给予地塞米松和抗胆碱药物(如长托宁或阿托品)。

2. 麻醉维持　麻醉维持主要是咪达唑仑、肌松药、芬太尼或舒芬太尼,以及吸入麻醉药七氟烷或异氟烷。由于右美托咪定有一定的镇静镇痛和脑保护作用,小儿麻醉术中也常持续静脉泵入作为辅助麻醉药,以加强镇静镇痛,减少阿片类药物用量。体外循环期间根据药物药代学特点,及时追加用药。一般在深低温体外循环期间不用追加麻醉药,在开始复温时给予麻醉药追加剂量。深低温药物代谢慢,低温本身有麻醉作用。

3. 脱离体外循环　外科手术畸形矫正满意,脱离体外循环(CPB)比较容易,但是如果存在心肌保护差、残余分流、梗阻和瓣膜功能异常将导致脱离 CPB 困难。

心律和心率在脱离 CPB 过程中对于维持循环的平稳非常重要。较慢窦性心率,安装心房起搏,不是窦性心律,安装房室顺序起搏器,心率根据年龄维持心率在 120～160 次/分之间。如有心肌缺血的心电图表现,即 ST 段改变时,需要给予较高灌注压,逐渐脱离 CPB。

停机过程左房压监测可以了解心室的充盈情况和功能,一般经颈内静脉放置单腔导管,术中外科畸形矫治后,由外科医生将导管尖端穿过房间隔放置在左心房。也可以由外科医生直接从心外,将导管前端放入右上肺静脉监测左房压。

在复温开始后,经中心静脉持续泵入正性肌力药、扩血管药,根据心脏功能的评估增减剂量。心脏功能评估主要根据左房压、血压和食管超声评估。外周动脉压过低时,要测定主动脉根部压力进行比较。主动脉根部压力高,可以明确是外周血管张力或容量的问题,逐渐还血可以改善。主动脉根部血压也低,则表明心脏功能较差,注意正性肌力药物的支持,同时避免左心负荷的突然增加。

4. 肺循环的调整　由于术前分流的影响和CPB的应激反应,以及肺不张的存在,CPB后肺血管阻力增高,肺血管的应激性增强。在脱离CPB早期低氧血症往往和肺血管阻力较高,导致肺血较少有关。为降低肺血管阻力,需要反复胀肺,进行肺复张,目的性过度通气和吸入高浓度氧降低肺血管阻力和反应性。停CPB以后的改良超滤,进一步减少肺水,改善心脏功能,降低肺动脉压。

(三) 正性肌力药物和血管活性药使用

1. 儿茶酚胺类　由于未成熟心肌,尤其是新生儿,交感神经系统发育差,迷走神经系统活性发育好,与成人接近,因而属于迷走神经支配占优势的,而儿茶酚胺储备少,易耗竭,因此心脏手术后常需要正性肌力药支持,有时需要直接起作用的肾上腺素。

2. 钙剂　内质网是心肌兴奋收缩耦联所依赖的钙离子主要来源,而未成熟心肌内质网的发育是很差的。T管系统提供心肌细胞膜和内质网膜的电兴奋耦联,而新生儿的T管系统发育是不健全的,不能为心肌收缩提供内在的钙释放和再摄取,因此更多依赖于跨膜转运来的钙增加收缩力。在临床上表现为新生儿需要较高的血浆游离钙水平最佳化心肌收缩力,因此小婴儿循环维持平稳较依赖于血中钙水平。

3. 磷酸二酯酶抑制剂　磷酸二酯酶抑制剂(phosphodiesteras,PDEs)是一种抑制磷酸二酯酶活性的药物。通过抑制使cAMP裂解的磷酸二酯酶,抑制cAMP的裂解,而增高细胞内cAMP浓度,增加Ca^{2+}内流。在心肌中,cAMP增加能引起正性肌力作用、增加心肌的舒张性、变时性和变传导性,同时也提高了心肌的自律性。除正性肌力作用外,磷酸二酯酶抑制剂还通过增高血管平滑肌细胞内cAMP含量而具有扩血管作用。氨力农和米力农通过抑制3型磷酸二酯酶(PDE3)而发挥作用。

4. 选择性肺血管扩张剂　前列环素类药物可以通过直接激活肺血管平滑肌上特异的前列环素受体导致血管舒张,能增加cAMP活性,促进钾离子通道开放,并且能对抗内皮素等物质,直接扩张肺小动脉及毛细血管前括约肌来舒张肺血管,主要应用于各种原发性及继发性肺动脉高压。吸入一氧化氮(NO)也是治疗肺动脉高压的方法。NO是在血管内皮细胞内由L-精氨酸所产生的舒张血管的气体分子,在结构没有明确之前被称为内皮舒张因子。NO从血管内皮细胞弥散到血管平滑肌细胞,引起平滑肌细胞内cGMP升高,部分是由于减少细胞内钙含量,达到舒张血管的作用。

(四) 不同类畸形的麻醉管理

1. 房间隔缺损　房间隔缺损分为三种类型,继发孔型、静脉窦型和原发孔型。一般没有临床症状,不会发展成右向左分流,手术年龄在4~5岁左右。由于术前右房承受较高的容量负荷,因此右房扩张顺应性好。如果房缺修补后容量管理以中心静脉压为参考,则会出现容量过多,影响心脏功能。

手术后主要并发症有房性心律失常、房室传导阻滞、二尖瓣反流或狭窄,肺水肿。

2. 室间隔缺损　室间隔缺损可分为嵴上型室间隔缺损、嵴下型室间隔缺损、流入道室间隔和肌间室间隔缺损。大的室间隔缺损面积如果与主动脉瓣环大小相近,缺损两边压力相近,称为非限制性室间隔缺损。如果非限制性室间隔缺损不修补,肺脏接受高压血流将导致肺血管不可逆的损伤。肺血管阻力逐渐增加,最后分流从左向右变为右向左,此时称为艾森曼格综合征,失去手术机会,所以应该尽早做手术。

非限制性室间隔缺损在体外循环前避免过度通气,降低吸入氧浓度,以达到避免肺血过多,影响体循环灌注的目的。在停机后部分患儿需要使用血管扩张药和正性肌力药改善右心室功能和降低肺血管阻力。

手术后主要并发症为肺动脉高压和右室功能异常,残余左向右分流,房室传导阻滞和主动脉瓣功能异常等。

3. 完全性型心内膜垫缺损　缺损位于房间隔下部室间隔上部的中央位置,常与Down综合征伴发。麻醉诱导避免对心肌抑制药物,维持稍高的肺动脉压,以增加体循环的灌注。

其手术时间较长,肺血管阻力增高。由于房室瓣发育问题,在脱离体外循环前,开始持续泵入正性肌力药,使容量维持低水平,以避免心室过胀和瓣环扩张导致的瓣膜反流。肺血管反应性较高,带气管插管期间维持一定麻醉深度,避免循环的剧烈波动。

手术后主要并发症为肺动脉高压、心脏功能不全、瓣膜反流、传导阻滞、室性或房性心律失常、残余分流。

4. 法洛四联症　法洛四联症的解剖学特点是右室流出道狭窄、室间隔缺损、右室肥厚和主动脉骑跨。根据右室流出道狭窄的位置和程度,肺血流则有过少或过多。而临床则表现为发绀和非发绀状态。

术前禁食禁水可以尽量缩短,尤其是禁水时间。在麻醉前2小时可以饮用含糖清水,或术前适当输液,避免脱水引起右室流出道痉挛导致缺氧发作。缺氧发作高峰期是在2~3个月大的时候,发生率是20%~70%。

外科手术主要是右室流出道多余肌束的切除,室间隔缺损补片,右室流出道加宽补片。在有肺动脉闭锁或者左前降支冠状动脉异常跨过右室流出道时,需要有右室到肺动脉外管道。

麻醉用药主要的目标是要抑制心肌兴奋性,维持一定的外周血管阻力,降低肺血管阻力。手术矫治畸形后主要问题是右室功能的问题,使用正性肌力药维持循环的稳定。

常见的术后问题是出血、残余的右室流出道梗阻、传导阻滞、残余室缺等影响术后的管理。

5. 三尖瓣闭锁　在发绀型先天性心脏病中,发病率排在法洛四联症和大动脉转位之后。右房与右室之间的通道闭锁,导致右房扩大增厚,血流经过房间隔缺损到达左房和左室,右室严重发育不良,同时伴有室间隔缺损。右室血流经室间隔缺损来源于左室,在室间隔缺损闭合或漏斗部梗阻增加时,发绀将加重。有1/3的患儿伴有大动脉转位,此种情况患儿肺血正常或增多,可能有充血性心力衰竭表现。室间隔缺损会逐渐变成限制性的,最后导致明显的主动脉瓣下梗阻。

此类患儿外科治疗目的是最佳化患儿的病理生理状态,为后期的生理性矫治手术做准备。一般是6~8个月行双向格林手术,2~4岁完成Fontan手术,达到生理上的矫治。在实施双向格林

手术之前,根据患儿肺的血流状态可能要实施体肺分流手术或肺动脉环缩术。

麻醉管理重点是双向格林手术和Fontan手术,最佳化肺血管阻力,增加肺血流使回流至心脏血容量满足心输出量。手术后中心静脉压维持在12~15mmHg能维持体循环灌注,这是最佳的状态。Fontan手术开窗已经越来越得到认同,右向左分流可以增加左室前负荷,保障左室心输出量。此类患儿,只要心输出量满足,轻微的低氧是可以很好耐受的。由于正压机械通气增加胸腔压力,影响静脉回流,减少心输出量,因此尽早恢复自主通气有利于循环维持和患儿康复。

手术后主要并发症为胸腹腔渗出、低心排、心律失常、开窗后的低氧、管路血栓形成和晚期肺动静脉瘘形成。

6. 完全性肺静脉异位引流　肺静脉的血经直接或间接途径被完全引流入右房,然后通过房间隔缺损进入左房左室再到主动脉,这种畸形称为完全性肺静脉异位引流。根据引流进入右房位置不同分为四种类型:①心上型,肺静脉血经垂直静脉引流进入上腔静脉或右房;②心内型,肺静脉血引流至冠状窦,在进入右房;③心下型,肺静脉血引流进入下行的静脉穿过膈肌进入下腔静脉、门静脉和静脉导管;④混合型,肺静脉血从上述不同的地方引流至体循环静脉系统。

伴随有肺静脉引流梗阻的患儿临床表现和预后均较差,严重梗阻需要在出生后几天就需要紧急手术。无梗阻的患儿症状较轻,但是易早期出现肺动脉血管梗阻性改变。

外科手术就是将异位引流的肺静脉与左房吻合,使所有肺静脉血回流至左房,同时闭合房间隔缺损。

麻醉管理避免对心肌抑制明显药物的使用,心脏功能需要正性肌力药支持。由于左心前负荷术前处于不足状态,心肌顺应性受到影响,心脏功能储备差,需要药物调整血管张力和心脏功能。

手术后主要并发症肺静脉梗阻、肺动脉高压和高反应状态、右心室或左心室衰竭和室上性心律失常。

7. 大动脉转位　大动脉转位是最为常见的发绀型先天性心脏病,出生时体重是正常的,营养状况未受到影响。左心和右心循环系统不是连续性的,而是平行的两个分离的循环,之间的交通依赖于未闭动脉导管、房间隔缺损或室间隔缺损。由

于大动脉错位使得主动脉起自右室,体循环的静脉血在回到右室后又被泵入体循环,而肺动脉起自左室,左室将来自左房的富氧血泵入肺循环。两循环间的交通,使得部分富氧血有机会进入体循环,部分脱氧血进入肺循环,这样机体才能得以生存。

外科手术术式包括心房调转术、Rastelli 手术和动脉调转术。

（1）心房调转:包括 Senning 手术和 Mustard 手术,通过心房隔断将左房的富氧血引流进右室,主动脉再将右室的富氧血泵入主动脉。而右房的低氧血被隔入左室,泵入肺动脉,这样就完成了生理性的矫治。这种术式近年来已经很少选用。

（2）Rastelli 手术:适用于大动脉转位伴有室间隔缺损和左室流出道狭窄的患儿,心内室间隔缺损补片使左室的血可直接泵入主动脉,右室和肺动脉之间连接人工血管。动脉和根部双调转术也适用于此类患儿,此术式更接近生理性和解剖性矫治。

（3）动脉调转手术:可以提供生理学和解剖学矫治,是目前主要的非左室流出道梗阻性大动脉转位患儿的术式。手术切断主动脉和肺动脉,然后主动脉与左室连接,肺动脉与右室连接,同时冠状动脉也要移植。

室间隔完整的大动脉转位需要在出生后最初的几周内实施手术,以免左室退化。而大动脉转位和并室间隔缺损的,左室仍然承受较高压力,可以择期手术。

麻醉管理注意降低肺动脉压,由于手术年龄小和畸形的存在,在 CPB 后肺血管阻力进一步增加,循环调整以降低肺血管阻力为主。注意心电图的变化,及时发现冠状动脉移植后是否有扭曲和打折。

8. 主动脉缩窄　主动脉缩窄通常是在主动脉的狭部的远端,在左锁骨下动脉或动脉导管附近。狭窄严重的婴儿期就可以出现症状,表现为充血性心力衰竭。由于狭窄存在,上肢血压高于下肢,心力衰竭婴儿体循环灌注不足,会出现代谢性酸中毒。如果狭窄是导管前的,并存在肺动脉高压时,血流可能会出现右向左分流,表现为差异性发绀。维持导管开放可改善体循环灌注。

大约50%的患儿伴发主动脉二瓣化畸形。狭窄发生在主动脉狭部的病例,个别可出现主动脉中断,同时伴发大的室间隔缺损,身体下部血供来源于动脉导管。

术中有创动脉压力监测的部位选择很重要,由于手术室要钳夹右侧锁骨下动脉,所以动脉压监测应放置在左侧上肢。手术阻断主动脉时,需要使用药物控制上肢血压。但由于脊髓处于缺血状态,血压应控制在偏高的水平,以保证有侧支血管向脊髓供血。

手术并发症有截瘫、出血和术后反常高血压、腹痛和术区附近结构损伤(左侧喉返神经损伤、膈神经、交感链和胸导管损伤)。

五、成人先天性心脏病

成人先天性心脏病需要外科治疗的患者一般有两种情况,一种是既往暂不需要手术治疗或错过最佳手术时机;另一种是既往经历过外科手术治疗,由于残余和继发问题需要再次手术。

术前访视要对既往外科手术史、麻醉史和心血管检查有清楚了解。成人先天性心脏病常存在的问题是心律失常、发绀、红细胞增多症、肺动脉高压、感染性心内膜炎、心肌缺血和心室功能异常等。

（一）病理生理

心律失常和肺动脉高压更为常见,尤其是在急诊住院的先天性心脏病患者。复杂畸形更易伴发心律失常,心室修补或加宽补片的常易发生室性心律失常,而心房修补和隔离的易发房性心律失常。肺动脉高压的诊断为平均动脉压>25mmHg。畸形带来的心内异常分流可引起肺血管压力变化,如较大室间隔缺损和 PDA 等;由于瓣膜功能异常、容量过多和左心功能不全引起肺静脉压增高,也可导致肺动脉压增高。

（二）麻醉管理

1. 右向左分流　使用较大剂量阿片类药物,降低心肌应激性和氧耗量,避免诱发心律失常。对于心脏功能异常的,以阿片类药物为主的麻醉也更为平稳。吸入麻醉诱导较慢,静脉诱导为佳。静脉给药时必须注意防止气泡的进入,以避免气泡经分流直接进入体循环。术前有右侧锁骨下动脉至肺动脉的体肺分流时,动脉有创压力监测则选择左侧桡动脉。

2. 左向右分流　大的左向右分流引起肺血流增多,压力逐渐增高,早期给予降低压力处理可有血管扩张反应。随着持续性肺动脉高压的时间延长,肺血管不再对各种影响血管张力的处理有反应,最终可导致右向左分流,亦称为艾森曼格综合征。这种患者闭合原发的心脏缺损死亡率很高,已不适合修补术。在肺血管反应性好的患者行心内缺损修补时,体外循环前管理要避免肺血过多引起的体循环灌注不足,因此主张吸入低浓度氧和适当高的二氧化碳分压。

3. 流出道狭窄　伴有严重肺动脉瓣狭窄,右心室重度高压患者,不耐受体循环低血压,因为冠状动脉灌注减少,导致心肌缺血。因此需要维持较高关注压。

主动脉缩窄患者狭窄两端压差相差 20mmHg 以上就需要手术治疗。动脉测压管需要放置在

右侧臂。此类患者易发生左心力衰竭、冠状动脉硬化、缩窄修复部位动脉瘤和主动脉二瓣化。麻醉气道管理需要双腔管,以便提供更好的外科术野。

4. 再次开胸手术早期手术和患儿的生长遗留下的管路狭窄、瓣膜反流等问题,需要再次手术解决。再次开胸面临的最大问题是大出血和室颤。体外除颤电极摆体位前要贴放在患者身上,备室颤发生时紧急处理。股动静脉区域消毒备好,一旦劈胸骨出血将直接股动静脉插管,体外循环辅助下开胸和游离。血液保护和促凝血药物的使用将减少术后创面渗血。

第四节　血液保护

一、减轻应激反应

应激反应可以促使外周血管中白细胞产生增多,血小板和凝血因子增多,凝血功能增强。体外循环管路材料与血液接触可以激活凝血系统,消耗血小板和凝血因子。在体外循环心脏手术中,适当的麻醉降低应激反应,减少凝血因子消耗,同时使用肝素、蛋白酶抑制剂等使血液促凝系统处于抑制状态,达到血液麻醉和血液保护作用。

二、血液保护药物

1. 乌司他丁　乌司他丁是一种蛋白酶抑制剂,可以抑制激肽释放酶介导的内源性凝血途径的激活。内源性凝血途径的大部分凝血因子均为丝氨酸蛋白酶,乌司他丁可以通过抑制这些凝血因子的激活,减少凝血因子的消耗。乌司他丁在一定程度上抑制纤溶系统的激活,保护血小板功能。

2. 氨甲环酸　是一种合成的抗纤溶药,属赖氨酸类似物,通过与纤溶酶原的赖氨酸结合位点竞争性结合,抑制其与纤维蛋白结合,从而产生竞争性抑制作用;还能通过减少纤溶酶对血小板上 GpIb 受体的作用而保护血小板。术中使用抗纤溶药可以明显减少术后失血和输血。手术中用量 50～100mg/kg,切皮前即开始持续泵入,在体外循环结束时全部输完。

三、促进凝血药物

1. 重组活化凝血因子Ⅶ(rFⅦa)　是一种人

工合成的功能等同于凝血因子Ⅶ的生化制剂,能够在血管损伤局部与组织因子结合,启动凝血过程。rFⅦa 在活化血小板表面直接激活 FX,进而引起凝血酶爆发,这种凝血酶爆发导致血管损伤部位形成牢固的止血血栓。独特的作用机制使其在血管损伤局部促进凝血,而不引起全身高凝状态,很少发生血栓事件。此外,不引起感染性疾病传播,快速注射不会引起容量超负荷。在严重出血和其他治疗手段失败时,使用 rFⅦa 能有效地止血。rFⅦa 用于小儿心脏手术可以有效止血,未见明显并发症。近年来在大血管手术中的使用,明显减少关胸时间和血液制品的输入。

2. 去氨加压素(DDAVP)　提高血小板效力,对特殊血小板功能不全者(如尿毒症),可应用它减少大出血和输血。但不建议在心脏手术后常规预防应用。

四、超滤

超滤可以使血液浓缩,使患者体内及体外循环系统中过多的水分滤出。超滤可改善体外循环后肺功能和水电解质平衡,特别有利于心力衰竭呼吸功能异常和肾功能不全的患者,以及新生儿、术前有肺动脉高压和 CPB 时间>2 小时的小儿。

常规应用改良超滤可以减少成人和小儿 CPB 心脏手术失血和输血。此外,研究表明改良超滤可以提高小儿 CPB 术后止血能力,可以减少术后出血、胸腔引流、输血需求。

五、血液回收

血细胞回收技术能减少血液损失,包括两种方法:一种是收集血液后不处理直接输注体内;另一种是收集的血液在回收机中经抗凝洗涤及离心后制成浓缩红细胞。洗涤技术能去除回收血液中的组织碎片及微血栓,降低重要脏器栓塞的风险,而且术中失血及体外循环剩余机血经回收洗涤处理后清除了破损的红细胞溶解细胞释放的化学毒素及补体等有害物质,获得形态结构完整的浓缩红细胞悬液,悬液中红细胞的 2,3-DPG 浓度、携氧能力及细胞膜稳定性与体内循环中红细胞无差别,且明显优于库存红细胞,回输后可提高患儿血液携氧能力,改善组织微循环灌注,促进术后红细胞免疫功能的恢复大量临床应用证明术中血细胞回收技术是安全的,可以显著降低围术期异体输血量。

(晏馥霞)

参 考 文 献

1. Roques F, Nashef SA, Michel P, et al. Risk factors and outcome in European cardiac surgery: analysis of the EuroSCORE multinational database of 19030 patients. Eur J CardiothoracSurg, 1999, 15(6):816-822.
2. Roques F, Michel P, Goldstone AR, et al. The logistic EuroSCORE. Eur Heart J, 2003, 24(9):882-883.
3. 张朝宾, 张浩, 晏馥霞. 先天性心脏病手术风险评估系统. 国际麻醉学与复苏杂志, 2014, 35:37-39.
4. Comunale ME, Body SC, Ley C, et al: The concordance of intraoperative left ventricular wall-motionabnormalities and electrocardiographic S-T segment changes: Association with outcome aftercoronary revascularization. Multicenter Study of Perioperative Ischemia (McSPI) Research Group. Anesthesiology, 1998; 88:945-954.
5. Charles J. Cote, JerroldLerman, Brian J. Anderson. A Practice of Anesthesia for Infants and Children 5th ed. Churchill Livingstone, 2012.

第二十五章

围体外循环期监测

由于体外循环（cardiopulmonary bypass，CPB）使人体处于异常的生理状态，要使体外循环达到最好的效果和保证实施患者的安全性，围体外循环期必须具备必需的一系列基本监测。对患者实施诸如血流动力学（动脉压、中心静脉压等）、体温、心电图、血气、中枢神经等方面的监测，而对体外循环系统本身，诸如灌注流量的控制、泵压的调节、血液超滤器的管理等的监测，都对保证心脏外科患者的安全性非常必要。特殊体外循环方法如深低温停循环时，更需要保证安全脑灌注的其他严格的监测手段。本篇将对主要的监测项目进行介绍和讨论。

第一节 体 温 监 测

在心外科围术期监测和控制体温非常重要，体温监测是常规监测之一。体外循环心脏直视手术患者要经历降温、复温的大幅度温度变化，因此温度监测必不可少，是重要器官保护的必要措施之一。使用体温监测设备通过监测某些部位（通常使用鼻咽部、膀胱或直肠温度）温度的变化来反映体内温度的平衡状态。

一、体温监测设备和部位

（一）体温监测设备

常用的温度监测设备有热敏电阻温度计、热电偶温度计、液晶温度计和红外线温度计等。不同的监测设备具有不同的特点。目前，临床上常用的连续测量体温的设备是热敏电阻温度计和热电偶温度计，前者是利用半导体热敏感电阻随温度的改变而变化的原理设计而成；后者是利用温差电偶现象来测定温度。

（二）体温监测部位

在体外循环中常用的体温测量组织部位有皮肤、鼻咽部、食管、直肠、膀胱、鼓膜和血液等。按其测量部位的深浅可将其分为核心温度（core temperature）和躯体温度，前者有食管、鼻咽部、鼓膜、血液和膀胱温度；后者有皮肤温度、直肠温度（通常在体外循环期间可以反映肌肉的温度，但传统上认为是中心温度）。

体温测量的部位取决于监测的目的。通常需要了解特殊器官或核心温度时，以鼓膜、鼻咽温度反映脑部温度，食管温度反映心肌温度。体外循环时需要监测动脉端及静脉端血液温度。肌肉温度可以用25号针式探头测得，由于需要特殊电极，罕见使用，通常用直肠温度来代替。肺动脉温度可用Swan-Ganz导管尖端的温度探头测得，肺动脉温度受通气、心脏表面局部降温和冷心肌保护液的影响。在没有心肌表面降温及心肌保护液影响时，肺动脉血液温度可代表机体中心温度。体外循环停机后，肺动脉温度比鼻咽温度、直肠温度和其他部位温度稍低。

围体外循环期，皮肤如脚趾温度通常被认为是外周灌注情况的指标，因为该部位的温度与其局部血流密切相关。据报道拇趾温度与心排血量有一定相关性。

体外循环期间通常建议进行三个部位的监测：以鼻咽温度作为核心温度，最快速反映动脉血液和脑部温度；膀胱或直肠温度作为简捷的躯体温度；体外循环动静脉管道的温度可以快速判断血液温度，防止有危险的低温或高温。

二、围体外循环期温度监测

心血管外科的大部分手术需要低温体外循环。降温是体外循环常用的重要脏器（尤其是大脑)保护方法,目的是降低机体代谢率。某些复杂型先天性心脏病和成人主动脉弓部手术甚至要求深低温停循环,鼻咽温降到15～20℃,以提供40～60分钟停循环的时间,给外科创造良好术野,从而缩短体外循环时间。

由于温度对循环、凝血和代谢等系统均有较大影响,故即使非体外循环期间,同样需要监测温度,以保证患者合适的体温。低温和体外循环对温度调节中枢可以产生强烈刺激,包括交感神经兴奋、血管收缩、寒战等,呼吸、循环、中枢神经、肾肝和内分泌系统都有特殊的反应。通过加深麻醉能减弱这些不良反应。

体外循环心脏直视手术时,降温可以通过体表及血液降温来实现。通过体外循环机血液降温,降温速度较快,但各组织器官降温并不均匀。食管温度降温速度最快,直肠温度最慢。降温时膀胱温度与直肠温度相近,但与鼻咽温、食管和皮肤温度的差别就较大。低温时肾脏耗氧量比其他器官降低较快,肾脏血流降低也较快。体外循环复温时,食管和鼻咽温变化较快,而膀胱及直肠温度变化较慢,通常膀胱温度比直肠温度恢复快,而且与肺动脉血液温度相关良好。食管温度和鼻咽温度可反映心、脑重要器官的温度,复温时主要以这些部位的温度为依据。体外循环降、复温后,温度都会下降,通常称为续降或后降(after drop)。续降指停降温或复温时的鼻咽温度与以后最低鼻咽温的差值,续降是机体温度趋于平衡的结果。

由于全身各部位血运供应不同,各部位的温度有差别,降温和复温(变温)的速度和程度不同,尤其是考虑到复温过程的危险性,保证各部位在此过程中合适的温差(<6℃)非常重要。某些组织降温很慢,降温后复温也慢(肌肉、皮肤和脂肪等)。另外,温度引起的血管收缩或舒张可以加剧不均匀变温。因体外循环时不均匀的变温,要求选择不同部位进行温度监测,如鼻咽温、直肠温度或膀胱温度。鼻咽部血管丰富,变温较快,能迅速与体外循环血液温度达到平衡。但直肠温度或膀胱温度变化较慢。当泵流量增加及使用扩血管药时,可以加快温度平衡,即使是温度平衡后,由于组织的血流量不

同,患者各部位的温度仍然存在一定差异。

由于机体温度的不均匀分布,给核心温度的定义和测量造成了困难。经典的核心温度指升主动脉血温,测量时需将食管温度探头置于食管的中下1/3处,最接近心脏及主动脉血液温度。但当心表降温,心包腔内有冰屑时,食管温度会低于实际温度。体外循环时脑温多用鼻咽温及鼓膜温度来估计。在低温(20～25℃)或深低温(低于20℃),对脑温监测更为重要。特别在深低温停循环时,鼻咽温或鼓膜温度对降温及复温起着指导作用。鼻咽温及鼓膜温度虽然相对准确地反映脑温,但当降、复温速度过快时,则更接近于血温,而不是脑温。

躯体温度的监测也很重要,可以了解血流灌注较低组织的温度变化。阜外医院在过去的成人和现在的小儿围体外循环期通常使用直肠温度,直肠温度在降温及复温时,温度变化比食管和鼻咽温度慢。现在的成人心脏外科围体外循环期基本使用膀胱温度,与直肠温度意义相同,通过装置在Foley导尿管头端的温度探头而测得。现在国内外逐渐用膀胱温度代替直肠温度,可以避免温度电极的污染和直肠黏膜的损伤。

三、温度监测并发症

尽管温度监测的并发症发生率极低,但某些并发症可能很严重,甚至危及生命。常见的并发症如下:

1. 鼻咽部黏膜损伤导致出血　轻微的出血经局部压迫或使用麻黄碱溶液点鼻可以止住。出血较多则在出血停止以前,不要轻易拔出气管导管,以免造成误吸、窒息。严重者需要耳鼻咽喉科会诊。

2. 外耳道出血或鼓膜穿孔　据国外报道,鼓膜温度电极可以引起外耳道出血及鼓膜穿孔,其发生率<3%。

3. 电灼伤　有些温度电极有电流通过,当绝缘层破裂时可能引起电灼伤。

4. 直肠黏膜或膀胱黏膜损伤很少见,多与粗暴操作有关,使用石蜡油等润滑探头且注意轻柔操作,且勿暴力,可以避免。

第二节　心电图监测

围体外循环期心电图(electrocardiogram,ECG)监测是常规和必须监测。因心脏的生物电活动传

到体表,在不同部位产生电位差,用ECG监测设备,通过在体表的适当部位安放电极,选择不同的

导联,获取和记录这些电活动,即形成 ECG 监测。

一、标准心电图导联和监测电极的放置

(一)国际通用的标准导联

理论上将探测电极安置在体表具有一定距离的任何两点,均可测出心脏生物电的电位差变化,此两点即可构成一个导联。临床基本采用 Einthoven 创立的国际通用标准导联,共 12 个导联:即 3 个标准肢体导联、3 个单极加压肢体导联和 6 个胸前导联。

1. 标准肢体导联　双极导联,测量一对电极之间的电位差。导联Ⅰ:左上肢接正极,右上肢接负极;导联Ⅱ:左下肢接正极,右上肢接负极;导联Ⅲ:左下肢接正极,左上肢接负极。通常在监测中最常选用的导联是导联Ⅱ,容易监测 P 波,便于发现心律失常,也可发现下壁缺血。

2. 单极加压肢体导联　让电极通过 5000 Ω 的电阻再连接,构成无干电极,作为导联负极,同代表实际电位的正电极之间,形成单极加压肢体导联。aVR:右上肢接正极,左上肢和左下肢共同接负极;aVL:左上肢接正极,右上肢和左上肢共同接负极;aVF:左下肢接正极,左上肢和右上肢共同接负极。

3. 胸前导联　将标准肢体导联构成的无干电极设定为导联负极,正电极则放在心前区胸壁的固定部位,形成心前区单极导联。V1:胸骨右缘第 4 肋间;V2:胸骨左缘第 4 肋间;V3:V2 和 V4 的中点;V4:胸骨左缘第 5 肋间锁骨中线;V5:和 V4 同一水平左腋前线;V6:和 V4、V5 同一水平左腋中线。

(二)ECG 监测电极的放置

通常 ECG 监测系统可以有三电极、改良三电极和五电极连线系统,建议所有心脏外科患者都使用五电极系统,以提高监测心肌缺血的敏感性和特异性。

1. 三电极系统　分别置于右上肢、左上肢和左下肢,两个感知电极和一个参考电极(地线)。通过在监测电极之间的选择,可以监测导联Ⅰ、Ⅱ、Ⅲ、aVR、aVL、aVF。通常标准导联Ⅱ最常用,易见 P 波,便于发现心律失常和下壁缺血。导联Ⅰ、aVL 监测侧壁缺血,而导联Ⅱ、Ⅲ和 aVF 监测下壁缺血。

2. 改良三电极系统　对标准双极肢体导联进行改良,改良导联可以增大 P 波高度,利于诊断房性心律失常,增加监测前壁和侧壁心肌缺血的敏感性。

3. 五电极系统　即四个肢体电极加一个心前区电极,记录 6 个标准肢体导联和一个心前区导联(Ⅰ、Ⅱ、Ⅲ、aVR、aVL、aVF、V5),心前区电极通常放在 V5 的位置,是监测左室的最佳部位。提高了监测心肌缺血的敏感性和特异性,尤其是Ⅱ导联结合 V5 导联,可以发现 90% 以上的心肌缺血。同时也有利于房性或室性心律失常的诊断。故建议所有体外循环患者均使用五个电极连接系统。

二、围体外循环期 ECG 监测

通过 ECG 可以发现心肌缺血、心律失常和传导紊乱;可以监测心率、辅助判断电解质紊乱和监测起搏器功能;判断心肌保护液灌注的效果,提示再次心肌灌注的间隔时间。需要牢记的是有 ECG 信号并不保证有心肌收缩或血液流动,不能反映心脏的泵血功能。

1. 心律失常　体外循环心脏手术期间的心律失常很常见,但要求责任医师能迅速识别、诊断各种心律失常,判断其危害性,并进行适当的处理。有些心律失常会引起明显的血流动力学损害,例如肥厚性梗阻型心肌病患者,在很大程度上依赖左室充盈来维持良好的血流动力学平衡,如果患者在 CPB 前后出现快速型室上性心律失常,会导致严重低血压,引起心肌灌注不足,甚至导致室颤,应尽早根据 ECG 进行诊断并及时处理。

2. 心肌保护　体外循环期间 ECG 可以辅助判断灌注心肌停搏液后心脏的电活动静止效果,并监测心电活动的恢复,及时再次灌注停搏液或做相应处理。如果在常规灌注心肌停跳液后,仍有持续性电活动或室颤,在排除干扰(伪波)的基础上应考虑:①是否存在主动脉关闭不全或冠状动脉异常,灌注时灌注液未进入冠状动脉循环;②主动脉阻断不全,心肌仍有血液灌注,血液将灌注液冲掉;③心肌肥厚,灌注量相对不足,部分心肌得不到灌注,尤其是心内膜下得不到灌注;④逆行灌注时,灌注管脱出,灌注液未灌入冠状动脉循环;⑤灌注液钾离子浓度不够或降温不够。如果心肌电活动不静止或持续心室纤颤,心肌继续耗氧,则会引起心肌损伤,损害体外循环后的心功能,造成脱离体外循环机困难,甚至不能脱机。故通常以 ECG 监测心电活动是否完全静止作为灌注

心肌保护液效果的主要指标。

3. 心肌缺血　术中快速诊断心肌缺血主要靠ECG。心肌缺血在非心脏手术患者发生率较低，而在心脏直视手术患者则很常见。胸侧面的导联是监测前侧壁心肌缺血较灵敏的部位，早期用改良的3个电极（即3个电极分别放在双肩及左侧腋中线构成 V5 导联）系统简单、有效，但现在多数ECG 监护导联都带有五导联系统，可以同时显示 II 导及 V5 导联，提高了监测前壁缺血的敏感性。现在的 ECG 监测都具有术中监测心肌缺血的 ST段自动分析软件，但是否能真正提供术中心肌缺血诊断特异性和敏感性尚待进一步确定。

4. 心电图干扰　体外循环开始转流时，经常见到心电图干扰，有时干扰的波形似室颤，比较难辨，因此要做好以下几项。

（1）患者的干扰：心脏传到体表的电信号只有 $0.5 \sim 2.0mV$，而皮肤电阻可达 $1000k\Omega$。因此，电极接触部位的皮肤要清洁去屑，减少电阻，保证电极和皮肤接触良好。

（2）电极、导联和导线：电极片要符合标准，保持湿润，要排除电极松动、导线接触不良等。

（3）其他设备的电干扰：手术室内的许多设备如外科设备、体外循环机等都能造成干扰。尤其是体外循环机的干扰，多因泵头与泵管摩擦产生的静电或因泵管受压产生的压电传导所致。短暂停止转流，观察是否伪波消失有助于诊断。保持体外循环机、水箱和监护仪连接地线，以消除静电及电位差，可以减少该现象。

第三节　血流动力学监测

血流动力学的监测几乎贯彻在整个心脏外科的围术期，这些血流动力学参数，对于保证患者的安全，对于发现、处理和减少并发症，具有不可替代的作用。血流动力学监测不但在疾病的发展中具有重要意义，而且在治疗上又常是成功与否的依据。熟练掌握这些基本知识，也是对灌注医师的基本要求。

一、动脉血压

因心脏和血管之间的相互作用，使血液产生动能和势能，从而产生血压。动脉血压是评估心血管系统最常用和最重要的循环监测指标。在围体外循环期间，许多因素都可以引起血压突然和剧烈的变化，如对心脏的压迫、动静脉插管、心律失常、大出血、心肌的突然缺血等，因此需要安全可靠的动脉血压监测。无创性血压测量简单方便，通常也比较准确，但测量周期至少需要 $1 \sim 2$ 分钟，并且要有搏动性血流，故不能用于体外循环时的血压监测。有创性血压或直接动脉内测压是通过外周动脉（特殊需要时大血管内）置入导管，通过压力换能器，将压力转换为电信号，以血压波形和数值的方式显示出来，更准确、即时、持续和直观，是心脏外科围体外循环期监测血压的金标准。

（一）直接动脉压监测的临床意义

1. 血压　可以间接反映组织器官的灌注和心血管功能状态，其数值由心排血量（cardiac output，CO）和外周阻力（systemic vascular resistance，SVR）来决定。平均动脉压（mean arterial pressure，MAP）是估计器官灌注（除心脏外）的最有用参数，而舒张压（diastolic blood pressure，DBP）是决定冠状动脉灌注的重要因素。MAP＝（SBP＋2DBP）/3 或 DBP＋1/3（SBP－DBP），其中 SBP 为收缩压，SBP－DBP 称为脉压。通常在中度低温体外循环期间，成人的 MAP 以维持在 $50 \sim 80mmHg$ 为宜，过低可能造成重要脏器的低灌注，过高则不利于心肌保护。

2. 通过观察直接动脉压监测的压力波形，间接估计血容量、心肌收缩力、心排血量等，估计体外循环停机困难程度，是否需要正性肌力药物等。在 ECG 受到干扰时，通过压力波形能够提供心率和心律变化的信息。脉压可以反映血容量状态和主动脉瓣膜的关闭情况。紧急心包填塞时脉压很小，主动脉关闭不全时脉压增大。

3. 围体外循环期间经常会出现血流动力学的剧烈变化，尤其是血流动力学不稳定的重症患者，有时血压的轻微变化也会产生严重不良后果。因此，直接动脉内测压为围体外循环期患者的安全提供了可靠的保障。

4. 机械通气、酸碱平衡和重症患者也需要反复动脉采样，直接动脉内测压导管为此提供了方便。

（二）直接动脉内测压的部位和并发症

1. 直接动脉压测量　是通过压力监测系统实现的，通常由血管内导管、动脉延长管、压力传感器、分析和显示几个部分组成。通过压力传感器将机械能转变为电信号,经过分析和转换,以压力波形和数字形式显示出来。注意传感器位置,在任何高度都可以校零,因为是以通大气压力为对照,但血流动力学监测的参考零位点在右房水平,位于腋中线位置。一旦零水平建立,对患者的位置而言,传感器应该保持在同一水平,如果位置改变,压力数值就会改变。测量数值较小的压力(如中心静脉压)时,可能导致较大误差。平面低于右房水平,数值偏高,反之则数值偏低。在体位变换时,要及时调整参考零位点水平。传感器应带有冲洗装置和连接导管。冲洗装置以超过血压数值的加压自动连续冲洗,肝素生理盐水(2000U/500ml)的输注率为 3~6ml/h,连接导管是连接传感器与血管的通路。冲洗装置内气泡、导管内血栓形成、导管打结或扭曲等,均可产生明确的压力漂移,引起压力误差。

2. 直接动脉测压部位

(1) 具体的部位选择:要结合手术病情需要、手术体位、体外循环插管位置以及预计留管时间等综合考虑。通常以桡动脉最常用,依次为肱动脉、足背动脉和股动脉等,偶尔需要在主动脉根部插管测压。新生儿抢救可经脐动脉、颞浅动脉插管。通常桡动脉穿刺在成人使用 20G,新生儿或体重小于 5kg 使用 24G,其他小儿使用 22G 穿刺套管针。选择其他部位的动脉时,可以适当调整针的号数,如在股动脉穿刺新生儿或体重小于 5kg 使用 22G,其他小儿使用 20G 穿刺套管针。导管材料要求柔韧、折不断、不易形成血栓。

(2) 不同部位压差:在动脉不同部位测压,要考虑到不同部位的动脉压。从主动脉到远端动脉,收缩压逐渐升高,而舒张压逐渐降低,脉压相应增宽,而平均动脉压略有下降。足背动脉离心脏的距离约为桡动脉离心脏的距离的 2 倍,平卧时同时测量此二部的压力,不但波形不同,而且压力数值也有显著不同。足背动脉收缩压可能较桡动脉高约 10mmHg,而舒张压低约 10mmHg。值得注意的是,体外循环后少数患者可以发生桡动脉收缩压与主动脉收缩压的逆转,即桡动脉收缩压比主动脉收缩压低 10~30mmHg,MAP 低约 5~10mmHg,原因尚不清楚。当怀疑有此种现象时,要毫不犹豫地通过主动脉根部测压以比较鉴别。

(3) 锁骨下动脉狭窄:术前测量比较双侧上肢血压和脉搏波动、查看血管造影报告、注意压力

波形等。如果两侧血压测量不一致,选择血压高的一侧,避免在锁骨下动脉狭窄侧监测动脉压。

(4) 主动脉缩窄、胸(腹)主动脉瘤手术需要分别建立上、下肢压力监测,按具体要求确定选择左侧或右侧。涉及右锁骨下动脉或无名动脉,选用左侧桡动脉;涉及左锁骨下动脉或需要用左桡动脉为移植血管,选用右桡动脉。

(5) 动脉导管未闭缝扎:最好选择右侧桡动脉和(或)下肢动脉,避免涉及左锁骨下动脉或遭遇误诊、误扎等。

3. 并发症 动脉插管的主要并发症是由于血栓形成或栓塞引起血管阻塞。至于阻塞的远端是否出现缺血或坏死,则取决于侧支循环和阻塞后的再通率。其他并发症包括出血、感染、动脉瘤和动静脉瘘等。

(1) 缺血:罕见。用肝素盐水自动连续冲洗,可减少血栓栓塞的机会。

(2) 血栓形成:导管留置时间越长,血栓形成的发生率增加。导管越粗,越容易损伤血管内膜,且容易阻碍导管周围的血流而形成血栓,在成人用 20G 导管作动脉插管,血栓形成机会很少,可供较长时间留置测压导管。反复动脉穿刺、损伤动脉内膜时,血栓形成率高。尽管桡动脉血栓形成,但只要尺动脉血供良好,不会发生缺血的危险,但在桡动脉以远的分支终末动脉血栓阻塞后容易出现鱼际区血供不足。桡动脉血栓形成有 70% 发生在拔管后的 24 小时以内,绝大多数可以再通。导管要定时用肝素盐水冲洗,肝素盐水的配制在 500ml 生理盐水中加肝素 1000~2000U。

(3) 感染:导管留置时间越长,感染机会增加。股动脉部位的感染发生率较桡动脉多。普通导管留置不超过 1~2 周,抗感染导管适当延长至数周。拔管后若处理不当也可发生血肿的基础上引起感染。当局部出现感染或有任何炎症迹象时,立即拔除导管。

(4) 出血和血肿:拔管后注意压迫止血。股动脉穿刺过深可造成后腹膜血肿。穿刺时损伤血管引起出血可导致血肿,加压包扎均可止血。桡动脉测压管拔除后局部压迫至少超过 5~10 分钟以上,才能止血。

二、中心静脉压

中心静脉压(central venous pressure,CVP)是测量右房或靠近右房的上、下腔静脉的压力,反映

静脉回流与右心室排血量之间的平衡关系。主要决定因素有循环血容量、静脉血管张力和右室功能等。正常值为 $6 \sim 12cmH_2O$。

（一）临床意义

1. 估计容量负荷和右室功能　反映右室功能和回心血量之间的平衡，是对右室充盈压的直接测量，指导调节液体输入量和速度。临床上影响 CVP 的因素很多，尤其是在心脏患者，除了指导容量治疗外，很难找到更恰当的模式作为处理时的依据，在容量输注过程中，中心静脉压不高，表明右心室能排出回心血量，可作为判断心脏前负荷的安全指标。监测中心静脉压的目的是提供适当的充盈压以保证心排血量。但在指导治疗的过程中，且不可追求维持所谓的正常值而引起容量超负荷，而需要强调的是连续观察其动态的变化更有临床价值。

2. 左室充盈压　无肺动脉高压或二尖瓣病变，而左室功能良好（射血分数>40%、无室壁运动异常），可以间接反映左室充盈情况。在患有心肺疾病时，正常的压力容积关系可以发生改变，CVP 有时不能正确地反映左室充盈压。

3. 体外循环　体外循环中监测上腔静脉压力的重要性不言而喻，可以及时发现和纠正外科操作方面的问题，同时也可间接反映颅内压的变化。当阻断上腔静脉时，出现持续性升高，提示静脉回路梗阻，患者颜面部会变暗，静脉血管充盈，同时灌注医师会发现体外循环机回流血液减少，应及时处理，防止脑水肿。通常在体外循环中阻断上腔静脉后的压力为零或负值，如果数值持续大于 10mmHg 时，需要及时调整判断以排除静脉回流受阻等因素。在脱离体外循环机时，应密切观察 CVP 和动脉压的变化，严防还血过快，造成心肌过度扩张而导致心肌损伤。

4. 液体和药物治疗　通过中心静脉通路输血、补液、快速给予血管活性药物、或进行静脉高营养等。紧急情况下又不能建立外周静脉时，可以进行中心静脉插管。中心静脉通路同时也是安置心脏起搏器和频繁抽取静脉血样的途径。

（二）中心静脉通路的建立

通过不同部位周围静脉插入导管可以至中心静脉部位，目前最常用的是经皮穿刺右颈内静脉和右锁骨下静脉进行置管。

1. 右侧颈内静脉　首选，定位和穿刺容易，到上腔静脉的路径直，导管到位几率达 100%。颈内静脉起始于颅底，在颈部颈内静脉全程由胸锁乳突肌覆盖。上部颈内静脉位于胸锁乳突肌前缘内侧，中部位于胸锁乳突肌锁骨头前缘的下面、颈总动脉的前外方，在胸锁关节处与锁骨下静脉汇合成无名静脉入上腔静脉。成人颈内静脉颇粗，当扩张时直径可达 2cm。右颈内静脉与无名静脉和上腔静脉几乎成一直线，加之胸导管位于左侧，以及胸膜顶右侧又低于左侧，并发症相对也少。

2. 右锁骨下静脉　次选，优点为穿刺相对容易，便于固定。缺点为血气胸发生率较高，胸廓牵开器可能影响其准确性甚至不通，容易损伤锁骨下动脉。据阜外医院麻醉科调查，成人锁骨下静脉穿刺置管到位率为 84%，而小儿到位率不到 50%，而其中大部分是进入颈内静脉。由于多腔静脉导管的使用，对此静脉的选择逐渐减少。锁骨下静脉是腋静脉的延续，起于第 1 肋骨的外侧缘，成人长约 $3 \sim 4cm$。静脉的前面为锁骨的内侧缘，下面是第 1 肋骨宽阔的上表面，后面为前斜角肌。静脉越过第一肋上表面轻度向上呈弓形，然后向内、向下和轻度向前跨越前斜角肌，然后与颈内静脉汇合。静脉最高点在锁骨中点略内，此处静脉可高出锁骨上缘。侧位时静脉位于锁骨下动脉的前方略下，其间可有前斜角肌分开，成人此肌肉可厚达 $0.5 \sim 1.0cm$，从而使穿刺时损伤锁骨下动脉的机会减少。

3. 股静脉　成人很少使用股静脉。因穿刺容易，成功率高，在小儿或紧急情况下可以选择。

（三）影响中心静脉压测定值的因素

1. 导管位置　中心静脉导管的尖端必须位于右心房或靠近右心房的上、下腔静脉内。遇有导管扭曲或进入了异位血管，管端就无法达到上述位置则测压不准。临床上可以依据插管后做 X 线摄片来判断导管的位置，成人经颈内或锁骨下静脉插入导管 $12 \sim 13cm$，约 90% 位于近右房的上腔静脉内，约 10% 管端已达右心房入口。

2. 标准零点水平　中心静脉压的数值仅数厘米水柱，测量的零点水平发生偏差将显著影响测定值。理想的标准零点水平应不受体位的影响，在临床上很难完全达到。现一般均以右心房中部水平线作为理想的标准零点水平。相当于在仰卧位时第 4 肋间腋中线水平，侧卧位时则相当于胸骨右缘第 4 肋间水平。一旦零点确定，就应该固定好。若患者体位发生改变应随即调整零点。一般标准零点的偏差不要超过 $\pm1cm$，以免由此变异而影响中心静脉压真实的变化。

3. 胸膜腔内压影响中心静脉压的因素除了心功能、血容量和血管张力外,首先是胸膜腔内压。右心室的有效充盈压常可由中心静脉压与心包腔的心室外壁压之差表示,正常的心室外壁压即是胸膜腔内压,在任何情况下当胸膜腔内压增加时,心室外壁压随之增高,就减小此压差而影响心脏的有效充盈。当胸腔开放使胸内负压消失,相当于心室外壁压升高,使充盈压差减低,心室有效的充盈压也随之降低,此时可通过代偿性周围静脉张力增加,中心静脉压升高,使压差回至原来差距。机械通气、咳嗽、屏气、伤口疼痛、呼吸受限以及麻醉和手术等因素,均可通过影响胸膜腔内压而改变中心静脉压的测量数值。

4. 测压管道通畅　管道通畅才能提供正确的测压数值。若中心静脉导管管腔偏细,要注意及时冲洗,以免阻塞影响测量数值。导管保留较长时间,可因血液反流、凝血块堵管或管端存在活瓣状的凝血块造成通道不畅,而影响测压值的准确性。

（四）并发症

中心静脉导管置入的创伤性损害难以完全避免,甚至致命,主要为操作不当、技术不熟、导管置入后管理不当也可以引起。大部分并发症只要发现及时和正确处理,不致引起严重后果。

1. 误穿动脉　压迫止血至少5分钟。由于动、静脉紧邻,操作中误伤动脉很常见。经前路穿刺颈内静脉插管误伤动脉的几率可高达10%～20%,经压迫可不引起明显血肿。但在用抗凝治疗的患者就需要小心和慎重,以免形成较大的血肿而压迫气道。

2. 血、气胸　主要发生在锁骨下静脉穿刺置管。若穿刺导致肺损伤,使用机械通气有导致张力性气胸的危险。误穿动脉的同时刺破胸膜,肝素化后可以形成血气胸,必要时打开胸腔检查止血。

3. 乳糜胸　见于左侧颈内静脉和左侧锁骨下静脉穿刺,此并发症比较严重,需要外科处理。

4. 心脏穿孔或填塞　罕见,一旦发生后果严重。穿破部位多在右房。常与使用不合格的导丝或导管插入过深有关,严重者可导致心包填塞。预防措施有:选用合格的导管;导管插入不要过深;固定导管要牢靠,防止导管移位;使用 J 形导丝且不反复或重复使用。

5. 感染　导管在体内留置时间过久可引起血栓性静脉炎。至于局部或全身感染的发生率差别很大,导管尖端细菌培养的阳性率可从 0～40%。注意无菌操作,减少污染机会,加强导管留置期间的无菌护理很重要。导管留置时间一般不应超过 2 周,抗菌导管的留置时间可以适当延长。

6. 其他　气栓、血栓多因管理不当和操作失误有关。周围组织包括神经损伤、霍纳综合征等偶可见到。

三、左房压

指直接通过左心房置管来监测的左房压力 (left atrial pressure, LAP),较间接通过肺动脉导管监测肺动脉嵌楔压(pulmonary capillary wedge pressure, PCWP)来判断 LAP 准确。如果患者无二尖瓣病变,LAP 基本可以反映左室舒张末期压(left ventricular end-diastolic pressure, LVEDP),是左心室前负荷的可靠指标。左房压的正常值为 6～12mmHg。

（一）临床意义

LAP 代表左室前负荷,正确反映左室血容量的变化,灵敏地反映 LVEDP,如心功能正常,LAP 与 LVEDP 基本一致。因此,LAP 是左心室前负荷的更可靠指标。左房压过高,表明左心功能不全,可引起肺水增多,甚至肺水肿;左房压低,表明回左心血容量不足。

（二）适应证

1. 左室功能严重损害或巨大心脏瓣膜置换循环不稳定,脱离体外循环机困难者。

2. 严重肺动脉高压并右心力衰竭,需要通过左心房置管使用收缩血管药物者。

3. 复杂性先天性心脏病或左心室发育不良者矫治术。如完全性大动脉转位、完全性心内膜垫缺损、完全性肺静脉畸形引流、右心室双出口、重症法洛四联症等。

（三）操作技术

1. 在体外循环心脏手术时通过左房插管可以直接估测左房压,但只能保留到鱼精蛋白中和以前。必要时在关胸前经右上肺静脉用内径 1mm (20G)导管插入左房,用内荷包缝合固定,经胸壁引出皮肤,连接直接测压装置。

2. 在小儿可以术前通过右颈内静脉或右锁骨下静脉置入足够长(10～15cm)的右房管(18G 或 20G),在准备结束体外循环缝合右房以前,通过房间隔放入左房 1cm 深,并用荷包缝合轻松固定。

（四）并发症及其预防

1. 气栓 管道内要持续保持液体且无气泡。

2. 血栓 严防形成凝血块，导管保留时间要短。通过静脉置入的左房管在肝素盐水（3～10ml/h）持续冲洗的情况下，一般不要超过3～5天。

3. 出血 经肺静脉置管者，要在拔除胸腔引流以前拔除导管。由于有引起心包填塞的危险，使用时慎重。

四、肺动脉导管

自1970年Swan和Ganz在《新英格兰医学杂志》首次介绍引入临床以来，肺动脉导管（PAC或Swan-Ganz导管）由最初主要用来监测肺动脉压，经过设计的几次重大改进，特别是对尖端的整合和调整，发展成现在利用Swan-Ganz导管进行心脏起搏及心排血量、混合静脉血氧饱和度（mixed venous oxygen saturation，SvO2）、右室射血分数和连续心排血量测定等多种功能。随着医学电子计算机、影像及生物技术的迅猛发展，使原来需借助Swan-Ganz导管获得的数据和资料，现可通过无创和微创方法获得，如经食管超声心动图（TEE），在临床上需要对肺动脉导管的应用进行重新评估，但就Swan-Ganz导管来说要完全替代尚待时日。近年来对肺动脉导管的更新、改进，使功能上的多样化等，进一步提高了其临床应用价值。因此，肺动脉导管的使用要本着科学的态度，依据患者需要而选择性的应用，而其使用价值主要取决于使用者从Swan-Ganz导管获得的数据资料，正确地贯彻到对患者的诊断和治疗中。

（一）肺动脉导管的类型

1. 标准Swan-Ganz导管，标准成人（7或7.5F）导管长110cm，其主腔开口在头端，用于监测肺动脉压和PCWP，另一腔在距离管口30cm处侧开口，当导管头端位于肺动脉内时，侧孔正好在右房部位，用于监测右房压。头端气囊供注气后漂浮和测PCWP用。如果在离管口3.5～4cm处置热敏感电阻探头，可以测定心排血量。

2. 现在的肺动脉导管不断得到改进，通过改进PAC的装置，衍生出起搏PAC导管、混合静脉血氧饱和度导管、右室射血分数导管和连续心排血量导管等（图25-3-1）。其中含有光导纤维的漂浮导管可持续测定混合静脉血氧饱和度（SvO$_2$）；而带有快反应热敏电阻的漂浮导管可测定右心室射血分数（RVEF）；相当于在右心室处装置热释放

器连续释放热能，使血液升温，导管头端有温度感受器，感受血温变化，通过温度稀释曲线，可以连续监测心排血量；在漂浮导管上安装超声探头，可连续地测定肺动脉血流。

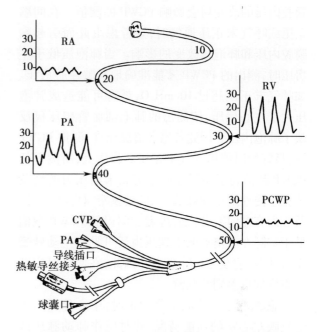

图25-3-1 Swan-Ganz导管及其监测波形，随着肺动脉导管的插入深度，其压力及波形发生相应的变化

RA：右房；RV：右室；PA：肺动脉；PCWP：肺动脉嵌楔压

（二）临床意义

1. 估计左室前负荷 因左心房通过肺静脉与肺循环相通，当PAC导管气囊充气后随血流送进到肺动脉分支阻断血流，管端所测得的压力是从左房逆流经肺静脉和肺毛细血管所传递的压力，即肺毛细血管嵌楔压。当左心室和二尖瓣功能正常时，PCWP仅比LAP高1～2mmHg。因此，PCWP可用于估计肺循环状态和左心室功能，特别是左心室的前负荷，即LVEDP。

据心脏外科患者同时测PCWP和LAP对比，两者相差在±4mmHg之内。业已证明，在无肺血管病变时，肺动脉舒张末期压仅较肺毛细血管楔压高1～3mmHg，且LVEDP和LAP有很好的一致性，故可以用肺动脉舒张末期压表示上述各部位的压力。当气囊漂浮导管留置过程中气囊破裂，仍可保留导管于肺动脉内监测肺动脉舒张末期压以替代PCWP。

2. 估计左室功能 排除其他原因如缺血、二尖瓣病变，通过PCWP可以估计左室功能。当PCWP超过20mmHg时，LVEDP显著升高，表明左

心室功能不全。在左心室功能不全,室壁的顺应性降低,左心室舒张末期压显著升高,此时由PCWP或肺动脉舒张末期压表示左心室舒张期末压就未必恰当。此外,导管端在肺野的位置和胸膜腔内压的改变均会影响PCWP的测值。在间歇正压或呼气末正压通气时,要考虑由此而引起胸膜腔内压和肺泡压改变的影响。当肺泡压低于左房压时,测出的PCWP才能准确地反映左心房压。如呼气末正压超过10cmH$_2$O,就有可能造成肺泡压大于左心房压,使测出的肺毛细血管楔压仅反映了肺泡内压。因此若患者情况允许,测量PCWP时,最好暂时停用呼气末正压。临床上,所测得的PCWP数值高于实际左心室舒张末期压力的现象还见于慢性阻塞性肺病、二尖瓣狭窄、梗阻或反流及心内有左向右分流的患者。测得的PCWP数值低于实际左心室舒张末期压力还可见于主动脉瓣反流、肺栓塞及肺切除患者。因此,在使用时应结合临床加以鉴别和判断。

患者左心室功能不全为主时,中心静脉压不能反映左心室的功能情况,此时应作肺动脉压或PCWP监测。目前认为当PCWP超过20mmHg时,表明左心室功能不全。由于90%以上的心肌梗死发生在左心,常会造成急性左心功能不全和肺水肿,此时PCWP的高低和肺水肿的发生有密切的关系。PCWP在18～20mmHg,肺开始充血,21～25mmHg肺轻至中度充血,26～30mmHg中至重度充血,大于30mmHg开始出现肺水肿。临床和X线检查显示有肺水肿的患者,PCWP均上升,并超过20～25mmHg。但肺水肿的临床和X线表现常比PCWP升高延迟,有时甚至可延迟到12小时以上;肺水肿X线表现的消失又比PCWP下降明显推迟,由于液体再吸收缓慢有时可长达数日。

3. 估计右室前负荷和右心功能　通过PAC导管将左、右心分开,右房压结合PCWP,对准确估计血容量有益。当右心力衰竭时,右房压增高,平均肺动脉压与CVP差距下降。

4. 诊断肺动脉高压　肺动脉舒张压增高,提示肺动脉高压。

5. 估计瓣膜病变　通过测量跨瓣膜压差,可以辅助诊断三尖瓣和肺动脉瓣狭窄。PCWP的波形有a及V波,心房收缩产生a波,心室收缩后期产生V波。若PCWP超过肺动脉舒张压,并有高大的V波,常提示急性二尖瓣反流。

6. 发现心肌缺血心肌缺血与LVEDP或PCWP升高有明显相关性。

7. 测量心排血量(CO)　通过测量CO和其他衍生参数,评估循环状态,正确指导正性肌力药、血管扩张药和液体治疗。患者的不同病理可影响CO测定的准确性。在伴有三尖瓣反流或心内双向分流的患者,CO的测定值通常偏低。对危重患者在测定PCWP的同时测定CO,并依据两者之间的相互关系,参考其他血流动力学指标,来判断循环功能状态,以期采取正确的治疗措施。

8. 区别心源性和非心源性肺水肿　肺栓塞、慢性肺纤维化以及任何原因引起肺血管阻力增加时,肺动脉收缩压和舒张压均增高,而PCWP正常或降低。当肺动脉舒张压和PCWP之间的压差达到6mmHg以上,表示有原发性肺部病变存在。若再结合动静脉血氧差,就可鉴别心源性抑或肺源性。

9. 连续测定混合静脉血氧饱和度(SvO$_2$)　在传统的PAC漂浮导管内安装光导纤维即成为光纤肺动脉导管。首先由发射器发射的脉冲进入发光二极管,后者发出三个不同波长的脉冲光波交替激发红光和红外线。光波通过光导纤维传至肺动脉端,分别由红细胞内的氧合血红蛋白(HbO$_2$)和还原血红蛋白(Hb)吸收,再由光导纤维传回并进入光波检测器。经光波检测器检测后的光波信号再传至微处理机,区分各种不同的发光百分比,最终显示出氧合血红蛋白的含量即SvO$_2$。从肺动脉内采血可获真正的混合静脉血标本。但当导管位于肺动脉的较远端,又快速地从导管内采血时,则可混合有从毛细血管床内经过氧合的反流血液,从而引起混合静脉血的氧张力值假性增高。因此采血速度不宜超过3ml/min。测量上腔、右心房、右心室和肺动脉之间的血氧差,就可对心内左至右分流情况作出判断。近年来危重患者的整体氧供(DO$_2$)和氧耗(VO$_2$)关系颇受重视。根据动脉血和混合静脉血氧含量差(Ca-VO$_2$)与心排血量,即可知晓患者的实际氧耗量,可以间接的评估氧供需平衡。

10. 右室射血分数　使用右室射血分数导管,计算右室射血分数和舒张末容积的计算。当怀疑右室功能损害时,推荐使用。

11. 记录心腔内心电图和心室内临时起搏　在导管壁表面一定部位安放电极即可用作监测心腔内心电图。离管端11cm和12cm安装白金电极可用于监测右心室腔内心电图;若电极离管端26cm

和28cm,可记录右心房内心电图,对心律失常的诊断有帮助。在导管端近气囊处安装白金电极,插管时由此电极记录心电图,以了解导管尖端的位置,当出现右心室心电图后,气囊立即排气,不使导管入肺动脉而嵌入右心尖,可用作床旁临时紧急起搏。

12. 常用 Swan-Ganz 导管测量数值及其衍生指标见表25-3-1。

表 25-3-1　肺动脉导管测量数值及其衍生指标

名　称	计算公式	正常值
右房压	平均	≤6mmHg
中心静脉压(CVP)	平均	$6 \sim 12cmH_2O$
右室压	收缩压/舒张末期压	$15 \sim 30/0 \sim 6mmHg$
肺动脉压	收缩压/舒张压(平均)	$18 \sim 30/6 \sim 12(10 \sim 20)mmHg$
肺动脉嵌楔压(PCWP)	平均	$8 \sim 12mmHg$
心排血量(CO)	SV×心率	$4 \sim 8L/min$
心脏指数(CI)	CO/BSA	$2.5 \sim 4.0L/(min \cdot m^2)$
体血管阻力(SVR)	(MAP-CVP)/CO×80	$700 \sim 1600dyn \cdot s/cm^5$
肺血管阻力(PVR)	(MPAP-PCWP)/CO×80	$50 \sim 150dyn \cdot s/cm^5$
每搏量指数(SVI)	CI/心率	$0.04 \sim 0.06L/(beat \cdot m^2)$
左室每搏功指数(LVSWI)	SVI×(MAP-PCWP)×0.0136	$45 \sim 60g \cdot m/m^2$
右室每搏功指数(RVSWI)	SVI×(MPAP-CVP)×0.0136	$5 \sim 10g \cdot m/m^2$
右室舒张末容积(RVEDV)	SV/EF	$100 \sim 160ml$
右室收缩末容积(RVESV)	EDV-SV	$50 \sim 100ml$
右室射血分数(RVEF)	SV/EDV	$0.4 \sim 0.6$

注:MPAP:平均肺动脉压;MAP:平均动脉压;BSA:体表面积;SV:每搏量;EDV:舒张末期容量

（三）插管技术

目前临床上最常用的选择是由颈内静脉穿刺插管。插管过程依据压力和波形的变化判断导管前进所到达的位置。

1. 插管前准备换能器　测试、校正和调零。备好急救药品和急救设备。建立必要的监测,如袖带或有创血压、ECG、SpO$_2$,监测缺血、缺氧和心律失常。清醒患者吸氧、镇静和局麻。严格无菌操作。

2. 选择和检查肺动脉导管　取出肺动脉导管,穿好外保护套,检查气囊并注气,测试气囊的完整性。将远端递与助手,连接传感器,用肝素盐水冲洗导管排气。检查传感器,抬高或摇动头端,压力监测出现波形。调整压力波形监测的合适尺度。

3. 置入 PAC 鞘管　消毒铺巾,中心静脉穿刺,成功后经针腔内插入导引钢丝,用尖头刀切开导引钢丝周围的皮肤,通过导引钢丝插入套有导鞘管的扩张器,推进扩张器,使扩张器及导管鞘沿着钢丝进入静脉,拔除导引钢丝和扩张器并推进鞘管。操作时要控制好导引钢丝,防止钢丝全部滑入血管腔内。缝合固定鞘管。

4. 插入肺动脉导管　根据压力、波形和插管的深度,判断导管所到达的位置。

(1) 肺动脉导管进入至 20cm 处,相当于右房水平,气囊充气 $1.0 \sim 1.5ml$。缓慢插入导管,并通过依次观察右房压、右室压、肺动脉压、PCWP 的变化判断导管位置。

(2) 当导管通过三尖瓣进入右心室时,压力波形出现收缩压突然升高、舒张压降至零点。到达右室时,应避免心律失常。出现跨瓣压力变化,加送 $2 \sim 3cm$,以免导管尖返回。当较难进入右室时,让患者深呼吸增加肺血流,抬高头部或左右调节体位,用冷盐水冲洗管道使其变硬,可能有所帮助。特别困难者暂时放于右房,术中由心脏外科医师协助置入。

(3) 导管再前进,进入肺动脉,此时收缩压高度保持与右心室相同,而舒张压高于右心室。进入肺动脉后,缓慢进入,嵌顿后放气,观察波形变化,确证进入肺动脉分支。然后后退 0.5 ~ 1.0cm,减低肺动脉破裂危险。在气囊未放气时,禁止后退,以免肺动脉和三尖瓣撕裂、套囊破裂。

5. 固定 PAC 导管,连接输液装置,记录导管留于体内的长度,随时按需进退导管,调节就位。图 25-3-1 是插入导管过程中记录到的连续压力变化曲线,以及肺毛细血管楔压与肺动脉压之间的关系。

(四)适应证

围术期大部分心脏外科患者并不需要 PAC 监测,部分重症患者正确使用 PAC 可以获益,选择时权衡利弊,严格掌握适应证。

1. 严重左心功能不全、重要脏器并发症,估计术中血流动力学不稳定的心脏瓣膜病。

2. 合并严重肺动脉高压、右心功能不全、慢性阻塞性肺病、肺动脉栓塞患者。

3. 终末期心脏进行心脏移植。

4. 缺血性心脏病左室功能差,左室射血分数<0.4;左室壁运动异常;近期心梗(<1 个月)或有心肌梗死并发症;严重心绞痛;严重左主干狭窄(>75%);同时合并瓣膜病。

5. 多器官功能衰竭。

6. 估计术中血流动力学极不稳定的胸腹主动脉瘤手术。

(五)禁忌证

1. 三尖瓣或肺动脉瓣狭窄导管不容易通过瓣膜口,造成对血流的阻塞加重。

2. 右房或右室肿物导管可以造成肿块脱落,引起栓塞。

3. 法洛四联症因右室流出道阻塞,流出道可能痉挛。

4. 严重心律失常存在恶性心律失常危险的患者慎重选用。术前完全性左束支传导阻滞的患者,有导致完全房室传导阻滞的危险,应慎重。

5. 新近置入起搏导线置入或拔出导管对起搏导线造成危害。

(六)并发症

插入中心静脉导管所引起的并发症,均可在插入肺动脉导管操作时发生。

1. 心律失常　室性期前收缩最多见,发生率约 10%,致命性心律失常罕见。当导管插入右心室后,若出现持续的心律失常,可立即将导管退回

至右心房,心律失常多可消失,然后把气囊足量充气后再行插管。室性早搏频发时,可静注利多卡因 1 ~ 2mg/kg。严重的心律失常有房颤、室性心动过速甚至室颤,一旦发生应紧急处理。因安置漂浮导管过程中可能引起右束支传导阻滞,尽管发生几率很低,但原来存在左束支传导阻滞的患者插管时应慎重,存在发生完全性房室传导阻滞的风险,必要时可先安置临时起搏。

2. 肺动脉破裂　发生率为 0.064% ~ 0.200%,死亡率高达 46%,多发生在抗凝治疗或有肺动脉高压者。临床表现为突然咳嗽,气管内出血。注意注气时缓慢,气量和压力均限制,并密切注意肺动脉压力波形的变化,避免导管插入过深和气囊充气过度,此种并发症就可避免。

3. 肺梗塞　气栓、血栓和导管阻塞、导管留管时间过长、频繁地过量充气或没有用肝素水持续冲洗等。向气囊内注气阻力感消失,放松时注射器内栓不再弹回,提示气囊已破裂,不应再向气囊注气。肺梗死通常是小范围而无症状,仅在比较插管前后的胸片才可能诊断。除因气囊破裂误注入了过量空气或导管周围形成的血栓脱落引起相关的肺血管阻塞而发生肺梗死外,多数是由于保留导管期间心脏有节律的收缩和血流的推动力促使导管袢倾向延伸,导管尖端向远侧肺动脉移位,造成对肺动脉阻塞,时间过久就可引起肺梗死。为此,导管保留期间应连续监测肺动脉压,若自动出现了楔压,表示导管尖端移到了嵌入位,应立即拔出导管 2 ~ 3cm。每次气囊充气的时间要尽量缩短,完成测量后即放松气囊,排尽囊内气体,否则由于气体残留囊内,容易由血流推动向前而阻塞肺血管。

4. 医源性监测并发症　由于导管位置、传感器、或监测仪器等错误原因,致使判断失误,导致临床处理错误。

5. 其他穿刺并发症　心内血栓形成、导管缠圈和打结、损伤肺动脉瓣或三尖瓣、心内膜炎、心脏穿孔、套囊破裂、出血等。导管在心腔内成袢卷曲,进一步可形成打结,当导管插入右心房或右心室后超过 15cm 仍未记录到右心室或肺动脉的压力波形,常提示导管在右心房或右心室可能成袢,应退出导管重行插入。一旦发生导管打结,而又无法松开时,可把导管从静脉内慢慢拉出直至插管处,需要时做一小切口取出打结导管。拔出气囊漂浮导管时,应当放松气囊,以免损伤肺动脉瓣

或三尖瓣。

五、心排血量

心排血量(cardiac output,CO)是指心脏每分钟输出到体循环或肺循环的血量,反映心泵功能的重要指标,受心率、心肌收缩性、前负荷和后负荷等因素影响。正常值 4 ~ 8L/min。监测 CO 不仅可评估整个循环系统的功能状态,而且通过计算出有关血流动力学指标,绘制心功能曲线,指导针对循环系统的各种治疗,包括药物、输血、补液等。因此,在临床麻醉和 ICU 中,特别在危重患者及心脏病患者治疗中很有价值。心排血量的监测方法有无创和有创监测两大类。有创 CO 监测的方法有温度稀释法(热稀释法)、染料稀释法、连续温度稀释法;无创 CO 监测的方法有心阻抗血流图和超声多普勒等方法。

(一) Fick 法

理论基础是由 Adolph Fick 于 19 世纪 70 年代提出的,认为器官对某种物质的摄取和释放取决于流经该器官的血流,即该物质在动脉、静脉之间含量的差值。Fick 法以氧气作为被测定的物质,以肺脏作为代谢器官,测定动脉、静脉的氧含量,以获得动-静脉氧含量差值(a-vO$_2$),通过吸入和呼出的氧含量差值和通气频率可以计算氧耗量(VO$_2$)。根据 Fick 原理,机体的氧供等于氧耗,通过测定 VO$_2$ 和 a-vO$_2$ 来测定 CO 的前提为机体处于氧代谢的供需平衡状态,机体氧摄取等于肺的氧摄取量。因为重复性和准确性较高,常被看作测量 CO 的金标准。Fick 法测定 CO 需要准确测量氧代谢指标,氧含量指标的轻微错误就可能导致氧耗量结果的巨大差异,从而导致错误的 CO 计算结果,故临床上很少应用。

根据如下公式测定心排血量:CO(ml/min) = 氧耗量(ml/min)/动-静脉氧分压差(vol% = mlO$_2$/100ml)。

同理,二氧化碳无创心排血量测定是利用二氧化碳弥散能力强的特点作为指示剂,根据 Fick 原理来测定心排血量,其测定方法很多,常用的方法有平衡法、指数法、单次或多次法、三次呼吸法等测定方法。不管采用何种方法,其计算心输出量的基本公式如下:CO = VCO$_2$/(CvCO$_2$ – CaCO$_2$)。

(二) 染料稀释法

染料稀释法(dye dilution medthod)是温度稀释法问世前常用的 CO 测定方法。理论基础是 19世纪 90 年代由 Stewart 首先提出,经 Hamilton 做过修订。将已知浓度的指示剂注入体内,与体液充分混合后,指示剂被稀释,通过连续采集血样,记录该染料即指示剂的血浆浓度,得到时间-浓度曲线,即指示剂稀释曲线。由 Stewart-Hamilton 公式计算得出 CO:

CO(L/min) = {[I(mg) ×60(s)] / [Cm(mg/L) ×t(s)]}×{1/k[mg/(ml·mm)偏差]}

其中:I = 染料注入量;Cm = 指示剂平均浓度;t = 总曲线时间;k = 校正系数。

通常用无毒染料(吲哚花青绿或亚甲蓝),通过静脉注入,连续动脉采样,测定染料浓度随时间的变化,作出时间-浓度曲线,用微积分法求出曲线下面积,从而得出 CO。不需要肺动脉导管,注射部位与样本抽取部位原则上越近越好,理想的注射部位是右心房,样本抽取部位在肱动脉或腋动脉。临床上常采用肘静脉和桡动脉或足背动脉。注射速度宜快,使染料在单位时间比较恒定,获得的曲线比较好,以减少误差,染料在一定时间间歇后可以反复使用。主要用于科研。

染料稀释法的曲线还可用于诊断心内分流,左向右分流时可产生染料浓度峰值下降,消失时间延迟,同时无再循环峰值;右向左分流时可使曲线提早出现。在严重瓣膜反流或低心排出量患者,首次循环时曲线可延缓至很长时间,甚至再循环峰出现在前一曲线开始下降前,影响到心输出量的测定。在操作、计算等因素影响下,一般误差可达 10% ~ 15% 。

(三) 温度稀释法

临床上传统的温度稀释(thermodilution method)测量方法,通过借助 Swan-Ganz 导管能方便、迅速地得到 CO 的数值。在 20 世纪 70 年代早期,Swan和 Ganz 就证明了温度稀释法测量 CO 的可靠性和可重复性。从那时起,该方法就逐渐成为临床实践中的"金标准"。温度稀释法同样应用了染料稀释法的原理,只是用温度作为指示剂。因以温度变化代替指示剂来测定 CO,涉及注射液体的温度、患者的血温以及注射液体的比重等因素,则修正后的 Stewart-Hamilton 公式:

$$CO = \frac{V(T_B - T_1) \times 60 \times 1.08}{\int_0^\infty \Delta TB(t)\,dt}$$

其中:CO = 心输出量;V = 注射液体容量(ml);

1.08 是针对特定热、特定指示剂和血液重力的校正因子;V_1是注射量(L);T_B是最初的血液温度(℃);T_1是注射液的温度(℃)。

将一定温度一定容量的液体快速注入肺动脉导管近端的管腔内,注入的冰冷液体,与周围血液充分混合后,通过导管头端的热敏电阻测定出肺动脉内血液的温度。根据温度随时间的变化作为阻抗的变化通过计算机进行测量。注射液和患者的温度都在测定心排出量之前直接或自动输入计算机,计算机通过测定注射液与患者温度间的差异,自动绘制出时间-温度曲线并用校正因子去掉基线的30%校正,此曲线与染料稀释法得到的曲线大致相同。随着 Swan-Ganz 导管及其测量技术的不断创新,临床上也出现了诸如连续心排血量测定(continous cardiac output, CCO)等各种新技术。

1. 传统间断注射法　临床上最常用,用冷盐水作为指示剂。将室温(15～25℃)或冷(0～5℃)的生理盐水,从 PAC 导管快速注入右心房,盐水随血液流动而稀释,血液温度也随之变化,温度感受器探测到流经肺动脉的盐水温度变化,即温度稀释的过程,得到温度-时间稀释曲线,同时在仪器中输入常数,以及中心静脉压、肺动脉压、平均动脉压、身高和体重等,计算机很快通过 Steward-Hamilton 方程计算出 CO 及其他血流动力学指标,一般要连续做3次,取其平均值。传统的冷盐水方法有许多的影响因素:

(1) 注射盐水量:微机对 CO 的计算与注射盐水的量有关,注射容量必须准确。如果注射容量少于微机规定,测量数值可能较高。临床上有3、5、10ml 多种注入量,研究证明在0℃和室温下,以10ml 注入量的可重复性最好。

(2) 注射液温度:围绕注射冰盐水或室温盐水,争议很大。过去认为注射盐水温度与血液温度之间的差值越大,准确性越高。现在的研究结果不支持这一观点,认为如果测定温度与实际温度有别,则数值较大。例如,升高1℃,则 CO 可以估计过高达3%。因此,室温盐水(15～25℃)较冰盐水可能有更高的准确性,目前临床上多采用此法。但注射盐水的温度必须保持准确和恒定。

(3) 分流:心内存在分流,将导致 CO 值不准确,在右向左分流(如法洛四联症)测得 CO 值偏低,左向右分流无明显影响。肺循环和体循环中存在交通,此项技术则不能使用。当用温度稀释法测量的 CO 值与临床不符合时,应考虑是否存在分流。

(4) 准确性及可重复性:准确性指测量值反映真实心输出量的能力。可重复性指测量值的稳定性。据国内外严格对照研究,证明其准确性变动在±7%～10%的范围。总的趋势是 CO 测得值比实际值高约5%～10%,即使严格控制体外因素,其准确度只有87%～93%。按普遍接受原则,温度稀释法的技术误差不应超过10%。对温度稀释法的可重复性,国外作了大量的试验研究,临床上多采用3次注入法,即取曲线相关良好的3次数值的平均值,或5次注入法,去掉最大和最小值的平均值。

(5) 其他:呼吸的影响可以导致10%的差别,与肺血流的变化有关。肺动脉导管的位置必须到位,否则将得不到准确的曲线。同时输入静脉液体、微机计算方法、患者体位、注射速度等,均影响 CO 的准确性。

2. 连续心输出量测定　连续心输出量基于温度稀释法同样的理论基础,但工作原理不同,使用改良的 Swan-Ganz 导管和新的连续心输出量测定装置,目前已有数项技术在使用。脉冲温度稀释(pulsed thermodilution)技术是通过肺动脉导管在右房和右室之间的卷曲热敏导丝(10cm)连续向血液内发放小的脉冲能量,可使周围血温升高,通过 PAC 末端的热敏感受器探测到血温的变化,发放的能量曲线与血温的变化之间存在相关性,从而得到温度稀释曲线,加热时间断进行的,每30秒一次,故可获得温度-时间曲线来测定心输出量,开机3～5分钟即可测出心排出量,以后每30秒报出以前所采集的3～6分钟的平均数据,成为连续监测;另一项技术是加热位于 PAC 末端的热敏电阻,而通过右室血流的连续冷却稀释,温度的变化与右室血流导致的温度降低成比例。两者均通过 Steward-Hamilton 修正方程计算。CCO 的优点为快速连续、容易操作、不需要注射盐水,避免了间断注射法出现的很多相关误差,可以连续监测 CO 的趋势变化。

3. 右室射血分数原理　与标准的温度稀释法相似,在技术上进行了改进。在 PAC 上增加右心房注射孔道、使用快速反应的热敏感受器和复杂的计算机系统,可以计算右室射血分数和舒张末容积。通过分析肺动脉温度随数个心动周期的指数衰减情况,计算出每次心搏的射血比例,从而得出右室射血分数,并进一步计算出其他右室容积参数。此项技术与体外测量技术相比较,具有良好的相关性,临床上可以用于监测围术期右室功能损害。房颤和三尖瓣反流影响其准确度。

正常右室容积参数值:右室射血分数 40% ~ 60%;右室舒张末期容积 100 ~ 160ml;右室舒张末期容积指数 60 ~ 100ml/m²;右室收缩末期容积 50 ~ 100ml;右室收缩末期容积指数 30 ~ 60ml/m²;每搏量 60 ~ 100ml;每搏量指数 35 ~ 60ml/m²。

4. 通过周围动脉测量　在成人还可通过连续测量动脉脉波来测量连续心排血量,临床上使用的 PiCCO 监测设备来进行脉搏容积分析,通过整合计算脉搏曲线下面积的积分值而获得心搏出量,这个面积与左心搏出量在比例上相近似,心搏出量就是由心搏出量与心率而得。要获得最初的标准值,PiCCO 使用动脉热稀释法以方便此测量,不需置入肺动脉导管,只要由一条中央静脉导管快速注入一定量的冰生理盐水(温度 5℃ ~ 10℃约 10ml),再由另一条动脉热稀释导管(置于股动脉)可得热稀释的波形,此步骤重复三次,PiCCO 设备将自行记录这几次的结果并算出一个标准值,PiCCO 以此标准值,再根据患者的脉搏、心率通过上述公式而持续算出心搏出量。CO 在连续监测时通过动脉脉搏来测量,间断时通过经肺热稀释技术得到。此外,PiCCO 系统可以监测心率、收缩压和舒张压及由此得到的平均动脉压,分析热稀释曲线得到的平均传输时间(MTt)和下降时间(DSt)用于测量血管内和血管外的液体容量。如果输入了患者的身高和体重,PiCCO 系统可以显示根据体表面积(BSA)或体重(BW)计算得出的各个参数指数。

(四) 心阻抗血流图

心阻抗血流图(impedance cardiogram,ICG)是利用心动周期心室射血期间胸部阻抗的搏动性变化,来测定左心室收缩时间(systolic time interval)

并计算出每搏量,然后再演算出一系列心功能参数。1986 年,Sramek 提出胸腔是锥台型,通过改良 Kubicek 公式,使用 8 只电极分别安置在颈根部和剑突水平,测量胸部电阻抗变化,通过微处理机,自动计算 CO,连续显示或打印 CO。ICG 是一项无创伤性技术,特点为简单快速,可连续监测 CO 及与其有关的血流动力学参数,电极放置不当是错误的重要来源。临床上尚未被广泛接受。

(五) 超声心动图

超声心动图(ultrasonic cardiogram,echocardiogram,UCG)利用超声波回声反射的原理,通过观察心脏和大血管的结构和动态,了解心房、室收缩及舒张情况与瓣膜关闭、开放的规律,还能测量主动脉及各瓣膜口的直径,是心脏外科临床上的主要诊断工具。临床上有 M 形超声心动图、二维超声心动图及多普勒超声心动图等,尤其 TEE 的使用。可监测每搏输出量,左室射血分数(EF)、左室周径向心缩短速率(VCF)、舒张末期面积(EDA)、心室壁运动异常(RWMA)、室壁瘤以及评定外科手术修复的效果。UCG 主要利用超声波的多普勒效应,无创性地对主动脉血管的血流速度进行检测,同时测量主动脉的横截面积,从而计算出心排血量,即心排血量 = 平均血流速度×横截面积。通过测量心脏瓣膜的血流量及瓣膜面积也可以计算出心排血量,经瓣膜测量得到的心排血量包括冠状动脉血流量,理论上更接近于实际值。以 TEE 的准确性最好,甚至可以临时代替 PAC 测量血管内容量状态。

(六) 其他多普勒技术

所谓多普勒原理,是指光源与接收器之间的相对运动而引起接收频率与发射频率之间的差别。多普勒原理心排血量监测正是利用这一原理,通过测定主动脉血流而测定 CO。根据测定血流部位不同,目前临床应用的有经肺动脉导管(有创)、胸骨上、经食管及气道多普勒监测技术。

第四节　经食管超声心动图监测

超声技术用于心脏手术监测已有二十多年历史。早期主要是通过心脏表面超声用于先天性心脏病的矫治手术,来验证术前诊断及检查术后畸形矫正情况。阜外医院于 20 世纪 80 年代末将心表超声用于先天性心脏病术中监测,大大提高了法洛四联症手术成功率。经食管超声心动图

(transesophageal echocardiography,TEE)的诞生给超声技术在术中监测的应用带来了革命,TEE 在许多方面都是心表超声所不能及的,可以在术中连续监测,但不影响外科操作,而且没有引起感染的潜在危险,因而 TEE 发展迅速,为术中心功能、心肌缺血以及心脏解剖结构监测和诊断开辟了新

途径。

一、TEE 用于瓣膜外科

目前已广泛用于瓣膜病术中监测及评估,特别是瓣膜修补或成形手术,TEE 是判断瓣膜修补或成形是否成功的金标准。术前可用于判断瓣膜病变的性质和严重程度,判断瓣膜修复的可能性,协助制订手术方案;在心脏复跳后,可以立即用 TEE 评估瓣膜修复的程度、监测并发症和判断心功能;体外循环后及时发现瓣膜成形的效果和遗留的瓣膜功能不全的原因,指导进行重新修复或瓣膜置换术,减少二次手术几率;对瓣膜置换术可以及时发现瓣周漏等并发症而及时补救。总之,在 TEE 的监测和指导下,可以进行各个瓣环、瓣叶及瓣下结构的心脏外科手术。

二、TEE 用于 CABG

TEE 在 CABG 中可以判断心肌缺血,指导合并症的处理(如缺血性二尖瓣反流)和评估心脏功能。体外循环时监测左心室充盈度,评价停机时的心室及瓣膜功能,判断主动脉内球囊反搏位置,及时发现主动脉根部硬化斑块等。

心肌缺血可引起局部心室壁运动异常,通过 TEE 可以发现室壁变薄及运动异常,前者的变化有时比运动异常更敏感。而局部室壁运动异常如严重的运动减低(hypokinesis)、运动消失(akinesis)或反常运动(dyskinesis),对心肌缺血的诊断特异性更强。局部心室壁运动障碍伴有心电图的改变,往往提示明显的心肌缺血,对围术期心梗的发病有一定预测作用。

TEE 监测心肌缺血也有其局限性,并非所有的局部心室壁运动障碍均为心肌缺血。一些非缺血因素也会影响局部心室壁运动:慢性固定性心肌损伤;心肌负荷急剧的变化;剧烈的心室收缩或心电刺激改变;再灌注后伴有局部功能异常的心肌顿抑。

TEE 在 CABG 中的另一目的是协助诊断心肌缺血引起的瓣膜损害,如缺血性二尖瓣反流的严重程度。对于 CABG 联合进行二尖瓣置换术的患者,术中对二尖瓣反流程度进行准确测量及评估,对手术方式选择及患者术后恢复有积极的作用。在有经验的外科医生,对有明显心肌缺血症状合并轻、中度二尖瓣反流患者,根据体外循环转流前进行的 TEE 评估,选择单纯 CABG,其死亡率

(3%~4%)比联合瓣膜置换的死亡率(28%)明显降低。

脱离体外循环时,左心室过胀对心肌灌注及氧供需平衡有不利影响。体外循环前已放置 TEE,通过短轴可以间断地监测左室舒张末内径,了解左心室充盈情况,可以预防心室过胀。

三、TEE 用于先天性心脏病外科

TEE 用于先天性心脏病外科手术更能体现出无可替代的价值,其监测的主要目的是核实术前诊断及了解术后畸形矫治的情况。随着 TEE 探头的不断改进,婴幼儿 TEE 监测已不再是禁区,适应证越来越宽。

在 Fontan 类手术中常用的右房(腔静脉)-肺动脉吻合术,用 TEE 观察比心表超声更容易发现问题。例如,腔静脉-肺动脉吻合口狭窄、右房开窗不满意、动脉导管未闭、右房(腔)静脉残余分流、血栓形成和心室功能不良等,需要外科进行重新矫正或改变药物治疗措施,而这些在经胸超声检查时可能无法发现。TEE 用于法洛四联症,可以判断右室流出道手术矫治的效果,发现残余分流,监测心脏功能的变化,都有不可替代的临床意义。

由于小儿的食管解剖特点,容易造成损伤,使用时要特别小心注意,以免引起食管的机械性损伤,尤其是可以造成气管插管的移位或阻塞。美国小儿超声协会建议 TEE 的禁忌证见表 25-4-1。国外大样本研究发现,如果排除脊柱及上消化道疾患外,小儿 TEE 的并发症为 1.4%,包括一过性的室上性心律失常、食管出血和肺动脉高压危象。建议小儿最好使用小儿专用探头,成人探头不要用于体重<20kg 的小儿。

表 25-4-1　小儿 TEE 禁忌证

绝对禁忌证	相对禁忌证
血管环	颈椎损伤或异常
内脏穿孔	食管手术术后
活动性胃肠出血	食管息室及食管静脉曲张
食管缩窄	口咽畸形
食管梗阻	严重的出凝血疾病

总之,体外循环心脏直视手术中应用 TEE 不仅可以证实术前诊断,而且可以发现新的异常,及时提供有关结构、血流、容量等信息,有助于术中处理。随着三维成像超声技术的发展,TEE 必定

给小儿心脏外科的发展带来革命性的改变。

四、心功能评价

1. 前负荷　TEE 可以提供高清晰度的图像，充分显示左心室的充盈程度。反映前负荷的主要测量指标为左室舒张末期容量。通常用 TEE 经胃乳头肌短轴平面来测定左室舒张末面积（EDA），用 EDA 来估计舒张末期容量（EDV）。用多平面 TEE 和声学定量技术，通过对心室腔的直接测量，可以提供左室舒张末期容量、收缩末期容量和射血分数。研究表明，TEE 提供的 EDA、EDV 与 CO 相关性良好。即使是在存在心室壁运动异常的患者，经胃短轴平面测定 EDA 仍是估测前负荷的可靠方法。

2. 后负荷　用超声心动图单独不能确定后负荷，但通过测量收缩末期室壁厚度（WT）、舒张末期心腔内径（LVEDD）和收缩期动脉压（P）等参数，可以计算收缩末期室壁应力（end-systolic wall stree，ESWS），ESWS 是提示后负荷的指标。根据 Laplace 定律，单位心肌断面积所承受的力与心腔半径成正比，与室壁厚度成反比。计算公式 ESWS $=(1.33 \times P \times LVEDD)/4WT(1+WT/LVEDD)$，经改良 ESWS $=(P \times LVEDD)/WT$。正常值（179±11）$\times 10^{-3} dyn/cm^2$。ESWS 增加可见于体循环高血压、主动脉狭窄、主动脉反流等。在存在二尖瓣反流或室间隔缺损时，每搏量不等于心室射血总量，ESWS 比外周血管阻力更能代表后负荷。

3. 心排血量　对左心室充盈和射血图像的实时分析，可以直接评估心排血量（CO）的变化。用 2D 超声测量主动脉瓣、左室流出道、二尖瓣等部位的横断面积。

4. 评估心室舒张功能-左室充盈

（1）舒张期二尖瓣血流速度：通过测量舒张期跨二尖瓣血流速度，估计心脏舒张功能。在心脏舒张期，脉冲多普勒束直接对二尖瓣口探测。在正常充盈舒张早期，产生特征性血流（E 波）。随后，跨瓣血流为零直到舒张末期。当心房收缩产生第二个血流（A 波）。E 波和 A 波血流速度及面积峰值比值（E/A 比值），可以反映心室的舒张功能（心室顺应性）、二尖瓣病变的程度和心律对心室充盈特性的影响等。在扩张型心肌病、缩窄型心包炎、限制性心肌病和左室收缩功能衰竭时，出现 E 波高尖，E 波减速时间缩短，A 波减小或消失，E/A>2:1，反映了舒张早期左房充盈压和舒张

晚期左室充盈压的明显升高，左室僵硬度的增加。在肥厚性心肌病、高血压性心脏病、主动脉瓣狭窄、冠心病等，表现为 E 波减小，E 波减速时间延长，A 波增高，E/A<1，反映了舒张早期左室充盈压升高，左室松弛性减低。

（2）TEE 对舒张功能损害患者的诊断、治疗和随访可靠、可行和可信。多普勒分析跨二尖瓣的前向血流的 E 波与 A 波，将舒张功能分为正常、舒张功能损害（减弱）、假性正常和限制性舒张功能障碍四种。缺点是 E 波和 A 波受前负荷影响。肺静脉血流的 D 波、S 波和 A 波可用于舒张功能的评估。组织多普勒（TDI）分析反应二尖瓣环流速的 E' 波和 A' 波，了解心脏舒张功能，优点是不受前负荷影响，也无假性正常图出现。彩色 M-mode 跨二尖瓣传播流速（Vp）评价左室舒张功能时，三种形式的舒张功能损害均表现为 Vp 减小，与 TDI 一样不受前负荷影响。使用 TEE 测量几种左心压力的计算：

1）左室舒张末压力（LVEDP）= DBP − $4(V_{AI} end)^2$；其中 DBP 是舒张压，V_{AI} end 代表主动脉反流末期血流流速。

2）LV 充盈压 = E/E' + 4。

3）左房压（LAP）= SBP − $4(V_{MR})^2$；其中 SBP 是收缩压，V_{MR} 代表二尖瓣反流血流流速。

5. 左室收缩力测量　左室收缩力十分困难，在乳突肌中段测量短轴显示面积变化，再计算左室射血分数（EF）较合理。但 EF 易受后负荷的影响，反映整个心室功能，对冠状动脉疾病患者预后的评估也起重要作用。有研究表明，自动边界探测系统（automated border detection system）可用于评价压力-容积指标，且不受负荷变化的影响。多普勒组织成像是近几年出现的评价心肌活动功能的新技术，利用心肌运动探测分析软件，可测量心肌收缩、舒张时的运动速度。

五、指导术中排气

体外循环心内直视手术后心腔内残留的气体，可以导致脑血管、肺血管或冠状动脉的微气栓。TEE 对准确判断心腔内气体非常敏感，显示为心腔内高密度影或白色片状区域。通过 TEE 监测指导外科医师准确排气，避免和减少术后气栓并发症。

六、插管定位

在颈内静脉穿刺时可以帮助麻醉医师准确显示

穿刺部位、指导穿刺方向和确定导管进入上腔静脉或右房。在放置 Swan-Ganz 导管和主动脉内球囊反搏导管时也具有准确定位作用。在微创心脏外科术中，TEE 可以引导麻醉医师经颈内静脉将心脏停搏液逆灌注管植入冠状静脉窦，引导外科医师将主动脉内阻断管经股动脉准确放入升主动脉等。

七、术后并发症监测

在术后意识未完全恢复的血流动力学不稳定者，通过超声心动图有利于发现术后心肌缺血、左心功能不全、低血容量及心包填塞等，有助于术后处理。

第五节　体外循环系统监测

体外循环的安全实施不仅取决于整个外科团队的密切沟通和协作，而且要依靠完好的机器和必要的监测设备。经过严格培训、具备良好素质的合格灌注师始终是体外循环中最重要的组成部分。保证患者的安全要始终贯彻在整个围体外循环期。

一、安全性监测

（一）动脉泵压力

动脉泵排出血液，经过动脉微栓滤器，由动脉管路注入体内。通常在动脉微栓滤器处安装压力监测装置，如压力传感器，最简单的是无液型气体压力表，此表所显示的压力即为动脉泵压力。

动脉泵压力来源于自泵到动脉内插管尖端之间的阻力，是其间每个部分阻力的综合反映，也受其间各部分直接影响。正常情况下泵压为 200mmHg 左右，最高应在 250mmHg 以下，如果太高则可发生各部分连接处崩脱，将引起 CPB 被迫停止，机体遭受缺血缺氧的严重后果。因此，泵压的持续监测在是必不可少的监测项目。

常见使泵压增高的危险因素有以下方面：

1. 动脉插管或接头选择不当　由于患者体重大而灌注流量高，但动脉插管过细或动脉管道连接管过细，阻力必然增加同时灌注量也将受到影响。

2. 动脉插管位置错误　动脉插管误入动脉夹层，体外循环一开始就立即表现出泵压急剧增高，同时插管处动脉膨出，应立即停止 CPB，否则后果极为严重。在小儿可因升主动脉插管位置不当、过高或过深，如插入一侧颈动脉内，不但出现泵压增高，而且可引起脑严重并发症。

3. 动脉插管或管道梗阻　动脉插管固定不良发生扭曲，管道意外钳夹或扭曲，使阻力增高或发生梗阻。

4. 抗凝不足　肝素用量不足或未及时补充而发生凝血反应，使动脉血滤器内、动脉管道或动脉

插管内发生凝血致部分阻塞，使阻力增加，如用泵后型膜式氧合器可因氧合器内发生凝血块，使阻力增加更为明显，造成严重后果。

5. 外周血管阻力升高　由于药物或其他原因，使外周血管剧烈收缩，导致阻力增加，使泵压上升。如给予肾上腺素、去甲肾上腺素过量。

（二）气栓

1. 体外循环中气泡来源（表 25-5-1）　体外循环中气栓发生率很高，尤其是鼓泡式氧合器。微气泡数量和大小在一定范围内，不至于表现出明显临床症状，但如果不慎进入重要组织器官内如冠状动脉，可能引起严重后果。

表 25-5-1　体外循环中气栓来源

气/血比例过高	除泡不够
鼓泡式氧合器	膜式氧合器中膜有破损
心内或术野过度吸引	离心泵转速过快
回流室内血平面过低	过度咬合的滚压泵
水温与血温温差过大（>10℃）	脉动血流通过微孔膜式氧合器
药物注射入管路	加入冷库血并急速加温
机械振动管路	心腔内排气不完全而心跳恢复
左心吸引管装反	动脉泵管破裂
灌注心脏停搏液时进气	动脉泵持续转动使氧合器排空
外科操作引起	

2. 气栓监测

（1）气泡探测器：将探测探头固定于 CPB 循环动脉管路上，如有气泡随血流经过即可发现。

（2）经颅多普勒：用经颅多普勒仪可检测到大脑中动脉内微气栓和数量。将多普勒探头放于患者左颈动脉处，亦可监测到血流中气栓以及气栓数目。

（3）TEE：通过 TEE 可清楚观察到心腔内气栓的活动状况，并指导外科医师术中排除气栓。将食管超声探头放于降主动脉水平位置可检测出

血流中气栓。

（三）液面监测

目前多数体外循环机都配备有液面报警装置,以防止转流过程中氧合器贮血室内液体排空而使循环管路进气。当贮血室内液面低于设定值时则声音报警或泵自动停止运转。

二、动脉灌注流量监测

（一）灌注流量

体外循环的动脉灌注是代替心脏运送氧及营养物质到身体各组织,而从组织运走代谢产物。因此,灌注流量应能满足机体的基本需要。灌注流量是体外循环(CPB)重要的监测指标。流量与压力成正比,与阻力成反比,如增加周围血管阻力则流量减少。体外循环时流量的计算可按体重或体表面积来算,但因小儿的体表面积差异太大,习惯使用体重计算,可能造成灌注量不足。

（二）影响灌注流量的因素

体外循环机显示的泵流量并不等于机体得到的灌注量,因为血液经泵流出后受很多因素的影响,因此在监测实际灌流量时应排除以下因素。

1. 侧支循环分流　在发绀型先天性心脏病如法洛四联症侧支循环非常丰富,侧支循环分流量可高达灌注量的 1/3～1/5,严重影响全身的血流量,因此 CPB 中应常规测量心内回血量,并调整总灌注流量。

2. 存在动脉导管未闭　手术前漏诊或 CPB 前动脉导管未闭未予处理,使 CPB 中部分灌注量通过未闭导管分流至肺动脉。一方面肺血过多损伤肺组织;另一方面全身灌注量减少影响机体血供。

3. 升主动脉阻断不全　主动脉阻断不全时,大量血液分流到左心室,全身灌注流量下降。

4. 使用血液超滤　为提高血细胞比容滤出过多水分,或提高胶体渗透压,或较快地排除高钾,使用血液超滤,但通过血液超滤器的血量是从动脉泵出血液的分流,根据需要分流量 150～400ml/min 不等,而且分流量随动脉灌注流量、压力而改变,因此需根据具体情况增加灌注流量。

5. 使用含血停搏液　近年来成人 CBP 基本都使用含血停搏液冠状动脉灌注进行心肌保护,而加入停搏液的氧合血是从动脉灌注旁路分流出来配制的,分流血量随配制比例不同而异,尤其是采用持续灌注含血心脏停搏液者,因此而影响灌注流量。

（三）灌注流量不足的表现

1. 平均动脉压降低。

2. 中心静脉压偏低,但合并引流不畅者则可不低或升高。

3. 酸中毒　pH 值下降,表现为代谢性酸中毒,BE 负值增大,也可有呼吸性酸中毒,PCO_2 增高。并且血乳酸值升高。

4. 排尿量 $<1ml/(kg \cdot h)$。

5. 体温变化慢　降温和升温均变慢。

6. 混合静脉　血氧分压 $<30mmHg$,静脉血氧饱和度 $<60\%$。

三、氧合器性能监测

氧合器是体外循环的关键设备,其性能好坏直接关系到患者生命,主要监测指标有以下方面。

1. 变温器有无渗漏　现在氧合器都是氧合、变温、贮血为一体结构,使用前将氧合器的入水口与水源相连,通入水后检查有无水外渗现象,如有则禁止使用。

2. 血气比例　在保证氧气源条件下,血气比例在降温过程中可逐步降低,可降至 1:0.8～0.5,而在复温过程中血气比例最大可增加至 1:1.5。血气比例在 1:1 条件时测得动脉端血氧分压应在 200～250mmHg,至少不低于 100mmHg,动脉血氧饱和度不低于 95%,否则氧合器性能不佳,但也不应高于 300mmHg,以免产生气栓。

3. 血内 CO_2 分压　体外循环过程中动脉端血 CO_2 分压应维持在 30～40mmHg 之间。用鼓泡式氧合器,动脉血 CO_2 分压不应超过 45mmHg,否则氧合器性能不佳。

4. 血内游离血红蛋白浓度　在无大量心内回血情况下,体外循环每延长 1 小时,血内游离血红蛋白增加不应超过 300mg/L。

5. 鼓泡式氧合器转流 3 小时以上,贮血器表面不得有肉眼可见气泡。膜式氧合器至少要转流 6 小时以上,仍要保持良好的氧合性能,无血浆渗出现象。

6. 变温效果　即热交换器热交换系数为 0.4～$2.5W/(m^2 \cdot ℃)$ 以上。

四、血液超滤器的监测

1. 动脉灌注流量和分流至血液超滤器的血流量测量　分流至血液超滤器的血流量,超滤出的液体量与血流量有关,动脉灌注的流量应加上此分流量,以免影响全身灌注。动脉灌注量愈大则血液超滤器的血流量也愈多。

2. 血液超滤器滤出液体量 根据滤出液体量计算血液浓缩程度。

3. 滤出液成分测定 血液超滤器在滤出水分的同时也滤出大量小分子及中分子物质,包括钾、钠、氯、钙、镁、尿素氮、葡萄糖等,其浓度与血液相近,因此这些物质的丢失与滤出液量直接有关。予以测量,适当补充。

4. 血细胞比容或血红蛋白浓度测定 使用血液超滤器主要目的是提高血细胞比容或血红蛋白浓度,随时进行目标监测。

5. 负压吸引不宜过大 过大负压使管道吸瘪反而影响滤出效果。因此,产生负压的泵速不宜超过 2 ~ 3r/min。

五、使用心脏停搏液的监测

1. 灌注部位 由升主动脉顺行灌注或经冠状静脉窦逆行灌注。

2. 灌注液种类 单纯晶体停搏液或含血停搏液。含血停搏液中血液与晶体液的比例有 1:1 ~ 1:4。停搏液温度有常温及低温。

3. 灌注量 每次灌注量 10 ~ 20ml/kg 不等,每隔 20 ~ 30 分钟灌注 1 次,记录手术全程的灌注总量。

4. 灌注压力 根据所用设备及灌注部位而不同,通常主动脉根部的灌注压力控制在 130 ~ 150mmHg。

六、深低温停循环期间脑灌注时的监测

体外循环采取深低温停循环时,为防止停循环时间过长引起严重脑并发症,而采取各种脑部灌注方法,以期延长停循环的安全时限。

（一）脑顺行灌注

1. 方法 通过无名动脉、左颈总动脉或右锁骨下动脉插管,在全身停循环时进行局部脑灌注,灌注流量 500 ~ 1000ml/min 或 8 ~ 10ml/(kg·min),灌注压 40 ~ 60mmHg。

2. 灌注良好指标

(1) 流量准确无误。

(2) 灌注压力满意,中心静脉压不高。

(3) 面部颜色正常,无充血或发绀。

(4) 面部皮下组织无水肿。

(5) 经颅脑血氧饱和度>50%。

(6) 脑部静脉血氧饱和度>65% ~ 70%。

(7) 复温后脑电图顺利恢复。

(8) 手术后意识恢复正常。

（二）脑逆行灌注

1. 方法 采用上腔静脉作为灌注部位,即停循环时将体外循环泵的动脉管道与上腔静脉插管相连进行灌注。灌注流量 200 ~ 500ml/min,灌注压 15 ~ 20mmHg,不超过 30mmHg,全身温度(20±2.5)℃。

2. 灌注良好指标 同"脑顺行性灌注"。

第六节 出凝血的监测

体外循环必须在肝素化的条件下进行,肝素化过度会出现出血并发症,肝素化不足则发生机内凝血,这些均会对患者造成灾难性的后果。所以在体外循环前和体外循环中对肝素化的效果进行监测极其重要。

一、肝素浓度

建立体外循环转流前必须肝素化。肝素给药后迅速分布于血管内并达到一定浓度,血浆中的肝素与抗凝血酶Ⅲ(ATⅢ)结合而发挥抗凝作用。肝素浓度的测定主要是根据肝素抗凝的原理而制定。

（一）鱼精蛋白滴定法

鱼精蛋白是从沙门鱼的精子中提取出的低分子蛋白,呈弱碱性,可与酸性的肝素结合生成稳定的盐,发挥中和肝素的作用。用鱼精蛋白滴定法测定肝素浓度的原理:一定量的鱼精蛋白可中和一定量的肝素,即 1mg 鱼精蛋白可中和 100U 肝素;鱼精蛋白过量有抗凝作用,延长血栓形成时间。早期人工鱼精蛋白滴定法是将一系列含不同剂量鱼精蛋白的试管放置在温浴中,试管中鱼精蛋白含量依次递增,测定时将血样加入不同试管,观察首先出现凝血块的试管,根据出现凝血块试管中鱼精蛋白的含量换算出血中肝素的含量。自动鱼精蛋白肝素滴定法使用测量仪器,选择含有不同鱼精蛋白的试管放入测量室内进行自动测量。测量时将肝素化血加入试管,试管插入测量

室内,试管中的血样变化引起透光度的变化,样本中肝素含量与鱼精蛋白比例越接近于1∶1,血栓形成越快,透光度变化越快,所测样本中肝素含量为透光度变化最快试管中鱼精蛋白对应的肝素含量。

（二）荧光底物分析法

荧光底物分析法是另一种术中监测肝素浓度的方法,可以准确地测量血浆的肝素浓度。荧光底物分析法需要肝素、凝血酶及抗凝血酶Ⅲ（ATⅢ）(图25-6-1)。首先将样本加入含有ATⅢ的正常血浆中,以减少因ATⅢ引起的个体误差,再加入凝血酶原标准液,形成ATAⅢ-肝素-凝血酶原复合物及剩余的凝血酶原。剩余凝血酶原的量与样本中肝素含量成反比。当给测量室中加入纤维蛋白原样物质（D-phe-pro-arg-AIE）,剩余凝血酶原将纤维蛋白原样物质裂解,形成荧光样物质（AIE）。分析测量室中的荧光强度,再与标准曲线进行比较,获得肝素浓度。

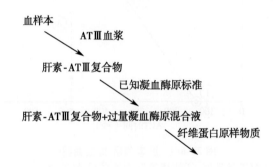

血样本

　　ATⅢ血浆

肝素-ATⅢ复合物

　　已知凝血酶原标准

肝素-ATⅢ复合物+过量凝血酶原混合液

　　纤维蛋白原样物质

荧光底物（AIE）（与样本中肝素含量呈反比）

图25-6-1　肝素荧光底物分析法流程示意图

（三）肝素浓度监测的意义

体外循环时测定肝素浓度主要是了解患者体内精确的肝素浓度。体外循环肝素化前,了解患者体内肝素水平,特别是术前肝素抗凝治疗者,可以了解患者体内的肝素水平,为体外循环抗凝提供参考。需要注意的是体内肝素水平对患者整体出凝血状态没有更大价值,而且如果仅用肝素浓度判断抗凝效果很危险。正常患者血浆肝素浓度4U/ml时足以抗凝,但肝素的抗凝效果个体差异很大,特别是先天性或后天性抗凝血酶Ⅲ缺陷患者,如果仅从体外循环前患者肝素水平判断抗凝效果,可能会导致术中凝血悲剧,因为抗凝血酶Ⅲ缺乏患者体内肝素通常需要正常人的3～4倍。

低温体外循环时,通过肝素浓度监测可以了解患者体内及体外循环系统中准确的肝素水平。

肝素化患者通常在体外循环开始时,血浆肝素浓度从3～4U/ml降至1.5～2.0U/ml。实际体外循环时只要凝血过程被抑制,体内肝素浓度并不十分重要,而更要注意肝素化的抗凝效果。

体外循环中监测肝素浓度的临床指导意义在于根据肝素浓度来决定鱼精蛋白中和肝素的剂量,尤其是发现体内是否有残余肝素需要中和,防止出血和肝素反跳。

二、肝素化效果

体外循环中监测肝素的抗凝效果比监测肝素浓度更具有临床意义。肝素的抗凝效果监测临床方法有:激活全血凝固时间（activated coagulation time,ACT）、激活部分凝血活酶时间（aPTT）、凝血酶时间。ACT是体外循环期间肝素抗凝效果监测的"金标准"。aPTT已经成为除ACT外的另一有效抗凝监测手段,但aPTT的解释比ACT困难,因为aPTT与血中肝素浓度呈非线性关系,这种非线性关系在肝素浓度较高时更为突出,而在肝素浓度较低时aPTT的敏感性也比ACT差。凝血酶时间可用于评估肝素化是否合适。凝血酶时间监测操作相对比较容易,其缺点是需要校正,比ACT操作复杂,需要专人进行操作。

（一）ACT监测

Hattersley于1966年首先描述通过在全血中加入硅藻土以加速血液凝固,缩短凝血时间,称为激活全血凝固时间,即ACT。早期ACT监测是人工操作,需要不断振荡,温浴观察凝血块的形成。1974年,美国Hemochron自动ACT监测仪用于临床,我国自动ACT监测仪于80年代中期用于临床。

自动ACT监测仪包括一次性含硅藻土的试管及小磁棒,将新鲜全血样本加入试管,振荡后立即放置入监测井中,按下启动开关,监测井中有自动加热系统可使样本保持在37℃,并缓慢转动试管。当试管转动时,小磁棒保持在试管底部,当小磁棒凝于血块中离开底部时,磁棒对磁力感受器的作用消失,电路开关中断,计时器停止、警示和显示ACT时间。传统的硅藻土法ACT正常值80～120秒。

现在美国Hemochron®全血微凝检测仪（Hemochron® Signature whole blood microcoagulation system）,使用专用的ACT测试薄片,只需要一滴（50μl）新鲜全血,自动定量吸样,血样和试剂自动混合,系统通过若干LED光电管来探测混合样本的运动,当微凝块开始形成时,样本运动阻力加大,速度减慢,当样本运动速度降低到预定值(凝固终点)时,系统将全部凝固所需时间自动转化,测试启动到结果转换一步完成,显示为硅藻土法 ACT 对应值,而测试时间只有传统的一半(图25-6-2)。该仪器针对不同的肝素浓度使用不同的测试薄片:ACT-LR 用于监测低浓度的肝素(0 ~ 2.5U/ml)的 ACT 值;ACT+用于监测高浓度的肝素(1 ~ 6U/ml)的 ACT 值,并且不受抑肽酶、低温、血液稀释的影响。同时,该仪器也可以使用加用其他试剂的测试薄片方便的检测凝血酶原时间(PT)、部分激活凝血活酶时间(aPTT)和国际标准化比值(INR)。

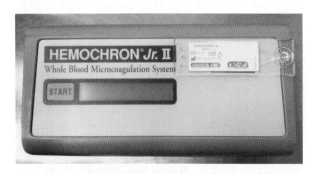

图 25-6-2 美国 Hemochron® 全血微凝检测仪及 ACT 测试片

ACT 监测的主要优点在于 ACT 值与肝素剂量呈线性关系,即 1975 年 Bull 等研究提出的肝素剂量-效应曲线,即经典的 Bull 曲线,并建议每例肝素化患者都应做肝素剂量-效应曲线。肝素剂量-效应曲线的斜率受多种因素的影响,如分布容积、ATⅢ水平、血小板因子Ⅳ水平等。该效应曲线对肝素化及肝素中和具有重要意义。

肝素剂量-效应曲线以 ACT 为横坐标,以单位公斤体重肝素剂量为纵坐标(图25-6-3)。将肝素化前(基础值)ACT 点与肝素化后 ACT 点连接起来形成直线,该直线的斜率即代表该患者对肝素的反应性。基础 ACT 值可以在切皮后做,在切皮前做基础 ACT 值可能偏长。基础 ACT 值偏低要引起重视,提示患者可能处于高凝血状态,有肝素耐药倾向。Bull 研究认为,虽然 ACT 在 300 秒以上即可达到抗凝作用,但体外循环理想的 ACT 值为 480 秒。后来 Yong 等研究了不同 ACT 值与纤维蛋白单体的关系,发现 ACT 值<400 秒时抗凝不足,建议体外循环时至少保持在 400 秒以上。目前体外循环期间最佳 ACT 值仍无定论,但大部分医

疗单位倾向于维持 ACT 值480 ~ 1000 秒之间。值得注意的在低温和血液稀释时,ACT 值在过去的自动检测仪器的测量值可能延长。由于在体外循环时决定抗凝的主要因素是肝素的抗凝效果,因此 ACT 监测仍是体外循环(低温及血液稀释)时监测患者抗凝血的主要指标。由于目前美国 Hemochron® 全血微凝检测仪的薄片(法)ACT 测试数值较传统试管法数值更稳定、准确和可靠,且较少受低温、血液稀释等其他因素的影响,通常建议将初始体外循环的薄片(法)ACT 值>410 秒即可。

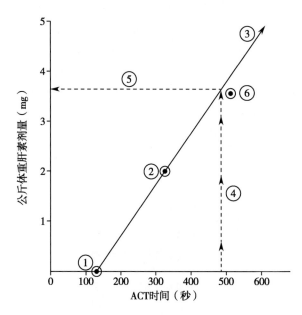

图 25-6-3 肝素剂量-效应曲线
①ACT 基础值;②按体重肝素给药后 ACT 值;③连接①、②两点并延长形成肝素剂量-效应曲线;④ACT 值480 秒对应的肝素量;⑤肝素 375U/kg;⑥补足肝素量后复查得到 ACT 值

肝素剂量-效应曲线虽然可用于肝素中和,指导鱼精蛋白使用剂量,但有时中和后 ACT 值仍未恢复到基础值,这时为了判断血液中是否有残余肝素,可用肝素浓度测定。临床上常常先补加鱼精蛋白量,如果 ACT 值恢复到基础值,说明前次剂量不足,如果 ACT 不变或增加,说明鱼精蛋白过量或存在其他凝血系统因素。

ACT 除作为肝素化效果指标外,对其他凝血机制障碍的诊断无甚意义。在监测残余肝素作用方面,激活的部分凝血活酶时间比 ACT 更敏感。ACT 值延长不能提示是否有凝血因子的缺乏或相对缺乏,如凝血因子Ⅲ缺乏时 ACT 值可能正常,因为硅藻土只能激活内部凝血途径。ACT 也不能反映血小板功能,在严重血小板减少时 ACT 可能正

常。ACT 仅能监测纤维蛋白形成前的凝血过程，在纤维蛋白形成以后的凝血过程，如血栓回缩等，以及对纤维蛋白溶解过程，ACT 监测无意义。

（二）激活部分凝血活酶时间及凝血酶原时间

激活部分凝血活酶时间（aPTT）、凝血酶原时间（PT）以及纤维蛋白原监测虽然不是体外循环围术期的常规监测，但它们是标准的凝血监测。对弥散性血管内凝血、接受大量输血、脏移植和纤溶治疗的诊断及治疗有重要意义。

aPTT 主要监测内源性凝血途径和共同通路的凝血过程，对肝素化早期效果有一定意义，对低水平肝素更加敏感。当凝血因子Ⅷ、Ⅸ、Ⅺ及Ⅻ缺乏时，aPTT 延长。为了加速因子Ⅻ的激活，往往需要在测试时加入白陶土及硅藻土激活剂以加速凝血。正常 aPTT 值为 28～32 秒。

PT 主要监测外源性凝血过程和共同通路的异常。监测时也需要抗凝，分离血浆加入含钙及凝血酶原的试管中，血栓形成时间即为 PT。当因子Ⅶ缺乏、华法林治疗或维生素 K 缺乏时，PT 延长。PT 的参考值为 11～15 秒。

纤维蛋白原可以转化为纤维蛋白，用标准生物化学分析法检测，其正常值为 1700～3700mg/L。内、外源性纤维蛋白溶解药均可引起纤维蛋白溶解，纤维蛋白原小于 1500mg/L 时有临床意义。

（三）血液黏滞性监测

肝素浓度和肝素化效应指标（如 ACT）的监测都有其局限性，尤其是可以提供的凝血功能信息有限。血栓弹力图（thromboelastography，TEG）和声凝分析（sonoclot analysis）的出现弥补了其不足。

1. TEG　在 20 世纪初期即已经产生，在 60 年代用于皮下注射肝素治疗的抗凝监测。国内近几

年 TEG 开始引入手术室，用于围体外循环期和肝移植等凝血功能异常的监测。

TEG 主要监测凝血过程中血液黏滞度的变化。测定的基本程序是用管状不锈钢小杯盛装样本（图 25-6-4），杯上端有小活塞，通过金属丝与主机联结，金属丝可以将活塞的扭力传导给主机，经放大后通过打印数据输出记录。监测时温度保持 37℃，监测杯水平振荡并以每 9 秒水平转动 4°45'。血液凝固前，液态血液不会将小杯的转动扭力传导给活塞，金属丝无扭力，打印显示为直线。血液开始凝固时，血液黏滞度不断增加，纤维素将小杯及活塞连接起来，小杯转动时带动活塞使金属丝产生扭力，产生的踪迹包含 TEG 信号特异性信息，从打印机输出的数据显示血凝过程的图形变化，即血栓弹力图（图 25-6-5）。

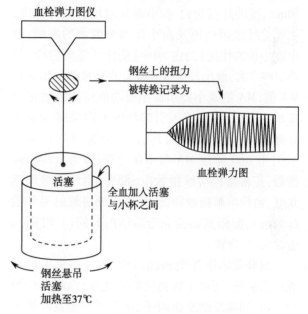

图 25-6-4　血栓弹力图示工作原理示意图

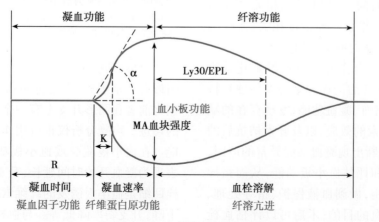

图 25-6-5　血栓弹力图示意图

血栓弹力图中 R 为反应时间,表示从加样到开始记录第一次振荡旋转扭力的时间,代表凝血酶等凝血因子充分激活形成纤维蛋白所需的时间,正常为 6~8 秒,R 值延长则提示抗凝状态或凝血因子缺乏;K 为从凝血开始到记录振幅达到 20mm 时的时间,R+K 时间之和为凝血时间,通常为 10~12 秒,反映纤维蛋白和血小板在凝血块开始形成时的相互作用,即凝血块形成的速率,K 值受纤维蛋白原水平高低的影响,抗凝可延长 K 值;沿血栓弹力图边沿并经过凝血起始点可作切线,切线与水平线的夹角为 α 角,切线斜率与凝血速度有关,正常应>50°,反映纤维蛋白和血小板在凝血块开始形成时的相互作用,α 角与 K 值都是反映凝血块聚合的速率,当凝血处于重度低凝状态时,血块幅度达不到 20mm,此时 K 值无法确定,因此 α 角比 K 值更有价值;TEG 最大幅度(MA)为 50~70mm,反映纤维蛋白-血小板凝血块的最大强度,主要受纤维蛋白原及血小板两个因素的影响,其中血小板的作用(约占 80%)要比纤维蛋白原(约占 20%)大,血小板质量或数量的异常都会影响到 MA 值,MA 值减小提示血小板功能降低或数量严重减少,以及各种原因引起纤维蛋白原减少或功能降低;从最大幅度到其后 60 分钟时的振幅为 A60,用 A60 除以 MA 与 100 之积,即为血栓溶解指数,正常血栓溶解指数应>85%,当纤维溶解活跃时,血栓溶解指数降低;反映血栓溶解的另外指标为最大振幅到血栓完全溶解的时间(F 时间),通常>300 分钟。

同肝素浓度监测相比,TEG 除可提供血栓形成的信息外,还可了解血栓形成速度、强度及远期稳定性,间接反映凝血因子、血小板功能及纤维蛋白溶解等情况,反映了整个凝血和纤维蛋白溶解的过程。TEG 的 R 时间与 aPTT 呈正相关;MA 与功能血小板计数及纤维蛋白原浓度相关;血栓溶解时间与纤维蛋白溶解时间呈正相关。

尽管 TEG 并不适合作为 CPB 中肝素化效应的监测,但用于 CPB 前后凝血异常的评估独具特色。术前可以评估出血、凝血功能,发现存在的缺陷;术中可以评估肝素的效应,以及肝素拮抗后的效果(残余肝素),判断出现凝血功能异常的原因,是否继发纤溶亢进和评估血小板功能,从而指导各种血液成分的使用,做到血液保护、指导处理、成分输血和节约用血的目的;术后可以评估血栓几率,预防手术后的血栓发生,测定各类抗血小板药物的疗效等。

2. 声凝分析　声凝分析是监测血栓形成黏滞动力学变化的另外一种方法,可以提供与 TEG 相同的信息。声凝分析仪比血栓弹力图仪操作简单,数据经计算机处理。

声凝分析仪的基本原理是记录凝固的血液对振荡电极发出的低频振荡波(次声波)的机械阻尼的变化。电极可以发生振幅低于 1μm,振动频率低于 200Hz 的次声波,测量时血标本温度保持 37℃,当凝血开始时,分析仪可以记录到经过血样本机械阻尼变化,并将其转化为数字信号记录下来,以图表的形式输出(图 25-6-6)。图中 T_1 时间或血栓开始形成时间,通常为 80~130 秒,对应血栓弹力图的 R 时间。声凝分析测到的凝血斜率为 15~30μm/min,对应于血栓弹力图的 α 斜率。

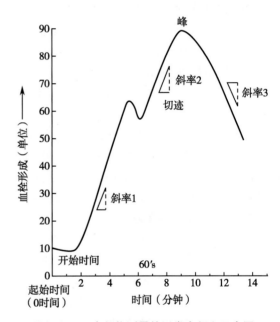

图 25-6-6　声凝仪测量的正常人凝血示意图
起始时间为探头进入血样的时间;开始时间为纤维素形成时间;升支斜率为血小板聚集、纤维素形成速率;升支切迹反映血小板聚集,血栓回缩;峰表示血栓形成完毕;降支斜率反映血栓溶解速率

分析声凝分析仪及血栓弹力图时均需对正常图形有一定了解,声凝分析仪与血栓弹力图的区别为前者在图形升支上有一个由凝血块回缩造成的切迹。声凝分析仪也可用作定性监测血小板功能。在血小板减少或血小板功能异常时,声凝图表现为凝血开始时间延长,升支切迹消逝(因为血栓回缩是血小板诱发的纤维素收缩所致),收缩峰下降,升支斜率降低等。与血栓弹力图一样,声凝图的改变并不能提供具体凝血因子的异常或缺

乏。在凝血因子Ⅱ、Ⅴ、Ⅷ、Ⅸ、Ⅹ和Ⅺ缺乏时,也可出现凝血开始时间延长,升支斜率下降,切迹消失等异常。肝素化后也会出现这些异常。声凝分析仪用于预测术后患者血栓栓塞和评估体外循环凝血功能状态的作用与TEG相同,两者都是通过凝血块发生的阻抗变化来监测凝血的动态过程。

第七节　中枢神经系统监测

自体外循环诞生以来,术后神经系统的并发症尤其是认知功能的损害可达50%以上,而这些损伤是多因素作用的结果。神经生理学研究表明,栓塞、低灌注和缺氧是神经损伤的主要原因,而这些损害并不是不能预测、预防和纠正的,这正是使用中枢神经系统监测在脑保护中的原动力。尽管目前尚无直接有效地监测中枢神经损伤的方法,但联合多单位神经监测技术,如脑电图(electroencephalogram,EEG)、经颅多普勒(TCD)、脑血氧饱和度、颈静脉窦血氧饱和度以及神经诱发电位等,正逐步引入到心脏外科领域,并显示出某些良好前景。

一、脑电图监测

在20世纪20年代,Benger创造EEG的描记,被称为"EEG之父"。直到50年代末期,EEG作为术中监测最早用于体外循环心脏手术中,以期能监测患者的全脑或局部脑缺血、缺氧的发生。但是常规EEG安装、分析费时,受到各种麻醉药物、低温等因素的影响,除在颈动脉内膜剥脱术中使用较多外,在体外循环中使用受到限制。现代医学和科学技术的发展,将计算机技术、信号处理技术与传统的常规EEG检测技术相结合,产生了量化脑电图(quantitative electroencephalog,qEEG)。qEEG保留原始EEG的全部信息,使脑电活动量化,EEG变化有了客观标准,显示方式变得简明、直观,使之适用于术中监测。

(一)脑电图的生理学基础和记录

1.脑电图形成的神经元基础　EEG是经头皮表面记录的自主脑电活动。脑电活动主要来自大脑皮质表层细胞,如锥体细胞,电位由分布于突触表面的偶电极产生,锥体细胞与大脑表面垂直、活跃时,细胞内产生电位差,传递信息,通过脑电图仪器可以识别并记录下来。

神经元的电活动可分为两类:动作电位及突触后电位。动作电位在同一神经元上传播电活动,电位差变异较大,而且持续时间很短,在脑电图上不能反映出来;相反,突触后电位持续时间较长,与脑电图变化相关较好。脑电图主要记录的是来自皮质表面的脑电活动。

经头皮记录的脑电活动,因为要经过软组织和颅骨,与在皮层表面记录的脑电活动不同。由于软组织及颅骨的阻抗,经头皮记录的脑电活动振幅比在皮层记录的脑电活动小很多,记录点离皮层越远,脑电图振幅越小。脑诱发电位研究证明:当电极从皮层移到2cm以外时,诱发电位振幅降低约80%。

EEG表现为频率、振幅和时间范围的变化。振幅正常一般不超过$100\sim200\mu V$,频率很少超过30Hz。将频率在$0.5\sim3Hz$的慢波,称为δ波;频率在$4\sim7Hz$的波称为θ波;频率在$8\sim13Hz$,振幅在$50\mu V$左右的波形为α波;频率在$14\sim30Hz$,振幅在$5\sim20\mu V$的快波为β波。脑电爆发抑制(burst suppression)、棘波等为EEG的特殊表现。在脑电图频率变化分析时,多数认为α波为"正常"脑电波频率。实际上在某些情况下,α波频率可以异常,而在另一些情况下,非α波频率又可能正常出现。因此,在脑电波频分析时,要了解正常脑电图变异,并结合临床实际情况进行判断。

α波不仅只是根据频率($8\sim10Hz$)定义,而且包括波幅($10\sim50\mu V$)、频谱分布(后部)以及刺激诱发变化(特别是视觉诱发的波幅下降或消失)。因为某些情况下,当α波消失时,其他波会出现在α波频率范围内(如μ波及麻醉药诱发的某些波频),所以重要的是能识别α波和在α波频率范围内的其他波。

无α波的脑电图也较常见。虽然80%～90%的成人在无刺激时,枕部以α波为主,但随年龄增加,约50%成人出现波频减慢($6\sim8Hz$变异)或增快(β波脑电图)。如果术前做脑电图,患者对手术的焦虑及病房环境对患者的刺激也会影响α波节律。许多脑电图节律有其特定的分布。某些部位脑电图节律变化可能代表某些病理变化,因此在解释脑电图时,也应结合电极部位进行分析。

麻醉药引起的脑电图变化呈多样化,如脑电图直线(高量硫喷妥钠)、癫痫样活动(安氟烷)、爆发抑制(异氟醚或丙泊酚)等。有些变化类似脑缺血反应,如应用大剂量镇痛药。麻醉时联合用药的脑电图变化与单独用药也不同,外科手术的刺激也会影响脑电图的变化,因此分析脑电图要密切结合麻醉状态及手术情况进行判断。麻醉药物引起的直线脑电图是良性的,而阻断主动脉和停循环时引起的直线脑电图则可能极其危险。在体外循环监测脑电图时,要考虑麻醉、手术和体外循环状态,并结合血流动力学的变化,来判断脑电图变化的危害性。

2. 脑电图监测技术　在脑电监测时,为了获得高质量的脑电活动信号,必须严格按照技术要求进行操作。手术室是各种电磁干扰较多的环境,影响信号质量的因素很多。正常情况下,脑电图波幅仅为心电图 QRS 综合波的 1/20,并且脑皮质缺血时脑电图波幅变化仅有几微伏,移动患者、导线或体外循环机都会干扰脑电信号而产生伪差,影响监测质量。

(1)电极选择:脑电图电极有针式电极、盘式电极、粘贴式电极和帽式电极,各有优缺点。针式电极比较容易安放,但不稳定,阻抗高,有损伤,体外循环手术患者需要肝素化,有出血倾向,针式电极相对禁忌;盘式电极稳定、阻抗低,有轻微损伤,但较难安放;粘贴式电极无损伤,较容易安放,阻抗和稳定性介于上两种电极之间,在患者无头发时用效果最好,但体外循环手术患者剃头不合适,容易脱落;帽式电极很容易放置,比较稳定,阻抗较小,创伤小,但在气管内插管和手术时易移动,帽子较紧时电极压迫头皮,时间较长时会引起缺血坏死。

(2)放置电极:脑电图监测电极不能随意放置,标准化的电极放置可以提高重复性。认真、规律地放置电极不仅可以增加脑电图与大脑皮质活动的相关性,而且使脑电图具有可比性。国际 EEG 学会制定 10/21 标准电极放置,共 21 个电极,其描记分单极和双极两种。但由于电极安放比较复杂,对临床监测并不适用。临床监测时常用双极记录电极放置法,即采用左右前额点(Fp_1、Fp_2)、额点(F_3、F_4)、中央点(C_3、C_4)、顶点(P_3、P_4)和枕点(O_1、O_2)、参考电极在耳垂(A_1、A_2)位置,分别记录 4~5 道脑电图。临床监测电极的放置力求简单化,Mayo 医疗中心在心脏手术中采用更简单的 4 通道(Fp_1-T_7、Fp_2-T_8、C_3-O_1 和 C_4-O_2)EEG 监测,其理论依据为监测大脑前后循环的电活动,

电极覆盖主要的皮层分水岭区域。

(3)脑电图分析:传统脑电图分析用肉眼对脑电图进行观察,识别特殊波形,估计波幅及平均频率,观察双侧 EEG 的对称性,用来判断 EEG 异常,显然不适用于术中监测。现代 EEG 分析使用数字微处理器,将原始 EEG 通过数字化处理和傅里叶换算,以脑电功率频谱(qEEG)形式显示出来。目前常用显示方式有压缩谱阵(compressed spectral array,CSA)、密度谱阵(density modulated spectral array,DSA)、边缘频率(spectral edge frequency,SEF)、各波的绝对或相对功率和双谱指数(bispectral analysis index,BIS)等监测指标。qEEG 监测保留原始 EEG 的全部信息,使 EEG 变化有了量化标准,显示直观简单,可初步推测中枢神经系统功能的异常。脑电功率谱把波幅随时间变化的 EEG 变换成功率(波幅)随频率变化的谱图。CSA 和 DSA 是以横轴表示频率、纵轴表示功率和时间的脑电功率谱阵,可以观察 EEG 频率和波幅的变化。绝对或相对功率是将 EEG 信号的频率分布以及每一频率成分(δ、θ、α、β)量化,使脑电功率(波幅和频率)分布直观。SEF 50% 或 SEF 95% 是指有 50% 或 95% 的 qEEG 频率在该范围之内。BIS 从 0~100 表示 EEG 从清醒到出现等电位时脑的功能状态,能部分表示麻醉深度。脑电地形图是将大脑的功能变化与形态定位相结合,在分析功率谱的基础上通过计算推算出大脑未安放电极部位的功率值,显示 EEG 功率谱在头皮表面的空间分布,用色彩或灰度差表达其强弱,即构成功率谱地形图。检测局灶性脑缺血有较大优越性,特别对检测早期脑缺血和轻型脑缺血有一定敏感性。

(二)脑电图在心血管手术中的作用

1. 体外循环时脑电图的变化　体外循环期间有许多非生理因素会影响脑电图。例如,体外循环开始时血液突然稀释、低温、灌注流量的改变,以及麻醉深度的变化都会影响脑电图。

体外循环时低温对脑电图有明显的影响。在浅低温时,可观察到脑电图波频率减慢,深低温时可见到爆发抑制。深低温引起的爆发抑制与缺氧时的 EEG 平坦在活动规律及抑制形式上不同。但在深低温时会出现等电位线,这时无法与脑缺血、缺氧时的等电位线区别,如果深低温时间过长,低温保护作用消失而发生脑缺血时,无法用脑电图进行判断。

体外循环时用脑电图监测脑缺氧是脑电图监

测的主要目的。在没有其他因素干扰如深低温、使用大剂量麻醉药时，突然的 EEG 低频波或出现等电位线，应警惕脑缺血、缺氧事件的发生。注意的是严重脑缺血可以导致 EEG 平坦、直线，但出现 EEG 等电位线并不是诊断脑缺血的标准。脑电图监测的意义就在于期望在永久损伤发生前早期发现脑缺血的信息。

早期体外循环心脏直视手术用 EEG 作为氧合器氧合效果的监测，但现在血气分析和氧合器设计的改进，已失去其监测的意义。但在体外循环心脏直视手术时监测脑电图，以期减少或消除神经系统并发症，在很大程度上取决于中枢神经损伤的程度及其预防的可能性。如果脑损伤多数由微栓引起，脑电图则无法识别，也就不可能改善预后。如果脑缺血由血流动力学改变引起，EEG 可能会改变缺血事件的结局。迄今为止，在围体外循环期常规使用 EEG 监测没有循证医学的证据支持。

体外循环后中枢神经系统并发症尤其是神经认知功能的改变，增加医疗花费，但并不是不可以预防。在高危患者或特殊手术（如大血管手术）进行 EEG 监测，并通过 EEG 的发现，指导体外循环灌注或采取必要的干预措施，有可能改变术后脑损伤的结局，但尚待多中心随机双盲对照的前瞻性研究结果的支持。正因为如此，脑电图没有作为常规临床监测，选择性监测可行但也在进一步研究中。

体外循环时脑电图变化也要排除伪波，因为体外循环滚压泵产生的伪波与脑电图波极其相似，特别是当患者脑电波基本频率在 3Hz 范围时，可能掺入较高频率的谐波。当存在这种伪波时，难以识别脑缺血引起的 EEG 改变（频率减慢或消失）。伪波的来源很复杂，用离心泵代替滚压泵，可以减少此类伪波。

2. 用于深低温停循环　深低温停循环可以考虑选择性脑电图监测。但这类患者需要深麻醉、深低温，EEG 的变化多为低频，很难识别脑缺血的发生。因此，EEG 监测的主要目的不是监测脑缺血，而是指导脑降温。深低温的主要目的是降低脑代谢率，脑能量代谢的 60% 用于电活动，所以抑制脑电活动是降低脑代谢率的主要途径，降温和高量麻醉药物（丙泊酚、异氟烷）是降低脑电活动的主要方法。在停循环前最大限度地降低脑代谢率，使 EEG 呈等电位线。停循环前使大脑充分降温，脑电活动完全抑制对停循环期间脑保护极其重要，脑电图监测的意义也在此，同时说明深低温停循环中 EEG 监测的必要性。

二、经颅多普勒超声

经颅多普勒超声（transcranial doppler ultrasound, TCD）是利用超声多普勒效应来检测颅内脑底主要动脉的血流动力学参数的无创监测技术。在 20 世纪 80 年代，TCD 开始用于术中监测，最初主要用于颈动脉内膜剥脱术等神经外科手术中脑血流的监测，后来逐渐进入到心脏外科领域，现在主要是作为心脏外科高危患者多单位神经功能监测的组成部分而发挥其作用。

（一）测量参数和部位

TCD 的工作原理与其他超声多普勒技术相同。TCD 不能直接监测脑血流量（cerebral blood flow, CBF），但可以通过测量颅内大脑主要动脉的脑血流速度（cerebral blood flow velocity, CBFV）来间接反映 CBF 变化的很多生理特性，如局部血流分布、脑血流自动调节、脑血流对 CO_2 的反应性等。通过对多普勒信号进行频谱分析，可获得血流速度随时间变化的功率谱，进而提供有关瞬时血流速度和血流方向的信息，常用的参数有收缩期最大血流速度（Vs）、舒张末期最大血流速度（Vd）和平均血流速度（Vm）。通过血流速度还可计算搏动指数（pulsatility index, PI）和阻力指数（resistance index）以反映脑动脉的血管阻力和管壁顺应性。另外，血液中的红细胞是主要的多普勒回声部分，但血液中的栓子尤其是气栓比红细胞回声更强，在 TCD 频谱成像中出现高密度短暂信号（high-intensity transient signals, HITs），提示存在栓子，尽管不能确定栓子的成分和大小，但可以进行半定量的分析而计算出栓子的数量。

1. CBF　通过 TCD 对 CBFV 的测定，可以间接的推测 CBF。理论上，流量（Q）与流速（V）的关系：Q = V × 管道横截面积（A）。那么，CBF（ml/s）与 CBFV（cm/min）之间的关系：CBF = CBFV × 血管腔横截面积（A）× 60。另外，从生理可知：CBF 是流经局部脑组织的血流量（rCBF）与该组织重量（W）的乘积，即：CBF = rCBF × W。因此，可得：rCBF × W = BFV × 血管腔横截面积（A）× 60 或 CBFV = rCBF × W/60 × A。经以上方程式可见：经 TCD 测量得到的 CBFV 与局部脑血流量、脑血流灌注的组织重量和灌注血管横截面积相关。当 TCD 选定血管后，灌注组织的重量即为常数,所以 CBFV 与 rCBF 成正比,与血管内径截面积成反比。CBF 及 CBFV 受多种因素的影响,如颅内压、$PaCO_2$ 和血红蛋白浓度等。当脑血管痉挛时,CBFV 升高,血管内径与 CBFV 成反比;当颅内压增高时,可使 CBFV 降低。

2. 测量的部位(探测窗)　由于颅骨可引起超声波的衰减和散射,故多普勒探头主要放在颅骨骨质薄弱处和自然孔道,这些区域称为 TCD 探测窗。最常用的监测部位是颞窗(探头置于颞部太阳穴处),可得到大脑中动脉、大脑前动脉、大脑后动脉、前后交通动脉、颈内动脉终末段的血流信号。枕窗(探头置于枕后叶中线位置)可得到椎动脉和基底动脉的血流信号,眼窗(探头置于闭合的眼睑上)可得到眼动脉和颈内动脉颅内段的血流信号。由于大脑中动脉可以携带超过 40% 以上的大脑半球血流,临床监测中最常用的是经颞窗测定的大脑中动脉的血流信号。

但通过 CBFV 反映 CBF 受很多因素影响,包括脑动脉的直径、超声波的入射角度、血细胞比容等。其中超声波的入射角很重要,探头位置的轻微变动即可使信号发生显著改变,限制了连续使用时的稳定性,同时探头的位置固定也有很大难度。保持探头固定的稳定,才能保持监测的连续性和一致性。

(二)　在体外循环中的使用

体外循环中脑低灌注被普遍认为是最重要的因素,而 TCD 在监测低灌注中的特异性和敏感性都已很明确。通过监测大脑中动脉的血流速度、栓子的数量,结合脑氧饱和度、脑电图等监测,提供手术中脑功能的必要信息。

1. 大血管手术　TCD 在判断、定位、了解大脑侧支循环情况、决定手术方式,以减少脑缺血损害等方面有举足轻重的地位。例如,颈动脉内膜剥脱术,需暂时阻断颈动脉血流,大部分患者如果大脑基底动脉环和交通支循环功能良好,阻断一侧颈动脉不会严重影响脑部血供。但一侧颈动脉阻断后,如果大脑中动脉平均血流速度低于 15cm/s,并且在大脑自动调节功能发挥作用后,随阻断时间的延长不逐步增加,应建立临时旁路。通过术前压迫颈总动脉也可以辅助判断侧支循环情况,决定是否建立临时旁路。在颈动脉内膜剥脱术后,可以观察到短暂高血流量引起的高灌注综合征(hyperfusion syndrom)和判断手术后的效果。TCD 可以了解选择性脑灌注和上腔静脉逆灌时,

双侧脑的血流情况,了解阻断大血管后脑高灌注压和开放大血管后脑低灌注压脑血流的改变。对高危冠状动脉旁路移植术,通过术前双侧颈动脉的检查,确定是否存在颈动脉狭窄及其程度。

2. 脑血流　低流量体外循环时,TCD 监测有助于确定不至于引起脑灌注突然停止的最低流量。尽管低温体外循环时脑血流速度与脑血流量可以没有固定的关系,因为影响脑血流速度的因素很多,包括麻醉、低温、血液稀释、脑自身调节功能的变化、非搏动性灌注和血管活性药物等,脑血流速度的高低并不能反映脑的灌注量。但在深低温,由于脑的自动调节功能丧失,脑血流速度基本反映脑的灌注量。

体外循环期间通常大脑中动脉的 CBFV 与 CBF 的变化相平行,如果 CPB 期间的 CBFV 剧烈下降,则提示脑低灌注,通常认为 Vm 减少 60% 或 Vd 无流速均提示脑低灌注,通过提高灌注流量或升高平均动脉压可以改善。通过持续监测大脑中动脉的 CBFV,有助于保持合理水平的脑灌注,因此,围 CPB 期持续监测 CBFV 的动态变化有参考价值。

3. 栓子　TCD 对进入脑血流的栓子非常敏感,非常微小的栓子就能观察到,并可检测栓子数量。体外循环期间几乎所有患者均有栓子,与主动脉的操作如插管、阻断、开放和拔管有关,多为来自于心室、肺静脉和体外循环机的气泡、异物和微血栓。膜式氧合器的栓子数量明显少于鼓泡式氧合器。体外循环期间发生的栓子数量与术后发生的神经心理损害密切相关。通过 TCD 监测可以及时观察到栓子情况,提醒外科医生重视,及时改进手术操作方法和处理。

4. 其他　TCD 可以发现插管错位或其他原因引起的 CBFV 急性下降;监测主动脉内球囊反搏时,患者的 CBFV 可以判断反搏的效果。TCD 对诊断脑血管痉挛有非常重要的价值,正常管径的大脑中动脉的血流速度基本恒定,平均血流速度为 (62 ± 12) cm/s。一般认为当血流速度大于 120cm/s 时,提示存在脑血管痉挛,超过 200cm/s 提示发生严重痉挛。这种现象有时可以在体外循环后见到。TCD 也可作为临床颅内循环停止和脑死亡的支持或证实性诊断,当至少在两支颅内动脉(基底前循环左右两侧各一支,或一支前循环动脉和基底动脉)出现收缩/舒张期交替血流或非常小而尖锐的收缩期信号等"特征性"改变时,结合脑电图

和临床，即可判断颅内循环停止和脑死亡。

三、颈静脉球血氧饱和度监测

脑部血液从脑静脉窦流出后进入颈内静脉球部，因为不含颈外静脉的血液，因此，可以准确反映脑组织氧供需的平衡关系。早在1942年就用该技术在志愿者测量血氧、乳酸含量和血糖等研究。现代连续颈内静脉血氧饱和度导管的出现和改进，可以直接持续测量颈内静脉球部血氧饱和度（SjVO$_2$），使 SjVO$_2$ 监测进入了手术室，成为可供体外循环心脏手术监测脑缺氧的又一选择。

（一）逆行置管技术

目前用于临床监测使用的光纤导管是从监测肺循环氧合导管改进而来，光纤导管逆行插入颈内静脉球部，可以连续监测 SjVO$_2$ 的变化。

通常进行右颈内静脉穿刺定位，与平常的中心静脉穿刺置管不同的是需进行逆行颈内静脉穿刺置管，导管尖端位于颈静脉窦（C$_2$ 与颅骨之间），定标并确认导管尖端位置在颈静脉球部，否则采集的血样会受来自颈部和颅外血管血液的掺杂，影响监测的准确性。

（二）在体外循环中的使用

1. 监测脑氧代谢　抽取颈静脉球血液和动脉血作血气分析，通过计算颈静脉球血液和动脉血氧含量可估计患者脑灌注情况，如果知道患者脑血流量，可以计算出患者脑氧摄取率。

颈内静脉血氧监测可得到不同参数：颈静脉血氧分压、SjVO$_2$、血氧含量（血红蛋白浓度×1.39×血氧饱和度+氧分压×0.003）、动静脉氧含量差（a-vDO$_2$）和脑氧摄取率。如果已知脑血流量（CBF），也可算出脑氧代谢率（CMRO$_2$ = AVDO$_2$×CBF）。

SjVO$_2$ 的正常值55%～75%。通常认为 SjVO$_2$<50%提示氧供小于氧耗，多见于脑供血减少（低血压、脑血管痉挛、颅内压增加）或氧耗增加（发热、体外循环复温过快）；SjVO$_2$>75%提示脑代谢下降，可见于低温、镇静，异常增高可见于脑死亡或动静脉短路。在正常无麻醉的志愿者发现：SjVO$_2$ 降至40%时出现 EEG 慢波；SjVO$_2$<33%时出现精神障碍；SjVO$_2$ 为26％时出现意识消失。体外循环后脑并发症尤其是神经认知功能的损伤，同体外循环时 SjVO$_2$<50%有密切相关。

2. 局限性　首先 SjVO$_2$ 反映的是整个大脑的氧供需的平衡，无特异性，尤其是脑实质局部区域的缺血反映不出来，而体外循环期间脑局部区域的缺血又很常见（栓塞、局部小血管的粥样硬化）；其次是流经导管的血流要足够，在严重低血压或脑完全缺血时血流减少、缓慢或无血流，则 SjVO$_2$ 的测量值并不可靠。

四、脑血氧饱和度监测

脑血氧饱和度仪遵照光谱学原理，利用经颅近红外光谱（NIRS），可以无创监测局部脑组织血氧饱和度（rSO$_2$）。脑血氧饱和度仪问世不久，在1996年美国 FDA 就批准将其用于临床，虽然存在许多局限性，但随着临床应用的不断增加和技术的改进，rSO$_2$ 监测会日趋完善。阜外医院麻醉科早在1993年就引进美国的脑血氧饱和度仪，在国内最早用于体外循环及深低温停循环手术中的脑监测。

（一）脑氧饱和度仪的工作原理

脑氧饱和度仪是利用近红外光可以穿透颅骨的物理特性和氧合（还原）血红蛋白对其具有的特殊吸收光谱而设计。NIRS 在脑组织中的传播基本符合朗伯-比尔（BeerLambe）定律，即某波长（W）的透光度（IW）与该波长的入射强度（Iwo）呈正相关；与介质的消光系数（a）、吸光物质含量（c）和光通路径长度呈负相关。其数学表达式为：

$$IW = Iwo/e^{acs}$$

如果用两束不同波长的光源射入同一介质，取相同长度的光通路径，并测量其入射强度和透射强度，经过数学转化，可得到红外光通过处的氧合血红蛋白与总（还原+氧合）血红蛋白浓度之比，即氧饱和度。

脑氧饱和度仪的结构由四大部分组成：主机、前置放大器、连接线、传感器。主机是脑氧饱和度仪的核心部分，内部置微处理器，负责接收、转换和处理传入的红外光信号，并可以波形和数字形式输出。新一代脑氧饱和度仪显示两道脑氧饱和度信息，可同时监测左右两侧脑氧饱和度。前置放大器位于主机和传感器之间，主要使主机与传感器之间实现电隔离。连接线内有导线和光导纤维，连接传感器、前置放大器和主机，负责传导光电信号。传感器是脑氧饱和度仪的精华部分，由发射光源和感受器组成。新型的脑氧饱和度仪的光源在传感器上，由两只发光二极管（light emitting diodes，LED）发出两束不等波长（730nm 和805nm）的近红外光。传感器上有两个红外光感受器用于接收不同深度的衍射光(图 25-7-1)。

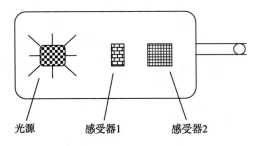

图 25-7-1　脑氧饱和度仪传感器示意图

近红外光对人体无害,通过前额皮肤、颅骨硬膜、脑脊液到达大脑皮层,可在距离光源 2.5cm 处探测到光信号,有些可深达 3~4cm,个体间有一定差异。近红外光进入组织后发射衍射,可被传感器上的两个感受器接收,距离光源较近的感受器接收到的红外光穿透组织的深度较浅(颅骨周围组织),距离光源较远的感受器接收到的红外光穿透较深,两者之差即为脑组织氧饱和度(图 25-7-2)。

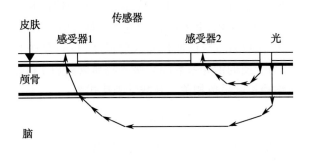

图 25-7-2　感受器距光源距离与采样深度关系示意图

(二) 在体外循环中的使用

1. 局部脑血氧饱和度监测　同脉搏血氧仪类似,用脑血氧饱和度仪可以实时连续地监测 rSO_2。但经颅 NIRS 测量的是所有血红蛋白即混合血管床的动静脉混合血氧饱和度,rSO_2 主要代表静脉部分(占 80%),正常范围为 55%~75%,反映的是脑氧供需平衡的指标,同时 rSO_2 不受低温、无搏动血流和停循环的明显影响,是深低温停循环时监测脑氧合的有效方法。

麻醉手术期间脑氧饱和度监测脑缺血和缺氧可能较 EEG 更灵敏。因为 rSO_2 是脑组织氧含量的直接测量值,而 EEG 出现异常波形为脑缺氧的继发改变。常温下 rSO_2 一般不应低于 60%。缺氧时,rSO_2 值下降。过度通气时脑血管收缩,rSO_2 值也下降。吸入麻醉药如异氟烷扩张脑血管,rSO_2

值可增加 10%。当发生脑不可逆损伤大脑耗氧显著减少时,则 rSO_2 值可能异常增高。

2. 体外循环脑监测　体外循环期间有诸多因素影响脑血供及脑氧代谢,从而引起 rSO_2 变化。当其他监测(平均动脉压、SpO_2 和 SvO_2)不能反映脑的氧输送或消耗的改变时,rSO_2 值可以较敏感的监测脑缺血。由于 rSO_2 值 80% 来自静脉血,又不受低温、无搏动血流和停循环的影响,为深低温低流量或停循环期间提供了一种良好的连续脑监测方法。一般认为深低温低流量或停循环期间,rSO_2 值<0.38,就提示脑氧合明显不足,可能出现术后神经系统并发症。将多种监测手段结合起来,可以提高敏感性和特异性。如低温时 EEG 抑制而脑氧饱和度不变,病理性的 EEG 改变必须同氧饱和度降低相结合等。脑逆行灌注时,TCD 监测证实存在逆灌血流,而监测局部脑氧饱和度可帮助调节合适的流量。

围体外循环期有诸多因素可导致脑缺血,如低血压、血液过度稀释、大量栓塞、呼吸抑制、高热等。据相关研究提示,在常规监测参数(如血压)正常时,而可能发生脑氧饱和度异常。著者在美国的 Edmonds HL Jr. 研究组发现,rSO_2 下降和脑内微栓增加与术后神经系统并发症发生率增高明显相关,费用明显增加,并且在体外循环中根据 rSO_2 的变化,预先采取措施纠正,则术后神经系统并发症发生率明显下降。说明脑氧饱和度与全脑缺血、缺氧有一定关系,与其他监测全脑缺血的指标相比有明显优越性。尽管目前为止,尚缺乏明显改变术后神经生理转归确定的循证医学证据,但在某些高危患者如主动脉弓和小儿心脏外科已经显示其独特的作用,是未来最接近标准监测的脑监测项目。

3. 脑血流动力学监测　脑血流动力学测定目前临床上特别是床旁测量尚无理想的方法。TCD 只能测定脑血管血流速度,并不能完全代表脑血流量。利用近红外光谱技术,脑血氧饱和度仪还可无创监测大脑血流动力学。将红外线示踪剂吲哚花青绿(indocyanine green)注入右房,示踪剂以"弹丸"形式进入大脑循环,通过对大脑的光强度测量,作出时间活性曲线,得出大脑平均皮质输送时间(cerebral mean cortical transit time),再回归求出脑血流量。

用近红外光谱仪结合示踪剂可以在床旁测量到 CBF 变化趋势。将示踪剂配制为 5mg/ml 的溶液,经中心静脉导管注入右房,每次2ml,在脑部可探测到示踪剂通过脑循环的情况,可进行大约5000次光密度测定,形成高分辨率的时间-光密度反应曲线(图25-7-3),反映脑反应功能;如果同时记录动脉时间-光密度反应曲线,可以反映示踪剂向脑输送的情况,即脑的输入功能(cerebral input function)。通过脑反应功能和输入功能可计算出大脑平均皮质输送时间(cerebral mean cortical transit time),时间延长则提示脑反应功能受损。

吲哚花青绿(indoanine green)的半衰期很短(约5分钟),单次静脉注射后代谢较快,对基础值影响较小,可在1小时内测量数次。虽然转运时间不是直接的血流动力学参数,但其变化趋势是衡量CBF随治疗变化的较敏感的指标。从定义上讲转运时间(T)是脑血容积(CBV)与CBF的商,即T=CBV/CBF。对于一种传感器所取的脑血容积是一定的,所以在两个不同部位测量的输送时间之比应为两点脑血流之比。同理,在同一位置上,不同时间所测量的输送时间之比也就是不同时间下的脑血流量之比。另外,从上述公式可知:如果能得知脑血容积,即可推算出CBF值,现在可用多波长光谱仪测出脑血容积。

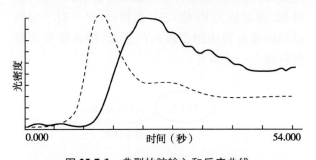

图25-7-3　典型的脑输入和反应曲线
虚线经动脉测量的输入功能曲线,实线为脑反应曲线

第八节　冠状循环和组织灌注监测

冠状循环是维持心脏正常功能的基础,体外循环过程中主要监测冠状循环的血流。组织灌注的监测对患者的诊断和治疗都具有重要意义,目前在临床上应用的监测主要是混合静脉血氧饱和度监测和胃黏膜pH值(胃张力计)监测。

一、冠状动脉循环的血流监测

冠状动脉循环血流是灌注心脏的主要血流,与心排血量一样,冠状动脉循环的血流量与冠状动脉的灌注压成正比,而与冠状动脉阻力成反比。

(一)冠状动脉循环阻力

冠状动脉循环血流量与冠状动脉阻力密切相关。冠状动脉循环阻力受三项因素的影响:①收缩期血管张力;②心肌局部代谢及神经系统调节;③心室内压的变化。三项因素中最后一项比较重要,因为心室内压过高时,可压迫冠状动脉,使冠状动脉循环阻力增加。患者有冠状动脉疾病(如冠状动脉狭窄)可影响冠状动脉循环阻力。轻度狭窄,通过代偿机制可以不影响冠状动脉血流;中度狭窄,如狭窄程度大于60%~70%时可以引起血流下降,通过自主调节机制冠脉血流可以得到部分代偿;严重狭窄达到90%时,冠状动脉循环阻力极度增加,血流明显下降。冠状动脉循环阻力与体循环阻力一样,只能通过计算得到。

(二)冠状动脉血流的监测

心脏各部位的血流分布并不均匀,目前几种全心脏冠状循环血流的测量方法并不完善,且主要用于研究。随着科技的不断发展,围术期冠状动脉血流监测将不断完善。

1. 动、静脉采样法　根据Fick原理,用惰性气体作为指示剂,通过采集动脉及冠状静脉窦的血样,测量两者的指示剂含量,从而计算出全心冠状动脉循环血流量。常用的惰性气体:二氧化氮、氢、氙等。得知动脉及冠状静脉窦惰性气体含量差后,用下列公式进行计算:

$$全心血流量 = 心肌惰性气体摄取量/动-静脉惰性气体含量差$$

按照该种方法测得正常人全心血流量为70~90ml/(min·100g),冠心病患者可降为58ml/(min·100g)。

2. 冠状静脉窦热稀释法　经中心静脉插入导管,放置在冠状静脉窦内测量冠状动脉循环血流。测量方法与热稀释法CO测定相同。主要用于麻醉药或其他因素对冠状动脉循环血流影响的研究。

3. 局部冠状动脉血流测定　局部冠状动脉血流监测方法发展很快,对冠心病患者的诊断和冠状动脉旁路移植术的效果评价有重要价值。冠状动脉旁路移植血管的血流量测定可在手术室内即时进行,主要用电磁流量计或多普勒探头测量,以多普勒超声使用较多。以美国 MEDISTIM 流量测定仪为例,通常要求搏动指数(PI)<5、舒张期充盈百分比 DF>50% 和平均流量 MF>15ml/min(图 25-8-1)。测量冠状动脉旁路移植血管内血流量的主要目的是判断移植血管的通畅程度,通过术中测量冠状动脉搭桥血管内血流量也可预测搭桥血管远期通畅情况。早期有学者认为:如果冠状动脉搭桥血管内血流量小于 40ml/min,血管堵塞的几

率明显增加;但术中测量冠状动脉旁路移植血管内血流量与术后搭桥血管通畅率的关系尚待研究。术中测量冠状动脉搭桥血管内血流量受多种因素影响,如当时的血流动力学情况(灌注压)、扩张冠脉的药物(硝酸甘油、尼卡地平)、麻醉药物等。决定 CABG 血管桥的预后不仅是取决于桥的流量,同时更要考虑吻合口远端的血管床阻力,即 PI 值,通常认为 PI 值<3.0 为最佳,尽管对于冠状动脉远端血管床阻力较高的患者,桥血流量的价值有待进一步研究。

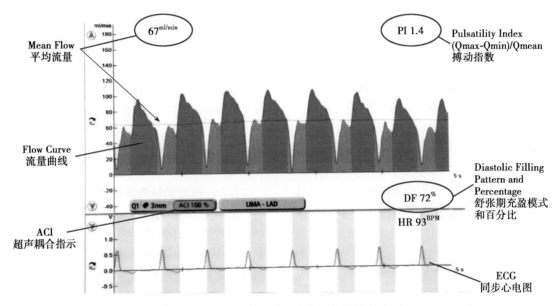

图 25-8-1　美国 MEDISTIM 血管桥流量测定示意图

(三)冠状动脉灌注压

冠状动脉灌注压(CPP):通常认为主动脉舒张压(DBP)与左室舒张末压(LVEDP)之差,用公式表达:

$$CPP = DBP - LVEDP$$

可见,当左室舒张末压增加或主动脉舒张压下降时,冠状动脉灌注压下降。冠状动脉灌注压下降时则导致心肌血流量下降,特别是左室舒张末期心内膜下的血流量会明显下降。对于冠心病患者,狭窄远端的灌注压已经降低,如果再加上 LVEDP 升高,就会明显影响心内膜下的血供。

相对于 DBP 下降,LVEDP 增加更容易引起心肌缺血性损伤。因为 LVEDP 增加不但降低了冠状动脉灌注压,减少心肌血供,而且增加心肌氧耗。LVEDP 增加主要多见于前负荷增加,如心肌过胀。心率过快也会影响心肌灌注而发生心肌缺血,因为心率过快缩短心脏舒张时间,使心肌舒张压-时间指数(DPTI)降低,同时心肌氧耗增加。临床上心内膜

下缺血往往同时伴有 LVEDP 升高和心率过快。

另一个衡量心肌灌注及缺血的指标是心内膜存活率(EVR),是冠心病患者围手术监测心肌氧供/氧需平衡的重要指标。EVR 是舒张压-时间指数(DPTI)与张力-时间指数(TTI)之商。DPTI 为舒张压(DBP)与左房压(LAP)之差再乘以舒张时间(Td);TTI 为收缩压(SBP)与收缩时间(Ts)之乘积。因此,EVR 可表达:

$$EVR = DPTI/TTI = [(DBP - LAP) \times Td]/(SBP \times Ts)$$

正常时:EVR ≥ 1.0,即 DPTI ≥ TTI;当 EVR < 0.7 时,左室心内膜下血流下降,提示可能发生心内膜下缺血。EVR 下降常常继发于 DBP 下降、LAP 升高及心率加快。

二、混合静脉血氧饱和度

(一)SvO_2 监测技术

在非体外循环期间,通常要借助带有光导纤

维的 PAC 导管,即持续监测 SvO_2 的光纤肺动脉导管,在肺动脉分支部位持续监测 SvO_2。而体外循环期间将特制的测量装置安装在静脉回流管道上,同光纤肺动脉导管的原理一样,通过特制二极管发射不同波长的近红外光,利用氧合血红蛋白和去氧合血红蛋白对近红外光的吸收不同,测量不同波长近红外光吸光度,经计算后得出 SvO_2 并持续显示。

(二) 决定 SvO_2 的因素

凡是影响组织氧供、氧耗的因素均可影响 SvO_2。氧供决定于氧含量(CaO_2)与心排血量(CO),而 CaO_2 的变化一般不会太大,因此 CO 是氧运输的主要决定因素,这也是 SvO_2 衡量组织灌注的理论基础。机体的氧耗量(VO_2)可以从动脉血氧含量(CaO_2)减去静脉血氧含量(CvO_2)估算。由于血中氧溶解量很少,故氧含量主要是血红蛋白结合的氧量。决定 VO_2 的因素有四个:血红蛋白量(Hb)、动脉血氧饱和度(SaO_2)、CO 和机体氧代谢率,所以这些也是最终影响 SvO_2 的因素。因此,在调整处理 SvO_2 异常时,需要围绕这四个因素考虑。

(三) 体外循环中连续监测 SvO_2 的意义

由于 SvO_2 的变化主要取决于 CO、SaO_2,Hb 和机体氧代谢率四个因素,故凡是影响此四个因素的各种原因均能引起 SvO_2 的明显改变(表 25-8-1)。所以,当 SvO_2 异常(恶化)时,可以通过调节这四个因素来改善 SvO_2。换句话说,当 SvO_2 变化时,四个因素中至少有一个因素发生了改变。

表 25-8-1　SvO_2 变化机制及原因

临床 SvO_2 的范围	产生机制	原　　因
增高 80% ~ 90%	氧供增加	心输出量增加,吸入氧浓度提高
	氧耗减少	低温、脓毒血症、麻醉状态、应用肌松药
减少 <60%	氧供减少	贫血、心输出量降低(低血容量、心源性休克)、低氧血症(通气不足、窒息、通气血流比失调、肺内分流、心内右向左分流、肺水肿)
	氧耗增加	发热、寒战、抽搐、疼痛、活动增多

体外循环中 Hb 和 SaO_2 相对恒定,当流量不变时,在降温期间机体的氧代谢率降低,则 SvO_2 增加。在复温时,由于氧代谢率增加,SvO_2 下降。

体外循环过程中,如果保持在相对恒定的温度[不降温和(或)复温]时,机体氧代谢率、SaO_2 和 Hb 在短时间内相对恒定。因此,此时 SvO_2 的变化可以直接反映灌注流量或 CO 的变化。

反映全身供氧和耗氧之间平衡的正常 SvO_2 值是 60% ~ 80%,正好在血红蛋白氧离曲线的陡直段。因此,决定 SvO_2 四个因素中任一因素的微小变化都能在 SvO_2 值上明显地反映出来,故连续监测 SvO_2 有助于灌注和麻醉医师有效地防止组织缺血、缺氧。

围体外循环期间,在保持 CO、体温和 SaO_2 相对稳定时,SvO_2 变化与 Hb 浓度变化呈正相关,当 SvO_2 <50%、Hb<70g/L 时,是确定输血的指征。

三、胃肠黏膜内 pH 监测

临床和实验研究均证明,当组织灌注和氧合不足时,最早影响的器官是消化道,原因是胃肠黏膜对低灌注和低氧特别敏感。目前临床使用的无创胃肠张力监测计(tonometry),通过测量胃肠黏膜内的 PCO_2 和 pH 值,可以及时准确地反映全身器官组织灌注和氧合情况。因此,胃张力计成为监测组织灌注和氧合的重要项目。

(一) 测定原理

早在 20 世纪 60 年代,Bergfsky 将盐水注入空腔器官,如膀胱和胆囊,通过测定腔内液体 PO_2 和 PCO_2,确定液体的 PO_2 和 PCO_2 与黏膜的 PO_2 和 PCO_2 相平行,由此可推断黏膜的氧合情况。直到 80 年代,Green 等将此理论进一步推进,提出用胃肠张力计测定气体分压和胃肠黏膜内 pH(pHi),其依据是:①张力计测出的肠腔 PCO_2 与黏膜内 PCO_2 相近;②组织 HCO_3^- 浓度与动脉血 HCO_3^- 浓度完全相同。因而,便可用哈德逊-哈赛尔巴尔奇(Hender-Hasselbalch)平衡方程式计算出 pHi。

$$pHi = 6.1 + Log10 \times [HCO_3^- / aPCO_2]$$

其中,a 为 CO_2 在血浆中的溶解系数(a = 0.03)。

根据以上的生理概念,Grum 等研制出胃肠张力测定计。胃张力测定计由一根标准鼻胃管和一个硅胶球囊组成,球囊可以通透 CO_2。插入胃内后,向球囊灌注生理盐水,灌满盐水的球囊紧靠胃黏膜。由于球囊对 CO_2 的通透功能,CO_2 自由地从黏膜弥散入盐水中,60~90 分钟后达到平衡,盐水中的 PCO_2 即为胃黏膜内的 PCO_2。然后将球囊中盐水抽出,并立即抽取动脉血样品(两种操作都需在严格无氧条件下进行),送入仪器分析,测出盐水样品中 PCO_2 和动脉血的碳酸氢盐(HCO_3^-)。仪器按照 Hender-Hasselbalch 方程式,自动测定和显示胃 pHi 值。

(二)临床应用

1. 评价病情　胃肠黏膜黏膜内 PCO_2 和 pH 监测可以评价消化道是否得到足够的灌注和氧合,并可了解危重患者的病理生理情况。pHi 值正常为 7.38±0.03,<7.32 被视为黏膜黏膜有酸血症。临床上要综合分析 pHi 降低及其持续时间,即 pHi 降低时间愈长,则消化道缺血愈严重。

2. 指导治疗　胃和乙状结肠 pHi 测定已广泛用于监测胃肠灌注和氧合状态,尤其在危重患者使用,可指导液体和血管活性药物的应用,也可作为撤离呼吸机的指标。大手术期间低血容量常常是胃肠组织低灌注的主要原因,胃肠 pHi 监测往往较全身血流动力学监测如血压、CO 和尿量监测更为敏感。危重患者进行 pHi 动态监测,可以维持充足的组织灌注和氧合,改善患者的生存率,减少器官衰竭的发生,最终达到缩短患者 ICU 和住院时间。

3. 合并症的早期预警　在与其他创伤性或非创伤性监测比较研究中发现,当病情恶化时,其他生命体征参数发生改变前数小时至数天,胃肠 pHi 已发生变化。因此,可用于危重患者合并症的预测。

4. 其他　长时间体外循环患者监测组织灌注,对调整灌注流量,患者预后有一定意义。由于需要平衡时间较长,所以不适用于体外循环时间较短的患者。

(三)注意事项

1. 张力计测试前的准备　先将张力计球囊系统近端的三通开关打开,将装满 3ml 生理盐水的注射器连接上,再缓慢注入球囊内,并进行重复灌注和吸引,直至空气被完全排出后方将盐水吸出,使球囊塌陷,关闭管腔。然后像插普通胃管一样插入胃张力计,证实位置正确,向球囊内注入 2ml 生理盐水,注射器留在三通接口上。

2. 样品的采取　当达到平衡时间(60~90 分钟)后,先从三通接头另一开口抽出 1ml 盐水去掉,然后再从原来的开口抽出 1ml 盐水作为样品。

抽取过程不能有漏气或吸入空气,否则将影响 CO_2 分析的准确度。

3. 确保平衡时间　平衡时间是盐水灌注入张力计球囊至抽出时间,护士或助手做好记录并输入监测仪器内,平衡时间是影响测定准确度的重要因素。

4. 禁忌证　同插入普通鼻胃管相似,胃出血、食管静脉曲张、胃穿孔等患者禁忌。测试前 90 分钟进食或进液体的患者会影响肠腔内 PCO_2 水平,应暂缓进行测试。

(于钦军　王伟鹏)

参 考 文 献

1. The American Society of Anesthesiologists Task Force on Pulmonary Artery Catheterization. Practice guidelines for pulmonary artery catheterization. Anesthesiology,2003,99:988-1014.

2. Yu QJ,Sun L,Chang Q,et al. Monitoring of antegrade selective cerebral perfusion for aortic arch surgery with transcranial doppler ultrasonography and near-infrared spectroscopy. Chin Med J,2001,114(3):257-261.

3. Judge O,Ji F,Fleming N,et al. Current use of the pulmonary artery catheter in cardiac surgery:a survey study. J CardiothoracVascAnesth,2015,29(1):69-75.

4. Kumar A,Anel R,Bunnell E. et al. Pulmonary artery occlusion pressure and central venous pressure fail to predict ventricular filling volume,cardiac performance,or the response to volume infusion in normal subjects. Critical Care Medicine,2004,32:691-699.

5. Hahn RT,Abraham T,Adams MS,et al. Guidelines for performing a comprehensive transesophageal echocardiographic examination:recommendations from the American Society of Echocardiography and the Society of Cardiovascular Anesthesiologists. AnesthAnalg,2014,118(1):21-68.

6. Sniecinski RM,Levy JH. Anticoagulation management associated with extracorporeal circulation. Clin Anaesthesiol,2015,29(2):189-202.

7. Kern LS,McRae ME,Funk M. ECG monitoring after cardiac surgery:postoperative atrial fibrillation and the atrial electrogram. AACN Adv Crit Care,2007,18(3):294-304.

8. Edmonds HL,Yu QJ,Ganzel BL,et al. Cost of cerebral macroembolization and oxygen desaturation during myocardial revascularization. Stroke,1998,29:S2238.

9. Fiddian-Green RG,Bams JL,Groeneveld AB,et al. Haemodynamic and/or tonometric monitoring in cardiac surgery. Br J Anaesth,2000,84:128.

10. Bevan PJ. Should cerebral Near-infrared Spectroscopy be standard of care in adult cardiac surgery? Heart Lung Circ,2015,24(6):544-550.

第二十六章

体外循环管理要点

体外循环所必须经历的三个阶段，即前并行、体外循环中、后并行。患者经历生理-非生理-生理的不同状态，三个阶段都有不同的技术要点，但其作用有不同。在体外循环完成后，灌注师还要有很多操作，配合外科和麻醉完成手术。

第一节 前并行的管理

所谓前并行通常指从体外循环转流开始至升主动脉阻断前的这一阶段，此阶段的主要目的是要将患者的体循环和肺循环顺利过渡到完全靠人工心肺支持患者生命，并进行适当的血流降温，为心脏的停搏做好准备。

一、并行前的准备工作

并行前，即体外循环正式转流前，应根据核对单（checklist）需要去逐项认真检查核对，这样可有效避免体外循环意外的发生。

1. 正常体外循环前应确认肝素的抗凝，通过中心静脉给予肝素 3mg/kg 或 400U/kg，检测 ACT >480 秒，方可进行体外循环。抗凝不足者应分析原因，具体操作见抗凝相关章节。在一些特殊情况下，要有准确判断和处理。如肝素给予时间过长，要考虑到肝素的代谢和半衰期，应及时再抽血测 ACT，达不到标准追加肝素。转机前观察心外吸引的管道是否有明显血栓，可初步判断肝素的抗凝效果。有时测 ACT 可出现伪像。如肝素未进体内，延长 ACT 值为血标本的残留肝素的作用。

2. 核对整个管道的方向，如动静脉管道接反，并行前可通过压力观察排除。即动脉灌注管接到静脉引流管时，其管道压力远低于实际的动脉压。

3. 体外循环前对氧合器的性能应有很好了解，如鼓泡式氧合器动态预充量大，在转机前应保持足够的基本液面。

4. 如果手术室温度偏高，体外循环管道可有气体溢出，在前并行前应充分排气。前并行前输注一定的液体，如果压力急剧增高，可能为动脉管道打折或插入位置不当，应及时调整。

5. 转机前的各种检查，如变温水箱工作状况，压力零点校正，泵管的松紧度，紧急摇把，变温管道的连接等都要确保无误；气源是否通畅；监测仪器零点校正；准备好维持血压的药物。

二、前并行的操作要点

（一）动脉插管泵压监测

体外循环刚开始，注意力应侧重于安全监测上，主要是主动脉泵压的测定和氧合是否良好。主动脉插好后，打开测压表，输入一定量的液体同时观察泵压，如果压力快速上升或在流量较小的情况下压力>200mmHg，应及时的停泵，并通知外科医师予以调整。泵压力异常尤为注意的是主动脉插管插入夹层，其后果严重，应及时的发现，主动脉插入夹层的临床征象除泵压升高外，包括：升主动脉扩张，体循环压力（动脉压力）突然的下降，颜面颜色变浅、变白，瞳孔扩大等。小儿主动脉插管技术上，特别是婴幼儿和新生儿具有一定挑战性，当升主动脉和主动脉弓发育不良时（如左心发育不良综合征），体循环血流是动脉导管灌注的，需要经肺动脉插管灌注，在主动脉弓离断的患者，需要在中断部位的近端和远端插管。相对于婴幼儿的主动脉，动脉插管较粗，主动脉血流可能部分阻挡，并行期间影响心脏射血，在选择主动脉插管时除了根据年龄和体重外，还应结合超声心动图报告的升主动脉内径大小。插管过深在临床中也常见，会影响脑的灌注，主要表现泵压增高，外科医生要高度注意，及时调整插管位置。在一些中心 CPB 期间利用 NIRS 或 TCD 评价脑血流情况。

（二）血流动力学

前并行是患者生命支持由自身循环呼吸转向完全由体外循环替代的过渡阶段，是一个从生理到相对"非生理"状态的急性过程，包含有血流动力学的改变、呼吸模式的改变、血液质和量的变化及在机体的重分布、内分泌的改变等。这其中在前并行期我们所能明确感受的是血流动力学的变化，特别是动脉血压的降低，关于动脉血压问题是人们一直关注的问题，甚至对血压和灌注流量孰轻孰重争论不休，时至今日，什么是体外循环中的正常血压仍然无定论，多数医疗中心所认为的理想范围血压多来源于临床经验，因此，在实际的临床工作中，对于以下的一种现象也就不足为怪了：同样是 40mmHg 的血压，有的灌注师忙个不停，加入各种各样的药物，把贮血室真正当成包罗万象的"贮藏室"，直到血压上升到他所希望的理想数值才心满意足，与之相反，有的灌注师却视而不见，泰然视之，任其发展。但不管怎样，我们应该明白一个事实，体外循环早期血压降低是必然的，其主要原因在于：①心脏搏动灌注变为人工泵平流式灌注；②血液稀释所致的血液黏度下降；③体内儿茶酚胺减少使血管张力改变；④低温抑制血管运动中枢，血管扩张；⑤体外循环操作不当，常见于灌注低于引流；⑥过敏。

体外循环前期的并行阶段对于血压的要求，主要考虑血压对脑和心脏灌注的影响，防止脑低灌注性缺血及心脏室颤。不同的患者年龄、病种、是否合并高血压及颈动脉病变等对血压要求应有所不同，一般将灌注压力控制在成人 50 ~ 80mmHg，婴幼儿为 30 ~ 50mmHg。值得注意的是，发绀的患者，由于长期以来高血红蛋白水平，全血黏度增加，血液黏滞度对血压的影响较非发绀患者大，在体外循环早期血液稀释会使此类患者的血压下降尤其显著，单纯通过提高灌注流量往往难以达到目的，此时的低血压如果是短时间的（低于 5 分钟）可能不会导致不良后果，但较长时间的低血压是不可接受的。尽管有学者的研究显示当体外循环流量>40ml/（kg·min）及平均动脉压超过 34mmHg 时，平均动脉压并不影响脑血流量。

但是从能量代谢的角度，在并行循环早期温度尚未降低，还需要在一定的灌注压下提供组织氧供。从脑对灌注压力调节角度也需要适当的血压。在成年人特别是老年患者往往合并高血压或冠状动脉阻塞性病变，即使在体外循环的早期也应尽量避免动脉血压的过度降低。

对于偏低血压的处理，首先是在并行时缓慢过渡到全流量转流，适当控制静脉，使静脉引流量逐渐增加，避免因回流过多，使动脉血压急剧下降。与此同时，静脉引流又不能太少，以免发生心室过胀，导致心肌纤维的过度拉伸，发生这种损伤对心脏的复苏极为不利，特别是对左心室功能不全，如左心室扩大、CABG 患者、新生儿和婴幼儿患者心肌纤维也极易受过度牵拉的损伤。所以，在开始体外循环时，维持动静脉血流的出入平衡，保持心脏适当的前负荷尤为重要。在前并行期间，导致动脉压下降的另外一个特殊的重要原因就是过敏。在所有的手术中，体外循环心血管手术最容易发生过敏事件，因为此时各种预充液的成分大量进入机体，包括人工胶体、库血、肝素、抗生素等都有可能成为过敏源，发生过敏时关键要作出快速的判断，比较典型的临床症状可表现为动脉压的快速下降，氧合器回流室液面降低，有效循环容量不足，其他可能还有皮疹、面部发红等。此时通过单纯的提高灌注流量往往不能达到目的，而且随着回流室液面减低提高灌注流量也不太现实，严重过敏使血压偏低，心脏冠状动脉灌注压力下降，心肌缺血，会导致心室过胀，甚至心室纤颤。因此，处理此类的低血压是在补充血容量，提高灌注流量的同时，适当地给予缩血管的药物，如去甲肾上腺素，增加血管的外周阻力和张力，减少血管内液体向组织间隙的转移，也可适当使用抗过敏药物如苯海拉明、钙剂等。

临床上，前并行期间维持血压的方法：①通过静脉控制引流保持心脏适当的前负荷，做到静脉控制缓慢开放，动脉流量缓增；②引流充分的条件下，适当提高灌注流量；③适当应用 α-受体兴奋剂适当增加后负荷，常用去氧肾上腺素，剂量 40 ~ 50μg，分次给予直到起效。

（三）部分心肺转流

并行循环期间，只有一部分体循环回心血液引流入 CPB 管路，其余部分的体循环回心静脉血液进入右心房。理论上，右心房的血液进入右心室，之后进入肺血管床，在此进行气体交换，这些血液回到左心系统继而射入主动脉体循环。所以，此时心脏必须跳动且能保持有效射血，如果心脏不能有效射血，心脏会胀满，同时体循环血液不充分。同时肺需要通气，否则，进入右心房的体循环静脉血没有进行气体交换又直接进入体循环，可能发生低氧血症或高二氧化碳血症。更重要的是只有血流没有通气时，血液滞留于肺血管床，血细胞激活后释放的炎性介质会加重肺泡的炎性渗出，甚至肺水肿。

相对于完全心肺转流，二级单房管引流时，并行循环可以通过用静脉阻断钳控制静脉引流来完成，而上下腔插管时则可通过逐个开放静脉控制引流。当采用股静脉插管时控制引流的方法同样通过管道钳来实施。静脉引流管路中出现大的气泡时造成气栓梗阻，引流不畅时有发生。气体通常由静脉插管周围开放部位进入管路，多因静脉插管位置不当甚至脱出引起，特别是新生儿和婴幼儿，需提高警惕。

（四）通气与给氧策略

使用膜式氧合器，在开始体外循环时应先转流后开通气体，而停机时相反，应先关闭气后停机，始终保持转流过程中膜肺内的血相压力大于气相压力。目前所用膜肺通气/血流的范围为0.5~0.8就能很好地排除二氧化碳。但对于术前合并慢性呼吸功能不全的患者，前并行期间的通气量不宜采用过度通气，此类患者血液中的$[HCO_3^-]/H_2CO_3$在高水平下保持20∶1平衡，一旦过度通气时CO_2极易透过血-脑屏障，而HCO_3^-却不易透过，会使脑血管内$[HCO_3^-]/H_2CO_3$比例失调，出现代谢性碱中毒，脑血管收缩，增加神经系统并发症几率。

在逐渐增加腔静脉引流的同时，要严密观察氧合器的工作情况，氧合情况应观察SvO_2和动、静脉管道内血液的颜色。一旦确认是由于氧合器的原因所引起的氧合不良，不要急于降温，应逐渐地减流量终止体外循环，及时地更换氧合器，更换方法见《体外循环意外和处理》章节。在整个前并行阶段，全身的血供一部分靠体外循环机供给，部分靠患者自身心脏供给，意味着有部分的血液氧合依赖患者自身的肺脏。因此，此时呼吸机应继续工作，保持通气，只有当心脏血供阻断后，心脏停止射血，体外循环过渡到全流量转流后，才可停止呼吸机通气，并关闭吸入麻醉药，停输静脉血管活性药物。

先天性心脏病发绀的患者，术前机体组织处于缺氧状态，体外循环开始时如果氧浓度较高，心肌、肺组织暴露在突然增加的高氧张力下，导致了在抗氧化能力有限的缺氧的心肌中产生大量氧自由基，即出现所谓的缺氧/再给氧损伤，可表现为心排血量降低、心室功能抑制、过度收缩、肺血管阻力增加、肺泡损伤和肺泡/动脉氧张力下降。再给氧后自由基的产生和心肌功能不全的程度与氧分压的增加成正比。因此，对于这类患者体外循环开始时氧浓度一般设置在30%~40%，尽量将氧分压（PaO_2）控制在80~100mmHg。新生儿患者即使是非发绀，禁止使用100%氧浓度。

（五）降温温度的控制

除了遵循水温与血温的温差原则，一般体外循环开始后，不要急于降温，应与外科医师交流，询问是否已安置好左心引流管，因为有时候前并行的时间较长，外科医生要在心脏跳动的状态下对心脏有一个初步的探查。必要时还应给预充液加温到35℃，如巨大左心室的患者、新生儿及婴幼儿患者，避免预充液温度过低刺激引起心室纤颤。另外还应根据手术的难易程度，预计阻断的时间长短，是否发绀伴有丰富的侧支循环来确定降温的程度。

（六）静脉引流和升主动脉的阻断后的体外循环的管理

在上下腔静脉完全阻断后，患者心肺系统隔离，所有的静脉回心血液必须进入CPB系统。静脉血液由静脉插管和管路通过虹吸作用被引流入储血室，其位置低于患者平面，以保证适度落差。压力阶差等于患者右心房到储血室底部的垂直高度，压力阶差和静脉引流系统的阻力两者之差影响静脉的引流量。上腔或下腔静脉大小选择不当将直接影响静脉引流，通常下腔静脉插管较上腔静脉插管略粗。在先天性心脏病患儿中有些存在永存左上腔静脉的，在内脏异位综合征患者，肝静脉与下腔静脉中断，肝静脉直接引流入右心房底部或左上腔静脉，都需要在降温之前进行插管，此时，一般选择直角静脉插管容易操作，且不影响手术视野。微创手术时，由于使用较细的静脉插管，或为了缩短管道氧合器安装较高，此时，使用静脉负压辅助引流系统可增加引流效果。

（七）外科的配合

待鼻咽温下降至预定值时，术者可行上、下腔静脉和升主动脉阻断。一般阻断顺序为：下腔静脉、上腔静脉、升主动脉。当上、下腔静脉阻断后要严密观察中心静脉压、氧合器内血平面、颜面部皮肤颜色的改变。如发现有静脉压上升、血平面下降、面部发绀，应及时通知外科医生调整阻断带的松紧度或插管位置，以免造成组织器官淤血水肿、灌注不良和代谢障碍。尤其是上腔静脉若引流不畅将会造成脑组织血液循环障碍导致严重并发症，同样，下腔静脉引流不畅可造成肝脏、肾脏、胃肠道淤血和低灌注状态，出现腹水。

（八）液面维持

并行期维持一定的液平面是体外循环还行的前提。如果液平面低，不要急于添加液体，在排除动脉过度灌注的因素外，应考虑如下因素：①管道阻塞，如大量气体、管道扭折等，此时应及时排除管道内气体或理顺管道。②插管过深：如果上腔引流管过深，表现为静脉压骤增，颜面部肿胀，眼结膜充血。下腔引流管插入过深，难以发现，可根据钳夹引流管对回流状态予以判断。通过和外科医生的沟通及时调整管路，保障血液引流。③血液丢失，如果胸膜破了，大量血液可残留在胸腔，应及时吸回体外循环系统内。血液还可通过手术创伤、血管穿刺等部分流失至体外。应及时发现及时处理。在上述情况排除后，根据血液稀释度，可酌情添加血制品或血浆代用品。

（九）其他

1. 主动脉导管未闭的手术一定要有一个试阻断的过程，在阻断后如果发现下腔静脉回流减少，下半身温度变化缓慢，可能是主动脉弓中断，应及时松开阻断，改用其他手术方式。

2. 二次手术的患者前并行，除维持好心跳外，还应在下肢准备好动脉通道和心外吸引管道，以在大出血时利用此通道建立体外循环，维持组织灌注。

3. 前并行气源不畅的直接判断是动脉血颜色发暗，可能因素为气源未开，气管阻塞。在并行前将气源的氧合器接口对皮肤吹，有微风样的感觉就可避免上述问题。

4. 前并行时血压骤降较为常见，并行前认真准备，可及时处理纠正。如胸膜破，大量血液滞留胸腔，在并行前应将此血液吸到回流室，以利于并行时的体外循环。在上述问题排除后，前并行的骤降，首先进行容量补充，如效果不显著可用缩血管药物提升血压，这些药物应在并行前配制好，有利体外循环中有条不紊的工作。

5. 一些特殊手术，如复杂先天性心脏病、严重动脉钙化不能阻升主动脉，二次心脏手术需要心脏的跳动。此时保持温度在32℃以上是心脏正常跳动的前提之一。此时要求灌注师在转前对体外循环转流预热和转中的保温。

第二节 体外循环中的运行管理

体外循环的运行期通常是指冠脉循环的阻断到冠脉循环的恢复。此时的基本任务有两方面，即保障患者安全，为外科提供良好的手术条件。由于本书的篇幅和结构，其内容只进行普遍性描述。

一、保障患者安全

（一）保证机体的氧代谢

1. 实际流量控制　体外循环的动脉灌注是代替心脏运送氧及营养物质到身体各组织，而从组织运走代谢产物。因此，灌注流量应能满足机体的基本需要。灌注流量是体外循环重要的监测指标。流量与压力成正比，与阻力成反比，如增加周围血管阻力则流量减少。体外循环时流量的计算可按体重或体表面积来算，但因小儿的体表面积差异太大，习惯使用体重计算，可能造成灌注量不足。体外循环过程中，不同温度、年龄、病种、体表面积，甚至不同作者所给予的流量也不尽相同。既要考虑到足够的灌注流量，也要防止过度灌注，以及血液破坏等方面因素，做到灌注合理。成人在28℃情况下给予$1.8L/(min \cdot m^2)$的流量能够满足机体代谢需要。儿童和婴幼儿所需要的流量通常高于$2.5L/(min \cdot m^2)$。成人复温时应给予$2.2L/(min \cdot m^2)$或更高的流量才能满足机体的代谢需要。上述流量只为一参考标准，在体外循环情况下，主要根据静脉氧饱和度做出给予流量的判定，如果静脉氧饱和度小于60%，在氧合器功能无误的前提下应积极提高流量，以满足机体氧代谢平衡。灌注流量不足可表现为：混合静脉血氧分压<30mmHg，静脉血氧饱和度<60%。长时间可出现pH值下降，BE负值增大，血乳酸值升高。在平均动脉压降低时首先的处理是提高流量。

2. 氧代谢的监测　体外循环中测定混合肺静脉血氧饱和度或氧分压具有重要意义，能判定机体氧供、需的情况。假定机体的血红蛋白浓度、氧耗,在 P_{50}(为反映 Hb 与 O_2 的亲和力指标,是指血红蛋白氧饱和度为 50% 时的氧分压,正常值为 $26 \sim 27mmHg$,P_{50} 与 2,3-二磷酸酐油酸的浓度、温度、pH 有关)不变的情况下,机体的静脉血氧饱和度将随流量的变化而变化。例如在动脉血流、氧含量恒定时,随着氧耗的下降,静脉血氧饱和度会上升。这种静脉血氧饱和度的升高是由于氧耗的下降造成的。如果混合静脉血氧饱和度低于 60%,提示循环灌注不足,长时间血中 pH 值以及乳酸浓度会升高。此时积极提高流量可增加缺血组织的灌注。另外,重要器官(脑、心、肾、内脏)在机体氧供减少的情况下能够优先保障氧供。虽然监测静脉血氧饱和度是体外循环的常规手段,但是静脉血氧饱和度在正常范围,不一定表明机体氧供需平衡,如微循环的短路。

体外循环保证脑血流意义重大。脑氧代谢的实时监测为体外循环当时流量提供有力证据。脑部血液从脑静脉窦流出后进入颈内静脉球部,因为不含颈外静脉的血液,颈静脉球血氧饱和度(SjVO$_2$)监测可以准确反映脑组织氧供需的平衡关系。SjVO$_2$ 的正常值 55% ~ 75%。通常认为 SjVO$_2$<50% 提示氧供小于氧耗,多见于脑供血减少(低血压、脑血管痉挛、颅内压增加)或氧耗增加(发热、体外循环复温过快);SjVO$_2$>75% 提示脑代谢下降,可见于低温、镇静,异常增高可见于脑死亡或动静脉短路。

局部脑血氧饱和度(rSO$_2$)监测可以实时连续地监测脑氧代谢。经颅近红外线(NIRS)测量的是所有血红蛋白即混合血管床的动静脉混合血氧饱和度,rSO$_2$ 主要代表静脉部分(占 80%),正常范围为 55% ~ 75%,反映的是脑氧供需平衡的指标,同时 rSO$_2$ 不受低温、无搏动血流和停循环的明显影响,是深低温停循环时监测脑氧合的有效方法。常温下 rSO$_2$ 一般不应低于 60%。rSO$_2$ 值<0.38,就提示脑氧合明显不足,可能出现术后神经系统并发症。局部脑血氧饱和度的动态观察意义更大。rSO$_2$ 进行性降低提示脑氧供不足,应尽量增加脑血流的供给。到现在为止,尚缺乏明显改变术后神经生理转归确定的循证医学证据,但在某些高危患者如主动脉弓和小儿心脏外科已经显示其独特的作用,是未来最接近标准监测的脑监测项目。

3. 分流量的控制　体外循环机显示的泵流量并不等于机体得到的灌注量,因为血液经泵流出后受很多因素的影响,因此在监测实际灌流量时应排除以下因素。

(1) 侧支循环分流:在发绀型先天性心脏病如法洛四联症侧支循环非常丰富,侧支循环分流量可高达灌注量的 1/3 ~ 1/5,严重影响全身的血流量,因此 CPB 中应常规测量心内回血量,并调整总灌注流量。

(2) 存在动脉导管未闭:手术前漏诊或 CPB 前动脉导管未闭未予处理,使 CPB 中部分灌注量通过未闭导管分流至肺动脉。一方面肺血过多损伤肺组织;另一方面全身灌注量减少影响机体血供。

(3) 升主动脉阻断不全:主动脉阻断不全时,大量血液分流到左心室,全身灌注流量下降。

(4) 使用血液超滤:为提高血细胞比容滤出过多水分、提高胶体渗透压,或较快地排除高钾,使用血液超滤,但通过血液超滤器的血量是从动脉泵出血液的分流,根据需要分流量 150 ~ 400ml/min 不等,而且分流量随动脉灌注流量、压力而改变,因此需根据具体情况增加灌注流量。

(5) 使用含血停搏液:近年来成人 CBP 基本都使用含血停搏液冠状动脉灌注进行心肌保护,而加入停搏液的氧合血是从动脉灌注旁路分流出来配制的,分流血量随配制比例不同而异,尤其是采用持续灌注含血心脏停搏液者,因此而影响灌注流量。

4. 压力控制　体外循环过程当中的灌注压力一直以来都是一个有争议的话题。总体来说体外循环的灌注流量在较压力重要,尤其是在血液稀释的情况下。流量优先管理方式能够保证机体足够的灌注。正常情况下,脑和心脏的血液供给需要一定的压力。体外循环中为了外科直视手术心脏停跳。保证脑血流为体外循环术中主要关注点。

生理情况下器官血流的自我调控是在神经、体液的调节下进行的,能够保证器官在不同的灌注压力下,维持相对恒定的器官血流。有些器官在体外循环、血液稀释、低温的情况下,仍然保持这种自我调节功能。有研究结果表明,在低温体外循环下,二氧化碳对中枢神经系统血流的影响仍然存在。压力对流量的影响在体外循环状况下仍然存在,只是曲线左移,表明对压力能够自动进行调控的低限由正常状况下的 50mmHg 降为 30mmHg。压力调控低限的下降与低温导致的氧耗降低有关。在血流量与代谢相互匹配的情况下,随着温度的降低,中枢神经系统的灌注压力逐步下降。临床经验表明,体外循环中成人平均动脉压 50mmHg,小儿 30mmHg,只要保证充分的灌注流量,对患者是安全的。体外循环此压力水平中虽然偏低,由于患者的静脉压为负值,其微循环的有效灌注压能可维持在正常范围。对于高龄、高血压、糖尿病的患者体外循环中的灌注压力应适当提高。

通常情况体外循环开始时血压下降明显,这和下列因素有关:大量血液回流至体外循环系统;血液稀释;低温导致血管麻痹,灌注流量相对不足等。此时处理主要是提高流量。大部分患者随着体外循环的进行血压可自动升高。如果低灌注压在提高流量效果不明显,可适当应用缩血管药,增加血管张力提高灌注压。过度强调压力,大量使用缩血管药,使微循环的真毛细血管闭合,动静脉短路,组织得不到有效灌注。一些患者在体外循环中期可出现血压较高的情况,这主要和麻醉偏浅有关。体外循环中如果灌注压成人>80mmHg,小儿>60mmHg 应以积极纠正。首先加深麻醉,效果不明显时应用血管扩张剂。

(二) 保证血液抗凝

体外循环中血液必须为抗凝状态。体外循环必须在肝素化的条件下进行,肝素化过度会出现出血并发症,肝素化不足则发生机内凝血,这些均会对患者造成灾难性的后果。所以在体外循环前和体外循环中对肝素化的效果进行监测极其重要。

肝素抗凝的个体差异很大。体外循环中监测肝素的抗凝效果比监测肝素浓度更具有临床意义。激活全血凝固时间(activated coagulation time,ACT)是体外循环期间肝素抗凝效果监测的金标准。体外循环理想的 ACT 值为 480 秒。后来 Yong 等研究了不同 ACT 值与纤维蛋白单体的关系,发现 ACT 值<400 秒时抗凝不足,建议体外循环时至少保持在 400 秒以上。自动 ACT 监测仪为硅藻土的试管法,其影响因素较多,如血液稀释、温度、药物的影响。目前,美国 Hemochron® 全血微凝检测仪的薄片(法)ACT 测试数值较传统试管法数值更稳定、准确和可靠,且较少受低温、血液稀释等其他因素的影响,通常建议将初始体外循环的薄片(法)ACT 值>410 秒即可。

体外循环中定时测量 ACT 极为重要。一般在心脏停跳后抽血检查血气和 ACT,<480 秒追加肝素,5 分钟再查,直至 ACT 达到目标值。低温每小时监测一次 ACT,复温每半小时监测一次 ACT。如果多次给肝素 ACT 仍然达不到目标值,可怀疑患者 ATⅢ缺乏。可用新鲜血浆予以补充。温度较高的体外循环肝素代谢快,尿量多肝素排除也多,此时补充肝素应稍微积极。

(三) 防止气体进入体内

1. 气体来源 体外循环中气泡来源(表 26-2-1)体外循环中气栓发生率很高,尤其是鼓泡式氧合器。微气栓数量和大小在一定范围内,不至于表现出明显临床症状,但如果不慎进入重要组织器官内如冠状动脉,脑血管可能引起严重后果。防止大量的气体进入体内,主要在于灌注师的责任心。

表 26-2-1 体外循环中气栓来源

气/血比例过高	外科操作
鼓泡式氧合器	膜式氧合器中膜有破损
心内或术野过度吸引	加入冷库血并急速加温
回流室内血平面过低	心腔内排气不完全面心跳恢复
变温器水温与血温温	动脉泵管破裂
差过大(>10℃)	动脉泵持续转动使氧合器排空
药物注射入管路	灌注心脏停搏液时进气
左心吸引管装反	

2. 预防措施

(1) 加强监测:将气泡探测器探头固定于 CPB 循环动脉管路上,如有气泡随血流经过即可发现。

目前多数体外循环机都配备有液面报警装置,以防止转流过程中氧合器贮血室内液体排空而使循环管路进气。当贮血室内液面低于设定值时则声音报警或泵自动停止运转。

通过 TEE 可清楚观察到心腔内气栓的活动状况,并指导外科医师术中排除气栓。将食管超声探头放于降主动脉水平位置可检测出血流中气栓。

(2) 积极预防:提高责任心是防止动脉大量进气的主要因素。膜肺的应用可明显降低微气泡的产生。动脉滤器可有效的排除气栓。尽量从静脉路径给药;复温时温差不要过大;体外循环灌注和心脏停搏液灌注时液平面要留有余地,以防打空。手术野二氧化碳吹入,对外科操作引气栓预防有积极意义。一旦含有二氧化氮的残留气体进入体内,由于二氧化碳的可溶性,此气栓不会造成微血管的阻塞。

(四)其他安全措施

1. 温度控制

(1)温度监测:体外循环期间通常建议进行三个部位的监测:以鼻咽温度作为大脑温度,最快速反映动脉血液和脑部温度;膀胱或直肠温度作为简捷的躯体温度;体外循环动静脉管道的温度可以快速判断血液温度,防止有危险的低温或高温。

阜外医院过去通常使用直肠温度,直肠温度在降温及复温时,温度变化比食管和鼻咽温度慢。现在使用膀胱温度,通过装置在 Foley 导尿管头端的温度探头而测得。现在国内外逐渐用膀胱温度代替直肠温度,可以避免温度电极的污染和直肠黏膜的损伤。膀胱温度与直肠温度意义相同,

(2)温度控制:心血管外科的大部分手术需要低温体外循环。降温是体外循环常用的重要脏器(尤其是大脑)保护方法,目的是降低机体代谢率。某些复杂型先天性心脏病和成人主动脉弓部手术甚至要求深低温停循环,鼻咽温降到 15~20℃,以提供 40~60 分钟停循环的时间,给外科创造良好术野,从而缩短体外循环时间。

均匀的降温低温低流量和停循环有重大意义。复温不均匀,温度高的组织在低流量或停循环易发生缺氧缺血。对体外循环心脏直视手术时,降温可以通过体表及血液降温来实现。通过体外循环机血液降温,降温速度较快,但各组织器官降温并不均匀。食管温度降温速度最快,直肠温度最慢。降温时膀胱温度与直肠温度相近,但与鼻咽温、食管和皮肤温度的差别就较大。低温时肾脏耗氧量比其他器官降低较快,肾脏血流降低也较快。降温过程中,氧合器动脉出口端和静脉回流端的温度梯度不应超过 10℃,降温时动-静脉温度梯度>20℃将会造成严重的脑损伤,而将这一梯度限制在 4℃范围内会明显降低脑损伤的发生。

体外循环复温时,食管和鼻咽温变化较快,而膀胱及直肠温度变化较慢,通常膀胱温度比直肠温度恢复快,而且与肺动脉血液温度相关良好。食管温度和鼻咽温度可反映心、脑重要器官的温度,复温时主要以这些部位的温度为依据。体外循环降、复温后,温度都会下降,通常称为续降或后降(after drop)。续降指停降温或复温时的鼻咽温度与以后最低鼻咽温的差值,续降是机体温度趋于平衡的结果。体外循环复温阶段,应避免氧合器动脉端血温高于 37℃造成的高温脑损伤。此外,高温还与心脏术后的肾衰和纵隔炎等其他并发症相关。

体外循环均匀的复温对各组织偿还氧债有积极意义。复温是避免高温对脑组织的损伤为其关注重点。由于全身各部位血运供应不同,各部位的温度有差别,降温和复温(变温)的速度和程度不同,尤其是考虑到复温过程的危险性,保证各部位在此过程中合适的温差(<6℃)非常重要。某些组织降温很慢,降温后复温也慢(肌肉、皮肤和脂肪等)。另外,温度引起的血管收缩或舒张可以加剧不均匀变温。因体外循环时不均匀的变温,要求选择不同部位进行温度监测,如鼻咽温、直肠温度或膀胱温度。鼻咽部血管丰富,变温较快,能迅速与体外循环血液温度达到平衡。但直肠温度或膀胱温度变化较慢。当泵流量增加及使用扩血管药时,可以加快温度平衡,即使是温度平衡后,由于组织的血流量不同,患者各部位的温度仍然存在一定差异。复温时,如氧合器动脉端血温≤30℃:应维持氧合器动脉出口端和静脉回流端的温度梯度不超过 10℃进行复温。0.5℃/min 的速度(鼻咽温与氧合器动脉端温度差约 2℃)可平衡复温速度与延长的 CPB 时间之间的危害,达到最佳的术后恢复效果。

2. 体外循环系统监测

(1)氧合器性能监测:变温器有无渗漏,现在氧合器都是氧合、变温、贮血为一体结构,使用前将氧合器的入水口与水源相连,通入水后检查有无水外渗现象,如有则禁止使用。在保证氧气源条件下,血气比例在降温过程中可逐步降低,可降至 1:(0.8~0.5),而在复温过程中血气比例最大可增加至 1:1.5。血气比例在 1:1 条件时测得动脉端血氧分压应在 200~250mmHg,至少不低于 100mmHg,动脉血氧饱和度不低于 95%,否则氧合器性能不佳,但也不应高于 300mmHg,以免产生气栓。

(2)动脉泵压力:动脉泵压力来源于自泵到动脉内插管尖端之间的阻力,是其间每个部分阻力的综合反映,也受其间各部分直接影响。正常情况下泵压为 200mmHg 左右,最高应在 250mmHg 以下,如果太高则可发生各部分连接处崩脱,将引起 CPB 被迫停止,机体遭受缺血缺氧的严重后果。

因此,泵压的持续监测是必不可少的监测项目。常见使泵压增高的危险因素有以下方面。

1) 动脉插管或接头选择不当:由于患者体重大而灌注流量高,但动脉插管过细或动脉管道连接管过细,阻力必然增加同时灌注量也将受到影响。

2) 动脉插管位置错误:动脉插管误入动脉夹层,体外循环一开始就立即表现出泵压急剧增高,同时插管处动脉膨出,应立即停止 CPB,否则后果极为严重。在小儿可因升主动脉插管位置不当、过高或过深,如插入一侧颈动脉内,不但出现泵压增高,而且可引起脑严重并发症。

3) 动脉插管或管道梗阻:动脉插管固定不良发生扭曲,管道意外钳夹或扭曲,使阻力增高或发生梗阻。

4) 抗凝不足:肝素用量不足或未及时补充而发生凝血反应,使动脉血滤器内、动脉管道或动脉插管内发生凝血致部分阻塞,使阻力增加,如用泵后型膜式氧合器可因氧合器内发生凝血块,使阻力增加更为明显,造成严重后果。

5) 外周血管阻力升高:由于药物或其他原因,使外周血管剧烈收缩,导致阻力增加,使泵压上升。如给予肾上腺素、去甲肾上腺素过量。

3. 内环境的调节

(1) 水平衡:体外循环中因各种因素使血液处于过度的稀释,如心力衰竭患者水潴留严重伴贫血,术中大量的液体进入体外循环(晶体停跳液、冲洗液)。此时可应用血液超滤技术。血液超滤器在滤出除血细胞和蛋白质的一切可溶行物质,包括水、钾、钠、氯、钙、镁、尿素氮、葡萄糖等。使用血液超滤器主要目的是提高血细胞比容或血红蛋白浓度,随时进行目标监测。

(2) 血气管理:体外循环理想的氧分压为 100 ~ 200mmHg,通过气体混合器的氧浓度进行调节。体外循环理想的二氧化碳分压为 35 ~ 35mmHg,通过气体混合器的气流量进行调节。气流量和灌注流量的比例为 0.5 ~ 1.0。根据血气结果随时纠正。目前 Terumo 公司生产的连续血气检测仪可在体外循环中实行实时检测,为体外循环的血气调节提供了方便。

(3) 电解质:体外循环中根据化验结果进行调节。一般维持在正常的生理范围,特别是对钾离子掌控(具体方法见有关章节)。

二、为外科提供良好的手术条件

体外循环为心脏直视手术提供条件主要有两方面:静止的手术野,干净的手术野。前者和心脏停跳有关;后者和温控、流量、吸引有关。

(一) 心脏停跳

心脏停跳主要通过灌注停跳液完成,其基本要素为高钾和低温。灌注部位由升主动脉顺行灌注或经冠状静脉窦逆行灌注。灌注方式有主动脉根部灌注和冠状动脉窦直视灌注。灌注液种类为单纯晶体停搏液或含血停搏液,含血停搏液中血液与晶体液的比例有 1:1 ~ 1:4.4。根据所用设备及灌注部位不同灌注压力也不同,通常主动脉根部的灌注压力控制在 130 ~ 150mmHg。灌注效果以心肌电机械活动停止为标准。每次灌注量 10 ~ 20ml/kg 不等,每隔 30 分钟灌注 1 次,记录手术全程的灌注总量。如果应用 HTK 液或 Del lido 液间隔时间可在 2 小时以上。(具体一些问题可见有关章节)

(二) 低温低流量灌注

心脏直视手术虽然非循环和冠脉循环予以阻断,一些血液还是可通过侧支循环影响手术野。如动脉导管未闭患者侧支循环直接影响心脏直视手术进行。低流量的目的就是使侧支循环血流量减少,以利外科医生手术。为了保证氧代谢的平衡,通过降温使机体的氧耗降低,进而保证患者的安全。具体降温程度和低流量控制应根据手术特点,以及机体代谢状况而定。加强氧代谢的监测为低温低流量灌注主要依据,混合静脉血氧饱和度应大于 60%。(具体一些问题可见有关章节)

(三) 停循环

一些主动脉手术涉及主动脉弓,需要进行停循环完成一些关键的手术步骤。体外循环采取深低温停循环为外科手术提供干净的手术野。由于脑缺血耐受能力低,脑细胞死亡不能再生新的脑细胞。体外循环采取的全身深低温停循环,对脑进行局部灌注,以期延长停循环的安全时限,避免严重脑并发症的发生。目前认为这是一个苟且的方法。深低温停循环能不用尽量不用,停循环时间能短尽量短,超过 30 分钟的停循环尽量分段停以减少长时间停循环对机体的损伤。目前深低温停循环主要有两种方法:

1. 脑顺行灌注　通过无名动脉、左颈总动脉或右锁骨下动脉插管,在全身停循环时进行局部脑灌注,灌注流量 500 ~ 1000ml/min 或 8 ~ 10ml/(kg·min),灌注压 40 ~ 60mmHg。中心静脉压不高,面部颜色正常,无充血或发绀,头面部皮下组织无水肿,经颅脑血氧饱和度>50%。

2. 脑逆行灌注　采用上腔静脉作为灌注部位,即停循环时将体外循环泵的动脉管道与上腔静脉插管相连进行灌注。灌注流量 200 ~ 500ml/min,灌注压 15 ~ 20mmHg,不超过 30mmHg,全身温度(20±2.5)℃。灌注指标同"脑顺行性灌注"。

(四) 吸引器

为了手术野的干净,心脏手术要使用多种吸引。大致可分为三种:普通吸引,心内吸引(俗称左心吸引),心外吸引(俗称右心吸引、自由吸引)。

普通吸引通过中心负压将废液,如晶体停跳液、手术冲洗液等,吸至体外废液瓶。含血液的晶体停跳液和手术冲洗液可吸至洗血球机,通过处理排除废液保留红细胞。

心内吸引是将心内的血液吸至回流室,对保持心内术野干净有重要作用。心内吸引量取决于手术的类型,通常瓣膜病与先天性心脏病尤其是发绀型患者比 CABG 患者要多。降低流量是减少心内吸引的有效方法。冠脉循环阻断后如心内吸引异常增多,应考虑下列情况:动脉导管未闭、主动脉阻断不全等。此时应及时和外科医生沟通,及时发现问题,并马上处理。

心外吸引主要将心外的血液吸至回流室,也可配合心内吸引将心内的血液吸至回流室。

心内心外吸引通常是应用滚压泵来进行的。这也是最简便的方法,其不足是当吸引端阻塞时,吸引管内会形成高度的负压从而破坏红细胞引起溶血;长时间度过负压心内吸引可对心内膜造成严重损伤。这就需要灌注师与外科医师相互协作,尽量避免过度的负压。

从手术野(尤其是心包内)吸引回来的血液通常是被高度激活的,表现在凝血、纤溶、白细胞(包括单核细胞)和血小板方面,特别容易形成血栓。心内吸引与回收器被认为是造成溶血、微粒释放、GME、脂肪、细胞聚集、炎性介质(如细胞因子)、S-100B、内毒素及血小板损伤与破坏的主要来源。各种微栓激活了白细胞、血小板、细胞因子等,进一步造成了 CPB 后的再灌注损伤、器官损伤及全身炎症反应。如果将这些吸引的血液通过洗血球机处理,将有效清除上述炎性因子,但其血浆充分也随之丢失。

第三节　后并行的管理

一、后并行的基本任务

后并行,指从心脏复苏(即心脏复跳)成功开始,至停止体外循环,也称为辅助循环期,包括辅助循环和停止体外循环两部分内容,此期间的主要任务是:

1. 手术后的心脏逐渐恢复功能,从体外循环过渡到自身循环。

2. 调整电解质及血气。

3. 继续进行体表及血液复温。

4. 调整体内血容量,在心功能允许情况下尽量补充体内血容量。

5. 调整血红蛋白浓度,如红细胞比积过低,则使用利尿剂或滤水器使血细胞比容达到预期水平。

6. 治疗心律失常,包括必要时安装临时起搏器等。

7. 婴幼儿停体外循环后的改良超滤。

患者顺利脱离停机体外循环支持是心脏手术关键部分,生理上,患者要经历这样一系列过程,即:从静脉-氧合器-主动脉转化为静脉-氧合器和自身肺/左心室-主动脉,最后过渡到静脉-心脏/肺-主动脉,这一过程的完成客观上取决于患者心脏功能和呼吸功能。主观上取决于心脏手术的成功与否,如畸形矫正是否满意,冠状动脉移植血管是否通畅等,以及停机前的准备工作是否就续。合理恰当的准备工作是成功脱离体外循环的关键,大致可分为四个部分:①心脏方面的准备工作;②肺的准备工作;③实验室数据检查;④其他如药物、除颤器、起搏器等的准备。

二、心脏准备

理想的心脏复苏是升主动脉开放之后,心脏能自动复跳。阜外医院从 1994 年开始在成人心脏手术中采用 4∶1 氧合血停搏液后,自动复跳率在 80% 以上,而婴幼儿仍沿用晶体停搏液(St. Thomas 液或 HTK 液),自动复跳率近 100%,这可能与婴幼儿心肌耐受缺血缺氧的能力较强,同时心肌本身的病变较轻有关。尽管如此，自动复跳率并不能作为心肌保护和评价心功能好坏的主要指标。事实上，开放升主动脉后，部分患者心脏是以心室颤动的形式恢复电活动的，开始多为细颤，这时候不应急于电击除颤，因心肌收缩力不够，部分心肌细胞还处于顿抑状态，除颤成功率低，可给予适当的多巴胺，必要时给予少量的肾上腺素，同时按压心脏促使变为粗大活跃的颤动，才是电除颤的有利时机。另外两个不可忽略的因素，灌注压和温度，开放升主动脉后，维持足够的灌注压，心脏冠状动脉才能得到血供，一般成人平均动脉血压至少在 50～80mmHg，婴幼儿在 30mmHg 以上。较低温度下除颤可能不会成功，因为低温本身就可导致室颤，当血液温度高于 30℃ 后，采用 10～20ws 除颤。因此，从这一点上，要求体外循环医师与外科医师很好的交流，知道外科的手术进程，掌握好复温的时机，不能等到开放主动脉钳后温度仍然很低。成人患者复苏困难多见于心室肥厚或巨大左心室的患者，除了在阻断期对心肌保护给予足够重视外，不可一味地靠多次电击除颤复苏，可以采用开放前温血灌注加用利多卡因，或重新阻断灌注停搏液，让心脏休息 1～3 分钟后再恢复血流，即所谓的"二次停搏"法，往往能取得较好的效果。

心脏恢复自身泵血功能之前，从以下五方面稳步调整心脏的参数到最适程度，即节律，心率，前负荷，后负荷，心肌收缩性。

（一）节律与心率

停机时，理想的节律为窦性心律，即此维持正常的房室收缩顺序，有利于心室的充盈。房扑或房颤，即使是体外循环前就已存在，常能通过电复律转为正常窦性心律。对于室性的心律失常，应查找原因对症治疗，如血清钾、镁的异常，必要时使用抗心律失常的药物如利多卡因，对于出现房室传导阻滞的应安装临时起搏器。体外循环停机后早期，维持适度稍快的心率（成人 75～95 次/分，婴幼儿 125～145 次/分）有利于最大限度的提高心输出量，特别是婴幼儿心排血量对心率的依赖性强，对于每搏输出量受限的患者（如室壁瘤切除）尤为重要，对于心脏瓣膜置换者，则可防止心率慢致心脏膨胀，甚至破裂的危险。慢心率的治疗很容易通过起搏器来实现，但一般首先通过使用阿托品、654-2、β-肾上腺素来提高心率。相比较而言，停机前的心动过速处理起来难一些，其原因

可能包括高碳酸血症、麻醉深度不够或缺血，应针对不同原因区别对待。窦性心动过速常随着停机过程中心脏的充盈而得到改善。对于室上性心动过速则可使用地高辛或钙通道阻滞剂来降低心室率，也可选用心脏电复律来治疗。

（二）后负荷

全身血管阻力（SVR）是最容易控制的心脏后负荷，它是决定心脏做功和氧耗的最主要因素。体外循环停机前适当地降低 SVR 将有利于心脏功能的恢复，一般通过加深麻醉来实现。在降低 SVR 的同时，会反射引起心率的增加，此时，我们脑子中应有这样一个公式，即心脏做功 W = HR × SVR，SVR 过低会反射引起 HR 的显著升高，反而增加心脏做功和氧耗，同时使血压下降，冠状动脉的灌注压得不到保证。因此，对于过低的 SVR（体外循环中常表现为高流量灌注下而动脉压很低）应适当采用 α-受体兴奋剂来纠正。但是，一般来说平均桡动脉压也不应该高于 100mmHg，过早地加大后负荷同样会增加心肌的能量消耗，不利于心肌氧债的偿还，甚至损害肾脏的灌注。

（三）心肌收缩性

终止体外循环之前，心肌的收缩力也应调整到最佳状态。术前心功能受损（低 EF 值）、高左室舒张末压（LVEDP）、高龄、长时间转流和阻断时间以及心肌保护不当等患者，心脏收缩力在术后进一步降低，在尝试停机之前就开始使用正性肌力药物支持，必要时考虑心室辅助或 IABP。心室收缩功能低下的处理策略见图 26-3-1。

（四）前负荷

心脏的前负荷在停机调整流量的过程中来控制。体外循环前的中心静脉压常可作为停机后所需容量负荷的参考值。对于合并有肺动脉高压、严重左心功能不全，或没有放置肺动脉导管的患者，外科医生可考虑在闭合心脏前通过房间隔放置左房测压管，根据左房压来判断前负荷是否充分可能更合理。停机困难的患者，食管超声监测具有非常大的意义，它可直观地观察心腔的容量状况，心室收缩情况以及瓣膜的关闭情况，先天性心脏病畸形矫正是否满意，还可帮助外科医生观察心内排气。复跳初期，由于心脏停搏液的作用尚未消除，心肌局部酸性代谢产物亦未完全清除，心肌细胞的电生理特性也未彻底恢复，若此时前、后负荷加重，势必使心肌纤维过度拉长，能量消耗增加，不利于术后心功能的恢复。因此，对于术前

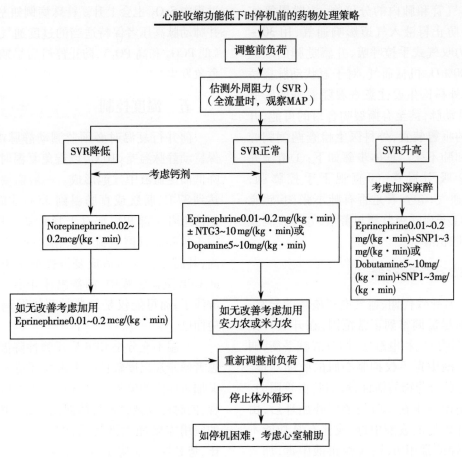

心脏收缩功能低下时停机前的药物处理策略

图 26-3-1　心脏收缩功能低下时停机前的处理策略

心功能较差或有主动脉瓣反流的患者灌注师在转流前应坚持让术者放置心内引流管,以防术中各期心脏膨胀,避免忙乱被动。

(五) 心室功能和预防性应用正性肌力药物

主动脉阻断造成的心肌缺血会导致明确的心肌顿抑,即正常心肌细胞在缺血再灌注后的急性可逆性的心室功能不全。在慢性心肌缺血的病例,成功的冠脉再血管化可以改善心室功能。但是,由于心肌顿抑心室功能的改善需要滞后一段时间。主动脉瓣狭窄的患者由于慢性压力过载而造成的室壁心肌向心性代偿性肥厚,换瓣后心室功能的改善使室壁应力趋向正常。与之相反,二尖瓣反流的患者换瓣后由于术后左室压力较术前明显增加而会导致术后心室功能不全。二尖瓣狭窄和主动脉瓣反流的患者术后心功能不全的程度是不可预知的,但由于风湿性心脏病和非向心性心室肥厚,心肌功能低下可仍然存在。既往的心肌梗死是术后心功能不全的明确原因。心室切开术会严重打击术后心功能,可能在这一过程会损伤冠状动脉的重要分支或有存活心肌被切除后造成心肌顺应性的减低。

对术后药物支持的预判需要回顾术前和转前的血流动力学数据以及手术过程,诸如:术前射血分数,术前术后经导管测得左室充盈压力的对比,心力衰竭史,转前心指数,术中心肌保护的效果,CPB 的时间,是否适当地外科矫治等这些信息都会影响术后预防性强心药物使用的决策。这种预处理的目标就是在排除心脏过胀、低血压和再次转机的可能中平稳过渡顺利脱机。

三、肺的准备

后并行循环期间,患者心脏开始搏动灌注式供血,肺脏也开始进行气体交换,输送氧和排除二氧化碳。使用上下腔静脉引流者在开放上下腔插管阻断带后呼吸机就应通气,使用单根右心房插管引流者,应在开放升主动脉血流后就给予通气。在逐渐减低流量的过程中应观察呼末二氧化碳和脉搏氧饱和度的变化,判断肺的通气和血流状况。

在停机之前,应气管吸痰,必要时用生理盐

水冲洗,吸尽气管和肺内的分泌物,放置胃管实施胃肠减压,防止胃液入气道影响通气,用 30 ~ 40cmH₂O 压力叹气式手控呼吸,并感觉肺的顺应性,然后用 100% O₂ 机械通气,对于冠状动脉搭桥的患者,此时外科医生要注意查看随着肺的膨胀是否影响内乳动脉,甚至有撕裂吻合口的可能,开启呼吸监测的报警装置,外科医生检查两侧胸腔是否有积血和肺不张。具体步骤如下:①清洗并吸引气管;②吸引胃管;③直视下手控膨肺;④100% 机械通气;⑤查看是否有肺不张;⑥感觉肺的顺应性;⑦开启呼吸监测与警报;⑧检查胸膜是否破裂、胸腔积液。

四、实验室数据检查

体外循环常导致代谢、血气电解质等的异常,应在停机之前尽量调整到正常范围,在开放升主动脉之前应检测血气和电解质,调节酸碱平衡,纠正高钾血症。酸中毒不仅抑制心肌的收缩功能,还会干扰正性肌力药物的活性,增加肺血管阻力。高钾血症的情况发生在长时间的体外循环后,由于多次的灌注停搏液或酸中毒,或伴有肾功能不全时,处理高钾的常用方法:①纠正酸中毒,加入 NaHCO₃;②钙剂;③胰岛素;④稀释性超滤方法。其中胰岛素应用时应注意血糖的监测,以免低血糖后引起神经系统的并发症。对于 K⁺ 浓度在 5.5 ~ 6.0mmol/l,如果患者的肾功能正常,可以不予处理,因为体外循环后血浆 K⁺ 常随尿的排出下降,过分的处理这种情况下的高 K⁺,常会导致术后 ICU 内低 K⁺,而需要补钾。对于 Ca²⁺ 处理,由于存在缺血再灌注损伤这一理论,故在心脏复苏之前,血清 Ca²⁺ 的浓度不要太高,必要时,如血 Ca²⁺ 浓度过高,可在开放之前加入白蛋白或血浆以降低血浆游离 Ca²⁺ 的水平,待心脏复跳后 5 ~ 10 分钟再补充钙。血气值应尽量调整到正常范围,逐渐还血

过程中 SvO₂ 也会上升。特殊病例如左向右分流合并肺动脉高压者保持适当的过度通气和高氧张力(低 PCO₂ 和高 PO₂),防止停机后早期肺动脉高压危象发生。

五、温度控制

前并行复温时必须监测动静脉端的温度,要保持动静脉温差<10℃,以避免复温时气体溶解度降低而使血液中气泡形成。一般需要鼻咽或食管达到 37℃、膀胱或直肠温到 35℃ 才能终止复温。触诊患者头部和肩部对于判断复温程度有帮助,但头颈部血管网血流/组织灌注率要比其他组织高,其温度也容易造成复温提前结束的假象。因此 CPB 复温过程中,前额出汗并不一定是患者麻醉浅了,而可能仅是复温过程体温调节的一种反应而已。

复温不充分是 CPB 后反弹性降温的原因。而患者暴露在温度较低的手术间环境中因温差对流又加重体温的流失。血管扩张药可以促进复温过程,同时可以减轻术后体温的流失;但是这种方法的应用需要加大液体输注量以维持适当的灌注压,势必导致血容量增加血液稀释和加重组织水肿。不充分的复温可以使患者的体温从 CPB 结束到进入 ICU 期间可以降低 2 ~ 3℃,这可以导致寒战,其结果就是氧耗增加,CO₂ 蓄积,外周阻力增加,而术后亚临床的寒战可能源于 CPB 中的高碳酸血症或肌松药物剂量不够。当中心温度低于 35℃ 即可出现寒战,这与 CPB 中非理性复温策略有很大关系。

六、其他

此外,停机之前控制明显的出血部位,拔除心内吸引管,开放腔静脉阻断带,检查冠状动脉移植血管是否漏血等。

第四节 停止体外循环

一、停止体外循环的标准

1. 减低体外循环灌注流量时能维持满意的动脉压。

2. 血容量基本补足,中心静脉压满意。

3. 鼻咽温 36 ~ 37℃,直肠温度>35℃。

4. 血红蛋白浓度成人达 8.0g/dl,婴幼儿达

9.0g/dl,新生儿达 10.0g/dl 以上。

5. 血气、电解质基本正常。

6. 心律经药物、安装起搏器已调整到满意程度。

7. 血管活性药或正性肌力药已准备就绪或已开始输入。

8. 停机前的准备项目见表 26-4-1。

表 26-4-1　停机前的准备项目

代谢数据	心率和心律
混合静脉氧饱和度	心电图
血清 K^+、Na^+、Ca^{2+},血糖	心率-起搏能力
血细胞比容	心律
ACT,肝素浓度,血栓弹力图	传导
温度(鼻咽温 37℃,直肠或膀胱 35℃)	缺血-参考所有能用的导联
动脉血气	器官功能判定
麻醉/给氧/通气	心脏
镇痛-增加鸦片类药物	心功能-收缩力,心脏大小
镇静-安定	节律
肌松-如果需要	心室充盈
气道和机械通气系统	气体的排除
麻醉机工作	能否去除引流管
挥发罐关闭	双肺
脉氧仪	膨胀和舒张
二氧化碳监测仪/最大样本检测仪	顺应性
安全地监护仪-氧监测仪,循环压力报警,肺通气流量计	出血
左心或和右心辅助	体积区域
合适的氧供	氧供-血颜色
完整的呼吸环路	心脏支持
连接好气管插管,无扭结	药物
通气状态	正性肌力药物
双肺确实的通气	血管扩张药
血流动力学监护	血管收缩药
有创血压监护-零点和校正	抗心律失常药
动脉管-桡动脉,股动脉,主动脉	电击
肺动脉管	心房或和心室起搏
中心静脉(右房)管	机械辅助
左房管	IABP
膀胱管-尿量	左/右心室辅助装置
经食管超声	

如上述标准已达到,准备终止体外循环。此时,外科医生、麻醉医师、灌注医生应保持密切联系,每个人应清楚自己该做的工作程序和内容。作为灌注医师首先应有 3 个数量概念:①此时贮血室的液面是多少;②静脉血氧饱和度(S_VO_2)是多少;③此时主泵的流量是多少。根据液面的多少显示停机后要将心脏和肺充盈,是否还需加液体。S_VO_2 帮助评估体外循环中外周灌注是否充分,一般情况 S_VO_2>60% 提示氧代谢平衡。如果<50% 则氧供不足,停机前要采取办法改善氧供(增加流量,提高红细胞比积)和(或)降低氧耗(加深麻醉

和肌松)。S_VO_2 介于 50%～60% 之间是临床可接受的边缘值,但应注意观察其动态变化。一般地说,随着流量逐渐的减低,血液回输给患者,并行期 S_VO_2 逐渐增高,表明自身心脏、肺可以脱离体外循环,反之,如果 S_VO_2 渐进性降低,可能暗示患者自身心排血量不够或存在有呼吸(机)方面的问题或手术畸形矫正不满意。此时应继续辅助循环,查找原因。

停机的过程中,部分控制静脉引流,逐渐给患者输血,同时逐渐减低流量,严禁从高流量突然停机,避免心脏过度充盈膨胀,导致心肌纤维的拉

伤。随着心脏的充盈,左心室开始射血,动脉压波形由直线变为搏动灌注的波形,一旦出现动脉压波形,输血应缓慢进行,最好参照中心静脉压(CVP)、左房压(LAP)、肺动脉压(PAP),直到满意的血流动力学指标。在监测指标不全的情况下,如仅有 CVP 反映前负荷时,可通过观察心脏外观饱满程度,S_VO_2 和动脉压的变化趋势,逐渐减流量至全流量的 20% 以下停机。

停止转流后,应与术者、麻醉师共同密切注意患者的心率、动脉压、静脉压变化。并根据动、静脉压和左房压分次缓慢由动脉输入剩余机血,当术者注入鱼精蛋白后,动脉泵要始终缓慢转动直至拔除动脉插管,以免在插管口处有血栓形成。待鱼精蛋白注入 5 ~ 10 分钟后,患者循环稳定,无过敏反应,方可拔除动脉插管并撤除台上所有管道。精确记录剩余机血量和灌注中的出入量及稀释度。至此转流全部结束。婴幼儿在停机后实施改良超滤时应继续保持肝素化,密切注意血流动力血变化及管道是否有气,具体操作见改良超滤章节。

二、体外循环停机流程

脱离体外循环后即需要回复到正常心肺循环。这个从部分 CPB 过渡的时间决定于左、右心室射血功能的恢复。由于左心功能减弱,所以在脱离部分 CPB 时需小心地调整静脉回流,增加血管阻力和收缩力,从而增加左室负荷,此时还需要慎重选择正性肌力药物治疗。这个脱机过程要尽量避免心室胀同时保证冠状动脉灌注压。

主要停机过程见图 26-4-1。脱机即是通过逐步减少静脉管回流来增加自身心肺血流的过程。此时泵入主动脉灌注管的血流逐渐减少,血流动力学和心功能通过直视心脏和 TEE 来判断。逐渐钳闭静脉回流,泵入血相应减少,继续评估血流动力学,重复此过程直到完全停机。每一例患者的血流动力学管理都集中于四项基本心功能决定因素:心率和心律、动脉压、前负荷或心输出量(心室充盈压)、心肌收缩力(每搏输出量)。

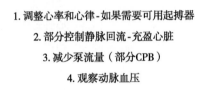

1. 调整心率和心律-如果需要可用起搏器
2. 部分控制静脉回流-充盈心脏
3. 减少泵流量(部分CPB)
4. 观察动脉血压

升高　　　　　　　　　　　　降低

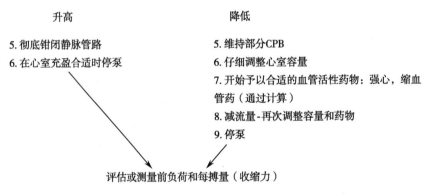

5. 彻底钳闭静脉管路
6. 在心室充盈合适时停泵

5. 维持部分CPB
6. 仔细调整心室容量
7. 开始予以合适的血管活性药物:强心,缩血管药(通过计算)
8. 减流量-再次调整容量和药物
9. 停泵

评估或测量前负荷和每搏量(收缩力)

图 26-4-1　主要停机过程

三、停机困难常见的原因

停机困难时,首先应继续保持体外循环的人工氧合,此时很容易忘记肝素正在被代谢,应继续监测 ACT 值;其次,在每次试停机时,最好重新审视上述后并行期间的几个准备;再次继续分析不能停机信息的准确性。例如,某些患者桡动脉血压的读数可能比实际的中心动脉压要低,此时如果只依靠桡动脉压就很容易造成误导。接下来,再仔细分析停机困难的原因,从以下几方面入手:

(一)心脏的舒缩情况如何

如果是心脏功能不全,要弄清是局限性的还是整个心脏。一般整个心脏收缩乏力,常提示缺血期心肌保护不足,同时要排除高钾和使用负性肌力药(如吸入麻醉药),正性肌力药是否未进入体内等。局部心脏功能不全,除上述原因考虑在内之外,要特别注意是否有急性冠状动脉痉挛或阻塞的发生,如冠状动脉内进气栓,常表现为心电图 ST 段的突然抬高,高流量辅助,提高冠状动脉灌注压可较好地解决。

(二) 心率和心律是否合适

左心室顺应性减低的患者,心房的收缩对全心的心输出量很重要,应尽量保持房室收缩的顺序,大部分的成年患者,心率在 80 ~ 90 次/分能获得最大的心排血量,同时又不影响心脏的充盈和冠状动脉的灌注。小儿心脏容量小,每搏射血量少,其心率应在 100 次/分以上。个别患者由于术前和术中心肌的损伤严重,出现心率慢和三度房室传导阻滞可用起搏器控制心跳。小儿则强调应用房室顺序起搏器。

(三) 血管阻力

体循环阻力随着复温逐渐降低,并在停机后的一段时期继续减低。已经明确的与 CPB 后血管扩张有关的因素:复温持续的时间,合并导致外周病变的疾病如糖尿病,长期药物依赖如血管紧张素转换酶抑制剂(ACEI),或败血症所致心内膜炎。这种状况的临床证据为低充盈压伴低血压,正常或高的心指数,TEE 检查下的正常心室功能。血管收缩剂如新福林(苯肾)可有效使用,是因为他们兴奋 α-受体后通过增加外周循环阻力(后负荷)来增加血压并通过收缩静脉来提高血容量(增加前负荷)。如果出现顽固性血管扩张或血管扩张已影响左室功能,去甲肾上腺素可以恰如其分地抵消其扩张作用并能够强心从而增加后负荷。接受 ACEI 治疗的患者可能在使用苯肾或去甲肾上腺素后不显效,应考虑使用血管加压素。一些研究表明,这些患者缺少内源性加压素,当给予外源加压素后会发生戏剧性变化。单纯 α-受体兴奋剂对于处理心室功能好的患者相当有用。在合并冠脉疾患和心室肥厚的患者中其增加冠脉灌注压的好处要远胜于其减少心排血量和增加充盈压的负面作用。但在心功能差的和肺高压的患者最好避免使用,因为其增加后负荷而没有代偿性的增加收缩力从而导致每搏出量减低。

(四) 是否有血流梗阻

当心脏收缩比较有力的情况下,而血压和心输出量却较低时,应高度怀疑流出道梗阻。这时外科医生可通过用套管针直接测压或通过食管超声而诊断明确。血流梗阻的原因可能原先就存在的瓣膜狭窄而漏诊,置换的人工瓣膜失灵,主动脉插管太粗而挡住血流,或急性的主动脉夹层等。

(五) 是否有瓣膜反流

常见于主动脉瓣、二尖瓣的反流,人工瓣膜瓣周漏,缺血导致的乳突肌功能不全而导致的二尖瓣关闭不全。肺动脉和三尖瓣的反流常不会引起严重问题,除非合并有肺动脉高压导致右心功能下降和明显的血流动力学改变。食管超声很容易诊断,一旦诊断明确应及时治疗。

(六) 前负荷是否足够

判断前负荷最好的依据是测定 CVP、LAP,通过观察心脏的外观饱满程度或缓慢输血观察动脉压的上升情况(输血反应)也能有一个大致的判断。但关键要找到不足的原因,是过敏引起的血管扩张还是仍然有出血存在,还是因为静脉流入道梗阻,如静脉阻断带没有完全开放或静脉管头端太粗影响血回流入心脏。一般来说前负荷不足处理比较容易。

四、停机后的注意事项

(一) 准备二次转机

体外循环停止后,灌注师应提高警惕,准备再次体外循环。在下列情况易于发生,此时血液应保持抗凝状态。

1. 心脏和大血管的严重出血,体外循环可控制出血量,同时将患者的出血回收,并回输患者,保持组织的血液灌注,并协助外科医生缝合止血。

2. 食管超声在心脏直视手术中发挥着越来越大的作用。停机后通过食管超声可判断心脏畸形的矫正情况,心肌各部位收缩情况,以及置换瓣膜的功能情况。通过了解这些信息,外科医生、麻醉医师、灌注师决定下一步工作流程。

3. 心肌收缩能力弱,血流动力难以维持,原因是多方面,如心肌保护不佳、鱼精蛋白过敏、心肌顿抑等。再次体外循环可帮助辅助心脏逐渐恢复功能或过渡至 ECMO 和心室辅助。

(二) 心腔残余气体的排除

心脏直视手术中心腔内可有大量气体,除了在心腔闭合时注意排气外,在后并行时还要注意残留气体的排除。主要是通过停跳液灌注管,用心内吸引(左心吸引)逆行回抽,主动脉根部上端的血液将主动脉残留气体排除。当食管超声提示心腔内无气体残留存时,可停止此吸引。

(三) 血液回收和回输

在二次心脏手术、大血管手术、复杂畸形矫正术中最为常见。回输的血液要注意保温,同时根据患者的血流动力学实时输入。

（四）改良超滤

停机后,如果剩余血多,且血球压积低,可采用改良超滤,具体方法见有关章节,此时应注意管道内的气体进入和血液的保温。

（冯正义　龙村）

参 考 文 献

1. James R. Zaidan. Initiation and maintenance of cardiopulmonary bypass. In: Cardiopulmonary bypass principles and techniques of extracorporeal circulation. Christina T. Mora ed. Berlin: Springer, 1995: 264-273.

2. England MR, Gordon G, Salem M, et al. Magnesium administration anddysrhythmias after cardiac surgery. JAMA, 1992, 268: 2395-2402.

3. Mukherji J, Hood RR, Edelstein SB. Overcoming challenges in the management of critical events during cardiopulmonary bypass. Semin CardiothoracVascAnesth, 2014, 28: 190-207.

4. Groom RC. Asystematic approach to the understanding and redesigning of cardiopulmonary bypass. Semin CardiothoracVascAnesth, 2005, 9: 159-161.

5. Murphy GS, Hessel EA, Groom RC. Optimal perfusion during cardiopulmonary bypass: an evidence-based approach. AnesthAnalg, 2009, 108(5): 1394-1417.

6. Oakes DA, Mangano CT. Cardiopulmonary bypass in 2009: achieving and circulating best practices. AnesthAnalg, 2009, 108(5): 1368-1370.

7. 龙村主编. 体外循环学. 北京: 人民军医出版社, 2010. 463-470.

第二十七章

体外循环期间水、电解质的管理

第一节　水、电解质紊乱

人体的新陈代谢是在体液环境中进行的。体液是由水和溶解于其中的电解质、低分子有机化合物以及蛋白质等组成,分布于组织细胞内外。分布于细胞内的液体称细胞内液(intracellular fluid,ICF),它的容量和成分与细胞的代谢和生理功能密切相关。浸润在细胞周围的是组织间液(interstitial fluid),其与血浆(血管内液)共同构成细胞外液(extracellular fluid,ECF)。细胞外液构成了人体的内环境,是沟通组织细胞之间和机体与外界环境之间的媒介。只有维持内环境相对稳定,才能保证新陈代谢的正常进行和各种生理功能的正常发挥。

机体的电解质分为有机电解质(如蛋白质)和无机电解质(即无机盐)两部分。形成无机盐的主要金属阳离子为 K^+、Na^+、Ca^{2+} 和 Mg^{2+},主要阴离子为 Cl^-、HCO_3^-、HPO_4^{2-} 等。无机电解质的主要功能是维持体液的渗透压平衡和酸碱平衡;维持神经、肌肉和心肌细胞的静息电位并参与其动作电位的形成;参与新陈代谢和生理功能活动。

一、水、钠代谢

(一)正常水、钠平衡

1. 体液的容量和分布　成人体液总量占体重的60%左右,其中细胞内液约占体重的40%,细胞外液约占体重的20%,细胞外液中的血浆约占体重的5%,其余的15%为组织间液。组织间液中有极少的一部分分布于一些密闭的腔隙(如关节囊、颅腔、胸膜腔、腹膜腔)中,为一特殊部分,也称第三间隙液;由于这一部分是由上皮细胞分泌产生的,又称为跨细胞液(transcellulular fluid)。新生儿体液总量占体重的80%,细胞外液占体重的50%;学龄前儿童体液总量占体重的65%,细胞外液占

体重的25%。小儿细胞外液主要是组织间液所占比重较大,血浆量与体重的增长呈平行关系,不同年龄均占5%。

2. 体液的电解质成分　细胞外液和细胞内液电解质成分有很大的差异。细胞外液中,Na^+ 是主要阳离子,其次是 K^+、Ca^{2+}、Mg^{2+} 等,阴离子主要是 Cl^-,其次是 HCO_3^-、HPO_4^{2-}、SO_4^{2-} 及有机酸和蛋白质,组织间液和血浆的电解质在构成和数量上大致相等,在功能上可以认为是一个体系,两者的主要区别在于血浆含有较高浓度的蛋白质(7%),而组织间液的蛋白质含量仅为 0.05% ~ 0.35%,这与蛋白质不易透过毛细血管进入组织间液有关。其对维持血浆胶体渗透压(COP)、稳定血管内液(血容量)有重要意义。细胞内液中,K^+ 是重要的阳离子,其次是 Na^+、Ca^{2+}、Mg^{2+}、Na^+ 的浓度远低于细胞外液。阴离子主要是 HPO_4^{2-} 和蛋白质,其次是 HCO_3^-、Cl^-、SO_4^{2-} 等。各部分体液中所含阴、阳离子数的总和是相等的,并保持电中性,如果以总渗透压计算,细胞内外液也是基本相等的。绝大多数电解质在体液中是游离状态。

3. 体液的渗透压　溶液的渗透压取决于溶质的分子或离子的数目,体液内起渗透作用的溶质主要是电解质。血浆和组织间液的渗透压90% ~ 95%来源于单价离子 Na^+、Cl^- 和 HCO_3^-,剩余的5% ~ 10%由其他离子、葡萄糖、氨基酸、尿素以及蛋白质等构成。血浆蛋白质所产生的渗透压极小,仅占血浆总渗透压的1/200,与血浆晶体渗透压相比微不足道,但由于其不能自由通过毛细血管壁,因此对于维持血管内外液体的交换和血容量具有十分重要的作用。通常血浆渗透压在 280 ~ 10mmol/L 之间,在此范围里称等渗,低于此范围的称低渗,高于此范围的称高渗。维持细胞内液渗透压的离子

主要是 K^+ 与 HPO_4^{2-}，尤其是 K^+。细胞内液的电解质若以 mmol/L 为单位计算，与细胞外液的渗透压基本相等。

4. 水的生理功能和水平衡

（1）水的生理功能：水是机体中含量最多的组成成分，是维持人体正常生理活动的重要营养物质之一，水的生理功能是多方面的：①促进物质代谢；②调节体温；③润滑作用；④体内的水有相当大的一部分是以结合水的形式存在（其余的以自由水的形式存在），这些结合水与蛋白质、黏多糖和磷脂等相结合，发挥其复杂的生理功能。

（2）水平衡：正常人每天水的摄入和排出处于动态平衡之中。成人每天饮水量波动于 1000～1300ml 之间，食物水含量约 700～900ml。糖、脂肪、蛋白质等营养物质在体内氧化生成的水称为代谢水，每天约 300ml（每 100g 糖氧化时产生 60ml，每 100g 脂肪可产生 107ml，每 100g 蛋白质可产生 41ml）。小儿水分较多，但水的交换率较高，容易引起脱水。小儿水的交换率高的原因是：①体表面积较大，新生儿体表面积与体重的比例为 1:12，而成人为 1:37，无形水分损失较多；②新陈代谢旺盛，有较多代谢产物需要排出；③小儿肾脏浓缩功能差。

（3）机体排出水分的途径：分别是消化道（粪）、皮肤（显性汗和非显性蒸发）、肺（呼吸蒸发）和肾（尿）。每天由皮肤蒸发的水（非显性汗）约 500ml，通过呼吸蒸发的水分约 350ml。健康成人每日经粪便排出的水分约为 150ml，由尿排出的水分约为 1000～1500ml。要维持水分出入量的平衡，每天需水约 1500～2000ml，称日需要量。在正常情况下每日的出入量保持平衡，尿量则视水分的摄入情况和其他途径排水的多少而增减。

5. 钠的生理功能和钠平衡　正常成人体内含钠总量为 40～50mmol/kg，其中 60%～70% 是可以交换的，约 40% 是不可交换的，主要结合于骨骼的基质。总钠量的 50% 左右存在于细胞外液，10% 左右存在于细胞内液。血清 Na^+ 浓度的正常范围是 135～145mmol/L，细胞内液中的 Na^+ 浓度仅为 10mmol/L 左右。Na^+ 主要经肾随尿排出。摄入多，排出亦多；摄入少，排出亦少。

6. 体液容量及渗透压的调节　细胞外液容量和渗透压相对稳定是通过神经-内分泌系统的调节实现的。正常渗透压感受器阈值为 280mmol/L，当成人细胞外液渗透压有 1%～2% 变动时，就可以影响抗利尿激素（ADH）的释放。非渗透性刺激，即血容量和血压的变化可通过左心房和胸腔大静脉处的容量感受器和颈动脉窦、主动脉弓的压力感受器而影响 ADH 的分泌。当机体内水分不足或摄入较多的食盐而使细胞外液的渗透压升高时，则刺激下丘脑的视上核渗透压感受器和侧面的口渴中枢，产生兴奋，反射性引起口渴的感觉，机体主动饮水而补充水的不足。另一方面促使 ADH 的分泌增多，加强肾远曲小管和集合管对水的重吸收，减少水的排出；同时抑制醛固酮的分泌，减弱肾小管对 Na^+ 的重吸收，增加 Na^+ 的排出，降低了 Na^+ 在细胞外液的浓度，使已升高的细胞外液渗透压降至正常。反之，当体内水分过多或摄盐不足而使细胞外渗透压降低时，一方面通过抑制 ADH 的分泌，减弱肾远曲小管和集合管对水的重吸收，使水分排出增多；另一方面促进醛固酮的分泌，加强肾小管对 Na^+ 的重吸收，减少 Na^+ 的排出，从而使细胞外液中的 Na^+ 浓度增高，结果已降低的细胞外液渗透压增至正常。在正常条件下，尿量具有较大的变动范围（500～2000ml），说明肾在调节水的平衡上有很大的潜力。只有在肾功能严重障碍时，对水的总平衡才有较大影响。

近年证明，心房钠尿肽（atrial natriuretic peptide，ANP）和水通道蛋白也是影响水 Na^+ 代谢的重要体液因素。当心房扩展、血容量增加、血 Na^+ 增高或血管紧张素增多时，将刺激心房肌细胞合成和释放 ANP。ANP 释放入血后，主要从四个方面影响水钠代谢：①减少肾素的分泌；②抑制醛固酮的分泌；③对抗血管紧张素的缩血管效应；④拮抗醛固酮的滞 Na^+ 作用。因此，有学者认为，体内可能有一个 ANP 系统与肾素-血管紧张素-醛固酮系统共同担负着调节水钠代谢的作用。

水通道蛋白（aquaporin，AQP）是一组构成水通道与水通透有关的细胞膜转运蛋白。目前已经发现的约有 200 余种 AQP 存在于不同的物种中，其中至少有 13 种 AQP 亚型存在于哺乳动物体内。每种 AQP 有其特异性的组织分布。不同的 AQP 在肾脏和其他器官的水吸收和分泌过程中有着不同的作用和调节机制。

（二）脱水

脱水（dehydration）指人体由于饮水不足或病变消耗大量水分，不能及时补充，导致细胞外液减少而引起新陈代谢障碍的一组临床症候群，需要依靠补充液体及相关电解质来纠正和治疗。脱水常伴有血钠和渗透压的变化,脱水可分为低渗性脱水(即细胞外液减少合并低血钠);高渗性脱水(即细胞外液减少合并高血钠);等渗性脱水(即细胞外液减少而血钠正常)。

1. 低渗性脱水(低容量性低钠血症) 低渗性脱水(hypotonic dehydration)特点是失 Na+ 多于失水,血清 Na+ 浓度<130mmol/L,血浆渗透压<280mmol/L,伴有细胞外液量的减少。也可称为低容量性低钠血症。

(1)原因和机制:常见的原因是肾内或肾外丢失大量的液体或液体积聚在"第三间隙"后处理措施不当所致,如只给水而未给电解质平衡液。

1)经肾丢失:①长期连续使用利尿药;②肾上腺皮质功能不全:由于醛固酮分泌不足,肾小管对钠的重吸收减少;③肾实质性疾病:如慢性间质性肾疾患可使髓质正常间质结构破坏,使肾髓质不能维持正常的浓度梯度和髓袢升支功能受损等,使 Na+ 随尿液排出增加;④肾小管酸中毒:肾小管酸中毒(RTA)是一种以肾小管排酸障碍为主的疾病。主要发病环节是集合管分泌 H+ 功能降低,H+-Na+ 交换减少,导致 Na+ 随尿排出增加。

2)肾外丢失:①经消化道失液;②液体在第三间隙积聚:如胸膜炎形成大量胸水,腹膜炎、胰腺炎形成大量腹水等;③经皮肤丢失。

(2)对机体的影响:①细胞外液减少,易发生休克,低渗性脱水的主要特点是细胞外液量减少,同时由于低渗状态,水分可从细胞外液向渗透压较高的细胞内转移,从而进一步减少细胞外液量,致使血容量进一步减少,故容易发生低血容量性休克;②血浆渗透压降低,机体虽缺水,但却不思饮,难以自觉从口服补充液体,同时,由于血浆渗透压降低,抑制渗透压感受器,使 ADH 分泌减少,远曲小管和集合管对水的重吸收也相应减少,导致低比重尿和尿量无明显减少;③有明显的失水体征,由于血容量减少,组织间液向血管内转移,使组织间液减少更为明显,因而患者皮肤弹性减退,眼窝和婴幼儿囟门凹陷;④经肾失钠的低钠血症患者,尿钠含量增多,如果是肾外因素所致者,则因低血容量所致的肾血流量减少而激活肾素-血管紧张素-醛固酮系统,使肾小管对钠的重吸收增加,结果导致尿 Na+ 含量减少。

2. 高渗性脱水(低容量性高钠血症) 高渗性脱水(hypertonic dehydration)的特点是失水多于失钠,血清 Na+ 浓度>150mmol/L,血浆渗透压>310mmol/L。

细胞外液量和细胞内液量均减少,又称低容量性高钠血症(hypovolemic hypernatremia)。

(1)原因和机制

1)水摄入减少:婴儿一日不饮水,失水可达体重的 10%,对水丢失更为敏感,应特别注意。

2)水丢失过多:①经呼吸道失水:任何原因引起的过度通气都会使呼吸道黏膜不感性蒸发加强,如果持续时间过长又未得到水分的补充,则由于其损失的都是不含任何电解质的水分,故可以引起低容量性高钠血症;②经皮肤失水:高热、大量出汗和甲状腺功能亢进时,均可通过皮肤丢失大量低渗液体,如发热时,体温每升高 1.5℃,皮肤的不感性蒸发每天约增加 500ml。③经肾失水:中枢性尿崩症时因 ADH 产生和释放不足,肾性尿崩症时肾远曲小管和集合管对 ADH 反应缺乏及肾浓缩功能不良时,肾排出大量低渗性尿液,使用大量脱水剂如甘露醇、葡萄糖等高渗溶液,以及昏迷的患者鼻饲浓缩的高蛋白饮食,均可产生溶质性利尿而导致失水。④经胃肠道丢失:呕吐、腹泻及消化道引流等可导致等渗或含钠量低的消化液丢失。

以上情况在口渴感正常的人,能够喝水和有水喝的情况下,很少引起高渗性脱水,但如果没有及时得到水分的补充,再由于皮肤和呼吸道蒸发丧失单纯水分,体内水的丢失就大于钠的丢失,造成高渗性脱水。

(2)对机体的影响

1)口渴:由于细胞外液高渗,通过渗透压感受器刺激中枢,引起口渴感,循环血量减少及因唾液分泌减少引起的口干舌燥,也是引起口渴感的原因。

2)细胞外液含量减少:由于丢失的是细胞外液,所以细胞外液容量减少,同时,因失水大于失钠,细胞外液渗透压升高,可通过刺激渗透压感受器引起 ADH 分泌增加,加强了肾小管对水的重吸收,因而尿量减少而尿比重增高。

3)细胞内液向细胞外液转移:由于细胞外液高渗,可使渗透压较低的细胞内液向细胞外转移,这有助于循环血量的恢复,但同时也引起细胞脱水致使细胞皱缩。

4)血液浓缩:一般在液体丢失达体重 4% 时,即可引起醛固酮分泌增加,后者增强肾小管对 Na+ 的重吸收,它与 ADH 一起有助于维持细胞外液容量和循环血量,使其不致下降太多。ADH 的分泌增多促使水重吸收增多,加上细胞内液向细胞外液转移,均使细胞外液得到水分的补充,既有助于渗透压回降,又使血容量得到恢复,故在高渗性脱水时细胞外液量及血容量的减少均没有低渗性脱水明显。因此,这类患者血液浓缩、血压下降及氮质血症的程度一般也比低渗性脱水轻。

5) 中枢神经系统功能障碍:严重的患者,由于细胞外液高渗使脑细胞严重脱水时,可引起一系列中枢神经系统功能障碍,包括嗜睡、肌肉抽搐、昏迷、甚至死亡。

6) 严重的病例,尤其是小儿,由于从皮肤蒸发的水分减少,使散热受到影响,从而导致体温升高,称之为脱水热。

3. 等渗性脱水　等渗性脱水(isotonic dehydration)的特点是水钠成比例丢失,血容量减少,但血清 Na^+ 浓度和血浆渗透压仍在正常范围。

(三) 水中毒

水中毒(water intoxication)的特点是患者水潴留使体液量明显增多,血钠下降,血清 Na^+ 浓度<130mmol/L,血浆渗透压<280mmol/L,但体钠总量正常或增多,故又称之为高容量性低钠血症(lypervolemic hyponatremia)。

1. 原因和机制　主要原因是由于过多的低渗性体液在体内潴留造成细胞内外液量都增多,引起重要器官功能严重障碍。

(1) 水的摄入过多:无盐水灌肠、精神性饮水过量和持续性大量饮水、静脉输入含盐少或不含盐的液体过多过快,超过肾脏的排水能力。婴幼儿对水、电解质调节能力差,更易发生水中毒。

(2) 水排出减少:多见于急性肾衰竭。

在肾功能良好的情况下,一般不易发生水中毒,故水中毒最常发生于急性肾功能不全的患者而又输液不恰当时。婴儿肾脏的生理功能不够健全,到1岁始接近成人水平。浓缩与稀释尿液的能力较差,仅为成人的 1/2～1/3,输盐过多易出现 Na^+ 潴留引起高钠血症;入水量过多则体液处于低渗状态会产生水中毒。

2. 对机体的影响

(1) 细胞外液量增加,血液稀释。

(2) 细胞内水肿:血 Na^+ 浓度降低,细胞外液低渗,水自细胞外向细胞内转移,造成细胞内水肿。

(3) 中枢神经系统症状:可引起各种中枢神经系统受压症状,如头痛、恶心、呕吐、记忆力减退、淡漠、神志混乱、失语、嗜睡、视神经盘水肿等。

(4) 实验室检查可见血液稀释,血浆蛋白和血红蛋白浓度、血细胞比容降低,早期尿量增加(肾功能障碍者例外),尿比重下降。

(四) 水肿

过多的液体在组织间隙或体腔内积聚称为水肿(edema)。水肿不是独立的疾病,而是多种疾病的一种重要的病理过程。如水肿发生于体腔内,则称之为积水(hydrops),如心包积水、胸腔积水、腹腔积水、脑积水等。

1. 水肿的分类

(1) 按水肿波及的范围可分为全身性水肿(anasarca)和局部性水肿(localedema)。

(2) 按发病原因可分为肾性水肿、肝性水肿、心性水肿、营养不良性水肿、淋巴性水肿、炎性水肿等。

(3) 按发生水肿的器官组织可分为皮下水肿、脑水肿、肺水肿等。

2. 水肿的原因　由多种原因引起,全身性水肿多见于充血性心力衰竭(心性水肿)、肾病综合征和肾炎(肾性水肿)以及肝脏疾病(肝性水肿),也见于营养不良(营养不良性水肿)和某些内分泌疾病。有的全身性水肿至今原因不明,称"特发性水肿"。局部性水肿常见于器官组织的局部炎症(炎性水肿),静脉阻塞及淋巴管阻塞(淋巴性水肿)等情况。比较少见的血管神经性水肿(angioneurotic edema)也属局部水肿。

3. 水肿的发病机制　正常人体液容量和组织液容量是相对恒定的,这种恒定依赖于机体对体内外液体交换平衡和血管内外液体交换平衡的完善调节。当平衡失调时,就为水肿的发生奠定了基础。

(1) 血管内外液体交换平衡失调:正常情况下,组织间液和血浆之间不断进行液体交换,使组织液的生成和回流保持动态平衡(图 27-1-1),而这种平衡主要受制于有效流体静压、有效胶体渗透压和淋巴回流等几个因素:①毛细血管流体静压增高:毛细血管流体静压增高可致有效流体静压增高,平均有效滤过压增大。于是,组织液生成增多,当后者超过淋巴回流的代偿能力时,便可引起水肿。②血浆胶体渗透压降低:血浆胶体渗透压主要取决于血浆白蛋白的含量。当血浆白蛋白含量减少时,血浆胶体渗透压下降,而平均有效滤过压增大,组织液生成增加,超过淋巴代偿能力

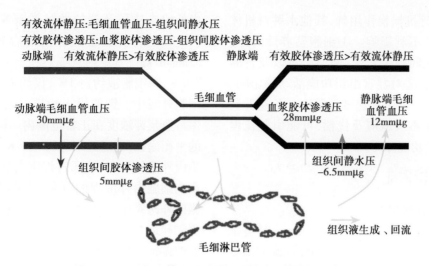

有效流体静压:毛细血管血压-组织间静水压

有效胶体渗透压:血浆胶体渗透压-组织间胶体渗透压

动脉端　有效流体静压>有效胶体渗透压　　静脉端　有效胶体渗透压>有效流体静压

毛细血管

动脉端毛细血管血压
30mmμg

血浆胶体渗透压
28mmμg

静脉端毛细
血管血压
12mmμg

组织间胶体渗透压
5mmμg

组织间静水压
-6.5mmμg

组织液生成、回流

毛细淋巴管

图 27-1-1　毛细血管、组织间隙、毛细淋巴管交换示意图

时,可发生水肿。③微血管壁通透性增加:正常时,毛细血管只允许微量蛋白质滤出,因而,在毛细血管内外形成了很大的胶体渗透压梯度。当微血管壁通透性增高时血浆蛋白从毛细血管和微静脉壁滤出。于是,毛细血管静脉端和微静脉内的胶体渗透压下降,组织间液的胶体渗透压上升,促使溶质及水分滤出。这类水肿液的特点是所含蛋白量较高,可达 30 ~ 60g/L。④淋巴回流受阻:正常情况下,淋巴回流不仅能把组织液及其所含蛋白回收到血液循环,而且在组织液生成增多时还能代偿回流,具有重要的抗水肿作用。在某些病理条件下,当淋巴干道被堵塞,淋巴回流受阻或不能代偿性加强回流时,含蛋白的水肿液在组织间隙中积聚,形成淋巴性水肿。这类水肿液的特点也是蛋白含量较高,可达 40 ~ 50g/L,其原因是水和晶体物质透过血管壁回吸收到血管内,导致蛋白浓缩。

(2)体内外液体交换平衡失调——钠、水潴留:正常人钠、水的摄入量和排出量处于动态平衡状态,从而保持体液量的相对恒定。这种平衡的维持依赖于排泄器官正常的结构和功能,以及体内的容量及渗透压调节。肾在调节钠、水平衡中起重要的作用,平时经肾小球通过的钠、水总量,只有 0.5% ~ 1.0% 左右排出体外,99.0% ~ 99.5% 被肾小管重吸收。约 60% ~ 70% 由近曲小管主动吸收;远曲小管和集合管对钠、水吸收主要受激素调节,这些调节因素保证了球-管的平衡,在某些因素导致球-管平衡失调时,便可导致钠、水潴留,成为水肿发生的重要原因。

1)肾小球滤过率下降:当肾小球滤过钠、水

减少,在不伴有肾小管重吸收相应减少时,就会导致钠、水的潴留。引起肾小球滤过率下降的常见原因:广泛的肾小球病变,肾小球滤过面积明显减少等;有效循环血量明显减少,以及继发于此的交感-肾上腺髓质系统、肾素-血管紧张素系统兴奋,使入球小动脉收缩,肾血流量进一步减少,肾小球滤过率下降,导致钠、水潴留。

2)近曲小管重吸收钠、水增多:当有效循环血量减少时,近曲小管对钠、水的重吸收增加使肾排水减少,成为某些全身性水肿发病的重要原因。

4. 水肿的特点

(1)水肿液:含血浆的全部晶体成分,根据蛋白含量的不同分为漏出液和渗出液。①漏出液(transudate)的特点是水肿液的比重低于 1.015;蛋白质的含量低于 25g/L,细胞数少于 500/100ml。②渗出液(exudate)的特点是水肿液的比重高于 1.018,蛋白质含量可达 30 ~ 50g/L,可见较多的白细胞。

(2)皮下水肿:是全身或躯体局部水肿的重要体征。当皮下组织有过多的液体积聚时,皮肤肿胀、弹性差、皱纹变浅,用手指按压时可能有凹陷,称为凹陷性水肿(pitting edema),又称为显性水肿(ntank edema)。实际上,全身性水肿患者在出现凹陷之前已有组织液的增多,可达原体重的 10%,称为隐性水肿(recessive edema)。

(3)全身性水肿:最常见的是心性水肿、肾性水肿和肝性水肿。水肿出现的部位各不相同。心性水肿首先出现在低垂部位;肾性水肿先表现为眼睑或面部水肿;肝性水肿则以腹水为多见。

5. 水肿对机体的影响　除炎性水肿具有稀释

毒素、运送抗体等抗损伤作用外,其他水肿对机体都有不同程度的不利影响。①细胞营养障碍:过量的液体在组织间隙中积聚,增加了氧以及营养物质的弥散距离;②对器官组织功能活动的影响:这主要取决于水肿发生的速度及程度。急速发展的重度水肿因来不及适应及代偿,可能引起比慢性水肿更严重的功能障碍。

二、钾代谢紊乱

(一) 正常钾代谢

钾是体内最重要的无机阳离子之一,具有维持细胞新陈代谢、保持细胞静息膜电位、调节细胞内外的渗透压及调控酸碱平衡等多种生理功能(图 27-1-2)。正常人体内的含钾量约为 50 ~ 55mmol/kg。其中约 90% 存在于细胞内,骨钾约占 7.6%,跨细胞液约占 1%,仅约 1.4% 的钾存在于细胞外液中。钾的摄入和排出处于动态平衡,且保持血浆钾浓度在正常范围内。机体维持血浆钾的平衡途径:①通过细胞膜 Na^+-K^+ 泵,改变钾在细胞内外液的分布;②通过细胞内外的 H^+-K^+ 交换,影响细胞内外液钾的分布;③通过肾小管上皮细胞内外跨膜电位的改变影响其排钾量;④通过醛固酮和远端小管液流速,调节肾排钾量;⑤通过结肠的排钾及出汗形式。

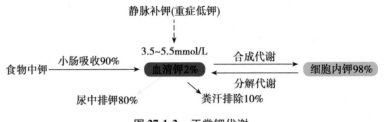

图 27-1-2　正常钾代谢

(二) 钾代谢紊乱

按血钾浓度的高低,钾代谢紊乱通常可分为低钾血症和高钾血症两大类。测定血钾可取血浆或血清,血清钾浓度的正常范围为 3.5 ~ 5.5mmol/L,血清钾浓度通常比血浆钾高 0.3 ~ 0.5mmol/L,这与凝血过程中血小板释放出一定数量的钾有关。

1. 低钾血症　血清钾浓度低于 3.5mmol/L 称为低钾血症(hypokalemia)。通常情况下,血钾浓度能反映体内总钾含量,但在异常情况下,两者之间并不一定呈平行关系。低钾血症患者的体内钾总量不一定减少,多数情况下,低钾血症常伴有缺钾。

(1) 原因和机制:

1) 钾摄入不足:在正常饮食条件下,一般不会发生低钾血症。只有在消化道梗阻、昏迷、神经性厌食及手术后较长时间禁食的患者,在静脉补液中又未同时补钾或补钾不够,才可发生低钾血症。

2) 钾丢失过多:这是低钾血症最常见的原因,常见于下列情况:①经消化道失钾:主要见于严重呕吐、腹泻、胃肠减压及肠瘘等。消化液含钾量较血浆高,故消化液丧失必然丢失大量钾;消化液大量丢失伴血容量减少时,可引起醛固酮分泌增加使肾排钾增多。②经肾失钾:长期大量使用髓袢或噻嗪类利尿剂,其机制是由于水、钠、氯的重吸收受到抑制,到达远端肾小管钾分泌部位的尿流速增加,促进钾分泌;同时原发病(肝硬化、心力衰竭)或血容量减少引起的继发性醛固酮分泌增多,使肾保钠排钾作用加强而失钾;盐皮质激素过多,见于原发性和继发性醛固酮增多症;Cushing 综合征或长期大量使用糖皮质激素,也可出现低钾血症;各种肾疾患,尤其是肾间质性疾病如肾盂肾炎和急性肾衰竭多尿期,前者由于钠水重吸收障碍使远端肾小管液流速增加,后者由于原尿中溶质增多产生渗透性利尿作用,两者均使肾排钾增多;肾小管性酸中毒,Ⅰ型(远曲小管性)酸中毒,由于远曲小管泌 H^+ 障碍,导致 K^+-Na^+ 交换增加,尿钾排出增多;Ⅱ型(近曲小管性)酸中毒,是一种多原因引起的以近曲小管重吸收多种物质障碍为特征的综合征,表现为尿中丧失 HCO_3^-、K^+ 和磷而出现代谢性酸中毒、低钾血症和低磷血症。镁缺失,可使肾小管上皮细胞 K^+-Na^+-ATP 酶失活,钾重吸收障碍,导致钾丢失过多。③经皮肤失钾:汗液含钾不多,约为 5 ~ 10mmol/L,一般情况下出汗不易引起低钾血症。但在高温环境中进行体力劳动时,可因大量出汗丢失较多的钾,若没有及时补充可引起低钾血症。

3）细胞外 K⁺转入细胞内,主要见于:①碱中毒:碱中毒时 H⁺从细胞内溢出细胞外,细胞外 K⁺进入细胞内,以维持体液的离子平衡;肾小管上皮细胞也发生此种离子转移,致使 H⁺-Na⁺交换减弱,而 K⁺-Na⁺交换增强,尿钾排出增多;②过量胰岛素使用:一方面可直接激活细胞膜上 K⁺-Na⁺-ATP 酶的活性,使细胞外 K⁺转入细胞内,另一方面可促进细胞糖原合成,使细胞外 K⁺随同葡萄糖转入细胞内;③β-肾上腺素能受体活性增强:如 β 受体激动剂肾上腺素、沙丁胺醇等可通过 cAMP 机制激活 Na⁺-K⁺泵促进细胞外 K⁺内移;④某些毒物中毒:如钡中毒、粗制棉籽油中毒(主要毒素为棉酚),由于钾通道被阻滞,使 K⁺外流减少;⑤低钾性周期性麻痹:是一种遗传性少见病,发作时细胞外液 K⁺进入细胞内,血浆钾急剧减少,剧烈运动、应激等是其常见的诱发因素,但发生机制目前尚不清楚。

（2）对机体的影响:低钾血症时,机体功能代谢变化因个体不同有很大的差异,主要取决于血钾浓度降低的速度和程度及伴随的缺钾严重程度,表现为膜电位异常引发的一系列障碍、细胞代谢障碍引发的损害及酸碱平衡异常。

1）低钾血症对神经-肌肉的影响:主要有骨骼肌和胃肠道平滑肌,其中以下肢肌肉最为常见,严重时可累及躯干、上肢肌肉及呼吸肌。①急性低钾血症:轻症可无症状或仅觉倦怠和全身软弱无力;重症可发生弛缓性麻痹。其机制主要是超极化阻滞状态的发生。细胞的兴奋性降低,严重时甚至不能兴奋。②慢性低钾血症:由于病程缓慢,细胞内液钾逐渐移到细胞外,使[K⁺]i／[K⁺]e 比值变化不大,静息电位因而基本正常,细胞兴奋性无明显变化,故临床表现不明显。

2）低钾血症对心肌的影响:主要表现为心肌生理特性的改变及引发的心电图变化和心肌功能的损害。①心肌生理特性的改变:兴奋性增高:低钾血症时,心肌细胞膜对 K⁺的通透性降低,因而 Em 绝对值减少,Em-Et 间距离缩短,心肌兴奋性增高。自律性增高:心肌自律性的产生依赖于动作电位复极化 4 期的自动去极化。低钾血症时,心肌细胞膜对 K⁺的通透性下降,因此复极化 4 期 K⁺外流减慢,而 Na⁺内流相对加速,使快反应自律细胞的自动去极化加速,心肌自律性增高。传导性降低:心肌传导性快慢主要与动作电位 0 期去极化的速度和幅度有关。低钾血症时,心肌细胞膜 Em 绝对值减少,去极化时 Na⁺内流速度减慢,故动作电位 0 期去极化速度减慢和幅度降低,兴奋的扩布因而减慢,心肌传导性降低。收缩性改变:轻度低钾血症时,其对 Ca²⁺内流的抑制作用减弱,因而复极化 2 期时 Ca²⁺内流增多,心肌收缩性增强;但严重或慢性低钾血症时,可因细胞内缺钾,使心肌细胞代谢障碍而发生变性坏死,心肌收缩性因而减弱。②心电图的变化:与心肌细胞在低钾血症时电生理特性变化密切相关,典型的表现有:代表复极化 2 期的 ST 段压低;相当于复极化 3 期的 T 波低平和 U 波增高(超常期延长所致);相当于心室动作电位时间的 Q-T(或 Q-U)间期延长;严重低钾血症时还可见 P 波增高、P-Q 间期延长和 QRS 波群增宽。③心肌功能的损害:心律失常:由于自律性增高,可出现窦性心动过速;异位起搏的插入而出现期前收缩、阵发性心动过速等;尤其心肌兴奋性升高、3 期复极化延缓所致的超常期延长更易化了心律失常的发生。心肌对洋地黄类强心药物的敏感性增加:低钾血症时,洋地黄与 Na⁺-K⁺-ATP 酶的亲和力增高而增强了洋地黄的毒性作用,并显著降低其治疗的效果。

3）与细胞代谢障碍有关的损害:钾是细胞内的主要阳离子,与细胞代谢密切相关。因此,体内缺钾可引起细胞结构和功能的不同程度损害,比较典型的表现在骨骼肌和肾脏。①骨骼肌损害:钾对骨骼肌的血流量有调节作用。严重缺钾患者,肌肉运动时不能释放足够的钾,以致发生缺血缺氧性肌痉挛、坏死和横纹肌溶解。②肾脏损害:形态上主要表现为髓质集合管上皮细胞肿胀、增生等,重者可波及各段肾小管,甚至肾小球,出现间质性肾炎样表现。功能上主要表现为尿浓缩功能障碍而出现多尿。③对酸碱平衡的影响:低钾血症可引起代谢性碱中毒,同时发生反常性酸性尿(paradoxical acidic urine)。

2. 高钾血症　血清钾浓度>5.5mmol/L,称为高钾血症(hyperkalemia)。高钾血症时极少伴有细胞内钾含量的增高,且也未必总是伴有体内钾过多。

（1）原因和机制

1）钾摄入过多:主要见于处理不当,如经静脉输入过多钾盐或输入大量库血。

2）钾排出减少:主要是肾脏排钾减少,这是高钾血症最主要的原因。常见于:①肾衰竭:急性肾衰竭少尿期、慢性肾衰竭晚期,因肾小球滤过率减少或肾小管排钾功能障碍而发生高钾血症。②盐皮质激素缺乏:包括绝对和相对缺乏两种情况。前者见于肾上腺皮质功能减退,后者见于某些肾小管疾病(如间质性肾炎、狼疮肾、移植肾等)对醛固酮的反应低下。两者均表现为肾远曲小管、集合管排钾障碍,致使血钾升高。③长期应用潴钾利尿剂:螺内酯和三氨蝶呤等具有对抗醛固酮保钠排钾的作用,故长期大量应用可引起高钾血症。

3)细胞内钾转到细胞外:细胞内 K^+ 迅速转到细胞外,当超过了肾的排钾能力时,血钾浓度升高。主要见于:①酸中毒:酸中毒时易伴发高钾血症,其机制是:酸中毒时细胞外液 H^+ 浓度升高,H^+ 进入细胞内被缓冲,而细胞内 K^+ 转到细胞外以维持电荷平衡;肾小管上皮细胞内、外也发生此种离子转移,致使 H^+-K^+ 交换加强,而 H^+-Na^+ 交换减弱,尿钾排出减少。②高血糖合并胰岛素不足:糖尿病患者胰岛素缺乏妨碍了 K^+ 进入细胞内;高血糖形成的血浆高渗透压使血钾升高。血浆渗透压增高引起细胞内脱水,同时细胞内钾浓度相对增高,为钾通过细胞膜钾通道的被动外移提供了浓度梯度。③某些药物的使用:β 受体阻滞剂、洋地黄类药物中毒等通过干扰 Na^+-K^+-ATP 酶活性而妨碍细胞摄钾。肌肉松弛剂氯化琥珀碱可增大骨骼肌膜对 K^+ 通透性,使细胞内钾外溢,导致血钾升高。④组织分解:如溶血、挤压综合征时,细胞内钾大量释出而引起高钾血症。⑤缺氧:缺氧时细胞 ATP 生成不足,细胞膜上 Na^+-K^+ 泵运转障碍,使 Na^+ 在细胞内潴留,而细胞外 K^+ 不易进入细胞内。⑥高钾性周期性麻痹:是一种常染色体显性遗传性疾病,发作时细胞内钾外移而引起血钾升高。

4)假性高钾血症:是指测得的血清钾浓度增高而实际上血浆钾浓度并未增高的情况。临床上可见于白细胞增多或血小板增多患者,但更多见于静脉穿刺造成的红细胞机械性损伤。

(2)对机体的影响:高钾血症对机体的影响主要表现为膜电位异常引发的一系列障碍及酸碱平衡异常。

1)高钾血症对神经-肌肉的影响:①急性高钾血症:急性轻度高钾血症(血清钾 5.5 ~ 7.0mmol/L)时,主要表现为感觉异常、刺痛等症状,但常被原发病症状所掩盖。急性重度高钾血症(血清钾 7.0 ~ 9.0mmol/L)时,表现为肌肉软弱无力乃至弛缓性麻痹,②慢性高钾血症:很少出现神经-肌肉方面的症状。

2)高钾血症对心肌的影响(表 27-1-1):高钾血症对心肌的毒性作用极强,可发生致命性心室纤颤和心搏骤停。主要表现为心肌生理特性的改变及引发的心电图变化和心肌功能的损害。①心肌生理特性的改变包括:a. 兴奋性改变:急性高钾血症时,心肌兴奋性的改变随血钾浓度升高的程度不同而有所不同。急性轻度高钾血症时,心肌的兴奋性增高;急性重度高钾血症时,心肌的兴奋性降低;慢性高钾血症时,心肌兴奋性变化不甚明显。发生机制与高钾血症时神经-肌肉的变化机制相似。b. 自律性降低:高钾血症时,细胞膜对 K^+ 的通透性增高,复极化 4 期 K^+ 外流增加而 Na^+ 内流相对缓慢,快反应自律细胞的自动去极化减慢,因而引起心肌自律性降低。c. 传导性降低:由于心肌细胞 Em 绝对值变小,与 Et 接近,则 0 期钠通道不易开放,使去极化的速度减慢、幅度变小,因此心肌兴奋传导的速度也减慢。严重高钾血症时,可因严重传导阻滞和心肌兴奋性消失而发生心搏骤停。d. 收缩性减弱:高钾血症时,细胞外液 K^+ 浓度增高抑制了复极化 2 期时 Ca^{2+} 的内流,使心肌细胞内 Ca^{2+} 浓度降低,因而心肌收缩性减弱。e. 心电图的变化:由于复极 3 期 K^+ 外流加速(心肌细胞膜的钾电导增加所致),因而 3 期复极时间和有效不应期缩短,反映复极 3 期的 T 波狭窄高耸,相当于心室动作电位时间的 Q-T 间期轻度缩短。由于传导性降低,心房去极化的 P 波压低、增宽或消失;代表房室传导的 P-R 间期延长;相当于心室去极化的 R 波降低;相当于心室内传导的 QRS 综合波增宽。②心肌功能的损害:高钾血症时心肌传导性降低可引起传导延缓和单向阻滞,同时有效不应期又缩短,故易形成兴奋折返,引起严重心律失常。

表 27-1-1　不同血钾浓度对应的心电图改变

血钾水平 (mmol/L)	心电图改变
>5.5	T 波增高,QT 缩短,U 波降低或缺如
>6.5	QRS 增宽
>7.0	P 波振幅降低、时限延长,PR 间期延长,ST 段下移
>8.0	R 波降低,S 波增深,ST 段下移,QRS 波可 QS 型
>8.5	P 波消失,窦性心率减慢,可出现窦室传导
>10.0	QRS 宽大畸形,心率缓慢而规则,可与 T 波融合形成正弦曲线,甚至心室颤动、停搏

3）高钾血症对酸碱平衡的影响：高钾血症可引起代谢性酸中毒，并出现反常性碱性尿（paradoxical alkaline urine）。其发生机制是：①高钾血症时，细胞外液 K^+ 升高，此时细胞外液 K^+ 内移，而细胞内液 H^+ 外出，引起细胞外液酸中毒；②肾小管上皮细胞内 K^+ 浓度增高，H^+ 浓度减低，造成。肾小管 H^+-Na^+ 交换减弱，而 K^+-Na^+ 交换增强，尿排 K^+ 增加，排 H^+ 减少，加重代谢性酸中毒，且尿液呈碱性。

三、镁代谢紊乱

（一）正常镁代谢

镁是机体内具有重要生理、生化作用的占第四位的阳离子，仅次于钠、钙、钾。在细胞内，镁是钾之后的第二位阳离子。正常人体镁的摄入和排出处于动态平衡，且保持血清镁浓度在 0.75 ~ 1.25mmol/L 的范围内。体内镁总量大约 21 ~ 28g，其中 60% 在骨骼中，其余大部分在骨骼肌和其他组织器官的细胞内，只有 1% ~ 2% 在细胞外液中。细胞内镁则大部分与磷酸根、枸橼酸根及其他阴离子结合为复合物，尤其是与 ATP 结合为 Mg·ATP 形式，参与需要 ATP 的反应。

正常情况下体内镁平衡主要靠肾调节。通过肾小球超滤过的镁中大约 25% 在近曲小管和 50% ~ 60% 在髓袢升支粗段被重吸收，只有 3% ~ 6% 被肾排出。高血钙、甲状腺素、降钙素以及抗利尿物质可降低肾小管对镁的重吸收，增加肾排镁；甲状旁腺素可增加肾小管对镁的重吸收，减少肾排镁。镁是骨盐的组成成分，具有多种生理功能，包括调节各种离子通道的电子流、催化体内多种酶而参与 ATP 代谢、调控细胞生长、再生及膜结构和维持心肌、骨骼肌及胃肠道平滑肌的兴奋性等。

（二）镁代谢紊乱

镁与人类许多生理功能密切相关，在疾病发生发展及临床治疗中有重要影响，一旦出现紊乱将干扰生理功能甚至导致疾病。

1. 低镁血症　血清镁浓度<0.75mmol/L 时称为低镁血症（hypomagnesemia）。

（1）原因和机制：

1）镁摄入不足：常见于长期禁食、厌食或长期静脉营养又未补镁。

2）镁排出过多：①经胃肠道失镁：主要见于小肠病变。如小肠手术切除、严重腹泻或长期胃肠减压引流，使镁在消化道吸收减少，排出增多。

②经肾排出过多：a. 大量应用利尿剂；b. 高钙血症：钙和镁在肾小管中被重吸收时有相互竞争作用，故任何原因所致的高钙血症均可使肾小管重吸收镁减少；c. 糖尿病酮症酸中毒：一方面酸中毒能明显妨碍肾小管对镁的重吸收，另一方面高血糖可引起渗透性利尿；d. 严重甲状旁腺功能减退：甲状旁腺素分泌减少，肾小管对镁和磷酸盐的重吸收减少，因而肾排镁增多；e. 甲状腺功能亢进：甲状腺素可抑制肾小管重吸收镁；f. 肾疾患：急性器质性肾衰竭多尿期、慢性肾盂肾炎等，可产生渗透性利尿和肾小管功能受损，导致。肾排镁增多；g. 酒精中毒：酒精可抑制肾小管对镁的重吸收。

3）细胞外镁转入细胞内：胰岛素治疗糖尿病酮症酸中毒时，因促进糖原合成，使镁过多转入细胞内，细胞外液镁减少。

（2）对机体的影响

1）低镁血症对神经-肌肉的影响：低镁血症时神经、肌肉的应激性增高，表现为肌肉震颤、手足搐搦、Chvostek 征阳性、反射亢进等。其发生机制是：①Mg^{2+} 和 Ca^{2+} 竞争进入轴突，低镁血症时则 Ca^{2+} 进入增多，导致轴突释放乙酰胆碱增多，使神经-肌肉接头处兴奋传递加强；②Mg^{2+} 能抑制终板膜上乙酰胆碱受体对乙酰胆碱的敏感性，低镁血症时这种抑制作用减少；③低镁血症使 Mg^{2+} 抑制神经纤维和骨骼肌应激性的作用减弱。镁对平滑肌也有抑制作用，故低镁血症时胃肠道平滑肌兴奋，可引起呕吐或腹泻。

2）低镁血症对中枢神经系统的影响：镁对中枢神经系统具有抑制作用，血镁降低时抑制作用减弱，故可出现焦虑、易激动等症状，严重时可引起癫痫发作、精神错乱、惊厥、昏迷等。

3）低镁血症对心血管系统的影响：①心律失常：低镁血症时易发生心律失常，以室性心律失常为主，严重者可引起室颤导致猝死。其可能机制有：a. 细胞外液镁浓度降低时，心肌细胞 Em 绝对值变小，心肌兴奋性增高；b. 低镁血症时，Mg^{2+} 对心肌快反应自律细胞的缓慢而恒定的钠内流的阻断作用减弱，导致钠内流相对加速，自动去极化加快，自律性增高；c. 低镁血症时，Na^+-K^+-ATP 酶活性减弱，引起心肌细胞内缺钾而导致心律失常。②高血压：低镁血症时易伴发高血压，主要原因是：血管平滑肌细胞内钙含量增高，使血管收缩，外周血管阻力增大。此外，低镁还可增强儿茶酚胺等缩血管物质的收缩血管作用，从而引起血压升高。③冠心病:低镁血症在冠心病发生发展中起一定作用,主要机制是:a. 心肌细胞代谢障碍;b. 冠状动脉痉挛,其原因是:低镁时 Mg^{2+} 拮抗 Ca^{2+} 的作用减弱;低镁时血管内皮细胞产生舒血管内皮介质减少;低镁加强了儿茶酚胺等缩血管物质的收缩血管作用。④低镁血症对代谢的影响:a. 低钾血症:髓袢升支对钾的重吸收依赖于肾小管上皮细胞中的 Na^+-K^+-ATP 酶,此酶需 Mg^{2+} 的激活。镁缺乏使 Na^+-K^+-ATP 酶活性降低,导致肾保钾功能减退;b. 低钙血症:镁缺乏使腺苷酸环化酶活性下降,导致甲状旁腺分泌 PTH 减少,同时靶器官对 PTH 的反应性减弱,肠道吸收钙、肾小管重吸收钙和骨钙动员均发生障碍,导致血钙浓度降低。

2. 高镁血症　血清镁浓度>1.25mmol/L 时称为高镁血症(hypermagnesemia)。

(1) 原因和机制

1) 镁摄入过多:主要见于静脉内补镁过多过快。

2) 镁排出过少:肾有很强的排镁能力,即使摄入大量镁也不致引起高镁血症,因此,肾排 Mg^{2+} 减少是高镁血症最重要的原因。①肾衰竭:这是高镁血症最常见的原因;②严重脱水伴有少尿:严重脱水使有效循环血量减少,肾小球滤过率降低,随尿排镁减少;③甲状腺功能减退:甲状腺素合成和分泌减少,其抑制肾小管重吸收镁作用减弱,肾排镁障碍;④肾上腺皮质功能减退:醛固酮减少,肾保钠排镁作用减弱,随尿排镁也减少。

3) 细胞内镁移到细胞外:主要见于分解代谢占优势的疾病,如糖尿病酮症酸中毒,使细胞内镁移到细胞外。

(2) 对机体的影响:血清镁浓度升高但不超过 2mmol/L 时,临床上很难察觉。只有当血清镁浓度升至 3mmol/L 或更高时,才有明显的临床表现。

1) 对神经-肌肉的影响:表现为肌无力甚至弛缓性麻痹,严重者发生呼吸肌麻痹。

2) 对中枢神经系统的影响:镁能抑制中枢神经系统的突触传递,从而抑制中枢的功能活动。

3) 对心血管系统的影响:高镁血症时易发生心律失常,表现为心动过缓和传导阻滞。主要是因为高浓度的镁能抑制房室和心室内传导,并降低心肌兴奋性。当血清镁浓度达 7.5～10mmol/L 时,可发生心搏骤停。

4) 对平滑肌的影响:高镁血症对平滑肌有显著抑制作用。血管平滑肌抑制可使血管扩张,导致外周阻力和动脉血压下降。

四、钙磷代谢紊乱

(一) 正常钙磷代谢、调节和功能

钙(calcium)和磷(phosphorus)是人体内含量最丰富的无机元素。正常成人体内钙总量约为 700～1400g,磷总量约 400～800g。

1. 钙、磷的代谢　体内钙磷均由食物供给。正常成人每日摄取钙约 1g、磷约 0.8g。食物中的钙必须转变为游离钙(Ca^{2+})才能被肠道吸收。Ca^{2+} 约 20% 经肾排出,80% 随粪便排出。肾小球滤过的钙,95% 上被肾小管重吸收。血钙升高,则尿钙排出增多。肾是排磷的主要器官,肾排出的磷占总磷排出量的 70%,余 30% 由粪便排出。肾小球滤过的磷约 85%～95% 被肾小管(主要为近曲小管)重吸收。

体内约 99% 钙和 86% 磷以羟磷灰石形式存在于骨和牙齿,其余呈溶解状态分布于体液和软组织中。血钙指血清中所含的总钙量,正常成人为 2.25～2.75mmol/L,儿童稍高。

血液中的磷以有机磷和无机磷两种形式存在。有机磷酸酯和磷脂存在于血细胞和血浆中,含量大。血磷通常是指血浆中的无机磷,正常人为 1.1～1.3mmol/L,婴儿为 1.3～2.3mmol/L,血浆无机磷酸盐的 80%～85% 以 HPO_4^{2-} 式存在。血浆磷的浓度不如血浆钙稳定。

2. 钙磷代谢的调节

(1) 体内钙磷代谢主要由甲状旁腺激素、1,25-$(OH)_2D_3$ 和降钙素三种激素作用于肾脏、骨骼和小肠三个靶器官调节的。

1) 细胞合成并分泌的一种单链多肽激素,具有升高血钙、降低血磷和酸化血液等作用。生理作用包括:①对骨的作用,PTH 具有促进成骨和溶骨的双重作用:小剂量有助于成骨;大剂量促进骨基质及骨盐的溶解。②对肾脏的作用,增加肾近曲小管、远曲小管和髓袢上升段对 Ca^{2+} 的重吸收,抑制近曲小管及远曲小管对磷的重吸收,结果使尿钙减少,尿磷增多。③对小肠的作用,PTH 通过激活肾脏 1α-羟化酶,促进 1,25-$(OH)_2D_3$ 的合成,间接促进小肠吸收钙磷,此效应出现较缓慢。

2) 1,25-$(OH)_2D_3$:是一种具有生物活性的激素。皮肤中的胆固醇代谢中间产物,在紫外线照射下先转变为前维生素 D3(previtamin D3)后,自动异构化为维生素 D3(V D3)。其生理作用包括:

①促进小肠对钙磷的吸收和转运。②具有溶骨和成骨双重作用。钙磷供应充足时,主要促进成骨。当血钙降低、肠道钙吸收不足时,主要促进溶骨,使血钙升高。③促进肾小管上皮细胞对钙磷重吸收。其机制是增加细胞内钙结合蛋白的生物合成。此作用较弱,只是在骨骼生长、修复或钙磷供应不足时,作用增强。

3）降钙素(calcitonin):降钙素是由甲状腺滤泡旁细胞(又称 C 细胞)所分泌的一种单链多肽类激素。血钙升高可刺激降钙素的分泌,血钙降低则抑制其分泌。生理功能为:①直接抑制破骨细胞的生成和活性,抑制骨基质分解和骨盐溶解;加速破骨细胞、间质细胞转化为成骨细胞,增强成骨作用,降低血钙、血磷浓度;②直接抑制肾小管对钙磷的重吸收,从而使尿磷、尿钙排出增多;③抑制肾 1α-羟化酶而间接抑制小肠钙磷的吸收。

在正常人体内,通过 PTH、降钙素、1,25-(OH)$_2$D$_3$ 三者的相互制约,相互作用,以适应环境变化,保持血钙浓度的相对恒定。

(2) 细胞内钙稳态调节:正常情况下,细胞内钙浓度为 10.8～10.7mol/L,细胞外钙浓度为 10.3～10.2mol/L。约 44% 细胞内钙存在于胞内钙库(内质网和肌浆网等),细胞内游离钙仅为细胞内钙的 0.005%。

1）Ca^{2+} 进入胞质的途径:Ca^{2+} 进入胞质是顺浓度梯度的被动过程。一般认为,细胞外钙跨膜进入是细胞内钙释放的触发因素,细胞内 Ca^{2+} 增加主要取决于内钙释放。

2）Ca^{2+} 离开胞质的途径:Ca^{2+} 离开胞质是逆浓度梯度、耗能的主动过程。主要包括:①钙泵的作用。钙泵即 Ca^{2+}-Mg^{2+}-ATP 酶,其存在于质膜、内质网膜和线粒体膜上。当 [Ca^{2+}]i 升高到一定程度,该酶被激活,水解 ATP 供能,将 Ca^{2+} 泵出细胞或泵入内质网及肌浆网,使细胞内 Ca^{2+} 浓度下降。②Na$^+$-Ca^{2+} 交换。Na+-Ca^{2+} 交换蛋白是一种双向转运方式的跨膜蛋白,通过一种产电性电流(以 3 个 Na$^+$ 交换 1 个 Ca^{2+})。Na$^+$-Ca^{2+} 交换主要受跨膜 Na$^+$ 梯度调节。生理条件下,Na$^+$ 顺着电化学梯度进入细胞,而 Ca^{2+} 则逆着电化学梯度移出细胞。③Ca^{2+}-H$^+$ 交换。[Ca^{2+}]i 升高时,被线粒体摄取,H$^+$ 则排至胞质。

3. 钙磷的生理功能

(1) 钙磷共同参与的生理功能:①成骨;②凝血:钙磷共同参与凝血过程。血浆 Ca^{2+} 作为血浆凝血因子Ⅳ,在激活因子Ⅱ、Ⅸ、Ⅹ等过程中不可缺少;血小板因子 3 和凝血因子Ⅲ的主要成分是磷脂,它们为凝血过程几个重要链式反应提供"舞台"。

(2) Ca^{2+} 的其他生理功能:①调节细胞功能的信使:细胞外 Ca^{2+} 是重要的第一信使,通过细胞膜上的钙通道(电压依赖性或受体门控性)或钙敏感受体(CaSR)发挥重要调节作用。②调节酶的活性:Ca^{2+} 是许多酶(例如脂肪酶、ATP 酶等)的激活剂,还能抑制 1α-羟化酶的活性,从而影响代谢活动。③维持神经-肌肉的兴奋性:与 Mg^{2+}、Na$^+$、K$^+$ 等共同维持神经-肌肉的正常兴奋性。当血浆 Ca^{2+} 的浓度降低时,神经-肌肉的兴奋性增高,可引起抽搐。④其他:Ca^{2+} 可降低毛细血管和细胞膜的通透性,防止渗出,抑制炎症和水肿。

(3) 磷的其他生理功能:①调控生物大分子的活性:酶蛋白及多种功能性蛋白质的磷酸与脱磷酸化是机体调控机制中最普遍而重要的调节方式,与细胞的分化、增殖的调控有密切的关系;②参与机体能量代谢的核心反应:ATP 与 ADP+Pi 与 AMP+Pi;③生命重要物质的组分:磷是构成核酸、磷脂、磷蛋白等遗传物质,生物膜结构,重要蛋白质(各种酶类等)等基本组分的必需元素;④其他:磷酸盐(HPO$_4$$^{2+}$/H$_2PO_4$$^-$)是血液缓冲体系的重要组成成分,细胞内的磷酸盐参与许多酶促反应如磷酸基转移反应、加磷酸分解反应等,2,3-DPG 在调节血红蛋白与氧的亲和力方面起重要作用。

(二) 钙磷代谢紊乱

1. 低钙血症　血清蛋白浓度正常时,血钙低于 2.25mmol/L,或血清 Ca^{2+} 低于 1mmol/L,称为低钙血症(hypocalcemia)。

(1) 原因:

1）维生素 D 代谢障碍:①维生素 D 缺乏;②肠吸收障碍;③维生素 D 羟化障碍,活性维生素 D 减少,引起肠钙吸收减少和尿钙增多,导致血钙降低。

2）甲状旁腺功能减退:①PTH 缺乏:甲状旁腺或甲状腺手术误切除甲状旁腺,遗传因素或自身免疫导致甲状旁腺发育障碍或损伤;②PTH 抵抗:假性甲状旁腺功能低下患者,PTH 的靶器官受体异常。

3）慢性肾衰竭:①肾排磷减少,血磷升高,因血液钙磷乘积为一常数,故血钙降低;②肾实质破坏,1,25-(OH)$_2$D$_3$ 生成不足,肠钙吸收减少;③血磷升高,肠道分泌磷酸根增多,与食物钙结合形成难溶的磷酸钙随粪便排出;④肾毒物损伤肠道,影响肠道钙磷吸收;⑤慢性肾衰时,骨骼对 PTH 敏感性降低,骨动员减少。

4)低镁血症:可使 PTH 分泌减少,PTH 靶器官对 PTH 反应性降低,骨盐 Mg^{2+}-Ca^{2+} 交换障碍。

5)急性胰腺炎:机体对 PTH 的反应性降低,胰高血糖素和 CT 分泌亢进,胰腺炎症和坏死释放出的脂肪酸与钙结合成钙皂而影响肠吸收。

6)其他:低白蛋白血症(肾病综合征)、妊娠、大量输血等。

(2)对机体的影响

1)对神经肌肉的影响:低血钙时神经、肌肉兴奋性增加,可出现肌肉痉挛、手足搐搦、喉鸣与惊厥。

2)对骨骼的影响:维生素 D 缺乏引起的佝偻病,成人可表现为骨质软化、骨质疏松和纤维性骨炎等。

3)对心肌的影响:低血钙对内流的膜屏障作用减小,心肌兴奋性和传导性升高。但因膜内外 Ca^{2+} 的浓度差减小,Ca^{2+} 内流减慢,致动作电位平台期延长,不应期亦延长。心电图表现为 Q-T 间期和 ST 段延长,T 波低平或倒置。

2. 高钙血症　当血清蛋白浓度正常时,血钙>2.75mmol/L,或血清 Ca^{2+}>1.25mmol/L,称为高钙血症(hypercalcemia)。

(1)原因

1)甲状旁腺功能亢进 PTH 过多,促进溶骨、肾重吸收钙和维生素 D 活化,引起高钙血症。

2)恶性肿瘤:恶性肿瘤(白血病、多发性骨髓瘤等)和恶性肿瘤骨转移是引起血钙升高的最常见原因。

3)维生素 D 中毒。

4)甲状腺功能亢进。

(2)对机体的影响

1)对神经肌肉的影响:高钙血症可使神经、肌肉兴奋性降低,表现为乏力、表情淡漠、腱反射

减弱,严重患者可出现精神障碍、木僵和昏迷。

2)对心肌的影响:Ca^{2+} 对心肌细胞 Na^+ 内流具有竞争性抑制作用,称为膜屏障作用。高血钙膜屏障作用增强,心肌兴奋性和传导性降低。Ca^{2+} 内流加速,以致动作电位平台期缩短,复极加速。心电图表现为 Q-T 间期缩短,房室传导阻滞。

3)肾损害:肾对血钙升高较敏感,Ca^{2+} 主要损伤肾小管,表现为肾小管水肿、坏死、基底膜钙化。

当血清钙>4.5mmol/L,可发生高钙血症危象,如严重脱水、高热、心律失常、意识不清等,患者易死于心搏骤停、坏死性胰腺炎和肾衰竭等。

3. 低磷血症　血清无机磷浓度<0.8mmol/L 称为低磷血(hypophosphatemia)。

(1)原因:①小肠磷吸收减低;②尿磷排泄增加:急性乙醇中毒,甲状旁腺功能亢进症(原发性、继发性),酸中毒,糖皮质激素和利尿剂的使用。③磷向细胞内转移:应用促进合成代谢的胰岛素、雄性激素和糖类(静注葡萄糖、果糖、甘油),恢复进食综合征(refeeding syndrome),呼吸性碱中毒(激活磷酸果糖激酶促使葡萄糖和果糖磷酸化)。

(2)对机体的影响:通常无特异症状。

4. 高磷血症血清无机磷成人>1.6mmol/L,儿童>1.90mmol/L,称高磷血症(hyperphosphatemia)。

(1)原因:①急、慢性肾功能不全:肾小球滤过率在 20~30mmol/min 以下时,肾排磷减少,血磷上升。继发性 PTH 分泌增多,骨盐释放增加。②甲状旁腺功能低下(原发性、继发性和假性):尿排磷减少,导致血磷增高。③维生素 D 中毒:促进小肠及肾对磷的重吸收。④磷向细胞外移出:急性酸中毒,骨骼肌破坏,高热,恶性肿瘤(化疗),淋巴性白血病。⑤其他:甲状腺功能亢进,促进溶骨。肢端肥大症活动期生长激素增多,促进肠钙吸收和减少尿磷排泄。使用含磷缓泻剂及磷酸盐静注。

(2)对机体的影响:高磷血症可抑制肾 1α-羟化酶和骨的重吸收。其临床表现与高磷血症诱导的低钙血症和异位钙化有关。

第二节　体外循环中水、电解质紊乱影响因素

一、心脏外科疾病围术期各脏器功能对水电解质的影响

无论是先天性还是获得性心脏外科病,由于

血流动力学的改变、反复感染、心力衰竭史等,均有不同程度心、肺功能障碍,及由此引起的其他脏器的功能障碍,如肝、肾、脑、胃肠道、内分泌系统等,进而影响水电解质,造成水电解质紊乱。

（一）心功能不全对水、电解质的影响

1. 心功能不全（cardiac insufficiency）　各种原因引起心脏结构和功能的改变，使心室泵血量和（或）充盈功能低下，以至于不能满足组织代谢需要的病理生理过程，临床上表现为呼吸困难、水肿及静脉压升高等静脉淤血和心排血量减少的综合征。心功能不全包括心脏泵功能受损后由完全代偿直至失代偿的全过程，而心力衰竭（heart failure）则是指心功能不全失代偿阶段。由于钠水潴留和血容量增加，出现心脏扩大，静脉淤血及组织水肿的表现，称为充血性心力衰竭（congestive heart failure）。

2. 心功能不全的病因及诱因

（1）心肌收缩性降低。

（2）心室负荷过重：包括前负荷过重（容量负荷 volume load）和后负荷过重（压力负荷 pressure load）。

（3）心室舒张及充盈受限。

（4）心功能不全的诱因：包括代谢需要增加；前负荷增加（高钠饮食，过量输入液体，肾衰竭）；后负荷增加（高血压控制不良，肺栓塞）；心肌收缩性损伤（心肌梗死，负性肌力药）。

3. 心功能不全对水、电解质的影响　主要是心排出量降低引起器官组织灌流量减少、肺循环或体循环淤血所造成的。

（1）心排血量减少：心力衰竭时，心排血量减少，引起神经-体液调节系统的激活，表现为血浆儿茶酚胺、AngⅡ和醛固酮含量增高，各组织器官的灌注压降低和阻力血管收缩的程度不一，导致器官血流量重新分配。其中肾血流量减少：心力衰竭时，心排血量减少通过对压力感受器和肾球旁装置的刺激使肾血流量明显减少，肾小球滤过率减少和肾小管重吸收增加，尿量减少，出现钠水潴留。

（2）静脉淤血：心肌收缩力减低，神经-体液调节机制过度激活，通过血容量增加和容量血管收缩导致的前负荷增加，非但不能使心排血量有效增加，反而导致充盈压显著升高而造成静脉淤血，表现静脉淤血综合征，亦称后向衰竭（backward failure），其又分为体循环淤血和肺循环淤血。①体循环淤血：见于右心力衰竭及全心力衰竭，主要表现为体循环过度充盈、静脉压升高、内脏充血和水肿等。而肝脏淤血造成的肝功能损害可使蛋白合成受限，导致低蛋白血症；胃肠道淤血引起食

欲减退、食物消化吸收障碍，会造成蛋白质、电解质等营养物质摄入量不足，加重了低蛋白血症，加重水肿，使得水电解质进一步紊乱。②肺循环淤血：见于左心力衰竭，会使射血分数减少，器官灌注减少，肾血流减少，激活醛固酮系统，使得钠水潴留，加重水、电解质紊乱。

（二）肺功能不全对水、电解质的影响

1. 肺功能与呼吸衰竭　呼吸衰竭（respiratory failure）是指由外呼吸功能严重障碍，导致在海平面，静息呼吸状态下，出现 PaO_2 降低伴有或不伴有 $PaCO_2$ 增高的病理过程。诊断标准：$PaO_2 < 60mmHg$，伴有或不伴有 $PaCO_2 > 50mmHg$，且排除外呼吸功能外的原因，如心内解剖分流和原发性心排血量降低等因素。

2. 肺功能不全病因

（1）肺通气功能障碍：①限制性通气不足（restrictive hypoventilation）：肺泡在吸气时扩张受限，造成肺泡通气量不足；②阻塞性通气不足（obstructive hypoventilation）：由于气道狭窄或阻塞所致的肺泡通气量不足。

（2）肺换气功能障碍：①弥散障碍；②通气血流比例失调；③解剖分流增加。

3. 肺功能衰竭对酸碱平衡及水电解质的影响

（1）代谢性酸中毒：缺氧时无氧代谢加强，乳酸等酸性代谢产物增多，且可能出现功能性肾功能不全，肾小管排酸保碱功能降低，血液电解质以下变化：①血钾升高：酸中毒使细胞内 K^+ 外移及肾小管排 K^+ 减少；②血氯增高：代谢性酸中毒时由于 HCO_3^- 降低，使肾排 Cl^- 减少，故血 Cl^- 增高。

（2）呼吸性酸中毒：Ⅱ型呼吸衰竭时，大量 CO_2 潴留引起呼吸性酸中毒，使血 K^+ 浓度升高、血 Cl^- 降低。

（3）呼吸性碱中毒：Ⅰ型呼衰患者伴过度通气，血 K^+ 降低、血 Cl^- 增高。

（4）代谢性碱中毒：呼酸过快纠正（人工呼吸机过快、膜肺通气量过大，排出大量二氧化碳）或治疗不当，血 K^+ 降低。

（三）肝功能不全对水、电解质的影响

1. 肝功能不全与肝衰竭肝功能不全（hepatic insufficiency）　系各种因素致肝细胞（肝实质细胞和 Kupffer 细胞）损伤，使其代谢、分泌、合成、解毒免疫功能发生严重障碍，机体出现黄疸、出血继发性感染、肾功能障碍和肝性脑病的临床综合征。肝衰竭（hepatic insufficiency）为肝功能不全的晚期

阶段。

2. 肝功能不全病因　心脏外科围术期主要是长期淤血、肝细胞水肿、体外循环中灌注不足、炎性因子、药物等因素而造成的肝功能不全。

3. 肝功能不全引起水电解质代谢紊乱　肝功能不全，白蛋白合成减少，血浆胶体渗透压降低，淋巴循环障碍，促进体液漏入腹腔增多，形成肝性腹水。心功能不全、脏器淤血，有效循环血量减少，肾血流量减少，肾小球滤过率降低，激活肾素-血管紧张素-醛固酮系统（RAS），加之肝灭活醛固酮减少，使醛固酮过多，钠水重吸收增强，排钾增多，致低钾血症；且抗利尿激素（ADH）增高同时肝灭活减少，肾小管重吸收水增多，造成稀释性低钠血症。

（四）肾功能不全对水、电解质的影响

当各种病因引起肾脏泌尿功能严重障碍时，会出现多种代谢产物、药物和毒物在体内蓄积，水、电解质和酸碱平衡紊乱，以及肾脏内分泌功能障碍的临床表现，这一病理过程就叫肾功能不全（renal insufficiency）。肾衰竭（renal failure）：肾功能不全晚期。分为急性肾衰竭（ARF）和慢性肾衰竭（CRF）。

1. 急性肾衰竭（ARF）　各种原因在短期内（通常数小时至数天）引起肾脏泌尿功能急剧障碍（往往为可逆性降低），以致机体内环境出现严重紊乱的病理过程。

（1）发病机制：①肾血流量减少（肾缺血）：肾灌注压下降、肾血管收缩、肾血管内皮细胞肿胀、肾血管内凝血；②肾灌注压下降：BP<50～70mmHg，肾血管收缩，肾血流失去自身调节，GFR降低；③肾血管收缩：交感-肾上腺髓质系统兴奋，儿茶酚胺水平升高；肾素-血管紧张素系统（RAAS）激活，Ang Ⅱ 生成增加；肾内舒张及收缩因子释放失衡，PGE2减少，ET增加；这些均造成入球小动脉收缩，肾血流量GFR减少，致ARF；④肾血管内皮细胞肿胀：缺血缺氧，ATP生成不足，Na^+-K^+-ATP酶活性减低，加重钠水潴留，肾血管内皮细胞肿胀，管腔变窄阻力增加，肾血流减少；⑤肾血管内凝血：纤维蛋白原增多、红细胞聚集和变形能力降低、血小板聚集、白细胞黏附、嵌顿，肾内DIC，肾血管堵塞，肾血流减少；⑥肾小球病变：肾小球滤过系数降低，肾小球滤过率降低；⑦肾小管因素：肾小管损伤，肾小球滤过率降低。

（2）对水电解质影响：①水中毒：肾排水减少，ADH分泌增加，分解代谢加强以致内生水增多，造成细胞水肿、稀释性低钠血症甚至心功能不全、肺水肿、脑水肿。②高钾血症：排钾减少，组织分解致钾释放增多；酸中毒导致H^+-K^+交换增多；低血钠使得远曲小管泌钾减少；输入库存血或摄入含钾高物。高钾导致心脏传导阻滞、心律失常甚至室颤、心搏骤停。③代谢性酸中毒：肾小管泌H^+、泌氨功能减弱；分解代谢增强产固定酸增多，加剧高钾血症。酸中毒、高血钾、低血钠互为因果，形成恶性循环。

2. 慢性肾衰竭（CRF）

（1）发病机制：各种慢性肾脏疾病，引起肾单位进行性破坏，以致残存肾单位不足以排出代谢废物及维持内环境稳定，出现代谢废物和毒物在体内潴留，水、电解质和酸碱平衡紊乱以及内分泌功能障碍，由此引起一些临床症状的病理过程。

（2）对水电解质影响：①钠水代谢障碍：易发生水潴留、水肿；摄水过少或伴呕吐引起失水时，易发生脱水；过度限制钠盐，易产生低钠血症，摄入过多，易发生水钠潴留，引起高血压，甚至心力衰竭；②钾代谢障碍：早期，血钾可正常（只要尿量不减少）；晚期，可出现低钾或高钾血症；③镁代谢障碍：高镁血症；④钙磷代谢障碍：高磷血症、低钙血症；⑤代谢性酸中毒，低钾。

（五）胃肠功能对水电解质的影响

心脏外科围术期，由于心功能、肺功能、肝功能、肾功能等不同程度受损，胃肠道出现淤血、水肿；缺氧、酸中毒可致交感神经兴奋，腹腔内脏血管收缩，胃肠黏膜缺血导致糜烂、坏死、出血、溃疡形成，这些都会加剧胃肠功能受损，影响食物的吸收及消化，出现低蛋白血症、电解质摄入不足而致水肿，低钾、钠、钙磷、镁等血症。

术前脏器功能损伤会严重影响体外循环中血流动力学、水电解质的平稳，进而影响CPB中各器官、组织灌注，因此，围术期脏器功能的调整、恢复至关重要。

二、体外循环预充液对水电解质的影响

（一）晶体

1. 复方氯化钠　含Na^+ 147mmol/L、K^+ 4mmol/L、Cl^- 156mmol/L、Ca^{2+} 3mmol/L，毫渗量3100sm，pH呈中性，属等张溶液。其Cl^-含量高，输入过多

有致高氯血症(稀释性酸中度)的危险,因其电解质含量与血浆基本相似,很多灌注师以此作为基础预充液。

2. 乳酸钠林格液 又称平衡盐溶液,含 Na$^+$ 131mmol/L、K$^+$ 5mmol/L、Cl$^-$ 111mmol/L、Ca^{2+} 2mmol/L、HCO$_3^-$ 28mmol/L,乳酸根阴离子 28mmol/L,毫渗量 2770sm 属低渗溶液,pH 为 6.0 ~ 8.0(6.0 ~ 8.5)。渗透压与血浆相同。大量单独使用降低血浆渗透压。乳酸根主要在肝内转化为 HCO$_3^-$,为人体补充缓冲能力,使酸中毒得以部分纠正。但在体外循环低温时,限速酶乳酸脱氢酶活性降低,且肝血流减少,其转化进程减慢,乳酸增高。

3. 醋酸钠林格注射液 500ml 醋酸钠林格注射液含氯化钠 3.0g,醋酸钠 1.90g,氯化钾 0.15g,氯化钙 0.1g。醋酸半衰期(t$_{1/2}$)为 2 ~ 3 小时。与乳酸钠林格液成分及作用相似,主要是以醋酸根(25mmol/L)替代乳酸根,可在肌肉内代谢,即使酸中毒情况下也能解离,提供 HCO$_3^-$。

4. 甘露醇 化学名称 D-甘露糖醇。分子量 182.17。甘露醇为单糖,在体内不被代谢,经肾小球滤过后在肾小管内甚少被重吸收,起到渗透利尿的作用。t$_{1/2}$ 为 100 分钟。甘露醇的利尿作用机制分两个方面:①甘露醇增加血容量,并促进前列腺素 I 2 分泌,从而扩张肾血管,增加肾血流量包括肾髓质血流量。肾小球入球小动脉扩张,肾小球毛细血管压升高,肾小球滤过率升高。②自肾小球滤过后极少(<10%)由肾小管重吸收,故可提高肾小管内液渗透浓度,减少肾小管对水及 Na$^+$、Cl$^-$、K$^+$、Ca^{2+}、Mg^{2+} 和其他溶质的重吸收。

5. 碳酸氢钠 分子式为 NaHCO$_3$,分子量为 84.01。以碳酸氢根形式由肾脏排泄,也可以 CO$_2$ 形式由肺排出体外。不良反应主要由于代谢性碱中毒引起低钾血症所致心律失常、肌肉痉挛、疼痛、异常疲倦虚弱等。

6. 高渗盐溶液 临床上应用的高渗溶液除高张乳酸林格液、3% 和 7.5% 氯化钠等含钠晶体液外,尚有甘露醇、山梨醇、尿素、中分子右旋糖酐和羟乙基淀粉等,但其效果不如高渗含钠晶体液。主要作用是通过血管内高渗,使组织间液体迅速进入血液循环,增加血容量;体外循环作为预充液时,多与 6% 羟乙基淀粉联合配制为胶体高渗盐溶液(HS-HES),可明显减轻组织水肿,扩充血容量,改善血流动力学和微循环状态,但使用时应注意预防高钠血症,7.5% 氯化钠的安全剂量为 3 ~ 4ml/kg。

7. 5% 葡萄糖 分子量为 180,为临床常用的不含电解质的晶体液,是非等渗的等张溶液,实际渗透压是 277.8mmol/L。当采用 5% 葡萄糖做基础液时,会发生红细胞聚积、脆性增加及溶血等问题。体外循环过程中外源性糖的输入可使血糖水平过高,增加脑对缺血缺氧的敏感性,对于原来就患有糖尿病的患者可能会引起高渗、高糖、非酮症性昏迷。但是用外源性胰岛素的患者应注意适当补充糖溶液。

(二)胶体

1. 人体白蛋白(albumin prepared from human plasma) 是一种分子量较小的可溶性血浆蛋白,分子量为 66 248,由 585 个氨基酸组成的单链多肽,立体结构椭圆形,带负电荷,性质稳定,血浆半衰期为 16 ~ 18 小时。1g 白蛋白可保留 18ml 水,每 5g 白蛋白保留循环内水分的能力约相当于 100ml 血浆或 200ml 全血的功能,从而起到增加循环血容量和维持血浆胶体渗透压的作用。

2. 新鲜冰冻血浆 主要用于补充血浆容量和凝血因子。由于其具有传染疾病的潜在危险,适应证应限于凝血因子大量消耗有出血倾向的患者,一般不做扩容或维持胶体渗透压。

3. 羟乙基淀粉类 大剂量使用可以抑制血小板功能与内源性凝血过程,也可引起血液成分(如凝血因子、血浆蛋白)稀释及血细胞比容下降。目前中分子量羟乙基淀粉 200/0.5(贺斯)和羟乙基淀粉 130/0.4(万汶)大量输入会造成高氯性酸中毒。

4. 明胶类 明胶是一种简单的小分子多肽,由动物的皮、骨、肌腱中的胶原水解后提取而成,内含大量羟脯氨酸,平均分子量为 3.0 ~ 3.5 万,带负电荷。明胶是肽类物质,能被水解酶分解为氨基酸,参与蛋白质代谢,最终产物为尿素、二氧化碳和水,不会产生蓄积。

5. 低分子右旋糖酐(Dextran 40) 低分子右旋糖酐为低分子量(4000),能提高血浆胶体渗透压。低分子右旋糖酐具渗透性利尿作用。

三、体外循环灌注压、灌注流量对水、电解质的影响

(一)平流灌注、搏动灌注对微循环的影响

1. 微循环(microcirculaton) 是指微动脉和微静脉之间的血液循环,是血液和组织进行物资

交换的基本结构和功能单位。这些微血管包括：微动脉、后微动脉、毛细血管前括约肌、真毛细血管、直接通路、动静脉短路和微静脉等七个部分组成。微循环的调节主要通过神经和体液调节血管平滑肌的舒缩活动来影响微循环的血流量。①神经调节：交感神经支配微动脉、后微动脉和微静脉的平滑肌，并以微动脉为主。当交感神经兴奋，平滑肌收缩，血管口径变小。②体液调节：有缩血管物质，如儿茶酚胺等；舒血管药物，如乳酸、CO_2 和缺 O_2 等。在微循环的血管中，微动脉和微静脉既受交感神经支配，又受体液因素的影响；而后微动脉和毛细血管前括约肌则主要受体液因素的影响。

2. 非搏动灌注对微循环的影响　研究证实，非搏动灌注可以造成组织淋巴回流缓慢；还有研究表明非搏动灌注与搏动灌注相比，毛细血管血流速度减慢，脑毛细血管口径明显缩小。在相同的平均动脉压力下，搏动灌注收缩压峰值会更长时间有效地维持微循环内的血流通畅。Takeda 通过观察发现，非搏动灌注时微循环存在分流，毛细血管广泛萎缩，代谢功能障碍，氧耗降低，组织酸中毒。

3. 平流灌注、搏动灌注对水电解质的影响　研究显示，搏动血流可降低肾静脉血乳酸浓度，增加组织氧耗，组织氧含量增高。Takeda 通过观察发现，非搏动灌注时微循环存在分流，毛细血管广泛萎缩，代谢功能障碍，氧耗降低，组织酸中毒。也就是非搏动灌注可降低组织含氧量，增加静脉血乳酸浓度、组织酸中毒，ATP 生成减少，H^+ 生成增多，可引起细胞膜上 ATP 敏感性钾通道（KATP）开放，细胞内钾离子外流增多，电压依赖性钙通道（VDCC）受抑制，Ca^{2+} 内流减少。

（二）灌注流量、灌注压对水电解质的影响

体外循环中合适的流量、恰当的灌注压可以有效地维持组织器官的灌注，控制微循环乳酸浓度，防止微循环障碍。

当灌注不足时，ATP 合成减少，细胞能量生成不足，影响细胞功能，细胞膜对离子的通透性增加，导致离子顺浓度差通过细胞膜。①Na^+ 内流：Na^+ 内流使细胞内 Na^+ 浓度上升，可激活 Na^+-K^+ 泵以泵出 Na^+ 从而消耗 ATP。严重缺氧时，ATP 生成减少，以致 Na^+-K^+ 泵不能充分运转，进一步使 Na^+ 浓度上升。细胞内 Na^+ 增多促使水进入细胞，导致细胞水肿。如血管内皮肿胀可堵塞微血管，加重组织缺氧。②K^+ 外流：K^+ 外流使细胞内缺 K^+，而

K^+ 为蛋白质包括酶等合成代谢所必需。细胞内缺 K^+ 将导致合成代谢障碍，酶的生成减少，将进一步影响 ATP 的生成和离子泵的功能。③Ca^{2+} 内流：严重缺氧使细胞膜对 Ca^{2+} 的通透性增加时，Ca^{2+} 内流将增加。ATP 减少将影响 Ca^{2+} 的外流和被肌浆网摄取，使胞浆 Ca^{2+} 浓度上升。Ca^{2+} 增多可抑制线粒体的呼吸功能；可激活磷脂酶，使膜磷脂分解，引起溶酶体的损伤及其水解酶的释出；还可激活一种蛋白酶，使黄嘌呤脱氢酶转变为黄嘌呤氧化酶，从而增加自由基形成，加重细胞损伤。④乳酸增高、酸中毒，增高的 H^+ 与 Ca^{2+} 竞争，使心肌收缩力下降和平滑肌对儿茶酚胺反应性降低，导致心排血量减少、血压下降，加重微循环、器官功能障碍及水电解质紊乱。

四、炎性介质对水电解质的影响

体外循环期间，主要是血液与 CPB 装置异物表面接触、缺血-再灌注损伤、内毒素作用而引起的炎性反应。而血液与人工材料的接触是 CPB 引起炎症的最主要原因。当血液与这些异物接触时，血液成分（体液成分和细胞成分）均被激活，分泌大量炎性介质；CPB 期间，心脏血运被阻断，肺脏也只是由支气管动脉供血，肺缺血会使得内皮细胞释放出大量炎性介质，心肺缺血后再灌注早期，原缺血区聚集的白细胞较再灌注前增多 2～6 倍，再加上缺血、钙超载、活性氧生成都能激活质膜上的脂加氧酶和环加氧酶，生成白三烯（LT）、前列腺素（PG）和 TX2 等，促进粒细胞的趋化、黏附、聚集；还诱发血小板的聚集、激活，产生大量 PAF，加重微血管的痉挛和血管通透性。且粒细胞、血小板的聚集，使得微血管血流阻力增大，使得微循环缺血，酸中毒，Ca^{2+} 内流，Na^+ 内流，K^+ 外流，出现高 K^+，低 Na^+、Ca^{2+}，造成水肿、电解质紊乱。

五、体外循环中酸碱平衡对水电解质的影响

（一）体外循环酸碱失调特点

1. 体外循环中患者处于全麻状态，无主观症状。

2. 术前就存在慢性酸碱失调如术前长期心力衰竭使用利尿剂的患者多存在代碱，右向左分流先天性心脏病术前存在呼吸性酸中毒。因此，CPB 中应予以考虑。

3. 体外循环中的酸碱失调多为急性,其调节作用主要依赖于血液本身的缓冲作用。体外循环中的血液稀释使血浆蛋白降低,红细胞减少,机体细胞内和细胞外的酸碱缓冲能力明显降低。

4. 由于氧合器和呼吸机的应用,使肺的代偿作用消失,而肾的代偿发生较晚,在体外循环中起作用较晚。

5. 酸性物质增加

(1) 外源性酸性增加:预充液、库血、药物、生理盐水等 pH 偏低的物质增加。

(2) 内源性酸性物质增加:体外循环肝脏血液供应不足,对乳酸和枸橼酸的降解能力下降。体外循环中微循环自律性运动降低,肌肉、消化道等器官得不到充分灌注,缺血缺氧造成大量乳酸产生。

(3) 酸性物质清除障碍:低温体外循环造成体内乳酸脱氢酶活性下降、胰岛素抵抗等现象,对酸性代谢产物清除障碍。

6. 体外循环酸碱平衡变化快,纠正较容易、迅速。

7. 体外循环多在低温下进行,低温酸碱平衡管理有其特殊性。

(二) 体外循环中酸碱紊乱对水电解质影响

1. 代谢性酸中毒　一般来说,酸中毒与高钾血症互为因果关系,即酸中毒引起高钾血症,高钾血症引起酸中毒。酸中毒时细胞外液 H^+ 增加并向细胞内转移,为了维持电荷平衡细胞内的 K^+ 以 H^+-K^+ 交换方式向细胞外转移,引起血清钾增高;此外,酸中毒时肾泌 H^+ 增加,泌 K^+ 减少导致钾在体内潴留,也引起高钾血症。

2. 呼吸性酸中毒　呼吸性酸中毒往往伴有高钾血症和低氯血症。

3. 代谢性碱中毒　代谢性碱中毒引起低钾血症,代谢性碱中毒与低钾血症也互为因果,即低钾血症往往伴有代谢性碱中毒,而代谢性碱中毒则往往伴有低钾血症。这是因为代谢性碱中毒时,细胞外液 H^+ 浓度下降,细胞内 H^+ 向细胞外转移,而细胞外 K^+ 向细胞内转移,引起低钾血症。另外,代谢性碱中毒时,肾小管上皮细胞内 Ca^{2+} 下降使泌 H^+ 减少,H^+-Na^+ 交换减少、K^+-Na^+ 交换增强,K^+ 从尿中排出增多而引起低钾血症。

4. 呼吸性碱中毒　呼吸性碱中毒时血 Ca^{2+} 降低,也可因细胞外离子交换和肾排钾增加而发生低钾血症。

六、激素对水、电解质的影响

(一) 糖皮质激素对水电解质的影响

束状带细胞分泌糖皮质激素,主要是皮质醇(cortisol)。主要有氢化可的松(hydrocortisone)和可的松(cortisone)。对水盐代谢的影响:生理浓度促进钠的再吸收和钾、钙、磷的排泄,对肾远曲小管及集合管重吸收和排出 K^+ 有轻微的促进作用,有较弱的保 Na^+ 排 K^+ 作用,还可以降低肾小球入球血管阻力,增加肾小球血流量而使肾小球滤过率增加,有利于水的排出。糖皮质激素过多时,与 11β-羟类固醇脱氢酶结合达饱和,故可与盐皮质激素受体结合,促进肾远曲小管钠、钾交换,导致水钠潴留和钾丢失;还可使组织蛋白分解增强,使 K^+ 从细胞内释出。

(二) 盐皮质激素对水电解质的影响

盐皮质激素(mineralocorticoid)是由肾上腺皮质球状带细胞分泌的类固醇激素,主要为醛固酮,对水盐代谢的作用很强。醛固酮是调节机体水盐代谢的重要激素,它促进肾远曲小管及集合管重吸收钠、水和排出钾,即保钠、保水和排钾作用。

(三) 甲状腺素对水电解质的影响

大剂量的甲状腺激素能导致正常人或甲状腺功能减退患者的钠、钾丧失,不过甲状腺功能减退者的钠丧失较钾为多,而正常人则钾的丧失较多。这是因为过量的甲状腺激素能促进蛋白质的分解,使尿中的钾排出多于钠,加之大量的钾向细胞内转移,所以甲亢时可有低钾血症,有时合并周期性瘫痪。而甲减时,毛细血管通透性增加,回吸收蛋白质的能力降低,水、钠潴留于组织间隙;用甲状腺激素治疗后,细胞外液排出增多,钠被排出较钾为多。

甲状腺激素促进心肌细胞肌质网释放 Ca^{2+},从而激活与心肌收缩有关的蛋白质,增强收缩力。使心率增快,心缩力增强,心输出量与心做功增加。

(四) 甲状旁腺素对水电解质的影响

甲状旁腺分泌的甲状旁腺激素(parathyroid hormone,PTH)与降钙素及 1,25-二羟维生素 D_3 共同调节钙磷代谢,控制血浆中钙和磷的水平。PTH 是调节血钙水平的最重要激素,它有升高血钙和降低血磷含量的作用,主要机制为:①动员骨钙入血,使血钙浓度升高,其作用包括快速效应与延缓效应两个时相;②促进远球小管对钙的重吸收,使尿钙减少,血钙升高,同时还抑制近球小管对磷的重吸收,增加尿磷酸盐的排出,使血磷降低;抑制近曲小管对 Na^+、K^+ 和 HCO_3^- 的重吸收。甲状旁腺激素还能促进肾小管对 Mg^{2+} 的重吸收。甲状旁腺激素的分泌主要受血浆 Ca^{2+} 浓度的调节: Ca^{2+} 浓度下降可使甲状旁腺激素的分泌增加,反之则甲状旁腺激素的分泌减少。因此,CPB 中要尽量维持机体在生理状态,避免偏离生理状态而引起的紊乱。

(五) 胰岛素对水电解质的影响

胰岛素是促进合成代谢、调节血糖稳定的主要激素。胰岛素在血中的半衰期只有 5 分钟,主要在肝灭活,肌肉与肾等组织也能使胰岛素失活。正常人空腹状态下血清胰岛素浓度为 35 ~ 145pmol/L。①过量胰岛素使用:一方面可直接激活细胞膜上 Na^+-K^+-ATP 酶的活性,使细胞外钾转入细胞内,另一方面可促进细胞糖原合成,使细胞外钾随同葡萄糖转入细胞内;②高血糖合并胰岛素不足:见于糖尿病,其发生机制是:胰岛素缺乏妨碍了钾进入细胞内及高血糖形成的血浆高渗透压使血 K^+ 升高。血浆渗透压增高引起细胞内脱水,同时细胞内 K^+ 浓度相对增高,为 K^+ 通过细胞膜钾通道的被动外移提供了浓度梯度;③胰岛素因促进糖原合成,使镁过多转入细胞内,细胞外液镁减少。

(六) 1,25-(OH)$_2$D$_3$ 对水电解质的影响

1,25-(OH)$_2$D$_3$ 是一种具有生物活性的激素。其生理作用包括:①促进小肠对钙磷的吸收和转运。进入细胞的 Ca^{2+} 和 cAMP 均作为第二信使,发挥其调节作用;②具有溶骨和成骨双重作用。钙磷供应充足时,主要促进成骨。当血钙降低、肠道钙吸收不足时,主要促进溶骨,使血钙升高;③促进肾小管上皮细胞对钙磷重吸收。其机制是增加细胞内钙结合蛋白的生物合成。此作用较弱,只是在骨骼生长、修复或钙磷供应不足时,作用增强。小儿治疗佝偻病会注射维生素 D$_3$,要询问用药史。

七、温度对水、电解质的影响

CPB 中常常需要降低体温,低温抗利尿激素分泌抑制,引起肾小管重吸收减少,钠和氯排出增多,形成渗透性利尿。低温时肾排钾受阻,此时尿钾浓度明显降低。由于肾脏对缺血耐受能力强

(常温缺血可达 1 小时,同时有很大再生能力)。低温对肾缺血有明显的保护作用。低温使肾脏的分泌和重吸收能力降低,钾排出量减少,致钾向细胞内转移,引起心肌应激性增高。

低温时,大量的钾离子进入细胞内,以肝细胞和肌肉细胞为主,血清钾可一过性降低。低温由于 H_2O 离解度减少,pH 明显增高。二氧化碳溶解度增加,碳酸离解为 H^+ 和 HCO_3^- 减少,使单位容量的 CO_2 明显增多。低温由于细胞膜 K^+-Na^+ 泵功能减退,钠离子和氯离子在细胞内聚积,使细胞发生肿胀。低温过程中钙离子向细胞内转移也较为明显。

八、药物对水、电解质的影响

(一) 心肌保护液

1. 主要成分　钾、钠、镁、钙 K^+ 是化学停搏液中的重要成分。心肌细胞的静息电位取决于跨膜 K^+ 浓度梯度,当细胞外 K^+ 浓度升高后,跨膜 K^+ 梯度下降使膜电位的负值下降,Na^+ 流入细胞内的速度减慢,结果使动作电位的上升速度、幅度及传导速度均减少。当膜电位降至 $-50mV$ 时则 Na^+ 通道停止工作,Na^+ 被阻止在细胞外,不能产生及传播动作电位。维持电位在此水平可使心脏处于舒张期停搏。晶体停搏液中 K^+ 最佳浓度为 15 ~ 20mmol/L,血液停搏液中 K^+ 为 20 ~ 30mmol/L。

Mg^{2+} 是细胞内许多酶的激活剂,是许多酶的辅助因子。在细胞膜上它与钙离子具有共同的通道,故可与 Ca^{2+} 相竞争而防止 Ca^{2+} 内流。细胞外高镁时,镁离子可通过竞争心肌细胞膜上的钙离子通道上的受体,阻止钙离子进入细胞内而产生停搏作用。研究表明停搏液镁离子还可降低冠状动脉血管张力,钠离子内流,减轻细胞水肿。

Ca^{2+} 细胞膜的完整及细胞内许多生理作用也需要 Ca^{2+} 参与。无 Ca^{2+} 停搏液灌注心肌后当血液再灌注时发生大量 Ca^{2+} 反流至细胞内的现象。证实细胞外只要含 0.35mmol/l 的 Ca^{2+} 即可防止细胞膜的破坏并限制了 Ca^{2+} 的内流。

Na^+ 的浓度也需要很慎重的考虑,细胞外 Na^+ 浓度过高则内流增多会引起水肿。如细胞外 Na^+ 过低则在高 K^+ 形成的细胞膜去极化情况下会影响 Na^+-Ca^{2+} 的交换机制,结果限制了 Ca^{2+} 的外流而造成细胞内 Ca^{2+} 的积聚。

心肌细胞水肿可由缺氧引起,也可由停搏液渗透压不当所引起。正常的渗透压为 280 ~

310mOsm/L。晶体渗透压过低可造成细胞内水肿，过高可造成肌细胞脱水。恢复血流可形成反跳性水肿。实验表明晶体心脏停搏液的渗透压在300~380mOsm 较为合适。

2. 各种晶体停搏液　①细胞外液停搏液：其钠、钙离子接近于细胞外水平。主要通过高钾去极化作用，使心脏停搏。其代表配方为 St. Thomas 医院停搏液；②仿细胞内停搏液：为低钠、无钙溶液。其离子接近于细胞内水平。主要是减少钙离子内流，使心肌不能收缩而停搏。其代表配方为 Bretschneider 停搏液；③Kirsh 停搏液既非仿细胞内液，亦非仿细胞外液。其以高镁为特点，通过镁离子抑制钙内流竞争性抑制心肌细胞膜上的通道受体而产生心脏停搏作用。

3. 停跳液回收　尤其是含血停跳液，不同种类的离子就进入循环，造成对应的离子增高；临床上常用含血停跳液，K^+ 浓度达 20~30mmol/L，成人每灌注一次停跳液，约有 1~2g K^+、30~50mg Mg^{2+} 进入血液，多次灌注往往会引起血钾、血镁升高。

（二）麻醉药

去极化肌肉松弛剂氯化琥珀碱（斯可林）可增大骨骼肌膜对 K^+ 通透性，使细胞内钾外溢，导致血钾升高。但这种升高是一过性的。

（三）β肾上腺素能受体药物

β肾上腺素能受体活性增强，如 β 受体激动剂肾上腺素、沙丁胺醇等可通过 cAMP 机制激活 Na^+-K^+ 泵促进细胞外钾内移。

（四）胰岛素

过量胰岛素的使用，一方面可直接激活细胞膜上 Na^+-K^+-ATP 酶的活性，使细胞外钾转入细胞内，另一方面可促进细胞糖原合成，使细胞外钾随同葡萄糖转入细胞内；同时镁也过多转移入细胞内，细胞外液镁减少。血 K^+、Mg^{2+} 降低。

（五）药物及毒物中毒

β受体阻滞剂、洋地黄类药物中毒等通过干扰 Na^+-K^+-ATP 酶活性而妨碍细胞摄钾，血 K^+ 升高。

钡中毒、粗制棉籽油中毒（主要毒素为棉酚），

由于钾通道被阻滞，使 K^+ 流减少。

（六）磷酸肌酸钠

快速静脉注射 1g 以上的磷酸肌酸钠可能会引起血压下降。大剂量（5~10g/日）给药引起大量磷酸盐摄入，可能会影响钙代谢，血钙降低。

九、血液超滤技术对水、电解质的影响

血液超滤的基本原理就是通过一个半透膜的滤器，将血液中的水分和可溶性小分子物质与血管内细胞成分和血浆蛋白分开并滤出。

滤出液成分：①滤出液的成分与滤膜的孔径大小直接相关，一般膜孔径大小在 10~35Å，允许分子量在 20 000 道尔顿的物质通过，大部分国产滤器的滤过孔径在此范围；②目前，部分国外的滤器孔径的大小可允许分子量在 65 000 道尔顿以下的物质通过，这就意味着相当于肾脏原尿液里的成分都可以自由通过，包括 K^+、Na^+、Cl^-、尿酸、肌酸和葡萄糖都能被滤出，这些物质滤液里的浓度和血浆中的浓度相等。③大分子物质，如白蛋白（69 000 道尔顿）、血红蛋白（68 000 道尔顿）、纤维蛋白原（341 000 道尔顿）以及细胞成分都不能透过滤过膜，因此这些物质的血浆浓度将随超滤的进行而升高。

随着水分的滤出，小分子物质包括电解质成分也被滤出，体内总钾、钠、钙、镁、HCO^- 等含量会降低，尤其是零平衡超滤时丢失的电解质更多。

十、血清值与血浆值的测定有差别

研究表明，血清钾与血浆钾存在显著性差异，血清钾比血浆钾浓度高出约 10%，其原因可能为：①血清钾的测定是在医院化验中心做，是血液凝固过程中血细胞破裂，尤其是血小板破碎，细胞内钾离子释放出，使得血钾升高；而手术期间所测为血浆值，比实验室所测血清值低；②患者进入手术室后，麻醉师常规输入液体，血液稀释，测定值往往偏低；③肝素化后，因肝素带有负电荷，会与带正电荷的阳离子结合，使得游离带正电电解质偏低。

第三节　体外循环中水、电解质管理

水代谢管理是体外循环中的一个重要组成部分，因为水代谢是一个复杂多变的过程，除生理调节外，还受一些客观因素（如手术种类、手术时间

长短、药物、不良反应等）影响。这需要体外循环医师对每个现象进行全面综合分析，将水电解质紊乱程度降至最低。术前应该探视患者，了解病

情,制订 CPB 预充、转流方案。

一、水、钠代谢管理

水钠代谢紊乱往往同时或相继发生,且相互影响,故将两者同时考虑管理(心脏外科很多患者在围术期可出现程度不同的水肿、脱水、水中毒)。

(一) 脱水

1. 低渗性脱水　测定的血浆钠浓度并不能说明体内钠的总量和钠在体内的分布情况,测定的血浆钠浓度降低并非就能肯定体内缺钠。如稀释性低钠血症,其体内钠的总量并不减少,有时甚至增多,但由于在其总体液中水的增加比钠的增加更为明显,因而其血浆钠浓度降低。

患者术前由于伴有心力衰竭而长期连续使用利尿药,如呋塞米、依他尼酸、噻嗪类等,这些利尿剂能抑制髓袢升支对 Na^+ 的重吸收;液体在第三间隙积聚,如胸水、腹水等,也丢失大量钠;同时,由于血浆渗透压降低,抑制渗透压感受器,使 ADH 分泌减少,远曲小管和集合管对水的重吸收也相应减少。这种情况患者无口渴感,故机体虽缺水,但却不思饮,难以自觉从口服补充液体;外周循环衰竭症状出现较早,患者有直立性眩晕、血压下降、四肢厥冷、脉搏细速等症状。

纠正低钠血症要明确是否有总钠低,若总钠低短时间内很难将血钠升至正常。①无症状低钠血症(血浆 $Na^+>120mEq/L$)的处理明确、也易纠正,只要排除原发病因,如噻嗪类诱导的低钠血症患者,停用利尿剂,补充钠和(或)钾的缺乏即可。同样,对肾脏排水障碍患者,若由于不适当的肠道外补充水分,只要停止低张液体治疗即可。②低钠、高钾血症和低血压应该提示肾上腺功能不足,需要糖皮质激素。③由于肾潴钠(心力衰竭、肝硬化或肾病综合征)细胞外液 ECF 容量扩张伴随稀释性低钠血症的大部分患者很少有低钠血症引起的症状,这种情况下限制水、积极治疗原发病即可。

2. 高渗性脱水　心脏外科患者多见于过度通气、大剂量使用脱水及如甘露醇、水摄入少等。术前应积极防治原发病,去除病因;补给体内缺少的水分,不能经口进食者可由静脉滴入 5% ~10% 葡萄糖溶液,但要注意,输入不含电解质的葡萄糖溶液过多反而有引起水中毒的危险,输入过快则又加重心脏负担;补给适当的 Na^+,虽然患者血 Na^+ 升高,但体内总钠量是减少的,只不过是由于失水

多于失 Na^+ 而已。故在治疗过程中,待缺水情况得到一定程度纠正后,应适当补 Na^+,可给予生理盐水与 5% ~10% 葡萄糖混合液;适当补 K^+:由于细胞内脱水,K^+ 也同时从细胞内释出,引起血 K^+ 升高,尿中排 K^+ 也多。尤其当患者醛固酮增加时,补液若只补给盐水和葡萄糖溶液,则由于增加了 K^+ 的转运至细胞内,易出现低钾血症,所以应适当补 K^+。体外循环中要根据血气调整电解质。

3. 等渗性脱水　单纯性的等渗性脱水临床上较少见,要关注电解质浓度,如果补给过多的低渗溶液则可转变为低钠血症或低渗性脱水。

(二) 水中毒

临床多见于急性肾衰竭,婴幼儿输液不当。

(三) 水肿

心脏病患者术前常合并心力衰竭,最常见的全身性水肿是心性水肿、肾性水肿和肝性水肿。灌注师要根据病情制订正确的体外循环方案。

1. 积极预防体外循环中的水肿

(1) 积极做好术前准备:①术前探视患者:小儿和老年患者水代谢调节能力差,应予以足够的重视。术前心功能较差的患者如患有瓣膜病、复杂先天性心脏病等,往往因右心功能不全造成体循环淤血症状,如肝大、下肢浮肿等,或心腔解剖容积出现病理性增大。②体外循环系统的选用:针对不同体重的患者合理选用不同的氧合器,以达到最佳氧合和最小预充。特别是小体重婴幼儿和新生儿的氧合器、管道、滤器等应慎重选用,以尽量减少预充量。另外,体外循环物品准备时应选用生物相容性好的膜肺、涂抹管道、动脉滤器可减轻血液的破坏,减少炎性介质的释放。这对减轻体外循环中的水肿有积极意义;③制订合理的预充计划:根据患者术前一般状况和血常规检查结果,制订预充计划,对胶体进行合理补充。如患者营养状况很差,血浆白蛋白很低,应补充一定量的胶体及白蛋白,尤其对减少婴幼儿或新生儿在体外循环中的液体渗出有很重要的作用。

(2) 正确管理静脉插管:合适的静脉插管能充分的引流,静脉引流障碍意味着毛细血管静水压增高,可造成组织器官水肿。引流不良要及时与外科医师交流进行调节,避免长时间水肿对患者术后重要脏器的恢复产生不良影响。

(3) 保证组织有效灌注:体外循环中根据患者体重、体表面积给予合适的灌注流量,合理的晶胶比以保证机体重要脏器的有效灌注。

（4）维持酸碱平衡稳定：体外循环中引起水肿的因素很多，如果并发酸中毒可进一步加重水肿。体外循环维持正常的酸碱平衡可减少水肿的产生。这要求在体外循环中对血气进行严密监测，随时纠正。很多静脉输注液 pH 偏低，大量补充时应考虑给碱性液体纠酸。

（5）减轻血液和组织的破坏：血液破坏可引起炎性介质的大量释放，使血管通透性增加和组织损伤，加重水肿的发生。皮质激素可稳定溶酶体膜，减少炎性介质的释放，降低血管通透性，减少渗出。体外循环中应用皮质激素对保护组织细胞，减轻水肿有积极意义。但有文献报道临床使用地塞米松可缩短 ACT，因此多选用（尤其是婴幼儿）甲基强的松龙（15～30mg/kg）加入到预充液中以达到减轻水肿的目的。

2. 加强液体的排出

（1）增加肾脏排水：体外循环中肾脏难以排除预充带来的大量水分，保护肾功能对机体术后调节水电解质有积极意义。体外循环初始，受血液稀释、血管活性物质生成减少等因素影响，患者血压呈下降趋势。低血压使肾灌注减少，尿量减少，此时不需积极利尿，因为随着体外循环进行血液中血管收缩物质增高，血压可逐渐升高。待肾脏血流恢复，加上稀释性利尿，一般尿量可接近或超过正常。

（2）呋塞米：体外循环在尿少或无尿时常使用呋塞米。呋塞米作用快效果好。它主要抑制髓袢升支粗段对 Cl⁻ 主动再吸收、Na⁺ 的再吸收也随之减少，使髓质间高渗状态不能维持，肾脏尿浓缩能力下降，促进水分的排出。体外循环中应用呋塞米，应考虑下列问题：①给药时机：在低温或体外循环开始时的无尿或少尿，给呋塞米不宜太积极。在复温或复跳时的无尿应积极给予。②患者选择：婴幼儿患者其肾脏发育不完善，对呋塞米不敏感，在体外循环初期可积极给予，且应用剂量可在 0.5～1.0mg/kg。成年患者如无肾脏严重损害，随着血流动力学的改善，肾排水功能可得到加强。确定无尿后，可给呋塞米处理。③给呋塞米后电解质可通过大量尿液排出而丢失，易发生电解质平衡紊乱，特别是低钾危害大，此时应注意钾的补充。

（3）甘露醇：属脱水剂，静脉注射后主要分布于血管内，不易透过毛细血管，能迅速提高血浆渗透压，使组织间隙水分向血管内移动。甘露醇在肾小球不被吸收，通过其高渗作用阻止肾小管对原尿的再吸收，增加尿液的排除。甘露醇在体外循环中将对肾脏有积极的保护作用，表现在：①渗透性利尿使肾小管中的管型和毒性物质冲走；②减轻肾组织在体外循环中形态学损伤的程度；③在低血压状态时可维持一定的肾血流，保证肾滤过。但因甘露醇在低温时易呈结晶状态，低温体外循环时避免使用，一般在预充液中给予剂量为婴幼儿 0.5g/kg，成人 1.0g/kg。

（4）血液超滤器的应用：血液超滤器能有效地将 CPB 中多余的水分排出，但随着水分的排出电解质、炎性因子、乳酸、肝素及少量蛋白质等也会排出。超滤器接触血液也会产生炎性因子，研究认为平衡超滤能有效地减少炎性因子，常规超滤及改良超滤则效果较差。体外循环中可在不同的时间段应用不同的超滤方法：①常规超滤（CUF）成人多用，从体外循环开始到停机前都可使用。②改良超滤法（MUF）婴幼儿多用，停机后 10～20 分钟进行。③零平衡超滤法（ZBUF），从体外循环开始到停机前都可使用，减少炎性介质、对患者毛细血管内皮的影响，减少渗出，预防水肿；减少乳酸堆积效果好。

二、体外循环中电解质管理

（一）低钾血症的防治

1. 低钾血症的诊断应以血气检查为标准，并结合病史和心电图的表现。

2. 对术前长期因心力衰竭而服用排钾利尿剂的患者，术中应密切注意血钾的变化，但不主张在转流前预充液中加入钾，复跳后补钾时应观察心率、心律、定时测定血钾浓度。细胞内缺钾恢复较慢，因此，治疗缺钾勿操之过急。

3. 体外循环中经重复检测确定低钾时，可根据参考公式补钾：补钾量（mmol）= 0.3×患者体重（kg）×（预纠正钾浓度-实际钾浓度）。

4. 纠正水和其他电解质代谢紊乱　引起低钾血症的原因常常同时引起水和其他电解质代谢紊乱，应及时检查并加以纠正。同时低钾血症易伴发低镁血症，由于缺镁可引起低钾，若补钾效果不明显应想到缺镁的可能，故补钾同时必须补镁，方才有效。

5. 体外循环中补钾速度和平时临床静脉补钾有很大的不同，由于体外循环能有效地维持血流动力学稳定，且体外循环管路中的血液可使注入的钾得到稀释,因此,短时间内从回流室内分次给予是比较安全的。

（二）高钾血症的防治

1. 去除引起高血钾的原因　①假性高钾:用一次性注射器抽血标本,防止溶血引起的高血钾。停搏液灌注后间隔一段时间(4~6分钟)后再抽取血标本。②预充库血:库血血钾偏高,婴幼儿如需预充应尽量使用较新鲜血液;③保持酸碱平衡的稳定:酸中毒可引起高血钾;④减少心内吸引:可减轻血液的破坏。

2. CPB中高血钾的治疗　①促使细胞外钾进入细胞内:胰岛素可促进糖原的合成,或输入碳酸氢钠提高血液pH值,使细胞外钾进入细胞内。从而降低血钾浓度;②应用钙剂和钠盐拮抗高钾血症的心肌毒性作用:Ca^{2+}一方面能恢复心肌的兴奋性;另一方面使Ca^{2+}竞争性地内流增加,提高心肌的收缩性。应用钠盐后,细胞外液钠浓度增多,使0期去极化时Na^+内流增加,0期上升的速度加快、幅度增大,心肌传导性得以改善;③纠正其他电解质代谢紊乱:高钾血症时很可能伴有高镁血症,应及时检查处理;④利尿排水:在高钾时可应用呋塞米加强肾脏的钾排泄,但这种方法速度较慢。快速而有效滤出高钾成分的方法应是进行零平衡超滤。

（三）体外循环低镁血症的防治

1. 去除引起低镁的原因　①经肾排出过多:大量应用利尿剂、高钙血症;②胰岛素治疗糖尿病酮症酸中毒时;③严重甲状旁腺功能减退、甲状腺功能亢进;④急性器质性肾衰竭多尿期等均可引起低镁。

2. 补镁注意血压、肾功能变化以及有无低钙血症、低钾血症并存的情况。

3. 体外循环中常规补充镁,具体方法是10%硫酸镁0.6ml/kg,即0.06g/kg分降温和复温两个阶段加入循环中,但由于镁可使外周小动脉扩张,使体循环阻力降低,引起一过性低血压,因此在补镁时要密切注意患者血压水平,且要注意维持足够的流量。

（四）体外循环高镁血症的防治

1. 防治原发病,改善肾功能等。

2. 应用利尿剂和超滤、透析疗法排出体内镁。

3. 钙剂,拮抗镁对心肌的抑制作用。

4. 纠正水和其他电解质紊乱,特别注意处理伴发的高钾血症。

（五）体外循环中低钙血症的防治

在诊断低钙血症时,应以血气中钙离子浓度为标准。体外循环中应维持多高的钙水平为合理有不同的研究结果,总的说来要具体问题具体分析,并采取不同方法处理。不同年龄患者在体外循环中低钙的原因和处理方法有所不同。成人患者体外循环中的低钙为低蛋白所致,此时血浆总钙下降,钙离子正常或偏高,对这类患者不宜过分强调将钙维持在正常水平。因为体内钙含量丰富,加上完善的调节机制,这些患者在体外循环中或术后很少发生低钙血症。对于预充库血或新鲜冰冻血浆(FFP)的患者,临床多以婴幼儿患者为主,因枸橼酸和钙离子结合,血浆钙离子明显减少,另外婴幼儿钙代谢调节机制不健全,易产生低钙所致的低血压,对这些患儿应积极补钙,具体为每200ml库血补钙0.5g。

对于婴幼儿患者,体外循环中补钙时机和剂量问题国内外灌注医师还存在一些不同看法。目前国内多采用在转流开始后根据库血或血浆量相应补充10%葡萄糖酸钙,待心脏复跳后5~10分钟再补入适量钙剂(10mg/kg)。这样可使血钙恢复正常,增加血管张力和心肌收缩。但国外医院也有提出不同的血钙管理方法,即是在预充液中一次加入少量钙剂(50~100mg),体外循环中维持血钙在较低水平(0.8~1.0mmol/L),恢复冠脉血流前,加入FFP以降低血钙水平,目的是减少因钙超载而引起的心肌缺血-再灌注损伤,心脏复跳后待外科手术的主要操作步骤结束后再补充相应的钙剂。这种方法主要是避免缺血-再灌注损伤对未成熟心肌的影响。

在稀释量很大的患者,应注意蛋白的补充。一方面可增加血浆胶体渗透压;另一方面可增加蛋白结合钙对钙离子的缓冲。在体外循环中,还应注意过度通气或大量碱性液体的输入所致的碱中毒。这对预防钙离子浓度的降低有积极意义。

（六）体外循环中高钙血症的防治

血清蛋白浓度正常时,血清钙>2.75mmol/L称为高钙血症。体外循环中引起高钙血症的主要原因是医源性补钙过量,往往会在停机前出现一过性血钙增高。高钙血症对心肌的影响是钠离子内流的膜屏障作用加大,钠内流受抑制,心肌的兴奋性、传导性皆降低。表现为心动过缓,心律不齐。有多种方法可降低血钙,如呋塞米、依他尼酸等袢性利尿剂,糖皮质激素、腹膜及血液透析等疗法。但由于体外循环停止前患者尿量较多,体内钙代谢较快,一过性血钙增高较容易纠正,所以一般不需特殊处理(复跳前加入镁,可以拮抗钙离子,钙内流,血钙降低)。

(七) 体外循环中低磷、高磷血症的防治

因为临床血气分析大多不显示磷的浓度,应在术前探视患者、询问病史、分析病情,以便在术中根据病情作出正确的处理。治疗原则:及时诊断,治疗原发病,低磷适当补磷,太高必要时使用透析疗法。

三、预充液的管理

(一) 体外循环中晶体溶液的管理

晶体预充液成分接近细胞外液,能增加肾小球滤过率,能迅速降低血液黏度并改善全身及器官的灌注,晶体液进入组织间隙,术后多余的液体易于排出体外。但是,晶体液在血管内半衰期短,用量大,可使血浆的胶体渗透压降低,导致组织水肿。而心外科手术患者多因心肺肾功能较差本身存在水肿,因此,晶体的输入量一定要控制好。复方氯化钠 Cl^- 含量过高,输入过多有致高氯血症(稀释性酸中度)的危险。肝脏功能不佳患者对乳酸根转化能力差,大量使用乳酸钠林格液容易造成乳酸浓度高。醋酸钠林格可在肌肉内代谢,即使酸中毒情况下也能解离,提供 HCO_3^-,是目前较为理想的预充液。因甘露醇自身特点,体外应用时要注意其禁忌证:对于已确诊为急性肾小管坏死的无尿患者、急性肺水肿或严重肺淤血患者和严重失水患者,引起血容量明显增加,加重心脏负荷,可能使其病情加重。当体温低于 28℃ 时,输入甘露醇会产生结晶,也要慎用。碳酸氢钠过量往往造成高钠血症,一般可以通过补充低渗盐水结合超滤纠正。

(二) 体外循环中胶体溶液的管理

体外循环中应用胶体的主要目的是血液稀释、扩容、维持胶体渗透压。

天然胶体主要包括人体白蛋白和血浆。白蛋白除了晶体液配伍或在转流中胶体渗透压过低时加入以调节胶体渗透压、运输及解毒、营养供给,预充时加入,膜肺、管道、滤器等表面会吸附白蛋白,将其表面涂抹一层白蛋白,因为白蛋白带有负电荷,当血液与这些异物接触时,就会减少血小板、红细胞、聚集,减少炎性因子的释放。新鲜冰冻血浆为等渗液,心脏外科一般不做扩容或维持

胶体渗透压,主要用于补充凝血因子。体外循环中少用,多于停机后,鱼精蛋白中和之后给。

目前广泛用于体外循环的是人工胶体,包括中分子量羟乙基淀粉 130/0.4 和明胶类,用于血液稀释和扩充血容量,万汶 130/0.4 输入过多有致高氯性酸中毒的危险,新一代万衡克服了这一缺陷。琥珀酰明胶容量效应相当于所输入量,不会产生内源性扩容效应,其相对黏度与血浆相似,所产生的血液稀释作用降低血液相对黏稠度、改善微循环、加快血液流速。右旋糖酐可用于短期内血液稀释,降低血细胞的黏附和聚集,改善微循环;中分子右旋糖酐排出体内较慢,可用于持久扩容,但是其副作用较多,临床应用很少。

四、灌注压、灌注流量的管理

目前,体外循环大多采用平流灌注。理想的方式是搏动灌注,但是搏动灌注不仅要有特殊模块,而且为了避免管道、动脉滤器、膜肺对压力的衰减,需要泵前型膜肺、管道壁、滤器也需特殊改进,这就加大了这些耗材的成本;很多研究表明短时间非搏动灌注与搏动灌注没有明显差别。体外循环保持充足的灌注流量及灌注压力,尽量避免过多使用缩血管药物,保证微循环有效灌注,避免脏器缺血,纠正酸碱失衡,有利于机体内环境稳定。

五、减轻体外循环炎性反应

体外循环期间,主要是血液与 CPB 装置异物表面接触、缺血-再灌注损伤、内毒素作用而引起的炎性反应,使得微循环缺血,酸中毒,Ca^{2+} 内流,Na^+ 内流,K^+ 外流,出现高 K^+,低 Na^+、Ca^{2+},造成水肿、电解质紊乱。首先需要维持适宜的麻醉深度,减轻机体应激反应;其次要注意血液保护,应用优质膜肺及管道、滤器,应用 cellsaver 实施术野血液隔离,调节适宜的心内吸引减少术中机械破坏;还要维持体外循环中适宜的温度、灌注压和灌注流量,尽量避免缺血缺氧发生;最后一些患者可以使用糖皮质激素。

六、酸碱平衡管理

围术期要分析酸碱失衡原因,积极去除病因,判断是单一性酸碱平衡紊乱还是混合性酸碱平衡紊乱,纠正失代偿,调节因酸碱失衡引起的电解质紊乱。体外循环中根据血气分析、动静脉血氧饱和度,调节通气量、氧浓度及循环流量,及时纠正

电解质紊乱。

（一）代谢性酸中毒

酸中毒引起高钾血症,高钾血症引起酸中毒。

1. 维持充足流量、适宜的血压、恰当的血红蛋白水平和血液氧合,还需避免血液快速变温,使$SvO_2>60\%$。

2. 减少酸性物质输入,合理预充,pH 接近生理,血浆和全血预充虽可增加机体的缓冲能力,但由于血资源缺乏、传染病等因素,要根据患者实际情况使用。

3. 对肾功能不全或无尿患者,应用髓袢利尿剂,如呋塞米、依他尼酸等,必要时平衡超滤。

4. 转流中应维持适当的麻醉深度,防止麻醉过浅。

酸中毒多用碳酸氢钠纠正,常用公式为:碳酸氢钠（mmol）= $1/4\times BE$（负值）×体重。〔临床经验:需要加5%碳酸氢钠 ml = $0.3\times kg\times BE$（负值）的绝对值,仅适合体外循环中,其他给此量的 $1/2\sim2/3$〕。本类药物还有乳酸钠和氨基丁三醇,但因作用不如碳酸氢钠,起效慢,副作用多,现较少使用。

（二）呼吸性酸中毒

呼吸性酸中毒往往伴有高钾血症和低氯血症。

1. 使用氧合器前,了解适当的气血比。操作时不要忘记打开氧合器排气口。在肺循环建立后,应打开呼吸机。

2. 一旦发现了呼吸性酸中毒,增大通气量即可。无效时要考虑更换氧合器。

3. 术前存在慢性呼吸性酸中毒的患者,如某些右向左分流先天性心脏病,肺通气或换气功能不良者,术前血液 $PaCO_2$ 可能较高,而肾脏的代偿使血液中[HCO_3^-]亦升高,这样才能使 HCO_3^-/α、$PaCO_2$ 维持正常比值而使 pH 正常。在 CPB 建立后,如果迅速使 $PaCO_2$ 恢复正常,对脑功能将产生不利的影响,因为脑组织内的 HCO_3^- 不像 CO_2 能自由通过血-脑屏障,$PaCO_2$ 迅速恢复正常将导致脑组织内 HCO_3^- 较多而产生严重碱中毒,影响脑组织利用氧。故对此类患者,CPB 中保持一定程度的呼吸性酸中毒是合理的。

（三）代谢性碱中毒

1. 代谢性碱中毒引起低钾血症。

（1）首先应防治原发因素,存在低血容量者补充容量,存在低血钾和低血氯时,可用 KCl、NaCl 或 NH_4Cl 纠正。肝功能不全者不用 NH_4Cl。

（2）药物:应用碳酸酐酶抑制剂,如乙酰乙胺能抑制肾小管上皮细胞内 H_2CO_3 的合成,使细胞内 H^+ 减低,减少肾小管 H^+ 排泄及 HCO_3^- 重吸收。另外尽量少用髓袢类、噻嗪类利尿剂。

（3）严重代谢性碱中毒,可在药物治疗的同时使用超滤技术。

（四）呼吸性碱中毒

呼吸性碱中毒伴有低钙、低钾血症。

体外循环中给予合适的氧流量或通气量是避免呼碱产生的关键。对膜肺,仅减低通气量即可。对鼓泡式氧合器,如 $PaCO_2$ 低而 PaO_2 高,应降低氧流量。

七、体外循环中激素的应用与水电解质管理

人体内分泌系统间有一套完整的互相制约、互相影响和较复杂的正负反馈系统,在外部条件发生不同变化时,与神经系统共同使内环境仍能保持稳定,这是维持生命和保持种族延续的必要条件。任何一种内分泌细胞的功能失常所致的一种激素分泌过多或缺乏,均可引起相应的病理生理变化。体外循环中由于血液与人工材料异物表面接触、血液稀释、非搏动血流模式对脏器的灌注及血液分布的改变、低温、全身肝素化等均可引起机体强烈的应激反应和炎性反应,进而改变激素作用使之与体外循环手术中的应激负荷不相称。应激引起神经-内分泌功能的广泛变化,已证明在应激时增多的应激激素（如糖皮质激素）和细胞因子（如 TNF-α）可通过干扰胰岛素受体后的信号传导途径及细胞内的代谢,导致组织细胞对胰岛素的抵抗并造成糖代谢紊乱多种增高的应激激素还可直接导致应激性高血糖。体外循环中常用激素糖皮质激素:地塞米松,甲基强的松龙,氢化可的松。糖皮质激素有强大的抗炎作用,还有较弱的盐皮质激素的作用,能保钠排钾。增加肾小球滤过率和拮抗抗利尿素,故可利尿。过多时还可引起低血钙。体外循环中应用这类药物要衡量利弊,根据患者具体情况,比如,深低温低流量、停循环的手术常规用甲基强的松龙（15~30mg/kg）,缺氧、脑水肿等患者也用;但对于感染的患者,比如结核、感染性心内膜炎等要慎用。

八、体外循环中低温时水、电解质的管理

低温时大量的钾离子进入细胞内,血清钾可

一过性降低;钙离子向细胞内转移也较为明显。体外循环低温时若电解质比正常值偏差不大,一般不作处理,待复温后,温度>33℃后根据所测血气结果再做处理。

九、药物影响与水、电解质的管理

含血停跳液多次灌注回收往往会引起血钾、血镁升高,晶体停跳液则易造成心肌细胞水肿;这就要求灌注师控制好心肌保护液的灌注量及频次。

肌松剂氯化琥珀碱(斯可林)可增大骨骼肌膜对 K^+ 通透性,使细胞内钾外溢,导致血钾升高。但这种升高时一过性的,血钾会很快恢复,不用过多干涉。但对于外伤、烫伤、挤压伤等患者要慎用。目前去极化肌松药临床很少用。β 受体阻滞剂、洋地黄类药物中毒等通过干扰 Na^+-K^+-ATP 酶活性而妨碍细胞摄钾,血 K^+ 升高。对于服用倍他乐克患者要注意血钾的监测。

胰岛素可直接激活细胞膜上 Na^+-K^+-ATP 酶的活性,使细胞外钾转入细胞内,另一方面可促进细胞糖原合成,使细胞外钾随同葡萄糖转入细胞内。胰岛素因促进糖原合成,使镁过多转入细胞内,细胞外液镁减少。体外循环中高血糖、高钾血症均考虑给胰岛素,这时要监测血糖、血钾、血镁。过量使用胰岛素不仅使血 K^+、Mg^{2+} 降低,还会导致血糖降低,因此,注意补充葡萄糖。因为神经细胞本身无能量储备,神经系统对低血糖影响敏感,易出现皮质受抑制症状。

(李志英)

参 考 文 献

1. 龙村. 体外循环学. 第 1 版. 北京:人民军医出版社, 2004.505-520

2. 胡小琴. 心血管麻醉及体外循环. 北京:人民卫生出版社,1997.469-474

3. Chambers JK. Common fluid and electrolyte disorders. Nurs Clin North Am,1987,22:749-871.

4. Giebisch G,Wang W. Potassium transport from clearance to channels and pumps. Kindey Int,1996,49(6):1642-1641.

5. Kameyama T,Ando F,Okamoto F,et al. The effect of modified ultrafiltration in pediatric open heart surgery. Ann ThoracCardiovascSurg,2000,6:19-26.

6. Kirklin JK,Westaby S,Blackstone EH,et al. Complement and the damaging effects of cardiopulmonary bypass. J ThoracCardiovascSurg,1983,86:845-857.

7. Seghaye MC,Grabitz RG,Duchateau J,et al. Inflammatory reaction and capillary leak syndrome related to cardiopulmonary bypass in neonates undergoing cardiac operations. J ThoracCardiovascSurg,1996,112:687-697.

8. Rude R. Magnesium metabolism and deficiency. Endocrinol Metabolism Clinics North Am,1993,22(2):377-395.

9. Reinhart RA. Magnesium metabolism. Arch Intern Med, 1998,148:2415-2420.

第二十八章

酸碱平衡和血气管理

体外循环（CPB）过程中，尽管通过降温、麻醉等多种手段以降低机体代谢率，但并不能完全终止人体的代谢，所以常伴随组织细胞缺氧，产生酸性代谢产物堆积。因此，在 CPB 应尽可能维持机体在生理或接近生理的状态，以保持内环境稳定，从而保持各脏器代谢和功能的基本正常。

内环境是由细胞外液构成的液体环境，是细胞直接生活与活动，进行新陈代谢的场所，也是细胞与外界环境进行物质交换的媒介。因此，内环境对于细胞的生存及维持细胞的正常生理功能非常重要。细胞外液直接与细胞进行物质交换，其成分处于动态平衡过程中。细胞代谢所需要的氧气和各种营养物质只能从内环境中摄取，而细胞代谢产生的二氧化碳和代谢终末产物也需要直接排到细胞外液中，然后通过血液循环运输，最终由呼吸和排泄器官排出体外。因此，在 CPB 过程中，通常定时进行血气分析，评估血液中的酸碱平衡状态，并以此作为评估内环境稳定的重要指标，以维持细胞外液的动态平衡。

第一节 酸 碱 平 衡

一、酸碱平衡的定义

人体内各种体液必须具有适宜的酸碱度，这是维持正常生理活动的重要条件之一。机体的组织细胞必须处于适宜酸碱度的体液环境中，才能进行正常的生命活动，细胞外液适宜的酸碱度用 pH 表示时是 7.35～7.45，是一个变动范围很窄的弱碱性环境。虽然机体在代谢过程中不断生成酸性或碱性防质，但依靠体液的缓冲系统以及肺和肾的调节功能，血浆 pH 值稳定在这一狭小的范围内。在这种生理状态下，维持体液酸碱度的相对稳定性称为酸碱平衡。尽管机体对酸碱负荷具有强大的缓冲能力和有效的调节功能，但有许多原因可引起酸碱超量负荷或调节机制障碍而导致体液环境酸碱度稳定性破坏，造成酸碱平衡紊乱。

二、酸碱来源

体液中的酸性或碱性物质主要是组织、细胞在物质代谢过程中产生的。

（一）酸的生成

体内酸性物质主要来源于糖、脂类和蛋白质及核酸的代谢产物，其次是饮食和药物中的成酸物质及少量酸性物质。在糖、脂肪和蛋白质在其分解过程中，特别是氧化的最后阶段均可生成 CO_2，CO_2 与水结合后生成 H_2CO_3，其可变成气体的 CO_2 从肺排出，称为挥发酸。蛋白质在分解代谢中产生一些酸性物质，必须经肾从尿中排出，如硫酸、磷酸及尿酸等，称为固定酸。糖和脂肪在分解代谢中还能产生多种有机酸，如乳酸、三羧酸和乙酰乙酸等。

（二）碱的生成

体内代谢产生的碱性物质较酸性物质要少。氨基酸分解产生的氨（NH_3）是其中之一。此外，如面食中的碱，蔬菜、水果中枸橼酸和乳酸的钠盐和钾盐，这些盐的有机酸根在体内被氧化，经三羧酸循环后变成 CO_2 和 H_2O，而 Na^+、K^+ 则与 HCO_3^- 结合成碱性盐。摄入致碱性药物时也会增加体内的碱性物质。

人体在新陈代谢过程中，产生的酸性和碱性的物质进入血液，就会使血液的 pH 值发生变化。但是在血液中含有许多对酸碱度起缓冲作用的物质，称为缓冲物质，每一对缓冲物质都是由一种弱酸和相应的一种强碱盐组成,如:H_2CO_3 与 $NaHCO_3$,NaH_2PO_4 与 Na_2HPO_4 等。当机体剧烈运动时,肌肉中产生大量的乳酸、碳酸等物质,并且进入血液。乳酸进入血液后,就与血液中的 $NaHCO_3$ 发生作用,生成乳酸钠和 H_2CO_3,H_2CO_3 是一种弱酸,而且不稳定,易分解成 CO_2 和 H_2O,所以对血液的 pH 值影响不大。血液中增加的 CO_2 会刺激呼吸活动的神经中枢,增强呼吸运动,增加通气量,从而将 CO_2 排出体外。当 Na_2CO_3 进入血液后,就与血液中的 H_2CO_3 发生作用,生成碳酸氢盐,而过多的碳酸氢盐可以由肾脏排出。这样由于血液中缓冲物质的调节作用,可以使血液的 pH 值不会发生大的变化,通常稳定在 7.35~7.45 之间。总之,缓冲对的存在将进入血液的强酸、强碱先转化为弱酸和弱碱,防止血液 pH 值的大范围变化,然后通过肺、肾等脏器的作用,将相应代谢的产物排出体外。内环境的其他理化性质,如温度、渗透压、各种化学物质的含量等,在神经系统和体液的调节之下,通过各个器官、系统的协调活动,也都能维持在一个相对稳定的状态。

三、酸碱平衡的调节

机体对酸碱平衡的调节机制,具体包括缓冲、代偿及纠正三个方面。

(一)缓冲作用

缓冲作用是一种溶液在加入强酸或强碱后,比等体积的水在加强酸或强碱后,更能有效地阻止 pH 改变的倾向。弱酸及其共轭碱,或弱碱及其共轭酸所组成的溶液有缓冲作用。缓冲作用是一种化学反应,起作用最快,但其能力有限。

血液中主要存在两类七对缓冲系:血浆中为 $NaHCO_3/H_2CO_3$,Na_2HPO_4/NaH_2PO_4、Na-Pr/HPr。红细胞内为 $KHCO_3/H_2CO_3$、K_2HPO_4/KH_2PO_4,KHb/HHb、$KHbO_2/HHbO_2$。

1. $NaHCO_3/H_2CO_3$ 可以看到,在这些缓冲系中,HCO_3^-/H_2CO_3 在血液中浓度最高,占血液缓冲总量的 53%,而且是开放性缓冲系,HCO^{3-} 与 H^+ 结合后形成 CO_2 可从肺排出,从而对抗 H^+ 浓度增加。血液中其他缓冲对起协同作用。相反,当血液中的 H^+ 浓度降低时,根据 Kw 恒定的原理,OH^- 浓度将增加,OH^- 即可被缓冲系中的弱酸中和。HCO_3^- 的浓度可通过肾调节,使其缓冲能力大大增加,远超过其化学反应所达到的程度,故其是细胞外液中缓冲能力最大的缓冲对,对维持正常血液

pH 的作用也最为重要。应当指出,HCO_3^- 不能缓冲 H_2CO_3,H_2CO_3 主要通过细胞内缓冲。

2. 细胞内缓冲 红细胞内的主要缓冲对是 KHb/HHb。主要缓冲因 PCO_2 增加引起的酸负荷增加。因为 CO_2 是脂溶性,可自由通过细胞膜,CO_2 进入细胞内后,和水结合形成碳酸,碳酸再分解为 H^+ 和 HCO_3^-,通过 Hb^- 与 H^+ 结合,来对抗因 CO_2 增加引起的酸负荷增加。而反应生成的 HCO_3^- 可转至血浆,血浆中的 Cl^- 则同时移入细胞内。相反,当血液中 CO_2 减少时,H^+ 和 HCO_3^- 形成碳酸,再分解为 CO_2 和水。

细胞内缓冲系多在 10~30 分钟内起作用。代谢性 H^+ 改变也可由细胞内缓冲,此过程通过细胞内外 K^+、Na^+ 与 H^+ 的互换来完成,多需 2~4 小时起作用。

除上述细胞内外缓冲作用外,体内尚存在骨骼内缓冲作用。多对慢性酸碱紊乱起作用,与体外循环中的酸碱紊乱关系不大,在此不作介绍。

(二)代偿作用

所谓代偿就是机体通过肺和肾的功能纠正酸碱平衡紊乱,是指[HCO_3^-]/PCO_2 中一个分子的量发生改变时,由另一个分子继发变化进行调节。在代谢性酸碱改变([HCO_3^-]改变)时,可以通过呼吸来调节,同样在呼吸性酸碱改变(PCO_2 改变)时,也可以由肾来进行调节,即肾肺互相补偿。呼吸性酸碱紊乱的代偿作用是通过肾的产胺,H^+ 分泌和 HCO_3^- 重吸收的增减来实现,而代谢性酸碱紊乱的代偿则依赖于[H^+]的增减,其可直接兴奋或抑制延髓呼吸中枢和颈动脉体及主动脉体的化学感受器,从而改变呼吸次数和肺泡通气量,增加或减少 CO_2 排出来完成代偿。

代偿是维持机体酸碱平衡的重要机制,有以下特点:①由于代偿牵涉到肺及肾功能的重新调整,需一定时间,因此在反应速度上不如缓冲作用快。②"肺快肾慢"指达到最大代偿程度的速度和代偿消除的速度,肺比肾快。肺代偿一般在[HCO_3^-]改变后的几分钟起作用,至 12~24 小时达到高峰;而肾代偿则始于 $PaCO_2$ 变化后 6~18 小时,在 5~7 日才能达到最大代偿。同样肾代偿在 $PaCO_2$ 纠正至正常以后消退亦较慢,约需 48~72 小时。认识这一点,对临床实践有一定意义。如对慢性呼酸患者,CPB 中维持稍偏高的 $PaCO_2$ 是必要的,否则原有的呼吸性酸中毒、代偿性高碱血症将转化为代谢性碱中毒。因此临床上纠正酸

碱平衡紊乱一般不一步到位,而是逐步纠正。③代偿有一定限度,且同时间相关,超过这一限度,代偿作用无法阻止 pH 的变化。但并非所有酸碱紊乱时代偿都已经达到最大限度。比如在酸碱紊乱的急性期,仅缓冲起作用,称为未代偿;CPB 中大多数酸碱紊乱属于未代偿,而在代偿已起作用,但尚未达到最大代偿程度时称为部分代偿;完全代偿是指肺和肾已发挥了最大的代偿作用,此时,pH 可在正常范围,也可偏离正常,这取决于原发分量改变的程度。完全代偿也可称为最大代偿。以前经常把 pH 偏离正常称为"失代偿"是一个混淆的概念,它把急性期的未代偿与代偿有一定限度混为一谈,故应予以废弃。④代偿永远不会过度。代偿是一种生理反应,是因原发因素改变引起的一种继发改变,因此在量的变化幅度上不可能超过原发因素,即酸中毒不会代偿为碱中毒;反之亦然。但是如临床过快纠正原发改变,而代偿作用撤除较慢时会引起反向的酸碱代谢紊乱。但这并非是代偿过度,而是代偿作用尚未消退所导致。

(三) 纠正效应

所谓纠正效应,指代谢性酸碱改变($[HCO_3^-]$改变)通过肾脏调节,而呼吸性酸碱改变($PaCO_2$改变)由肺调节,即肺、肾脏各尽其责。如机体 CO_2 产生增多,通过对延髓呼吸中枢以及化学感受器的作用,呼吸运动加强,CO_2 排出增多可达 10 倍;

体内 H^+ 产生增加时,肾脏排 H^+ 功能可增加 10 倍。通过改变通气量改变 $PaCO_2$,可以较快的调节 pH,而肾脏排 H^+ 则需要一定的时间。在酸碱平衡失调的调节过程中,肾脏发挥纠正作用的时间最慢,一般 1 天后起作用。代谢性酸碱紊乱肾脏的代偿作用与肾脏对呼吸性酸碱紊乱的代偿作用机制相似;而肺对呼吸性酸碱紊乱的纠正,多在肺功能恢复正常或影响呼吸的病因消除后,逐步完成。

综上所述,缓冲、代偿、纠正尽管发挥作用时间不一,原理相异,但目标相同,都是尽量使 $[HCO_3^-]/PaCO_2$ 保持正常,从而使 pH 正常。但是,在呼吸衰竭或肾衰竭时,相应的呼酸或代酸不存在纠正作用。如果肾肺复合性衰竭,则肾肺不能相互代偿。

体外循环中,对呼吸性酸碱平衡的调节作用主要通过调节人工通气来完成,其调节的方式有点类似调节呼吸机的设置。当 $PaCO_2$ 过高时,需要增加气体流量,反之则减少气体流量。而体外循环中要保持代谢酸碱的平衡,则要求在转流中给予足够的灌注流量和氧供。如灌注流量或供氧不足,则会导致组织中不能维持有氧呼吸,转为无氧代谢,导致乳酸增加,产生代谢性酸中毒。由于 CPB 过程中,全身灌注量低于机体正常心排血量,因此转流中动脉氧分压应比正常机体略高,一般保持在 150~250mmHg。

第二节 血 气 分 析

血气分析是医学上常用于判断机体是否存在酸碱平衡失调以及缺氧和缺氧程度等的检验手段。测定血气的仪器主要由专门的气敏电极分别测出 O_2、CO_2 和 pH 三个数据,并推算出一系列参数。

临床中,一般采集动脉血进行血气分析,可真实地反映体内的氧化代谢和酸碱平衡状态,常取部位是肱动脉、股动脉、前臂动脉等,也可用动脉化毛细管血,只是 PO_2 低于动脉血;静脉血也可供作血气测定,但 PO_2 明显低于动脉血,而 PCO_2 则高于动脉血。而且,在抽取血液标本进行血气分析时,还需要对标本进行抗凝处理,以防凝结影响检验结果或损坏检验设备。

在体外循环中,血气检查较通常的操作更为简单。首先,现在使用的氧合器都设计有专门的细管道用于动脉血液标本的采集,有些氧合器还

可以抽取静脉血标本;其次,转流过程中机体本身就用肝素充分抗凝,不需要额外的抗凝;最后,心脏手术中进行血气分析都是即刻进行,大多数医疗中心在手术室甚至在体外循环机旁放置血气检查设备,便于随时进行血气分析。因此,临床上需要注意的隔绝空气等的要求在 CPB 过程中并不严格。

一、血气分析中各指标的意义

(一) 酸碱度

酸碱度(pH)值反映体液 H^+ 活性的指标,体现血液的酸碱度,是 $[HCO_3^-]$ 和 $PaCO_2$ 两者综合的结果。37℃动脉血正常参考值为 7.35~7.45,相当于 $[H^+]$ 为 35~45nmol/L。静脉血 pH 低于动脉血约 0.02,小儿低于成人约 0.02。当 pH<7.35 时,机体发生酸中毒,而当 pH>7.45 则为碱中毒。

即使 pH 在正常范围内，也不能完全排除酸或碱中毒的可能，比如说代偿性或混合型酸碱中毒时。在 CPB 中，应维持 pH 值在正常范围。低温时，H^+ 解离减少，故 pH 升高。在 CPB 中，血气检查的方法有两种，一种是 α 稳态，一种是 pH 稳态，后者在低温时要根据机体温度对血气检查结果进行校正（详见本章第四节）。

（二）二氧化碳分压

二氧化碳分压（PCO_2）指物理溶解在血浆中的 CO_2 分子所产生的张力。动脉血 PCO_2 参考值 $4.65 \sim 5.98$kPa（$35 \sim 45$mmHg），乘以 0.03 即为 H_2CO_3 含量。超出或低于参考值称高、低碳酸血症。混合静脉血 PCO_2（$PvCO_2$）较 $PaCO_2$ 高约 0.8kPa（6mmHg），当 $PaCO_2 > 50$mmHg 时，有抑制呼吸中枢的危险。PCO_2 是反映呼吸性酸碱平衡紊乱的重要指标。温度影响 CO_2 在水中的溶解系数，低温降低 PCO_2。

在 CPB 过程中应采用 α 稳态还是 pH 稳态调节 PCO_2 仍有争议，但都应维持 PCO_2 于正常范围，只不过 α 稳态不进行温度校正，而 pH 稳态进行温度校正后维持 PCO_2 于正常范围（详见本章第四节）。PCO_2 过低会导致脑血管收缩，减少脑部血流量，有引起脑缺血的可能，而过高的 PCO_2 不利于组织代谢。CPB 中调节 PCO_2 的方法非常简单，只需要简单地增加或降低氧合器的气体流量则能起到降低或提高 PCO_2 的结果，必要时则需要添加 CO_2 气体来调节。

（三）二氧化碳总量

二氧化碳总量（TCO_2）指血液中一切形式的 CO_2 总和，包括物理溶解 CO_2，碳酸和碳酸氢盐，主要代表血中 CO_2 和 H_2CO_3 之和，正常值为 $24 \sim 32$mmol/L。大部分以结合形式存在，约占 95%，主要形式是碳酸氢盐；5% 以物理溶解形式存在，即 CO_2，另外还有极少量可离解的碳酸。它受呼吸因素和代谢两方面因素的影响。代谢性酸中毒时明显下降，碱中毒时明显上升。

（四）氧分压

血氧分压（PO_2）指物理溶解在血浆中的 O_2 分子所产生的张力。37℃ 时，动脉 PO_2（PaO_2）参考值 $10.64 \sim 13.30$kPa（$80 \sim 100$mmHg）。低于 60mmHg 即有呼吸衰竭，<30mmHg 可有生命危险。新生儿为 $40 \sim 70$mmHg，60 岁以上老人为 $70 \sim 90$mmHg。氧向组织中释放直接取决于 PO_2 的高

低，因为氧从毛细血管向组织方向弥散的动力是两者的氧分压差，当 $PaO_2 < 20$mmHg，组织就失去了从血液中摄氧的能力。由于 CPB 过程中心肺机灌注量低于正常心输出量，为保证机体充分氧供，一般保持 PO_2 在 $150 \sim 250$mmHg 的范围。PO_2 也随温度降低而下降，如使用 pH 稳态进行血气控制，也需要根据温度校正。

（五）血氧饱和度

血氧饱和度（$SatO_2$），指氧合血红蛋白占血红蛋白总量的百分比。它间接反映机体氧供与氧耗的关系。血氧饱和度与血红蛋白的多少无关，而与血红蛋白与氧的亲和力有关，除与氧分压直接有关外，还受到温度、PCO_2、pH、红细胞中有机磷酸盐、代谢产物形成的脂含量多少以及血红蛋白的功能状态影响。动脉血氧饱和度（$SatO_2$）正常值 >95mmHg，但其通常在搏动血流状态下才能准确测定，而 CPB 过程中大都采用平流灌注。因此，测定的动脉氧饱和度并不准确。CPB 中应当通过测定静脉血氧饱和度，来了解机体氧供和氧耗情况，正常人体的静脉血氧饱和度值为 75% ~ 80%，较动脉血氧饱和度下降 1/4 ~ 1/5 左右。在体外循环中，由于灌注不足，可接受 SvO_2 略低于生理状态，通常应保持在 65% 以上，也就是较动脉血氧饱和度下降 1/3 左右。

（六）标准碳酸氢盐和实际碳酸氢盐

1. **标准碳酸氢盐（SB）** SB 是指血液标本在 37℃，血红蛋白氧饱和度 100%，$PaCO_2$ 为 40mmHg 条件下测得的血浆 HCO_3^- 浓度。因排除了 $PaCO_2$ 的影响，故 SB 是判断代谢性酸碱紊乱的指标。参考值 $22 \sim 27$mmol/L。

2. **实际碳酸氢盐（AB）** AB 是指隔绝空气的血液标本，在实际 $PaCO_2$ 和血氧饱和度条件下测得的血浆 HCO_3^- 浓度，AB 受呼吸和代谢两方面因素的影响，AB 与 SB 的差值反映呼吸因素对酸碱平衡的影响程度。对于急性呼吸性酸碱紊乱，PCO_2 每上升 1.3kPa（10mmHg），AB 增加 1mmol/L，而 PCO_2 每下降 1.3kPa（10mmHg），AB 减少 2mmol/L。参考值 $22 \sim 26$mmol/L。

3. **两者关系** 实际碳酸氢根（AB）是体内代谢性酸碱失衡重要指标，在特定条件下计算出 SB 也反映代谢因素。两者正常为酸碱内环境正常。两者皆低为代谢性酸中毒（未代偿），两者皆高为代谢性碱中毒（未代偿），AB>SB 表明有 CO_2 滞留，可见于呼吸性酸中毒或代偿后的代碱，AB<SB

表明 CO_2 排出过多,见于呼碱或代偿后的代酸。

(七) 缓冲碱

缓冲碱(BB)指血液中一切具有缓冲作用碱性物质的总和,包括 HCO_3^-、Hb^- 和 Pr^- 等。缓冲碱包括全血缓冲碱(BBb)和血浆缓冲碱(BBp),一般 BB 指 BBb。BBb 不受 PCO_2 和 PO_2 影响,是反映代谢因素的指标,代酸时,BB 值减少;代碱时,BB 值增加。正常值为 (50 ± 5) mmol/L。

(八) 剩余碱

剩余碱(BE)为在标准条件下,即 37℃,$PaCO_2$ 40mmHg,血红蛋白 150g/L 且血液完全氧合情况下,将 1L 全血或血浆滴定至 pH 为 7.40 时所用的酸或碱的量。BE 是反映代谢性因素的指标。正常值在 ±3mmol/L 之间。由于血红蛋白不一定是 150g/L,SO_2 也不一,而血红蛋白 O_2 的酸度高于血红蛋白,因此 BE 值必要时要用 Hb 校正。在 CPB 过程中,BE 是重要的判断代谢性酸碱平衡的指标,如出现 BE 低于 -3mmol/L,应添加碳酸氢钠纠正机体存在的酸中毒。

(九) 阴离子间隙

阴离子间隙(AG)指血浆中未测阴离子(UA)与未测阳离子(UC)的差值(公式为:AG = UA - UC),由于细胞内外阴阳离子平衡以及各离子浓度相对稳定,Na^+ 和 HCO_3^- 及 Cl^- 浓度的差值为 142 - (27+103) = 12mmol/L,正常值 (12 ± 2) mmol/L。参考值 8 ~ 16mmol/L,是早期发现混合性酸碱中毒重要指标。

AG 增大,见于未测阳离子减少或未测阴离子增加,前者主要由于 K^+、Mg^{2+}、Ca^{2+} 含量下降引起,后者较常见,以无机酸阴离子在体内蓄积最多见,CPB 中多见于乳酸和酮症酸中毒以及肾功能不全,血浆蛋白浓度增高也会导致 AG 增大。未测阴离子减少或未测阳离子增加会导致 AG 减小,低蛋白血症是 AG 减小的常见原因。

(十) 乳酸

以前由于技术限制,血气检查不能同时检测乳酸。由于乳酸是机体酸碱平衡的重要检测指标,现在的血气检测设备都把乳酸作为常规检查的一个指标。乳酸在一般的新陈代谢和运动中不断产生,同时机体也不断代谢分解乳酸,因此其浓度一般不会上升。只有在乳酸产生过程加快,无法被及时运走时其浓度才会提高;当组织的能量消耗无法通过有氧呼吸供给时,或组织无法获得足够的氧或者无法足够快地处理氧的情况下乳酸的浓度会上升。此时,丙酮酸脱氢酶无法及时将丙酮酸转换为乙酰辅酶 A,丙酮酸开始堆积。在这种情况下,假如乳酸脱氢酶不将丙酮酸还原为乳酸的话,糖酵解过程和 ATP 的合成会受到抑制。

乳酸的正常值是 0.5 ~ 1.7mmol/L。在 CPB 过程中,乳酸的来源大致有预充基础液、血制品(少浆血)以及体内产生三种。由于国内少浆血的储存的时间往往较长(>1 周),红细胞的代谢难免会产生乳酸,因此尚无法避免。而其他两种途径都应当予以避免,现在很多医疗机构采用醋酸林格液替代乳酸林格液作为预充基础液,避免了医源性输入;而在 CPB 过程中,只要保证充足的流量和充分的氧供,机体也不会因为无氧代谢产生乳酸,因此除了停循环、低流量或者术前机体情况极差导致乳酸蓄积外,根据笔者的经验,CPB 过程中灌注师能够控制乳酸不超过 2mmol/L。

(十一) 混合静脉血 PO_2

混合静脉血 PO_2(PvO_2)指肺动脉内的 PO_2,能间接反映全身组织氧供求情况。CPB 期间把上下腔静脉引流的完全混合后的血液看作混合静脉血。PvO_2 正常值为 35 ~ 40mmHg,体外循环中 PvO_2 不应低于 30mmHg。

CPB 过程中,特别是降温以及低温过程中,PvO_2 往往远高于正常值,而升温过程中,由于组织氧耗随温度上升而上升,以及偿还氧债的需求,PvO_2 逐渐降低。如 PvO_2 过低提示组织存在供氧不足的可能,PvO_2 过高并不能代表组织耗氧正常,有时可能是组织氧摄取不足所导致的。体外循环中 PvO_2 还受血液稀释程度的影响,随血液稀释程度增大而下降,PvO_2 与 PCO_2 相似,PO_2 受温度影响,随温度下降而下降。

(十二) 血氧含量(O_2CT)

血氧含量(O_2CT)指每 100ml 全血中的含氧量,包括物理溶解氧($PO_2\times0.0035$)和血红蛋白结合氧。动脉血氧含量正常值为 17 ~ 20ml。动静脉 O_2CT 差值表示机体氧耗量,这个指标直接准确地反映机体氧利用情况。

CPB 中由于血液稀释,O_2CT 较正常为小,在中度稀释中度低温下,动脉 O_2CT 一般应保持在 10ml 以上。动脉 O_2CT 偏低要通过增加流量或降低患者体温来满足机体的氧代谢,同时采取措施提高 Hb 浓度或改善血液氧合以增加血氧含量。

应注意的是,在 CPB 并行循环时从体外循环回路动脉端抽取的血样本,其血气呼吸参数仅仅反映氧合器的气体交换状况,从患者动脉系统抽取的血样本,才能真实地反映患者的动脉血气情况。

二、酸碱失衡类型的辨别

酸碱平衡失调可引起酸中毒和碱中毒,判断酸碱失衡应先了解临床情况。血气检查结果有助于判断酸碱平衡状态。pH、$PaCO_2$ 和 HCO_3^- 是决定体液酸碱平衡状态的三个基本参数。

酸碱平衡失调的判断首先要看 pH 值的改变,pH 正常仍可能有酸碱失衡。pH<7.35,称为酸血症(acidemia);pH>7.45,称为碱血症(alklemia)。引起酸血症和碱血症的病理过程分别成为酸中毒(Acidosis)和碱中毒(alklosis)。pH 超出正常范围,提示存在酸碱失衡。$PaCO_2$ 超出正常提示呼吸性酸碱失衡,BE 超出正常提示有代谢性酸碱失衡。但血气和酸碱分析有时还要结合其他检查,结合临床动态观察,才能得到正确判断。酸中毒和碱中毒存在并不一定有酸血症或碱血症存在,混合性酸碱平衡失调或单纯性酸碱失调完全代偿后,pH 可在正常范围内。

判断引起 pH 改变的原发因素,是诊断和处理酸碱平衡紊乱的关键。如 pH 改变是由呼吸参数 PCO_2 原发增减引起,称为呼吸性酸碱紊乱。若 $PaCO_2$ >5.985kPa(45mmHg)称为呼吸性酸中毒;若 $PaCO_2$ <4.655kPa(35mmHg),称为呼吸性碱中毒。如 pH 改变由 BE 原发增减引起,称为代谢性酸碱紊乱,BE<-3 时,称为代谢性酸中毒;SBE>+3 时称为代谢性碱中毒。如 $PaCO_2$ 和 BE 同时为原发改变,则不论 pH 有无改变,都应诊断为混合性酸碱紊乱。因此,通过 pH、PCO_2 和 BE 可大致判断酸碱紊乱的类型。完整的酸碱平衡紊乱的诊断,还要依据病史、病程、临床表现及病理生理过程综合判断,因为这些因素是决定一个血气参数的改变是原发还是继发改变的基础。

第三节　体外循环中的酸碱平衡紊乱

酸碱平衡失常对机体的基本生命活动带来干扰和威胁,特别是对血流动力学和代谢的影响尤甚,及时的纠正十分关键。酸碱平衡失常并不是一种独立的疾病,而是继发于多种病因的病理生理过程。而体外循环是一个非生理过程,有多种因素影响酸碱平衡及其调节。不适当的组织灌注和人工通气可使酸碱负荷增加,而血液稀释对酸碱缓冲能力及 CPB 对肾肺功能的影响将减弱机体对酸碱的调节功能,因此较容易产生酸碱失调。以下分别介绍 CPB 中酸碱失衡的类型、常见原因、对机体的影响及处理原则。

一、体外循环时酸碱失调特点

(一) 患者方面

1. 由于患者处于全麻状态,无主观症状。

2. 术前存在慢性酸碱失调的患者　这类患者 CPB 中应予以考虑。如术前长期心力衰竭使用利尿剂的患者多存在代碱,右向左分流先天性心脏病术前存在呼吸性酸中毒。另外,CPB 期间的酸碱平衡调节要考虑术前情况及有利于患者术后恢复的病理生理过程。

(二) 体外循环方面

1. 体外循环中的酸碱失调多为急性,其调节作用主要依赖于血液本身的缓冲作用。体外循环中的血液稀释使血浆蛋白降低,红细胞减少,机体细胞内和细胞外的酸碱缓冲能力明显降低。因此在预充液中,特别是血液稀释度较高时,比如婴幼儿 CPB 中需要添加碳酸氢钠提供缓冲物质。因为体外循环酸碱平衡变化快,所以纠正较容易、迅速。

2. 由于 CPB 中肺循环旷置或部分旷置,应用人工肺和人工通气,使肺的代偿作用消失,而肾的代偿由于发生较晚,在 CPB 也很少起作用,故 CPB 中的酸碱失调较少有机体代偿。

3. 酸性物质增加

(1) 外源性酸性物质增加:如库血、药物、葡萄糖、生理盐水等 pH 偏低的物质增加。

(2) 内源性酸性物质增加:体外循环肝脏血液供应不足,对乳酸和枸橼酸的降解能力下降。体外循环中微循环自律性运动降低,肌肉、消化道等器官得不到充分灌注,缺血缺氧造成大量乳酸产生。

(3) 酸性物质清除障碍:低温体外循环造成体内乳酸脱氢酶活性下降、胰岛素抵抗等现象,对酸性代谢产物清除障碍。

4. 由于人工肺的使用和血液引到体外,体外循环中可及时纠正酸碱代谢紊乱,如呼吸性酸中毒时可增加氧合器的通气量,代酸时给碳酸氢钠,呼碱则减少通气量。

5. 体外循环中酸碱代谢状况应以血气结果为准,一旦失调,应首先处理病因,如外源性代酸可直接加碳酸氢钠,内源性代酸以改善组织灌注为主。

6. 体外循环多在低温下进行,而温度将影响血气结果,这是 CPB 中酸碱平衡管理的特殊方面。对低温生理的有限认识增加了诊断低温 CPB 中酸碱紊乱的困难(详见本章第四节)。

二、代谢性酸中毒

代谢性酸中毒的病理生理基础是血浆 [HCO_3^-] 原发性减少,使 SB、AB、BB 降低,BE 负值增大,pH 下降。

(一) 原因

1. 酸性物质产生过多

(1) 乳酸酸中毒:乳酸是机体无氧代谢的产物,因此,凡引起组织缺氧的因素都可导致乳酸酸中毒。如 CPB 中流量偏低,血液氧合不良,麻醉偏浅使代谢率增加等。CPB 前患者心肺功能不良,或麻醉管理不善也可产生 CPB 中乳酸酸中毒。乳酸酸中毒是 CPB 中最常见的酸中毒形式。但只要 CPB 中保持合适的灌注流量和通气水平,并不会增加乳酸的生成,以前认为乳酸会随转流时间延长而升高的概念是错误的。

(2) 酮症酸中毒:多见于糖尿病及长时饥饿患者,主要是血液内酮体(乙酰乙酸,β-羟丁酸)生成增多。

2. 肾性酸中毒　肾衰竭或 CPB 中长时间无尿时,肾脏排出 H^+ 或重吸收 HCO_3^- 减少。

3. 稀释性酸中毒　葡萄糖盐水或生理盐水作预充液或 CPB 中输入这类液体过多,可造成血液中的缓冲对被稀释,血液缓冲能力下降,产生酸中毒。这也是在预充液中需要加入碳酸氢钠溶液的原因。在输注晶体液中,也可能输入过多的 Cl^-,产生高氯性酸中毒。

4. 酸性物质输入过多　有些预充液,如乳酸林格液的 pH 值仅为中性或接近中性,pH 值在 7.0 左右。而血液 pH 值呈弱碱性,为 7.35～7.45 之间;库血,特别是储存时间较长的库血通常也呈酸性;有些药物也呈酸性,这些物质输入过多都可能引起酸中毒。

另外,胃肠道丢失过多的 HCO_3^- 可产生"失碱性酸中毒"。但在 CPB 期间较少见到。

(二) 临床表现

1. 血气结果　pH<7.35,PCO_2 正常,SBE<-3。

2. 心脏 H^+ 可竞争性地抑制 Ca^{2+} 与肌钙蛋白结合,从而减弱心肌收缩力。而酸中毒时细胞内 K^+ 外流引起高钾血症,可引起心脏复苏困难和心律失常。

3. 外周血管严重的酸中毒使毛细血管前括约肌上的 α 受体对儿茶酚胺类物质的反应性降低,而小静脉对酸中毒的耐受性较强,故严重酸中毒时毛细血管容量扩大,通透性增高,产生组织水肿及药物难以奏效的低血压。

4. 中枢神经系统　其主要表现为抑制。酸中毒时脑组织中谷氨酸脱羧酶活性增强,使 γ-氨基丁酸生成增多,后者对中枢神经系统有抑制作用;同时,酸中毒使生物氧化酶类活性受到抑制,ATP 生成减少,能量供应不足。

5. SvO_2　SvO_2 连续监测常降低,这是因为酸中毒时,氧解离曲线右移,使 HbO_2 更易释放氧以代偿已存在的组织缺氧。

(三) 代偿调节

1. 缓冲系统即刻进行缓冲,随着 HCO_3^- 等消耗,AB、SB 均降低,BE 负值增大。

2. H^+ 浓度增高 2～4 小时内 50% 的 H^+ 通过离子交换的方式进入细胞内,被细胞内缓冲系缓冲。K^+ 从细胞内溢出。

3. 肾脏发挥代偿功能排 H^+,重吸收 HCO_3^-。

(四) 防治

1. 维持充足流量、适宜的血压、适当的血红蛋白水平和血液氧合,还需避免血液快速变温,使 SvO_2>60%。

2. 减少酸性物质输入,合理预充。选择配方与血浆离子成分近似的预充液是预防转流中酸中毒的关键。乳酸林格液、血代、血定安的 pH 接近生理,血浆和全血预充可增加机体的缓冲能力。

3. 对肾功能不全或无尿患者,应用髓袢利尿剂,如呋塞米、依他尼酸等,必要时用超滤技术。

4. 转流中应维持适当的麻醉深度,防止麻醉过浅。

酸中毒多用碳酸氢钠纠正,常用公式为:碳酸氢钠(mmol) = 1/4×BE(负值)×体重。

在 CPB 中,由于存在体外回路,增加了血液的分布空间,所以 $NaHCO_3$ 实际用量可能大于上公式计算值。首次计量可按上述值的 1/2～2/3 给入,之后根据血气情况逐步纠正。

有必要指出,对乳酸酸中毒是否用 $NaHCO_3$ 纠正,目前存在很大争议。支持者认为,$NaHCO_3$ 能够增加血液 pH,纠正严重酸中毒引起的外周血管扩张,增加心肌收缩力,减少心律失常,从而改善组织灌注。但是 $NaHCO_3$ 也有其不利的一面,主要表现在增加容量负荷及血钠浓度(每 1500ml 5% $NaHCO_3$ 含大约 900mmolNa$^+$)。在正常的血流动力学恢复后,乳酸被代谢利用可反过来产生代谢性碱性中毒。另外,在动物及人体研究中都已显示 HCO_3^- 治疗乳酸酸中毒效果不好,仅仅产生血浆 HCO_3^- 浓度短暂升高。这主要因为 HCO_3^- 与 H^+ 结合和生成 CO_2,积聚在组织。CPB 中相对偏低的流量可能难以完全排出积聚在组织内的 CO_2,此时 $PaCO_2$ 可正常,但 $PvCO_2$ 大幅度升高。组织局部高 CO_2 可导致细胞内酸中毒,从而使肝细胞乳酸利用能力下降及心肌细胞收缩性降低,这两方面的原因都可使血浆内乳酸浓度继续增加。目前有一种观点认为,用 $NaHCO_3$ 纠正乳酸酸中毒的目的是使血液 pH 维持在 7.20 以上。因为 pHi 7.20 将导致心血管功能失调。而对 pH>7.20 的代酸补大量 $NaHCO_3$ 使 pH 暂时达到正常可能弊大于利。

(五) 维持酸碱平衡稳定

体外循环中引起水肿的因素很多,如果并发酸中毒可进一步加重水肿。体外循环维持正常的酸碱平衡可减少水肿的产生。这要求在体外循环中对血气进行严密监测,随时纠正。体外循环中,液平面过低需补充一些液体。除林格液、平衡液外,大部分静脉输注液 pH 偏低,大量补充时应考虑给碱性液体补充缓冲对并且纠酸。在体外循环中由于儿茶酚胺分泌增多,胰岛素分泌抑制,糖原大量分解,血糖利用障碍,因此葡萄糖溶液应慎用,另外大量输入葡萄糖液可造成低钠低氯血症。体外循环中,应提倡使用醋酸林格液或乳酸林格液,其优点为:①醋酸或乳酸盐对血液的 H^+ 有缓冲作用;②其中电解质成分和血清相似;③醋酸可以在肝脏以外的组织中代谢,及时在肝脏酶系统发育不完善的婴幼儿中也不会造成积聚;乳酸虽然要依靠肝脏代谢,但其较葡萄糖更易进入线粒体加入三羧酸循环,有利于 ATP 产生。

三、代谢性碱中毒

代谢性碱中毒的病理生理基础是,血浆 HCO_3^- 浓度原发性增高,致使血浆中 SB、AB、BB 均增高,BE 正值增大,pH 值升高。

(一) 原因

1. H$^+$ 丢失 体外循环中发生的代谢性碱中毒主要经肾丢失,术前可经胃肠道丢失。

(1) 有些患者术前存在碱中毒,如长期使用利尿剂,尤其是呋塞米、依他尼酸和噻嗪类利尿剂反复应用时,氯排出相对多于钠,从而引起低氯性碱中毒。

(2) 体外循环中应用髓袢利尿剂如呋塞米、依他尼酸等,可引起代碱,原因有:药物本身直接抑制集合管重吸收 H$^+$;利尿使细胞外液大量丢失,刺激醛固酮分泌增多,促使肾小管细胞排除 H$^+$ 和 K$^+$;尿 K$^+$ 增多导致低钾血症,也可引起碱中毒。

(3) 体外循环使 RAAS 激活,醛固酮分泌增多,可直接刺激远端肾小管的 H$^+$-ATP 酶泵,同时通过促使对肾小管腔中的 Na$^+$ 的吸收等使泌 H$^+$、K$^+$ 增加,Cl$^-$ 的重吸收减少,促使低氯性代碱。引起醛固酮增多的疾病,如 Bartter 综合征、库欣综合征及先天性肾上腺皮质增生等也会引起代谢性碱中毒。

(4) 在体外循环中慢性呼吸性酸中毒者的高 $PaCO_2$ 可迅速恢复正常,但肾脏的代偿短期内难以消除。肾仍较多的排出 H$^+$、NH$_4^+$ 和重吸收 HCO_3^-,从而引起代碱。

(5) 体外循环时肾血流减少,肾小球滤过率下降,尽管血 HCO_3^- 较高,肾脏 HCO_3^- 仍正常,患者易合并低钾,加之丢失多伴有氯的缺乏,两者刺激近端肾小管酸化作用,从而使 HCO_3^- 重吸收增加,加重了碱中毒。Cl$^-$ 与 HCO_3^- 同为阴离子,Cl$^-$ 丢失后 HCO_3^- 代偿性增加,出现碱中毒。碱中毒时,一方面细胞外 K$^+$ 向细胞内转移,另一方面,肾小管中钠钾交换增加,使 K$^+$ 排泄增加,低氯血症时,肾脏排出 H$^+$ 及重吸收 HCO_3^- 都增加,产生代碱。

(6) 高钙血症也能增加肾 H$^+$ 排出及 HCO_3^- 重吸收,可能与甲状旁腺分泌有关。

(7) 大剂量应用青霉素及羧苄青霉素,能增大远曲小管管腔侧负电位,导致 H$^+$ 和 K$^+$ 排出增加而引起代碱。

2. H$^+$ 移入细胞内 低钾血症时,H$^+$ 可移入细胞内,从而导致代碱。低钾血症是促进 H$^+$ 排泌和增强对 HCO_3^- 重吸收作用最强的刺激物。因为低钾造成细胞内外 H$^+$-K$^+$ 交换、肾小管主动重吸收 K$^+$ 增强、排 H$^+$ 增加。

3. HCO_3^- 过量负荷

（1）碳酸氢盐摄入过多：多见于代酸用碳酸氢钠纠正过量。乳酸酸中毒时用适量的碳酸氢钠，但在血流动力学改善后，乳酸被重新代谢利用，引起继发性代碱。

（2）预充或补充大量库血：库血中枸橼酸盐在体内代谢为 HCO_3^-、CO_2 和 H_2O，血浆 HCO_3^- 增高，人血浆蛋白同样如此。一般发生在体外循环后循环改善、肝脏功能恢复时。

（3）血液浓缩：如大量利尿时。

（二）代偿调节

1. 细胞外液缓冲。

2. 细胞内外离子交换 H^+ 和 K^+ 交换。

3. 肾的代偿 pH 升高使肾小管上皮细胞的碳酸酐酶和谷氨酰胺酶活性受到抑制，泌 H^+ 和 NH_4^+ 减少，HCO_3^- 重吸收减少。但低钾时，肾泌 H^+ 增多。

（三）临床表现

1. 血气结果　pH>7.45，PCO_2 正常，BE>3。

2. 血红蛋白氧离曲线左移　SvO_2 可以很高，因为碱中毒时，血红蛋白与 O_2 亲和力增强，使 HbO_2 在组织内不易释放氧，故尽管 SvO_2 很高，但组织仍存在缺氧，这是碱中毒对机体的最大危害。

3. 神经系统功能改变　主要表现中枢神经系统兴奋，可能机制是 γ-氨基丁酸转氨酶活性增高而谷氨酸脱羧酶活性降低，使 γ-氨基丁酸生成减少而分解加强，γ-氨基丁酸减少则对中枢神经系统的抑制作用减弱。神经肌肉应激性增高，可能与血清游离钙浓度降低有关。

4. 碱中毒　常同时伴有低钾血症，可引起心律失常。

（四）防治

1. 纠正措施　首先应防治原发因素，存在低血容量者补充容量，存在低血钾和低血氯时，可用 KCl、NaCl 或 NH_4Cl 纠正。肝功能不全者不用 NH_4Cl。

2. 药物应用　碳酸酐酶抑制剂，如乙酰乙胺能抑制肾小管上皮细胞内 H_2CO_3 的合成，使细胞内 H^+ 减低，减少肾小管 H^+ 排泄及 HCO_3^- 重吸收。另外尽量少用髓袢类、噻嗪类利尿剂。

3. 超滤技术　严重代谢性碱中毒，可在药物治疗的同时使用超滤技术。

四、呼吸性酸中毒

呼吸性酸中毒的病理生理基础是血浆 H_2CO_3 浓度原发性升高。其原因不外乎 CO_2 排出障碍或吸入过多。

（一）原因

1. 呼吸性酸中毒多是由于氧流量（鼓泡式氧合器）或通气量（膜肺）偏低或向氧合器中不恰当地吹入 CO_2 所致。体外循环中未打开氧合器的排气口或氧合器本身的排气功能不佳也能引起呼吸性酸中毒。

2. CPB 开始在并行循环阶段以及停 CPB 前，此时体外循环仅部分替代心肺功能，此时如果不给予机械辅助呼吸，也可能导致呼吸性酸中毒。在这种情况下尽管从体外回路动脉端抽取的血样本血气分析结果正常，但 $PvCO_2$ 及体内动脉系统内 $PaCO_2$ 可升高。可能存在的呼酸程度取决于 CPB 的流量与心输出量之比，比值越小，呼酸越重。

（二）代偿调节

1. 细胞内外离子交换和细胞内缓冲　这是急性呼吸性酸中毒的主要代偿机制，体液的缓冲系统缺乏有效地处理 $PaCO_2$ 急剧增高的能力。这是因为 HCO_3^- 对 H_2CO_3 并无缓冲能力。H^+ 与细胞内 K^+ 交换，进入细胞的 H^+ 被蛋白质缓冲，而 HCO_3^- 留在细胞外液；CO_2 可迅速弥散进入红细胞，分解出的 HCO_3^- 与氯交换进入血浆。

2. 代偿调节作用是慢性呼吸性酸中毒的主要代偿方式。而儿童 CPB 中一般都是急性呼酸，所以代偿调节的作用不明显。

（三）临床表现

1. 血气结果　pH<7.35，$PaCO_2$>45mmHg，BE 正常。

2. 心血管系统表现　与代谢性酸中毒表现相似，如外周血管扩张，血压降低，液面下降等。并行循环时，可致心律失常，心缩无力，或开放升主动脉后复苏困难。

3. SO_2　如呼酸伴随缺氧，连续 SaO_2 和 SvO_2 监测降低。如并行循环自体肺循环建立后如未打开呼吸机，SaO_2 仍可正常，但 SvO_2 可降低。

4. 中枢神经系统功能　呼吸对中枢神经系统的影响最为重要。中枢神经系统功能紊乱与脑脊液 pH 降低有关，与动脉血 pH 下降无直接关系。与代酸不同，因为 CO_2 系脂溶性，可自由通过血-脑屏障，使脑组织内 $[H^+]$ 升高，引起脑血管扩张，破坏脑血管的自主调节机制，增加颅内压等危害。不幸的是，这些危害很难在 CPB 中发现。

（四）防治

1. 在使用每种氧合器之前，认真阅读说明书，了解适当的气血比。操作时要细心，不要忘记打开氧合器排气口。在肺循环建立后，应打开呼吸机，如因某种原因，暂不宜给机械呼吸时体外循环应给足够的流量。

2. 一旦发现了呼酸，要根据不同类型的氧合器采取不同的通气调节方法，同时要参考 PaO_2 值。对膜肺，只需加大通气量即可，如果 PaO_2 正常，不需调节氧浓度。只有在 PaO_2 偏低或偏高时，才相应地增加或减少通气中的氧浓度。对于鼓泡式氧合器，要增大氧流量以增加 CO_2 排出，此时，PaO_2 可能升高或减低，这是鼓泡式氧合器本身的缺陷。如果 PaO_2 太低或 $PaCO_2$ 太高，不能通过调节氧合器流量而恢复正常，要考虑更换或串联另一个氧合器。

3. 有必要说明的是，在术前存在慢性呼酸的患者，如某些右向左分流先天性心脏病，肺通气或换气功能不良者，术前血液 $PaCO_2$ 可能较高，而肾脏的代偿使血液中［HCO_3^-］亦升高，这样才能使 $HCO_3^-/PaCO_2$ 维持正常比值，从而使 pH 正常。在 CPB 建立后，如果迅速使 $PaCO_2$ 恢复正常，对脑功能将产生不利的影响，因为脑组织内的 HCO_3^- 不像 CO_2 能自由通过血-脑屏障，$PaCO_2$ 迅速恢复正常将导致脑组织内 HCO_3^- 较多而产生严重碱中毒，影响脑组织利用氧。故对此类患者，CPB 中保持一定程度的呼酸是合理的。

五、呼吸性碱中毒

呼吸性碱中毒的病理生理基础是血浆 H_2CO_3 浓度原发性减少，$PaCO_2$ 降低，pH 升高。

（一）原因

由于氧流量（鼓泡式氧合器）或通气量（膜式氧合器）偏高引起。并行循环时，麻醉通气过度也能引起呼碱。

（二）临床表现

1. 血气结果　pH>7.45，$PaCO_2$<35mmHg，BE 正常。

2. 对机体的影响

（1）$PaCO_2$ 减低，呼碱比代碱更易出现神经功能障碍，除与碱中毒对脑功能的损伤外，还与脑血管收缩、血流量减少有关，导致脑组织灌注不良。

（2）多数严重呼碱患者血浆磷酸盐浓度明显降低，这是因为细胞内碱中毒使糖原分解增强，葡萄糖 6-磷酸盐和 1,6-二磷酸果糖等磷酸化合物生成增加，消耗了大量磷。

（3）与代碱相似，呼碱也可产生碱血症，血红蛋白氧离曲线左移使组织供氧不足，有时可因细胞内外离子交换和肾排钾增加而发生低钾血症。

（三）防治

CPB 中给予合适的氧流量或通气量是避免呼碱产生的关键。在纠正呼碱时同时要密切观察 PaO_2 的变化。对膜肺，仅减低通气量即可，氧浓度根据 PaO_2 调节。对鼓泡式氧合器，情况较复杂，如 $PaCO_2$ 低而 PaO_2 高，应降低氧流量；如 $PaCO_2$ 低，PaO_2 也低可能是由于氧合过程中，气泡形成过大，使气血接触面积减少所致，此时，降低氧流量有时可使两者都恢复正常；但也常遇到必须继续增加氧流量才能使 PaO_2 达到正常水平，此时 $PaCO_2$ 将更低，在这种情况下，向氧合器内吹入一定浓度的 CO_2 是必要的，在条件有限时，也可给予适当的空气，但此时应注意防止氮气气栓的形成。如果 $PaCO_2$ 和 PaO_2 都低，多提示氧合器功能不良。

六、混合性酸碱紊乱

CPB 中的混合性酸碱紊乱有四种类型，即呼酸代酸、呼碱代碱、呼酸代碱和呼碱代酸。前两种类型 pH 向同一方向移动，pH 明显偏离正常；后者 pH 向相反方向移动，血浆 pH 值可正常，也可异常。CPB 期间的混合性酸碱紊乱，不论 pH 正常与否，都需进行处理。呼吸性紊乱通过调节氧流量或通气量纠正；而代谢性紊乱要按代谢性紊乱的防治原则处理。

第四节　低温体外循环中的 pH 稳态和 α 稳态

一、应用低温的理论依据

低温作为一种治疗手段，被广泛地应用于临床已有几个世纪。如治疗癌症、感染创伤、中枢神经系统疾病以及用于产生麻醉效果等。自1950年 Bigelow 等证实了低温可以延长机体对缺血的耐受时间,该技术很快被用于临床心脏手术并逐渐普及。CPB 采用低温主要目的是脏器保护作用。主要机制是降低代谢和氧耗,另外还有助于细胞高能磷酸盐的储存以及减少兴奋性神经递质的释放,这对于神经系统保护十分重要。低温还有助于减低泵流量,从而减轻血液破坏,并且提供清晰的手术野。

二、低温对酸碱平衡的影响

低温影响酸碱平衡,因为体液是弱酸和弱碱的水溶液,低温降低其解离程度,使 H^+ 浓度下降,pH 值上升。同时,随温度下降气体如 CO_2 和 O_2 的溶解度增加,分压值降低,这是由于温度高时,分子动能增加,增加了溶解的气体分子的溢出趋势和溶液中气体的分压。

根据以上原理,低温对血气的 3 个直接参数(pH、PCO_2、PO_2)的影响是,随着温度的降低,pH 升高,PCO_2 和 PO_2 则下降。举例而言,在 37℃,体液正常生理 pH 是 7.40,$PaCO_2$ 为 5.32kPa(40mmHg),同样的标本在 40℃时 pH 和 PCO_2 分别为 7.35 和 47mmHg;而当其温度为 20℃时其 pH 和 PCO_2 又成为 7.65 和 18mmHg。这就导致血气检查有两种方法,一种考虑温度的变化,而另一种则是不论什么情况,都将标本视为 37℃进行测量。这两种保持内环境稳定的方法在动物中都有存在。因此在 CPB 低温状态下,应维持 pH 和 $PaCO_2$ 在什么水平曾长期存在争论。这两种血气检测方法,即 pH 稳态法和 α 稳态法。

三、体外循环中的血气管理

(一) α 稳态

所谓 α 稳态来源于变温动物,不论温度如何变化,只要求血气样本在 37℃测定时 pH = 7.40,PCO_2 = 5.3kPa(40mmHg)。这种稳态能保持蛋白质组氨酸咪唑基 α 氨基的恒定解离,α 稳态也由此而命名。组氨酸咪唑基是一种重要的缓冲对,广泛存在于机体的各种蛋白质中,其 pK 值随温度变化与中性水相似,故其解离后的静电荷不随温度变化而变化。虽然在不同温度下,[OH^-]与[H^+]的绝对浓度不同,但其比值保持恒定。该比值的恒定也有赖于 CO_2 含量保持不变。温度变化时采用 α 稳态,体内水分的 pH 值变化趋势和中性水一致。在正常体温(37℃)下,细胞内液 pH 为 6.8,细胞外液 pH 为 7.40,细胞内外有 0.6 个 pH

差。而当温度降低时,水的离子积常数 Kw 减少,咪唑基 pKa 有相似的变化,故低温使细胞内液 pH 升高,细胞外 pH 也相应增加依然维持一个恒定的 pH 阶差。由此可见,低温下,α 稳态使细胞外液产生的所谓"碱中毒"状态,实际上保持了细胞内外恒定的 pH 差,使细胞外保持恒定的偏碱性环境,促使细胞内酸性代谢产物的排出。这些作用都利于细胞内中性状态的维持,也是 α 稳态应用于临床的比较生理学依据。α 稳态中,咪唑基的恒定解离对低温下酶及其他功能蛋白质的活性维持至关重要的,因为咪唑基是酶及其他功能蛋白质的主要组成成分。故不难理解,α 稳态能相对稳定酶及其他功能蛋白质在低温下的活性,从而控制生物代谢相对稳定。支持 α 稳态的学者认为,实际低温的"碱中毒"状态可能更符合人体的低温生理。因为它有利于细胞内最佳酸碱状态的维持。

在临床应用中 α 稳态检测血气时不需要做温度校正。如校正到组织实际温度,血气结果呈呼吸性碱中毒状态。

(二) pH 稳态

冬眠动物和变温动物酸碱管理的方法不同,不论温度如何变化,前者的细胞外液都保持 pH 为 7.40,即称 pH 稳态。在 CPB 中,由于低温使 pH 升高,PCO_2 下降,因此需要向氧合器内吹入一定浓度的 CO_2 或降低膜肺的通气量来增加血中 CO_2 含量,方可保持血液在低温时仍保持 pH 值 7.40,而 PCO_2 为 40mmHg。如果在 37℃的直接测定标本,其结果呈呼吸性酸中毒状态。现代血气分析仪是默认样本温度为 37℃,所以,如果采用 pH 稳态需要输入温度参数,由血气分析仪进行温度校正。采用 pH 稳态时,细胞内处于酸性环境下,使酶活性异常,从而降低代谢率。不过,冬眠动物中并非所有器官都采用这种方式调节机体的酸碱平衡,在心脏和肝脏中采取类似于 α 稳态的方法来调节酸碱平衡。

支持用 pH 稳态的学者认为,这种酸中毒状态有利于 CPB 中组织灌注。首先 $PaCO_2$ 及[H^+]增加可对抗低温对氧离曲线的影响,有利于 HbO_2 向组织内释放氧;其次,$PaCO_2$ 增加可扩张脑血管,增加脑血流,可能防止 CPB 中脑缺血损害的发生。但是,上述解释仅仅是常温生理学理论在低温状态下的延伸应用,可能不符合 CPB 低温状态下人体的酸碱生理。

（三）两种血气管理方式对机体的影响

1. 对代谢的影响   α 稳态能保持咪唑基在温度变化时的恒定解离,可使细胞外保持恒定的偏碱性环境,促使细胞内酸性代谢产物的排出。细胞内$[OH^-]$与$[H^+]$的比值对细胞内蛋白质的结构、酶的最佳反应速度及细胞内重要的中间代谢产物的浓度起决定性影响。多数代谢反应的关键酶的最佳 pH 随温度改变的规律与中性水一致。从而有利于维持细胞内外离子浓度及含水量。

理论上,pH 稳态由于 $PaCO_2$ 增加,有利 HbO_2 向组织供氧。但 pH 稳态对低温下酶的活性有较大的影响,故机体利用氧的能力可能减弱;相反,α 稳态可能不利于 HbO_2 向组织内供氧,但由于能使低温下酶的活性相对稳定,所以机体利用氧的能力较完整。不难看出,两种稳态在解释机体对氧耗的影响方面都有自相矛盾之处。

2. 对脑血流（CBF）的影响   正常生理状态下,CBF 具有自身调节机制。当平均动脉压（MAP）在 $6.7 \sim 21.3kPa(50 \sim 160mmHg)$ 范围内变化时,脑血管可通过自身的收缩与扩张调节脑部血管阻力,从而使 CBF 保持稳定。只有 MAP 超出上述范围,CBF 才有明显的增加或减少。

在中度低温 CPB 中,大量研究证实 α 稳态能保持 CBF 的自身调节功能。CBF 多少主要根据脑代谢的需求,使 CBF 与脑组织耗氧量（$CMRO_2$）匹配,即随 $CMRO_2$ 增加;反之亦然。CPB 中,由于低温和麻醉,降低了 $CMRO_2$,故 CBF 也相应减少,由此引起 CBF 自身调节范围下移。研究表明,在中度低温 CPB 时,使用 α 稳态法,只要 MAP 保持在 $4.0 \sim 13.3kPa(30 \sim 100mmHg)$,泵流量在 $1.6L/(min \cdot m^2)$ 以上,CBF 是恒定的,提高 MAP 或泵流量并不增加脑血流。当然,对高血压、糖尿病或某些脑血管疾病患者,CBF 自主调节范围可能较高。

与 α 稳态相反,pH 稳态由于血中 CO_2 含量增多,可显著地扩张血管,增加 CBF 的同时破坏了 CBF 的自身调节机制,使 CBF 与 $CMRO_2$ 失匹配,而直接受 MAP 及泵流量的调节,易产生脑组织奢灌,增加颅内压及脑血管微栓形成的机会;同时也可损伤脑血管内皮,导致脑组织微循环失调;对部分脑血管疾病患者,CO_2 增加可能产生脑血管间的"窃血"现象,即尽管脑的血流量增加,但要以加重原有缺血区的缺血程度为代价;CO_2 诱导的脑血管扩张,还可显著减少 Willis 环的血流。

3. 年龄的影响   目前研究表明在浅、中低温时使用两种管理方式无显著差异。但是在深低温条件下,应对不同年龄的患者采取不同的血气管理方式。

（1）新生儿和小婴儿:在新生儿和小婴儿的深低温转流中,目前的研究结果支持应用 pH 稳态进行酸碱平衡调节。在体外循环降温期,向混合气体内加入一定比例的二氧化碳,调整 pH 值及 PCO_2,以达到温度校正的效果。其目的是:①血液的相对偏酸性可以刺激脑血管扩张,在脑部灌注压极低的情况下增加脑血流。无论是否停循环,在深低温阶段的快速降温期添加 CO_2,都能提高对脑部深层结构的冷灌注。已有研究显示,用 pH 稳态管理血气能增加脑部外周的灌注、有助于脑部快速、均匀地降温。②低温使氧离曲线左移,偏碱性的血液可以氧离曲线进一步左移,会使组织的氧供更加减少;而偏酸性的血液可以使氧离曲线右移,提高组织氧供。

Boston 儿童医院的研究显示,相对快速的降温及相对偏碱性的 pH 值对脑部的保护效果较差,这可能是脑血管的收缩或氧离曲线的左移使脑部的氧供不足所引起。上海儿童医学中心苏肇伉等通过动物实验和临床研究发现降温期应用 pH 稳态管理血气,可以进一步降低脑代谢,缩小脑部温差,推测其机制在于 pH 稳态能使 pH 依赖的能量代谢酶活性受到抑制,提高了脑对缺氧的耐受。虽然采用 pH 稳态会增加脑血流,而过剩脑血流会增大脑栓塞的危险性。但对于小儿患者,脑栓塞并不是最大的问题,最大的危险是来自于低血流量甚至无血流量所引起的脑缺血、缺氧损伤,因此在儿童深低温低流量灌注时,建议采用 pH 稳态管理血气。

（2）成人:在成人中,由于存在动脉粥样硬化等脑血管病变,而 pH 稳态中 CO_2 增加脑血流的效应仅对那些健康的脑血管有效,而那些硬化的脑血管不能因 CO_2 增高的影响而扩张。如果使用 pH 稳态,会引起脑血管间"窃血",进一步加剧了脑内血液分布的不均,引起脑组织降温不均匀,因此在成人患者中,不主张使用 pH 稳态,而应当采用 α 稳态管理血气。

4. 对心功能的影响   多数实验证实,与 pH 稳态相比,α 稳态更有利于心功能,它能提高自动复跳率,稳定室颤阈值,增加心输出量、心率及血压。这些作用可能与 α 稳态能为心肌细胞提供一个较为理想的生化环境有关。首先,Me Conell 及 Becker

先后证实 α 稳态能增加心肌血流,包括心内膜下血流,有利于有氧代谢的进行,也有学者证明应用 α 稳态可使乳头肌功能增加;第二,它能保护包括乳酸脱氢酶在内的多种酶的活性,使心肌细胞能充分利用乳酸,减轻乳酸酸中毒程度,并且促进心肌收缩力的恢复;而 pH 稳态易引起心肌组织乳酸积聚。Becker 的研究显示,在 37 ~ 22℃ 的体表降温过程中,α 稳态不产生乳酸积聚,而 pH 稳态在 27℃ 以下产生乳酸积聚。第三,pH 稳态因 PCO_2 增加,可抑制心肌细胞慢通道 Ca^{2+} 的流出和流入,从而降低心肌张力,而 α 稳态则无此影响。第四,α 稳态能维持细胞内电化学中性,所以能稳定心肌细胞的形态,这对心脏功能及电活动的影响可能非常重要,有研究表明应用 α 稳态可以降低心脏的室颤率。Kroncke 发现 24℃ 时,应用 pH 稳态,40% 的患者发生室颤,应用 α 稳态患者只有 20% 发生室颤。事实上,低温下 α 稳态有利于心肌细胞功能理论促进人们在心肌保护液中加入一定剂量的咪唑或组氨酸以提高心肌保护效果,目前,含咪唑或组氨酸的心停跳液对心肌的保护作用已得到证实。

pH 稳态对心脏的不良影响可能也是冬眠动物在心脏组织中也采用类似 α 稳态调节血气的理由。不过在深低温状态下,心脏手术往往处于主动脉阻断的阶段,冠状动脉中没有血液灌注,即使全身采用 pH 稳态管理血气,也对心肌没有直接的影响。

5. 对红细胞的影响　pH 稳态能改变红细胞离子的 Donnan 比率,增加红细胞体积,使其变形能力降低、脆性增加,影响微循环灌注,增加红细胞破坏的可能性。α 稳态由于不改变 Donnan 比率,从而保护了红细胞体积在温度变化时的稳定性。

本节对低温状态下不同血气管理方法对组织功能的影响做了一个基本的阐述。但是,CPB 期间由于血液稀释,血液的理化性质有所改变,增加了理论上解释用何种稳态更为合理的复杂性。另外,体外循环本身就是一个复杂的过程,在降温及复温过程中,血液与组织温度的改变不统一,不均匀,也增加了临床研究的难度。而且,研究结果还显示,单个动物的不同器官,或者同一器官的不同状态下同种稳态的效应也有一定的差异。虽然目前的临床研究证明在新生儿、小婴儿深低温转流时应采用 pH 稳态,而成人中则应采取 α 稳态,但是至今尚缺乏两种稳态在低温状态下对组织器官功能影响的全面研究。不过,有相当数量的心脏外科医师意识到深低温对人体有着不可避免不良影响,因此尽可能地避免采取深低温技术,特别在儿童病例中,随着手术技术的提高,逐渐减少 CPB 中的降温程度,以减少温度变化对机体的不良影响,这也在一定程度上避免了两种血气管理模式的选择。

（王　伟）

参 考 文 献

1. Roscoe, A. Cardiopulmonary bypass. Anaesthesia, 2011, 66 (5):306.

2. 杨九光,龙村,黄宇光,等. 改良 pH 稳态血气管理+单/双侧选择性脑灌注在全主动脉弓替换术中的应用. 中国体外循环杂志,2005,3(2):66-69.

3. Sakamoto T, Kurosawa H, Shin'Oka T, et al. The influence of pH strategy on cerebral and collateral circulation during hypothermic cardiopulmonary bypass in cyanotic patients with heart disease:results of a randomized trial and real-time monitoring. J Thorac Cardiovasc Surg, 2004, 127(1): 12-19.

4. Kurth CD, O'Rourke MM, O'Hara IB. Comparison of pH-stat and alpha-stat cardiopulmonary bypass on cerebral oxygenation and blood flow in relation to hypothermic circulatory arrest in piglets. Anesthesiology, 1998, 89(1):110-118.

第二十九章
抗凝与拮抗

体外循环的抗凝,是为了防止由于血液与体外循环回路或非生物异物表面接触而出现的凝血反应。体外循环回路由大面积的高分子异物材料组成,如果在没有抗凝的情况下与血液接触,血液将会在短时间内发生凝血。为了体外循环能顺利进行,避免血栓的形成,充分有效的抗凝是十分必要的。正常人体的凝血机制在常规心脏手术中产生了巨大变化,而手术结束时则希望能尽快使凝血功能恢复正常。有些患者能够很好地耐受术中凝血系统的变化,在术后出血不多。但有近20%

的患者,术后可因为各种原因出现较大量的渗血。由于每个患者对于术中抗凝的耐受性不同,迄今为止,还没有有效方法可准确预测哪些患者会出现术后凝血功能异常。目前,对于凝血系统蛋白凝血机制、细胞反应与血管反应的认识不断深入。同时,有关体外循环中凝血功能改变、监测与凝血治疗的知识也在不断丰富。

这一章节主要阐述凝血机制、肝素的药理学和使用及替代物、抗凝状态的监测,以及体外循环结束后肝素的拮抗和术后的凝血功能障碍。

第一节 凝血机制

正常人体具有完善的止血和凝血机制,包括初期止血(或原发性止血)和Ⅱ期止血-凝血两大过程(图29-1-1)。正常止血是一种防御机制,与炎性反应同时启动,是保持外伤后血管完整性的

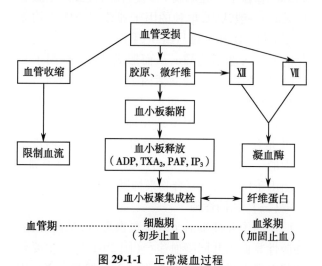

图29-1-1 正常凝血过程

一种生理性修复反应。人体受物理损伤后,首先,局部血管刺激收缩,限制血流;同时,血小板会受到损伤部位激活因素的刺激,出现血小板的聚集,成为血小板凝块,起到初级止血作用;接着在血小

板表面经过复杂的凝血瀑布反应产生凝血酶,使血浆中的纤维蛋白原变为纤维蛋白,互相交织的纤维蛋白使血小板凝块与血细胞缠结成凝血块,即血栓。同时,血小板的突起伸入纤维蛋白网内,血小板微丝(肌动蛋白)和肌球蛋白的收缩使凝血块收缩,血栓变得更坚实,从而能更有效地起止血作用。

随着对于血液与血管内皮间大量黏附分子、信号传递与反应的机制被发现,有关血管的机制研究迅速深入。以往的经典凝血理论认为,凝血系统是一个独立的系统,凝血因子的激活过程包括内源性凝血途径、外源性凝血途径和共同途径,通过各种级联蛋白激活而最后产生纤维蛋白凝块。而现在的血液学研究,试图将内源性与外源性凝血通路统一,研究表明,内源凝血和外源凝血途径可以相互活化。

一、初期止血

在微血管与小血管破损时,生理性止血的首先表现为受损血管的立即收缩,特别是小动脉、微动脉与毛细血管前括约肌的收缩反应。血管收缩

的机制主要为：外伤刺激通过交感反应产生反射性血管收缩；以及激活的血小板释放血栓素A2，使血管强烈收缩。血管内皮受损破裂后暴露胶原，血流中血管性血友病因子（von Willebrand因子，vWF）与血小板上的相应受体（GPIb）结合，使血小板不断黏附于胶原上，从而开始血小板激活的起始阶段——血小板黏附。血小板黏附后迅速发生形态改变。激活的血小板释放出胞浆颗粒及其内含物如ADP、5-羟色胺、V因子、Ⅷ因子、纤维蛋白原及其他介质。从血小板颗粒释放的ADP是强效的血小板聚集剂，可将血小板聚集形成血小板栓。随着血小板激活的增强，在血小板细胞质中合成血栓素A_2（thromboxane A_2，TXA_2）。TXA_2不仅刺激ADP的进一步释放，使血小板聚集，而且也是强效血管收缩剂。血小板栓的形成可暂时使出血停止。

血小板在黏附、聚集形成血小板栓之后，暴露出磷脂表面即血小板因子3（platelet factor F3，PF3），它改变血小板表面电荷，产生促凝血活性。凝血因子在PF3上相互作用，形成纤维蛋白，从而加固脆弱的血小板栓。

完整的内皮细胞为了阻止血小板进一步聚集，分泌前列环素（prostaglandin I_2，PGI_2）。PGI_2与TXA_2的作用相反，可抑制血小板的激活、分泌和聚集，具有强效的血管扩张作用，可促进血液的流动。PGI_2与TXA_2的平衡控制着初期止血。两者失衡可导致初期止血缺陷或止血功能异常。

阿司匹林或非甾体抗炎药可抑制血小板合成TXA_2，降低TXA_2水平而导致初期止血缺陷。而在心脏手术中，患者血液与体外循环管道或人工血管人工材料表面接触，由于管道内无内皮细胞，也不能产生PGI_2，可出现血小板的激活、黏附与聚集。vWF合成受基因控制。基因缺陷导致vWF不足或缺陷，可影响血小板与血管壁胶原的黏附，称为血管性血友病。

血小板血栓非常脆弱，只形成初期止血，如果没有凝血过程，形成成熟血栓，血小板血栓可很快被血流冲走。

二、凝血因子的激活

（一）内源性凝血途径

内源性凝血途径，是指参加的凝血因子全部来自血液（内源性）。当血管壁发生损伤，内皮下组织暴露，或胶原、硅藻土等带负电荷的物质或异物表面与血液接触时，激活Ⅻ因子称为活化的Ⅻa，使得激肽释放酶原转变成激肽释放酶，继而导致缓激肽的产生（图9-1-2）。激肽释放酶可继续激活Ⅻ因子成为Ⅻa。Ⅻa因子激活Ⅺ因子成为Ⅺa因子，继而Ⅺa因子激活Ⅸ因子形成Ⅸa因子。Ⅸa因子在Ca^{2+}、Ⅷ因子和血小板3因子（PF3）的共同作用下，使X因子激活成Xa因子。单独的Ⅸa激活因子X的效力相当低，Ⅷa因子与其结合后形成1∶1的复合物可成倍放大Ⅸa的作用。

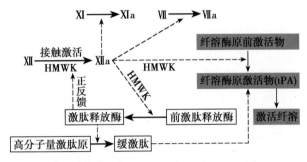

图29-1-2　内源性凝血途径

（二）外源性凝血途径

外源性凝血途径，是指参加的凝血因子并非全部存在于血液中，还有外来的凝血因子参与止血。这一过程是从组织因子（TF）暴露于血液而启动，到因子X被激活的过程。组织因子是存在于多种细胞质膜中的一种特异性跨膜蛋白，当组织损伤后，组织因子将Ⅶ因子活化成Ⅶa。Ⅶa在TF和Ca^{2+}存在下一起形成1∶1复合物，使X因子激活成Xa。一般认为，单独的因子Ⅶ或组织因子均无促凝活性，但因子Ⅶ与组织因子结合会很快被活化的因子X激活为Ⅶa，从而形成Ⅶa组织因子复合物，后者比Ⅶa单独激活因子X增强16 000倍。外源性凝血所需的时间短，反应迅速。外源性凝血途径主要受组织因子途径抑制物（TFPI）调节，TFPI是存在于正常人血浆及血小板和血管内皮细胞中的一种糖蛋白，它通过与因子Xa或因子Ⅶa-组织因子结合形成复合物来抑制它们的活性。

（三）共同途径

从因子X被激活至纤维蛋白形成，是内源性、外源性凝血的共同凝血途径（图29-1-3）。主要包括凝血酶生成和纤维蛋白形成两个阶段。Xa因子在Ca^{2+}、V因子和PF_3磷脂膜的共同作用下，使凝血酶原转变为凝血酶。凝血酶可使纤维蛋白原转变成纤维蛋白。而凝血酶和Ca^{2+}使ⅩⅢ因子活化为ⅩⅢa，使得纤维蛋白单体成为稳定的纤维蛋白多聚体及凝块,完成凝血过程。纤维蛋白原被凝血酶酶解为纤维蛋白单体,并交联形成稳定的纤维蛋白凝块的过程可分为三个阶段:纤维蛋白单体的生成,纤维蛋白单体的聚合,纤维蛋白的交联。纤维蛋白原含有三对多肽链,其中纤维蛋白肽 A(FPA)和纤维蛋白肽 B(FPB)带较多负电荷,凝血酶将带负电荷多的 FPA 和 FPB 水解后除去,转变成纤维蛋白单体。从纤维蛋白分子中释放出的 FPA 和 FPB 可以反映凝血酶的活化程度,因此 FPA 和 FPB 的浓度测定也可用于临床高凝状态的预测。纤维蛋白单体生成后,即以非共价键结合,形成能溶于尿素或氯醋酸中的纤维蛋白多聚体,又称为可溶性纤维蛋白。纤维蛋白生成后,可促使凝血酶对ⅩⅢ因子的激活,在ⅩⅢa 因子与钙离子的参与下,相邻的纤维蛋白发生快速共价交联,形成不溶的稳定纤维蛋白凝块。纤维蛋白与凝血酶有高亲和力,因此纤维蛋白生成后即能吸附凝血酶,这样不仅有助于局部凝血块的形成,而且可以避免凝血酶向循环中扩散。

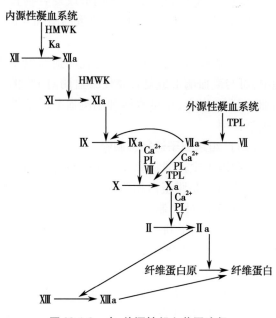

图 29-1-3　内、外源性凝血共同途径

(四) 凝血机制新概念

传统凝血概念认为,机体的凝血系统分为内源性和外源性凝血,内源性系统由Ⅻ因子始发激活Ⅺ因子,而外源性凝血由 TF 始发激活激活Ⅶ因子,最后共同激活 Ⅹ 因子,后者使凝血酶原转化为凝血酶,凝血酶又催化纤维蛋白酶原变成纤维蛋白完成凝血。

与传统的凝血概念,把凝血过程分成内源性

和外源性两类不同,新概念的凝血机制认为两者凝血过程是沿着同一个过程进行的,其中Ⅶ因子在凝血过程中起更为重要的作用。新概念凝血过程被认为分为三相:

1. 起始相

(1) 血管壁受损:血管内皮细胞黏膜下组织(TF)因子暴露。

(2) TF 因子和Ⅶa 或Ⅶ结合,后者可被激活为为Ⅶa。

(3) TF-Ⅶa 复合物激活Ⅸ、Ⅹ因子。

(4) Ⅹa 与Ⅴa 在细胞表面结合。

2. 扩增相

(1) Ⅹa-Ⅴa 复合物将少量凝血酶原转化为凝血酶。

(2) 小量凝血酶再进一步激活 Ⅴ、Ⅷ、Ⅺ因子,并局部激活血小板;Ⅺa 又将 Ⅸ 因子激活为Ⅸa。

(3) 激活的血小板结合Ⅴa、Ⅷa、Ⅸa。

3. 传播相

(1) Ⅷa/Ⅸa 复合物在激活的血小板表面激活Ⅹ。

(2) Ⅹa/Ⅴa 将大量的凝血酶原转化为凝血酶;

(3) 产生"凝血暴发"。

后者导致稳定纤维蛋白块的形成。

组织因子与Ⅶa 的相互作用是止血的必要条件,Ⅶa 激活Ⅹ"启动"凝血的酶促反应,Ⅶa 激活Ⅸ"放大"凝血的酶促反应。高剂量基因重组 rⅦa 结合于局部激活的血小板表面,可形成"凝血暴发",进而形成稳定凝血块,由此可见,Ⅶa 在新的凝血概念中所起的作用被提到了无以复加的地位,而Ⅻ、高分子量激肽原、缓激肽在新模式的凝血中不起作用,这些因子的缺乏并不增加出血。

三、生理性抗凝

综上所述,凝血过程是一个级联放大的瀑布效应,加之正反馈作用,可把最初生成的酶活性极大增强,把所有步骤加起来可增强 106 倍。如此高的激活速度会对机体构成危险,就是说,此过程一旦启动,整个血液就会凝固起来。此外,血凝可造成心肌梗死、脑血栓等严重疾病。因此,机体内的凝血作用必须保持适度。事实上,血浆及血管内皮等处存在多种抗凝物质,凝血过程中生成的纤维蛋白(抗凝血酶Ⅰ)即具有强烈吸附凝血酶的作用。

（一）细胞抗凝

正常的内皮细胞，即具有抗血栓功能。内皮完整时，细胞形成强阴离子湿性表面，同时分泌ADP酶、PGI_2或局部抗凝物质（蛋白C-蛋白S系统）等，减少血小板黏附和聚集。其次，网状内皮系统细胞可以清除进入血液循环的促凝物质。实验证明当给动物注射凝血酶时，若先给以墨汁封闭网状内皮系统则动物发生DIC，否则不发生DIC，说明网状内皮系统细胞具有"抗凝"作用。

（二）抗凝血酶Ⅲ

抗凝血酶Ⅲ，是一种分子量约58 000的糖蛋白，丝氨酸蛋白酶抑制物，能与具有蛋白酶作用的凝血因子（Ⅱa、Ⅸa、Ⅹa、Ⅺa、Ⅻa）以1:1分子比结合形成复合物，从而封闭酶的活性中心。它是血浆内生理性抑制物中最重要的抗凝物质，对凝血酶的抑制80%要靠它来实现。先天性AT-Ⅲ缺乏是发生静脉血栓与肺栓塞的常见原因之一。获得性AT-Ⅲ缺乏一般因合成障碍（如肝功受损）或消耗过度（DIC、脓毒血症、深静脉栓塞等）所致。肝素（heparin）能加速复合体的形成，使抗凝血酶的活性提高数百倍，是一种重要抗凝血物质。

（三）蛋白C系统

血浆中，还存在另一种抗凝血的蛋白质系统——蛋白C系统。该系统包括蛋白C（PC）、蛋白S（PS）、凝血酶调节蛋白TM、活化的蛋白C抑制物（APCI），PC和PS都具有依赖维生素K的抗凝蛋白，蛋白C系统在体液抗凝系统中发挥重要作用（图29-1-4）。

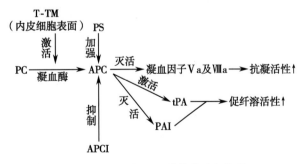

图29-1-4　蛋白C系统的激活和作用

1. 蛋白C　PC是一种维生素K依赖性蛋白，属丝氨酸蛋白酶，由肝脏合成，血浆含量2~6mg/L，由轻重两条肽链组成，中间有一个二硫键，其重链羧基端含PC的活性中心。PC在血浆中以无活性的酶原形式存在，凝血酶是其唯一的生理性活

化剂。凝血酶在内皮细胞表面与TM结合，形成凝血酶-凝血酶调节蛋白复合物，后者作用于PC重链，水解下一个12肽后，PC被激活为活化蛋白C（APC）。

2. 活化蛋白C　APC具有下列功能。

（1）灭活凝血因子Ⅴa和Ⅷa，降解凝血活酶的形成速度，产生抗凝作用。

（2）APC能刺激内皮细胞释放t-PA等纤溶酶原激活物，亦能灭活组织纤溶酶原活化抑制物（PAI），参与促纤溶作用。

（3）限制因子Ⅹa与血小板结合。先天性缺乏C蛋白者，往往在婴儿期即死于广泛的血栓。

3. 蛋白S　PS是APC抗凝的重要辅因子，以两种形式存在于血浆，游离PS（PS-F）和与补体相结合的PS（ps-C4bBp）。PS不是丝氨酸蛋白酶，可被凝血酶灭活，其作用：游离PS可作为APC的辅因子，使PC活性增加10多倍；ps-C4bBp可抑制补体系统的激活。

4. 活化的蛋白C抑制物　APCI是一种血浆脂蛋白，可与APC以1:1的比例形成复合物直接抑制APC活性，或灭活凝血酶、胰蛋白酶和Ⅹa等丝氨酸蛋白酶。

5. 凝血酶调节蛋白　TM存在与血管内皮细胞中，可与凝血酶形成复合物使凝血酶对PC的激活加速1000以上，也可直接抑制凝血酶的活性起到抗凝作用。

（四）组织因子途径抑制物

组织因子途径抑制物（tissue factor pathway inhibitor，TFPI），是脂蛋白相关的外源性凝血系统抑制物。TFPI通过抑制组织因子、因子Ⅶ、和因子Ⅹa，反馈抑制因子Ⅶ与组织因子复合物和从巨噬细胞和激活的白细胞中释放的蛋白酶等物质，从多位点抑制凝血级联反应，是组织因子（TF）凝血机制的主要拮抗物质。此外，还能抑制胰蛋白酶，对纤溶酶及糜蛋白酶也有轻微抑制，但不抑制凝血酶、活化蛋白C、t-PA等。

TFPI通过两条途径抑制外源性凝血系统：首先，TFPI结合在因子Ⅹa的活性位点，阻断因子Ⅹa的酶解活动，然后TFPI和因子Ⅹa复合物结合已经形成的组织因子和因子Ⅶ的复合物上，阻断了因子Ⅹa的进一步形成。

此外，TFPI是肝素类物质介导抗血栓作用的重要因子。低分子肝素和普通肝素都是通过释放血管内皮的组织因子途径抑制物引起了另一种独立于抗因子Ⅹa的抗凝作用。所以,释放TFPI对肝素药物动力学也有重要贡献。但已有研究中显示,静脉注射普通肝素可明显降低循环中的抗凝血酶Ⅲ,游离的和内皮结合的组织因子途径抑制物的水平,而在低分子肝素中却没有类似的表现。同样,另外一项研究表明,静脉注射普通肝素亦可以产生组织因子途径抑制物的抗原,该抗原在普通肝素注射的72小时内呈进行性减少,导致TFPI的浓度也随着减少,相反的低分子肝素则没有引起TFPI的浓度下降现象。这些研究可能预示了对释放组织因子途径抑制物的不同影响是低分子肝素优于普通肝素的有一个方面。

四、纤维蛋白溶解

血液凝固所产生的纤维蛋白可被血浆中纤维蛋白溶酶系统重新溶解,对于防止血栓形成和保持血流通畅具有重要意义。纤维蛋白溶解过程可分为两相,即纤维蛋白溶解酶原激活和纤维蛋白溶解。在凝血过程中也同时激活纤溶系统,使纤溶酶原活化成纤溶酶。纤溶酶能溶解纤维蛋白凝块(图29-1-5)。

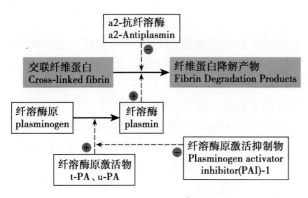

图 29-1-5　纤维蛋白溶解过程

血液中,纤维蛋白酶以纤溶酶原形式存在,只有在纤溶激活物作用下转变为纤溶酶才具有活性。纤溶激活物可分为组织激活物和血液激活物两大类。组织激活物(t-PA)主存在于组织细胞溶酶体中,以子宫、前列腺、甲状腺、肺、肾等含量较多。其中研究的最好的是肾中的尿激酶(urokinase),因其可少量出现在尿液中而得名。其对肾小管血栓的溶解具有重要作用。血液激活物主要来自静脉、微静脉的血管内皮细胞,在受到某些刺激(如剧烈运动、情绪紧张、创伤、休克等)时,可促使内皮细胞合成增多并释放入血。此外,由溶血性链球菌提取的一种蛋白质称为链激酶(streptoki-

nase),能与纤溶酶原形成复合物,后者具有纤溶激活物的性质。尿激酶和链激酶,目前已广泛应用于临床溶栓治疗。

纤溶过程可被多种机制激活,导致组织血浆纤溶酶原激活物释放和激活。纤溶激活物受凝血酶激活而释放,但补体、细胞因子和1-去氨基-8-D-精氨酸血管加压素也可刺激其释放。纤溶激活物均为蛋白水解酶,能水解纤溶酶原使之活化生成纤溶酶。纤溶酶本身亦可活化纤溶酶原,同时还可水解纤维蛋白原、因子Ⅴ、Ⅶ、Ⅸ和Ⅻ等,从而抑制凝血。纤溶酶原和t-PA也被认为可能导致血小板功能障碍。

纤溶酶原和纤溶酶可在血浆中以游离形式存在,当与纤维蛋白结合后,使纤维蛋白分解使凝血块融解,最终将纤维蛋白分解产物为A、B、C、D、E五种片段,称为纤维蛋白降解产物(fibrin degradation product,FDPs)。FDP的生理作用是:片断Ⅹ、Y可与纤维蛋白单体聚合,抑制多聚体的生成;片断D可直接抑制纤维蛋白单体的聚合;片断Y、E则可竞争抑制凝血酶。正常情况下,FDPs经肝、肾或网状内皮系统清除,血浆半衰期为9小时。若FDPs生成速度超出其正常清除速度,血中便会出现FDPs蓄积。高浓度的FDPs具有抗凝作用,干扰血小板的黏附、聚集,抑制凝血酶,并阻止纤维蛋白胶联形成。

在血流中,一般并无纤溶循环,因为机体组织和体液广泛存在纤溶抑制物。此类物质主要是纤溶酶原激活的抑制物,又称抗纤溶酶。正常血液中,抗纤溶酶活性是纤溶酶活性的2000倍。故在生理条件下,纤溶酶只能以纤溶酶原的形式存在于血流中,难以发挥作用。抗纤溶酶有两种:①慢作用的抗纤维酶,属α1抗胰蛋白酶,分子量为45 000,可与纤溶酶形成牢固的复合物。②快作用抗纤溶酶,属α2巨球蛋白,分子量80 000,是纤溶酶的竞争抑制剂。一旦纤溶酶原与纤维蛋白接触,首先与纤维蛋白凝块结合,在组织纤溶酶原激活物(t-PA)的作用下转化为纤溶酶。纤溶酶与纤维蛋白有特定的结合位点,该点也是纤溶酶与纤溶酶原抑制物——α2抗纤溶酶相互作用的位点。纤溶酶在纤维蛋白凝块内产生后,能躲避血液中抗纤溶酶的袭击,将纤维蛋白凝块从内向外溶解,直至纤溶酶重新接触血液,而遭α2抗纤溶酶灭活。抗纤溶酶在血液循环中可防止广泛的纤溶,使纤溶过程局限在纤维蛋白形成处。

因此可见,机体内血液凝固、抗凝、纤溶与抗纤溶是相互抑制、相互协调、共同维护血液系统的正常生理功能。

五、凝血过程小结

各种凝血组成部分之间的相互关系不是孤立的,存在复杂的相互作用关系。尽管有关凝血系统的架构与知识已经非常丰富,但仍存在不少分歧与争论。目前,凝血应该看作在血管损伤或畸形部位的活动。该活动由四部分组成,即开始、加速、控制和再通。随着内皮损伤,基底膜暴露或产生组织因子,激活整个凝血过程。血小板通过血小板结合位点的作用,或借助于 vWF 黏附于损伤部位。一旦激活,血小板迅速释放信号给其他血小板,使得其他血小板也发生黏附并开始加速过程。如果没有其他蛋白胶联过程,血小板血栓可维持约 10 分钟。蛋白凝血因子反应与血小板聚集同时发生。该反应系统如果不受到控制将激化扩展到整个血管系统。激活的血小板与其他内源性和外源性凝血反应产物释放凝血酶。凝血酶可刺激周围正常内皮细胞释放 t-PA 或激发这些细胞表面的蛋白 C/S 系统。蛋白 C 可拟制凝血酶、V 因子和Ⅷ因子。最终纤溶作用占据优势,凝血块被酶作用分解,血管再通。正常纤溶过程是一个相当长时间的过程,需要几小时到几天。

第二节　凝血监测

大量的实验室检测都能用于评价凝血级联反应功能的完整性,但相比于床旁检测(point of care,POC),后者能更快地得到测试结果。特别是在体外循环手术中,能够及时的获得凝血实验结果,对于诊断和治疗一些特异性凝血功能紊乱的疾病是有重要作用的。本节将着重介绍用于评价体外循环手术患者术中和术后的凝血状态时常用的 POC 检测方法。

一、激活全血凝固时间检测

体外循环期间使用肝素进行抗凝处理,由于存在肝素效价、肝素与抗凝血酶Ⅲ(AT-Ⅲ)的亲和力、个体差异、温度和给药方法等影响,为确保肝素的足够抗凝效果,必须常规进行监测。将血液加入惰性硅藻土或高岭土的试管中,可增加血浆接触活性,加速凝血过程。从血液注入标准硅藻土试管开始,至有血块出现即为激活全血凝固时间检测(ACT)。ACT 检测办法既方便在手术室内进行,又能较快获得结果,且与肝素的剂量呈线性关系,(但当 ACT>600 秒时即无线性关系)。测定 ACT 可了解内源性凝血通路,迅速反应肝素的抗凝效果和鱼精蛋白用量,简便易行,快速可靠,是目前评价抗凝效果的重要指标。ACT 受多种因素如血小板计数和功能、纤维蛋白原水平、低温、抑肽酶及鱼精蛋白过量、试剂的选择和血液稀释的影响。必须强调,aPTT 尽管对于小剂量肝素是一种良好的检测方法,但在体外循环中不适用。由于体外循环中肝素用量很大,aPTT 将大大超过其上限 150 秒。

1966 年,Hattersley 首先描述了 ACT,在有硅藻土催化剂的试管内加入一定量全血,在 37℃ 恒温下测量凝血块形成的时间,即为 ACT 时间。因为该测试由手工操作完成,所以导致了结果的差异性很高。1969 年,Hemochron 监测仪首先将 ACT 测量程序自动化,提高了测试的可重复性,并减少了不同中心对抗凝监测指标上的分歧。之后出现的另一个 ACT 自动化检测设备——HemoTec 仪,使用高岭土作为催化剂,它使用更少的血液标本,影响因素较少。使用高岭土测得的 ACT 比使用硅藻土的 Hemochron 监测仪所测得 ACT 稍短一些。

ACT 的单位是秒。血液中没有肝素时,正常 ACT 时间为 80~140 秒(图 29-2-1)。如果在手术开始前或刚刚开始时检测 ACT,ACT 值会轻度降低,由于凝血酶原和其他手术相关因子的释放,血液可处于高凝状态,所以 ACT 可轻度降低。体外

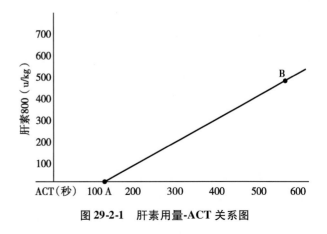

图 29-2-1　肝素用量-ACT 关系图

循环结束鱼精蛋白中和后,ACT 值应恢复基础值或低于基础值。如果基础值是在手术开始前采集,则 ACT 值应低于基础值,否则就要考虑凝血功能障碍。

二、全血肝素浓度监测

(一) 鱼精蛋白滴定法

鱼精蛋白滴定法,是利用肝素剂量和 ACT 的线性关系,通过鉴定反应试剂的浓度来测量肝素的浓度,其基本原理是一定量的鱼精蛋白可以中和一定量的肝素,即 1mg 鱼精蛋白中和 100U 肝素,在含不同浓度鱼精蛋白的试管加入肝素血样本,通过观察 ACT 判定肝素浓度,凝血时间越短代表肝素与其中和试剂的比例越合适。自动化的肝素浓度测定仪有 Hepcon 和 Hemochron RxDx,自动化技术的出现极大地简化了床旁肝素浓度的测定,使之成为临床肝素检测中仅次于 ACT 的第二大常用方法。

(二) 荧光分析法

荧光底物分析法,是将血样本加入含 AT-Ⅲ 的正常血浆中,再加入凝血酶原标准液,形成 AT-Ⅲ-肝素-凝血酶原复合物和剩余凝血酶原,则剩余凝血酶原的量与样本肝素含量成反比,再加入纤维蛋白原样物质,剩余凝血酶原会将其裂解形成荧光样物质,分析其荧光强度,与标准曲线比较即得肝素浓度。荧光底物分析法比较准确,结果不受其他抗凝剂、纤维蛋白原、AT-Ⅲ 和温度的影响,缺点是操作复杂,价格昂贵。

肝素浓度的检测虽不受患者自身条件及 CPB 期间各种条件的影响,但不能反映抗凝的效果,不能发现部分对肝素抗凝不敏感或耐药的患者。多数研究者认为在大多数情况下不需要做肝素浓度监测,但在低温和长时间的 CPB 转流期间建议将 ACT 和肝素浓度监测结合使用。

三、血栓弹力图

血栓弹力图(thrombelastogram,TEG),是血栓弹力仪描绘出的特殊图形。由德国医生 Hartert 在 1948 年发明,早期产品由于操作不便、费时,仅用作研究为主。60 年代开始进入美国市场,80 年代后,由于机型改善,使用较便利,开始大量进入临床使用。TEG 可以实时监测凝血形成的时间、速率、凝血形成的硬度、稳定性以及纤溶过程中血液性状的改变。TEG 提供的整个凝血过程的资料能简化凝血功能障碍的诊断,发现许多凝血方面的问题,包括肝素治疗、凝血因子缺乏、血小板功能紊乱和纤维蛋白溶解,帮助医师快速有效地进行凝血异常的处理。

(一) 血栓弹力图组成

TEG 的主要部件包括,自动调节恒温(37℃)的不锈钢盛血杯、插入杯中的不锈钢的小圆柱体及可连接圆柱体的传感器。盛血杯安置在能以 4°45′角度来回转动的反应池上,杯壁与圆柱体中间放置血液。当血液标本呈液态时,杯的来回转动不能带动圆柱体,通过传感器反映到描图纸上的信号是一条直线,当血液开始凝固时,杯与圆柱体之间因纤维蛋白黏附性而产生阻力,杯的转动带动圆柱体同时运动,随着纤维蛋白的增加阻力也不断增大,杯带动圆柱体的运动也随之变化,此信号通过传感器描绘到描图纸上形成特有的血栓弹力图(图 29-2-2)。

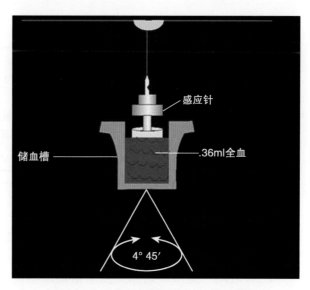

图 29-2-2　血栓弹力图(TEG)原理示意图

感应针

储血槽 　.36ml全血

4° 45′

(二) 血栓弹力图测量参数

TEG 描图中有四个重要的测量参数(图 29-2-3),分别是 R 时间、K 时间、α 角和 MA(最大振幅)(图 29-2-4)。

1. R 时间　是血样放在 TEG 分析以内到第一块纤维蛋白凝块形成之间的一段潜伏期,正常 6 ~ 8 分钟。R 时间因使用抗凝剂或凝血因子缺乏而延长,因血液呈高凝状态而缩短。

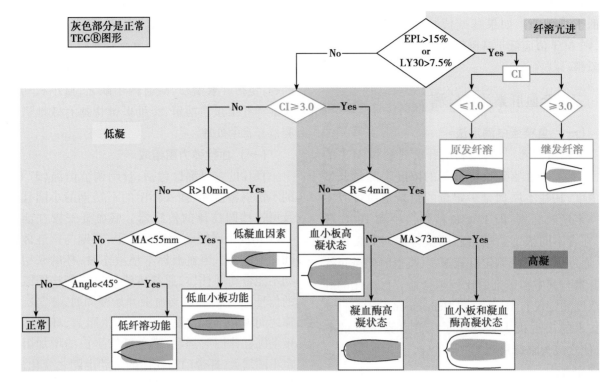

图 29-2-3 血栓弹力图的解读

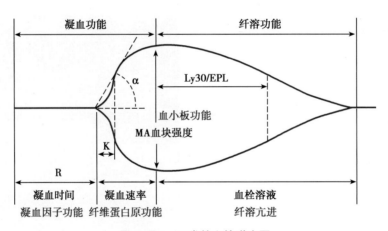

图 29-2-4 正常的血栓弹力图

2. K 时间 是从 R 时间终点至描记图幅度达 20mm 所需的时间,是评估凝血块强度达到某一水平的速率,影响血小板功能及纤维蛋白原的抗凝剂能延长 K 时间。R+K 正常值为 10～12 分钟。

3. α 角度 是从凝块形成点至描记图最大曲线弧度切线与水平线的夹角,正常为 50°～60°;α 角与 K 时间密切相关,影响因素均为 Fg 和 PLT;α 角不受极其低凝状态的影响,较 K 时间更全面。

4. 最大幅度 MA MA 反映了正在形成的凝血块的最大强度和硬度及凝血块形成的稳定性;主要受纤维蛋白原和血小板的影响,血小板影响比纤维蛋白原大。

四、Sonoclot 标记曲线图

(一) Sonoclot 分析仪的原理

与血栓弹力图类似,Sonoclot 凝血及血小板功能分析仪可以提供血液样本体外止血过程的全部资料,其检测参数可以反映凝血系统激活、纤维蛋白凝胶形成、血块收缩及纤维蛋白溶解的相关信息。其工作原理为：与超声传感器相连的一次性塑料探针在新鲜未抗凝的血液标本（0.36ml）中以 200Hz 的频率上下振动，所遇到的阻力被记录下来，转化为模拟电信号，以凝血信号（clot signal）的方式由电脑或打印机显示出来。其实质是对血液标本整个凝固过程中黏弹性变化进行实时测算。

（二）检测参数包括

ACT，即血液标本保持液态的时间，主要反映内源性凝血系统的状况，正常值为 85～145 秒；凝血速率（CR），是曲线上升的第一个斜率，反映纤维蛋白形成的速率，间接反映纤维蛋白原的水平，正常值为 15～45 clot signal/min。凝血块形成后，在血小板及纤维蛋白的共同作用下发生收缩，随着凝血块强度变大，Sonoclot 标记曲线上升，并逐渐达到顶峰，随着凝血收缩的进行，凝血块会从探针的表面拉开，使 Sonoclot 标记曲线下降。凝血信号曲线达到高峰的时间（TP），该高峰由纤维蛋白与血小板相互作用而成，可反映纤维蛋白原水平及血小板的量及功能，正常值<30 分钟；最大凝血标记值（MCS）代表探针遇到的最大阻力值，其高度反映凝血收

缩的强度，正常值 70～90 clot signal；血小板功能（PF），由与分析仪相连的 Signature viewer 电脑软件依据血液标本结束液态阶段（纤维蛋白多聚体形成）后凝血收缩的强度及速度（凝血收缩过程中 sonoclot 曲线各点的微积分值）计算出的相对值。血小板的功能除了 PF 外，还可由 TP、MCS 反映。正常 Sonoclot 曲线（图 29-2-5）通常可见两个明显的高峰，第一个高峰反映了纤维蛋白原转变成纤维蛋白，其上升支越陡（CR 值大），说明纤维蛋白原的浓度越高，其转变成纤维蛋白的速度越快；第一个高峰之后的曲线下降至第二个高峰形成及其后的下降支是纤维蛋白与血小板产生相互作用，凝血块发生收缩的结果；第二个高峰越高、越陡，说明凝血收缩越强烈，纤维蛋白原的浓度越大，血小板参与凝血的综合体现（反映血小板的量、功能及其与纤维蛋白相互作用的情况）越好。可见，Sonoclot 分析仪不但可反映凝血因子的状况，而且也可反映血小板的数量及功能。Sonoclot 标记曲线图同 TEG 参数有很好的相关性，对许多凝血功能紊乱可以提供足够的筛选，但不能提供具体凝血因子的异常，对纤维蛋白的溶解诊断较 TEG 困难。

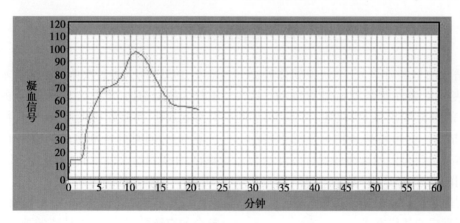

图 29-2-5　正常 Sonoclot 标记曲线

（三）血栓弹力图与 SONOCLOT 的区别

在缓慢运动的血液中，高频率的振动会损坏血小板。因此它的生理学刺激因素于 TEG 低切应力完全不同。黏性亦会因使用液体、晶体或是利尿剂等作用下而发生显著的改变，同时在不影响凝血块机制的情况下而 Sonoclot 的检测结果也会

发生显著的变化。如果在影响凝血机制的情况下，尽管会减少黏性黏性值，但同时也可能导致高凝状态。因此 Sonoclot 的使用者都感到难以解释其曲线改变及衰减的真实意义。此外，近年来的出版物均认为在常规使用中 Sonoclot 缺乏准确和精确度（表 29-2-1）。

表 29-2-1　血栓弹力图（TEG）与 SONOCLOT 对比表

序号	项目	TEG	SONOCLOT
1	发明时间	40 年代（德国）	70 年代
2	检测项目	凝血全过程 级联反应-血块形成-纤溶	ACT^+血小板功能
3	原理	被动式	主动式
4	系统性能	完善、稳定	一般
5	使用寿命	10 年	5 年
6	检测通道	双通道	单通道
7	软件诊断功能	自动化分析结果	无，人工写报告
8	凝血参数	20 个	4 个
9	凝血综合指数	有	无
10	纤溶指数	有	无
11	准确性	准确	较差
12	重复性	良好	无
13	低分子肝素检测	有	无
14	国内外文献评价	好	差
15	图形分析	直观、易懂	难于理解
16	运行时间	24 小时	10～12 小时
17	远程网络管理	有	无
18	类似品牌	无	品牌众多

第三节　体外循环期间的抗凝药物

在体外循环的早期阶段，已经认识到体外循环管道人工表面可强烈刺激凝血过程启动。因此，体外循环的抗凝要求就是：快速、可靠、可监测，可被快速拮抗。而可被快速拮抗是最重要的要求。目前体外循环采用的普通肝素抗凝方法与心脏外科早期的探索实践是一致的。虽然肝素化会带来一系列问题，但 40 余年来的研究和药物实验并没有找到理想的替代方法。

一、肝素

1916 年，Mclean 在肝组织匀浆中发现肝素具有抗凝作用，后经不断提纯及动物实验于 1935 年肝素试用于血栓性疾病的试验性治疗，那时已经清楚认识到肝素可以防止血形成和扩大，而且其还有轻度的溶解血栓的作用。1939 年，Gibbon 报道肝素可用于动物的心肺转流。在这些研究的基础上，1953 年，人类首次体外循环手术选择使用肝素作为抗凝药物，至今已有 60 多年的历史。肝素具有起效快、抗凝作用确切、能用鱼精蛋白快速拮抗等特点，同时肝素剂量的功效具有高度的个体差异，并受到体外循环手术中许多因素的影响。

（一）肝素的药理学

肝素首先是从肝组织中发现而得名，是一种复合的直链黏多糖，由多种硫酸葡萄糖结合而成，其分子结构中有大量硫原子，硫原子通过氧原子、氨基、乙酰氨基或甲基与己糖相连，因此它是组织内最强的大分子酸性物质，带有大量的负电荷，吸引带正电荷的分子。肝素在体内外均有抗凝血作用，天然存在于肥大细胞内，现在主要从猪小肠黏膜和牛肺脏中提取。从动物组织中提取的肝素复合物包括了各种长度的肝素分子，分子量在 3000～40 000D 之间，平均分子量为 15 000D。肝素具有抗凝血,抑制血小板,增加血管壁的通透性,作用于补休系统的多个环节的药理作用。这里主要讨论肝素的抗凝作用。

肝素的抗凝血作用,是通过独特的消旋多糖序列形成活性结合位点将肝素与抗凝血酶Ⅲ(AT-Ⅲ)结合,增强抗 AT-Ⅲ 的活性而产生抗凝作用(图 29-3-1)。肝素与 AT-Ⅲ 的赖氨酸残基

结合后改变了 AT-Ⅲ 的结构,使肝素-AT-Ⅲ 复合物更易与凝血酶结合,从而增强 AT-Ⅲ 与凝血酶的亲和作用,加速凝血酶的灭活,达到抗凝的作用。肝素可以使 AT-Ⅲ 的活性提高 1000 倍以上。同时,也能使其他含有丝氨酸蛋白酶的凝血因子,如Ⅹa、Ⅸa、Ⅺa、Ⅻa 及激肽释放酶的灭活而达到抗凝作用。

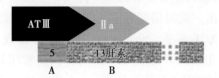
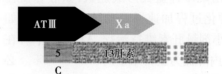

肝素通过ATⅢ抑制Ⅱa和Ⅹa示意图

图 29-3-1　肝素的抗凝血作用
A. 5 个单位的氨基戊糖残基——肝素与 ATⅢ 结合的唯一功能位点;B. 肝素的糖基侧链至少 13 个糖单位同时与Ⅱa 结合才能起效;C. 仅需要 5 个糖单位与 ATⅢ 结合即可抑制Ⅹa

临床上,使用的肝素多从猪小肠黏膜和牛肺中提取,到底牛肺或猪黏膜提取的肝素哪种更有利于体外循环还存在争论。猪黏膜肝素(肝素钠)一般分子量较小,因此从单位容量角度抗凝效果更好。并且与牛肺肝素(肝素钙)相比,猪黏膜肝素对Ⅹa 因子抑制较强。但缺点是,较小的分子量使得鱼精蛋白中和效果较差。有研究显示,比较两种肝素抗凝效果,应用猪黏膜肝素术后出血(胸管引流量)更多。然而从临床角度讲,两种肝素都可以有效抗凝,其差异没有临床显著性。只是牛肺肝素价格较高,且更容易诱发肝素诱导性血小板减少综合征(HIT),所以一般多采用猪黏膜肝素。

肝素分子量不同,活力也不一样,只有较大与较小分子量的肝素具有抗凝活性,所以普通肝素仅有约 1/3 的分子具有消旋多糖序列而具有抗凝活性。其余部分则与血管内皮细胞、其他血浆蛋白结合,或被巨噬细胞吞噬。由于不同个体与血浆蛋白结合的差异很大,所以,普通肝素在不同患者体内的代谢情况相差悬殊,而且它的代谢与剂量相关性差,给药剂量不同,半衰期不恒定且难以掌控。所以抗凝活性不易预测,必须通过实时监测来监视抗凝程度。而低分子肝素半衰期为普通肝素的 4 倍,与血浆蛋白结合力低,生物利用度高,抗凝活性容易预测,通常不需监测。普通肝素抑制凝血酶至少需要 18 个糖单位长度的肝素,它同

时与和凝血酶结合起作用;而抑制凝血因子Ⅹa 仅需由含 5 个糖单位的肝素消旋多糖序列单纯与抗凝血酶结合即可起效。因此,短链的肝素分子如低分子量的肝素制剂仅对因子Ⅹa 有效,而对凝血酶无效;而大分子量或普通肝素对 AT-Ⅲ 和凝血酶均有效。另外,随着肝素分子量的减小,鱼精蛋白的对抗作用逐渐下降,因此低分子肝素不符合体外循环对于全身抗凝药物的要求。

肝素辅酶Ⅱ也能抑制凝血酶的活性,它不依赖 AT-Ⅲ 使凝血酶失活,但这一反应更慢,需要的肝素浓度为 0.1～0.4U/ml,而 CPB 使用的肝素浓度远高于此浓度,因此,这一抗凝机制也是 CPB 使用肝素抗凝的常规机制,并且对 AT-Ⅲ 缺乏的患者具有特别重要的意义。

肝素的清除率取决于初始剂量、肝素的来源(牛或猪)、温度及患者年龄等。肝素的半衰期是剂量依赖型的,成人半衰期平均为 90 分钟(60～120 分钟),极小剂量的肝素抗凝效果很微弱甚致无效,提示可能很快被机体清除,这可能是肝素与内皮细胞结合的结果。而在 CPB 时肝素用量较大,Olsson 等研究发现 400U/kg 的肝素半衰期为(126±24)分钟,1/4 剂量和 1/2 剂量的半衰期分别为(61±9)分钟和(93±6)分钟。Bull 等发现,低温可延迟肝素的清除,但不会导致 ACT 延长。肝素清除的主要机制虽尚不明确,但网状内皮系统和肾脏两者均可能与肝素的清除有关,严重肾功能

损害可延长肝素的作用时间。

AT-Ⅲ由肝脏产生，在循环中的浓度决定于生成量、血液稀释程度与清除能力。由于AT-Ⅲ缺乏储备，如果肝功能不全，或某种原因肝血流减少，AT-Ⅲ水平可降低。AT-Ⅲ水平正常的80%~100%均在正常活性范围内。先天性AT-Ⅲ缺乏确实存在，其活性只有正常的40%~70%。活性在该范围内可出现多种血栓形成症状，如静脉血栓形成，粥样硬化过程加速以及动脉血栓形成。如果连续静脉小剂量肝素维持治疗，AT-Ⅲ水平可在24~48小时内降低为正常水平的60%~70%。必须注意，此时是因为AT-Ⅲ-肝素-凝血酶复合物导致AT-Ⅲ降低。体外循环中，患者AT-Ⅲ水平低于正常60%~70%可能抗凝困难。如果肝素弹丸注射后抗凝效果不佳，首先应考虑AT-Ⅲ缺乏，可应补充AT-Ⅲ浓缩制剂或新鲜冰冻血浆等。新鲜冰冻血浆中每毫升含1个单位的AT-Ⅲ。如果AT-Ⅲ缺乏轻、中度(60%~70%)，需要将其活性提高到80%~90%。需要的新鲜冰冻血浆的量可很容易算出。在大多数情况下，2~3个单位新鲜冰冻血浆足够用于补充AT-Ⅲ。但新鲜冰冻血浆融化与传递需要时间，在紧急情况下，全血与浓缩红细胞也可以补充AT-Ⅲ，但其含量均较低。AT-Ⅲ浓缩制剂应用方便，对血流动力学影响小，但目前价格昂贵，只在必要时用。

（二）肝素的使用剂量与ACT目标时间

体外循环手术使用肝素作为抗凝药物最初的二十余年间，由于缺乏有效安全的监测手段，肝素的使用仅仅依靠经验性给药，这种方法由于个体差异，CPB期间患者低温、血液稀释、肝素抵抗、年龄大小诸多因素的影响，存在一定的缺陷和不足。激活全血凝固时间(ACT)检测出现后，基于ACT的监测，许多学者对使用肝素后理想的ACT目标时间进行了大量研究。

CPB时，肝素不足可导致循环管路血栓的形成，而大剂量肝素的使用可能导致纤溶和血小板的活化，凝血出现异常。Bull经验中总结出ACT>300秒，体外循环回路中不会形成血栓。但ACT<180秒可以危及生命。当ACT介于180~300秒应当高度警惕。目前没有ACT>300秒出现凝血的报道。有研究显示，ACT>600秒或者肝素浓度大于4U/ml增加术后出血，肝素过量还可导致血小板功能障碍，高肝素浓度会出现术后肝素反弹而需要鱼精蛋白的中和。Metz和Keats评价了300U/kg

肝素剂量的193例CPB患者ACT监测的应用价值。其中，51例ACT<300秒时CPB管路中未见凝血块形成，并且低ACT与术后出血无关。

儿童由于代谢率高，凝血酶原和抗凝血酶的水平较低，再加之儿童大分布的容积，消耗量增加及药物半衰期短等因素，肝素半衰期短于成人水平，要达到与成人相同的抗凝效果用量显著高于成人，这种差异在新生儿及3岁以下年龄组更为突出。此时需要较高的肝素剂量，才能达到安全的ACT水平。Shangevitz和Okelly发现，4.5岁以下儿童ACT达到480秒的首例肝素用量范围250~1000U/kg，甚至还多。4.5岁到成年患者的肝素用量仅(334±69)U/kg。Jobes等报告称，儿童患者应用肝素剂量比较大，如新生儿，肝素剂量反应范围在ACT 80~350秒/(U·ml)；3岁以后，肝素反应降到成人水平，即平均80秒/(U·ml)。

体外循环应用肝素应从通畅的中心静脉导管注入，原因如下：①外周静脉通路可能打折或脱落；②患者心脏低排时外周血流相对缓慢；③肝素在体内的快速分布是非常重要的。如果通过外周给药，在紧急情况下患者可能抗凝不足。

临床使用中多数在不进行肝素浓度监测的情况下可采用以下原则使用肝素：①静脉注射肝素300U/kg；②2~5分钟后采集动脉血测量ACT；③追加肝素使开始CPB前的ACT维持于400秒以上，保持常温下CPB时ACT超过400秒，24~30℃低温ACT超过480秒；④CPB期间每30分钟监测ACT，如果患者出现肝素抵抗则需要缩短ACT监测间隔时间；⑤预充液应以3U/ml的肝素量预充管路(1500ml预充液应追加4500U肝素)⑥如果ACT低于期望值，按照1/5~1/3的初始量追加肝素，就能将ACT延长至足够时间而不需要计算。

（三）肝素抵抗

为维持CPB管路足够安全的抗凝，需要使用比平常更大剂量的肝素，称为肝素抵抗，常见的原因有家族性AT-Ⅲ减少、持续肝素治疗、严重的血栓栓塞症(血小板计数超过700×10⁹/ml)、脓素血症以及嗜酸性粒细胞增多症等，其主要机制为AT-Ⅲ水平低下或活性不足而无法发挥抗凝作用，其次可能与血小板聚集导致PF₄的释放，而PF₄拮抗肝素有关。

在大多数情况下，增加肝素剂量后可以解决肝素抵抗，但以大剂量的肝素来处理肝素抵抗应当谨慎，因为大剂量肝素可能导致纤溶、血小板功能障碍和肝素反弹进而导致出血。如果肝素用量超过 700U/kg，而 ACT 仍<400 秒时应输注 FFP 或 AT-Ⅲ浓缩物，补充患者体内 AT-Ⅲ，这样可尽量减少输血风险。有条件的医院可术前检测体内 AT-Ⅲ水平。而目前商品化浓缩 AT-Ⅲ也已上市，尽管价格较贵，但可降低输血风险。因此，AT-Ⅲ制剂是治疗 AT-Ⅲ缺乏引起的肝素抵抗的理论首选药物。使用 AT-Ⅲ制剂虽然风险小，不需要 FFP 溶解过程，但是费用昂贵。而人工重组 AT-Ⅲ的研究正在研究中。

（四）肝素诱导性血小板减少综合征

肝素诱导性血小板减少综合征（heparin-induced thrombocytopenia，HIT）（血小板计数<100 000/mm^3）常在输入肝素 3 天后，平均 9 天左右发生。发生率在使用牛肺肝素约为 5.5%，而猪肠黏膜肝素约为 1%，同一药厂生产的不同批次的肝素引起 HIT 的发生率也不尽相同。严重的 HIT 可导致血管内血栓形成，发生率在 HIT 患者中可有 20%，一旦出现可导致严重的神经系统并发症。治疗严重 HIT 患者可能甚至需要截肢，死亡率国外报道可达 35%。

根据临床使用肝素治疗后，诱发的血小板减少症的临床表现将其分两型：Ⅰ型主要表现为血小板轻度降低，主要原因是肝素导致的血小板凝集，又称暂时性血小板减少，大多发生在肝素开始治疗后，血小板立即减少，但是一般不低于 50×10^9/L，可能与肝素对血小板的诱导凝集有关，导致血小板发生暂时性的聚集和血小板黏附性升高，血小板在血管内被阻留，从而发生短暂性血小板减少；Ⅱ型：此型更为严重，较Ⅰ型少见，主要表现为血栓形成和血小板急剧减少。通常在肝素使用 5 天后发生，主要原因为免疫介导。开始时，肝素与血小板膜蛋白结合，而抗肝素 IgG 又与肝素结合。抗体与血小板 GPⅡb/Ⅲa 结合位点相互作用，导致血小板激活。现已发现免疫球蛋白的 FC 段与肝素和血小板表面的血小板因子 4（PF$_4$）结合部相连，因此肝素 PF$_4$复合体有强免疫原性，可结合于血小板表面或与内皮细胞结合，再与抗体结合后被活化。而免疫介导的内皮损伤和补体结合为血小板黏附聚集形成凝块提供条件，因此临床上除血小板减少外（可低于 50×10^9/L，未见低于 10×10^9/L）可伴有血栓形成和弥散性心管内凝血，出血症状少见。

Ⅱ型 HIT 的诊断方法，有肝素诱导组胺释放、肝素诱导血小板活化测定以及特异性酶联免疫吸附试验测定 IgM 和 IgG 对使用肝素的反应，但是这种方法特异性低，在很多接受肝素治疗患者中存在这种抗体，并不出现血小板减少症或血栓形成，所以在准备采取替换肝素治疗前推荐做血小板功能试验加以证实。

关于 HIT 的注意事项：①Ⅰ型 HIT 患者可以安全接受肝素治疗。②HIT 通常发生于应用肝素后 5～10 天，对于首次或再次接受肝素治疗的患者均如此。③对于长期接受血液透析或肝素治疗的患者，术后 5～10 天可能发生 HIT。④对于最近 90 天（尤其是 30 天）内接受过肝素治疗的患者，其体内永久性存在抗血小板因子 4（PF$_4$）-肝素抗体，其再次暴露于肝素后会突发 HIT（快速发作型 HIT），这类患者在接受肝素推注后 30 分钟内会出现过敏样反应。⑤抗体（中位存在 50～85 天）一旦消失，抗体再生成至少需要 5 天。⑥某些患者停用肝素后会发生 HIT 或出现 HIT 加重（迟发型 HIT）。⑦术后如果需抗凝，应选择其他抗凝剂如直接给予凝血酶抑制剂。患者若处于Ⅱ型 HIT 活动期，就必须选择其他肝素替代药物或者肝素和一种强效血小板抑制剂联合使用。已有肝素和替洛非班成功合用的报道；水蛭素和比伐卢定对 HIT 患者也有特定价值，它们为直接凝血酶抑制剂，不需要辅因子，能够抑制与凝血块结合的凝血酶而不被 PF$_4$中和。

二、普通肝素的替代药物

目前，普通肝素的替代药物主要以直接凝血酶抑制剂为主。

（一）水蛭素及其同源物

天然水蛭素是从水蛭唾液腺中分离出的一种凝血抑制剂。现在水蛭素可以通过基因重组技术获得，它是一种多肽，分子量约为 7000D。水蛭素是一种强力凝血酶抑制剂，直接抑制凝血酶。其抗凝作用不需要辅助因子参与，也不依赖 AT-Ⅲ，能抑制与凝血块结合的凝血酶。水蛭素应具有比肝素抗凝更加优越的特点，即可以抑制血小板的活化，但水蛭素没有药物可以拮抗。

（二）比伐卢定

比伐卢定是一种合成的水蛭素样多肽，是双价的凝血酶抑制剂，比水蛭素更加安全有效，比伐卢定可以较大剂量使用。它不依赖任何器官代谢,比伐卢定已成功用于心脏外科手术。

(三) 阿加曲班

阿加曲班是一种合成的精氨酸衍生物,分子量为527D,阿加曲班能抑制循环的和与纤维蛋白结合的凝血酶,血浆半衰期为40分钟,经肝脏代谢后由胆计排泄,因此适用于肾功能不全患者。使用剂量:首剂为 0.1~0.2mg/kg,然后以 5~10μg/(kg·h)的速度维持,调节速度保持 aPTT 为正常的 1.5~3.0 倍,也可以采用 ACT 监测,维持 ACT 300~400 秒。阿加曲班已获得许可用于 HIT 患者的抗凝。研究发现阿加曲班与肝素的疗效相当,但出血的并发症更少。

第四节 抗凝治疗的拮抗

体外循环结束时,为减少术后出血必须对患者体内的肝素进行拮抗,在这一过程中鱼精蛋白发挥着重大作用,本节主要讲述鱼精蛋白的药理作用、临床应用、不良反应及其替代物。

一、鱼精蛋白

(一) 药理作用

鱼精蛋白存在于鱼类成熟的精子细胞核中,是由多种不同分子组成的多价阳离子多肽,作为与 DNA 结合的核精蛋白形式存在,它的氨基酸组分中有67%是精氨酸,是一种强碱性、强正电荷物质,其分子量为4500D。该物质见于所有动物物种,但目前只能从鲑鱼精子中提取,尚不能人工合成。

肝素的多价阴离子巯基和羟基簇可与强碱性的鱼精蛋白的阳离子基团以离子键按1:1的比例结合,将肝素与 AT-Ⅲ 的结合中分离出来形成稳定而不具活性的混合物,从而达到拮抗肝素的抗凝作用。这种结合作用迅速,鱼精蛋白静脉给药5分钟即可发挥拮抗肝素的作用。

鱼精蛋白除具有拮抗肝素的作用外,单独作用还具有轻微抗凝作用,其抗凝作用可能与抑制血小板的聚集有关。有文献报道,当鱼精蛋白剂量达到中和残余肝素剂量的3倍时,其抗凝作用即变得明显。未分馏的鱼精蛋白是一种相对不纯的物质,具有较多的鱼类蛋白质,对于鱼过敏的患者可能产生过敏反应。

(二) 临床应用

鱼精蛋白对肝素的拮抗作用存在个体差异,药物制剂不同其效能也有变化,如何计算鱼精蛋白的使用剂量及根据什么监测其拮抗效果,是临床使用鱼精蛋白的首要问题,因为鱼精蛋白剂量的不足和过量在 CPB 期间均会引起术后出血,和鱼精蛋白抗凝或其他不良反应。

Hurt 等提出有关计算鱼精蛋白剂量存在的几个关键问题:体内拮抗肝素的鱼精蛋白剂量和体外试验并不相同;肝素和鱼精蛋白制剂的效能变化大;肝素持续地代谢和排出,所以随着时间的延长鱼精蛋白的剂量应减少。而且在 CPB 期间和 CPB 以后应利用测定 ACT 来评价患者的抗凝程度。由于鱼精蛋白还具有抑制凝血及血小板的功能,所以应避免使用超出中和肝素所需剂量的鱼精蛋白。

1. 临床常用的鱼精蛋白剂量计算方法

(1) 固定的鱼精蛋白用量计算:此方法是按照肝素和鱼精蛋白的比例计算出鱼精蛋白的用药剂量,即每125U 肝素给予 1.0~1.3mg 鱼精蛋白。在离体状态下,0.3mg 鱼精蛋白可中和100U 普通肝素,但离体状态下,不存在其他类型蛋白与脂肪,以及可结合鱼精蛋白的其他位点的影响,所以实际上,1mg 鱼精蛋白方可中和125U 肝素。而每125U 肝素再加 0.3mg 鱼精蛋白可减少肝素反跳的可能。这就是临床常用1.3 比率的由来。这种传统固定药的方法简便易操作,但忽视了肝脏和肾脏对肝素和肝素——AT-Ⅲ 复合物的清除作用,可能导致实际上的鱼精蛋白过量,而出现不良反应,应引起重视。

(2) 肝素-ACT 量效曲线和鱼精蛋白滴定:首先以肝素计量和 ACT 时间分别为纵坐标和横坐标建立坐标轴,利用肝素-ACT 量效曲线计算鱼精蛋白需要量。这种方法既可以手工计算也可利用自动分析仪计算。肝素-鱼精蛋白滴定自动分析系统,如美敦力 Hepcon-HMS 系统可估算循环中肝素活性和推荐的鱼精蛋白用量。一组检测试管预先装有不同浓度的鱼精蛋白,激活剂都采用高岭土,对同一份血标本同时进行 ACT 检测。在这组试管中形成纤维蛋白时间最短的提示其鱼精蛋白浓度与循环中肝素水平最匹配;如多个试管同时发生凝集,则鱼精蛋白浓度最低的浓度水平为最佳鱼精蛋白剂量。根据患者的身高与体重,自动分析系统可计算循环血容量和每毫升内肝素的活性,从而计算出推荐鱼精蛋白剂量。无论采用人工或自动分析计数进行肝素-鱼精蛋白反应滴定的目的,是避免常规采用的固定肝素-鱼精蛋白比率临床应用可能带来的鱼精蛋白过量的问题,从而减少术后出血与降低输血的量与风险。

此方法除简便快捷外,得出的鱼精蛋白的剂量较固定方案更准确,而且可以减少全血、血小板、血浆的输入。不足之处在于 ACT 的测定可能受很多因素干扰。

2. 鱼精蛋白的不良反应 鱼精蛋白在临床运用中,由于多种原因患者会出血低血压,心动过缓,过敏反应甚至产生严重的被称为灾难性肺血管收缩综合征等反应。部分患者使用后还会出现肝素反跳出血。

3. 鱼精蛋白不良反应 分类 Horrow 等曾经将机体对鱼精蛋白的反应分为Ⅰ、Ⅱ、Ⅲ三种类型。现在将这三种反应根据发生机制归类为组胺反应(Ⅰ型反应)、过敏反应(Ⅱ型反应)和血栓素反应(Ⅲ型反应)。

(1)药理性组胺释放:鱼精蛋白为具有多价阳离子的大分子,与其他这种类型的大分子相同,应用于机体内都可能造成血流动力学的不稳定。其他多价阳离子大分子药物的典型代表有万古霉素、箭毒与吗啡等。这类药物如果输注过快或剂量很大,均可能造成组胺释放的一系列反应:面部充血、血压降低,甚至支气管痉挛等。这些组胺反应并不一定需要同时有肝素的存在,与鱼精蛋白-肝素复合物无关,鱼精蛋白本身即可造成血管扩张。鱼精蛋白如果输注速度>2.5mg/s 可引起明显的低血压反应。有文献认为,与通过中心静脉插管相比,将鱼精蛋白注入体循环动脉系统,如通过左房管或直接注入主动脉,可减少组胺的释放。这种观点认为肺血管床富含肥大细胞,至少部分组胺的来源是肺。但也有不同意见,认为这种方法并不减少组胺释放,而且从体循环动脉系统直接注射鱼精蛋白可能造成心肌抑制。而鱼精蛋白造成心肌抑制的观点也未获得认可,因为组胺对血流动力学的影响如改变血流分布、减少冠脉血流和改变心脏前负荷也都造成心肌抑制。所以应注意不是在停止体外循环后出现的血流动力学不稳定都是鱼精蛋白造成的。

(2)真正鱼精蛋白过敏反应:鱼精蛋白反应的第二种类型被认为是与免疫系统有关,是由抗鱼精蛋白的 IgE 抗体介导产生的过敏反应,不需要鱼精蛋白-肝素复合体的存在,此类过敏反应并不常见(多数研究显示低于3%)。这种 IgE 反应多

见于原来接触过鱼精蛋白的患者,如以往接受过心脏手术的患者或术前接受心导管检查的患者。接受外科手术的间隔时间不长,机体内还没有足够的 IgE 产生,一般不发生过敏反应。但如果间隔时间比较长,则可能性增高。糖尿病患者接受胰岛素治疗,无论是 NPH 胰岛素还是鱼精蛋白-锌胰岛素,约50%患者接受心脏手术时可发生鱼精蛋白反应。而非糖尿病患者鱼精蛋白反应也可能由 IgG 引起。在临床工作中,哪种抗体类型导致的反应并不重要。一般来讲,IgE 反应多表现为低血压、面部充血和血管渗出。IgG 等主要引起肺血管反应。这些反应与组胺反应非常相似。治疗原则包括迅速停止鱼精蛋白输注,迅速采用支持手段。抗组胺药物此时应用虽然无害但由于肥大细胞已经被广泛激活和脱颗粒所以作用不大。大剂量皮质激素此时作用也不大,但也不排除应用的必要。应用肾上腺素作为抗过敏措施一般有效,但可能对随后的血流动力学产生影响。

(3)类过敏反应:鱼精蛋白的类过敏反应,即肺血管反应,可能是过敏反应的延续,过敏介质是通过组胺,血栓素或其他血管活性物质的继发释放激活补体来介导的。血小板受到肝素-鱼精蛋白复合物的作用而释放血栓素可导致支气管痉挛,该现象在动物模型上已经获得广泛证实。血栓素 A_2 由血小板释放后,其产物为血栓素 B_2。血栓素 B_2 具有较长的半衰期,在大部分研究中,其浓度变化与肺血管阻力升高程度和血流动力学变化直接相关。在动物实验中,鱼精蛋白对血流动力学的影响和血栓素 B_2 的释放可用预先使用血栓素释放抑制剂,如消炎痛或其他非甾体抗炎药物来抑制。即使在开始输注鱼精蛋白和肺血管阻力开始升高后应用此类药物仍然有效。尽管一般认为血小板是血栓素的主要来源,但其他炎性细胞也可导致血栓素释放。临床表现以肺血管,支气管收缩为主要表现,尤其术前有肺动脉高压者更加明显,轻者呼吸道阻力增加,重者导致肺动脉高压和右心衰,以上临床综合征称为肺血管收缩反应。这与鱼精蛋白的剂量无关,可在注射微量鱼精蛋白后即发生。

处理这种鱼精蛋白导致的肺动脉高压有一定难度。除了缓慢注射、预防性应用钙剂,加强监护外,一般采取迅速加深麻醉,并考虑使用含硝基的血管扩张剂,如异丙肾上腺素等,甚至可考虑使用前列腺素 E_1。有条件可选择吸入一氧化氮(NO)作为有效的肺血管扩张剂。

二、拮抗肝素的其他药物

鱼精蛋白虽然能迅速中和肝素的抗凝作用，在使用中大约有 0.2%～3% 的患者出现较严重的反应如呼吸衰竭和过敏性休克等，因此总想寻找一种药物用于替代鱼精蛋白中和肝素抗凝的药物。目前，虽然在研究血小板因子4(PF4)，鱼精蛋白异构体，肝素酶及肝毒清除装置等替代实验，但由于种种原因均未能广泛适用于临床。

（一）血小板因子4

血小板因子(PF4)，是在血小板上发现的天然类肝素/肝素中和物质。此蛋白具有 760 个氨基酸序列。当血小板激活，α 颗粒释放时，PF4 即释放并结合在激活血小板细胞膜表面，从而抵抗肝素的抗凝作用。PF4 中和肝素的作用方式与鱼精蛋白非常相似。经过为数不多的临床应用观察及体外试验，动物实验等研究发现，注射 PF4 拮抗肝素的抗凝作用较之鱼精蛋白既安全又有效，但价昂贵。而且 PF4 在血浆中半衰期长，可能影响患者再肝素化，因此 PF4 目前尚未在临床使用。

（二）肝素酶

肝素酶来自肝黄杆菌，是肝素分子的水解酶，破坏其激活 AT-Ⅲ 的能力。肝素水解产物通过肾脏快速清除。在实验室中，肝素酶可完全对抗肝素的作用，在 1 期与 2 期临床中肝素酶剂量 7～10μg/kg 可有效对抗肝素，而低于 5μg/kg 无效。肝素酶半衰期很短(5～7 分钟)。尽管还在 3 期临床研究阶段，但已经有学者担心肝素酶还会攻击自身内皮细胞类肝素。所以在临床常规应用前，还有许多工作要作。在实验室中已经应用肝素酶多年，主要是去除血标本中的肝素。当应用血栓弹力图时，可将肝素酶加入血标本中进行凝血病的诊断。肝素酶的拮抗作用比鱼精蛋白要差。和 rPF4 一样，使用肝素酶-1 后循环中可能存在大量的肝素酶-1，如需要恢复体外循环，需要大量的肝素才能在 36 分钟后达到肝素化，所以人体实验已被终止。

（三）鱼精蛋白异构体

鱼精蛋白异构体相当于重组鱼精蛋白。目前，有两种异构体在研究中。一种在酰基和酰胺基的一端带 18 个正电荷（标准鱼精蛋白带 21 个正电荷），在原基础上用谷氨酸替代原聚丙烯。第二种带 RGD（精氨酸-甘氨酸-天门冬氨酸）侧链的合物。它是已知可以识别血小板结合蛋白的部位。

动物实验发现，RGD 化合物对肝素的抗凝作用的逆转优于标准鱼精蛋白，RGD 化合物可明显减少标准鱼精蛋白的不良反应，并且没有发现出血时间延长。

（四）肝素清除装置

肝素清除装置是借鉴血液透析原理，将患者肝素血通过独立的体外循环环路和 POIY-L-IYSINE（聚左旋赖氨酸）接触，带阴离子的肝素分子以难以逆转形式和带正离子的聚左旋赖氨酸结合而从血中清除。此装置简单有效，而且对血小板减少及对补体激活比鱼精蛋白少。但需要的时间较长，30 分钟以上才能逆转肝素活性，因此难以作为临床常规应用。

第五节　体外循环术后的凝血功能障碍

体外循环术后的持续性的出血，是一种多因素的疾病。通常与长时间的体外循环、血液稀释、凝血因子消耗、血小板功能障碍，纤维蛋白溶解和肝素中和不足等因素有关。

一、血小板数量和功能异常

血小板功能障碍被认为是体外循环术后凝血功能障碍的主要原因。血液与体外循环回路的接触，深低温以及肝素-鱼精蛋白复合体都会导致血小板功能障碍。

血小板对于凝血的调控具有关键作用。血小板表面具有多种结合位点让凝血因子发挥作用。如果患者血小板功能异常，不能正常激活，会导致弥漫性出血。血小板功能异常不同个体间差异较大。许多研究发现血小板可黏附于体外循环人工管道表面。氧合器具有最大的膜面积，体外循环开始后不久即可发现有血小板黏附于人工材料表面。一旦血小板黏附，可出现不同程度的激活。有些血小板黏附一段时间，随后脱落。而有些黏附后出现变形，完全激活。一旦 α 颗粒和致密颗粒胞外分泌，则血小板失去效能。所以单纯血小板计数并不能反映有多大比例的血小板可参与正常凝血过程。

凝血酶是血小板激活剂之一，在凝血酶生成或清除不完全的部位，局部凝血酶活动可导致血小板黏附、激活与凝血因子附着。t-PA 激活纤溶酶可抑制血小板功能,即将血小板 GP I b 和 GP II B/III a 位点封闭。上述位点,是凝血块正常生成的必须位点。而有趣的是,应用外源性肝素可使血小板表达和暴露这些位点。如果纤溶酶原具有较高浓度,这些结合位点可失活使得血小板与纤维蛋白结合的能力向下调节。有关这些位点被纤溶酶破坏还是仅仅失活还存在争论。

血小板与肝素-鱼精蛋白复合体可能存在作用。因为在应用鱼精蛋白后血小板计数可迅速下降(可高达90%)。这种下降可持续30分钟至4小时,随后缓慢上升。这种现象在单独应用肝素或鱼精蛋白时不会发生,仅在鱼精蛋白中和肝素后出现,而且体外循环时间越长,该现象越明显。原因可能是,血小板在肺循环中滞留,肝素-鱼精蛋白复合体导致血小板的微聚集,边缘化并黏附黏附于肺血管内皮或网状内皮系统。肝素-鱼精蛋白复合体可形成大分子复合物与血小板 GPIb 位点结合,使得血小板对于多种激活剂的反应性下降。在人类,鱼精蛋白中和后血小板计数平均下降33%,但存在个体差异。在肺内滞留的血小板具有最高浓度的正常结合位点,所以也最能结合肝素-鱼精蛋白复合体。

血小板还可与白细胞及单核细胞形成复合体。这种血小板-单核细胞复合体可在体外循环开始后不久即发现。这种复合体具有高反应性,对于体外循环后炎性反应具有重要意义。血小板-白细胞复合体还可与内皮细胞作用,也可黏附在体外循环管壁表面。

体外循环对血小板的激活与损伤作用是目前技术手段无法避免的,有条件可利用血栓弹力图或 Sonoclot 凝血与血小板功能测定仪进行诊断。应该认识到,体外循环后短时间内血小板计数与血小板功能并不成比例。

二、系统炎性反应综合征

血液与异物表面接触、缺血再灌注损伤和内毒素释放是系统炎性反应综合征(systemic inflammatory response syndrome,SIRS)的主要诱因,其特点主要为激活血管舒缓素-缓激肽系统、补体系统、凝血途径和纤维蛋白溶解。临床表现为凝血功能障碍、血管扩张以及微小血栓的形成,由于凝血因子的过度消耗,SIRS 可能会引起弥散性血管内凝血(DIC)。

三、肝素中和不全

肝素中和不全原因包括,未将血液循环中肝素全部中和与肝素反跳。由于鱼精蛋白具有较高亲脂性和蛋白结合能力,所以半衰期比肝素短。而且鱼精蛋白只能中和中大分子量肝素,对低分子肝素的中和作用有限。低分子肝素仍具有抗凝活性,可与血管平滑肌细胞受体结合,抑制血管收缩,造成术后渗血。而肝素反跳(heparin rebound),指的是鱼精蛋白中和后数小时内,再次出现凝血指标时间延长。其原因是在组织内,特别是网状内皮系统结合的肝素释放入血液循环所致。肝素反跳的处理原则是,再加鱼精蛋白中和肝素。应该引起注意的是,在体外循环结束时,中和肝素的鱼精蛋白剂量不应该为了防止肝素反跳而加大用量,因为在没有游离肝素的情况下,鱼精蛋白本身也是一种抗凝物质。

四、低体温症

机体低温可以通过多种途径影响止血功能,包括血小板的隔离、类肝素抑制 X a 的激活和纤维蛋白溶解的亢进。可通过停机前充分的复温以及术后持续的保温来防止低体温症的发生。

五、纤维蛋白溶解亢进

随着低水平凝血酶激活和凝血因子的消耗,纤溶被激活。凝血酶作用与内皮细胞组织纤溶酶原激活剂(t-PA)的释放,可降解纤溶酶原形成纤溶酶。大量研究发现体外循环中 t-PA 水平不断增加。增长速度最快的时段是在体外循环开始的几分钟内。之后 t-PA 水平继续缓慢增加,在鱼精蛋白中和即刻达到第二高峰。而患者个体间产生 t-PA 的水平差异可高达200倍。纤溶酶与凝血酶相同,效应广泛。纤溶酶原本身即可与纤维蛋白和纤维蛋白原作用将其降解成纤维蛋白多肽,其终末产物是 D-二聚体。D-二聚体又反馈抑制凝血酶和其他蛋白。体外循环中纤维蛋白多肽的浓度不断增加,在鱼精蛋白中和即刻达到最高点。如果此时循环中存在大量 D-二聚体,会进一步抑制凝血因子。

合成的抗纤维溶解制剂氨基己酸(EAEC)、氨甲环酸(TA),可以特异性的与纤维蛋白溶解酶原和纤维蛋白溶解酶相结合,从而使其结构发生变化。目的是防止纤维蛋白溶解酶原转化为纤维蛋白溶解酶,从而防止血纤维蛋白溶解酶的激活。

六、凝血因子消耗

应用肝素的目的,是为了尽可能全部结合所

有的凝血酶,但实际上低水平缓慢的凝血酶激活依然存在。许多研究发现,在体外循环中凝血酶-抗凝血酶复合体与凝血酶原片段的浓度不断增加,浓度增加的最高点在鱼精蛋白中和即可。

低水平凝血酶的终末产物是整个血液系统的次级激活物。凝血酶激活是凝血、血小板激活、纤溶、内皮细胞反应和炎性介质的关键放大步骤。目前已经推测但未获证实,低水平凝血酶激活是消耗型凝血功能障碍的驱动因素。关于所消耗掉的物质,不少研究发现,所有体外循环中可能被消耗的凝血相关蛋白消耗量都超过血液稀释的程度。纤维蛋白原、V、Ⅷ、X可能消耗的最严重。有研究发现消耗的可能只剩下不到20%。

传统的教科书认为,只要有少量的凝血因子就可以保证正常的凝血功能。支持该观点的研究,主要是在非心脏外科与体外循环的条件下进行的。根据以往的理论观点,如果其他凝血因子浓度正常,一种凝血因子浓度仅有20%~25%即可保证正常的凝块形成。但在心脏外科体外循环中,没有一种因子是处于正常浓度,所以上述理论并不适用。因为不仅蛋白浓度降低,而且血小板功能也是处于异常状态。前面已经提到,蛋白凝血因子发挥作用必须在具有正常功能的血小板表面进行。所以以往的经典理论不能扩大到体外循环心脏手术中来,因为体外循环后,凝血因子浓度与血小板表面活性结合位点都处于异常状态。但实际上,目前还不清楚哪种特定蛋白凝血因子浓度低到什么程度会导致出血过多。

如确定或高度怀疑凝血因子缺乏,输入新鲜全血或新鲜冰冻血浆(FFP)可改善因为凝血因子缺乏导致的出血。

七、弥散性血管内凝血

如失血量超过一个血容量以上,就可能发生消耗性凝血功能障碍或稀释性凝血功能障碍,但弥散性血管内凝血(DIC)并不常见。DIC的诊断依据,是全部凝血检验指标明显异常,出现低纤维蛋白血症、血小板减少与功能异常、APTT、PT延长。由于DIC继发纤溶,可检出纤维蛋白降解后产生的D二聚体。它是DIC最敏感的指标。稀释性凝血功能障碍虽也表现有血小板减少、低纤维蛋白血症及APTT、PT延长,但D二聚体实验阴性。纤维蛋白降解产物(FDP)诊断DIC的特异性

没有D-二聚体高。DIC治疗原则包括接触DIC病因与进行成分输血。诊断血小板减少可输注血小板,凝血因子消耗可输入新鲜冰冻血浆,如纤维蛋白原<100mg/ml,可输入冷沉淀或商品化纤维蛋白原。发生DIC可使用抗纤溶药物和进行肝素治疗。

(郭 震)

参 考 文 献

1. Horkay F, Martin P, Rajah M, et al. Response to heparinazation in adult and children undergoing cardiac operations. Ann ThoracSurg, 1992, 53:822-826.
2. 龙村. 体外循环学. 北京:人民军医出版社, 2004. 535-549.
3. Augoustides JG, Lin J, Gambone AJ, et al. Fatal thrombosis in an adult after thoracoabdominal aneurysm repair with aprotinin and deep hypothermic circulatory arrest. Anesthesiology, 2005, 103:215-216.
4. Mets B. The pharmacokinetics of anesthetic drugs and adjuvants during cardiopulmonary bypass. Acta Anaesthesiol Scand, 2000, 44:261-273.
5. Mathew JP, Weatherwax KJ, East CJ, et al. Bispectral analysis during cardiopulmonary bypass: the effect of hypothermia on the hypnotic state. J Clin Anesth, 2001, 13:301-305.
6. Yoshitani K, Kawaguchi M, Takahashi M, et al. Plasma propofol concentration and EEG burst suppression ratio during normothermic cardiopulmonary bypass. Br J Anaesth, 2003, 90:122-126.
7. 胡晓琴. 心血管麻醉及体外循环. 北京:人民卫生出版社, 1997 P216-232.
8. Raivio P, Suojaranta-Ylinen R, Kuitunen AH. Recombinant factor Ⅶa in the treatment of postoperative hemorrhage after cardiac surgery. Ann ThoracSurg, 2005, 80:66-71.
9. Rochon AG, Shore-Lesserson L. Coagulation monitoring. Anesthesiol Clin North Am, 2006, 24:839-856.
10. Shore-Lesserson L. Coagulation monitoring. In: Kaplan JA, ed. Kaplan's Cardiac Anesthesia, 5th ed. Philadelphia: Elsevier Saunders, 2006:557-582.
11. Spiess BD, Gillies BSA, Chandler W, et al. Changes in transfusion therapy andreexploration rate aft er institution of a blood management program in cardiac surgical patients. J Cardiothorac VascAnesth, 1995, 9:168-173.
12. Spiess BD, Tuman KJ, McCarthy RJ, et al. Thrombelastography as an indicator of post-cardiopulmonary bypass coagulopathies. J Clin Monit, 1987, 3:25-30.
13. Ghosh S, Chilton V, Cook DJ, et al. Cardiopulmonary bypass. Cambridge University Press, 2009.

第三十章

搏动灌注

第一节 生理性搏动的重要意义

一、血液循环的发现

17世纪初,英国医生哈维做了这样的实验:他把一条蛇解剖后,用镊子夹住大动脉,发现镊子以下的血管很快瘪了,而镊子与心脏之间的血管和心脏本身却越来越胀,几乎要破了。哈维赶紧去掉镊子,心脏和动脉又恢复正常了。接着,哈维又夹住大静脉,发现镊子与心脏之间的静脉马上瘪了,同时心脏体积变小,颜色变浅。哈维又去掉镊子,心脏和静脉也恢复正常了。哈维对实验结果进行了周密的思考,最终得出结论:心脏里的血液被推出后,一定进入了动脉;而静脉里的血液,一定流回了心脏。动脉与静脉之间的血液是相通的,血液在体内是循环不息的。后来,意大利人马尔比基用显微镜观察到了毛细血管的存在,正是这些细小的血管将动脉与静脉连在了一起,从而进一步验证了哈维的血液循环理论。血液循环是英国哈维根据大量的实验、观察和逻辑推理于1628年提出的科学概念。然而限于当时的条件,他并不完全了解血液是如何由动脉流向静脉的。1661年,意大利马尔庇基在显微镜下发现了动、静脉之间的毛细血管,从而完全证明了哈维的正确推断。动物在进化过程中,血液循环的形式是多样的。循环系统的组成有开放式和封闭式;循环的途径有单循环和双循环。

人类血液循环是封闭式的,由体循环和肺循环两条途径构成的双循环。血液由左心室泵入主动脉,通过全身的各级动脉到达身体各部分的毛细血管网,再经过各级静脉汇集到上、下腔静脉,最后流回右心房,这一循环路线就是体循环。血液由右心室泵入肺动脉,流经肺部毛细血管,再通过肺静脉流回左心房,这一循环路线就是肺循环。

二、心血管系统

心血管系统包括心脏、动脉、毛细血管和静脉。心血管系统是一个完整的封闭的循环管道,它以心脏为中心通过血管与全身各器官、组织相连,血液在其中循环流动。心脏是一个中空的肌性器官,它不停地有规律地收缩和舒张,不断地吸入和压出血液,保证血液沿着血管朝一个方向不断地向前流动。血管是运输血液的管道,包括动脉、静脉和毛细血管。动脉自心脏发出,经反复分支,血管口径逐步变小,数目逐渐增多,最后分布到全身各部组织内,成为毛细血管。毛细血管呈网状,血液与组织间的物质交换就在此进行。毛细血管逐渐汇合成为静脉,小静脉汇合成大静脉,最后返回心脏,完成血液循环。

三、血液循环的能量

血液的流动是需要能量的,这些能量主要是心脏搏动产生的,而心脏搏动的能量归根结底又是细胞中的线粒体产生的,所以心肌细胞中的线粒体含量是相当多的。线粒体是能量产生的场所,线粒体里面的活动主要是有氧呼吸的二、三阶段,有氧呼吸分三个阶段:①葡萄糖脱氢,产生还原性氢、丙酮酸和少量的三磷酸腺苷(ATP),这个阶段在细胞质的基质中进行;②丙酮酸继续脱氢,同时需要水分子参与反应,产生还原性氢、二氧化碳和少量的ATP;③前两阶段脱下的氢与氧气结合生成水,这一阶段产生了大量的ATP,ATP起作用时就脱去1个磷酸形成ADP,这个过程会释放能量。

四、搏动血流

心脏在心血管系统中规律性地收缩与舒张,

将循环系统中的血液吸入、泵出，为血液单向流通提供了循环所必需的动力。心脏的射血由心脏工作肌细胞的收缩完成，结合心脏内瓣膜随血流自动启闭的功能，使得血液离开心脏后形成一种搏动前进的血流方式。通过对动脉系统中血液压力的监测可以清晰地看到这种搏动血流。搏动血流将携带心肌收缩所产生的能量在血管系统中持续向前流动，供应全身各个脏器组织氧分与能量，经微循环后到达静脉系统，静脉血管内因心脏的舒张产生吸引血液流动的力量促使静脉血液顺利到达心脏为下一个心脏收缩做好准备。

心脏就如人体内的"永动机"，在给自身供应营养物质和氧的同时，提供了血液循环持续搏动的动力，这种动力所携带的能量完成了血液循环周而复始的运行，为全身脏器功能的正常发挥奠定最坚实的基础。

五、搏动血流理论

1. 能量理论　这一理论首先由 Shepard 提出，他认为搏动灌注的产生不在于它的压力变化，而是能量变化。可用能量均衡压力（energy equivalent pressure，EEP）公式来描述：

$$EEP(mmHg) = (\int FdtP)/(\int Fdt)$$

其中：F 为每秒钟血流量，P 为压力，dt 为瞬间时间变化量，dtP 为瞬时压力的变化量，搏动血流所携带的能量实际是通过测定动脉波形下面积而得来的。通过此公式测算出相同压力和流量的灌注中，搏动灌注的耗能是平流耗能的 2~3 倍，搏动血流所具有的高能量有利于微循环灌注，改善细胞代谢，增加组织的淋巴回流。如图 30-1-1 所示，

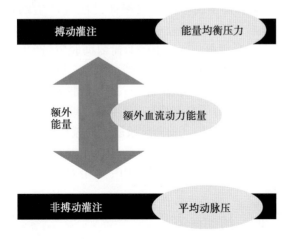

图 30-1-1　搏动血流与非搏动血流能量差异示意图

搏动血流的能量为 EEP，非搏动灌注的能量可以用 MAP 表示，搏动灌注携带了额外能量就是 SHE（surplus hemodynamic energy），可以通过下面的公式表示：SHE = 1.332（EEP-MAP）

2. 毛细血管的临界闭合压理论　有实验证明平流灌注中淋巴和组织间液流动性下降，进一步研究发现毛细血管流量降低，而搏动灌注可改善这一状态。动脉压在心脏射血末期就开始下降，但血流仍然向前运动，这是因为搏动射血部分动能维持血液流动，一部分势能（血管压力能量）保持舒张期的血液流动。而这个压力一定要高于毛细血管临界压，血流才能在微循环中流动。血管张力正常时，毛细血管的临界张力范围是 10~25mmHg。平流灌注使血液产生很大的动能向前流动，而搏动灌注在此基础上增加势能成分，有利于灌注压力高于毛细血管的临界闭合压。毛细血管是否开放直接决定了组织灌注的好坏，因此不同灌注模式对微循环灌注不良事件的影响时有差异的（图30-1-2）。

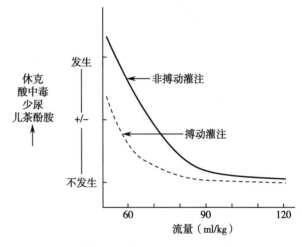

图 30-1-2　搏动与非搏动血流所导致的组织灌注不良事件发生的差异

3. 神经反射理论　颈动脉窦压力反射感受器对维持血压有非常重要的作用，有资料表明搏动灌注至平流灌注的演变过程中颈动脉压力或感受器的神经冲动明显增加。这种冲动增加传至大脑血压调节中枢，反射性使全身缩血管物质增加（儿茶酚胺、血管紧张素、血管加压素），进而使微循环灌注障碍。搏动灌注因为血液和血管都具有很高的能量，特别搏动灌注的谐波效应可缓解颈动脉压力或感受器神经冲动的发放。

六、体外循环搏动灌注的历史发展

很早以前,搏动血流以及血管的运动就为医生所关注。亚里士多德(古希腊大哲学家,科学家,公元前384~322年)就在一本书中写道:"动物的血液在静脉内跳动,而这种搏动依赖于心脏"。Carl Jacob被认为是CPB"搏动灌注之父"。1890年,他首先报道一种灌注装置,通过间断压迫动脉管路的一个橡皮球囊而产生搏动灌注。1928年,Dale和Schuster进一步完善了这一装置,将橡皮囊置入水腔,利用水挤压囊壁,使囊内血液产生压力,这种泵可以产生类似心脏射血的搏动性灌注,即为早期的搏动泵。1953年,Gibbon在第一例临床CPB中就是使用该类型泵并获得成功。由于当时的血泵-氧合器虽然能够产生搏动灌注,但存在溶血比较严重的问题,设备相对复杂,因此未能常规应用。1955年,Wesolowski、Sauvage及Pine等对搏动灌注与非搏动灌注进行一系列对比实验,结果显示在长达6小时的CPB过程中,两种灌注技术均能维持全身的血液循环。此后,非搏动灌注逐步成为大多数心脏中心CPB管理过程中常规采用的技术,而搏动灌注则陷入了发展的低谷。一直到20世纪70年代,性能可靠的搏动性血泵才问世,而此时距离首例CPB的临床应用已经超过20年。之后,众多研究人员对搏动血流及非搏动血流的性质特点以及临床结果进行了长期的观察研究,但结果却不尽相同。直至如今,有关两种技术的对比研究仍然在进行之中。

我国体外循环早期也尝试过搏动体外循环管理,因设备自动化不够、监测不完善等的限制,结果均不理想。计算机高程控化的新型体外循环机问世以来,临床搏动灌注又有了新的起色。AkifUndar教授近年来倡导搏动体外循环临床管理,文献报道临床结果满意。国际范围内美国、土耳其、日本等均能看到相关临床应用报道。国内以阜外医院、上海胸科医院、广东心研所等为主的体外循环团队均有相关临床研究,但源于搏动效能监测的限制,搏动灌注应用依然不是主流体外循环灌注方法。

第二节　搏动灌注方法荟萃

可以产生搏动血流的装置很多,如改良滚压式搏动泵、主动脉内球囊反搏泵(IABP)、间歇阻闭式搏动辅助装置(PAD)、Polystan平板挤压式搏动泵、离心泵、搏动性人工心室泵等。体外循环中比较常用的是改良滚压式搏动泵、IABP、PAD以及搏动性人工心室泵。

一、改良滚压泵搏动灌注

起初商业化的滚压泵并不具备搏动血流的设计,随着对作为临床CPB的另一种灌注方式搏动血流研究的兴趣和深入,才对滚压泵做了相应的改良。Ogata最早报道了滚压泵改良后提供搏动血流的研究,随后又经多人不断改进,在19世纪70年代第一台用于临床的搏动型滚压泵由德国STÖCKERT公司生产。这种革新使泵头由铝材和不锈钢混合制作成为可能,泵头由跨步电机(Stepping Motor)带动,这种泵设计的初衷是CPB过程中可以产生一定程度的搏动血流。泵头与跨步电机密切配合,在电机的精确控制下泵头做快速加速和减速的周期性旋转,形成搏动血流,一个周期称为一个搏动周期(图30-2-1),包括搏动时间、基础流量、搏动流量、搏动频率等参数。

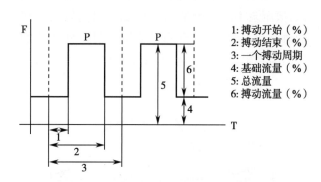

1: 搏动开始（%）
2: 搏动结束（%）
3: 一个搏动周期
4: 基础流量（%）
5: 总流量
6: 搏动流量（%）

图30-2-1　搏动灌注波形示意图及参数设置

改良滚压泵搏动灌注主要是根据泵头的高速旋转和低速旋转挤压泵管而形成。在一周期内高速旋转为搏动射血期,低速旋转保证平流射血,图30-2-1是搏动灌注波形示意图。在具体操作上有四个调节因素:①搏动周期,表示每分钟高速旋转和低速旋转的变化次数,需要预先设定;②总流量,动脉压形成的基础,通过主控旋钮调节;③脉宽,以每周期百分比比率表示,它指高速旋转在一搏动周期中所占的百分比,即搏动开始到搏动结束;④基线,以每周期的百分比来表示,指在低速旋转在一搏动周期所占的百分比,通常为20%。搏动灌注效果和总流量呈正比和脉宽和基线成反比。具体操作应根据动脉压力波形调节。在实际操作中脉管道直径长度顺应性和搏动效果呈反比,动脉滤器和泵后型膜肺对搏动波有明显衰减作用。患者血管紧张度对搏动效果有明显影响。即血管紧张度低,搏动效果不佳,需增加流量或减少脉宽和基线水平来补偿,紧张度高状态搏动效果较好。

滚压泵行搏动灌注时由于快速加速和减速导致剪切力增加从而引起血液溶解增加是其使用期间潜在的问题,但也有体外及体内研究认为这种血液破坏并不明显。STÖCKERT搏动型滚压泵在随后的临床使用和体外实验中积累了很多经验并取得了丰硕成果,由于对该系统的需求不断增加,其他大公司也研制了可提供搏动血流灌注的滚压泵,例如MAQUET公司生产的HL系列心肺机。

但是Wright指出滚压泵其实并不能提供可靠有效的搏动血流,质疑由滚压泵提供的血流是否真正具有搏动灌注的生理意义。滚压泵最多也就产生"波纹"样血流模式(图30-2-2)。大家一致公认,滚压泵不可能制造与人类心脏相同搏动灌注的血流动力学,而且有明显证据表明这种系统的输出与理想还相去甚远,临床结果也不满意。

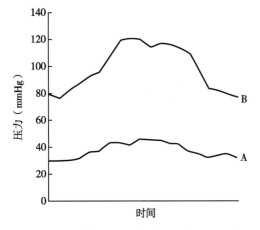

图30-2-2　心脏搏动(B)与滚压泵搏动(A)对比

目前临床上常用的改良滚压式搏动泵,既可作平流灌注(非搏动灌注),又可作搏动灌注。操作方便,安全性能好,可以产生较好的搏动血流。影响搏动灌注压力波形的因素有:搏动宽度、搏动频率、非搏动灌注期内的基础流量、搏动泵灌注流量、灌注阻力、动脉管路、动脉微栓和插管口径、泵管口径、泵后膜肺的应用、患者的血管阻力和弹性等。

改良滚压泵搏动灌注推荐仅在体外循环心脏停搏期间应用,但也可在心脏跳动情况下使用行同步搏动灌注,依靠患者心电图的激发信号刺激搏动控制系统产生同步搏动血流。

二、离心泵

离心泵(centrifugal pump)中血液的流动完全依靠离心力的推动,只有非常快的旋转速度才能使血液克服一定的阻力向前迅速流动,因此离心泵制造搏动血流非常困难。要想通过离心泵产生搏动灌注,本来就高速旋转的转子必须在极短时间内加速到更高的转速,而后再恢复原来的转速。尽管此方面也取得了不同程度的成功,但是离心泵搏动血流的发展一直比较缓慢。Nishida等用TERUMO公司生产的Capiox离心泵创建搏动模型中指出离心泵在制造临床有意义的动脉搏动方面存在困难,其产生的搏动幅度只有10mmHg,尚不如滚压泵形成的"波纹"血流。总之,离心泵创建搏动血流仍未被接受,或许依靠目前的机械性能就没有可能产生搏动血流。但伴随电脑控制技术的提高,越来越多的离心泵可以提供搏动性血流,而且搏动效率也有所增强,例如MEDOS公司生产的DELTASTREAM DP3离心泵(图30-2-3)不仅体积小而且可以通过快速提升并降低泵头的转动速度提供有效的搏动血流,但由于价格昂贵目前临床体外循环中应用较少。

三、主动脉内球囊反搏

主动脉内球囊反搏(Intra-aortic balloon pump,IABP)也属于人工设计的搏动灌注辅助装置,是20世纪60年代后期发展起来,现在每年采用IABP的患者超过10万人。

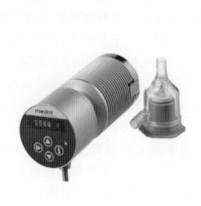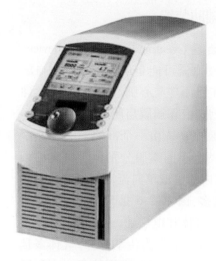

图 30-2-3 DELTASTREAM DP3 离心泵及其控制器

IABP 的原理是主动脉内球囊在左室射血前放气,降低心室后负荷,因而可以降低左室做功和心肌氧耗。在心脏舒张期,球囊充气,使得血管舒张压力升高,冠状动脉灌注改善。有研究显示舒张期冠状动脉内最大血流速度增加117%,平均血流速度增加87%。使用 IABP 使狭窄的冠状动脉左前降支的血流速度增加至基础值的 1.5~2.0 倍。决定 IABP 效果的主要因素在于心脏周期中的激发时间。实验证明最理想的充气/放气的激发点是在重搏切迹处充气,在等容收缩期末放气。现代 IABP 控制装置不但可以在窦性心率时进行激发点的自动识别,而且在存在心律失常时同样可以应用。IABP可以通过降低心室后负荷、增加舒张期冠状动脉血流灌注而增加心肌氧供,因而特别适用于心肌缺血的患者。IABP 气囊充气是会在上半身动脉监测过程中看到第二个明显的搏动血流,该搏动对于增加冠脉血流及大脑血供方面具有重要意义。图 30-2-4、图 30-2-5 分别表示IABP 工作示意图和不同辅助比率下心电触发的 IABP 血压波形。

IABP 的适应证包括:术前、术中和术后心肌缺血或血流动力学不稳定的患者。一项对 163 例左室射血分数小于 25% 的患者观察发现,术前安放IABP 的患者院内 30 天死亡率(2.7%)明显低于未安放 IABP 的患者(11.9%)。IABP 的禁忌证包括主动脉瓣反流及主动脉夹层形成。

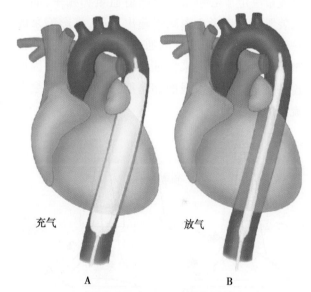

充气   放气

A   B

图 30-2-4 IABP 工作示意图
A. 气囊充气;B. 气囊放气

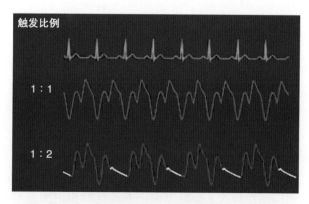

触发比例

1:1

1:2

图 30-2-5 心电触发 IABP 不同辅助比例产生的动脉波形示意图

四、心室辅助装置

心室辅助装置(ventricular assistant device, VAD)产生的搏动血流可能是最接近心脏射血的生理特点,它的工作原理与心脏心室非常相似,即模拟心脏收缩舒张,依靠瓣膜启闭形成单向血流。简而言之,心室泵血系统由一个舒缩的囊和两个单向瓣膜组成,两个单向瓣膜分别位于血囊的入口和出口使得其内的血液单向流动。目前此类心室辅助泵种类较多,图30-2-6是其中的一种。心室泵可以由液体、气体和电驱动,液体通常选择不可压缩的液体如蒸馏水作为传动媒介,气体多选用惰性气体"氦气"为主,目前应用较多。VAD通常受患者心电触发,也可强制控制搏动次数。总血流量决定于心室泵的每搏射血量和频率,如果泵装置随着患者心率减慢输出下降,将影响泵的总血流量,这种问题可以通过某些不同于其他控制部件的补偿软件来保证总流量的独立性,因此这种血泵需要有很强的储备能力,以保证对泵总流量的调整。

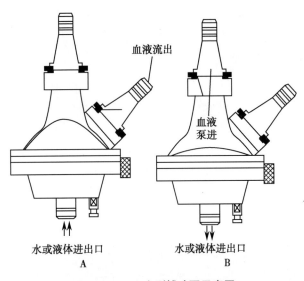

图30-2-6　心室型搏动泵示意图

在实验过程中,心室辅助装置具有理想的人工生理性搏动血压和流量关系。这种泵已经被成功应用于临床并取得良好效果,然而该系统普遍使用却因其机械系统和一次性部件的昂贵价格而受到限制,目前此类搏动泵主要用于长时间心室辅助循环和人工心脏方面。不过我们相信随着对生理性搏动血流认识的不断提高,人们对心室泵的兴趣也会越来越浓,更多的心室泵系统将应用

于临床。

VAD具有搏动性,可以提供具有生理特性的搏动血流。随着对搏动血流益处研究的继续,该类搏动泵将会不断扩展,并被认识到它是唯一可以产生接近生理脉搏的人工体系。

五、挤压泵

挤压泵(compression plate pump)的工作原理很简单,与心室泵类似,推板挤压泵只能提供搏动血流。一段固定直径的管道放在坚固背板上由另一块运动的推板挤压,管内一定体积的血液射出形成搏动。推板挤压管道的长度通过调节推板的长度实现,从而改变每次推动的容积,血流的单向性同样需要两个阀的参与。血流搏动上升的时间由积压管道的速度所决定,流量通过改变挤压频率和推板长度来调节。搏动周期中泵充盈可以是被动的也可以是主动充盈,被动充盈依赖于泵入口端一定的正压,在完成泵血阶段后血液依靠压力充盈泵管,由于此类装置用没有弹性记忆的材料作为泵室,泵充盈完全是被动的,所以限制了该泵的应用。而主动充盈不依赖泵前正压,这种系统中作为泵室的材料具有良好的弹性记忆特性,可以在积压射血后产生一定的负压来充盈泵室。这种主动充盈系统是唯一可以作为常规CPB使用的推板挤压泵。

六、搏动辅助装置

搏动辅助装置(pulsatile assist device, PAD)是在CPB动脉管路上增加一个动脉内球囊泵(intra-aortic balloon pump, IABP)来产生搏动血流的间歇性闭塞装置(如图30-2-7所示)。搏动的产生是由球囊闭塞循环管路中有血流的动脉管道,制造一次高压和容量延迟;当球囊解除积压后,这种压力和延迟的血液即迅速射入患者体内形成搏动。Bregman及其同事介绍用这种PAD装置在CPB中制造搏动灌注,而在CPB前、后制造"反搏"。对气囊充气和放气时间及充气放气速度和容积的调节均可以灵活控制,而对该装置的控制水平显得非常重要,与之相关的临床研究也得到了允许。PAD临床应用的经验表明:①PAD搏动灌注是为更好地保护机体脏器和各系统功能正常而设计;②PAD可以创造安全的搏动体外循环;③用于主动脉跟

部反搏 PAD 有效；④对于实施心脏手术的患者 PAD 是 IABP 的另一种简单替换方法。但是 PAD 潜在的气囊破裂问题，瞬间动脉管路压力异常升高，血液破坏，动脉管路进气等问题仍需要引起临床足够的重视。由于担心 PAD 潜在性球囊破裂问题，尽管临床取得了非常好的效果，但是临床却很少使用该装置，有学者认为这完全是与传统滚压泵运行机制相比，PAD 增加了许多复杂性而造成的。

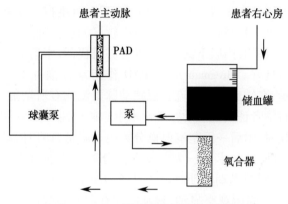

图 30-2-7 PAD 搏动辅助装置工作示意图

七、其他新型的搏动辅助装置

随着科学技术的进步，各种新型的更为符合生理与血流动力学的搏动装置正在不断的研制与开发。

美国的 AkifUndar 博士等报告使用一种生理性搏动泵（PPP），该泵的液压驱动控制系统包括一套独特的双心室泵腔。第一个室腔安置于静脉贮血室与氧合器之间，第二个室腔置于氧合器与患者之间。每一个室腔均有两个单向的三叶瓣。泵的搏动频率为 2～250 次/分钟，每搏输出量为 0.2～10.0ml。在对 3kg 猪的 CPB 实验中，该装置获得了较好的结果，未发现反流以及异常的溶血现象。由于这套装置为双心室泵腔结构，因此氧合器对搏动灌注无衰减影响。这种辅助装置依然仅限于研究阶段，离临床应用尚有一定距离。

Higami 等在冠状动脉脉搭桥手术中使用了一种"超搏动"动力型搏动体外循环装置。这种装置模仿生理循环，可以很好地维持收缩压和收缩-舒张梯度，与传统搏动泵对比显示，该系统对减少术后脑部并发症的发生作用明显。

第三节 搏动灌注对机体的影响

一、对微循环的影响

1938 年，Parsons 等证实非搏动灌注可以造成组织淋巴回流缓慢。以后的研究表明非搏动灌注与搏动灌注相比，毛细血管血流速度减慢，脑毛细血管口径明显缩小。Burton 指出，在相同的平均动脉压力下，搏动灌注收缩压峰值会更长时间有效地维持微循环内的血流通畅。Takeda 通过观察发现，非搏动灌注时微循环存在分流，毛细血管广泛萎缩，代谢功能障碍，氧耗降低，组织酸中毒，这些都进一步支持了 Burton 的观点。

因此，无论生理性搏动还是机械性辅助搏动对于微循环的作用是毋庸置疑的，搏动灌注不仅可以改善微循环血流、维持组织细胞氧供需平衡，而且为微循环提供搏动血流所携带的能量，维持微血管的节律性舒张，是维持微循环功能正常的前提条件。

二、对血流动力学的影响

在临床实践中，人们早已认识到搏动性灌注可使围术期周围血管阻力降低，这不仅对组织的灌注有利，还能降低左心室的后负荷，改善左室功能。许多研究报告都证实了这个现象的存在。在一些动物实验中，用同样的泵，维持相同的流量，搏动血流比非搏动血流周围血管阻力低。Taylor 用改良滚压泵产生搏动血流与非搏动灌注相比，搏动灌注可明显降低周围血管阻力。

一些研究人员认为，这可能与搏动血流增加颈动脉窦和主动脉弓压力感受器活性有关，因为压力感受器活动增高，可抑制缩血管物质的释放，使周围血管阻力降低。也有些学者认为非搏动灌注会导致肾素-血管紧张素系统的激活，释放儿茶酚胺、血管加压素以及局部血管收缩因子。应用搏动灌注可以减少儿茶酚胺的分泌。Zamparelli 通过对常温 CPB 支持下行 CABG 的患者进行检测发现，搏动灌注可以降低血液中去甲肾上腺素的水平。在临床上应用搏动灌注可以减少正性肌力药物的用量以及 IABP 的使用。Macha 等的动物实验显示，非搏动灌注造成内皮 NO 合成减少，Orime 在常规 CPB 中应用搏动灌注，通过比较血浆中内皮素-1(ET-1)水平和白介素-8(IL-8)浓度发现,搏动灌注可以有效地降低内皮细胞的损伤,抑制细胞因子的激活。

三、对血液学的影响

近年来血液保护是体外循环学科的研究重点,目前认为,血液流经体外循环机时的机械破坏是不可避免的。然而有学者在动物实验中发现,搏动血流灌注可降低血浆游离血红蛋白水平,增加纤维蛋白原,对凝血功能影响小。Bregman用搏动辅助装置(PAD)产生搏动血流,亦获得同样结果。Taylor用改良的滚压泵产生搏动血流,与非搏动血流相比较,游离血红蛋白和血小板水平无明显差异,提示搏动血流不致引起血液损害的增加。现有搏动血流灌注的临床资料一致提示:搏动血流并不引起血液破坏增加。因此可以认为,一些形式的搏动灌注对血细胞和血小板的损害并不比常规的非搏动灌注严重。但由于体外循环期间的搏动灌注受临床实践太多因素的影响,也有报道有导致红细胞破坏、更多血小板激活的现象,因此就搏动灌注是否增加血液破坏方面依然需要进一步深入细致的研究。

四、对体液以及内分泌系统的影响

一些观察结果显示搏动灌注可以预防和减少循环中儿茶酚胺的释放,但也有些研究未能发现搏动灌注与非搏动灌注之间儿茶酚胺水平的差异。

由于服用α-受体阻断剂对于血浆肾素活性影响很大。因此,研究血浆肾素水平时一定要考虑α-受体阻断剂的影响。在术前停用α受体阻断剂的患者,CPB中采用搏动灌注后血浆中肾素水平较低。Innami等发现在CPB时间超过60分钟的心脏手术中,与非搏动灌注相比,采用搏动灌注可以降低血浆血管紧张素-Ⅱ和醛固酮水平。

作为机体对于应激的正常反应,在实施一些创伤较大的手术后血浆中促肾上腺皮质激素(ACTH)和皮质醇水平会反应性升高。但是Taylor研究小组发现,采用非搏动灌注的患者,肾上腺和垂体前叶功能异常,血浆中ACTH和皮质醇水平非常低,垂体不能对促甲状腺释放激素产生正常反应。如果采用搏动灌注,血浆中皮质醇水平升高,垂体前叶对于促甲状腺释放激素产生正常反应。

五、对重要器官的影响

(一) 心脏

在CPB中,如果心脏处于正常充盈跳动,采用非搏动灌注时冠状动脉血流是搏动性的,而心室纤颤时冠状动脉血流是非搏动性的。心脏处于室颤状态时,当全身血流为搏动性灌注时,冠状动脉血流也是搏动性的。Sahaff证实对室颤的心脏进行非搏动灌注使冠状动脉狭窄远端局部产生乳酸,致使氧分压下降,CO_2增加。而搏动血流则可抑制乳酸生成,心肌的PO_2和PCO_2可维持在正常水平,对冠状动脉狭窄远端有较好的血流灌注,从而改善心内膜下的缺血,维持心肌代谢,术后心功能良好。Bregman应用PAD作搏动性灌注时显示,在转流中及转流后冠状动脉血流均有所增加。有学者证实冠状动脉搭桥术中非搏动性的CPB灌注时,术后一天左室射血分数明显降低,而用搏动性灌注时,术后一天左室射血分数比术前有很大提高,围术期心肌梗死发生率亦较低。Song等对70例临床观察显示,搏动灌注有助于心脏自动复跳,减少正性肌力药物的使用。Undar在动物实验中发现常温条件下,搏动灌注增加左心室心肌内血流,但在低温阶段无明显影响。在心肌缺血后灌注以及CPB后,搏动灌注均有助于改善左心室内血流。右心室内血流状况与左心室一致。因此搏动灌注有助于增加心肌内血流。但Grover在研究中却发现,心脏不管处于跳动或室颤状态,用搏动性灌注不会改变冠状动脉总血流量,也不改变左室血流及心内膜/心外膜的血流比率。同时其他研究报告认为搏动性灌注对心肌氧耗、心肌乳酸摄取均无明显改善。Zumbro等在用PAD时发现,搏动性血流对心电图和CPK同工酶的释放并不优于非搏动性灌注。

体外循环期间实施非同步搏动灌注仅局限于心脏停搏状态下,这段时间心脏没有血供,此期间的搏动血流不参与心脏血供因而对心脏没有直接的影响,但搏动灌注可能通过改善组织微循环、减少炎性反应及免疫内分泌系统的影响对心脏具有间接影响,而这种影响主要表现在心脏复跳以后及术后早期恢复阶段。

(二) 肾脏

CPB中的搏动血流对肾脏的保护作用一直被多数人所认同。他们认为搏动性灌注可增加尿量,维持肾功能。一些研究报告支持了这种观点,在犬搏动性灌注实验中发现,脉压幅度大小与肾的排尿量有关,脉压幅度降低,肾脏的排钠和排尿量均降低,这是因为降低肾的脉压会引起肾素释放,影响肾的血流分布和肾功能,肾脏得不到搏动血流灌注,可使血流从肾外部皮质转移到肾小球区域。Williams 研究发现在深低温阶段,搏动灌注的尿量比非搏动灌注多 100% 。另有临床研究发现,用搏动血流灌注时,全身血管阻力降低,肾血流增加。Olinger 的研究表明,术前血肌酐高于 1.7mg/dl 的患者,应用搏动灌注,术后肾衰竭发生率降低。搏动灌注的优点在于对肾脏代谢的改善,有研究显示搏动血流可降低肾静脉血乳酸浓度,增加组织氧耗,组织氧含量增高。

国内临床研究报道搏动灌注可有效保护肾小管功能,搏动灌注有可能通过增加肾脏灌注、减轻炎症反应降低肾小管上皮细胞变性坏死程度,达到保护肾小管功能。PP 在老年搭桥患者中可以有效抑制 CPB 后肾脏损伤,降低肾功能损害程度,有利于术后患者的恢复。

(三) 脑

脑细胞对低流量灌注和低氧血症高度敏感。在一些动物实验中用非搏动血流灌注,可出现急性脑水肿、脑氧耗降低及早期的缺血性改变。Anstad 等在动物实验中发现,与非搏动性血流相比,犬在停循环 15 分钟后恢复灌注时,搏动血流更能维持脑血流量,增加脑氧供,从而认为可降低因停循环而造成的神经系统并发症发生。Watanabe 的研究证实,搏动血流可减少脑组织 pH 和 CO_2 张力的改变,维持脑血流量自主调节能力。Kusch、Takahar 等研究认为搏动灌注具有脑保护效果。Hashimoto 通过检测颈静脉血氧饱和度($SjVO_2$)认为低温阶段 IABP 的使用有利于脑内血液供应。Kono 等在临床上应用搏动灌注发现脑动静脉氧含量有明显区别,提示搏动灌注大大减少了 CPB 中脑内微循环的血液分流,降低了脑血管阻力。

然而 Chow 在小儿 CPB 中发现,搏动性灌注并不能增加脑的血流量。还有一些人认为搏动性灌注对脑血流和脑代谢的作用并不优于非搏动性灌注。Grubhofer 认为脑内氧合的改善是低温的作用,而与搏动性无关。Undar、Kadoi、Saito 等发现 IABP 的应用并未对脑内氧合有改善作用。Cook 认为脑内血流量、代谢主要与温度有关,与搏动性无关。

多数研究表明,搏动灌注(PP)能有效地改善中枢神经系统的缺血缺氧性损害,一定程度上可改善 CPB 术后神经系统并发症。有的研究虽未认同 PP 的优势,但其研究结果至少表明 PP 不劣于非搏动灌注。要发挥 PP 的优势必须首先要保证进入机体的是有效的搏动血流;其次要认识到搏动血流的保护能力是有一定限度的。

(四) 其他重要脏器

CPB 中机体各系统的生理状况发生很大变化。人们对搏动性灌注的研究中大多注意心、脑、肾等重要脏器,而对于其他领域如消化系统关注较少。有一些研究发现,CPB 非搏动血流会减少胃肠道灌注,表现为胃黏膜 pH 值降低,而搏动性灌注可以改善这种现象,降低术后急性溃疡发生。在预防 CPB 后内毒素血症的研究中发现,非搏动灌注可引起肠道缺血而导致通透性增加,最终造成内毒素血症。搏动灌注是预防此类并发症的有效手段。另有研究报告,非搏动性灌注转流后,血浆淀粉酶浓度增加,淀粉酶/肌酐清除率增加,显示胰腺损伤。而采用搏动灌注对于胰腺的微循环有良好作用。Pappas 等通过检测血清谷草转氨酶(SGOT)水平作为肝损伤的标志,得出搏动灌注有利于保护肝功能的结论。在对肺脏的研究显示,搏动灌注与非搏动灌注对呼吸功能无明显影响。

第四节 搏动灌注的相关研究及未来

为什么搏动灌注有如此多的争议并未能普及使用?可能有如下问题:①心脏射血是在全身精密的反馈调节下进行,而搏动灌注是人为被动调节;②各种实验缺乏统一的搏动标准,如搏动波形、搏动参数等;③影响搏动效果的因素很多难以控制,如动脉滤器、管道长短、插管口径、顺应性、泵后膜肺等;④患者情况差异很大,如病种、体外循环时间、血管紧张度等;⑤体外循环期间实现生理性搏动难度较大等。尽管搏动灌注的应用面临着这么多问题,相关这方面的研究一直没有止步,其中包括相关生物表面材料的基础研究、新型搏动设备的研发、长时间辅助装置的植入等。

一、搏动有效性监测的复杂性

生理性搏动的表现为大动脉的脉搏搏动和有创血压心脏收缩波形的直观描记。但是,搏动血流的能量则需要通过计算搏动压力曲线下面积获得,具体表示为 EEP = F(dtP/dt)。CPB 期间由于人工管路、氧合器、插管等设备的影响使得搏动能量的监测受到很大的限制,正是这种限制使得CPB 期间搏动血流的形成和判定显得异常复杂。国内文献主要应用改良滚压泵行搏动灌注,通过有创血压脉压(ΔP)及微循环代谢等间接指标进行衡量。尽管国内有研究报道临床搏动体外循环的有效性及其对比平流灌注的优势,但尚无能量传递优势的相关结果。

二、长期辅助装置平流灌注的远期存活率优于搏动辅助装置

伴随长期心室辅助装置的广泛临床应用,注册登记的全球机械辅助装置系统(INTERMACS)统计发现,尽管搏动辅助装置更加符合生理,但是与非搏动辅助装置相比,患者远期存活率搏动装置反而低于非搏动辅助装置。其原因可能在于:①搏动装置控制难度较大;②设备并发症多余平流辅助装置;③平流辅助期间伴随心脏自身做功全身灌注依然是搏动血流。该结果多少让人们对体外循环期间行搏动灌注的必要性产生了怀疑。

国内有文献报道通过犬动物实验验证了新型气动阻隔板型搏动灌注装置应用于长时间 CPB 中的有效性,提示 6 小时的搏动辅助循环对动物生命支持的可行性及安全性。认为气动隔膜泵的设计符合体外循环原理,但对其重要组件聚氨酯隔膜及瓣膜的设计和制造尚需进一步的完善;气动隔膜泵搏动体外循环方式是可行的,在较长时间的体外循环过程中,其对重要脏器功能的保护作用优于平流体外循环。

国际上目前长期辅助装置的设计正在趋向于小型、可植入、平流型,但全人工心脏的设计却完全仿心室功能,采用气体或推板电动驱动,实现完美的长期搏动血流,例如 Syncardia System、Abiomed 全人工心脏,截至目前 Syncardia 气动全人工心脏最长的植入时间已经超过了 5 年。

三、搏动灌注的发展方向

长期平流灌注在体外循环中所占据的主导地位使得大多数人对搏动体外循环具有一定的抵触心理。不仅因为平流灌注已经获得的满意临床结果,而且有对搏动灌注有效性的怀疑和搏动灌注临床实施复杂性的拒绝。无论如何,生理性搏动的优越性是有目共睹的,如何在体外循环或体外生命支持中实现近似生理搏动的灌注应该是相关领域研究不懈努力的方向。总之,搏动灌注产生的近似生理性的血流是促进 CPB 生理化的必然目标;探讨更加有效地搏动方式,应用有效地灌注模式,并获得真正意义上的搏动血流,才能真正地改善灌注效果。

(赵　举)

参　考　文　献

1. 王湘,李刚,张锐,等.气动隔膜泵搏动体外循环动物模型的建立.中华试验外科杂志,2012,29(2):333-337.

2. 郭震,李欣,徐凌峰.有创血压波形监测下体外循环搏动灌注效果初步评价.中华外科杂志,2009,47(23):1801-1816.

3. 赵举,杨九光,刘晋萍,等.搏动体外循环增加小儿脑氧供及改善组织微循环的临床研究.中国体外循环杂志,2011,9(3):145-148.

4. Rider AR,Griffith K,Ressler N,et al. A hemodynamic evaluation of the Medos Deltastream DP1 rotary pump and Jostra HL-20 roller pump under pulsatile and nonpulsatile perfusion in an infant cardiopulmonary bypass model—a pilot study. ASAIO J,2008,54(5):529-533.

5. 赵举,龙村,冯正义,等. 小儿心脏手术搏动灌注不同部位压力衰减的临床研究.中国体外循环杂志,2008,6(3):132-135.

6. Zhao J,Liu JP,Feng ZY,et al. Clinical application of pulsatile perfusion during cardiopulmonary bypass in pediatric heart surgery. ASAIO J,2009,55(3):300-303.

7. 胡小琴主编.心血管麻醉及体外循环.北京:人民卫生出版社,1997:430-439.

8. Higami T,Kozawa S,Asada T,et al. Coronary artery bypass grafting using the"Super Pulse"dynamic pulsatile cardiopulmonary bypass device in patients with cerebrovascular occlusive disease. Ann Thorac Cardiovasc Surg,2000,6(3):173-178.

9. Undar A,Masai T,Inman R,et al. Evaluation of a physiologic pulsatile pump system for neonate-infant cardiopulmonary bypass support. ASAIO J,1999,45(1):53-58.

10. 王少强,魏松洋,马志强,等.搏动灌注和非搏动灌注对肾功能的影响.中国体外循环杂志,2011,9(3):149-152.

11. Ündar A,Ji B,Lukic B,et al. Quantification of perfusion modes in terms of surplus hemodynamic energy levels in a simulated pediatric CPB model. ASAIO J,2006,52(6):712-717.

第三十一章
体外循环术中心肌保护

第一节　心血管外科心肌保护概论

一、简史

六十余年来，心血管外科技术得到了巨大的发展。既要为外科医生提供静态、无血的手术野，又要保证术后心肌功能的恢复，这一要求成了心血管外科技术实施的关键，因此，心肌保护技术在这一领域的重要性不言而喻。

19 世纪 80 年代，Block 开始修复兔的心脏创伤实验，心血管外科的启蒙阶段。当时一些著名的外科医生，如 Billroth 和 Paget 等却对心脏手术产生质疑。尽管如此，1896 年 Ludwig van Rehn 医师还是为一例右心室破裂的德国患者的心脏进行了成功缝合，随后公开发表了这个病例。1902 年，美国 Luther Hill 医生接诊一例心包填塞的 13 岁男孩，他打开心包，引流 300ml 血液后，心功能逐渐恢复。他缝合了伤口，患者最终存活。最早的这两例涉及心脏的手术都源于外伤，因此尚未考虑心肌保护的问题。

1910 年，Alexis 为实验犬实施了降主动脉和冠状动脉的吻合实验。他注意到阻断循环 3 分钟后，出现室颤。完成了吻合后犬虽然苏醒了，但最终犬在 2 小时后还是死亡了。他的结论提示了心肌在正常温度下，发生室颤时，心肌抗缺血的能力是有限的。在随后的几十年，学者对包括心肌保护在内的机体重要器官的保护进行了大量研究，取得了很大的进展。Bigelow 使用犬和土拨鼠身上对低温进行了广泛的研究。

1953 年 Gibbon 首次将体外循环应用于临床，使心血管手术有保证并飞速发展。但心肌保护的方法仍沿用原有的老观念，手术仍在心脏跳动、膨胀、多血的环境中进行。以后人们发现心内手术在心脏颤动中进行可减少气栓的发生率。但 1969 年，学者发现对于心肌保护，此方法存在严重缺陷。因为，此时心脏处于高能耗状态，血流供应不足，极易导致严重心肌缺血性损伤，严重时表现为缺血性心肌挛缩，导致"石头心（stone heart）"。

从文献的追踪我们可以发现，早就有学者对心脏的化学停跳有研究。1883 年 Sidney Ringer 首次发现高钾可心跳变慢，直至停跳。1950 年，Woobury 在单个心肌细胞的电生理实验中发现高钾的去极化现象。同年，Bigelow 在低温停循环下行心脏直视手术取得良好的临床结果。此类手术心脏或为跳动或为颤动，对手术和心脏都有不良影响。他首先提出在心脏直视手术中用高钾液使心脏停跳的设想。

1953 年，Gibbon 通过体外循环对心脏进行直视取得了成功。体外循环可对脑和心脏以外的组织进行灌注，至此心脏直视手术的心脏停跳就提到急需解决的日程。进而有关心脏的药物停跳（或称化学停跳）的研究普遍开展。1955～1957 年间，Melrose 描述了枸橼酸钾使心脏停搏的方法，他把 0.5% 枸橼酸钾溶液抽入注射器中与血液混合，在主动脉阻断后直接注射入主动脉根部，尽管这种方法有些简单，它确实能有效地使心脏停搏。但在临床实践中人们逐渐发现，此方法会造成心肌坏死、传导阻滞、心律失常、复跳失败。Melrose 等又试用乙酰胆碱使心脏电机械活动停止，但还是因术后较高的低心排综合征和其他病理因素而未能广泛应用。

20 世纪 70 和 80 年代，Gay 和 Ebert 对心脏停搏方法进行了细致的分析，提出了更复杂的心脏停搏策略，其中包括 Follett 和 Buckberg 提出的温度和灌注途径，这也进一步提高了心脏停搏的有效性。与此同时，一些心脏外科医生积极参与了心血管手术中的心肌保护的研究工作。1956年，Cooley和DeBakey医生发现心脏在常温阻断冠状动脉血流时心脏缺血可使心电机械活动停止，手术操作后开放冠状动脉血流心脏处于纤颤状态，再用电击除颤就可恢复自动节律，以后发现此方法的死亡率高达11.9%而被迫放弃。1962年，Gott发现心血管手术中充分心腔内引流可避免心室过胀而降低心肌氧耗，对心肌有一定保护作用。

70年代末到80年代初，英国医生在伦敦St. Thomas医院经过长期、大量的试验，研制出以钾离子为主的细胞外液的心肌停搏液配方，它可迅速终止心肌电机械活动，心肌柔软静止，术后并发症少。此配方迅速在全世界推广使用。此时德国学者Bretschneider研究出以钾离子为主无钙低钠的细胞内液的心肌停搏液配方，效果和St. Thomas液类似。80年代末期，Follette等采用低温高钾含血停搏液取得了良好的临床效果。由于此停搏液具有良好的缓冲作用，含有丰富营养和氧气，并有一定清除自由基和解毒功能，目前临床大部分采用这一方法。90年代有关心肌保护的研究集中在最佳的灌注途径（顺灌、逆灌、桥灌）；合适的温度；合适添加剂；合适的灌注方法（连续灌注，间断灌注）。

总之，20世纪心脏直视手术的心肌保护原则基本形成，即高钾使心肌停跳，局部体温降低心肌代谢，心脏空瘪避免心肌拉伤。

二、发展动态

如果说20世纪人们对心肌保护注意主要集中在心脏手术期间。现在更强调心脏手术围期的心肌保护。我国著名心外科专家就提出心肌保护要"慎于术前，严于术中，警于术后"。

如果说20世纪人们对心脏保护注意主要集中在心肌细胞。现在更强调心肌细胞，心脏血管内皮和心脏传导系统的综合保护。根据患者年龄可分为婴幼儿心脏保护和老年患者心脏保护等。

如果说20世纪人们对心脏保护注意主要集中在心脏。现在很多的研究探索心脏以外的保护机制。人们发现体外循环中的白细胞激活和炎性介质释放有密切关系，同时对供体心脏造成明显损伤。一些学者研制一种白细胞滤器，将体外循环中激活的白细胞滤除。结果发现含血停搏液中去除白细胞对供体心脏有明显的保护作用。有些学者以预处理的机制，试图用肢体缺血激发相应的心肌保护因子，加强心脏的保护。

如果说20世纪的停跳液主要的利用高钾的去极化停跳机制。近年来，学者观察到在高钾去极化停搏液中，过高的钾离子浓度会对冠脉内皮造成损伤，对术后远期患者的冠脉通畅存在潜在的风险。因此提出了低钾非去极化停搏液的概念，以避免去极化停搏液对冠脉的损伤。目前，总的来说，心肌保护已经取得了较满意的临床效果，但随着危重复杂心血管手术的比例不断增加，高危患者的心肌保护仍面临着挑战。很多学者对心血管手术中的心肌保护予以了很大的关注，除了停跳液的心肌保护外，提出了综合保护的概念，如：术前心肌代谢优化准备；维持适宜的灌注压和温度；缩短体外循环及阻断时间；创造有利于心脏复苏的条件，防止冠脉气栓；防止心脏过胀及空瘪；尽量减少外科性损伤；等。及时的辅助循环对于装置心力衰竭的心肌保护有积极作用。

第二节　心脏停搏前的心肌保护

一、体外循环前的心肌保护

体外循环支持下的心血管手术要经历从自体心肺支持机体的呼吸循环向人工心肺支持机体呼吸循环的转换；循环阻断期间的心肺缺血阶段的影响；循环开放阶段的再灌注损伤；体温升降及与人工材料长时间接触等不利影响，因此体外循环前良好的心功能储备对于患者，尤其是危重患者手术的成功至关重要。体外循环前的心肌保护是心血管手术围术期心肌保护的重要组成部分。

（一）增加心肌能量储备

由于患病种类不同，病程差异，患者术前的心功能和心肌状态均不相同。心肌状态较差的患者，这将会影响术中心肌缺血的耐受力。合并某些疾病如糖尿病、肥胖、左室肥厚、高血压等，可加重心肌缺血的损害，会影响体外循环后心肌缺血的心功能的恢复。术前对这些合并症的适当处理和控制，可增加心肌的能量储备，改善手术中心肌缺血耐受性。严重营养不良者，其心肌细胞耐受严重缺血的能力明显降低。因此，体外循环前提高心肌中三腺苷、磷酸肌酸、糖原等的储存,对于增强心肌抗缺血能力具有重要意义。极化液(GIK)在术前应用,有较好的心肌保护效果。使术后心功能恢复顺利。尤其是风湿性心脏病,长期充血性心功能不全的患者,由于长期应用激素及利尿剂,排钾增多。另一方面由于胃肠道淤血、钾吸收减少,体内钾总储备量减少及血清钾浓度下降,易引起异位节律和洋地黄中毒。术前给予 GIK 液和纠正低血钾尤为重要。对于心功能 Ⅲ 级以上、心胸比率>0.65、伴有肺动脉高压者或有心肌损伤的患者,术前给予 7～10 天的 GIK,可增加术中心肌细胞耐受缺血的能力。GIK 能促进心肌对葡萄糖的摄取,加强糖酵解和有氧氧化,提供心肌能量供应。胰岛素可刺激脂化,抑制心肌细胞内脂肪分解作用,促进钾离子进入细胞内,还可以稳定细胞膜,抑制细胞内溶酶体活性,从而减轻了缺血后的不利影响。

(二) 改善内环境

充血性心功能不全的患者,其心排血量降低,肾血流量也减少,醛固酮和抗利尿激素分泌增多,导致水、钠潴留,从而加重心脏负荷,因此,应用利尿剂并限制水钠的摄入。利尿剂以排钾性利尿剂和潴钾性利尿剂交替使用为合理。术前纠治低钾是十分重要,一般应补钾 7～10 天,并在液体中加入辅酶 A、ATP 等能量物质。术前应停止使用的药物有胺碘酮,洋地黄类药物(可能增加缺血期间细胞内 Ca^{2+}),磺脲类药物(抑制心肌预处理效果)。具体的药物应用见本书麻醉的有关章节。

(三) 保持心脏氧供与氧耗平衡

保持心脏氧供和氧耗的平衡,对心肌保护有非常积极的作用。在体外循环手术前应用钙慢通道拮抗剂限制细胞内钙负荷和扩张血管,以延迟或减少心肌的缺血性损害。术前使用 α 肾上腺素能阻滞药不仅能降低儿茶酚胺的水平,而且还能减少心脏做功,进而降低心肌能量的消耗,改善心肌对缺血的耐受性。在麻醉过程中,要求做到良好的麻醉前镇静,顺利的麻醉诱导,麻醉应力求平稳,并且保持适当深度的麻醉,维持平稳的动脉压力和保证充分的供氧。在应用麻醉药物时,一定要慎重考虑药物对心肌耗氧和供氧平衡之间的影响。倘若在麻醉过程中发生低血压,特别是那些发绀型先天性心脏病例,例如法洛氏四联症患者,可引起右向左分流的增多和肺血流量的减少,从而使发绀加重,造成心肌收缩无力,而导致血压进

一步下降的恶性循环,在麻醉过程中发生的任何心肌缺血和缺氧,都会使心肌储备能量的减少,加重心肌缺血性损害。此外,手术操作可直接对心肌造成创伤,局部低温所用的冰屑对心肌刺激和损伤,手术室内灯光高温引起心肌损伤,也可以降低心肌的抗缺血能力。为此,手术操作应做到最大限度地降低对心肌的创伤,心脏局部低温应避免冰屑直接接触心肌,并且还要注意手术室灯光的复温作用,随时测定心肌的温度。把这些影响心功能的因素统一考虑,做好每个环节的防范是做好体外循环前的心肌保护的关键。

二、前并行阶段的心肌保护

从体外循环开始到阻断升主动脉为前并行循环阶段。这一阶段经历了从自体心肺支持机体的呼吸循环向人工心肺支持机体呼吸循环的转换,自体心肺和人工心肺同时工作,过渡不平稳,易造成主动脉阻断前室颤发生。研究表明前并行阶段室颤的发生率为 3.98%,但是其危害不容忽视。室颤时,虽然心室纤维仍有收缩,但却是没有规律的各自收缩,不能协同一致,使心脏不能产生有效的心排血量;同时,室颤使心肌的血流分布不均匀,心内膜下血流向心外膜下转移,极易造成心内膜下缺血坏死。因此前并行阶段心肌保护的重点是,维持患者血流动力学稳定,避免室颤发生。

(一) 保证心肌的血流灌注

由于患者的病情、外科医生操作习惯不同,前并行时间长短不一。此阶段由于存在大量静脉血引流至体外,体内血液容量减少、灌注指数低于正常心指数;平流灌注;低温;血液稀释等因素,因此,易发生低血压。此时,维持心脏跳动和充分的冠状动脉血流对心肌保护极为重要,如处理不当,心脏易发生室颤,增加心肌氧耗。前并行时外科医生需要进一步探查患者病变情况,因此如何保证心脏在此期间处于跳动状态非常重要。阜外心血管病医院的经验是:"心脏不宜引空,温度不宜过低"。如果静脉引流在体外循环开始时不加控制,机体血液大量引流至回流室,心室和血管空瘪,血压下降,心脏容易纤颤。此时单靠增加灌注流量难于提高血压。如果给大量缩血管药物,血压可以提高,但不利于组织微循环灌注。如果逐步适度控制静脉回流,患者自身心脏射血向体外循环机泵血渐进过渡,血压常会保持平稳。低温对机体有一定刺激作用,如果前并行持续时间长,

不宜降温,如果手术室内温度低,体外循环前应对预充液进行复温,避免冷液对机体的刺激。低温诱颤常见于高龄、心功能差、电解质紊乱的患者。

(二) 心腔充分引流

心腔过度膨胀可增加心肌氧耗,严重者可破坏心肌亚结构,使心肌纤维的横桥功能障碍,造成心肌收缩无力。心脏手术中保证心脏的空虚状态是心肌保护的重要手段之一。具体方法为心腔引流。心腔引流有主动引流和被动引流。主动引流(图31-2-1)是通过泵头的负压吸引,主要途径有:

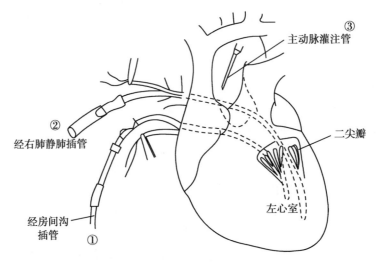

图31-2-1　心腔引流有主动引流的示意图

①经房间沟进左房,再经二尖瓣至左室;②经右肺上静脉,经二尖瓣至左室;③经主动脉根部;④经心尖直接入右室。直接心室引流在心脏跳动时不宜将心腔吸得过瘪。因为导管进入处缝合不严的情况下,心室舒张期形成的负压可使大量气体进入心腔,而注入体内。在心搏骤停时,还要避免过负负压,长时间过负负压可使心内膜下组织水肿,严重还会造成Ⅲ度房室传导阻滞,小儿更易发生。被动引流(图31-2-2)不需要泵,仅靠压力差将血流引出心脏。主要的切口有左心耳、肺动脉根部、主动脉根部。目前大多数采用主动引流法。主动脉根部的引流还可作为停搏液的灌注通道。开放冠状动脉循环后,心腔跳动时可通过此管道排除心腔气体。在给鱼精蛋白后进入心腔的引流管应尽快拔出,以防凝血块的形成。拔出插管后应注意插管部位缝合止血。

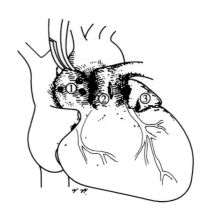

图31-2-2　被动心室引流减压
①主动脉钳近端主动脉根部开窗引流减压;②肺动脉根部开口引流减压;③左心耳开口引流减压

心腔引流的好处在于减少心脏做功;降低氧耗;防止心脏过胀;心肌牵拉;避免心肌活动性损伤;心脏跳动时增加冠状动脉有效灌注压;增加心肌血流灌注;心肌停跳时为外科提供良好的手术野。

第三节　心脏停跳阶段的心肌保护

从升主动脉阻断开始,就完成了从自体心肺和人工心肺同时工作向人工心肺支持机体呼吸循环的转换,机体进入心肺缺血阶段。这一阶段是从停搏液开始灌注心脏停搏到升主动脉阻断钳开放。心肌缺血阶段的重点是持续保持供心的低温低代谢状态,为供心提供能量底物和缓冲系统,保持适合的渗透压,避免心肌细胞的水肿和能量失衡,从而为在外科操作完成后心功能的顺利恢复提供保证。此时停搏液种类、灌注方式、心肌温度的选择是心肌保护的关键。高钾停跳和低温降代谢是根本。

一、停搏液的基本原理和配方

大量的实验表明，减少心肌能耗的有效地方法依次为：低温加停跳、单纯停跳、心脏无负荷跳动、心室纤颤。因此一般情况下心脏手术中的心肌保护最关键的两大要素为心脏停跳和低温。

（一）心脏停跳

1. 心肌细胞的电活动

（1）心肌细胞静息电位：在静息状态下，表现为细胞内钾离子的浓度比细胞外高得多这个浓度差是由于钠泵作用的结果，他利用 ATP 的化学能把钠泵出细胞而将 K⁺ 换入，因之钾离子浓集在细胞内。因为静息心肌细胞的肌膜对 K⁺ 是通透的，所以这个离子趋向于顺着浓度梯度方向运动而漏出细胞外。然而当钾离子从细胞内离开时，他们将正电带到细胞外，造成了跨膜电梯度，而外面带正电。就是由于肌膜两侧电荷密度的这种差别，而产生了心肌细胞内外之间的静息电位。

（2）心肌细胞动作电位：心肌细胞兴奋时，发生去极化进而复极化形成动作电位（action potential，AP）。在膜电位变化过程中，离子通道经历关闭，开放和失活的转变。AP 分为 5 个时相，0 相为快速去极，是 Na⁺ 快速内流所致。1 相为快速复极初期，由 K⁺ 短暂外流所致。2 相平台期为缓慢复极，由 Ca²⁺ 及少量 Na⁺ 内流与 K⁺ 外流所致。3 相为快速复极末期，由 K⁺ 外流所致。0 相至 3 相的 AP 时程称动作电位时程（action potential duration，APD）。4 相为静息期，非自律细胞的膜电位维持在静息水平，4 相自动去极化是由一种 Na⁺ 内向电流所致，在自律性细胞则为自发性舒张期去极化（图 31-3-1）。

心脏工作肌和传导系统细胞的静息膜电位负值较大，去极化速率快，呈快反应电活动，其去极化主要由 Na⁺ 内流所造成。窦房结、房室结细胞的膜电位负值较小，0 相去极化幅度和速度低，传导缓慢，呈慢反应电活动，去极化由 Ca²⁺ 内流所造成。另外，在某病理情况下（如心肌缺血、缺氧、药物中毒等），膜电位减小（负值减小），可使快反应细胞表现出慢反应电活动。膜反应性是指膜电位水平与其所激发的 0 相最大上升速率（maximum upstroke slope of phase 0，V_{max}）之间的关系，与 Na⁺

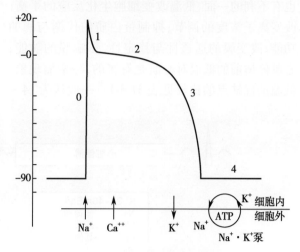

图 31-3-1　心肌细胞动作电位

电流有关。膜反应性代表钠通道的活性，是决定传导速度的重要因素，一般 0 相上升速率越快，动作电位振幅越大，传导速度则越快。药物可通过增高或降低膜反应性，进而影响传导速度。

2. 高钾和心脏停跳　K⁺ 是化学停搏液中的重要成分。心肌细胞的静息电位取决于跨膜 K⁺ 浓度梯度，当细胞外 K⁺ 浓度升高后，跨膜 K⁺ 梯度下降使膜电位的负值下降，Na⁺ 流入细胞内的速度减慢，结果使动作电位的上升速度、幅度及传导速度均减少，既膜反应性降低。当膜电位降至 -50mV 时则 Na⁺ 通道停止工作，Na⁺ 被阻止在细胞外，不能产生及传播动作电位。维持电位在此水平可使心脏停搏于舒张期。晶体停搏液中 K⁺ 最佳浓度为 15～20mmol/L，血液停搏液中 K⁺ 为 20～30mmol/L。

心电静止的意义主要表现在降低心肌细胞的能耗。有学者计算静态的心脏氧耗将下降为工作状态的 50%。在心肌缺氧缺血期间，ATP 和磷酸肌酸有一定保存，而这些能量物质对心脏复苏时细胞离子泵正常运转十分重要的。

（二）低温

心室减压可降低心脏耗氧的 40%，心脏停跳可降低心脏的 50% 氧耗，低温可降低 8%～10% 的氧耗。低温使心肌的酶促反应降低，减少细胞对能量的消耗，增加心肌的缺氧耐受性。低温使心肌舒张期去极化增加，动作电位时程延长，低温可促进电机械活动终止，维持心肌有效停搏另外低温还可抑制炎性反应，抑制白细胞、血小板和内皮细胞的黏附因子的表达，减少激活的白细胞和血小板在内皮的释放，低温可降低自由基的反应；低温可延缓缺血性损害的发生。当然，低温对机体也有不利的一面,低温改变细胞生化反应的平衡;改变离子浓度的调节;抑制蛋白质的代谢与酶的功能;改变膜的通透性与稳定性,影响膜的功能;心脏停搏前的低温对心肌是有害的,冷挛缩现象。低温的优缺点的比较见表31-3-1。一般认为14~18℃心肌局部温度在临床最合适。

除高钾,低温外的心肌保护机制外,临床还在停跳液中加上不同药物,或用不同的温度,不同的灌注方法以进一步完善心肌保护的效果(图31-3-2)。具体以后章节将细述。

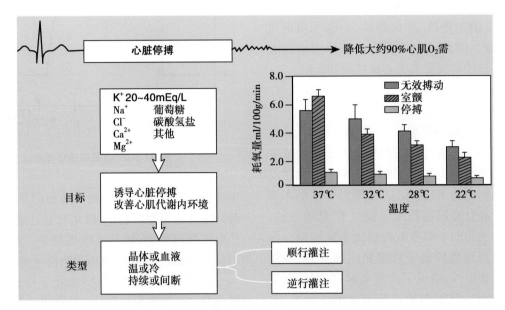

图31-3-2　心脏停跳液的心肌保护的原理和方法

表31-3-1　低温的优缺点

优点	缺点
降低代谢率	ATP、磷酸肌酸产生减少
减少氧需	氧离曲线左移,氧释放障碍
增加停跳时间	增加钠内流,细胞水肿
抑制炎性介质反应	诱导心室纤颤
增加缺血耐受时间	冠状动脉血流紊乱
减少 Ca^{2+}	细胞膜流动性降低
	抑制内质网对 Ca^{2+} 的吸收

研究显示,局部冰屑放在心包内如果时间过长,将造成膈神经的冻伤。在实验中发现,氧合血停搏液的温度过低,如低于8℃,灌注阻力明显增大,这是由于血液黏滞度增加的结果。有关什么是心脏停跳最佳温度目前没有定论。Heatse 的研究发现,高钾停跳60分钟,温度在12~28℃范围内心功能恢复率无明显差异。进一步研究发现,温度22℃和4℃的氧耗差别不明显。在这一范围内心肌保护效果并不随温度的降低而增强。

(三)水肿预防

水肿分细胞性水肿和间质性水肿。心肌细胞性水肿可由缺氧引起,也可由停搏液渗透压不当所引起。目前认为停搏液渗透压在 300~380mosm/kg H_2O 较为适宜,如超过 400mosm/kg H_2O 会引起细胞脱水,影响心肌功能恢复。

晶体渗透压过低可造成细胞内水肿,过高可造成肌细胞脱水,恢复血流可形成反跳性水肿。临床研究表明,晶体液灌注时,只要静脉无阻塞,水肿程度轻微。晶体停跳液加适量的甘露醇可减轻心肌细胞的水肿,还可有清除自由基的作用。为了进一步改善停搏液功能,人们用含血停搏液通过晶体血液1:4的混合,使停搏液的胶体渗透压接近于血浆,这可明显减少心肌水肿。目前全世界成人心肌保护大多采用此方法。

(四)其他因素

1. 镁离子(Mg^{2+})　镁离子是细胞内许多酶的激活剂,是许多酶的辅助因子。细胞外高镁时,镁离子可通过竞争心肌细胞膜上的钙离子通道上的受体,阻止钙离子进入细胞内而产生停搏作用。Mg^{2+} 亦是细胞内的重要阳离子,主要存在于线粒体及肌原纤维中。它是组成高能磷酸盐的重要成分及细胞酶系统的一个辅因子,它又是各种 ATP 酶的激活剂。在细胞膜上它与钙离子具有共同的通道,故可与 Ca^{2+} 相竞争而防止 Ca^{2+} 内流。在停搏

过程中 Mg^{2+} 似乎在抑制兴奋-收缩的耦合作用。在缺血及再灌注时缺 Mg^{2+} 会影响 ATP 的合成。经 Hearse 在大鼠离体心脏的研究中证实晶体停搏液中 Mg^{2+} 的最佳浓度为 15～20mmol/L。研究表明停搏液镁离子还可降低冠状动脉血管张力，钠离子内流，减轻细胞水肿。

2. 钙离子（Ca^{2+}）　细胞膜的完整及细胞内许多生理作用也需要钙离子参与。Ca^{2+} 是肌动蛋白和肌凝蛋白相互作用时必须参加的因子，没有 Ca^{2+} 则兴奋-收缩耦合不能进行。此外细胞膜完整及细胞内许多其他功能也都需要 Ca^{2+} 参与。心肌缺血及再灌注损害后的一个重要病理现象是细胞内 Ca^{2+} 大量积聚。实验曾证明用无 Ca^{2+} 停搏液灌注心肌后当血液再灌注时发生大量 Ca^{2+} 反流至细胞内的现象。其机制是 Ca^{2+} 与细胞膜的糖被膜相结合控制着 Ca^{2+} 的内流，没有 Ca^{2+} 则失控，因此小量 Ca^{2+} 对细胞完整性是必需的。Langer 证实细胞外只要含 0.35mmol/L 的 Ca^{2+} 即可防止细胞膜的破坏并限制了 Ca^{2+} 的内流。目前认为晶体停搏液中最佳 Ca^{2+} 浓度为 0.5～1.2mmol/L。要适当控制钙离子在停搏液中的浓度，婴幼儿在此方面显得尤为重要。晶体停搏液中适宜的钙离子浓度为 0.5～0.6mmol/L 左右，成人含血停搏液钙浓度可为零。有关钙离子浓度问题研究很多，观点不一。有研究发现在含钙停搏液中加入钙通道阻滞可明显减少缺血再灌注时的钙反流，减少心肌细胞的损伤。

3. 钠离子（Na^+）　Na^+ 的浓度也需要很慎重的考虑，细胞外 Na^+ 浓度过高则内流增多会引起水肿。如细胞外 Na^+ 过低则在高 K^+ 形成的细胞膜去极化情况下会影响 Na^+-Ca^{2+} 的交换机制，结果限制了 Ca^{2+} 的外流而造成细胞内 Ca^{2+} 的积聚。Hearse 等证明在 St. Thomas II 停搏液中 Na^+ 的浓度在 110mmol/L 时心脏功能恢复最佳，目前大家认为 Na^+ 的浓度以 100～120mmol/L 为宜。有关钠离子可将停搏液分为细胞外停搏液以 St Thoma 为代表，其 Na^+ 在 100～200mmol/L；细胞内停搏液以 Bretschneider 为代表，其特点为低钠、无钙，其中渗透压以 Histidine 来补偿。

4. pH　虽然低温减轻了酸中毒的程度，但在缺血期间仍有 H^+ 的积聚，需要用缓冲液缓冲及间断冲洗来控制酸中毒。当血冷却时每下降 10℃ 则 pH 上升 0.15，因此当温度低于 20℃ 时细胞 pH 应在 7.7 左右，实验也证明停搏液的 pH 维持在 7.6～7.8 时心脏功能恢复较好。由于许多复杂因素其中包括电离常数，缓冲能力，温度系数，成分相互作用以及毒性等都影响缓冲液的选择来维持细胞内碱性环境。碳酸盐-CO_2 系统，THAM，磷酸盐系统及组胺酸等均为常用的缓冲剂。随着缺血的损害及低温的影响，Na^+-K^+ 泵功能受到抑制而造成细胞水肿，提高停搏液的渗透压及胶体渗透压可以减轻细胞水肿。

5. 膜稳定剂局麻药　如普鲁卡因能阻滞细胞膜的 Na^+ 通道而引起停搏，同时它又能阻止 Ca^{2+} 内流，在再灌注期还可防止室性心律不齐。在离体大鼠心脏实验中证明，高 K^+ 正常 Na^+ 停搏液中含有 0.05～1.00mmol/L 的普鲁卡因最为适宜。皮质激素能稳定细胞溶酶体膜，防止溶酶释放，降低细胞膜的通透性而保持细胞结构完整，防止细胞水肿。它还能扩张冠状血管，增加冠状血流量。有报道在停搏液中加入甲基强的松龙，有较好的保持细胞膜结构的完整性及减少术后应用正性肌力药物的效果。普鲁卡因由于是脂溶性可有效阻滞心肌细胞的 Na^+ 和 Ca^{2+} 运动，在细胞内停搏液普鲁卡因的浓度为 10mmol/L，而细胞外停搏液的普鲁卡因浓度为 1mmol/L。

二、晶体停搏液和含血停搏液

（一）晶体停搏液

1. 冷晶体停搏液机制　以高浓度含钾心脏停搏液灌注心肌，使跨膜电位降低，动作电位不能形成和传播，心脏处于舒张期停搏，心肌电机械活动静止。晶体停搏液的低温使心肌基本代谢进一步降低，能耗进一步减少，心肌缺血耐受能力增加。冷晶体停搏液优点表现为：心肌保护效果确实，操作简单、实用。不足表现为：①不能为心肌提供氧和其他丰富营养物质；②缺乏酸碱平衡和胶体的缓冲；③大量灌注时如晶体停搏液回收可造成血液过度稀释；④如果丢弃可导致血液丧失，不能满足严重心肌损伤的心肌保护的需要。

2. 各种晶体停搏液

（1）细胞外液停搏液：其钠、钙离子接近于细胞外水平。主要通过高钾去极化作用，使心脏停搏。其代表配方为 St. Thomas 医院停搏液（表31-3-2）。

表 31-3-2　St. Thomas 停搏液

成分（mmol/L）	No. 1	No. 2
氯化钠	144	110
氯化钾	20	16
氯化镁	16	16
氯化钙	2.4	1.2
碳酸氢钠	10	
盐酸普鲁卡因	1	
pH	5.5 ~ 7.0	
渗透压（mOsm/L）	300 ~ 320	285 ~ 300

　　具体灌注量：首次量 20ml/kg，每 30 分钟补灌，10ml/kg，或有心电机械活动立即补灌直至心电机械活动停止。

　　（2）仿细胞内停搏液：为低钠、无钙溶液。其钠离子接近于细胞内水平。主要是减少钙离子内流，使心肌不能收缩而停搏。其代表配方为 Bretschneider 停搏液（表 31-3-3）。

表 31-3-3　Bretschneider 停搏液

成分	mmol/L
氯化钠	15
氯化钾	9
氯化镁	4
盐酸组氨酸	18
甘露醇	30
α-酮戊二酸	1.0
色氨酸	2.0
pH	7.1
渗透压（mOsm/L）	327

　　具体灌注量：小儿剂量 40ml/kg，5 ~ 6 分钟灌完。有心电机械活动立即补灌直至心电机械活动停止。成人剂量 30ml/kg，最大量 2000ml，有心电机械活动立即补灌直至心电机械活动停止。

　　（3）Kirsh 停搏液：既非仿细胞内液，亦非仿细胞外液。其以高镁为特点，通过镁离子抑制钙内流竞争性抑制心肌细胞膜上的通道受体而产生心脏停搏作用（表 31-3-4）。

表 31-3-4　Kirsch 停搏液

成分	mmol/L
左旋天门冬氨酸镁盐	160.9
盐酸普鲁卡因	11
山梨糖醇	247
pH	5.7 ~ 7.0
渗透压（mOsm/L）	463

　　3. 晶体停搏液的灌注方法

　　（1）重力驱动法：将装有 4℃ 停搏液的瓶（或袋）挂于 1 米左右的高处，利用重力进行灌注。此法操作简单，不需特殊装置，但流量不易控制，停搏液温度易受环境影响。

　　（2）加压驱动法：将停搏液装入密闭玻璃瓶内，从瓶塞插入一粗长针至瓶底，连接于灌注管道系统。另插一短针头，连接于气囊和压力表，利用空气或氧气瓶加压，可将停搏液驱入灌注管进行灌注。或将停搏液置塑料袋中，用手直接挤压或用气囊束带加压灌注。同时用 Y 形接头通过压力表监测灌注压。此法可维持停搏液低温，应用方便。但在灌注过程中，因液面动荡，针头离开液面，空气进入管道，有造成冠状动脉气栓的危险。

　　（3）滚压泵驱动法：灌注管道的连接方法同塑料袋加压驱动法。采用滚压泵进行灌注，同时在泵后灌注管道上连接压力表，监测灌注压。此法的灌注流量和压力恒定，易于掌握。

　　（二）含血停搏液

　　1. 含血停搏液使心脏停搏于有氧环境，避免心脏停跳前短时间内电机械活动对 ATP 的消耗。心脏停跳期间有氧氧化过程得以进行，无氧酵解降到较低程度，有利于 ATP 保存。较容易偿还停搏液灌注期间的氧债。其用法是从氧合器将氧合血 4 份引出与 1 份晶体停搏液相混，使血球压积维持在 20% 左右，K^+ 浓度达 22 ~ 30mmol/L，用 $NaHCO_3$ 或 THAM 缓冲使 pH 达 7.8 左右，并加入草酸盐使游离 Ca^{2+} 达 0.3mmol/L，然后经过降温达 20℃。氧合血停搏液的优点在于有比较好的缓冲能力，比较高的胶体渗透压及带有更为生理的底物和微量元素。但发现又有许多不利因素，如低温使血液产生冷凝集素，红细胞滞留及血小板聚集现象,黏稠度增高使分布更不易均匀,血红蛋白倾向左移等均影响细胞摄取氧。此外灌注血中还带入了 CA,反而促使高能磷酸盐消耗增加。故许多学者发现血液停搏液并不显示出明显的优点,并且使用亦比较复杂。许多学者的研究表明如采用血液停搏液必须注意两点,一是血液降温不能过低,以15℃左右为宜;二是单次血液停搏液灌注是无效的,必须每20～30分钟一次,多次灌注才能见效。它与晶体停搏液的比较见表31-3-5。

表31-3-5　血液和晶体心脏停搏液的比较

名称	氧合血	晶体
氧含量	丰富	极少
胶体渗透压	较合理	零
缓冲液	丰富	少量
多种灌注方法	适应性强	适应性差
灌注压力和容量	可控性好	可控性差
对转中血容量	影响小	影响大
常规操作	简单	复杂
专用器械	必需	不需

含血心脏停搏液含有丰富的葡萄糖、乳酸、游离脂肪酸等,为满足心肌有氧氧化和无氧酵解提供物质基础。血液中的胶体缓冲系统、正常的电解质,有利于维持离子的正常分布以及酸碱平衡的稳定。血液中的红细胞可改善心肌微循环,对消除氧自由基等有害物质有一定作用。

2. 含血心脏停搏液成分大多数医院采用温血(32℃左右)和晶体停搏液按4∶1比例混合,其离子成分主要和患者的内环境有关(表31-3-6)。为了降低血液的稀释度,临床上也采用5∶1、6∶1或7∶1的比例混合。首次灌注采用高钾(K⁺浓度20～25mmol/L)诱导停跳,灌注速度为300ml/min,心电机械活动停止后;可用低钾(K⁺浓度9～11mmol/L)维持,灌注速度为75～125ml/min。根据术中心电有无活动可持续或间断灌注。注意间断灌注的时间不宜超过30分钟。灌注方式可选择顺行灌注(主动脉根部)、逆行灌注(冠状静脉窦)以及顺逆行灌注结合等方法。

表31-3-6　含血心脏停搏液成分

名称	高钾(mmol/L)	低钾(mmol/L)
Na⁺	105	105
K⁺	20～25(高 K⁺)	9～12(低 K⁺)
Cl⁻	100	100
HCO₃⁻	18	18
血细胞压积	20%	20%

3. delNidol 含血停跳液　20 世纪90 年代前小儿的心肌保护主要为 St. Thomas 停跳液。美国匹兹堡医学院的研究人员发现,St. Thomas 停跳液对于小儿的心肌保护有一些副作用,如缺血耐受性差,需要多次灌注。del Nidol 医生当时通过临床实践和研究,设计了 del Nidol 含血停跳液。其基本配方见表31-3-7。其中 Plasma-Lyte A 为 Baxter 公司生产生理平衡液。其晶体液 4 份和血液 1 份混合后即为 del Nidol 含血停跳液,总灌注量为每千克 20ml,最大工作量为1000ml,其最终的钾浓度为24mEq/L 左右。其配方特点为无钙。其优点缺血耐受性强,一般情况(90～180 分以内)只需要一次灌注。本世纪 del Nidol 医生在波士顿儿童医院常规使用此停跳液取得了良好的效果。现已广泛应用于儿童心肌保护。最近有报道,成人应用 del Nidol 含血停跳液也可有良好的心肌保护效果,主要表现在后的心律失常明显减少。具体应用为通过特制的管道将 8～12℃ 的 del Nidol 含血停跳液注入冠脉。灌注量:小儿 20ml/Kg,体重>50kg 患者最大量为 1000ml。阻断时间<30 分钟手术,此量可以减半。根据实际情况 90～180 分钟后再次灌注半量。灌注速度,小儿 120ml/min,成人 300ml/min。

表31-3-7　del Nido 停跳液的配方

1L 勃脉力 A 加入以下溶液:
20% 甘露醇,16.3ml
50% 硫酸镁,4ml
8.4% 碳酸氢钠,13ml
氯化钾(2mEq/ml),13ml
1% 利多卡因,13ml

三、停搏液灌注期间的管理

停搏液灌注是心肌保护的核心环节,灌注的

方法很多,临床主要根据病情决定。其主要目的仍是为心肌提供足量、均匀的心肌灌注液。停搏液灌注方式可简单。也可以相当复杂。对可用心肌灌注方法的广泛了解对于医生选择最佳的临床策略是十分有用。另外,手术医师的灌注习惯、器械条件等也是重要因素,在选择上主要考虑下列问题。

（一）灌注途径

1. 顺行灌注　是心脏手术中停搏液最常用的灌注途径,停搏液从主动脉根部经冠状动脉窦顺行灌注简称顺灌(ACP)。顺行灌注要求升主动脉钳阻断血流要确实,主动脉瓣闭合良好,冠状动脉基本通畅。由于此操作简单实用,所以是心脏手术中停搏液最常用的灌注途径。除此之外,顺行插管还可以用于心内减压和心内排气(图31-3-3)。

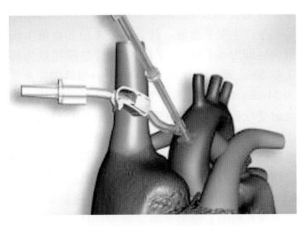

图 31-3-3　停跳液顺行灌注示意图

2. 冠状静脉窦逆行灌注　停搏液从右房经冠状静脉窦逆行灌注,简称逆灌(RCSP)(图31-3-4)。RCSP优越性体现在冠状动脉严重狭窄或完全阻塞时和和主动脉瓣关闭不全的某些问题,ACP的最大缺点是心脏停搏液分布不均匀,因此减弱其在冠状动脉旁路术中对危险心肌的保护作用;RCSP不依赖冠状动脉的通畅情况,在保护左室心肌方面优于ACP。逆行性心肌灌注不影响手术进程。逆行灌注可以用来为冠脉血管和主动脉根部排气。

冠状静脉系统是无瓣膜管道,静脉通过毛细血管及窦状隙与心肌细胞交通。粥样硬化病变不累及冠状静脉系统。RCSP时心肌停搏液一部分经毛细血管床从冠状动脉窦(主要是左冠状动脉窦)流出,另一部分则经 Thebesius 氏窦状隙血管系统直接引流至右心腔。前者与后者之比为1:3;前者是营养心肌的主要途径,后者在冲掉无氧代谢产物方面有较大的意义。小部分心肌停搏液由窦状隙血管流入左室,由心前静脉流入右房。

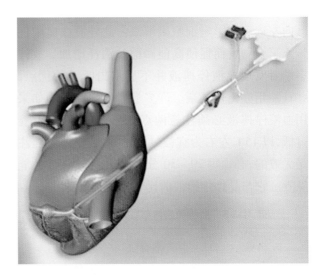

图 31-3-4　停跳液逆行灌注示意图

RCSP 的操作技术:直视插管是在主动脉阻断后,于右房前壁距房室沟 1cm 处做约 2~3cm 的平行切口,直视下置导管于冠状静脉窦。闭式插管是在右房壁或右心耳先做一荷包缝合,然后通过荷包插导管于冠状静脉窦。操作应注意导管切勿插入过深,以免气囊堵塞心小静脉开口,影响灌注效果。主动脉根部在灌流过程中插管引流心肌停搏液。灌注总量每次 250~800ml。每间隔 20~30 分钟补充灌注一次。必须避免过高的逆行灌注压,控制在 20~35mmHg。否则静脉窦可因压力过高而破裂、出血。

RCSP 的不足表现为 RCSP 对右室及部分室间隔不能提供良好保护,ACP 结合 RCSP 效果好;操作繁琐;冠状静脉窦易损伤。表31-3-8是冠状静脉窦逆行灌注的优点和缺点。由于患者解剖上的原因,逆行导管有时很难置入。插管时要注意可能存在的左侧上腔静脉(SVC)

3. 冠状动脉窦直视灌注　心脏停搏液的灌注的有效性表现在心电机械活动停止,有些心脏解剖异常可造成停搏液不能从主动脉根部得到有效灌注,如主动脉关闭不全,主动脉切开的手术,主动脉窦瘤破裂等。此时,应开放主动脉根部,通过特殊的管道经左右冠状动脉进行直视灌注(图31-3-5)。灌注时要选用和冠状动脉窦大小相似的灌注管,同时要注意动作的准确和轻柔。在灌注流量的分配上,左冠一般为总量的 2/3,右冠为总量的 1/3。因为左室的心肌一般较为肥厚。但法洛四联症、成人巨大房缺右室心肌肥厚,注意右冠停搏液的充分灌注。

表 31-3-8 冠状静脉窦逆行灌注的优点和缺点

优点	缺点
1. 对冠状动脉严重狭窄心肌保护较佳,心功能在术后维持良好	1. 可能造成冠状静脉窦撕裂伤
2. 不需要主动脉穿刺;冠状动脉严重阻塞时不会因强行高压灌注进一步损伤冠状动脉	2. 压力过高,可造成心肌水肿
	3. 操作器械增多,步骤繁琐
3. 逆行灌注可将气栓或其他栓子冲出	4. 心脏停跳慢
4. 可连续灌注而不中断手术	5. 心电图可产生房室传导阻滞
5. 改善心内膜灌注,减轻坏死和酸中毒	6. 右心室和室间隔灌注效果不理想
6. 再次搭桥患者操作更方便	7. 短时间手术,轻症患者不宜采用
	8. 逆行灌注管价格高
	9. 冠状动脉阻塞 90%,逆行灌注优势方能得到充分体现

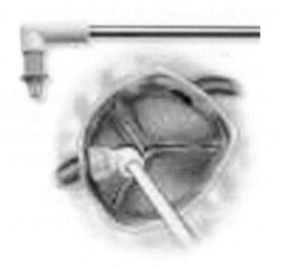

图 31-3-5 经冠状动脉窦直视灌注示意图

4. 血管桥灌注(桥灌) 在冠状动脉循环阻断期间,如果完成血管桥的心脏端吻合,可经血管桥进行含血停搏液灌注。通过移植桥进行灌注,可以作为顺行性和逆行性灌注的补充。可以灌注狭窄冠脉远端区域。心肌灌注可以在不影响手术进程的情况下间断或连续实施,这可缩短心肌缺血时间,以及为心肌提供氧和其他营养物质,冲洗组织中的代谢产物,对严重缺血心肌起到积极的保护作用。另外,它还可以检查血管桥吻合口是否漏血。桥灌时应注意流量要小,压力要低(<20mmHg),否则易造成血管损伤。

5. 复合灌注 根据病情将上述方法结合达到更好的心肌保护效果。如冠脉严重阻塞可结合逆行灌注和血管桥灌。Morrow 手术,主动脉根部手术首次为顺行灌注,再次则为冠状动脉窦直视灌注(图 31-3-6)。总之,根据病情和各种灌注方法的特点为患者提供安全可靠的心肌保护(表 31-3-9)。

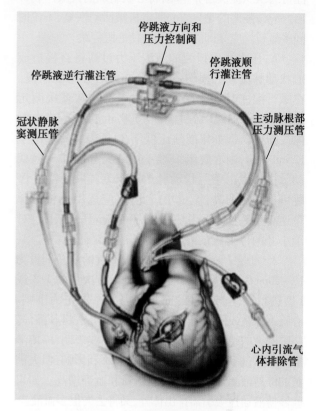

图 31-3-6 停跳液复合灌注示意图

表 31-3-9 停跳液各种灌注方法的特点

方法	优点	缺点
顺行灌注	• 操作简单	• 需要功能正常的主动脉瓣
	• 模拟了正常冠脉血流	• 适用于较轻的 CAD
逆行灌注	• 避免了主动脉功能不足的限制	• 可能出现置管困难
	• 不影响置管	• 操作相对复杂
	• 有助于排气	
血管灌注	• 可以对 CAD 部分进行顺行灌注	• 需要置入导管
	• 避免了主动脉功能不足的限制	• 比较复杂
	• 不需要对主动脉根部加压或中断手术	• 对右冠状动脉的灌注较差
复合灌注	• 灌注分布更加均一	• 比较复杂

（二）停搏液灌注的压力、时间和剂量

1. **时间**　停搏液灌注使心肌电机械活动停止，大量的临床经验表明 St. Thomas 停搏液在 20～30 分钟的间断灌注不全，造成心肌损伤。如小儿心肌缺氧的耐受性强，间隔时间可稍有延长，但这种延长不是无限的，只要可能，应在规定时限内进行灌注，这种灌注可为组织提供营养基质，将心肌组织的代酸产物冲出。应该强调的是只要心肌电机械活动恢复，不论时间多短暂均应立即灌注停搏液使心脏停跳。

2. **压力**　停搏液的灌注压力过高将直接造成冠状动脉血管的损伤，严重时可影响心功能恢复。在顺行灌注时如果灌注压力（冠状动脉直接测定）超过 110mmHg，1 分钟灌注 1500ml，将可造成血管内皮损伤。但如果灌注压低于 30mmHg，流量小于 125ml/min，则心脏组织难于得到充分灌注。冠状动脉搭桥术由于冠状动脉严重阻塞。顺行灌注停跳可出现压力高，流量小。此时，应选用冠状静脉窦逆行灌注，其压力应控制在 40mmHg 以下。对于小儿的停搏液的灌注压力可适当调低。

3. **剂量**　临床上一般首次停搏液的灌注剂量为 15～20ml/kg，以后每 20～30 分钟以首次量的 1/3 或 1/2 进行灌注。剂量的充足是以心跳停止为准则。心脏不停跳或停跳间隔时间短均应想办法将其灌停。心脏肥大的患者剂量可稍大。临床实践表明，停搏液灌注剂量过多不会对心肌本身造成不利影响，但大剂量的停搏液灌注可造成血液稀释和血钾增高。如果就停搏液通过吸引器排出体外，又将丢失很多血液。

（三）温血停搏液灌注

持续温血停搏液灌注可造成手术视野不清，影响手术操作。血钾易升高，这是由于连续高钾灌注停搏液所致。术后高钾影响心脏复苏，增加处理上的困难。术中为维持灌注压力或流量，使用较多的晶体液时可导致低钠血液稀释。常温状态炎性介质活动增高，术后神经并发症发生率较高。表 31-3-10 是温血和冷血停搏液效果的比较。

表 31-3-10　温血和冷血停搏液效果的比较

名称	温血	冷血
氧代谢	合理	抑制
停搏液分布	均匀	不均匀
心肌保护	好	待完善
灌注方法	连续性	间断
手术视野	不清晰	清晰
高钾血症	易产生	少见
炎性介质	反应活跃	抑制明显

为了克服上述不足，一些临床单位采用一种混合改良的方法。即温诱导，冷维持，温复苏（简称温-冷-温）。具体方法是用 33℃ 左右的温血全钾（20mmol/L）灌注，直至心脏电机械活动停止。这样利于停搏液的均匀分布，然后用 10℃ 左右的冷血停搏液继续灌注，总量达 15ml/kg 左右即停止停搏液灌注。以后每 30 分钟或心电机械活动出现，可用半钾（10mmol/L）含血停搏液灌注 10ml/kg，可增加心肌缺血耐受能力，延长停跳时间，减少心肌 ATP 的消耗。在开放前 5 分钟灌注 33℃ 温血半钾停搏液（5～10ml/kg），这样使心肌在常温下有大量 ATP 生成。此时由于心脏电机械活动停止，心肌能供大于能耗，同时将大量酸性代谢产物冲洗出心肌，为心脏在恢复血流供应后的电机械活动恢复打下良好基础。这是防止再灌注损伤的有效方法之一。

（四）停搏液效果不佳的原因及处理

停搏液效果不佳是指心肌电机械活动在灌注后不能停止或在短时间恢复。冠状动脉循环阻断后，心肌保护非常重要。当灌注停跳无效，要根据具体情况分别处理（表 31-3-11）。

表 31-3-11　停搏液效果不佳的原因和处理

原因	判断	处理
1. 温度高（温血灌注除外，特指停跳间断灌注）	1. 鼻温>30℃，心肌>20℃	1. 局部或全身降温
2. 灌注间歇长	2. 间断灌注>30 分钟	2. 每 30 分钟灌注一次，如在时限内出现电机械活动应及时灌注
3. 机械干扰	3. 肉眼心肌静止，显示器活动频繁，无规律	3. 请工程师处理
4. 灌注液钾浓度低	4. 生化检查	4. 加大钾浓度
5. 左心室回血增多	5. 吸引管流量增多	5. 按心内回流增多处理
6. 静脉回流不佳（用右房插管时）	6. 心腔饱满，静脉压	6. 调整引流管位置和引流落差
7. 严重冠状动脉阻塞	7. 顺行灌注困难	7. 顺行、逆行灌注相结合
8. 灌注量不足	8. 灌注量<10ml/kg	8. 保证 10～15ml/kg，直至电机械活动停止

1. 停搏液是否有效量灌注　如冠状动脉血管阻塞,在顺行灌注时停搏液难以到达心肌组织,此时仅用高流量和高压力是不能解决问题,而且会加重冠状动脉血管的损伤。如果采用冠状静脉窦逆行灌注和顺行灌注将可得到良好停跳效果。在主动脉瓣关闭不全,主动脉窦瘤破裂等结构畸形,单纯主动脉根部灌注停搏液将通过主动脉或窦瘤破口而漏出。此时,灌注压力难于形成,心肌得不到良好灌注。对于这种情况应尽快切开主动脉根部进行主动脉根部直视灌注,直至心脏停止。

2. 心肌代谢未降低　心肌温度不降使心肌代谢率较高,各种酶促反应和离子泵活动相对活跃,心电活动迅速恢复。心肌温度不降可由灌注液温度不低或心内回血多引起。降低心肌温度有两种,既灌注冷停跳液和心表面冷却。两种方法都为阶段性不能持久。另外,频繁冷停跳液的灌注可造成高钾,并影响外科操作。心表面冰屑降温时,如冷液体吸入体外循环可造成血液稀释;如弃之于体外可造成血液丢失。为克服上述不足,现在临床采用心表面冷变温垫,通过持续的低温灌流心垫,使心脏保持体温状态。

停搏液量灌注不足,或停搏液钾浓度低下,不能对心肌提供去极化环境。另外,灌注时间间隙过长,停搏液的效能减退。这些都需要在临床上准确判断,及时纠正。当心电活动频繁要注意机械伪像,此时的主要表现为银屏心电活动频繁、规律并和体外循环机的主泵频率同步。但心肌仍为静止状态,此时只根据灌注时限进行调整。

3. 停搏液的稀释　停搏液的稀释往往使停跳的心肌提前复苏。发绀患者在冠状动脉循环阻断时,肺循环血液丰富,心脏回流的血过多,可提高心肌温度。此时,应降低全身温度,降低全身代谢率,同时降低灌注量,进而减少心内回流。阻断冠状动脉循环俗称主动脉阻断,若阻断不全,血液在灌注停搏液后源源不断注入冠状动脉,心肌马上出现跳动。此时应重新调整阻断钳,完全阻断冠状动脉循环后,再次灌注停搏液直至心电停止。在使用心房插管(二级梯静脉引流管)如果位置不当,静脉回流障碍,心腔内压增加,血液可通过心内窦状间隙小血管进入心肌组织造成心电机械活动恢复。此时应及时调整静脉插管位置,使静脉血畅通引出体外(表31-3-11)。

第四节　后并行阶段的心肌保护

从开放升主动脉到停止体外循环称为后并行循环阶段。开放升主动脉后,冠状动脉血流恢复,机体从人工心肺支持机体呼吸循环过渡到自体心肺支持机体的呼吸循环。循环阻断期间的心肺缺血损伤、循环开放所致的再灌注损伤;体温升降及与人工材料长时间接触等不利影响,都会对患者心功能恢复产生一定影响。这一阶段是自体心肺和人工心肺同时工作,调整好内环境,促进心功能恢复,顺利停机是这一阶段体外循环管理的重点。

一、冠状动脉循环恢复后的管理

(一)开放升主动脉后的管理

开放升主动脉后,冠状动脉血流恢复,此时灌注压不宜过高,有资料表明此时高灌注压可加重再灌注损伤,此时适度的压力60mmHg左右,当心脏跳动接近正常后可提高灌注压力。再灌注损伤一般发生在阻断开放后的早期阶段。

(二)冠状动脉血流恢复后的管理

冠状动脉血流恢复后,有很多因素对心律的

恢复产生影响,如此时心脏尚未自动复跳,应避免反复电击除颤。反复电除颤使心肌挛缩,消耗大量的ATP,更不利于心肌功能的恢复。除心室肥厚严重的患者外,除颤功率不宜高于30瓦秒,否则易发生心肌灼伤。在心脏不跳时应分析具体原因,具体解决(表31-4-1)。

1. 钾代谢紊乱　高钾和低钾均可影响心功能复苏。在心脏手术后很难用心电图来判断,一般情况下,低钾表现为心脏兴奋性增高,高钾则表现为心脏兴奋性降低,具体准确判断需通过血清电解质实测值。低钾时可及时补钾,高钾可通过给碳酸氢钠和钙剂处理。阜外医院的经验是,通过静脉给予胰岛素使钾向细胞内转移,可有效地降低血钾。具体方法是5~10单位胰岛素快速静脉给予,5~10分钟观察血钾下降情况,如果血钾仍高可追加胰岛素。此时需血糖的监测,如血糖偏低,应及时补糖。除血清高钾外,还有一种情况常常延迟心脏自动反跳。这就是灌注时间离开放升主动脉时间过短,高钾对心肌有很强的残留作用。

此时应有耐心等待,保证心肌充分的血流供应,自动节律的恢复。

2. 冠状动脉血管问题　冠状动脉问题一般发生在冠状动脉循环血流恢复后。一般在冠状动脉循环血流恢复后,心脏就可自动复跳。一旦心脏有负荷,就会出现收缩无力或心室纤颤。如果是冠状动脉进气,可顺行灌注停搏液,提高压力和流量,浓度和总量可低。冠状动脉粥样硬化,手术前未造影,外科医生可在手术时触摸到冠状动脉有一种囊球或条索样感觉,此时应尽快进行冠状动脉搭桥手术。外科手术本身亦可造成一些问题,如血管桥的扭折、Switch 手术或 Bentel 手术冠状动脉吻合可过度牵拉或致血管闭塞,这类问题只能通过外科方法解决。

3. 心率问题　心率快慢直接影响心功能复苏。一般老年患者和冠心病患者难于耐受心率过快,因为这增加心脏做功和氧耗。小儿患者难于耐受心率过慢,因为这难于维持心脏排血量。此时应尽快寻找原因进行纠正。如术中造成三度房室传导阻滞可用临时起搏器控制心率。临床经验,大量 β 受体阻滞剂如普萘洛尔,虽然对快速心律有效,但副作用很强,难于用其他药物拮抗,应及时应用心脏辅助措施。

4. 其他　温度低于32℃时心脏处于易颤状态,外周血管阻力较高,不利于心功能恢复,对于老年患者更应注意。当冠状动脉循环恢复后,应维持一定的动脉压,保证心肌的血流灌注。血压过低时在心脏有血液充盈时心脏难于得到有效血供,易于发生心室纤颤。一般说来,开放冠状动脉循环不久就应该启动呼吸机,让自体肺行使功能。搭桥术为了不影响手术操作,在停机前开启呼吸机。如果忘记这一环节,当控制静脉回流时,心脏得不到氧合血灌注而出现室颤。如果在冠状动脉循环阻断时,心电机械活动频繁,或间断灌注时间过长,心肌内能量大量消耗,恢复冠状动脉血流后,心脏难于恢复正常跳动。一般情况下,除颤、给升压药都不会有好的效果。如果阻断冠状动脉循环,灌注温度为30℃左右半钾含血停搏液,让心脏静止休息5~8分钟,此时心肌细胞可合成一些能量物质,在冠状动脉血流恢复后心肌的离子通道因为有足够的能量物质而行使正常功能(表31-4-1)。

表 31-4-1　恢复冠状动脉循环后心脏不跳的原因、诊断及处理

原因	诊断	处理
1. 高钾	1. 化验:K$^+$ > 5.5mEq/L	1. 利尿、给钙、NaHCO$_3$、胰岛素、超滤
2. 冠状动脉问题	2. 冠状动脉触摸有结节感.病史.心电图	2. 搭桥,修复冠状动脉
3. 温度	3. <30~32℃	3. 复温
4. 动脉压低	4. 流量小,血管张力低	4. 增加流量,给缩血管药
5. 房室传导阻滞	5. 心电图:房跳室不跳	5. 安装起搏器
6. 氧合不佳	6. 血液呈黑色	6. 改善氧合状态
7. 冠状动脉进气	7. 冠状动脉有明显气栓	7. 重阻断,停搏液灌注冲洗气体
8. 药物作用	8. 大量普萘洛尔、维拉帕米	8. 辅助循环

在二次搭桥左室顺应性急性减低的患者中,肺楔压或肺动脉舒张压与左室舒张末容积相关性很差。TEE 在术中可以清晰提供最好的关于左室容积的临床评估,例如,CPB 后心脏充盈测得的中度高压仅可能稍高与 TEE 在非充盈状态揭示的很常见。这些患者需要通过给予去氧肾上腺素来提高冠状动脉灌注压,并通过给予硝酸甘油来减低充盈压。时常在 CPB 后第一个 30 分钟里心肌顺应性发生明显改善,这是由于增加冠脉灌注压并减少充盈压的结果。

二、心肌顿抑

(一)原因和机制

心肌顿抑是指心肌在缺血再灌注后所致的可逆性损伤,但灌注恢复正常或接近正常后仍有持续存在的心肌机械功能低下的总称。引起心肌顿抑损伤有两个主要原因:即心肌缺血和再灌注损伤。

心内直视手术需要在低温,体外循环,主动脉阻断及心脏停搏下进行。恢复灌注后,不可避免地可能出现心肌顿抑,其发生的可能性与术前心脏基础,主动脉阻断缺血时间,心肌保护完善程度均有密切关系。所以对可能出现术后心脏功能不全的估计应包括术前情况和缺血时间长短。搭桥患者的心脏原已有严重缺血,加之年龄偏大,易于发生心肌顿抑。有试验表明,老龄动物的心肌比年轻动物的心肌更易发生顿抑和钙离子超负荷,原因未明。可能与胞浆及核内钙离子的堆积,造

成 DNA 裂口及核酸内切酶有关。

心肌顿抑反映了细胞膜 ATP 酶功能失调,涉及 Ca^{2+} 的异常分布,O_2 储备和利用的减少,氧自由基的损害。此外还有小血管的无灌流现象。心肌顿抑为肌丝功能的紊乱,Ca^{2+} 的内转移并不受影响,相反地可能存在细胞内 Ca^{2+} 超负荷。缺血时能源缺乏使 Na^+/Ca^{2+} 交换受抑,一旦恢复再灌注,酸中毒被纠正,Na^+/Ca^{2+} 交换再次被激活,当 Na^+

超负荷仍存在时,Ca^{2+} 仍被转移入细胞内。再灌注期细胞内 Ca^{2+} 超负荷激活蛋白酶,后者作用于肌丝,减低它们的对 Ca^{2+} 敏感度,自由基增加,也可产生 Ca^{2+} 超负荷。肌细丝的蛋白对溶蛋白的降解尤为敏感。肌丝对 Ca^{2+} 敏感性降低似部分由于心肌钙蛋白调节复合物的改变,降解的收缩蛋白逐渐被新合成的收缩蛋白所代替,所以心肌顿抑中肌丝的改变是可以逆转的(表 31-4-2)。

表 31-4-2　缺血后心肌的分类和特性

心肌状态	超微结构	冠状动脉血流	机械功能	葡萄糖摄取	ATP 和 PC	恢复程度
正常	正常	正常	正常	正常	正常	正常
缺血	正常	下降	下降	正常	轻度下降	很好
顿抑	正常	最近恢复	下降	降低	下降	很好
冬眠	正常	显著下降	缺乏	增高	显著下降	尚好
死亡	异常	缺乏	缺乏	缺乏	缺乏	缺乏

(二) 临床表现和治疗

心肌顿抑的临床表现主要表现为心功能不全。

左心室功能不全的标志是:心脏指数 CI < $1.8L/(min \cdot m^2)$,平均动脉压<60mmHg,左房压 LAP>20mmHg,右房压 RAP 正常或低于正常。右心功能不全的标志是:CI<$1.8L/(min \cdot m^2)$,MAP <60mmHg,RAP>25mmHg,LAP 正常或低于正常。双心室功能不全中 LAP 及 RAP 可能都升高,临床上要慎重排除心包填塞。

随着心功能不全的持续,心肌内 NE 的耗竭和合成的障碍,G 蛋白的改变,cAMP 合成的不足等,心肌对肾上腺素的反应逐渐转弱。体外循环使血液内儿茶酚胺、血管紧张素、血管加压素增加,周身血管张力增加。体外循环后对于功能不全心脏的前、后负荷的增加无疑是有害无益。肌丝对 Ca^{2+} 敏感性降低,大量的正性肌力药只能增加心肌 ATP 的耗竭,不利于 ATP 的储存,易使心肌的损伤向不可逆的方向发展。所以正性肌力药用到一定程度[如多巴胺 $15\mu g/(kg \cdot min)$ 或多巴酚丁胺 $15\mu g/(kg \cdot min)$]时,应考虑心室辅助。

术后左心室功能不全在试用大量血管活性药或 IABP 无效后应立即开胸建立左心室辅助(LVAD)。术后右心功能不全在试用扩大容量及扩张肺动脉药物及强心药物失败后应立即考虑右心室辅助(RVAD)或肺动脉内气囊反搏。一旦出现双心功能不全,应采用双心室辅助或体外膜肺氧合支持(ECMO)疗法。

第五节　老年和新生儿的心肌保护

一、老年心肌保护

心血管疾病是老年人死亡的主要原因。目前,随着人口老龄化的加剧,心外科手术的适应证不断扩大,老年心脏病患者进行如冠状动脉旁路移植术、瓣膜置换术等心外科手术治疗越来越常见。和其他患者相比,高龄手术患者术后病死率仍较高,因此进一步认识老年心脏在衰老过程中的变化特点及加深对术中老年心肌保护的研究是

十分必要的。

(一) 老年心脏在衰老过程中的变化特点

1. 心脏形态　心脏重量随年老而增加。特别是妇女更为明显,但在高龄老人中增加减少。Kitzman 等证实 30~90 岁之间每年增加心脏重量 1~1.5g。老年人心脏从基底到顶点的长度变短,主动脉根部右移和扩张,左房扩大,使心脏的几何形状发生变化。经尸检和超声心动图的大量研究表明,左室壁厚度随增龄而增加,30~80 岁之间约增

30%,并推测与心脏的增重有关,与年龄相关的增加左室壁厚度可以认为是收缩期血压随年龄增高继发性增加心脏工作负荷的适应性机制。

2. 心肌细胞及其间质的退行性变　随着年龄增长,老年人心肌细胞数量减少,体积增大,核增大而不规则。镜下观察衰老过程几乎普遍有心肌细胞核顶点上脂褐质(与氧化酶活性量的改变有关)蓄积和嗜碱性变(糖原代谢产物的葡聚糖)。脂褐质是一种消耗性颗粒,随增龄而增多,且存在于所有老年人心脏中,占据高龄老人心肌10%,引起心脏棕色萎缩。动物实验表明线粒体酶的活性减低(脂肪酸氧化、三羧酸循环和氧化磷酸化作用),从而将降低这种依赖能的过程如钙的释放与肌浆网清除率等。老年人心肌间质胶原和弹性硬蛋白增加,心内膜和心肌弥漫性纤维化,增加心肌的僵硬,使心脏顺应性降低,影响心脏舒缩功能。

3. 心脏功能的改变

(1) 左室顺应性减低:老年心脏物理特性的改变和等容舒张期延长引起舒张早期充盈的心舒张不全,并导致左室舒张早期顺应性减低。老年人心包胶原束随增龄而变直,心包变厚并出现僵硬,也亦使老年人左室舒张期顺应性降低。

(2) 心室舒张晚期充盈增加:虽然左室舒张早期充盈率降低,但左室舒张末期容量不随增龄而降低,舒张晚期左室充盈的增加部分是由于心房加强收缩而辅助左室充盈量的另一适应性机制。虽然舒张终末期容量不随年龄增长而降低,但由于心室顺应性减低,故老年人常有舒张终末期压力升高,特别是在运动时更明显。

(3) 心排血量:由于选择的人群不同,随年龄增长,在静息时心输出量减低或无变化,因为动脉压增高甚至心输出量减少,静息时每搏做功随年龄增长而增加。

4. 心脏瓣膜的改变　老年人心脏主动脉瓣和二尖瓣叶的厚度随增龄呈进行性增加,特别是沿瓣膜关闭的周缘部分尤为明显,胶原沉积、类脂物积聚、病灶性营养不良性钙化侵袭主动脉和二尖瓣的瓣叶和瓣环。主动脉瓣的退行性钙化可能最终发生进行性主动脉瓣的狭窄。

5. 冠状动脉的变化　老年人冠状动脉扭曲和扩张,冠状动脉侧支的数量和大小也可随增龄而增加。尽管普遍认为动脉粥样硬化是一种疾病过程,而动脉中层钙化则是与增龄有关的退行性变。

(二) 老年心肌保护特点

1. 含镁停搏液与老年心肌保护　老年心肌缺血后可明显表现细胞内的 Ca^{2+} 增多,同成年心肌相比心脏功能的恢复受到很大影响,虽然目前关于老年心肌细胞中的钙积聚会减低心功能恢复的机制尚未阐明,但大量研究证实含 K^+-Mg^{2+}(分别为 20mmol/L)的心肌停搏液可明显改善细胞内的钙积聚现象并有利于缺血心肌在术后的功能恢复。Tsukube 等对老龄(135 周)兔心脏的 Langendorff 模型分别在缺血前、全心肌缺血 30 分钟、再灌注 30 分钟利用 ^{31}P 磁共振技术检测发现含 K^+-Mg^{2+} 停搏液可延缓缺血再灌注损伤中磷酸肌酸的消耗,并明显增加对三磷酸核苷的保护作用,由此分析此保护作用与增加了细胞内的细胞色素氧化酶 I 的活性及 mRNA 表达水平有关,即增加了心肌细胞内高能磷酸键的储备。随后 Faulk 等也应用同样的动物模型进一步证实了含 Mg^{2+}(20mmol/L)的高钾停搏液可明显改善老年心肌在常温缺血后的细胞内的钙积聚现象,并能增加细胞色素氧化酶 I mRNA 的表达水平。

2. Ca^{2+} 与老年心肌保护　成熟心肌细胞几乎全部依赖有氧代谢产生 ATP,以供细胞生存及做功的需要。ATP 产生和储存在线粒体内进行。线粒体也利用底物氧化中获得的 Ca^{2+} 排出于胞浆中。当心肌细胞缺血受损时,能量的产生发生障碍,钠泵与钙泵功能降低,同时大量胞外液中的 Ca^{2+} 沿着浓度差移动,冲入细胞内并进入线粒体,造成线粒体内钙超负荷。

有报道,老年心肌缺乏对缺血耐受及缺血后功能恢复减慢的特点与细胞内(包括线粒体内)Ca^{2+} 积聚有关。Tsukube 将常温全心肌缺血后的成熟(15～20 周)与老年(>130 周)兔分别进行含 K^+、Mg^{2+} 和 K^+-Mg^{2+} 的三种心肌保护液灌注,并分别与单纯缺血组作对照,结果显示老年兔心肌细胞内的 Ca^{2+} 在常温缺血后有明显增加,但在含 Mg^{2+}、K^+-Mg^{2+} 心肌保护液组线粒体内的 Ca^{2+} 比单纯缺血组明显减少,说明 Mg^{2+}(20mmol/L)在心肌保护液中起到了调节钙离子水平的作用。

细胞内 Ca^{2+} 的增加可增强心脏在自然衰老过程中的损伤,并可增加间质的腺苷——一种内源性核苷的释放,可介导引起衰老心肌的 β-腺苷反应性的消失,但 α_1 腺苷受体激活后在衰老心肌的作用目前尚未阐明。

3. 缺血预处理与老年心肌保护　缺血预处理

即是指心肌在经历了几次短暂缺血后间断再灌注,目的是通过其短暂的应激反应(缺血、低氧血症、热休克和α-肾上腺素能受体的激活等)诱导心肌内部发生变化使心肌对较长时间的缺血产生耐受现象,并由实验证实可缩小长期缺血后的梗死面积和降低心律失常的发生率。老年患者因在衰老过程中心肌细胞在组化和功能方面均发生了变化:对肾上腺素能的反应性降低,改变了冠状动脉微循环,钙通道受到损伤以及兴奋-舒缩耦联失调等,因此通过在体的老年动物心肌模型研究缺血预处理对心肌保护的作用,可以为日益增多的老年心脏手术患者术中的心肌保护提供新的思路。

虽然众多的临床和动物实验研究表明老年心肌对缺血的耐受性明显减低,但对于心肌何时出现对缺血的易损伤性还尚未阐明。缺血预处理虽可以对青壮年动物心脏起到保护作用,但对人体缺血心肌的作用还存在许多争议。本研究证实老年心肌对缺血存在易损伤性,缺血预处理在老年心肌的保护作用并未得到证实。

4. 其他因素对老年心肌保护的影响　Na^+-H^+ 交换对缺血-再灌注损伤中细胞内的钙负荷有重要影响,通过使用一种选择性的 Na^+-H^+ 交换抑制剂,可以明显减少老年心肌缺血后肌挛缩现象,并增强其收缩力。超极化成分如 K^+ 通道开放剂替代去极化成分用于心肌保护液中可明显增加老年心肌术后的功能恢复。持续逆行灌注温血停搏液也可作为老年心肌保护的一种方法应用于临床,但其具体保护机制还仍在探讨之中。

二、新生儿心肌保护

新生儿心肌保护又称为未成熟心肌保护。未成熟心肌的结构、代谢和功能与成人有很大差异,心肌保护方法有其特殊性。Bull 等指出:“婴幼儿心脏外科手术死亡率的一半归咎于不适当的心肌保护方法”,“心肌保护不当导致的左心功能不全是术后早期死亡的主要原因”,所以有必要提高对未成熟心肌有关特点的认识,研究更适合于未成熟心脏的心肌保护方法。

(一) 未成熟心肌的结构、代谢和功能特点

1. 未成熟心肌的结构特点　未成熟心肌细胞和成熟心肌细胞在形态学方面存在很大差异,最突出表现在细胞大小方面。小鼠生后至成熟时心肌细胞增长约 5 倍。人的心肌细胞生长速度较慢,但趋势类似。在结构上,新生心肌细胞缺少横管。

横管可使心脏停搏液与更多的心肌细胞接触,使心肌均匀降温。未成熟心肌的肌原纤维少,排列无序,肌节不完整;细胞含水量高,无收缩功能的物质(质膜、胞浆、核)所占的比重大;肌浆网稀疏,线粒体数量少,线粒体嵴发育不完全。这些微小结构的成熟度直接影响心脏的代谢和功能,影响心脏对缺血的耐受力。

2. 未成熟心肌的代谢特点　未成熟心肌细胞缺乏氧化磷酸化酶,更多地依赖糖酵解供给能量,而成熟心肌主要依赖游离脂肪酸的 β 氧化供能。有氧条件下,糖酵解提供的 ATP 的数量微不足道,在缺血期,心肌依赖无氧糖酵解合成 ATP 提供能量,但酵解供能产生的能量只是成人氧化供能的一半。目前很多实验证实,健康的新生动物的心肌对缺血缺氧的耐受性比成熟心肌好,这是因为未成熟心肌细胞中含有许多糖原颗粒,而成人较少。糖原储备是一种备用能量来源,与缺氧耐受力密切相关。因此,在应激情况下,未成熟心肌细胞无氧酵解的能力强,产生能量较多。另外,未成熟心肌收缩所消耗的能量较少,耐受酸中毒的能力较强,故缺血缺氧后更易恢复收缩力和顺应性。

3. 未成熟心肌的功能特点　新生心肌的收缩力较弱,室壁张力高,顺应性差,产生的动力较小。一旦有心室的容量增多或排出阻力增高,心室不能相应提高其后备的泵功能,易导致心功能不全。新生儿的血液循环途径要由胎儿型向成人型过渡,要适应新的生理需要。初生数日,心排出量突然增加,但左室储备力很小,易发生心功能不全。新生心肌的自主神经系统虽已有传入和传出纤维,但交感纤维远未发育完全,对应激的适应能力远不及成人。

(二) 未成熟心肌保护的特点

1. 重视停跳前的应激状态　先天性心脏病术前的应激状态显著地影响心脏在体外循环后的恢复,这些应激状态包括缺氧、缺血、压力超负荷和容量超负荷,各因素都会影响术中的心肌保护效果。

缺氧可发生于各种先天性心脏病,如肺动脉闭锁、大动脉转位、法洛四联症。缺氧的程度取决于肺血流的多少和动静脉血的混合程度。随着缺氧增加,ATP 水平下降,产生酸中毒,导致心收缩力下降和心功能恶化。无氧代谢的增加,减少了糖原的水平,使心肌对缺氧的耐受力更差。慢性缺氧者的心肌葡萄糖水平、游离脂肪酸的产生和

氧耗虽同于非发绀患者,但糖原和甘油三酯水平较低,影响对缺氧的耐受力。异常的冠状动脉连接和体肺侧支的存在降低了循环的舒张压,减少了冠状动脉血流。左冠状动脉起于肺动脉者,主要依赖右冠状动脉侧支维持左冠状动脉供血区的供血,会影响心肌供血。Bendis 等统计该类患者80% 有前侧壁的心梗。新生儿期因肺血管阻力的降低、肺血流的增加,更难以维持冠状动脉灌注。该类患者的心肌保护很困难,应予以足够的重视。

心脏压力负荷的增加见于先天性心脏病中心室血流出梗阻者,如主动脉缩窄、肺动脉缩窄、法洛氏四联症,未成熟心肌因心肌收缩力增加有限,难以克服这种梗阻引起的后负荷的增加,加上肌节和肌纤维的缺乏,只能通过心肌细胞的肥大来代偿,有些先天性心脏病患者在胎内已有心肌肥厚。已证实其 ATP 有更多的消耗和氧利用的不足,增加了心肌对缺血的敏感性。

容量负荷增加源于大的左向右分流、瓣膜关闭不全等心脏病。新生儿的心脏处于高舒张容量状态,舒张能力的储备有限。心室扩张能代偿部分功能,但随着室壁张力的增加,心肌氧耗也增加。过大的容量负荷导致舒张末压的升高,减少冠状动脉灌注压,增加了心肌缺血的危险性。新生羊心脏模型显示一个心室的容量负荷影响另一心室的舒张,可能引起双心室的功能不全。

对于高危先天性心脏病患儿术前应尽量纠正缺氧、代谢性酸中毒和心功能不全,降低肺血管的阻力。术中避免麻醉剂引起的心肌抑制,防止左心后负荷的增加。手术者应尽快地建立体外循环,避免过多的操作引起的低血压和心律失常,对心肌供血不利。

体外循环转流开始后,防止容量的过多或过少,前后负荷过高心内膜下灌注不良,容量不足,即产生低血压。转流降温时,血温不宜下降过快,否则心肌会因突然冷却而麻痹,过早出现心跳无力。过快、高速的冷灌注可能使心脏挛缩,这种极度收缩的状态,使冠状动脉灌注和停搏液在心脏中分布不均,加重心肌的缺血损伤。

2. 未成熟心肌停搏液灌注特点　停搏液能明显增加低温对成熟心肌的保护作用,而对未成熟心肌来说还存在争议。临床上应用温的高钾含血停搏液诱导心脏停跳,再用冷的高钾液灌注,开放升主动脉前再用温血灌注一次,并加用利多卡因 2mg/kg,取得了良好的效果。停止体外循环转流

过程中,应调整前后负荷的平衡,补容量不宜过多过快。婴幼儿应特别注意,输机器血过多可出现左心低排,其原因是心室间隔因心内容量增加凸向左侧,使左心室流出道狭窄产生左心低排;或因心脏过胀,心肌收缩无力。

现在一般采用低温和心肌灌注停搏液的方法来保护心肌。Watanable 等在新生和成熟豚鼠离体心脏上作了一系列实验,结果表明:在单纯低温缺血时,未成熟心肌的冠状动脉血流量、心室收缩压、ATP、心肌功能恢复率等指标均优于成熟心肌。现在普遍认为单纯低温对未成熟心肌的保护作用明显优于成熟心脏。

未成熟心肌采用单次灌注还是多次灌注方法至今仍有争议,很多地方仍用定时多次灌注的方法。心脏有非冠状动脉侧支血流,发绀患者的支气管冠状动脉侧支这部分血更多。冷停搏液的灌注可以冲洗掉非冠状动脉侧支血流,维持足够的低温,完全停止心肌电机械活动,冲洗掉无氧代谢的产物。有学者认为即使没有心电活动也应定时灌注,否则会引起心肌的损伤。但目前从动物实验和临床都有学者否定多次灌注的方法,认为只要温度足够低,一次停搏液的灌注就足以保护心脏。多次灌注的冲刷使微血管表面的红细胞和蛋白质消失,脆弱的内皮细胞暴露,增加了毛细血管的通透性,易造成心肌的水肿。在深低温的心脏手术患者采用单次灌注心功能恢复良好。低温加停搏液和单纯低温相比,两者的心肌保护效果并无差异。

晶体停搏液对心肌的收缩力和变力恢复有损害,尤其在浅低温时,St. Thomas 液不适用于未成熟心肌。但另一部分学者认为,停搏液可以减少心肌的能量消耗,保存心肌的功能,可降低急性心功能不全引起死亡的可能性。临床上为了使缺血的心脏快速停跳,仍应灌注停搏液。

3. 未成熟心肌停搏液配方特点

(1) 采用含血的停搏液更能为心肌提供氧和代谢的底物,改善微循环的缓冲系统,是目前成人的最佳的心肌保护方法。但应用于婴幼儿需要更大的库血预充量,目前已将含血停搏液应用于未成熟心肌,但利弊尚未阐明。

Melrose 的最早的停搏液是含血的,因为含过多的枸橼酸损伤心肌而被否定,以后晶体停搏液得到了广泛应用。现在含血停搏液的益处重新被认识,包括在心脏停跳时提供持续的氧供、增加缓

冲容量、减轻水肿和保持再灌注时需要的稳定状态。Bolling 等证实含血停搏液用于未成熟心肌，效果明显优于晶体停搏液，尤其对术前存在缺氧应激状态的患者，主要表现在心肌功能的恢复、ATP 水平的保持和心肌水肿的减轻。红细胞的重要性表现在氧的运载、缓冲作用等方面。

Yonenaga 等还将白蛋白加入晶体停搏液中，提高停搏液的胶体渗透压，减轻心肌的水肿，获得了满意的心肌保护效果。

（2）先天性心脏病患者术前处于应激和代谢紊乱状态，故提高停搏液诱导停跳时心肌的代谢状况有助于缺血后的功能恢复。人们在研究中发现许多氨基酸特别是谷氨酸和天门冬氨酸对心肌能量代谢起保护作用。Rosenkranz 等用富含氨基酸的温血停搏液诱导成熟猪心停跳，观察到灌注 5 分钟后 ATP 和氧利用水平较高。富含天门冬氨酸和谷氨酸的停搏液可增加无氧代谢和心肌复苏时的兴奋性。诱导后每隔 20 分钟灌注冷血停搏液，心肌功能恢复完全，而单用冷血停搏液诱导停跳心肌功能恢复不完全。Weldner 等用谷氨酸强化含血停搏液可以改善未成熟兔的心肌的血流动力学以及磷酸肌酸、ATP 和糖原等的水平，并证实了氨基酸的转氨基作用能提高心肌对缺血的耐受。其机制可能有：①增加糖原的合成，补充 ATP；②阻止腺苷的消耗，提高再生 ATP 和磷酸肌酸的能力。

（3）再灌注损伤是缺血后一种现象，与白细胞、内皮细胞、补体等因素有关，减轻再灌注损伤有助于缺血后心肌功能的恢复。Darryl 等在缺血再灌注前用温的高钙、低钾、碱性、高渗的含血液体灌注心脏，试图通过改变再灌注的状态来减轻损伤，心肌功能可恢复至基线的 104%，而不改变再灌注状态，心肌功能只是基线的 60%。很多实验证实白细胞在再灌注损伤中的重要作用，白细胞通过"无复流现象"、氧自由基的释放、脱颗粒后溶酶体酶的释放等机制来介导再灌注损伤。Darryl 等用去白细胞的含血液灌注心脏，心肌功能恢复至基线的 83%，若再加上天门冬氨酸、谷氨酸，功能可恢复至 100%，而对照组只恢复至 70%。

在缺血再灌注的过程中有很多炎性因子产生，Burns 等发现在婴幼儿心脏手术中，细胞黏附分子 E 选择素和 ICAM-1 的表达增强，而 P 选择素在再灌注早期诱导产生，但水平很快下降。抑制或清除炎性因子，可以减轻再灌注和炎性因子激活对内皮的损伤，减少术后的低心排的发生。

不同的停搏液对未成熟心肌保护效果有差异的原因，推测可能与停搏液中钙离子的浓度及小儿心肌钙代谢有关。保持钙离子相对稳定是影响未成熟心肌保护的另一要素。

钙参与心肌细胞的构成、酶促反应和心肌收缩。细胞膜外层的多糖蛋白质复合物结构依赖钙联合，若钙水平过低，则膜结构丧失、细胞破坏；肌纤维膜同样结合钙，作为可调节"钙池"的来源。另外，钙可作为许多细胞反应的同工酶。在未成熟心肌内，钙调节系统尚未完全成熟。肌浆网稀疏，钙泵的活性低，钙向肌浆网内主动转运的速度较慢，刺激肌浆网释放钙所需的阈值较高，心肌细胞内钙离子的浓度较低。而细胞膜表面有更多的钙结合部位。与成熟心肌相比，其兴奋-收缩耦联更多地依赖细胞外钙的参与。保持最佳的钙水平对新生心脏恢复收缩力有重要意义。

Kempsford 等在离体幼兔心脏应用四种适用于成人的心肌停搏液，经过 50 分钟常温缺血后，应用 St. Thomas 和 Tyers 停搏液的心肌保护效果明显优于 Bretschneider 和 Roe 停搏液。St. Thomas 和 Tyers 停搏液为高钾、含钙的仿细胞外液停搏液，Bretschneider 和 Roe 停搏液为低钠、无钙的仿细胞内液停搏液，两者最主要的差别在于钙离子的浓度。该实验证实了适用于成人的停搏液配方并不一定适用于未成熟心肌。无钙的 Bretschneider 和 Roe 停搏液的心肌保护效果明显比含钙的 St. Thomas 和 Tyer 停搏液差，强调了钙离子在小儿心肌保护中的重要性。Zweng 等研究了不同钙离子浓度的 St. Thomas 停搏液的心肌保护效果，经过 60 分钟常温缺血后，无钙停搏液组心脏功能只恢复至基线的 10%，而含钙 1.2mmol/L 的停搏液恢复至 76%。心肌的钙调节系统随年龄的增长而逐渐发育成熟，在收缩时逐渐增加细胞内储存钙的应用。

但 Kronon 等认为术前有心肌缺氧损害时，较高钙浓度的停搏液对心肌有害，主张用低钙（0.2~0.4mmol/L）的停搏液，而镁离子可以通过抑制钙的跨膜转运，抑制钙的破坏作用。

总之，未成熟心肌因结构、代谢和功能上与成熟心肌的差异，先天性心脏病特有的病生理特点，需要不同于成人的心肌保护方法。目前临床广泛应用低温加停搏液灌注的方法，心肌保护的效果没有成熟心肌好，这种差异可能与小儿特有的生理功能及停搏液的某些成分如钙离子的浓度有关。

第六节　增强心肌保护的其他策略

一、增强心肌保护的其他方法

心脏围术期的心肌保护是一综合措施。除了前面提到的一些方法外,为了进一步完善心肌保护,人们在以下方面进行有益的尝试(表31-6-1)。

表 31-6-1　增强心肌保护的其他方法

方法	优点	缺点
麻醉药	改善活性氧的有害效应 有预适应作用	不清楚什么药最有效
外科	减少牵拉,避免结构性损伤	手术视野不全
急性等容血液稀释	减轻心肌损伤,减少强心剂应用 减少房颤和传导阻滞的发生	有效性尚未得到证实 部分患者贫血不适用
白细胞滤除	减少体外循环后室颤发生率 减少强心剂用量,降低心肌酶释放	成本较高 比较复杂
促红细胞生成素	减轻心肌损伤	成本较高
N-乙酰半胱氨酸	可能减轻氧化应激	可能干扰预适应 成本较高 应用比较复杂
去铁敏	减轻脂质过氧化反应 增强心肌保护,增加 LVEF 减轻术后室壁运动异常	成本较高 应用比较复杂 尚未在大型研究中证实
他汀类药物	增加 N_2O 释放 抗炎作用 抗氧化作用 减少单核细胞黏附	

二、心肌缺血预处理

心肌缺血预处理(IPC)是指短暂缺血可以使心肌在后续的延长缺血中得到保护从而限制心肌梗死的范围。IPC 的缺血刺激可能存在"阈值"和"极值",刺激量低于"阈值"不能产 IPC 保护效应,高于"极值"IPC 本身就会导致心肌损伤;在两者之间的缺血刺激量则能产生与之正相关的保护效应。IPC 保护分为两个时相,早期保护是短暂缺血后即刻出现的保护作用,持续 1~3 小时;延期保护出现在处理后 24 小时,可持续数天。往往具有一定的致损性,临床应用大受限制;缺血预处理的被动应用,主要见于梗死前心绞痛,主动应用则主要见于 PTCA 和心外科手术。药物预处理逐渐成为预处理研究的一个重点方向。

Murry 等在犬类模型上发现反复的短暂局部缺血会使后来发生的更长时间冠脉缺血导致的梗死面积减少。他们提出的缺血预适应的概念在动物和人类模型上都得到了证实。尽管尚未能完全阐明缺血预适应的机制,但已经鉴别出了几个与保护机制有关的分子靶点,包括蛋白激酶 C 亚型,酪氨酸激酶和 NO。有研究暗示胎儿心脏对局部缺血耐受的机制可能与成人有相似的机制。对新生儿的研究表明蛋白激酶 $C\varepsilon$(PKCε)增量调节和 K_{Atp} 通道内源性激活均可能在局部缺血耐受中起作用。将来对基因和生化方面的药理学处理研究可以进一步阐明心肌预适应的具体机制并为临床提供合适的心肌保护措施。

三、体外循环心脏不停跳心肌保护

心脏不停跳,冠脉循环不阻断,心肌无缺血过程,被认为是一种较好的心脏保护技术。它主要用于心表面手术,如冠脉搭桥。如果用于心内手术,其术野清晰度欠佳,并有动脉系统进气的危险。故此方法的应用有一定局限性。

四、停跳液的完善

(一)营养物质

糖类在心脏停搏液中的作用尚未得到统一的认识,主要是来自临床和实验结果的差异。Rovetto 和 Hearse 等采用离体心脏研究发现,加用葡萄糖,特别是加用胰岛素后,心脏功能的恢复受到明显的损害。因为增加这些物质,加速了糖酵解过程,结果乳酸堆积,细胞内酸中毒,而加重心肌的损害。相反,Hewitt 等在活体心脏上研究发现,加用葡萄糖和胰岛素可明显增加停搏液的保护作用。在临床心脏手术中,停搏的心脏通过非冠状血液循环,以及间断的碱性停搏液的冲洗,将有害的酸性代谢产物冲洗出来,抵消了上述不良反应,而糖酵解产能则对缺血心肌有益。不少作者的实验研究证明,在心脏停搏液中加入一定量的葡萄糖能提供充分的能量,保护心肌超微结构,改善心室功能。极化液(GIK)也可作为底物用于各种心脏停搏液中。胰岛素能促使葡萄糖、钾离子向细胞内转移,增加缺氧情况下能量的产生。对于糖尿病患者心脏手术时的心肌保护可能更有帮助。在增加细胞内高能化合物的储备方面,Lolley 等认为,术前进高脂肪饮食及术前晚输入葡萄糖可增加细胞内糖原含量,或在主动脉钳夹前输入极化液亦有帮助,此外 Pasgue 等发现在大鼠输入核糖后可使缺血后心肌保护较多的 ATP 并且恢复功能较好。

正常情况下三磷酸腺苷(ATP)及磷酸肌酸(CP)仅存在于细胞内,不能通过细胞膜,但 1987 年 Robinson 在离体大鼠心脏实验中证实在 St. Thomas 停搏液中加入 0.1mmol/L 的 ATP 及 10mmol/L 的 CP,对心肌保护有明显的效果。其机制尚不清楚,可能是缺血缺氧后细胞膜通透性有所改变,也可能是一个复杂的间接促成 ATP 的合成或再合成的结果。此外有报道 ATP-$MgCl_2$ 可以

通过心肌细胞膜而进入细胞内,肌苷与腺苷为 ATP 的裂解产物,它可较易通过细胞膜,停搏液中加入外源性的腺苷证明可增加细胞内的 ATP、CP 含量。

在停搏液中加入谷氨酸盐及天门冬氨酸盐,这两种氨基酸可参与三羧酸循环而合成 ATP。1,6 二磷酸果糖(FDP)亦有较好的效果,从心肌代谢图中可见到 FDP 是葡萄糖无氧代谢的中间产物,外源性 FDP 可提供缺血缺氧期心肌细胞无氧代谢的底物,补充合成 ATP。此外,有许多中药制剂具有心肌保护作用,但大部分成分复杂,作用机制不太清楚,有一些可能有提供能量底物的作用,例如鹿茸精含有谷氨酸等二十余种氨基酸。

(二)钙通道阻滞剂

心肌缺血再灌注损伤发生的主要机制有两个方面,即钙超载和氧自由基的生成。在停搏液内加入一些钙通道阻滞剂和自由基清除剂,可望能减轻心肌损伤,提高心肌保护之效果。

心肌长时间缺血,心肌内 ATP 减少,细胞膜钠泵活性降低,细胞内钠离子浓度增高,进而使 Na^+-Ca^{2+} 交换增加。同时由于细胞膜钙泵活性降低,进入细胞内钙不能及时转运出来,而导致钙超载。另外,严重缺血时,可使肌浆网膜和细胞膜受损,通透性增加,使细胞外及肌浆网内钙进入胞浆内,使钙离子浓度急剧增加,形成钙超载,而使心肌受损。钙离子通过钙通道进入细胞内形成钙超载的可能性则较小。在缺血和复灌后,钙阻滞剂不能防止钙超载。因此,钙阻滞剂宜在缺血前应用。其机制在于阻滞钙离子内流以及通过减少胞浆内钙离子而降低心肌活动,减少心肌能量消耗,使存留的能量用来保持细胞膜结构的完整,以及正常的离子梯度。许多研究表明,在停搏液内加入钙通道阻滞剂,有良好的心肌保护效果。常用的钙通道阻滞剂有:维拉帕米、硝苯吡啶、硫氮䓬酮以及汉防己甲素等。

(三)自由基清除剂

心肌缺血时,ATP 分解增加,致使分解代谢产物次黄嘌呤和黄嘌呤在缺血组织中堆积,同时,黄嘌呤脱氢酶转化为黄嘌呤氧化酶。当恢复灌注时,分子氧和次黄嘌呤在黄嘌呤氧化酶作用下,产生大量的氧阴离子自由基(O_2^-),O_2 可直接损伤心肌细胞,也可转化为羟自由基(OH),然后通过瀑布反应,生成其他其他自由基,导致心肌损伤。停搏液内加入氧自由基清除剂或抗氧化剂,可中和自由基,减轻心肌损伤。如别嘌呤醇、超氧化物歧

化酶和过氧化氢酶、去铁敏、甘露醇、维生素 C、维生素 E、辅酶 Q_{10}，以及中药丹参、川芎嗪、人参总皂甙，另外还有山莨菪碱、维拉帕米、谷氨酸等。

（四）血管紧张素转换酶抑制剂（ACEI）

心脏不单是个泵血的器官而且还是个内分泌器官，它能产生十余种内分泌物质，血管紧张素即是其中重要者。心脏本身存在一个局部的肾素血管紧张素系统（RAS）。它在肾素及血管紧张素转换酶的作用下合成血管紧张素 Ⅱ（A Ⅱ），A Ⅱ 是个极强的血管收缩剂，它参与了冠状血运的调节作用。实验证明离体肥厚大鼠心脏 St. Thomas 液停搏缺血 120 分钟后再灌注 30 分钟。心脏 A Ⅱ 分泌增加了 23%，再灌时冠状血流量（CF）仅为缺血前的 65.5%。如在 St. Thomas 停搏液中加入 $23\mu mol/L$ 的 ACEI 巯甲丙脯酸（Cpl）可使 CF 恢复到缺血前的 117.5%，可见心脏局部确实存在 RAS，在缺血后激活分泌 A Ⅱ，A Ⅱ 对缺血再灌注后 CF 的减少起主要作用。Cpl 还使心排血量从对照组的 39.6% 恢复到 103.7%；LVSP 从 60.8% 升至 88.0%；$+dp/dt$ 从 50.8% 升至 87.2%，$-dp/dt$ 从 52.8% 升至 85.4%。Cpl 带有一个巯基（-SH），它有拮抗氧自由基的作用。

（五）三甲氧苄嗪

三甲氧苄嗪（又称心康宁、曲美他嗪，Trimetazidine—TMZ）与其他抗心绞痛药物相比，其显著特点是在细胞水平发挥抗心肌缺血的作用而无负性肌力，不影响冠状动脉血流等血流动力学特点，对缺血心肌提供代谢性心肌保护作用。其主要作用机制是，直接抑制游离脂肪酸的 β-氧化，增加葡萄糖的氧化，减少游离脂肪酸因为与葡萄糖的竞争性氧化所致的高氧耗和酸中毒，更有效地调控缺血心肌游离脂肪酸/葡萄糖氧化的供能平衡，减少高能磷酸盐生成过程中对氧的需求，维持 ATP 的产生，从而维持缺血心肌细胞的能量代谢，避免缺血心肌高能磷酸盐的下降；降低细胞内 Na^+、Ca^{2+} 超载；减少心肌细胞内 H^+ 的聚集，减轻细胞内酸中毒；减少氧自由基的生成等。Bretschneider 和 Roe 停搏液属于细胞内液性停搏液，对未成熟心肌的保护作用效果较差。研究发现，上述两种停搏液中加入 10^{-6} MTMZ 后，可明显提高其心肌保护效果。TMZ 可改善离体灌注幼兔心脏的血流动力学，提高心肌的能量储存，减少自由基的产生，提高细胞膜 Na^+-K^+-ATPase 的活性，减轻缺血心肌的再灌注损伤。

（六）ATP 敏感性钾通道开放剂

在心血管外科，通常使用以高钾离子为主的去极化停搏液保护心肌。尽管其心肌保护效果较好，但仍存在一定的缺陷，通过细胞外液高钾而引起的细胞膜电位去极化可能会导致心肌细胞能量耗竭和钙超载，从而产生和加重心肌缺血再灌注损伤。怎样解决这个问题成为困扰心血管外科心肌保护的一大难题。Noma 于 1983 年首先在豚鼠和兔的心肌细胞发现 ATP 敏感性钾通道（K^+ATP 通道）并发现此通道在心肌缺血时开放，它的开放导致钾离子外流而使细胞膜电位超极化，结果使细胞动作电位的平台期缩短，从而减少钙离子的内流，减弱心肌的收缩作用。在心肌缺血和代谢障碍期间所观察到的收缩障碍是由于 K^+ATP 通道开放而引起的。这种机械静止因几乎没有任何通道和离子泵的活动而保存 ATP，继而起到保护心肌的作用。在此后的研究中，人们应用钾离子通道开放剂（PCOs）模拟此作用证实 PCOs 可减轻缺血后的心肌顿抑、产生缺血预处理作用并因此而优于去极化停搏液，因此提出了"超极化停搏液"的概念。在与此相对应的冠状动脉功能的研究中，有学者发现去极化停搏液的高钾成分可损伤血管内膜。进一步的实验表明高钾损伤冠状动脉内源性超极化因子（EDHF）介导的舒血管作用，而不损伤一氧化氮（NO）和前列环素（PGI_2）途径。就目前所知，血管内皮依赖性舒张源于几种不同的内皮源性舒张因子（EDRFs）—NO、PGI_2、EDHF。对于前两者的研究已较为深入，而 EDHF 的性质与机制仍未明确，这一概念仅用于当 NO 和 PGI_2 的作用被排除的时候。新近的研究认为花生四烯酸通过细胞色素 P450 单氧酶途径的代谢产物环氧花生三烯酸（EETs，epoxyeicosatrienoic acid）为 EDHF 最可能的候选物质。EDHF 引起血管平滑肌细胞超极化而舒张血管，这个过程涉及钾离子通道，尤其是钙依赖性钾通道（Kca）的开放。而 NO 和 PGI_2 则分别通过提高血管平滑肌细胞的 cGMP 和 cAMP 的水平而舒张血管。然而，所有的 EDRF 引起的舒张反应都是通过增加内皮细胞内的自由钙浓度而起作用的。要解决钙超载与血管收缩中的钙矛盾，过分地降低停搏液中的钙离子浓度在理论上是不可取的。K^+ATP 通道开放剂的应用为这一领域的研究开辟了一个新途径。已有实验表明，在与临床相对应的低温条件下，高钾溶液对 EDHF 介导的舒血管功能的损伤较常温条件下为甚。而另一组实验表明,常温条件下,在传统的高钾停搏液中加入 PCOs 可以保护 EDHF 介导的血管舒张功能。

大量研究均证实 PCOs 可以改善心功能,减轻细胞内钙超载的发生,其作用机制主要是通过激活外向钾通道的开放,明显缩短动作电位时程,缩短平台期,减少钙离子内流,减轻钙超载。同时 PCOs 的应用使心肌细胞膜电位接近正常静息电位水平,更为接近生理,在这种情况下跨膜离子流动最少,细胞耗能最少,因而能够有效地降低能量消耗。通过对钙超载的调节,提高心力衰竭心肌细胞对 β-肾上腺能反应,增加心肌收缩力。通过维持细胞膜的超极化状态,保护冠状动脉内皮功能,有利于术后心脏功能的恢复。Gross 等发现 nicorandil 具有剂量依赖性地抑制中性粒细胞产生超氧阴离子自由基的作用,这可能起一定的心脏保护作用。

五、室颤

尽管各种不同的心肌灌注是目前最常用的心肌保护策略,但室颤性停搏(伴/不伴有间断主动脉阻断)表现出的简单而出色的临床结果使得这项技术在某些方面仍有相当的应用价值。直到 20 世纪 70 年代,主动脉阻断下低温间断室颤停搏(非灌注技术)仍在心肌保护方面占有统治性地位。对于再次行冠脉手术的患者,室颤技术避免了许多心肌灌注技术所必需的操作。它不需要事先隔离出一块区域以便将左乳内动脉(LIMA)移植到左前降支(LAD),因此避免了可能的损伤。它避开了再次行 CABG 时心肌灌注可能遇到的问题与困难。

间断室颤依赖于缺血预适应原理。缺血预适应被认为在间断室颤停搏和主动脉阻断技术所带来的心肌保护中起到了重要作用。短时间缺血所起的保护效应与腺苷受体,多重激酶及 K^+ATP 通道变化有关。在研究利用腺苷,腺苷增效剂,K^+ATP 通道开放剂,通过药理学预适应模拟缺血引起的心肌保护方面已经产生了混合性的结果。

一些研究直接分析了 CABG 术中应用间断室颤和主动脉阻断的结果。Flameng 总结认为,两项技术均提供了比较好的心肌保护,但心肌灌注技术在缺血引起心肌代谢衰减方面提供了保护。其他作者比较了心肌灌注及非灌注技术并总结认为心肌灌注技术可以提供更有效的结果;然而,这些

研究都不是随机及前瞻性的。

在 CABG 中利用低温室颤技术已经得到了出色的临床结果。Akins 报道了 1000 例应用这项技术的患者,死亡率仅 0.4%。另外,永久性神经损伤的发病率仅 0.7%,术中心梗发病率为 1.8%。在这些患者中并没有使用主动脉阻断技术。Bonchek 在分析了 3000 例利用非心肌灌注技术行 CABG 的"高风险"患者后报道了类似的结论。

六、非体外循环技术中的心肌保护

对非体外循环冠状动脉旁路移植(OPCAB)中心肌保护的担心来源于冠脉阻断后远端吻合所造成的局部缺血。其会引起缺血区及其他区域的心肌损伤,并可能在后续的多血管旁路移植过程造成缺血损伤加重,从而导致蓄积性的功能失调。在模拟 OPCAB 动物模型中,甚至短时间的缺血也会引起收缩功能障碍,及靶血管的内皮损伤和凋亡。因此,OPCAB 过程中,缺血及再灌注损伤的心肌保护策略以改善急性和潜在的长期损伤为主。

由于 OPCAB 技术已经相当精细,因此 OPCAB 中的心肌保护也得到了长足发展(表 31-6-2)。在发展出负压吸引固定器之前,已经开始使用腺苷和短效 β 受体阻滞剂诱导间断停搏和深度心动过缓,这样除了可以减少靶血管活动外,这种方法还通过减少心肌需氧量在一定程度上起到了心肌保护的作用。但随着第二代和第三代负压吸引状动脉固定器的广泛应用,这种方法在临床实践中已经基本被抛弃了。

表 31-6-2 非体外循环技术中的心肌保护

方法	优点	缺点
预处理	● 减少冠脉夹闭后总肌钙蛋白 T 释放	● 需要进行多次主动脉阻断
室颤	● 避免心肌灌注 ● 简便易行 ● 再次手术时不需要 LIMA 控制	● 重复阻断主动脉 ● 限制了吻合时间
非体外	● 避免了体外循环及后遗症	● 技术本身具有挑战性 ● 尚不清楚哪类患者获益最多

缺血预适应同样也被用于 OPCAB 中的心肌保护策略之一。在冠脉吻合时长时间血管阻断之

前进行短暂血管夹闭和再灌注的理论优势已经得到大量实验证据的支持,这一方法表现出对缺血区域心肌的保护作用。在 OPCAB 应用早期出现的各种心肌保护技术仍然得到应用。通过改善前负荷以维持适当的循环血压及血管升压类药物的使用均是麻醉处理的一部分。然而,在靶血管夹闭过程中,这些处理是心肌保护的重要组成部分,因为对缺血心肌的灌注依赖于灌注压力。

其他可以用于心肌保护的技术包括对牵引线,心尖固定器,冠脉稳定器的精细应用,这些操作可以充分暴露靶血管,而不必过度压缩心腔并且避免了对血流动力学的过多干扰。当这些装置被放置到理想位置后,不会对心动周期产生过多干扰且血管升压药需要量和心肌需氧量都会减少到最少。对心脏位置的细致调整可以考虑作为心肌保护的常规方法之一。总之,在多血管 OPCAB 中,对心肌保护方法的仔细选择可以减少局部缺血程度。首先闭塞有丰富侧支循环的靶血管可以在吻合过程中通过侧支血管对该区域灌注。然后,通过完整的移植血管对闭塞缺血部分进行灌注。

手术中,远端血管吻合前先行吻合一个或多个邻近的血管是一种有利的选择。这种方法可以在远端血管吻合后立即对缺血区域进行再灌注。如果靶血管拥有分支,当远端血管吻合完成后侧支血管可以立即得到移植血管的逆向灌注。术中首先利用原位 LIMA 进行 LAD 移植的优点在于其只需要对心脏进行最轻微的牵拉,并且其后的靶血管可以在 LIMA-LAD 侧支血流灌注下进行暴露和移植而不需要吻合其他的邻近血管。

尽管已经应用了前述的一些常规措施,但如果靶血管夹闭后出现了明显的血流动力学变化,就需要使用冠状动脉内分流管。分流管(ClearView 冠脉内分流管;Medtronic 公司)的型号从 1.0mm 到 3.0mm。型号适合的分流管可以方便地置入或取出,并提供明显的分流及一块邻近的缺血区域。冠脉内分流管在以下情况中特别有用:①较大的右冠状动脉,可以避免心动过缓;②心肌内血管,在其内置入闭塞血管环相当危险;③极重要的解剖结构,闭塞其内的重要侧支血管可能导致大面积心肌缺血及血流动力学严重改变。在远端吻合完成及循环重建前排尽冠脉内空气并取出分流管。

尽管不是严格意义上的心肌保护方法,但在 OPCAB 术中,主动脉内球囊反搏仍是可以有效改善循环的支持方法。导致 OPCAB 失败的高风险患者常常还有多血管 CAD,近期心梗及严重的心室功能障碍,以致需要主动脉内球囊反搏支持。IABP 可以改善这一类患者血流动力学稳定性,在暴露和闭塞靶血管时减少强心药用量。因此这一技术可以让外科医生安全地将 OPCAB 技术扩展到此类患者身上。

七、非去极化停跳液

尽管间断灌注冷血高钾停跳液是目前临床应用最广泛的心脏停搏技术,但是高浓度的钾离子会引发心肌细胞膜的去极化,导致细胞发生一系列与高钾和低温相关的损伤,对心脏产生不利的影响:①心肌细胞去极化在 $-65 \sim +15\text{mV}$ 之间时,存在内向性稳态 Na^+ 窗口电流,使心肌容易发生"Na^+ 超载",此时 Na^+ 泵运转将使 ATP 消耗增加;②去极化在 $-40 \sim +15\text{mV}$ 之间时,存在 Ca^{2+} 的内流,而且肌浆网中 Ca^{2+} 在去极化状态下却反而倾向于外渗,加重了心肌细胞的 Ca^{2+} 负荷;③随着心肌缺血时间延长,无氧酵解增加,使细胞内 $[H^+]$ 浓度升高,激活 H^+-Na^+-Ca^{2+} 交换体,使心肌细胞内发生 Ca^{2+} 超载;④细胞内 Na^+ 超载和 Ca^{2+} 超载可引起细胞和线粒体水肿,进而加重心肌缺血/再灌注损伤;简言之,高钾去极化停跳液会导致心肌细胞膜去极化后各种离子通道和交换体的开放,而这正是引起心肌细胞一系列跨膜离子电流和能量消耗的始动因子。

由于去极化停跳液的诸多弊端,人们一直致力于研究取代去极化停跳液的心肌保护策略。自 2004 年 Dobson 等提出了 Adenosine-Lidocaine 液(AL 液)以来,关于这种非去极化停跳液心肌保护方面的研究不断涌现,且临床试验研究和临床应用也均可见报道。这种停跳液不含有高浓度的 K^+,不会导致心肌细胞膜去极化,而是将心肌细胞膜电位维持在静息或超极化水平,避免了去极化时产生的如上所述的损伤性离子流动;还可减少细胞内 Ca^{2+} 堆积;同时有益于更多高能磷酸化合物的储存,进而使得缺氧条件下线粒体功能损伤和细胞凋亡的程度降低。因此,对于非去极化停跳液的研究成为近年来心脏外科手术期间心肌保护的关注热点。

但这些研究均仅局限于动物实验,在临床试验方面的推广受到限制。这主要是由于现有心脏保护液要在临床上得到广泛应用,不仅在心肌细胞水平,更重要的是要从器官水平乃至整个系统水平上满足心肌和整体保护的要求。达到非去极化停跳效果的途径主要包括快钠通道(Fast sodium channel,I_{Na})阻滞剂和ATP敏感性钾通道(ATP-sensitive potassium channel,IK_{ATP})开放剂两种,关于I_{Na}阻滞剂研究最多的是利多卡因等局麻药,后者又分为细胞膜上的IK_{ATP}开放剂和线粒体上的IK_{ATP}开放剂两种,其中前者则包括腺苷、吡那地尔,而后者探讨最多的是尼可地尔。

虽然心脏手术中心肌保护方法很多,但其主要原则为:高钾心脏停跳,低温降低代谢,心脏空瘪避免拉伤。

(黑飞龙　龙村)

参 考 文 献

1. 胡小琴.心血管麻醉及体外循环.北京:人民卫生出版社,1997:324-337.

2. 龙村.体外循环研究与实践.北京:北京医科大学出版社,2000:222-224.

3. Lima ML, Fiorelli AI, Vassallo DV, et al. Comparative experimental study of myocardial protection with crystalloid solutions for heart transplantation. Rev Bras Cir Cardiovasc, 2012,27(1):110-116.

4. Hertz MI, Aurora P, Christie JD, et al. Scientific registry of the international society for heart and lung transplantation: introduction to the 2010 annual reports. J Heart Lung Transplant,2010,29(10):1083-1088.

5. George TJ, Arnaoutakis GJ, Baumgartner WA, et al. Organ storage with University of Wisconsin solution is associated with improved outcomes after orthotopic heart transplantation. J Heart Lung Transplant,2011,30:1033-1043.

6. Bruschi G, Colombo T, Oliva F, et al. Orthotopic heart transplantation with donors greater than or equal to 60 years of age: a single-center experience. Eur J CardiothoracSurg, 2011,40:e55-61.

7. Cannata A, Botta L, Colombo T, et al. Does the cardioplegic solution have an effect on early outcomes following heart transplantation? Eur J CardiothoracSurg, 2012, 41 (4): e48-52.

8. Lee S, Huang C-S, Kawamura T, et al. Histidine-tryptophan-ketoglutarate or celsior: which is more suitable forcold preservation for cardiac grafts from old donors. Ann ThoracSurg, 2011,91:755-763.

9. Weisel RD. Improving donor heart preservation. Eur J CardiothoracSurg,2012,41(4):e53-55.

10. Lee KC, Chang CY, Chuang YC, et al. Combined St. Thomas and histidine-tryptophan-ketoglutarat solutions for myocardial preservation in heart transplantation patients. Transplant Proc,2012,44(4):886-889.

11. Marasco SF, Vale M, Pellegrino V, et al. Extracorporeal membrane oxygenation in primary graft failure after heart transplantation. Ann ThoracSurg,2010,90(5):1541-1546.

12. Matte GS, del Nido PJ.. History and use of del nido cardioplegia solution at boston children's hospital. J Extra Corpor Technol,2012,44(3):98-103.

第三十二章
体外循环常见意外的预防和处理

体外循环中意外的定义不是一个明确的概念，一般是指体外循环期间罕见的突发事件，可对患者身体产生严重危害，而对其发生难以预料或有效预防，即它在某种程度上具有不可预测性。增加对意外的认识有助于预防其发生。当意外发生时，能够事先预料到潜在的危险，可以减少不良后果的发生。

虽然现今的 CPB 技术和设备均有了长足的进展，但在很多方面还很不完善，加之体外循环工作琐碎、繁杂，意外情况还时有发生。这就需要灌注师有一丝不苟的工作作风，预防意外的发生；并具备丰富的临床经验和极强的应变能力，一旦有意外情况发生，能迅速正确地判断，及时有效地处理，使患者转危为安。故每一位灌注医师必须要掌握 CPB 意外情况的预防和处理。

随着体外循环设备和性能的改进，体外循环开胸手术的意外逐渐减少，更加安全可靠。体外循环中一旦发生意外，可造成严重后果，甚至威胁患者生命，死亡率为 18% ~ 24%。体外循环意外发生率的高低与体外循环辅助材料、灌注师的技术水平及责任心有直接关系。体外循环意外的发生往往涉及患者原有疾病、创伤、手术、麻醉等引起的病理生理变化等因素，给意外分析带来干扰，也造成意外发生率调查和统计的差异。体外循环的实施过程中包括灌注师、患者及中介物体外循环设备、材料和药物，其中任何一个环节的纰漏都有可能造成意外事故或并发症。

有关 CPB 意外的发生率，国外 Stoney 曾报道了美国和加拿大 375 919 例 CPB 手术，发生意外 1419 例，发生率为 0.4%，其中造成永久性损害 100 例，死亡 246 例，占 18.6%。国内尚未见有关 CPB 意外发生率的详细报道。

第一节　仪器设备故障引起的意外

一、电源故障

1. 原因　电源及线路接触不良或电源插头脱落、各种仪器混用同一电路造成负荷过重、心肺机内线路故障及供电系统停止供电等均可造成体外循环转流中电源中断的意外。

2. 处理　发现动脉泵停止转动后立即将旋钮归零，关闭电源开关，手摇主动脉泵维持循环，根据储血室液面情况及动脉压调整摇速，尽量使各项生命指标接近正常。同时检查故障原因予以排除。如处理不当会造成患者停循环时间过长或灌注不足引起重要脏器缺血缺氧性损伤，手摇期间不能慌乱，摇速过快可致氧合器排空，摇动方向错误会造成主动脉放血及动脉管路进气。

3. 预防　电源插头及线路需定期检修，体外循环转流时电源插头应固定，防止触碰造成脱落。体外循环机宜配专用电路及电源插座，手术室应保证足够的电负荷能力，最好是双路供电。此外，手术间需配应急灯。目前多数体外循环机自身配有蓄电池，在外界电源中断后可维持一段时间供电，但应定期检测蓄电池的续航能力。

二、动脉泵故障

（一）转流过程中泵停止转动

1. 原因　泵头老化、机械故障或是在泵头内涂抹油、滑石粉使电机短路或电机传送带断裂等均可造成停泵。另外泵槽内有异物、泵管挤压过紧使泵管在泵槽内扭折及氧合血泵管交叉扭曲也可造成突然停泵。目前一些新型电脑化程度较高的体外循环机操作不当会停泵，液面或气泡监测报警后也会自动停泵。

2. 处理　旋钮归零，发现原因并及时排除，如为机械故障关闭该泵头电源，此时如有备用泵立即更换，否则手摇动脉泵至手术结束。离心泵功能异常，停止转动或流速异常，可造成血液倒流，首先要夹闭动静脉管路。体外循环机操作不当或气泡报警导致的停泵状态需调整或排气后恢复循环。

3. 预防　使用优质体外循环机并定期检修维护，平时保护泵头免受水、血、油及异物等侵蚀，转流前检查各泵性能有助于防患于未然。转流中体外循环机需备手摇把于易取放的位置。泵管卡应压紧，泵头和泵管挤压适度；将氧合血泵管在泵槽内理顺；勿使体外循环中一些小杂物落入泵槽。熟悉体外循环机的性能和操作，监测液面维持在安全警戒之上。

（二）转流过程中泵失控

转流过程中泵突然颤动或蠕动，或突然出现高速运转，调节控制钮无效。

1. 原因　多数情况下为高频电流的影响，如高频电刀；泵控制板老化亦可造成这种情况。出现这种情况的体外循环机往往在设计上存在缺陷。

2. 处理　动脉泵阻闭失灵致使泵管在泵头内蜷曲破裂而发生气栓；泵马达控制失灵使泵达最高转速，倾刻间使氧合器内血液排空大量气体进入体内；泵控制旋钮失灵流量不能调节。一些情况下停止高频电流仪器使用后，泵转动可即刻正常。灌注师如发现泵失控须首先切断电源手摇动脉泵，泵转速失控高速运转时若能在切断电源的同时钳闭主动脉灌注管，开放再循环旁路，则是十分有效的安全措施。

3. 预防　同前。体外循环中避免使用干扰泵运转的仪器。

（三）转速或流量显示失灵

1. 原因　多由于泵面板电路故障造成。

2. 处理　体外循环转流时如果控制旋钮可以控制转速，可根据氧合器液面及血流动力学指标调整流量。也可以根据泵面板上标示的流量或转数的数值粗略地调整转数和流量。

3. 预防　同前。每隔一段时间调换各泵位置。

对于电源和体外循环机动脉泵故障可能造成的意外，最好备有备用泵，手摇把放于固定位置，易于取用。不论什么原因引起的泵运转异常，应立即关闭电源开关，手摇泵以维持循环，参考血流动力学指标和氧合器血平面维持动脉流量，查找原因排除故障。

三、氧合器意外

（一）氧合性能不良

1. 原因　常见原因为鼓泡式氧合器的发泡板筛孔被堵塞或发泡板孔径大小不均匀所致；膜式氧合器主要是中空纤维断裂或黏胶等制作工艺方面失误造成氧合器氧合不良。

2. 处理　轻度氧合不良时，提高氧流量（鼓泡式氧合器）或提高氧浓度（膜式氧合器）即可奏效；病情轻、手术时间短者可迅速降温以降低机体氧耗，心脏复苏后尽早开放上下腔静脉，尽快恢复自身肺循环，在辅助循环下复温。

前并行期间因氧合器质量问题而严重氧合不良者，还血停机，恢复自身心肺循环后更换氧合器。如已降温且心脏停跳则继续血液降温，同时准备备用氧合器，材料备齐后迅速停循环采用氧合器串联、氧合器并联及氧合器置换等方法改善血液氧合。氧合器串联是将新的氧合器串联在腔静脉管与原氧合不良的氧合器之间，心肺转流只需停止2~3分钟，此法安全、可以有效避免动脉端进气、简便、快捷、效果满意。氧合器并联是在鼓泡式氧合器泵前动脉血出口端与静脉引流管间并联一新的氧合器，或膜式氧合器泵后原膜肺入血口和出血口之间并联一新的氧合器，停止心肺转流时间为3~4分钟。原位氧合器置换也是一种传统而有效地处理方法。后两种方法因涉及动脉系统，由于动脉血连接端进气，需要通过动脉滤器充分排气后方可恢复全身循环。一旦需连接或更换氧合器，立即降温后停循环实施操作，同时做脑保护处理，头部冰帽，大量激素，脱水，加深麻醉。

3. 预防　预充排气时观察鼓泡氧合器的发泡情况，有血预充时体外循环前开启侧路循环观察血液氧合情况均有助于预防术中遭遇氧合器氧合性能不良；如有条件，可在动脉管处安装氧分压监测接头，监测动脉氧分压，预充排气后持续循环，供氧气后观察氧分压是否相应升高以判断氧合器氧合功能。

（二）氧合器渗漏

1. 原因　变温装置渗漏造成热交换时水流与血液不完全隔离，膜式氧合器封接部位不严密或中空纤维有损毁会造成血液与气流或外界不完全隔离。

2. 处理　血相和气相或外界不完全隔离时,血液通过排气孔或接缝外流。如果渗漏轻微,速度很慢,估计手术时间短,不影响血容量时,可严密观察,维持转流至心脏复跳后尽快停机,否则应立即降温停循环,更换氧合器并行相应脑保护措施。

目前一些回吸式变温水箱使用时循环水管内为负压,若在使用中变温装置渗漏,血液与水相通,循环水流可变为红色,另外一些非回吸式变温水箱若在使用中血液与水相通,水相压力高于血相压力时可造成变温水进入血液循环,导致患者血液稀释水肿、低渗性溶血及血源性污染。水流与血液不完全隔离发生渗漏时,行更换氧合器及相关处理,并应用大量抗生素预防感染。

3. 预防　氧合器安装前先连接水泵运转5分钟,若有水向血液氧合部分渗漏即可发现。预充排气后开放侧路启动主泵,使氧合器及管路处于较高压力下循环状态,连接并开启变温水箱,观察氧合器液面变化情况,氧合器排气口及接缝处有无液体流出。

(三)　鼓泡式氧合器不祛泡

1. 原因　鼓泡式氧合器滤网硅油不足或脱落。

2. 处理　气泡不多时可维持高液面转流,气泡很多则需更换氧合器。

3. 预防　长时间手术尽量选用膜式氧合器,预充排气后侧路循环观察其祛泡情况。

四、变温水箱控制失灵

1. 原因　变温水箱在温度自控系统和超温报警系统失灵,水温大于42℃还继续升温且无报警。

2. 处理　变温水箱故障,致使水温过高,会造成严重溶血、细胞损伤及多脏器损害。高温直接破坏血液,造成器官不可逆损伤,出现严重的血红蛋白尿,最终患者可因呼吸、循环、肝、肾衰竭而死亡。此类意外极少见,但后果极其严重,直接威胁患者的生命,应引起高度重视。一旦发生采取何种补救措施,以减轻高温所致的溶血,血管内皮损伤和细胞损伤,国内外均未见报道。若采用20℃水温予以降温,降低细胞的氧耗,增加重要脏器的抗损伤能力也可能是有益的。另外应用大剂量糖皮质激素如甲基强的松龙30mg/kg,增加细胞膜稳定性,降低毛细血管通透性,增加机体抗损伤能力,可能有一定作用。

3. 预防　体外循环过程中,为避免由于变温水箱故障造成的严重意外,加强水温监测尤为重要。有条件情况下,应同时监测血温和水温,保持两者温差小于10℃,水温最高不宜大于42℃。无监测条件情况下,如开放式水箱放置水温表于热水槽内,随时观察。封闭式水箱,最简易的方法为经常触摸出水管的温度,水温异常即可及时发现。体外循环过程中氧耗急剧增加,SVO$_2$快速降低,常由于动脉灌注不足和(或)复温速度过快所致。日常工作中,加强机器的保养维修,定期检修,确保患者生命安全。

五、管道意外

(一)　泵管破裂或接头崩脱

1. 原因　泵管质量不良、泵管被划伤、长时间转流、泵槽内有异物,闭合过紧或泵管固定过松等会造成泵管破裂;接头连接不紧,管道牵拉,泵出口端梗阻扭曲导致泵压过高;接头处使用酒精等会造成接头崩脱或断裂。

2. 处理　这种情况往往会造成大量失血。一旦发生立即停泵,阻断动静脉管路,发现原因并予以排除,迅速更换泵管,连接接头,排气后恢复血流灌注。

3. 预防　连接管路时检查泵管及接头有无裂隙,连接各接头不可使用酒精,连接要紧密,高压部位需加固;安装管路时避免泵管和管道牵拉扭曲,注意避免泵槽异物划伤管路,泵管出入泵槽卡口要卡紧、泵闭合程度要调节适度不可太紧以防止泵管在泵槽内扭折;转流中保持管路畅通,实时监测泵压,过高时及时分析原因并排除。

(二)　动、静脉管道或插管内异物

建立体外循环时,动脉管道内异物表现为体外循环时泵压高,管路畅通、调整插管无效,异物阻塞在微栓滤器后则会阻塞动脉插管,进入体内会造成栓塞。未进入体内需停机取出异物。腔静脉管道异物表现为插管回血顺畅,但开始心肺转流后,静脉引流不良,异物往往阻塞在有接头方向转折处,更换静脉插管及调整上腔静脉引流管道等措施均无效,停机查明原因于氧合器上连接另一引流通路与阻塞前的管路连接。

六、动脉微栓滤器意外

包括动脉微栓滤器封接部位有裂隙造成渗漏、滤网排列不佳造成阻力异常增高、滤网脱落阻塞上端排气孔等。

1. 原因　多为质量不良或曾遭撞击所致。

2. 处理　动脉微栓滤器的渗漏现象是较常见的,此种情况在循环排气过程中可被发现,如转流中出现此情况,可使用微栓滤器旁路,旷置微栓滤器。因过滤器滤网排列不佳,致使有效滤过面积明显减小者,在循环排气过程中难以发现,转流时表现泵压升高,打开微栓滤器旁路压力立即大幅下降,一旦确定,需及时打开动脉滤器旁路,防止

由于滤器阻力过大造成溶血。微栓滤器滤网脱落会阻塞上端排气孔,术中无法通过此处排气、测压及循环,转流中可严密观察,同时通过其他部位监测管道压力。

3. 预防　使用优质动脉微栓滤器,预充排气时仔细观察各连接部位及滤网情况,如有异常立即更换。

第二节　体外循环管理导致的意外

体外循环意外除机械性故障外,大部分系工作不细心,缺乏严格的核对制度所致。这方面的失误多种多样,主要有以下几个方面。

一、动脉系统进气

（一）主动脉管道进气及体内气栓

气体进入体内时会造成各器官栓塞,尤其是脑栓塞。

1. 原因

（1）体外循环前准备不充分:排气不彻底会造成转流中动脉管道进气;使用膜式氧合器时排气口堵塞或将氧合器置于储血室上方,转流中气相压力大于液相压力时,大量气体会进入动脉管道系统;动脉泵置于反向转动状态、泵管入口端卡压不当及泵前管道扭折造成阻塞,转流时泵旋转呈负压会抽出气体;左心吸引泵管道装反或左心吸引泵旋转方向顺时钟方向旋转在转流中吸引时会将气体泵入心腔内。

（2）体外循环中管理疏漏:灌注师未注意到氧合器的血平面降至最低限,以致完全排空,导致空气进入动脉供血系统内,这往往发生在转流中同时处理其他事件时;心脏跳动情况下左心吸引过大将左房吸空会使气体进入心腔,左心室一旦射血气体将进入主动脉;复温时血温和水温的温差过大,溶解的气体析出形成微气栓进入体内造成栓塞。

（3）对一些体外循环方法认识不足:动脉导管未闭手术微流量灌注时,动脉压太低时气体可能经未闭动脉导管进入主动脉;在深低温低流量或微量灌注以及停循环时动脉管路端有分流,可使气体进入动脉插管和管道;用泵后型膜肺上下同时灌注时,分泵流量高于主泵流量会使大量气体由循环侧路或膜肺气相进入;存在心房或心室水平分流的患者腔静脉插管后如有气体进入右

房,有可能进入主动脉造成气栓。

2. 处理　气体未进入患者体内时,应尽快将管路内气体排出。一旦发生大量气体进入体内时处理如下:

（1）立即停泵,循环排气后实施逆行灌注方法是将主动脉供血管从接头处断开,与上腔静脉引流管相连接进行暂时性的逆行灌注,灌注流量为 1000～2000ml/min,灌注时间为 5～8 分钟,压力 20～30mmHg,将主动脉插管开放,使气体和血沫从此孔排出。恢复顺行灌注后经升主动脉灌注一定量35%的酒精降低气泡表面张力有助于消除脑气栓。

（2）同时迅速使患者处于头低脚高位,积极降温,降低组织代谢,增强缺血耐受能力。

（3）实施脑保护措施,包括头部冰帽降温;给大量皮质激素和巴比妥类等具有脑保护作用的药物:地塞米松 20mg,甲基强的松龙 30mg/kg;脱水控制脑水肿:甘露醇 2g/kg,呋塞米40mg;回恢复室采用冬眠疗法降低脑代谢以及高压氧舱康复。

3. 预防　避免空气栓塞的首要环节是加强责任心,熟悉不同的体外循环方法及体外循环设备。平时针对可能的意外制定相关预案并充分训练,转前详细检查设备的技术状态,转中维持合理的血平面并全面监控体外循环装置的运行情况,术中规范操作及使用氧合血平面监测报警装置等均可有效预防空气栓塞的发生。针对原因体外循环前检查机器的运转情况,确保氧合器及各处管路安装正确、排气孔开放、预充排气充分。体外循环中保持一定液面,持续监测动静脉平衡状态,低流量或停机前应关闭侧路循环,严禁低流量灌注时放血,停循环状态时,在动脉管夹钳子,复温时,水温和血温的差值应<10℃,心脏跳动时左心吸引要适度。

（二）灌注停搏液管路进气和冠状动脉内气栓

1. **原因**　冠状动脉气栓多与心腔内残留气体排出不全有关,也偶见于灌注心肌停搏液排空后注入空气或灌注停搏液的管路泵前梗阻使气体析出引起。

2. **处理**　仅少量气泡进入,在恢复冠脉循环时,增加流量,提高灌注压,以手指顺冠脉血管方向按摩心脏,可将气泡驱尽,心脏复苏良好即可;如心脏复苏困难重新阻断升主动脉加压灌注停跳液或温血后恢复冠脉循环。如冠状动脉内有大量气栓者,可立即先行冠状静脉窦逆行灌注。

3. **预防**　灌注停搏液前检查管路确保其连接正确、排气彻底、循环畅通;灌注停跳液时检查灌注管内有无气泡,检查停跳液或氧合血的入口端是否有闭塞;关闭心脏切口前用血液或液体充盈心腔。恢复冠脉循环后,可通过心内吸引和停搏液管道持续吸引,将主动脉内的气体有效的排除,减少气体进入冠脉和其他器官。

（三）静脉气栓

静脉气栓往往由于静脉插管不当、操作失误或术者同灌注师配合失误,如插管时引流孔未完全进入心脏,静脉阻断时阻断带位置不当,停循环操作拔除静脉插管时未预先钳夹静脉回路等。其主要的后果是导致静脉回流不畅,如突然大量气体进入静脉引流管可使液平面迅速下降导致气体泵入体内。这类情况一旦发生应立即降低流量甚至暂时停止转流,并通知术者进行调整和处理,对引流管排气后再开始转流。

二、氧合不良

氧合不良会造成机体各脏器缺氧性损伤。

1. **原因**　除氧合器质量问题外还有诸多因素造成氧合不良,如氧合器选择不当,大体重用小氧合器造成气血比例不足;气源错误,未接气源,气源管道与氧合器的气体通路接反,气体过滤器的方向接反或阻塞,气体混合器故障等造成通气障碍;气体流量小,氧浓度低等造成氧合不佳。

2. **处理**　主要是发现原因并予以解决。立即提高通气量及氧浓度,检查气体通路是否连接正确且通畅,准备好氧气瓶直接供纯氧通气。其余参考氧合器意外。

3. **预防**　体外循环前认真检查气源,确保通畅,确保气体管道连接正确,检查气体混合器性能情况;根据患者体重,选择适当氧合器;排气预充

观察氧合器发泡是否均匀;严密观察动脉氧饱和度,通过动静脉血颜色对比,必要时及时查血气根据动脉血氧饱和度情况调整通气量和氧浓度。备用氧气管,氧气瓶和氧合器。

三、抗凝意外

抗凝不足或肝素过量都会给患者带来严重后果。体外循环中抗凝不足造成的凝血对机体危害极大,严重者大量血栓形成导致广泛动脉栓塞。抗凝不足在体外循环中主要表现为 ACT 时间不足及氧合器内血栓形成,体外循环中血栓形成部位的顺序为"储血室-动脉泵后膜肺-动脉微栓滤器-体内小动脉",血液流速由低至高。血栓形成首先表现为储血室内可见纤维膜样物质,膜肺跨膜压差增高。

（一）原因

1. 患者未肝素化或肝素化不足,包括体内未给肝素或中心静脉导管置入胸腔肝素未进入血管,肝素剂量不足,体内给肝素后未监测 ACT 等。

2. 未肝素化库血和含钙的溶液混合钙在凝血瀑布中各个阶段起作用,是第 IV 凝血因子,枸橼酸盐类血液保养液是将血浆中的钙络和而发生抗凝作用,含钙液体与未肝素化库血混合将启动凝血瀑布。

3. 患者因素

（1）肝素耐药:肝素耐药多由于 AT-III 缺乏所致,当静脉给予肝素 400U/kg 后 ACT 达不到 480 秒。例如心腔内黏液瘤患者在体外循环转流前或转流中发现 ACT 下降,一些病例在反复大量追加肝素后,ACT 仍难以维持。黏液瘤细胞可向血液中分泌多种结构类似于肝素的带有负电荷的黏多糖样物质,同肝素竞争与 AT-III 的结合位点,但这些黏多糖样物质在与 AT-III 结合后,却不能像肝素那样促使 AT-III 与凝血酶的结合,导致部分凝血酶未被灭活;而此时仅有部分肝素与 AT-III 结合,形成"肝素-AT-III-凝血酶"的复合体而灭活凝血酶。另外瘤体细胞含有极为丰富的组织因子(第 III 凝血因子),释放至循环中可启动外源性凝血系统。故在心腔内黏液瘤手术中,肝素抗凝作用减弱的报道较为常见。

（2）肝素代谢异常:肝素代谢快表现为全量肝素化后,患者 ACT 可达标,但很快下降,其原因为:①网状内皮系统亢进,对肝素的灭活能力增强;②血小板计数偏高,血小板具有黏附、聚集、释

放等功能,对止血、凝血和血栓形成都有重要作用。肝素能使血小板聚集并释放血小板因子Ⅳ,血小板因子Ⅳ是肝素的拮抗剂,它能中和肝素使其在血中抗凝效能减弱;③凝血酶原时间异常。肝素在体内代谢异常的机制尚不清楚,但它的危害较肝素耐药更为严重。

(3)冷凝集病:冷凝集素是血清中一种 IgM 型完全抗体,当血液温度下降时可激活该抗体诱导血液凝固和溶血,复温中虽然抗体逐渐失活,但却激活了补体系统引起血细胞的破坏。

该疾病虽然在平时对机体没有太大的影响,但是当进行低温体外循环时,冷凝集素的激活以及补体反应可造成严重的后果,会发生血管阻塞引起组织缺血缺氧,长时间的转流还会导致多脏器功能的衰竭。该疾病的诊断可通过术前冷凝集试验进行筛查。轻度冷凝集病患者即抗体滴度不高的可不影响体外循环的操作和预后。滴度高的患者应选用常温或浅低温进行转流,将血温维持在冷凝集反应的阈值之上,同时在心肌保护中避免使用低温,还要注意术中所使用的补液,血制品乃至药物等均应先加热然后使用。

如在手术前没有得到诊断的患者在转流过程中可以观察到冷凝集反应,特别是当灌注 4℃ 的含血心肌保护液时,可以看到灌注管内有血液凝集的现象。这时可抽取少量血液,将置放血液的试管置入冰水中,试管壁上有细胞团块聚集,将该试管复温后这些团块消失。对于已经发生冷凝集的患者,其治疗方法主要是使用肾上腺皮质激素阻止补体的激活,防止进一步的凝集和溶血,并尽快复温防止组织器官灌注不足。

(4)血友病:血友病是一组遗传性凝血功能障碍的出血性疾病,包括Ⅷ因子、Ⅸ因子和Ⅺ因子以及血管性血友病等多种疾病,其中以Ⅷ因子缺乏最为常见。该类疾病的诊断和分型一般不很困难,对于心脏手术来说,主要是防止术后严重的出血,一般病例可以在转流后给予新鲜血浆或相应的凝血因子来拮抗出血倾向,严重病例可考虑术前就使用相应的措施增加体内的凝血成分。虽然理论上该类患者在转流中应该可以使用较小剂量的肝素,但是目前仍建议使用常规剂量的肝素。

4. 肝素代谢消耗迅速,长时间常温体外循环、大量超滤利尿以及大量补充血制品时往往造成肝素消耗。

5. 药物因素　肝素效价不足,使其不能发挥

应有效力;地塞米松可明显缩短 ACT 时间;用硅藻土作激活剂时抑肽酶可发挥抗凝作用使 ACT 延长,故应用抑肽酶时,体外循环转流期间 ACT 应维持在 750 秒以上。鱼精蛋白中和后仍用右心吸引,给鱼精蛋白后长时间保留动静脉插管而输血间隔过长。

（二）处理

如果尚未发生凝血仅 ACT 不足可追加肝素,ACT 每缩短 50 秒,追加肝素 50~100U/kg。追加全量肝素后 ACT 仍不足时,加新鲜冰冻血浆或 AT-Ⅲ 以增加血浆 AT-Ⅲ 含量通常可使其达到安全抗凝范围。如果体外循环中发生凝血要立即停机,更换所有体外循环用品,包括管道、动脉滤器、人工肺和回流室。血栓已进入体内应采取脑保护治疗措施:头部冰帽;大量激素;脱水;术后冬眠,并与心内科医生商讨 CPB 后的溶栓治疗方案。

（三）预防

确认全身肝素化,ACT 标本在给肝素 3~5 分钟后从动脉抽出,ACT 300 秒以上用右心吸引,ACT 达 360 秒插管,ACT>480 秒转机,未及时转机者,25 分钟后应再查 ACT,以防肝素代谢异常,若发现肝素代谢异常,应补充足够量的肝素,使 ACT 达到安全抗凝范围。预充液给肝素:成人 2000U,小儿 1000U(加血例外)。库血预充加肝素 500U/dl。CPB 10 分钟以后抽 ACT 标本,以后每隔 30 分钟抽血测 ACT 转流过程中随时监测 ACT,特别注意在复温过程中的 ACT 监测,因为复温过程中肝素代谢较低温时快。给鱼精蛋白后不能使用右心吸引,给鱼精蛋白后输血不能间隔 5 分钟以上,避免把血栓输入体内。

四、泵压过高

在体外循环中,特别是转流开始时,会发生泵压过高的情况,严重时甚至引起主动脉插管或管道接头脱落,导致严重的体循环低血压,造成重要脏器如脑、肾脏等灌注不足,出现不可逆的脑功能损伤,甚至造成患者死亡。

1. 原因　泵压过高可由以下情况引起:动脉插管口径过细或位置不当,管道折叠受压及管道钳闭,偶尔也会因为氧合器或动脉过滤器半梗阻导致泵压过高。如转流中有泵压监测,可发现所测得的压力明显高于一般转流过程,如无压力监测,灌注师可根据触摸泵后的管道来观察泵压,如使用离心泵转流,可发现在同样转速下流量明显

下降。

引起泵压过高的原因中以动脉插管位置不当引起的后果最为严重,最常见的是主动脉插管深度不够,部分存留于主动脉夹层,或是主动脉插管过深,进入主动脉弓部分支,其次是主动脉插管方向错误,插管尖端未指向患者头部,虽然该类现象在升主动脉插管中的发生率不高,但极为凶险,一旦出现,都不能建立正常的体外循环,而且会引起从动脉夹层撕裂直至患者死亡不同程度的各种并发症,国内多家医院均有报道。

2. 预防及处理　动脉插管位置不当所致的泵压过高往往出现在转流开始时,灌注师应在体外循环开始刹那间就密切注意相关的现象,及时发现异常,防止严重的后果。动脉插管后,外科医师应该观察插管中有否血液搏动,当插管和体外循环管道连接后,灌注师触摸管壁应当感觉到和心脏跳动一致的搏动感。转流开始时,灌注师一定要先进行动脉灌注,确定液体能够顺利地进入且没有泵压异常增高的现象方可打开静脉回流管,开始回流。观察泵压有两种方式,其一是依靠泵压监测,该方法比较可靠,但需要有相应的硬件设施;其二是依靠灌注师的经验来判断,在转流开始时,灌注师应当触摸动脉管道,感觉管道壁的硬度是否有异常升高并且观察管道是否有异常的跳动。

如果在转流开始时出现泵压增高的情况,灌注师应先钳夹静脉回流管道,减少回流,适当降低或停止动脉泵,并立刻通知术者。术者和灌注师应对动脉管路进行检查,以免有折叠或不适当的钳夹。如果插管在动脉夹层中,术者应该可以观察到动脉插管周围有血肿形成,同时触摸动脉会感觉到异常松软。当确定泵压过高是由动脉插管在动脉夹层中引起,必须更换插管的位置,并对原先的插管处进行修补,严重病例甚至需要在深低温停循环下进行升主动脉更换手术。

转流过程中泵压过高往往是由于插管受到外力影响而引起折叠或挤压所致,偶尔也有因为插管位置松动进入动脉夹层,其处理方式同转流开始时基本相同,且需要注意机体温度,防止停循环时间过长。泵压过高也可由于氧合器或动脉过滤器堵塞引起,一旦发生该类情况只有依靠灌注师对氧合器或过滤器前后管道压力的感受来判断。如遇过滤器堵塞,在排除抗凝不足的原因后可开放过滤器旁路以降低泵压,必要时也需更换过滤

器。如为氧合器原因则需根据灌注师的判断决定是否更换氧合器(步骤见本章有关内容)。

五、氧合器回流罐液平面下降

1. 原因　引起贮血瓶(袋)平面下降的原因有很多,包括术前体内液体量不足,手术野以及循环回路中未能察觉的出血、渗血,静脉引流管内有气体以及使用血管扩张药物,药物过敏等。特别是在婴幼儿患者中,由于术前禁食,导致体内一定程度的脱水,有些心功能差的患儿还有多汗症状甚致使用利尿剂加剧体液的丧失,都会在体外循环刚开始时引起进出液量的不平衡,除了因静脉管道内气体影响回流外,这时可加用 100 ~ 200ml 的液体,机体脱水状态纠正后即能维持正常转流。

2. 预防及处理　如果排除以上原因仍不能维持贮血瓶(袋)平面,应检查静脉插管及静脉管道。静脉插管口径过粗会引起进血口的阻塞,而过细则引流量不够。此外,上下腔静脉插管过深会分别引起无名静脉或肝静脉引流不畅,影响回流血量,同时还要防止静脉管道发生折叠,受压等影响回流的因素。如发现静脉回流管道内有气体,少量气体不影响静脉回流,大量气体会引起类似气栓的情况,使重力虹吸作用丧失,大部分情况下可在降低动脉灌注流量保证安全的前提下由灌注师将气体逐渐引入贮血瓶(袋),特别严重的时候需要暂时停止体外循环,术者在静脉回流管中注入液体排气,建立重力引流后再次开始转流。

六、动脉供血不足

1. 原因　泵压过高和机械故障可引起的供血不足。转流中偶尔也会因为泵前管道的梗阻引起动脉供血的不足,这时会表现为动脉血压不明原因的下降,如有静脉氧饱和度监测时会发现静脉氧饱和度下降。

2. 预防　滚压泵使用过程中发生这类情况较难发现,转流中应防止动脉管道受到外界因素的影响而发生泵前梗阻,同时也要注意动脉血压的突然变化。使用离心泵时由于有动脉血流的实时监测能比较容易地发现供血不足的情况,如是磁力驱动的泵会发生驱动装置和泵体内转子的失同步。

3. 处理　泵前梗阻的处理一般较为方便,不过应当注意滚轴泵转流时严重的泵前梗阻会引起血液内气体溢出,应防止气体泵入体内的情况发生。

七、动静脉阻断不完全

1. 原因　动静脉阻断不全的情况在再次进行手术的患者中出现较多，往往因为粘连严重，手术野解剖分离困难导致阻断不全，在初次手术患者中也偶有发生，特别是在特殊体位进行手术时。

动脉阻断不全会影响心脏停跳和心肌保护的效果，同时术野不清，心内回血增多。长时间心内吸引，还造成血液破坏增加。腔静脉阻断不完全会导致静脉引流管内不断有气泡出现，影响回流，使贮血瓶液面下降，严重时，静脉插管可能脱出。

2. 预防　为预防该类事件的发生，对二次手术的患者应准备带套囊的静脉插管，侧卧位手术的患者应准备直角静脉插管。如术中发现心脏停跳效果一直不满意应提醒术者有动脉阻断不全的可能性，由术者查找原因或重新阻断，如无法达到完全阻断，灌注师应时刻小心，防止氧合器排空。

3. 处理　体外循环中发生的意外情况难以完全避免，其种类繁多难以涵盖，所产生的后果及处理的方式也各异。体外循环中一旦出现各种反常情况，灌注师要提高警惕，如果发生意外，就应随机应变，并依靠整个手术组成员的配合来尽可能减轻对患者造成的损伤。

八、心肌保护不良

（一）心肌冷挛缩

心肌冷挛缩多发生在婴幼儿低温体外循环手术中，表现为心肌的挛缩，冠脉流量减少，程度从心肌顺应性不良到严重收缩，即"石头心"，不利于术后心功能和能量代谢的恢复，预后不良。

1. 原因　心脏麻痹前降温过快造成深低温血液灌注心肌或冷停跳液诱导心肌停跳效果不良时，由于低温导致酶活性下降，收缩后心肌细胞内钙不能及时被肌浆网清除，持续上升，导致肌原纤维的持续收缩。冷挛缩多发生于婴幼儿体外循环中。可能是因为其体重低，往往降温很快。临床上婴幼儿 CPB 中发生严重心肌冷挛缩的病例较罕见，影响其发生的因素很多，包括降温的速度和程度、血浆钙离子浓度等。

2. 处理　目前有效的治疗措施尚不明确。

3. 预防　年龄小、体重低、前并行阶段降温迅速至深低温、灌注冷停跳液等这些都是易于诱发心肌冷挛缩的危险因素，应予以重视。一般避免在前并行快速降温，灌注含血停跳液或温诱导心肌停搏，低钙高镁心肌保护液等均有利于预防冷挛缩损伤发生。

（二）缺血再灌注损伤导致的心肌挛缩

严重时可导致"石样心"，是体外循环手术中极其严重的并发症，死亡率极高。

1. 原因　各种原因导致的心脏严重缺血再灌注损伤如阻断时间过长、停搏液配制有误、阻断期间心脏停搏不好、灌注停搏液间隔过久、开放主动脉后过早给钙等；心脏复苏困难反复电击多次和心腔内异物刺激等也会造成心肌挛缩。主要是因为细胞离子泵功能严重受损恢复不良，细胞内钙持续上升所致。

2. 处理　减少左心引流管对左心室心内膜的刺激，把左心引流管退回心房，阻断升主动脉，灌注温血停搏液并使心电静止后再开放升主动脉，这样可以补充能量底物并使心肌细胞兴奋性一致降低有利于心脏复苏。

3. 预防　开放升主动脉不要立即补钙；正确配制按时足量灌注心脏停搏液，加强术中心肌保护；复苏困难患者不宜过分刺激心脏反复电击除颤。

（三）灌注心肌停搏液后电机械活动频繁

1. 原因　心脏灌注停搏液后电机械活动难以停止的原因包括停搏液温度高、钾浓度太低、灌注量不足、严重冠脉狭窄、主动脉阻断不全和主动脉瓣反流等；灌注停搏液后停跳效果很好但不久又出现电机械活动多由于房插管引流不佳造成血液逆灌、左心回血过多、血液温度高和灌注间歇长等。

2. 预防　和处理心脏电机械活动频繁时要明确原因并立即灌注停搏液，确保心脏阻断期间心肌保护良好。针对原因适当提高停搏液钾浓度、降低停搏液温度、增补停搏液灌注量、保证 10 ～ 15ml/kg 以上，直至电机械活动停止后再灌注 1 ～ 2 分钟；血液温度较高者可局部或全身降温；心内回血多者加强左心吸引并作相应处理；保持静脉引流畅通；冠脉严重狭窄者顺行、逆行灌注结合；主动脉阻断不全者重新阻断、主动脉瓣反流者经冠脉直接灌注。

（四）心脏复苏困难

1. 原因

（1）患者因素：如大心脏、心肌肥厚。

（2）内环境调整不佳：如复苏时低温、高钾、酸中毒，低镁等。

（3）心脏灌注不良：如复苏时血压过低、动脉血氧饱和度过低、各种因素造成的冠脉血流不通畅等。

（4）心脏过胀：如主动脉瓣反流或心内引流不佳等。

（5）心脏兴奋性异常：如术中损伤传导束或大量β受体阻滞剂作用，以及心脏兴奋性过高持续室颤等。

2. 预防和处理　调整机体内环境，纠正缺氧低血压状态，创造有利于心脏复苏的条件之后再行电或化学除颤，除颤无效时不宜反复电击除颤，重新阻断灌注温血停搏液后再开放有利于心脏复苏。若冠脉机械性梗阻或损伤需搭桥修复；心脏过胀者加强心内吸引，心律或心率不满意者安装临时起搏器。

（五）心脏过胀

1. 原因　心内回血多的患者左心引流不充分；转流过程中动静脉出入不平衡如静脉引流不良或流量过高；体外循环后并行或停机后机器回输血过多过快；并行或停机后患者心率突然下降；给鱼精蛋白后肺动脉压急剧上升。一定限度内，心肌的收缩力与心肌的初长度成正比，当心肌纤维肌节长度达到 2.0~2.2μm 时心肌收缩功量最大，若心肌肌节长度超过2.2μm，横桥结合数量反减少。心脏手术中体外循环、麻醉、手术的影响，心脏过胀即使一过性，也会对心肌细胞造成破坏，在超微结构上可见到肌动、肌凝蛋白复合体的破坏与线粒体的失常，心肌顺应性下降，临床上可见心排血量下降，甚至出现"石样心"。

2. 处理　未停机者立即停止还血，加强静脉和左心引流，放空心脏行体外循环辅助。停机后心搏骤停患者，应停止血液的输入，心脏按压的同时，建立体外循环辅助。另外需明确原因并相应处理，如强心、扩张肺血管、提高心率等。

3. 预防　心内回血多的患者，体外循环期间一定要保持心内吸引充分；体外循环期间还要保证静脉引流充分、动静脉出入平衡；体外循环后并行停机后无论是机器余血的回输或者是静脉输血，均应在严密监测动脉压和中心静脉压下进行。

（六）停机后心脏突然空瘪

CPB 停机后经动脉缓慢输血，氧合器内血液非但不逐渐减少，反而愈来愈多，心脏空虚、动脉压低。

1. 原因　静脉引流松开，主动脉泵头压合不紧，体外循环动静脉旁路开放，左心持续转流，突然出血，离心泵转速不够血液倒流，未拔除主动脉插管即拆卸泵槽内动脉泵管等。

2. 处理　迅速查明原因并及时纠正；同时经动脉输血，动脉压很快可恢复。

3. 预防　停机后夹紧静脉管钳；闭合动静脉旁路；调整左心吸引或停止；离心泵要有一定转速保持驱动压力高于动脉压；滚压泵泵管要压紧。注意观察动静脉压力变化，适时输血维持血流动力学稳定。

九、体外循环中氧合器液面过低

1. 原因　静脉插管不到位，管道扭曲，容量不足，静脉管道内有大量气体，动脉大出血，回流室路径不畅或回流室位置过低，泵流量不准，氧合器兜血，静脉管内存有异物，过敏。

2. 处理　及时调整控制动脉流量，及时调整管道，补液，疏通管道，调整回流室位置。备好右心吸引，显示转速，计算流量。适当提高液面或轻轻敲打氧合器，让兜血尽快回落，严重时更换氧合器；给予抗过敏药物，补液。

3. 预防　插管深度适合，理顺管道，根据体外循环计划，增加预充量。静脉管道阻断要完全，将回流室位置高于氧合器，体外循环前校正流量，预充时及时发现更换，检查管道，组装管道时避免异物误入管道尽量减少过敏因素。

十、体外循环中氧合器液面过高

1. 原因　静脉引流管松开，主动脉泵头压合不紧，动脉滤器或抽血标本三通开放，左心持续转流，右心吸引增加，氧合器动静脉旁路开放；离心泵转速不够，血液倒流。

2. 处理　迅速查明原因并及时纠正，根据动静脉压积极输血，如没有鱼精蛋白拮抗，可将氧合器内血液回输。

3. 预防　夹紧静脉管钳，调整动脉泵头松紧适度，关闭动脉滤器和抽血标本三通，调整左心吸引或停止，闭合动静脉旁路，离心泵转速要形成高于主动脉的驱动压力。

十一、微创心脏手术中静脉引流不充分

微创心脏手术已经引发了远端动静脉插管新技术的发展。以常规带有导丝的插管进行远距离静脉插管时，最主要的限制就是不能充分引流。

这是由于插管的血管,股静脉和两个腔静脉比较直径非常小。因此,离心泵或真空辅助常规用来增加静脉回流。然而全流量时,这些附件常常不能应用,大量血液将仍淤积在身体和心脏中。

传统设计经皮插管时,把插入的血管直径作为考虑型号的主要限制因素。另外,当连续完全夹闭静脉回流时,用真空或离心泵辅助系统来增加静脉回流,增加了静脉回流室塌陷的危险。

根据"塌陷时插入原位膨胀原则"设计的创新型的插管解决了这个问题。临床实施中显示,利用超声定位穿股静脉到右房的插管,仅仅通过重力引流就可完成全静脉引流。

第三节　患者因素导致的意外

一、过敏

(一) 体外循环期间过敏

1. 原因　过敏原多为血制品、血浆代用品、抗生素等异种生物蛋白,其过敏多表现为Ⅰ型超敏反应,该型过敏反应有明显个体差异和遗传倾向。

2. 表现　体外循环期间过敏反应症状常不典型,多表现为液面下降、血液浓缩,发生过敏时,检查患者面部和下肢可无明显潮红或皮疹,气道阻力可无显著变化,可能体外循环时麻醉、低温使过敏反应所致的血管扩张作用不如常温明显。当出现无明显原因的氧合器液面快速下降时,就应考虑过敏反应的可能。

3. 治疗　一旦出现过敏反应可通过阻止生物活性物质的释放、生物活性介质拮抗药和改变效应器官反应性等切断或干扰Ⅰ型超敏反应的某些环节达到治疗目的。临床考虑过敏反应发生,及时加入液体补充容量,保证血流动力学的稳定。抗过敏治疗立即给予抗组织胺药雷尼替丁 50mg 或西咪替丁 300mg,苯海拉明 20~40mg,葡萄糖酸钙 2g,地塞米松 20mg,动脉血压低要给肾上腺素或去甲肾上腺素等。

4. 预防　Ⅰ型超敏反应的防治原则主要针对过敏原和机体免疫状态两个方面。临床监测过敏原最常用的方法是直接皮肤试验,特别是生物源性制品二次使用的患者更应谨慎。抑肽酶使用前应常规做皮肤过敏试验,特别是二次使用者。为了有利于过敏后的抢救治疗,应避免麻醉诱导后立即输注抑肽酶,最好在开胸后即将开始体外循环时静脉输注。开始输注抑肽酶后应密切观察患者反应,一旦发现过敏迹象应立即停药,给予抗过敏治疗。过敏体质和再次使用者慎用,使用前应做皮肤过敏试验。使用时同时预防性给予抗组织胺药。体外循环可安全有效的维持机体循环,抑肽酶最好在体外循环即将开始前使用或由麻醉医生灌注医生各给半量。

(二) 鱼精蛋白过敏

1. 原因　鱼精蛋白系用雄性鲑鱼精子制成的低分子蛋白质具有抗原性,现广泛用于体外循环后对肝素的拮抗,鱼精蛋白 1mg 中和肝素 100U,剂量为鱼精蛋白/肝素 0.8~1.5:1,常用方法为停机后深静脉缓慢注射。

2. 表现　鱼精蛋白引起血流动力学变化有四种类型:

Ⅰ型:快速低血压反应表现为血压下降,心率升高,中心静脉压下降,肺毛细血管楔压下降,提示低血容量。

Ⅱ型:速发性过敏反应或类过敏反应,多在用药后立即发生,此类很少见,对海产品过敏或用过鱼精蛋白锌胰岛素者发生率可增高。

Ⅲ型:肺动脉高压反应以快速强烈的肺血管收缩为主要表现,发生率 0.2%。

Ⅳ型:非心源性肺水肿,表现为支气管痉挛,气道压升高,大量血性泡沫痰,严重的循环抑制,死亡率高,多在用药后数分钟至6小时内发生。Ⅰ型和Ⅲ型多在用药后1分钟发生,4分钟达高峰,持续 5~15 分钟。目前认为Ⅱ型为抗原-抗体参与的免疫反应,其余类型为肝素-鱼精蛋白复合物致血小板和中性粒细胞聚积,在肺内栓塞肺血管使血流受阻,并引起血栓素 A_2(TXA_2)升高使肺血管收缩所致;同时激活体内补体,产生 C_{3a} 和 C_{5a},这些过敏毒素致外周血管扩张;亦可引起组织胺、白三烯、血管内皮舒张因子及其他内源性血管活性物质的释放使血管扩张。不同患者反应方式和程度不同,与术前和体外循环后的左右心功能、肺血管状况、给药时的麻醉深度、给药方式和速度以及当时的循环容量有很大关系。

3. 治疗　Ⅰ型反应快速低血压少量补充容量即可。Ⅱ型反应给肾上腺皮质激素、组胺 H_1 及 H_2 受体拮抗剂。Ⅲ型和Ⅳ型反应首选有扩张肺血管作用的药物如:硝酸甘油、硝普钠、多巴酚丁胺、异丙肾上腺素、前列腺素 E 和一氧化氮(NO)等。对非心源性肺水肿应采取积极的抗过敏、抗支气管痉挛、间歇正压呼吸、强心、利尿,维持血压等治疗。反应严重循环呼吸不能维持者肝素化后体外循环机再次转流辅助循环。

4. 预防　肺动脉高压患者鱼精蛋白中和肝素易发生循环抑制反应,应作为高危病例予以重视,一旦发生,产生灾难性后果。体外循环后维持足够的麻醉深度是预防鱼精蛋白引起各种不良反应的重要措施,鱼精蛋白给药之前及时加深麻醉如异丙酚、芬太尼等应用可显著降低其发生率。鱼精蛋白静脉注射速度要慢特别是肺动脉高压患者速度勿>0.5mg/(kg·min);选择经左房或主动脉根部给药可避开肺循环,降低反应程度;给药后不要立即拔除主动脉插管,观察 5 分钟以上再拔管撤机较为安全。常规将鱼精蛋白与钙剂混合缓慢注射。

二、自身免疫性溶血

主要表现为红细胞凝集溶解破坏。

1. 原因　自身免疫性溶血是指某些因素产生的红细胞自身抗体,使红细胞破坏。这些抗体可吸附于红细胞表面,也可游离于血清之中,可分完全性和不完全性两种。前者使红细胞直接凝集或溶解,后者使红细胞致敏,使其遭单核-吞噬细胞系统的吞噬和破坏。体外循环中血型不合会导致自身免疫性溶血,因为人类血型抗原有数百种,目前仅测 ABO 及 Rh 抗原系统,一些患者由于未测血型抗原不符,造成溶血。另外冷凝试验阳性患者的抗体主要为 IgM(冷凝素)。在 30℃ 以下反应活跃,使红细胞凝集成块,在循环中相撞而溶血。冷凝素亦可使补体其他成分按经典途径结合成补体终末复合物 $C_5 \sim C_9$,直接破坏红细胞膜。

2. 处理　上述两种情况的危害一是红细胞凝集、微循环灌注障碍、器官缺氧、缺血;二是红细胞破坏严重溶血。一些药物可逆性抑制血液的这种炎性反应,并使其在体外循环后平稳恢复。皮质激素可稳定细胞膜结构,减少溶酶体生物活性物质释放,降低血管的通透性。

3. 预防　血型不合者很难预防,有条件的医院可测其他血型抗原系统尽量使各血型抗原匹配,另外尽量节约用血,减少血制品不必要的应用,加强术中血液保护和自体血液回收,术前术中患者自身放血等措施可减少血型不合导致的不良反应。严重的冷凝集试验阳性患者术前常温(24℃)配血时可发现有凝集现象且冷凝高滴度,术中常温灌注避免激活冷凝素;应用皮质激素,以减少致敏红细胞被单核吞噬细胞系统破坏;抑制自身抗体和红细胞间的免疫反应;增加流量灌注,避免组织灌注不足。含血停搏液需常温,晶体停跳液可用低温。

第四节　体外循环意外的防范

一、体外循环前意外的防范

(一) 装机过程注意事项

1. 根据患者体重,选用一定氧合能力的氧合器。

2. 检查氧合器、滤器、回流室、管道等有无破损,外包装是否严密。若出现破损,外包装损坏,不能使用。注意有效期。

3. 试水时在出水口适当增加阻力,检查变温系统有无渗漏。

4. 注意体外循环机的工作状态,将泵速调至在 100~150r/min,观察是否有噪声、转速不均等异常情况。

5. 管道安装时,应将小帽、管道碎屑等杂物统一放入一容器中,以避免掉入管道内。各个接头应确认其通畅无损坏才可安装。

6. 液体预充前,管道、滤器、氧合器应充填 CO_2。

7. 高压管道都应用扎带或线绳加固(有胶合例外)。

8. 灌注针头一定要用酒精冲洗,保持通畅。

9. 根据患者体重选择一定口径的插管,根据病情选择特殊插管,如冠状动脉搭桥手术准备右房插管及逆灌管等。

10. 抽药时要两人进行核对。注射器上应有药名、剂量或浓度。

(二) 体外循环前检查工作

1. 电源的检查

(1) 确保各电源的接头牢固。

(2) 备好紧急摇把。

（3）开启开关后各指示灯显示正常，无报警声。

2. 检查气源

（1）注意气源性质，如空气、氧气、二氧化碳等。

（2）检查气体混合器的工作状态，持续报警或气压不平衡时不报警，均应视为不正常。

（3）注意气体输入管道上有无钳子。

（4）检查气体管道和氧合器的连接是否正确。

（5）检查是否有备用气源和管道。

3. 体外循环管道的检查

（1）注意管道方向及位置（如主泵、左右心吸引管、氧合血灌注管、人工肾等）。

（2）注意不同口径管道的流量校正。

（3）注意泵管松紧度。

4. 变温水箱的检查

（1）将管道和氧合器变温管紧密连接，注意进出口的连接方位。

（2）将水泵启动，检查是否有漏水，同时观察变温水箱的工作状态。

（3）根据手术需要将变温水箱的温度设置在一定范围。

二、体外循环中意外的防范

（一）体外循环开始时注意事项

1. 从动脉抽血标本，ACT>480 秒方可转机。20 分钟后应重新监测 ACT 以了解肝素的代谢情况。

2. 松开动脉管道钳，先输 2～3 转观察泵压，以排除主动脉插管进入主动脉夹层的可能性，然后松开静脉钳，让静脉充分引流。

3. 通过动静脉血颜色对比，初步判断氧合情况。

4. 根据静脉回流量、平均动脉压、中心静脉压、左心回流量、温度等方面情况调整流量。

5. 5～10 分钟后抽标本监测 ACT 和血气。

6. 对于一些问题、事故原因应及时分析和解决。

7. 体重大、回流室小、严重水钠潴留者应备放血装置。

（二）体外循环中注意事项

1. 成人血压维持 60mmHg 左右，对合并有高血压及高龄患者的血压可适当维持较高水平。儿童血压可稍低，一般维持在 50mmHg 左右。压力过低，应及时纠正。

2. 保持动静脉平衡和一定的液平面。

3. 每隔 30 分钟抽血监测 ACT，ACT<480 秒应给半量肝素。常温、特殊患者应密切监测 ACT。

4. 复跳或复跳前应查血气及电解质，根据结果及时纠正酸碱和电解质紊乱。

5. 如红细胞血球压积偏低，应及时纠正。

6. 根据温度、静脉血气调整流量。

7. 每隔 30 分钟或心肌出现电机械活动应灌注心肌停跳液。

8. 停循环时间小儿应<60 分钟，成人应<40 分钟。根据情况可考虑间断停循环。

9. 降温、复温时，应随时监测温度变化，及时发现异常并调节。

10. 左心吸引管不要过短，避免负压。左心回流量多时应分析原因，及时与外科联系，决定处理方法。

11. 心脏不复跳时，分析原因，与外科联系并做出相应处理。

12. 补钙应在心脏复跳 5～10 分钟后进行，以免加重缺血再灌注损伤引起的钙超载。

13. 心脏复跳后有一定辅助时间（为阻断时间 1/3～1/4），然后逐渐调整流量。

14. 减少灌注流量，恢复心脏供血，输血量应根据心功能、动脉压、中心静脉压、心脏充盈程度而定。

三、停止体外循环时注意事项

1. 调整血容量　主要根据心脏充盈度、心房压力、动脉压力、氧合器内的液体、丢失的体液量、预充液体等综合考虑。

2. 左心功能不良患者如成人巨大房缺、冠心病左心力衰竭等，输血应根据左房压进行调整。

3. 输血应缓慢，小量多次，以防心脏过度膨胀。不输血时，动脉一定要夹钳子。输血时要打开钳子。

4. 关闭滤器三通和抽血气标本三通，避免动脉输血时血液经旁路回入氧合器。

5. 注意和外科医生协商左心吸引量，在此过程中应根据左心回流量的多少，从动脉泵进行缓脉输血从而保持出入平衡。

6. 左心功能不全，可通过左心吸引、氧合器、主动脉路径进行短期简单的左心辅助。

7. 停 CPB 后关闭氧合器所有旁路。患者和体外循环管道连接时,不能擅自离开。

8. 术后常规应用变温毯体表保温。

9. 给鱼精蛋白期间,停止左右心吸引,应经动脉间断输血,以免动脉插管部位有血栓形成。

10. 与麻醉、外科医师商量机器余血的处理方法。回收余血时要注意无菌操作。

11. 危重患者拔管后,管道不易马上撤离患者,以备紧急体外循环。

12. 根据实际情况写总结报告,并进行相应的登记。

13. 清洗机器污物和血迹,将管道冲洗弃之于指定的地点。

四、氧合血灌注注意事项

1. 安装时,注意管道各部位连接要牢固,防止灌注时因高压而脱掉。

2. 排净管道内气体,注意管道是否有扭曲、漏水。

3. 两根泵管要排列均匀,固定处要压牢、松紧要适宜。防止固定处过紧而管道闭塞。泵头调节松紧适度。

4. 确保停跳液钾浓度,晶血比例 1:4。

5. 成人灌注管道压 250mmHg 左右,主动脉根部压力 100mmHg 左右,儿童灌注压 150mmHg 左右,主动脉根部压力在 40~50mmHg 左右。

6. 注意在动脉低流量灌注时,如果此时灌注停跳液,应适当增加动脉泵流量,停跳液灌注流量不得高于动脉灌注量,防止气栓发生。

7. 灌注时要确保管路无阻塞,如钳子或三通开闭及针头阻塞等。

8. 灌注时应确保高钾盐水瓶有排气通路。

第五节　外科手术操作失误导致的意外

一、主动脉插管意外

1. 主动脉插管脱出　多见于固定线结扎不牢固,插管过浅,转流量加大时使管头滑出等。表现为大量失血和动脉压下降,此时不要惊慌失措,立即停机,拆除固定线和松开荷包缝线,管道排气后重新插管。各管道固定线一定要结扎牢靠,接头处理也要连接牢固。体外循环方面注意立即停机,补充容量,待主动脉插管重建后恢复循环,如停循环时间较久实施脑保护措施。

2. 静脉管连接主动脉插管　动静脉管道连接错误,转流前灌注师未与外科医生仔细核对管道可造成此现象,严重影响术后心功能恢复。表现为转流后心脏胀满、动脉血压急剧下降、静脉引流血液为动脉血颜色。此时立即停机,动静脉钳夹,接头处断开互换后连接即可。转流前仔细核对管道可避免此意外发生。

3. 主动脉插入肺动脉　多为术前漏诊的大动脉转位,加之外科医生解剖不熟悉所致。表现为转流后血压急剧下降,左心胀满。立即停机,主动脉缝荷包插管。完善术前检查、熟悉先天性心脏病解剖和病理生理可避免。

4. 动脉插管插入夹层　多见于大动脉夹层患者和反复动脉插管患者。CPB 开始后,静脉血引流入氧合室,而动脉血却不能注入体内,平均动脉压低,中心静脉压低,而泵压很高,还会造成夹层剥离使重要的动脉分枝闭塞,从而引起重要脏器缺血。这时需要灌注医师及时正确判断及早提醒外科医师调整插管位置,立即停止静脉引流,确保动脉插管畅通无误方可再次开始转流。

5. 主动脉管插入左心方向　CPB 开始后,平均动脉压低,左心室胀满,泵压高。立即减少动脉灌注流量,及时提醒外科医师调整插管方向。

6. 主动脉阻断钳误夹主动脉插管　CPB 开始后在并行循环下泵压不高,阻断升主动脉后泵压急剧上升,有时会造成管道崩脱,平均动脉压急剧下降,液面快速上升。及时提醒外科医师打开阻断钳后泵压迅速降至正常范围,再重新阻断升主动脉。CPB 开始及阻断升主动脉前后要特别注意泵压的变化,以便及时发现问题及时解决。

7. 股动静脉插管位置错误　往往见于心肺复苏的同时行紧急插管情况下,此时动脉搏动不明显,且因氧合不良动脉血色发暗,动静脉插管容易插错位置,转流后血流动力学进一步恶化,心脏胀满不能复苏。外科医生要熟悉解剖位置,发现这种情况立即调换插管。

8. 主动脉插管位置不当或阻断带过紧　主要表现为 CPB 开始后泵压高,这时应停机检查动脉及管路,根据检查情况重新插管或调整。

二、腔静脉插管意外

1. 腔静脉插管脱出 较多发生于下腔静脉，特别是在经过插管孔切开右房的手术，如经右房行房室缺修补术。因牵拉右房切口，若插管过浅或固定不牢则易脱出。腔静脉插管脱出后应立即重新插管，若出血多显露插管口困难，短时阻断腔静脉，迅速完成插管。体外循环方面要随时注意监测液面变化，减低流量防止氧合器排空，加强心外吸引，重新插管后排除静脉管道内气体。

2. 腔静脉插管闭塞 静脉管道钳未开放，并行循环开始 CVP 迅速上升，静脉引流不良，液面下降，调整插管深度及位置均无改善。故转流开始前应与灌注师核对管道连接是否无误及管道钳夹是否都已松开。

3. 腔静脉引流不畅 对这种意外，手术台上的医生可能毫无觉察而由灌注师首先发现，其发生原因除了置管的位置及深度不当外，还与静脉导管的粗细和腔静脉管腔大小是否匹配及导管本身的形状、性能有关。转流开始后可发现上腔回血颜色暗且引流差，伴随静脉压高，头面部淤血提示上腔静脉引流不佳；下腔回血颜色暗且引流差同时直肠温度变温缓慢示下腔插管位置不佳或过深。调整后上述情况即可恢复正常。

三、动静脉阻断不完全

动静脉阻断不全的情况在再次进行手术的患者中出现较多，往往因为粘连严重，手术野解剖分离困难导致阻断不全，在初次手术患者中也偶有发生，特别是在特殊体位进行手术时。

动脉阻断不全会影响心脏停跳和心肌保护的效果，同时术野不清，心内回血增多。长时间心内吸引，还造成血液破坏增加。腔静脉阻断不完全会导致静脉引流管内不断有气泡出现，影响回流，使贮血瓶液面下降，严重时，静脉插管可能脱出。

为预防该类事件的发生，对二次手术的患者应准备带套囊的静脉插管，侧卧位手术的患者应准备直角静脉插管。如术中发现心脏停跳效果一直不满意，应提醒术者有动脉阻断不全的可能性，由术者查找原因或重新阻断，如无法达到完全阻断，灌注师应时刻小心，防止氧合器排空。

四、左心引流不当

1. 左心引流管插入右房 多见于患者右心房

扩大，经房间沟插左心引流管时，误插入右心房，左心引流时引出血液为静脉血，发现后需重新插管。

2. 左心减压排气不彻底 左心减压不良在不停跳手术中易导致气栓栓塞，开放升主动脉前未行左心排气或排气不彻底会造成体循环气栓或冠脉气栓。

五、心脏大血管损伤

体外循环心脏手术由于均在心脏大血管区操作，有时容易造成副损伤。不但给手术造成困难，严重者还可危及患者生命。往往伴随大量出血，体外循环医师需有相应准备。

1. 腔静脉损伤 为损伤中最常见者，多系游离腔静脉时钳尖顶破静脉壁。发生腔静脉损伤后，若能清楚见到破口可直接缝补。但因腔静脉损伤往往发生在其后壁，破口很难显露，并且腔静脉压力低，一般出血可通过纱布或手指压迫暂时得到控制。迅速建立体外循环，完成心内手术后再处理。建立体外循环时，不可再在腔静脉原游离部位操作，否则可能将破口扩大，应在原游离部位的远心端阻断。

2. 主动脉损伤 包括主动脉壁全层损伤、单纯主动脉外膜损伤和外膜下血肿。均会造成大量出血。主动脉插管口缝合后外膜下血肿亦应引起重视，可随血压恢复而逐渐扩展甚至撑破而发生大出血。因此在作插管口荷包缝合时宜穿过部分主动脉壁中层而不应仅穿透其外膜。插管口周围外膜不可剥离太广。插主动脉灌注针不慎或手术过程中插针固定不妥均可损伤主动脉后壁或侧壁，为避免这种损伤，应注意插针方向，以免刺穿其侧壁。插针时应提起主动脉前壁且不可插入过猛过深，以免刺穿其后壁。主动脉左侧壁损伤一般修补较易。而右侧壁损伤修补有时颇困难，若此时暴露不佳则可切开主动脉由其腔内进行修补

3. 心脏房、室壁损伤左室壁损伤 多见于二尖瓣置换术。左室破裂大多可在术中发现，值得注意的是部分患者可在术后才表现出来，多来不及手术救治即死亡。心内引流管有时可穿破心脏，因此应注意：①选用大小、软硬度合适的引流管；②引流管置入不可太深。搬动心脏应轻柔，以免引流管刺破心脏。术中过度牵拉心脏切口可能造成心脏刨伤。左室破裂多呈内大外小的裂口，因此缝合范围一定要超越较多的外口范围。

4. 肺动脉损伤　多于游离主、肺动脉间隔时发生。肺动脉损伤应在体外循环下修补。若仍不能显露破口则可切开肺动脉由其腔内进行修补。

5. 肺静脉损伤　右下肺静脉与下腔静脉右房交接部邻近,游离下腔静脉特别是游离部位高时可损伤右下肺静脉。可依照腔静脉损伤的处理原则修补。

以上几种情况多见于经验不足的外科医师,转流中常规泵压监测有助于灌注医师及时发现问题,尤其对识别外科操作失误极有价值。只要台上、台下密切配合,及时发现问题,及早采取补救措施,就可能避免此类严重事故的发生。

六、手术人员安全问题

威胁手术人员安全的意外因素包括:针头、刀片以及其他与患者血液接触然后又刺伤手术人员的器物。通过以上方式可以传播艾滋病、乙肝、丙肝。医务工作者对预防措施的知晓以及执行情况不尽相同。最近的一个多中心研究表明,医务工作者感染乙肝、丙肝的机会远大于艾滋病(30% ~ 40% *vs.* 0.5%)。我们不能仅仅依靠常规的术前检查,认为患者没有上述疾病就是安全的。因为术前检查有时并不可靠,况且也花费昂贵。我们还是应该注重严格执行良好的预防、防护措施,比如眼睛、手套、隔离服,以及不使用用过的针头,正确擦拭粘有患者血迹的器物。

(李景文)

参 考 文 献

1. 龙村,姚尚龙主译.体外循环:理论与实践.北京:人民卫生出版社,2009.440-454.

2. 胡小琴主编.心血管麻醉及体外循环.北京:人民卫生出版社,1997:752-797.

3. 龙村主编.体外循环研究与实践.北京:人民卫生出版社,2000:76-86.

第三十三章

体外循环与外科的配合

去除心脏外科医师操作技术的影响因素之外,心内直视手术围术期外科医师与体外循环灌注师和麻醉医师的紧密配合对于手术的成功非常重要。术中根据患者的实际手术情况,快速协作制定出最佳处理方案,才能取得最好的临床效果。

体外循环期间,体外循环管理、麻醉管理和外科医师手术操作相互独立,而又需要互相配合。在此期间,体外循环灌注师和外科医生的默契配合,对于减少意外事件,提高手术安全性和疗效尤为重要。

理想的配合状态应该是这样:术前外科医生介绍手术方式和患者特点,外科、体外循环及麻醉医师进行充分的术前评估和讨论,制定周密的转流计划和完善的应急处理预案,术中操作流程规范,医生之间精准交流沟通,就可以预防和及时发现问题,做出最佳处理,以免造成严重后果。

本章围绕体外循环术中,容易发生的与外科相关的临床事件预防与处理阐述。主要描述因为外科医生操作不当,以及外科医生和体外循环灌注师配合不当,引发的意外的原因及处理方法。希望通过规范外科医生和体外循环灌注师配合的流程,完善应急处理预案,尽量预防和减少体外循环意外的发生,即使万一发生,也具备快速反应的应急预案,能够最大限度地减少意外对患者带来的危害。

第一节 术 前 评 估

对每位患者,外科医生和体外循环灌注师术前都要复习病历,研究检查资料,查看患者,进行充分的术前评估。术前评估除了解心脏疾病情况外,还要了解有无过敏病史,有无其他心外畸形,是否合并其他器官功能障碍,以便体外循环(cardiopulmonary bypass,CPB)期间做出相应的对策。

术前外科医生应该和体外循环灌注师、麻醉医师沟通,介绍手术方案,明确术中对体外循环的要求,及时介绍患者存在一些特殊情况:比如CABG患者同时合并颈动脉狭窄,程度又不需要手术治疗,应提醒围体外循环期更加注意脑保护;二次手术无保护开胸心脏大血管破裂高危,需要先行股动脉股静脉体外循环再开胸;室缺合并动脉导管未闭,外科医生需要介绍计划先游离阻断或结扎动脉导管后灌注停跳液,还是事先堵住动脉导管肺动脉段开口,灌注停跳液之后深低温低流量下闭合未闭动脉导管。

一些特殊病种和术式,体外循环灌注师和外科医生应该一起讨论如何配合:如主动脉夹层或者主动脉瘤患者,主动脉插管方式和位置的选择,单泵双管时外科医生和体外循环灌注师如何操作配合;合并心内畸形的主动脉缩窄和主动脉弓中断手术,深低温停循环及选择性脑灌注时如何操作配合,术前如有沟通和讨论,即可减少体外循环和停跳时间,又可减少意外事件发生几率,从而提高手术治疗的临床效果。

体外循环灌注师应与麻醉医师、心脏外科医师良好沟通,了解麻醉方案和手术方案,熟悉外科医师对CPB的具体要求及应注意的问题,制定出个体化的转流计划,选择相应的CPB设备及CPB耗材,包括插管、管道、接头及停跳液的准备。

一、动脉插管

动脉插管,是将经过膜式氧合器的动脉血运送到全身各组织和器官的主要路径。常用的动脉插管部位有:升主动脉、股动脉、腋动脉和无名动脉等。可选择的动脉插管类型有多种,通常外科医师根据手术方式和个人操作习惯,选择合适类型的插管,其型号主要根据患者的体重来决定。

动脉插管均有规定的性能参数,如插管外径、额定血流量和压力阶差等。在选择动脉插管时,在满足足够的灌注流量的前提下,尽可能选择管径较大、压力阶差较小的插管。动脉插管口径过细,可能造成动脉与插管之间压差过大,产生气栓,并造成溶血和蛋白质变性。

大多数手术都是选择升主动脉插管建立体外循环。股动脉或髂动脉也是常用插管部位,其位于心脏手术术野之外,不干扰手术操作。目前主要用于当升主动脉明显扩张(升主动脉瘤)或升主动脉夹层致使升主动脉无法进行插管和二次手术造成胸骨后粘连较重者。另外,目前胸腔镜或小切口心脏手术时,也选择股动脉插管建立CPB。急诊抢救及需要行成人体外膜肺氧合(extracorporeal membrane oxygenation,ECMO)辅助时,也常用股动脉插管。

右侧腋动脉因极少受到夹层动脉瘤病变累及,动脉血流灌注更符合生理性灌注,即可作为CPB期间动脉供血管,又可用作深低温停循环脑保护时的脑灌注管。再加上插管部位位于术野之外,不干扰手术操作。因此,目前右侧腋动脉插管灌注已成为我国主动脉夹层患者CPB手术时最常用的动脉插管方式。

高龄或可能存在动脉硬化的患者,术前应常规进行胸部X线片检查或血管超声检查,这些辅助检查结果往往可能提示主动脉硬化的改变。如有异常外科医生需要和体外循环灌注师沟通,必要时更换插管位置或方式。

主动脉夹层计划体外循环手术术前CT评估股动脉和髂动脉有无夹层,对于术中选择插管位置和插管方式很重要。

二、静脉插管

静脉插管的作用是将静脉血引流出人体,进入CPB系统进行血气交换。插管通常采用高分子医用塑料制造,并在插管内嵌钢丝加固,防止扭曲,插管前端有直型和直角等不同设计。型号主要根据患者的体重来决定。

根据手术方案,结合外科医师的自身习惯,首先需要选择合适的静脉插管。需要切开右心的手术,可分别放置上、下腔静脉插管。经右心耳或上腔静脉荷包缝合置入上腔静脉插管;经右心房下壁荷包缝合或者置下腔静脉插管。CPB转流开始后,可在心包内围绕上、下腔静脉插管套阻断带,阻断血液回流至右心房,随即切开右心进行手术。在儿童先天性心脏病手术或射频消融手术,为充分暴露右心房,外科医师有时选用直角上腔插管。一般来说,上腔静脉引流量占总静脉引流量的1/3,下腔静脉占2/3,因而选取插管时,下腔静脉插管型号应大于上腔静脉。

对于不需要切开右心房操作的手术,如:冠状动脉搭桥术、主动脉瓣置换及大血管手术等可采用腔房插管,也称二阶管。这种插管有两处引流口,近端较宽、多孔,置于右心房以引流上腔静脉血,远端狭长尖端多孔,置入下腔静脉引流下腔静脉血。

二次手术,胸骨粘连严重,开胸困难的患者可以先行股动脉和股静脉插管,先开始股动脉和股静脉体外循环再开胸,可以减少心脏大血管破裂大出血的几率。

三、左心减压引流管

左心减压引流管又称心内吸引管,CPB期间具有左心减压、排气以及提供无血术野作用。在主动脉阻断钳开放再灌注期间,左室射血功能尚未完全恢复时,保持左心引流,可减轻心脏前负荷有利于心脏的复苏。

四、停搏液灌注插管

术前应与外科医师充分沟通,根据手术复杂程度、病变心脏的自身功能状态等因素,选择合适量的心肌保护液、停搏液灌注装置、插管和停搏液灌注管,以取得最佳的心肌保护效果,提高手术成功率。

目前,多数心脏手术需要在心脏停搏状态下进行,而心脏的停搏主要是通过灌注心脏停搏液来实现。常用的停搏液灌注方式主要有:主动脉根部灌注、经冠状动脉开口直接灌注和经冠状静脉窦逆行灌注。另外,还可以采用冠状动脉开口直接灌注与冠状动脉窦逆行性灌注相结合的停跳液灌注方式,如合并存在冠状动脉粥样硬化性心脏病患者。

第二节　体外循环期间与外科医师的配合

一、建立体外循环

心脏手术体外循环插管建立体外循环是外科手术医师最基本操作，但在插管过程中很可能出现许多问题，如不能及时发现，正确处理，可能严重影响手术进程及效果，甚至引发危及患者生命的严重并发症。所以要求无论什么插管，都要确保在外科操作时准确置入管腔，同时不导致副损伤。外科医生和体外循环灌注师都应充分认识到插管不当可能引起的问题，操作中预防为主，如有问题尽早发现，积极沟通，及时纠正。

常规体外循环插管主要有：动脉插管、静脉插管、左心引流减压管和停跳液灌注插管等。

（一）动脉插管

动脉插管必须确保主动脉插管位于动脉内，连接好 CPB 管路，灌注师与外科医师一起核对 CPB 管路及插管，动脉供血泵旋转方向正确，CPB 管路与 CPB 插管连接正确，才能启动开始 CPB 转流。CPB 期间，外科医生和灌注师都要注意积极预防体外循环管路系统脱落、动脉管路意外放血和主动脉插管连接处脱开等现象。

1. 升主动脉插管　多数情况下，升主动脉插管位于无名动脉开口近端，在升主动脉插管时，术者必须仔细观察主动脉壁的状况，尤其是老年和冠心病患者。当主动脉壁存在钙化严重、合并有较大动脉硬化斑块时，应尽可能避开这些部位实施插管操作，如仍然难以避开，应考虑更换插管部位，如选择经股动脉或腋动脉插管。插管前，外科医师也可以用手轻轻触摸感知，是否存在有动脉硬化斑块。在这种病变的血管条件下，插管操作或置阻断钳、侧壁钳都有可能使动脉硬化斑块脱落引起脑或重要脏器血管栓塞，这往往是心脏外科手术过程中脑血管意外的重要医源性原因之一。

先天性心脏病手术的动脉插管应根据手术的需求不同而存在差异。如法洛四联症矫治术操作主要在右室流出道和肺动脉实施，动脉插管可偏向升主动脉的右侧，相反在全腔肺动脉吻合术时，插管可稍偏向左侧。大动脉转位行 Switch 手术或主动脉瓣上狭窄时，插管应尽可能靠远端，采用这样的插管方式可以留下足够的空间便于术者进行手术操作。

常用的动脉插管方法主要有两种：一种是在插管部位缝置荷包线，以尖刀在主动脉荷包线中央刺一个小口，直接置入动脉插管。另一种方法，是在插管部位置侧壁钳后缝荷包线，在荷包线中心切口置入插管。主动脉插管置入后尖端应朝向主动脉弓方向。插入后，外科医生需要告知体外循环灌注师插管是否顺利，观察动脉插管出血是否通畅，尤其小年龄低体重患者，插管与体外循环管道连接后充分排气，立即监测压力。此时，泵压应与桡动脉压相当，如果泵压表指针搏动良好，提示动脉插管通畅。泵压如明显低于外周动脉压，则需要谨慎注意，并将此现象告知外科医师，检查动脉插管是否位于动脉血管内。再由体外循环输入少量预充液时，泵压变化不大，搏动仍然良好时，可提示动脉插管位置良好。如输入少量液体，泵压骤然升高，并失去搏动性时，需注意是否存在动脉插管误入主动脉内膜和中层之间，形成夹层的可能，这时灌注师一定要提醒外科医师查看动脉插管，调整插管位置，甚至改变插管方式。

婴幼儿大动脉转位、镜面右位心和某些复杂先天性心脏病等，动脉插管很可能存在误入静脉的可能性，灌注师需与外科医师充分沟通，反复核查，确保动脉插管确实位于动脉内，才能启动 CPB。

升主动脉插管时应注意以下几个问题。第一，动脉插管与拔除插管期间注意控制血压。动脉插管时理想的血压应控制在平均动脉压 80～100mmHg，血压过高除了容易导致插管与拔管过程出血外，如果插管不准确还可能造成动脉壁撕裂、局部血肿以及动脉夹层形成。如果血压过低，血容量不足时会使血管壁塌陷，置入插管时极易伤及主动脉后壁，一旦发生修补存在较大难度，多发生在儿童患者和急诊建立体外循环时。第二，动脉插管操作时，注意以主动脉灌注管的口径为依据，在升主动脉插管处作大小合适的切口，通常行较动脉插管口径稍大的切口为宜。主动脉插管处切口过大，可造成插管周围漏血，过小时在置入插管过程中可造成动脉壁撕裂，出现血肿甚至主动脉夹层。插管应准确进入血管腔内，收紧荷包缝线并固定。操作时，术者用管道钳控制动脉插管,经插管尾端放出少量血液,仔细排尽气体后连接动脉管路。置管过程中,操作需轻柔,暴力可造成插管部位血管损伤,应及时发现并修补。第三,置入动脉插管后需注意插管位置或方向是否正确。升主动脉插管开口方向应指向主动脉弓,插管进入主动脉深度应控制在 1～2cm 之内。婴幼儿患者的升主动脉较短,插管过深很容易造成头臂动脉阻塞,引起头部低灌注。若插管尖端直接进入头臂动脉,在 CPB 开始后,喷射状血流直接进入头部,可造成不可逆的脑过度灌注损伤。若泵压高,而桡动脉压力低,亦提示头臂动脉灌注不足甚至无灌注。泵压及桡动脉压力异常升高,提示插管可能进入头臂动脉,造成严重脑部血管奢灌,患者脑组织可出现不对称性充血水肿、瘀斑,严重者可发生耳出血或瞳孔扩大。而全身其他组织与器官则出现低灌注损伤表现。第四,荷包缝合线要通过主动脉中层,主动脉插管置入方向、深浅等均要恰当,应有效的固定,术中应避免由于移动而影响主动脉插管位置甚至脱出。转流中监测泵压,一旦发现泵压的变化幅度与流量改变不符时,即应提醒术者及时检查,加以纠正。

与主动脉插管相关的主动脉夹层发生率为 0.01%～0.09%,此并发症的发生率较低,但若未及时发现,后果不堪设想。主动脉插管部分或全部进入进入夹层时,会出现主动脉根部血肿,或主动脉壁呈现紫色。此时泵压异常增高,全身呈现低灌注状态,如少尿,瞳孔扩大等。心电监测显示心肌缺血,停搏液灌注针头处或动脉插管处出血。提示可能出现插管引起的动脉夹层。一旦发生此种意外,应立即停止 CPB,将插管部位更换至股动脉或腋动脉。主动脉剥离范围较小时,可以在原插管部位远端或主动脉根部重新插管。根据主动脉剥离程度,范围局限时可直接修补。范围较大时应进行升主动脉修补,必要时应进行人工血管置换,有时可能需要采用深低温停循环。插管不当所致的主动脉剥离如能及时发现并处理,术后生存率较高。如果未能及时发现需要进行二期处理时,生存率很低。

主动脉插管不当也是小儿体外循环的常见并发症,易致严重后果。主动脉插管易过深贴壁,即使插入时正常,在大动脉转位、主动脉弓中断或缩窄的外科游离和术后插入食管超声探头检查时极易移位,导致发生体外循环意外。转流中需要随时监测,及时与外科医生沟通。

2. 股动脉插管　股动脉插管路径行 CPB 转流时,动脉血经股动脉逆行性灌注全身组织与器官,其血流方向与正常血流方向相反,降主动脉内血流为逆行性向上灌注,可能存在造成动脉血管内粥样斑块脱落,引起相应组织或器官缺血风险。

股动脉插管还应注意以下几个问题:第一,由于股动脉内径较小,因而选择的插管口径通常较细。在灌注时会产生较高的阻力,血液成分破坏也较大。对于升主动脉壁存在较多动脉硬化斑块的患者,术后心脑血管栓塞事件发生率较高。第二,急性主动脉夹层患者,夹层可能波及范围较广,股动脉插管可能存在导致夹层动脉瘤范围进一步扩大等风险,严重时可沿插管部位逆行扩展至升主动脉。另外,Stanfard A 型主动脉夹层瘤患者,股动脉插管可能存在误入假腔的风险。有些 Stanfard A 型主动脉夹层瘤患者降主动脉存在第二破口,并可能有剥离的血管内膜片,自股动脉逆向灌注的血流如被剥离的内膜片阻止,可造成脑部低灌注或无灌注。存在这些隐患的患者,外科医生和灌注师术前讨论,可以同时选择腋动脉插管,保证脑灌注,预防严重并发症发生。第三,股动脉插管的另一严重并发症是插管侧下肢缺血。因股动脉管腔较细,置入股动脉插管可能影响插管远端的肢体灌注,尤其是合并冠状动脉粥样硬化患者,股动脉存在粥样硬化病变。CPB 时间较长时,可能会导致远端肢体缺血、肌肉神经坏死。如发现不及时或处理不当,远端肢体可出现类似挤压综合征样改变,造成肾衰竭,严重者可危及生命。为避免直接股动脉插管下肢严重缺血并发症的发生,在股动脉插管侧方连接一细小儿童插管行远端下肢灌注,缓解长时间 CPB 可能导致的下肢缺血性损伤。也可以行间接股动脉插管方法,即先在股动脉插管部位端-侧吻合口径 8mm 或 10mm 的人工血管,再将主动脉插管与人工血管相连接,或者直接将管道通过接头和人工血管直接相连,通过人工血管进行灌注,手术结束时给予结扎或拆除人工血管重新缝合股动脉切口都操作不困难。这样需要体外循环灌注师准备相应的接头和管道,与主动脉插管一样,泵压监测同样有利于判断插管位置是否正确。

主动脉夹层动脉瘤患者,CPB 手术选择“单泵双管”腋动脉联合股动脉插管灌注时,腋动脉和股动脉插管完成后,启动 CPB 转流前,一定要分别钳夹腋动脉和股动脉,分别对股动脉和腋动脉测压,确保两个动脉供血管均不在夹层动脉瘤假腔内，在此前提下才可开始 CPB 转流。积极避免动脉插管误入假腔，未及时发现，术后出现全身大面积、多器官缺血和缺氧、多脏器功能衰竭的现象。

3. 腋动脉插管 腋动脉插管位于右锁骨下方约 2cm 处，平行于锁骨切开 3~4cm 长的皮肤切口可以很好地暴露腋动脉，在此部位插管最佳。充分暴露腋动脉后，在其中间作一横切口，长约占血管周长的 1/2 到 1/3。选好腋动脉插管，管口斜面朝下插入腋动脉，插管进入血管内长度 3cm 为宜，到位后旋转 180°，管口斜面向上，并固定插管，防止其滑脱。腋动脉插管灌注血流方向是顺行性灌注，更加接近生理性血流供应，大大降低了动脉硬化斑块脱落造成脑栓塞的发生率。大脑 Willis 环完整且通畅性良好的夹层动脉瘤患者，深低温停循环结合单侧（通常选择右侧）腋动脉插管即可实现较好的脑保护效果。由于上肢动脉的侧支循环较多，腋动脉插管较少造成插管远端的肢体缺血并发症。但腋动脉插管也可能发生一些并发症，如：臂丛神经损伤和腋动脉栓塞及腋动脉夹层等，插管时仔细操作，这些并发症均可避免。

腋动脉插管成人可置入 22F 或 24F 型号的插管，一般可满足流量需求。对于大体重患者可用端-侧吻合预置一根 8~10mm 的人工血管，再通过人工血管置入腋动脉插管，以增加灌注流量，且不至于出现阻力过高现象。

大血管手术时，选择右侧腋动脉插管作为 CPB 动脉供血管及深低温停循环期间的脑保护供血管期间，需要严密监测泵压。术中外科操作期间可能出现腋动脉插管移位、扭曲、打折或人为钳夹现象，此时泵压突然升高，需立即降低主泵流量，并反馈给外科医师，检查动脉供血管可能存在的异常情况，及时给予处理。

深低温停循环选择性脑灌注时，通常建议的脑灌注流量为 5~10ml/(kg·min)，泵压处于 50~90mmHg 范围内，且具有一定的波动性，则说明脑灌注良好。按照推荐的脑灌注流量进行脑灌注时，如出现泵压过低，需灌注师注意检查 CPB 环路中是否存在异常的分流没有关闭，如 CPB 环路中并无异常分流，则需提醒外科医师，检查是否出现腋动脉插管脱出现象。如采用"单泵双管"方法时，股动脉插管供血管路是否处于钳夹状态等问题。在推荐的脑灌注流量下，如出现泵压过高，超过 100mmg 时，需与外科医师沟通，检查腋动脉插

管，是否出现打折、钳夹现象，尽可能避免出现"崩管"事件。

（二）静脉插管

静脉插管完成后，外科医生一定要注意固定确实，以防插管脱出。另外告知灌注师，在开始转机后就观察引流情况，一旦有异常发生，即可寻找原因，解决问题。

1. 静脉引流不畅 CPB 建立后，静脉血持续进入膜式氧合器，在 CPB 转流过程中有时会发生静脉引流不畅现象。膜式氧合器储血罐液面较低，CPB 难以实现全流量转流，此时暂时不能降温，应与外科医师一起积极寻找原因。

常见原因有：静脉插管口径不够、管道内存在气体、扭曲或打折现象等；手术台与膜式氧合器储血罐之间的垂直距离不足（通常≥50cm），必要时可升高手术台；术野存在大量出血，而没有及时吸回 CPB 系统，尤其是胸膜有破口，血液进入双侧胸腔；接台手术患者，由于禁食禁水时间较长往往存在有效血容量不足现象。

灌注师可通过来回分别钳夹上、下腔静脉引流管道的方法，协助外科医师判断出具体是上腔静脉，还是下腔静脉引流不畅。灌注师在排除自身可能影响静脉引流的因素后，静脉引流仍然未有改善，外科医师应检查静脉插管的位置和深度。静脉插管位置过深或过浅，均可导致静脉引流不畅。静脉插管过深，不仅仅是引流不畅，还可能导致意外发生。上腔静脉插管过深时，可达奇静脉或无名静脉，使头颈部静脉回流受阻，严重时可导致脑充血性损伤。下腔静脉插管过深，进入肝静脉，表现为下腔静脉引流不佳，若长时间未发现，将导致下腔静脉高压，出现腹水，术后可发生不同程度的肝脏损伤。静脉插管过浅相对容易发现，插管侧孔外漏，腔静脉引流管中可出现大量气体即可判断出来。一般可在上腔、下腔静脉插管上预置橡皮圈来标记合适的插管深度，预防腔静脉插管位置不当现象发生。

术中需要切开右心房之前，需要分别阻断上、下腔静脉，如果阻断带阻断不确实时，可引起空气进入静脉管路，影响静脉回流，导致腔静脉引流不畅。要及时互相提醒。有些外科医师在心脏复跳后，习惯在腔静脉引流管路上，连接一左心减压排气针，这时注意存在气体进入该静脉引流管路，可能出现引流不畅现象。

选用腔房二极管时，术中操作搬动心脏时，可

能造成二极管移位,影响右心房引流。这时不仅影响 CPB 转流流量,而且,合并存在右心房过多的血液经冠状静脉窦逆行性灌注心肌,致使心肌升温,并产生心电机械活动,影响心肌保护效果。

某些合并的心脏血管病变,也可能影响静脉引流量,如先天性心脏病患者中约 2%~10% 往往合并存在永存左上腔静脉,术前超声心动图检查可提示其存在,术者插管前应探查是否有永存左上腔静脉畸形的存在,并根据实际情况决定永存左上腔静脉是否需要插管。在不需要切开右心的手术中,左上腔静脉通常不影响手术,可不插管。但当需要切开右房时,应仔细探查解剖情况;若左上腔静脉细小,左右腔静脉交通支很通畅,可试行直接阻断左上腔静脉,否则可因回流血过多导致术野不清及冠状静脉窦逆灌导致心肌保护不良。在阻断期间应密切有无颜面发红、淤血和水肿。一旦发生可提示头部静脉回流不畅,应立即放开阻断带,经冠状静脉窦插管引流。若正常的无名静脉很细小或右上腔静脉缺如时,左上腔静脉可能是头臂静脉回流的重要血管,此时应从冠状静脉窦或左上腔静脉直接插管引流,否则可造成头颈部静脉高压,引发严重脑损伤。

2. 损伤出血 游离套上下腔静脉阻断带时,发生腔静脉、右肺动脉或右肺静脉损伤出血可能性都存在。静脉插管过于暴力损伤静脉壁,或者上腔静脉插管切口时损伤静脉后壁,都会出血量较多。一旦发生即可告知体外循环灌注师,压迫出血点,开始体外循环后寻找并修补破口,比较安全。

由于右房壁组织较薄,不当的操作可能造成心房壁的撕裂、出血,在置下腔静脉插管时更为常见。在拉紧腔静脉阻断带时,若用力过大会造成腔静脉壁的损伤。术中在拔除静脉插管后应对插管部位认真进行缝合。无论是常规的缝合还是对插管损伤部位的修补不当,术后都有可能形成相应部位腔静脉的狭窄。

3. 心律失常 上腔静脉插管的位置不当,可能刺激心脏传导系统引发心律失常。

(三)左心减压引流管

1. 左心引流管的置入 在不需要切开心腔的手术,如冠状动脉搭桥术,可在主动脉根部使用 Y 形导管,停搏液灌注停止后可使用泵吸引实现左心引流。部分心脏外科医师选择经左心尖部位插管进行左心减压引流,但由于易致出血和心肌损

伤,目前已较少应用。

目前常用的方法,是在右上肺静脉和左房交界处插入引流管,置于左房或通过二尖瓣口置于左心室或者房间隔切口置放。左心引流管通过 CPB 机的泵吸引进行左心减压,吸引回流的血液通过回流罐进入膜式氧合器。手术期间使用吸引时,尽可能避免负压,减轻对血细胞的破坏,必要时与外科医师积极沟通,当可能存在左心减压管贴壁时,提醒外科医师适当调整插管位置。

2. 左心引流不当的并发症

(1)血栓栓塞:在一些合并特殊疾病的患者,如心房颤动、左房黏液瘤或心内膜炎伴有赘生物的患者,左心插管时,可使血栓或瘤栓脱落,进入脑和重要器官引起栓塞。因此,这部分患者左心插管应在升主动脉阻断后进行。

(2)气栓:左心引流不当也会使空气吸入循环中,这种情况多见于置入或拔除左心引流管时,由于心脏容量不足时,空气可随插管进入心脏。正确操作应由麻醉师暂停呼吸或者部分膨肺后置入左心引流管并钳闭左心插管后与管道连接。过度的左心吸引不仅可使心外空气沿荷包缝线或任何冠脉开放部位进入左心系统,形成气栓;还存在左心过度吸引引起心肌损伤及瓣膜损伤等问题,应注意防范。CPB 转流开始后,灌注师需注意检查 CPB 机器左心引流管相对应的泵,其旋转方向是否正确。

(四)停搏液灌注插管

目前,多数心脏手术需要在心脏停搏状态下进行,而心脏的停搏主要是通过灌注心脏停搏液来实现。

1. 主动脉根部灌注 主动脉根部灌注是最常用的方法。停搏液通过主动脉根部进入冠状动脉,并分布于全部心肌,使心脏停搏。主动脉根部灌注插管可用特制的停搏液针头或 Y 形停搏液针头。这时主动脉维持正常压力,通过小荷包缝合置入停跳液灌注针,应在 CPB 转流开始前插入停搏液针头,插管或者灌注针回血良好,说明位置恰当。插管或灌注针与停搏液灌注管压力监测表相连,搏动良好则提示插管正确。儿童患者的血管壁较薄、管径小或 CPB 开始前血流动力学不稳定,低血容量可能造成主动脉壁的塌陷,或因停搏液灌注针头过长,可能造成刺破主动脉后壁或引起夹层,通过严密的 CPB 泵压监测可及时发现这些问题。一旦意外出现,应立即拔出停搏液针头,修

补主动脉损伤,重新更换部位,再次插入停跳液灌注针头。

2. 经冠状动脉开口直接灌注　对需要切开主动脉的手术,如主动脉瓣手术或升主动脉瘤切除等,可在直视下经冠脉开口直接灌注停搏液。需要注意的问题是,有些患者的冠脉开口较细小或因变异而需仔细辨认,插管动作应轻柔,否则可能造成冠脉损伤,严重者可致夹层的发生。反复多次插管易损伤冠脉内膜,造成远期狭窄。术中一旦损伤冠状动脉开口,应立即行冠状动脉搭桥术,否则可造成近期心脏复苏困难或远期心肌缺血。选择经冠状动脉开口直接灌注停跳液时,应严密观察灌注期间的泵压,成人维持在200mmHg以内;儿童和婴幼儿灌注压应适当减低,积极避免灌注压过高,引起冠状动脉开口处和内膜损伤现象发生。

3. 经冠状静脉窦逆行灌注　经冠状静脉窦灌注是通过静脉系统灌入心脏停搏液。冠状静脉窦插管可通过阻断上下腔静脉,切开右心房在直视下完成,也可根据解剖特征和术者的经验闭式插入。使用特制插管,尾端有压力监测口。在实施逆行灌注心肌保护时,灌注压力应不超过40mmHg。压力过高时可导致冠状静脉系统压力性损伤、心肌水肿和出血,灌注导管气囊压力过高亦可导致冠状静脉窦破裂。

4. 桥灌　冠脉搭桥手术中,也有采用经桥血管对狭窄远端心肌持续灌注含血停搏液,这时需维持停跳液灌注压处于100mmHg左右为宜,也可获得良好的心肌保护作用。

二、前并行、阻断升主动脉、灌注停跳液心肌保护的配合

(一) 前并行

主动脉插管确认无误,上腔静脉确认插管无误,这样从静脉引流血液入CPB系统,之后由主动脉插管将氧合后的血液输入体内,回路建立,可以开始体外循环。体外循环开始之前首先外科医生需要再次确认管道之中没有气体,外科医师和体外循环医生确认管道接头牢固,如果管道接头不牢或动脉端扭曲、打折、异物堵塞导致压力过高会导致动静脉管脱落。目前使用的体外循环塑料管道与接头大小一致时,都比较牢固。如使用硅胶管则要加固连接处。对于动脉端压力过高造成的管道脱落,它将造成放血、污染、进气等后果。所以要严密观察动脉泵压,及时调整动脉路径,保证其通畅。接着外科医生和灌注师认真核对管道连接是否正确,才能开始体外循环。

体外循环转流实施过程中,需要持续进行动脉插管压力(泵压)监测,压力过高或过低,变化较为迅速时,需要引起警惕。目前,国内通常使用CPB机附属的压力换能器进行直接读数或使用弹簧表压力监测,也有使用电子压力测定仪方法测压力,并设定压力报警。在CPB转流开始前和停机后,泵压代表中心动脉压力,与桡动脉压力大致相当。使用弹簧表监测还能显示动脉搏动,提示动脉插管是否通畅。CPB转流开始后,随流量的增加,泵压相应逐渐增高,但通常在300mmHg以内。通常泵压与桡动脉压力差应低于100mmHg提示插管位置良好。若CPB开始流量很低时,而泵压很高,应考虑插管尖端是否顶住动脉壁或未完全插入腔内,甚至可能进入主动脉夹层,遇到这种情况,灌注医师应及时告知手术医师进行检查和处理。

当外科医师选用弯头主动脉插管时,主动脉插管完成后,测定泵压正常,但启动CPB后,立刻出现泵压极高、心脏膨胀,而外周动脉压较低现象。应立即停止CPB,与外科医师沟通,检查弯头主动脉插管方向是否安装正常,必要时给予纠正。

需要切开右房的手术都需要围绕上下腔静脉套阻断带,小婴儿重症复杂先天性心脏病、心功能不全或者心脏应激性高的患者,开始体外循环后再放置阻断带。以保持前并行中循环的稳定。

对于合并大房缺或者有主动脉骑跨的室缺、法洛四联症以及复杂先天性心脏病,开始转流时需要外科医生和灌注师密切配合,灌注师确认主泵工作正常,外科医生稍晚开放静脉阻断钳,以免气体进入升主动脉,导致栓塞。

对于合并主动脉瓣关闭不全或者合并动脉导管未闭患者,体外循环开始后需要保温,左心引流置放好后开始降温。心功能不全、心脏应激性高的患者要注意预防在左心引流置放好之前发生室颤。

(二) 阻断升主动脉

温度降到目标温度时,通知灌注师,准备阻断升主动脉,如果是老人患者或者主动脉壁有硬化钙化患者,流量减到很低甚至短暂停泵,阻断升主动脉,减少发生主动脉夹层的几率。

（三）灌注停跳液，心脏停跳

体外循环建立完成，检查无异常，经过沟通，按照预定讨论决定的方案，温度降到目标温度，可以阻断升主动脉，灌注停跳液，进行心肌保护。阻断升主动脉，灌注心脏停跳液，心脏停跳效果较差，左心房回血多，且为鲜红色的动脉血时，可能提示存在主动脉阻断不全。外科医师与灌注师沟通，检查主动脉是否阻断完全，必要时重新阻断升主动脉。

主动脉瓣关闭不全患者，主动脉升主动脉经主动脉根部顺行灌注停搏液时，左心回血较多，左室胀，且心脏停跳效果较差。应立即停止灌注停跳液，外科医师切开升主动脉，采用经冠状动脉开口直接灌注的方式来进行心肌保护。

右心室回血多，且为鲜红色的动脉血时，可能提示存在动脉导管未闭，需要同期处理。如右房回血多，且为静脉血时，要考虑腔静脉是否阻断完全，有无左上腔静脉引流入冠状静脉窦可能，必要时左上腔静脉插管引流。

三、体外循环转流期间的配合

CPB 转流期间，除了维持机体器官足够的血液供应以外，还应加强心肌保护与抗凝管理，以增加 CPB 的安全性，并为顺利撤除 CPB 做好充分准备。

动脉供血管作为 CPB 期间最主要的插管，可能出现多种意外情况，外科医生术中操作务必随时警惕操作对插管和管路的影响。这些问题均可以通过泵压监测发现，CPB 期间泵压的骤然变化均需要引起灌注师的高度警惕，务必第一时间与外科医师充分沟通，避免严重后果发生。

1. 维持组织与器官的有效灌注压　灌注压是灌注流量、血液黏滞度（血细胞比容）和血管状态的共同作用结果。CPB 期间应根据患者的年龄、心脏疾病类型以及是否合并其他疾病为依据，维持 CPB 期间有效的灌注压。一般情况下，成人 CPB 期间维持灌注压 50～80mmHg，合并高血压病史的高龄患者，可维持灌注压处于较高水平（70mmHg 以上）；儿童和婴幼儿 CPB 期间灌注压维持在 30～50mmHg 为宜；新生儿维持在 20～50mmHg 即可。CPB 期间的灌注压受多种因素影响，当灌注压出现异常（过低或过高）时，CPB 灌注师需与外科医师、麻醉医师充分交流，给予积极处理，提高灌注质量。CPB 期间灌注压较低的原因

可能有：主泵流量低、主动脉夹层、血压监测有误和血管扩张等。CPB 灌注师应积极寻找原因，并与外科医师沟通。在排除以上相关因素之外，临床最常用去氧肾上腺素来提高灌注压。在麻醉深度足够情况下，灌注压仍然较高时，可使用硝普钠或硝酸甘油来处理。

2. 重视心肌保护　CPB 期间，应采用多种综合措施来进行心肌保护。CPB 开始达全流量时，开始降温。心包腔内放置冰屑和灌注冷停搏液的方法来保持心脏局部低温。心脏停跳期间，CPB 灌注师需要记录灌注停搏液后时间，根据不同心脏停搏液的安全时限，及时提醒外科医师，按时追加适量的心脏停搏液。普通晶体停搏液一般为 30 分钟，含血停跳液为 25～30 分钟，HTK 液单次灌注心脏停搏效果可维持 120 分钟以上。复杂心脏手术，主动脉阻断时间较长时，提醒外科医师，定期在心脏表面撒适量冰屑，维持心肌持续处于低温状态。首次灌注心脏停搏液后，未到再次追加灌注心脏停跳液时间时，心脏出现规律的心电活动时，需要再次灌注心脏停跳液，而且剂量与首次相同。

手术操作接近结束，外科医师预计十几分钟即可开放升主动脉时，CPB 灌注师可开始复温，注意在开放升主动脉前创造有利于心脏复跳的各种环境，如鼻咽温 33～35℃，动脉压≥60mmHg，并调整血气电解质使之处于正常范围。如心腔内手术操作段时间内不能完成，应暂缓复温，使鼻咽温处于 35℃ 以下。鼻咽温过高，升主动脉无法开放，心脏不能复跳情况下，周围组织热传导，将心肌加热，不利于心肌保护。因此，开始复温时机、复温的速度，均需要灌注医师与外科医师充分的交流与沟通。

3. 抗凝监测与管理　全身肝素化是进行 CPB 的前提和手术安全的重要保障。常规 CPB 动脉插管之前全身肝素化，并测定激活的凝血酶原时间（acted clotting time，ACT）≥480 秒时，才可以启动 CPB，而且 CPB 期间需要保持 ACT 持续处于该水平。

需要注意，少数黏液瘤、发绀型先天性心脏病以及有血栓栓塞病史患者，往往较易出现肝素耐药现象。CPB 启动前，务必使 ACT 值达标，必要时输入新鲜冰冻血浆，这时需与外科医师交流，以增加手术安全性。常温下，肝素的半衰期约为 45 分钟至 1 小时，常温或浅低温 CPB 期间，需要定期测

定 ACT 值,必要时追加适量的肝素。当患者术前合并糖尿病、高脂血症、系统性红斑狼疮、肝功能障碍、肾脏功能障碍和妊娠等疾病时,或遇到患者存在高龄、感染、发热、血小板计数增多等血液凝血性增高等情况时,CPB 期间需间隔 30~40 分钟测定一次 ACT,注意抗凝异常情况发生。若凝血现象严重,出现广泛性动脉栓塞等现象时,必须立即停机,更换膜式氧合器、全套 CPB 环路及动静脉插管。

因全身未肝素化发生体外循环意外极为少见,但预后凶险。常规手术极少发生。紧急体外循环有可能发生,在给肝素时须核对无误,回抽见血再注入,并进行激活血凝固时间监测,一旦发现未肝素化,应立即追补肝素。

4. 预防空气栓塞　人为失误,是造成贮血室排空进气的主要原因。婴幼儿管道贮血室小、容量预充少,灌注师注意力稍不集中或缺乏对转流情况的全面监控、复温过快、未制定针对各种意外的处置预案、术中与外科医师的协调不及时等都是造成贮血室排空进气的隐患。

5. 脉插管脱出　手术中腔静脉插管脱出,较多发生于下腔静脉。特别是,在经过插管孔切开右房的手术如:经右房行房室缺修补术、二尖瓣置换术,因牵拉右房切口,若插管过浅或固定不牢则易脱出。腔静脉插管脱出后静脉回流量锐减,严重影响主动脉泵血,易造成供血不足,应立即重新插管。此时因出血多有时显露插管口会遇到困难,若吸出血仍无法显露时可在尽可能短的时间内暂时阻断腔静脉,迅速完成插管。

6. 左心回血多,影响手术视野　一些发绀型先天性心脏病(如法洛四联症、肺动脉闭锁等)患者肺内存在丰富的侧支循环患者,术中左心系统回血较多,且血的颜色鲜红。这时应通过降低体温,并减低 CPB 转流流量来实现减少心内回血的目的。以便外科医生可以精确完成手术操作。

四、开放升主动脉、后并行期间的配合

开放升主动脉前,需要停止左心吸引,请麻醉医师膨肺,充分排气后开放升主动脉,开放前左心从主动脉根部持续吸引排气。开放前头低位,老年患者,需要减低流量甚至短暂停泵之后再开放。

开放升主动脉后,心脏不跳的原因和处理:

提高灌注压,使用抗心律失常药物,电除颤恢复窦性心律。反复室颤室速,外科医生首先要排除畸形矫治有无不满意。如果畸形矫治满意,必要时重新阻断灌注停跳液以排除冠脉内气体,再次开放后往往会取得比较满意的效果。

CPB 后并行期间,为了给心脏有效的辅助,心律基本恢复后,需要维持较高的灌注压(70~90mmHg),以利于患者顺利脱离 CPB 机。患者辅助循环时间相对于停跳时间要足够,一般需要辅助灌注时间的 1/3~1/4 时间,等待心脏收缩功能较好,心律整齐,双肺通气、膨胀良好,直肠温达到 36~36.5℃,复查血细胞比容、血气、酸碱度和电解质基本正常。如有食管超声心动检查,明确各心腔内无大量气泡。如有气泡,再次左右心排气。彻底排气后 CPB 灌注师与外科医师、麻醉医师沟通后,即可开始逐渐减低 CPB 辅助流量,直到停止 CPB。灌注师可逐渐加大阻断静脉引流管的比例,并观察患者的心律、心率、血压、脉压、氧饱和度和中心静脉压变化趋势来判断。对于危重患者,如心脏功能较差、再次心脏手术等患者而言,此 CPB 减低流量过程需谨慎。当 CPB 流量减到较低时(20%~25%),嘱咐外科医师观察心脏收缩情况,并测定左房压,来决定是否停止 CPB。当指氧饱和度接近 100%,呼气末二氧化碳分压≥25mmHg,混合静脉氧饱和度≥65% 时,表明患者呼吸和循环满意,可考虑停止 CPB。待患者心脏功能状态平稳,给予鱼精蛋白中和肝素,观察 5 分钟,仍然平稳即可拔除所有插管。

后并行到停机期间,要注意以下问题:严防动静脉在非正常情况下放血,使人失血,血压突然下降。往往发生在停机而未拔除动、静脉插管之时。停机前外科医生拔除上腔静脉插管时务必事先钳夹,以免静脉插管进气致回流中断,静脉储血器液平面急剧下降,严重导致静脉储血器泵空。未拔出静脉插管时切忌未经沟通开放静脉回流管钳,否则会造成血容量骤减。发现问题后,要立即重新钳闭静脉回流管并迅速补充容量,才能恢复血压。

当患者血流动力学指标平稳,由外科医师和麻醉医师共同决定开始关闭患者胸腔。CPB 机器余血可经主动脉插管直接缓慢回输给患者,有时需要麻醉医师的配合,积极给予扩血管治疗。也可经洗血球机清洗后,交由麻醉医师回输患者体内,必要时追加一定剂量的鱼精蛋白来中和残留的肝素。待患者关胸完毕,准备转移出手术室时,才可完全撤除 CPB 装置。

绝大部分心脏手术患者术后均能脱离CPB，约2%～6%的患者因心脏功能极差，难以脱离CPB，需要短时间的机械循环辅助治疗来挽救生命。当积极排除一切可能导致患者脱离CPB的因素后，逐渐减低CPB辅助流量，但患者心脏功能较差，仍然难以脱离CPB时，积极与外科医师沟通，在其他器官未出现严重缺血性损伤之前，开始有效的机械循环辅助（mechanical circulatory support，MCS）。目前，临床常用的短期MCS主要有：主动脉内球囊反搏（intra-aortic balloon pump，IABP）、体外膜肺氧合（extracorporeal membrane oxygneation，ECMO）和左心辅助。

五、动脉空气栓塞的预防

体外循环意外伤害最严重的是大量空气进入体内造成动脉空气栓塞，死亡率高达28.57%。常见原因：人工肺内液平面太低，灌注师没有密切观察所致；在回收含血冷灌管内血液时将空气泵入动脉插管；体外循环中停循环缝扎PDA时，空气从PDA处进入体内；冷灌注时将空气灌入冠状动脉。多和人为因素有关，所以该现象并非不可避免。

控制气体栓塞主要在于预防，其手段包括使用液平面监测，提倡动脉路气泡监测，保护液灌注用容量控制模式等。要加强使用各种监测手段以降低意外的发生率。一旦发生，处理方法主要是针对神经系统的救治，即患者取头低位，头部局部降温，提高血压及心输出量，维持较高灌注压。必要时行脑逆行灌注，术毕给予高压氧舱治疗，延长机械通气时间，合理应用血管活性药物。

六、几种特殊形式的体外循环配合

某些特殊的心脏手术，如再次手术、降主动脉手术以及微创心脏手术时，手术切口与常规的胸部正中手术切口不同，也要求CPB的建立也有所不同。另外，某些心脏手术可在部分CPB或全流量CPB心脏不停跳下完成，这些CPB与常规CPB存在一定的差异，CPB灌注师应与外科医师密切配合，使得手术能顺利完成。

1. 心脏不停跳并行辅助　某些特殊的心脏手术，外科医师可以在CPB辅助下，心脏不停跳来完成手术操作，如：房间隔缺损修补术、冠状动静脉瘘、危重症冠心病的冠状动脉旁路移植术及复杂先天性心脏病的右心旁路手术等。并行循环时，需要注意保持合适的CPB流量，维持心脏具有一

定的充盈度，也要保障灌注压处于较高水平。通常患者稳定控制在35℃左右，心脏外科手术操作完毕后，复温至正常，逐渐减流量停机。

2. 部分转流　部分转流通常需要使用膜式氧合器，常用于降主动脉手术。左侧开胸后，行动、静脉插管，建立CPB。CPB环路包括：储血罐、血泵、膜式氧合器、变温装置和动脉滤器等。手术期间患者自身心脏处于持续跳动状态，上半身组织与器官的血液灌注仍然依赖于自身心脏射血。患者肺始终保持通气状态，手术需要时，可单肺通气。同时，需要行上、下肢血氧饱和度分别监测。部分转流期间需要CPB灌注师维持患者循环流量处于平衡状态，转流流量过小、过大均不合适。另外，CPB灌注师还需要给患者保持体温，调整血气、酸碱平衡等处于基本正常水平。

3. 上、下半身分别灌注　主要用于高难度、复杂手术，预计需要长时间阻断主动脉的胸主动脉瘤手术。常用的动脉插管部位有升主动脉、股动脉，静脉插管有右房或上、下腔静脉、股静脉等。流量分配比例为：上半身占1/3～1/2、下半身占1/2～2/3。鼻咽温维持在27℃左右，平均动脉压60mmHg左右。

4. 左心转流　主要用于降主动脉瘤手术。常用的转流路径为：左心房-储血罐-血泵-变温器-动脉微栓过滤器-动脉，也可以更为简单：左心房-血泵-动脉。通常体温维持在34℃左右。与部分转流相似，需要注意上、下半身的血流量分配问题，尽可能维持平衡状态。

5. 微创心脏手术　微创心脏手术时，通常选择周围血管插管部位（股静脉、颈内静脉和股动脉）插管。通常心脏微创手术的插管设计较为特殊，口径较小，一般通过手术切口或胸壁上另外的切口置入。微创心脏手术采用外周插管建立CPB，静脉引流管通常较细，可通过使用静脉辅助负压引流系统来增加静脉回流量，以保障足够的CPB灌注流量。而动脉插管通常选择头端较为柔软的主动脉插管，以减少对主动脉壁的损伤。CPB期间可能出现泵压较高现象，积极与外科医师沟通，调整动脉插管位置，仍然不能缓解时，可使用少量血管扩张剂来降低泵压至可接受的范围内，必要时降温。

微创心脏手术CPB存在潜在并发症，如血管损伤、心脏穿孔、主动脉夹层、心腔内排气不充分、气栓栓塞和主动脉阻断不完全等情况。CPB期间

灌注师需要注意,一旦发生,立刻提醒外科医师,给予必要的处理,避免引起严重后果。

第三节 体外循环后的配合

一、改良超滤

改良超滤时,小婴儿如果动脉插管过深,顶端过度贴近主动脉壁;改良超滤时经动脉插管引流血液时,主动脉插管被主动脉管壁堵塞,使管道内出现负压,致使气体进入膜肺。一旦发现后立即停泵,外科医生调整插管位置和方向,通过自循环排气后重新超滤。改良超滤时要严格排气,严防气体打入右房,尤其保留房缺和室缺的患者,会导致恶性后果。一旦体内进气,术后积极予以降温、激素、利尿剂、抗血小板、抗惊厥和巴比妥类药行脑保护治疗。

二、鱼精蛋白过敏反应

鱼精蛋白过敏反应很常见,一般经麻醉医生及时处理,包括给予地塞米松、皮囊纯氧加压通气治疗等措施后都可以恢复正常。严重的过敏反应,需要紧急体外循环辅助才能恢复。

三、体外循环意外情况的处理

体外循环期间可能遇到一些意外情况,如膜式氧合器意外(氧合不良、氧合器渗漏、祛泡不良、热交换器渗漏)、动脉泵(滚压泵和离心泵)故障问题、变温水箱故障、动脉滤器故障、微栓子栓塞、和电源故障等问题。CPB前仔细检查,一般情况均能够避免。但上述问题一旦发生,需与外科医师、麻醉医师积极沟通,尽快解决,尽可能避免由此带来的严重并发症发生。相关问题的具体判断与处理方法将在相关章节中有详细介绍。

总之,心脏外科医师制订手术方案、CPB期间的最低温度、心脏停跳液的选择与灌注方法、CPB插管及术中可能出现的特殊情况的应对措施等。手术期间,外科医师控制着手术进程,包括开始和停止CPB的时间。CPB灌注师积极配合外科医师做好CPB管理,保障CPB灌注质量。手术期间CPB灌注师主要负责安装CPB环路,并预充CPB管路,承担安全监测,操作心肺机,保障CPB顺利完成。麻醉医师主要是负责进行常规生命指标监测,维持术中血流动力学平稳,观察术野,监测患者的麻醉和呼吸状态。术中当心脏外科医师专心于心脏解剖病变的矫正时,而CPB灌注师与麻醉医师维持患者的各项指标尽可能平稳,每台成功的心脏手术,均离不开这个团队的紧密合作。

(吕晓东 侯晓彤)

参 考 文 献

1. 龙村. 体外循环学. 北京:人民军医出版社,2004. 672-693.
2. 胡晓琴. 心血管麻醉及体外循环. 北京:人民卫生出版社,1997. 631-637.
3. 吉冰洋,孙燕华,刘刚,等. 迷你体外循环技术在心脏外科中应用的荟萃分析. 中国分子心脏病学杂志,2013,(4):606-613.
4. 贾在申,张慧萍,许卫民,等. 不同腋动脉插管方法在Stanford A型主动脉夹层手术中的应用. 中国胸心血管外科临床杂志,2012,19(1):26-30.
5. 王伟,朱德明,徐翀,等. 不同流量改良超滤法的临床应用. 中国胸心血管外科临床杂志,2005,12(4):258-261.
6. 钟慧,梁雪村,陈张根,等. 婴幼儿心脏手术后两种改良超滤方法对血流动力学的影响. 中华胸心血管外科杂志,2011,27(7):412-415.

第三十四章

婴幼儿术后 ICU 的管理

近年来,随着体外循环、外科技术及围术期整体处理水平的提高,越来越多的先天性心脏病患儿选择在婴幼儿期甚至新生儿期进行手术治疗。一方面早期干预可使患儿的心脏大小及心脏功能尽早恢复,避免延迟治疗导致的继发性心肺损伤。另一方面,由于小婴儿普遍存在的脏器功能发育不成熟,耐受体外循环及手术创伤的能力较弱,容易发生术后早期重要脏器的功能障碍。因此,如何借助各种有创及无创的监测方法. 对各类先天性心脏病患儿的术后恢复过程作出客观评判,从中摸索规律,预见性地对可能出现的各类问题给予适当的干预,是婴幼儿术后 ICU 工作的重要内容。

第一节　体外循环对手术后脏器功能的潜在影响

机体经历体外循环和心脏手术的创伤,产生不同程度的全身炎症反应,并由此引起脏器功能的改变,对患儿术后脏器功能的恢复容易造成不良影响。

一、对心肌功能的影响

心脏手术中,主动脉阻断期间,可使心肌细胞产生缺血及再灌注损伤,这种损伤的严重程度随体外循环时间的延长及术中心肌保护不良而加重,是造成术后早期心室功能障碍乃至脱机困难的主要原因。婴幼儿心脏属于未成熟心肌,耐受缺血缺氧的能力相对成熟心肌较强,然而复杂先天性心脏病由于体外循环时间和阻断时间长,血流动力学改变大,术后合并肺动脉高压较多,因此术后需要各种血管活性药物来调整。对于药物治疗难于控制的心室功能障碍,ECMO 或心室辅助是重要的选择。

二、对中枢神经系统功能的影响

有文献报道,心脏畸形矫治术后,各类中枢神经系统并发症(从一过性脑缺氧发作到中、重度脑功能障碍)可高达20%。婴儿体外循环术后,EEG检查提示有亚临床惊厥的发作。一般认为,神经系统并发症与体外循环过程中的微栓、体外循环与停循环时间、炎症反应等多因素相关。也有学者提出先天性心脏病患儿术前合并有神经发育异常,对于术后神经功能的恢复有一定影响。

停循环对神经系统的影响,一直是小儿体外循环研究的重点之一。婴幼儿深低温停循环的时间控制在45分钟以内多认为是安全的。也有外科医生在深低温停循环时,采用选择性脑灌注以减少脑缺血的发生。但是有研究显示,两者的神经并发症没有显著差异。一些基础及临床研究显示,大脑在恢复停循环后的最初 12~24 小时内最易出现因灌注不足导致的损伤。在此期间,大脑对氧的提取存在功能障碍,同时自身代谢储备降低,如果合并氧供不足,就容易出现大脑的缺血性损伤。因此,在深低温停循环术后早期维持适宜的氧运送是非常重要的。

三、对肺功能的影响

婴幼儿肺发育不成熟,开胸手术影响呼吸生理,复杂危重先天性心脏病患儿常合并有肺动脉高压,体外循环过程中产生的炎症反应和再灌注损伤极易引发术后早期肺功能不全。研究显示,体外循环可引起患儿肺静态及动态顺应性下降、功能残气量减少、肺泡动脉氧差增加及广泛的肺膨胀不全。上述表现,均与肺内皮细胞损伤及间质水肿造成的肺泡萎陷及微小肺不张有关。广泛的肺不张,可进一步引起通气血流比例失衡,造成动脉血氧饱和度的下降。

四、对肾脏功能的影响

婴幼儿肾小球、肾小管功能未成熟,对水负荷敏感,一旦出现低血压、低心排综合征,极易发生肾功能不全。小儿心脏术后,急性肾功能不全的发生率约为 10% ~ 39%,是影响早期预后的重要因素。体外循环过程中的低温、非搏动性血流灌注以及低灌注压使肾血流和滤过率下降,肾低灌注又促使血管加压素释放,引起液体潴留和血管收缩,动脉平均压的持续降低可导致肾脏灌注血流的减少。患儿回到 ICU,术后早期严重的低心排综合征常合并肾功能损伤,停循环术后早期也会出现尿量减少甚至无尿。顽固性急性肾功能不全在小儿先天性心脏病术后罕见,如发生,多见于术后早期严重的低心排患儿,早期腹膜透析可取得

良好效果,但需要严格监测电解质及血浆蛋白的变化。

五、对凝血系统的影响

体外循环过程后,常发生出血并发症。特别是复杂先天性心脏病手术和长时间转流的患儿,发生率更高,严重者影响循环稳定,甚至造成死亡。一方面,体外循环后出血并发症与外科原因有关;另一方面,体外循环后机体出凝血机制发生紊乱,造成创面广泛渗血,难以用外科方法处理。体外循环本身是一个非生理性过程,尽管转流前给予肝素以及体外循环材料的改进,但是血液与体外循环材料的接触仍激活凝血系统,体外循环中的血液稀释、低温以及长时间转流等不利因素进一步加重的血小板、凝血因子、纤溶系统的破坏,并且激发全身炎症反应,在婴幼儿容易产生毛细血管渗漏综合征。体外循环结束后鱼精蛋白中和,凝血功能的恢复常常是不完全的,需要在 ICU 密切监测。

第二节 体外循环术后各器官功能的评估与监测

婴幼儿体外循环心脏术后,ICU 医生首先要根据患儿的原发畸形、选择的手术类型及体外循环时间,并借助完整的监护手段对患儿的全身状况作出动态的评估,以此制定相应的治疗措施,保证患儿术后的平稳恢复。

一、初始评估

患儿返回 ICU 后,值班人员应快速连接好呼吸机、床旁监护设备及静脉输液泵,并详细了解术中过程,包括体外循环时间、心脏阻断时间、术中心肌保护、停机时心内测压情况,有无心律失常、出血或其他意外,以及目前用药情况。

ICU 医生应在上述交班的基础上,结合一些无创及有创的监测方法,对患儿的生命体征包括:温度(中心及末梢)、瞳孔(大小及对光反应)、心率及节律(自主或起搏)、动脉压、中心静脉压、右房压(RAP)、左房压(LAP)、肺动脉压及脉搏血氧饱和度做出即刻的综合评价,并根据患儿的尿量及胸液量,确定静脉输液的成分及输液速度。呼吸参数的调节可依据患儿术中的呼吸条件设置,结合动脉血气结果对术后早期的氧合及气体交换情况做出初步的评估。

固定好各种管道,对于压力监测的管道要分

别清楚监测的部位,做好调零和固定。对于引流用的管道加以固定,观察引流物的颜色、数量等。输液管道要分清楚用药和剂量,避免各种药物之间的配伍禁忌。

小儿体温中枢发育不全,极易受外部环境的影响。体外循环结束时,体温可以达到生理要求。然而,关胸止血过程中热量的散失,冷库血和液体的输入,手术室到监护室转运过程中,都会导致患儿体温的丧失。因此,入 ICU 后要及时评估温度,并加以处理。

少数患儿返回 ICU 后,可出现短暂的血红蛋白尿,一般只需密切观察,不需要特殊处理,严重者给予碱化尿液及利尿治疗,以防游离血红蛋白结晶堵塞肾小管。如胸液持续增多,>4ml/(kg·h)时,应及时与外科医生讨论可能的外科出血部位,并重新评价凝血状态。突然出现的胸液减少,尤其当合并有 RAP 或 LAP 增高伴低血压时,应高度怀疑心包填塞的可能性。

二、基本监测及评估

手术后早期的监测,着重于对心脏畸形的矫治是否满意,以及早期心输出量的监测。除一般监测与评估之外,主要包括血流动力学监测、动脉

血气与呼气末二氧化碳的监测、代谢及组织灌注参数监测等。

（一）一般监测与评估

1. 温度　术后监测小儿体温以肛温为主，如放置漂浮导管、Picco 导管、或带热敏电阻的肺动脉导管，也能测出中心温度。正常中心温度与末梢温度差小于 2℃。术后初期需控制肛温在 37℃ 左右，对于深低温停循环的患儿，术后 24 小时保持头部浅低温。对于 ICU 体温不升的患儿采用暖风机或红外线灯照射等保暖措施；高热时，以物理降温为主，药物为辅，其中药物有对乙酰氨基酚、布洛芬等。新生儿、小婴儿降温到肛温 38℃ 即停降温，避免体温持续降低。

2. 容量的监测　小儿心脏术后，由于体外循环血液稀释和机体对创伤、炎性因子的反应，易出现水、钠潴留。术后患儿体温、周围环境温度和湿度、呼吸机的使用等，可导致一定程度的无形水分的丢失。因此，术后精确评估患儿对容量的需求非常重要，通常根据患儿动脉血压、中心静脉压、尿量、皮肤弹性等判断容量的多少。

3. 营养　先天性心脏病患儿受疾病影响，往往存在贫血、营养不良。患儿贫血增加体外循环用血量，营养不良影响各个脏器功能的恢复和组织的修复，有可能导致自主呼吸无力、代谢紊乱、伤口愈合不良以及免疫功能低下等。因此，术后检测患儿血液中总蛋白、白蛋白、血糖、电解质、微量元素含量等，评估营养状况，特别是在肠道外营养状态下，密切检测患儿的三大代谢状况。

4. 小儿术后神志　心脏术后，患儿带气管插管和各种管道回到监护室，术中麻醉药物作用减退，患儿感受到疼痛和不适，出现自主神经反应和激素水平的改变，对患儿的康复不利，如合并有神经并发症，更需要有效的判断患儿的神志和疼痛反应。通常将患儿的意识状态分为四级：1 级，完全清醒，有时间、地点定向能力；2 级，嗜睡，能唤醒，一旦外界刺激停止又进入睡眠状态；3 级，谵妄烦躁，处于对刺激有反应的浅昏迷状态；4 级，昏迷，生理反射存在，对外界无反应。与此同时，观察瞳孔大小、对光反射，检查肌张力和病理反射。如提示有神经系统症状，还需进一步 CT、MRI 或脑电图检查。

镇静治疗，是 ICU 常用的治疗手段之一。理想的镇静，应是患儿舒适并处于睡眠状态，没有焦虑和疼痛，可配合诊治，同时可以被唤醒。目前，

儿科常用的镇静评估方法包括 Ramsay 镇静量表、Brussels 镇静量表、脑电双频指数（BIS）等。Ramsay 镇静量表根据唤醒患儿的程度而将镇静分为 6 级（表 34-2-1）。机械通气支持调节条件较高的患儿需要更多的镇静。Brussels 镇静量表的分级与镇静关系与 Ramsay 镇静量表相反（表 34-2-2），有研究显示该量表更有利于避免机械通气患儿的过渡镇静。BIS 常作为麻醉深度监测的指标。

表 34-2-1　Ramsay 镇静量表

分级	临床表述
1	焦虑躁动或烦躁不安，或两者同时存在
2	合作、安静、定向力良好、对机械通气耐受
3	只对指令有反应
4	对轻扣眉间或巨大声响刺激的反应灵敏
5	对轻扣眉间或巨大声响刺激的反应迟钝
6	患儿无反应

表 34-2-2　Brussels 镇静量表

分级	临床描述
1	不能唤醒
2	对疼痛刺激有反应，但对声音刺激无反应
3	对声音刺激有反应
4	清醒而平静
5	兴奋

目前，尚无一种评分方法能对儿童疼痛进行完全的评估。如果患儿有足够的能力，自主评估是金标准，但是 4 ~ 5 岁以上的患儿才能使用，低龄儿童仍有赖于行为评估。此外，在医院紧张的环境下，7 岁以下儿童的疼痛自主评价也不是很可靠，因此 7 岁以下儿童仍然需要使用疼痛行为量表。疼痛的评估包括疼痛主观评估、行为反应分级、生理反应分级。疼痛行为和生理反应的评估更适合于短期的急性疼痛。对于疼痛行为和生理反应评估，可选用 FLACC 量表（表 34-2-3），包括表情、腿部运动、活动度、哭闹、可安慰性，每一项得分 0 ~ 2 分，总分 10 分，得分越高，疼痛程度越高，有学者将分界定为 0 ~ 3 分轻度疼痛，4 ~ 7 分中度疼痛，9 ~ 10 分为剧烈疼痛。根据神志、镇静、镇痛评估，判断病情，给予相应的处理。

表 34-2-3　FLACC 表

项目	0 分	1 分	2 分
表情（Face）	微笑或无特殊表情	偶尔出现痛苦表情，皱眉，不愿交流	经常或持续出现下颚颤抖或紧咬下颚
腿部运动（Leg）	放松或保持平常的姿势	不安，紧张，维持于不舒服的姿势	踢腿或腿部拖动
活动度（Activity）	安静躺着，正常体位，或轻松活动	扭动，翻来覆去，紧张	身体痉挛，成弓状，僵硬
哭闹（Cry）	不哭（清醒或睡眠中）	呻吟，偶尔诉痛	一次哭闹，尖叫，经常诉痛
可安慰性（Consolability）	满足，放松	偶尔抚摸拥抱和言语可安慰	难于安慰

（二）血流动力学监测

通常情况下，先天性心脏病患儿术后会保留外周动脉及深静脉导管，复杂先天性心脏病矫治术后（如大动脉转位或共同动脉干等）有时需要安置 LA 或 PA 导管进行监测。目前在大的心脏外科监护室里心脏超声技术成熟，可以用超声监测替代部分有创血流动力学监测。

1. 心率　心脏手术后患儿常常出现心动过速或过缓。引起心动过速的原因有：药物反应（儿茶酚胺类药物、潘可罗宁等）、发热、疼痛、心室功能降低等。顽固性心动过速，无论是窦房结起源还是交界区起源的均会造成心室充盈不足，引起心排血量（CO）的明显降低。心率>180 次/分的心动过速，需要降温或药物控制。

心动过缓，可继发于低温、缺氧、窦房结功能不良（心房切口或补片）、心室功能严重受损或某些药物（地高辛、抗心律失常药等）等因素。与年长儿相比，新生儿及小婴儿的 CO 非常依赖心率，心率明显下降也会引起 CO 的降低。手术后早期心率以 140～160 次/分为宜，小于 100 次/分或合并 AVB 应使用药物［异丙基肾上腺素 0.02～0.10μg/（kgmin）］或心外膜临时起搏器（心房、心室、房室顺序起搏）维持相对满意的心率。

2. 平均动脉血压（MAP）　心脏术后早期，MAP 不能单独作为评判循环的指标。在深度镇静及肌松弛的状态下，血管处于扩张状态，患儿会呈现轻-中度的低血压反应。如果外周灌注良好，一般不需要额外加大容量或正性肌力药物剂量来提高血压。新生儿手术后早期 MAP 以 40～50mmHg、婴幼儿以 50～60mmHg 为宜。

3. 左房压（LAP）　与术前相比，心脏术后 LAP 通常不会超过 12～14 mmHg。术后 LAP 增高常见于：①术前左室压力负荷（流出道梗阻）或容量负荷（主动脉反流）增加，导致的左室肥厚或左室收缩功能不良；②术后残留二尖瓣狭窄或关闭不全；③术后液体入量过多导致容量负荷过重。④心包填塞导致心脏舒张功能不良；⑤左房发育不良（如完全性肺静脉畸形引流）术后 LA 顺应性降低；⑥某些心律失常，如室上性或室性心动过速导致心房排空障碍。

LAP 的降低，提示循环血容量不足或左室前负荷下降，临床上常见于：①胸液量过多，致血容量不足和低血压，此时会出现 LAP 及 RAP 同时降低。可按 5～10ml/kg 尝试补液；②Fontan 类术后，LAP 降低，但 RAP 可高达 20mmHg 以上，提示肺血管阻力增高，体循环容量不足。应着重降低肺血管阻力，无效时可考虑外管道开窗。

4. 右房压（RAP）　右房的顺应性相对要好，术后 RAP 的增高不如 LAP 明显。一旦出现 RAP 明显增高，特别是新生儿>15mmHg 时常常提示有明显的问题，如：右室顺应性降低、三尖瓣病变、液体入量过多或心包填塞等。在这种情况下，患儿常常会出现腹水、胸腔积液及软组织水肿。另外，合并严重肺动脉高压者，吸痰刺激后如出现 RAP 持续不降，或合并脉搏血氧饱和度的下降，应警惕有肺动脉高压危象或张力性气胸。

5. 肺动脉压（PAP）　心脏术后平均 PAP 一般不应超过 25mmHg。可以采用漂浮导管直接监测 PAP，也可以通过超声检测三尖瓣反流估测肺动脉压力。重度肺动脉高压，是造成术后右室功能不良的主要原因之一。术后合并肺动脉高压的情况包括：①大量左向右分流，术前明确有肺动脉高压，且手术后测压肺动脉收缩压与主动脉收缩压之比大于 0.6；②2 周以内新生儿肺血管阻力未下降；③合并肺静脉高压的心脏畸形（如梗阻性肺静脉畸形引流等）；④肺部疾病，如哮喘或限制性肺部病变（脊柱侧凸）。对上述情况及 Fontan 类手术后患儿，早期识别 PAP 的变化并积极干预是非常重要的。在评价术后肺动脉高压的程度时，应与同期的体循环动脉血压相比较。

（三）动脉血气与呼气末二氧化碳的监测

术后血气检查，了解组织氧合及二氧化碳清除的情况。正常的动脉血气为：pH $7.35 \sim 7.45$，PCO_2 $35 \sim 45mmHg$，PO_2 $80 \sim 100mmHg$。严重的低氧血症常见于：①残留心内分流，如术后单心室患儿，由于存在右向左分流，即使肺野清晰，动脉血气 pH 及 PCO_2 正常，PO_2 仍可能很低（$<55mmHg$），而且对提高 FiO_2 无效；②严重的肺泡及间质渗出；③严重的肺泡通气不足。

心脏术后，需要维持相对正常的酸碱内环境。但在某些特定的情况下，维持一定程度的酸血症或碱血症反而有利于机体。如合并重度肺动脉高压的心内膜垫缺损矫治术后，维持偏碱（pH $7.35 \sim 7.45$）的内环境可以降低肺血管阻力，改善右心室的收缩功能。同样，Fontan 类术后患儿的血流动力学状况与肺血管阻力也是密切相关的，偏碱血症也能使肺血管阻力下降，增加心输出量，提高动脉血氧饱和度。还有左心发育不良综合征行 Norwood 术式后，为防止肺血的增加，应降低吸氧浓度，减少通气量，调整为偏酸（pH $7.30 \sim 7.33$）内环境，使肺血管阻力增加。另外，分流量过大的体肺分流手术后，也可通过调整内环境的 pH 值来控制肺血流。

呼气末二氧化碳的动态监测，不仅便于早期发现可能出现的气管插管打折、移位、阻塞等，还是急性肺血流变化非常敏感的指标。动脉二氧化碳与呼气末二氧化碳的正常压差为 $5 \sim 10mmHg$，如果出现肺血流的突然减少，常见于 Blalock-Taussing（B-T）分流术后分流血管的打折或血栓形成，一旦出现，呼气末二氧化碳会出现即刻的急性降低。

（四）代谢及组织灌注参数的监测

1. 离子钙（Ca^{2+}）　正常离子钙浓度水平（$0.94 \sim 1.26mmol/L$）是维持心脏术后早期心肌收缩力的重要因素之一，对合并有严重低心排或大量输血的患儿尤其重要。低钙血症常见原因：①大量输注含枸橼酸库血，枸橼酸与血钙结合使 Ca^{2+} 降低；②大量应用袢利尿剂使肾脏排 Ca^{2+} 增加；③呼吸性碱中毒引起 Ca^{2+} 与蛋白结合增加，Ca^{2+} 浓度降低；④一些特殊的心脏畸形，如共同动脉干、法洛

四联症（TOF）、B 型主动脉弓中断合并 DiGeorg 综合征（甲状腺功能低下继发低钙血症）等。

离子钙水平与患儿的血流动力学状况密切相关。如果血流动力学不平稳或需要用大量正性肌力药物维持循环，同时伴有血 Ca^{2+} 低下时，应积极加用钙剂治疗（10% 葡萄糖酸钙按 50mg/kg 或 10% 氯化钙 25mg/kg 缓慢静推），顽固性低钙者多采用持续泵入。补钙时应选择中心静脉，以免因钙液外渗引起组织坏死。

2. 血乳酸（Lac）　Lac 是反映组织氧运送及氧供、氧耗是否平衡的重要指标，正常 $<1.5mmol/L$。体外循环，特别是深低温停循环术后早期，常常伴有血 Lac 水平的增高，可高达 $4 \sim 6mmol/L$，但随着机体组织灌注的改善多呈进行性下降趋势。Lac 水平持续不降或增高，是循环衰竭的指标之一。另外，严重低氧血症及重症感染也会造成 Lac 的增高。

3. 血糖（BG）　术后血糖，是反映组织灌注及应激的重要指标，正常值：$5 \sim 8mmol/L$。术后早期应每 2 小时检测一次血糖，待循环稳定后可改为每 6 小时一次。手术后早期的血糖常常呈增高趋势，大多与应激及容量相对不足有关，一般不给予特殊处理。大多数患儿的血糖会在 $8 \sim 12$ 小时后降至正常。术后患儿突发的血糖波动要警惕感染的发生，严重脑损害患儿的血糖会出现极端变化。由于新生儿和小婴儿糖代谢的储备不足，术后也要避免低血糖的发生。

三、综合评估

评价体外循环术后患儿是否处于正常的恢复过程，关键要看组织氧运送的情况。这需要综合各项检查结果、机械通气参数及终末器官功能作出综合评判。包括：意识（脑）；尿量（肾）；通气参数（肺）；心输出量（心）；毛细血管再充盈时间、血 pH、乳酸（外周灌注）等。如果有条件安置漂浮导管，可以测 CO，了解组织氧运送的状况，CI $2.5 \sim 3.0L/（m^2 \cdot min）$ 是组织灌注良好的指标之一。没有条件直接测定 CO 时，通过测定静脉氧饱和度（SvO_2）也能间接地对氧运送情况获得了解。SvO_2 的动态下降提示机体耗氧大于供氧，处于非正常的恢复状态，需要积极干预。另一项反映组织氧运送的指标是代谢性酸中毒，血清 HCO_3^- $<20mmol/L$ 是组织氧供不足的指标。另外，血乳酸水平的持续监测，也是非常重要的参考指标，大多数患儿在体外循环后早期会现乳酸水平轻到中度

的升高,这个数值很快下降到 2.0mmol/L 以下,表明组织对氧的运送是适宜的;反之,血乳酸水平进行性上升是病情加重的指标。

术后尿量,是反应终末器官功能的敏感指标之一。术后早期 24~48 小时内,患儿的尿量至少应达到 1ml/(kg·h)。深低温停循环术后可能会有一过性少尿,但少尿一般不会持续 24~48 小时。

术后所需要的正性肌力药物及机械通气的辅助强度也是评判心、肺功能的重要指标。一般而言,①心包外操作的手术,如:单纯主动脉缩窄手术,术后不需要或仅需要少量的正性肌力药及较低的机械通气条件;②简单心内畸形修补术,如:ASD、VSD 等,通常可较早的脱离呼吸机,并较少应用正性肌力药;新生儿期和小于 6 个月的小婴儿,

术后可选用单一的正性肌力药(多巴胺或多巴酚丁胺)。如果患儿需要多种正性肌力药(多巴胺+多巴酚丁胺+肾上腺素)才能维持循环,表明患儿处于不平稳的恢复阶段;③复杂心内畸形矫治术,如:PAA、TAPVC、TECD、TGA 等,由于转流时间较长,心肌水肿及创伤较重,通常为稳定循环需要中等剂量以上的正性肌力药,同时还需要较高的通气辅助条件。但如果正性肌力药物用量过大,如多巴胺/多巴酚丁胺 ≥15μg/(kg·min)和(或)肾上腺素 ≥0.1μg/(kg·min)时,提示患儿的循环功能存在严重问题,需要借助床旁超声心动图等监测手段,重新评价心内畸形的矫治是否满意及目前的心功能状态。

第三节　体外循环术后机体内环境及器官功能的调整

一、水、电解质管理

(一)液体和容量

体外循环术后早期,因为血液稀释以及组织间液的重吸收,患儿全身的液体量处于一种超负荷状态,原则上,应限制液体入量并加强利尿治疗。然而,重症患儿及小婴儿仍可因胸腔引流液多,或合并毛细血管渗漏而需要增加液体入量。体外循环产生的大量炎性介质容易导致内皮功能损伤,使内皮间隙增大,造成包括蛋白在内的体液向第三间隙的转移,即为"毛细血管渗漏"。这一现象,在新生儿及小婴儿复杂畸形矫治术后尤其常见,主要表现:①严重的全身性水肿,体重增加>10%;②大量腹水、胸水;③体循环灌注压低,以舒张压低显著,少尿,循环波动;④正性肌力药物需求增加,胶体需求增加;⑤CVP 正常或轻度增高,胶体渗透压低,顽固性低钙;⑥此过程可从体外循环开始持续至术后 2~3 天,重者可持续 3~5 天。这类患儿回到 ICU,往往总体容量超负荷与有效循环血量不足并存。

毛细血管渗漏的治疗是量出为入的液体平衡治疗。每日出量部分,除考虑胸液、尿量外,组织及第三间隙的漏出部分一定要考虑在内。术后早期 24~72 小时内,全天液体入量一般为维持量的1/2~2/3,维持量可按 100ml/(kg·d)(<10kg)+50ml/(kg·d)(10~20kg)+20ml/(kg·d)(>20kg)计算。在限制液体量的同时,必须严格控制

输液的速度。

患儿在术后早期,由于有效循环血量不足而影响组织灌注时,可以选择在短时间内快速地补充液体,但负荷补液量一般控制在 2~5ml/kg。一旦循环趋于稳定,每天的补液总量应在 24 小时内匀速输注。补液时要兼顾晶体和胶体的比例,使血浆胶体渗透压保持在 15~20mmHg。

(二)利尿

术后早期,患儿尿量<1ml/(kg·h),可以考虑利尿治疗。通常选择袢利尿剂,如呋塞米(0.5~1mg/kg,每 4~6 小时给药一次),循环不稳定者按0.1~0.4mg/kg 持续泵入。单一药物利尿效果不好时,加用噻嗪类利尿剂或渗透性利尿剂(20%甘露醇 0.25~0.5g/kg),但合并严重低心排肾灌注不良者给药应慎重,因甘露醇的作用排水多于排钠,滞留体内会引起血管外液体向血管内转移,使血容量增加,加重心力衰竭。另外,持续泵入低剂量多巴胺[<5μg/(kg·min)]能有效增加肾小球滤过率,使尿量增加,然而婴幼儿对多巴胺的反应与成人不同,大剂量应用[>15μg/(kg·min)]也不会造成尿量的减少。利尿治疗在改善心脏功能的同时,还可促进肺水的排出,使机械通气参数下调及气管插管时间缩短。但大量利尿不可避免的会导致电解质紊乱,引起低钾、低钠、低氯或继发代谢性碱中毒。

(三)血钾

1. 低钾　严重的低钾血症可延长心肌细胞的

动作电位时间,使心肌细胞自律性增加而引发房性或室性心律失常。但婴幼儿对低钾的耐受性比成人要强,心律失常的发生率较低。术后早期需要维持血钾的浓度为 $4.0 \sim 4.5$ mmol/L。术后低钾可通过静脉或肠道补钾。出现心律失常者,必须经静脉持续补充钾。

静脉补钾应遵循以下原则:

(1) 每小时最大补钾量应 <0.3 mmol/kg。

(2) 输入期间应持续监测心电。因为与低钾血症相比,高钾血症具有更严重的危险性。

2. 高钾　造成高钾血症的主要原因是

(1) 体外循环后大量红细胞溶血,释放钾离子。

(2) 大量快速输血。

(3) 急性肾功能不全时钾排泄减少。

(4) 细胞内外钾离子分布异常,如代谢性酸中毒、高渗等。发现血钾 >5.5 mmol/L 时,首先应排除人为因素所造成的误差。

严重高钾血症时,心电图常常出现下述表现 T 波高尖,QRS 波增宽,P-R 间期延长。血钾 $5.5 \sim 6.5$ mmol/L 并且无心电图变化时,首先应停补钾及任何影响肾排泄的药物,并采取下述措施:

(1) 缓慢推注 10% $CaCl_2$ ($10 \sim 25$ mg/kg)或 10% 葡萄糖酸钙($50 \sim 100$ mg/kg)。

(2) 缓慢推注 $NaHCO_3$ ($1 \sim 2$ mmol/kg),造成碱血症使 K^+ 进入细胞内。

(3) 在 50% 葡萄糖(1g/kg)液中加入常规胰岛素($0.1 \sim 0.3$ U/kg),$15 \sim 30$ 分钟内静注完,以促进 K^+ 向细胞内转移。

(4) 呋塞米 $1 \sim 2$ mg/kg 利尿,促进 K^+ 排泄。

(5) 急性肾功能不全者,尽早安置腹膜透析或血液滤过。

(四) 血钙

1. 术后早期血 Ca^{2+} 低下的常见原因

(1) 一些特殊的心脏畸形合并 DiGeorge 综合征,如共同动脉干、TOF、主动脉弓中断。

(2) 大量输入含枸橼酸库血,枸橼酸盐与血钙结合使 Ca^{2+} 降低。

(3) 大量应用袢利尿剂使肾脏排 Ca^{2+} 增加。

(4) 呼吸性碱中毒引起 Ca^{2+} 与蛋白结合增加而降低游离血钙。

2. 低钙血症的治疗与患儿的血流动力学状况密切相关。如果血流动力学不平稳,或需要用大量正性肌力药物维持循环,同时血 Ca^{2+} <1.0 mmol/L 时,应积极加用钙剂治疗(10% 葡萄糖酸钙 50mg/kg 或 10% 氯化钙 25mg/kg)。顽固性低钙者多采用持续泵入。补钙时,应选择中心静脉,以免因钙剂外渗引起组织坏死。另外,钙剂与 $NaHCO_3$ 不能经同一静脉通路给药以免发生结晶反应。

二、循环管理

术后早期循环支持的核心环节是维持适宜的心输出量(CO)。对术后患儿 CO 的定量及定性评估可依据血流动力学参数、组织灌注参数等进行。必要时,应进行床旁超声检查除外可能的残余分流、瓣膜狭窄或关闭不全、外管道梗阻及心包积液等。如有条件安置漂浮导管或 Picco 导管,应进行 CO 的动态监测。

(一) 如何评价 CO

CO 是指单位时间内心脏输送到全身的血量。由于体重有个体差异,临床上也用心排指数(CI)作为评价心输出量的指标。正常婴幼儿静息状态下的 CI 为 $4.0 \sim 5.0$ L/($m^2 \cdot min$)。术后早期 CO 减低的患儿表现为反应低下或躁动。查体:心动过速,呼吸急促,伴有低血压;四肢冰凉或苍白,毛细血管再充盈时间延长(>3 秒),脉搏减弱;肝脏增大至肋下 $2 \sim 3$ cm。ECG 显示出窦性心律以外的其他节律。动脉波形上升支迟缓、脉压减少。尿量 <1 ml/(kg·h)。监测 RAP/LAP 比值,当血容量不足时常减低并伴有心动过速;心室功能不良时顺应性减低或心包填塞时会升高。混合静脉血氧饱和度小于 60%,动脉乳酸值 >2.5 mmol/L 或出现代谢性酸中毒。胸部 X 线片显示心影增大,提示心脏收缩功能减低或容量负荷过大、心包渗出,可以判断肺血是否异常,如左向右分流时肺血增多,肺动脉狭窄时肺血减少或肺水肿。必要时可进行床旁超声检查除外可能的残余分流、瓣膜狭窄或关闭不全、外管道梗阻以及心包积液等。

(二) 术后低心排的原因

术后早期的低心排,可由下述一种或多种原因引起。

1. 残留心脏畸形　如完全性心内膜垫缺损(TECD)或 TOF 术后残留瓣叶反流反流或 VSD 残余漏等。残留畸形的存在可表现为,心脏杂音、心内压力或波形的改变、末梢氧饱和度的变化等。对造成心功能不良或低心排的残留畸形要引起高度注意,绝大多数的残留畸形可借助床旁超声心动图明确诊断。

2. **手术的影响**　如 TOF 根治术,右室切口或肌束切除所致的术后右心功能不全;术后急性心包填塞是早期低心排首先要除外的合并症,临床上多表现进行性血压下降、脉压减小、心动过速、外周灌注不良、代谢性酸中毒等,高度怀疑时应紧急床旁开胸。新生儿或小婴儿复杂心脏手术后继发纵隔及心肌水肿时,闭合胸骨会造成血流动力血的不平稳,或术中难以压迫的出血均为术后延迟关胸的指征。

3. **体外循环所致心肌保护不良或缺血再灌注损伤**　长时间体外循环激发全身炎症反应,引发多种血管活性因子的激活。临床上可诱发间质水肿,毛细血管渗漏及潜在的多器官功能障碍。如总肺水的增加,使肺顺应性降低和动脉-肺泡氧差增加;心肌水肿,会导致心肌收缩及舒张功能的损害等。近年来,越来越多的研究集中在长时间体外循环,特别是深低温停循环对血管内皮功能的损伤方面。一些研究显示:转机前给予皮质激素有利于抑制炎性因子的激活,复温过程中抗氧化剂如甘露醇的应用,还可以通过改变预充液的成分、增强超滤作用来减少炎性反应。

4. **特殊心脏畸形手术**　对于一些特殊心脏畸形,即使心内畸形矫治满意,部分患儿仍可在术后早期呈现低心排状态,如新生儿大动脉转位,Switch 术后 9 ~ 12 小时内左心功能会明显减低,需要加用正性肌力药及血管扩张剂进行支持与调整。

(三) 低心排的治疗

术后低心排的治疗应从心率(律)、前后负荷及心肌收缩力等方面全面调整。

1. **心率(律)**　手术后患儿常常出现心动过速或过缓,需要通过药物(异丙肾上腺素)或借助心外膜临时起搏器来维持相对满意的心率。

2. **前负荷**　前负荷对 CO 的影响,可用 Starling 定律解释。在通常的情况下,RAP 8 ~ 12mmHg 即可维持满意的心输出量。一些特殊的手术需要在术后早期维持稍高一些的前负荷。如:①右室切口手术(TOF 或 Rastelli 术);②三尖瓣或肺动脉瓣闭锁行改良 B-T 术后,以免因血容量不足导致分流量减少及血栓形成;③腔静脉肺动脉吻合术(双向 Gleen 或改良 Fontan 术)后需要保证一定的前负荷以维持肺血流;④合并肺动脉高压的手术。上述患儿通常 RAP 需要维持在12 ~ 15mmHg 以保证适宜的 CO。

3. **后负荷**　无论是肺血管床还是体血管床,均可因后负荷的增高造成 CO 的降低。当肺血管阻力增高时,右心室的搏出量将受影响,患儿出现体液外渗(胸腔积液、腹水、软组织水肿)、发绀加重(存在心内交通时右向左分流增加)或低血压(无心内分流时)等反应;体循环阻力的增加,见于儿茶酚胺水平增高及炎性反应导致的血管舒张功能的减低,患儿出现外周灌注不良及尿量减少。在进行治疗时,首先要识别可能引起血管收缩、阻力升高的原因:如缺氧、酸中毒、低温、疼痛等,并及时应用血管扩张剂。目前常用磷酸二酯酶抑制剂(如米力农)配合中等以下剂量的多巴胺,可有效增加 CO 而不增快心率。

4. **心肌收缩力**　体外循环术后患儿常伴有心肌收缩力的减低,及时应用正性肌力药及血管扩张剂有助于患儿心功能的恢复。在考虑药物治疗前,首先要判断患儿血容量状态、血清 Ca^{2+} 水平、心脏节律及镇静的程度。如果患儿存在血容量不足,如 Fontan 术后早期,需要给予一定的容量负荷以克服增高的肺血管阻力才能维持满意的 CO。所以首要的治疗是补足血容量,并积极纠正低钙血症,否则正性肌力药物的作用就不能很好的发挥。对非窦性的心律失常,应通过心脏起搏、药物治疗或电转复等手段及时纠正心律失常。另外,在深度镇静及肌肉松弛状态下,血管处于扩张状态,患儿会呈现轻到中度的低血压反应。如果外周灌注良好,一般不需要额外加大正性肌力药物的剂量。如是中等以下的低血压(较正常降低 20% ~ 30%),则需要应用 5 ~ 10μg/(kg·min)的多巴胺和或多巴酚丁胺。当多巴胺剂量增加至 15μg/(kg·min)以上,循环仍难于维持时,应及时加用更有效的正性肌力药物如肾上腺素[0.01 ~ 0.10μg/(kg·min)]。应注意,同时应用中等剂量的多巴胺及低剂量的肾上腺素[<0.1μg/(kg·min)],配合血管扩张剂(米力农、硝酸甘油等),可更有效改善心肌收缩功能,而且不会导致外周血管阻力的增高。轻到中度低血压伴窦房结功能不良或房室传导阻滞时,可加用异丙基肾上腺素[0.01 ~ 0.1μg/(kg·min)]增快心率,但异丙基肾上腺素具有外周血管扩张作用,如合并有血管内容量不足时,剂量过大会造成外周血管阻力的降低,加重低血压。

对于药物治疗难于控制的心室功能不良,可尽早考虑延迟关胸或 ECMO 辅助,以最大限度地提供循环支持,减少心脏做功,避免高剂量正性肌力药物的长期应用。

5. 心肺的相互作用 心脏手术后,患儿心肺的相互作用是多变的。因此通气模式的选择必须与每一个患儿的血流动力学状态相匹配,才能获得良好的心输出量和气体交换。在术后恢复阶段,应根据肺容量和气道压力的变化,动态的调整呼吸模式和参数。因为肺容量的变化是影响肺血管阻力(PVR)的主要因素,肺膨胀不足或过度膨胀都有可能导致 PVR 的明显升高。

正压通气/呼气末正压(PEEP)虽然对术后左心功能不全具有明确的治疗作用,但对右心病变,特别是右室重度肥厚或发育不良的患儿,过高的通气条件及 PEEP 会直接导致右室搏出量的降低和右室舒张末压的增高。而心室的相互依赖性则意味着右室舒张末容量或压力负荷的增加会造成室间隔向左移位,导致左室舒张末期顺应性的下降,最终将会引发双心室功能不全和心输出量的急剧降低。

这一现象在新生儿及小婴儿中表现尤为突出。

三、呼吸管理

心脏手术后的呼吸支持,需要兼顾呼吸干预对循环及呼吸的双重影响,在不同病理生理状态下,由于心肺间相互作用的复杂性,一种单一的、一成不变的呼吸模式并不适用于所有的术后患儿。根据患儿目前的心肺状况,寻找适合其病理生理特点的呼吸策略是术后呼吸调整的重点。

(一) 气道管理

气管插管和呼吸支持,是新生儿及婴幼儿心脏手术后重症监护的重要组成部分。根据不同年龄、不同心脏畸形的肺部特点,正确的评估气道,选择适宜的呼吸模式及参数,并配合熟练的操作,保证气管插管的顺利和机械通气的通常。呼吸支持的手段不充分或不及时,会加重心脏术后低心排、代谢紊乱及心律失常等血流动力学障碍,甚至危及患儿的生命。如果插管时间比较长,建议改为经鼻气管插管。

(二) 基本呼吸机参数的设置

1. 吸入氧浓度 患儿返回 ICU 初始,应设置较高的吸入氧浓度以缓解转运途中可能造成的缺氧。然后根据动脉血气或脉搏血氧饱和度,逐渐降低吸入氧浓度至安全的范围(一般<50%)。对

严重低氧血症者,应积极寻找可能的原因,并适当增加吸入氧浓度,维持脉搏血氧饱和度至 93% 以上。撤机前的吸入氧浓度应减至 50% 以下。

2. 潮气量 由于体外循环可能造成的无效腔通气增加及以及呼吸机管道可压缩容积对小儿通气功能的显著影响,术后多设置较大潮气量通气(婴幼儿:10~15ml/kg、新生儿:12~15ml/kg)。

3. 呼吸频率按生理频率设置,婴幼儿 20~25 次/分、新生儿 30~40 次/分。

4. 吸气时间 一般为 0.5~1.0 秒。吸气时间过短会影响气体在肺泡间的分布;反之,过分延长吸气时间也会因平均气道压力的增高,影响静脉回流及心室灌注。对于因通气血流比失衡所致的严重低氧血症,可适当延长吸气时间,调节吸呼比至 1:1.5~1:1。

5. 呼气末正压 术后常规应用 2~5mmHg 的呼气末正压,可有效恢复体外循环术后降低的肺功能残气量,改善通气血流比以及预防术后肺不张。高水平的呼气末正压(5~10mmHg)仅用于肺顺应性明显降低的患儿,如患有 ARDS 或体肺分流过大的患儿。

6. 呼吸模式 对肺部无明显病变或病变较轻者,主张采用容量转换型呼吸模式,如 SIMV,可提供稳定的潮气量;对肺部病变重,特别是肺泡间病变差异明显者,如 ARDS 患儿,应用压力转换型方式,可明显降低治疗期间气压伤的发生,吸气压力的设定随肺部顺应性的变化而不同。

(三) 术后呼吸功能不全的调整

1. 低氧血症的原因及处理 长时间体外循环造成血小板聚集及多种炎性介质的释放,损伤肺毛细血管膜,造成通透性增加,肺外水增加和肺间质水肿,是造成术后早期低氧血症的最常见原因。适量应用呼气末正压(PEEP)可有效增加呼气末肺容量,促进肺泡复张及肺水重新分布而改善氧合。临床上的 PEEP 通常从 2~3mmHg 开始,逐渐增加至氧分压开始上升。值得注意的是,超过 6mmHg 以上的 PEEP 可能会引起心输出量的下降,尤其在合并有低血容量或心功能不全的情况下。另外,高水平的 PEEP 可导致肺血流自通气较好的肺泡向通气不良肺泡的分流,使肺血管阻力增加。

在增加 PEEP 的同时,应密切观察潮气量及胸廓运动的情况。如果监测的气道峰压超过 35~40mmHg,应改用压力控制模式。与容量切换模式

相比,压力切换模式具有降低气道峰压,增加平均气道压力,改善氧合的作用。但压力切换方式下的潮气量在吸气峰压不变的情况下会随肺顺应性的改变而变化,任何导致肺顺应性发生变化的情况如气管内吸痰、利尿等均会引起氧合及通气参数的变化。因此应及时评价肺部病变的恢复情况,待临床症状改善,呼吸机吸气峰压降至 30mmHg 以下时,可重新转至容量辅助方式,有利于通气参数的稳定及便于脱机。

对于顽固性低氧血症,应首先借助各项检查除外残留的或漏诊的心内分流、肺血流分布异常或严重的左心功能不全。在除外上述原因所致低氧血症的情况下,可逐渐增加 PEEP 至 8 ~ 10cmH_2O,并适当延长吸气时间,或改用高频通气等,但要警惕医源性气胸的发生。

对于符合"单心室生理"的患儿,动脉血氧饱和度要根据肺循环与体循环血流量之比(Qp/Qs)调整,这类患儿的血氧分压应维持在 40mmHg,血氧饱和度以 75% ~ 85% 为宜。以避免进入肺内的血量过多,体循环灌注不足。另外,心脏手术后的低氧血症并不仅仅提示有气体交换障碍,在很多情况下实际上是心输出量不足的反映。这种情况在姑息性手术比根治性手术更常见。

2. 高碳酸血症的原因及处理　与术后早期低氧血症相比,二氧化碳分压的增高更多见于撤离呼吸机前后。严重的高二氧化碳血症会对机体的多种器官功能产生不良影响,包括增加肺血管阻力、抑制心肌功能及促进内源性儿茶酚胺释放等。

发生在大气道、小气道及肺泡本身的梗阻性病变均可造成血二氧化碳分压的增高。小儿气管及支气管管径细小,肺毛细血管平滑肌在生后 5 个月以前薄而少,3 岁以后才明显发育,故小婴儿的呼吸道梗阻原因除支气管痉挛外,更常见的是黏膜肿胀和分泌物堵塞。当气道阻力增加时,常常需要更高的跨肺压使肺泡膨胀,当一定量的气体进入肺内后,气体首先分布于阻力较低的肺泡,导致这些肺泡的过度膨胀,进而导致无效腔通气的增加及气压伤的发生。

患儿大气道阻塞,表现为呼吸音减低或双侧不对称,胸片显示有弥漫性或阶段性肺不张。加强气道湿化、胸部体疗及气管内吸痰可获得明显效果。然而小气道病变多源于支气管痉挛,造成肺泡内气体排出障碍,内源性 PEEP 增高,无效腔通气增加。临床听诊表现为呼气相延长或吸气相

喘鸣,胸片示双肺通气过度。治疗上应以缓解气道痉挛,促进肺泡内气体排出为主。在呼吸机调整上应适当降低呼吸次数,延长呼气时间,并适当加大潮气量。对严重气道痉挛者加用支气管扩张药如氨茶碱 0.5 ~ 1mg/(kg·min)持续泵入可获得良好的治疗效果。

3. 特殊患儿的呼吸机管理

(1) 肺动脉高压:在充分镇静、肌松的基础上,通过呼吸机参数的调节,适当降低 PaCO_2,维持在 28 ~ 35mmHg;PaO_2 维持在 90 ~ 120mmHg,必要时可补充一定的碱性液体,保持内环境偏碱,使 pH 在 7.5 以上,可防止肺血管痉挛,预防肺动脉高压危象的发生;

(2) 体-肺分流术后:如分流过大(SaO_2 > 90%),要尽量降低吸入氧浓度,增加 PEEP 至 5 ~ 8cmH_2O 和(或)适当减少通气量,保持 PaCO_2 在 45 ~ 50mmHg,以增加肺阻力,减少体动脉至肺动脉的分流量,以降低肺部渗出;如分流量太小(SaO_2 ≤ 70%),则要提高吸入氧浓度,适当增加通气量保持过度通气,应用小 PEEP(1 ~ 2cmH_2O),必要时吸入 NO 以降低肺阻力,提高氧合;

(3) Fontan 类手术后:由于此类手术后右心室的泵功能消失或明显减弱,肺循环的动力很大程度上依赖腔静脉与肺动脉之间的压力阶差,所以要尽量降低肺血管阻力,包括少用 PEEP 或用小 PEEP,同时降低平均气道压,采用小潮气量,较高呼吸频率的通气方式;

(4) 急性呼吸窘迫综合征(ARDS):ARDS 是急性肺损伤的严重阶段,常发生于体外循环术后灌注肺或严重感染患儿。由于肺泡毛细血管膜的损伤及通透性的增加,大量的水分、血浆甚至血细胞从血管漏出,聚集于肺间质和肺泡内,肺顺应性急剧下降,肺泡表面活性物质大量消耗、生成减少或活性降低,大量的肺泡处于萎陷状态,肺泡通气量急剧减少,即所谓的"小肺"或称"婴儿肺"。临床上表现为大量血水痰,氧合功能低下,早期出现顽固性低氧血症,即使吸入高浓度氧亦难于改善,气道阻力增加;后期出现肺通气功能降低,PaCO_2 升高。呼吸机治疗是最为重要的手段,可逐渐增加 PEEP 至 8 ~ 12cmH_2O 以增加功能残气量,使萎陷的肺泡复张,减少肺内渗出。为防止出现气压伤,宜采用肺保护性通气策略和允许性高碳酸血症。即给予小潮气量(6 ~ 8ml/kg)、较快频率的通气方式,适当延长吸气时间,I/E 在 1:1 ~ 1:1.5,

使 $PaCO_2$ 保持在 50～60mmHg,以降低呼吸机条件($PIP<40cmH_2O$),但此措施的实施要以不影响循环功能为宜。对常频呼吸机治疗效果不好者应考虑应用高频通气或 ECMO 辅助。

4. 机械通气的撤离 随着早拔管技术的临床应用,绝大多数心脏手术后的患儿选择在手术后4～6小时内脱离呼吸机。对于新生儿、复杂心脏畸形、体外循环时间>3小时、或重度肺动脉高压的患儿,心、肺功能的适应时间及体液平衡的调整时间相对要长一些,一般选择手术 24 小时以后脱离呼吸机。

对进入"拔管期"的患儿,密切观察降低呼吸条件过程中患儿的临床表现。如果在此过程中患儿出现心率增快、鼻煽、呼吸浅快、进行性氧分压下降或二氧化碳分压增高则需要即刻恢复原有呼吸条件,重新评判患儿的临床状况。造成术后脱机困难的常见原因有:①心源性:残余分流或心功能不全;②肺源性:严重气道畸形、大量胸腔积液、气胸、严重肺不张、肺炎、膈肌麻痹及气道高反应等;③神经源性:镇静及肌松药物的残留作用。

术中膈神经损伤导致膈肌麻痹,是新生儿及小婴儿术后脱机困难的常见原因之一,其发生可能与手术损伤或低温刺激有关。与年长儿相比,小婴儿因存在肋间肌发育不全,更依赖于膈肌的功能保证通气。在心肺功能稳定的基础上仍出现反复脱机困难者,应高度怀疑膈肌麻痹的可能。虽然部分患儿在胸部 X 线片上会出现单侧膈肌的抬高,但正压通气常常会掩盖这一变化,超声下观察自主呼吸时膈肌运动情况有更大的诊断价值。大多数的膈神经损伤是可以恢复的,但在加强心肺功能维护及营养支持的情况下,术后 2 周仍脱机困难者,需外科行膈肌折叠术。

四、脑损伤的处理

体外循环心脏术后并发中枢神经系统弥漫性或局限性损伤,是术后严重并发症之一,给患儿带来残疾或死亡。造成神经系统损害的原因是多方面的,包括一些心脏缺陷相关的大脑异常,任何原因的脑血流改变,体外循环和深低温停循环相关的不良影响,心搏骤停、心肺复苏后的额外脑损伤等。中枢神经系统损害主要表现为脑缺氧、脑栓塞、脑出血和颅内血肿,以及与原发病相关的脑损害。

患儿回 ICU 后密切观察患儿的神志和神经定位体征,根据脑损害的可能病因和临床表现采取综合治疗措施。首先保证血流动力学稳定和充足的组织供氧,适当使用血管扩张剂改善脑微循环。给予甘露醇和激素,前者增加血浆渗透压,缓解脑水肿,降低颅内压,同时甘露醇具有氧自由基清除剂的作用,对缺血后再灌注损伤有一定的保护作用。后者为糖糖皮质激素,能稳定细胞内溶解体脂蛋白,阻止细胞膜磷脂裂解,减轻细胞水肿,增强血-脑屏障功能,降低血管通透性。

针对脑损伤,低温能够减少脑水肿,降低脑细胞代谢率,有利于脑细胞功能的恢复。低温包括头部和全身降温,头部温度 33～34℃(鼻咽温度),躯体温度 34～36℃(肛温),持续 3 天,同时给予丙泊酚、咪达唑仑等基础麻醉药物,辅以肌松剂和血管扩张药物,防止血管收缩和寒战。纳洛酮作为脑复苏的常用药物,能够减轻脑水肿,降低脑缺血损伤,剂量为每次 0.1mg/kg,放入 5% 葡萄糖 50～100ml 中持续静脉滴注超过 6 小时,疗程共 5～7 天。

一旦患儿抽搐,将加重脑水肿。因此需要立即处理,常用解痉药物为:安定每次 0.1～0.3mg/kg,苯巴比妥每次 5～7mg/kg,水合氯醛每次 20～50mg/kg,胃管注入或保留灌肠。如果解痉药物不能控制,气管插管机械辅助呼吸,同时加大麻醉和肌松药物剂量。在脑代谢方面,运用能量合剂改善脑细胞代谢;针对缺血再灌注,应用丹参、钙通道阻滞剂,扩张脑血管增加脑血流,减轻神经细胞的钙超负荷。苯妥英钠能稳定细胞膜,减慢缺血神经细胞释放钾,限制细胞外钾积聚,改善脑血流的分布和能量底物的运输。神经节苷脂能够促进未完全损伤的脑细胞突触生长,恢复脑功能。

轻度脑损伤患儿,适当给予镇静处理,积极治疗和护理,预后良好。中度以上的脑损害致残率和死亡率较高。面对复杂多变的脑损害,在积极治疗的同时,加强康复训练,减轻脑损害对机体康复的影响。

五、肾功能的维护

小儿心脏术后急性肾衰竭是常见并发症。体外循环对患儿的肾脏有不同的负性影响,尤其是新生儿、小婴儿,由于肾小球和肾小管功能未成熟,对水负荷敏感,一旦出现低血压、低心排综合征,极易发生肾功能不良。

术后少尿是肾衰竭的早期表现,血钾、血尿素氮和肌酐的升高可作为诊断。小儿肾功衰竭的参考指标：血钾 ≥6.5mmol/L；血尿素氮 ≥18mmol/L（新生儿 ≥5.4mmol/L）；血肌酐 ≥176μmol/L（新生儿 ≥62μmol/L）；尿量 <1ml/（kg·h）；尿血渗透压之比 <1.1（尿钠 >20mmol/L），尿比重 <1.014；尿液中存在脱落颗粒和肾小球上皮细胞。以上指标中尿量变化需排除血容量不足的影响，肾脏损害时如少数肾单位仍保持滤过功能，尿量可不少。

少尿期的处理包括控制液体摄入量、利尿、高钾处理、纠正酸中毒和调整药物剂量等措施。患儿每日的摄入量＝前一天尿量＋额外丧失量＋隐形失水量－内生水量。其中小于 3 岁患儿不显性失水为 1100ml/（m²·d），大于 3 岁为 800～900ml/（m²·d），内生水约为 350ml/（m²·d）。

少尿期排除低血容量后，可给予小剂量多巴胺 3～5μg/（kg·min）以增强心输出量和肾血流量，呋塞米每次 1mg/kg，静脉推注或 0.1～0.4mg/（kg·h）持续静脉泵入。如少尿持续 2 小时以上，经过处理无效，逐渐增大呋塞米剂量至每次 2～5mg/kg，同时准备腹膜透析。

少尿后血钾迅速升高，易造成心律失常和心搏骤停。因此，当血钾 >5mmol/L，停用钾盐，给予强利尿剂；血钾 >6mmol/L，应用葡萄糖胰岛素疗法、钙离子拮抗、阳离子交互树脂保留灌肠等；血钾 >7mmol/L，紧急行透析治疗。针对酸中毒，补充碱性溶液根据动脉血气的剩余碱（BE）计算：补碱量（mmol）＝（BE－3）×0.3×体重（kg），总缺失量选用 5% 碳酸氢钠分次给予（1mmol ＝ 5% 碳酸氢钠 1.7ml）。如患儿水钠潴留过重，采用不含钠的三羟甲基氨基甲烷（THAM）每次 2～3ml/kg，用等量葡萄糖稀释后滴注。同时停用对肾有毒性的抗生素和其他药物，参照肾衰竭时的要量表用药。

对利尿剂无效和容量超负荷的少尿患儿，及早采用腹膜透析，防止更严重的体液失衡和代谢紊乱。腹膜透析的适应证包括：连续 3～4 小时少尿或无尿；容量超负荷；代谢性酸中毒难以纠正；血钾 ≥6.0mmol/L；血尿素氮 ≥28mmol/L。婴幼儿取脐旁切口，年长儿选左下腹麦氏点，置入硅胶透析管。通常透析持续 1～2 周，每日监测肝肾功能，定时复查血气和电解质，析出液每日送常规、生化定量检测。当尿量 ≥2ml/（kg·h），尿比重在正常范围，无电解质紊乱，血尿素氮、肌酐接近正常，可以停止腹膜透析。

多尿期患儿情况可能继续恶化，血尿素氮持续升高，仍需要间歇腹膜透析。由于此阶段水、电解质平衡较难控制，需密切观察，补液原则以不脱水为准，若血钾 <3.5mmol/L，应立即补钾。

术后急性肾衰竭，尽管透析疗法很成功，但死亡率仍高达 40% 以上。因此肾衰竭重在预防，患儿回 ICU 后保持机体良好的灌注和氧合，改善机体内环境，减少引起肾损伤的危险因素，尽早采用腹膜透析或血液透析。

六、肝功能的处理

术后肝功能损害的原因有低心排、下腔静脉梗阻、药物损害及感染；部分患儿因缺氧、心力衰竭，术前就已有肝功能异常；术后患儿的休克或心搏骤停后的复苏过程，容易造成肝细胞的损害。术后 48 小时内可表现出血清转氨酶增高，总胆红素上升，凝血功能障碍，可持续 1～2 周。由于肝功酶变化波动大，需要每天监测肝功能指导治疗。

1. 黄疸监测　小儿先心术后黄疸见于溶血、感染、多器官衰竭。黄疸多数在术后第 2 天出现，1 周达高峰，第 2 周开始下降，如黄疸在短期内迅速加深，呈现胆酶分离现象，表明大量肝细胞坏死，预示病情恶化。

2. 凝血因子监测　在肝脏合成的凝血因子有纤维蛋白原、凝血酶原以及第 5、7、9、10 因子。体外循环及肝细胞受损后这些因子水平下降，容易出现凝血障碍。测定活化凝血时间（ACT）、凝血功能以及血栓弹力图等能够提供机体凝血功能和肝功能的监测资料。

3. 血清酶谱监测　在肝脏受损时酶从受损的肝细胞中逸入血，术后 48 小时内血清转氨酶积聚升高（GPT、GOT 等），反映了肝细胞缺血缺氧后的损伤。其他还有单胺氧化酶和多种血清同工酶供临床监测。

4. 蛋白质、糖、脂类代谢异常　肝脏是蛋白质、糖和脂类代谢的主要器官，当肝脏受损后，蛋白质、糖、脂质代谢异常。总蛋白和白蛋白含量的减少，反映机体营养、免疫状态减弱。

术后保护肝功能的重点是纠正低心排，有效扩张血管，保证良好的组织灌注，纠正低氧血症。同时辅以能量支持、白蛋白、凝血因子补充、保肝药物以及提高免疫力等治疗。

第四节　体外循环术后特殊问题的 ICU 处理

一、肺动脉高压

肺动脉高压可发生在先天性心脏病演变过程中的各个阶段。一般认为,海平面状态下,肺动脉平均动脉压超过 25mmHg,可以诊断肺动脉高压。严重的肺动脉高压是先天性心脏病手术的禁忌证。对于术前轻到中度肺高压的先天性心脏病患儿,术后部分患儿容易发生反应性肺高压,甚至肺高压危象。由于肺血管阻力升高,右心室后负荷增加,加剧右心功能不全,经过肺循环的血流减少,产生严重低心排,是术后早期死亡的主要原因之一。

(一) 术后肺动脉高压的危险因素

1. 生后 2 周以内的新生儿,肺血管阻力还未完全降到生后水平。

2. 术前合并肺静脉高压的婴幼儿,如梗阻性肺静脉异位引流。

3. 大量左向右分流的患儿。

4. 术前合并肺实质病变。

5. 各种原因引起的低氧血症、高碳酸血症、代谢性酸中毒。

临床判断:听诊 P2 亢进,检测肺动脉压力急剧增高,进行性血氧饱和度下降伴右心功能不全、左心输量下降,可以诊断肺动脉高压危象。

(二) 术后肺动脉高压的治疗

1. 减少刺激　对术后早期可能会出现肺动脉高压危象者,应尽量避免低氧、低温、低血糖、疼痛及不适当的气管内吸痰等因素对患儿的刺激。

2. 降低肺血管阻力　术后早期 24 ~ 48 小时内,应用芬太尼 5 ~ 10μg/(kg·h)和咪达唑仑[0.1 ~ 0.2mg/(kg·h)]持续泵入镇静,减少内源性肾上腺素及去甲肾上腺的释放,降低肺血管阻力。在上述治疗基础上,如患儿仍对通气参数(如气管内吸痰后 $PaCO_2$ 增高)很敏感,应加用肌松剂[潘可罗宁 50 ~ 100μg/(kg·h)]泵入。并及时处理可能存在的合并症,如气胸及胸腔积液等,以防止胸膜腔内压和肺血管阻力的增高。

3. 调整呼吸参数　目的是保证氧供及适当的高通气状态。一般维持 $PaCO_2$ 28 ~ 35mmHg、pH 7.5 ~ 7.6 以降低肺血管阻力,并应用低水平呼气末正压(PFEP 2 ~ 4cmH_2O)增加功能残气量,防止肺泡萎陷。但不要过分加大通气量或应用高水平 PEEP,以免因肺泡过度膨胀造成对肺泡周围毛细血管的压迫,反而使肺血管阻力增高。

4. 药物治疗　常规正性肌力药如多巴胺、多巴酚丁胺、肾上腺素等控制肺动脉压力的效果不明显。异丙基肾上腺素对成人的肺循环具有一定的扩张作用,但婴幼儿的作用会有所减低。另外,异丙基肾上腺素致心动过速,可造成心肌氧耗的增加,所以一般应用低剂量异丙基肾上腺素[< 0.05μg/(kg·min)]来降低肺血管阻力。其他常用的血管扩张剂,如磷酸二酯酶抑制剂(米力农等)、硝酸甘油、硝普钠等均属一氧化氮(NO)供体,但存在非选择性的肺血管扩张作用,影响了其临床的广泛应用。只有米力农在降低肺循环及体循环阻力的同时可明显提高心输出量,因而在心脏术后肺动脉高压的治疗上具有一定的应用指征。近年来临床研究发现,口服 5 型磷酸二酯酶抑制剂(西地那非)1 ~ 2mg/(kg·d)能有效降低肺动脉压力,而对体动脉压很少影响,单独应用或与内皮素受体拮抗剂(波生坦)和(或)NO 联合应用,可有效提高肺动脉高压患儿的运动耐力,改善血流动力学指标和 NYHA 心功能分级。是目前小儿心脏外科手术后肺动脉高压药物治疗的主要选择。

5. 经呼吸道吸入 NO　NO 气体经呼吸道吸入后,扩散到肺血管平滑肌,激活细胞内鸟苷酸环化酶,使细胞内 cGMP 增高,引起肺血管松弛、肺血管阻力降低。低浓度 NO 吸入(5 ~ 20ppm)是临床治疗肺动脉高压的主要治疗手段之一,特别是与肺动脉高压靶向药物治疗相结合,多用于治疗肺动脉压力下降不满意的患儿。术后 NO 的应用指征为:停机后测定 MPAP ≥30mmHg 或 Qp/Qs ≥0.6。从 5ppm 开始,可逐渐加至 10 ~ 20ppm。NO 治疗有效的指征:PAP 下降,血氧饱和度上升。对 NO 依赖者,拔管后可继续经鼻管吸入。在停止 NO 前,口服西地那非每日 1 ~ 2mg/kg,可有效预防肺动脉高压的反跳。然而,目前医用级 NO 是比较少的,限制了其临床应用。

6. ECMO 辅助　对重度肺动脉高压,以至于脱离体外循环机困难者,可以选择 ECMO 辅助。

二、单心室

（一）病理生理特点

功能性单心室通,常指一个发育良好的心室伴随一个未发育或发育不良的心室。在外科治疗上因为无法进行两个心室的分隔,因而形成了功能性单心室的概念。功能性单心室的病理生理特点是体、肺循环的血流由单一心室平行供应。

由于单一心室同时接受来自两个心房的血液,再由单心室平行的向两个循环泵血。所以单心室患儿的病理生理特点,主要取决于体、肺循环血液在单心室腔内的混合程度,以及单心室腔向主动脉及肺动脉的排血阻力。没有肺动脉狭窄的患儿,血液在单心室腔内混合少,发绀轻;并且由于生后PVR逐渐降低,所以在单心室同等收缩压力下,流向肺动脉的血流会明显增加,很快发生肺血管病变,形成pH;另外,大量左向右分流会导致单一心室容量负荷加重,早期发生充血性心力衰竭。

对合并肺动脉轻到中度狭窄的患儿,如果肺循环和体循环血流的比例在合适的范围,肺血只会轻度增多,血液在单心室腔内的混合适中,病理生理改变不大,发绀不重,也不容易出现心力衰竭,见于可存活较大年龄的患儿;对肺动脉严重狭窄的病例,血液在单心室腔内混合多,向肺动脉里的血流减少,导致发绀会比较严重。合并主动脉狭窄的病例,血液混合更多,发绀也就更重。

（二）外科治疗

单心室患儿的外科治疗方案,是从新生儿期姑息手术到最终完成Fontan手术的分期治疗策略,最大限度地减少远期并发症。新生儿期姑息手术,一方面解除可能存在的体循环梗阻;另一方面,通过实施B-T或PA banding手术调控体肺循环血流的平衡。二期姑息手术,主要是通过实施双向Glenn手术提供被动性的肺血流,为单心室卸负荷,第三期完成Fontan手术。

新生儿期单心室从病理生理角度大致上可采用下述三种方案:第一种,体循环无梗阻,合并肺循环梗阻;治疗路径是根据肺动脉梗阻的程度选择新生儿期B-T分流或不干预。第二种,体、肺循环血流均无梗阻型,这种类型比较少见。治疗路径是新生儿期肺动脉banding。第三种,肺循环无梗阻,合并体循环梗阻;治疗路径是新生儿期Norwood术。

1. 肺循环有梗阻的病例生后即会出现发绀,其发绀的程度取决于肺动脉狭窄的严重性。合并严重PS或PA的病例,其肺血流呈现明显的PDA依赖性。PDA一旦闭合,患儿会立即出现严重的缺氧发作。早期输注PGE_1保持PDA开放,可有效的缓解缺氧。实施改良B-T手术可以提供稳定的肺血流,避免缺氧发作。新生儿多选择3.5mm管径,在改善缺氧的同时,又不致引起肺血及PVR的明显增加。合并中度PS的病例,如果其肺/体血流比为1~2倍,动脉血氧饱和度在75%~85%之间,往往不需要在新生儿期干预。

2. 体/肺循环均无梗阻型 由于生后几周后随PVR下降,SVR相对高,血液会优先进入压力低的肺循环,导致肺血的明显增加。患儿很快会出现充血性心力衰竭症状。对强心利尿治疗效果不好者,还是要尽早行肺动脉banding来限制肺血的增多。一般要肺动脉压降到体循环压力的1/3~1/2,氧饱和度75%~90%左右。

3. 体循环梗阻型 左心发育不良综合征(HLHS)是新生儿期单心室合并体循环梗阻型的代表病种。肺静脉的血通过卵圆孔或ASD分流到右房,与腔静脉血混合后,由右心室平行的打入左右肺动脉及PDA,再由PDA逆行灌注升、弓及降主动脉,完成包括冠状动脉在内的全身血液供应。

（三）左心室发育不良的早期处理

左心室发育不良(HLHS)的临床表现取决于PDA开放以及房水平分流的大小。一旦PDA发生闭合,体循环及冠状动脉的灌注将中断,患儿将出现严重的代谢性酸中毒、心肌缺血,甚至死亡。所以一旦确诊,必须马上应用PGE_1保持PDA的开放状态。同时要给予积极纠酸、气管插管、正性肌力药物辅助。如果出现肺循环的高灌注状态,在呼吸机应用上,要采取调高PVR的策略,避免高氧和通气过度,$PaCO_2$一般调高至45~55mmHg。一期手术(Norwood手术)在生后一周内完成,主要包括:扩大房间交通,保证体、肺静脉血流的充分混合;重建新主动脉,建立右心室与新主动脉之间的连接;然后在主动脉弓和左右肺动脉连接处作B-T分流或做右室到肺动脉的Sano分流。

Norwood手术后血流动力学的稳定依赖于体肺循环平衡,理想的血氧饱和度为75%~80%。临床上通过对机械通气参数、正性肌力药物和血管扩张药物三方面的调节达到上述平衡。如果术后SO_2>90%,临床上会出现肺循环血量增多,体循环灌注不足的表现,增加肺血管阻力是调整的关键。主要通过降低通气参数,包括吸空气、增大PEEP、调高$PaCO_2$来增加肺血管阻力,同时应用血管扩张剂降低体循环阻力,增加血液向体循环的分布。反之,如果术后$SO_2<70\%$,提示肺循环血量不足,降低肺血管阻力是关键。主要措施包括:降低$PaCO_2$、吸入 NO 等。同时强化利尿,减轻肺间质水肿及胸腔渗出。对上述处理不好的严重发绀患儿要除外有无解剖上的肺血流受限,如分流血管过小或堵塞,限制性房水平分流,肺动脉扭曲等。

(四) Glenn 手术后处理

单心室患儿二期 Glenn 手术通常在生后 4~9个月实施,手术前先要进行肺动脉压力、PVR、心室功能的评估。手术方式主要是采取双向 Glenn 术或半 Fontan 术来降低单心室的容量负荷,减少房室瓣反流,保护单心室功能。很多研究显示:双向 Glenn 手术可明显改善后期 Fontan 手术的效果。双向 Glenn 术后患儿氧饱和度可升至85%以上。术后有部分患儿出现一过性上腔静脉压力增高伴氧饱和度下降,可能与早期 PVR 增高有关,适当镇静、抬高头部加利尿治疗有助于缓解上腔静脉压力的增高。同时处理肺部并发症,如胸腔积液、肺不张等。严重的上腔静脉梗阻需要做相关检查排外吻合口的血栓、梗阻、或远端肺动脉有无扭曲。该类患儿早期常规肝素、阿司匹林抗凝。Glenn 术后远期的主要问题是发绀进行性加重,考虑与压力较高的 SVC 通过侧枝向 IVC 的分流有关。

(五) Fontan 术后处理

Fontan 手术,是单心室患儿的最终术式。它通过分隔体、肺循环血流获得正常或接近正常的血氧饱和度。肺循环接受来自上、下腔的非搏动性血流,单心室仅作为体循环泵做工。一般是在患儿 18 个月至 4 岁实施。临床研究显示低的 PAP和 PVR、正常心室功能以及通畅的腔肺血流是Fontan 手术成功的关键。近年来,开窗手术的常规应用明显提高了高危患儿的手术成功率,大大减少了术后胸腔积液的发生。

Fontan 术后常规监测上下腔静脉压力的变化,一般早期 12~15mmHg 的 CVP 即可维持满意 CO。如果 CVP 已经超过 18mmHg,患儿仍然伴有体循环灌注不足,往往提示存在 PVR 增高或心室功能不良。Fontan 术后早期几个毫米汞柱差别的 CVP常常是反映手术是否成功的关键指标。

在循环调整上,Fontan 术后早期常常需要一定的容量负荷克服增高的 PVR,容量加钙剂要明显优于单纯正性肌力药的作用。另外,早期强化利尿治疗是降低 PVR 的重要手段,必要时可配合腹透或血滤的应用。与很多先天性心脏病手术一样,Fontan 术后早期的 CO 也呈一定的心率依赖性,心率过慢导致 CO 的下降及胸腔渗液增多,因此心率以 120~150 次/分为宜。出现快速性房性或室上性心律失常时,可以考虑用起搏器超速抑制或应用抗心律失常药物。合并严重 LOS 时要及时做超声评估,判断是否合并吻合口梗阻、大量胸腔积液、或心脏功能不良等。

在呼吸管理上,要尽量避免一切增加 PVR 的因素,如疼痛、胸腔积液、肺不张、气胸等。少用PEEP,维持低吸气压(PIP),争取在 12~24 小时拔出气管插管,以减少被动性的肺血流阻力。

急性体静脉系统高压是 Fontan 术后需要特别关注的问题。CVP 的持续增高,通常≥18mmHg,伴颈静脉怒张。动脉血氧饱和度进行性降低,患儿出现肝大、腹水、组织水肿,大量胸腔渗出,一般可持续几天至几周,伴蛋白丢失。处理重点依旧是以降低 PVR 为主,包括强化利尿,胸液及时引流等。同时要注意营养支持,补充血浆/蛋白质、维持电解质稳定。对持续性大量胸腔渗出要重新评估 Fontan 通路有无梗阻、开窗的通畅度、侧支血管等,必要时给予介入干预。

另外,Fontan 管路内血栓形成可发生于术后任何时间,文献报道的发生率从 1%~19% 不等。形成机制是 Fontan 管路内血流缓慢、心房切口或心房内缝线、人工血管心外管道应用等。治疗手段包括外科取栓、溶栓治疗、抗凝治疗,但文献报道:一旦出现,仅有一半患者能完全去除血栓,而且随后的死亡率可高达 25%。因此,Fontan 术后预防性抗凝一般从手术后 4~6 小时开始,应用肝素$10\mu g/(kg \cdot h)$。拔除气管插管后改为口服阿司匹林 3~5mg/(kg·d),连续应用 3~6 个月。

(王　旭)

参 考 文 献

1. Shime N. Contemporary trends in postoperative intensive care for pediatric cardiac surgery. J CardiothoracVascAnesth,2004, 18(2):218-227.

2. 王荃,钱素云.危重儿童常用镇静镇痛评估方法.中国小儿急救医学,2014,(21):79-83.

3. Yuerek M, Rossano JW, Mascio CE, et al. Postoperative

management of heart failure in pediatric patients. Expert Rev Cardiovasc Ther,2016,14(2):201-215.

4. Rimensberger PC,Heulitt MJ,Meliones J,et al. Mechanical ventilation in the pediatric cardiac intensive care unit:the essentials. World J Pediatr Congenit Heart Surg, 2011, 2 (4):609-619.

5. Williams GD,Ramamoorthy C. Brain monitoring and protection during pediatric cardiac surgery. Semin CardiothoracVascAnesth,2007,11(1):23-33.

6. Piggott KD, Soni M, Decampli WM, et al. Acute kidney injury and fluid overload in neonates following surgery for congenital heart disease. World J Pediatr Congenit Heart Surg,2015,6(3):401-406.

7. Namachivayam P,Theilen U,Butt WW. et al. Sildenafil prevents rebound pulmonary hypertension after withdrawal of nitric oxide in children. Am J Respir Crit Care Med,2006, 174:1042-1047.

8. Vlahos AP,Lock JE,McElhinney DB,et al. Hypoplastic left heart syndrome with intact or highly restrictive atrial septum:outcome after neonatal transcatheter atrial septostomy. Circulation,2004,109(19):2326-2330.

9. Ravishankar C,Gerstenberger E,Sleeper LA,et al. Factors affecting Fontan length of stay:Results from the Single Ventricle Reconstruction trial. J ThoracCardiovascSurg, 2015, 151(3):669-675.

第三十五章
成人体外循环术后 ICU 的管理

近十年来,成人体外循环手术器械、用品和技术突飞猛进,但在体外循环结束后 12～36 小时,患者循环、呼吸、血液、肾、胃肠、神经等脏器仍发生较明显的功能性变化,机体对这种强烈、非生理性的刺激原,产生显著的应激反应,心肺等重要脏器缺血再灌注损伤、血管斑块脱落、气栓、凝血机制紊乱等,仍是导致心脏术后并发症的主要原因。因此,在术后恢复期间患者常规需要在 ICU 观察,该重症监护工作由 ICU 医生、外科医生、麻醉医生、护理团队等共同协作完成。完善的 ICU 监测手段、准确的病症诊断和良好的治疗反应,对于加速术后恢复和减少并发症具有极其重要的价值。

第一节　术后 ICU 初始评估

一、可预见的体外循环影响

1. 对心功能的影响　体外循环期间心脏处于非做功状态,全身和局部降温进一步降低能量消耗,较多地应用血液灌注为心脏提供更多氧供。因此目前的体外循环技术对心肌缺血的直接干扰已减少,而心脏手术继发的缺血-再灌注和炎症介质浸润,可造成更明显的心肌损伤。数据显示,体外循环手术对心肌损伤的影响并不比非体外循环手术更多,只有在患者心脏较大、心室壁较厚、灌注不满意、转流时间过长时,体外循环危害才会凸显出来。例如低心排虽是术后常见并发症,但更多地与冠心病再血管化不完全、先天性心脏病畸形矫治不满意、瓣膜病伴随心室肌功能下降等因素相关。

2. 对呼吸功能的影响　肺作为开放性脏器,相对表面积大、双重血供且较多侧支循环,体外循环期间易出现降温不均匀或复温过快等问题,引起肺缺血再灌注损伤,释放大量炎症介质,所以体外循环术后全身炎症反应(systemic inflammatory response syndrome,SIRS)往往首先表现在肺部。因为肺上皮细胞和血管内皮功能受损、肺毛细血管膜通透性增加、间质水肿、表面活性物质减少,可引起肺通气/血流(V/Q)比例失调,表现出较长时间低氧血症。以往称作"灌注肺"的急性肺损伤,国际标准定义为 $PaO_2/FiO_2 < 300$。按此标准,体外循环术后肺损伤发生率超过 40%,但这部分患者整体预后较好。如果不合并其他影响肺功能因素,如心肺畸形矫治不满意、心功能不全、肺部感染、多器官功能不全等,则该类肺损伤在术后 1～3 天逐渐恢复。

3. 对中枢神经系统的影响　体外循环期间血流灌注以恒速平流为主,同时大脑降温不完全、转流后复温太快等因素,可导致部分患者术后出现脑灌注障碍。年龄>70 岁、有脑血栓形成或脑出血史、原有脑供血不良、术前颈动脉狭窄、主动脉夹层累及头臂血管等患者均为术后脑损伤高危人群。深低温停循环、主动脉插管引起动脉管壁斑块脱落、体外循环气栓或其他微栓进入大脑,可使术后脑部并发症发生率上升。临床上绝大部分表现为一过性、弥漫性脑损害,若有明显定位体征,多提示为小栓子、斑块脱落或气栓所致。

4. 对肾功能的影响　术后肾功能损伤更多与术中、术后各种原因所致的低血压、低氧、大量血管活性药物等因素有关。心功能不全时,过度限制容量易致肾前性肾损害。若术前高血压、糖尿病合并慢性肾损,或者主动脉夹层累及肾脏血供,患者术后急性肾功能不全的发生率将明显增加。

二、初入 ICU 的病情评估

心脏外科 ICU 工作目的,在于通过一系列连续性、规范化的实时观察,及时发现和处理可能诱发危险事件的因素,从而使不良后果降到最低,使患者平稳度过体外循环术后危险期。对 ICU 团队而言,掌握体外循环影响脏器功能的临床规律,根据具体病情,开展针对性强的监护和治疗,既节约有限的医疗资源,又降低术后并发症发生率。

当患者到达 ICU 的早期,ICU 医护人员应在15 ~ 30 分钟内完成对可能危及生命情况的初始评估。一方面,按流程制度开展工作,迅速连接床旁监测仪,包括心电图、有创动脉测压、中心静脉测压、肺动脉测压、体温、脉搏血氧饱和度(pulse oximetry,SpO₂)等;妥善安放气管插管及呼吸机管道、心包纵隔和胸腔引流管、体表起搏器、体外反搏管等;详细记录出入量和血流动力学改变,及时床边血气电解质分析;另一方面,通过与病历资料、手术医生、麻醉医生等交流,快速了解术前、术中情况,既分析整体状态,又针对心肺等重要脏器开展监测,如突发心房纤颤可能提示容量变化或心肌缺血,新出现的心脏杂音可能提示人工瓣膜障碍或心内残余分流,心音遥远可能提示心包填塞,一侧呼吸音缺失可能提示单侧气胸或胸腔积液;同时实施进一步的诊断方案,对治疗效果及时调整。

三、初始评估内容重点

（一）术前情况

了解患者原发病、心功能及冠脉状况、有无心内结构异常、心电图和 X 线片等,了解肺功能、血小板及出凝血功能等,询问吸烟史、家族性疾病(如血友病、高脂血症)和既往病史、药物使用情况(如免疫抑制药物、抗抑郁药物)等,控制血压血糖,抗感染,维护心肺功能。

（二）术中

了解麻醉过程中血压、心率(heart rate,HR)、中心静脉压(central venous pressure,CVP)、肺毛细血管嵌压(pulmonary capillary wedge pressure,PCWP)等情况;麻醉药物用量及术中表现,有无过敏和血管活性药物依赖;体外循环方式和预充量、晶胶比例、血液和碳酸氢钠用量;与手术医生良好沟通,明确手术、转流、停搏的持续时间以及有无

特殊情况。

（三）术后

1. 神志　大部分患者初入 ICU 期间,尚处于全身麻醉后未完全清醒状态,应观察是否存在意识障碍、肢体活动障碍、瞳孔大小以及对光反射灵敏度。对术前合并脑部并发症或双侧颈动脉病变、术中深低温停循环或发现主动脉钙化斑块和(或)左房明显血栓形成者,应严密监测,及时进一步评估。

2. 循环系统　观察心率和心律,包括心律是否自主、是否与起搏器同步,在术后 24 ~ 48 小时内注意排除可能危及生命的恶性心律失常。常规监测有创动脉压(arterial blood pressure,ABP)、CVP,必要时漂浮导管监测肺动脉压、PCWP 等。对冠心病患者,若出现血压过低或心率过快,可致冠脉供血不足;对左心瓣膜病患者,若出现血压过高或心率过慢,可致心脏过度膨胀,降低心功能。听诊出现新发或加重的心脏杂音,提示畸形矫治不满意或瓣膜反流,床边超声帮助探明心内结构异常。皮肤色泽、温度、湿度不理想,可能提示灌注不足,尿量、尿色改变,需排除内脏灌注不良和溶血所致血红蛋白尿。心包、纵隔及胸腔引流液量较多或突然增加,且颜色鲜红、温度较高,提示可能需要二次开胸探查。

3. 呼吸系统　SpO₂是最简单、有效的呼吸功能监测指标,其波形与实时动脉测压曲线几乎一致,从而间接提示每搏量,其数值反映肺脏氧合情况,ICU 环境里不应低于 90%。气管插管过深或过浅、双肺呼吸音异常,帮助评判有无危及生命的气胸、大量胸腔积液和严重肺不张。机械通气期间,血气分析数据提示肺换气状态,呼吸机反馈提示肺通气状态,如呼出潮气量是否与设置潮气量一致、有无呼吸机管道漏气或打折、呼气末正压(positive end expiratory pressure,PEEP)是否合适、气道峰压值大小等。床边 X 线片在展示心肺基本情况的同时,有助明确血管和气管插管位置、胸腔引流、腹部是否胀气等。

4. 内环境　迅速阅读和处理内环境异常是ICU 防治病情进展的关键。目前的床边血气电解质监测,大约 2 分钟可报告患者内环境基本状况,包括血气(pH、PaO₂、PaCO₂、SaO₂);血红蛋白含量和比容(Hb、Hct);电解质(K⁺、Na⁺、Ca²⁺、Mg⁺、Cl⁻);血糖、乳酸含量等。

第二节　术后 ICU 监护和重要脏器功能调整

一、血流动力学监测

（一）评估和监测心功能

1. 无创监测指标

（1）症状和体征：这是最基本的监测内容。如果术后心功能良好，则在保暖且未麻醉状态下，患者应该对外界保持良好的应对能力，肢端温暖，触诊脉搏有力。反之，患者精神食欲差，对外界事物反应淡漠或过激，皮肤温度欠佳，毛细血管充盈欠佳，颈静脉扩张，听诊心率增快且心前区闻及第三心音，触诊可及右上腹肝脏肿大。

（2）心电图和无创动脉测压：返回 ICU 后，除连接床边监护仪行心电连续监测外，应每隔 6~12 小时行十二导联心电图检查。排除有无恶性心律失常的同时，观察有无心肌缺血表现，结合心肌酶谱、肌钙蛋白等指标估测冠脉病变进展。与收缩压、舒张压相比，平均动脉压（mean arterial pressure，MAP）应成为评估无创动脉血压主要指标，成人正常值一般在 60~105mmHg。

（3）其他：外循环术后早期常出现尿量增多的现象，这与术中血液稀释以及应用高渗性药物有关。随后的尿量变化仍是反映心输出量和内脏灌注的敏感指标，不应低于 30~50ml/h。SpO2 既与肺氧合有关，也与末梢循环状态有关，注意排除局部循环不良所致其数值不合理。经胸或经食管心脏超声，利用 M 型、二维及多普勒超声技术所计算的心输出量数值与漂浮导管接近，且能观察心内结构变化和左室壁活动，测定瓣膜内径、开口面积和升主动脉血流速度等，具有床边易施行、无创伤、重复性强等优点，近来 ICU 应用广泛。

2. 有创监测指标

心功能依赖于心脏电生理、心泵和脉管系统之间的协调，由心率/心律、前负荷、后负荷、心肌收缩力和舒张功能等因素共同决定。有创性监测虽能获得直接、准确的血流动力学指标，但体外循环术后管理绝不能依赖某个单一参数，而应结合症状体征，既分析数据的连续变化，又综合多项指标进行评判（表 35-2-1）。

（1）有创动脉测压：最常采用的 ABP 监测是通过桡动脉置管持续测压。如果没有主动脉瓣狭窄时，体循环收缩压一般与左心室收缩末期压力相对应。但由于内脏血管张力的保护机制，通常只在心功能极差时才出现收缩压数值异常。舒张压影响冠脉灌注。平均动脉压综合反映血容量、心肌收缩力、外周血管阻力，故临床价值更高。

表 35-2-1　心功能概念相关常用公式

指标	公式或涵义
心输出量（CO）	心输出量＝心率×每搏输出量
	心输出量＝体循环血压÷外周血管阻力
每搏输出量（SV）	每搏输出量＝前负荷×后负荷×心肌收缩力
	每搏输出量＝心输出量÷心率×1000
心脏指数（CI）	心脏指数＝每搏输出量÷体表面积
平均动脉压（MAP）	平均动脉压＝（收缩压+2×舒张压）÷3
	或者平均动脉压＝舒张压+（收缩压−舒张压）÷3
体循环阻力（SVR）	体循环阻力＝（平均动脉压−右房压）÷心输出量×80
肺循环阻力（PVR）	肺循环阻力＝（平均肺动脉压−肺毛细血管嵌压）÷心输出量×80
氧输送（DO2）	氧输送＝心率×每搏心输出量×动脉血氧饱和度×1.34×血红蛋白含量
混合静脉血氧饱和度（SvO2）	混合静脉血氧饱和度＝动脉血氧饱和度−[氧消耗÷（1.34×心排出量×血红蛋白含量）]

（2）肺动脉测压：经肺动脉漂浮导管可常规用于成人术后心功能监测，其远端最少有三个开口，一个在右房可输液和测定右房压、CVP，一个可充气囊用于实施导管漂浮技术，另一个则是气囊旁测压管，测定远端肺动脉压、肺动脉嵌压（pulmonary artery wedge pressure，PAWP）、PCWP 等。理论上，左室舒张末期容量（left ventricular end-diastolic volume，LVEDV）最能反映左心室充盈和前负荷，但临床较难获取数据；在顺应性忽略不计

的情况下,左室舒张末期压力(left ventricular end-diastolic pressure,LVEDP)与 LVEDV 呈正相关,但临床不能直接留置左室测压管;在无二尖瓣病变情况下,平均左房压(left atrial pressure,LAP)数值几乎与 LVEDP 相等,但成人很少长时间留置左房测压管;在心肺功能相对正常情况下,漂浮导管测得 PCWP 与 LVEDP 数值接近,故可作为较好的左室前负荷指标。对部分肺高压患者,导管漂浮技术可能损及肺动脉分支,所以改用肺动脉收缩压、舒张压和平均压作为前负荷参考。利用尖端热敏电阻和热稀释技术,漂浮导管可直接测量心输出量(cardiac output,CO)和心脏指数(cardiac index,CI),这是最经典心功能测定方法,其中动态观察 CO 对临床判断治疗后反应有极重要价值。尽管制备工艺和操作技术明显改进,留置肺动脉漂浮导管仍有一定风险,有包括穿刺期间心律失常、心肌穿孔、肺动脉破裂和留置期间溶血等并发症,需高度警惕,通常不超过 12 ~ 48 小时(表 35-2-2)。

表 35-2-2　常用血流动力学指标正常值

常用血流动力参数英文缩写	中文全称	成人正常值
HR	心率	60 ~ 100 次/分
P	脉搏	60 ~ 100 次/分
MAP	平均动脉压	60 ~ 105mmHg
CVP	中心静脉压	6 ~ 12cmH$_2$O
RAP	右房压	6 ~ 12cmH$_2$O
LAP	左房压	6 ~ 12mmHg
mPAP	平均肺动脉压	20mmHg
PCWP	肺动脉嵌压	8 ~ 12mmHg
CO	心输出量	4 ~ 8L/min
SV	每搏输出量	60 ~ 100ml/次
CI	心脏指数	2.5 ~ 4.0L/(min·m^2)
SVV	每搏变异度	<13%
SVR	体循环阻力	800 ~ 1400dynes⁻sec/cm^5
PVR	肺循环阻力	100 ~ 150dynes⁻sec/cm^5
ScvO$_2$	中心静脉血氧饱和度	60% ~ 80%
SvO$_2$	混合静脉血氧饱和度	60% ~ 80%

(3)中心静脉测压:中心静脉置入单腔或双腔插管,既可监测 CVP,又可保持中心静脉通路以便输液、给药、输血,常选择颈内静脉、锁骨下静脉、股静脉、腋静脉、贵要静脉、颈外静脉等径路。因为获取方便,CVP 是最常用的右室前负荷监测指标,是指导临床补液的重要指标。目前建议对有自主呼吸者,监测快速补液试验期间 CVP 变化,以便进行容量反应性评估和目标导向性液体治疗。

(4)其他:体循环阻力(systematic vascular resistance,SVR)反映左室后负荷,主要通过平均动脉压、右房压、CO 来综合评判。肺动脉阻力(pulmonary vascular resistance,PVR)反映右室后负荷,较肺动脉压更能反映肺动脉高压是否可逆。从肺漂浮导管尖端采血可测定肺毛血管(即混合静脉血)血氧饱和度(mixed venous oxygen saturation,SvO$_2$),这是目前反映氧供/氧耗平衡最重要指标之一,正常应>60%。文献报道,经上腔静脉插管采血所测上腔静脉血氧饱和度(vena cava oxygen saturation,ScvO$_2$)与 SvO$_2$ 相关性>90%,所以连续性监测 ScvO$_2$ 帮助判断全身氧输送状况。

(二)维护心输出量

数据显示,即使实施最佳的心肌保护技术和心内操作,心脏手术后 12 ~ 48 小时内 CO 不同程度下降几乎是难以避免的,也正因为此,低心排综合征仍是最常见的体外循环术后并发症。当 CI<2L/(min·m^2)即应考虑低心排诊断,可能原因包括左和(或)右室心肌收缩力下降、心律失常、前负荷不足、后负荷过度等。它导致全身灌注不良,如果不能纠正,继发肾、肝、脑等损害,可因严重心力衰竭危及生命。早期识别低心排症状,恰当处理之是使患者平稳渡过心功能下降阶段的保障。

右心室被称作"容量泵",对前负荷变化(如 CVP 从 4 ~ 15mmHg)耐受性较好,但对后负荷耐受性差(如 PVR 仅占 PVR 的 1/10),故在右心功能不全时,采取提高 PaO$_2$、降低 PaCO$_2$、控制肺部感染等以降低 PVR 的措施更为重要。与之相反,左心室被称作"压力泵",对后负荷变化(如 SVR 1200 ~ 5000dynes⁻sec/cm^5)有较好的适应,但对前负荷比较敏感(增加 10% 的容量即可使左心舒张末期压力显著增高),故在左心功能不全时,采取液体治疗、调整静脉血管舒缩等措施以保障有效循环血量更为重要。

(三)血压管理

动脉血压依赖容量、阻力、泵三者共同维持,是机体代偿以保证重要脏器灌注的标志。它最常用的血流动力指标,且是 HR、CVP、PCWP、SVR 等综合作用的反映,但并不能单独反映具体的脏器灌注状态。临床上必须考虑到该指标的局限性,结合连续性血流动力学监测、皮肤内脏血运情况、血乳酸含量等,进行整体判断和治疗。

通常成人收缩压目标值 100~130mmHg,MAP 在 60~80mmHg,部分老年人因血管弹性下降,可能需稍提高目标值。当遇到心脏术后高血压,首先排除麻醉、疼痛、气管插管不适等因素所致的应激性血压升高和心率增快。MAP 大于 90~100mmHg 时,应积极降压处理,避免增加心肌氧耗、出血、伤口愈合不良的风险,尤其选择半衰期较短的血管扩张剂,如硝酸甘油、硝普钠和短效 β 受体阻滞剂(如艾司洛尔、拉贝洛尔)、钙离子拮抗剂(如尼卡地平、氯维地平)、血管紧张素转换酶抑制剂 ACEI(如依那普利)以及肼苯哒嗪、非洛多泮等。

心脏术后低血压往往源于体外循环后短时间心功能下降或血管张力不足。对于继发于低血容量的低血压者,常伴随 CVP、PCWP、LAP 指标下降,若在 30min 内输注晶体(如生理盐水)或胶体溶液(如 5% 白蛋白)200~500ml,血压往往有快速回升趋势;对于继发于血管阻力不足所致的轻、中度低血压者,可予多巴胺 2.5~10μg/(kg·min),若 MAP<60mmHg,则考虑去氧肾上腺素、去甲肾上腺素或新福林,以提高 SVR;对于少数严重低血压者,伴有 SVR 轻度下降和正常或稍高 CO,该症候被称作"血管麻痹性休克",与体外循环 SIRS 引起缓激肽释放过多或血管加压素分泌不足有关,多见于术前应用 ACEI、β 受体阻滞剂、胺碘酮或 Ⅲ 型磷酸二酯酶抑制剂者,此时不宜使用去甲肾上腺素或新福林,建议经中心静脉持续输注精氨酸加压素 0.04U/min,亚甲蓝 2mg/kg 可能对部分患者有效。

二、呼吸功能监测与机械通气

据报道,体外循环术后呼吸功能不全发生率超过 10%~20%,明显增加住院时间和死亡率。回顾病史时留意有无大量吸烟、反复呼吸道感染、气道喘鸣、慢性咳嗽咯痰等情况,以及是否因既往手术史出现过膈神经麻痹、应用胺碘酮等可致慢性肺损伤药物、术前检查提示肺功能下降(如用力一秒钟呼出通气量 FEV_1<70%)等。对于可疑肺功能异常者,围术期应用肺活量计作为常规呼吸功能观测工具。

(一)呼吸功能监测

连续性观察呼吸频率、深度和类型,双侧胸廓运动幅度,呼吸音是否对称及有无啰音,有无辅助呼吸肌参与等是呼吸监测的基本内容。胸部 X 线片和 CT 有助发现胸部影像学问题。血气分析反映肺通气/换气功能,如血氧分压(PO_2)、动脉血氧饱和度(SaO_2)、二氧化碳分压(PCO_2)、肺泡-动脉血氧分压差($A-aDO_2$)、肺内分流(Qs/Qt)、呼气末二氧化碳分压($EtCO_2$)等,ICU 医护人员必须掌握正常值和常见原因分析。机械通气时,呼吸机所监测的肺容量和呼吸力学指标,对通气状况的判断和撤机的指导有重要价值。

1. 顺应性 这是表示胸廓和肺扩张程度的重要指标,同时反映潮气量和吸气压力关系,机械通气时所测为动态顺应性。公式为:胸肺顺应性=潮气量/平台压力(ml/kPa)。术后肺顺应性下降的原因包括:肺充血、肺水肿、肺不张;残余左向右分流、房室瓣反流;肺部感染、呼吸窘迫综合征;长时间体外循环或高氧浓度、高潮气量、呼气末正压等致肺损伤;肺泡表面活性物质减少等。胸廓顺应性下降的原因包括:胸骨或侧胸壁切口;膈神经麻痹、腹膜透析、营养不良、胃肠胀气;气胸、胸腔积液、脊柱或胸廓畸形等。

2. 气道压力 由潮气量、气道阻力和吸入气流速度决定。机械通气时吸气峰压一般为 10~20mmHg。如气道压力上升,常提示气道梗阻,如分泌物积堵或气管插管有扭曲等。如气道压力降低,提示管道漏气,如连接脱落或潮气量过少。当肺顺应性下降、肺间质水肿、肺部感染、呼吸窘迫综合征时气道压力升高,如峰值过高易致肺损伤,应检查气道以避免进一步损害。

3. 气道阻力 由气体在呼吸道内流动时的摩擦和组织黏性形成,反映压力与通气流速的关系,是单位时间流量引起的压力变化。根据 Poiseuille 定律,产生一定流速所用的力与管道长度成正比,与管道半径四次方成反比。如气管插管管径偏细,或气道黏膜充血水肿、分泌物堵塞、小气道痉挛,则气道阻力增高。

4. 压力-容积曲线 以功能残气量为基点,潮气量为纵坐标,压力为横坐标。与正常值比较,静态和动态压力-容积曲线同时右移,考虑肺实质、胸腔或胸壁病变;静态压力-容积曲线不变,动态压力-容积曲线右移,考虑气道病变。压力-容积曲线上可明确低位拐点和高位拐点,前者反映陷闭肺泡的扩张,帮助确定 PEEP,后者反映胸肺的最大弹性扩张程度,指导通气参数调整,如超过高位拐点将显著增加肺损伤几率。

(二) 机械通气的应用

术后早期低氧血症时应用机械通气,能减少肺的过度做功,同时结合提高血液胶体含量等措施,帮助减轻肺间质水肿。但是机械通气可能带来呼吸机相关性肺损伤以及继发肺部感染,因此调整呼吸机参数非常重要,既维持肺泡适当充气状态,又避免过高气道峰压。成人机械通气时以减速气流、容量控制模式最常用。初始设定潮气量(tidal volume,VT)6～8ml/kg、呼吸频率(respiratory rate,f)10～12bpm、吸气氧浓度(inspiratory oxygen concentration,FiO_2)40%～50%、PEEP 5～10cmH_2O、吸呼比(I:E)在 1:3 以内,则每分通气量 60～96ml/(kg·min),排除无效腔量后的有效肺泡通气量 2.4～3.8L/min,可维持动脉血氧饱和度 90%～100%,满足正常肺通气要求。气道平台压不应超过 40cmH_2O,应结合胸部听诊、X 线片、人工气道检查等手段监测。对慢阻肺患者,应选择更低的呼吸频率和更长的呼气时间,以减少肺内气体滞留。如果 FiO_2 需求超过 60%,应增加 PEEP 以改善氧合。研究显示,PEEP 慎用于严重右心力衰竭或 Fontan 循环术后,因其增加跨肺压,继而降低前负荷和心功能。对于 ICU 逐渐清醒者,应选择由自主呼吸触发的通气支持模式,例如同步间歇指令通气(synchronized intermittent mandatory ventilation,SIMV),结合压力辅助、强制分钟通气等方式来补充潮气量。动脉血气分析提供气体交换、酸碱平衡等方面重要信息。当 PCO_2 明显升高时提示严重通气不足,患者需要实施机械通气,或者机械通气期间分钟通气量严重不足。当 PO_2 明显下降时,提示患者可能因肺不张、肺炎、充血性心力衰竭或右向左分流等致肺 V/Q 比例失调。碱剩余反映代谢性酸中毒,是 pH 和 PCO_2 综合作用的结果。

(三) 机械通气的撤离

对于术前肺功能正常且手术效果满意的青年患者,应争取早期拔除气管插管。拔管指征包括:①体外循环时间<2.5 小时;②患者清醒,无脑损害,对外界反应灵敏;③尿量正常;④无明显心律失常;⑤血流动力学稳定;⑥不需要 IABP 辅助;⑦完全复温;⑧无明显出血(术后 2 小时引流量<

150ml);⑨胸部 X 线片无特殊。常规先作自主通气或 T 管方式评估(FiO_2<40%),30 分钟后若患者配合且血流动力学平稳,f/VT 比值<105,血气提示 pH≥7.31、PCO_2≤45mmHg、SaO_2>93%,证明自主呼吸充分,可以安全拔除气管插管;拔管后应继续吸氧 24～36 小时,维持 SpO_2>92%,同时鼓励下床活动和深呼吸锻炼。

三、液体和电解质管理

1. 出入量管理和利尿剂应用　体外循环管道预充、血液稀释致血浆渗透压下降、炎症介质释放致毛细血管渗漏等因素作用,可引起术后患者血管外液体量增加,且与体外循环长短成正比关系。对非体外循环手术者,可能为避免血压下降而术中补液,术后出现体重增加约 20%。因此心脏术后液体出入量控制较为严格,成人输液量不能超过 50ml/h。术后早期(6～12 小时内)是否扩容治疗必须兼顾心功能需求,结合 HR、ABP、CVP、PAP、LAP 等前负荷指标,适当输注晶体、胶体溶液以保障左室前负荷和胶体渗透压。血制品输注不宜单纯用作补充血容量。近年随着手术时间缩短、体外循环预充胶体、术后超滤以及应用抑炎药物等,大部分患者术毕血红蛋白含量可达 8g/dl 以上,术后仅需少量利尿剂或等待自行排尿,即可较快恢复体液正常分布,再输注压缩红细胞以提高血红蛋白含量并无必要。

目前全球应用频率最高的快速扩容方案是将生理盐水和(或)5% 白蛋白 250～500ml,在 10～30 分钟内静脉输注,若出现 CVP、肺动脉舒张压或左房压快速上升 15mmHg,立即减慢输液速度,再做进一步评估。心脏术后 24 小时,血流动力学渐趋平稳,但出入量之差仍为正值,因此之后 3 天左右的入液量应控制在同龄非心脏病者 50% 左右,且降低静脉输液比例,保证尿量 100～150ml/h。适当利尿剂治疗有助维持体液负平衡,缓解心力衰竭患者并发的肾、肺功能不全症状,且采取持续输注的方案对血容量波动影响较小。

2. 酸碱平衡的维护　心脏术后代谢性酸中毒,最常见的原因是低心排血量、低灌注造成的血乳酸堆积,其次是肾损伤、过量儿茶酚胺、高血糖等,以及继发性肠道和肢体缺血性损害。过度通气往往是机体对代谢性酸中毒的代偿性反应,但并不能阻止内源性产酸,酸中毒所导致的心肌收缩力下降、PVR 升高、外周血管扩张、中心静脉收缩、对肾上腺素不敏感等现象仍出现。最重要的是对因治疗,如矫治氧供氧耗失衡。不宜单纯应用碱性药物纠正 pH 值。仅在 pH<7.2 以及严重血流学不稳定时,在排除是呼吸系统原因后,才考虑静脉注射碳酸氢钠,且需避免因纠酸过度导致血氧释放障碍。针对呼吸性酸中毒,最常用的对策是增加肺通气量,尤其是治疗支气管肺通气障碍时,及时气管插管是最有效的方法之一;呼吸性碱中毒最常的原因是通气过度;而针对代谢性碱中毒,应注意过度利尿导致的低钾低氯碱中毒(表 35-2-3)。

表 35-2-3　血酸碱平衡紊乱分类

| | 原发性失衡 | | | 继发性代偿反应 | |
	pH	HCO₃	PCO₂	HCO₃	PCO₂
代谢性酸中毒	↓	↓			↓
代谢性碱中毒	↑	↑			↑
呼吸性酸中毒	↓		↑	↑	
呼吸性碱中毒	↑		↓	↓	

3. 电解质的管理　低钾血症,是心脏术后最常见的电解质异常,尤其对于曾较长时间服用利尿药物者,术前机体钾储备不足,而体外循环术后高血糖等因素致渗透性利尿,引起更多量钾丢失。正常血钾应在 4~5mmol/L,当血清钾下降 1mmol/L,则机体钾含量减少约 100mmol。低血钾引起心肌电位不稳定易致严重心律失常,如室性异位心律、心房纤颤等,故心脏手术后高度警惕之,早期识别血电解质异常及心电图征象(如 T 波双向或倒置、U 波出现、ST 段下移等)。治疗首选口服补钾,每次 20~40mmol 每天 3 次,其次经中心静脉补充含钾溶液,速度不超过 10~20mmol/h。对于曾应用保钾利尿药物、术后肾功能不全或大量红细胞破坏者,应避免高钾血症。当血钾急剧升高超过 6.5mmol/L,除常规降钾药物外,考虑血滤治疗。

体外循环术后稀释性低钠血症较真性低血钠更常见。随着轻、中度限液使体液负平衡,低钠血症状可改善。当血钠<20mmol/L 时可用 3% 含钠溶液输注。体外循环期间应用枸橼酸抗凝血可能降低血钙,但因枸橼酸代谢快,如果不是快速大量输血,此效应持续时间很短。当血钙低于 2.5mg/L,心电图可出现 Q-T 间期和 ST 段延长、T 波倒置,经中心静脉补钙一般采用负荷量 100~200mg(10% 葡萄糖酸钙 10~20ml 或 10% 氯化钙溶液 4~8ml),维持量 1~2mg/h。当存在低血镁低血钾时,低钙血症更难纠正。

4. 血糖和营养的管理　糖耐量异常患病率逐年上升,糖尿病患者容易合并心血管问题,体外循环容易诱发应激性高血糖,后者影响术后恢复及伤口愈合,所以血糖管理已成为心脏术后监护重要工作。无论是否术前血糖(包括 HbA1c)控制稳定,围术期都执行较为严格的血糖监测规程和降糖措施:有明确糖尿病病史者,术前 24 小时应停用口服降糖药物;体外循环围术期第 0~2 天避免含糖液体,建议短效胰岛素匀速静脉注射,每隔 30~60 分钟复查血糖,将其控制在 150mg/dl 以下;当开始经胃肠途径进食则考虑长效胰岛素皮下注射,每隔 4~6 小时复查血糖,餐前血糖控制<110mg/dl,餐后或随机血糖控制<180mg/dl;应重视低血糖的危害。

严重慢性心力衰竭患者容易合并蛋白-能量营养不良,引起心脏恶液质。术前清蛋白含量低于 2.5~3.5g/dl 者,心脏术后并发症发生率更高。因此营养明显影响术后恢复。一般成人每日需要热量 25kcal/kg 和蛋白 1g/kg,营养补充途径首选肠内(鼻胃管),其次肠外(中心静脉通路)。围术期留置鼻胃管有助肠胃减压、管饲和胃液观察,尤其对因机械通气保留气管插管者很必要。管饲期间建议使床头抬高 15°~30°,若残留物大约 100~150ml 则暂停一次。当患者一般情况改善,即应鼓励自主经口进食,术后 1 周内予低钠饮食。

四、特殊生化指标

血清乳酸水平是有效循环灌注不足的重要指标,与体外循环术后转归的预测密切关联。正常血乳酸含量 ≤1.5mmol/L,文献报道其峰值 >4mmol/L 则死亡率增高,且动态观察更有意义,如持续升高(乳酸变化率>0.75mmol/(L·h)提示预后极差。

心肌肌钙蛋白 I（cardiac troponin I，cTnI）是心肌细胞特有、反映损伤的标志物，且血中出现时间早、持续长，可作为体外循环手术心肌损伤、围术期心肌保护、术后心功能恢复等评估指标。研究表明，血清 cTnI<0.4μg/L 者死亡率仅 3.3%，2~10μg/L 者死亡率为 28.4%，>10μg/L 者死亡率达 38.4%。

B 型脑利钠肽（B-type natriuretic peptide，BNP）及其前体利钠肽家族是由 A、B、C 型多肽及其相关受体构成。前两者属于心脏激素，合成后分泌到血液循环，与靶器官受体结合后，发挥扩张血管、利尿和促钠排泄等作用。N 末端 B 型钠尿肽（NT-proBNP）是 BNP 前体之一，无生物学活性。当心室容量负荷或者压力负荷增加时，心肌细胞合成和释放的 BNP 和 NT-proBNP 分泌增多，其中 NT-proBNP 在不同检测系统间差异较小。当 BNP<50pg/ml 时，心力衰竭可能性低（阴性预测值 96%），当 BNP>100pg/ml 时，心力衰竭可能性高（敏感性 90%，特异性 76%）。BNP/NT-proBNP 主要用于呼吸困难鉴别诊断、慢性心力衰竭危险因素分层和治疗预后评估、舒张性心功能不全诊断、急性冠脉综合征危险性分级等。

血清降钙素原（procalcitonin，PCT）对诊治全身炎症反应和感染有很强的临床指导意义，其中细菌性感染方面的敏感性和特异性达 95% 以上，对严重脓毒血症和脓毒败血症性休克的特异性高达 100%。全身性细菌感染 2 小时，血浆 PCT 即被检测到，第 6 小时急剧上升，第 8~24 小时维持高水平。PCT 血浆半衰期短（22~29 小时），体内外不易被降解，而且检测不受多数药物和免疫状态的影响，与机体感染的严重程度呈正相关，是疗效观察和预后评估的重要指标。有报道当 PCT<0.25μg/L 时临床不主张或限用抗细菌药物。

当创伤或炎症造成组织损伤时，机体产生急性相反应，在白介素-6 调控下，肝脏合成释放 C-反应蛋白（C reactive protein，CRP）入血，指示急性炎症。超敏 C 反应蛋白（high sensitivity C-reactive protein，hs-CRP）是通过改进检测技术使低浓度 CRP 也能被尽早测得，最低临界值达 0.2mg/L。hs-CRP 被认为是急性炎症反映一个敏感而可靠的指标。动态观察心脏手术前后 hs-CRP 变化，可用于评估 SIRS 影响，与术后并发症有一定相关性。检测 hsCRP 水平联合血清 BNP、cTnI 等有助心肌损伤和心功能恢复的判读。

S100 蛋白是一种脑特异性蛋白，临床上结合经颅多普勒、颈静脉血氧饱和度、脑电图及近红外光谱分析等手段，可用于术后脑损伤评价和诊治。

五、减少术后出血和输血的策略

为减少术后出血，在术前应调整抗凝方案（如冠脉搭桥术前停用氯吡格雷 4~6 天），提倡自体血捐献术中输注，必要时应用促红细胞生成素；在术中改进体外循环策略（如换用肝素涂层管道、减轻血液稀释、逆行自体预充、血细胞清洗回输等），提高外科止血技术、适当应用止血药物（如氨基己酸、氨甲环酸、去氨加压素）；在术后应密切监测引流液数量、性状和出凝血指标。

不恰当输血所致的危害已被越来越多地重视。除传播病毒细菌感染外，急慢性溶血反应、输血相关性肺损伤、急性肾损伤、心房纤颤等仍有相当的发生率。有报道心脏术后输血与不输血者比较，机械通气时间、ICU 停留时间、住院时间以及死亡率都增加。因此是否输血应严格把握适应证：①血红蛋白含量<7g/dl 时推荐输注红细胞，>9g/dl 时则一般不输注（每 1U 压缩红细胞可提升血红蛋白 3g/dl）；②术后 24 小时内血小板计数<50 000/mm³ 时推荐输注血小板，>50 000/mm³ 且明显出血时考虑输注（每 1 人份血小板可提升血小板计数 30 000~40 000/mm³）；③当凝血酶原时间≥16 秒（或 INR≥1.5）且明显出血时，建议输注新鲜冰冻血浆；④当纤维蛋白原含量<100mg/dl 且明显出血时，可输注冷沉淀（每 6U 冷沉淀可提升纤维蛋白原含量 100~150mg/dl）。

心脏术后血小板减少症有一定的发生率，与体外循环血液稀释和血小板消耗关系密切，表现为术后第 1 天血小板计数下降 30%~60%。如无严重出血，则不应输注血制品。如果 24 小时内复查两次血小板计数<50 000/mm³，且呈急剧下降趋势，即应警惕肝素诱导性血小板减少症（heparin induced thrombocytopenia，HIT）。后者是一种与免疫反应有关的严重血栓前状态，多见于大量或反复使用肝素后，可致静脉或动脉系统广泛性血栓栓塞、肾衰以及死亡。除临床表现外，血清素释放试验和 ELISA 检测有助 HIT 诊断。在治疗方面应首先停用肝素，可换用阿加曲班、比伐卢定等非肝素抗凝剂，并控制临床症状，此时不推荐输注血小板，甚至因此将加重血小板消耗，诱发血栓形成。

六、术后镇痛镇静

疼痛可致心动过速、高血压、咳嗽和深呼吸无力等，影响术后恢复。吗啡 1mg/h 缓慢静注是心脏术后早期最常用的镇痛方案，其扩张血管作用有助降低心肌氧耗，应避免低血容量致低血压以及预防其致吐作用。机械通气者还可联用静注芬太尼或皮下注射局麻药物以达镇痛目的。对于冠脉搭桥术后，不建议应用非甾体抗炎药物镇痛，因其增加心血管不良事件发生率，且对服用阿司匹林者有加重胃肠

反应、肾损害和出血倾向的可能性。静脉注射丙泊酚以镇痛镇静，具有短效、可逆、剂量可控等优点，在术后 ICU 应用较多，常用剂量为 25 ~ 100μg/（kg·min），但因有抑制呼吸、降低血压等副作用，使用期间应监测血压，常备机械通气，且避免大剂量持续输注所致"丙泊酚输注综合征"。咪达唑仑、右旋美托咪定等也是目前较推荐的镇静药物。肌松剂仅适用于部分急救情况，不建议长时间适用，以免呼吸机依赖和相关性感染。氟哌利多醇适用于术后急性谵妄的症状控制。

第三节 术后常见并发症的防治

一、低心排综合征

（一）病因

1. 术前心功能低下。

2. 手术操作、体外循环血液稀释以及非搏动性血流灌注、麻醉药物等因素导致术中心肌保护不满意及缺血再灌注损伤。

3. 冠脉搭桥术后新发心肌缺血，瓣膜置换或修复术后瓣膜功能不良，先天性心脏畸形矫治不满意或肺血管发育欠佳，术中冠脉微栓或气栓形成等。

4. 术后低血容量与内环境紊乱，如酸中毒、高血钾、低血钾、低血钙等。

5. 术中损伤传导系统导致严重心律失常，如Ⅲ度房室传导阻滞等。

6. 心脏大血管周围积血导致心包填塞，限制心室舒张和排空，回心血量减少。

（二）诊断要点

1. 症状与体征

（1）体、肺循环静脉充血：表现为肝脏肿大、胸腔积液、腹水及末梢水肿。

（2）器官灌注不足：典型症状为心动过速、末梢灌注差、少尿、代谢性酸中毒。严重时出现顽固性代谢性酸中毒和多脏器功能不全，如急性肾损伤、中枢神经损害及消化道并发症。尿量减少、中心外周（直肠-脚趾）温差大、毛细血管充盈时间长等提示组织灌注不良。

（3）心功能失代偿表现：低血压和心动过缓常是低心排综合征晚期表现。

2. 辅助检查

（1）CI < 2.0 ~ 2.2L/（min·m²），SVR >

1800dynes¯sec/cm⁵；

（2）SvO₂<50%，SaO₂-SvO₂≥30%；

（3）代谢性酸中毒（连续两次血气分析提示 BE 值<-4）；

（4）血清乳酸变化率>0.75mmol/（L·h）；

（5）通过肺动脉漂浮导管或 PiCCO 法直接测定心输出量，心脏超声则有助观察解剖结构和心脏舒缩功能。

（三）预防

1. 术前对心功能不良者积极改善心肌收缩力，提高对外科手术耐受性，必要时预防性应用机械辅助装置，如离心泵、IABP 等。

2. 术中缩短缺血缺氧时间，手术操作轻柔，尽量减少心肌损伤。

3. 心脏复跳前彻底排气，防止冠脉内气栓。

4. 体外循环过程力求平稳，保持足够的灌注流量和压力，使内环境稳定。

5. 防止因心包缝合过紧而影响心脏舒张，彻底止血，保持引流通畅。

6. 术后正确评估血容量，在 CVP、LAP 等指标指导下开展液体治疗。

（四）治疗原则

1. 对症治疗以改善心排

（1）恰当的心率和心律：心脏术后窦性心率保持 60 ~ 90 次/分。对于存在传导阻滞者应用临时起搏器，建议 DDD 模式。对低心排合并窦性心动过速或心房纤颤者（排除预激综合征），建议短期静脉应用毛花苷丙、短效 β 受体阻滞剂、胺碘酮等。

（2）调整前负荷：理论上前负荷指舒张末期心室容量，临床常用右房、左房压力指代，注意动

态监测和试验性治疗后的再评估。根据 Frank-Starling 定律,在容量-压力曲线上升段,液体治疗是提高前负荷主要手段,应使 LAP 在 15 ~ 20cmH$_2$O,以维持正常心排。

(3) 增加心肌收缩力:常用正性肌力药物包括儿茶酚胺类(如多巴胺、多巴胺丁胺、肾上腺素、异丙肾上腺素)、磷酸二酯酶抑制剂(如米力农、氨力农)、钙剂、洋地黄等。对于顽固性病例,重组人脑利钠肽、左西孟旦、精氨酸血管加压素以及低剂量糖皮质激素、甲状腺激素等可供考虑。临床为发挥血管活性药物最大正效应和最小副作用,推荐多种药物小剂量联合使用,例如低剂量肾上腺素[<0.1μg/(kg·min)]或多巴胺联用硝普钠或米力农,适合左心功能不全伴后负荷增加者。

(4) 降低后负荷:后负荷反映室壁应力和体、肺循环阻力。适当应用血管扩张剂,如硝酸甘油、硝普钠等降低 SVR,有助左心射血,伊洛前列素扩张肺血管,有助右心排血。联合正性肌力药物和血管扩张药物是目前治疗严重心功能不全的主要策略。

(5) 减少氧需求、液体平衡和机械通气:低心排综合征时中枢性体温升高,使氧耗量明显增加,应积极退热,控制体温在 36 ~ 37℃,使用降温毯时避免寒战,必要时镇痛镇静、肌松、小剂量血管扩张剂,同时纠正贫血、酸中毒,以进一步降低氧需求。体外循环术后多有轻度水钠潴留现象,部分病例可有毛细血管渗漏综合征,并发肺水肿、全身浮肿等,维持液体平衡和适当利尿尤为重要。呋塞米是最常用的利尿剂,持续静脉滴注或泵推[0.1 ~ 0.4mg/(kg·h)]比间断推注更有效,目标尿量为>1 ~ 2ml/(kg·h),谨防利尿后低血钾诱发心律失常。对利尿效果不佳者,尽早开展肾替代治疗(如血液透析滤过)。对左室功能不全者,正压通气有助降低左室后负荷和心室跨壁压,且正压通气和稍高水平 PEEP(4 ~ 8cmH$_2$O)帮助肺水肿消退,改善肺功能,因此低心排时对机械通气应采取积极态度。

2. 病因性治疗

(1) 术后纵隔心包腔出血致引流过多,甚至急性心包填塞,需立即开胸探查,充分止血,清除心包腔血块。

(2) 严重酸中毒明显抑制心肌收缩力,甚至诱发心搏骤停,应密切监测血气,及时纠正酸中毒。

(3) 冠心病术后低心排:多与血管重建不理想有关。术后应维持较满意血压(尤其舒张压),加强心电图和心肌酶谱的动态观察。当血管活性药物效果不佳时,尽早使用主动脉球囊反搏(intra-aortic balloon counterpulsation,IABP)支持。

(4) 瓣膜病术后低心排:当术中发现畸形矫正不满意或人工瓣功能不好,应立即重新矫正或更换人工瓣。当术后正性肌力药物效果不佳时,考虑心肌病变、冠脉供血、肺动脉高压等问题,积极实施机械辅助,帮助心肌水肿消退。

(5) 先天性心脏病解剖或生理矫治后,未纠正的解剖缺损(如流出道梗阻、瓣膜关闭不全)减少有效搏出;残余左向右分流可使肺血流过多,体循环血流减少;体肺或腔肺过度分流,加重左心负担,甚至诱发肺水肿。经食管或经胸超声、心导管检查等,帮助了解有无残余或残留的结构性缺损,并建议手术治疗。

(6) 注意排除气胸、胸腔积液、心包和纵隔积液的压迫:床旁彩色超声检查观察心脏、胸腔、周围血管等,快速判断病因,有助改善转归。

3. 机械性辅助装置对难治且有一定可逆性的低心排综合征者,应积极机械辅助支持,包括 IABP、体外膜肺氧合(extracorporeal membrane oxygenation,ECMO)、左/右心室辅助装置(ventricular assist device,VAD)等。这些技术的推广使部分低心排者获得更多生存机会,同时对医生的准确决择和合理应用提出更高要求。文献提示,术前有准备地安装机械辅助,比术后发生心功能不全再临时安装的效果和预后更佳。当成人左心功能不全合并冠脉问题或严重二尖瓣关闭不全时,首先考虑安装 IABP,既增加冠脉灌注又降低左室后负荷,改善心肌供氧,从而增加心排血量;当合并严重肺部疾病及呼吸功能不全时则选择 ECMO 支持。在体外循环不能撤离、术后严重低心排、肺高压危象、难治心律失常或心搏骤停时,一般考虑兼有心肺功能不全,选择 V-A 模式 ECMO 支持。据国际体外生命支持组织 ELSO 报道,ECMO 用于心脏手术后存活率约 38% ~ 50%,充分矫正畸形与可逆心肺疾病是成功撤机的基础。因为 ECMO 有创性大,在辅助期间应实施精细化管理,监测血流动力学、血清乳酸含量、SvO$_2$ 等同时,监测出凝血指标、游离血红蛋白等了解管道对血液破坏的情况,并注意血象和脏器功能变化;左心辅助装置是最常用的 VAD,借助滚压或离心泵的电机械运动代替左室的收缩功能以维持循环,用于心脏术后大剂量血管活性药物和 IABP 仍不能脱离体外循环者。但当完全左心辅助时,心脏收缩时左心室完全排空,易致室间隔向左侧偏移,继而诱发右心功能不全,该问题在合并肺高压的瓣膜病患者尤为突出,此时选择全心辅助效果更佳。

二、心律失常

体外循环术后常见心律失常类型包括心房纤颤、室性心律失常、室上性心动过速、心搏骤停等,多因危及血流动力学和心排血量而必须积极处理。快速识别和排除诱因是首要的处理原则。首先检查有无缺氧、通气不足、容量过多或不足、血 pH 值和钾钙镁等电解质异常等,其次查看是否应用致心律失常药物(如洋地黄、米力农、氨力农、高钾液),尤其在肾功能不全时,再则了解有无心肌缺血等。只有充分排除以上诱因后,对严重心律失常才采用抗心律失常药物治疗。对频发、多源室性早搏,可短期静脉推注利多卡因;对室性心动过速,一方面立即复查血酸碱电解质,如有低钾需静脉补充,怀疑洋地黄中毒时立即停药,另一方面采取先负荷量后维持量地应用胺碘酮,静脉泵推第 1 个小时 75～300mg,之后每天 600～1500mg,必要时考虑电复律;对窦性心动过缓伴室性心律,应用山莨菪碱等提升基础心率后,代偿性室性心律常消失;对室上性心动过速,常用腺苷、毛花苷丙、β 受体阻滞剂、心律平等,在药物无效且干扰血流动力学时予直流电复律,一般从 25～50Ws 开始;对冠脉旁路移植术后阵发性心房纤颤,首先排除容量不足或过多的诱因,避免低钾和高钙,然后应用胺碘酮达到控制心室率和转复目的,先以 600～800mg/24h 速度静脉泵入,若 4～5 小时内未转为窦性心律,增量至 1500mg/24h。

三、肺动脉高压

肺动脉高压最主要危害在于术后 1 周内肺血管高反应性,它不仅与术前肺高压、基础病变(如先天性左向右分流、瓣膜狭窄或反流)有关,还与体外循环、手术创伤等应激密切相关。体外循环是诱发全身和肺部炎症反应的强刺激,可表现为肺血管内皮细胞损伤,血栓素 A_2、内皮素-1(ET-1)等收缩肺血管的细胞因子增多,导致 PVR 增高,而对术前合并肺动脉高压者,术后早期更易出现 PVR 应激性升高,ET-1 下降至正常水平约需 48 小时,明显影响右室功能。

1. 诊断标准海平面、静息状态下,右心导管检查提示肺动脉平均压(mPAP)≥25mmHg。

2. 临床症状与体征

(1) 肺动脉压力增高,听诊 P_2 亢进。

(2) 右心功能不全:CVP 增高、全身浮肿、颈静脉怒张、肝大、腹水、腹壁静脉显露、少尿、胸腔心包积液等

(3) 低氧血症,心律失常以及低心排、肺部感染、多脏器功能不全。

3. 辅助检查

(1) 胸部 X 线片:心影增大,肺充血,肺动脉段突出。

(2) 心脏超声

1) 三尖瓣反流:sPAP = 4×(三尖瓣反流流速)^2 + mRAP

2) 肺动脉瓣反流:dPAP = 4×(肺动脉瓣反流流速)^2 + mLAP

3) 近年出现的三尖瓣环收缩期平移等超声指标,有助对房室水平分流且无明显三尖瓣、肺动脉瓣反流时的肺高压判断。

(3) 右心导管检查以及在静脉用腺苷、伊洛前列素和吸入一氧化氮(NO)基础上的"肺血管扩张试验"是肺高压诊断的金标准,但不适宜术后危重患者。

4. 防治策略术后肺高压防治关键在预防。围术期应采取以下措施:避免低氧血症、高碳酸血症、酸中毒、激惹、疼痛、气管插管内吸引等诱因;机械通气期间充分镇痛、镇静,静脉持续滴注芬太尼或咪达唑仑,适当联用肌松剂;避免肺不张和肺容量过度变化,维持呼气末容量在功能残气量水平以降低胸膜腔内压;避免气胸、胸腔积液、肺不张等。

5. 治疗措施

(1) 手术纠治残余或漏诊的左向右分流、梗阻和瓣膜反流。必要时心房水平创建"右向左分流",减少右心力衰竭和右室限制性生理的发生。

(2) 加强镇静、镇痛和肌松,充分吸氧以降低 PVR。

(3) 机械通气时维持正常的肺容量,使 $PaCO_2$ 28～35mmHg,PaO_2 90～100mmHg,必要时适当碱化血液,目标血 pH 值在 7.50～7.55 范围。

(4) 靶向肺血管扩张剂:近年出现的肺高压靶向性药物,包括:①NO 途径,主要通过刺激可溶

性鸟苷酸环化酶的产生,使细胞内环磷酸鸟苷酸水平增加来扩张肺血管,代表药物为 NO 和 V 型磷酸二酯酶抑制剂-西地那非或伐地那非。②前列环素途径,前列环素和前列腺素(如 PGE1)均为花生四烯酸主要代谢产物,通过诱导血管内皮细胞产生环磷酸腺苷,从而舒张血管平滑肌细胞使 PVR下降,但前者扩张肺血管的作用大于对体循环血管。静脉注射用依前列醇是第一个在欧美上市的前列环素类药物。贝前列素是唯一能口服的前列环素类药物。吸入伊洛前列素在某种程度可替代吸入 NO,且避免 NO 停用后的反跳现象。③ET 受体拮抗剂,如波生坦、安立生坦。通过阻止 ET 活性形式与受体的结合,舒张肺血管,减轻细胞增殖,从而降低肺动脉压,在监测肝功能情况下可长期口服。

四、急性呼吸窘迫综合征

(一)病理生理

急性呼吸窘迫综合征(ARDS)基本病变包括:肺毛细血管内皮和肺泡上皮细胞严重受损,引起肺间质和肺泡水肿、出血,肺泡群大片萎陷,伴透明膜形成,从而导致肺容量减少、肺顺应性降低、V/Q 比例失调致气体交换障碍以及分泌物增多。病因可能有:

1. 体外循环致血液有形成分的破坏,肺内多发性微栓或血栓形成。

2. <7 岁儿童肺脏发育不健全,液体易透过毛细血管膜,易受流体静力压影响。

3. 当漏诊动脉导管未闭或法洛四联症侧支循环丰富时,肺循环负荷过重使血管床过度充盈淤滞,术中大量血液通过肺循环。

4. 术后低心排综合征。

5. 左房过度充盈,尤其左室发育较差者。

(二)临床表现

诊断 ARDS 需综合考虑诱发因素、$PaO_2/FiO_2<$ 200、双肺渗出改变和排除 PAWP>18mmHg 等。症状可出现在术后早期,或拔除气管插管数小时或数天内。表现为急性、进行性呼吸困难伴发绀,且随着呼吸增快,发绀逐渐加重,肺部闻及干、湿性啰音,严重者有泡沫痰或血痰;血气分析提示 PO_2进行性下降和难以纠正的低氧血症、高碳酸血症,机械通气和高浓度吸氧效果有限;胸部 X 线片提示进行性、广泛的双肺渗出影;CT 扫描提示大部分肺泡萎陷不张(尤其下肺),小部分肺泡过度膨胀

(尤其上肺)。

(三)预防

肺保护是体外循环研究重要课题。在术前适当应用抗炎药物(如糖皮质激素),有助预防补体激活,稳定溶酶体膜,减少溶酶体酶释放和多核白细胞聚集,降低肺毛细血管通透性;术中常规使用 $20\sim40\mu m$ 微栓滤器;避免对动脉导管和法洛四联症侧枝的漏诊;术后根据左房压限制液体出入量,掌握输血输液速度,对左心发育较小或左室功能不全者应根据血流动力学监测,充分降低后负荷和肺动脉压。

(四)治疗原则

1. 需严格控制出入量,使轻度负平衡和适当提高胶体渗透压(如静脉输注白蛋白),有助减轻肺间质水肿,多数患者在术后第 1~4 天恢复。

2. 机械通气是 ARDS 时最主要的呼吸支持手段。适当 PEEP 治疗,能使呼气末萎陷肺泡张开,V/Q 比例匹配,肺功能残气量增加,且减轻肺间质渗出,从而提高 PaO_2,帮助受损肺泡内皮和上皮恢复。需注意在心血管代偿能力欠佳时,较大 PEEP 明显增加胸膜腔内压,增加右心后负荷,影响左心泵血功能。对肥胖、高龄和慢阻肺基础病者,考虑适当降低目标氧分压,及时拔除气管插管,必要时无创面罩通气过渡,以降低呼吸机依赖、呼吸机相关性肺炎等发生率。

3. 有创机械通气期间配合镇静剂、肌松剂和降温疗法,降低机体代谢率,帮助炎症反应消退。若常规机械通气改善氧合效果不佳,可考虑 ECMO 的 V-V 模式呼吸支持。

4. 辅助治疗　如血管扩张降低左心后负荷和肺动脉压,充分营养支持帮助恢复,早期预防感染等。

五、急性肾衰竭

(一)病因

1. 术前右心功能不全致肾淤血,体外循环易致肾功能损害。

2. 术中病变纠正不彻底、操作创伤、心肌保护不全等引起术后低心排综合征,继而大量应用缩血管药物,明显增加急性肾衰竭发病率。

3. 体外循环期间恒流低灌注,引起较长时间低血压低血氧,导致肾功能损害。

4. 体外循环中机械性因素破坏红细胞,引起大量血红蛋白释放,而变性血红蛋白释放游离脂

质,使血管内红细胞聚集,导致肾小管栓塞和急性肾衰竭。

5. 肾脏本身有病变(如急性肾小球肾炎、肾盂肾炎、肾动脉狭窄或栓塞),术后易发生肾衰竭。

(二)临床表现

1. 主要表现如水电解质紊乱、酸碱平衡失调和氮质血症。常伴有少尿(<400ml/24h)或无尿(<100ml/24h),尿比重降低(<1.018ml),血肌酐清除率<30/min·m³。如尿量少于0.5ml/(kg·h)持续2小时以上,排除血容量不足或脱水情况下,高度警惕急性肾衰竭。

2. 实验室检查

(1) 尿/血浆渗透压比值接近或等于1.0。

(2) 尿/血浆肌酐比值<20。

(3) 尿/血浆尿素氮比值<10;尿钠浓度>40mmol/L,可确立急性肾衰竭的诊断。

(三)预防

体外循环期间采用适度的血液稀释,可以减少溶血和失血,增加肾血流量和肾小球滤过率;尽量减少氧合器对血液有形成分的破坏;保持足够的灌注流量,使灌注压高于肾小球滤过压;配合应用适量利尿剂,可增加肾皮质血流,减少髓质充血,增加肾小球滤过率,抑制髓袢升支对钠的重吸收,而使水钠排出增加。对术前心功能较差或重症患者,在体外循环术中或术后应考虑人工肾替代治疗。

(四)治疗原则

1. 术后应保证肾脏充分血供和氧供,控制液体出入量,避免"大进大出"和使用损害肾功能的药物,适当使用小剂量利尿剂,积极防治感染。

2. 治疗高钾血症,可应用10%葡萄糖酸钙对抗心脏毒性,或输注小剂量碳酸氢钠纠酸,或使用高渗葡萄糖和胰岛素,帮助细胞外钾转移入细胞内。

3. 当肾衰竭时,机体代谢废物积蓄可引起中毒,应早期考虑肾替代治疗,临床最常用如腹膜透析、床旁静-静脉血液滤过等模式。其指征包括:

(1) 尿量减少<0.5ml/(kg·h),持续4小时以上。

(2) 体内液体过多,防止充血性心力衰竭和肺水肿的发展。

(3) 血钾>6mmol/L,或心电图出现明显高血钾现象。

(4) 严重酸中毒。

(5) 血非蛋白氮在150~200mg/dl以上,或尿素氮>100mg/dl,血肌酐>1.5mg/dl,出现尿毒症早期症状。

六、脑部并发症

(一)病因

1. 体外循环造成气栓或库血中微栓的栓塞,尤其随灌注时间延长,血液破坏加剧,神经并发症发病率上升。

2. 体外循环长时间灌注流量过低,造成脑组织低灌注,引起脑缺氧。

3. 有脑血管先天异常、脑动脉瘤、颈动脉血栓形成、高血压、高龄、糖尿病等危险因素者,脑循环已有一定损害,体外循环进一步加重之,空气、颗粒栓塞、低血压为常见诱因。

4. 非搏动灌注改变脑血流分布,大脑小动脉直径可缩小到正常的一半,且损伤毛细血管血流,脑细胞氧耗和葡萄糖利用明显减少,继而大脑结合膜细胞淤血严重,血管周围水肿,重者可发生弥漫性脑缺血性损害。

5. 上腔静脉回流受阻,使脑静脉压增高,脑细胞被压迫损伤。

(二)临床表现

主要症状包括:患者不清醒或延迟清醒,或清醒后又进入昏迷,伴有四肢频繁抽搐或偏瘫;栓塞时可出现局部神经系统的定位症状;情感认知方面变化,如记忆阻碍、定向力障碍、谵妄、失眠、兴奋、抑郁、儿童噩梦等。CT或MRI扫描提示弥漫性脑水肿抑或局部病灶,出血抑或栓塞以及有无新发病灶,帮助预后判断和是否抗凝治疗。

(三)预防

尽管严重脑部并发症不常见,且以弥漫性脑水肿一过性损害居多,但因为后果严重,脑保护仍是体外循环研究重要课题。术前颈动脉超声观察有无活动性颈动脉斑块和脑血流分布,并反复询问病史,必要时CT或MRI扫描等。术中超声有助指导钳夹、阻断等操作,尽量避开主动脉斑块,最大限度降低手术操作影响。体外循环期间应用微栓过滤器,缩短体外循环时间,灌注过程中保持一定的灌注流量和压力,保持腔静脉引流通畅,正确使用膜式氧合器和肝素,以及给予血小板聚集抑制剂(如PGE₁),可能有助减少体外循环微栓的形成。一般认为体外循环期间脑血管自动调节下限可至4.0kPa(30mmHg),但低于6.7kPa(50mmHg)

压力×持续时间应小于 100,如>100 易致缺血性脑损伤。心脏复跳后,随着体温不断回升,一定注意维持满意血压,才能保证脑和冠脉正常范围的灌注。

（四）治疗原则

1. 应用充分镇静和局部降温,有助保障大脑氧供,降低脑皮层氧耗,促进神经系统恢复。

2. 甘露醇等药物脱水治疗,帮助降低颅内压,肾功能不全者可改用白蛋白、甘油果糖等。

3. 糖皮质激素类、巴比妥酸盐等可能有助脑水肿消退,ATP、辅酶 A、醒脑静等药物可能促进脑组织代谢。

七、栓塞和出血

（一）病因

人工心肺机故障或操作失误,如泵管破裂或漏气,灌注心肌保护液时空气进入左房或左室,或术后残留于左心或主动脉根部的气体未被排除,或复温期间水温高于血温 10℃以上时,都明显增加循环血中的微气泡及栓塞几率。瓣膜病左房或左心耳内的血栓、室壁瘤的附壁血栓、左房插管或人工瓣膜处的血栓、瓣膜钙化物的脱落以及左房黏液瘤破裂等均可引起栓塞。胸骨正中切口伤及纵隔脂肪滴被吸引进入氧合器,脂蛋白支链释放游离脂质,能引起血管内血球的聚集。聚集的血小板和红细胞、气泡、硅油、变性凝集蛋白、纤维素、库存血的碎屑和凝块等也可能是栓塞来源。

手术中止血不彻底和出凝血功能紊乱,是术后出血的主要原因。前者在二次手术创面大且粘连时多见,后者常见于血小板减少、纤维蛋白原和 II 因子等凝血因子消耗、鱼精蛋白中和肝素不完全等情况。当体外循环时,血液有形成分严重破坏、大量库血输入及组织损伤、术后低心排及严重感染释放毒素,可引起弥漫性毛细血管内凝血(disseminated intravascular coagulation, DIC),这是一种毛细血管内膜损伤和通透性增加、凝血因子的消耗、纤维蛋白溶解前降解产物形成等引起凝血和出血交替的严重情况。

（二）栓塞表现及治疗

栓塞使相应器官缺氧缺血、水肿、功能障碍,如脑栓塞可出现局部或弥漫性神经症状;冠状动脉栓塞可出现低心排综合征;肺栓塞可出现肺动脉高压、肺水肿;肾栓塞可出现无尿少尿等。应根据栓塞的部位而确定治疗方案,对髂动脉、股动脉、颈动脉栓塞,可以切开动脉去除栓子,而对脑血管栓塞一般采取保守治疗:

1. 全身降温 32～35℃,脑部降温 28～30℃,低温维持 3～5 天,待病情好转,神经反射恢复后再考虑撤除低温。

2. 应用脱水药物是防止脑水肿的主要方法,期间注意维持循环稳定,防止过度脱水,引起低血容量性低血压,此外注意预防低血钾。

3. 限制液体入量,每日补液量应在 1500ml 左右。

4. 充分镇痛,有躁动或抽搐者可用安定,苯妥英钠等镇静,可考虑早期足量短疗程应用糖皮质激素。

（三）出血表现及治疗

术后出血最常引起胸引流液增多,当胸腔引流液鲜红色且>4ml/(kg·h),应立即开胸止血。当胸引流液突然减少,怀疑心包压塞或大量胸腔积液症状时,应在 X 线或超声引导下,尽快手术解除压迫。输血治疗时,注意输注新鲜冰冻血浆补充凝血因子,适当补充血小板和应用肝素(0.5～1mg/kg,qid)。常规止血药物效果并不肯定。对消化道出血,常见于术后第 2～10 天,胃内容物出现鲜红或咖啡样液体,突发呕血和柏油样便,伴有上腹部疼痛和压痛;内镜检查可见明显溃疡面和出血点;治疗应在维持有效血容量、血压基础上充分抑酸,必要时内镜局部止血和外科手术。

八、多脏器功能不全

同时出现两个或两个以上脏器功能不全,在体外循环心脏术后屡见不鲜。因为机体各器官功能之间是相互支持、相互制约的。当一个器官出现功能异常时,在其自身代偿基础上,相关脏器也会在一定范围内支持或代偿,但超过限度时多脏器功能可能相继或同时出现功能不全。有效的治疗应该建立在早期发现、综合评估的基础上,尽可能在脏器功能失代偿前给予外源性支持。例如低心排综合征时,机体交感神经系统兴奋,大量儿茶酚胺释放,导致心脏做功增加,心率增快,外周血管收缩,将有限血供优先心、脑脏器的同时,胃肠、肾、皮肤血供减少,且肺过度呼吸以增加氧供。如果心功能持续不能改善,则以上机制进入失代偿状态,循环难以维持的同时,可能因为呼吸功能不全,无法撤离机械通气,而加重肺损伤,并发肺部感染;可能因为过度应用血管活性药物,肾前性缺血加剧致肾功能不全,同时胃肠道淤血或缺血,应激性溃疡诱发消化道出血,肠道细菌和毒素移位引起全身性感染;可能因为抗感染不力或营养补给不足导致伤口愈合不良和感染复发或多重耐药等。反之,如果能在进入恶性循环之前给予积极的脏器支持,如采取冠心病术后早期 IABP 辅助、严重心肺衰竭尽早实施 ECMO 辅助、肾功能不全前期持续肾替代治疗、胃肠运动障碍时肠外营养、镇痛镇静低温以降低氧耗等措施,可望取得较好效果。

（史嘉玮）

参 考 文 献

1. 黑飞龙. 体外循环教程. 北京:人民卫生出版社,2011. 549-555.

2. 龙村,李景文. 体外循环手册. 北京:人民卫生出版社,2010. 112-121.

3. 荆志成. 2010 年中国肺高血压诊治指南. 中国医学前沿,2011,3:62-81.

4. 史嘉玮,肖雅琼,董念国,等. 新生儿小婴儿先天性心脏病围术期肺炎的临床特征. 中华小儿外科杂志,2010,31(5):365-368.

5. Ferraris VA, Ferraris SP, Saha SP, et al. Perioperative blood transfusion and blood conservation in cardiac surgery: the Society of Thoracic Surgeons and The Society of Cardiovascular Anesthesiologists clinical practice guideline. Ann ThoracSurg,2007,83:s30.

6. Feldman D, Pamboukian SV, Teuteberg JJ, et al. The 2013 International Society for Heart and Lung Transplantation guidelines for mechanical circulatory support: executive summary. J Heart Lung Transplant,2013,32(2):157-187.

第三十六章

辅助循环的临床管理

第一节　辅助循环装置的临床应用

一、患者的选择

起初,短期机械循环支持(MCS)装置的临床研究设计相当简单,主要关注当药物治疗无效时,短期 MCS 装置能否维持患者生命,直到心功能恢复。最早研究的临床对象,是心脏手术后心源性休克。短期 MCS 装置在这种情况下的应用,产生了过渡到心功能恢复的概念,即以 MCS 维持循环功能直至心功能恢复。随着使用经验的积累,短期 MCS 装置逐渐开始应用到非心脏术后患者,包括心梗、暴发性或急性心肌炎和心脏移植术后心功能障碍导致的心源性休克。更重要的是因此发展出过渡到移植(bridge to transplantation,BTT)、过渡到康复(bridge to recovery,BTR)和终点治疗(destination therapy,DT)等治疗模式,也是目前临床使用 MCS 装置的指征。虽然机械辅助有了很大的改进和提高,而接受这种治疗的患者仍须严格控制。因为这种治疗并发症多,危险性大,价格昂贵。另外,采取此法治疗的患者其他器官功能是否得到改善,每个患者机械辅助作用能否优于常规治疗等因素也使医生难以作出决断。关于 MCS 治疗却迄今缺乏公认的治疗指南。最近,ISHLT 公布了一个关于植入新一代持续血流辅助装置的指南,其中包括了病例选择标准的专门章节。

二、循环辅助装置的选择原则

心脏辅助装置的选择取决于患者病情与辅助治疗目的,同时与医院的物质条件和临床经验也密切相关。

1. 心肌损伤较小,心脏尚具备一定的泵血能力,IABP 应是首选。

2. 短期、紧急的全心辅助,ECMO 较为快捷方便。

3. 心功能有望恢复的患者,应选择置管方式对心肌损伤小,管道易于撤除的中、短期辅助装置。如 BVS 5000,AB 5000,Berlin Heart Excor,Thoratec VAD 等。

4. 心脏移植前过渡治疗的患者,应选择机动性能好,易于管理,对机体和血液损伤小的中、长期辅助装置。如:HeartMate,Novacor LVAS,Berlin Heart Excor,Thoratec VAD 等。

5. 长期的左心室辅助可选用 HeartMate 等,长期的全心辅助则应选择 Cardiowest TAH,AbioCor TAH。

6. 小儿的循环辅助较为困难,其心脏小,主动脉细,心率快,IABP 难以发挥效果;多数辅助装置的插管和泵头难与其体重匹配,Berlin heart 由于型号较全,在小儿中应用较为普遍。此外,大多数小儿辅助短期循环采用 ECMO。

三、心室机械辅助的临床应用

根据美国 NHLBI 的统计,全球每年约有 5～10 万患者从心脏辅助装置治疗中获益。心室机械辅助治疗中主要是左心室辅助为主;10%～20% 接受左心室辅助治疗的患者在辅助过程中需要短期或长期的右心室辅助治疗;每年全球需要心室机械辅助治疗的患者中,5%～10% 适合全人工心脏辅助。

心室机械辅助在临床中主要运用于三方面。

(一) 心功能恢复前的辅助治疗(bridge-to-recovery)

心室机械辅助最早主要用于心源性休克、心脏直视手术后不能脱离体外循环辅助或术后发生低心排综合征的患者。预计低心排综合征是由于心脏本身原因造成的,但在近期内(短期辅助)可以恢复。据统计,接受心脏手术治疗的患者中约有 5% 需要接受 IABP 辅助,而这部分患者中,又有 1/3 需要心室机械辅助治疗。临床普遍接受的开始心室机械辅助的指征,仍是 Norman 等提出的血流动力学标准(表 36-1-1)。

表 36-1-1　心室机械辅助的应用指征

左心室机械辅助	右心室机械辅助	双心室辅助
CI<1.8~2.0L/(m²·min)	CI<1.8~2.0L/(m²·min)	CI<1.8~2.0L/(m²·min)
动脉收缩压<80mmHg	右房压>20mmHg	右房压>20~25mmHg
左房压>20mmHg	左房压<15mmHg	左房压>20mmHg
成人尿量<20ml/h	不合并三尖瓣反流	不合并三尖瓣反流
		右房压>20mmHg 时仍无法维持 LVAD 的流量>2.0L/(m²·min)

注:CI:心脏排血指数

心室机械辅助对心脏术后低心排患者的治疗效果可靠,大约 45% 的患者最终可以成功脱离辅助。对于这类患者的心功能辅助治疗,目前认为应采取更为积极的植入策略:在第 1 次试停体外循环辅助不成功的 3 小时内就应安装心室机械辅助装置。采用这种治疗策略辅助存活率可达 60%,明显高于在大剂量使用血管活性药物、IABP 辅助无效,致使多脏器功能损伤才开始使用心室机械辅助的治疗组。国内北京阜外医院在 2003 年 11 月至 2008 年 8 月间,运用 BVS5000、AB5000 等装置对 18 例心脏术后低心排患者进行了康复前的心室机械辅助治疗,13 例成功脱离了辅助。

近年来,多个心脏中心均发现一部分原先预计心功能无法恢复、需要等待心脏移植的慢性终末期心力衰竭患者,经过较长时间的心室机械辅助治疗后,心功能恢复到能撤离机械辅助支持的程度。但这种脱机成功率一般不超过 5%,而且主要是那些非缺血性心脏病变或心肌炎患者。英国 Yacoub 等报道在心室机械辅助治疗同时合并使用 β₂肾上腺素能受体激动剂 Clenbuterol,能将这一比率进一步提高。他们报道的 15 例患者中,最后有 2/3 的患者成功脱离了辅助。

(二) 心脏移植前的过渡治疗(bridge-to-transplantation)

心脏移植,目前仍是终末期心力衰竭患者最有效的治疗手段,但由于供心的缺乏,许多心力衰竭患者在等待移植期间死去。这就迫使许多患者在移植前,接受心室机械辅助装置的过渡治疗,以争取成功获得心脏移植的机会。心脏移植前的过渡治疗是当前心室机械辅助装置最主要的临床应用领域。移植前过渡治疗的病例入选标准见表 36-1-2。

表 36-1-2　左心室机械辅助装置的应用标准

左心室辅助装置移植前过渡治疗	左心室辅助装置终末替代治疗
入选	入选
患者适合接受心脏移植	心功能 Ⅲ~Ⅳ级慢性心力衰竭患者:
血流动力学参数:	严重依赖血管活性药物,并出现
CI<2.0L/(m²·min)	明确低血压;
动脉收缩压<80mmHg	其他脏器功能不全;
肺毛细血管嵌压>20mmHg	心力衰竭症状反复且加重
	最大程大量药物治疗下最大耗氧量<10ml/(kg·min)
技术操作困难:	若不能耐受 β 受体阻滞剂治疗,则最大耗氧量标准为<
体表面积<1.5m²	12ml/(kg·min)

左心室辅助装置移植前过渡治疗	左心室辅助装置终末替代治疗
主动脉瓣关闭不全	
存在右向左分流	排除标准
合并腹主动脉瘤	患者适合接受心脏移植
存在人工瓣膜	急性心源性休克
存在左心室内血栓	肾功能不全：
合并严重右心功能不全	透析、血滤或血肌酐>3mg/dl
存在增加围术期并发症的危险因素：	肝功能衰竭：
右房压>16mmHg	转氨酶>3 倍正常,INR>2.5
凝血酶原时间>16 秒	BMI<18 或>35kg/m²
再次手术者	呼吸机辅助时间过长
白细胞>15×10⁹/L	FEV_1 <1
尿量<30ml/h	PVR>8 和(或)预估右心功能严重不全
体温>38.6℃	存在急性消化道出血或感染
	既往脑血管病变并留下严重后遗症,或神经系统评分 (Mini Mental Exam score)<20
	合并严重外周血管病变
	手术操作风险过大
	合并有肝素诱导的凝血功能异常
	严重心理异常

据统计,已经有超过 4000 例患者运用心室机械辅助装置成功进行了移植前的循环辅助。美国接受心脏移植的患者中,20.1% 在移植前接受过心室机械辅助治疗。移植前心室机械辅助装置辅助治疗的时间,也随着等待供心时间的延长而延长。截至 2007 年,HeartMat I 全球运用了 4100 例,其中 217 例辅助时间超过 1 年,33 例超过 2 年,3 例超过 3 年,1 例超过 5 年。植入心室机械辅助装置后,不仅可以减少等待移植治疗的患者的死亡,而且可以提高他们的生活质量;经过辅助治疗的患者,接受移植后的生存率也有提高。根据所用辅助装置的不同,心力衰竭患者成功辅助至接受心脏移植的比率约在 51% ~78% 之间。国内北京阜外医院为 3 例终末期心脏病患者植入心室机械辅助装置,并分别在辅助 0.5、1、17 个月后成功进行了心脏移植。

（三）终末替代治疗(destination therapy)

对那些无法接受心脏移植,NYHA 分级Ⅳ级的严重心力衰竭的终末期患者,心室机械辅助作为终末替代治疗可以明显改善患者临床症状,提高生存率。治疗效果明显优于目前的常规药物治疗。根据 1998 年 5 月至 2001 年 7 月,进行了 RE-MATCH 随机双盲临床研究的结果,HeartMate XVE (VE 的改进型)成为美国 FDA 第 1 个批准用于不适合心脏移植患者的终末替代治疗的辅助装置。此后又有多个类型的辅助装置获得了欧洲和美国的"终末替代治疗"使用许可。

临床上可以使用的左心室辅助装置种类较多,而可植入体内的右心室辅助装置仅有 Thoratec IVAD。因此全人工心脏(TAH)的临床运用优势在于适合严重全心力衰竭的患者,或者左心功能衰竭合并有左心室血栓、严重室性心律失常、主动脉瓣关闭不全的患者。

第二节　心室辅助装置安装期间的管理

一、麻醉的配合

许多患者曾使用过肝素,导致获得性抗凝血酶Ⅲ不足,可通过输注新鲜冰冻血浆或重组抗凝血酶Ⅲ治疗。使用重组抗凝血酶Ⅲ的优点在于它是非人体制剂,不会出现血制品致敏作用,特别适用于将要做移植的患者。也可输注抗纤溶药物——氨甲环酸(赖氨酸类似物)或氨基己酸帮助术后凝血。根据 ACT 数值判断充分肝素化以后,开始进行 CPB,升主动脉和右心耳是常用的插管部位。一旦开始 CPB,应再次确认是否存在主动脉瓣关闭不全,因为当 VAD 置入后跨瓣压差减低,主动脉关闭不全容易被掩盖。

对 CPB 患者的管理略不同于其他心脏手术患者。麻醉管理包括,维持正常的血糖和电解质水平、尿量和平均动脉压,纠正术前凝血障碍。CPB 的神经激素应激产生胰岛素抵抗,以前患有糖尿病的患者容易出现高血糖,增加术后感染的发生率。输注胰岛素治疗高血糖,目标血糖控制在 150mg/dl 以下。由于往往存在术前肾功能不全、使用利尿剂和术中胰岛素滴注等原因,电解质失衡很常见。CPB 停机前纠正低血钾和低血镁,防止术后发生房性或室性心律失常。

为改善 CPB 后右室功能,停机时应保持患者低血容量状态,使中心静脉压较低。要达到这一目的,给予利尿剂(尤其是以前用过利尿剂的患者)或由灌注师进行超滤,以减少患者体内和 CPB 通路中的液体量。对于有术后出血风险的患者,例如术前华法林治疗或有肝功能不全的,用新鲜冰冻血浆预充可减轻术后凝血障碍的严重程度。

麻醉管理的最后一个目标是维持满意的平均动脉压,保证足够的脑血流和终末器官灌注。CPB 期间的低血压导致术后血管麻痹的发生率高于其他心脏手术患者。血管麻痹综合征的定义是低体循环血管阻力状态伴高心排,儿茶酚胺难以纠正,术后死亡率明显增高。产生围术期血管麻痹的危险因素是多方面的,包括长时间使用血管紧张素转换酶抑制剂、β 阻断剂、钙通道抑制剂、胺碘酮和肝素等药物;患者因素如左室射血分数<35%、出现心力衰竭症状、糖尿病;还有术中因素,例如平均动脉压低、术前使用缩血管药物、CPB 时间长、常温 CPB,以及术前和术后血细胞比容较高。尽管(血管麻痹综合征)确切的发病原因不明,但有几种机制的解释:系统性炎症反应综合征发生,伴随促炎症血管扩张介质的释放,如白介素(IL)-1、IL-6、IL-8、肿瘤坏死因子和心房钠尿肽;血管加压素旁路丢失;内皮损伤;广泛补体激活等。炎性细胞因子的释放会引起鸟苷酸环化酶和环磷尿苷酸(cGMP)生成,导致血管平滑肌松弛。治疗 CPB 过程中的低血压使用 α 制剂,如去氧肾上腺素、去甲肾上腺素或加压素。首选去氧肾上腺素,其次选用加压素,因为加压素在升高体循环血管阻力的同时对肺循环血管阻力的影响最小。有学者提出,如果患者的平均动脉压对儿茶酚胺或加压素有抵抗,可以用亚甲蓝(尿苷酸环化酶抑制剂)作为二线用药,抵抗 cGMP 介导的血管扩张。

二、体外循环配合

因为置入 VAD 不需要心脏停搏,在 CPB 停机前常常需要使用正性肌力药如米力农、多巴酚丁胺或肾上腺素,为心室提供支持。磷酸二酯酶抑制剂米力农既提供收缩力又扩张肺动脉血管。左西孟旦,一种具有扩张特点的钙激活剂,被证明可以改善双心室衰竭患者的右心室功能,然而这种药物在美国尚未获准使用。对于术前肺高压或 CPB 后产生肺高压的患者,一氧化氮、依前列醇、米力农或硝酸甘油等吸入药物,或者静脉给药硝酸甘油或硝普钠,都可用于降低肺动脉压,改善右心功能,提高 LVAD 充盈。米力农可有效降低接受双心室支持患者的肺动脉压,帮助 VAD 充盈。

插管后要对心脏及体外循环管路进行排气,常见的气体聚集部位包括插管、肺静脉、左室心尖、左房、左心耳和右冠状 Valvalsa 窦。右冠状动脉窦和动脉处的气体可导致右心室缺血,诱发 CPB 后左心室室颤(RVF)。完成排气后,患者即可脱离 CPB,这时 VAD 装置开始运转。如果使用搏动心室辅助装置,如 Thoratec VAD(Thoratec 公司,Pleasanton,CA),开始时以非同步或固定的模式工作(固定速率慢,排出压力低,中度真空),检查缝线是否渗漏,而后才可调整排出压力和真空情况直至泵完全充盈和排空。使用平流装置的,例如 HeartMate Ⅱ(Thoratec 公司,Pleasanton,CA)

和 CentriMag，VAD 以最低速度启动，待装置完全排气，左室充满后，再逐步提高速率。如果在左室完全充满之前就提高 LVAD 速率，则会导致循环内产生气体。

CPB 脱机后，一旦血流动力学稳定就要进行 TEE 检查。再次检查房间隔，防止之前因左房压升高漏诊了 PFO。对 LVAD 植入的患者，还需要检查主动脉瓣反流程度，二尖瓣反流的程度、右室功能、左室减压程度和插管的位置。

位于左室的 LVAD 流入道插管产生负压，经主动脉插管射出血液，主动脉与左室间压差增大，因而搏动性 LVAD 装置能够提供完全的循环支持，有效防止主动脉瓣收缩期开放。持续血流的 LVAD 可以提供完全或部分的循环支持，与主动脉瓣的间断开放有关，支持程度越高，主动脉瓣开放频率越低。

VAD 装置的排气和从 CPB 到 VAD 支持的转换是很关键的步骤，要避免灾难性的气栓发生。开放的胸腔和帮助 VAD 充盈的真空，使得装置和动脉循环内进气的风险很大。从 CPB 转换到 VAD 的过程应很缓慢。外科医生，麻醉师，灌注师和 VAD 操作师都必须十分小心避免装置进气。CPB 和 LVAD 支持加在一起不应超过心输出量的 100%。LVAD 植入后，自身心脏功能的应该通过调整血容量、正性肌力药物、心脏电复律（如果有必要的话）来维持。CPB 流量逐渐减低，LVAD 支持应该从最小流量开始。心脏的血容量必须保持最佳状态——既不过度充盈也不空虚。有些中心通过监测左房压来评估左室容量，但这也增加了进气风险，因为左心系统又多了个可能进气的部位。

为避免连接插管时血泵进气，血泵和插管应该用生理盐水或血液预充排气。当引流和流出插管均就位时，与预充好的血泵连接。缓慢松开主动脉阻断钳，使血液回流。也可以连接时用生理盐水持续浇注其上。大多数情况，插管与血泵连接后，流出道管道仍然会用阻断钳阻断，用排气针

在管道的最高点刺入排气。小心旋转血泵，轻敲排除装置内气体。可能的话，手动缓慢开动装置。当无法手动开启时，将血泵放在最小速度。

排气过程中，保持左室足够的血容量使血液前向流动经过血泵和心脏十分重要。当管道和血泵中所有空气排净后，CPB 流量减至最小值（每分钟 1~2L）。转换过程中用食管超声来监测左室，主动脉及流出道管道是否存在空气。当 LVAD 流量稳定，出血很少，自身心脏功能足够时，移除 CPB 插管。某些 VAD 装置有专门的辅助设备用来辅助排气；应该根据厂家的推荐使用这些装备。

三、泵流量的调整

考虑到术后早期心脏前、后负荷和右心室功能不断改变，会引起血流动力学剧烈变化，持续性血流辅助泵的泵速只要满足生理足够需求即可，不需要达到最大泵输出量。当患者病情平稳，不需血管活性药物，机体液量平衡（near euvolemia）时需调整泵速达到最佳流量，同时使心室减压适当，和抽吸事件保持适度的安全界限。超声心动图对于所有心脏手术，尤其是手术后早期患者是不可或缺的检查工具。通过超声心动图可以简便快捷地评估心室功能，瓣膜异常，是否存在心包积液及其血流动力学意义。对于接受机械循环辅助治疗的患者的一些特殊情况超声心动图可以提供有价值信息。这些情况在各种类型的机械循环辅助装置中很常见，安装持续性血流循环装置患者在手术早期和远期治疗过程中均需要超声心动图检查的评估。与被动充盈的搏动性血流辅助装置不同，持续血流辅助装置可以主动进行左心室减压，减压程度与泵速，后负荷和前负荷相关。优化装置设置以取得适当左心室减压效果，并避免产生抽吸事件（suction events）是至关重要的。抽吸事件，是左心室过度减压造成室间隔和侧壁贴附。抽吸事件影响泵效能，造成室性心律失常，并降低室间隔对右心室功能的作用而恶化右心室功能。

第三节　心室辅助装置安装后的管理

一、心脏衰竭治疗

MCS 可使患者心力衰竭状态迅速好转，但是容量负荷过多往往直到患者出院仍持续存在，如果不积极治疗，某些患者可能成为慢性。许多情

况可能造成静脉充血，例如术前或术后右心室功能不全，肾功能不全，低蛋白血症，以及由于 VAD 设定不合理或流出和流出管路机械性梗阻造成左心室减负不充分等。多数植入 VAD 装置的患者出院时需利尿剂治疗。患者经过一段时间治疗达到

正常容量负荷后利尿剂可以减量或停用。

患者经 MCS 治疗恢复后,高血压很常见,特别是植入之前就存在高血压的患者。除了正规高血压治疗的远期获益之外,由于高血压造成后负荷增加可能影响 VAD 的功效和耐久性。在高血压状态下,泵流量和左心室负荷卸载程度降低。对于搏动性泵,高血压增加气动或机械驱动部件的压力,从而增加机械磨损。持续性血流泵的流量高度依赖后负荷:等速运转时,血压升高,前向流量下降。如果血压慢性升高,由于前向血流减少会造成持续的左心室负荷卸载不足。MCS 植入后高血压的首选药物是血管紧张素转化酶抑制剂(ACEIs)和血管紧张素 Ⅱ 受体阻断剂(ARBs),因为它们降低后负荷以及对糖尿病和血管疾病患者的益处已广为证实。也可选择 β 受体拮抗剂,钙离子拮抗剂和 α 受体拮抗剂。

二、血压监测与控制目标

如上所述,血压控制很重要,但是植入 MCS 患者的目标血压是多少尚无试验证据。INTERMACS 注册研究(interagency registry for mechanically assisted circulatory support,INTERMACS)对高血压不良事件的定义,是搏动性血流泵收缩压>140mmHg 或舒张压>90mmHg,持续性血流泵平均动脉压>110mmHg。考虑到血管疾病和糖尿病很常见,而且搏动性血流泵经常造成血压持续升高等因素,美国糖尿病协会推荐血压控制目标(收缩压<130mmHg 和舒张压<80mmHg)是合理的。

如上所述,持续性血流泵植入患者的血压控制,对于最大提升泵血流和保证左心室适当减压非常重要。然而门诊患者,尤其是在家评估血压非常困难,因为患者血压几乎没有搏动性难以听诊。为植入持续性血流泵患者提供服务的诊所必须配备多普勒探头才能正确评估血压。持续性血流泵的血压目标值尚无证据基础,但平均动脉压≤80mmHg 是理想的目标。

三、心律失常的治疗

1. 埋藏式心脏复律除颤器和起搏器　多数植入 MCS 患者也植入埋藏式心脏复律除颤器(implantable cardioverter-defibrillator,ICD)或同时植入双心室起搏器。植入 MCS 之前未安装 ICD 的患者通常是,因急性心肌病或心脏术后心力衰竭而需要植入 MCS 的。没有持续性室性心律失常时,需

在术后恢复 ICD 的除颤功能,这一点必须在患者植入医院出院前确认。只有双心室支持并且顽固性室速或室颤的患者才需要常规永久性取消除颤器功能。

2. 心房颤动和心房扑动　房颤和房扑在晚期心力衰竭中很常见,常在植入后持续出现,新发的房性心律失常多在围术期出现。治疗方案主要是控制心率和适当抗凝。国际标准化比值(INR)目标值<2 的设备需要增加 INR 目标值。对于植入前长期房颤患者,心力衰竭状态缓解可降低心房张力以达到恢复窦性心律的可能。然而,许多心房确实逆向重构的患者即使血流动力学正常也不能保持窦性心律。对于新发房颤患者,如果已停用血管活性药物且容量状态正常就可以尝试电击或药物复律。对于心室率控制不佳的房性心律失常,可以选择抗心律失常治疗,心脏转复,房室结消融并永久起搏(如果 ICD 或起搏器已经植入)。

3. 室性心动过速和室颤　术后即刻室性心律失常也很常见。这种心律失常可在 MCS 之前,或由于术后状态或抽吸事件而恶化。多数出现在术后前 30 天。植入术第 1 个月过后,持续室性心律失常很少见。门诊患者发生持续性室速或室颤时表现为心悸,眩晕,ICD 电击除颤,或在设备常规检查时发现。持续性室性心律失常影响 LVAD 功能主要表现在心动过速对右心室功能的影响。患者右心室功能越接近边缘状态、心室率越快,越容易出现右心室功能不全。

右心室功能不全常导致左心室和 LVAD 充盈不足。患者可能出现低血压和低流量报警,持续性血流泵患者容易出现抽吸现象。发生室性心动过速时,应对可逆的病因例如电解质异常,延长 QTc 间期的药物,或更少见的心肌缺血等进行筛查。而且需要明确造成室性心率失常的 MCS 特有的原因。伴随持续性血流泵的广泛应用,临床医生需注意到抽吸事件可能是室性心律失常的原因之一。发生抽吸事件时,需要仔细察看患者和装置参数。最后一点,患者新发室速还可能是心室尖插管重置的结果。与抽吸事件无关的室速治疗方案建议与未置入 MCS 患者相同,包括 β 受体阻断剂,抗心律失常药物或心脏电复律。

4. 抗凝目标和出血风险　除了现在很少使用的 HeartMate XVE 之外,多数装置需要华法林长期抗凝。患者通常植入装置出院回家之前达到 INR 目标值;不同装置的 INR 目标值范围不同。所有

植入 MCS 患者,需要可靠的系统管理方案,用来追踪 INR 值,保持目标抗凝水平,保证常规 INR 检测方法,通知患者华法林药量的必要变化以保持患者处于治疗范围内。INR 目标值,常在潜在的血栓栓塞或泵血栓形成的风险和出血风险之间折中平衡。带有机械瓣膜的搏动装置,如 Thoratec 体外心室辅助装置需用华法林抗凝,INR 范围与心脏机械瓣膜类似。随着更小巧耐久的泵应用于移植前过渡治疗(BTT)和终点治疗,没有机械瓣膜,具有内皮化的无网纹腔室设计的辅助装置,不需华法林,只用阿司匹林即可。需要达到 INR 治疗目标值的患者出院后监测 INR 的频率目前尚未达成共识。对于不同的患者,机械泵和临床情况,需平衡出血风险和泵血栓形成或机体血栓栓塞风险之间的关系。

5. 抗血小板治疗 许多装置,在华法林规范治疗的基础上推荐使用阿司匹林,配合相应的华法林剂量,添加阿司匹林 81mg/d 或 325mg/d;然而必需的抗血小板药物的剂量尚未确立。安装轴流泵的患者比搏动血流泵患者发生严重胃肠道出血比率高。此类泵的高剪切力可能导致大量 von Willebrand 因子多聚体破坏,引起血小板凝聚功能下降,导致获得性 von Willebrand 病。这让一些医生对轴流泵患者常规应用抗血小板治疗提出质疑。当应用抗血小板治疗时,应用固定剂量的抗血小板治疗,还是基于血小板功能的剂量,甚至采用监测血小板功能的策略尚未达成共识。

6. 神经系统并发症和风险 神经系统恶性事件这是 MCS 术后致残率和死亡率的根源之一。INTERMACS 数据库回顾发现,首次 LVAD 术后死亡者中 14.1% 是由于神经系统不良事件。引流插管的外表面,各种插管或泵的组件都可能是栓塞来源;然而植入 MCS 患者还有许多其他潜在的栓子来源。如上所述,术前心房颤动和心房扑动很常见,心房内日益形成血栓,继而造成栓塞。另一个血栓来源可能来自主动脉根部。LVAD 流出道桥接管吻合在升主动脉瓦氏窦上方;再加上主动脉瓣不开放或很少开放可能造成这一区域血栓形成。MCS 植入前心室内血栓也很常见,可成为围术期血栓来源。仔细探查和移除左心室血栓对于减少此来源的栓塞风险至关重要。减轻卒中风险的策略对于优化神经系统事件结果也是非常重要的。华法林监测和抗血小板治疗策略是这一方案至关重要的一步,适当控制高血压是防止神经

系统恶性并发症的长期方案,对于持续血流装置,需根据左室减负程度和主动脉瓣开放程度设定泵速。许多中心设定泵速不仅考虑左室减压程度也考虑主动脉瓣开放频率,保证更好地冲洗主动脉根部。

7. 驱动线路管理 虽然当代持续血流泵驱动线路感染发生率有所降低,但仍有约 14% 的患者发生感染。健康教育是操作驱动线路降低创伤和感染风险的基石。注意维护驱动线路的正确操作,对于患者和更换敷料的护理人员同等重要。驱动线路敷料更换应该成为患者和护理人员健康教育的一部分,并且作为出院前正式检查和观察的技术。驱动线路管理应从手术室开始,需仔细斟酌驱动线路引出位置,尤其是容易感染的糖尿病患者。在驱动线路放置时要考虑患者体型,身体或解剖方面的限制。驱动线路不能放置在容易引起磨损或创伤的部位。术后驱动线路不仅需敷料包裹、彻底探查定期更换每个敷料,而且需在远离皮肤出口处固定。严格遵循驱动线路管理流程,保护驱动线路位置,避免创伤造成组织向内生长,尽量长期避免驱动线路感染。只要临床上怀疑驱动线路引出部位感染或创伤,患者需重返诊所探查和获取驱动线路部位的组织培养。对于确诊的驱动线路感染,需长期使用静脉抗生素。治疗不当可造成反复感染,可引起泵囊袋感染,或菌血症时导致菌群在辅助装置上种植。

8. 对出院前患者设备装置知识的教育 理想状态下,MCS 应择期植入以便有机会进行植入前教育。患者及其资助系统最初相遇时,应讨论植入 MCS 原因,可能植入的泵,泵如何工作和术后可能遇到的问题。需要向患者展示泵,控制器,电池和驱动线路引出的部位。最初教育应简要包含,植入术后住院期间可能遇到的情况,和出院前需要取得效果的总体时间表。最后,需要告知患者 MCS 可能对其生活方式造成的限制。

植入后教育进程,应在患者离开加强监护病房并在外科病房状态稳定时正式开始。如患者对辅助装置的需求,辅助装置的基础功能和自身护理。所有教育课程需配备书面材料以便在课程中参考及之后复习。应当介绍关于泵参数的特殊教育,例如泵流量、速率和功率。非设备相关参数例如体温、体重和症状。监测血压也很重要,非搏动血流泵患者熟悉使用多普勒血压监测。居家环境也要检查确保有适合和可靠的电

源供应,充足的资助系统,以及当地第一联络人的地址和电话。

下一步主要是辅助装置功能及其附属组件。控制器系统的操作是主要内容,因为控制器是设备报警的根源。每次报警均需检查,同时对每次报警做出正确反应。通过模拟循环报警演练,不仅可以更好展示报警而且可以给患者提供机会亲手解决问题。

第四节　并发症防治

心室机械辅助作为一种积极有效的临床治疗方法,尽管取得了长足的发展,但也有其自身的局限性。心室机械辅助装置植入后的并发症有时是严重影响患者生活质量,甚至生命的重要因素。患者自身情况、辅助装置的选择、治疗方式与技术、装置植入后的护理与维护均与并发症的发生密切相关。目前认为,除了血栓栓塞发生率和装置的耐久性在不同的心室机械辅助装置间有所差别,而其余的并发症是所有机械辅助装置共有的。不良事件的发生随着发生时间的不同具有不同的特点,植入后早期发生的不良事件主要涉及患者的术前状况,往往反映了失代偿性充血性心脏衰竭的患者进行相关主要心血管手术的风险,而植入后中远期发生的事件,则是设备的设计问题或管理方案的结果。这包括植入早期的:出血、气栓、左心室辅助时诱发右心力衰竭等;以及晚期的:血栓栓塞、感染、溶血、泵技术故障等。

一、出血

出血,是所有机械辅助装置植入的常见并发症,出血严重者可导致死亡;而且多种成分的输血可导致以后心脏移植后的排异反应增加,影响心脏移植的效果。早期有报道 HeartMate 和 Novacor 因出血而再次手术率可达 50%。Minami 等报道的 228 例心脏移植前机械辅助患者,围术期出血率 Thoratec 组为 41%,Novacor 组为 45%,HeartMate 组为 49%。围术期出血的原因包括:手术操作(很重要)、患者的一般状况(长期肝脏淤血导致的凝血机制障碍等)、植入部位、是否为再次手术等。而且机械装置的植入本身就可导致纤溶系统的激活、血小板隔离等。近年来由于装置的不断改进、围术期护理经验积累,因出血而再次手术率已降至 25% 左右。

二、气栓

气栓,是所有装置植入时都可能发生的并发症,但它也较容易避免。心内和装置内未排空的气体是导致气栓的主要原因,可通过术中经食管超声进行监测;充分排空升主动脉和流出管内的气体是预防气栓的必要手段。泵应在左心室气体排空后再运行,否则泵内的负压将左室内的气体泵入循环系统,产生气栓。在对带有辅助装置的患者进行开胸止血时,应先运行体外循环机再停止辅助泵,否则会导致不良后果。阜外医院在早期的 17 例左心室辅助患者中有 1 例发生气栓。

三、左心室辅助时诱发右心功能衰竭

右心功能衰竭,是影响左心室辅助患者生存率的一个重要因素。左心室辅助时诱发右心功能衰竭的原因尚不十分明确,左心室辅助植入后所导致的室间隔左移位、右心室前负荷增加以及心力衰竭患者本身右心系统受累程度均是重要的影响因素。左心室辅助植入后,对药物反应不良的顽固性右心力衰竭发生率有报道为 15%～25%,其中 50% 的患者会因此而死亡。让人高兴的一个临床发现是:使用第二代持续血流泵左心辅助的患者中,右心力衰竭的发生率已明显降低。

安装左心室辅助前对右心室的功能进行判断很有必要,包括右心室的每搏量、中心静脉压、肺血管阻力。Farrar 等的研究表明:缺血性心脏病患者只需单独使用左心室辅助的概率(54%)高于扩张性心肌病患者(37%);扩张性心肌病患者需要双心室辅助的概率(46%)大于缺血性心脏病患者(40%)。

临床资料显示,有计划地实施双心室辅助,患者的预后要明显好于左室机械辅助出现右心力衰竭后再开始右室辅助的患者。因此要针对左室机械辅助的患者进行右心力衰竭发生风险的预测,制定合适的治疗预案。目前已有数个用于预测右心力衰竭发生的风险评估方法。宾夕法尼亚大学的 Fitzpatrick 从 1995～2007 年 266 例植入 LVAD 患者中得出了植入 LVAD 时需行 RVAD 的风险因素(表 36-4-1)。

表 36-4-1　左心室机械辅助装置植入后发生右心力衰竭的风险因素

变量	OR	95%可信区间	P 值
CI≤2.2L/(min·m²)	5.7	1.3~24.4	0.0192
右室做功指数≤0.25mmHg·L/m²	5.1	2.1~12.2	0.0002
VAD 前严重右室功能障碍	5.0	2.0~12.5	0.0006
肌酐≥1.9mg/dl	4.8	1.9~12.0	0.0010
以前做过心脏外科手术	4.5	1.7~11.8	0.0023
体循环收缩压≤96mmHg	2.9	1.2~6.9	0.0162

以上这些标准每满足一项得 1 分,不满足为 0 分。用以下公式计算患者的风险得分:18×CI + 18×(右室做功指数) + 17×(肌酐) + 16×(VAD 前严重右室功能障碍) + 16×(以前做过心脏外科手术) + 13×(体循环收缩压)。患者的最大得分为 98 分,若得分>50 分则预示需要行双心室辅助。该危险预估公式的敏感度及特异度分别为 83% 和 80%。而芝加哥大学医学中心的 Akhter 则从 80 例持续血流泵辅助患者中得出一个较为简便的预测右室功能障碍程度及评估是否需要 RVAD 植入的经验。就是计算"平均肺动脉压/右房压"的比值。当比值>2 时,患者一般不需要 RVAD;当比值<2 时,患者在植入 HeartMate Ⅱ 时一定需要 RVAD 辅助治疗。

四、感染

感染,是影响机械辅助装置植入后生活质量和远期生存率的一个重要因素。在 REMATCH 临床试验中,感染的发生率为 41%,经皮穿出处和袋囊处感染的发生率为 28%。Minami 等报道,皮肤导线穿出处的感染,Thoratec 组为 2%,Novacor 组为 26%,HeartMate 组为 18%;袋囊处感染,Novacor 组为 11%,HeartMate 组为 24%;管道的感染,Novacor 组为 7%,HeartMate 组为 2%。袋囊处感染预后不佳。在各种装置之间,感染的发生率并无统计学意义上的差异。在 REMATCH 临床试验中,机械辅助治疗组感染和败血症的发生率是药物治疗组的 2.35 倍,是导致患者死亡的首要原因,也是影响植入患者生活质量和增加住院费用的一个重要因素。

为减少辅助装置植入后的感染,应注意三个环节:一是植入前尽量去处各种可能引发患者感染的因素(如营养不良、各种动静脉插管、免疫抑制药物等);二是植入手术中严格无菌操作,注意手术技巧;三是植入后对管道、插件的护理要仔细小心。

五、血栓栓塞

各种不同类型的辅助装置,抗凝要求各有不同。大多数辅助装置需肝素、瓦弗林抗凝,仅 HeartMate 血泵只需阿司匹林抗血小板治疗。除 HeartMate 外,其余装置在刚开始辅助时,建议静注肝素抗凝,维持 ACT 在 180~200 秒。当辅助流量低于 1.5L/min 时,ACT 应提高至 200~250 秒。尽管使用了抗凝治疗,机械辅助装置植入后,各研究组报道的患者血栓栓塞发生率约在 2.7%~35.0%,差别较大。血栓的发生受各种因素的影响,如患者个人的情况、泵的类型、抗凝治疗的程度、术后用药等。

大多数研究者认为,栓子的产生主要来自于泵本身。Frazier 等认为,Novacor 和 HeartMate Ⅰ 虽然都是搏动泵,都有生物瓣膜,都可能产生血栓,但由于 HeartMate 泵管的表面涂层材料和技术更为优越,其血栓栓塞的发生率就明显降低,仅为 3%。而 Minami 等报道,Novacor 的血栓栓塞发生率高达 50%。正是由于 Novacor LVAS 潜在的血栓栓塞风险过高,从 2005 年以后,该辅助装置的临床使用量已明显下降。

血栓的产生也与机械辅助装置植入后凝血系统的激活有关。William 等的研究发现,装置植入后,患者纤溶系统增强,凝血系统也增强,两个系统不平衡,就可能导致出血或血栓形成。血栓栓塞是引起机械辅助装置植入后死亡的一个重要因素。阜外医院早期的 17 例左心室辅助患者中,有 2 例死于辅助过程中突发的大面积脑干梗死。

六、辅助装置机械故障

辅助装置机械故障,是导致目前各类辅助装置不能长期植入使用的一个限制因素。在 REMATCH 临床试验中,由于辅助装置机械故障引起的死亡占死亡患者的 17%;而在机械辅助装置植入后的 24 个月时,辅助装置机械故障发生率达到了 35%,有 10 例患者不得不更换辅助装置。机械故障的主要部位有:入口处的瓣膜、电机、管道、轴承磨损等。为此,REMATCH 临床试验后期 HeartMate VE 进行了 36 项改进,改进后的机型被命名为 HeartMate XVE。

大组临床运用结果显示,HeartMate LVAS 辅助治疗中总的机械故障发生率约为 9%,但仅 1% 是可能带来严重后果的辅助装置失功。Novacor LVAS 的机械故障发生率很低,明显优于 HeartMate LVAS(表 36-4-2)。

表 36-4-2　机械循环辅助装置植入后 INTERMACS 对于临床严重不良事件的定义

不良事件类型	定　义
心血管	
心律失常(室性/房性)	任何记录的室性或房性心律失常,都会导致临床损害(例如,减少 VAD 的输出,少尿,晕厥或晕厥)
	这些损害往往需要住院治疗或在住院期间发生
	室性心律失常:持续性室性心律失常需要除颤或复律
	房性心律失常:持续的室上性心律失常需要药物治疗或复律
右心力衰竭	LVAD 植入 14 天后,出现持续性右心室功能不全的症状和体征(无升高的左房压或肺毛细血管楔压[>18mmHg]的情况下,中心静脉压>18mmHg 且心指数<2.0L/(min·m²),心包填塞,室性心律失常,或气胸需要求 VAD 植入或强心剂治疗
高血压	新发高血压收缩压≥140mmHg 或舒张压≥90mmHg(搏动泵)或平均动脉压≥110mmHg(旋转泵)
血栓形成(动脉或静脉)	动脉血栓:通过临床和实验室检查结果、手术或尸检证实,任何非脑血管器官系统的急性全身动脉灌注不足
	静脉血栓:深静脉血栓形成或其他静脉血栓事件的证据
溶血	植入后第 72 小时内,血浆游离血红蛋白>40mg/dl 同时伴溶血的临床症状(如贫血、低血细胞压积、高胆红素血症)
	与装置无关的原因(例如,输血或药物)不包括在这个定义中
事件类型	定义
心肌梗死	心肌梗死分为两类:
	围术期心肌梗死:心肌梗死的临床怀疑与 CK-MB 或肌钙蛋白大于当地医院正常范围上限 10 倍,VAD 植入 7 天内发现心电图结果符合急性心肌梗死
	这个定义对血清标志物浓度要求较高,因为 VAD 植入时在心尖的中心,不会引起室壁运动的变化,而原有的心尖缝纫环会导致室壁运动异常
	非围术期心肌梗死:植入后 7 天后,符合以下三个标准两条即可: (1) 胸痛是心肌缺血的特点 (2) 图案或变化与心肌梗死的心电图一致 (3) 肌钙蛋白或 CK(标准的临床病理或实验室检验方法测量)高于当地医院的正常值,且 MB 比例正常(≥3% CK 总量)。同时心肌显像显示出现新的区域性左心室或右心室室壁运动异常
其他器官系统	
呼吸道(气管切开或插管)	呼吸系统功能受损,需要插管,气管切开术,或(5 岁以上患者)VAD 方案植入后 6 天(144 小时)内无法停止呼吸机支持。这不包括再次手术或诊断或治疗程序的临时插管
神经系统(梗塞或出血卒中或 TIA)	任何新的、临时或永久性的、中心性或全身性的神经功能缺损,都需要由标准的神经测试确定(由神经科医师或其他合格的医师管理,有合适的诊断测试和咨询的记录)
	医生检查区分 TIA 和卒中:TIA 24 小时内完全可逆(没有证据表明心肌梗死)。卒中持续 24 小时以上(或 24 小时内,有梗死证据)

不良事件类型	定　　义
	美国国立卫生研究院卒中量表(5 岁以上患者)规定在事件发生后 30 天,60 天时必须重新记录神经缺陷的存在和严重性
	每个神经不良事件,必须分类为:
	(1) TIA(急性事件,在 24 小时内解决,没有证据表明梗死)
	(2) 缺血性或出血性脑卒中(事件持续>24 小时或<24 小时但伴有梗死相关影像证据)
	此外,6 个月以下的患者:
	(3) 新的异常头部超声
	(4) 癫痫发作的脑电图阳性,有或无临床发作
肾	急性肾功能不全(肾功能异常需要透析的患者植入过程之前未行透析或血肌酐增加大于正常值 3 倍或大于 5mg/dl)
	慢性肾功能不全(要求正常值以上 2mg/dl 的血清肌酐增加或至少有 90 天的血液透析)
肝	正常植入后 14 天,任何两个肝实验室值(总胆红素,AST 或 ALT)水平>提高上限的 3 倍(或肝功能不全是死亡的首要原因)
胃肠道	胆囊炎、克隆氏病、憩室、食管炎、胆囊炎、胃食管反流病、食管裂孔疝、需要手术探查的缺血性肠病、需要鼻饲胃肠减压治疗的淀粉酶或脂肪酶异常的胰腺炎、息肉、或溃疡
出血(凝血功能障碍,纵隔或囊袋,胸部,胃肠道)	在纵隔、囊袋、胸部、或肠胃系统内部或外部出血发生导致死亡或需要再次手术或住院,或必须输入的红血细胞(任何植入后 7 天内 24 小时期间内超过 4U 浓缩红细胞或植入后 7 天后输入超过 2U 红血细胞)
感染(传动系统、血液、肺、纵隔或囊袋感染)	传动系统、血液感染或伴有疼痛,发热,渗出,或抗生素治疗(非预防性使用)后,白细胞依然增多。肺部感染、传动系统感染:当有临床感染证据(疼痛,发热,渗出,白血球)时,从皮肤或组织或两者周围的传动系统,或从泵周组织的症状,需要治疗。明确的临床症状显示有治疗需要,感染的部位或器官应该体现出来
	感染种类有:
	(1) 区域性非装置感染:无全身涉及(见败血症定义)的证据,局限于任何器官系统或部位(如,纵隔)的感染,标准临床方法确定和细菌、病毒、真菌或原虫感染的证据或需要经验性治疗
	(2) 经皮穿刺部位或囊袋感染:皮肤或驱动系统周围或体内泵周外部组织的培养阳性证据,抗生素治疗有效,有临床感染的证据,如疼痛、发热、渗出或白细胞增多
	(3) 泵的内部组件,流入或流出道感染:LVAD 与血液接触表面感染显示血培养阳性。对于体内的泵,应该是一个单独的数据领域描述在经皮导管部位(例如,胸部 PVAD)感染
	脓毒症:感染、血培养阳性或低血压或两者都有的表现,显示全身累及
二次手术(出血、感染、手术切口裂开)	继发出血后的再次手术,感染,或手术切口裂开等都需要手术修复
心包液体引流	液体或血块积聚在心包空间,需要手术治疗或经皮导管引流
	此事件被分为伴填塞临床症状的事件(例如,中心静脉压升高和心脏输出量减低或心室辅助器输出减低)和无填塞迹象的事件
设备故障	设备故障表示一个或多个 MCS 设备系统的组成部分故障。它可以直接导致或诱发循环支持不足(低心输出状态)或死亡。制造商必须确认设备故障。医源性或受体导致的故障将被列为医源性/受体引发的故障
	设备故障根据下列组件故障分类:
	(1) 泵故障(血液接触元件的泵和任何电机或其他置于与血液接触部件的泵的制动部分)。在特殊情况泵血栓形成,血栓存在于设备和管道中或可诱发循环衰竭
	(2) 非泵故障(例如,外部气动驱动装置,电力供应装置,电池,控制器,连接电缆,软腔)
精神病发作	思维、情绪或行为紊乱,导致功能重大损伤或需要干预的主观情绪低落。干预是增加新的精神科药物,住院治疗,或转到精神卫生专业治疗。这个定义中包括自杀

注:ALT,谷丙转氨酶;AST,谷草转氨酶;CK-MB,肌酸磷酸激酶;CVA,脑血管意外;ECG,心电图;EEG,脑电图;LVAD,左心室辅助装置;MCS,机械循环支持;MI,心肌梗死;NIH,美国国立卫生研究院;PVAD,体旁心室辅助装置;RVAD,右心室辅助装置;TIA,短暂性脑缺血发作;VAD,心室辅助装置

（龙　村）

参 考 文 献

1. 黑飞龙,于坤.机械循环支持.北京:北京医科大学出版社,2014.220-235.

2. Kasirajan V,Tang DG,Katlaps GJ,et al. The total artificial heart for biventricular heart failure and beyond. Curr Opin Cardio,2012,27:301-307.

3. Lee S,Fukamachi K,Golding L,et al. Left ventricular assist devices:from the bench to the clinic. Cardiology,2013,125:1-12.

4. Kirklin JK,Naftel DC,Kormos RL,et al. The fourth INTER-MACS annual report:4,000 implants and counting. J Heart Lung Transplant,2012,31:117-126.

5. Miller LW, Pagani FD, Russell SD, et al. Use of a continuous-flow device in patients awaiting heart transplantation. N Engl J Med,2007,357:885-896.

6. Rogers JG, Aaronson KD, Boyle AJ, et al. Continuous flow left ventricular assist device improves functional capacity and quality of life of advanced heart failure patients. J Am Coll Cardiol,2010,55:1826-1834.

7. Park SJ, Milano CA, Tatooles AJ, et al. Outcomes in advanced heart failure patients with left ventricular assist devices for destination therapy. Circ Heart Fail, 2012, 5:241-248.

8. Slaughter MS,Rogers JG,Milano CA,et al. Advanced heart failure treated with continuous-flow left ventricular assist device. N Engl J Med,2009,361:2241-2251.

第五篇

临床体外循环各论

现代体外循环学

Contemporary Extracorporeal Circulation

第三十七章

婴幼儿体外循环管理

第一节　概　　述

伴随我国心脏外科事业的蒸蒸日上,先天性心脏病的外科治疗取得了快速发展,尤其是过去十年期间,以国家经济迅猛发展和医疗保险体制的不断健全,先天性心脏病患者的手术治疗数量增长迅速。目前,国内大的心脏医疗中心先天性心脏病患者的特点越来越趋向于低龄化、低体重化,病种也由以前的简单先天性心脏病演化为各类复杂先天性心脏病。而且随着技术的进步和地方级医院的成长,普通简单先天性心脏病的外科治疗在地方医院也已经成为常规手术。

由于心外科治疗特点的转变,对相关专业提出了进一步的要求,也促进了体外循环专业的发展,尤其新生儿和婴幼儿体外循环的进步直接关系到此类患者术后恢复及远期疗效。近年来,小儿体外循环方面的进步主要包括新型体外循环机的应用、高性能氧合器的出现、低预充理念的完善、节约用血策略的实施、体外循环灌注效果的实时监测、超快通道手术对体外循环的依赖等。所有这些都要求体外循环专业人员长期不断地学习、改进,以达到更加优良的

先天性心脏病外科治疗效果。

中国生物医学工程学会体外循环分会(ChSECC)公布的信息显示我国先天性心脏病手术数量已经由 2005 年的 45 368 例跃升至 2014 年的 82 882 例,增长率将近 5%。

不同于大儿童与成人心脏手术,婴幼儿先天性心脏病外科手术治疗具有其明显的特点,例如患儿脏器功能不成熟、合并未发现的其他畸形、因心脏畸形继发的肺血管病变、术中心内回血过多、复杂先天性心脏病分期手术、姑息手术、紧急手术等。所有这些都要求心外科治疗团队的各专业人员做好全方位的准备工作,不仅要对不同先天性心脏病病理生理学特点了然于心,而且要对手术治疗方法和术后恢复过程系统掌握,只有这样才能在婴幼儿先天性心脏病治疗中发挥应有的职能,为患儿的康复成长奠定必要的基础。

本章将从婴幼儿生理特点、体外循环对婴幼儿正常生理的影响、婴幼儿心脏手术的普遍特点及体外循环管理的特殊之处分别做详细阐述。

第二节　婴幼儿正常生理特点

一、呼吸系统

婴儿呼吸系统常以喉部环状软骨下缘为界,分为上下呼吸道。上呼吸道包括鼻及鼻窦等、咽和喉;下呼吸道指气管、支气管、毛细支气管及肺泡。

1. 鼻　婴儿鼻腔相对短小而窄,鼻黏膜柔嫩并富于血管,感染时鼻黏膜血肿胀,致使鼻腔狭窄,甚至闭塞,婴儿不会张口呼吸,鼻塞会导致其烦躁不安、呼吸困难和抗拒吸乳。

2. 鼻泪管和咽鼓管　婴儿鼻泪管短,开口接近于内眦部,其瓣膜发育不全,因而鼻腔感染常易侵入结膜囊引起炎症。婴儿的咽鼓管较宽,并且直而短,呈平位,而鼻咽腔开口处较低,故咽部炎症易侵入中耳,引起中耳炎。

3. 喉　婴儿喉腔窄,声门狭小,软骨柔软,黏膜脆弱,黏膜组织较疏松,富于淋巴组织和血管,轻度炎症也易发生喉头狭窄而出现呼吸困难、声音嘶哑,严重者可发生窒息。

4. 气管、支气管　婴儿的右侧支气管较垂直,

因此异物较易进右侧支气管。气管及支气管管腔较成人狭窄,软骨柔软,缺乏弹力组织,黏膜极柔弱,富于血管。黏液腺分泌不足而较干燥,黏膜纤毛运动差,不能很好清除微生物及黏液,易发生感染;由于炎症致使管腔变得更窄,引起呼吸困难。

5. 肺脏　婴儿肺脏富有结缔组织,弹力组织发育差,血管丰富而含血较多,含气较少,肺间质发育旺盛,肺泡数量较少,故感染时易被黏液堵塞引起间质炎症,并易发生肺部胀、肺气肿及肺后下部坠积性淤血等。

6. 胸廓　婴儿胸廓较短,前后径较长,呈圆桶状,肋骨呈水平位,胸腔较小,肺脏较大,几乎填满整个胸腔,加之呼吸肌发育较差,肌张力差,呼吸时胸廓运动不充分,肺的扩张受限制,气体交换不能充分进行。呼吸困难时,不能加深呼吸,只能增加呼吸次数,以改善肺内气体交换不足,但代偿作用有限故易发生缺氧症状。

二、心血管系统

1. 婴儿心血管系统解剖

(1) 心脏:婴儿时期心脏体积较成人稍大,但其与身体的比例随年龄的增加而下降。刚出生时婴儿心脏重约 20~25g,占体重的 0.8%;1~2 岁达 60g,占体重的 0.5%。出生后第一年心脏增长最快,7~9 岁及青春期时增长速度再次加快。

(2) 大血管:婴儿期大血管的弹力纤维少,故弹力不足,以后血管壁逐渐增厚。

2. 婴幼儿心血管系统生理特点　婴幼儿出生时心脏的迷走神经发育尚未完善,交感神经占优势,故迷走神经中枢紧张度较低,对心脏抑制作用较弱,而交感神经对心脏作用较强。至 5 岁时,心脏神经装置开始具有成人的特征,10 岁时完全成熟。年龄越小,心律及血流速度也越快。婴幼儿血液循环时间平均 12 秒,学前期儿童需 15 秒,以后则需 18~20 秒。

三、消化系统

婴幼儿正处于生长发育阶段,所需要的总能量较成人多,消化器官发育尚未完善,如胃肠道受到某些轻微刺激即容易发生功能失调。

1. 口腔　婴幼儿口腔容量小,齿槽突发育较差,口腔浅,硬腭穹隆较平,舌短宽而厚;唇肌及咀嚼肌发育良好,且牙床宽大,颊部有坚厚的脂肪垫。这些特点为吸吮动作提供了良好条件。新生

儿出生时已具有吸吮和吞咽反射,生后即可开奶。

婴儿唾液腺发育差,分泌量极少,口腔比较干燥。生后 3~4 个月时唾液分泌开始增加,5~6 个月时显著增多,由于口底浅,故常发生流涎,称为生理性流涎。

牙齿发育变化大,婴幼儿出生时乳牙尚未萌出,不能咀嚼食物,4~10 个月时开始出牙,2 岁左右长齐,共 20 颗。乳牙的生长一般是先从中间的上下两颗开始长出,然后是两侧萌出。乳牙牙釉质薄,牙本质较松脆,容易被腐蚀形成龋齿。一旦发生龋齿,发展很快,在短时间就可穿透牙髓腔,引起疼痛。

2. 食管　婴幼儿的食管呈漏斗状,黏膜纤弱,腺体缺乏,弹力组织及肌层尚不发达,容易溢乳。婴幼儿胃呈水平位,当开始会走时,其位置逐渐变为垂直。婴幼儿胃容量随年龄的增长不断增加,至 1 岁时为可以到 250ml 左右。胃平滑肌发育尚未完善,在充满液体食物后易使胃扩张。吸吮时常吸入空气,称为生理性吞气症。贲门张力低,易使婴幼儿发生呕吐或溢乳。

3. 肠　婴幼儿肠管长度较身长超出 6 倍,而成人仅为身长的 4 倍。肠黏膜细嫩,富有血管及淋巴管,小肠的绒毛发育良好。肠肌层发育差。肠系膜柔软而长,黏膜下组织松弛,易发生肠套叠及肠扭转。婴幼儿肠壁较薄,其屏障功能较弱,肠内毒素及消化不全的产物易经肠壁进入血液,引起中毒症状。

4. 肝　婴幼儿肝脏较成人大,到 10 个月为出生时重量的 2 倍,3 岁时则增至 3 倍。肝脏富有血管,结缔组织较少,肝细胞小,再生能力强,不易发生肝硬化。

四、泌尿系统

泌尿系统包括肾脏、输尿管、膀胱及尿道。肾脏不仅是重要的排泄器官,也是维持机体内环境稳定的重要调节器官和内分泌器官。

1. 肾脏　婴儿肾脏较大,肾表面凹凸不平,呈分叶状,位置较低,下端可低至髂嵴以下约 L_4 水平,故 2 岁以下婴幼儿肾脏容易扪及(尤其是右肾)。肾表面分叶约至 2~4 岁才消失,随着躯体长高,肾脏位置逐渐升高,最后达到腰部。

足月出生儿肾脏已能有效发挥作用,在一般情况下能够完成肾脏生理功能,但是储备能量差,调节机制不够成熟,在喂养不当、疾病或应激状态

下,易出现功能紊乱。随着月龄的增加和机体生理要求的提高,肾功能迅速增长,到1岁后各项肾功能按体重或体表面积计算已接近成人水平。

2. 输尿管　婴儿输尿管较长而弯曲,管壁肌肉及弹力纤维发育不良,容易扩张并易受压及扭曲而导致梗阻,造成尿潴留而诱发感染。

3. 膀胱　婴幼儿膀胱位置较高,尿充盈时易升入腹腔,随年龄增长逐渐下降至盆腔内。膀胱黏膜柔软,肌肉层及弹力纤维发育不良,同时输尿管膀胱连接处斜埋于膀胱黏膜下的一段输尿管较直而短,故防止尿液反流能力差,膀胱内压力增高时易出现膀胱输尿管反流而诱发尿道感染。随年龄增长,此段输尿管增长,肌肉发育成熟,抗反流机制亦随之加强。

4. 尿道　女婴尿道较短,有些仅长1cm,外口暴露且接近肛门,易受粪便污染。男婴尿道较长,但常有包茎,积垢时亦可引起细菌上行性感染。

五、运动系统

1. 骨骼生长迅速　婴幼儿正处于身高迅速增长时期,其骨骼不断地生长、加粗。同时,骨骼外层的骨膜比较厚,血管丰富,从而有利于儿童骨骼的生长和骨组织的再生和修复。

2. 骨骼数量多于成人　婴幼儿骨骼总数比成人多,主要是一些骨骼尚未融合连接成一个整体。例如,成人的盆骨是一块整骨,婴幼儿的髋骨则是由髂骨、坐骨和耻骨三块骨头连接在一起的,到7岁左右才逐渐骨化融合成为一块完整的骨头。

3. 骨骼柔软易弯曲　婴幼儿骨骼含骨胶原蛋白等有机物多,骨骼柔软,弹性大,可塑性强。婴幼儿可以做许多成人无法做的动作,如婴幼儿能吃自己的脚,但同时也很容易出现变形、弯曲。

4. 头部骨骼尚未发育好　婴幼儿的骨缝要到4~6个月才能闭合,后囟在3个月左右闭合,前囟到1.0~1.5岁闭合。

5. 脊柱的生理弯曲　婴幼儿出生时脊柱是直的,弯曲是随着动作发育逐渐形成的。一般婴幼儿在3个月抬头时出现颈曲,6个月能坐时出现胸曲,10~12个月学走时出现腰曲。7岁前形成的弯曲还不是很固定,当儿童躺下时弯曲可消失。7岁后随着韧带发育完善后,弯曲才固定下来。

6. 腕骨的钙化　出生时婴幼儿的腕部骨骼均是软骨,6个月才逐渐出现骨化中心,10岁左右腕骨才全部钙化完成。因此,婴幼儿的手部力量小,

不能拿重物。

7. 关节发育不全　婴幼儿关节窝浅、关节韧带松弛,容易发生关节脱臼。

8. 足弓尚未形成　婴幼儿的脚没有脚弓。到了站立和行走时,才开始出现脚弓。由于婴幼儿的肌肉力度小、韧带发育不完善,长时间站立、行走或负重,或经常不活动可导致脚底的肌肉疲劳,韧带松弛,出现扁平足,影响行走和运动。

9. 肌肉力量小　婴幼儿肌纤维细,肌肉的力量和能量储备少,肌肉收缩力较差,容易发生疲劳,不能负重。

10. 肌肉发育顺序　婴幼儿的肌肉发育是按从上到下、从大到小的顺序进行,先发育颈部肌肉,然后是躯干,再四肢。先发展大肌肉群,如腿部、胳膊;再发展小肌肉群,如手部小肌肉。因此,婴幼儿先学会抬头、坐、立、行、跑、跳等大动作,手部的精细动作要到5岁左右才能完成。

六、神经系统

1. 脑发育迅速　婴幼儿大脑发育十分迅速,脑重量增长很快。通常,刚出生时新生儿脑重量平均为350g,1岁时可达950g,6岁就接近成人水平,达1200g(成人是1400~1500g)。

2. 大脑功能发育不健全　婴幼儿的大脑尚未完全建立起各种神经反射,所以在运动、语言、思维等各方面的能力都不及成人。6岁儿童的大脑在重量上已接近成人水平,但功能仍不完善,需要用大量的信息刺激,来帮助婴幼儿建立起各种感觉通道。

3. 神经髓鞘化　髓鞘是指包裹在某些神经突起外面的一层类似电线绝缘体的磷脂类物质,它可以起到防止“跑电”、“串电”,使人的动作更准确的作用。刚出生时婴幼儿的神经细胞缺乏髓鞘,因此婴幼儿在做许多动作时不精确。通常到6岁时完成神经纤维髓鞘化。

4. 大脑容易兴奋易疲劳　婴幼儿大脑皮层发育不完善,兴奋占优势,抑制过程形成较慢。婴幼儿大脑对外界刺激非常敏感,很容易兴奋,因此,婴幼儿容易激动,注意力不能持续集中,不能长时间做一件事,容易疲劳。

5. 小脑发育晚　婴幼儿出生时脑干、脊髓已发育成熟,但小脑发育较晚。3岁左右时婴幼儿小脑功能才逐渐完善。因此,1~3岁左右的婴幼儿平衡能力差,走路不稳,动作协调性比较差,容易摔跤。

6. 自主神经发育不全婴幼儿自主神经发育不全,表现在内脏器官的功能活动不稳定。如婴幼儿的心跳和呼吸频率较快,节律不稳定,胃肠消化功能容易受情绪的影响。

第三节　体外循环对婴幼儿生理的影响

一、婴幼儿体外循环相关生理特点

1. 心肌特点　婴幼儿心肌是未成熟心肌,其心肌细胞结构和成人相比,肌原纤维少、排列无序、肌节不完全,细胞含水量高,收缩功能物质含量少,细胞间以点状连接。这些结构特点直接影响心脏代谢和功能,并影响着心脏对缺血损伤的耐受性。在能量代谢方面,未成熟心肌依靠葡萄糖或糖原的有氧代谢和无氧酵解供能,心肌收缩耗能少,耐受酸中毒能力强。在功能方面,未成熟心肌房室壁较薄,心肌收缩力较弱,顺应性较差,功能储备较少,迷走神经兴奋性低,交感神经占优势,对心脏收缩频率的抑制作用较弱,心搏容易加速。心脏容积在出生时大约 20~22ml;1 岁为出生时的 2 倍,约 40~44ml;2 岁为出生时的 3 倍,5 岁为出生时 7 倍。年龄愈小,心率愈快。心率快的原因是:①小儿交感神经功能活动占优势;②心肌具备收缩较快的能力;③物质代谢旺盛。通常 3 岁以下的婴幼儿心率在 110~140 次/分。心脏输出指数较成人高 25%~50%。婴幼儿血管壁的弹力纤维少,血管顺应性高,因此血压偏低。婴幼儿肺动脉内径较主动脉宽,至性成熟期后,主动脉内径宽度及容积才超过肺动脉。静脉内径与动脉内径几乎相等,而在成人则是 2:1。婴幼儿期冠状动脉及毛细血管内径较成人宽大,毛细血管网较丰富,故心肌、肺、肾、肠及皮肤等组织器官供血良好。婴幼儿中心静脉压正常情况下为 3~6cmH₂O 较成人低。婴幼儿发育尚未成熟,细胞膜稳定性差,毛细血管通透性高,易出现组织水肿。

2. 婴幼儿肺组织特点　婴幼儿肺泡发育欠完善,肺泡壁厚、腔隙小、有较大的黏着力,同时肺部的弹性组织缺乏;肺血管丰实,毛细血管和淋巴间隙较成人宽,整个肺含血多、含气少,肺间质发育旺盛,肺泡数量较少,易被黏液堵塞,故易发生肺不张、肺气肿和肺后下部坠积性淤血。婴幼儿肋间肌和膈肌等辅助呼吸肌发育差且力量弱,胸廓较短,活动范围小,肺顺应性与总顺应性几乎相等;其呼吸中枢的发育也欠成熟,红细胞内碳酸酐酶少,使碳酸分解减少以及对呼吸中枢的刺激也较差;婴幼儿肺小叶结构保持单房囊的原始状态,上、下肺叶间往往连接在一起;这些结构特点,决定了婴幼儿在应付额外代谢需要时,因其储备能力较小,易发生呼吸衰竭。婴幼儿免疫系统发育不健全,呼吸道的分泌型抗体 IgA 的平均水平仅为成人的 13%。直至青春期才达到成人水平。因此,易患呼吸道感染。

3. 婴幼儿肾脏特点　婴幼儿肾脏发育尚不完善,肾小管较短,肾浓缩功能较差;肾小球的毛细血管较少,血压偏低,酶系统功能不成熟,滤过功能较差,保持水和排水能力不足,易脱水或水分过多。因其调节能力差,脱水时易致休克,水分过多时易致心力衰竭和肺水肿。由于婴幼儿肾功能不健全,成人的 HCO₃⁻ 离子肾阈为 25~27mmol/L,而婴幼儿仅为 19~21mmol/L,故体内碱储备少,机体缓冲能力有限,易发生代谢性酸中毒。如禁食、脱水、腹泻、缺氧以及体外循环预充成分均会对机体内环境产生影响。

4. 婴幼儿凝血系统特点　婴幼儿凝血系统发育不完善,主要为血小板聚集功能较成人差,表现在血小板对凝血酶、胶原、ADP 的聚集反应不如成人好。母亲服用阿司匹林可使乳儿血小板凝血功能不良。由于肝功能未完善,维生素 K 依赖凝血因子活力低下,血浆中凝血因子 Ⅱ、Ⅶ、Ⅸ、Ⅹ 较成人低,生后 3 个月凝血酶原接近成人水平,1 岁后凝血因子与成人相同。

5. 婴幼儿的机体代谢　由于婴幼儿机体代谢旺盛,故组织氧摄取率高,混合静脉血氧饱和度较成人偏低。婴幼儿体温调节机制不健全,体表面积较大,具有保温能力的皮下脂肪较成人少,皮肤薄,易蒸发。因此易受环境因素的影响。婴幼儿的这些解剖生理特性就决定了婴幼儿的体外循环灌注技术与成人的应有明显不同。

二、体外循环对婴幼儿生理的影响

1. 心脏　婴幼儿心血管系统的生理特点决定了其承受心脏手术打击的能力较成熟心肌组织弱很多。体外循环期间的心肌保护对此类心肌显得异常重要,如何获得完善的心肌保护始终是婴幼儿心脏外科手术强调关注的重点之一。心肌保护期间心脏停搏液可以很快使心脏处于舒张期停搏,心脏的氧耗降低90%,结合心包腔局部超低温保护可以进一步减少静息状态心肌的能耗,从而完善未成熟心肌的术中保护。目前国内心脏停搏液多数仍然使用晶体高钾液,心肌保护期间导致的心脏水肿成为必然;局部低温对血管内皮的刺激和心肌细胞的冷挛缩在未成熟心肌表现得更加明显,这些因心肌保护而继发的心肌细胞损害在婴幼儿体外循环期间需要格外关注。

2. 肺脏　肺脏作为右心系统到左心系统的桥梁一直是心脏手术中保护和关注的另一个重点,尤其新生儿和婴幼儿肺脏血管系统和气道系统发育都不健全的情况下,心脏手术体外循环期间肺脏处于非做功状态,其生理特点的变化将更加明显。主要表现为肺不张的发生增多、肺间质水肿继发术后气体交换受损、肺泡渗出、气道分泌物增多、气道纤毛运动减弱继发感染等许多呼吸系统并发症在心脏术后显著高于大儿童及成人。

3. 血液系统　体外循环期间的血液破坏是不可避免的,包括血液稀释、机械性细胞破裂、白细胞激活、凝血与抗凝系统激活等。婴幼儿因器官组织的不成熟性导致发生血液破坏及其继发改变的可能性均明显增加,尤其在发绀性先天性心脏病患儿红细胞本身脆性增加容易导致破坏、凝血功能减弱更易导致术后出血。减轻血液破坏的方法包括术前术中放血、血液稀释、调节合适的泵头松紧、尽量减少左右心吸引、减少血液与空气的接触、预防微血栓的形成等。术中抗凝充分和积极监测对维持术后自身凝血功能恢复具有一定的帮助,目前有应用血栓弹力图(TEG)监测术中术后凝血纤溶功能的方法,对指导血液制品应用具有指导意义。

4. 肾脏　急性肾损伤是体外循环术后常见的并发症之一,其发生率11%~61%,其中需要透析治疗的患者病死率达20%~80%。研究显示,CPB术后AKI的发生是多因素的,其机制尚不十分清楚。可能与血液成分与人工材料大面积接触,激活了中性粒细胞等炎性细胞,引起各种炎症介质、趋化因子及蛋白酶的释放与氧自由基的生成,进而引起肾功能损伤。随着心脏外科和体外循环技术及设备的发展,先天性心脏病的治疗向年龄小、低体重和复杂危重方向发展,如何防治这一特殊人群体外循环相关的脏器功能损伤是目前国内外的研究热点。

5. 免疫系统　CPB时非生理状态的血液循环、体温改变、内毒素释放及缺血/再灌注损伤等因素可诱导补体活化、黏附分子表达、嗜中性粒细胞激活、细胞因子释放、脂类介质和内皮源性炎性因子产生、大量氧自由基生成。这些因素相互间形成非常复杂的网络,引起迅速放大的炎症级联反应,触动全身炎症反应综合征(systemic inflamatory response syndrome, SIRS)的发生,严重者可导致多器官功能障碍(multiple organ dysfunction syndrome, MODS)甚至多器官功能衰竭(multiple organ failure, MOF)。这些炎性因子存在多源性、多效性、多向性的特点,且其发生、发展规律仍不明确。SIRS所产生的炎性因子将随血液循环到达全身各个脏器,对于婴幼儿来说,最容易侵袭受损的器官是肺脏和肾脏,其次肝脏、消化系统更易受累。大多表现为相应器官功能受损,某些生物标志物升高;如果SIRS持续存在并逐渐累积会导致器官功能衰竭。

第四节　婴幼儿心脏手术的普遍特点

一、左向右分流(非发绀型)

1. 左向右分流　患儿的病理生理左向右分流的存在,如室间隔缺损、巨大未闭动脉导管、主肺动脉窗等,都使得左室处于容积负荷增加的状态。分流量的大小,也就是左室容积负荷的大小,与缺损的大小相关,更与下游肺循环血管床和体循环血管床的阻力相关。出生后头几天,由于胎儿期和出生后初期较高的肺血管阻力,巨大室间隔缺损和未闭动脉导管引起的血流动力学后果并不明显。随着肺血管阻力的下降,左向右分流量显著增加,长期大量的左向右分流引起左室明显扩大,左房高压,最终形成肺动脉高压。

2. 手术治疗　左向右分流心脏畸形的手术矫治比较简单,巨大未闭动脉导管的早产儿,合并明显血流动力学和呼吸功能障碍的,一旦药物治疗(如吲哚美辛)无效或者禁忌,应该立即外科结扎。较大患儿体检时发现的巨大未闭动脉导管可以介入封堵。主肺动脉窗患儿一旦诊断明确，应该立即手术闭合，一旦出生后肺血管阻力下降，肺血管床处于体循环高压下，分流量会极大，如果不治疗，这些患儿发生不可逆的持续的肺动脉高压的风险极高。巨大室间隔缺损如果引起明显的心力衰竭、不能脱离机械通气或者出现肺动脉高压的早期征象，应该在新生儿期闭合。较小的室间隔缺损，如出现主动脉瓣反流或者反复发生心内膜炎，也应该手术闭合。

二、单心室

1. 单心室疾病的生理特点　单心室疾病是一系列先天性心脏病的总称，系指只有一个心室泵血，同时供应体循环与肺循环（表37-4-1）。未行手术矫治的患儿要么有肺或体循环梗阻，要么体肺循环均无梗阻。这种生理学特点使得临床治疗非常棘手，与正常双心室患儿比较，这些患儿对氧疗、机械通气、药物和ECMO等治疗的反应差异很大，例如：单心室平行循环的患儿通常需要更高的ECMO流量来弥补进入肺循环的血流损失。最后，这些患儿需要进行多次手术才能完成姑息性矫治，而且，每次手术后，其生理学状态都要发生巨大改变。

表37-4-1　新生儿单心室生理与解剖特点

生理学	解剖学
体循环流出道梗阻	左心发育不良
	心室大动脉连接不一致的三尖瓣闭锁
	双流入道左心室
	右室双出口（某些变异）
肺循环流出道梗阻	心室大血管连接一致的三尖瓣闭锁
	室间隔完整的肺动脉闭锁
	严重肺动脉梗阻
	严重的三尖瓣下移畸形
	右室双出口（某些变异）

合并体循环血流梗阻的单心室患儿，通常不合并肺血流梗阻。体循环血流量主要取决于未闭动脉导管的右向左分流，也部分取决于体循环流出道梗阻的程度。而动脉导管水平的分流量取决于体循环和肺循环血管床阻力的比值。体循环和肺循环回流的血液在心房水平是混合的。严重体循环流出道梗阻患儿的体循环血流量具有动脉导管依赖性，如果没有及时于产前或产后早期诊断，并开始前列腺素E1治疗，这些患儿在动脉导管闭合后，常常表现为严重的心源性休克。

相反，肺血流梗阻的单心室患儿，其体循环血流往往没有梗阻。这些患儿的表现差异很大，临床特点取决于肺血流梗阻的程度。如果肺血流梗阻轻微，患儿实际上以损失体循环血流为代价，肺血管床是过度灌注的。但是，对于室间隔完整的肺动脉闭锁患儿，肺血流是完全梗阻的，血流必须在心房水平混合。肺循环血流量依赖于动脉导管水平的左向右分流，因此具有导管依赖的肺血流生理，应该立即给予PGE1治疗。

所有种类的单心室生理都具有体肺循环静脉血在心房水平混合的特点，因此在产后极早期，评价心房水平的交通是至关重要的。限制性的房间隔缺损会引起肺静脉压的显著升高和肺动脉高压。最终，这些患儿都表现为明显的低血氧和发绀，必须紧急进行房间隔球囊切开或者手术治疗。

2. 单心室患儿的外科手术治疗

（1）Glenn手术（上腔静脉肺动脉连接术）：又称格林手术，是指将上腔静脉与肺动脉直接吻合，通过静脉回流的力量将静脉血直接推入肺动脉，从而增加入肺的静脉血，通过肺脏的气体交换来增加患儿氧供。该手术的前提条件是肺动脉压不能太高，否则静脉血无法顺利入肺。该手术有单向格林、双向格林、双侧双向格林之分，目前多采用双向格林手术以使双侧肺能均衡发育。单心室同时合并左侧上腔静脉的可以同时行双侧格林术。

（2）Fontan手术（全部腔静脉肺动脉连接术）：简称全腔手术，是在格林手术的基础上将下腔静脉的静脉血也通过人工管道引流入肺动脉，从而形成"全部腔静脉肺动脉连接术"，达到整个心脏只充当左心室的目的。其必备条件也是肺动脉压力不能过高，否则术后静脉血无法顺利到达肺脏行气体交换，静脉压高，第三腔隙漏出液增多，左心前负荷低、循环无法维持等并发症。为了避免术后伴随肺动脉压可能继续增高的继发改变，通常在连接下腔肺动脉的管道和右心房开窗形成分流，达到适当减低肺动脉压及静脉压的目的。

三、左室流出道梗阻

1. 左室流出道梗阻　患儿的病理生理和内科治疗左心室流出道梗阻新生儿的临床表现依赖于梗阻的严重程度，梗阻进展的快慢和左心室的生长情况。这类疾病谱的一端是轻微的主动脉缩窄，但是会随着患儿的生长逐渐变得严重，另一端是严重的主动脉瓣狭窄，严重的主动脉缩窄或者主动脉弓中断，左心室压力负荷显著增加。这些患儿都具有导管依赖性的体循环血流，如果不立即给予 PGE1 治疗，出生后动脉导管闭塞，就会表现为心源性休克。但是，有些患儿左心室流出道闭塞的严重程度并不容易清晰地划分，因此需要仔细评价其狭窄程度和狭窄所处的解剖学水平。这种情况下，患儿必须密切观察，是否有任何心排量下降的症状和体征。通常，体循环动脉血氧饱和度会上升，但是同时又有 pH 值和 $PaCO_2$ 的下降，这表明体循环灌注下降，乳酸酸中毒和 Qp:Qs 升高。

2. 手术治疗　主动脉弓水平的左心室流出道梗阻（主动脉弓缩窄，主动脉弓中断）行弓部手术可以矫治。主动脉弓缩窄的外科矫治不需要体外循环，侧开胸即可完成。主动脉弓中断则需要重建主动脉弓，手术通常采取胸骨切口径路，体外循环，心脏停搏液诱导心脏停搏和深低温停循环，手术方式都是延长了的端-端吻合，并采用心包片或者 Gore Tex 材料加宽主动脉弓。

3. 术后处理　主动脉弓部矫治患儿的术后处理常常具有挑战性。其左室承担了严重的压力负荷，常常是肥厚的，体外循环和深低温停循环术后水肿和炎症反应都很重，结果，这些患儿非常容易发生心律失常和冠脉缺血。必须密切注意心电图监护，积极处理心律失常。有的患儿术后反而出现高血压，因为患儿术前长期处于高肾素状态，可能需要硝普钠和其他药物控制血压。心室充盈压，终末重要器官灌注的生化指标和体征都必须仔细监护，注意是否有心排血量下降的征象。低心排的纠治应该完全着眼于去除其内在原因，积极给予液体，红细胞，少量的正性肌力药物，必要时予以起搏治疗。

四、右室流出道梗阻

1. 右室流出道梗阻　患儿的病理生理和内科治疗右室流出道梗阻或者右心室容积不足的生理学表现依据流出道梗阻的程度不同有很大差异。有些新生儿只有轻微的肺血流梗阻，因此可以没有症状，甚至可以出现充血性心力衰竭，有些患儿则有完全肺血流梗阻（肺动脉闭锁），肺血流供应依赖于动脉导管水平的左向右分流。体循环血液

的氧饱和度与肺血流梗阻程度相关。轻微梗阻患儿，动脉血氧合良好，但是会出现渐进性发绀，因此必须密切观察。

严重右室发育不良或者肺动脉闭锁的新生儿应给予前列腺素 E1 治疗，并进行超声心动图检查以明确肺血流供应的来源。除了动脉导管来源外，往往还有多个体肺侧支供应肺血管床。前列腺素 E1 治疗时，应该密切观察体循环灌注，因为肺血管阻力在出生后会逐渐下降。仔细调整 FiO_2 和容量以尽可能保证体循环血流量和肺循环血流量的平衡。

2. 姑息性外科治疗　右室发育不良或肺血流完全梗阻的新生儿通常进行右侧改良 BT 分流手术。与 Norwood 手术类似，这个分流传统上采用 3.5~4.0mm 口径的 Gore Tex 血管，将右侧锁骨下动脉与右肺动脉连接，可以不需要体外循环支持。

3. 术后处理　与所有单心室患儿相同，MBTS 术后管理的关键点在于 Qp:Qs 的微妙平衡。虽然其术后冠脉血流比 Norwood 患儿稳定得多，MBTS 患儿也存在舒张期血液分流和舒张期血压偏低，冠脉灌注下降的情况。因此，ECG 的任何变化都应该密切注意，FiO_2 应该调整到使 SaO_2 在 75% ~ 85% 之间。MBTS 的分流管路较细，当患者容量不足时，容易发生堵塞。体循环灌注相关的体格检查、实验室检查和临床表现都应该密切监护，一旦发生氧饱和度下降现象（分流堵塞的早期征象），必须引起足够的重视。分流量的显著下降通常表现为持续加重的发绀，同时伴有低血压和酸中毒。

五、再次手术

复杂先天性心脏病例如肺动脉闭锁、右室双出口、大动脉转位、重症法鲁氏四联征、单心室等，由于肺血管发育的问题通常需要分期手术。首次以改善症状、促进肺血管发育、限制肺动脉高压为目的减状手术，例如改良 B-T 术、双向 Glenn 术、肺动脉环缩术（Banding 手术）等；再次手术通常根据减状手术的效果来决定是否可以行根治手术。有些先天性心脏病因第一次治愈后随着患儿的不断成长可能又继发瓣膜或流出道的异常，例如心内膜垫缺损、先天性瓣膜发育不良以及第一次手术损伤瓣膜的患者都有可能需要行二次手术、三次手术。随着治疗理念和治疗方法的提升，再加上患者追求健康的意愿也在不断提高，许多以前认为不可能的手术也逐渐进入了手术室，例如法鲁

氏四联征根治术后肺动脉瓣反流、肺动脉闭锁根治术后外管道置换等，这些手术目前结合优良的体外循环、麻醉管理及精巧的外科技术正在成为各大心脏中心的常规手术。文献报道，再次手术的住院死亡率是一次手术的 3 ~ 5 倍。

再次手术要求整个手术团队对疾病的病理生理、手术方法及可能遇到的意外情况有充分的把握，通过细节的精确控制来保证手术的顺利实施和患者的快速康复。此类手术对于体外循环专业人员而言具有更大的挑战，因为：①此类患者容易发生大出血；②体外循环时间长；③可能需要股动静脉转流；④关系到多脏器功能保护。所有这些对于小儿及婴幼儿患者都是非常困难的，因此小儿心脏手术团队需要更加紧密的配合与协作。

第五节　婴幼儿体外循环管理的特点

一、术前访视患者

1. 一般情况包括年龄、体重、身高及实验室检查。特别注意患儿是否存在贫血，低血钙，低蛋白血症等。

2. 心功能的评估婴幼儿很难根据体力活动、耐力估测心功能。其心功能不全临床表现为发育迟缓，生后 2 ~ 3 个月即出现呼吸困难，苍白多汗，喂养困难，吮乳无力，烦躁不安，活动后气促发绀等。

3. 发绀患儿是否有缺氧发作，法洛四联症最为常见。

4. 是否存在反复呼吸道感染的病史。若反复呼吸道感染，提示有大量左向右分流。

5. 食物或药物过敏史尤其是对海产品过敏患儿术中发生鱼精蛋白过敏的可能性高，避免术中应用可能导致过敏的抗生素预防感染。

二、物品准备

1. 人工心肺机　婴幼儿体重轻，体表面积小，转流中虽然相对流量高，但总流量低，因此要求体外循环机体积小，精度高，能精确控制流量。易于操作，使用安全。通常婴幼儿体外循环需要 5 ~ 6 个泵才能满足术中需求，因此多泵头是婴幼儿人工心肺机选择的一个参考因素。

2. 氧合器选择　预充量小，气体交换性能好，血液破坏轻的人工氧合器是婴幼儿体外循环所必需的。选择依据通常是根据氧合器推荐的最高流量为依据，要求预计术中体外循环最高泵流量不能超过人更氧合器标明的最高推荐流量。另一个选择依据是氧合器的预充量，因为与成人相比较体外循环预充量及成分对婴幼儿机体内环境的影响十分突出，为了减少预充液对机体内环境的影响推荐使用氧合性能高、静态预充量小的膜式氧合器作为婴幼儿体外循环的首选。目前国产氧合器最小动态预充量 100ml 左右，国外尽快膜式氧合器最小预充量仅 43ml。高效能氧合器通过气体交换材料（中空纤维）及设计的改进可以兼顾低预充量与高流量的结合。有些氧合器还将动脉微栓过滤器也整合在了一起，例如 TERUMO BabyFX05 型婴幼儿氧合器，为术中进一步减少了预充量发挥了重要作用。文献报道目前最少的体外循环预充量可以降低到 130ml，阜外医院的最低经验是 180ml。

3. 管道包　选用内径 1/4 或 3/16 英寸的动静脉管道。人工材料应具有良好的生物相溶性，管道内壁光滑。管道长度尽可能短，以减少预充量。表 37-5-1 是阜外医院设计的适用于不同年龄体重患儿的体外循环管道包参数，供参考。

表 37-5-1　阜外小儿体外循环管道包相关参数

名称	泵管（英寸）	静脉管（英寸）	动脉管（英寸）	左右心吸引管（英寸）	静态预充量（ml）	适用体重范围（kg）
婴儿 D	1/4	1/4	3/16	5/32	170 ~ 200	~10
婴儿 C	1/4	1/4	1/4	5/32	200 ~ 250	~15
婴儿 B	5/16	1/4	1/4	5/32	250 ~ 300	~22
婴儿 A	3/8	3/8	1/4	1/4	~400	~35
儿童包	3/8	3/8	3/8	1/4	~600	~45

4. 动脉微栓　原则上虽有进入体外循环管路的液体、药品都需要过滤后才能进入患者体内。通常我国各大心脏中心采用输血器或输液器作为过滤装置，因此动脉管路上微栓滤器就显得非常重要，尤其在婴幼儿手术中低预充、高流量、低阻力的高性能动脉微栓滤器成为优选耗材。目前国产微栓滤器就可以达到高性能的要求，例如宁波费拉尔公司生产的婴幼儿动脉微栓滤器以25ml的预充量、2.5L/min的最高流量、35mmHg的跨膜压差满足所有25kg以下患儿的体外循环需要。动脉微栓整合型氧合器正在成为新的设计亮点，不仅可以减少预充量而且可以减少血液异物表面反应。

5. 动静脉插管　插管的选择需要考虑两方面的因素，一是患者体重，这是关键因素，表37-5-2列出了不同体重范围对应的主动脉及上下腔静脉插管型号的一般规律；二是结合患者的畸形特点，因为不同先天性心脏病畸形会继发不同的血管粗细变化，例如左向右分流患者主动脉常常较细，右向左分流的畸形主动脉偏粗，三尖瓣反流的患儿上下腔较粗，所以术前结合心脏彩超检查的主动脉粗细及不同患儿畸形继发的病理改变选择合适的动静脉插管更加科学合理。对于婴幼儿体外循环

表37-5-2　阜外医院婴幼儿体外循环动静脉插管的选择

体重（kg）	主动脉插管	直头静脉插管	直角静脉插管（上腔静脉）
<3	6F	10F/12F/14F	8F/10F
3.5	8F	10F/12F/14F	8F/10F
4	8F	10F/12F/14F	10F
4.5	8F	12F/14F	10F
5	8F/10F	14F/16F/18F	10F/12F
5.5	10F	14F/16F/18F	12F
6	10F	16F/18F	12F
6.5	10F	16F/18F	12F
7	10F	18F	12F
7.5	10F	18F	12F
8	10F	18F	12F
8.5	10F	18F	12F
9	10F/12F	18F/20F	12F
9.5	10F/12F	20F/22F	12F
10	10F/12F	20F/22F	12F/14F
10.5~15.0	12F/14F	20F/22F/24F	12F/14F

选择插管的基本原则是在保证引流和流量的基础上越细越好，这样既可以减少对血管的损伤又能减轻血液的破坏。另外，小切口手术对插管的要求更高，需要选择薄壁、柔软、内径较粗的高性能插管，从而避免插管影响术野，许多情况下需要负压辅助的静脉装置（VAVD）。

需要注意的是许多复杂先天性心脏病合并左上腔静脉引流至左心房或通过冠状静脉窦回流右心房，通常需要单独插管行静脉引流。一般情况下左上腔略细于右侧上腔静脉，可以选较细的静脉插管。有些特殊病例左上腔可能粗于右上腔，需要根据术中情况及时调整合适的插管以此类患儿的满意静脉引流。

6. 超滤器　目前婴幼儿心脏手术中人工超滤器的使用已经成为常规，被用于术中超滤（CUF）、平衡超滤（ZBUF）和改良超滤（MUF）。是围术期控制患儿液体出入量非常有效的措施之一，尤其MUF的应用可以在停机后滤除患儿体内蓄积的水分，同时减少血浆炎性因子、浓缩血液、增加氧供，明显改善术后的心肺功能及术后凝血功能。

7. 负压辅助静脉引流（vaccum assisted venous drainage，VAVD）　顾名思义就是通过负压吸引的方法增加静脉引流从而改善因插管管路偏细而导致的静脉回流不畅，目前常用的有图37-5-1所示的两种，均具有灵活精确调控的特点。VAVD的使用应该建立在一定培训基础之上，以免发生进气、血液破坏及回流室污染等不良后果（图37-5-1）。

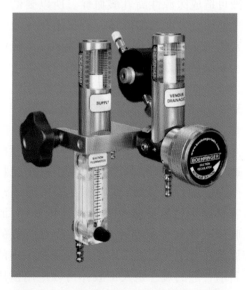

图37-5-1　Boehringer 3930VAVD 控制器

三、婴幼儿体外循环预充

体外循环系统的预充需要在手术前做好准备,预充的目的首先在于排除系统中的气体,其次增加非生物材料物质的组织相容性。在婴幼儿体外循环预充过程中,不仅涉及预充液的选择、预充液的调整、保温,而且需要主要从以下几个方面考虑去优化体外循环预充。

(一)预充液

1. 晶体液 晶体液中比较普遍应用的有两种,其中以勃脉力 A 为代表的复方电解质溶液为主,目前此类液体改良较多,称之为第三代晶体液,国产同类产品也有多种,均可用于婴幼儿预充。此类液体属于防细胞外液型平衡液,钾、钠、钙、镁、氯等重要离子浓度与正常细胞外液浓度相似,因而适用于临床大量使用,体外循环预充后可以将多余的晶体液弃去不用,实际进入患儿体内的晶体液量并不多,通常为 150 ~ 250ml,如果结合优化的管道系统和设备,随着预充量的减少,晶体量可以更少。

2. 乳酸林格液 第二代平衡盐液,因其采用乳酸根作为缓冲离子对而得名。乳酸根具有进入体内可以快速降解而不影响代谢水平,被大量应用于成人外科。乳酸盐在体内必须在有氧条件下,经肝脏乳酸脱氢酶的作用转化为丙酮酸,再经三羧酸循环氧化脱羧后生成 HCO_3^-,从而发挥其纠正酸血症的作用。由于婴幼儿肝功能不健全,对乳酸盐的代谢能力受限,快速大量输入乳酸林格氏液可造成医源性高乳酸血症。所以婴幼儿最好避免使用含乳酸盐的液体。有报道在肾上腺皮质激素作用下乳酸可以产生糖原异生,对脑保护不利。在没有复方电解质溶液的单位可以考虑应用此类液体作为婴幼儿体外循环预充液使用。

3. 胶体液 常用的人工胶体液主要有两种,分别是万汶和血定安(佳乐施)以及国产的胶体液。万汶因分子量大认为是较好的保持血管内胶体渗透压的人工物质,但因其来源于植物淀粉而受到生物同源性的质疑;佳乐施又因来源于动物基质容易发生过敏反应及生物源性传染病,而且人工胶体因代谢半衰期短、代谢产物对肝肾的影响等原因在婴幼儿心脏手术的应用受到一定的限制。目前普遍的观念是人工胶体可以应用但用量有限制,危重婴幼儿及新生儿及长时间体外循环手术建议首选人血白蛋白为佳。

4. 血液制品

(1)库存红细胞:为了维持术中合适的血红蛋白浓度,库存红细胞(RBC)作为婴幼儿体外循环预充常用预充液被广泛应用。RBC 预充量的多少决定于患儿术前血红蛋白浓度、有效血容量、体外循环预充量。目前伴随新型氧合器及各种较少预充量技术的应用,RBC 的体外循环预充正在减少,尤其是一些医院采用了严格输血策略联合节约用血方法正在成为小儿心脏手术的新方向,这将进一步减少库血对婴幼儿患者的不利影响。将库存红细胞预充前进行洗涤处理可以减少代谢产物的不利影响,对于新生儿及婴幼儿更有意义。

(2)新鲜冰冻血浆:新鲜冰冻血浆(FFP)因富含蛋白及各类凝血因子成为控制术后出血的首选血液制品。以前认为预充血浆可以弥补体外循环异物表面吸附消耗的蛋白、凝血因子、血小板等物质,而且许多单位依然在沿用这种预充方法。有研究报道小儿体外循环无血浆预充并不增加患儿术后出血,而且血浆预充与人工胶体预充对比发现两组患儿术后恢复无任何差异。因此是否常规预充 FFP 作为小儿体外循环预充仍然存在差异。

(3)人血白蛋白:作为从人血液中提取的同种异体白蛋白具有免疫源性低、无过敏反应、半衰期长等优点。由于体外循环管路材料表面的吸附作用,自身白蛋白的消耗成为必然,尤其是术前患儿本身营养状况差,血浆蛋白浓度低的危重患儿更加需要注意。有文献报道白蛋白预充后预充液自循环一段时间,以达到一定增加生物相容性的目的,具有一定效果;也有文献对这种方法提出质疑。伴随体外循环一次性耗材涂层技术应用得越来越广泛,目前补充白蛋白的目的主要以维持蛋白浓度、保持术中胶体渗透压、减轻组织水肿为目的。

5. 预充液的调整与保温 无论采用何种液体行体外循环预充,由于婴幼儿个体发育的特点,为了进一步减轻体外循环开始早期机体内环境的剧烈变化对本已脆弱机体的危害,建议对体外循环预充液进行调整。原则上希望预充液内环境越接近机体内环境越好。可以通过对充分混合的预充液行血气检测,而后根据检测结果调整预充液成分尽量接近正常。另外,预充液保温同样在婴幼儿及新生儿中显得格外重要,提倡体外循环开始前对预充液保温至 35℃,以减少预充液对婴幼儿

（二）血液稀释

婴幼儿体外循环中血细胞比容（Hct）维持在0.25~0.30，以轻度到中度血液稀释为宜，不同温度下的血液稀释度见表37-5-3。预充量尽可能少，应用晶体液应避免使用含糖和乳酸盐的液体。由于体外循环中胰岛素分泌不足，强烈的应激反应所致的胰岛素抵抗以及低温的影响均可使体外循环中血糖上升。同时大量库存血制品的应用造成医源性高血糖。此时预充液内含糖成分无疑是有害的。由于库血有害物质随储存时间延长而增加，特别是补体含量可以是生理状态的几倍甚至几十倍，阜外医院对库血生化指标予以检测，其结果：pH 7.0~7.1，乳酸8~20mmol/L，血糖200~250mg/dl，血清钾7.0~10.5mmol/L，血清钙0.12mmol/L，血清镁0.05mmol/L。24小时以内的库血，血小板和凝血因子具有生物活性。48小时内具有较好的生物活性。为减轻库血对婴幼儿内环境的影响，应尽量使用新鲜血。但目前临床几乎无法获得采集7天以内的库血，对于必须预充血液的婴幼儿尤其新生儿可以采用库存红细胞行CELL SAVER洗涤处理后在预充的方法，以减少储存库血代谢产物对婴幼儿内环境的不利影响。

表37-5-3　不同温度下的血液稀释度

Hct（%）	温度（℃）
28~30	浅低温（30~34）
24~27	中低温1（28~30）
21~24	中低温2（24~28）
H~20	深低温（18~24）

（三）血浆胶体渗透压（COP）

体外循环中维持理想的胶体渗透压对减少血管内液体外渗，减轻组织水肿有重要意义。3岁以下婴幼儿COP通常在15~18mmHg，3岁以后渐接近成人，6岁以后达到成人水平。婴幼儿体外循环中COP可接近术前水平或保持术前COP的60%左右，体外循环结束后可以利用改良超滤技术（MUF）将COP快速提高到术前水平。

（四）酸碱、电解质的纠正

为保持婴幼儿机体内环境的稳定，将预充液成分调整至生理水平对婴幼儿十分必要。通常预充库血或血浆200ml，需加入5%碳酸氢钠10ml，10%硫酸镁1ml，10%葡萄糖酸钙1ml。

（五）血液保护

抑肽酶曾因其良好的血小板保护和血液麻醉功能而广泛应用于体外循环心脏手术，但因其潜在的肾功能损害作用已经临床禁用。其替代药物乌司他丁作为丝氨酸蛋白酶抑制剂正在被广泛应用，通常1~2万单位/kg，报道称其抑炎作用明显，同时具备一定的血小板保护作用。为减少全身炎性反应综合征（SIRS）有些心脏中心建议婴幼儿常规应用甲基强的松龙，反对者认为这样可能增加患儿术后继发感染的可能性，有文献报道甲基强的松龙的应用并不影响患儿整体预后临床结果。阜外医院目前推荐深低温及选择性区域灌注的复杂畸形矫治手术给予30mg/kg，以适当减轻非生理状态对本已脆弱机体的影响。

四、体外循环中的监测

由于婴幼儿的生理特点，使其对体外循环这个非生理过程耐受差，对体外循环管理要求更加精细。CPB过程中应常规监测：

（一）心电图

观察患儿的心率及心律。心肌血流阻断过程中心肌保护是否满意，以及心脏复苏后是否有传导阻滞，心肌缺血性改变等。

（二）平均动脉压（MAP）

体外循环的初始阶段，由于血液稀释使全血黏度降低、血管扩张、血浆儿茶酚胺水平降低等因素，常出现动脉压力下降，发绀患儿尤为突出。非发绀患儿CPB期间MAP通常维持在30~50mmHg；发绀患儿由于侧支循环建立，左心回血问题可适当再维持低一点，以减少左心回血、提供清晰术野同时有利于术中心肌保护。

（三）中心静脉压（CVP）

体外循环过程中CVP升高，提示静脉引流不畅，婴幼儿心脏手术更容易发生因插管或先天畸形导致的静脉引流不畅，需要格外注意。较常见引流不畅的原因有：①腔静脉插管过深，如上腔插管过深可至无名静脉或右颈总静脉，影响上肢、颜面部及头部血液回流。下腔插管过深至肝静脉，可使双下肢、腹腔脏器血液回流受阻；②腔静脉插管过粗或过细；③异常回流的腔静脉，例如左上腔、双下腔等。体外循环过程中，保证充分的静脉回流对婴幼儿十分重要。术后毛细血管渗漏综合征，组织水肿与术中静脉回流密切相关。静脉引流通畅,CVP 通常为 0 或负值。随着微创心外科手术的发展和对体外循环更细管路的需求使得静脉引流通畅不是很满意,有些甚至需要 VAVD 的帮助。总之,在 CPB 期间,静脉压的监测是很重要的,如果表现异常增高必须找到原因并做相应处理,同时根据体外循环泵流量和回流室液面综合判定是否存在引流不畅。随时观察患儿头面部颜色,确保没有明显的淤血、水肿等现象。

(四) 灌注流量

对婴幼儿来讲,灌注流量较灌注压力更有意义。在不同温度下根据混合静脉血氧饱和度(SvO_2)调整灌注流量更加科学,推荐婴幼儿体外循环需要实施监测 SvO_2 并维持在正常范围 65% 以上,复温期间机体氧耗明显增加需要尽量保持在 50% 以上。不同温度下推荐的灌注流量见表 37-5-4。需要注意的是尽管推荐了灌注流量,但是在体外循环管理过程中我们需要结合术中的各项检测及不同区域灌注要求的差异实时调整流量,保证机体不发生乏氧代谢为原则。

表 37-5-4 婴幼儿不同温度下灌注流量

温度范围(℃)	流量推荐(CI)	流量推荐(体重)
浅低温(30~34)	2.8~3.0L/($m^2 \cdot min$)	100~120ml/kg
中低温1(28~30)	2.4~2.6/($m^2 \cdot min$)	80~100ml/kg
中低温2(24~28)	2.0~2.4/($m^2 \cdot min$)	60~80ml/kg
深低温(18~24℃)	0.8~1.2/($m^2 \cdot min$)	50~60ml/kg

新生儿因相对于公斤体重能量消耗更多,流量需求往往也更高,正常浅低温时体外循环灌注流量可以达到 150~200ml/(kg·min)。总之,体外循环灌注流量的调整应该以不同温度下患儿需求为依据,代谢监测为根本,做到有的放矢、精确控制。

(五) 温度

常规监测鼻咽温、直肠温,有条件情况下还应检测血温和水温。非发绀先天性心脏病患者,一般采用浅低温,鼻咽温 30~34℃。发绀型先天性心脏病患者,根据术中左心回血情况采用中低温或深低温。随着手术技术的成熟和对病理生理认识的提高,目前认为深低温对机体的影响可能大于其所带来的益处,因此推崇能不低温就不低温、能不停循环就不停循环的原则。

(六) 酸碱平衡

婴幼儿由于机体碱储备不足,加之预充液成

分的影响。体外循环中深低温使氧解离曲线左移,向组织释放氧减少。同时深低温使毛细血管收缩,动静脉短路,微循环障碍,影响组织氧摄取。低流量灌注期间组织不同程度的缺血、缺氧。上述诸多因素均可使组织代谢障碍,酸性代谢产物增加,所以体外循环中血气分析结果常呈现轻度代谢性酸中毒。转流中血乳酸水平的检测,可直接反映组织灌注情况,但要强调其动态变化,如转流初期由于预充乳酸林格氏液和库血,外源性乳酸含量增加,检测血乳酸水平呈现增高趋势。低流量灌注期间由于低温及组织不同程度的缺血缺氧,血乳酸水平会升高。前述两种情况在转流过程中均呈现轻度增高,乳酸水平<4mmol/L 是可以接受的。当出现严重代谢性酸中毒时,血乳酸水平持续渐进性升高。首先提高灌注流量,适量应用碱性药物。若 $SvO_2 > 80\%$,可适量应用血管扩张药;如硝酸甘油、酚苄明等以改善微循环,从而增加组织对氧的摄取和利用。

(七) 电解质

1. 血钾平衡 通常使用的林格氏液钾离子浓度接近细胞外液,同时库血含钾量远高于细胞外液钾离子含量,先天性心脏病患儿术前一般未服用利尿剂,故体内通常不缺钾。所以体外循环过程中通常不需补充钾离子。若需要补充应谨慎,因为婴幼儿对高钾的耐受性差,易引发心律失常。

2. 血钙平衡 血浆中钙包括蛋白结合钙、化学结合钙如枸橼酸钙、柠檬酸钙等,离子钙才具有生物活性。体外循环中使钙离子降低的因素有:①预充大量库血枸橼酸与血浆钙离子结合;②预充白蛋白与血浆钙离子结合;③婴幼儿神经体液调节功能不健全;④甲状旁腺功能低下;⑤术前存在低钙血症;⑥应用大量碱性药物。婴幼儿低血钙可使心肌收缩无力,血管张力下降,血压降低。为预防心肌缺血再灌注损伤,体外循环中钙离子应维持在 1.0~1.2mmol/L。复苏后 5~10 分钟补充钙使其达生理高限。

3. 血清镁平衡 由于预充成分不含镁离子,所以体外循环中血清镁明显降低。作者单位婴幼儿手术采用体外循环期间尽量维持镁离子浓度在正常生理水平,通常转机开始后预充 0.5ml/kg 的 10% 硫酸镁以补充预充液中的低镁,根据手术时间的延长镁离子的代谢消耗可以在复温后再给予一次相同剂量。

（八）尿量

尿量监测可间接反映组织灌注是否充分。转中尿量不少于 1～2ml/（kg·h）。婴幼儿体外循环中常规应用利尿剂，通常给予呋塞米 0.5～1.0mg/kg。

（九）左房压

术后放置左房测压管，既可反映左心功能、指导术后补充血容量，同时评估畸形矫正情况。正常左房压（LAP）水平 6～12mmHg。

五、婴幼儿体外循环的几个热点

（一）心肌保护

婴幼儿心肌属未成熟心肌，其心肌的形态结构、生理功能及心肌保护的研究尚不完善。目前阜外医院术中心肌保护仍以改良托马氏液为主。婴幼儿心肌保护特点：①未成熟心肌停跳液中适度的钙离子浓度（低于血清钙离子浓度）是为了维持细胞膜上钙离子通道的稳定，避免再灌注后的钙反常。钙离子浓度在 0.5～0.6mmol/L。停搏液内钙离子浓度过高可增加进入细胞内的钙，使心肌张力增高，耗能增加，不利于心肌保护；②冷血停搏液可向心肌供氧及代谢底物，减轻心肌水肿，保护心肌收缩功能。临床应用 1∶1 或 2∶1（血∶晶体液）则效果最好；③未成熟心肌对缺氧的耐受力强。在低温情况下，心肌电机械活动停止，不宜多次灌注停跳液，频繁灌注会加重心肌组织水肿；④灌注压力不宜过高，避免高压对血管内皮的损伤；⑤7 灌注时应充分引流，避免心脏膨胀对心肌的过度牵拉。

（二）婴幼儿体外循环后水肿的原因及预防

1. 水肿的原因

（1）血浆胶体渗透压降低：①由于血液稀释使血浆白蛋白浓度下降；②术前营养不良，低蛋白血症；③体外循环过程中蛋白变性；④血管通透性增加，蛋白渗出。

（2）毛细血管静水压升高：①静脉引流不畅，由于静脉插管位置不当、扭曲、静脉插管过细或过粗；②不恰当的高流量灌注；③过量应用血管扩张药，容量血管扩张，过度充盈；④微循环障碍。

（3）毛细血管通透性增加：①炎性介质如组胺、缓激肽、白三烯、白介素、补体、肿瘤坏死因子等；②微循环障碍，代谢产物堆积使毛细血管通透性增加；③婴幼儿发育不成熟，细胞膜稳定性差；④肾功能不健全：肾脏水钠调节功能差；灌注压低，肾小球滤过率降低；肾素-血管紧张素-醛固酮

功能活跃，醛固酮作用于远曲小管，加强钠吸收。促进水潴留；⑤体外循环时间>2 小时。

2. 预防措施

（1）体外循环中血浆 COP 维持在术前水平。

（2）减少体外循环中炎性介质释放。选用肝素涂抹的体外循环物品，大剂量激素及乌司他丁均有明显抑炎作用。

（3）体外循环中静脉引流通畅十分重要。可选择直角金属头的静脉插管，其具有良好的支撑效果，避免静脉壁封堵静脉插管的侧孔。

（4）加强液体排出：①体外循环中维持理想的灌注压，保证肾脏良好的灌注；②通常给予呋塞米 5～10mg；③滤水器或改良超滤。应用改良超滤不仅可滤出过多水分，同时滤出代谢产物及炎性介质。

（三）婴幼儿体外循环中的肺保护

由于婴幼儿的解剖生理特点，以及先天性心脏病患儿肺脏病理改变的基础，特别是肺血管的改变。常见内膜增厚和纤维化，中膜平滑肌增厚，血管扩张和血管丛样改变。发绀患儿存在大量体肺侧支循环。所以体外循环后肺部并发症尤为突出，从而体外循环中肺保护也成为关注的焦点。其原因是多方面的：①病理基础；②炎性介质的作用；③再灌注损伤；④胶体渗透压降低；⑤术后早期低心排；⑥畸形矫正不满意。

预防措施包括：术前注意肺部炎症的治疗，选择恰当的手术时机；发绀患儿注意肺血管的发育；选择生物相容性好的体外循环用品，减少白细胞激活，补体激活；有效的左心减压。从而避免肺毛细血管静水压升高；容量控制，适当的前负荷，对于左心发育较差的患儿尤为重要；药物保护如抑肽酶 10 万 U/kg、甲基强的松龙 30mg/kg、乌司他丁 2 万 U/Kg、654-2 2mg/kg 以及人工合成的肺泡表面活性物质。均有不同程度的肺保护作用。

（四）毛细血管渗漏综合征

毛细血管渗漏综合征（Capillary Leak Syndrome，CLS）为婴幼儿术后常见的并发症之一。其相关因素包括：术前营养不良、贫血、低蛋白血症、低钙血症。术中静脉引流不畅，血浆胶体渗透压降低，炎性介质所致毛细血管通透性增加，长时间奢侈性灌注，体外循环时间大于 2 小时，术后畸形矫正不满意，左心发育不良，低心排综合征，容量负荷过重等。除上述因素外，年龄幼小及转流中炎性所致毛细血管通透性增加为最主要因素。

第六节 特殊病种的体外循环管理

一、右室肺动脉连接手术

右室肺动脉连接(Sano)手术是有些肺动脉闭锁患儿的姑息手术,是通过外管道建立肺动脉闭锁患儿右心室到肺动脉之间的通道,达到增加肺血流、促进肺血管发育、为根治手术做准备的目的。通常在并行循环下进行,即行升主动脉和右心房插管建立体外循环。保持心脏持续空跳,温度控制在鼻咽温34℃左右,根据事实氧耗监测随时调整流量供应。心脏畸形存在左右心腔间异常交通,未阻升主动脉的情况下,要特别注意心脏进气,以免发生冠脉气栓或重要脏器气栓,维持足够的灌注压力,使主动脉瓣处于关闭状态。因术中需要切开右心室,为了避免心脏进气,通常切开前适当还血,使心脏处于半充盈状态,切开后立即用Foli导尿管临时封堵右室流出道,可以而后静脉充分引流使心脏空跳,实现术野无血同时心脏不会进气。由于患者体温较高,特别注意灌注流量和灌注压力,保证组织足够的氧供,避免由于灌注流量不足或灌注压低而造成机体缺氧和重要器官的功能受损。

二、主动脉脉弓中断合并心内畸形一期矫治术

主动脉弓的某个部位缺如或闭锁,引起升主动脉与降主动脉之间血流中断即为本畸形。此症几乎都合并粗大的未闭的动脉导管,室间隔缺损也是常见的并发症。主动脉弓中断于先天性心血管畸形中发病率不到1%。

1. 病理分型及血流动力学 A型中断部位在左锁下动脉远端,约占40%;B型中断部位在左锁下动脉与左颈总动脉之间,约占55%;C型中断部位在左颈总动脉与无名动脉之间,约占5%。左室血流泵入主动脉,而右室血流向肺动脉一部分经动脉导管至降主动脉,下半身血流依赖于肺动脉高压经粗大PDA供应;如合并室间隔缺损,则在心室水平为左向右分流,而动脉导管为右向左分流。

2. 体外循环特点 体外循环方法包括深低温停循环、上下半身分别灌注和近年采取深低温上半身区域性灌注+下半身停循环的方法。目前已

单泵双管上半身区域性灌注下半身停循环为例介绍具体措施如下:①插管部位:动脉插管包括升主动脉和肺动脉经动脉导管至降主动脉,常规上、下腔静脉插管;②动脉灌注流量分配:正常成人一般上半身占灌注总量的1/3,下半身为灌注总量的2/3。但对主动脉弓中断的患者,应根据中断部位的不同,分配调节上、下灌注的流量,否则将会使B、C型,尤其是C型上半身灌注过多,造成"奢灌",而中断部位以下相应区域的组织则灌注不足。因此,上下灌注流量分配是否合理满意需要参照以下指标:a. 如同时进行上、下肢直接动脉内测压,转流中上下肢MAP应接近;b. 下腔静脉引流量应多与上腔静脉;c. 全身皮肤颜色一致,无区域性发红、充血或苍白现象;d. 尿量不少于1.0ml·kg·h。③上半身区域性灌注由于中断部位的不同,所以灌注的区域也有差异,通常鼻咽温25～28℃,灌注流量可维持在,25～50ml/(kg·min),S_vO_2>60%,上肢MAP40～50mmHg;④主动脉弓中断修复后恢复全身循环需要通过升主动脉插管完成全流量灌注,因此选择主动脉插管时不仅要考虑升主动脉动脉和无名动脉粗细而且要关注满足后期全身关注的需求,阜外经验对于婴幼儿此类患儿在单泵双管时采用同号动脉插管,依赖患儿自身血管阻力资助分配动脉灌注血流。

三、重症法洛四联症

法洛四联症(F_4)是一组先天性心血管的复杂畸形,约占先天性心脏病总数的5%,占阜外医院先天性心脏病手术的15%～20%。

1. 病理解剖及病理生理 右室流出道梗阻、室间隔缺损、主动脉骑跨和右心室肥厚为其最主要的病理改变。四联症中由于主动脉同时接受双心室的血流,所以较粗。由于肺循环血量减少,回流至左心房血量少,故左心房、左心室发育较差。因肺血量严重不足,故由体循环向肺循环丛生侧支血管以济补匮乏。由于肺动脉和(或)右室流出道狭窄严重时,右室收缩压可超过左室,心腔内血流可自右侧通过室间隔缺损和骑跨的主动脉流入左心室与主动脉,导致体循环血氧饱和度降低,临床出现发绀。慢性低氧血症可代偿性地红细胞增多,血红蛋白增加,致使血液黏滞度增加,易发生

血栓,脱落后可致栓塞。

2. 体外循环特点

(1)由于次类患者特殊的病理改变如上述,合理适度的血液稀释极为重要。从血液流变学和组织氧供双方面考虑,稀释后血球压积在27%~30%左右为宜,必要时可采取转流前通过静脉系统放血10~15ml/kg。

(2)重症法洛四联症患儿因肺血管发育差,术前往往血红蛋白很高,全血红细胞浓度高,血浆成分少,血液稀释又以胶体液为主,曾经一度首选新鲜冰冻血浆预充,不仅可以血液稀释扩充血容量同时补充凝血因子。目前有观点认为CPB期间预充FFP对患儿术后凝血功能并无改善,结合低预充微创型体外循环系统的应用,临床血浆预充已经较少应用。

(3)体外循环采取深低温低流量灌注,其优点表现在:①使回心血量减少,保证手术视野清晰;②非冠状动脉的侧支循环血流减少有利于心肌保护;③呼吸静止时肺内血流减少,白细胞在肺内聚集减少,有利于肺脏保护;④低流量灌注减少血液有行成分的机械性破坏;⑤基本保证全身重要脏器的氧供。具体操作是在鼻咽温20~22℃,直肠温25~28℃,动脉灌注流量在保证手术野清晰的前提下,求高避低。混合静脉血氧饱和度不低于60%。脑氧饱和度不低于60%。MAP维持在20~30mmHg。为减少侧支分流导致的术野不清可以通过加深麻醉降低血压来减少左心回血,也有利于心肌保护。

3. 重要脏器的保护

(1)脑保护:在深低温低流量灌注期间,强调最适低流量概念是指满足脑代谢需要的量为最适低流量。这样既给外科医师提供清晰的术野同时又无脑的损害。婴幼儿动脉灌注流量60~180L/(kg·min)为安全范围。大脑血流的自动调节受动脉血pH和PCO_2浓度的影响,低温状态下的血气管理方法目前仍存在争议。有关pH-稳态的脑保护作用的机制,目前认为主要有以下几个方面:①pH-稳态可以减轻由于低温引起的氧离曲线的左移,增加组织获氧能力;②CO_2的直接扩血管作用,使脑血流增加;③减少缺血再灌注损伤,这可能是因为氢离子与钙离子竞争性的进入细胞内,从而减少钙离子内流。不论采用哪种血气管理方法,鼻咽温在20~22℃大脑血流自动调节功能已丧失,脑血流依赖灌注压力,所以强调低流量期间

MAP不低于20mmHg,保证脑组织足够的血供。近年建议通过加强监测来判定重要脏器的氧供氧耗匹配情况,脑氧饱和度监测在许多中心已经成为常规应用,指导术中管理。

(2)肺脏保护:①体外循环过程中维持适当的胶体渗透压,婴幼儿采取纯胶体预充,使COP维持在术前水平。儿童及成人COP维持在术前的60%~70%;②术中充分的左心引流,避免肺血管床膨胀肺毛细血管静水压升高,血管外肺水增加;③后并行期间逐渐适当增加心脏前负荷,避免由于左房压增高所致的肺循环高压;④抑炎药物可选用甲基强的松龙30mg/kg,乌司他丁1~2万U/kg。

四、动脉导管术闭手术

体外循环下闭合动脉导管适用于年龄大,重度肺动脉高压,并发假性动脉瘤,动脉导管再通,感染性心内膜炎及合并有心内畸形的病例,某些特殊的窗型粗大PDA也可能需要在婴幼儿期在体外循环下进行闭合。

1. 体外循环特点 转流开始既快速血液降温,同时建立左心引流,防止降温过程中心率减慢或心室纤颤所致急性肺循环高压。降温期间切开肺动脉,术者用其示指堵住动脉导管在肺动脉的开口,阻断血液分流,以防大量血流灌入肺而引起术后肺部并发症。鼻咽温降至25℃,动脉灌注流量降至5~10ml/(kg·min),此时主动脉侧不断有少量血液自导管开口溢出,防止空气进入主动脉。动脉微量灌注通常5~10分钟。导管闭合完成后,逐渐恢复动脉灌注流量,待术者确定闭合完毕,给予高流量灌注以偿还氧债。待SvO_2上升至80%后,开始复温。

2. 脑保护 ①主动脉微量灌注期间,实际意义是全身停循环,所以要严格控制微量灌注时间不超过15分钟。到时间需要外科再次堵住导管肺动脉侧开口恢复循环,给予一次再灌注,等到混合静脉氧饱和度达到80%以后再次停循环。通常两次停循环即可完成导管修补。目前不建议采用温度降到20℃延长停循环时间的方法。②预防气栓:主动脉微量灌注前需关闭所有旁路;灌注医师与术者密切配合,根据术野情况及时调整流量,避免空气进入主动脉。

五、杂交手术

又称一站式手术,即将造影检查或治疗与外

科手术治疗结合起来，共同为某些复杂先天性心脏病一次性行根治治疗。婴幼儿手术中较常见的侧枝丰富的发绀性先天性心脏病，需要在外科手术前封堵粗大的体肺侧支，否则术中回血严重影响手术术野、术后肺血过多导致肺部渗出、左心前负荷过重等的发生，将直接危害患儿术后的康复。此类手术体外循环需要随时做好应急准备，因封堵侧枝血管后肺血可能会减少，机体氧供缺乏极可能导致缺氧发作。其次，术中即便封堵了侧支因全身肝素化，左心回血依然很多，需要准备好额外的术野吸引装置，阜外医院通常准备两个右心吸引供心外和肺动脉内同时吸引。

（赵　举）

参 考 文 献

1. Stiller B, Sonntag J, Dahnert I, et al. Capillary leak syndrome in children who undergo cardiopulmonary bypass:clinical outcome in comparison with complete activation and C1 inhibitor. J Intensive Care Med, 2001, 27: 193-200.

2. Shi S, Chen C, Zhao D, et al. The role of plasma gelsolin in cardiopulmonary bypass induced acute lung injury in infants and young children: a pilot study. BMC Anesthesiol, 2014, 14:67.

3. Kim DS, Lee SI, Lee SB, et al. Outcome of inflammatory response after normothermia during cardiopulmonary bypass in infants with isolated ventricular septal defect. Korean J Pediatr, 2014, 57(5):222-225.

4. Alkan-Bozkaya T, Akçevin A, Türkolu H, et al. Impact of pulsatile perfusion on clinical outcomes of neonates and infants with complex pathologies undergoing cardiopulmonary bypass procedures. Artif Organs, 2013, 37(1):82-86.

5. 徐静芳,施珊珊,陈芳霞,等. 婴幼儿体外循环后急性肾损伤的危险因素分析. 中华急诊医学杂志, 2013, 22(11):1265-1268

6. Sananes R, Manlhiot C, Kelly E, et al. Neurodevelopmental outcomes after open heart operations before 3 months of age. Ann Thorac Surg, 2012, 93(5):1577-1583.

7. 杨丽君,林摇茹,叶莉芬,等. 血栓弹力图在小儿体外循环围术期的应用价值. 中国体外循环杂志, 2013, 11(1): 11-15.

8. 曾庆玲,唐培佳,徐月秀,等. 乌司他丁在婴幼儿体外循环时的抗炎和肺功能的保护作用. 中国循环杂志, 2014, 29(10):819-823.

9. Zhao J, Yang J, Liu J, et al. Effects of pulsatile and nonpulsatile perfusion on cerebral regional oxygen saturation and endothelin-1 in tetralogy of fallot infants. Artif Organs, 2011, 35(3):E54-58.

10. Seo DM, Park JJ, Yun TJ, et al. The outcome of open heart surgery for congenital heart disease in infants with low body weight less than 2500 g. Pediatr Cardiol, 2011, 32(5):578-584.

第三十八章
心脏瓣膜病体外循环管理

第一节　心脏瓣膜病的病理生理和外科治疗

一、概述

心脏瓣膜病是由于炎症、黏液样变性、退行性改变、先天性畸形、缺血性坏死、创伤等原因引起的单个或多个瓣膜结构（包括瓣叶、瓣环、腱索或乳头肌）的功能或结构异常，导致瓣口狭窄和（或）关闭不全。心室和主、肺动脉根部严重扩张也可产生相应房室瓣和半月瓣的相对关闭不全。二尖瓣最常受累，其次为主动脉瓣。在我国，由于风湿性炎症过程所致的瓣膜损害，是心脏瓣膜病的主要原因，主要累及 40 岁以下的人群。随着我国经济的发展和人民生活条件的改善，风湿性心脏瓣膜病的人群患病率逐渐下降，但仍是常见心脏疾病之一。而瓣膜黏液样变性和老年性瓣膜钙化在我国现阶段日益增多。

心脏瓣膜病，无论病因如何，都不能自然痊愈。其自然病程可以从病变轻微、无临床症状的瓣膜畸形发展到严重循环衰竭以至死亡。可以是急性发作，如二尖瓣乳头肌断裂；病程也可以逐渐发展达 7 年以上，例如退行性主动脉狭窄。如果心脏血液通路出现狭窄或反流，会使心脏负荷不同程度的加重，最终导致临床各种症状发生。及时外科治疗可终止自然病程，恢复正常心脏和循环功能。辅以内科治疗，可以预防感染，改善临床症状，控制心律失常并预防血栓形成。

外科技术的进步使得患者和人工瓣膜的寿命不断得以延长。二尖瓣成形技术、同种瓣、异种瓣以及更好的机械与生物瓣膜为患者带来更好的预后。与传统的手术方式相比，微创瓣膜手术还处于探索阶段，需要远期随访对其效果进一步评价。超声技术的进步使得医生可以对瓣膜功能进行无创性评价。通过超声心动图、病理学与心功能指标的检查，可在尚未发生心功能不全之前修补反流性病变。在这一点上，经食管超声（TEE）功不可没。

二、心脏瓣膜病的病理生理

无论何种原因导致的心脏瓣膜病，均可通过四个途径影响正常心血管循环生理：瓣膜解剖改变、循环灌注不足、血流阻塞和心肌张力改变。

1. 瓣膜解剖改变　瓣膜解剖改变可导致狭窄和（或）关闭不全。这些瓣膜结构的改变使得心脏瓣膜更容易受到感染侵袭，并且随着病程进展进一步加重结构损害，可能导致全身性血栓形成及栓塞。

2. 循环灌注不足　中枢神经系统维持适宜的心输出量以满足机体的代谢需要。心脏神经传入支本身即为压力化学感受器，而传出支包含了内分泌系统和自主神经系统。由于瓣膜狭窄或关闭不全，而使每搏输出量减少继而减少心输出量，最终引起血压、混合静脉血氧饱和度和 pH 降低。此刻的神经内分泌反应是：交感神经兴奋释放肾上腺素和去甲肾上腺素，导致心率增快，心肌收缩力增强，周围血管收缩，使血液重新分布来改善心输出量，维持相对血压稳定，这常见于急性瓣膜病变及心功能不全。而长期代偿则是通过激活肾素-血管紧张素-醛固酮系统和 ADH 释放导致体液潴留和周围血管收缩，由内皮细胞和其他细胞释放的内皮素，在这个代偿反应中起到重要的血管收缩作用。而由心耳释放的心房利钠因子（atrial natriuretic factor，ANF）则可对抗上述效应，促进血管舒张，并起到利钠、利尿的作用。

慢性瓣膜病变，特别是伴有心功能不全的患者，常导致慢性交感神经系统兴奋性增高。随着病程迁延,β 受体表达减少,其与相应激动剂结合的能力下降;而 α 受体则基本不受影响。压力反射敏感性下降,并且心房牵张刺激释放 ANF 能力降低,而内皮素水平逐渐升高。其最终结果就是外周血管收缩,血液重新分布,引起肌肉、皮肤、肾脏和脾灌注不足。外周血管阻力升高进一步加重心功能不全,临床出现疲劳、夜尿增多、少尿等。

3. 血流阻塞　二尖瓣病变,无论是狭窄还是反流都可导致左心房充盈压增高。这种压力升高迟早要影响肺循环,导致肺静脉压升高。左心房压逐渐升高使左心房扩大,最终导致房颤发生。肺毛细血管压力逐渐升高到 18mmHg 前,肺动脉压相应升高,此时由于肺底部血管反应性收缩,使得血液主要分布于上肺;当肺毛细血管压力超过 18mmHg 时,出现反应性肺动脉高压。随着病程发展,肺动脉压力升高速度远大于肺静脉压力升高速度。有关反应性肺动脉高压的机制有多种解释,如肌源性、神经源性及血管周围水肿等,但确切病理生理机制还有待进一步研究。反应性肺动脉高压引起右心室后负荷增加。由于右心室壁较薄,右心室射血分数的维持更依赖于后负荷大小,而心肌收缩力并不是主要影响因素。由于右心室后负荷逐渐增加,右心室心肌开始扩张,随后出现心肌肥厚。正常情况下,右心室最大收缩压为 45~50mmHg,而受慢性肺动脉高压的影响,右心室收缩压可达 100mmHg 甚至更高。为适应肥厚的右心室心肌血供,右冠状动脉也相应增粗。右心室充盈压增高或三尖瓣反流都可引起右心房压力升高。右心房压力升高影响全身静脉系统,导致颈静脉压力升高,肝淤血肿大,下肢水肿与肝功能不全。

肺毛细血管压力超过 18~25mmHg,体液开始漏出。在此阶段,水肿仅仅局限于组织间隙,而肺部听诊无阳性体征。胸部 X 线片则可表现有肺叶间(Kerley B 和 Kerley C 线)、血管周围(Kerley A 线)、胸膜下(纺锤形)液体积聚等。肺顺应性开始下降,呼吸作功增加,肺功能表现为限制性通气功能障碍。临床表现有劳力性呼吸困难、夜间阵发性呼吸困难。潮气量减少而呼吸频率增加。当肺毛细血管压力接近 25mmHg 时,开始出现肺泡水肿,患者可出现端坐呼吸。有一些保护性机制可延缓肺泡水肿的发生。比如淋巴系统可比正常高 8~10 倍的速度将积聚的体液引流走。并且毛细血管肺泡间隔增厚,肺肌性小动脉反应性收缩。压力升高导致支气管静脉破裂和肺毛细血管充血,导致咯血等表现。与先天性心脏病肺动脉高压引起的血管改变不同,瓣膜病引起的肺血管改变在手术后可逆转。

4. 心肌张力改变　心肌张力与心腔收缩压和半径成正比,而与心腔厚度成反比(Laplace 方程)。心肌细胞正常状态下可维持心肌张力于正常范围,并减小心肌氧耗的增加。通常阻塞性瓣膜病变引起收缩压力超负荷,而反流性病变引起收缩容量超负荷。而主动脉瓣关闭不全是个例外,可引起两种超负荷同时发生。心肌对压力或容量超负荷的反应取决于各种胚胎性生长因子的表达。其确切的信息传递系统还不清楚,本身并没有增加心肌细胞数量。

随着收缩压力超负荷,心肌细胞增粗,肌小节变长,这使得心腔壁增厚,从而产生更大的收缩力。这种肥厚类型称为"向心性"肥厚,以维持心腔壁张力,心腔容积和收缩功能,但同时也刺激心肌纤维化的产生。纤维组织含量增多导致心腔顺应性降低,最终导致舒张功能受损。

随着收缩容量超负荷,肌小节数量增多而心肌细胞变长,常表现为心腔扩大。心腔扩大而肌小节功能正常可使心室具有更大的每搏输出量。然而这也是心肌收缩功能受损的开始。主动脉瓣关闭不全导致的心室扩大常伴有心肌肥厚以维持心室壁张力。

心肌肥厚的结果是部分心肌细胞死亡,并为纤维组织替代。其确切分子生物学机制尚不清楚,可能与缺血或单纯与心肌劳损有关。

三、心脏瓣膜病的外科治疗

随着基础研究和临床技术的进步,心脏瓣膜病的外科治疗由传统的晚期根治手术发展到早期手术干预治疗。早期手术干预的目的是防止心室功能不全,阻止心律失常,特别是房颤的发展。随着手术技术的进步、人工机械瓣膜的不断改进、生物瓣膜的发展、瓣膜成形术的进步以及围术期和术后处理的不断完善、超声技术的飞速进展使得早期手术成为可能,死亡率和并发症发生率逐年下降。心脏瓣膜病变属于器质性病变需要手术矫治。内科治疗主要局限于治疗和防治感染、血栓形成及心律失常,还可以减轻肺静脉淤血,但不能解除根本病变。

心脏瓣膜病外科治疗的时机取决于瓣膜病变的性质。单纯瓣膜狭窄如果不合并其他心肌病变,左心室功能可维持相对正常直到症状出现。外科治疗在此阶段进行可取得最佳效果。与此相反,反流性瓣膜病变可在临床症状出现前即导致心室功能受损。在临床表现尚不明显时,可通过超声检查测量左心室收缩末径、收缩末容积与射血分数来综合判断手术治疗时机。

外科治疗可修补或替换病变的心脏瓣膜,术式选择取决于瓣膜的病理情况。如果没有瓣膜损坏和纤维化,二尖瓣与三尖瓣成形术临床效果满意,但对于主动脉瓣则成形效果不佳。瓣膜替换术可选用机械瓣膜、生物瓣膜、同种异体瓣膜以及自体瓣膜。自体瓣膜主要用于替换主动脉瓣(Ross手术),同种异体瓣膜主要用于替换主动脉瓣和肺动脉瓣,而机械瓣和生物瓣可替换各个位置的瓣膜。在近几年的临床实践中,有尝试用自体三尖瓣和同种异体瓣膜替换二尖瓣。

大部分瓣膜替换术的手术径路是通过胸骨正中切口。而对再次手术的二尖瓣病变患者,可行右胸侧切口以利于手术暴露。出于美容目的,有时心内直视手术也采用这种切口。

近年来,心脏瓣膜手术逐渐开始微创外科的尝试。微创瓣膜手术径路多通过胸骨小切口或右胸前外小切口。如采用胸骨小切口,体外循环管路则根据需要选用相应管径和形状的插管。而右胸前外小切口则需要经皮内阻断(Port-Access)体外循环系统。这些方法的采用都得益于经食管超声技术(TEE)的进步。

胸骨小切口有多种做法,但通常情况使用的体外循环插管可能影响手术操作。采用负压吸引辅助静脉引流(VAVD),负压维持在 40 ~ 50mmHg,28Fr 心房插管(主动脉瓣手术)或两根 20Fr 腔静脉插管(二尖瓣手术)可保证足够的静脉引流量。采用负压吸引辅助静脉引流可使手术视野更加清楚,可减少静脉管路预充,并使得灌注师不用更多考虑手术台与静脉回流贮血罐的落差以及静脉管路是否有气影响引流。有关 VAVD 详见第八章。

Port-Access 系统是通过经皮股动静脉插管来进行体外循环。静脉插管延至右心房水平。比如 Heartport 系统包括一根主动脉内"阻断"球囊插管。可以与麻醉医师协调经右颈内静脉插管放入肺动脉引流管,甚至血管内冠状静脉窦逆行灌注管。通过经食管超声(TEE)来放置及监测插管位置。阻断主动脉通过主动脉内球囊张开来实现。心脏停搏液可顺行或逆行灌注来达到心脏停搏。

有关微创心脏瓣膜外科只是近几年才逐步发展起来,其远期效果还不清楚。对于 Port-Access 技术当前还有很大争议,特别是与我国国情相联系,临床广泛应用尚不现实。但技术的进步为瓣膜外科的发展提供了新的空间,对体外循环医师也提出了新的要求。

第二节 心脏瓣膜病体外循环

风湿性心脏病是我国心脏瓣膜病中最常见的病因,多累及二尖瓣和主动脉瓣,病变晚期可累及多个瓣膜,导致心力衰竭和重要脏器的功能性改变,手术病死率较高。要提高这类患者手术效果,必须在体外循环心肌保护方法、手术技术、围术期处理等方面综合改进和提高。

一、术前心肺功能调节

风湿性瓣膜病变患者病程长,病情较重,有反复心力衰竭史,要求手术、麻醉和体外循环过程平稳,因而术前充分准备非常重要。风湿性心脏病患者的风湿活动应控制在 3 个月以上,细菌性心内膜炎在病情允许的情况下,应控制在 6 周以上;了解患者有无心力衰竭、心房纤颤、血栓及血栓脱落史。对 50 岁以上合并有高血压、高血脂、糖尿病,同时心电图出现缺血性改变者,以及出现心绞痛症状者则应行冠状动脉造影检查。详细了解血常规、尿常规、血型、出凝血时间、凝血酶原时间及活动度、血沉及蛋白总量;了解术前血气、血钾、钠、氯、血糖等情况。长期心力衰竭患者因强心利尿,消化功能障碍,血钾可能偏低,体外循环中应积极补钾。对肺淤血,肝大的患者,体外循环中可能会有大量静脉回流,应准备较大的储血和放血装置。

术前处理的重点为改善心功能。心脏瓣膜手术的危险性主要取决于以下几方面:①瓣膜损坏程度:超声检查十分重要。除门诊进行超声检查,麻醉诱导后还再次做经食管超声,进行瓣膜形态及功能的评估,并可估算肺动脉压,可以对手术方式的选择提供参考意见。②患者的心功能:心功能Ⅰ~Ⅱ级对麻醉及手术耐受较好,Ⅲ级有一定危险性,Ⅳ级的危险性很大。并存充血性心力衰竭,急性心梗,不稳定心绞痛或糖尿病的患者,危险性更大。胸部X线片可观察肺血流改变和肺间质水肿情况以及心腔扩张情况。③其他器官如肝、肾、呼吸系统的受累情况以及患者营养状况评估。长期灌注不足、糖尿病、低血压甚至冠状动脉造影有可能影响肾功能。超过60%以上肾小管失去功能才会导致血肌酐明显升高。循环灌注不足激活肾素-血管紧张素-醛固酮系统导致水钠潴留,从而导致周围组织水肿。肝功能异常可反映右心功能不全导致的静脉淤血并影响药物代谢速度。营养不良患者术前调整时间、ICU停留时间,呼吸机时间及住院时间上均长于正常患者;术后正性肌力药物和血管活性药物用量较正常患者大,术后并发症发生率及死亡率均大于正常患者。

以下危险因素应充分重视:年龄>65岁;全身状况差;合并肝、肾功能不全、高血压、糖尿病等;心功能Ⅳ级以上,心胸比>0.70,左室射血分数(EF)<30%,左心室舒张末径>75mm,左心室收缩末径>60mm;肺动脉平均压力>75mmHg;全肺阻力>1000dyn/(s·cm^5);合并呼吸功能不全、心律失常及冠心病等。

二、体外循环物品准备

1. 血泵　常规使用滚压泵。搏动泵的使用有争议,在体外循环中受诸多因素影响,搏动灌注不能达到满意效果,目前不作为常规使用。对于体重较大,估计手术时间长,血红蛋白高的患者可选用血液破坏小的离心泵。

2. 氧合器　根据病情、手术方式和时间及体重选择合适的氧合器,随着医疗条件的改善,目前多使用血液破坏小、氧合性能佳及组织生物相容性好的膜式氧合器。

3. 动脉微栓滤器　瓣膜病常合并左心房附壁血栓,在动脉端常规安装微栓滤器。目前有自带微栓滤器的膜式氧合器,预充量较少,可以减少血液稀释。

4. 插管常规　升主动脉、上下腔静脉插管,单纯主动脉瓣手术采用右房插管。二次手术,因胸膜及心包粘连严重,不易游离,难以阻断上下腔静脉,可采用带气囊静脉插管或股静脉插管。如二

次手术开胸发生心脏破裂时大出血,可采用股动脉插管,进行紧急输血。主动脉瓣关闭不全者,准备冠状动脉直视灌注管,对心脏扩大明显,心肌严重肥厚或伴有冠状动脉阻塞性病变者,常规经主动脉灌注停跳液效果不好的,可以使用灌装静脉窦逆行灌注管。

三、预充液

1. 晶体液　体外循环常规进行血液稀释,有利于微循环灌注,减少血液破坏,一般维持转中血细胞比容不低于21%。常规选用的晶体有乳酸林格氏液,生理盐水等。

2. 胶体液　如何合理控制血浆胶体渗透压(COP)是体外循环期间的一个重要问题。预充液里可加入人血白蛋白、血浆及各种代血浆提高并维持血浆COP。选择合适的胶体和用量是控制COP的关键所在。一般维持COP15mmHg左右,胶/晶比值维持在1:0.6~0.8。

3. 库血　重症、体弱、贫血患者可适当预充库血,维持体外循环中适当的血细胞比容不低于24%,停机时不低于27%。

4. 电解质　术前强心利尿、术中血液稀释、低温及酸碱平衡的不稳定,均可导致不同程度的电解质紊乱。血液中钾、镁、钙离子的平衡与心功能的维持密切相关。低血钾易发生心律失常,心肌收缩乏力,血管张力降低;低血镁造成心肌兴奋性降低,镁离子也钾、钙离子有协同作用,低钾、低钙症不易纠正是考虑充镁离子。镁离子还是钙离子的拮抗剂,抑制钙离子内流,减轻心肌再灌注损伤。

5. 碱性药　体外循环是一种非生理灌注,微循环灌注不足;血液稀释导致血液携氧能力下降,可能会出现不同程度的代谢性酸中毒,应根据血气结果适当补充碱性药(5%碳酸氢钠)。

6. 其他　应用抗生素预防术后感染;根据术中尿量酌情使用利尿药。

四、体外循环管理

(一)体外循环基本监测

1. 灌注压　术中经桡动脉或股动脉监测灌注压,维持平均动脉压(MAP)在50~80mmHg,术前有脑梗或颈动脉狭窄的患者应维持MAP在较高的水平。

2. 中心静脉压　体外循环中中心静脉压应为

负值或零,是观察静脉引流情况的主要参考值。静脉引流不充分会引起体循环淤血和脑水肿,应及时与术者和麻醉医师沟通。

3. 泵压　动脉插管一般泵压<200mmHg,如泵压>250mmHg时应及时查找原因。心肌灌注泵压根据灌注方式、灌注液不同有所差异,详见心肌保护相关章节。

4. 抗凝　一般采用 ACT 监测抗凝,根据使用设备和耗材的不同,标准值存在差异,同时也受手术期间使用药物的影响,体外循环中维持在 410～750 秒以上,每间隔 30 分复查 1 次,常温下缩短监测间隔时间。

5. 温度　术中连续监测鼻咽温、直肠温、水温和血温。注意血温与水温的温差应<10℃,复温时水温不得>39℃。

6. 连续动静脉血氧饱和度　动脉血氧饱和度一般维持在 100%,混合静脉血氧饱和度应该维持在 70% 以上。

7. 血细胞比容、血气及电解质　瓣膜手术体外循环期间血细胞比容维持在 24% 左右即可,停机时使其适当提高。血气电解质尽量维持其接近生理水平,据此调整体外循环期间通气量、氧浓度、液体管理措施和相关药物的追加。

8. 气栓　体外循环期间动脉管路应该设置气栓监测,且与主泵联动,一旦检测到气栓立即停泵,防止气体进入体内造成栓塞。

9. 液面　维持体外循环期间必须维持一定的液平面以保证安全。根据氧合器的不同,安全液平面在 200～500ml 不等。

10. 左右心吸引　调节使其充分吸引维持术野清晰,避免负压造成血液破坏。

11. 其他　脑氧饱和度及 BIS 等。

(二) 体外循环期间的管理

1. 体外循环　转流前应根据核对单逐项认真检查核对,这样可有效避免体外循环意外的发生。①确认患者全量肝素化并且抗凝达标;②核对整个管道的连接及方向正确且充分排气;③气源正确连接并且通畅,各种设备工作状况正常;压力零点校正;④泵管的松紧度适当;⑤应急设备完善;⑥同时准备好相关药物。

2. 前并行循环　刚开始转流只有一部分体循环回心血液引流入 CPB 管路,其余部分的体循环回心静脉血液进入右心房,之后进入肺血管床,在此进行气体交换。所以,此时应该维持心脏跳动

且能保持有效射血,同时需要进行肺通气。为了避免血流动力学的急剧变化,应该缓慢过渡到全流量转流,适当控制静脉,使静脉引流量逐渐增加。

全流量后可以停止肺机械通气,之后放置心内吸引管,为了避免因心脏空瘪导致左心舒张期形成负压抽吸引起气栓,在经房间沟右上肺静脉部位安放心内吸引管时,可以适当控制静脉引流,使左心房有一定的充盈度。

一般全流量放置心内吸引管后可以开始血液降温,目前瓣膜手术多采取浅低温体外循环,待鼻咽温降至 34℃ 阻断升主动脉。

3. 完全心肺转流　完全心肺转流通常是指冠脉循环的阻断到冠脉循环的恢复。此时体外循环完全替代患者心肺功能,需要保证患者生命安全。主要考虑保证机体充足的氧供和终末脏器的充分灌注。

灌注流量应能满足机体的基本需要。目前体外循环时流量的计算可按体重或体表面积来算,体外循环过程中,不同温度、年龄、病种、体表面积,甚至不同作者所给出的流量也不尽相同。既要考虑到足够的灌注流量,也要防止过度灌注以及血液破坏等方面因素,做到灌注合理。一般成人在 37℃ 情况下给予 2.2～2.4L/(min·m²) 的流量能够满足机体代谢需要,此外还应结合静脉氧饱和度做出判定。目前阜外医院瓣膜手术患者体外循环期间根据需要降温至鼻咽温 31～33℃。

血压对机体灌注的影响也很大。不同的患者年龄、病种、是否合并高血压及颈动脉病变等对血压要求应有所不同,成人瓣膜病体外循环中一般将平均动脉压控制在 50～80mmHg。在平均动脉压降低时首先的处理是提高流量,必要时可以给予血管收缩药物。血压过高时,首先确保适宜的麻醉深度,必要时可以给血管舒张药物。

心内主要操作完成后可以复温,开放升主动脉前变温器水温不要超过 37℃,鼻咽温维持 35℃ 左右。此时注意调整内环境使其有利于心脏复苏,心内操作完成,左心腔排气后开放升主动脉。

4. 后并行循环　指从心脏复苏(即心脏复跳)成功开始,至停止体外循环结束,包括辅助循环和停止体外循环,此期间的体外循环主要任务是使手术后的心脏逐渐恢复功能,从体外循环过渡到自身循环,同时还应该调整电解质及血气,继续进

行体表及血液复温,调整体内血容量,调整血红蛋白浓度,如红细胞比积过低,则使用利尿剂或滤水器使红细胞比积达到预期水平。最终使患者顺利脱离停机体外循环支持。如无特殊情况,患者脱机后体外循环管路剩余血液全部回收,经患者静脉回输体内。

五、心肌保护

瓣膜病患者由于病程长,心功能差,心肌耐受缺血缺氧能力差,术中术后易出现复苏困难、心律失常以及低心排等并发症。重症瓣膜病患者多存在心肌肥厚,肥厚心肌的心肌毛细血管密度减小,阻碍了营养物的扩散以及产能部位的氧供,这使得肥厚心肌更易发生缺血再灌注损伤。缺血再灌注损伤激活心脏肾素-血管紧张素系统,也使得肥厚心肌发生缺血再灌注损伤的敏感性升高。因此加强体外循环术中心肌保护极为重要。心肌保护是多方面的。术前应积极改善心功能,增加心肌能量储备。术中降低心肌氧耗,维持心肌细胞结构和功能的完整性,保持电解质平衡,保护心肌收缩功能。术后保证心肌血供,合理控制前后负荷,促进心肌顺应性恢复。体外循环心肌保护应做到:

1. 维持良好灌注压,保证心肌供血尤其是开放升主动脉后,维持 MAP 在 60mmHg 以上,有利于冠脉血流。注意左心减压和排气,保证冠状动脉灌注,减轻心脏做功,防止心脏过度膨胀造成心肌损伤。

2. 尽量防止室颤发生或缩短室颤时间 因心室纤颤可使心室壁张力升高,心肌氧耗量增大及心内膜下血流减少,加重心内膜下心肌缺血。在前并行阶段,注意调整动、静脉出入平衡,特别是严重主动脉瓣关闭不全者,注意左心减压,防止心脏膨胀引发室颤。缓慢降温,防止冷刺激诱发室颤。心肌阻断后立即灌注停跳液,使心肌电活动迅速达到静止状态。对术前诊断主动脉瓣病变或主动脉根部灌注心脏停搏不佳者,尽早切开主动脉直接经左右冠状动脉口灌注。恢复冠脉血流后,保证左心减压,防止左室过度膨胀,尤其对大左心室的患者,及时排空有利于心脏复苏。如发生室颤,可给予利多卡因,并及时电击除颤复律,缩短室颤时间。

3. 注意阻断期间的心肌温度 低温是心肌保护的重要措施之一除全身降温外,心表面可放置冰屑。常规使用低温氧合血停跳液。停跳液的高钾能使心脏快速停跳;氧合血能为心肌提供充分氧供,减少心肌细胞内 ATP 的消耗,有利于术后心功能的恢复;血液又是缓冲剂,能维持酸碱平衡和较好的 COP,防止心肌水肿。对巨大心脏、术前心功能能差及转流时间长的患者,在开放主动脉行复跳前半钾温血灌注 1 次 300ml 左右,为复苏前心肌提供充分氧供和能量,有利于偿还氧债,心肌在更接近生理温度条件下恢复有氧代谢,防止心肌冷挛缩,加速受损心肌修复。尽量缩短心肌阻断时间,减少心肌缺血性损伤。

4. 彻底清除心腔内血栓、组织碎屑 开放升主动脉前要充分排净心腔内气体,防止冠状动脉气栓或异物栓子栓塞,保证冠脉血流通畅。

5. 超滤技术 在体外循环中血液稀释过大、液体过多或转流中少尿或无尿时,在循环管道中接上超滤器进行血液超滤,可滤出体内过多的水分及有害物质,迅速提高血细胞比容,预防组织水肿、减轻心脏负荷,对心功能的恢复起重要的作用。

六、复苏困难的处理

造成心内直视手术心脏复苏困难与多种因素有关,排除手术操作本身的因素,患者心功能差、电解质紊乱、酸碱失衡及术中心肌保护效果不佳是造成术后复苏困难的常见原因。多发生在瓣膜手术,占80%以上,尤其多见于主动脉瓣手术。病程长,心功能差,心脏扩大,尤其是心肌肥厚扩张,对缺氧耐受能力差,停跳液分布不均匀,部分患者还存在不同程度的冠脉阻塞病变,给术中心肌保护带来一定困难。此外,高血钾也是造成复苏困难的主要原因之一。

复苏困难时可以采用再次阻断升主动脉,灌注温血停跳液,可以为已发生潜在缺血性损害的心肌提供充分氧供和代谢底物,并二次冲洗代谢酸性产物,为心脏复苏创造良好条件。具体方法为:半钾温血停跳液经主动脉根部灌注至心肌电活动消失,待 3~5 分钟开放主动脉,多数可自动复跳,不能自动复跳者,电击除颤易复苏成功。同时,在开放升主动脉前做好左室减压,充分的左心引流可以降低左室内压及张力,减少心室做功。

第三节　各种瓣膜手术的体外循环特点

在熟悉了瓣膜病的基本病理生理改变后，接下来介绍瓣膜病体外循环管理的常规方法和几种特殊情况下的体外循环管理。

一、主动脉瓣狭窄

1. 病因　主动脉瓣狭窄的病因可为先天性或退行性改变，在我国多为风湿性改变。主动脉瓣单瓣或二瓣化融合畸形患者多小于 20 岁。二瓣化畸形一般在中年出现症状。二瓣化畸形可为异常血流动力学损伤，导致瓣膜退化、钙化与狭窄加速。在我国，风湿性主动脉瓣狭窄是最常见类型，但随着人民生活水平提高，真性退行性主动脉瓣狭窄所占比例也不断增高。风湿性病变易导致瓣膜交界融合，使得瓣口狭窄较明显，多伴有主动脉瓣反流和其他瓣膜病变。退行性主动脉瓣改变发病年龄多为老年(>60 岁)。通常为瓣叶根部纤维化和钙化，而没有累及瓣叶交界，其瓣口大小、血流速度与纤维化和钙化程度相关，多伴有二尖瓣环与冠状动脉钙化。其他病因还包括高脂血症患者粥样硬化性狭窄、钙代谢异常导致钙化性狭窄及风湿性关节炎导致风湿小结增厚等。

2. 病理生理　随着主动脉瓣口狭窄，左心室为了克服血流阻力而不断增强收缩力，导致心室内收缩压和心室壁张力加大。前面提到，根据 Laplace 方程，心室壁张力与心室内压力与直径成正比，而与心室壁厚度成反比。这样导致心肌肥厚，称为"向心性"肥厚。目的是克服血流阻力，维持心搏量。这种状态下，心室壁张力下降，心肌氧耗相对减小。心肌肥厚时的左心室收缩功能与左心室腔大小基本保持正常，直到病程晚期才发生改变。

但心肌肥厚使得心室顺应性降低，舒张功能下降。同时心肌肥厚可加速心肌纤维化过程。心室壁纤维组织含量增加与相对缺血是心室顺应性减低的主要原因。因此，使肥厚的心室肌纤维有合适的收缩初长度，需要较高的心室充盈压。心室充盈更多依赖于左心房收缩与更高的左心房压。随着病程进展，左心房也开始肥厚，但左心房大小一般变化不大。在正常情况下，心房收缩占左心室舒张末压的 15% ~20%。随着心室肥厚发展，肥厚的左心房收缩可占左心室舒张末压的

40%，并防止血流淤滞于肺静脉床。此时窦性心律是维持正常左心室前负荷、心输出量，防止肺水肿的重要因素。在单纯主动脉瓣狭窄患者，房颤是最不利的晚期表现，因为需要更高的左心房和肺静脉压力来维持左心室充盈压，最终导致肺淤血的发生。

先天性单叶瓣与融合性双叶瓣畸形可在患者年轻时即发现，常合并早期左心室肥厚，发生猝死的风险较高；而风湿性改变与退行性改变，如果不合并其他瓣膜病变与感染性心内膜炎，可很长时间不出现症状。左心室收缩超负荷可为心肌肥厚代偿，直到其生理极限。如果长期心肌劳损，心肌氧供需失衡及其他因素，会促使心肌细胞开始死亡与纤维化。到此阶段，左心室收缩功能减弱，心室壁开始变薄，心腔开始扩张，导致严重症状发生。通常如果不经过治疗，患者在 2 ~3 年时间内死亡。

主动脉瓣狭窄后期，即使没有明显冠心病，也可出现心肌缺血症状。主要是因为心肌肥厚和收缩期延长使得心肌耗氧增加，而左心室舒张末压升高而使冠状动脉灌注受阻，以及肥厚心肌毛细血管密度相对降低等原因使心肌血供减少。发生晕厥的原因可能与心律失常、心输出量减少和(或)压力感受器反射异常等原因有关。当心房收缩不能充分代偿心室舒张功能衰竭或心室收缩功能衰竭开始时，开始出现肺淤血和呼吸困难症状。房颤与二尖瓣反流加速呼吸困难的发生。

通过超声检查，重度主动脉瓣狭窄的标准为瓣口面积指数 $<0.5cm^2/m^2$，或收缩期压力阶差 $>50mmHg$(同时最大流速 $>3.5m/s$)。

3. 主动脉瓣狭窄的外科治疗　对主动脉瓣狭窄的根治方法是瓣膜置换。可使用机械瓣膜、生物瓣膜与自体瓣膜。目前临床上多应用机械瓣膜与生物瓣膜。而瓣膜成形术效果不佳。最佳手术时机目前存在争论，但一般认为，出现症状为左心室功能不全的开始，所以无论左心室功能如何，出现症状即为手术指征。未出现左心力衰竭的患者手术死亡率一般在 2% ~8%。及时替换主动脉瓣可使心肌肥厚逆转，在 18 个月内逐渐恢复正常。而纤维组织逆转比肥厚心肌慢，可能需要 6 年的时间。而出现左心功能不全的患者及时接受瓣膜置

换,可改善症状,改善心室功能并延长寿命。

4. 主动脉瓣狭窄 外科治疗的体外循环与相关麻醉学基础对于成年人,如果主动脉瓣瓣口面积<0.7cm²,体外心脏按压不能充分支持全身循环灌注。对于重度主动脉瓣狭窄患者,如果需要心脏按压,很可能出现严重脑损伤甚至死亡。所以在体外循环尚未建立的手术过程中,应尽量保护患者已经出现心肌肥厚、临界性心肌缺血,顺应性低下的心脏,避免停搏,保持其有效的收缩功能。

由于心肌肥厚,心室顺应性差,心输出量的维持需要足够的充盈压,但单纯中心静脉压监测不能反映左心室充盈压。使用经食管超声(TEE)可以客观的评估左心室前负荷,因为可直接测量左心室腔大小,估算左心室充盈压大小。但在麻醉诱导阶段,难以用经食管超声监测。而肺动脉漂浮导管,可测量肺毛细血管楔压,动态监测左心充盈压。

在麻醉诱导阶段,应该尽量避免心肌缺血,而心房收缩功能与交感神经活性应该保护;在中重度主动脉狭窄,循环的维持是通过动静脉血管收缩,血液重新分布以及心肌的交感神经刺激来达到的。心动过速或过缓都应避免,因为心动过速可导致缺血,而心动过缓将因为损害心室充盈压而使心输出量减少。应避免低血压出现,因为低血压导致冠状动脉灌注降低引起心内膜下心肌缺血,抑制心肌收缩,继而进一步加重低血压。

在体外循环主动脉插管过程中,虽然将平均动脉压控制在70mmHg以下可以减少发生主动脉夹层的风险,但同时可能导致缺血性左心室功能不全。如果低血压和继发心肌缺血经药物调整无效,应迅速完成肝素化,外科医生尽快完成主动脉和心房插管,及早开始体外循环。在此期间,体外循环灌注师应密切配合手术和麻醉医生,保证体外循环安全快速的建立。

体外循环建立后,升主动脉阻断,肥厚心肌需要充分的心肌保护。应采用含血心脏停搏液顺行与逆行结合灌注。采用温血停搏液诱导心脏停搏与开放前温血停搏液终末灌注,可取得较好的心肌保护效果,其理论基础及具体方法见相关章节。在主动脉阻断钳开放前,应保证良好的灌注压,正常的电解质水平,而且心腔内应充分排气。心脏复苏后,肥厚的心肌没有血流阻塞,如果有足够的充盈压,可能产生明显高血压。大部分患者可以较快脱离体外循环,但很多出现高血压表现。为

避免高血压对外科缝合的影响,体外循环后并行阶段及脱离体外循环后应控制血压于合适范围,同时还要保证足够的冠状动脉灌注压,避免心肌缺血。

体外循环前心肌缺血或术中心肌保护不充分,可能使体外循环脱机困难。此时心肌顺应性差,收缩无力,应该充分引流,延长辅助循环时间,不要急于中断体外循环,给心肌充分休息,必要时可转为左心辅助。如果心肌收缩力逐渐恢复,顺应性增加,可逐步停机。左心室容量缓慢恢复到体外循环前水平。经食管超声可客观显示左心室容量状态,并及时发现心室壁运动异常。当心肌顺应性低下,缺血的状态下,无论麻醉医师还是体外循环医师应避免注射钙剂,以免加重缺血细胞"钙超载"现象。该现象表现为心室壁运动异常及低心排时间延长。如果提高灌注压不能改善心室功能,可采用肾上腺素0.03~0.06μg/(kg·min),可帮助大部分患者成功脱离体外循环。如果血压满意而心室收缩依然没有很大改善,可使用磷脂酶3抑制剂,如米力农0.3~0.5μg/(kg·min),促进左心室恢复。必要时,可置入IA血压,提高冠状动脉灌注压,减轻左心室后负荷。

二、主动脉瓣关闭不全

1. 病因 导致主动脉瓣关闭不全的原因可以分为先天性、退行性、感染性、免疫介导性、创伤性、甚至人工瓣膜引起。主动脉瓣二瓣化畸形可在青年阶段即出现瓣叶脱垂,也可出现较晚,而与瓣膜退化合并出现。感染性心内膜炎与风湿热可导致瓣叶破坏。内科主动脉球囊扩张及创伤均可导致瓣叶关闭不全;退行性主动脉改变,马凡综合征等可导致主动脉根部扩张,引起关闭不全。如果扩张的主动脉根部出现夹层,进一步破坏瓣叶的支持结构。

2. 病理生理 由于主动脉瓣叶本身病变或其支持结构缺陷导致主动脉瓣关闭不全,左心室容量和压力超负荷。反流量大小取决于反流口大小、跨瓣压差与左心室舒张时间。主动脉瓣关闭不全可急性发生,也可经过很多年才出现症状。

急性中、重度主动脉瓣关闭不全病因多为主动脉夹层、感染性心内膜炎或创伤所致。主动脉瓣完整性急性丧失可使正常大小左心室容量与压力超负荷。左心室舒张末压接近于主动脉舒张压,冠状动脉灌注压明显降低。较高的左心室压

力导致二尖瓣关闭提前,其至引起舒张期二尖瓣反流。心室充盈需要较高的左心房压来对抗舒张压。左心房压升高影响肺静脉床,可导致急性肺水肿发生。由于心输出量下降,交感神经兴奋,导致心率加快减少心室舒张期,从而减少反流时间和反流量。然而为维持血压,血管收缩,可进一步加重反流。此时左心房还未发生肥厚,二尖瓣提前关闭,还不能提高左心室充盈压。由于急性肺水肿导致缺氧而冠状动脉灌注压下降,舒张期灌注时间缩短等导致心肌氧供需平衡打破,可危及患者生命,需要急诊处理。

逐渐发展的慢性主动脉瓣关闭不全使得左心室逐步适应舒张期充盈量改变。左心室收缩容量超负荷引起左心室扩张。根据 Laplace 方程,左心室直径的增大将使左心室壁张力增加。而这种扩张并没有使左心室压降低,而通过心室壁增厚来适应心室的扩张。因此,对于慢性主动脉瓣关闭不全,收缩容量超负荷导致显著心室扩张,而压力超负荷导致心室壁增厚。因此慢性主动脉瓣关闭不全在所有心脏病变中舒张末期容量最大。

尽管左心室舒张末压增高,左心室仍可按照 Frank-Starling 定理维持相对正常搏出量。在病程早期,射血分数增加而舒张末期容积尚无很大改变。然而,离心性心肌肥厚比向心性肥厚更早产生收缩功能降低,其机制尚不清楚。收缩能力的持续降低减少舒张末期储备,射血分数逐渐恢复正常。最后,舒张末期容积与左心室内径的增大不能为心室壁增厚代偿,导致心室壁张力增加,射血分数降低。最终由于各种可能机制(反应性、某种维持信号调控或缺氧等)使心肌细胞劳损,其至死亡并最终为纤维组织替代。这种变化虽然不会加大心室壁张力,但还是降低左心室顺应性。随着左心室舒张末压增高,逐渐接近左心房压和肺静脉压。在此阶段,保持窦性心律,保护左心房收缩力,维持左心室充盈压具有重要意义。

随着心肌肥厚和心室壁张力增大,心肌氧耗增加。而主动脉舒张压降低,冠状动脉灌注压降低,心率增快使心室舒张期缩短,左心室舒张末压加大均影响心肌血供。

3. 主动脉瓣关闭不全的外科治疗 急性重度主动脉瓣关闭不全需要急诊手术矫治。手术的目的是通过减轻左心室负荷,恢复冠状动脉灌注,减轻肺淤血,阻止原发病进一步发展,并逐渐恢复心输出量和重要脏器功能。继发于感染性心内膜炎的主动脉瓣关闭不全,如果患者血流动力学稳定,则可在抗感染治疗一周后进行手术治疗。而轻度与中度急性主动脉瓣关闭不全的治疗则根据病变性质和血流动力学影响程度而定。

慢性主动脉瓣关闭不全,常合并心肌改变,病程进展缓慢,患者常常数十年无症状。但如果未经治疗,一旦出现症状,病程发展很快。左心室扩张或多或少伴有左心室功能受损,其程度决定患者的预后。而左心室功能受损往往在出现症状前即已经开始。显然,无症状的患者如果左心室功能正常不需要手术,以内科治疗和定期超声检查为主。无症状的患者手术指征,一般认为是左心室收缩末径>55mm,射血分数<50%。主动脉根部病变,是根据根部扩张的程度来决定是否手术,而不仅仅依赖左心室检查结果。

手术方法基本同主动脉瓣狭窄。主动脉根部病变可行根部人工血管置换或带瓣人工血管置换。患有结缔组织病不宜采用自体瓣膜。

4. 体外循环与麻醉 应该明确的是,主动脉瓣关闭不全患者的全身循环是通过较高水平的交感神经兴奋来维持的。心率增快,心肌收缩力增强,动静脉血管收缩都是代偿表现。尽管可用硝普钠等药物抑制动脉收缩对心功能的不利影响,但血管活性药物本身难以影响患者自身交感神经兴奋状态。在麻醉诱导阶段,对这种复杂的自身代偿机制应尽量避免干预或至少逐步控制。大剂量肌松剂,虽然没有负性肌力作用,但可以降低"钝化"、其至完全抑制交感神经系统的作用。动静脉血管舒张与心脏交感神经兴奋性降低会导致低血压,如果得不到控制,可导致恶性循环,有时其至导致体外循环开始后较长时间低血压。

麻醉诱导阶段应将动脉阻力降到最低,保证前向血流,同时维持足够的冠状动脉灌注压,特别是诱导阶段应暂时停用扩血管药物,以准确评价麻醉药物对患者血管张力的影响;应保证足够的循环容量和心房收缩力以适应静脉床扩张、主动脉瓣反流与左心室顺应性下降,以及二尖瓣提前关闭的情况。维持心率大于 85 次/分来缩短舒张期,减少反流,保证足够的心输出量。麻醉诱导后,应尽快建立体外循环,以防止或减少血流动力学不稳定的发生。

此类患者前并行维持心脏跳动尤为重要。一旦心脏停跳,大量血液反流心室,心脏高度膨胀造成心肌牵拉伤。维持心跳的方法主要有:保证血流动力学的稳定,和避免低温刺激。体外循环开始前应将预充液稍微加温,减轻并行循环期间低温对心脏的影响,防止心脏停搏而主动脉瓣大量反流造成的左心腔压力过大,避免心肌细胞张力性损伤;同时如果血压下降而主动脉插管已插好,可酌情缓慢通过体外循环机给患者少量输液,维持血流动力学稳定。开始体外循环后,应逐步开放静脉引流,将自身循环平稳过渡到体外循环。降温过程应缓慢均匀。整个体外循环过程应保证足够的灌注压。为了避免心脏过度膨胀,及时安装心内引流管也十分重要。如果出现灌注压力(平均动脉压)降低,首先应该调整灌注流量,检查静脉血氧饱和度,而不是考虑采用缩血管药增加外周血管阻力,经处理后如果灌注压力仍然持续低水平才考虑选用作用时间较短,作用点单一的升压药如阿拉明、去甲肾上腺素等。如术前合并有冠心病或高血压的患者,平均动脉压一般维持在 60mmHg 以上。

心肌保护采用主动脉根部冠状动脉直接灌注,维持适当停搏液灌注压力,避免损伤冠状动脉内皮。也可辅以冠状静脉窦逆行灌注。

脱离体外循环需要心腔内良好的排气,维持适当的平均动脉压,稳定的窦性或起搏心律(心率>80 次/分)。此时心肌可能仍然因为缺血而顺应性不佳,而依赖左心房收缩来维持左心室舒张末容量,因此应缓慢还血,直至肺动脉舒张压达到 10~15mmHg。经食管超声可帮助判断有效充盈容量。应该注意,对肥厚扩张的心脏还血达到最佳收缩效应即可,而不要过度充盈。停机后,根据血流动力学监测指标可继续通过体外循环管路还血。

如果不能脱离体外循环,处理方法基本与主动脉瓣狭窄相同。

三、二尖瓣狭窄

1. 病因　风湿热是绝大多数二尖瓣狭窄的病因。其他少见病因包括系统性红斑狼疮、风湿性关节炎等。风湿热可影响所有心脏瓣膜,一般最早影响二尖瓣。二尖瓣狭窄的发展最少需要两年。病程发展与再感染发生以及社会经济条件有关。大约83%的风湿性二尖瓣改变为狭窄性,伴或不伴有关闭不全。

2. 病理生理　风湿性二尖瓣狭窄为慢性免疫性炎性反应造成的二尖瓣损伤,导致二尖瓣发生

瓣叶融合、纤维化和钙化。瓣叶交界和腱索融合增厚最终可仅留下鱼嘴样开口。二尖瓣瓣口面积、左心室舒张期以及跨瓣压差均影响血液通过二尖瓣。随着瓣口面积减小,跨瓣压差和左心室舒张期成为保证跨瓣血流的重要因素。正常 5L/min 的血流量通过 4~6cm² 二尖瓣口,而重度二尖瓣狭窄瓣口面积通常小于 1cm²,因此左心室舒张末期充盈不足,而左心房过度充盈,从而导致肺淤血。

有关二尖瓣狭窄对左心房、肺循环与体循环影响的病理生理在本章第一节已经详细介绍。

通常二尖瓣狭窄分级通过跨瓣压差和瓣口面积来划分。压差<5mmHg,瓣口面积大于 1.5cm² 为轻度狭窄;压差 5~10mmHg,瓣口面积 1.0~1.5cm² 为中度狭窄;而压差>10mmHg,瓣口面积<1.0cm² 为重度狭窄。

3. 二尖瓣狭窄的外科治疗　单纯二尖瓣狭窄心室功能不全发生较晚,一旦出现症状,病程进展很快。瓣口面积<1.0cm² 为手术指征。如出现房颤或有体循环栓塞史,则手术应尽快进行。根据心脏超声检查结果,了解瓣叶活动、增厚、钙化与瓣下结构融合等情况来决定选择何种治疗方法。球囊扩张、瓣膜交界切开与瓣膜成形术可使瓣口面积扩张到 1.0~2.0cm²,但由于风湿性病变依然存在,过一段时间仍可再狭窄,因此瓣膜替换为根治方法。

4. 二尖瓣狭窄外科治疗的体外循环与相关麻醉学基础　与主动脉瓣狭窄相似,重度二尖瓣狭窄的患者对心肺复苏反应性不佳。对二尖瓣口面积0.8cm²以下的患者进行心脏按压基本无效。

麻醉诱导应该与二尖瓣狭窄的病理生理相适应。较高的左心房压一方面促进血流通过二尖瓣,同时也是肺淤血、肺高压与右心功能不全的原因。由于左心房扩张,加上风湿性改变,房颤发生率很高,此时应控制心室率于 60~65 次/分,以延长舒张期时间。然而,心率过慢,而每搏输出量相对固定,可使心输出量下降。麻醉诱导阶段应避免出现突然低血压、心动过速和进展性心肌缺血。

房颤的患者心输出量减少约20%。突然出现的房颤应该同步直流电复律。如果在体外循环插管时出现房颤,由于房颤在心脏搬动时很容易导致室颤,而二尖瓣狭窄患者对心脏按压反应性不佳,所以应该维持血压,控制心室率,快速肝素化。手术者迅速主动脉插管,可先将静脉引流管放在

右房,先建立体外循环。紧急情况下,可将心内吸引管暂时作为静脉引流管,在负压吸引下快速建立体外循环。此类患者因长期心力衰竭,水潴留较为严重。体外循环中因血流动力学的改善,大量的液体回流至体外循环系统,造成血液稀释。及时应用超滤技术,排除机体潴留水,对患者康复有积极意义。此类患者因长期心力衰竭用了大量的强心利尿药,机体的钾储备低,积极的补钾,使血钾维持在正常高限,有利于患者的康复。

良好的心脏停搏液心肌保护应同时兼顾左右心。单纯二尖瓣狭窄患者左心室功能基本正常,而体外循环后有可能下降。术前长期房颤的患者,体外循环开放后有可能转为窦性心律,但维持时间一般不长。采用临时起搏器应维持心率在80~90次/分。继发于慢性房颤的心房萎缩可能影响心房起搏的效果。体外循环还血过程中应注意勿使左心室过度充盈,特别是清除大量钙化斑块与植入人工机械瓣膜后,以免影响左心室功能,防止左心室破裂。术后左心室破裂少见但预后很差。肺动脉舒张压(PAD)或肺动脉平均压(PAP)为监测左心室前负荷的重要指标。经食管超声可准确评估左心室充盈程度。

对于二尖瓣狭窄患者,长期肺动脉高压导致右心室肥厚,可能需要较高的灌注压。正常供氧与轻度过度通气可降低肺动脉压。而经食管超声可评估左右心室功能与容量状态。如果右心导联心电图 ST 段抬高,而右心功能不佳,最多见原因是右冠状动脉有气栓。在这种情况下,维持全身体外循环支持,保证较高的灌注压力通常可使右心室功能逐渐恢复。如果右心室功能仍然不能恢复,可同时应用去甲肾上腺素和米力农[0.3~0.5μg/(kg·min)]。去甲肾上腺素可对抗米力农产生的体循环血管阻力下降。不应该太积极还血,因为中心静脉压高于 15mmHg 仅仅增加右心室壁张力,降低右冠状动脉灌注压,并导致室间隔左移。这影响左心室心输出量,降低体循环压力和冠状动脉灌注压,从而抑制右心室功能。此时应用硝酸甘油扩张静脉,降低肺动脉压并扩张冠状动脉。

四、二尖瓣关闭不全

1. 病因　二尖瓣功能单位是由五个部分组成:瓣环、瓣叶、腱索、乳头肌和心肌组织。每个部分发生异常,都可造成二尖瓣关闭不全。退行性变、炎症或免疫性疾病、感染、心肌缺血或先天性畸形都可影响这五个部分。病变一般进展时间较长,也有急性二尖瓣关闭不全,多累及多个组成部分,对血流动力学造成严重影响,如腱索断裂、部分或完全性乳头肌断裂、心内膜炎或创伤损伤瓣叶、人工瓣卡瓣或瓣周漏等。

2. 病理生理　对于二尖瓣关闭不全的患者,射血分数包括反流量和前向搏出量。反流量大小与左心室收缩期二尖瓣关闭不全面积大小和房室收缩期压力阶差有关。左心房与左心室的压力阶差很大程度上取决于外周血管阻力。如果外周血管阻力大,并且关闭不全面积大,可导致左心室前向搏出量减少,而反流量加大。因此,处理二尖瓣反流的重要原则之一是降低外周血管阻力,增加前向血流。左心室舒张末容量增大也可使二尖瓣环扩张,引起反流量增大。

二尖瓣反流的生理影响取决于左心房的顺应性。慢性二尖瓣关闭不全,反流量与正常肺静脉流量在舒张早期同时进入左心房,导致左心房舒张期容量超负荷,而收缩期容量也超负荷,因此逐渐引起左心房扩张。与主动脉瓣关闭不全不同的是,左心室壁张力基本维持正常。这使得左心室心肌氧耗量增高并不明显,所以二尖瓣关闭不全患者出现心绞痛并不多见。收缩期容量超负荷使得左心房较早出现功能不全,可在出现症状前即产生。产生这种功能不全的原因可能是心肌细胞早期张力性损害。

慢性二尖瓣关闭不全左心房容量超负荷发展较缓慢。左心房心肌出现与左心室相似的病理改变,导致左心房扩张。其最终结果是左心房扩张,心肌成分减少而大部分为纤维组织替代。这种巨大左心房可容纳大部分反流量,而不影响肺静脉系统。反流血流可直接朝向一根肺静脉,使得左心室收缩期该肺静脉血液逆流。在静息状态下,左心房压和肺静脉压通常仅轻度升高。左心房扩大易导致房颤发生。

急性二尖瓣关闭不全没有足够时间使得左心房扩大,因此左心房压急剧升高,进而肺静脉压升高,导致严重肺淤血、反应性肺动脉高压及右心功能不全。此时一般可维持窦性心律,多为窦性心动过速。左心室也面临急性容量超负荷,根据 Frank-Starling 定理,左心室将增加搏出量,而搏出量主要经过低阻力路径,反流回左心房和肺静脉。加上瓣膜和心肌的功能异常,导致左心室每搏输出量和心输出量减少。人体为维持血流动力学稳定则出现慢性二尖瓣关闭不全患者水钠潴留;急性与慢性二尖瓣关闭不全患者交感神经系统兴奋。

3. 二尖瓣关闭不全的外科治疗　二尖瓣关闭不全的根治方法是手术矫治,关键是手术时机。急性二尖瓣反流而且关闭不全面积较大,病情严重需要立即手术治疗。慢性二尖瓣关闭不全患者出现症状即应手术治疗。手术方法包括二尖瓣成形或二尖瓣置换,而其他手术方法,例如自体三尖瓣部分移植尚处于研究阶段。

4. 二尖瓣关闭不全外科治疗的体外循环与麻醉学基础　二尖瓣关闭不全手术对象病情多样,病情较轻者可采用"快通道技术"麻醉与微创手术,术后并发症少;而病情严重者,手术死亡率与并发症率很高。

在麻醉诱导阶段维持血压于正常低限可保证较高的心输出量并维持足够冠状动脉灌注压。理想的心率是患者术前休息状态下的心率。手术过程中,经食管超声评估反流程度和手术修补效果,还可监测心室容量、收缩情况及体外循环后心腔内排气情况。如果没有出现心肌保护差、瓣环、腱索、乳头肌损伤及冠状动脉气栓,一般患者很容易脱离体外循环。

缓慢出现症状的二尖瓣关闭不全患者手术时,对麻醉医师和体外循环医师的要求比较高。这类患者通常合并房颤,左心室功能差,交感神经兴奋性高,肺淤血甚至存在反应性低血压。而肺动脉压较低的患者预后较好。反应性肺动脉高压出现则肺毛细血管压力至少有 18mmHg,这对于慢性二尖瓣关闭不全的患者,提示明显左心室功能不全。在麻醉诱导阶段应维持血压于较低范围,并避免心率减慢和心肌收缩抑制。

体外循环开始后,降温应平稳,控制体温于浅低温即可,不须将体温降得太低。心肌保护等方法同二尖瓣狭窄。停体外循环时,应缓慢增加心脏前负荷,基本恢复到术前肺动脉舒张压与平均压的最低值即可。为了提高心输出量而过度充盈左心室是无道理的。经食管超声监测心室功能和充盈状况很有帮助。如果患者术前存在心功能不全,应该控制停机时的后负荷大小,但同时应保证足够的冠状动脉灌注压。如果收缩功能没有改善,可应用肾上腺素,用量可用到 0.12μg/(kg·min)。同时米力农与去甲肾上腺素也可配合应

用。停体外循环后补充容量避免右心室过度膨胀,应用硝酸甘油会有一定帮助。右心功能不全处理方法同二尖瓣狭窄。

急性二尖瓣关闭不全处理起来有一定难度,特别是出现于缺血性心脏病时。因为需要扩张动脉来增加前向血流,而缺血性心脏病又需要足够的灌注压来维持心肌灌注。在较快的心率下,心输出量可较好维持。此时患者的全身循环是通过高水平的交感神经兴奋状态来维持的。内源性肾上腺素和去甲肾上腺素的作用比其他任何外源性激素的作用都强。所以成功的关键在于麻醉诱导和开始体外循环时间间隔尽量缩短。在麻醉诱导和维持阶段,血流动力学容许变动范围很窄,过大量的肌松剂会抑制交感神经反应,导致阻力血管和容量血管扩张,同时心肌对 α 与 β 受体不敏感,导致严重低血压。所以在麻醉诱导阶段应暂时停用所有的血管扩张剂而观察麻醉诱导对血流动力学的影响。必须维持足够的前负荷来保证前向血流。如可能,应建立主动脉内球囊反搏(IABP)直至体外循环开始。注意保护肾脏功能,必要时可使用渗透性利尿剂与髓袢利尿剂,小剂量多巴胺本身也具有一定利尿作用。

此类患者因长期心力衰竭,水潴留较为严重。体外循环中因血流动力学的改善,大量的液体回流至体外循环系统,造成血液稀释。及时应用超滤技术,排除机体潴留水,对患者康复有积极意义。此类患者因长期心力衰竭用了大量的强心利尿药,机体的钾储备低,积极的补钾,使血钾维持在正常高限,有利于患者的康复。缺血性急性二尖瓣关闭不全可能需要施行冠状动脉搭桥术,体外循环时间可能较长。理想的心肌保护有利于顺利脱离体外循环。应用 IA 血压具有同样重要性。

五、心脏联合瓣膜病

心脏联合瓣膜病病因多为慢性风湿性心脏病、结缔组织病或长期单个瓣膜病变继发改变。其病理生理变化与每个累及的瓣膜病变对血流动力学的影响有关,临床表现也多样化。一般来说,是靠近血流方向近端的瓣膜改变对血流动力学影响最大。心脏联合瓣膜病都可降低心输出量,造成肺淤血和体循环淤血。由于心输出量降低,超声测量跨瓣压差可能不能反映真实情况。同时一个瓣膜的病变可能掩盖其他瓣膜病变对血流动力学造成的影响。与单个瓣膜手术相比,心脏联合

瓣膜病手术治疗风险较高。体外循环时间较长，手术部位多及多个人工瓣膜植入都可使术后并发症发生率升高。对于心脏联合瓣膜病，体外循环中应充分认识心肌保护的重要性，反流性病变手术时心室功能的保护是降低手术风险的关键因素。

1. 主动脉瓣狭窄与二尖瓣狭窄　二尖瓣狭窄是主动脉瓣与二尖瓣狭窄的主要病理生理影响因素。左心室通常较小并有不同程度的肥厚。严重二尖瓣狭窄时，主动脉瓣跨瓣压差会相应降低。两种病变都可降低心输出量，而二尖瓣狭窄是产生肺淤血、肺高压和右心室肥厚的主要原因。二尖瓣狭窄可导致三尖瓣继发性关闭不全。如果出现症状，应行二尖瓣和主动脉瓣双瓣置换术。从而保证左心室有足够的舒张末容量来维持心输出量，防止肺水肿并维持正常冠状动脉灌注压。

2. 主动脉瓣狭窄与二尖瓣关闭不全　慢性风湿性心脏病和退行性病变都可导致主动脉瓣狭窄与二尖瓣关闭不全。常常是长期主动脉瓣狭窄引起二尖瓣反流。二尖瓣关闭不全可能是严重左心室功能不全的表现。主动脉狭窄加重二尖瓣反流，而二尖瓣关闭不全左心室前负荷降低，共同导致心输出量下降和肺淤血。出现症状的主动脉瓣狭窄应置换主动脉瓣，而是否置换二尖瓣则根据术中所见决定。重度二尖瓣关闭不全应行二尖瓣环成形、修补或瓣膜置换，而轻度反流不一定处理。麻醉和体外循环处理应根据主要病变相应变

化。原则上开始体外循环前应维持麻醉诱导前的心律与血压，并保证足够的冠状动脉灌注压。

3. 二尖瓣狭窄与主动脉瓣关闭不全　慢性风湿性心脏病常导致二尖瓣狭窄和不同程度的主动脉瓣关闭不全。二尖瓣狭窄可降低左心室的前负荷并减少心输出量，因此可抑制主动脉瓣反流的程度。最常见的情况是二尖瓣狭窄为主伴轻、中度主动脉瓣关闭不全。麻醉与体外循环处理类似二尖瓣狭窄。

4. 二尖瓣关闭不全与主动脉瓣关闭不全　二尖瓣与主动脉瓣关闭不全的病因多为慢性风湿性心脏病、自身免疫性疾病与感染性心内膜炎。原发于主动脉瓣的关闭不全也可使左心室扩张，继发二尖瓣环扩大与二尖瓣关闭不全。这两种病变可导致严重的左心室容量超负荷，左心室扩大与早期心功能不全。在心脏联合瓣膜病中预后最差。麻醉与体外循环处理时以主动脉瓣关闭不全为主要处理对象。在主动脉瓣置换后，轻、中度二尖瓣反流可好转，如有可能，二尖瓣成形比二尖瓣置换效果好。

5. 二尖瓣病变与三尖瓣关闭不全　三尖瓣反流是二尖瓣病变的常见继发改变。如果二尖瓣病变及时根除，三尖瓣轻、中度反流可自行恢复。而重度三尖瓣反流需要手术矫治。麻醉与体外循环同二尖瓣病变，肺高压和右心功能不全。

第四节　重症瓣膜病

有以下高危因素者作为重症瓣膜病：①左心室扩大（ESD 扩大或 EDD 扩大）；②严重的左心室功能不全（EF 的左心室功或 FS 的左心室功）；③伴有肝、肾功能不全；④伴有严重的呼吸功能不全；⑤合并心源性恶液质者。

一、术前准备

1. 完善的术前准备可以降低手术风险。

2. 心血管系统　术前需要充分休息，合理应用强心剂、利尿剂、血管活性药物及抗心律失常治疗，优化心功能。

3. 呼吸系统　术前进行腹式呼吸锻炼和咳嗽、咳痰训练。用呼吸训练仪或吹气球训练多次，以提高肺活量；强心、利尿治疗减轻肺水肿；有慢性阻塞性疾病导致呼吸功能重度不全者，

给予间断吸氧、应用血管扩张剂和一氧化碳治疗；有哮喘病的患者可应用少量激素和解痉药物治疗；心源性的胸腔积液，少量时不予处理，中到大量时可行胸腔穿插抽液，少量多次输血浆和蛋白。

4. 泌尿系统　术前尿素氮和肌酐轻度增高的患者（≤超过正常值50%），手术对肾功能不会有太多影响，注意避免应用损伤肾功能的药物即可；肾功能不全的患者，术前应查明原因并对症治疗，术中提高灌注压，注意肾保护；术后可能行腹膜或血液透析或血液过滤。

5. 消化系统　严重的胃肠道淤血和肝淤血而影响胃肠道功能和肝功能，术前注意有无消化道出血和肝功能异常；有消化道出血或溃疡的患者必须控制好后才能手术；肝功能轻度异常可不影

响手术,而中度以上则应进行保肝治疗,待好转后再行手术。

二、体外循环管理

(一) 体外循环前

体外循环建好前预防严重心律失常;心功能较差、心脏明显增大,易产生严重的心律失常,特别是在麻醉诱导时;开胸、开心包及建立常规体外循环时尽量避免刺激心脏;当常规体外循环未建立前出现严重心率失常如室颤时,应立即开胸心脏按摩,同时尽快建立体外循环。

(二) 常规体外循环建立时

重度主动脉瓣病变,主动脉扩张,主动脉壁较薄,在缝主动脉插管荷包时注意不要缝穿主动脉;万一缝穿出血较多时,将该缝线打结止血,在其外面再缝荷包或在其他地方缝,分离下腔时有困难,可先暂不分离下腔静脉,待体外循环转机心脏减压后再分离;有左房血栓,要在升主动脉阻断后再插左心吸引。

(三) 心肌保护

重症心脏瓣膜病患者的心肌保护尤为重要,主动脉瓣狭窄造成左室严重肥厚,在顺行灌注后可以采用逆行灌注的方法保证心脏得到充分保护;在心脏手术完成后开放升主动脉前,可采用温血灌注的方法以避免再灌注损伤。

(四) 左房血栓的处理及左房折叠

对于左房血栓的处理有以下几个方面需要注意:①在建立体外循环时不要过多搬动心脏;②升主动脉阻断后再插左心吸引;③清除左房血栓时如血栓机化与左心房壁粘连很紧,可只清除疏松的部分;④清除左房血栓后用小纱布反复擦拭,同时用生理盐水反复冲洗;巨大左房可行左房折叠。

(五) 二尖瓣置换

行二尖瓣置换术时,有可能应尽量保留后瓣。这样可以保证瓣膜和左室的连接,对防止左室破裂及术后左室功能的恢复有很重要的作用。

(六) 主动脉瓣置换

当升主动脉狭窄后扩张>5cm时,应行升主动脉成形或升主动脉替换。

(七) 三尖瓣成形或置换

绝大多数重症心脏瓣膜病患者为三尖瓣关闭不全,采用成形的方法即可;重度肺动脉高压、三尖瓣重度关闭不全时,应用三尖瓣成形环;三尖瓣置换术,注意在隔瓣处避免损伤传导束。

(八) 主动脉损伤

当主动脉有以下情况时建议用股动脉插管:①动脉壁囊性中层坏死;②升主动脉明显狭窄后扩张或有动脉瘤形成;③动脉壁严重钙化;④动脉壁有炎性反应。

(九) 左室破裂

是二尖瓣置换术患者特有的危重并发症,一旦发生75%的患者死亡,而如果发生在 ICU,那基本上是 100% 死亡。

1. 左室破裂的原因 ①小左室显露二尖瓣时过度牵拉造成二尖瓣环撕裂;②瓣膜切除过多造成瓣环损伤;③将过大的人工瓣强行放入而造成瓣环损伤;④过度牵拉和切除瓣下结构时造成左室面损伤;⑤手术器械的损伤;⑥自发性破裂,这种破口不在植入瓣环缝合处,而在瓣环下,此处不应有操作损伤,对裂口检查未见有学者工瓣缝合圈与缝合线外漏,裂口局部心肌壁极薄,MVR 后仅少数患者发生左心室破裂,可能在心肌发育及疾病进展过程中存在个体差异。

2. 破裂时间

(1) 早期破裂:体外循环停止后发生在手术室的左室后壁破裂,主要表现为心包腔内大量新鲜血液从心脏后部溢出,早期破裂约占 2/3,积极治疗,存活率50%。

(2) 延迟破裂:发生在患者返回监护病房数小时至数天,主要表现为血压骤降,心包引流管内大量鲜血涌出,延迟破裂约占 1/3,存活率约为10%。

(3) 晚期破裂:发生在 MVR 后数天至数年,主要表现为左室假性室壁瘤。

3. 破裂部位

(1) Ⅰ型破裂:原因多为病程长,钙化重,剔除钙化灶过多而损伤左室心肌;缝线深入左室心肌或因暴露不佳过分牵拉缝线而切割左室后壁心肌;二次手术暴露欠佳,钝性分离牵拉或抬高心尖导致粘连的左室后壁破裂;置入的瓣膜型号过大,强行置入导致瓣环撕裂;左室按压,人工瓣环导致左室破裂。

(2) Ⅱ型破裂:原因多为切除二尖瓣瓣下结构时,过度牵拉乳头肌;或切除过多,损伤乳头肌。

(3) Ⅲ型破裂:原因多为手术损伤,致左室后壁薄弱处心肌损伤。

4. 自发性破裂

(1) 左心室纵向环的完整性被破坏:LV 功能

的完整性是依靠完整的纵向环完成的。此环对后、斜及横心肌层起牵拉作用，能对抗对心肌弹性成分损伤；MVR 中切除了后瓣，当心脏收缩时，纵向环破坏，LV 心肌的牵拉作用消失，使 LV 后壁扩张，较薄心肌的伸展使该处形成焦点压力，使心内膜崩裂，进而导致透壁性损伤，引起 LV 自发性破裂。

（2）二尖瓣环的括约肌作用被破坏：当心脏收缩时，房室环被牵引向心尖方向移位，使 LV 纵轴短缩；马鞍形二尖瓣环因窦及球螺旋肌收缩使瓣环缩小（后叶部分），且后瓣前向移位，瓣环起到了括约肌作用，此时心室腔内的压力平均分布到 LV 各区；二尖瓣切除后，植入的人工瓣环是硬质的圆形，心脏收缩时，球螺旋肌不能改变瓣环的形态和大小，使瓣环下薄弱心肌处更易形成焦点压力，导致左心室破裂；失去瓣下装置内部支持的心肌是左心室破裂的可能原因；LV 心肌在各个平面上的厚度不同，位于室壁中部的心肌较厚，而在后方与房室环交界的心肌较薄，许多左心室破裂部位位于左室后壁瓣环下方 0.3～1.0cm 处，该处为 LV 心肌解剖结构是最薄弱之处，研究表明许多患者裂口处心肌壁极薄，许多裂口两侧仅有少数心肌纤维存在，其余部分只能见到一层膜样组织；MVR 后进入左心室的血量增加，左心室收缩力增强，CPB 后心腔压力上升，也易导致左心室自发性破裂。

（3）高危因素：女性、年龄较大、二尖瓣狭窄、左心室小、体重轻。

5. 处理 一旦出现左室破裂，必须在体外循环下进行修补，拆除人工瓣后，经腔内修补，平行冠状动脉方向全层缝合，修补时尽可能注意避免损伤冠状动脉。

6. 预防 重视术中合理规范的操作是有效预防左心室破裂的关键，灌注师应注意左房减压引流，避免因左室引流管造成的左室壁损伤；主动脉开放前开始左心吸引避免开放瞬间左室过胀；术中注意心肌保护以减轻心肌水肿；复苏时避免挤压心脏；维持血流动力学稳定；适当应用扩血管药来减低心脏前后负荷；正性肌力药用量不宜过大，以防止左心室肌强力收缩；心律缓慢者应给予临时起搏防止心脏过胀；回输机血时不能过快，防止心脏过度膨胀。

外科医生应注意心内操作必须轻柔，避免各种机械性的损伤；避免过度牵拉松弛的瓣环、乳头

肌造成局部撕裂，避免剪刀、缝针等锐器损伤心室内膜；二次手术患者出现急性Ⅲ型左心室破裂，对于此类患者，心脏后部粘连常松解不充分，术中过度牵拉、抬举心脏后将导致左心室破裂；为保持房室间心内膜的连接，尽量保留后瓣叶，尤其是其基底部；对瓣环上钙化斑的清除要适度，保持二尖瓣环的完整性，使其在随后的瓣膜置换中对人工瓣和左室后壁提供有效的支持和悬吊作用；置换的人工瓣膜大小要适当，避免放置过大的人工瓣；对腱索的剪除是在肌腱与肌肉的交界处，避免损伤乳头肌根部；一旦人工瓣膜安好，不宜对心脏挤压、搬动，避免机械性损伤；避免生物瓣架靠近薄弱的心室肌。

（十）难以脱离体外循环机

对于难以脱离体外循环机的患者，可以再次阻断升主动脉行停跳液灌注，或用温血停跳液灌注一次；适当延长辅助时间和加大正性肌力药物的使用；如效果不佳可考虑主动脉内球囊反博、ECMO、心脏辅助。

（十一）其他方面

重症心脏瓣膜病患者由于有巨大心脏，因此排气时一定要仔细而耐心，要充分排除；在心脏内的所有线头要剪短，防止溶血发生；缝合房间隔切口时注意避免损伤左房及主动脉；安装临时起搏器；关胸仔细避免二次开胸等。

三、巨大左心室

1. 定义 左心室舒张末径（LVEDD）≥70mm，左心室收缩末径（LVESD）≥50mm，同时伴有心功能减低（FS<0.25，EF<0.40）者归为危重心脏瓣膜病患者。

2. 分型 巨大心脏瓣膜病往往病程较长，瓣膜病变严重，巨大左心室心肌肥厚，随病情的进展存在严重的心肌纤维化和功能障碍，常合并严重心律失常，继发多脏器功能障碍及全身营养差、免疫力低下，对麻醉和手术的耐受极低，手术死亡率高及并发症发生率高。巨大左室是影响心脏瓣膜病外科疗效的高危因素之一，是术后死亡的独立危险因素。

左心室功能是决定手术效果的关键因素；若左心室扩大或缩小，其手术死亡率高，术后早期并发症（尤其是低心排及心律失常）发生率高。巨大心脏瓣膜病根据心腔的大小分为四型：①Ⅰ型：左、右心房扩大及右心室扩大，左心房扩大非常显

著。主要以二尖瓣重度狭窄和（或）轻度关闭不全，无或有轻度主动脉瓣损害，继发中度以上肺动脉高压。该型临床表现以右心力衰竭为主，均有房颤，手术效果好，术后肺动脉压均有明显降低。②Ⅱ型：全心扩大，LVEDD 50～69mm。常为风湿性联合瓣膜损害。病程长，在左心室扩大的基础上，继发中度或中度以上肺动脉高压、右心室失代偿及三尖瓣中度以上关闭不全，以心脏普遍扩大为主，心功能储备较差。临床表现为全心力衰竭，各脏器多有不同程度损害。加强术前心功能纠正，降低肺动脉压，术中良好地心肌保护，手术后并发症少，手术效果好，远期疗效较好。③Ⅲ型：左、右心房及右心室扩大，LVEDD<40mm，左心室容积明显减少。以二尖瓣重度狭窄为主，部分无（或伴有）主动脉轻度狭窄。病变以左心室心肌萎缩、心肌变性或纤维化、左心室功能减退为主，继发中度以上肺动脉高压。房颤发生率高达100%，近一半患者伴有左房血栓。对于此类患者，除了彻底清除左房血栓外，关键是二尖瓣大小的选择。④Ⅳ型：左心房或（合并）右心扩大，LVEDD>70mm。以主动脉瓣、二尖瓣关闭不全为主，尤其是主动脉瓣关闭不全为主的大左室，左心室腔逐渐扩大，左心室收缩及舒张功能减退，心肌细胞的损伤一部分已成为不可逆改变，形成了所谓瓣膜性心肌病，对心功能的影响有潜在的后续性作用。

3. 处理　心脏瓣膜病巨大左心室形成后，内科药物治疗一般无法使其恢复正常。研究发现，LVEDD≥80mm 或 LVESDI≥65mm 者术后并发症发生率及病死率明显高于 LVEDD<80mm 及 LVESD<65mm 者。故一旦患者超声检查出现巨大左心室，应尽早手术。

如果换瓣，二尖瓣的选择不宜过大，应与置换主动脉瓣瓣膜的大小匹配。巨大左心室患者置换主动脉瓣宜采用大号瓣膜，以减轻跨瓣压差，促进左心室功能恢复。术后加强使用正性肌力药物，如多巴胺、多巴酚丁胺、肾上腺素、异丙肾上腺素及氨力农等。维持电解质和酸碱平衡，特别是血清钾应维持在 4.5～5.0mmol/L，注意补充镁、钙等离子，可有效地减少心律失常的发生。另外，三尖瓣的成形不应忽视，可减少术后右心力衰竭的发生及改善患者术后生活质量。

及时正确处理术后并发症是手术成功的保证。低心排综合征是最常见的并发症，术后应常规使用多巴胺、多巴酚丁胺，血压偏低时须及时使用肾上腺素或米力农；如果考虑心功能过差，心脑肾等重要器官存在缺血缺氧的可能，应及时采用主动脉内球囊反搏（IA 血压）治疗。术后补液宜多用胶体液，少用晶体液，以保证充足的血容量，减少组织间隙水分。巨大左心室瓣膜患者术后易并发频发室早、室性心动过速、室颤等严重心律失常，可予利多卡因静滴，如效果欠佳可予胺碘酮持续泵入。心律失常时要考虑到电解质紊乱可能，注意维持血钾在 4.5～5.0mmol/L，低血钾不易改善时要注意补镁。巨大左心室重症瓣膜病患者由于病程长、病情重，术前全身多器官功能多有一定程度损害。如术中长时间低血压，术后低心排，易引发全身多器官功能衰竭，病死率极高。该并发症重在预防，术中术后应尽量防止出现长时间的低血压是关键。此外，肾脏长时间低灌注可引发急性肾衰竭肾衰竭，应及时采用腹膜透析或血液透析。

总之，巨大心脏瓣膜病的Ⅰ、Ⅱ型手术风险较小，而Ⅲ、Ⅳ型应列为危重症，手术风险大，术后并发症多。应强调其围术期围术期处理，尤其是术中心肌保护。对于巨大风湿性心脏病 LVEDD>80mm 以上者，应争取手术。但是 LVEDD>85mm、EF<0.3 者，其置换瓣膜的手术指征需进一步探讨。

四、伴发感染性心内膜炎

感染性心内膜炎造成的瓣膜病变因为代偿机制来不及发挥，往往出现急性重症心功能不全，储备功能耗竭；而且交感神经系统极度兴奋，长期处于应激状态，儿茶酚胺水平很高，受体明显下调，术前急性反应蛋白很高，患者极度虚弱，内环境紊乱，往往伴随多脏器功能不全；此外术前大剂量抗生素的使用造成骨髓抑制，长时间感染，许多患者对肝素耐药。

体外循环期间由于细菌内毒素及炎性介质、氧自由基、蛋白水解酶的释放，导致外周血管扩张，阻力和有效灌注压降低；细菌的内毒素及赘生物中的细菌团，坏死组织中的大量中性粒细胞等有害物质，随体外循环机器转流的血流到肺部，可导致急性肺损伤，造成肺功能严重障碍。

因此术前需要加强抗感染治疗，术前大剂量敏感抗生素抗感染 5～7 天；术中术后维持好血流动力学稳定，强心利尿，积极使用正性肌力药；加强呼吸道管理,积极清除呼吸道渗出物,应用呼末正压通气。体外循环期间宜应用大剂量激素甲泼尼龙,并且注意提高血浆渗透压,补充白蛋白及血浆胶体液。

五、再次心脏瓣膜手术

1. 病因 包括二尖瓣闭扩术后再狭窄;生物瓣钙化、损坏;细菌性心内膜炎引起的瓣周漏;机械瓣功能障碍、溶血等。

2. 再次手术的风险 粘连严重,游离困难,出血多;锯胸骨时易发生心房或心室破裂;手术时间长,心肌保护不利;脏排气困难,术后渗血多。

3. 术前准备 开胸前备好C血压机及各种物品,体外循环前需特殊准备的包括股动脉插管,带

气囊或直角静脉插管,自体血液回收,血小板等。再次瓣膜替换术的患者,估计心脏与胸骨后有粘连,消毒时将一侧股动脉处同时消毒备用。如体外循环前室颤,首先除颤心脏复苏。如不能复苏,则一个医师行胸前按压保证血压,另一人立即分离股动静脉,建立体外循环后,再继续操作。

六、经皮/经心尖主动脉瓣置换术

患者心搏骤停抗炎较围术期肾衰竭、心力衰竭、血压肾衰竭、重度 AS 可致严重心力衰竭甚至死亡。外科主动脉瓣置换术(SAVR)是目前治疗该疾病的标准疗法,但约30%的患者由于高龄、心力衰竭或合并其他疾病等原因无法接受手术治疗或手术风险过大。20 世纪 80 年代末,有研究者提

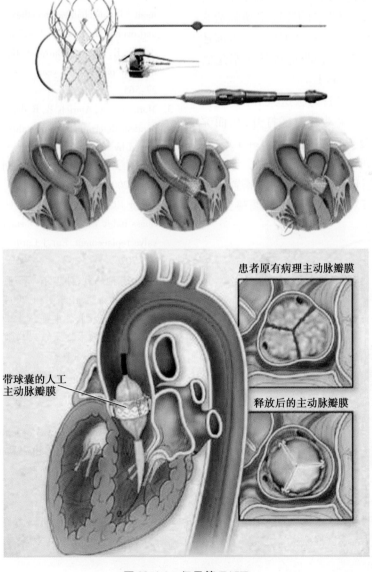

图 38-4-1 经导管 TAVR

出新构想:直接经皮置入特殊设计的可收纳动脉瓣装置,至合适部位释放,达到瓣膜置换、治疗瓣膜病变的目的。继 2002 年阿兰·克里比耶(Alain Cribier)成功为一例 57 岁重度 AS 患者经皮置入人工主动脉瓣膜后,这种被称为 TAVR 的新疗法在全球已开展超过 6 万例。随着介入导管技术迅猛发展以及新材料的引入,以及器械的改进及研究的进展,TAVR 的适应证越来越宽,扩大到以下几项:低外科手术风险的极重度主动脉瓣狭窄(Ⅱa级);无症状的重度主动脉瓣狭窄伴运动耐量下降或运动相关的血压下降(Ⅱa级);有症状的重度主动脉瓣狭窄。

TAVR 术前需要评估患者主动脉瓣环、升主动脉及外周动脉解剖情况,以判断患者是否适合 TAVR 及选择适宜的瓣膜型号,目前主要影像学手段包括二维或三维经胸超声心动图(TTE)、经食管超声心动图(TEE)、多排 CT(MSCT)、主动脉造影(CA)、心脏磁共振(CMR)、C 形臂 CT 等。术前还应该评估冠脉病变的情况,有严重冠脉狭窄患者可在 TAVR 术前或同期行 PCI。

经导管 TAVR 是通过股动脉送入介入导管,将人工心脏瓣膜输送至主动脉瓣区打开,从而完成人工瓣膜置入,恢复瓣膜功能(图 38-4-1)。手术不需要开胸,因而创伤小、术后恢复快。经心尖入路由于置入物经顺行路径输送使得瓣膜置入的位置更加准确,术者可对瓣膜置放进行调整,还可

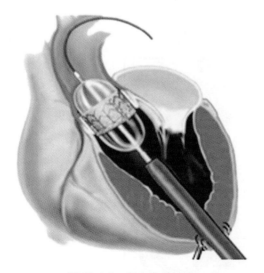

图 38-4-2 经心尖 TAVR

置入更加适合患者尺寸的瓣膜假体,相较于经股动脉入路的 TAVR 术,经心尖入路 TAVR 术使得更大比例的患者(53% vs.45%)可以接受直径达 26mm 的瓣膜置入(图 38-4-2)。然而经心尖入路 TAVR 术有更多不良事件发生,恢复时间更长——其与开胸手术恢复时间相似,但经心尖入路 TAVR 术后围术期卒中的发生率较经导管入路低。手术或技术的发展都有机会改善经心尖入路 TAVR 手术的预后结果。目前 TAVR 手术的效果及安全性存在学习曲线,依赖于术者的经验。对于考虑高危外科 AVR 或 TAVR 的患者,心脏瓣膜团队的所有成员应密切合作,提供最优化治疗。

(袁媛 于坤)

参 考 文 献

1. Aksoyek A, Ulus AT, Tutun U, et al. Cardiac valve replacement with mechanical prostheses in patients aged 65years and over. J Heart Valve Dis, 2004, 13:641.

2. Salazar E, Torres J, Barragan R, et al. Aortic valve replacement in patients 70 years and older. Clin Cardiol, 2004, 27:565.

3. Mortasawi A, Amrich B, R dahJ U, et al. IS age all independent determinant of mortality in cardiac surgery as suggested by the Euroscore? BMC Surg, 2002, 2:8-15.

4. 汪曾炜,张宝仁,刘维永. 心脏外科学. 北京:人民军医出版社, 2003:1340.

5. Fuster RG, Ardudo JA, Albarova OG, et al. Leftventricular rrmass index in aortic valve surgery:a new index for early valve replacement. Eur J Cardiothorac Surg, 2003, 23(5):696-702.

6. 杨铁南,池一凡,孙忠东,等. 手术治疗巨大心脏瓣膜病 79 例疗效观察. 山东医药, 2004, 44(6):42-43.

7. 胡盛寿,孙晓刚,郭加强,等. 2261 例二尖瓣及主动脉瓣联合瓣膜置换术临床结果与随访. 中华胸心血管杂志, 2002, 18(1):11-13.

8. Carabello BA. Is it Ever Too Late to Operate Oil the Patient With Valvular Heart Disease. J Am Coll Cardiol, 2004, 44(2):376-383.

9. Bojar RM. Manual of perioperative Care in adult cardiac surgery. Massachusetts:Blackwell Publishing Inc, 2005:93-120.

第三十九章

冠状动脉搭桥术的体外循环

冠心病是冠状动脉粥样硬化性心脏病的简称,是指供给心脏营养物质的血管—冠状动脉发生严重粥样硬化或痉挛,使冠状动脉狭窄甚至阻塞,从而导致心肌缺血、缺氧和影响心脏功能的一种心脏病,亦称缺血性心脏病。

根据 WHO 的统计,冠心病是世界上最常见的死亡原因之一,在我国,随着老龄化进程的加速,疾病谱的转变,冠心病的发病率和死亡率近 30 年来正逐步升高,近年来有加速趋势,目前也已成为严重危害国民健康的主要慢性非传染性疾病。我国冠心病患者达 4300 万,且冠心病的发病率和死亡率呈逐渐上升趋势。

冠心病治疗的目的是增加心肌血供,从而减轻或缓解症状,恢复心脏功能,延长患者生命,提高患者生存质量等。治疗冠心病的方法有药物治疗、介入治疗和外科手术治疗三种。介入治疗和外科手术治疗总称为心肌血运重建术。

本章阐述的主要内容,目标在于使灌注师加强对冠心病整体了解,理解体外循环期间体外循环管理及干预的特殊性和重要性,加强体外循环期间各脏器的保护,将术中患者的生命体征维持在平稳的生理状态,最大限度地降低术后并发症的发生,从而为患者有良好的愈后打下坚实的基础。

第一节 冠状动脉的解剖

灌注师熟悉冠脉循环解剖,有助于了解体外循环期间心肌缺血和梗死的范围及程度,以及病变的部位和手术步骤。

冠脉循环包括冠状动脉供血和冠状静脉回流,冠状动脉起自升主动脉根部,位于主动脉环上约 7mm。冠状动脉造影只能显示直径>0.5mm 的血管。

一、左冠状动脉

左冠状动脉(left coronary artery,LCA)开口于左冠状动脉中上部,位于升主动脉左后方,开口呈横位的椭圆形,位置略高于右冠状动脉开口,开口直径 2~5mm。左冠状动脉发出后为左主干(left mani coronary artery,LM),行走于肺动脉主干后和左心耳间的左房室沟内。左主干直径 3~6mm,长约 5~20mm。左主干到达前室间沟时分成 2 个主支:沿室间沟下行者是前降支;沿左房室沟到达左室后壁者是回旋支。两者间形成一定夹角。有时前降支和回旋支分别开口于主动脉。

二、前降支

前降支(left anterior descending branch,LAD)为左主干的直接延续,由左主干向前下沿前室间沟行走,绕过心尖,止于心脏膈面,大部分止于后室间沟的下 1/3。主要向左室前壁、室间隔前 2/3、心尖部及右室前壁供血。沿途主要分支:

1. 对角支(diagonal branches,D) 又称左室前支,是前降支向左室游离壁发出的分支,多数成人有 3~5 个对角支。部分心脏的第一对角支由前降支和回旋支的分叉处发出,称为中间支(intermediate branch,IB)。

2. 右室前支(right anterior ventricular branches)是前降支向右室前壁发出的数个小的动脉分支。第一右室前支分布于肺动脉圆锥处,又称左圆锥支(left conus artery,LCA),常与右冠状动脉近端发出的右圆锥支吻合成 Vieussens 环,当左或右冠状动脉阻塞或狭窄时此环是重要侧支之一。右室前支直径较对角支明显细小。

3. 前间隔支（anterior septal artery，S）　为前降支向室间隔垂直发出的 5 ~ 10 支动脉分支，多分布于室间隔前 2/3，按顺序先后称为 S1、S2、S3 等。

三、回旋支

回旋支（left circumflex branch，LCX）近乎直角从左主干发出，开始沿左心耳内侧，然后沿左房室沟向左后行至后室间沟，止于左室膈面。约 10% 成人 LCX 到达后室间沟形成后降支（posterior descending，PD），在心尖与 LAD 终末端吻合，称为"左优势型"冠状动脉分布。沿途主要分支：

1. 窦房结支（sinus branch，SN）　行于左心房顶，供应窦房结。

2. 左房支（left artrial branches）　从 LCX 近端发出 1 ~ 2 支至左心房。

3. 左室前支（left anterior ventriclar branches）由 LCX 起始段发出。

4. 钝缘支（obtuse marginal branch，OM）　由 LCX 近侧端发出，沿左室钝缘向下走行至心尖。OM 较发达，可有 1 ~ 3 支，是冠状动脉造影辨认分支的标志之一。

5. 左室后支（left posterior ventricular branched，PL）　为 LCX 在膈面的终末部分之一，房室结动脉起源于此。

四、右冠状动脉

右冠状动脉（right coronary artery，RCA）开口于右冠状窦的外侧中上部，位于升主动脉根部的右前方，开口直径 1.5 ~ 3mm。右冠状动脉发出后，行走于肺动脉主干和升主动脉间的右房室沟内，绕向心脏右后方再向左后行走至后室间沟与房室沟的十字交叉处，分成后降支和左室后支。沿途主要分支有：

1. 右圆锥支（right conus branch，CB）　为 RCA 向右室壁发出的第一分支，约 50% 的 CB 单独开口于 RCA 开口上方，约 50% 的 CB 起自 RCA 口或距开口 2 ~ 3cm 处。

2. 窦房结支（sinus branch，SN）　为 RCA 发出的第二个分支发出后向右后上方走行，供应窦房结和右心房。

3. 右室前支（right anterior ventricular branch）为 RCA 主干呈直角向左前方发出的分支，通常为一支，供应右室前壁。

4. 锐缘支（acute marginal，AM）　是 RCA 走行至右室锐缘附近向右下方发出沿着或平行于心下缘走行的分支，较粗大，一支多见，供应右室侧壁。是冠状动脉造影辨认分支的一个标志。

5. 后降支（posterior descending artery，PD）　又称后室间支，为 RCA 行走至后十字交叉处分出的一较大分支，沿后室间沟向下走行，是 RCA 的延续，多止于后室间沟的中、下 1/3 段，少数止于心尖部。分支可与 LAD 的末梢分支吻合。沿途发出数支后室间隔支与前间隔支吻合。

6. 左室后支（posterior lateral，PL）　RCA 在后十字交叉附近分支后，继续沿房室沟走行的一支动脉。沿途发出数支分支，供应左室膈面。房室结支就是 PL 在分出后不久垂直向上发出的细小分支，供应房室结和房室束。

7. 右心房支（right atrial artery）　起源于 RCA 的锐缘部和心脏膈面，供应右房侧壁和后壁。

五、冠状动脉循环解剖特点

心肌的血液供应来自于主动脉根部的左右冠状动脉，经小动脉、毛细血管、小静脉最后经冠状静脉窦或心前静脉进入右心房，冠状动脉在心外膜中的分支常常垂直穿入心肌层在肌层中分支，或垂直穿过心肌层在心内膜中分支，这种结构特点使这些血管在心肌收缩时易受到挤压致血流量减少，甚至中断血流。冠脉循环的毛细血管网极为丰富，毛细血管与心肌纤维数的比例为 1:1，当心肌纤维发生代偿性肥厚时，心肌纤维直径增大，但毛细血管数量并无相应增加，故肥厚的心肌较易发生缺氧。冠状动脉同一分支的近、远端或不同分支间有侧支互相吻合，这些吻合支在心内膜下较多，心外膜下甚少。吻合支的口径均细小，血流量极少。因此当冠状动脉阻塞时，不可能立即建立侧支循环，常导致心肌梗死。如果某一冠状动脉的血流量逐渐减少的，则上述吻合支可于数周内逐渐扩大，使血流量增加，从而建立新的有效侧支循环。这是冠脉硬化性心脏病的一种重要代偿过程。但是侧支循环的建立需要一定的时间，较大的冠脉分支突然堵塞，往往可致心肌缺血，甚至危及生命。

第二节　冠心病的治疗及手术方法

一、常见的冠心病治疗方法

冠心病治疗方法很多,概括起来有以下几种:

（一）内科保守治疗

如溶栓、抗凝、扩张冠脉、降压、降脂、降心率、降血糖等。

（二）内科介入治疗

如经皮冠状动脉球囊扩张术(PTCA术)、支架植入术(PCI术)、冠状动脉斑块旋磨术等。

（三）外科手术治疗

1. 外科治疗手术指征

（1）内科治疗无效者。

（2）冠脉三支血管病变广泛弥漫者。

（3）左主干病变,介入治疗风险较大者。

（4）介入治疗时出现冠脉破裂出血或冠脉内膜损伤急性血栓形成而需行急诊CABG术。

（5）心肌梗死并发室壁瘤心脏破裂、室间隔穿孔、乳头肌断裂致二尖瓣中重度反流者需急诊CABG术。

2. 外科治疗手术方式

（1）体外循环下CABG术(on-pumpCABG),是最常用的方法。

（2）非体外循环下CABG术(off-pumpCABG,OPCAB),适用于年龄大,合并肝、肾、肺等重要脏器功能不全,不能耐受体外循环者。

（3）微创CABG,包括小切口CABG术(MID-CAB)、完全内镜下CABG术(TECAB)、机器人辅助下CABG术(RACAB)。

（4）一站式Hybrid手术,适用于冠状动脉多支病变,将左乳内动脉与前降支吻合,余病变血管进行介入治疗。

（5）心脏移植术,适用于终末期冠心病心功能很差,已发展到缺血性心肌病的患者。

（6）心肌干细胞移植术。

二、冠脉搭桥手术

冠脉搭桥手术又称冠状动脉旁路移植术(coronary artery bypass grafting,CABG),其方法是从患者身上取下的一段正常血管,一端与升主动脉相连,另一端与冠状动脉狭窄部位的远端侧相连,使主动脉内的动脉血绕过了冠状动脉原来的狭窄血管段,直接通过"桥梁血管"到达狭窄远端的冠状动脉,使狭窄远端的冠脉血流恢复正常血流供血(图39-2-1)。

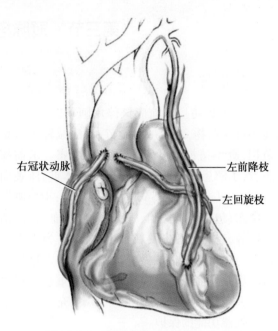

右冠状动脉　　左前降枝　　左回旋枝

图39-2-1　冠状动脉旁路移植术示意图

常用的搭桥方法有以下几种:

1. 体外循环下冠状动脉旁路移植术(on-pump CABG)　此方法适应证广泛,是公认的有效手术治疗冠心病的方法,能够改善心肌供血,缓解患者心绞痛,预防心肌梗死,提高生活质量。

通常采用浅低温(28～32℃)体外循环,冠状动脉循环阻断、心肌保护下行血管桥近远端的吻合。体外循环维持各重要脏器的功能,同时间断根部灌注心肌保护液。目前采用晶体:氧合血=1:4的混合液不仅可以使心脏完全快速停跳,而且为心肌提供了充足的氧供,临床取得了满意效果。在不进行心内操作的情况下通常采用右心房-主动脉转流。

2. 非体外循环常温冠状动脉搭桥术(off-pump CABG)　此法用心脏表面局部固定器使需要吻合的冠状动脉远端相对静止,再配合冠状动脉阻断器使吻合局部视野清晰无血,在不影响全身血流动力学的基础上完成远端吻合。通常为了最大限度地保证心肌血供,先行乳内动脉-前降支的移植。

3. 经胸腔镜微创冠状动脉搭桥(MICAB)　MI-

CAB 即通过胸腔镜游离患者左侧乳内动脉,左前外侧位小切口(4~12cm)直视下行冠状动脉阻塞远端吻合。此法适用于单支病变患者,采用"快通道"或"特快通道"麻醉方法使患者手术结束后即刻清醒,拔除气管插管,甚至步出手术室。但是此类患者在冠状动脉造影时绝大多数行 PTCA 或 PCI 支架治疗,仅有极少数患者是微创搭桥的适应证。也有学者将此法用于 2~3 支桥的建立,右乳内动脉-右冠状动脉,桡动脉依靠与左乳内动脉的 T 形桥给回旋支供血。MVCAB 手术创伤小、术中失血少、并发症少、恢复快、住院时间短、手术费用低,但吻合技术难度大。

第三节 冠脉搭桥手术的体外循环

一、准备

1. 术前探访 术前应该停用阿司匹林、氯吡格雷等抗凝药物,减少过度疲劳,设法减轻患者思想负担,避免精神过度紧张诱发心绞痛。术前探访患者,了解患者的一般情况:身高、体重、体表面积(body surface area,BSA)、近期心功能;重要脏器功能状态,包括肝、肾、脑、呼吸系统、凝血系统、消化系统等,有无过敏史及新鲜出血情况,为术中肝素抗凝与鱼精蛋白拮抗做好准备。对于老年患者及冠心病并发症患者更应该加以足够重视。根据访视结果,制定独立的体外循环方案,充分在术中进行各脏器功能的保护。

2. 体外循环的准备及预充方案 冠心病患者根据其疾病特点,普遍表现心功能较差,较大的机械刺激往往会出现室性心律失常,若抢救不及时则会危及生命,因此在体外循环物品的应用方面,尽量避免刺激易激惹的心脏。

膜式氧合器因其材料生物相容性好、密闭性好、预充量小且精确、对血液成分破坏小、微栓子形成可能性小等多种优势被广泛应用。同时,为进一步有效降低气栓的产生并利于体外循环管路的排气,在装机后可低流量预充一定的二氧化碳。

选择手术台上物品应尽量柔软,一次性使用,根据患者体重选择合适的动静脉插管,通常动脉插管 22~24F,右房管选用 34 或 36F,特殊情况下可以用 32~34F 的上下腔插管。体外循环管路因其材料特性及消毒程序等因素,一定程度上因残留会产生毒性作用,预充二氧化碳后,调节泵头,应用复方电解质注射液较高流量对氧合器及管路进行清洗,最大限度地削弱这类影响。

3. 体外循环机的预充 体外循环的预充应综合社会效益、患者生理状态、操作可行等多个方面进行,目前常规采用晶体加胶体预充方案。晶体预充液方便获取,能够缩短在紧急情况下建立 CPB 的时间和减少资源需求,晶体预充液另外一个优点,是能够改善体外循环期间的氧合。麻醉诱导前抽取动脉血进行血气分析及胶体渗透压(COP)检查,结合患者的体重和血细胞比容、术前静脉输液量,估算患者大体血液稀释程度,利用晶体液可迅速降低血液黏稠度、可有效改善微循环的特点及胶体可维持血浆胶体渗透压、对保持细胞内外液体平衡起到积极作用的特性,调整预充策略,维持适度的晶胶比,扭转因晶体大量预充而产生的血浆胶体渗透压降低导致组织水肿的情况发生。

体外循环另一项预充管理策略是药物的使用,体外循环尽量接近生理,期间全程抗凝,维持 ACT 在 480 秒以上,按需加入适量肝素;为减少出血及减少炎性因子的影响,按体重预充一定量的乌司他丁及地塞米松;根据术前血气分析、胶体渗透压检查、电解质检查等相关检验,补充碳酸氢钠、白蛋白及电解质等。

4. 体外循环前的系统检查 建立体外循环后,将由体外循环代替全身脏器功能,维持患者的生命体征,稍出差错将带来不可挽回的后果,因此在开始体外循环前,一定要对各个环节进行系统的检查,包括预充方案的完善、连接管路的密闭完整、体外循环机的功能调试、微栓测压的连接、ACT 的测定值等,充分确保准备工作的完备。

二、前并行

前并行指开始体外循环到阻断升主动脉这段时间。此时在右房—主动脉转流过程中,心脏跳动且有做功射血。此期是患者自身循环向体外循环过渡的开始,如何达到平稳过渡是体外循环开始期间的关键,在搏动灌注向平流灌注的转换过程中应保证患者血流动力学的稳定,避免血压明显波动和液体的大出大进,同时密切监测血液氧合情况及主动脉泵压。由于冠状动脉手术的特殊性,通常在前并行期间外科医生需要在心脏跳动状态下探查冠状动脉病变情况,可能翻动心脏影响静脉引流,此时灌注医生应该与外科医生形成默契或进行交流,尽可能在不增加心脏负荷的情况下维持血流动力学的稳定。前并行期间尚需注意降温过程,做到缓慢平稳降温,避免鼻咽温和直肠温度温差过大(≤2℃)。CPB 开始前可以将预充液充分混合并行保温处理,为体外循环的平稳过渡做好准备。

三、体外循环期间的管理

由于冠心病病变的特殊性,此类患者大多合并有其他脏器或组织的改变,如高血压,高血脂,动脉硬化等,尤其是心脏泵功能的减弱使得术中管理需要格外重视,术中除常规监测和完善的血流动力学监测外,还需要 Swan-Ganz 漂浮导管密切监测左右心功能状态。体外循环期间的管理主要从以下方面着手。

1. 平均动脉压(MAP)　根据术前患者血压情况,维持合适的灌注压在体外循环过程中至关重要。由于受到检测部位、血管阻力、血液黏滞度、温度等多因素的影响,体外循环期间 MAP 将发生较大幅度的波动。通常要求继往血压正常的患者 CPB 中 MAP 维持 50mmHg 以上,有长期高血压病史,动脉硬化的患者术中应根据继往血压史维持较高的 MAP。由于大量预充液进入体内造成的血液稀释、搏动灌注消失,CPB 开始时 MAP 有可能明显下降,而对机体造成不利影响,此期自身循环向体外循环过渡的平稳与否是灌注师注意的关键。在做好个体化预充的基础上,通常维持液体的出入平衡即可以保证良好的 MAP,若此期低血压时间过长,应予以药物处理,追加适当的缩血管药物。升主动脉阻断,体外循环平稳后,随着麻醉药物的代谢、应激反应不断增强、低温的影响等,MAP 将不断升高,通常以不超过 80mmHg 为宜。在冠状动脉开放后,心脏复苏时应维持较高的血压,以确保冠状动脉血供,为复苏创造条件。由于血管桥近端尚未吻合,心脏仍未恢复正常血流,且长期缺血后再灌注损伤的影响,心脏舒缩功能进一步减弱,所以恢复冠状动脉循环后心脏辅助也十分重要,此期通过良好的辅助支持,稳定的内环境调整可以使顿抑心肌逐渐恢复正常功能,使心脏更快更好地恢复。

2. 中心静脉压(CVP)　CVP 直接反映右心前负荷,是机体容量指标的体现。由于通常采用右房静脉插管,位于上腔静脉的穿刺管可以反映右心房压力,在静脉回流不畅时 CVP 将有所升高,术野右心房饱满影响操作,通常 CPB 期间,CVP 为零或负值。若 CVP 过高,应该及时查找原因并积极纠正,防止静脉引流不畅造成的不良后果。

3. 血氧饱和度(SO$_2$)　动脉血氧饱和度(SaO$_2$)反映人工氧合器的性能,混合静脉血氧饱和度(SvO$_2$)可以很好地反映全身氧代谢情况,为术中更好的氧供氧耗平衡提供依据,根据动静脉血氧饱和度调节氧浓度和动脉灌注流量来维持氧供需之间的平衡。CPB 期间,要求 SaO$_2$ 维持在 95% ~100%,SvO$_2$ 维持 60% ~75% 之间最佳。由于混合静脉血氧饱和度反映全身氧消耗,通常上半身氧代谢较下半身旺盛,所以在复温阶段需要注意 SvO$_2$ 不宜过低。

4. 血气(blood gas)　血气管理在浅低温体外循环期间提倡使用 α 稳态管理。目前使用的血气检测仪大多可以同时检测酸碱度、血细胞比容、多种离子浓度、血糖、乳酸等与生命活动密切相关的成分。为体外循环期间水、电解质、酸碱平衡的管理创造了条件,通过血气值可以及时调节氧浓度,控制氧分压;纠正血浆 pH;调整离子浓度;控制水平衡,了解组织代谢,纠正高血糖,

使各项检测指标维持在正常范围使体外循环期间管理的目标。由于老年患者多系统病变通常术中及术后需要维持较高的血细胞比容(Hct),以便在不增加心脏负担的情况下提供充足氧供。

5. 激活全血凝固时间(ACT)　ACT 作为术中抗凝检测的重要指标,体外循环期间必须严格按照要求监测,避免术中抗凝不足或过量。要求 ACT>300 秒以后才可以使用右心吸引及动静脉插管,>480 秒才能开始体外循环。对于使用抑肽酶的患者,若用硅藻土作为激活剂,其 ACT 时间必须>750 秒。体外循环期间每隔 30 分钟监测 ACT,维持 ACT 值达到上述标准。发现肝素抗凝不足、ACT 过低时,应积极采取措施防止血栓形成,以免造成严重后果。

6. 温度　单纯 CABG 手术,浅低温体外循环血液降温至鼻咽温度 30~32℃;合并瓣膜手术可以再降低 2℃。缓慢降温可以有效降低患者应激反应,减少术中炎性因子释放。通常使患者鼻咽温度达到 30~32℃,水温只需 28℃~30℃ 即可达

到目的,这样既可实现缓慢降温,又可以防止温度降得过低。复温阶段同样需要引起足够重视,尽量使鼻咽温度与直肠温度差<2℃,水温血温差<5℃,最高水温不超过40℃为宜,缓慢复温,使低温低能耗的细胞逐渐从"休眠状态"中苏醒,同时防止复温过快,氧耗增加,鼻咽温度过高等情况的发生。由于温度对血液黏度,凝血状态,微循环灌注均有影响,体外循环结束时必须使患者体温达到正常,并做好保温工作,防止CPB撤离后体温下降。通常要求停机时鼻咽温度37℃以上,直肠温度35℃以上。

7. **心电图(ECG)监测**　ECG术中全程反映患者心率、心律及心肌缺血状态,在体外循环期间确切反映心电活动,是心肌保护好坏的重要监测指标,在整个手术过程中起着十分重要的作用,所以术中良好的ECG监测是必需的。对于冠心病患者,常常需要5导联心电图全面监测,以便术中及时准确发现不同部位的心肌缺血或心肌梗死。心脏停搏期间心电活动提示心肌保护不全,需再次灌注心肌保护液。主动脉阻断钳开放后,经常有冠状动脉进气的危险,通过心电图对照可以及时发现冠状动脉气栓,从而积极采取措施,保证停机前心电图恢复正常。

8. **Swan-Ganz漂浮导管**　CABG术中全程连续监测心脏血流动力学改变。主要监测肺血管阻力,肺毛细血管嵌压,左室功能和每搏输出量。MPAP和PCWP的变化远较MAP和CVP敏感,能更加及时准确地反映病情变化。当出现单纯MAP和心率升高,说明麻醉变浅,需要加深麻醉;当MPAP和PCWP下降,则表示血容量不足,需及时补充容量;当MPAP和PCWP过高而MAP偏低时,说明左心功能不全,应及时给予正性肌力药。

四、体外循环期间重要脏器的保护

(一)心肌保护

冠心病的疾病特点决定了体外循环过程中心肌保护具有特殊性,在冠脉搭桥术中减轻心肌缺血和再灌注损伤的主要手段是控制灌注和再灌注条件,更新再灌注液成分,其重点是:①保护尚未缺血的心肌;②防止心肌进一步缺血;③防治缺血-再灌注加重心肌损伤;④促使受损或能量耗竭的心肌复苏,增加未缺血部位心肌的活力;⑤防止心肌顿抑的发生。

1. **心跳停搏液**　目前临床应用上应用最广泛的主要分为含血停跳液和晶体停跳液。

(1)含血停跳液:目前绝大多医院采用氧合血行心肌保护,阜外医院常规用比例为(晶体:氧合血)1:4的氧合血效果满意。含血停搏液拥有一些理论上的优势,包括携氧及扩容、缓冲作用,除了高浓度钾诱导、维持心脏停搏外,含血停跳液的其他电解质成分和渗透压与血液类似。另外,含血灌注液可以清除自由基并使其对心脏的氧化损伤减小到最低。含血停跳液携带氧、可减少冠状动脉缺血时的缺血缺氧。另外,它含有丰富的蛋白,具有稳定的胶体渗透压,可防止血管的内水分外渗。研究表明含血停跳液灌注后乳酸产生少,心肌酶释放少。虽然有学者认为,氧合血液在低温时因氧释放障碍难以发挥效应,且低温时心肌代谢下降,氧摄取障碍困难。但另外有学者通过含血停跳液和晶体停跳液的比较,发现含血停跳液优点不仅是向心肌提供氧,它还有更多的保护功能,如电解质缓冲作用,蛋白质缓冲作用,自由基清除作用。含血停跳液在低温灌注时,红细胞在毛细血管内聚集,灌注阻力增高。电镜发现含血停跳液灌注更利于心肌细胞超微结构的保护。

(2)晶体停跳液:目前临床上应用的晶体停跳液以HTK液为主,HTK液是一种低钠、稍高钾和以组氨酸为缓冲剂的等渗性液体,最主要特点是加入了强有力的组氨酸酸碱缓冲系统。HTK液中钾离子浓度为10mmol/L,是心肌停跳的主要成分。不含钙离子,主要是为了防止钙超载。HTK液钠离子浓度为15mmol/L,与细胞内钠离子浓度相似,可减少缺血期间钠离子内流,使动作电位不能生成,保证心肌在较低的钾离子浓度情况下舒张期停跳,保存了心肌能量。镁离子浓度为4mmol/L,能够阻止或替代细胞内镁离子丢失,提高缺血后心肌代谢恢复。HTK液含有甘露醇,不会增加"底物压力"和能量转换,而且不经过特殊的转运系统即可作为氧自由基清除剂,在再灌注开始时能发挥一定的心肌保护作用。多数学者认为HTK液具有良好的心肌保护功能归功于组氨酸的巨大缓冲能力,认为含有组氨酸缓冲对的保存液有效地保护了心肌的ATP水平,抑制了酸中毒、减少氢离子的堆积,解除了糖酵解的抑制,使ATP和乳酸有较大的生成率。应用冷的HTK液一次性灌注,心脏缺血时间可达2小时,可适应较长时间的冠脉架桥手术操作,不会因为再次灌注而中断手术。但与含血停搏液相比,在用量及价格方面缺乏优势,一定程度上限制了HTK在国内临床的广泛应用。

2. 常用的心肌保护方法

(1) 主动脉根部顺行灌注心肌保护:顺行灌注可以通过主动脉根部,冠状动脉口或在远侧吻合完成后经体外循环导管实施,其优点在于模拟了自然状态下流经心肌微循环的冠脉血流量。此外,顺灌简单易行,除主动脉瓣重度反流及升主动脉夹层需要切开冠状动脉口顺灌外均可用单独灌注针灌注。但顺行性灌注在冠脉循环严重病变时,因可能导致心肌灌注不均匀,而不能达到很好的心肌保护效果。

阜外医院顺灌氧合血的常用方法为:升主动脉阻断,1:4的氧合血经变温后直接灌注冠状动脉循环,首次灌注量为15~20ml/kg,或心电图直线后再追加500ml左右。灌注过程中持续监测主动脉根部压力或灌注针头的灌注压,由于针头灌注压易于监测,通常在机器灌注时以此压不超过250mmHg为宜。经变温后的氧合血保护液到达冠状动脉时温度通常为15~17℃,钾离子浓度为20~22mmol/L,首次灌注后每隔30分钟需追加保护液,剂量为首次剂量的一半,也可根据血气测得的钾离子浓度适当改变保护液钾离子浓度,可以选用半量钾行心脏停跳的维持,从而防止多次全钾停搏液灌注后的高血钾,为心脏复苏做好准备。

由于低温降低氧耗的作用,为了取得更好的心肌保护效果,防止浅低温体外循环期间周围脏器的温度传导,通常附以心脏局部低温保护,即心包腔冰盐水或冰盐水湿纱布垫于心脏膈面及背面。

为了防止冷血对病变心脏的不利刺激,可采用温血诱导冷血维持心肌保护。在开始冠状动脉灌注时保护液不需要降温处理,直接行根部灌注,单纯利用高钾停搏作用使心脏停跳,继而附以冷停搏液维持,可达到更好的心肌保护效果。对于术中心肌保护欠佳及心功能较差的患者,还可以应用温血诱导复苏,即在开放升主动脉前5分钟用常温氧合血行心脏灌注,可以冲走心肌代谢产物,提供能量物质,保持良好心肌内环境,从而大大降低缺血再灌注损伤,提高复跳率及术后心脏功能的恢复。

尽管温血灌注可以避免低温对心脏的不利影响,但是由于持续温血灌注导致的术野不清,高钾血症,体外管理繁杂,影响外科操作等因素,目前

临床很少使用。在行温血停搏液连续灌注时应注意:①由于需要保证37℃心肌及全身32~34℃脏器的氧供,血液稀释后的Hct要保持在24%以上;②高钾(20~22mmol/L)诱导停搏后,用低钾(10mmol/L)常温持续灌注时心脏有可能复跳,需再次用高钾液停搏;③发生高钾血症时应积极处理,使用超滤器或胰岛素;④CABG手术当中,每根血管桥远端吻合完毕后,应立即行血管桥冠状动脉远端氧合血持续灌注。

(2) 冠状静脉窦逆行灌注心肌保护:由于冠状动脉狭窄或阻塞,主动脉根部顺行灌注时梗阻远端的心肌组织在侧支循环形成前并不能得到保护液的灌注。而冠状动脉系统静脉无瓣膜的特点,使人们自然而然想到冠状动脉逆行灌注的心肌保护方法,具体可分为右房逆行灌注和冠状静脉窦逆行灌注。前者是将灌注管插入右房,阻断上下腔静脉及主肺动脉的情况下,经泵向右房内注入保护液,液体将沿冠状窦逆行进入冠状动脉系统,绝大多数经左右冠状动脉口流出,由主动脉根部的灌注针头与左心吸引泵吸走。灌注量由于右心系统的参与通常较大,约20~25ml/L,灌注速度为150~200ml/min。由于术中操作繁琐,手术技术的提高和盲插技术的成熟,目前多采用冠状静脉窦逆行灌注保护心肌的方法:是将特制的逆行灌注管通过右房盲插入冠状静脉窦固定,并连接测压管持续监测冠状静脉窦内的压力,为了防止静脉窦撕裂,灌注过程中此压力维持25~40mmHg为宜,此时的灌注流量通常为200~250ml/min,单纯逆灌流量10~15ml/kg,30分钟重复灌注。目前对于冠状动脉病变严重、累及多支血管的患者提倡顺行、逆行灌注结合的方法,以达到更好的心肌保护,首次灌注量仍以15~20ml/L为宜。

(3) 血管桥灌注心肌保护:简称"桥灌",当血管桥远端和堵塞冠状动脉远端吻合后,即从血管桥的近端向局部心肌灌注心肌保护液50~100ml,此时灌注压监测至关重要,灌注压过低不能保证灌注效果,灌注压过高则有可能造成桥血管的撕裂及损伤,血管桥的灌注压不宜超过50mmHg,通过桥灌可以按原有供血路径使未得到灌注的心肌得到保护,同时可检验血管桥的通畅程度及吻合效果。在进行桥灌时需要注意:①缓慢灌注,监测灌注压力,避免压力过高对血管桥造成损伤;②桥灌时与术者沟通,密切注意防止血管桥扭曲;③不

可独立进行,需多种灌注方法联合应用。

（4）心肌保护方法的联合应用:为了达到有效的心肌保护,上述几种心肌保护方法常常联合使用。作为灌注师,应该熟练掌握各种方法,以便术中不同保护方法的交替应用。根据心电图监测,术中心脏直视观察及灌注剂量等综合判断心脏停搏效果的好坏,灌注师应该将重点放在心肌保护方面,密切观察心脏活动,一旦发现心电图活动或术中心脏活动,在排外其他干扰的情况下,及时提醒外科医生做好心肌保护准备,灌注保护液,再次使心脏完全静止。由于临床工作的特殊性,针对每个患者都应该有一套完善的应对措施,心肌保护期间也需要因人而异,做到个体化保护,而不应受以往常规经验的影响和制约,尽量不遗余力地追求更好的保护效果,通过不同方法的联合使用达到理想或者完美的心肌保护。

（二）肺保护

体外循环后患者的肺功能会受到影响,其程度从无临床症状,仅显微镜下可见的肺不张到急性呼吸窘迫综合征不等,手术期间的氧合和通气管理都具有挑战性,因为很多因素都会影响肺功能,包括肺不张,胸膜破裂、肺顺应性受损以及体外循环引起的系统性炎症反应,这类患者处于术后肺部并发症的高风险中。加之冠心病患者群以老年人居多,且此类人群术前易合并高血压病、脑血管疾病、外周血管疾病、糖尿病、慢性肾衰竭、肺动脉高压及肺功能异常等多种疾病,若在体外循环期间没有进行有效的肺保护措施将很大程度上影响预后。针对体外循环下冠脉架桥手术患者术中的肺保护策略主要集中在体外循环的管理及术中药物的应用方面。

1. 体外循环预充　应监测胶体渗透压,在应用晶体加胶体联合预充的同时,加入一定量的血浆或人血白蛋白以维持血液稀释前提下的正常的胶体渗透压,防止肺间质水肿产生的急性肺损伤。有条件的还可应用涂层的体外循环耗材,能有效减轻白细胞在肺内聚集,同时减轻中性粒细胞被补体、剪切力及体外循环管路接触激活,诱导产生的炎症反应,抑制体外循环后肺动脉压的进一步提高,减少肺内分流。体外循环过程中应用联合超滤技术,充分滤除多余的水分和产生的炎性介质,同时多次监测血气,及时调整,维持较高的血细胞比容,以使血液有较好的携氧能力。另外,支气管动脉血回流至左心,需特别注意左心减压。

保持足够的灌注压,保证对机体重要脏器进行充分的灌注。静态肺膨胀技术已经用来预防体外循环对肺功能的损伤,体外循环过程中应用连续气道正压(continuous positive pressure,CPAP)可以改善术后的肺氧合能力。

2. 体外循环中的药物使用

（1）皮质激素:皮质激素可以降低炎性反应细胞因子浓度,减少中性粒细胞活化,调节内皮黏附分子及减少补体激活等,减轻炎性反应。也有一些证据表明术中应用甲泼尼龙使肺功能降低并增加术后机械通气时间,有可能是类固醇引起的钠潴留增加肺组织水平及肺内分流。

（2）前列腺素:前列腺素 E1 有松弛支气管平滑肌作用,可扩张肺小动脉和降低肺血管阻力,同时减少白细胞释放溶酶体酶及氧自由基形成,从而具有保护肺组织作用。前列腺素 E1 为脂微球载体制剂,具有以下特点:①靶向性高,脂微球可在体内特异性分布,易于聚集在病变部位,提高药物局部有效浓度;②持续性好,在脂微球的屏障保护下,前列地尔在肺部的灭活明显降低;③不良反应少,在脂微球的包裹下,减少了前列地尔对血管的刺激和炎性反应。体外循环中使用前列腺素 E1容易造成动脉血压过低,在实际应用中应该注意。

（3）乌司他丁:乌司他丁是一种成人尿液中提取的蛋白酶抑制剂,对体外循环过程中中性粒细胞激活和弹性蛋白酶的释放具有一定程度的抑制作用,很多临床研究表明,其对体外循环围术期肺脏功能具有较好的保护效果。

（三）肾脏保护

肾脏的主要功能是通过调节有效动脉血容量、渗透压和离子成分以及浓缩和排泄日常的内源性和外源性的含氮废物来维持内环境的稳态。这些功能通过肾小球滤过、肾小管的重吸收和肾小管分泌之间复杂的相互作用完成。体外循环后肾脏损伤程度表现不一,从亚临床性的损伤直至肾衰竭需要透析支持,虽然外科技术、麻醉、体外循环以及围术期处理有了很大进步,但急性肾衰竭仍然是心脏手术后常见的严重并发症,这就需要在体外循环手术的各个环节,加强对肾脏功能的有效保护,以期达到良好的预后。体外循环围术期肾脏保护具体措施包括。

1. 对术前危险因素进行评估　多数研究,都将血浆肌酐升高或肌酐清除率下降作为术前肾功能不全的评价标准,同时也是心脏手术患者发生术后急性肾衰的危险因素,术前近期发生心肌梗死造成左室功能降低者肾脏灌注明显减少,特殊情况下还会由于心源性休克而需要正性肌力药物的支持或放置主动脉内球囊反搏。如果合并使用利尿剂、非甾体抗炎药、血管紧张素转换酶抑制剂或血管紧张素受体拮抗剂,会使这些术前的肾前性状况进一步恶化。因此应该采用术前危险因素评分系统可以评估这种损伤的存在。克利夫兰诊所基金会急性肾衰竭评分系统(Cleveland Clinic Foundation Acute Renal Failure Scoring System)对13项术前因素进行评分,评分结果从0～17,评分0～2危险性最低,发生急性肾脏衰竭危险性为0.4%,评分为9～13危险性最高,发生急性肾脏衰竭危险性上升至21.5%(表39-3-1)。

表39-3-1 克利夫兰诊所基金会急性肾衰竭评分系统

危险因素	评分
女性	1
充血性心力衰竭	1
左心室射血分数<35%	1
术前放置主动脉内球囊反搏(IABP)	2
慢性阻塞性肺疾病	1
需要胰岛素治疗的糖尿病	1
既往心脏手术病史	1
急诊手术	2
单纯瓣膜手术	1
冠状动脉旁路移植术合并瓣膜手术	2
其他心脏手术	2
术前肌酐1.2～2.1mg/dl(参考值1.2mg/dl)	2
术前肌酐≥2.1mg/dl(参考值1.2mg/dl)	5

2. 术中有效肾脏灌注、避免肾脏毒性 术中肾功能不全危险因素包括低心排出量、有效动脉血容量降低、不当血液稀释、栓塞、药物的不合理使用、主动脉球囊反搏、体外循环时间超过130～180分钟以及全身炎症反应综合征。因此,术中肾功能的保护也是围绕以上几点展开。

(1)体外循环流量和灌注压:体外循环期间肾脏血流约为平时的60%,而长时间的肾实质低灌注可导致术后肾功能的损伤,保证体外循环下肾脏的灌注是围术期管理的重要环节。研究表明,体外循环中肾脏血流与体外循环流量呈良好的正相关,提示体外循环流量能够直接影响肾脏血流灌注,通过提高灌注压来增加灌注流量则会

改善肾脏灌注,但是体外循环中的灌注流量受患者的身高、体重、术中体温、酸碱度、血红蛋白浓度、麻醉深度等多因素影响,宜采用2.4～2.6L/min的流量,密切观察术中平均动脉压、尿量、血气参数及乳酸值,并及时调整。由于冠心病患者很多是高龄患者,往往伴有糖尿病、高血压等合并症,灌注压(平均动脉压)应该维持在较高水平,一般人为应该在50mmHg以上,有时甚至要达到80～90mmHg才能有尿液生成。

(2)血液稀释:血液可以降低血液黏稠度,改善组织器官局部血液灌注,但血液稀释可造成红细胞携氧能力降低,近些年研究认为体外循环过程中血液稀释(Hct<25%)增加肾脏损伤的危险,可能的机制包括:①肾脏局部缺血造成炎症介质成分的改变;②已处于缺血状态的肾脏髓质对于血液携氧能力的下降更为敏感;③血液稀释增加肾血流的同时,也使肾脏微栓增多。

3. 药物的合理使用

(1)多巴胺:多巴胺可减慢心率、增加心肌收缩力达到利尿的作用。同时可增加肾小球滤过率、尿量以及钠的分泌量。在不增加心率和血压的情况下,尽量将多巴胺的剂量从2.6～7.1μg/(kg·min)之间。肾动脉存在多巴胺受体,多巴胺可扩张富含多巴胺受体的肾小球动脉,引起肾血管阻力下降,从而增加了肾血流量。多巴胺还可通过增加肾小球滤过率和(或)抑制钠-钾ATP酶活性,从而增加肾小球滤过率,并抑制肾小管各段对钠的重吸收,促进水钠排泄,增加尿量。

(2)利尿剂:利尿剂通过预防肾小管阻塞,降低耗氧量,从而减轻急性肾脏衰竭的严重程度。甘露醇作为渗透性利尿剂,在缺血性损伤如体外循环或大动脉阻断前应用可以减少肾损伤。其可能的机制包括对坏死的肾小管碎片的冲刷作用,减少肾小管阻塞,清除自由基。通过减轻内皮细胞水肿而改善髓质的血流量。在体外循环预充液中加入甘露醇,可维持术中尿液排出,减少组织水肿。研究表明,呋塞米具有收缩血管作用,可使心脏指数下降,全身血管阻力上升,去甲肾上腺素浓度增加,这些不利影响有可能加重体外循环引起的血流动力学不稳定,表现为肾血流分布不均和部分区域肾脏无灌注。此外。呋塞米本身具有肾脏毒性,可引起肾小管功能低下。因此,在无确切证据表明呋塞米的保护作用的前提下在体外循环下搭桥手术中应避免使用呋塞米。

（3）超滤技术（人工肾替代）：联合使用零平衡超滤、改良超滤、常规超滤等超滤技术，不仅可以滤出过多的水分，提高红细胞比积和胶体渗透压，还可以滤出代谢产物及炎性因子，使机体的炎症反应程度降低。

（四）神经系统保护

作为一种非生理性的支持手段，体外循环对中枢神经系统的影响尤为明显，主要集中在温度、血气管理模式、灌注压力、灌注流量等方面，其中尤以温度表现突出。相关研究表明中度低温（25～30℃）时，采用α稳态酸碱管理，脑血管的压力/流量自我调节机制保持完整。深低温（20～25℃）时，脑血管的自我调节能力丧失，脑血管阻力上升，灌注流量及灌注压力下降。因此，开始体外循环后持续降温幅度在5℃范围内，同时尽可能选择浅低温（30～35℃）体外循环，最大限度维持脑血管的自我调节能力。

（五）消化系统保护

体外循环后胃肠道并发症如消化性溃疡、出血及穿孔、麻痹性肠梗阻、缺血性肠病等在临床上均有报道。此外，体外循环后约有25%～35%的患者出现无临床症状血淀粉酶增高，1%～2%的患者伴有急性胰腺炎的发作；0.2%～0.5%的患者于术后5～15天发生急性胆囊炎，这种胆囊炎病死率达65%～100%而被临床上广为重视；心脏术后肝功能低下文献资料很少，但确实也应加以重视，原因在于心脏术后肝功能低下很难处理，往往导致死亡。研究证实，15%～20%患者在体外循环后2～4天出现转氨酶、胆红素等肝酶活性显著增高，但最终出现肝衰竭的约占0.4%，如同时合并其他并发症，发生肝衰竭的风险增至35%。0.03%～0.20%的患者会出现顽固性凝血，演变为多脏器功能衰竭。

针对体外循环对消化系统的影响，体外循环期间要从多方面进行脏器保护。首先，正常条件下，内脏血流占心排血量的25%，在发生休克或其他严重血流动力学应激状态下，内脏血流发生重分布，更多的血液供应其他组织血管床。体外循环中肝血流降低19%，肝脏的血液供应与所采用的灌注技术有关。常温搏动灌注可以维持肝脏的血液灌注，而低温搏动灌注并没有明显的益处。以肝脏凝血因子产生量的减少以及α-GST的释放作为肝脏损伤的标志，体外循环超过80分钟是引起肝脏损伤的危险因素。灌注期间，保持合适的温度（常温和浅低温）可减轻损伤，同时避免单纯应用血管加压药的方法提高灌注压力，进而造成腹腔内脏血管的收缩出现消化系统灌注不足。在确定灌注流量充足的情况下，可以应用合适剂量的缩血管药或者血管扩张药，保持消化系统的充分灌注。术中对于炎症反应及栓塞的发生也是减少消化系统损伤的重要之处，生物相容性较好的耗材及乌司他丁的应用是重要措施，保证术中的抗凝及微栓过滤器的完好则能有效减少栓塞的发生。

（六）内分泌系统保护

内分泌系统由内分泌腺和分散存在于某些器官中的内分泌细胞组成的一个整体信息传递调节系统。体外循环过程中，多种因素可引起内分泌系统发生一系列变化而打破平衡状态，造成内分泌调节功能不全。体外循环对内分泌系统的影响包括：①交感肾上腺髓质反应；②甲状腺素和甲状旁腺素变化；③胰岛素和高血糖素的变化；④调节水盐平衡的激素的变化；⑤组织激素和细胞因子的变化。主要原因：①血液灌注模式改变和低温造成的内分泌腺血流灌注不足；②心肺循环中断、低温和血液稀释对激素的作用及降解造成的影响；③术中强烈的外在干预造成系统的分泌异常等方面。内分泌系统的保护也从这几方面展开。

人工心肺机泵头机械碾压、气血界面接触以及血液与体外循环人工材料接触所诱发的生物学变化及其后果是机体损伤的基础。因此，体外循环需选用具有良好血液相容性的高性能生物医学材料，同时尽量减少血液与材料表面的接触面积，达到减少不良反应的目的。其次，过度预充与血液稀释可能引起组织脏器水肿缺氧，降低了激素、血清蛋白的浓度，增加了接触空间，加重炎性反应。因此，需要根据患者自身情况，制定个体化体外循环方案，减少预充及血液稀释。再次通过对温度的控制来调节机体代谢，在保证灌注充足的前提下，尽量采用浅低温灌注技术或减少低温灌注时间，进而减少对内分泌系统的损伤。

五、血糖管理

体外循环手术期间，患者受到各种应激因素的作用，如麻醉、血液与体外循环管道和空气接触、手术创伤、炎性因子激活等可导致机体相应的下丘脑—垂体—肾上腺皮质轴过度兴奋，促分解激素分泌增多，而胰岛素分泌相对减少，致使胰高血糖素/胰岛素比例失调。应激还可以引起多种炎性因子的释放，导致胰岛素抵抗，从而使糖异生增加，导致血糖升高。研究表明 CPB 术中高血糖是导致体内电解质紊乱、心肌细胞和脑细胞损伤、感染等发生的重要危险因素，明显增加了体外循环术中和术后的并发症和死亡率。冠脉架桥手术患者由于本身的病理生理改变和体外循环过程中所产生的手术创伤，会产生强烈的应激反应，对机体功能和内环境稳定造成损害，可以导致严重的糖代谢紊乱，引起细胞脱水和高渗性非酮症昏迷等并发症，此外还可导致蛋白质代谢及脂代谢失平衡，并出现细胞外高糖和细胞能量利用障碍等病理状态，并且导致全身脏器如心脏、肾脏、肝脏等器官的能量代谢紊乱和过度的炎症反应，进而引起重要脏器功能不全的发生。基于以上观点，在实施冠脉架桥手术前，调整患者自身状态，血糖严格控制后再安排手术。冠脉架桥手术中，宜采用 α 稳态酸碱管理策略并对血糖进行监测，若发生持续性的高血糖，应该避免大剂量胰岛素直接输入而引起血糖急剧下降，可改用微量注射泵持续泵内注入常规胰岛素来严格控制血糖水平，此方法简单，调控血糖水平容易，并可以最大限度地降低血糖的波动性。

六、心脏复苏

血管桥与冠状动脉梗阻远端吻合完毕即可以开放升主动脉阻断钳恢复冠状动脉血供，使心脏复苏。有些患者主动脉钙化严重，无法上侧壁钳时需要在主动脉完全阻断下行血管桥与主动脉的端-侧吻合。通常在开放主动脉阻断钳时要求鼻咽温度在 32℃，直肠温度 30℃，MAP 维持 60mmHg 以上，血气、电解质、酸碱度正常，一旦发生复苏困难，应积极寻找原因妥善处理。术中良好的心肌保护是心脏复苏的关键。另外，温血诱导复苏对于重症及老年患者有利，即在开放升主动脉之前 3～5 分钟，用温血半量钾保护液行主动脉根部灌注，量约 200ml 左右，可以冲走心脏代谢产物、为缺血心肌提供能量，使心脏处于较好的恢复状态。阜外医院临床经验显示温血诱导复苏效果确实，结果满意。当开放升主动脉后发生室颤，应该积极调整血流动力学及电解质紊乱，若上述各指标均有利于心脏复跳，才考虑低电量电击除颤，对于电击复律效果差者，不提倡多次电击除颤，因为缺血后心脏能量储备本身就差，除颤会大量消耗心肌

能量，多次电击对于病变心脏无疑是"雪上加霜"，此时应重新阻断升主动脉，温血灌注，诱导复苏。

术中高钾的处理为确诊高钾后，体外循环不能终止。临床上可给氯化钙或葡萄糖酸钙。一般在给 1～2g 钙盐后几分钟心电图可得到纠正，但作用短暂。高钙可抑制心肌动作电位 3 期的钾外流，钙在 2 期大量内流可增加心肌细胞的静息电位，恢复心肌的兴奋性，还可增加心肌收缩力，此时不能使血钾降低。给予 8.4% 碳酸氢钠 80～120ml 可在 60 分钟内使血钾降低，持续 4～6 小时。碳酸氢钠中的钠离子使除极时钠内流加快，血钠增高可增加肾小管钾的排泄。碳酸氢钠碱化作用使钾向细胞内移动。钠盐使细胞外液渗透压增加，细胞外液容量增加，对高钾产生稀释作用。钠钾拮抗可减轻高钾对心肌的毒性作用。葡萄糖和胰岛素同时静脉注射可促进糖原的合成，使细胞外钾进入细胞内。4～10 单位的胰岛素静脉注射，可使血钾降低 1.5～2.5mmol/L，持续至少 6 小时。胰岛素还可刺激 Na^+-K^+-ATP 酶活性，增加肌细胞的钾摄取。高钾时可应用呋塞米加强肾脏的钾排泄，但速度太慢。可安装人工肾，快速滤出含高钾的液体，同时补入 10% 葡萄糖。这种方法速度较快，效果较好。在停机后如发现血钾很高，机器内血液不宜回输给患者。可用血球分离机(cell saver)处理，排出血液内的高钾血浆，将血液的有形成分回输。

七、后并行

后并行阶段是指从心脏复苏成功开始至停止体外循环，此期间为非生理向生理阶段过渡，对于体外循环的要求是：①手术后的心脏逐渐恢复功能，从体外循环逐渐过渡到自身循环；②调整电解质及血气状态；③继续进行体表及血液复温；④调整体内血容量，在心功能允许情况下尽量补充容量；⑤调整血红蛋白浓度；⑥治疗心律失常。

心脏复苏成功后，需要行血管桥与升主动脉吻合，在钳夹和松开主动脉侧壁钳时，体外循环均需要降低灌注流量而后缓慢恢复流量，使血管桥吻合完善、排气更加彻底。侧壁阻断行血管吻合的目的是为了缩短心脏缺血缺氧时间，后并行期间是冠状动脉恢复流量、心脏辅助、心脏功能恢复的关键时期，此期内环境的稳定，水电解质酸碱平衡的维持是顺利脱机的保证。对于术前心功能差，老年患者，合并糖尿病高血压者，后并行辅助

循环时间仍需超过心肌阻断时间的 1/3,以便心脏复苏后充分恢复,从而顺利转化为自身循环。随着心肌收缩力的不断恢复和温度的回升,当平均动脉压稳定维持在 60~80mmHg 时,可以与术者密切配合,逐渐控制静脉引流,同时减少动脉流量,当满足下列条件时即可停机:①主动脉流量 15~20ml/kg;②心电图基本正常或恢复至术前状态;③心脏充盈适度,CVP5~12mmHg;④心肌收缩有力,MAP60~80mmHg;⑤鼻咽温 36~37℃,肛温 35~36℃;⑥血红蛋白含量 80g/L 以上,Hct≥24%;⑦足够的辅助循环时间;⑧血气分析、电解质检查、胶体渗透压等检查无明显异常;⑨桥血管吻合口通畅,流量监测满意;⑩血管活性药物或正性肌力药物已准备就绪或已输入。在缓慢停机过程中,如果发现 CVP 升高,心脏胀满,提示心脏功能尚未完全恢复,不能单独支持循环,应立即恢复转流,降低心脏前负荷使之得到充分休息。经过短暂的辅助后绝大多数患者可以顺利停机。若再次试停机仍未成功,则需要行简单的左心辅助或长期心室辅助。

众所周知,在鱼精蛋白中和肝素的过程中,不仅可能发生严重的过敏反应,而且存在中和不当导致抗凝异常术后出血过多的可能。通常是在拔除静脉插管,心脏血管切口缝合无误,保留主动脉插管的情况下进行鱼精蛋白中和,中和期间密切观察 MAP、心脏充盈程度、肺动脉压、气道压的变化。一旦发生典型鱼精蛋白过敏反应需根据类型不同给予相应处理,必要时甚至重新肝素化,再次插管转机,辅助循环。因此灌注师需要时刻警惕照顾全局,直到体外循环完全撤离,患者各项监测指标正常并维持稳定,方可离开手术室。

八、血液回收

由于血源性传染病带给人类的极大危害,人们对血液制品的使用已经相当谨慎,"血液保护"的概念就是心脏外科为了最大限度减少异体血液使用而提出的。随着对血液保护认识的提高,术中回收自体失血成为体外循环领域迅速发展的项目。自体血液回收(cell saver)技术是指将手术中患者失血通过特制的负压抗凝装置回收至血液处理系统,进行离心、清洗后将浓缩的血细胞再回输给患者。目前我院临床自体血液回收已经在大血管手术,再次手术及其他有可能导致大量失血的手术中常规使用,取得良好临床效果,使得此类患者可以少输血或不输血。2002 年以来,开展了 OPCABG 术中自体血液回收工作,尤其那些冠状动脉狭窄不是完全梗阻及狭窄后侧支循环丰富的患者,当切开冠状动脉时,可能造成大量血液丢失。我院 OPCABG 术中使用 cell saver 比例目前呈上升趋势,比例大约可以达到 20%~30%,临床对 50 例此类患者行回顾性观察,平均每位患者回收自体血液 456±146ml,大大降低了库血的使用。由于 cell saver 在离心清洗过程中将血浆成分丢失,单纯回输浓缩血细胞,当回收量超过 800ml 时需要适当补充新鲜血浆,提供必要的凝血因子及其他血浆成分。

第四节 特殊冠状动脉搭桥手术的体外循环

一、体外循环辅助下不停跳冠脉搭桥手术

某些冠心病患者,除了冠状动脉存在严重的粥样硬化,升主动脉也存在非常严重的硬化病变,术前的超声检查、放射影像学检查以及术中对升主动脉的触诊都能发现,这种患者不适合进行升主动脉阻闭操作,不得不在体外循环下维持心脏跳动,同时借助于心脏稳定器完成搭桥手术。体外循环过程中,应该维持核心体温在常温,尽可能给予高流量灌注,平均动脉压应该维持在术前水平,保持左心减压吸引的通畅,维持一个相对空瘪的心脏,使得手术医生对心脏的翻动操作比较容易实现。

二、急诊体外循环下冠脉搭桥手术

冠心病心肌梗死发病多较为突然,往往造成较为严重的后果甚至死亡。发生冠状动脉急性病变时,最有效的应对策略即是稳定病情,缩短心肌缺血时间,保证已经缺血心肌及时得到血供,最大限度降低缺血再灌注损伤。内科介入治疗往往因其快速及时作为急诊治疗的首选,但对于血管完全闭塞的患者,此类方法便不适用,因而要行急诊体外循环下冠脉搭桥手术。

因此类手术患者病情凶险、紧急,这就需要体外循环灌注医师第一时间充分了解患者病情,完

成急诊手术前的各项常规术前准备工作,完成体外循环装机和预充,并在手术室待命,以防止患者病情变化,及时进行体外循环辅助,以维持生命体征,进而抢救生命。

冠心病急性心肌梗死患者,心肌受损严重,这就要求体外循环灌注医师对于术中心肌的保护必须重视,这将是影响预后的重中之重。联合应用多种保护策略,最大限度地保证心脏停跳期间心肌细胞的氧供平衡,维持稳定的正常的水电解质酸碱平衡。与外科医生及时互动,尽量缩短阻闭时间,后并行阶段适当延长辅助时间,使用为心肌供能药物,避免心脏休眠期延长。停机前一段时间进行低流量辅助循环,促使心脏逐步适应具有一定前负荷的自身循环。严格把握停机指标,逐渐控制静脉减低流量,观察循环情况及心脏充盈状态,稳定后停机。手术后严密观察患者,常规备IABP,以确保在最适宜的时机对有需要的患者进行辅助循环支持。

较常规手术而言,急诊体外循环下冠脉搭桥手术对体外循环灌注师的特殊性要求在于需要灌注师有良好的应激能力,良好的心理素质,扎实的理论基础及处理突发事件时的沉着镇定,必须做到零差错操作。

三、非体外循环下冠脉搭桥术转为体外循环

因术前检查、评估、诊断及术中对病情的探查等不定因素的存在,此类手术在实际工作中也会经常遇到,这就要求灌注师在术前对患者进行充分访视,与外科医生一道进行术前讨论,提出体外循环方面的相关意见,详细了解手术步骤,并制定每一步的体外参与预案,与外科医生详细讨论,针对"干备"及"湿备"预案达成一致,并向患者交代由此产生的费用。术中根据制定预案准备,在手术室待命,若需要转为体外循环手术时,尽量短的时间内给予循环支持。

非体外循环下冠脉搭桥术转体外循环下冠脉搭桥手术相较于常规手术多出的步骤在于不确定性,但一旦确定后则相当于急诊手术。要求体外循环灌注师特别需要注重术前的有效沟通,发挥团队协作作用。充分准备下的非体外循环下冠脉搭桥术转体外循环下冠脉搭桥手术,可最大限度缩短术前准备时间,并杜绝了由此带来的对患者

的二次伤害。

这些患者因病情严重特殊,不能耐受手术医生对心脏的翻动操作,难以维持良好的循环状态,甚至发生难以纠正的室颤,这时应该紧急建立体外循环,转为体外循环辅助下心脏不停跳冠脉搭桥手术。这时,患者的循环和代谢状态往往已经严重恶化,多数都伴有明显的酸中毒、重要脏器的灌注不良和明显的液体输注过多,肾上腺素和去甲肾上腺素等强心缩血管药物可能已经多次大剂量使用。体外循环开始后往往有一个血压偏低的过程,应该反复多次进行血气分析,及时纠正酸碱紊乱、电解质紊乱、采用超滤滤除多余水分,适当提高红细胞比积,改善血液的携氧能力,同时适当使用缩血管药物以维持心脏和全身脏器的灌注压力,待内环境各项参数纠正后,多能获得一个良好的血流动力学状态,保证手术的顺利完成。

四、微型体外循环辅助下的 OPCABG

近年来,非体外循环冠状动脉搭桥手术(off-pump CABG,OPCABG)在我国范围内迅速崛起并得到长足发展。在保证术中血流动力学稳定及吻合口通畅的前提条件下,OPCABG 无疑为冠心病患者带来了福音,尤其对于老年患者及其他系统并发症严重,不适于体外循环手术的患者提供了有效的生命保障。但是由于手术技术难度大,术中翻动心脏造成血压下降,血流动力学不稳定等因素,OPCABG 均有转为体外循环下 CABG 的可能,所以无论患者病情如何,OPCABG 期间都要作好体外循环的准备。

有研究表明,30% ~ 35% 的单纯 OPCABG 病例存在影响心脏输出功能的因素。通过简单的辅助系统既可以提供稳定的血流动力学,有效控制辅助系统流量、患者血压及温度,为患者增加安全保障,又可以缩短外科医生的 OPCABG 学习过程,解除外科医生术中对血流动力学的顾虑,安心、精细地完成手术,从而提高了血管桥的吻合成功率。另外,辅助装置有利于术中血液回收与保护,而且此类装置对血液损伤小、脱机方便,对缺血心肌保护起到积极作用,为术后心脏恢复创造良好条件。

术中可以根据左右心功能状态选择单纯左心、右心或全心辅助,所用材料较传统体外循环少,管理方便,费用低,目前许多欧洲心脏中心采用此种方法为病情复杂、心功能较差、多支病变的

老年患者行心脏跳动下的冠状动脉搭桥,不仅避免了常规体外循环带来的不利影响,而且术中良好的循环支持取得了明显的临床效果。所以,结合微型辅助循环的 OPCABG 具有如下特点:①完全的血运重建;②轻微的血液破坏;③微量血液稀释;④杜绝术中低血压的发生。

五、二次冠脉搭桥手术

现阶段调查研究显示,我国目前冠脉搭桥手术再次手术所占比例在逐步升高。再次搭桥手术在原有血管桥存在、术后粘连严重等情况存在的前提下,游离升主动脉及动静脉插管存在诸多困难,因而,在实际转流过程中股动静脉主流被视为首选。在游离冠状动脉时出血渗血较多,全身肝素化后应用洗血机进行自体血回收,避免血液丢失。二次手术患者,身体功能较差,防备脱机困难,术前备好 IABP 或心室辅助装置。

六、冠脉架桥手术同期行瓣膜手术

冠心病合并瓣膜病患者其心功能不全表现更为明显,心脏本身病理性结构改变也更加严重,两种病情发展往往相互影响,一旦两种病变同时存在,无疑会增加手术风险,手术后早期死亡率较单独一种要高。但经过冠状动脉造影检查后,当冠状动脉狭窄程度>50% 时,原则上瓣膜置换手术同期应行冠脉搭桥手术。

体外循环前,常规取下肢大隐静脉或左侧乳内动脉备用。升主动脉、上下腔静脉插管建立体外循环。瓣膜置换,尤其是二尖瓣置换后,不宜翻挤心脏,以免造成心脏破裂,通常先做血管桥的远端吻合,而后再行瓣膜置换。

同期行主动脉瓣手术的体外循环与常规冠脉搭桥手术的体外循环类似,采用右房-主动脉转流,二尖瓣手术则需要上下腔静脉插管,体外循环开始后不降温,先放置左心引流管,以防止冷刺激及心脏饱胀而引发室颤,进一步加重心肌再灌注损伤。术中注重心肌保护,尽量缩短升主动脉阻闭时间。维持内环境稳态,注意监测血气分析,及时调整,保证水、电解质、酸碱平衡维持在正常范围内。

七、小结

冠状动脉搭桥手术的体外循环技术是全世界心脏外科和体外循环界应用最广泛的体外循环技术,有的心脏中心甚至只做冠脉搭桥手术。很多体外循环教科书都是以冠脉搭桥手术的体外循环技术作为基本的操作技术进行讲述的。虽然现在大量的搭桥手术都在非体外循环下完成,但是还没有哪个心脏外科医生愿意在缺乏体外循环技术准备的情况下进行不停跳搭桥手术,灌注师也不得不时刻面对紧急情况下不停跳搭桥到体外循环下搭桥手术方式的转换,这反而促使我们灌注师拥有更加高超的体外循环技术,以适应整个心脏手术的进步和发展。

(金振晓)

参 考 文 献

1. 胡小琴.心血管麻醉及体外循环.北京:人民卫生出版社,1997.752-805.
2. 龙村.体外循环学.北京:人民军医出版社,2004.646-671.
3. Yang ZJ,Liu J,Ge JP,et al. Prevalence of cardiovascular disease risk factor in the chinese population:The 2007-2008 China National Diabetes and Metabolic Disorders Study. Eur Heart J,2012,33(2):213-220.
4. Haase M,Bellomo R,Story D,et al. Effect of mean arterial pressure haemoglobin and blood transfusion during cardiopulmonary bypass on post-operative acute kindey injury. Nephrol Dial Transplant,2012,27(1):153-160.
5. Lou S,Ji B,Liu J,et al. Generation detection and prevention of gaseous microemboli during cardiopulmonary bypass procedure. Int J Artif Organs,2011,34(11):1039-1051.
6. Qin W,Zheng L,Gu H,et al. Comparison between adult and Infant lung injury in a rabbit ischemia-reperfusion model. J ThoraeCardiovascSurg,2008,136(2):352-359.

第四十章

大血管手术的体外循环

第一节　病因和分类

一、病因

主动脉瘤是指从主动脉窦、升主动脉、主动脉弓、降主动脉至膈水平的主动脉瘤，降主动脉瘤波及膈下的腹主动脉时称胸腹主动脉瘤，亦包括在此范畴内。主动脉窦瘤可以突入心腔，发生破裂时，形成不同类型的主动脉心腔瘘，该病不列入本文讨论的范畴。主动脉血管壁由于先天或后天获得性的原因，使主动脉壁失去正常的结构，承受压力和维持动脉功能的弹力纤维层变得脆弱或坏死，在高压血流的冲击下，血管壁向外形成囊状或梭状瘤体膨出从而形成主动脉瘤。

主动脉瘤不是真正的肿瘤，而是动脉壁的局限（也可是多发性）扩张或膨出而形成的包块。早年主动脉瘤形成的首位病因是梅毒，而现在多见的是动脉硬化。在中青年患者中多见主动脉壁中层囊性坏死及退行性变，如马凡氏综合征。多年的研究表明，主动脉瘤患者有家族性的倾向，此外动脉瘤的发生还与环境及其他一些疾病相关，如高血压、动脉硬化、吸烟、创伤等。病因是比较复杂的。动脉瘤的形成、增大以致破裂，除夹层动脉瘤和急性创伤外多为慢性过程。

主动脉瘤发展非常迅速，随时都有血管破裂大出血可能，病情凶险、预后不良。凡确诊为主动脉瘤，特别是瘤体>5cm者，须争取及早手术治疗。

二、分类

主动脉瘤可有几种类方法，按病因可分为囊性中层坏死或退行性变动脉瘤、动脉硬化性动脉瘤、胸主动脉夹层动脉瘤、创伤性动脉瘤以及细菌感染和真菌性动脉瘤及梅毒性动脉瘤；从形态上分类，动脉瘤可表现为不同形态，如梭形、袋形或囊形及混合型动脉瘤；以病理解剖改变可分为真性动脉瘤、假性动脉瘤和夹层动脉瘤；从发生部位分类，又可分为主动脉窦瘤、升主动脉瘤、主动脉弓部动脉瘤、降主动脉瘤及胸腹主动脉瘤。其中病理解剖分类及发生部位分类比较有临床意义，对预后判断、术式选择有指导意义。

夹层动脉瘤又称主动脉夹层，实为动脉内膜剥离，可由各种原因所致主动脉内膜撕裂，内膜分离，在主动脉壁中形成血肿或血流，形成真腔与假腔称双腔主动脉，此种动脉瘤与真性、假性动脉瘤相比，是极具特异性的另一种概念，治疗较复杂，预后较差，在此对其加以详述。

主动脉夹层最初的撕裂通常表现为严重、剧烈或"撕裂样"的前胸痛（升主动脉夹层）或后胸痛或背痛（左锁骨下动脉远端夹层）。如果夹层导致流入外周血管的血流量减少或缺失，则体格检查可能发现有单侧或双侧脉搏短绌，表现为颈动脉、肱动脉或股动脉脉搏微弱或缺失。主动脉夹层通常采用胸部计算机断层扫描（computed tomography，CT）、经食管超声心动图（transesophageal echocardiography，TEE）或胸部磁共振成像（magnetic resonance imaging，MRI）进行无创诊断。

目前，国际通用的主动脉夹层分型为 DeBakey 分型和 Stanford 分型两种（图40-1-1）。DeBakey 分型基于夹层破裂口的起源位置。Ⅰ型：内膜撕裂位于升主动脉或弓部而剥离的血肿扩展至弓降部，有时可达髂动脉分叉，也包括破口位于左弓面内膜撕裂逆行剥离至升主动脉者；Ⅱ型：内膜撕裂部位与Ⅰ型类同，而血肿只局限于升主动脉和弓部者；Ⅲ型：内膜撕裂位于左锁骨下动脉远端者，剥离范围局限于膈上时称Ⅲa，越过膈肌裂孔至腹腔时称为Ⅲb。Standford 分型应用目前更为广泛，

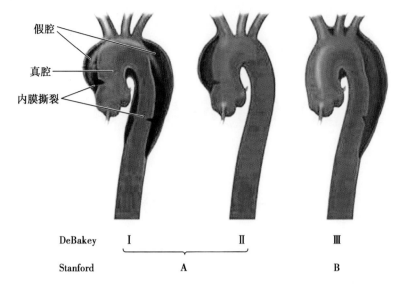

假腔

真腔

内膜撕裂

DeBakey Ⅰ Ⅱ Ⅲ

Stanford A B

图 40-1-1 主动脉夹层动脉瘤 DeBakey 和 Stanford 的分类图解

将累及升主动脉的夹层分为 A 型,不论最初内膜撕裂的位置(相当于 DebakeyⅠ、Ⅱ型);其他夹层均分为 B 型(相当于 DebakeyⅢ型)。另外,有报道主动脉夹层的若干解剖变异型,包括不伴血肿的内膜撕裂和主动脉壁内血肿,这些变异型被认为是典型主动脉夹层的前身,其治疗方法相似。

上述主动脉夹层分型方法简洁、易于掌握,但也有不足之处。首先,分型比较粗略,只简单描述了破口位置和夹层累及范围,不能精确反映具体病变情况;其次,随着科学技术进步,有越来越多的治疗手段应用到主动脉夹层的治疗中,这两种分型方法不能精确指导治疗方案的选择,并且不能精确判定主动脉夹层治疗效果。因此,我国孙立忠教授等在 Standford 分型基础上提出系统和定量的主动脉细化分型方法。

（一） Standford A 型主动脉夹层

1. 根据主动脉根部病变情况,分为 A1、A2、A3

型,并据此规范近心端主动脉的处理方法,夹层剥离的远端范围不影响此分型(图 40-1-2)。

（1） A1 型:主动脉窦部正常型,窦管交界和其近端正常或仅有一个主动脉瓣交界撕脱,无明显主动脉瓣关闭不全;常见术式:单纯升主动脉替换。

（2） A2 型:主动脉窦部轻度受累型,主动脉窦部直径<3.5cm,夹层累及右冠状动脉导致其开口处内膜部分剥离或全部撕脱,有 1 或 2 个主动脉瓣交界撕脱导致轻、中度主动脉瓣关闭不全;常见术式:David。

（3） A3 型:主动脉窦部重度受累型,窦部直径>5.0com,或 3.5～5.0cm 但窦管交界结构因内膜撕裂而破坏,有严重主动脉瓣关闭不全。常见术式:Bentall。

2. 根据主动脉弓部病变情况,分为 C 型、S 型。

（1） C 型:复杂型（Complex type）,符合下列

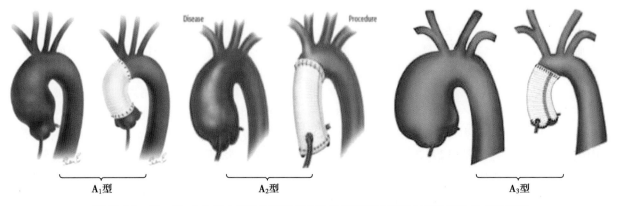

Disease Procedure

A₁型 A₂型 A₃型

图 40-1-2 Standford A 型主动脉夹层根据主动脉根部病变情况分型及常见术式示意图

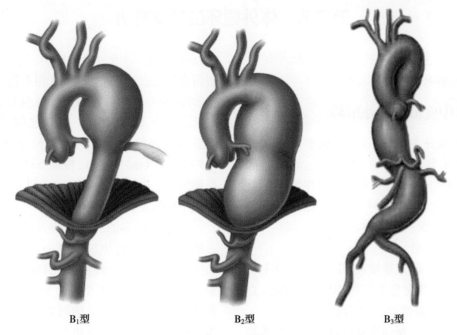

B_1型 B_2型 B_3型

图 40-1-3 Stanford B 型主动脉夹层根据主动脉扩张部位分型示意图

任意一项者:①原发内膜破口在弓部或其远端,夹层逆行剥离至升主动脉或近端主动脉弓部;②弓部或其远端有动脉瘤形成(直径>5.0cm);③头臂动脉有夹层剥离;④病因为马凡综合征。

(2)S 型:单纯型(Simple type),原发内膜破口在升主动脉,不合并 C 型的任何病变。

3. 根据实际情况排列组合,如 A1C 型。弓部无内膜剥离的病例,即 Debakey Ⅱ 型夹层为 S 型;弓部有内膜剥离的按上述方法分型。

(二)Stanford B 型主动脉夹层

1. 根据主动脉扩张(≥4.0cm)部位,将其分成 B1、B2、B3 型(图 40-1-3)。

(1)B1 型:降主动脉近端型,主动脉无扩张或仅有降主动脉近端扩张,中、远段直径接近正常;

(2)B2 型:全胸降主动脉型,整个胸降主动脉均扩张,腹主动脉直径接近正常;

(3)B3 型:全胸降主动脉、腹主动脉型,胸降主动脉和腹主动脉均扩张。

2. 根据主动脉弓部有无内膜撕裂累及,分为 C 型、S 型(图 40-1-4)。

(1)C 型:复杂型(complex type),内膜撕裂累及左锁骨下动脉及远端主动脉弓部;

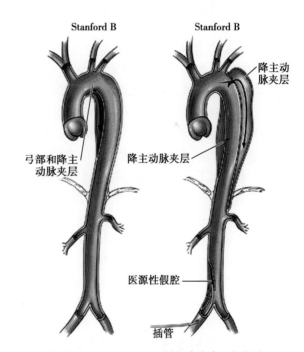

图 40-1-4 Stanford B 型主动脉夹层根据主动脉弓部受累情况分型示意图

箭头表示血流经破口进入假腔的单向流动

(2)S 型:单纯型(simple type),远端主动脉弓部未受累,夹层位于左锁骨下动脉开口远端。

3. 根据实际情况排列组合,如 B1C 型。

第二节 体外循环的基本方法

由于各类型主动脉瘤其发生的解剖部位不同,手术及体外循环方法也不尽相同。

一、浅、中度低温体外循环

1. 对于单纯升主动脉手术,动脉瘤局限在升主动脉未累及头臂动脉开口,不涉及主动脉弓部的真、假性主动脉瘤,如果手术团队操作熟练配合默契,可采用浅低温(30~34℃)体外循环,否则,可采用中度低温(25~30℃)体外循环。

2. 常见术式介绍

(1)单纯升主动脉替换:适用于 A1S 型主动脉夹层,主动脉窦管交界上方约 10cm 处横断,直接与相应口径人工血管端-端吻合;

(2)Wheat 手术:保留主动脉窦的主动脉瓣和升主动脉替换术。该术式适用于主动脉窦无明显病变,但无法保留主动脉瓣,且升主动脉明显扩张者。

(3)Bentall 手术:带瓣人工血管主动脉根部替换+双侧冠状动脉开口移植术,该术式适用于 A3 型主动脉夹层,主动脉根部明显扩张瘤变,双侧冠脉开口明显移位,主动脉瓣无法成形修复者。

(4)Cabrol 手术:Cabrol 手术与 Bentall 手术不同之处在于,左、右冠状动脉开口的吻合方法。Cabrol 手术取人工血管分别与左、右冠状动脉开口处进行吻合,再将这根人工血管与带瓣人工血管行侧-侧吻合。

(5)David 手术:即保留主动脉瓣的主动脉根部替换术。适用于 A2S 型主动脉夹层。

3. 体外循环转流股动脉(髂动脉)或右锁骨下动脉插入灌注管,右房插二阶梯静脉引流管,右上肺静脉插左心引流管。鼻咽温降至预期温度,阻升主动脉灌注心肌停搏液,灌注结束后待体温稳定,测血气、ACT。体外循环状态下成人的灌注流量在 $2.4L/(m^2 \cdot min)$ 左右,此为正常心脏指数的下限,虽然血液被稀释,血红蛋白减少,但在麻醉状态下能满足全身代谢的需要。当体温下降至 32~34℃时,氧耗量可减少 1/3 左右,当体温下降至 28℃时,氧耗量可减少 50% 左右,灌流量可进一步减少。根据血气结果调整氧浓度(FiO_2)使动脉氧饱和度(PaO_2)维持 130~180mmHg 左右,此时影响患者氧耗的因素(个体差异、基础代谢率、体温、麻醉深度)以及氧供的影响因素(氧浓度、血红蛋白含量、灌注流量)等因素相对固定,混合静脉饱和度(SVO_2)的数值与灌注流量呈正相关,逐渐减低流量至 SVO_2 70%~80% 之间即为患者该状态下的适宜流量。复温后逐渐增加灌注流量至 $2.4~2.8L/(m^2 \cdot min)$,根据 SVO_2 和血气结果进行调整。术中酸碱平衡管理采用 α 稳态。其他同一般中度低温体外循环手术。

主动脉根部的病变常累及主动脉瓣膜,导致心脏功能受损,转中应注意心肌保护。主动脉瓣关闭不全的患者,可待左心引流放置好之后再降温,或者转流开始即用 34℃ 水温维持。温度降至预计水平,或者发生室颤时即可放置主动脉阻断钳,灌注停搏液使心脏电生理活动完全停止。心脏停搏液的灌注通常有几种方法:

(1)患者不合并主动脉瓣关闭不全时,可经主动脉根部灌注。

(2)合并主动脉瓣关闭不全时,阻断升主动脉后需要切开升主动脉分别从左右冠状动脉开口直接灌注心脏停搏液。

(3)经冠状静脉窦逆行灌注心肌保护。

(4)累及冠状动脉且需同期冠状动脉移植术者,亦可结合"桥灌"。

(5)上述灌注剂量,首次 20ml/kg,每隔 30 分钟重复灌注 10ml/kg。

二、中度、中深低温体外循环

基本方法同浅、中低温体外循环,不同之处在于以下方面。

1. 手术范围 适用于病变累及弓近端或小弯侧需行部分弓替换,或升主动脉病变范围较广,阻断钳位置需在无名动脉-左颈总动脉之间。

2. 鼻咽温度 降至(28±2)℃[手术团队操作熟练配合默契为前提,否则,可以降至(24±2)℃]。

3. 动脉插管 右腋动脉及股(髂)动脉插管。

4. 体外循环转流 股动脉(髂动脉)及右腋动脉插入灌注管,右房插二阶梯静脉引流管,右上肺静脉插左心引流管。鼻咽温降至 34℃,阻升主动脉灌注心肌停搏液,灌注结束后待体温稳定,测血气、ACT。继续降温至鼻咽温度 28℃ 左右,停降温,减低流量至接近停(200ml/min 左右,避免泵压监测管由于压力减低血倒流进气)将阻断钳移至无名-左颈总动脉之间,并同时阻断无名动脉,缓慢恢复流量,此时,右腋动脉插管供血经无名-右颈总动脉灌注入脑,股动脉插管血供经左颈总动脉灌注入脑,远端吻合完毕后开放阻断钳,复温-开升主-复跳-分流-停机。

其他同一般中度低温体外循环手术。

三、深低温停循环加选择性脑灌注

利用体表和血流降温的方法将鼻咽温度降至18～20℃,直肠温降至25℃以下时,停止对机体的血液供应,为复杂心血管手术提供一个安静、无血的环境,此种方法称为深低温停循环(DHCA)。随着技术的进步,手术团队的操作熟练,停循环时间较短,部分外科医生要求停循环时鼻咽温度降至20～25℃,直肠温降至28℃以下。DHCA 技术为主动脉弓部外科手术开辟了成功之路。

(一)深低温停循环(DHCA)的病理生理改变

由于体温下降,氧耗量明显降低,血红蛋白氧离曲线严重左移,血红蛋白很难向组织释氧;随着温度的下降,血容量及血液成分均有所改变,液体从血管中转移至组织间隙,使血容量减少,血液浓缩,出现所谓的"氧合器平面危机";血液浓缩后血流速度减慢并淤滞在末梢血管床中,特别在肝静脉系统更为明显,纤维蛋白原及血小板减小;血流缓慢,微循环灌注受影响;由于温度下降,二氧化碳生成量减少,可发生低碳酸血症;低温下胰岛素的释放受到抑制,降低了糖的转化和利用,可发生周围血糖水平增高;儿茶酚胺及游离脂肪酸水平增高。这些变化都将对停循环期间的心、脑、肾等重要器官产生不利影响。

(二)DHCA 的临床应用

1. 临床应用　DHCA 主要适用于主动脉弓部瘤、Stanford AC 或 BC 型夹层。

2. 基本手术方法　降温时,处理近端主动脉病变,待鼻温18～20℃,肛温<25℃时下半身停循环。如果手术团队操作熟练,配合默契,停循环时间较短,也可鼻温20～25℃,肛温<28℃时下半身停循环。经右腋动脉选择性脑灌注,切开左锁骨下动脉远端的降主动脉,清除血栓植入支架象鼻后与四分叉人工血管远端主干端-端吻合,恢复循环,以人工血管分支依次吻合左颈总动脉、左锁骨下动脉、无名动脉。四分叉人工血管近端主干与主动脉根部带瓣人工血管远端主干对接,端-端吻

合后(此时需将鼻温复至28℃以上)开升主-心脏复跳-残余瘤壁包裹-分流-停机。

3. 体外循环转流方法

(1)麻醉诱导后头置冰帽,变温毯体表降温。

(2)右腋动脉或股动脉插管灌注,右房或经股静脉插腔房管引流。如瘤体巨大无法行右房插管时而又无条件行腔房两极插管时,则先行股静脉插管转流,在体外循环下劈开胸骨,待插入右房插管后再加大灌注流量继续降温,这样可以避免劈开胸骨时瘤体破裂造成大出血或心搏骤停。

(3)并行循环降温期间进行主动脉根部处理,鼻咽温度降至18～20℃,直肠或肛胱温降至25℃时停降温,准备停循环;如果手术团队操作熟练,停循环时间较短,停循环时鼻咽温度可降至20～25℃,直肠温降至28℃以下。降温速度不宜过快,否则易造成机体各部位温度不均匀。原则上应控制氧合器动静脉温差在5～10℃;

(4)DHCA 加 SCP:给予甲基强的松龙 15mg/kg,头低位 30°,减流量至 5ml/(kg·min),下半身停循环,计时,阻断弓上三只动脉,经右腋动脉选择性脑灌注,恢复流量至 5～10ml/(kg·min),静脉放血 10ml～15ml/kg 入氧合器贮血室后部分钳闭静脉引流管,避免虹吸作用太大,导致静脉管全空而无法引流。阜外医院在 DHCA 患者的脑氧饱和度监测中观察到 SCP 10ml/(kg·min)时脑氧饱和度较停循环前显著增高,而 6～8ml/(kg·min)时相对持平,提示传统的 10ml/(kg·min)有可能存在轻微奢灌,而 6～8ml/(kg·min)可能更为合理,体重较大者可选择 6～7ml/(kg·min),甚至 5ml/(kg·min),体重较小者选择8ml/(kg·min)。或者根据患者的脑氧饱和度监测调整流量。

(5)远端吻合结束时经四分叉人工血管灌注分支插入第二根动脉插管,单泵双管上、下半身同时灌注,缓慢动脉还血后开放静脉引流,逐渐恢复体外循环至2/3流量。

(6)恢复循环后冷复灌,即 DHCA 后不立即复温,而是继续低温灌注一段时间,待全身氧债基本偿还后再复温。待左颈总动脉吻合结束后,混合静脉血氧饱和度升高至80%以上数分钟后再开始复温,复温速度不应过快,复温速度应保证不超过 0.5℃/min,直至停机的目标温度。在此期间可进行人工肾超滤,滤除体内多余水分,提高血细胞比容。

(7)复温后给予甲基强的松龙 15mg/kg;甘

露醇 0.5g~1.0g/kg,减轻脑水肿。

（8）除停循环期间,如条件允许情况下,应同样灌注停搏液以保护心肌,通常降温至鼻温 34℃ 时阻升主灌注第一次,停循环之前再灌注一次,恢复循环后争分夺秒,通常不再灌注停跳液,亦可使用 HTK 液灌注 20~40ml/kg,可维持 2~3 小时心肌保护。

（9）血气管理:CPB 中不同的血气管理方法对脑功能的影响一直是人们争论的课题。目前越来越多的学者倾向于在浅、中度低温 CPB 中采用 α 稳态而在 DHCA 期间采用 pH 稳态法(详见第三节血气管理部分)。

4. 手术中一些变化

（1）动脉插管:右腋动脉+右股动脉,该法优点在于变温较均匀,缺点增加腹股沟切口;或右腋动脉+右股动脉端-侧吻合 10mm 人工血管,并直接以 8×10 接头连接(如果股动脉较细,吻合的是 8mm 人工血管,则连接 1/4×3/8 接头),这种方法可避免下肢缺血,同时由于口径明显粗于 24Fr 动脉插管,"下粗上细",有助于避免脑奢灌。

（2）以往左锁骨下动脉横断后断端荷包闭合在深低温停循环期间完成,现在,阜外医院术者改为在停循环之前完成,这样可进一步缩短停循环时间。

（3）"弓上三支"吻合顺序:A,左颈总动脉、左锁骨下动脉、无名动脉:该法在左颈总动脉吻合完毕后即可恢复双侧脑灌注并开始复温,可缩短"单侧脑灌注"时间及复温时间,故较常用。B,左锁骨下动脉、左颈总动脉、无名动脉:这种方法的考虑是左锁骨下动脉位置较深,放在第二位吻合操作难度较大。这两种方法出发点不同,各有千秋,可根据术者及团队具体情况进行选择。

（4）经左锁骨下动脉选择性脑灌注:一期主动脉弓经典软象鼻手术后二次手术胸降主动脉替换,右侧卧位,左侧开胸,无法进行右腋动脉插管,可在停循环前经软象鼻将动脉插管插入左锁骨下动脉进行选择性脑灌注。

四、深低温分段停循环

1. 临床应用　主要适用于不方便进行选择性脑灌注的患者,例如侧开胸 BC 型主动脉夹层行全胸降主动脉置换术经典方法是深低温分段停循环下完成。

2. 体外循环转流方法　动脉灌注管采用单泵双管,肝素化后经左髂总静脉和髂外动脉分别插入二阶梯静脉及动脉插管建立体外循环。如患者术前左下肢血压低,则需经右股动脉插动脉插管。降温,经心尖或肺动脉放左心引流。鼻温降至 18~20℃,肛温降至 24~26℃ 时停降温,开始人工置换。减体外循环流量至半流量,于肺门水平阻断降主动脉,上半身停循环,给患者头带冰帽。横断胸主动脉,近端与人工血管主血管吻合,吻合时停止左心引流,防治头臂血管进气引起脑栓塞。近端吻合完成后,将动脉灌注管的另一根插入人工血管的分支血管,阻断人工血管主血管另一端及剩余三支分支血管,开放该灌注管恢复上半身灌注,注意排气并开始左心引流。恢复全流量。于腹腔干开口近端阻断腹主动脉并于阻断钳近端横断腹主动脉,将有肋间动脉开口的降主动脉和上段腹主动脉重塑成一管道,与人工血管分支一血管吻合,排气,恢复脊髓供血。再减流量至半流量,阻断髂外动脉插管,下半身停循环。如左右肾动脉开口较近,将含有腹腔干、左右肾动脉、肠系膜上动脉开口的瘤壁游离成岛状血管片与人工血管主血管另一端吻合;如左右肾动脉开口较远,将含有腹腔干、右肾动脉、肠系膜上动脉开口的血管片与主血管吻合,左肾动脉与分支血管吻合。排气,恢复脏器供血。恢复流量至全流量的 2/3,去除冰帽,开始复温。将左髂总(髂外)动脉与人工血管分支端-端吻合,开放髂动脉的动脉插管,阻断并拔出人工血管的动脉插管,将该人工血管与右髂总(髂外)动脉吻合。将肠系膜下动脉与剩余的人工血管分支吻合。复温至肛温 35℃,鼻温 37℃,停体外循环。

五、股(髂)静-动脉部分转流

(一) 深低温停循环股(髂)静-动脉部分转流

用于 I 型动脉瘤患者估计主动脉插管困难或二/多次手术粘连水肿严重时,方法主要为深低温停循环。除插管方式不同外,其余与 DHCA 加 SCP 及深低温分段停循环类似,不再赘述。

(二) 半身循环股-股转流

其理想状态是达到上下肢血压一致,或生理状态下肢血压略高的状态,这种方法,操控得当患者受益,一旦控制不当,静脉引得过空造成室颤,则会因为侧开胸不便心内复苏而导致严重后果,甚至死亡。

主要用于降主动脉瘤切除术时,病变范围较

大,阻断时间较长者,尤其是阻断部位恰好位于重要腹腔脏器如肾动脉水平且患者肾功能不佳难以忍受长时间缺血的患者。

方法主要为上半身心脏自身灌注,下半身体外循环股动脉灌注。一般经腹股沟区纵形切口显露股动静脉,经股静脉至右心房插管(长约60cm)引流,动脉插管可经股动脉、髂外动脉或在外科切口内预置阻断钳部位以远插入。转流过程中需用人工氧合器以及全身肝素化。如静脉引流不满意可切开心包,经主肺动脉另置一插管放置于右心室。根据引流量调整动脉流量,维持浅低温,心脏不停跳。降主动脉阻断近端部位压力应维持在正常水平,阻断以远部分压力维持在50~60mmHg,手术野中的失血可经心脏切开吸引器回收至循环中。(图40-2-1)。

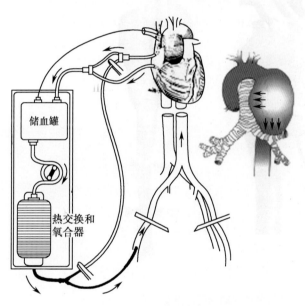

图40-2-1　股动脉-静脉部分转流

方法如下:

1. 患者取右侧卧位、行左后外切口。

2. 股动脉—股静脉插管(腔房两极插管)或髂动脉插管。

3. 静脉血引流至人工肺氧合后,再经血泵灌注入股动脉。

4. 动脉插管选用20~22F,注意选用长的腔房两极股静脉插管,大小24~28F,插管应深达下腔静脉入口处,确保静脉充分引流。如静脉引流不畅,可在术中紧急行肺动脉插管,增加引流量。

5. 动脉灌注流量1500~2500ml/min,混合静脉血氧饱和度维持在70%以上。上肢血压维持在70~100mmHg,下肢动脉压维持在50~60mmHg;

阻断后如出现上肢血压过高,可适当应用血管扩张药物。

6. 术中应维持良好的心脏射血功能,避免一切影响心脏功能的因素,防止室颤发生。

7. 鼻咽温度维持在34~35℃左右,ACT>480秒(HemocronACT监测仪>410秒),术中注意维持血气、电解质在正常范围,及时补充血容量。

六、血泵法血液回输

利用体外循环机进行血液回收,适用于常温下的主动脉瘤手术。由于不建立体外循环,术中,尤其切开瘤体时会有大量血液丢失。

具体方法如下(图40-2-2):

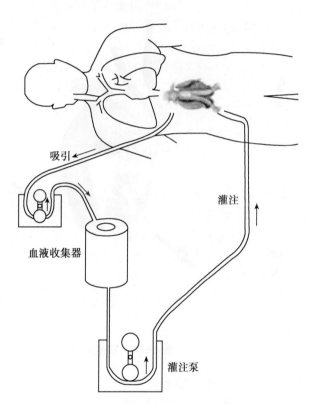

图40-2-2　血泵法血液回输示意图

1. 物品准备

(1) 动脉插管选择:20~24F动脉插管。

(2) 管道选择:儿童管道(优点:预充量小,缺点:万一术中需转换为深低温停循环者比较被动)或成人管道(缺点:预充量大,优点:可安心应对术中各种突发状况)。

(3) 氧合器/储血罐选择:回流室,或中号鼓泡式氧合器(价格低廉,利于保温,缺点,万一需要转换为深低温停循环者将面临困境)或膜式氧合器(缺点:价格较贵,优点:利于保温,可安心应对术中各种突发状况）。

（4）其他：两个右心吸引（软硬各一根），动脉微栓滤器。

2. 将装有动脉微栓滤器的管道与储血室（氧合器）相连接，预充排气，备用。

3. 全身肝素化 400U/kg 后行股静脉插管，并开始心外术野吸引。回收的血液入储血室。

瘤体两端阻断后，远端无血流灌注，下半身处于缺血状态。当回收的血液达一定量（1500 ～ 2000ml 左右）时，可间断经动脉泵快速输血，瞬间使下半身平均动脉压升至 60mmHg，可减轻下半身各脏器的缺血反应，一举两得。

七、主动脉弓部杂交手术的体外循环

主动脉弓部杂交（hybrid）手术要求有适宜的近端和远端锚定区。理想的血管锚定区需要长度 2cm 以上，内径基本正常，没有成角，没有附壁血栓和粥样硬化斑块。简单的弓部杂交手术因具备适宜的近端和远端锚定区，可利用头臂血管分支将支架植入至正常的升主动脉并使其横跨主动脉弓，一般不需要体外循环。

复杂的杂交手术由于没有适宜的锚定区需要手术重建近端锚定区。主动脉弓部杂交手术按照锚定区的解剖可分为以下几种（图 40-2-3）。

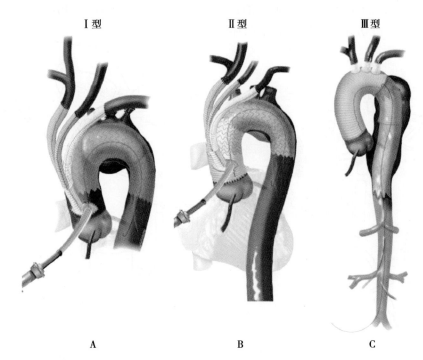

Ⅰ型   Ⅱ型   Ⅲ型

A   B   C

图 40-2-3　根据主动脉瘤病变和锚定区结构分型主动脉弓部杂交手术

（一）Ⅰ型弓部杂交手术

非体外循环下主动脉弓部杂交（hybrid）术中支架置入术。有适宜的近端和远端锚定区，正中开胸，以侧壁钳部分阻断近端病变未受累的正常升主动脉，用四分叉人工血管剪成岛状与升主动脉行端-侧吻合，分支人工血管分别与头臂血管端-端吻合。同期血管造影下经人工血管分支顺行置入并释放覆膜主动脉支架，近端锚定正常的升主动脉，可在非体外循环下完成。

（二）Ⅱ型弓部杂交手术

浅、中低温杂交全主动脉弓替换术。此类患者存在升主动脉和主动脉弓部近端动脉瘤，或急性或慢性 Stanford A 型夹层但未累及远端胸降主动

脉支架锚定区，需要重建近端锚定区，这类患者需要重建升主动脉，对于累及窦管交界的需行主动脉根部置换。

如果手术团队操作熟练配合默契，可采用全程浅低温（30 ～ 35℃）体外循环，否则，"选择性脑灌注"期间鼻咽温度降至 28℃。

1. 体外循环方法　正中开胸，腋动脉、股动脉（单泵双管）及右心房插管建立体外循环，并行降温，阻断升主动脉，切开升主动脉，经左右冠状动脉开口直视灌注心脏停搏液，心脏停跳，近端自窦管交界处横断，先以四分叉人工血管的主干端与升主动脉近端吻合，完成后，降温至鼻咽温度 28℃，游离并阻断无名动脉根部选择性脑灌注，在

无名动脉-左颈总动脉之间阻断主动脉,下半身继续股动脉插管灌注。自无名动脉开口近端1cm处横断主动脉,与四分叉人工血管主干远端吻合。分支人工血管分别与无名动脉、左颈总动脉、左锁骨下动脉端-端吻合。吻合完毕后开放阻断钳恢复动脉灌注,弓部排气,复温,心脏复苏。

2. 介入腔内修复　关胸后体外循环机旋转90°以方便造影机C形臂操作,同期血管造影下静人工血管分支顺行置入并释放覆膜胸主动脉支架(例如Cook Zenith型),近端锚定人工血管主干,支架释放后位置满意,无移位,无内漏,完成手术。

(三) Ⅲ型弓部杂交手术

需要重建近端锚定区,远端锚定区在膈肌以下。此种手术方式多为使用支架移植物重建弓的后半部和降主动脉段,同时行全弓置换。

八、其他体外循环方法

随着技术的进步及学科的发展,一些体外循环方法目前已很少应用,如上、下半身同时灌注、选择性脑灌注+间断全身灌注、左心转流等,在此不再赘述。

第三节　脑、脊髓及血液保护

一、脑保护

(一) 深低温停循环对中枢神经系统的影响

DHCA对中枢神经系统的病理生理学影响最大,低温可阻断感觉神经纤维的传导活动,在温度很低时神经的活动电位传导速度及兴奋性均直线下降,脑的氧耗量与脑血流量均相应减少。脑组织温度每下降1℃,脑血流量便下降6.7%,而脑血管的压力仅下降4.8%,此差别表明低温时脑血管阻力是增加的。在25℃时,脑体积减少4%,使脑外周间隙增加31%,脑组织的代谢率降至正常的25%。

DHCA最主要关心的是对脑的潜在有害影响。有些研究证据表明智商和发育能力的下降与循环停止的期限有关。但有些研究显示当停循环的时间短于60分钟,鼻咽温度大约20℃时,对智商和发育能力没有不利影响。因为难以定义合适的对照组,很难评价这些研究。Blackwood等采用每名患儿做自身对照,停循环间期达74分钟时术前和术后评分没有差别。Newburger等报道与持续小流量转流相比,DHCA使新生儿和婴儿的神经系统有更大的风险。他们报道在循环停止组的儿童的心理活动发育表现有适度但具有统计学意义的下降。许多研究者都试图给DHCA确定一个安全期,但还没有结论。尽管患者有很大程度的变化,Newburger的数据显示18℃下35分钟的停循环对心理活动测试的不利影响最小。大多数学者认为直肠温降至20℃以下时,停循环45~60分钟是安全的,超过这一时限术后神经系统并发症显著增高。临床上多以鼻咽温度15℃以下停循环时限控制在60分钟,大多数患者术后恢复良好,部分患者可出现清醒时间延迟或神志不清、谵妄、记忆力减退、短期的舞蹈症、阵发性痉挛及认知能力下降等神经系统并发症。

(二) 深低温停循环期间中枢神经系统的监测

目前的一些监测技术包括:在颈静脉球测量静脉血氧饱和度(SjO_2);近红外线光谱(NIRS);经颅多普勒(TCD);电生理监测,如脑电图(EEG),诱发电位(EP)等。

1. 颈静脉球血氧饱和度($SjvO_2$)　颈静脉球血氧饱和度($SjvO_2$)反映全脑氧代谢的情况,测量脑颈静脉球氧饱和度对临床具有一定意义,被广泛用于脑外科和CPB中脑缺氧的监测。

$SjvO_2$虽不能直接测定脑血流量(CBF)或脑氧代谢率($CMRO_2$),但却能提示两者之间是否平衡。在低温体外循环中,有学者研究表明:降温时$CMRO_2$下降,$SjvO_2$上升,复温时$CMRO_2$上升,氧摄取率增加,$SjvO_2$下降。因此$SjVO_2$测定在低温体外循环中亦可提供有价值的有关脑氧合的信息。

常温下$SjvO_2$的正常值55%~75%,相当于颈静脉球血氧分压($PjvO_2$)28~40mmHg。正常志愿者的研究表明,清醒状态下$PjvO_2<19$mmHg可导致脑电图缺血性改变,$SjvO_2<45$%可出现神志异常,而<24%时可导致昏迷。目前一般认为,$SjvO_2<50$%且持续10分钟以上为一次脑缺血发作,术中脑缺血发作与术后神经系统并发症有明显的相关性。低温时上述指标的相关值目前尚未确定,但Okada等发现在ASCP过程中维持$SjvO_2>90$%可使术后的并发症从36%降至6%。尽管如此,低温下$SjvO_2$及混合静脉氧饱和度(S_vO_2)升高(15℃时可达98%)不一定代表足够的脑组织氧供,可能反映低温下血红蛋白对氧的亲和力增高,而此时组织更难获得氧。在这种情况下,颈静脉血氧饱和度并不能有效地反映脑氧供,颈静脉球血氧分压($PjvO_2$)的监测变得更重要。Dexter等得自96例婴幼儿复杂先天性心脏病患者的研究表明:深低温体外循环动脉氧含量中溶解氧所占比例在不同氧分压及血红蛋白浓度(Hb)下有很大变化(2%~17%),溶解氧在脑氧代谢中所占比例亦与温度、PaO_2、Hb以及灌注流量密切相关:在全流量体外循环中温度小于18℃、PaO_2>180mmHg时溶解氧在脑氧代谢中所占比例为(77±19)%。由于毛细血管内血液与组织细胞间氧的转运速度依赖两者间氧分压的梯度,故此分压梯度过低势必影响氧的转运,因此$PjvO_2$可能更能反映脑氧代谢的情况。

在一项关于颈静脉血氧饱和度与体外循环术后认知功能障碍之间的关系研究中,发现在体外循环期间17%患者显示低氧饱和度,而38%的患者出院时证实有神经认知功能的损害。这种认知功能障碍与患者的基础病情,受教育水平和体外循环期间的颈静脉血氧饱和度有关。

目前$SjvO_2$尚存在一些不足之处:①仅反映全脑氧合而不能监测局部脑组织(小范围缺血不会引起半球$SjvO_2$的显著变化);②体外循环变温期间CBF和CMR O_2均改变时$SjvO_2$值难以分析;③为有创检查;④导管置入时有时可打结;⑤由于纤维蛋白或凝血块在导管内沉淀,随着时间的推移检查的精确性有可能降低;⑥所用原材料价格昂贵;⑦术中导管置入很费时间。基于上述种种原因,$SjvO_2$作为体外循环围术期的常规监测手段尚需作出许多改进,并与其他方法,如近红外光谱分析技术(NIRS)、EEG等联合应用以提高其监测质量。

2. 近红外光谱分析技术(NIRS)　NIRS通过探测脑组织中近红外线的吸收和反射可提供对局部脑组织氧合(rSO_2)的评价。各种报告显示NIRS对温度、二氧化碳分压和血细胞比容的改变很敏感,同样的对体外循环流量的停止和恢复也很敏感。

由于颅内血管75%由静脉、20%由动脉、5%由毛细血管组成,所以NIRS数据反映的信息以静脉为主而与动脉血气值不同。Cairns等用NIRS研究颅内压(ICP)对脑氧平衡的影响时发现:rSO_2随

着ICP的增高而降低;EiSchindler等用NIRS监测低温体外循环期间的脑氧代谢时发现:rSO_2的变化与血流动力学参数、SSEP(正中神经)以及平均动脉压在45~90mmHg之间时的CBF的改变无显著相关性,但与$SjvO_2$高度相关($r=0.85$)。尽管rSO_2与EEG均反映局部大脑皮层活动的变化但却不像EEG受低温或麻醉药物影响而变慢,那样氧的摄取减少;相反,会因低温或麻醉药降低代谢需要而呈现氧饱和度增高的趋势;此外,由于测定rSO_2不需要血流(搏动或不搏动)。因此NIRS是目前停循环期间唯一能够监测脑代谢的手段。

虽然NIRS技术有较大的潜能,但仍然处在发展中。当前HbO_2的定量是不可能的;分有异议的地方没确定的标准;没有一个外部标准使NIRS标准化;头皮血和头盖骨可能影响测量结果,特别是成年人;最重要的是,在大脑,由于血红蛋白与氧的高亲和力,无论是静脉还是动脉、毛细血管的血红蛋白氧饱和度并不能反映组织氧的利用。测量细胞内细胞色素氧化酶(aa_3)的氧化还原反应可能解决后者的问题,因为aa_3的信号和细胞内高能磷酸键的浓度密切相关。然而,目前对aa_3信号的分析依然很复杂。

3. 脑电图和诱发电位　理论上,电生理监测可为确定充足的脑氧合提供了一个较好的手段。虽然脑电图监测使用简单,而且在数据的获得、处理和显示上已有了很大发展和进步,但在CPB期间它的使用尚未得到广泛应用,脑电图监护从来没有在CPB期间成为一个重要的监测手段。

在心脏手术中很多研究都使用了脑电图,而且脑电图的某些变化如在CPB开始时脑电图变慢得到一致证实。但是,脑电信号与术中生理的或临床结果之间的确切关系尚不清楚。大多数提倡使用脑电图的研究都缺乏对照组。大量的证据表明术中脑电图缺乏灵敏度和特异性。

诱发电位(EP)为CPB提供了另外一个评价神经完整性的手段。躯体感觉诱发电位(SSEP),从外周发出刺激然后记录了电位传导的完整性,即从外周神经通过脊髓到达大脑皮层感觉区,已经被广泛地使用。与信号执行时间延长一样,信号幅度的减弱可能代表着缺血。在术中使用诱发电位监测受到限制,但在实验中诱发电位已成功的用于缺血的监护。像脑电图一样,诱发电位的幅度和潜伏时间对低温很敏感。难于获得适当的信号,必须采用技术处理上百种信号才能把诱发

电位从噪声中分辨出来。最后,对什么是异常诱发电位的定义还没有取得一致意见。诱发电位监测的特异性和灵敏度可能像脑电图监测一样使用受限。

脑电双频谱分析(BIS)成为最近研究的对象,总的来说,BIS 监测可作为脑电图过程的分析。患者体温和麻醉因素能够影响 BIS。然而,在阻止术中神经损伤方面,不可能因熟练使用 BIS 即可消除脑电图本身的缺陷。

(三) 深低温停循环中脑保护的措施

1. 顺行性脑灌注(ACP)在 DHCA 期间进行选择性脑灌注脑保护效果确实。

具体方法如下:动脉插管部位选择右腋动脉,DHCA 期间可进行选择性脑灌注(图 40-3-1)。

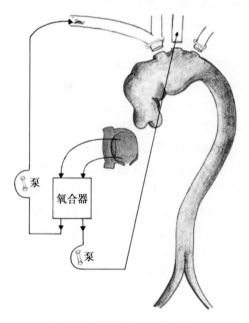

图 40-3-1　右腋动脉插管脑灌注

当鼻咽温降至 20～25℃ 时,头低脚高位,头部放置冰袋局部维持低温。CPB 暂停以便安全地用止血带勒紧无名动脉,恢复流量至 6～8ml/(kg·min)。阻断无名动脉后经右腋动脉灌注的血液流至无名动脉后向上进入右颈总动脉,开始 ACP。

ACP 开始后,开放升主动脉。左颈总及左锁骨下动脉的回血会影响术野。通常在心外吸引器放在弓远端以保持术野清晰。有时上述方法无效,则需用球囊导管阻断左颈总及左锁骨下动脉以防止回血。一旦有左大脑灌注不足的迹象,需及时左颈总动脉再插入一根带球囊的灌注管以保证双侧脑灌注(图 40-3-1)。在股动脉插管的患者

手术中,则用一至两根球囊灌注管插入头臂动脉以行 ACP。

在进行选择性灌注的同时,控制静脉回流,于氧合器静脉入口处钳夹闭 2/3 左右,以免虹吸作用过强而引起静脉管道内气栓,影响静脉回流。单从静脉血氧饱和度来看,脑的灌注是充分的。经超声多普勒检测脑血流也证实,停循环期间选择性脑灌注脑血流的波形及血流速度,均较中度低温全流量灌注时为好。恢复循环以后,下腔静脉回流血颜色暗,混合静脉血氧饱和度常常小于20%。主动脉修复完毕,即可开放无名动脉和左颈总动脉阻断钳,恢复全流量灌注。当混合静脉血氧饱和度大于80%时开始复温,目的在于:①冲走酸性代谢产物在组织的淤积;②偿还组织"氧债",以防止在组织负"氧债"的情况下复温,机体氧耗量增加,而进一步加重组织缺氧和酸中毒。

右腋动脉插管进行选择性脑灌注的优点:既往在升主动脉根部瘤、主动脉弓部瘤、夹层动脉瘤(Debakey Ⅰ 型、Ⅱ 型)的手术往往采用股动脉插管作为体外循环的动脉灌注管,股动脉插管与右腋动脉插管相比,虽具有操作简单,组织损伤小的优点,但同时存在以下问题:①在 Ⅰ 型夹层动脉瘤中,股动脉插管逆行灌注,可因夹层动脉瘤破口(出口)较小,或夹层累及髂动脉、股动脉而造成瘤体真腔或假腔的血流不足,导致某些重要脏器(脑、脊髓、肝、肾等)缺血,从而引起严重并发症。右腋动脉插管因夹层动脉瘤近端破口(入口)较大,病变多不累及右锁骨下动脉,真假腔内血流灌注均较充分,可减少上述严重并发症。②动脉瘤累及主动脉弓部需手术当中同时处理时,股动脉插管只能采用单纯深低温停循环,脑组织无血流灌注,手术时间受限制,如时间过长,可因脑缺氧导致严重脑并发症。右腋动脉插管可在近端无名动脉及左颈总动脉,灌注血流从右锁骨下动脉经无名动脉进入右颈总动脉,可保证脑组织的血液供应,而主动脉弓部术野无血,有利于实行主动脉弓替换且节约用血。③单纯停循环时鼻咽温度降至 15℃ 以下,脑停循环安全时限 60 分钟,国内外均有同类报道。如此低的温度有可能使脏器冷损伤,改变凝血机制,造成术后出血,还可引起术后呼吸功能不全。而采用右腋动脉插管在停循环同时行脑低流量灌注,体温不需要降得很低,可减少超深低温对机体带来的不利影响,而且可增加手术的安全时间。采用单纯深低温停循环时术后往

往需要用50%葡萄糖和甘露醇交替使用以预防脑水肿。而此种灌注方法术后亦不需要脱水治疗。④有报道，主动脉弓部手术采用选择性脑分离体外循环（SCP），SCP即在股动脉灌注，上下腔静脉引流的基础上，再加上一个脑灌注。根据脑灌注方式的不同，又分为多种灌注方法：左锁骨下动脉、左颈总动脉、右无名动脉分别同时灌注，也有同时灌注其中一支的，还有从左右腋窝动脉灌注的，但多以从右腋窝动脉灌注为多，且把后者称为一侧脑分离体外循环。股动脉和头臂动脉同时灌注，可缩短停循环时间，预防脑缺氧术后并发症，但头臂动脉插管操作不便，术野管道混乱，且上下动脉插管延长手术时间，亦给体外循环管理带来许多困难，而右腋动脉插管选择性脑灌注则手术操作及体外循环管理要简单方便得多。⑤另据报道，对于升主动脉病变范围累及头臂动脉分支和弓部的病例，在停循环过程中使用上腔静脉逆行灌注的脑保护措施，也可收到较好的效果，但脑逆行灌注条件不易掌握，且引起脑水肿为其缺点。

2. 逆行性脑灌注经上腔静脉逆行灌注（RCP）是1980年Mills最先报道的，目的在于治疗和预防体外循环中的大量气栓。1982年，Lemole报道在DHCA下间断经上腔静脉逆行灌注脑保护行主动脉弓部动脉瘤手术。部分临床效果观察表明RCP能明显延长停循环的安全时间，有RCP达135分钟后神经系统无并发症的报道。

动物实验显示，RCP期间约20%灌注血液经主动脉回流，其余80%经下腔静脉回流；复温后RCP组动物血浆丙二醛含量明显低于DHCA组，颈静脉乳酸含量显示RCP组处于低水平；而且RCP组动物在复温后很快恢复脑电图波形，而DHCA组则只有部分动物在实验期间部分恢复；病理组织检查显示RCP组脑组织水肿程度较轻，神经元结构基本正常；而DHCA组则显现明显的脑组织水肿和神经细胞损伤。同位素^{99m}Tc-ECD逆行灌注3分钟后脑γ显像显示核素在大脑、小脑及延髓，各处分布均匀。采用眼底血管荧光造影（FFA）和彩色多普勒超声波检查对RCP期间的视网膜血管进行观测，发现在RCP期间，眼底血管存在明确的血液供应。由于眼底血管来源于脑内循环系统，因而直接证实RCP对脑组织的血液灌注。在最近的临床手术过程中，使用便携式检眼镜，观察到与动物实验相同的血流信号。

3. 温度管理　DHCA中降温和复温的不均匀导致的脑血流和代谢不匹配有可能造成术后神经精神并发症。术中至少监测2个部位的温度，估测脑组织及核心温度。通常监测的部位为鼻咽温、直肠温或膀胱温。

（1）降温：在DHCA中，降温的速率和脑冷却的效率是神经系统保护的重要因素。在较短的时间内使大脑得到相对最均匀的降温，以确保停循环前脑部得到一致的冷却。Stecker等对109例DHCA患者的脑电图及诱发电位进行分析后认为降温过程要缓慢，以使身体各部均匀降温。在常规DHCA降温中，为减少降温时间，通常一味只要求尽快将鼻温降至20℃，将水温预设至15℃以下，这样很容易导致脑降温不均匀。减少降温时间和全身均匀降温互相矛盾，如何在较短的时间内达到相对最均匀的降温核心问题在于如何在最短时间内降低肛温而又保持较为合理的鼻-肛差（5℃），使两者同时到达目标温度（鼻温20℃、肛温25℃）。这需要一套综合措施：室温、变温毯及氧合器同时降温；深度血液稀释（Hct20%左右）以改善深低温导致血液黏滞度增高后的微循环及组织灌注；头枕冰帽，选择性脑部低温；CPB开始前预设水箱温度为26℃（预设水温过低可能导致降温不均匀；过高则常常因为水箱来不及制冷而延长降温时间）；转流开始立即降温（预充液不保温），并将水温预设至与核心温度差<10℃，保持鼻温-肛温差为5℃，据此调节水温；达到目标温度后以19℃水温维持，直至鼻温-肛温平衡。

（2）复温：因为DHCA期间脑部酸中毒并产生大量的代谢债，因此重建CPB和复温的方法同样至关重要。复温也要保持匀速，基本原则同匀速降温。DHCA后不立即复温，而是继续低温灌注一段时间，待混合静脉血氧饱和度升高至80%以上数分钟、全身氧债基本偿还后再复温，即冷复灌。有研究显示重建CPB后延迟复温而以冷再灌注可能更有利。Ehrlich等发现，在DHCA后冷复灌即以20℃灌注20分钟，实验组动物颅内压低于立即复温组，Romsi等，先将动物体温复温至32℃，再维持于此温度一段时间，发现当此段时间不超过4小时的时候，其混合静脉血氧饱和度升高，氧摄取率、氧消耗、脑乳酸盐、谷氨酸及颅内压均降低，但如果超过14小时，则行为学评分降低，死亡率升高。此二实验提示DHCA后短时间低温可能对脑有一定的保护作用。

复温过程中为保持匀速复温，氧合器动脉出

口和静脉入口的温度差不超过10℃，避免温血进入患者体内时气体析出；可设定水温-鼻温温差在5℃之内，据此调节水温，水温温度最高不超过38.5℃；复温至鼻温37℃后以37.5℃水温维持，直至鼻温-肛温平衡。速度过快的复温并高温冲击对于神经系统十分有害，这种方法应该避免。动物实验已证实脑部高温会加重神经损伤，并增加血-脑屏障的通透性，增加缺血后谷氨酸的释放，增加死亡率。不仅在体外循环中而且术后都必须尽力避免温度过高。Grocott等证实，过高的术后温度与术后更严重认知功能不全有关联。当然，还不完全清楚究竟是术后发热本身有害，还是其只是过重的炎性反应所致大脑损伤的表现。在这方面还有待进一步研究。

4. 血气管理 CPB中不同的血气管理方法对脑功能的影响一直是人们争论的课题。CPB中血气管理方法概括有三种：pH稳态法（温度校正法）、α稳态法（非温度校正法）、pH→α稳态法。越来越多的研究表明：在浅、中度低温（>28℃）CPB中宜采用α稳态，而在DHCA（<25℃期间）应采用pH稳态法。深低温时，采用pH稳态，降温时可增加脑血流，使脑组织均匀降温，减少区域脑组织的代谢和血流不匹配，而复温时可使脑内高能磷酸盐和pH值快速恢复，脑细胞中水含量减少。同时在深低温时采用pH稳态可部分克服低温导致的氧离曲线严重左移，使细胞内细胞色素aa_3增加。另外pH稳态导致的脑细胞轻度酸中毒可抑制谷氨酸盐受体（NMDA）的活性，减少脑神经兴奋毒性。

深低温体外循环下，由于血红蛋白对氧的亲和力增加，氧离解曲线的严重左移，同时由于血液稀释等因素作用，脑主要利用物理溶解的氧。深低温体外循环动脉氧含量中溶解氧所占比例在不同氧分压及血红蛋白浓度（Hb）下有很大变化（2%~17%），溶解氧在脑氧代谢中所占比例亦与温度、PaO_2、Hb以及灌注流量密切相关：在全流量体外循环中温度小于18℃、PaO_2>180mmHg时溶解氧在脑氧代谢中所占比例为（77±19）%。由于毛细血管内血液与组织细胞间氧的转运速度依赖两者间氧分压的梯度，故此分压梯度过低势必影响氧的转运。因此，深低温停循环（DHCA）前、中、后高氧管理可能有利于脑的氧供。

Kim等在进行DHCA的患者术中采用持续动脉内血气监测（continuous intraarterial blood gas,

CIABG）观察到：DHCA20分钟后PaO_2可从（229±34）mmHg锐减至（30±23）mmHg。恢复循环后，仍显著低于DHCA前。这说明，常规给氧方式并不能满足DHCA时脑氧耗。高氧管理可能解决部分问题，但尚需进一步研究。

阜外医院的经验是在鼻咽温≤22℃时（或ASCP前5~10分钟）采用高氧管理，根据血气结果调节FiO_2（60%~100%），使整个DHCA加ASCP期间实际温度下PaO_2>180mmHg。

5. 脑保护液 以脑保护液进行局部间断灌注的方法，是由Robbins等于90年代根据心肌保护中应用心肌保护液的设想提出的。对脑保护液的研究，目前还仅限于动物实验阶段。临床意义上的脑保护液是指广义上的脑灌注液。主要指在停循环期间采用不同的插管部位，如锁骨下动脉、颈内动脉、无名动脉、上腔静脉等通路，进行氧合血灌注，起到脑部持续灌注的作用。脑保护液作用的机制为：①冷晶体液有效地维持了停循环期间的脑温和体温，使神经细胞对缺血缺氧的耐受性增强；②对毒性代谢产物的冲洗作用；③以碱性晶体液进入脑内可中和因缺血缺氧造成的酸中毒；④由于含有部分氧，有助于维持DHCA下的脑氧耗及能量代谢；⑤所含有效成分对减轻脑水肿、减少氧自由基和兴奋性氨基酸的释放避免钙离子细胞内聚集均具有良好的作用。关于脑保护液的成分，还有待进一步研究。脑保护液的最大意义在于对脑部提供持续血供，各种添加的成分对脑的保护作用还有待进一步证实。

6. 药物性脑保护 有些药物可预防或改善脑缺血缺氧性损伤，其可能性是建立在神经元损伤的机制上。因此，药物性脑保护的机制包括改善脑血流，控制膜离子流动，组织兴奋性神经介质释放，清除或拮抗神经毒性物质而又对心血管系统无明显影响。

（1）巴比妥类药物（barbiturates）：是在体外循环中具有一定的实用价值且能得到认可的脑保护药。该药主要作用是降低脑细胞代谢，降低脑氧耗，抑制脑复灌后的高代谢反应，改善脑氧合。脑缺血时，不同区域的脑组织渗透性增长的速度和程度并不相同，局部水肿、组织压升高、局部灌注压与血流的改变亦有差异。巴比妥类药物能防止和纠正局部血流异常分布状态的持续和发展，其机制可能为通过增加脑血管阻力，降低脑血流，减低颅内压等而减轻脑水肿，促进脑血流重新分布,减少脑梗死面积。巴比妥药物可溶于脂质膜,使膜变形及发生膨胀样改变,阻止具有毁极状态和血管收缩作用的钾向细胞外移动,具有稳定细胞膜的作用。巴比妥类药可减少钙内流,抑制和(或)清除自由基及兴奋性氨基酸。另外,可能还具有组织钠通道的作用。常用剂量为 7～15mg/kg,但也有作者报道在深低温状态下,脑电机械活动已经停止,相对小的剂量就可以维持这种静止状态。大剂量使用巴比妥类药物对循环抑制严重,术后难以早期拔管,延长患者 ICU 时间,并增加正性肌力药物的需求量。

（2）钠通道阻滞药:钠通道阻滞药在体外循环心内直视手术中的脑保护作用逐渐被大家所接受,利多卡因(lidocaine)为此类药物的代表。在理论上,所有局麻药均可阻滞细胞膜的钠通道,对任何神经,无论是外周或中枢、传入或传出、轴索或胞体、末梢或突触都具有阻滞作用。作用于外周神经,可产生麻痹;作用与中枢神经,可产生抑制。利多卡因作用于缺血大脑时,可减慢钾向细胞外移动的速度和钠向细胞内移动的速度。当作用于非缺血大脑时,其代谢降低比受巴比妥抑制时出现低平脑电图时还多 15%～20%,并与低温有明显的协同作用。Na^+-K^+ 的膜渗透和伴随反转运所消耗的能量占脑总能量的绝大部分,这种能量消耗可通过阻断 Na^+-K^+ 的膜渗漏而得到抑制。在非缺血大脑膜稳定时可减少 Na^+-K^+ 运转负荷而得到代谢抑制;在缺血大脑膜稳定时可延缓膜衰竭的发生,也就是使 ATP 的耗竭速度、Na^+-K^+ 的渗透速度、膜的去极化和伴随的病情恶化程度延缓。利多卡因能减轻 Na^+-K^+ 运转系统的负荷,具有抑制突触传递和膜稳定作用,能明显延缓缺血膜衰竭的发生和缺血脑细胞超微结构的改变,推迟不可逆性损伤的进程。另外,利多卡因能抑制缺血大脑游离脂肪酸尤其是花生四烯酸的释放,对脑兴奋性氨基酸的释放也有缓解作用。体外培养脑细胞的研究表明,利多卡因可减轻乳酸对神经元的损伤,抑制电位依赖性钙内流。利多卡因对脑缺血复灌后的病理变化也有缓解作用。

（3）糖皮质激素:一般认为可降低毛细血管通透性,稳定膜的结构,减少炎性渗出及减轻脑水肿。另有报道,部分糖皮质激素能防止细胞膜脂质免遭自由基氧化作用的影响。DHCA 期间脑组织缺血缺氧及细胞膜通透性改变可导致组织水肿,故有些单位在体外循环中,尤其在 DHCA 时,

很重视给予甲基强的松龙(Metthorednisolone)或地塞米松。甲基强的松龙药效强,起效快,持续时间中等。使用剂量为 30mg/kg,可在转流前和复温时各用一半。地塞米松药效强于甲基强的松龙6倍,但大剂量使用可明显缩短 ACT 时间,故使用时要谨慎。

（4）甘露醇:在 DHCA 中使用较为广泛,它可产生很强的渗透性利尿作用,降低血液黏滞度,改善肾皮质的血流量,有益于预防脑水肿。体外循环常用剂量为儿童<0.5g/kg,成人<1.0g/kg,一般在转流前和复温后使用。甘露醇有清除自由基功能,对减轻再灌注损伤有积极作用。

（5）其他药物:异氟醚是一种挥发性麻醉药物,通过抑制脑皮质的电机械活动降低脑代谢率。低温时持续向人工心肺机内吹入,具有血管扩张作用,可加快降温速度,使组织降温均匀。异氟醚作用快,在体内无蓄积,对心肌无明显抑制作用。

有研究报告显示,DHCA 后 6 小时就可以发现神经元的损伤表现,细胞凋亡参与了神经细胞的损伤过程,损伤至少持续 72 小时。通过抑制谷氨酸的兴奋性毒性并进而抑制随后的一氧化氮的激活,最终抑制凋亡细胞的产生将会改善 DHCA 的结果。

二、脊髓保护

人们对脑保护日趋重视,但长时间停循环对脊髓及肾脏的损伤也不能忽视。胸主动脉的切除及修复涉及阻断主动脉,在主动脉阻断期间,必须维持供应下半身的血流以防止脊髓和远侧器官的缺血性损伤。

胸腰段脊髓的血液由经三条动脉供应:脊髓前动脉(脊髓前正中动脉)和两条较小的脊髓后动脉,脊髓前动脉位于脊髓前方中线,而一对脊髓后动脉在后方两侧。脊髓前动脉和脊髓后动脉的吻合不足以保证足够的循环。由于脊髓前动脉本质上是数支节段动脉的一条链,在这一血管上不存在足够的侧支循环。如果大根动脉被阻断,则脊髓远端2/3即无侧支循环,神经后遗症几乎不可避免。另外,主动脉病变部位侧枝血管发育程度对主动脉耐受完全阻断有一定影响,例如先天性主动脉缩窄伴有丰富的侧支循环,在出生以前即开始发育。反之,急性夹层动脉瘤没有发展侧支循环的时间。低温对脊髓有很好的保护作用已得到广泛承认。尽管在低温状态下,同样要注意加强

脊髓及肾脏的保护，主动脉阻断时间不能无限延长，估计停循环时间>60分钟者，可做肋间动脉和肾动脉灌注，流量200～300ml/min，可收到较好效果，但方法复杂，术后并发症多。

基于对脊髓损伤机制的理解，减少脊髓缺血程度和时限的原则包括：①增加脊髓供血，包括提供机械性动力的血液灌注和动脉分流，脑脊液的引流；②提高手术技术和改进方法，包括进行恰当的脊髓血供重建；③利用低温降低代谢率；④术中应用药物防止缺血-再灌注损伤。

缩短主动脉阻断时间一直是减少术后脊髓功能障碍的最主要方法，阻断时间超过30分钟时截瘫的发生率将大大增加。如果没有其他的预防脊髓缺血的措施，单纯应用常温阻断的方法完成胸腹主动脉手术的风险是极高的。手术技巧的改进缩短了脊髓缺血时间和减少缺血的程度，包括单纯钳夹-缝合、序贯性的钳夹-缝合和单侧钳夹开放吻合等。因为涉及的是外科操作技术，具体内容本节将不再详细讨论。

低温和肋间动脉的保留是降主动脉瘤手术脊髓保护的关键措施。近年来，一些医疗单位采用脊髓液引流，避免脑脊髓压力过高的技术，取得了良好脊髓保护效果。具体方法是在术前由3～4腰椎间隙放导管至蛛网膜下腔，术中至术后监测脑脊髓压力，如果压力超过10mmHg就放液减压，每小时放液不宜超过20ml，术后3天可拔除导管。该方法的理论基础为脊髓缺氧缺血时，细胞肿胀，脑脊髓压力增加，如果不及时降低脑脊髓压力，脊髓在恢复血流后血液对脊髓组织灌注将受到阻碍。通过引流脑脊髓液可降低蛛网膜腔内压力，使血流更好的恢复。

在胸降或胸腹主动脉阻断时为远端提供逆行的血液灌注，可以通过肋间动脉、腰动脉和远端侧支循环为脊髓供血。Verdant等的报道，首次证实了此类方法的有效性，他们在366例胸降主动脉瘤手术中应用Gott分流，术后截瘫发生率为零。在广泛主动脉病变中，如果主动脉阻断时间超过30分钟时，这种方法增加了安全时限。

阜外医院自1994年开始，率先应用常温阻断加血泵法血液回收股动脉输入技术治疗胸降主动脉瘤和DeBakeyⅢ型主动脉夹层手术取得了良好的效果。本法主要是在全量肝素化后，经股动脉插动脉灌注管，术中出血经体外循环机吸引回收，回收血经股动脉插管快速间断输入。应用此技术

共140例，手术死亡率4.3%，脊髓并发症3.57%（5/140），无永久性截瘫发生。平均输血量自1994年前的6328ml（1400～16 800ml）降至840ml（0～2000）ml，术中回收血量1200～11 000ml，应用此技术病例约1/3不需要再输库血。

本法有以下优点：

1. 维持阻断前后的血流动力学稳定，能减轻心脏负荷和减少心脏并发症。

2. 节约大量血液资源；减少输血引起的血源性感染疾病的风险。

3. 阻断段远端有一定量的血液供应，可延长阻断时间的安全时限。减少脊髓、腹腔脏器缺血并发症的产生。本组最长阻断时间50分钟，无脊髓并发症。

4. 避免体外循环或深低温停循环造成的肺部、神经系统和凝血系统的并发症。

5. 不需要添置特殊器材，技术简单易于推广。

总之，主动脉瘤手术的体外循环方法应根据病变部位、手术入路有所不同，术中保护重要器官免受缺血损伤是关键所在。DHCA加SCP是重建主动脉弓手术时较好的脑保护方法，长段胸主动脉瘤切除时肋间动脉的重建对脊髓保护至关重要。对于复杂的夹层动脉瘤术中出现意外情况时要紧急处理，必要时改变转流方法。对于大血管手术时的脑、脊髓、肾脏保护，文献报道了不同的方法，很难说哪种方法更为优越。这主要取决于外科手术组、麻醉医师以及体外循环医师的理解和配合，并根据患者的实际病情作出最佳的选择。

三、血液保护

（一）血液稀释及全胶体预充

深低温对全身各系统尤其是血液系统会产生很大影响：其中对体外循环影响较大的主要有：①血液浓缩，血细胞比容增高，氧合器液平面随温度的下降而降低，加上心脏停跳后对血液的推动作用消失，通常需要添加500～2000ml/s液体才能维持氧合器安全操作液平面；②血液黏滞度随温度的下降而增加，微循环灌注不良；前两者因素再加上左、右心长时间、快速吸引，使得血液破坏增加，几乎所有此类患者术后早期均有中、重度血红蛋白尿。

笔者通常采取静脉放血血液稀释（深低温期间Hct20%左右）及全胶体预充的方法缓解上述深

低温对血液系统的影响。具体方法：体外循环转流开始经静脉引流管放血 1500～2500ml（维持深低温期间 Hct20% 左右）后立即加入 20% 人血白蛋白 50ml×4～6 瓶（10g 白蛋白可使 200ml 晶体液变为胶体，如预充晶体量为 800ml，则加入 10g×4瓶）。

1. 静脉放血的原因　只有体外循环转流开始经静脉放血才能将患者体内 Hct 较高的血放出，如果等预充液与由于患者体内血液混合后再放血（动脉）则不能达到有效稀释的目的。

2. 全胶体预充　由于预充液胶体渗透压较高，提高了体外循环中患者血液胶体渗透压，因此有效地缓解了血管内液体向血管外的渗出，血容量得到了很好的维持，大大减少了氧合器液平面随温度下降而降低的程度。

静脉放血深度血液稀释加全胶体预充有效地缓解了深低温造成的血液浓缩、血液黏滞度增加等效应，改善了深低温期间微循环灌注，稳定了氧合器液平面，减轻了高血红蛋白及高血液黏滞度导致的血液破坏，所有患者均未发生血红蛋白尿。

（二）血液回收装置的应用

用吸引器将手术中的全部失血（从切皮到缝皮）经肝素化后回收，再用生理盐水通过红细胞分离机洗涤和分离回收的血液，洗涤血细胞比容可达 60%，浓缩的红细胞可经静脉输回体内，以提高患者的血细胞比容。但血浆、凝血因子、肝素等随破碎的红细胞被丢弃。

（杨九光　高国栋）

参 考 文 献

1. Habertheuer A, Wiedemann D, Kocher A, et al. How to perfuse：concepts of cerebral protection during arch replacement. Biomed Res Int, 2015, 98：1813.

2. Elefteriades JA. What is the best method for brain protection in surgery of the aortic arch? Straight DHCA. Cardiol Clin, 2010, 28(2)：381-387.

3. Dorotta I, Kimball-Jones P, Applegate R. Deep hypothermia and circulatory arrest in adults. Semin Cardiothorac Vasc Anesth, 2007, 11(1)：66-76.

4. Amir G, Ramamoorthy C, Riemer RK, et al. Neonatal brain protection and deep hypothermic circulatory arrest：pathophysiology of ischemic neuronal injury and protective strategies. Ann Thorac Surg, 2005, 80(5)：1955-1964.

5. Ueno K, Takamoto S, Miyairi T, et al. Arterial blood gas management in retrograde cerebral perfusion：the importance of carbon dioxide. Eur J Cardiothorac Surg, 2001, 20(5)：979-985.

6. Chau KH, Ziganshin BA, Elefteriades JA. Deep hypothermic circulatory arrest：real-life suspended animation. Prog Cardiovasc Dis, 2013, 56(1)：81-91.

7. Misfeld M, Leontyev S, Borger MA, et al. What is the best strategy for brain protection in patients undergoing aortic arch surgery? A single center experience of 636 patients. Ann Thorac Surg, 2012, 93(5)：1502-1508.

8. Guo S, Sun Y, Ji B, et al. Similar cerebral protective effectiveness of antegrade and retrograde cerebral perfusion during deep hypothermic circulatory arrest in aortic surgery：a meta-analysis of 7023 patients. Artif Organs, 2015, 39(4)：300-308.

第四十一章

新生儿体外循环

先天性心脏病的发病率在所有活产新生儿中占6‰~7‰,疾病谱非常广泛,表现也各式各样。50多年前,可供这些患儿选择的治疗措施非常有限,从那以后,内科和外科治疗技术都取得了长足的进步。20世纪50年代末期,体外循环的发明为这些患儿提供了新的外科手术机会。很多患儿,甚至包括早产儿,在新生儿期就可以获得一期手术彻底根治。随着外科技术和体外循环技术的不断进步,围术期医疗和护理技术进步也非常显著,包括超声产前诊断,前列腺素E1、一氧化氮(NO)和体外膜肺氧合(ECMO)的应用,现在,先天性心脏病患儿总死亡率不到5%,体外循环下先天性心脏病的治疗已经成为此类患儿的首选治疗方法。

新生儿不是成人的缩影,解剖生理和成人之间存在明显的不同,且影响着体外循环灌注过程。许多对于成人、儿童心脏手术使用的处理方法并不适用于新生儿,尤其对于病情危重的复杂先天性心脏病患儿。本章主要从新生儿生理、新生儿期心脏手术特点及新生儿体外循环中需要注意的几个问题,包括未成熟心肌保护、体外循环预充、超滤技术的作用、血液保护、神经系统保护等多方面来分享新生儿体外循环管理要点。

第一节 新生儿生理特点

一、呼吸和脉搏

由于新生儿的呼吸系统发育不健全,呼吸腔道狭小、胸腔变窄、呼吸功能差、胸廓的呼吸运动较浅,为此,必须经常保持呼吸道通畅。

新生儿在出生10~12小时左右,从胸式呼吸转变为腹式呼吸,其呼吸经常不均匀、效率差,常可出现呼吸浅、快、不匀等现象。脉搏也可出现一会儿快、一会儿慢。正常新生儿每分钟呼吸40~50次,测量新生儿的呼吸次数须在安静时。脉搏每分钟在120次左右。新生儿在哭完和吃完奶时,有时会出现呼吸浅、快、不匀,脉搏数可增加—每分钟160次,是成人的两倍。

二、体温与皮肤

刚出生的小儿体温较高,肛门测量时为37.5~38.0℃,以后体温逐渐降低,到生后3~5小时,体温可降1.5~2.0℃,至一昼夜后,在护理正常情况下,体温变为正常,大约肛温在37℃左右,腋温比肛温稍低些。

新生儿的皮肤红润,表面带着一层油脂(又叫胎脂),胎脂可使胎儿易于通过产道,分娩后,如胎脂过多时,可用消毒棉花浸植物油擦去一部分,残留的胎脂有保护皮肤的作用。1周后可以开始洗澡。

在新生儿的屁股、腰、后背等处常可以见到蓝绿色的色素斑,称为"儿斑"或"蒙古斑",这是黄种人的特征,随着年龄的增长而逐渐消退。

三、排泄

很多新生儿在出生后24小时内就会排尿,个别的在生后第二天排尿。最初几天、每日约排尿4~5次,7天后,每天可达20次左右。如果新生儿2天仍未排尿,就需要查找原因,应检查有无尿道畸形。新生儿出生后,一般多在10小时内开始排出胎便。胎便常呈黑绿或深绿色,黏稠,无臭味。2~3天后渐渐变为棕黄色的粪便,吃母乳的孩子粪便呈金黄色。每天排便一次至数次不定,有的新生儿大便次数较多,几乎每次更换尿布时都染有粪便,倘若粪质均匀,没有奶块,水分不多又不

651

含黏液时,属正常现象。如果生后 24 小时未排大便,则应查找原因,如先天性胃肠道畸形,直肠闭锁、无肛等。新生儿头两天的粪便称为胎粪,其中含有咽下的胎毛。如果生后胎粪很少,也要就医,包括显微镜检。胎粪内是否有胎毛至关重要,如镜检查出胎毛即说明胃肠是通畅的,否则应考虑有异常情况。新生儿要勤换尿布,不要让屁股受粪便尿液的浸渍,否则容易引起溃烂。

四、睡眠

新生儿除吃奶或尿布潮湿时觉醒外,几乎都在睡觉。睡眠多,一方面是生长发育的需要,另一方面也是他的脑神经系统还没有发育健全,大脑容易疲劳的缘故。正常新生儿每天睡眠时间约为 20 小时。

五、运动

新生儿出生不久,手、脚都会有自由运动。最初几天,他还是保持出生前的姿势,双臂蜷缩在胸前,双腿向腹部蜷曲。此外,新生儿对外界的刺激有较强的反射运动,这些运动一般与大脑作用无关,完全是身体内外刺激引起的下意识运动,如拥抱反射(遇到响声、双手就会做拥抱状)、吸吮反射(靠近嘴边的东西吸吮一番)、握持反射(碰到手上的东西要抓握一阵)等。这些反射运动随着大脑的逐渐发育健全,当脖子开始挺起的 3~4 个月就

会自动消失。

六、抵抗力

由于新生儿从母体中获得的一些免疫抗体,使新生儿对白喉、麻疹等有免疫力,故不会患麻疹等病。但有些传染病仍可能感染新生儿。6 个月后的婴儿,其从母体中获得的免疫抗体就会渐渐消失。

七、新生儿黄疸

生后 2~5 天的新生儿,会出现生理性黄疸,可见于 80% 的新生儿,有的全身皮肤显著发黄,有的不太显著。一般在出生后 8~10 天左右消退。新生儿黄疸形成的原因是多方面的,但其中两点很重要:①由于胎儿循环氧供较少,因此血液中有更多的红细胞以代偿。出生后,新生儿肺进行通气,于是过量的红细胞被破坏,产生了过量的胆红素;②肝功能尚未成熟,不能把全部过量的胆红素变为结合胆红素,以致血液中游离胆红素含量较多,使得皮肤和黏膜黄染。新生儿黄疸的前 2~3 天最为明显,以后渐渐变淡褐色,约 8~10 天黄疸完全褪尽,这是正常的生理现象。如果黄疸较重,皮肤黄色迟迟不退,那就是病态,可能是溶血,感染或者是先天性胆道梗阻,应迅速就医治疗。

新生儿黄疸期体外循环手术中超滤可以滤除多余的胆红素,滤液呈现浅黄色。

第二节 新生儿心肌保护

一、未成熟心肌特点

胎儿出生后,各器官发育尚未完全成熟,心脏同样也处于发育阶段。在心肌结构上,不成熟心肌细胞较小,能够收缩的肌原纤维成分较成人少,结缔组织多,肌浆网稀疏,T 管密度低,心肌细胞含水量较高,糖原颗粒丰富,心肌内非收缩物质所占的比重高。线粒体的构造、数量和排列均未成熟,所以线粒体的活性不足。在心肌功能方面,不成熟心肌的收缩力弱,顺应性差,功能储备较少,心脏的收缩期张力低,舒张期顺应性差,心肌收缩受酸中毒的影响较小,心肌内 pH 值可保持相对稳定。在能量代谢方面,成熟心肌主要依靠游离脂肪酸的氧化供能,而新生儿心肌的能量代谢来源于葡萄糖的分解,因此心肌解糖能力较强。不成

熟心肌内高能磷酸盐含量高,亲氧代谢素活性低而相对的厌氧代谢素活性高,糖原分解和无氧酵解能力强。

未成熟心肌对缺氧、缺血的耐受性较强,胎儿在母体内生长处于低氧状态。出生后,心脏仍然保持在低氧状态下代谢的适应能力,随着心肌发育成熟,这种能力逐渐减弱。目前普遍认为,不成熟心肌对缺氧的耐受性比成熟心肌高。然而,缺血与缺氧并不完全相同。缺血时,由于血流停止,不仅缺氧,同时也终止了对心肌的能量物质供应和对终末代谢产物的冲洗作用。目前,就成熟与非成熟心肌对缺血的耐受性有不同看法,有些学者认为不成熟心肌对缺血的耐受性较差,认为不成熟心肌缺血时的糖酵解能力强,终末代谢产物乳酸产生增多,导致细胞内严重酸中度而加速心

肌组织的损害。然而,大多数学者的实验结果表明,不成熟心肌对缺血的耐受性比成熟心肌好。其机制有以下几个方面:①不成熟心肌内糖原含量高,糖酵解能力强。在缺血时心肌产生的能量较成熟心肌多,从而可维持较长时间的细胞内环境和结构的稳定;②不成熟心肌的收缩力较弱,故因电机械活动而消耗的能量较少;③不成熟心肌耐受低 pH 能力较强。

此外,新生儿心脏血管内壁易受损害,易引起心肌水肿。心肌收缩时既依存于细胞外的钙离子,又因钙离子的细胞内流而受损害。心脏表面积较大,仅局部冷却,既可使心肌温度下降,同时又易受室温的影响。所以,与成人不同,灌注心肌保护液而使心肌冷却的益处并不大,频繁地注入心肌保护液反而会引起细胞内电解质平衡失调,而且损伤血管内壁,加重心肌损害。而且有些先天性心脏病患者在胎内已有心肌肥厚,出生后即出现青紫缺氧,术前已处于应激状态,如心脏容量和压力负荷增加,缺氧和酸中毒等,已证实青紫型先天性心脏病及右室肥厚者手术时缺血期高能磷酸有更多的消耗。最后,新生儿对体外循环的反应强烈,易受血液成分活化的不良影响和再灌注损伤,根治手术后循环系统又出现急剧改变。因此仅仅单纯地注入心肌保护液,并不能得到满意的心肌保护效果,而需要采取综合措施保护心肌功能。

二、新生儿心肌保护策略

心脏手术中,未成熟心肌的损伤机制有很多方面,主要包括:①体外循环中由人工心肺而引起血液成分的活化;②因缺血而引起 ATP 枯竭和细胞内酸中毒、电解质异常、心肌水肿、再灌注损伤及注入心肌保护液自身所引起的损伤;③再灌注损伤可直接引起心肌细胞损害以及通过损伤血管内壁细胞而导致冠状动脉血流量降低、间质水肿。

同样,在体外循环中心肌保护液的成分和灌注方法对新生儿心脏影响也是巨大的,主要表现在以下方面。

(一) 停跳液成分对未成熟心肌的影响

当前使用的停搏液是在成年动物实验的基础上研制出来的,对发育成熟的心脏可提供满意的心肌保护作用,但对新生儿尚在发育中的心脏,心肌保护作用却不甚清楚。Watanabe 用离体鼠心缺血,以 Thomas 心停跳液 37℃灌注心肌 30 分钟,发现未成熟心肌较成熟者有明显增高的静止张力,即使心脏恢复跳动,未成熟心肌收缩力较成年者差,且前者心肌水肿,细胞内钙增加。此证明了成人使用的心停跳液对未成熟心肌有害,因此成人用的心停跳液不能简单的套用于新生儿。随着心脏外科技术的不断发展,先天性心脏病手术趋向幼龄化。新生儿,甚至新生儿的心脏手术日益增多。因此对新生儿心肌保护的研究亦显得日益重要。

Kempsford 采用 4 种心停跳液于离体兔心作缺血心肌保护(Thomas Ⅱ、Tyers、Bretchneider 和 Roe 液)。他们对成熟的心肌均有良好的保护作用,但只有 Thomas 和 Tyers 两液对未成熟心肌有较好保护。分析这四种心停跳液的成分发现 Thomas 和 Tyers 液接近细胞外液的钾、钙离子,而另两种是低钠无钙离子,且接近细胞内液的成分。该现象提示,心停跳液中适当的钙离子浓度对未成熟心肌较无钙液为佳。因此目前推测停搏液对不成熟心肌保护效果的差异可能与心肌内钙代谢和停搏液内钙离子浓度有关。在成熟心肌中,从肌浆网释放的钙是收缩钙离子的主要来源,胞浆内钙浓度主要由肌浆网的释放与隔离作用来调节。而在不成熟心肌内,钙调节系统尚未完全成熟,肌浆网稀少,钙泵的活性低,钙往肌浆网内主动转运的速度较慢。但是,其质膜表面积和细胞容积之比值较大,钙离子通道数目及敏感性较成熟心肌高,因而比成熟心肌具有更强的钙结合能力,在兴奋-收缩耦联时更依赖于细胞外钙的参与。停搏液内适当浓度的钙离子可以维持心肌细胞膜上钙通道功能的稳定,避免再灌注后"钙反常"。

1. 含血心肌保护液 是在晶体停跳液中加入人工心肺血而制成的心肌保护液,有的使用 GIK 液作为基础晶体液配方,也有使用其他基础液配方的。注入后可维持低温,诱发舒张期心停跳,通过血浆蛋白质来维持胶体渗透压,通过红细胞运送氧,通过缓冲作用维持缺血中代谢功能,发挥心肌保护作用。但血液有妨碍视野的缺点,此外,间断注入时,有可能会引起灌注损伤和心肌水肿。上海儿童医学中心自开展心脏手术开始,心肌保护液的配方历经多次改变,从 Thomas Ⅱ液开始,自 2000 年起,采用冷血停搏液单次灌注技术,基础液使用是波士顿儿童医院 del Nido 的晶体液配方,氧合血与晶体液比为 1∶4,晶体液配方为勃脉力-A500ml,10% 氯化钾 10ml,2% 利多卡因 3.25ml,

20%甘露醇6.5ml,25%硫酸镁4ml,5%碳酸氢钠15ml,磷酸肌酸1g。灌注心肌保护液前加入氧合血,由体外循环泵灌注,剂量为20ml/kg。对于大多数阻断时间短于60分钟的心内直视手术,灌注一次即可,不需要打断外科医师的手术操作。在两者保护液的使用过程中发现,含血心肌保护液的复跳率优于Thomas液,而且在复跳过程中没有室颤过程,减少了心肌耗氧的过程。

2. HTK心肌保护液　HTK心肌保护液属于细胞内液型的心肌保护液,每1000ml中,NaCl 15 mmol/L,KCl 9 mmol/L,MgCl$_2$·6H$_2$O 4mmol/L,组氨酸·HCl·H$_2$O 18mmol/L,组氨酸180mmol/L,色氨酸2.0mmol/L,甘露醇30mmol/L。它的停跳原理是:①低钠停搏,心肌细胞钠离子平衡,钠电流无法形成,动作电位不能产生,使心脏在较低的钾离子浓度下停搏在舒张期。②平衡作用,HTK液可以使血管腔隙及组织腔隙得到完全灌注,最终导致细胞内外离子、温度、氧代谢的平衡。由于组氨酸和组氨酸盐(缓冲对)强大的缓冲作用,具有与血液等同的缓冲能力防止酸中毒,所以在手术中,可以保持心脏停跳时间长达3个小时。临床使用中剂量为50ml/kg,灌注方法以机器灌注为佳,维持6~8分钟的灌注时间在刚开始灌注时,快速灌注50~100ml,使心脏快速停跳,然后转为缓慢灌注,以达到心肌温度和离子的平衡,最大限度降低心肌耗氧。灌注中维持充分的灌注时间是关键。临床观察显示,HTK心肌保护液对未成熟心肌有良好的保护作用,可减轻心肌细胞及间质的水肿,肌原纤维结构破坏轻,线粒体损伤轻。由于其渗透压较高,也进一步减轻缺血及低温所引起的心肌细胞水肿和冠状动脉内皮的损伤,同时其低钾配方也可以避免高钾所致的血管损伤。但是,HTK心肌保护液在一些青紫严重,侧支丰富的患儿中,并不是非常理想。在阻断30分钟以后会有比较明显的心电活动,所以建议在手术中要保持充分的灌注时间,同时保持左心引流的通畅,及时处理主动脉瓣的反流,防止由于冠脉内有血液的灌注使心肌得到灌注而出现心肌的复跳。

(二)停跳液灌注方法对未成熟心肌的影响

心停跳液的多次灌注和单次灌注在未成熟心肌有不同的表现。在各个心脏中心中多次灌注和单次灌注仍然存在争议。随着复杂先天性心脏病手术的开展,手术时间延长,势必要求延长心肌缺血的时限,因此广泛应用了定时多次的心停跳液

灌注措施。主要作用是冷的心停跳液能够冲洗掉非冠脉系统的侧支血流,维持低温,完全停止心肌的电机械活动,带走无氧代谢的毒性产物,改善微循环的缓冲系统。但是,目前从实验和临床已证实缺血期定期多次灌注对未成熟心肌是不利的。其理由是随着深低温体外循环或合并停循环技术以及深低温低流量技术的开展,单次冷的心停跳液的灌注,术后心功能恢复良好。由于手术中心肌持续地处于15℃左右的冷环境中,使未成熟停跳的心肌在单纯的适宜的低温足以得到保护;在停循环时,心脏似离体存在,没有侧枝灌注,因此一次心停跳液的灌注,心肌能得到充分保护。动物实验也证明心停跳液的单次灌注于未成熟心肌较多次灌注为佳。Sawa用单次和多次心停跳液于未成熟心肌,经再灌注后测心率、冠状血流、酶系统、心肌水分和电镜的线粒体观察,证明多次心停跳液灌注者冠状血流明显低于单次灌注,线粒体损伤和细胞水肿明显。其原因可能是未成熟心肌微血管的通透性高,红细胞和蛋白质附着在微血管表面有利于降低血管壁的通透性。多次液体冲刷使微血管表面红细胞和蛋白质消失,暴露了脆弱的内皮细胞面从而增加了毛细血管的通透性。另外,未成熟心脏的体积小,低温体外循环和冷的心停跳液使心肌易获得快速的降温,只要心脏周围的环境适当(15~20℃),就不需要多次应用冷的心停跳液。新生者较成年者的心肌对乳酸耐受性强,在心肌缺血时较少抑制糖酵解和无氧代谢,因此无必要多次定期冲刷酸性代谢产物。

上海儿童医学中心使用含血心肌保护液,经过反复实验和临床使用,目前灌注的间隔时间为60~90分钟一次,一般手术包括SWITCH手术,灌注液也以单次灌注为主。除了个别患者阻断时间预计超过90分钟,我们会选择HTK心肌保护液,目的也是在儿童中尤其是在新生儿中使用单次灌注来防止心肌细胞的水肿。

灌注时使用的心肌保护液的温度对新生儿也非常重要。低温对未成熟心肌有保护作用,但过快、高速冷灌注对心肌可能有害。我们在临床上发现婴幼儿尤其6个月以下的幼婴及新生儿,我们早期的灌注技术中,在快速转流降温时,不少心脏出现痉挛和心肌实质坚硬现象,有的心脏直到注入冷的心停跳液后才得以松弛。其发生的机制可能是快速冷却增加了细胞内肌丝的钙离子浓度。心脏在极度收缩的状态下,冠脉灌注和冷停跳液

在心脏的分布是不均匀的,将加重心肌缺血损伤,使心肌保护作用降低。Williams 提出了在体外循环降温转流前心肌缺血后和缺血再灌注前用温血心肌停跳液(K⁺ 10 ~ 20mmol/L)先灌注冠状动脉,使心停跳,然后再转流降温或升温,在临床上取得婴幼儿先心手术的良好效果。

第三节 新生儿心脏手术体外循环要点

一、新生儿心脏手术

为了减少先天性心脏病非生理的循环状态,原则上先天性心脏病外科手术治疗越早越好,但是考虑到新生儿各个脏器发育不成熟的特点通常对于直接威胁患儿生存状态的复杂危重先天性心脏病选择在新生儿期积极治疗,因此目前我国对先天性心脏病新生儿期手术治疗的病种主要为完全性大动脉转位(TGA)、完全性肺静脉异位引流(TAPVC)、肺动脉闭锁(PAA)等直接威胁新生儿生命的危重病例。此类手术是对整个心脏手术治疗团队的考验,除精湛的外科技巧外,麻醉、体外循环的保驾护航,术后 ICU 的精心护理,患儿家属的密切配合等都是手术成功的必备要素。在此主要介绍新生儿心脏手术过程中体外循环管理技术要点如下。

二、体外循环系统预充

(一)概况

对于新生儿来说,选择迷你型管路和小氧合器来减少整个系统的预充是目前各中心在探讨的问题。随着体外循环人工心肺机智能化及人性化,以及婴幼儿型甚至是新生儿型膜肺预充量减小和综合性能不断改进,使得新生儿体外循环预充量可通过合理地选择物品而直接减少。Kagami 等报道,将新生儿的预充量降至 140 ~ 180ml,对于 7kg 以下的患儿都可以不输异体血进行心脏手术。

减少手术中的同种输血,可降低患儿的炎症反应。CPB 管道的非生理性异质界面与血液接触后,激活体液级联反应系统和细胞因子,诱发产生"转流后炎症反应"(systemic inflammatory response after bypass,SIRAB)。由于小儿血容量较少,血液与 CPB 管道的相对接触面积就较大,因此小儿 CPB 过程中因异物接触而产生的炎症反应更为明显。如何使 CPB 管道更加接近于生理、增加其生物相容性,是 CPB 材料研究的热点之一。经肝素涂层处理的 CPB 管道在成人 CPB 中有较多的研究报道,许多研究表明,经肝素涂层后能明显增强管道的生物相容性,降低 CPB 中白细胞和补体的激活,抑制炎性因子的生成,减少术后出血和外源性血液的输入,且可以明显降低 CPB 后的中枢神经系统功能障碍。关于肝素涂层 CPB 管道系统在小儿患者中的研究报道的结果并不一致。多数研究发现,采用肝素涂层 CPB 管道能够明显抑制补体 C3a、减少膜攻击复合物的生成和 IL-8、弹性蛋白酶等的释放,减轻术后炎性反应性损伤,减少术后出血和呼吸功能障碍的发生率。但是一组 200 例小儿患者的研究报告,肝素涂层并不能改变 CPB 后 6 小时和 24 小时炎性因子 IL-6 和 IL-8 的血清浓度。目前当然有很多涂层管道和氧合器可以选择,但是使用微小化的管道和氧合器,极大地减少了血液和异物的接触表面积,使得炎症反应明显减轻。同时,由于炎症反应的减轻,也减少了患者的费用。体外循环中神经系统功能不良有很多原因,包括栓塞、低灌注、停循环、再灌注损伤、血气管理策略等,炎症反应可以放大这些原因引起的作用。减少炎症反应的触发对于围术期以及长期的神经系统的并发症的控制是非常重要的。库血是公认的外源性的致炎物,是与心脏手术后的发病率和死亡率增高相关联的。

在操作上为了减少预充,选择合适的氧合器、缩短管道、减少管道的内径、抬高氧合器位置、使用静脉负压引流、血液回收机的应用等都使目前体外循环中库血的应用在减少。

表 41-3-1 是我们用于新生儿体外循环的氧合器部分,在使用中,KID100、TerumoRX05、Maquet1000 由于预充小,流量大,更适合用于新生儿。国产氧合器中也有一些适用于婴幼儿的小型氧合器,但因工艺特点及预充量相对偏大等原因,对于新生儿患者我们依然建议使用进口小型氧合器。目前,KID100 自称是全世界最小的氧合器,适合 4 ~ 5kg 新生儿使用。伴随动脉微栓整合型氧合器的问世,进一步缩减了体外循环预充,文献报道最小体外循环预充量可以降低到 120ml,阜外医院小儿中心结合自行设计的小型管道,采用整合微栓的进口高效能氧合器将新生儿 CPB 预充降到了 170ml。

表 41-3-1 适合新生儿和婴幼儿的部分氧合器

名称	KID 100	Dideco 901	Maquet10000	Terumo RX05/FX05
最大流量(ml)	700	800	1500	1500
参考流量(ml)	1000	1200	2000	2500
膜表面积(m²)	0.22	0.34	0.38	0.5
热交换面积(m²)	0.03	0.02	0.07	0.038
预充量(ml)	31	60	38	43

为了减少预充,上海儿童医学中心不但重新设计调整了体外循环管路的长度和直径(在动脉端使用3/16内径的管道,静脉端使用3/16或者1/4内径的管道),同时使用静脉负压吸引(VAVD),抬高氧合器的位置,甚至和手术床相同的高度,既缩短管路的直径,又解决回流的问题。通过减少预充的方法在体外循环中可以少用血甚至不用血。但是,对新生儿,尤其发绀型先天性心脏病,我们仍然需要保持患儿较高的血球压积28%~30%来满足患儿的脏器灌注和氧供。在转流中需要监测连续数据,保持静脉氧饱和度≥70%、乳酸值≤4mmol/l、rSO₂≥50%,来防止神经系统并发症。

(二)库血预充

库血预充依然是新生儿心脏直视手术的常规方法,国内各大医疗中心均为预充悬浮红细胞。悬浮红细胞保存时间长达35天,临床上认为保存时间在7天以内的属于新鲜悬浮红细胞。长时间库存悬浮红细胞(库血)其pH降低,而二氧化碳分压(PCO₂)、乳酸(Lac)、血钾(K⁺)、血糖(Glu)均升高,并掺杂有细胞碎片以及各种大小不等的微聚物。而预处理悬浮红细胞,则可更大程度地去除这些物质,减少输血相关不良反应,使之更适宜给新生儿使用。

多项研究发现,库存悬浮红细胞在低温保存过程中仍在代谢,代谢所需的能量主要靠保存液中的添加剂(葡萄糖)供给。因红细胞没有线粒体,90%的能量依赖糖酵解,10%来自磷酸戊糖途径生成三磷酸腺苷(ATP)提供能量;糖酵解时丙酮酸还原成乳酸,库存悬浮红细胞的乳酸含量随保存时间延长而增高。CPB心内直视手术会引起机体新陈代谢的紊乱,新生儿,小婴儿的变化更为显著,特别是乳酸的变化。高乳酸血症被认为是严重的循环衰竭和休克的标志,它能显著增加患儿

的术后死亡率。CPB使器官组织间血流重新分布,造成组织氧债增加,血乳酸浓度增加。以肝脏为主的各代谢器官功能低下也加剧了高乳酸血症,体外循环应该使用新鲜库存悬浮红细胞。

新生儿CPB处于血液稀释、非搏动灌注以及低温等诸多非生理状态下,常伴有应激性高血糖。库存悬浮红细胞随库存时间增加而使预充液中血糖浓度额外增加,高血糖抑制2,3-二磷酸甘油酸生成,加重组织缺氧。另外,较高的血糖水平会使血浆渗透压增加,产生渗透性利尿,导致细胞脱水,体内电解质紊乱、心肌细胞和脑细胞损伤,增加了术中和术后并发症的发生。CPB中血糖峰值是影响术后死亡率的独立危险因素。

Keidan等研究发现,随着库存悬浮红细胞保存期的延长,红细胞膜上的脂蛋白和脂质也会逐渐丧失,红细胞内钠、钙离子升高,而钾离子从细胞内扩散至细胞外,使库存悬浮红细胞的钾离子含量随保存时间延长而增高(图41-3-1)。在CPB前并行期,预充液中钾离子浓度对于心脏由搏动灌注到非搏动灌注这一过程非常重要。钾离子浓度如高于8.5mmol/L时,窦房结可能全部被抑制,易发生心室颤动或心脏停搏。有研究发现,预充库存悬浮红细胞后,钾离子浓度高于正常值。而预充液中的钾离子含量高于正常值在并行循环时可增加心肌的应激性,降低心室颤动阈值,易导致心肌收缩力下降、心室颤动等心律失常。

大量输入悬浮红细胞可能导致急性肺栓塞、肺支气管痉挛、急性肺水肿,以及急性肺损伤等肺部并发症。由于悬浮红细胞贮存一段时间(大约为一周)后,血细胞碎片、变性蛋白和纤维蛋白等逐渐形成大小不等、直径20~400μm的微聚物,这些微聚物有的能通过孔径170μm的标准输血滤器。在大量悬浮红细胞预充时,微聚物可能广泛阻塞肺毛细血管,造成所谓"输血后肺功能不全综

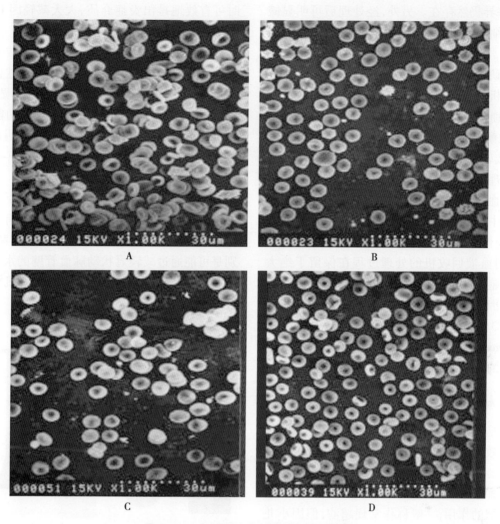

图 41-3-1　不同状态红细胞的扫描电镜图

A. 正常红细胞扫描电镜照片；B. 库存红细胞悬液扫描电镜照片，可见皱缩红细胞及细胞碎片；C. 悬浮红细胞洗涤前扫描电镜照片，可见皱缩红细胞以及细胞碎片，细胞总数 49，正常红细胞 35，形态正常率 71.4%；D. 悬浮红细胞洗涤后扫描电镜照片，细胞总数 107，正常红细胞 93，形态正常率 86.9%

合征"。对肺循环影响的大小，主要取决于血管阻塞的部位、面积、肺循环原有的储备力以及肺血管痉挛的程度等。如果大量微聚物循环到肺，肺动脉两侧的主要分支或肺小动脉突然被大量的血块栓子阻塞，可导致肺动脉压力升高。另外，血块表面的血小板崩解释放的体液因子如：组胺、5-羟色胺、前列腺素、血栓素进入肺循环，可引起广泛肺小动脉痉挛，均可使肺动脉压急骤增高，导致肺功能不全，右心室排血受阻，可发生右心室扩张与右心室衰竭。此外，左心室回流受阻，导致左心室排血量突然减少，血压下降，冠状动脉供血不足等影响左心室功能。这些均会影响体外循环前、后并行时心肺功能，并可能导致体外循环停机困难以及 CCU 中撤呼吸机困难。另外，受血者体内的抗体与输入献血者的白细胞如发生反应，可导致急性肺损伤。通过滤器的杂质还可激活补体系统，刺激 T 淋巴细胞、单核-巨噬细胞等炎性细胞，通过细胞免疫和体液免疫等多种途径诱发全身的炎性反应。

（三）悬浮红细胞预充前的预处理

为改善悬浮红细胞直接预充对婴儿内环境的影响，多位学者尝试在预充前对悬浮红细胞进行预处理。倪虹等在研究中发现：悬浮红细胞中 K^+ 及乳酸含量随保存时间延长而显著升高，且明显高于正常生理值，经血液回收机清洗后 K^+ 及乳酸含量可降至或接近正常，能安全地用于新生儿、婴幼儿 CPB 预充液。刘晋萍等在研究中发现，预充前经血液回收机清洗后，可明显增高红细胞悬液的血细胞比容，并可降低血钾、血糖和乳酸水平，而缓冲碱水平无明显影响。在转流过程中与结束后,上述差异仍然存在。另外,经处理后可明显减少悬浮红细胞预充总量。张慧萍等的研究有同样的结果。

部分研究者发现,对库存悬浮红细胞或体外循环后的机血洗涤并回收,可以去除洗涤血液中绝大多数血细胞碎片、组织碎屑、炎性因子、凝血酶-抗凝血酶复合物和纤溶酶-抗纤溶酶复合物等物质,并减轻体外循环术后的炎性反应。经血液回收机处理的管道内机血大量回输并未引起显著的低蛋白血症。崔虎军等在研究中发现,回收血经处理后中性粒细胞数量在经过 Hct 校正后没有差异,而炎性介质 sC5b-9、TNF-α、IL-6 的水平显著降低,说明血液回收机的处理过程在保留了绝大多数红细胞、白细胞的同时,有效地清除了 90% 左右的炎性因子。许多研究中,将 TNF-α 和补体活性片段(C3a、C5a、sC5b-9)水平作为炎性反应的诱发物(trigger)指标,而将 IL-6 水平作为炎性反应激活程度的指标(marker)。

三、超滤技术

超滤是 CPB 的一项重要技术,它最主要的作用是能有效地浓缩血液和排除 CPB 中生成的大量炎症介质。最早是采用 CPB 升温时进行超滤,目的是将贮血器和 CPB 管道中过多的液体滤出,达到血液浓缩的作用,一般称作常规超滤,但因小儿 CPB 预充量少,储血器平面较低,采用常规超滤能滤出的液体很少,达不到浓缩血液的好的效果;Naik 在转流结束时采用动脉→静脉反向超滤,其浓缩血液的效率较上述常规超滤大大提高,但因超滤时间较短,其滤出炎症介质的作用有限,此种方法一般称作改良超滤;由于在改良超滤时有一部分动-静脉分流,使有效心输出量减少,因此又有报道采取静脉→静脉回路的超滤方法,称作为改良超滤,采用此种方法,除了保留了改良超滤快速浓缩血液的特点外,其突出的优点就是能避免因动-静脉分流造成的心输出量减少,这在重症患者或停机后心功能欠佳的患者有重要意义;还有一种是在 CPB 过程中持续超滤,滤出液体的同时补充适量晶体液,以维持贮血器液体平面,这种超滤技术称为平衡超滤,其主要作用是可有效滤出 CPB 过程中大量生成的炎症介质。作者在分析了上述各种超滤技术的特点后,联合应用平衡超滤和改良超滤,将其称为连续超滤,结果证实采用此种方法,可有效地浓缩血液,减少组织间水分,同

时可有效地排出炎症介质,大大减轻因 CPB 引起的炎症反应导致的组织、器官损伤。

新生儿停止体外循环后可以使用改良超滤法促进心功能的恢复,虽然在改良超滤过程中可以观察到在左房压不变的情况下血压明显上升,心率有所下降,但对于超滤何以影响心功能的机制尚不明了。上海儿童医学中心研究证明在改良超滤过程中,包括直接影响心功能的 TNF-α 在内的部分炎症介质绝对浓度反而有所上升。目前推测改良超滤过程中心功能的改善可能与下列因素有关:①血液浓缩后携氧能力迅速上升,有利于组织偿还氧债;②胶体渗透压上升使组织水肿消退,特别是可能通过减轻冠状动脉血管壁的水肿增加心肌血液灌注;③可能有某些未知的心肌抑制因子被滤出而减轻其对心肌功能的抑制。

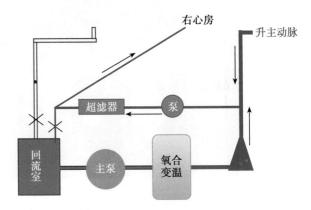

图 41-3-2　改良超滤方法示意图

图 41-3-2 所示的改良超滤是目前国内应用较多的 MUF 方法,暨动脉血液经超滤浓缩后经停跳液灌注管路直接回到右心房,同时回收静脉管路中的血液到回流室。这样浓缩后的血液经过最短的距离到达了右心并被心脏输送到了肺脏、冠脉及全身,快速起到了 MUF 浓缩血液、改善心肺功能的目的。但这种方法因没能对 MUF 期间的血液保温而有可能导致 MUF 期间患儿体温的下降,这在新生儿和低体重婴幼儿中尤为明显。为了解决这个问题,国外同行进行了图 41-3-3 所示对 MUF 的改进,该方法在图 41-3-2 的基础之上利用心肌停搏液变温装置对 MUF 后的浓缩血液进行保温、测压,并有一定的气泡捕捉功能,使得 MUF 达到了近乎完美的地步。这种方法在那些执行严格血液保护策略的儿童中心被应用的非常彻底,有些中心甚至可以将氧合器及管路中的血液全部都经过 MUF 完全输回体内,从而使"无血心脏手术"在新

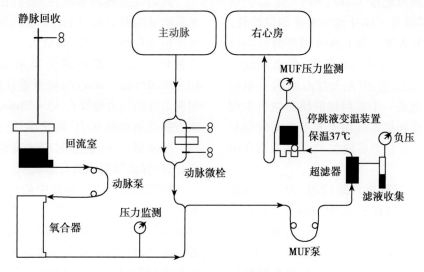

图 41-3-3　MVF 方法示意图

生儿及婴幼儿中成为可能。

　　我国由于体外循环设备材料的限制,大多数单位无法获得预充少、效率高的停跳液变温装置,因此无法实施现代版完美 MUF,阜外小儿中心的经验是在不增加额外设备的基础上,改进 MUF 为首选,同时保证停机前复温满意(中心温度 35.5℃、鼻咽温度 36.5℃)、手术室房间温度适度(24℃),再结合患儿局部保温装置的应用,8 ~ 10 分钟的 MUF 不至于导致患儿体温的明显下降。

四、肺保护

　　由于新生儿的解剖生理特点,生后两周肺阻力才能逐渐下降;以及先天性心脏病患儿肺脏病理改变的基础,特别是肺血管的改变,最多见的是内膜增厚和纤维化,中膜平滑肌增厚,血管扩张和血管丛样改变。发绀患儿大量体肺侧支。所以体外循环后肺部并发症尤为突出,从而体外循环中肺保护也成为关注的焦点。其原因是多方面的:①病理基础;②炎性介质的作用;③再灌注损伤;④胶体渗透压降低;⑤术后早期低心排;⑥畸形矫正不满意。

　　肺保护策略仍然以预防为主,主要措施包括:术前注意肺部炎症的治疗,选择恰当的手术时机;发绀患儿注意肺血管的发育;选择生物相容性好的体外循环用品,减少白细胞激活,补体激活;有效的左心减压。从而避免肺毛细血管静水压升高;容量控制,适当的前负荷,对于左心发育较差的患儿尤为重要;药物保护如抑肽酶 10 万 U/kg、甲基强的松龙 30mg/kg、乌司他丁 2 万 U/kg、654-2

2mg/kg 以及人工合成的肺泡表面活性物质。

　　由于肺脏具有空腔脏器的特点,正常情况下肺泡内保持气体存在的膨胀状态是肺脏发挥功能的先决条件。体外循环期间肺脏停止工作,此时肺泡是否依然能够维持空腔状态直接决定其术后肺功能的恢复,而体外循环过程中良好的左心引流是保持肺泡不发生渗出水肿、维持空瘪状态相对关键的因素。

五、神经系统的保护

　　在过去的 10 年间,由于胎内诊断、围术期处理及手术技术的改进,越来越多的重症患儿在婴幼儿或新生儿期得到纠治,几乎所有先天性心脏病的手术死亡率均大为下降。随着手术死亡率的下降,术后包括惊厥、舞蹈手足徐动、四肢强直麻痹、偏瘫、精神运动发育落后及认知障碍在内的脑损伤和神经精神功能失调等并发症变得日益明显,根据不同纠治方法和体外循环方式,新生儿术后脑损伤的发病率高达 10% ~ 30%。这些中枢神经系统异常的产生与患儿大脑的发育完善程度及其对损伤的反应有一定的关系,是专业医务人员必须面对的棘手问题。

　　目前先天性心脏病纠治术中,一般体外循环灌注流量在 2.2 ~ 2.4L/(min·m²)之间,结合低温此流量被看作充足和安全有效的体外循环"正常"生理流量,但随着手术时间延长,它并不能完全满足机体正常的代谢需求。虽然体外循环技术被引入先天性心脏病纠治以来,技术、设备经历了很大的发展,通过增加预充液量等方法,目前有能力使灌注流量达到或超过 3.1L/（min·m²），但增加了泵流量，同样提升了体外循环灌注的危险性。虽然未成熟动物和人类婴幼儿体外循环时低温可防止或减少体外循环时体循环低氧、低血压或停循环引起的急性脑损伤，但先天性心脏病手术的体外循环本质上仍是一个控制性的缺血缺氧生理过程。特别是停循环技术应用于先心手术时包括大脑在内的所有器官将面临缺血-再灌注及潜在的后续性损伤。

由于低温可降低细胞新陈代谢，为了探索低温在缺血缺氧时的脑保护作用，Busto、Yager 和 Towfighi 等通过全身和选择性局部低温脑缺血研究发现低温在未成熟和成熟动物脑缺血时均具有保护作用：在成熟动物浅低温时即有缺血脑损伤保护作用；在未成熟动物脑损伤的发生随局部脑温的下降而呈直线下降趋势，在一定的缺血缺氧范围内中度低温可起到部分脑缺血损伤保护作用而深低温可完全抵消脑缺血缺氧的损伤作用。

深低温停循环技术明显降低组织代谢，手术野清晰，便于外科操作，在相当长的一段时期成为小婴儿，尤其是复杂先天性心脏病手术的常用手段。深低温使脑代谢速度降低而减轻缺血对神经系统的损伤，是简单有效的中枢神经保护方法。但是，深低温停循环有严格的时限，术后神经损伤的并发症、死亡率和停循环时间呈线性关系。Jonas 及 Deleou 报道深低温手术后患者近期不同程度出现手足舞蹈症、抽搐，远期出现认知障碍，儿童出现智力障碍等神经系统并发症。为减少深低温停循环对神经系统的弊端，深低温低流量以及近年流行的浅低温加局部脑灌的方法已经替代了原先大部分采用深低温停循环的手术常规。目前，上海儿童医学中心对一些新生儿、幼婴儿大血管手术（如主动脉弓中断），采用比较简单的方法，即在全身浅低温状况下，将主动脉插管直接从升主动脉深插入 1.0 ~ 1.5cm，使其进入无名动脉开口处，对大脑组织进行连续灌注，取得了良好的效果。这种方法不需要将主动脉弓切开或分离锁骨下动脉，操作相对简单，节约了手术时间。但是对主动脉插管的要求就比较高，带有弹簧的主动脉插管是必需的。同时选择合适的插管型号，考虑到要进入无名动脉的开口，所以只要能够满足流量的需要，保证合适的泵压情况下，不能一味地求粗，否则会对下一步的操作带来困难，甚至放弃脑灌注。

只是在上述的脑灌注期间，由于灌注管位于无名动脉的开口处，因此灌注的部位除了大脑以外还包括右侧上半身，和成人 10ml/（kg·min）的流量相比，需要略高的流量来灌注。我们使用 40 ~ 80ml/（kg·min）的流量灌注时，密切监测右侧桡动脉的压力维持在 35 ~ 50mmHg，可以间接反映右颈总动脉的压力，防止灌注过程中的脑压过高。顺便提一下，脑灌时应该观察脑氧（rSO₂）的变化，以保证脑组织的合适氧供。

使用低温灌注对血液中的活性生物酶的影响加大，包括凝血因子尤其是血小板。体外循环激活血小板，使血小板功能受损，低温可以使血小板膜功能失调。Yam 研究结果证实，术后 24 小时失血量低温组明显高于常温组。所以在新生儿转流中，不建议使用较低的温度，使用浅低温是比较合适的。灌注以高流量为主，并视手术需要适时调整流量。婴儿代谢旺盛，氧耗高，体表面积相对大，需要采用高流量灌注，才能满足机体和重要脏器的血供和氧的需求。对侧支循环丰富、回心血量多的复杂畸形手术，如 TOF、DORV 等在手术操作困难、心内回心血量多影响术者操作时，才适当降温。

（朱德明　赵举）

参 考 文 献

1. Dehua Chang, Aoki M, Sakamoto T, et al. Hemolysis impairs cardiac function during cardiopulmonary bypass in neonatal rabbit hearts. The Japan Journal of Pediatric Cardiology, 1999, (15):2-9.

2. Nemoto S, Aoki M, Dehua Chang, et al. Free hemoglibin impairs cardiac function in neonatal rabbit hearts. Ann Thorac Surg, 2000, (69):1484-1489.

3. Nemoto S, Aoki M, Dehua Chang, I et al. Effects of Carnitine on cardiac function after cardioplegic ischemia in neonatal rabbit hearts. 2001, (71):1254-1259.

4. Sakamoto T, Nemoto S, Dehua Chang, et al. Experimental study of fatty acid metabolism after the surgical ischemia and reperfusion in the neonatal heart-evaluation using 1231-BMIPP scintigram. The Japan Journal of Pediatric Cardiology, 1999, (15):23-29.

5. Dehua Chang, Aoki M, Sakamoto T, et al. Effect of L-ariginine cardioplegia on recovery of neonatal rabbit hearts after 3 hours of cold ischemia. 51th Annual Meeting of the Japanese Association for Thoracic Surgery, 1998.

6. Dehua Chang, Aoki M, Hagino I, et al. Comparison between adensine-histidine cardioplegia and St. Tomas in neonatal

rabbit hearts. 34th Annual meeting of the Japanese Pediatric Cardiology July,1998.

7. Dehua Chang,Aoki M,Ono H,et al. Effect of Adenosine on recovery of neonatal rabbit hearts with warn resuscitation model. 50th Annual meeting of the Japanese Association for Thoracic Surgery Oct,1997.

8. Visconti KJ,Rimmer D,Gauvreau K,et al. Regional low-flow perfusion versus circulatory arrest in neonates:one-year neurodevelopmental outcome. Ann Thorac Surg, 2006, (82):2207-2213.

9. Andropoulos DB, Stayer SA, Diaz LK, et al. Neurological monitoring for congenital heart surgery. Anesth Analg, 2004,(99):1365-1375.

10. Hemanth K,Deborah H,Inderaj B,et al;Temperature monitoring during cardiopulmonary bypass do we undercool or overheat the brain. Eur J Cardio thorac Surg, 2004, (263):580.

11. 王顺民,苏肇伉,徐志伟,等.深低温停循环灌注降温期血气管理对婴儿脑保护的研究.中华小儿外科杂志, 2001,(22):219-221.

第四十二章

老年患者体外循环

随着人口出生率的下降和人类寿命的延长，老年人口数量及比重日益增加，人口老化（aging）成为突出问题。老化又称为衰老（senescence），是一种生命的表现形式和不可避免的生物学过程，是机体在发育成熟之后所必然经历的一个体内各种功能活动进行性降低的过程。在衰老过程中，由于机体对外界环境变化的适应和代偿能力下降，体内自我调节脆弱，所以衰老的机体极易患各种疾病。国内外统计资料表明，80岁以上人口中，约40%患有有症状的心脏病。高龄老年患者病情较为复杂，心功能较差，年龄越大手术死亡率越高，70岁以上患者手术死亡率一般在5%左右，而80岁以上的CABG死亡率是70~80岁患者的2倍，高龄患者常因病情拖延，相对在不利于手术的紧急情况下接受紧急手术，此类手术死亡率增加3倍。左室射血分数低与肺动脉高压是手术死亡的主要危险因素，老年心脏手术后最常见的并发症是低心排综合征、肾衰、卒中及机械辅助呼吸的较长依赖。故心脏手术CPB中如何加强心、脑、肾及肺等重要脏器的保护，减少并发症是我们要面对的主要课题。

为提高老年患者手术期间及围术期的安全性，麻醉、体外循环医师应对其生理及病理生理改变有较为深入的理解。

第一节 老年人的生理病理特点

一、呼吸系统

老年人呼吸系统的改变包括肺实质和胸廓结构的改变。随着年龄衰老，肺实质的弹性组织逐渐被纤维结缔组织所代替，肺的弹性回缩能力逐渐减弱——肺组织回缩速度慢，回缩程度也小，用手触摸有棉花样感觉——绵子肺。由于肺泡壁周围弹性组织退变和长期过度通气，肺泡壁变薄甚至断裂，致使肺泡隔中毛细血管数量和管内的血流量均减少。由于肺泡壁断裂，肺泡互相融合，使肺泡数减少而肺泡腔却变大，残气量增加，肺泡过度膨大，形成老年性肺气肿。此时气体交换的面积也减少。胸廓结构的改变因椎间盘逐渐被压缩使胸椎进一步后凸，胸腔容积减少。膈肌和肋间肌的退变使收缩效能降低。以上这些老年人肺及胸廓在结构上的改变，必然引起肺功能的降低。

肺的弹性收缩减退，弹性阻力减低，静态顺应性增加。但由于小气道的阻塞性改变以及胸廓组织的钙化和纤维化，胸廓变僵硬、弹性降低，呼吸系统的动态顺应性及总顺应性明显降低。因此，老年人的时间肺活量和中期最大呼气流速明显降低、呼吸做功明显增加。

肺组织的老年性退变在生理上造成呼吸系统的解剖和肺泡无效腔增加，肺通气/血流（V/Q）特别是区域性V/Q比例失调及肺内分流增多。加之参与气体交换的肺泡面积减少，肺泡膜通透性降低及肺毛细血管量减少等，导致肺气体交换功能降低，动脉氧分压、动脉血氧饱和度及动脉血氧含量降低。由于老年人呼吸系统的储备能力明显降低，体外循环期间和术后早期应重视呼吸功能的保护，防治呼吸系统并发症的发生。

二、循环系统

随年龄的老化，即使是健康老年人，心血管系统的结构与功能也可发生进行性的退变。一般在超过65岁的老年人中，有30%以上出现各种生理功能的明显减退。主要表现为大动脉壁的弹性纤维增厚，血管变硬；心壁肌层增厚，间质纤维化增加;心脏瓣膜也可发生钙化和纤维化变化。

大体上老年人心脏体积可稍有缩小，但心脏重量随年龄而增加，在30～90岁期间，心脏重量每年增加1.0～1.5g。心脏中胶原蛋白数量增加，可溶性下降，对胶原酶消化作用的抵抗力增加，导致胶原大分子发生较为固定的交联。心肌间质纤维化使心肌的收缩力及顺应性下降，僵硬度增加，不仅出现心输出量降低，而且心脏对循环血量的改变的适应能力大大降低，易发生低血压休克和急性心功能不全。

随着年龄老化，动脉壁内弹性蛋白数量大约减少1/3，胶原含量增多，使血管壁中层弹性成分减少，弹性层变得很薄和易断裂。内膜中由于未分化的肌细胞从血管壁中层的弹性纤维转移，出现增生，产生结缔组织，导致内膜层日益增厚和纤维化。这种随年龄增加而发生的结构改变与生理上的改变密切相关。血管壁弹性降低使血管阻力增加，血压增高；外周血管阻力增高又可使左心室射血时阻力负荷增加，导致心壁肌层增厚。

在老年人，冠状血管的内膜和肌层可发生进行性损害，突出的表现是冠状动脉粥样硬化，在形态上可见到节段性增粗。粥样硬化可累及冠脉中的一、二或三支，亦可四支同时受累，由于平滑肌细胞增生、粥样斑块形成和脂质在动脉中沉积，导致冠状动脉狭窄，当狭窄程度>75%时可引起心肌缺血。

此外，老年人心脏的电生理和机械性能也有所改变，表现为心脏的最大心率反应降低及心室收缩和舒张所需时间延长，导致心脏的贮备能力降低。

心血管系统受神经和体液调节。自主神经系统对心血管功能影响很大，随着年龄增长，自主神经的作用减弱，引起老年人心功能的某些变化。通常，老年人交感兴奋性降低，迷走神经兴奋性增强。儿茶酚胺是调节心血管系统的主要体液因素。老年人儿茶酚胺合成逐年下降，同时，调节神经递质的酶如合成过程中的多巴脱羧酶和降解过程中的单胺氧化酶含量也下降。

以上的各种原因导致老年心血管的生理储备和代偿功能明显下降。表现在：心排出量降低，心率减慢，血压升高，心血管系统应激代偿能力明显减弱。

上述改变提示，在体外循环期间应注意保护老年人的心脏功能，警惕心功能不全的发生。

三、神经系统

随着年龄增加，神经系统可发生随年龄相关的退变和功能下降。

在解剖学上，脑组织将出现退行性改变。脑重量逐渐减轻，脑容积缩小，脑沟加深，脑回变窄，脑室腔扩大。脑体积减小的速度在60岁后明显加快。脑体积缩小主要是由于神经元数量减少所致，神经元轴突减少，与相邻神经元的联系也减少，特别是有髓纤维发生脱髓鞘变化，使得神经冲动的传递减慢，传递时间延长。

脑内特殊区域功能性神经元减少，与其有关的神经递质也减少，加之老年人神经组织的受体部位在神经递质减少时代偿性增加受体数量的速度减慢，受体对神经递质的亲和力降低等，导致老年人脑功能降低。脑血流也随年龄变化，脑血流减少与脑体积、代谢的变化是成比例的，与脑细胞的氧和葡萄糖代谢减少相平行。随着年龄的增加，糖尿病、高血压、动脉粥样硬化等疾病都将使脑血流减少。

以上的变化导致老年神经系统行为和功能变化，主要表现在以下几个方面：①反应时间延长；②智力下降和情感压抑；③各种感觉功能降低；④周围神经系统功能下降；⑤自主神经功能下降。

尽管脑组织及功能上发生上述变化，健康老年人大脑的电活动、脑代谢和脑血流仍可保持正常。脑血流量虽然较年轻人减少约20%，但与神经元密度的减少相平行，即单位脑组织的血流量无明显变化。只要没有明显脑动脉硬化和卒中危险因素，老年人的脑血管能维持对体循环血压变化的舒缩反应及对过度通气和低氧的缩血管反应。提示通常所用的对脑循环产生影响的呼吸、循环指标仍适用于老年人。

四、肝功能

老年人肝脏体积随着年龄的增加而减小，肝细胞数量减少并有不同程度的变性。肝脏的血流量也减少，肝功能减退，肝合成白蛋白能力下降，故血浆白蛋白减少，而球蛋白含量相对增加。肝酶活性降低，解毒功能下降，药物代谢速度减慢，影响药物的灭活与排出，易引起药物性肝损伤。肝代偿功能差，肝细胞损伤后恢复很慢。由于老年人消化吸收功能差，易引起蛋白质等营养缺乏等，导致肝脂肪沉积。由于结缔组织增生的因素，易造成肝纤维化和硬化。

随着年龄增长,老年人对碳水化合物的代谢率降低。健康老年人空腹血糖一般在正常范围内,老年人的空腹血糖量与年轻人相比一般无明显差异,但在作葡萄糖耐量试验时,则血糖曲线高峰出现晚和恢复慢,近似糖尿病曲线。

人体总血脂也随着年龄增长而增加。其中主要是总胆固醇量的增加。而总胆固醇中,以胆固醇酯较游离胆固醇增加更为明显。

老年人肝脏合成凝血因子的能力衰退,故口服抗凝药物的作用比青壮年人敏感,易产生出血并发症。

五、肾功能

老年人肾脏体积及功能均逐渐下降。肾脏萎缩主要发生在肾皮质,是肾小球数目减少所致。肾小管也有数目减少和萎缩。由于肾小球数量减少,部分肾小球可发生代偿性增大。随着衰老,肾小球动脉出现纤维增生,内膜增厚,肾小球血流减少,滤过率降低。由于髓旁肾单位的入、出球小动脉间可形成短路,加之老年人心排血量相对减少,肾皮质血流和肾小球滤过率降低更为明显。

由于肾脏解剖和生理上的上述变化,老年人肾功能可衰减30%,神经系统的调节作用随年龄增加逐渐下降,体液因素对肾功能的调节逐渐占主导地位。肾血流量随着年龄的增长而下降,以肾皮质减少尤为显著。老年人由于肾小球数量减少和毛细血管内皮增生,基膜增厚及其通透性减弱、肿胀,管内的细胞堆积等,使滤过面积减少,导致滤过量降低而出现少尿,严重时可出现无尿。当老年人肾小球滤过率减少时,肾小管周围毛细血管内血浆胶体渗透压升高较少,引起肾近端小管重吸收作用减弱,肾小管内压增加,从而减少有效滤过压,使肾小球滤过率进一步下降。

50岁以后肾小管功能明显减退,80岁减退达50%,肾小管与肾小球的损害程度是一致的。因而,肾小球-肾小管平衡的改变不大。此外,老年人调节酸碱平衡的能力降低,当面临酸碱负荷增加,老年肾的代偿能力就显著慢于年轻人,故老年人易发生酸碱失衡、酸碱中毒与肾衰竭。

肾脏除排泄代谢废物外,尚能产生一些生物活性物质,起生理调节作用。老年人肾脏内分泌功能减退主要体现在:①前列腺素分泌减少,导致血管收缩和血流减少;②血浆肾素活性降低

30%~50%,使血和尿中亦平均减少50%,导致水和钠离子失衡,影响血流量;③促红细胞生成素减少,红细胞成熟与生成障碍,可导致贫血;④肾激肽减少,使小动脉缩窄,肾血流量减少和水、Na^+排出障碍。

六、内分泌系统

人在衰老的过程中伴随着肾上腺和甲状腺等内分泌腺体的萎缩和纤维化。甲状腺同化碘的能力减弱,三碘甲状腺原氨酸(T_3)水平下降,反T_3(rT_3)水平随着增龄而升高。老年人血清抗甲状腺自身抗体增高,在一定程度上影响着甲状腺的功能。

老年人的甲状旁腺主细胞减少,结缔组织和脂肪增多,血管缩窄,PTH活性下降,钙转运减慢,血清总钙和游离钙均比年轻人低。

随着年龄增长胰岛功能减退,葡萄糖耐量逐渐降低。胰岛β细胞减少,对葡萄糖刺激的应答能力降低,因而胰岛素分泌减少。血中胰岛素水平降低,细胞膜上胰岛素受体减少和其对胰岛素敏感性降低。提示老年人在体外循环期间不易大量补充含糖液体。

老年人基础代谢率降低,产热减少,加之对寒冷的血管收缩反应降低,体热容易损失过多而体温降低。降温使耗氧增加,加重心肺负担;此外,术中低温可使术后蛋白质分解代谢增加。因此,术中应将低温控制在合适的范围。

七、凝血系统

老年人由于肾脏体积减小,肾脏产生和释放促红细胞生成素的能力降低,导致骨髓红细胞生成减少,因此,老年人都可有一定程度的贫血。但是,老年人的血小板黏附和聚集性增高,血小板的聚集性增高与年龄的增长呈明显相关性。血小板的反应性增高,处于易被激活的状态。此外,血浆中纤维蛋白原、因子Ⅷ、因子Ⅻ、血浆中纤维蛋白原的水平随年龄增高而升高,导致血液凝固性增高。在抗凝因子中,随老龄变化较明显的是抗凝血酶-Ⅲ(AT-Ⅲ)随着年龄的增高水平逐渐下降。有研究指出45~60岁时,纤溶活性是降低的,但也有报道指出老年人纤溶活性并不降低。随着测定方法的改进并建立了敏感的放免法检测t-PA抗原,用发色底物检测t-PA活性,不少学者证明老年人血浆中t-PA的活性降低,并明确t-PA活性的降

低并非 t-PA 含量减少所致,而是由于其活性被抑制物抑制的缘故。

老年人血浆黏度明显高于青年人,影响血黏度的因素有:温度、渗透压、pH、红细胞膜及内容物结构、血细胞比容和血浆蛋白成分。老年人全血黏度较年轻人高,其原因除由于血浆黏度增高外,红细胞变形能力的下降也是重要因素之一。

八、老年人的患病特点

由于以上老年人的生理病理改变,使老年人的患病具有以下特点:①多种病理变化同时存在,即同一个体同时可患多种老年病,一个患病器官可有多种病变共存。例如,心脏可同时发生动脉硬化、心肌肥大、心肌硬化、瓣膜病变及传导系统退行性变性等。②同一疾病的表现与年轻人不同。老年人反应性低下,尽管感染的程度较重,却常常发热低,白细胞增加不显著,自觉症状也不明显。③易发生意识障碍。老年人易发生脑血管意外、糖尿病性昏迷。④易发生水和电解质代谢紊乱。这是由于老年人组织器官萎缩、体细胞容量明显减少,调节能力减退,加上口渴中枢敏感性降低而不易引起口渴。⑤术前合并症多、术后并发症多。

第二节　老年人的药理学特点

老年人体内肌肉成分减少,脂肪含量增加,对药物的药代动力学和药效动力学产生影响。老年人的心理和情绪不稳定,手术、麻醉、体外循环的影响可发生精神方面的改变。

一、老年人的药代动力学特点

年人的生理改变可影响药物的最终作用。老年人组织结构的改变也可影响药物的作用机制。因此,老年人的药代动力学明显不同于普通成人,如无充分认识,容易导致意外情况发生。

老年人的药代动力学可归纳如下:①老年人体内总水量和肌肉减少,脂肪比例增加,明显影响药物的分布和半衰期;②血浆蛋白含量降低可是血浆结合型药物减少,游离型药物增加;③老年人肝功能低下,药物代谢酶的活性降低,对药物的代谢率下降,可延长药物的血浆半衰期和药物效应。如安定的血浆消除半衰期在 80 岁时达 90 小时,20 岁时仅 20 小时;④药物主要经肾排泄,而老年人肾功能低下,排泄药物的能力明显下降,延长血浆消除半衰期;⑤中枢神经系统的受体功能减退,使疼痛敏感性减弱,镇静药的剂量减小;⑥老年人麻醉药需要量减少但苏醒期延长,可能是通气量及心排血量减少所致。

二、吸入麻醉药

老年人对吸入麻醉药的敏感性增加,表现为随年龄增加的肺泡气最低有效浓度(MAC)降低。40 岁以后每 10 年 MAC 下降 4% 老年人心血管系统对强效吸入麻醉药的反应与年轻人不同。如老年人吸入异氟醚后与年轻人比较心率加快不明显,血压下降明显。肺泡通气量和心输出量对吸入麻醉药的摄取和分布有重要影响,但只要维持肺泡通气正常,对麻醉药进入肺泡过程影响不大,心输出量降低时麻醉药的上升速度更迅速,麻醉加深速度更快,而肺气肿患者吸入麻醉加深和苏醒均减慢。

三、静脉麻醉药

老年人对巴比妥类药物的敏感性增加,应用安定后产生的镇静作用时间也维持较长;对静脉麻醉药物的耐受性降低,对静脉麻醉药引起的呼吸抑制更加敏感;老年人用麻醉性镇痛药物时,吗啡与哌替啶的血浆蛋白结合力与年龄成反比。提示对于老年人应适当减少用药剂量。

第三节　老年体外循环管理特点

一、体外循环术前准备

老年人由于全身性生理功能降低,并可能夹杂多种疾病,对手术的承受能力降低,故围术期间的危险性高于青壮年患者。术前对患者的生理和病理状态做全面评估,对异常情况予以纠正,使其在最佳状态下组织实施手术,是降低并发症和死亡率的重要环节。

术前访视患者,了解患者的全身状况和重要器官的功能。详细了解患者的现在和过去病史。仔细查体,结合特殊检查了解患者的重要器官情况。如胸片了解双肺和胸腔情况及心脏大小;呼吸功能检查了解通气功能;动脉血气了解分析呼吸交换和酸碱平衡情况;血常规了解是否贫血及贫血程度;生化检查了解电解质情况及是否有低蛋白血症等。以便制定合理的体外循环计划。

老年患者术前一般有紧张情绪,可遵医嘱服用一定量镇静类药物,以保证手术前夜的正常休息。老年患者术前常有轻重不等的呼吸功能减退,体外循环术后容易影响肺功能的恢复,因此,术前应让其充分了解术后咳嗽的重要性并加以锻炼,以减少肺部并发症的发生。

为高龄心血管病患者进行体外循环物品准备时,应根据病情选择合适的膜式氧合器和具有良好生物相容性的体外循环管路,一方面是由于高龄患者体内各脏器功能减退,血液与异物接触后引发的炎性反应会极大地影响预后;其次高龄患者本身为心血管手术加大了难度,相同手术的手术时间会较青壮年组有所延长,因此,选择合适的膜肺和管路可为减少术后并发症起到积极作用;第三,老年人由于造血功能降低,一般有一定程度的贫血,合适的氧合器及管路系统可以尽量减少预充,减少患者术中输血。

对于插管的选择,老年患者多数有不同程度的动脉粥样硬化病变,可积极采取股动脉插管,一方面是防止升主动脉阻断不全,造成心肌保护不利;另一方面可防止斑块脱落,避免发生术后神经系统并发症的发生。

老年患者体外循环预充时,应根据术前访视患者情况制定合理的预充计划。因老年人重要器官功能减退,血容量减少,尤其是冠状动脉搭桥术患者,术中取血管有可能造成失血较多,且心肌氧供受限,因此不能过度稀释,应维持转中 Hct 在24% 以上,可根据病情适当地部分库血预充。其他一些特殊情况,如糖尿患者避免含糖液体进入,低蛋白血症患者应适当预充白蛋白或加大胶体液体量的应用。

二、老年患者体外循环中的肺脏保护

体外循环是一种非生理状态。体外循环期间,血液与膜肺、管道等广大的异物表面接触,刺激机体发生炎症反应;白细胞经体外循环被激活,也会诱发炎症反应,在肺内产生多种细胞因子直接参与肺损伤。补体激活、肺缺血再灌注损伤也可导致肺血管损伤,使肺微血管通透性增加,引起肺水肿。多种原因导致的左房压力升高引起肺水增多,严重时全肺均可出现间质和肺泡水肿,甚至毛细血管压力过高而发生肺内出血。肺小动脉小静脉因受缺血或释放入肺循环的血管活性物质的作用而过度收缩。转流过程中破坏的血细胞碎屑、血细胞的细微集合物或其分解后的蛋白产物凝集成颗粒,进入肺循环过滤,阻塞肺微循环。体外循环时间及阻断时间较长,肺缺血时间增加,以及氟化吸入麻醉药可以刺激上皮细胞影响支气管扩张等。以上的种种原因均可以引起肺循环阻力增加,通气和灌注比例失调、降低了肺的顺应性,增加了呼吸道阻力、呼吸做功和肺内分流。

因老年患者随增龄肺弹性减退,气道阻力增加,其通气和换气功能减退,机体对缺氧、酸碱平衡的耐受和适应能力明显变差,术前行呼吸功能检查可发现70% ~80% 老年心血管病患者伴有程度不等的慢性阻塞性肺疾病,大大地影响了手术后的恢复。老年患者的病史较长,心功能状况较差,心脏病变本身即可影响呼吸功能。先天性心脏病时左向右分流引起的肺循环充血,尤其是合并肺动脉高压者常可能在手术前就有呼吸功能不全的表现;长期的瓣膜病变引起的左房压升高,继而肺静脉淤血和肺动、静脉高压,肺毛细血管流体静力压增高后,将促使液体渗入小支气管周围间隙和肺泡间隙,而使肺变硬,顺应性下降,气道和血管阻力增大,影响氧的弥散。

针对以上情况,我们可在体外循环中采取以下措施:尽量选用生物相容性好的管路及膜式氧合器,减少血液的破坏和炎性介质的产生;体外循环预充应注意晶胶比例,术中可适当增加胶体预充量,20% 人血白蛋白 20 ~30g,以防止术后肺水肿的发生;支气管动脉血回流至左心,术中可选择进口左心引流管,做好左心减压;手术过程中间断膨肺,给予少许 PEEP 防止肺泡萎陷;除了常规应用膜肺与动脉微栓过滤器外,体外循环中尽量减少血细胞的破坏,有条件时可应用白细胞滤器,减除白细胞在肺内的聚集及激活白细胞后炎性介质的释放与氧自由基的产生,防止体外循环后肺动脉压的进一步加剧。体外循环时用乌司他丁抗炎药物已证明有效,但皮质激素的应用应小心,尤其对有高血压、糖尿病和溃疡病的患者是不能使用的。抗生素的应用对于一般状况较差的老年患者可起到防止术后肺部感染的积极作用。

老年患者在围体外循环期的呼吸道管理对手术预后十分重要。吸烟者术前应戒烟。呼吸道有炎症者应予以控制。心功能差者要积极治疗；对合并肺动脉高压患者应予血管扩张剂治疗，并在手术适应证方面严格控制。

三、老年患者体外循环中的心肌保护

老年人常有不同程度的心肌萎缩，心肌细胞的退行性变及数量减少，心室顺应性降低及冠状动脉病变使得心肌储备能力下降，手术死亡 2/3 以上均为心脏因素，术中加强心肌保护至关重要。

衰老心肌有特殊的生化和形态变化，对缺血的耐受性明显减低，不能简单地将衰老心脏看作衰老机体中的成年心脏，研究发现，衰老心肌在冷血停跳液灌注后收缩功能进一步减低，尤其是有效舒张时限衰老心肌在心肌保护措施后无明显变化，将成年心肌保护实验结果总结的方法用于衰老心脏是不确切的。

良好的心肌保护是心外科手术体外循环管理的重要环节。心脏操作阻断升主动脉时应用心脏停搏液保护缺血心肌的研究已有数十年历史，方法也多种多样，目前常用的方法有间断灌注晶体停搏液、一次性晶体停搏液、间断冷血晶体停搏液灌注、间断或持续温血停搏液灌注。停搏液灌注方式有冠状窦正灌、逆灌及正灌加逆灌交替等。

1. 心脏停跳液成分的变化　在传统心肌保护液成分的基础上，根据心肌代谢、细胞活动、超微结构等指标添加些有益成分可明显改善心肌缺血后功能恢复。如增加能量物质，消除代谢产物，清除氧自由基，加入钙拮抗剂等。具体有天门冬氨酸盐、镁、腺苷、磷酸肌酸钠、辅酶 Q_{10}、硫蛋白等。此外像一些特殊配方的晶体停搏液，如 HTK 液、Assistance Publieque-Hopitaux de Paris 液，因其使用简单、不用复灌、效果较好，在老年心肌保护上也有很好前景，有研究者对经济条件较好的重症老年心脏手术应用 HTK 液进行心肌保护，观察到与小儿应用相似的良好心肌保护效果。

2. 温度　冷氧合血停跳液是成人术中心肌保护的常规方法，对于停跳效果不佳的衰老心肌应注意用冰屑覆盖心肌表面，以减少能量消耗。大量临床试验证实温血诱导心肌停跳和复苏前温血灌注可明显改善瓣膜病患者在术中的心肌保护，

因此对于心功能差或高龄患者也可以采用此项心肌保护方法。常温心脏停搏后其氧需较工作心脏减少 90%，而低温仅减少另外 5% 的氧需，不过低温却影响了细胞膜的完整性及酶的功能和能量的产生。基于这样的认识，有学者提出可以通过 $100 \sim 200ml/min$ 持续逆行灌注含钾与镁的温血使心脏停搏，对心功能很差的患者的确有明显好处，自动复跳率高、心律失常少、心功能恢复较快、很少需要 IABP。但其缺点也是显而易见的，术中必须对钾镁浓度及时监测，尤其是对肾功能差者。由于低温所提供的安全丧失，一旦温血中断，心脏易致缺血性损伤。对脑保护也不利，必须要保证足够的压力与流量。因此此种心肌保护方法在国内使用并不普遍。

3. 心脏停跳液灌注方式　从升主动脉顺行灌注含冷血心肌保护液已普遍用于成人术中心肌保护，但因老年人多有冠状动脉病变，单纯正灌有碍停搏液的均匀分布，易致局部心肌保护不良。早在 1955 年，Lllehei 等就成功应用冠状窦逆行灌注于钙化的主动脉缩窄手术治疗。1988 年，Gundry、Buckberg 等许多作者开始采用盲视下插管行冠状静脉窦逆行灌注（ACSP）来解决这一问题。正灌使心脏停搏比逆灌迅速，逆灌可驱出进入冠状动脉末梢的微气泡和异物，但逆灌对右冠状静脉直接开口在右房的心肌保护不利，因此许多作者均强调正灌与逆灌含血心脏停搏液的联合或交替应用对老年心肌保护有利。逆灌时灌注压维持在 $20 \sim 40mmHg$，灌注量 $15 \sim 20ml/kg$。此外，对于冠状动脉搭桥术患者，还可采用经移植血管桥灌注心肌保护液的方法。

此外，对于老年患者因常伴有冠状动脉粥样硬化，使得在主动脉根部进行心肌保护液灌注时，应适当加大灌注压力，以使远端心肌冠脉床得到充分灌注。老年患者 CPB 后并行时间应稍长，以利缺血心肌的功能恢复。重症患者应有 IABP 的准备或及时应用，根据病情还可以提前安装离心泵以便于过渡到左心辅助等。通过系统的心肌保护与支持可以使术后低心排综合征发生率降低。

四、老年患者体外循环中的神经系统保护

许多研究表明老年患者心脏外科术后神经功能障碍发生率明显较年轻人高，体外循环术后脑

并发症随年龄增加而增加。有统计70岁以上者为2.5%,60~70岁为1.6%,40岁以下为0。Hogue认为卒中是老年心脏手术最糟糕的并发症之一。70岁以上CABG患者并发症高达5%,不但生存质量下降,死亡率达41%。术前有卒中史、升主动脉粥样硬化、颈动脉狭窄和高血压者,CPB术后早期易有卒中、房颤合并低心排,糖尿病患者均增加了术后晚期卒中的危险。

目前普遍认为心脏外科术后神经功能障碍由低灌注及栓塞两种因素共同作用所致。老年患者术前危险因素较多,脑自动调节功能较差,侧支循环也差,容易出现脑低灌注,低灌注时栓子容易滞留,两者协同作用造成脑的损害。

研究证明老年患者升主动脉粥样硬化斑块增多是术后神经功能障碍的独立危险因素,因为主动脉阻断时,斑块易脱落造成脑栓塞。为防止主动脉粥样硬化斑块脱落所致栓塞,术中可应用食管超声查明主动脉硬化斑块,指导改变主动脉插管、升主动脉阻断及近端吻合上侧壁钳的位置。对重度的主动脉粥样硬化、内膜增厚≥3.0mm伴弥漫性不规则粥样粉瘤、形成溃疡或血栓者可改股动脉插管供血,对主动脉病变极为严重者,可在深低温停循环下用人造血管对严重硬化的升主动脉部分进行置换。

术前合并脑血管病是术后发生神经功能障碍的另一个重要危险因素。老年患者术前合并脑血管病者较多,表明脑动脉硬化程度较重,脑自动调节功能差,术中更易导致低灌注。对术前已有短暂脑缺血者,应做颈动脉造影或超声诊断是否有颈动脉狭窄;对有重度颈动脉狭窄者(狭窄≥80%),心脏手术前应做颈动脉内膜剥脱术,以有利CPB时脑灌注。

对于老年患者体外循环时灌注压始终应维持在一个满意的水平,尤其是对于术前长期患有高血压病史的老年患者。体外循环中脑的灌注压=平均动脉压-颅内压,若因手术操作中心静脉压不可避免一时性升高或原有高血压的患者,应相应的将灌注压维持到一个更高的水平。为了保证体外循环中脑部的良好灌注,防止术后中枢神经系统并发症的发生,我们的经验是应保持较高流量[2.4~2.8L/(m²·min)]灌注,维持平均动脉压在60~90mmHg,对患者顺利脱离体外循环机有积极帮助。

此外,转中维持较高血球压积并加强血气监测。为了防止脑的缺氧性损害,血液不可稀释过大,应维持血球压积在25%~30%左右,以便血流有足够的携氧能力。当老人的血气分析采用α稳态时,脑血管自动调节能力差,血供更加依赖灌注压力;而pH稳态时,脑血管的扩张和血流调节更需要靠PCO_2,过高的PO_2与过低的PCO_2均可导致脑血管收缩造成脑损害。对高龄患者均应采用膜肺。体外循环过程中空氧混合器(blender),避免直接供以纯氧。采用pH-稳态血气分析时,应根据所测血气结果向膜肺内给予一定量CO_2以维持正常PCO_2。

体外循环中头位保持舒适对维持脑循环很重要,如头位不当可使椎动脉受压引起脑缺血。此外,过度通气对原有脑血流降低的老年人,更因低CO_2症使脑血流减少导致脑缺血损害,所以围体外循环期要保持正常$PaCO_2$为宜。

五、老年患者体外循环中的肾保护

老年患者常伴有肾功能减退,为预防肾衰,老年人术前应防止血容量不足。术前血清肌酐>1.9mg/dl(130μmol/L)时是手术的高危险因素,因此手术前后应采取措施包括血透等改善肾功能。

体外循环对老年患者肾脏的影响表现在以下几方面:

1. 转流时间越长,肾小球滤过率减少愈显著,尤其是在低流量和低灌注压的情况下更甚,易出现酸中毒和肾缺血。故长时间的体外循环是不利因素。

2. 体外循环过程中红细胞的破坏和溶血(如长时间应用心内吸引),释放过多的血红蛋白可引起血红蛋白尿,如果肾脏有充足的灌注,排尿充分,血红蛋白尿本身尚不致酿成急性肾衰竭。

3. 体外循环过程中的小气栓、血栓、脂肪或硅油酸造成肾毛细血管的栓塞,可导致肾细胞缺氧、水肿改变。

4. 手术过程中出现较长时间的低血压即平均动脉压<50mmHg,尤其是脉压较小时使肾血流灌注减少以致肾缺血。而治疗低血压时,所用的血管活性药物往往有引起肾血管收缩的副作用,而加重肾缺血,进一步促进肾小球滤过功能和肾小管吸收功能的恶化,从而导致急性肾衰竭。

避免肾前因素影响肾功能,体外循环中预防性使用甘露醇,整个围术期及体外循环时应用低浓度多巴胺1.5μg/(kg·min)以兴奋肾脏多巴胺受体达到肾血管扩张增加肾血流的目的。根据血气监测结果纠正术中可能出现的酸中毒,碱化尿液,防治肾小管损伤。体外循环快结束时可用血液超滤技术减少过多的水负荷及炎性介质。乌司他丁有较好的血液保护及抗炎作用,目前在临床已普遍应用。

对于术前合并有慢性肾衰的老年患者,术中应保证肾脏充分灌注,使肾脏保持良好的灌注压,并可积极给予利尿剂如呋塞米、布美他尼等,对于急性肾衰竭的患者,还可积极应用人工肾,维持机体内环境和血流动力学的稳定,将有利于肾功能的恢复。

六、体外循环中的血糖监测

老年患者并存糖尿病的发生率较高,同时由于糖尿病和冠心病存在共同的发病基础胰岛素抵抗,所以冠心病并存糖尿病发生率更高。

在体外循环手术期间,强烈的应激刺激和抗调节激素活性增加,可致外围组织胰岛素抵抗更加严重,同时,体外循环平流灌注时胰岛血流灌注不足,使胰岛素分泌下降,这将导致糖尿病患者脂肪分解,糖异生和糖原分解,因此糖的生成增加,利用却减少,使术中出现高血糖,此时如果患者没有足够的胰岛素替代,再加上应激激素过度分泌,将导致严重的高血糖及糖尿病酮症酸中毒,相关还会出现高渗,蛋白分解增加,体液丢失,脂肪分解和蛋白破坏。由于体外循环期间血液稀释,使高糖血症伴随的组织水肿更加恶化。

体外循环中积极进行血糖监测对于老年患者,尤其是术前合并有糖尿病病史的老年患者是十分有意义的。

术中理想的血糖水平是 6.7 ~ 11.1mmol/L。体外循环期间应根据当时的血糖水平酌情处理。对于术中血糖监测值 > 20mmol/L 时,应积极采取胰岛素治疗,必须同时注意血钾的变化,尤其是患者存在肾功能障碍时。

七、老年患者在体外循环中的血液保护

老年患者术前一般状况均较差,术前 Hct 即明显低于成年组患者,因此老年体外循环中血液保护的主要目的是少出血、不输血、输好血和自体输血。

体外循环中血液保护的措施主要有血液稀释,减少失血、血液回收及减少血液破坏。

血液稀释的目的在于使血管容量中细胞成分相对或绝对减少。体外循环预充液除常规采用乳酸林格氏液和血浆代用品,对于老年患者应防止出现机体血液的过度稀释。从阜外医院手术统计资料显示,65 岁以上老年组患者体外循环中平均用血量均明显高于成年组,结果证实,体外循环结束时维持较高的 Hct(>25%)对保证机体血流动力学各项指标正常有积极意义。

减少失血主要措施包括停用阿司匹林等抗凝药物;维持适当麻醉,有效控制血压;手术操作,止血彻底;缩短体外循环时间,减少炎症反应;手术过程中全程血液保护观念。

血液回收的目的是减少患者血容量的丢失。主要包括体外循环余血回收、手术视野回收及胸腔引流液回收等。

减少血液破坏主要包括避免使用对血细胞有损伤的药物和材料。体外循环中尽量选择优质材料,使用膜肺和合适的微栓滤器,避免由于直接接触造成的血液破坏;选择合适口径的泵管,调整合适的松紧度,避免机械挤压造成的血液破坏;此外,还要注意左心等吸引泵的情况,避免负压造成的血液破坏。

由于老年患者术前多易合并高脂血症,将会影响肝素化后的全血激活凝血酶原时间(ACT),因此要密切注意体外循环转流前 ACT 值是否达到标准,不满意者应立即追加肝素或补充新鲜冰冻血浆(FFP)。

此外,还可以采取急性血细胞分离技术,术前应用促红细胞生成素等。

八、温度

体外循环中低温的应用已经得到大家的共识,它能降低组织的代谢率,减少组织的氧需,从而防止重要脏器缺血缺氧,提高体外循环的安全性。然而,体外循环前后的低温却有较大的不利影响。

老年人基础代谢降低,体表面积较大,麻醉及扩血管活性药物的应用使周围血管扩张,所以在体外循环前后手术室温度过低易发生体温降低。低温可导致心肌收缩力下降,舒张功能降低,负性肌力作用使心排出量降低,心脏传导异常出现心律失常,心肌缺血程度增加;体温下降还可使氧合

血红蛋白氧离曲线左移，血红蛋白能提供组织利用的氧减少；钾离子转移到细胞内，造成低钾；低温还可引起血小板减少，血小板凝聚力降低，系列酶主导的凝血过程减慢，增加出血的机会；寒战增加氧耗量；麻醉恢复期及住院时间延长等。因此，低温给机体带来很大影响，需要一定的措施来预防这种低温的影响。在体外循环前后通过调节手术室温度和变温毯，尽量保持老年患者的体温在正常范围。

（高国栋）

参 考 文 献

1. Linton PJ, Gurney M, Sengstock D, et al. This old heart：Cardiac aging and autophagy. J Mol Cell Cardiol, 2014, 83：44-54.

2. Aktas MK, Goldenberg I, Moss AJ, et al. Comparison of age（<75 Years versus ≥75 Years）to risk of ventricular tachyarrhythmias and implantable cardioverter defibrillator shocks（from the Multicenter Automatic Defibrillator Implantation Trial With Cardiac Resynchronization Therapy）. Am J Cardiol, 2014, 114（12）：1855-1860.

3. Allison DB, Antoine LH, Ballinger SW, et al. Aging and energetics´Top 40 future research opportunities 2010-2013. F1000Res, 2014, 3：219.

4. Ikeda Y, Sciarretta S, Nagarajan N, et al. New insights into the role of mitochondrial dynamics and autophagy during oxidative stress and aging in theheart. Oxid Med Cell Longev, 2014, 2014：210934.

5. Cherry BH, Sumien N, Mallet RT. Neuronal injury from cardiac arrest：aging years in minutes. Age（Dordr）, 2014, 36（4）：9680.

6. Poulose N, Raju R. Aging and injury：alterations in cellular energetics and organ function. Aging Dis, 2014, 5（2）：101-108.

7. Tannenbaum C, Johnell K. Managing therapeutic competition in patients with heart failure, lower urinary tract symptoms and incontinence. Drugs Aging, 2014, 31（2）：93-101.

8. Miedema MD, Petrone AB, Arnett DK, et al. Adult height and prevalence of coronary artery calcium：the National Heart, Lung, and Blood Institute Family HeartStudy. Circ Cardiovasc Imaging, 2014, 7（1）：52-57.

9. Forman DE, Ahmed A, Fleg JL. Heart failure in very old adults. Curr Heart Fail Rep, 2013, 10（4）：387-400.

10. Lador F, Herve P. A practical approach of pulmonary hypertension in the elderly. Semin Respir Crit Care Med, 2013, 34（5）：654-664.

11. Schulz S, Adochiei FC, Edu IR, et al. Cardiovascular and cardiorespiratory coupling analyses：a review. Philos Trans A Math Phys Eng Sci, 2013, 371（1997）：20120191.

第四十三章

妊娠妇女和胎儿的体外循环

约 1%～4% 的妊娠妇女合并有心血管疾病，随着心血管疾病的自然病程和妊娠期妊娠妇女血流动力学的改变，一部分妊娠妇女不能耐受心功能的恶化，需要药物控制，更严重者需要心脏外科手术。心血管疾病已成为妊娠妇女除产科死亡因素以外的主要死亡原因。妊娠妇女心功能的恶化也直接影响胎儿生存和发育。国内外非常关注妊娠妇女心脏手术，随着技术的进步，妊娠妇女的死亡率接近非妊娠期心脏手术的死亡率，但是胎儿的死亡率仍可以高达 16%～33%，并且胎儿出生后容易发生颅内出血、呼吸窘迫以及发育迟缓等。

因此，妊娠妇女体外循环的管理重点是在保障母体安全的基础上加强围术期的胎儿保护。

先天性心脏病是目前国内最常见的出生缺陷。随着一些胎儿外科手术的成功开展，心脏外科医生试图开展胎儿心脏手术，认为安全、可靠的胎儿体外循环是必要条件之一。国内外学者开展了长达 30 余年的研究，一直受困于胎儿体外循环对胎儿和胎盘功能的影响，尚未进入临床，但是胎儿体外循环的研究促进了人类对于体外循环对母胎影响的认识。有学者还在胎儿体外循环的基础上发展人工胎盘技术，探索胎儿宫外长期存活和发育的可能性。

第一节　妊娠妇女体外循环

一、妊娠期妊娠妇女心血管生理改变

妊娠期间妊娠妇女心血管生理的改变以适应母体和胎儿代谢的需要。由于妊娠激素的改变和胎盘血管的建立，体循环阻力降低，平均动脉血压低于基础值约 10mmHg 左右。在妊娠 24 孕周，血浆容量超过正常水平的 40%，心排血量增加 30%～50%，在妊娠 32～34 孕周达到高峰，并延续到分娩后 2～5 天。因此，妊娠妇女心力衰竭容易发生在妊娠晚期以及分娩后 1 周内。早期妊娠妇女心排血量的增加主要依赖每搏量的增加，而到妊娠后期主要依赖心率的增快。妊娠期间凝血因子、纤维蛋白原和血小板黏附性增强，纤溶作用减弱，妊娠妇女机体处于高凝状态。而在妊娠后期，体位改变，巨大的子宫容易压迫下腔静脉，引起妊娠妇女血液回流减少，对患有心血管疾病的母体以及胎儿存在巨大影响。

二、妊娠妇女心脏外科手术

国内上海地区的调查显示妊娠期间影响心功能的主要病种是先天性心脏病和风湿性瓣膜病。在发展中国家，风湿性瓣膜病更是妊娠期心脏外科手术的主要病种。妊娠期需要妊娠妇女体外循环的病种有心脏瓣膜病、先天性心脏病、大血管疾病、心脏肿瘤、冠心病等。既往心血管疾病产生的心功能损害增加围产期并发症和死亡率，而妊娠期妊娠妇女生理性血流动力学的改变也加剧心血管急诊的发生。妊娠合并心脏病的危险因素评分有利于避免高风险的妊娠，判断需要干预的时机。具体评分如下：①NYHA 评分大于 2 级或发绀（氧饱和度<90%）；②左心梗阻性疾病（二尖瓣口面积<2cm²，主动脉瓣面积<1.5cm² 或左室流出道压差>30mmHg）；③左室 EF<40%；④既往心血管事件（肺水肿、恶性心律失常，严重肺动脉高压、复杂先天性心脏病手术史）。以上每一条为 1 分。0 分发生心血管事件的概率为 5%，1 分的概率为 27%，≥2 分的概率为 75%，属高风险，需要干预治疗。

当妊娠合并心血管疾病有外科手术指征时，大部分的心脏手术需要在体外循环下完成。随着体外循环技术的进步和妊娠期心血管疾病的认

识,非急诊状态下妊娠妇女的死亡率接近非妊娠期心脏手术的死亡率,但是胎儿的死亡率仍高达16%~33%,由于体外循环对胎儿影响较大,在妊娠晚期,不少学者主张在体外循环心脏手术前娩出胎儿,可以避免体外循环对胎儿的直接影响,但是分娩过程中妊娠妇女血容量的变化、出血等因素将增加妊娠妇女体外循环的管理难度。

三、妊娠妇女体外循环对妊娠妇女和胎儿的影响

(一) 妊娠妇女体外循环对妊娠妇女自身的影响

体外循环中的抗凝、血液稀释、炎症反应、微栓、非搏动性血流、低灌注和低温影响着已经循环状况恶化的妊娠妇女。血液进一步稀释、凝血因子发生改变,补体激活,白细胞释放血管活性物质,产生低血压,均增加妊娠妇女体外循环的风险。然而机体的代偿能力和体外循环设备和技术的改进,妊娠妇女整体上能够耐受体外循环的改变,但是局部器官——子宫的激惹性明显增强,从而影响胎儿胎盘功能,极易产生胎儿宫内窘迫,这也是胎儿并发症和死亡率高的原因之一。子宫肌肉的兴奋性增高可能与激素水平的稀释有关,特别是黄体酮水平的下降。运用保胎治疗,能够预防一部分早产的发生。采用胎儿提前娩出的治疗策略,避免体外循环对胎儿的影响;然而,胎盘剥离后子宫创面渗血,体外循环过程中使用的肝素容易引发子宫大出血。有报道,胎儿娩出后,采用预防性子宫全切术能减少体外循环术后产科大出血,是否合理尚无定论。

(二) 妊娠妇女体外循环对胎儿的影响

1. 孕周对胎儿的影响 妊娠早期,胎盘未发育成熟,药物和体外循环的创伤可导致胎儿致畸或流产,此期开展妊娠妇女体外循环对胎儿极为不利。但临床上往往缺乏细致的病史询问和必要的检查,容易疏漏育龄妇女的产科问题,往往在不知情的情况下造成胎儿的伤害。妊娠中期,胎盘逐渐发育成熟,胎儿成形,生活在宫内适宜的环境内,子宫的激惹性不强,相对而言,这一时期开展妊娠妇女体外循环较为安全。妊娠晚期,胎儿接近成熟,子宫激惹性增强,妊娠妇女发生严重心力衰竭的危险性也增加。因此,妊娠晚期妊娠妇女体外循环后容易早产或胎死宫内。国内妊娠妇女

的病情往往发展到严重状态才来做手术,因此无法主动选择较为理想的孕周开展妊娠妇女体外循环。

2. 胎儿宫内窘迫 胎儿心率变化反映胎儿对外界刺激的反应。胎儿心率减慢、胎心变异消失,提示胎儿宫内窘迫。妊娠妇女体外循环开始,血液稀释、低温、非搏动性灌注、血压降低等因素影响胎盘血供。胎盘是胎儿与母体连接的桥梁,胎盘血供受影响,容易影响到胎儿与母体的气体交换,使胎儿宫内缺氧,胎心率减慢。脱离体外循环后,妊娠妇女血流动力学稳定,胎心率可以恢复。但是,长时间体外循环以及严重影响胎盘血供,胎心率将不可逆的进行性减慢,最终胎死宫内。妊娠妇女体外循环影响胎盘功能的不良因素如下:

(1) 血流动力学因素:胎盘生理灌注需要较高的灌注流量和适当的血压,足月时母体供应胎盘的流量是500~600ml/min,子宫舒张时平均动脉压要求在70mmHg以上。由于血液稀释、大剂量麻醉药物和血管扩张药的应用,妊娠妇女体外循环容易血压偏低,体外循环的常规灌注流量相对于妊娠妇女的生理需要量偏低。因此,妊娠妇女体外循环需要增加灌注流量和灌注压。

(2) 非搏动性灌注:搏动血流符合胎盘生理灌注方式,改善微循环,降低外周血管阻力,下调儿茶酚胺水平,在胎盘绒毛叶间隙的搏动还有利于气体和物质交换。Khandelwal 等报道,妊娠妇女体外循环中采用 $3.5~4.0L/(min \cdot m^2)$ 的恒流灌注,动脉压维持在 77~90mmHg,但是胎儿心率减慢,子宫动脉搏动波型消失,推测妊娠妇女非搏动性血流灌注对子宫、胎盘灌注不足。有学者在妊娠妇女体外循环中运用主动脉球囊反搏技术模拟搏动性灌注。最新的体外循环机可以配置搏动功能。Tripp 等报道妊娠妇女体外循环采用搏动血流灌注,保证了胎盘血供。妊娠妇女接受主动脉瓣置换术后母婴平安。

(3) 低温:研究表明妊娠妇女体外循环转流温度<35℃,胎儿死亡率高于常温体外循环。低温引起交感神经兴奋性血管收缩,血液黏稠性增高,增加血管阻力,影响母体对胎盘血液供应。低温条件下血红蛋白结合氧的能力增强,不利于胎盘的气体交换和氧在胎儿组织中的释放。低温还容易诱发子宫收缩,特别是在复温状态下更明显。妊娠妇女深低温体外循环引起胎儿体温明显下降,直接导致胎儿心率减慢,心输出量下降,胎盘

胎儿部分灌注不足,也影响胎盘气体交换功能。动物实验显示宫腔内胎儿能够耐受浅低温,体温下降2℃左右,胎儿心率、血压无明显改变,妊娠中期的胎儿内分泌代谢也无变化,但妊娠晚期的胎儿对中低温和深低温反应强烈,去甲肾上腺素、肾上腺素等激素水平增高,棕色脂肪氧化产热,耗氧量增加,这对于生活在生理性低氧状态下的胎儿极为不利。临床资料已表明妊娠妇女体外循环中低温是影响胎儿预后的危险因素,因此在体外循环的实践中应尽量避免低温或仅采用浅低温。

（4）全身炎症反应:妊娠妇女体外循环产生全身炎症反应,白细胞黏附于胎盘血管内皮,大量积聚容易形成无复流现象;白细胞释放大量炎性介质,增加血管通透性,引发胎盘组织水肿,释放的溶酶体酶使组织发生破坏。白细胞还通过产生氧自由基而损伤胎盘组织。胎盘组织结构受到破坏,气体和物质交换以及内分泌功能严重受损,转流后胎儿难以长期宫内存活。因此,尽量减少妊娠妇女体外循环的时间,适当运用减轻炎症反应的药物,降低全身炎症反应对胎盘功能的影响。

3. 胎儿流产或早产　妊娠妇女体外循环容易引起子宫收缩,妊娠孕周越大,子宫收缩的频率越高。短时间内影响胎盘功能,导致胎儿宫内窘迫,频繁、持续的宫缩容易引起胎儿流产或早产。妊娠妇女体外循环引起子宫收缩的原因有:①妊娠妇女体外循环中血液稀释,黄体酮水平下降。直接给予黄体酮能够稳定体外循环中的子宫收缩;②体外循环中产生的炎性介质(如 PGE_2、血栓素)增强子宫收缩;③低温容易引起子宫收缩,特别是复温阶段。妊娠妇女体外循环中需要监测子宫收缩,给予相应处理。硫酸镁是抑制宫缩的经典药物,但是有妊娠妇女血压下降、肺水肿的副作用。前列腺素合成酶抑制剂在产科取得良好效果,然而有可能影响体外循环中的血小板功能,因而要慎重使用。β受体激动剂在70年代就用于抑制妊娠子宫的收缩,但是有增加妊娠妇女心肌耗氧和心肌做功的风险。

四、妊娠妇女体外循环的管理

（一）妊娠妇女和胎儿的监测

除了体外循环中的常规监测之外,妊娠妇女心脏手术中的监测还包括妊娠妇女更为详细的有创血流动力学监测、胎心和宫缩监测、妊娠妇女心脏结构和功能的评价以及出凝血功能的监测等。由于妊娠妇女接受心脏手术时心力衰竭明显,常需要放置肺动脉漂浮导管进一步了解心排血量的变化和肺毛细血管嵌压的数值,指导临床用药。在妊娠24周之前,胎心宫缩监护仪不能准确监测到胎心率,可以使用腹部超声监测胎心的跳动;在妊娠24周以后可以使用胎心宫缩监护仪监测胎心率的变化和子宫收缩,术中及时发现异常,调整体外循环参数;术后持续监测12~24小时,预防胎儿异常变化。妊娠妇女食管超声监测能够为外科手术的矫治提供及时的评价。由于妊娠妇女体外循环过程中凝血功能的紊乱,除采用活化凝血时间(ACT)监测抗凝之外,如有条件,采用血栓弹力图监测,全面了解血液的凝血功能,指导体外循环后的止血处理。

（二）管理方法

妊娠妇女体外循环在常规体外循环管理的基础上,针对妊娠妇女体外循环对妊娠妇女和胎儿的不利因素进行调整。

在手术台上妊娠妇女采用左倾15°的体位,避免压迫下腔静脉和腹主动脉。保持妊娠妇女的血细胞比容>28%,因此需要采用微小体外循环管路的策略,必要时输血来提高血细胞比容,增强血液的供氧能力,保持妊娠妇女良好的静脉氧饱和度。采用常温体外循环或浅低温体外循环,保持高流量[>2.5L/(min·m²)]和高灌注压力(>70mmHg),尽量缩短体外循环时间,考虑使用搏动灌注技术。采用α血气管理方式,避免过度通气,因为较低的二氧化碳分压容易引起子宫血管的收缩。加强超滤,减轻妊娠期间的容量负荷和心力衰竭引起的水肿。体外循环结束后鱼精蛋白中和肝素,必要时补充凝血因子和血小板。由于妊娠期妊娠妇女处于高凝状态,抗纤溶药物慎重使用。

妊娠妇女心肌保护要考虑常温或浅低温体外循环条件,可以采用常温心肌保护液,心包腔内低温生理盐水持续灌注,保持心肌局部低温;或采用低温心肌保护液灌注,从冠状静脉窦口吸走回流的心肌保护液,避免影响体外循环的温度。由于钾离子容易通过胎盘,转流过程中避免妊娠妇女高钾对胎儿心率的影响。

（三）用药

妊娠妇女体外循环过程中使用麻醉、心血管、抗凝等药物。根据妊娠妇女用药危险分级管理开展临床合理用药,具体分级如下:A 级药物对妊娠妇女安全,对胚胎、胎儿无危害;B 级药物:对妊娠妇女比较安全,对胎儿基本无危害;C 级药物:仅在动物实验中证明对胎儿致畸或可杀死胚胎,未在人类研究证实,妊娠妇女用药需权衡利弊;D 级药物:对胎儿危害有确切证据,除非妊娠妇女用药后有绝对效果,否则不考虑应用;X 级药物:可使胎儿异常,在妊娠期间禁止使用。常见体外循环药物的危险分级见表43-1-1,大部分药物在妊娠中晚期可以使用。

表 43-1-1　药物的危险分级

药物	对妊娠早期胎儿的影响	危险分级
安定	长期使用产生唇裂	D
咪达唑仑	不明确	C
异丙酚	不明确	B
氯胺酮	不明确,建议不在妊娠早期使用	D
肌松剂	不能通过胎盘屏障的药物可以安全使用	C
去甲肾上腺素/多巴胺	不明确	C
血管加压素	不明确	C
肾上腺素	不明确	C
去氧肾上腺素	有微小缺陷的报道	C
阿托品	可能有微小畸形	C
华法林	先天畸形	D
肝素	没有报道	B
电解质	没有报道	A
碳酸氢钠	没有报道	A

五、小结

妊娠合并心脏病是围产期妊娠妇女死亡的高危因素之一。妊娠妇女心血管生理的改变加重心脏病的病情,心脏病的自然病程或急性发作也会加重妊娠妇女心脏的负荷。高龄、再手术、急诊以及心功能状态是妊娠妇女心脏手术的高危因素,而妊娠妇女心功能和体外循环是胎儿围术期的高危因素。通过采用高流量、高灌注压、常温转流等一系列保护妊娠妇女和胎儿的灌注措施,妊娠妇女的死亡率接近非妊娠期心脏手术的死亡率,胎儿死亡率有所控制,但仍显著高于妊娠妇女。对于接近足月的胎儿,可以采取胎儿先娩出的策略,避免妊娠妇女体外循环对胎儿的影响。

第二节　胎儿体外循环

一、概况

随着产前胎儿心脏超声诊断技术的提高,人们对先天性心脏病在宫内的形成和演变有了更清晰的认识。许多复杂心脏畸形妊娠早期病变较为单一,由于异常血流动力学作用,产生心脏大血管继发结构改变,甚至影响邻近器官的发育。如肺动脉闭锁伴完整室间隔畸形导致右心室发育不全;主动脉缩窄病变胎儿随着妊娠继续,缩窄加重,出现主动脉弓发育不良,甚至左心发育不良综合征;三尖瓣发育不良、Ebstein 畸形引起三尖瓣反流,增加右房容积,使胎儿心胸比例增大,影响肺的发育。

由于心脏畸形复杂或病情严重,一些胎儿往往出生后就已失去解剖矫治的手术时机,或行Fontan 类手术,或等待心脏移植。心脏外科医生试图开展胎儿心脏手术,安全可靠的胎儿体外循环是重要的技术支持。由于胎羊的心血管生理结构与人类胎儿相近似，妊娠期孕羊胎数为 1 ~ 2 胎，所以，胎羊成为研究胎儿体外循环较为理想的实验动物。有关胎儿体外循环的研究内容大多来自胎羊体外循环的动物实验。

二、胎儿体外循环的时机

临床上开展人类胎儿心脏介入的胎龄在 21 ~ 29 孕周。此时的胎儿处于妊娠中期或中晚期，胎盘血流没有妊娠晚期丰富，操作中子宫胎盘出血少，相对而言不容易流产，而且胎儿可以有较长时间的宫内康复期。胎儿心脏外科的手术时机是否也应该在这个阶段尚不确定。国内外胎儿体外循环的动物实验研究大多在妊娠晚期。孕羊的孕期为 150 天，开展研究的胎龄为 110 ~ 140 天，相当于人类胎儿的 30 孕周以后。妊娠中期的胎儿体重太小，存在一定的操作难度，并且脱离体外循环后的出血难以控制。所以，胎儿体外循环的时机不仅要结合心脏畸形的治疗时机，还要考虑技术条件。

三、胎儿麻醉

母体麻醉用药透过胎盘并不能保证胎儿麻醉完全。过多胎动会使操作变得困难，甚至危及胎儿生命。胎儿维库溴铵作用时间约 1 小时，其抗迷走神经作用可以保持良好的胎儿心率，同时抑制胎动。胎儿对于体外循环过程中的刺激产生强烈的应激反应，国外学者采用胎羊脑部乳糜池注射麻醉药物抑制应激反应，减轻胎羊体外循环的应激反应，能否用于人类胎儿值得考虑。目前胎儿心脏手术麻醉的研究刚刚起步，现有麻醉技术还达不到胎儿体外循环所需的理想麻醉深度和镇痛效果。胎儿麻醉过程中的监护方法有胎儿超声、胎儿血气值、动脉血压、心率、脐动脉流量以及胎儿代谢指标的监测。在产科以及胎儿非心脏手术中较多使用的是经皮血氧饱和度和胎心率的监测，但是在胎儿体外循环中需要建立有创监测获得血气值、动脉血压等数据。

四、胎儿体外循环设备

胎儿血容量小，对大预充量耐受性低是胎儿体外循环的特点之一。因此，尽可能地减少胎儿体外循环设备的体积或简化装置，其主要组成部分有氧合器、人工心泵和超滤器等。

胎盘作为胎儿与母体之间气体交换场所，将其作为体外循环中的氧合器比较符合胎儿生理，

避免人工氧合器的使用，简化了胎儿体外循环装置。但是非生理性灌注严重影响胎盘气体交换功能，采用胎盘保护措施，目前的安全转流时间为 20 ~ 30 分钟。有学者在胎儿体外循环中运用膜式氧合器替代胎盘气体交换功能，转流中胎儿血气良好，然而脱离体外循环后胎盘功能不良仍然是突出问题。

最初使用的人工心泵是滚轴泵，在小口径动脉插管的条件下容易增加泵管压力、破坏胎儿红细胞。离心泵的应用能够减少血液细胞的破坏，避免泵管压力的急剧变化，但是需要一定的预充量。Reddy 等在胎儿实验中，采用轴流泵把右房血直接泵到肺动脉或主动脉，只需 14 ~ 16ml 的动物自体血进行预充，明显提高胎儿存活率。

胎儿体外循环中使用超滤器，能够减少血液稀释对胎盘气体交换功能的影响，同时减少炎症介质在胎儿体内的积聚，但是也存在增加体外循环预充量的弊病。因此，减少预充，使设备微型化是胎儿体外循环设备改进的方向之一。

五、胎儿体外循环插管和转流方式

胎儿联合心输出量供应胎儿体循环和脐-胎盘循环，妊娠晚期约为 400ml/（kg·min），其中 60% ~ 70% 的联合心输出量经右心室射出，大部分血流通过动脉导管，主要供应脐-胎盘循环。因此，胎儿体外循环中动脉插管部位可以是主动脉和（或）肺总动脉，经肺总动脉插管更有利于胎盘灌注。静脉插管部位是右心房。国内胎龄 110 ~ 140 天的胎羊体重 1 ~ 2kg，动脉插管大小为 8 ~ 10F，静脉插管大小为 12 ~ 16F。

搏动血流在临床上应用的效果与恒流灌注没有显著性差异，但是胎儿体外循环中搏动血流保护血管内皮一氧化氮合酶系统，降低胎儿肾素-血管紧张素系统的活力，促进胎盘释放 NO，改善胎盘微循环，有利于气体和物质交换。因此胎儿体外循环需要搏动性血流灌注。

大量研究表明低温不适合胎儿体外循环。第一，低温下血红蛋白与氧的结合力增强，不利于胎盘的气体交换，而且影响氧在胎儿组织中的释放，这对于生活在低氧环境中的胎儿极为不利。第二，低温下血液黏稠性增高，增加胎盘血管阻力，影响胎盘气体交换功能。第三，胎儿体温降低，通过胎盘和宫内羊水与母体进行热交换，使子宫局部温度下降，容易诱发子宫收缩。第四，妊娠晚期

胎儿低温条件下血儿茶酚胺分泌增多,将加重体外循环对胎儿和胎盘功能的影响。在胎儿低温体外循环的实验中使用硝普钠部分改善胎盘功能,但其长期效果难以保证。鉴于低温的不利因素以及保护措施的不足,胎儿体外循环均采用常温转流技术。

六、胎儿体外循环对胎盘功能的影响

胎盘是哺乳动物妊娠期特有的器官,担负胎儿与母体的物质交换(包括气体交换、营养物质交换等),分泌激素维持妊娠、促进胎儿生长、参与分娩机制。胎盘循环由相互独立的脐-胎盘循环和子宫-胎盘循环所组成。胎儿体外循环直接干扰脐-胎盘循环,转流中、转流后胎盘血管阻力增高,胎盘血流减少,氧气和二氧化碳转运障碍,引起胎儿宫内窒迫,难以长期存活。因此,胎盘功能保护成为胎儿体外循环研究的重点。

(一)胎盘气体交换功能不良的原因

1. 灌注方式 胎盘局部灌注的研究显示脐动脉流量低于 150ml/(kg·min)或平均动脉压<40mmHg,胎盘血管阻力明显增高。Hawkins 等在胎儿常温体外循环中运用胎盘作为氧合器,采用高流量灌注,血气结果明显优于低流量灌注的胎儿,表明灌注流量是影响胎盘功能的一个重要因素。但是转流后高流量灌注的胎儿仍然出现胎盘血管阻力增高,胎盘功能不良的现象。Champsaur 等认为恒流灌注方式对胎盘功能不利,搏动血流更有利于胎盘微循环灌注。

2. 炎症介质 体外循环中血液与异物界面接触激活补体、凝血、纤溶、激肽系统,产生大量炎症介质。韩国学者报道胎儿体外循环中前列腺素 E_2(PGE$_2$)和血栓素 B_2(TXB$_2$)增高,而 PGE$_2$ 和 TXB$_2$ 在胎盘局部具有收缩血管的作用。胎儿体外循环中白介素-6(IL-6)、肿瘤坏死因子 α(TNF-α)明显增高,与胎盘血管阻力增高相关。胎儿补体 C3a 和乳铁素含量较转流前明显上升,说明胎儿体外循环激活补体,促进中性粒细胞的激活和颗粒释放。采用轴流泵,减少预充量和体外管道,转流中补体 C3a 含量变化不明显,但是中性粒细胞仍然被激活,表明还存在其他未知途径激活中性粒细胞,释放炎症介质。

3. 胎盘血管内皮功能紊乱 胎盘血管内皮不仅是血液与组织的屏障,而且感受血流信号和体液活性物质,参与血管舒缩调节。妊娠期间胎盘组织释放大量一氧化氮(NO),调节脐带、胎盘血管阻力,减弱血栓素和内皮素-1(EF-1)的缩血管作用。胎儿体外循环下血液与非生理性管道接触诱发的炎症介质、非生理性血流切变力、再灌注损伤中的氧自由基以及组织器官缺血缺氧改变等不利因素对胎盘血管内皮的影响,导致内皮介导的血管舒缩功能受到破坏。有学者报道,胎儿体外循环中予以乙酰胆碱刺激胎盘血管内皮产生 NO,但是胎盘血管阻力没有改善;予以硝普钠直接舒张血管平滑肌,改善胎盘血流灌注,表明体外循环选择性的损伤胎盘血管内皮依赖性的舒张作用。

4. 血液预充 胎儿血容量少,为避免体外循环的血液稀释,胎儿体外循环需要一定量的血液预充。但是成年血红蛋白的氧离曲线相对于胎儿血红蛋白右移,成年血预充降低胎儿血液携氧能力,不利于胎盘气体交换和组织间氧的释放,这一现象在胎羊体外循环中比较明显。与此相反,人类的胎儿血红蛋白与成年血红蛋白氧离曲线接近,人类胎儿是通过提高血红蛋白含量来适应宫内低氧环境,妊娠晚期胎儿血细胞比容(Hct)为(0.54±0.05)%。因此,胎儿体外循环要求尽量少的预充来维持接近正常的 Hct,或使用超滤技术。

5. 其他 体外循环引起胎儿应激反应,释放大量儿茶酚胺类物质,升高胎盘血管阻力,不可避免地影响胎盘功能。胎盘功能不良引起 PO$_2$ 下降,PCO$_2$ 升高,造成胎儿酸中毒、pH 下降,同时引起胎盘血管收缩,反过来又影响 PO$_2$、PCO$_2$ 在胎盘内的交换,形成恶性循环。另外,低温也是影响胎盘功能的重要因素。

(二)胎盘保护措施

对胎儿体外循环下胎盘病理生理的认识使胎盘保护具有一定的针对性,在胎儿体外循环的动物实验中已取得一定的进步,但是仍然没有根本解决胎儿体外循环后的胎盘功能不良问题。

1. 体外循环设备的改进 胎儿体外循环经过 30 年的发展,人工心泵从最初的滚轴泵发展到搏动泵、轴流泵。轴流泵的使用改变了以往体外循环需要大量管道和预充液的方式,使胎儿体外循环类似于左心转流。

2. 药物 胎盘气体交换功能不良的主要原因是胎盘血管阻力增高,采用扩血管药物如硝普钠能够降低胎盘血管阻力,可以改善胎儿血气。Boston 儿童医院在胎儿体外循环预充液中加入吲哚美辛(3mg/100ml),转流中胎盘气体交换良好。

吲哚美辛抑制胎盘血管阻力增高的机制是在环氧合酶阶段抑制前列腺素，因此存在动脉导管收缩的副作用。胎儿体外循环中采用大剂量激素（甲基强的松龙 50mg/kg）的效果与使用吲哚美辛的保护效果相似，但大剂量激素在磷脂酶阶段抑制前列腺素的合成。有学者运用内皮素受体拮抗剂（PD145065）抑制 EF-1 的作用，胎盘血管阻力升高缓慢，胎盘血流量没有明显减少，但作用时间较短。

七、胎儿体外循环对胎儿的影响

（一）胎儿宫内窘迫

胎儿体外循环干扰胎盘气体交换功能，直接导致胎儿宫内窘迫。宫内窘迫早期生理反应是体内血流的重新分配，使心、脑、肾上腺的血流增加，肾、肺、肝、肠道以及皮肤肌肉的血流减少。如果氧的供求矛盾持续存在，胎儿生理代偿机制将被破坏，出现心动过缓、低血压、缺血缺氧性脑病，甚至死亡。

（二）胎儿心功能的变化

胎儿心肌细胞接近最长肌节状态，细胞收缩成分少，心肌舒张依赖细胞膜上的钠钙交换，因而胎儿心脏前负荷储备低，心肌收缩和舒张功能比成熟心肌低下。胎儿通过增加心率和双心室做功来保持高循环动力状态。在胎盘功能不良的产妇中发现胎儿右心室后负荷增加，三尖瓣反流明显，静脉系统的搏动指数增高；左心室做功比例增大，流向心、脑血流增多。表明胎盘功能不良可以通过血流动力学的变化影响胎儿心功能。胎儿心功能减弱又引起血流重新分配，保证心、脑重要脏器的供血和供氧；减少下半身供血，特别是胎盘供血，直接影响胎盘气体交换功能，导致机体缺氧、酸中毒。严重缺氧、酸中毒又抑制胎儿心肌细胞收缩和舒张功能，形成胎儿心功能低下与脐-胎盘循环不良的恶性循环。

胎儿不停跳体外循环从多个环节影响胎儿心功能。体外循环中血液稀释影响胎儿血液携氧能力，降低胎心的供氧水平。胎儿麻醉、手术、体外循环的强烈刺激引起胎儿应激反应，儿茶酚胺水平升高，增加心室后负荷，因而增加心室的耗氧量，电镜结果显示心肌糖原被大量消耗。体外循环激活的炎症介质 IL-6、TNF-α 直接抑制胎儿心功能。如前所述，脐-胎盘循环不良也将影响胎儿心功能。

胎儿心肌保护的方法尚不确定，研究表明胎儿晶体停搏液中低钙离子浓度有利于胎儿心肌保护。然而又有研究显示心肌诱颤的心肌保护效果更优于晶体停搏液。刘晓冰等报道，在胎儿心脏阻断后灌注改良 St. Thomas 停搏液，阻断 30 分钟，开放主动脉，胎儿心脏能够复跳，表明类似新生儿体外循环中的心肌保护方法可行，但是胎儿最终死亡。胎儿不停跳体外循环影响胎儿心功能，灌注心肌停搏液，胎心经历缺血再灌注损伤，术后心功能不良更加严重。如果心功能不能承担脐-胎盘循环，即使胎盘血管阻力最初没有升高，其最终结果仍然是胎儿的血流重新分配，胎盘血流减少，交换功能下降。因此，胎盘保护不能忽视心功能的监测和心肌保护，是否需要灌注心肌停搏液或灌注哪一种类型的心肌停搏液值得进一步探讨。

（三）胎儿内分泌代谢变化

妊娠晚期胎儿下丘脑-垂体-肾上腺接近成熟，能够对外界的刺激产生应激反应。肢体暴露、体外循环的外科操作和体外循环对胎儿都是强烈刺激，激活胎儿下丘脑-交感神经-肾上腺髓质系统和下丘脑-垂体-肾上腺皮质系统。转流中胎儿血肾上腺素、去甲肾上腺素、皮质醇等激素水平较转流前明显升高。胎儿时期脐-胎盘血管对于儿茶酚胺收缩血管的作用较体循环血管更为敏感，胎儿血液重新分配，胎盘血流减少。不仅如此，皮质醇含量增高容易诱发妊娠晚期胎儿分娩机制，对宫内继续妊娠极为不利。

应激状态下胎儿分解代谢增强。组织里的糖原分解，血糖增高，胰岛素水平呈下降趋势。与此同时，胎儿乳酸值明显增高，pH 值迅速下降。临床上乳酸值的动态变化可以判断新生儿心脏手术预后，胎儿体外循环后乳酸值的显著变化具有同样意义。脂肪作为胎儿能量物质的储备，静息状态下不参与能量供应。应激状态下血去甲肾上腺素和肾上腺素促进棕色脂肪细胞内的甘油三酯分解、产生大量游离脂肪酸。胎儿宫内能量物质主要来源于母体，体外循环中胎盘血流减少，使这一来源供应不足，胎儿自身能量物质储备有限，转流中大量被消耗，使血糖、游离脂肪酸水平下降，对胎儿长期存活不利。

胎儿生活在宫内低氧环境中，胎盘组织内的气体交换方式是胎儿血液与母体血液同向气体交换，胎儿脐静脉的氧分压低于母体静脉血氧分压,生理条件下胎盘供氧量为实际需要的两倍。但是应激状态下胎儿耗氧量急剧增加,胎盘供氧能力不能满足胎儿耗氧量的增加,胎儿处于缺氧状态,转流时间延长胎儿酸中毒难以避免。提高氧分压能够满足胎儿此时的耗氧量,但是妊娠晚期动脉血氧分压超过36mmHg,动脉导管、脐动脉开始收缩,容易破坏胎儿血液循环方式。由此可见,胎儿体外循环下即便胎盘功能良好,应激状态下胎儿强烈的内分泌代谢变化也将影响胎儿生存。

八、胎儿体外循环对母体的影响

母体作为胎儿的载体,承受的手术风险。子宫切开不可避免的容易诱发早产。在围术期持续使用各种抑制宫缩、预防早产的药物,容易诱发母体的并发症,如肺水肿,低血压等。在人类胎儿外科的临床记录中极少有妊娠妇女因胎儿手术而死亡的。表明胎儿外科对妊娠妇女而言相对安全,但是要承担一定的手术风险和并发症。在胎儿体外循环的研究中,Eghtesady 等报道,胎儿体外循环影响子宫血流,表明母体-胎儿胎盘界面存在相互影响,但是不影响母体的整体血流动力学变化。

九、小结

胎儿体外循环对胎儿的影响是直接的,灵长类动物的胎儿体外循环一直没有成功,使得试图通过这一技术平台开展胎儿心脏手术的想法未能在临床实现。胎儿心脏介入技术已在临床开展,胎儿心脏宫内治疗是否需要胎儿体外循环值得考虑。经过三十多年的研究,对胎儿体外循环中的病理生理变化有了较为详细的认识,尽管离成功还比较遥远,尽管临床上开展的可能性还不确定,但是开启了宫内心脏干预研究的先河。在此基础上开展的人工胎盘技术(又称宫外生命支持)又为早产儿的生长发育创造了新的条件。

第三节 人 工 胎 盘

不论是妊娠妇女体外循环、胎儿体外循环,还是胎儿宫内手术,宫内干预后胎儿容易早产。胎龄过小,早产儿器官发育不成熟,难以宫外存活。在胎儿体外循环的基础上建立的人工胎盘(artificial placenta)技术是胎儿宫外生命支持的重要手段。

一、人工胎盘发展史

人工胎盘的研究也是建立在胎羊的基础上。1957 年,Harned 等用人工心肺机支持宫内窒息的胎羊,但支持时间不足 1 小时。到 1963 年,Callaghan 等报道一只胎羊在人工胎盘转流 40 分钟后成功分娩并存活。随后 Zapol 等报道人工胎盘的支持时间可以达到 55 小时。到八十年代末,由日本东京大学 KuwabaraYoshinori 教授领衔的团队开展人工胎盘的研究,胎羊最长存活 543 小时。进入 90 年代,日本神户大学 Sakata Masahiro 等将离心泵引入人工胎盘系统,胎羊在人工胎盘支持下最长存活 237 小时,存在肺生长发育和成熟的现象。到本世纪,Reoma 等在人工胎盘的研究中使用无泵型人工膜肺,在 4 小时的研究期间能够有效支持气体交换并保持胎羊血液循环正常。近期广东省心血管病研究所探索人工胎盘技术,胎羊最长存活时间可达 70 小时。

二、人工胎盘与新生儿 ECMO 的区别

人工胎盘支持下的循环模式是胎儿循环,支持的目的是替代胎盘功能,提供胎儿气体交换和营养支持等;新生儿体外膜肺氧合支持下的循环模式是生后循环方式,支持的目的是呼吸支持和(或)循环支持,由此产生两者的明显区别(表43-3-1)。理论上胎儿成型后,通过胎盘进行气体和营养物质的交换;人工胎盘作为胎儿的生命支持方式,只要有血管能够连接到人工胎盘装置上,就可以替代胎盘,不应存在胎龄和体重的限制,目前只是技术还没有完全达到要求。当前新生儿体外膜肺氧合的适应证要求胎龄大于 34 孕周,体重 > 2kg。转流方式要符合胎儿循环生理,因此人工胎盘采用脐动脉到脐静脉或颈内静脉到脐静脉的转流方式,避免高氧合;而新生儿体外膜肺氧合根据循环支持或呼吸支持的需要,采用颈内静脉到颈总动脉或颈内静脉单管双腔的转流方式,需要充分氧合。支持的时间在人工胎盘方面需要延续到胎儿发育成熟,而新生儿体外膜肺要等待新生儿循环或呼吸功能的恢复,因此支持时间在 2 ~ 3 周以内。

表 43-3-1　人工胎盘与新生儿体外膜肺氧合的区别

项目	人工胎盘	新生儿体外膜肺氧合
血液循环方式	胎儿循环	生后血液循环
支持的目的	气体交换和营养支持	呼吸支持和(或)循环支持
胎龄和体重限制	理论上胎儿成形后没有胎龄和体重的限制	胎龄大于 34 孕周,体重大于 2kg
转流方式	动脉到静脉;静脉到静脉	静脉到动脉;静脉到静脉
插管部位	以脐部血管插管为主	以颈部血管插管为主
血液氧合程度	避免高氧合,防止动脉导管闭合	充分氧合
支持的时间	支持数周至数月,直到胎儿发育成熟	一般在 2~3 周以内

三、人工胎盘装置

(一) 心泵

生理性胎盘循环的动力来源于胎儿、母体的心脏跳动,胎盘血流量占胎儿心输出量的 40% ~ 50%。有学者提出无泵型人工胎盘,依赖胎儿心脏驱动血流通过人工肺进行氧合和排出二氧化碳。但是脐血管插管容易引起血管收缩,使流经人工肺的血流无法有效控制,不能长时间地进行胎儿生命支持。因此大多数人工胎盘的研究包含有心泵。从 Zapol 等研究中的滚压泵,到 Sakata 等引入离心泵,人工胎盘心泵的发展伴随着体外循环动力泵的发展而变迁。借鉴胎儿体外循环的研究经验,人工胎盘使用的心泵需要有精细的流量控制,同时尽可能地减少预充量。

(二) 人工肺

人工胎盘研究中最早使用转碟式人工肺,支持时间短;当硅胶膜肺出现以后,人工胎盘的支持时间明显延长。但是预充量大,不太适合低体重的胎儿。中空纤维膜肺经过抗渗漏技术的改进,已成为人工胎盘研究中的主要人工肺。近年来研制的中空纤维膜肺跨膜压明显减少,适合在无泵型人工胎盘中应用,但是支持的时间还比较有限,并且存在明显的低血压。为防止血栓形成或减少血液激活,不同品牌的中空纤维膜肺有各种涂层,这些涂层对胎儿的发育和人工胎盘支持期间出凝血机制的影响值得探索。

四、插管

脐血管是胎盘与胎儿连接的通路,既往人工胎盘插管的主要部位是脐血管。理论上连接所有的脐血管将获得最大的流量,但是脐血管容易痉挛、收缩,在人工胎盘的循环中,经脐动脉流出的

血流速度受血管管腔大小的影响比经脐静脉流入的血流速度更为明显,因此不论是需要心泵的人工胎盘,还是无泵型人工胎盘,脐血管插管尖端都需要通过脐环进入胎儿体内,减少脐血管收缩对流量的干扰。Arens 等报道,平均体重 2.45kg 的胎羊体内,经脐血管插入 14G 插管,插入长度 60 ~ 80mm,采用无泵型人工胎盘,平均流量可以达到 139ml/min,然而平均维持时间不超过 4 小时。为获得更有效的引流量,经胎羊颈内静脉插管引出血液,气体交换后输入脐静脉,平均流量可以达到 94ml/(kg·min)。广东省心血管病研究所采用该插管方式,维持转流时间接近 3 天(图 43-3-1)。

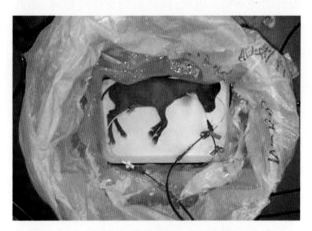

图 43-3-1　人工羊水中胎羊颈内静脉和脐静脉插管

五、人工胎盘对胎儿的影响

(一) 对循环系统的影响

既往研究显示,人工胎盘支持下胎儿出现低血压、腹水、胸水以及皮下水肿,最终循环衰竭死亡。这一方面可能与人工胎盘不恰当的预充液成分、转流中产生的全身炎症反应以及毛细血管渗漏等因素有关,另一方面也可能与胎儿心功能有

关。广东心血管病研究所的研究显示颈内静脉到脐静脉的人工胎盘对于胎儿的右心功能影响显著。针对胎儿水肿,人工胎盘中增加透析或超滤有可能减少水潴留。

(二) 对呼吸系统的影响

当人工胎盘氧供>10ml/(kg·min),胎儿组织氧利用度没有变化;当氧供小于该值时,氧利用度明显受到抑制,表明胎儿在人工胎盘支持下的氧代谢与生理条件下的氧代谢一致。Kozuma 等报道人工胎盘支持下胎儿出现间断性的呼吸运动。Yasufuku 检测人工胎盘支持前后羊水磷脂、血浆皮质醇和甲状腺素 T_3 的含量,并且比较"湿肺"和"干肺"重量,观察肺组织超微结构等,显示人工胎盘支持下胎儿肺脏不断生长和成熟。表明人工胎盘对于胎儿肺发育是有利的。有报道胎儿在人工胎盘支持下肺表面活性物质生成,肺重量增加,肺Ⅱ型细胞增多,脱离人工胎盘运用自身肺呼吸,能够保持胎儿血气,存活 1 周。

(三) 内分泌代谢的变化

妊娠晚期胎儿肾上腺逐渐成熟。人工胎盘支持下胎儿温度下降后,胎龄较大的胎儿出现氧利用度增加,血浆去甲肾上腺素、肾上腺素、促肾上腺皮质激素、皮质醇含量上升,对处于胎儿循环生理的胎儿不利。因此,同妊娠妇女体外循环、胎儿体外循环一样,人工胎盘应避免低温。

六、小结

目前,人工胎盘还存在许多不确定的技术问题,如插管的部位,合理的转流方式、长时间转流下胎儿出现循环衰竭、全身水肿该如何处理等。借鉴妊娠妇女体外循环和胎儿体外循环的经验,进一步完善人工胎盘的关键技术将有利于解决胎儿手术后宫外生命支持的问题,同时推动胎儿和新生儿医学的发展,提高胎龄小于 24 孕周早产儿的生存率。另外,人工胎盘技术的进步可以帮助没有子宫的妇女通过体外装置培育自己的胎儿,避免子宫移植产生的免疫问题对胎儿的影响。最终成熟的人工胎盘技术有可能和辅助生殖技术、克隆技术一样影响人类的繁殖行为以至于人类自身的进化。

(周成斌)

参 考 文 献

1. Kapoor MC. Cardiopulmonary bypass in pregnancy. Ann CardAnaesth,2014,17(1):33-39.
2. John AS, Gurley F, Schaff HV, et al. Cardiopulmonary bypass during pregnancy. AnnThoracSurg, 2011, 91: 1191-1197.
3. Sepehripour AH, Lo TT, Shipolini AR, et al. Can pregnant women be safely placed on cardiopulmonary bypass? Interactive Cardiovascular and Thoracic Surgery, 2012, 15: 1063-1071.
4. Franklin WJ, Gandhi M. Congenital heart disease in pregnancy. Cardiol Clin,2012,30:383-394.
5. Zhou CB, Zhuang J, Chen JM, et al. Decrease in inflammatory response does not prevent placental dysfunction after fetal cardiac bypass in goats. J Thorac Cardiovasc Surg,2012,143(2):445-450.
6. Zhou CB, Zhuang J, Wen SS, et al. Anesthetic management during cardiac bypass in fetal lambs. Nan Fang Yi Ke Da Xue Xue Bao,2009,29(12):2401-2403.
7. Liu XB, Zhou CB, Chen JM, et al. A fetal goat model of cardiopulmonary bypass with cardioplegic arrest and hemodynamic assessment. J Thorac Cardiovasc Surg, 2011, 142 (6):1562-1566.
8. Arens J, Schoberer M, Lohr A, et al. NeonatOx:a pumpless extracorporeal lung support for premature neonates. Artif Organs,2011,35:997-1001.
9. Gray BW, El-Sabbagh A, Rojas-Pena A, et al. Development of an artificial placenta IV:24 hour venovenous extracorporeal life support in premature lambs. ASAIO J,2012,58: 148-154.
10. Bryner BS, Mychaliska GB. ECLS for preemies:the artificial placenta. Semin Perinato, 2014, 38 (2): 122-129.
11. Rochow N, Chan EC, Wu WI, et al. Artificial placenta-lung assist devices for term and preterm newborns with respiratory failure. Int J Artif Organs, 2013, 36 (6): 377-391.

第四十四章

急诊体外循环

第一节　急诊体外循环概述

一、急诊体外循环概念

体外循环是将体内的静脉血液引流到体外，经人工肺-氧合器氧合及排出 CO_2，再由人工心-驱动泵输注回体内的过程，旨在为心血管手术的实施提供心肺支持和保障。CPB 的心肺支持作用决定了它必定会在急救医学中担任重要的角色，这便是急诊体外循环（emergency cardiopulmonary bypass，ECPB）。ECPB 是指在紧急情况下，迅速建立 CPB，对衰竭的循环和（或）呼吸系统提供临时的、部分或全部的支持，以争取时间进行外科手术、内科介入或其他抢救治疗。ECPB 应用于抢救急诊危重患者，其特点为"急"和"应变"，即在很短时间内迅速建立 CPB，并根据不同疾病情况和（或）手术需要采用不同的方式转流。

ECPB 与常规 CPB 的根本目的是一致的，即为患者提供呼吸和（或）循环功能支持。不同的是它是在紧急情况下应用的，迅速而有效的建立 ECPB 是挽救患者生命的关键。其重要的作用在于：①迅速氧合血液并排除 CO_2，缓解机体缺氧及 CO_2 潴留；②辅助或代替心脏功能，应用 ECPB 可减轻心脏负荷、减少心脏做功，为心脏功能的恢复提供有利条件；③迅速纠正酸碱平衡紊乱，通过提供充分的氧供和组织灌注，改善缺血缺氧和酸碱平衡失调，同时又可迅速处理高钾血症及急性中毒；④对于多种原因造成的意外大出血进行快速输血，并能在 CPB 支持下，寻找出血部位并确切地加以修补；⑤对于意外低温或高温，进行体温调节，同时纠正体温异常造成的内环境紊乱。

体外生命支持（extracorporeal life support，ECLS）为一个专业术语，用来描述当心脏或者肺功能衰竭时支持循环和呼吸系统功能的诸多形式。

在这一涵盖性术语之下，ECLS 既是 ECPB，又是（extracorporeal membrane oxygenation，ECMO）。由于 ECPB 和 ECMO 采用的装备很相似，两者都提供循环和呼吸支持，这两个词语通常被交换使用。ECPB 一词主要还是针对急诊的心血管外科手术，在 20 世纪 90 年代前运用较多；而 ECMO 一词在之后的时间运用较多，且包括了非手术救治的多种情况。作为 ECLS 的一种形式，ECMO 亦有急诊（emergency）、亚急诊（ugent）及择期（selective）之分，而 ECPB 几乎等同于急诊性质的 ECMO。

二、急诊体外循环应用范围

随着 CPB 技术的日趋完善及相关材料设备的进步，ECPB 临床应用已经涉足到需要紧急心肺支持的众多方面，包括医院手术室、急诊科、ICU、心导管室，以及医院外急救医疗的应用。

1. 围术期心肺支持　CPB 虽然可以起到心肺支持作用，利于心脏手术的开展，也为肝移植、肺移植等大手术保驾护航，但其仍然是对机体创伤非常巨大的治疗辅助手段，如果能够避免的话应该尽量避免采用。外科手术技术的改进、微创外科的发展使得其在某些手术中逐渐演变为备用措施（standby），例如不用 CPB 的冠状动脉搭桥手术（OPCABG），发绀型先天性心脏病双向 GLENN 术，肝移植，等。尽管这些手术是择期手术，但是在顽固性心律失常、心搏骤停、大出血、呼吸功能障碍等紧急情况发生时，CPB 会迅速、及时建立。灌注师可根据患者情况备齐各种物品不打开包装，或者打开包装连接好管道设备，高危患者也可将人工心肺机系统预充排气，以便在紧急情况发生时能迅速提供支持。

ECPB 对于心脏手术后心功能不全的患者，在采用药物治疗、IABP 治疗无效时可及时采用,进行左心转流或并行循环,以减轻心脏前后负荷,为心功能的恢复争取时间。对于术后呼吸功能障碍,氧分压低、CO_2 分压高的患者,可采用 ECMO 进行呼吸支持,降低呼吸机参数,让肺得到一定的休息、赢得时间恢复功能。

ECPB 在严重气道阻塞患者紧急手术的应用,国内外均有较多文献报道。胸部肿瘤压迫气道,侵及肺部动、静脉血管,术中伤及气道及肺血管等均可在 ECPB 支持下完成手术。通常采用股-股转流方式建立 CPB,再进行麻醉气管插管,及相应的治疗处理。

2. 心导管检查及介入治疗意外 尽管心导管检查技术已经十分成熟,其潜在的风险危及生命,仍不可忽视。心导管检查及介入治疗过程中心律失常,冠脉血管及心腔损伤出血致心肌缺血、心包填塞、低血压,封堵器脱出、移位等危急情况时有发生。ECPB 为这些技术及治疗的开展,提供坚实的保障。在有条件的医院,通常会备有 ECMO 装置,或者手术用的人工心肺装置。一旦出现险情和意外,立即进行 ECPB 心脏支持,再转入手术室进行相关的处理,或者经过一定时间的循环辅助等待心脏功能的恢复。

3. 心肺复苏 最早关于 ECPB 治疗难治性心搏骤停的报道在 20 世纪 90 年代。在 2000 年,Dr. Bartlett 等密执安大学的医生总结分析了他们用 ECPB 救治包括心搏骤停、心源性休克在内的多种适应证的连续 1000 例患者,治疗效果最好的是新生儿呼吸衰竭的患者,存活率 88%,而成人心力衰竭的患者存活率最低,仅为 33%。自那以后,世界各地的许多医学中心也报道了用 ECPB 治疗对传统方法无效的心源性休克、心搏骤停获得成功,并在以密执安大学为中心的 ELSO 进行数据登记保存。

传统的内科治疗对于难治性心搏骤停或心源性休克作用甚微,而采用 ECPB 可大大增加抢救的成功率。Nichol 等学者对于经皮体外循环(percutaneous cardiopulmonary bypass,PCPB)抢救心搏骤停及心源性休克的一篇系统的综述显示,抢救成功的概率为 76.8%,出院存活率可达 47.4%。心搏骤停最常见的原因为急性心肌梗死,其他原因还包括心肌病、顽固性心律失常、肺栓塞、主动脉缩窄、动脉瘤血管破裂、术后心脏停搏、冠脉移植血管破裂、心肺移植排斥反应和心包填塞等。心

源性休克的病因可能为急性心肌梗死、心梗后左室游离壁破裂、室间隔穿孔、乳头肌断裂、心脏黏液瘤卡瓣和爆发性心肌炎等。

任何原因造成的急性呼吸衰竭,在其他治疗无效时,都可考虑 ECPB。可采用经皮静脉-静脉 ECMO 转流,部分或全部替代肺的功能,使自身肺得到休息,利于康复。造成急性呼吸衰竭的原因有吸入性烟尘损伤、肺栓塞、哮喘持续状态、肺泡蛋白缺乏症等。对于呼吸道梗阻造成的极度缺氧,无法进行常规气管插管或诱发缺氧性心搏骤停者,可采取股-股转流先建立起 ECPB,缓解缺氧,再予以解除病因。呼吸道梗阻的原因包括气管异物及气管外伤等。对于应用支气管镜时间过长的,也可考虑应用 ECPB。

4. 体温异常 尽管国内未见低体温或高体温需要 ECPB 进行体温调节、心肺支持及内环境紊乱纠正的文献报道,在国外却时有发生。在欧洲及北美,每年因雪崩死亡的人数在 150 左右,2012 年在英国有 166 人死于意外低体温。ECPB 被用于海难、雪山遇险、冰雪环境意外造成的低体温救治,也被用于严寒季节各种意外造成的城乡居民的体温过低症。2010 年美国心脏协会(American Heart Association,AHA)及欧洲复苏委员会(European Resuscitation Council,ERC)把 ECPB 救治列入体温过低症心肺复苏指南中,作为被动复温及传统性主动复温效果不显著时的最后选择,充分肯定了其救治效果。CPB 血液变温是目前最有效、最均匀、最安全、最可控的主动变温方法。可以按照患者的具体情况,匀速地进行体温调节并可在提供生命支持的同时,纠正酸碱平衡失调、低钾血症等电解质异常。

对于由环境因素、自身体温调节障碍、骨骼肌钙平衡紊乱等原因引起的恶性高热,如采用常用的降温方法无效时,可采用 CPB 进行体温调节,并同期纠正电解质及酸碱内环境紊乱,起到治疗与救命双重功效。

5. 急性中毒 工业意外事件、战争、恐怖主义事件、服毒等可引起急性中毒。一氧化碳吸入、有机磷、蛇毒、心血管毒性药物等引起的急性中毒,如尚未造成呼吸、循环衰竭,应密切监测,针对原因采取相应措施进行治疗处理。如果是重度的中毒,常规方法抢救效果不佳,可考虑采取 ECPB 进行呼吸循环支持,以赢得时间进行相对应的处理,并可在转流中加入透析或吸附毒物装置。对于一

氧化碳中毒患者,ECPB 灌注技术在提供有效的循环支持的同时,来自氧合器的纯氧或高压氧可加快一氧化碳与血红蛋白解离,解离时间由自体肺吸入新鲜空气时的大于 4 小时,缩短到 20～30 分钟,并在短时间内将氧分压提高到 200～700mmHg,使血红蛋白充分氧合,并经氧合器以原型迅速排出解离的一氧化碳。ECPB 的建立还可稀释血液,通过超滤排除毒素;保证重要器官血流的灌注;一定程度上控制肺水肿、呼吸衰竭的进程,争取到对因对症处理的时间。

心血管药物如 β 受体阻滞剂,维拉帕米,地高辛等服用过量可引起严重的中毒。国外有文献报道采取 ECPB 对这类患者进行救治,取得较好的效果。对于发生难治的心搏骤停及血流动力学不稳定的中毒患者,在不可逆的器官损伤发生之前应尽早考虑 ECPB。

ECPB 的实施虽然可以挽救一些难治性呼吸循环衰竭、中毒、低温等患者的生命,其临床应用也具有严格的指征。例如心肺复苏时要考虑心搏停止时间、CPR 的时间,是否存在重要生命器官不可逆的损害。而对于意外低体温的患者,应意识到"no one is dead until warm and dead",积极地尝试非常有必要。在手术室、ICU、心导管室及急诊科等医院内实施的 ECPB,能够及时有效地进行,成功率较高;院外实施的 ECPB 受时间、地点及首先接触到患者的人员接受急救医学训练程度的限制,成功率仍然较低。

第二节　急诊体外循环管理

一、急诊体外循环装备

用于 ECPB 的装备有常规 CPB 设备、ECMO 设备、经皮心肺支持系统(percutaneous cardiopulmonary support systems,PCPS)设备,以及相应的耗材,包括膜式氧合器、插管、管道等。

1. 常规体外循环设备　对于急诊心血管手术的紧急体外循环,其装备等同于常规开心手术时的 CPB 设备,大多在手术室内进行。由具 4～5 个滚压泵位的人工心肺机、膜式氧合器、CPB 管道、动脉及静脉插管组成。对于转流时间估计会很长、术后可能会继续行心肺支持即转为 ECMO 的病例,可采用离心泵作动脉驱动泵。为了缩短紧急建立 CPB 的时间,在一些较大的心脏中心,通常会干备或者湿备 1～2 套安装好的成人的常规 CPB 装置,一旦 OPCABG 术、Hybrid 杂交手术、心导管术需要 ECPB,便可在数分钟内完成干备 CPB 装置的预充排气,或是对湿备装置的检查核对,连接台上动、静脉插管,开启心肺转流。而在小儿方面,由于年龄、体重变化范围太大,少有单位会装好 CPB 装置备用。在德国柏林心脏中心、密执安大学 C. S. Mott 儿童医院可以见到 standby 的小儿 CPB 装置。备用的 CPB 耗材的有效时间,视手术室的洁净程度及存放方式而定。密闭、预充的 CPB 装置在层流手术间放置长达 7 天仍可保持无菌,未预充的装置存放时间更可长达 30 天。

2. ECMO 装备　由膜式氧合器、驱动泵、变温水箱、插管、管道及监测系统组成。现代 ECMO 用膜式氧合器的膜为渗透膜,是抗血浆渗漏力强的中空纤维,它的使用时间可长达 30 天。其表面经生物涂层处理,生物相容性好,可防止血栓形成、减少肝素用量,甚至可以避免肝素的使用。膜式氧合器在设计上的改进使其预充量更小、易于排气。驱动泵采用离心泵,对血液的破坏较轻,可进行较长时间的 ECMO 转流。

ECMO 管道通常粗略地分为成人、小儿两种,均具备表面生物涂层。成人的管道,动、静脉输血管直径均为 3/8 英寸,小儿的则为 1/4 英寸。这样避免了管道多样化造成选择的复杂化,利于紧急状态下的迅速抉择、节省时间,同时也使生产简单化,降低成本。不足之处是,对于新生儿及婴儿,小儿管道套包的预充量仍然较大。

3. PCPS 装备　经皮穿刺心肺支持系统在设备组成上与 ECMO 装备没有太大的差异,是将驱动泵头、氧合器、管道加以紧凑整合连接及小型化放置于消毒盘内,并采用经皮穿刺插管。例如 Mauquet 公司出品的 Cardiohelp,重量仅 10kg,便于携带。其将离心泵头整合到膜式氧合器上,整个系统的安装、预充排气可在几分钟内完成。这样大大缩短了建立心肺支持的准备时间,且使其急救应用扩展到手术室、ICU、导管室、急诊科以外的其他院外场所,如野外,救护车、直升机上转运患者。

4. 插管及管道　插管的选择依据所要采取的

转流方式、患者的体重。合适的插管及娴熟的插管技术可缩短 ECPB 建成的时间,保证灌注流量,减少并发症并改善预后。除外心血管外科手术患者,大多数需要紧急心肺支持救治患者的插管,是通过股动脉、股静脉或颈动脉、颈内静脉进行的。成人多采用股动脉、股静脉插管,婴幼儿多考虑从颈动脉、颈内静脉进行,大的儿童可根据血管的粗细选择股部血管或颈部血管。物品的准备至关重要。灌注师要将 ECPB 可能用到的物品备齐,放入抢救箱或抢救车内,每天检查,每次用过之后及时补充。物品准备要充分考虑到抢救发生的地点及可能采用的转流方式。

5. 监测仪器　ECPB 用到的监测项目和仪器与常规 CPB 大致相同。在患者方面,生命体征的监测必不可少,ACT、血气、电解质、ECG、CVP、动静脉血氧饱和度监测也是基础指标。设备方面,压力和温度监测甚为重要,需要监测的压力有氧合器入血口、出血口的压力、静脉管路负压,需要监测的温度有静脉血温、动脉血温及变温水箱的水温等。

二、急诊体外循环转流方法

ECPB 是 CPB 的一种特殊类型,它既具有常规 CPB 的特点而又有所不同。转流方式的选择主要取决于患者的病情、辅助的目的,也与医院的客观条件紧密相关。

1. 常规体外循环灌注　即将静脉血液从上、下腔静脉或右心房引出,经过氧合器氧合及排除 CO_2、变温后由升主动脉输注的过程。急诊心脏手术患者多采用这种方法,在紧急心肺支持下完成心脏手术。例如急诊冠状动脉旁路术、心脏黏液瘤卡瓣、心脏及大血管外伤等。此外,对于心脏手术后需要 ECPB 的患者,也采用这种方法,沿原手术切口开胸行升主动脉、腔静脉或右心房插管建立 CPB,同时进行胸内探查,或再次手术治疗。这种 ECPB 的应用地点大多数都是在手术室,也可以在 ICU 建立后再转移患者入手术室,或者直接为 ECMO 形式。采用这种 ECPB,灌注流量依据手术的要求进行调节,可以为常温或浅低温全流量灌注,也可能是中至深低温低流量灌注。

2. 左心转流　将血液从左心耳或右下肺静脉引出,绕过左心室,输入升主动脉或股动脉进行灌注。这种方式主要应用于主动脉手术,上海儿童医学中心将其用于左冠状动脉起源于肺动脉患儿

术后短期的左心辅助,取得很好的治疗效果。

3. 其他形式的静脉-动脉灌注　包括颈内静脉-股动脉、股静脉-股动脉、颈内静脉+股静脉-股动脉、颈内静脉-颈动脉、右心房-股动脉转流灌注。静脉-动脉转流可以提供循环支持或呼吸、循环双重支持。前面三种转流方式常用于不需要开胸的 ECPB 及 ECMO,采用经皮动静脉穿刺插管或切开皮肤直视下插管,静脉插管为特别制作的专用插管,其插管放置到右心房的位置直接影响到静脉血回流的通畅度,颈内静脉插管也应进入右心房。颈内静脉-颈动脉的转流是目前婴幼儿 ECMO 最常用的方法。右心房-股动脉转流灌注主要用于升主动脉的主动脉瘤或主动脉创伤手术。

4. 静脉-静脉转流　包括插颈内静脉双腔管转流、颈内静脉—股静脉转流、左股静脉—右股静脉转流,用于支持严重呼吸衰竭的患者。这类患者血流动力学通常相对稳定,利用人工肺进行血液的氧合及 CO_2 排除,显著改善机体供氧。同时,可避免机械通气所致的气道损伤、避免高浓度氧的吸入,使肺能充分休息及恢复。

5. 股动脉-股静脉转流　此种转流方式用于心功能尚好,血流动力学较稳定的需要呼吸功能支持的患者。采用特别的膜肺,可以依靠动、静脉很小的压力差推动血液流经膜肺进行氧合及排除 CO_2,不需要额外的动力泵。

三、急诊体外循环的建立

ECPB 的成功建立离不开训练有素的 ECPB 团队,这个团队由相关专业的技术人员组成,包括外科医生、麻醉师、灌注师、ICU 医生、护士等。团队成员默契配合、认真履行各自的职责是患者得到成功救治的关键。外科医生参与适应证的选择,负责动脉及静脉插管、拔管等外科操作,处理辅助期间的活动性出血、心包填塞等;麻醉医生参与 CPR、气管插管、患者的麻醉等;灌注师负责 ECPB 系统的安装、预充排气、开启,以及支持期间的紧急情况处理;护士则负责协助医生的工作,做好各项护理监护工作。

需要进行 ECPB 的患者,病情都十分危重。一旦决定了采用 ECPB,就应根据选定的 ECPB 方式,患者的体重、身高,目标流量,准备好相应的设备耗材。

1. 对于心血管手术室、术后 ICU 内的患者,可按照常规体外循环进行人工心肺机的安装、预充、

排气,尽可能地加快速度。如果已经有安装好的体外循环装置 standby,则更能从容对待。插管部位多无特殊,在全身肝素化后采用升主动脉及右心插管。开启体外循环转流,后续的转流管理与手术紧密配合。

2. 非手术患者,如心导管室内的心搏骤停、高危的冠状动脉血管成形、瓣膜成形,心源性休克,肺栓塞,难治性室性心律,低体温症,溺水及药物中毒等,需要 ECPB 心肺支持的患者,几乎都采用胸外股动脉、股静脉插管。对于再次心脏手术、主动脉病变手术、微创手术 HeartPort 手术,也采用此类方法插管。有下面三种插管方法:

(1) Seldinger 插管法:肝素化后,采用严格无菌操作技术消毒铺巾。在腹股沟韧带的下方,用 18G 的粗针头穿刺入股动脉,将一 J 字头的弹性导丝插入动脉鞘管并送入到降主动脉。做了穿刺点皮肤切开后,逐渐用一系列的扩张管通过导丝进行扩张,直到空隙足够大使得动脉插管(15F ~ 20F,18F 较常用)可以通过并进入股动脉。一旦动脉插管插入后,将导丝及扩张管移出,连接到动脉输血管道。采用相似的方法置管对侧的股静脉,插管的大小取决于患者的静脉大小、目标流量、所选用的静脉引流装置,通常采用离心泵作为驱动泵,也起到静脉辅助引流的作用。插管操作前应用超声探查可以明确血管的位置及血管的直径,有助于插管的选择,并引导插管进入血管、确定进入的深度。

(2) Semi-Seldinger 插管:在股动脉正上方的皮肤做一个横切口,向下分离组织直至可以暴露出一小段股动脉。在皮肤横切口下面 2cm 处,从另一入口用动脉穿刺针穿过皮肤到达股动脉上方,直视下穿入血管。这种穿刺方法使得动脉插管几乎可以平行于动脉躺着放置,可预防过度成角及扭曲打折。通过穿刺针的管腔放入导丝,然后采用一系列的扩张管,将动脉插管放入股总动脉,确保其所有的侧孔均在动脉血管内,再将插管与体外循环管道连接起来。最后用 5-0 的 prolene 线荷包缝合以防止出血。静脉则采用对侧的股静脉,也可采用右侧颈内静脉,可用 Seldinger 或 Semi-Seldinger 插管法。

(3) 切开插管法:是传统的外科插管方法。在腹股沟韧带下方,股部血管上方的皮肤做一横切口,分离股总动脉、股静脉,过带,用 5-0 Prolene 线在血管上缝荷包。肝素化后,作血管切口,直接

放入插管。拔管时也很简单,直接拔管打结,可以确保不出血。有学者提倡经 10mm 的 PTFE 人工血管进行插管,这降低了大腿远端缺血、血管夹层形成的风险,简化了拔管操作,也延长了插管留置的时间。另一种避免远端肢体缺血的方法是,在切开动脉的远端也插一根小的动脉插管,可选择 8Fr 或 10Fr,使动脉血通过一个 Y 形接头灌入二根插管内。

这三种插管方法除应用于股动脉、股静脉以外,也适用于颈内静脉、颈总动脉、腋静脉等。插管不必太粗,能提供目标辅助流量[如 2 ~ 3L/(m^2·min)]即可。若静脉引流不充分,在排除血容量不足之后,可增加多一条静脉插管来缓解,如另一侧股静脉、颈内静脉等。

总之,定期的 ECPB 团队急救工作演练培训,快速的 ECPB 系统安装排气/有 ECPB 装备 Standby,娴熟的插管技术,有助于在尽可能短的时间内建立 ECPB,为挽救患者生命、过渡到下一步治疗赢得时间。

四、转流管理

ECPB 是挽救患者生命的重要手段,在提供生命支持的前提下,为进一步的治疗搭起桥梁。对于 ECPB 采用常规 CPB 方式灌注的患者,如果同时进行心脏大血管手术,其管理及撤离都与常规 CPB 管理相似。对于不需要进行心血管手术的患者,其 ECPB 可以是 ECMO,或者是其他形式的 PCPB。

由于 ECPB 的建立通常十分紧急,大多数患者经历了常规的心肺复苏过程,存在严重的生命指征异常和酸碱电解质紊乱。体外生命支持转流开始后,要迅速完善各项监测,纠正内环境紊乱,评价患者状况,确定进一步治疗方案,同时要重视预防各种并发症。ECPB 的管理分为患者的管理及心肺支持设备的管理两个部分。

1. ECPB 患者的管理

(1) 保证有效的灌注:对于心肺支持的患者,在 ECPB 初期、尽可能维持高流量灌注,促进机体尽快改善缺氧状况。组织灌注是否充分,可以从经皮脉搏氧饱和度、在线连续监测的静脉血氧饱和度/Hct、血气分析、血乳酸、尿量等指标进行判断。相对正常的血压,可以保证心肌、大脑以及全身组织的良好灌注。若血压不在正常范围内,可使用血管活性药物,结合流量调整,改善微循环灌

注,尽可能缩短心脏、大脑等重要器官的缺血时间和程度。如果灌注流量不够充分,应在保证血容量充足的前提下,增加驱动泵转速;如果仍然不能改善,可考虑调整静脉插管的位置,或者增加一条静脉插管引流。等到循环呼吸相对稳定之后,减少血管活性药物的用量、降低呼吸参数的设置,使心肺得以休息及恢复。此外,转流过程中维持 Hct >30% ,使血液能携带充足的氧气,利于组织氧交换。

(2)维持内环境平衡:患者在常规 CPR 抢救及 ECPB 的建立过程中,难免会发生严重的酸中毒及电解质紊乱,血乳酸升高。应密切注意动脉、静脉血气分析,调整呼吸机参数、转流的流量及通气量,纠正酸碱失衡及电解质紊乱。对于心血管手术、心搏骤停的患者,处理酸中毒时,宜采用 THAM,与 $NaHCO_3$ 比较,其作用时间不会太长、不会引起高 Na^+、高 PCO_2。同时,要纠正高钾血症,防治心律失常发生。

(3)脏器保护:大脑组织耐受缺血缺氧的时间最短,急救过程中应尽量保证有效的血压及大脑灌注。建立 ECPB 后,仍要采用一系列措施保护大脑。首先,保持正常的血压,给大脑提供充足的灌注;其次,采用亚低温,鼻咽温降至 34 ~35℃ ,降低大脑的代谢率;再次,采用镇静、激素、脱水等处理;最后,密切注意抗凝状况,调整 ACT 在 160 ~220 秒,避免抗凝不足导致血栓形成或抗凝过度引起脑内出血。在心肌保护方面要注意的是维持良好的血压、良好的心肌灌注,放置左心减压管、减轻心脏做功。肺保护方面,在 ECPB 呼吸支持稳定后,可调低呼吸机参数、避免气压伤。对于存在急性肾衰竭的患者,尽早进行透析治疗。

(4)并发症的预防及处理:ECPB 最主要的并发症均与抗凝相关,即出血或血栓形成。全身肝素化避免了血液凝固,也使得出血倾向难以避免,尤其是心血管手术后的患者,手术部位和插管处是最易发生出血的部位。对于新生儿患者,存在颅内出血的可能性。若是抗凝不足,则会增加血栓形成的风险。除了传统的 ACT 监测,有条件的单位还应利用 TEG,SonoClot 等仪器,综合分析评估患者的出凝血状态,及时调整抗凝药物的用量,补充损耗的凝血成分。另外要重视感染的防治,感染的发生是后期救治工作失败的一个重要因素。

前面提到 ECPB 是对衰竭的循环和(或)呼吸系统提供临时的、部分或全部的支持,以赢得救治的时间。对于某些患者,如低体温症、一些心搏骤停的患者,ECPB 既是支持也是治疗,这类患者通常可以很快撤离,在生命体征平稳、酸碱电解质正常后。而对于大多数患者,ECPB 是过渡到对原发病治疗的桥梁,患者的综合管理需要多学科共同努力。有手术指征的进入手术治疗阶段,心功能不全的考虑心室辅助装置以进行长时间辅助循环,中毒的要进行解毒、拮抗处理,而终末期心肺疾病患者则需要较长时间的心肺支持,等待供体进行心、肺移植。

2. ECPB 装备的管理

(1)管路检查:定时检查 ECPB 管路,排查是否存在输血管、输气管、输水管连接松脱、移位等隐患,输血管回路上是否有血栓形成。

(2)人工肺的功能:监测膜肺入血口、出血口的压力,通过压力差的变化判断膜肺内部是否有血块形成造成阻塞。通过膜肺动脉血的血气分析了解膜肺的氧合功能、去除 CO_2 功能。如果出现气体交换功能障碍、血浆渗漏的情况,应及时做出相对应的处理,必要时予以更换。

(3)除按常规 CPB 进行的 ECPB 外,应避免在管路中进行加药、液体输注,以防止气体进入系统、进入患者体内造成气体栓塞。

ECPB 作为 CPB 的特殊类型拓展了 CPB 的临床应用范围,成为现代医学救治急重症患者的有力手段。果断、准确的抉择,娴熟的插管技术,迅速的 ECPB 装置完成、到位,后继治疗的紧密衔接等一系列的团队默契合作,是这一技术成功应用的关键。随着 ECPB 设备的小型化及微创化,其将不断提高急重症患者抢救成活率,挽救更多的生命。

(陈　萍)

参 考 文 献

1. Nichol G,Karmy-Jonesc R,Salernoc C,et al. Systematic review of percutaneous cardiopulmonary bypass for cardiac arrest or cardiogenic shock states. Resuscitation,2006,(70):381-394.

2. Terry L. Vanden Hoek,Laurie J. Morrison,et al. Part 12:Cardiac Arrest in Special Situations,2010 American Heart Association Guidelines for Cardiopulmonary Resuscitation and Emergency Cardiovascular Care. Circulation,2010,2010:S829-861.

3. Soar J,Perkins GD,Abbas G,et al. European Resuscitation

Council Guidelines for Resuscitation 2010 Section 8. Cardiac arrest in special circumstances: Electrolyte abnormalities, poisoning, drowning, accidental hypothermia, hyperthermia, asthma, anaphylaxis, cardiac surgery, trauma, pregnancy, electrocution. Resuscitation,2010,(81):1400-1433.

4. Johnson NJ,Gaieski DF,Allen SR,et al. A review of emergency cardiopulmonary bypass for severe poisoning by cardiotoxic drugs. J. Med. Toxicol,2013(9):54-60.

5. Young WV, Heemsoth CH, Georgiafandis G, et al. Extracorporeal circuit sterility after 168 hours. J Extra Corpor Technol,1997,29(4):181-184.

第四十五章

心脏肿瘤的体外循环

第一节　心脏肿瘤概况

一、概述

心脏肿瘤是一种少见疾病。分为原发性肿瘤和继发性肿瘤两大类,后者较前者多见。任何恶性肿瘤都可以转移到心脏和心包,但最常见的原发灶为肺癌、乳腺癌、淋巴瘤、白血病和恶性黑色素瘤,转移途径可以是直接蔓延、血行播散或淋巴转移。心脏或心包的转移性肿瘤已属恶性肿瘤的晚期表现,并且常和其他部位的肿瘤同时存在,因此治疗已不适于根治性切除,而仅限于全身支持治疗,对症处理,减轻痛苦,缓解症状,延长患者生命。

原发性心脏肿瘤比转移性心脏肿瘤少见,在原发性心脏肿瘤中良性肿瘤占75%,恶性肿瘤占25%。良性肿瘤中黏液瘤最为多见,占50% ~ 60%,其他还有脂肪瘤、畸胎瘤、纤维瘤、横纹肌瘤、血管瘤等。恶性心脏肿瘤中最常见的是肉瘤,其他有间皮瘤、恶性淋巴瘤、恶性畸胎瘤、恶性间叶瘤、间皮瘤。

心腔内肿瘤是占位性病变,所引发的病理生理改变及临床表现依其所在心腔不同、是否单纯或复杂、生长速度、单发或多发、瘤体大小、形状、质地、有无粘连、瘤蒂长短、活动度大小、有无分叶、是否易有碎片脱落、瘤体内有无出血、变性、坏死、全身有无自身免疫性反应以及反应轻重等情况有关,个体差异极大。

心脏原发性肿瘤缺乏特殊的典型症状,随着肿瘤的增长和生长部位的不同,临床表现复杂多变。如肿瘤阻塞心脏瓣膜口、流出道和大血管开口,可发生血流受阻的症状和体征;如肿瘤在心肌内浸润性生长,可引起心力衰竭、传导系统障碍,发生严重的心律失常,甚至猝死;如肿瘤侵犯心外膜,可引起血性心包积液甚至心包填塞。此外,肿瘤组织碎块或附着血栓脱落,可引起体循环和肺循环的栓塞,其中以肺血管栓塞、脑血管栓塞和冠状动脉栓塞预后最差。心脏肿瘤依靠自身滋养血管扎根于心肌组织,吸收养分,尤其是那些血供丰富的肿瘤"窃血现象"更加严重。随着诊断技术的发展,特别是超声心动图检查在心脏肿瘤的诊断中发挥了积极有效的作用,结合心血管造影,放射性核素心脏显影,以及 CT 检查,可以了解肿瘤的部位、轮廓和大小,为治疗提供有效的帮助。

确诊为心脏肿瘤的患者,一般均应手术治疗。1955 年,Grafoord 首次应用体外循环方法成功切除了心脏黏液瘤。特别是近 30 年来,随着心脏外科的发展;体外循环和心肌保护的改善,促使了心脏肿瘤各种手术的发展,有些患者不仅完整切除肿瘤,而且同期实施瓣膜置换或冠脉搭桥手术,扩大了心脏肿瘤的外科治疗范围。

心脏肿瘤的手术方法,根据肿瘤的部位与范围不同而异。外科治疗心包肿瘤的方法包括心包引流,心包开窗,肿瘤切除。心脏肿瘤必须在体外循环下完成,心脏停跳,阻断心腔血流,切开心腔,尽量完整切除肿瘤。良性肿瘤特别是带蒂和基底部不宽的肿瘤应手术彻底切除,但如侵犯心脏瓣膜、冠状动脉、室间隔或传导系统,切除上述组织可能造成严重后果,则只能部分切除,并做相应处理,如瓣膜成形或置换术,冠脉搭桥术,或者部分切除肿瘤,对于肿瘤广泛侵犯心肌组织者,更可取的方法是心脏移植。由于异常增生的肿瘤组织通常表面粗糙,质地松脆,附着血栓,在行肿瘤切除时,应预防肿瘤碎片脱落引起的栓塞,因此在体外循环插管或转流开始阶段,避免搬动或挤压心脏。术中良好的心肌保护,充分抗凝可以预防发生肺栓塞,阻断升主动脉可预防体外循环血管栓塞。

二、常见心脏肿瘤

（一）黏液瘤

心脏黏液瘤是最常见的心脏良性肿瘤,是心脏肿瘤中最具代表性的一种。一般认为,黏液瘤起源于心内膜下间叶组织,长大后向心腔内突出。黏液瘤可发生于心脏的各个心腔,最常见的是左心房,约占75%;其次是右心房,约占20%;少数位于右心室或左心室。黏液瘤绝大多数为单发性,也可呈多发性,可同时发生在心房和心室内。

心房黏液瘤常附着在心房房间隔的卵圆窝处,也可位于心房的其他部位,甚至起源于房室瓣。多数肿瘤有瘤蒂,而瘤体可随心脏的舒缩而活动。黏液瘤的外观类似胶冻样组织,常呈分叶状或葡萄串珠样,大小1～10cm,瘤组织非常松脆,容易破碎,脱落后引起周围动脉栓塞或脑血管栓塞,极少数黏液瘤可以发生恶变,形成黏液肉瘤。因此黏液瘤一旦确诊,应尽早手术切除。心脏黏液瘤手术效果较好,术后存活率无性别和年龄差异。肿瘤切除完全与否,肿瘤多发性,家族性肿瘤和转移性是导致心脏黏液瘤复发的因素。该手术术后总体复发率为13%,家族性心脏黏液瘤复发率约22%,而散发患者复发率仅为3%。

（二）心脏乳头状弹性纤维瘤

乳头状弹性是一种表面覆盖单层内皮细胞、无血管成分的乳头状纤维结缔组织,约占心脏原发肿瘤10%,仅次于心脏黏液瘤。乳头状弹性纤维瘤较小,直径0.5～2.0cm,发生在心腔的瘤体较大;多个乳头状突起由一个短蒂连于心内膜上,呈典型菜花样表现,质地较脆,表面易形成血栓,血栓脱落或瘤体乳头断裂易致栓塞。经食管超声心动图容易发现乳头状弹力纤维瘤,表现为瓣膜上活动度大的小瘤体,常常有清晰的头部,并且在交界部位可以发现典型的"闪烁"或"颤动"斑点状结构。若瘤体发生在心房,心室或主动脉瓣,则可在瘤体基底部切除;若发生在房室瓣上,则有必要切除部分瓣叶才能完全切除瘤体。

（三）心脏脂肪瘤及脂肪瘤样肥大

心脏脂肪瘤少见,约占手术切除原发心脏肿瘤5%,可发于任何年龄,但是成人多见,无性别差异;好发于心包和心外膜下,偶尔会包绕冠状动脉。心内膜下脂肪瘤常较小且无蒂,有时也可由宽蒂突入心脏腔内;心外膜下脂肪瘤常较大,由一

个宽蒂连接突入心包腔。心内膜下肿瘤的瘤栓脱落可致脑血管栓塞;心肌内肿瘤可致传导障碍等心律失常;心外膜下肿瘤常因压塞心包或挤压冠状动脉导致胸痛。脂肪瘤样肥大为脂肪细胞的过度增生形成的良性病变,与高龄及肥胖有关,常被误认为心脏肿瘤,常累及房间隔卵圆孔边缘。

不同部位心脏脂肪瘤超声心动图表现不同,心包腔内脂肪瘤常示低回声,心腔内脂肪瘤为均质强回声,故超声心动图诊断价值较小。CT和MRI对脂肪瘤的识别具有高度特异性。脂肪瘤一经确诊应手术切除,侵犯瓣膜时可行瓣膜置换术。

（四）心脏横纹肌瘤

横纹肌瘤常多发,多累及心室壁及房室瓣,易误诊为肥厚型心肌病,大小从几毫米至几厘米不等,较大瘤体可以导致血流动力学异常;约50%患者伴结节性硬化症,后者呈常染色体显性遗传,可并发错构瘤、癫痫和典型皮肤病变;90%发生于1岁以内,常伴有明显的心律失常,以预激综合征常见。横纹肌瘤有自愈倾向,其数量或大小随时间减小,因此对无症状且心功能正常的患者可以定期超声随访;对于多发、瘤体较大、药物难以控制的心律失常或存在血流动力学异常患者应积极手术切除。

（五）心脏纤维瘤

心脏纤维瘤常见于儿童,1/3患者发病时小于1岁,较少见于成人,无性别差异,是儿童中最常见的需手术切除的心脏肿瘤,其尸检发生率仅次于横纹肌瘤列第二位;常单发,多累及心室,边缘清晰,瘤体内部常有钙化但无液化、坏死或出血;常合并基底细胞痣综合征,后者呈常染色体显性遗传,常见的临床症状包括心律失常、心力衰竭、发绀甚至猝死,1/3患者无临床症状。有症状患者应及时手术治疗,无症状的患者是否手术尚存在争议,部分纤维瘤可长期保持静止状态甚至可以退化;但是也有导致致命性心律失常的可能,因此推荐无症状的患者尽可能手术治疗。

（六）心脏肉瘤

心脏肉瘤多发于30～50岁,无性别差异,常累及左心系统,尤其是左心房;病情进展较快,预后较差,平均存活期仅1年;出现临床症状时,提示存在局部广泛浸润、心腔内梗阻或远处转移;血管肉瘤、横纹肌肉瘤、间质肉瘤和纤维肉瘤较为常见,平滑肌肉瘤、脂肪肉瘤、浆细胞瘤等极为罕见。其中血管肉瘤最为常见,多见于右心房或心包,临床症状体征无特异性,可有右心力衰竭、心包压塞或

腔静脉梗阻的症状。

三、检查方法

(一) 彩色超声心动图

超声心动图观察心脏内外的结构特征和占位性病变直观、明确。通常心脏肿瘤在超声心动图中有直接表现和间接表现。直接表现有：①肿瘤的部位、轮廓、形态和数量；②肿瘤与心壁之间的关系；③肿瘤的活动度，有无瘤蒂，基底宽度；④回声强弱反映瘤体组织的硬度及柔软性；⑤肿瘤导致的瓣膜狭窄或关闭不全。

由于肿瘤侵蚀心脏可以表现相应的间接征象：①阻塞血流通道；②心脏容量负荷增加；③占位性心腔扩大；④心包积液；⑤心包缩窄。总之，彩色超声心动图可以精确描述心腔内肿瘤的特点，为手术治疗提供可靠的依据，指导外科医师选择合适的心脏切口和插管部位。但对于心肌内部的小肿瘤，超声缺乏良好的分辨能力，需借助其他检查方法进行诊断。

(二) 计算机断层扫描

近年来，计算机断层扫描（CT）分辨率不断提高，患者配合屏气，同时静脉注射大剂量造影剂不仅可以发现心中缺损，而且显示心脏肿瘤与纵隔、大血管的毗邻关系、心外组织病变和肿瘤运动的情况，为早期发现心外种植或鉴别转移瘤提供帮助。CT还可以根据CT值不同来推断肿瘤的血供和组织学特征（钙化、脂肪组织等）。CT增强扫描时需要注射大剂量造影剂，不适于病情危重和造影剂过敏的患者。

(三) 磁共振成像

磁共振成像（MRI）能够准确显示心脏肿瘤的形态、大小、位置，判断肿瘤的良恶性和浸润程度，对黏液瘤、脂肪瘤、纤维瘤和血管瘤的诊断准确性高，综合评价原发性心脏肿瘤的最佳影像学检查方法。MRI心肌灌注和延迟强化检查对心脏肿瘤与肿瘤样病变的鉴别诊断具有重要的价值，是常规MRI检查的一种必要和有效的补充，但是MRI禁忌用于植入了心脏起搏器等金属装置的患者，检查时间往往较长，患者需屏气配合，不适于病情较重和不能配合的患者。

四、外科手术

(一) 手术适应证

无论心脏肿瘤的良恶性，一旦造成明显的血

流动力学改变和临床症状体征时，为了改善症状和避免严重并发症的发生，均应积极考虑手术治疗。特别是，心脏黏液瘤患者经常受到动脉栓塞及猝死的威胁，必须争取时机，予以切除。心脏肿瘤的手术适应证如下：

1. 单纯心脏黏液瘤患者或其他心脏良性肿瘤即使无全身反应，也应优先安排或急诊手术，不得延误。

2. 黏液瘤患者全身反应严重、病情凶险者，排除非黏液瘤因素后急诊安排手术。

3. 反复发生动脉系统栓塞有可能导致生命危险者，紧急急诊手术。

4. 长期发热大量抗生素应用无效，而不能排除高热系肿瘤本身引起者，应该在使用抗生素的同时急诊手术，不能拖延，挽救患者生命。

5. 长期慢性心力衰竭患者在排外其他原因后，积极控制心力衰竭，待病情平稳后手术治疗。

6. 恶性肿瘤考虑可能切除或拟行剖胸探查者，应尽早手术。

(二) 手术禁忌证

1. 原发性心脏肿瘤，患者伴发严重瓣膜阻塞，突发心搏骤停与暴发性肺水肿，经积极抢救不能复苏，患者处于昏迷状态，不宜手术。

2. 发生严重动脉栓塞，如多发性脑血管栓塞及周围重要脏器血管栓塞，患者处于极度衰竭状态，并有肝肾功能障碍。

3. 继发性肿瘤，发现原发灶或其他脏器转移征象者，不应手术治疗。

4. 患有全身严重消耗性疾病，手术可能导致血行播散者，不宜手术。

5. 伴发恶性肿瘤及败血症者。

6. 并存复杂先天性心血管畸形和（或）肺部器质性高压病变，无法用常规手术方式予以矫治者（应考虑心脏移植或心肺移植）。

(三) 心脏切口的选择

由于肿瘤生长部位的不定性和变异性，心脏切口的选择也是术中需要考虑的问题。在常规右房切口无法完全切除的肿瘤，需结合房间隔、左房、左右房联合切口、右室前壁、肺动脉、左室、主动脉根部等非常规切口完成手术。心脏切口选择的前提条件是，既要保证术中完整切除肿瘤、便于探查各心腔，又要保证术后不影响心脏功能结构的改变，从而使患者心功能尽快恢复。

(四) 术中注意事项

1. 避免瘤体碎裂　黏液瘤脆弱易碎，部分呈半透明胶冻状,质地柔软,其中含有斑片状出血区及充满凝血块的小囊腔。组织学可见肿瘤外被内皮样细胞,内为大量均匀的淡蓝色黏液样基质,少量肿瘤细胞散在或呈索状分布其中,间质疏松,间质内为网状纤维和较丰富的小血管,含有胶原和弹力纤维。手术过程中如引起黏液瘤破裂,可引起周围动脉系统的栓塞,发生严重的并发症。因此,预防肿瘤碎裂是手术过程中的一个重要原则。开胸后进行心外探查或体外循环插管时,应避免搬动和挤压心脏,切除肿瘤时首先切除瘤蒂,然后尽量扩大房间隔或左房切口,一边提拉,一边轻托,逐步小心地将肿瘤取出。避免用力过猛或盲目分离引起肿瘤破裂。肿瘤取出后应详细检查是否完整;并用大量生理盐水反复冲洗心房和心室,避免遗留肿瘤组织引起栓塞或移植。

2. 完整切除肿瘤蒂附着部位的周围组织防止肿瘤复发　心脏黏液瘤仅切除瘤蒂,可能遗留有肿瘤组织局部可以复发。目前一致的观点是,必须切除瘤蒂周围的一部分房间隔或心脏组织,才能达到彻底手术根治的目的,这是外科治疗应该遵守的一个原则。左房黏液瘤应将瘤蒂附着区周围的房间隔组织切除约1cm直径,切除之房间隔补片修复,如用激光凝固法处理该区,则可不予切除。如肿瘤位于心房壁,应全层切除一部分心房壁;位于心室壁的黏液瘤应切除该处的心内膜及其下的一层心肌;瓣膜受到侵犯者应予相应修复成形或瓣膜置换;侵及冠状动脉的肿瘤,切除后有必要行冠脉搭桥手术。

(五)　主要并发症

1. 栓塞　心脏肿瘤切除手术发生栓塞的主要原因是因为探查时过度搬动和挤压心脏,或作体外循环插管时引起瘤体碎裂;切除肿瘤时强行提拉瘤蒂发生瘤体破碎。瘤体碎片栓塞的部位多见于脑血管,也可发生于其他动脉系统,术后早期表现患者意识不清,发生抽搐,并出现偏瘫、失语等定位体征。需行脑保护措施治疗以度过危险期,但预后较差,多数患者遗留不同程度的偏瘫。

2. 肿瘤播散　如果发生瘤体碎裂的情况,很可能导致肿瘤细胞的播散。术中发现有肿瘤破碎现象应反复冲洗心脏各个腔室,避免肿瘤碎片隐藏于肌小梁内。冲洗后应膨肺促使血液从肺动静脉内溢出,使可能脱离至肺血管内的碎片随血液流出,然后松开主动脉阻断钳,使血液回流入左室,吸除血液后再阻断主动脉钳进行冲洗检查。

3. 急性心力衰竭　左房黏液瘤切除后,解除了二尖瓣的梗阻,左心室前负荷突然增加有可能导致急性左心力衰竭。如果心肌的代偿功能较好,术后发生心力衰竭的机会较少。发生该并发症的主要原因是对该病的病理生理认识不足,术后短期内补充液体特别是胶体液过多过快,造成容量负荷加重,引起急性左心力衰竭,严重者可并发急性肺水肿。

4. 心律失常　心房肿瘤切除术一般需做双房切口,房间隔部分切除后,对结间束有一定的损害,而易发生传导系统的紊乱,常出现房性心律失常或部分传导阻滞。

五、预后评价

心脏黏液瘤的手术死亡率约为5%,影响手术死亡的主要原因是术前心功能状态、合并栓塞并发症、老年患者及合并冠心病等。黏液瘤手术切除后晚期疗效良好,心功能多可恢复正常,但少数患者因肿瘤切除不彻底或遗留细胞种植,可以复发。根据大组病例随访,复发率为5%~14%,平均术后复发的时间为2年左右,复发部位一般位于原来心腔内,但也可在其他心腔甚至多个心腔。复发性黏液瘤基底部的浸润广泛,其生长速度快于初发肿瘤,而且有25%的复发性肿瘤在第二次手术后再度复发,给手术切除造成一定的困难。

心脏恶性肿瘤的临床表现酷似各种心脏病而常被误诊。超声检查是诊断心脏肿瘤的有效手段,但是由于恶性肿瘤呈浸润性生长,侵犯心脏的各个重要部分,发生顽固性心律失常,严重心力衰竭、血流梗阻等并发症而死亡。心房部位的恶性肿瘤全部切除后可生存的时间较长,但一般术后一年内死亡,个别患者可生存达2年。

第二节　心脏肿瘤的体外循环

一、体外循环准备

术前访视有利于尽早做好体外循环准备,了解肿瘤部位、生长状况及患者典型的临床表现,决定体外循环方法和插管的选择,根据患者一般情况,选择适当的体外循环管道和氧合器,使之在适当预充的情况下具有最佳的氧合及容量支持。特别是那些临床症状重，病史长的患者，一般情况差，可能合并营养不良、贫血等，需要考虑预充血液制品，希望术后容量及酸碱平衡紊乱得到很好的纠正，保证足够的Hct，满足术后氧的供需平衡。

肿瘤患者临床表现多变，体征不明显，术前需要充分了解病史，尤其要注意与体外循环有关的检查项目，如血红蛋白浓度、血小板计数、出凝血时间、凝血酶原活动度、血沉、C反应蛋白等，有无药物及食物过敏史，根据患者体重、身高、血红蛋白含量估算患者血容量，并计算体外循环期间合适的预充量及血液稀释度。

二、插管部位的选择

（一）静脉插管

术前根据超声及CT定位，确切了解肿瘤生长部位及大小数量，决定体外循环方法和动静脉插管部位。常规选择上下腔静脉插管。其优越性在于，既保证术野清晰无血、探查心脏结构，又可以根据肿瘤实际情况选择不同的心脏切口，为肿瘤彻底切除，避免破裂，预防复发做好准备。右心系统肿瘤应该根据生长部位选择不同的体外循环方法。文献报道较多的是下腔静脉部位的肿瘤需行股静脉插管代替下腔引流，选用小号普通静脉插管即可达到满意引流效果。在右心房的肿瘤插管时操作需格外注意，插管部位离肿瘤越远越好。肿瘤侵犯上腔静脉造成严重上腔阻塞综合征的患者，无法正常实现上腔插管，可以选择颈静脉或无名静脉插管建立上腔引流，临床有双侧颈外静脉代替上腔引流建立体外循环顺利完成上纵隔巨大肿瘤切除的经验。对于侵犯右房及上、下腔静脉的心脏肿瘤，为了避免术中静脉引流通畅，尽量对肿瘤组织减少刺激，不仅需要选择合适的插管部位，而且静脉插管的选择也同样重要。瘤体组织松脆易碎，右房搬动挤压均有导致瘤体破碎的危险，插管应该选择较细，满足引流即可；插管质地应柔软，表面光滑；插管时手法轻柔。肿瘤影响下腔插管时可改用股静脉插管代替下腔引流，股静脉插管选择普通静脉引流管即可，当手术解除下腔梗阻时用特殊的60cm长静脉插管引流效果更好，但插管尖端不宜过深，肿瘤阻塞上腔者需沿上腔静脉上行找到合适的插管部位，切不可强行插管。

（二）动脉插管

动脉插管部位仍以主动脉根部首选，除非主动脉根部病变严重，如动脉瘤、严重钙化无法阻断者可选择其他部位（股动脉、锁骨下动脉或腋动脉）插管，需要注意的是这些部位动脉较细，需切开动脉直接插管，拔管后要修复切口，难度及创伤均大，操作复杂。

（三）心外吸引

右房肿瘤的占位如果在腔静脉入口端，手术时腔静脉壁和引流管的阻断带难以勒紧，大量的静脉血液回流心脏，严重的影响手术操作。解决办法有两种。简单的是增加一条心外吸引管，用心外吸引将回流的静脉血回收至体外循环系统。如果此法还不能使手术野显示，可在此基础上采用低温低流量技术，直至外科手术得以进行。

三、体外循环管理

（一）体外循环方法

1. 浅低温体外循环　绝大多数心腔肿瘤可以在上下腔-主动脉浅低温体外循环下完成，鼻咽温30～35℃，根据机体氧耗的综合监测保证充足的氧供，通常动脉流量在2.0～2.4L/（min·m²）MAP维持50mmHg以上，混合静脉氧饱和度>65%，停机时Hct>24%，温度>36℃。

2. 深/超深低温低流量、深/超深低温停循环　右房巨大心脏肿瘤充填心房或术中大出血者，采用深低温停循环或深低温低流量下摘除肿瘤并修补出血口。体外循环开始后根据术中肿瘤特点决定降温程度，一旦需要深低温，即刻血液加变温毯全速降温，头部冰帽，待鼻咽温18～20℃，肛温20～26℃，停循环时间可以达到30分钟；若30分钟内无法解决问题，可恢复循环，待全身氧债偿还后，重新停循环，延长组织缺血耐受时间。低流量灌注主要用于肿瘤侵及腔静脉的患者，在低流量下，可以完成肿瘤切除，而不需要停循环。总之，深低温体外循环以其机体损伤大为特点，目前认为，体外循环期间，能低流量不停循环，能浅低温不深低温，停循环时温度应该尽量低，既可以保证手术的安全性，又利于术后患者的恢复。

（二）抗凝监测

体外循环前全量肝素化（400U/kg）后，严格要求激活的全血凝固时间（ACT）>480秒，使用抑肽酶的患者用硅藻土作为激活剂测定ACT时，必须>750秒。一旦发生ACT短于上述标准，需及时处理,追加肝素剂量为每相差 50 秒,补充肝素 100U/kg,3 ~ 5 分钟后再次测定 ACT。ACT 满足上述标准方可开始体外循环。CPB 期间尤其在复温阶段,严格按照间隔 30 分钟测定一次 ACT 的标准。对于出现抗凝异常迹象的患者,追加肝素待与血液充分混合后均需测定 ACT,并要求更短的时间间隔。

由于心脏黏液瘤细胞分泌肝素样黏多糖物质,长期中和患者血液中的抗凝血酶Ⅲ(AT-Ⅲ)等原因,黏液瘤患者常出现肝素耐药现象。有些患者即使在补充了大剂量肝素(1000U/kg)后,仍然不能维持满意的 ACT 水平,应该考虑患者血浆 AT-Ⅲ 水平过低,无法与肝素形成足够的肝素-AT-Ⅲ-凝血酶复合物,此时需要通过输入新鲜血浆补充足够的 AT-Ⅲ,才可以达到体外循环抗凝要求。

(三) 机体氧-供氧耗平衡

体外循环期间机体氧供-氧耗的平衡是整个 CPB 的关键。尤其肿瘤患者多脏器功能受到影响,CPB 呼吸与循环支持的作用就显得更加重要。而且因肿瘤生长部位影响静脉插管,术中容易引起静脉回流障碍,甚至静脉插管脱出,进一步加重循环呼吸支持的难度,因此,CPB 过程中,如何维持呼吸、循环的有效支持和氧供需平衡是体外循环医师的首要责任。术前充分准备、CPB 前全面检查、术中精确监测、与术者密切配合是维护体外循环的必要前提。CPB 期间,氧供-氧耗平衡的基本原则是尽量降低机体氧耗的同时保证充足的氧供。低温是降低氧耗的有效措施,温度为 30℃ 时,机体氧耗降低为正常的 70% ;25℃ 时氧耗仅为正常的 45% 。为了达到更好的心肌保护效果可结合局部深低温的方法,即心脏停搏后局部心包腔内冰屑或冰盐水保护可进一步减低心肌组织的氧耗。术中全面监测有助于准确判断机体的氧耗状况。鼻咽温、肛温、血压、PaO_2、SaO_2、混合静脉氧饱和度(SvO_2)、血浆乳酸浓度及灌注流量等的密切观察可以准确反映机体氧供需是否平衡、组织灌注是否充足,适时根据温度和监测指标的综合变化,调整灌注流量及氧的供给量,维持氧的供需平衡。

(四) 内环境稳定的维持

心脏肿瘤患者常常伴有全身自体免疫性表现,同时合并重要脏器功能的异常,如贫血、心力衰竭、浮肿、肾功能异常,某些恶性肿瘤因全身反应严重呈消耗体质,机体水电解质酸碱平衡明显异常。CPB 期间需要根据所测血气及电解质浓度及时调整,通常要求调整后 10 ~ 15 分钟复查结果并每隔 30 分钟测定一次,维持电解质和血气在正常生理范围,努力达到内环境的稳定。术中抗凝的检测已如前所述,适当血液稀释,满意的血细胞比容(Hct)也是维持内环境所必需的,停机时 Hct 在 24% 以上。老年患者、心肺功能异常者脱离体外循环时需保持适当高的 Hct,尽量减低心肺负担,使术后更好的恢复。高血钾、高血糖均需及时处理,术前曾有高血压者,术中 MAP 维持于较高水平。

(五) 微栓滤器的使用

由于肿瘤质地松脆,容易碎裂,造成周围血管栓塞,体外循环期间动脉微栓滤器的使用显得更加重要。术中瘤体碎片可能经左右心吸引进入循环血液,有效滤除瘤栓是防止肿瘤播散和避免栓塞的有效手段。常用微栓滤器孔径为 20 ~ 40μm,进口滤器有三层由大小不同网眼的聚氨酯泡沫组成,从入口到出口的三层网眼分别为 150μm、73μm、27μm,能滤除直径 27μm 以上的微栓。国产动脉微栓滤器网眼直径为 40μm。另外,回流室滤膜也起到有效的滤过作用,国产回流室滤网孔径约 50 ~ 70μm,进口者达 20μm,因此选择优良性能的体外循环设备对减少术后栓塞并发症的发生具有积极的作用。

四、特殊处理

(一) 肿瘤位置决定插管部位及手术路径

无论心脏原发性还是继发性肿瘤,瘤体质地一般比较松脆,为了防止术中操作不慎造成瘤体破碎,体外循环插管及插管位置的选择显得格外重要。对于右心室、左心房和左心室的肿瘤常规采用上下腔静脉插管,合适的插管是充分引流的关键;右心房尤其侵犯下腔静脉者,首选股静脉插管,通常使用普通静脉插管即可获得良好的引流效果。动脉仍然以主动脉插管为主,因主动脉严重钙化,插管有导致斑块破裂脱落造成栓塞的危险,而采用股动脉插管灌注,体外循环期间血流动力学平稳。根据术前超声报告及术中探查,判定瘤体及肿瘤根部的确切位置,选择合适的手术路径。左房及二尖瓣的肿瘤经右房房间隔入路;左室肿瘤经心尖切口的显露更佳,心室切口毡片三明治缝合。因肿瘤的浸润性及转移性,在切除时尽量完整,切除的房间隔可用自体心包或涤纶片修补;对于多发性肿瘤应仔细探查防止遗漏。曾有心脏肿瘤术后一月复发二次手术的报道。

(二) 肝素耐药的预防和处理

对肝素抗凝效能的评价依赖于 ACT 的测定,正常生理 ACT 值为 60~140 秒。体外循环中肝素抗凝的安全范围是 ACT 延长到 480 秒。静注肝素 400U/kg 后,如 ACT 不能延长到 480 秒、或 ACT 虽能延长到 480 秒但很快缩短,则称为肝素抗凝不足或肝素耐药。肝素的抗凝作用是通过激活血浆中正常的抗凝成分——抗凝血酶Ⅲ(antithrombin Ⅲ, AT-Ⅲ)起作用,加速 AT-Ⅲ 与凝血酶的结合,形成"肝素-AT-Ⅲ-凝血酶"的复合体而灭活凝血酶。肝素的抗凝存在很大的个体差异。高龄、感染、发热、血小板计数和血红蛋白增高及服用避孕药的妇女易产生肝素抗凝不足。心脏黏液瘤、血栓性疾病、冠心病、发绀型心脏病、肝炎、胰腺炎或接受过肝素治疗者等也易出现肝素耐药现象。许多报道指出,心腔内黏液瘤患者体外循环时 ACT 不同程度的下降,即使追加大量肝素仍不能维持。目前认为黏液瘤细胞可以向血液中分泌多种结构类似与肝素的带负电荷的黏多糖样物质,同肝素竞争与 AT-Ⅲ 的结合位点,但是这种结合却不能使凝血酶失活,从而表现肝素的耐药现象。另外,如果血浆中 AT-Ⅲ 浓度低于正常水平,即便有足够的肝素也无法形成大量的"肝素-AT-Ⅲ-凝血酶"复合体使凝血酶灭活,所以如果反复追加大量肝素,ACT 值仍不能维持者需加入新鲜冰冻血浆补充足够的外源性 AT-Ⅲ,达到抗凝效果。肝素在体内的代谢速度过快也是影响其抗凝效果的重要因素,其原因可能是:①网状内皮系统亢进,对肝素的灭活能力强;②血小板数量偏高;③凝血酶原时间延长;④温度越高肝素代谢越快。

(三) 深低温停循环

为了给外科医生提供无血清晰的手术野,对于肿瘤侵及上腔或下腔静脉系统的病例,深低温体外循环无疑是积极有效的方法。在深低温停循环(DHCA)过程中对中枢神经系统的病理生理学影响最大,低温在大脑缺血/再灌注整个过程中均有保护作用,它可延长细胞产生不可逆损伤的时间。有研究表明肛温在 20℃ 时,停循环 45~60 分钟是安全的,当超过这一时限,术后神经精神并发症显著增高。另外,结合使用脑保护药物:甘露醇、细胞膜稳定剂、甲基强的松龙等可明显降低术后神经系统并发症。深低温低流量、深低温停循

环期间血气的管理曾一度是大家关注的热点,目前大多数学者认为,pH 稳态管理血气可有效增加脑血流,并得到大量临床实践的证实。生理状态下脑血流的自主调节机制奠定了其相对稳定的能量供应,其调节的始动因子是 $PaCO_2$,当脑内化学感受器感受到过高的 CO_2 浓度时,表明大脑处于缺氧状态,通过负反馈机制作用于脑血管活动中枢使之舒张,增加脑血供,从而达到降低 $PaCO_2$ 的目的。在深低温低流量时大脑的这种调节机制仍然存在,采用温度校正的血气管理,使深低温状态下,$PaCO_2$ 达到正常范围将有利于大脑的氧供和血供,起到一定的脑保护作用。对于病变复杂,考虑在安全时限内不能完成手术者,应当在 20~30 分钟恢复全流量灌注 10~15 分钟后重新停循环,尽快完成手术。

(四) 其他

右肿瘤的占位如果在下腔静脉,严重时可产生布加氏综合征。临床表现与阻塞部位有关,肝静脉阻塞者主要表现为腹痛,肝脏肿大,压痛及腹水;下腔静脉阻塞者在肝静脉阻塞临床表现的基础上,常伴有下肢水肿。体外循环时要考虑静脉引流管的设计,如股静脉和门静脉直接引流。还要考虑体外循环中大量液体回流到体外循环系统,增加储血灌为必要的措施,再通过超滤将多余的水分排除体外。

(段　欣)

参 考 文 献

1. 胡小琴主编. 心血管麻醉与体外循环. 北京:人民卫生出版社,1997.845-871.

2. 孙桂民,李桂芬,黑飞龙. 心脏黏液瘤摘除术与肝素抗凝-118 例总结. 体外循环杂志,2002,4(3):88-89.

3. 肖宜超,刘启明. 心脏肿瘤的诊疗进展. 心血管病学进展,2011,32(6):824-829.

4. Moskowitz DM,Perelman SI,Cousineau KM,et al. Multidisciplinary management of a Jehovah's Witness patient for the removal of a renal cell carcinoma extending into the right atrium. Can J Anaesth,2002,49(4):402-408.

5. Torre W,Rabago G,Barba J,et al. Combined surgical approach for sarcoma lung metastasis with atrial involvement. ThoracCardiovascSurg,1999,47(2):125-127.

6. Dospotis GJ,Levine V,Joist JH,et al. Antithrombin Ⅲ during cardiac surgery:effect on response of activated clotting time to heparin and relationship to markers of homeostatic activation. AnesthAnalg,1997,85:498-516.

7. Simpson L, Kumar SK, Okuno SH, et al Malignant primary cardiac tmnorsreview of a single institution experience. Cancer,2008,112(11):440-2446.

8. Characterization CG. Management of cardiac tumors. Semin Cardiothorac Vase Anesth,2010,14(1):6-20.

9. Plana JC. Three-dimensional echocardiography in the assessment of cardiac tumors: the added value of extra dimension. Methodist Debakey Cardio-vasc,2010,6(3):12-l9.

10. Anavekar NS, Bonnichsen CR, Foley TA, et al. Computed tomography of cardiac pseudotumors and neoplasms. Radiol Clin North Am,2010,48(4):799-816.

11. Hoey ET, Mankad K, Puppala S, et al. MRI and CT appearances of cardiac tumors in adults. Clin Radiol,2009, 64(12):1214-1230.

第四十六章

肺栓塞的体外循环

肺栓塞(pulmonary embolism,PE)是指来自全身静脉系统或右心系统的栓子阻塞肺动脉或其分支,引起肺循环和呼吸功能障碍的临床和病理生理综合征,包括肺血栓栓塞症(pulmonary thrombosis embolism,PTE)、空气栓塞、脂肪栓塞、瘤栓、羊水栓塞及感染性栓子等。PTE 是 PE 中最常见的类型。急性 PE 发病凶险,病死率极高,慢性 PE 由于临床表现不典型经过数月至数年的病程可引起重度肺动脉高压。一般肺栓塞的发病率是指临床诊断出来有症状的肺栓塞,也有以尸检结果推断发病率的。据国外尸检资料统计其发生率为 3.8% ~ 13.2%,发病率仅次于冠心病及高血压病。未经治疗的 PE 病死率为 25% ~ 30%,如能早期评估 PE 发生风险,及时明确诊断及正确治疗病死率可降低至 7%。肺栓塞的流行病学特点是漏诊率高、误诊率高和死亡率高。

第一节　肺栓塞的诊断

一、分类

(一) 按肺栓塞的临床可诊断范围分类

1. 临床隐匿性肺栓塞临床不能诊断。

2. 伴有一过性某种临床症状的肺栓塞临床难以诊断。

3. 临床显性肺栓塞临床可以诊断,包括:

(1) 急性广泛性肺栓塞:指血栓堵塞了两支以上肺叶动脉或同等肺血管床范围。

(2) 急性亚广泛性肺栓塞:指血栓堵塞了一支以上肺段或两支以下肺叶动脉或相同范围的肺血管床。

(3) 伴有肺动脉高压的慢性肺栓塞。

(二) 按血栓大小的分类

1. 大块血栓所致的肺栓塞血栓堵塞了区域性肺动脉分支以上的动脉。

2. 微血栓所致的肺栓塞指肌性动脉(外径为 100 ~ 1000μm 以下的小动脉)被弥漫性栓塞的疾病。

(三) 按发病时间分类

1. 急性肺栓塞指发病时间较短,一般在 14 日以内,新鲜血栓堵塞肺动脉者。若发病时间超过 14 天,在 3 个月以内者,为亚急性肺栓塞。

2. 慢性肺栓塞发病时间超过 3 个月,肺动脉血栓已机化者。

二、诊断

目前认为在肺栓塞诊断的同时应用危险分层,这个分层是根据患者临床表现来划分,为病情评估及制定治疗决策提供了较理想的方法。2014 年欧洲心脏病协会(ESC)颁布了新的急性 PE 的诊治指南。新指南强调 PE 的严重程度应依据 PE 相关的早期死亡风险进行个体化评估。危险分层首先根据血流动力学状态进行评估,将患者分为高危、中危和低危。急性 PE 危险分层的主要指标有:①临床特征,包括休克或低血压。即收缩压< 90mmHg 或血压降低>40mmHg 达 15 分钟以上,排除新出现的心律失常、低血容量或败血症。存在休克或者持续的动脉低压的情况为高危 PE;②右心功能不全。超声心动图显示右心扩大、运动减弱或压力负荷过重,螺旋 CT 示右心扩大,B 型利钠肽或 N 端 B 型利钠肽原升高等;③心肌损伤标志物,心脏肌钙蛋白 T 或肌钙蛋白 I 升高。对于高危和中危的患者,超声心动图有重要的诊断和鉴别诊断价值。特别是在急诊、危重症和心肺复苏过程中具有重要的应用价值。伴有休克或低血压症状疑似高危 PE 的诊断流程(图 46-1-1)。

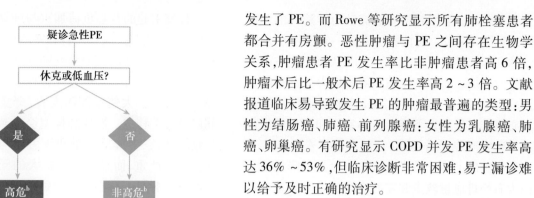

PE=肺栓塞

^a排除新发心律失常、血容量下降、脓毒血症后，收缩压<90mmHg，或收缩压下降≥40mmHg并持续15分钟以上。

^b基于因PE而入院或30天内死亡率

图46-1-1　疑似高危 PE 的诊断流程

疑似高危 PE 是可迅速致死的危险状态，休克或低血压症状往往提示病情危重。该类患者临床诊断率很高，鉴别诊断包括急性瓣膜功能不全，心脏压塞、急性冠脉综合征和主动脉夹层。首选检查为床边经胸超声心动图检查，若急性肺栓塞引起患者血流动力学失代偿改变，超声可发现急性肺动脉高压和右心功能不全的表现。对于极度不稳定患者，超声心动图一旦发现右心室功能不全，应立即执行手术治疗，而不需要进一步检查。

严重的呼吸困难、发绀、晕厥提示中央型肺栓塞，而胸膜痛、咳嗽、咯血则多提示外周肺栓塞。呼吸困难是最常见的症状之一。既往有心力衰竭病史或肺部疾病的患者，进行性呼吸困难可能是 PTE 的唯一症状。约52%的患者发生胸膜炎性胸痛，是 PTE 患者常见的临床表现，这种疼痛通常是由远端栓子导致所谓的肺梗死引起胸膜激惹引起的。晕厥是 PTE 相对少见但却很重要的一种临床表现，它反映血流动力学储备严重减少。大多数重症患者可能存在休克或动脉血压过低或心脏停搏。临床体格检查常可发现呼吸加快、心动过速、深静脉血栓（deep venous thrombosis，DVT）体征、发热、发绀及颈静脉怒张、P2 亢进、三尖瓣反流。有研究已证实房颤患者外周血中纤维蛋白原、D 二聚体等凝血因子水平显著显升高，而抗凝血酶原、蛋白 C 和蛋白 S 等抗凝系统因子水平显著下降导致血液处于高凝状态，并且右心房同左心房一样具备血栓形成的血流动力学变化，这两个条件致使房颤成了 PE 的又一高危因素。Sawyer 等在对 407 例房颤患者 8 年随访研究中发现有 12.3% 的患者

发生了 PE。而 Rowe 等研究显示所有肺栓塞患者都合并有房颤。恶性肿瘤与 PE 之间存在生物学关系，肿瘤患者 PE 发生率比非肿瘤患者高 6 倍，肿瘤术后比一般术后 PE 发生率高 2 ~ 3 倍。文献报道临床易导致发生 PE 的肿瘤最普遍的类型：男性为结肠癌、肺癌、前列腺癌；女性为乳腺癌、肺癌、卵巢癌。有研究显示 COPD 并发 PE 发生率高达 36% ~ 53%，但临床诊断非常困难，易于漏诊难以给予及时正确的治疗。

在临床工作中，外科手术是肺动脉栓塞的一个主要诱因。肺动脉栓塞的栓子 70% ~ 90% 来源于下肢深静脉，而深静脉血栓的形成与腹腔手术、盆腔手术及下肢手术关系密切，外科手术创伤对身体是一种应激刺激，会导致多种介质的释放，导致血液处于高凝状态。另外，患者术后卧床、血液瘀滞及静脉损伤等综合因素作用易导致血栓形成。虽然肺动脉栓塞患者自觉症状明显，但是缺乏特异性体征，不易与心绞痛、肺炎等疾病区别。另外，外科有些大手术采用气管插管麻醉方式，术后并发肺部感染率较大。因此，对于肺动脉栓塞的诊断相对困难，误诊、漏诊率较高，严重威胁患者的生命。

三、病理生理

肺血管因被血栓或异物阻塞，导致肺动脉压力的升高，右心室张力持续升高，肺栓塞导致右心室重构甚至右心力衰竭也愈来愈引起关注。表现为右心室前后负荷的增高，并对右心室造成损害，导致右心房室的肥大、扩张。

急性肺栓塞导致肺动脉压增高，肺动脉和右心室会急剧扩张，从而使静脉回流受阻出现右心

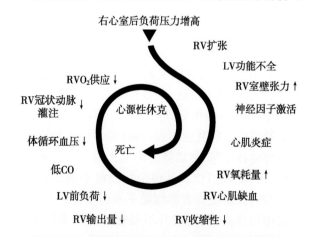

图46-1-2　急性肺栓塞血液动力学障碍的关键因素

BP = 血压；CO = 心排量；LV = 左心室；RV = 右心室；TV = 三尖瓣

力衰竭表现。急性肺栓塞血流动力学障碍的关键因素见图46-1-2。慢性肺栓塞到一定程度引发肺动脉高压,会增加右心室后负荷,从而导致右心室壁张力增加。右心室收缩和舒张能力受此影响都会减弱,再加上右心房室瓣反流的双重作用则使右心室排血量明显下降。右心室压和容量的增加会导致室间隔矛盾运动,这就造成了左心室容量和顺应性的下降。最终造成心排血量的降低则是因为右心排血量减少和左心室顺应性下降造成左心室充盈减少的共同作用。

栓塞引起的右心负荷加重与肺动脉高压可以导致不同程度的右心房、右心室增大,三尖瓣反流和肺动脉压力升高。中重度肺栓塞可引起肺动脉压升高、右心室扩大,但急性肺栓塞少见右心室肥厚。右心室扩大使室间隔变直,严重时收缩期室间隔会向左移位。慢性肺栓塞会导致肺动脉压力持续增加,三尖瓣反流量和压力差与急性肺栓塞相比较更严重,而且右心室扩大的同时往往伴有右心室壁肥厚。右心室压力负荷增加还会使右心室壁运动幅度低下和右心室腔扩大。

第二节　肺栓塞的手术治疗

肺栓塞治疗目标是抢救生命,稳定病情,使肺血管再通。目前治疗方法大致有如下四类:①急性期溶栓治疗;②静脉抗凝治疗;③介入治疗;④手术治疗。

一、急性肺动脉栓塞的手术治疗

急性肺动脉栓塞的手术治疗已取得显著进展,可作为急救的常规治疗措施之一。手术的成功率主要取决于手术适应证的严格掌握及手术技术的不断提高。肺血栓切除术是一个相对简单的操作技术。对有抗凝禁忌或抗凝失败的患者推荐进行肺血栓切除术,推荐对抗凝治疗过程中可能有高出血风险的中-高危患者行血栓切除术(需要在有经验和资源充足的中心进行)。

急性肺动脉栓塞主要病变为外部脱落的新鲜血栓及由此形成的较为松脆的新鲜或部分机化血栓,尚未出现肺动脉内膜增生、增厚及纤维化等病理改变,有利于手术取栓。高危性PTE是一种能威胁到生命的急性事件,短期病死率>15%。只要出现休克或低血压(收缩压<90mmHg或血压降低>40mmHg达15分钟以上),除外新出现的心律失常、低血容量或败血症,不必检测右心室功能不全和(或)心肌损伤指标,即可归类为高危患者。对于诊断明确并危及生命者、血流动力学不稳定、大面积肺动脉栓塞、肺动脉主干或主要分支堵塞、有溶栓禁忌证或溶栓及其他治疗方法不满意者、心房室腔内大量血栓者都应是手术适应证。术前溶栓会增加出血风险,但并不是栓子切除术的绝对禁忌证。

对于高危患者,术前出现休克或心搏骤停,需要急诊手术。根据栓塞部位不同,如栓子为中央型,手术可在全麻浅低温体外循环下进行,常规氧合血停跳液进行心肌保护。患者可能存在代谢性酸中毒,术中根据血气结果进行内环境的调整,并适当给予激素,甘露醇和白蛋白,减轻机体炎症反应,脑保护和提高胶体渗透压,减轻术后水肿。心脏复跳后,如患者存在急性右心功能不全,可以适当延长辅助的时间,并结合超声心动图的评估,缓慢调整停机。如发生脱机困难,可以行体外膜肺氧合(ECMO)支持治疗,等待右心功能恢复。如栓子为外周型,栓塞不易剥离以及术野布满从支气管动脉或其他体肺侧支循环反流的血而影响操作时,通常选择在深低温停循环(DHCA,鼻咽温18℃,直肠温20℃)下进行手术。

二、超声心动图对右心室的影像学评估

经胸超声心动图对PTE诊断的敏感性不高,主要用于PTE患者进行危险分层。25% PE患者的超声心动图发现右室功能不全征象,超声心动图示右心扩大、运动减弱或压力负荷过重表现。超声心动图评估右室形态和功能对预后分层有帮助。超声心动图评估PE风险的指标包括右室扩大,右室/左室直径比值增高,右室游离壁运动功能减退及室间隔矛盾运动,三尖瓣反流速度增加,三尖瓣环收缩期位移(TAPSE)下降,肺动脉高压或综合以上表现。根据2010年国际超声指南,右心室与左心室内径比值>0.9(RV/LV>0.9)是评价右心室功能的重要指标,其他评价右心室功能的指标如三尖瓣瓣环收缩期位移(TAPSE)、局部心肌做功指数(RMPI)、切面面积变化率(FAC)等

也具有很好的应用价值。超声检查时一旦发现右心室急性增大的表现,应首先考虑 PE,因为其他慢性右心疾病引起的右心增大往往还伴有其他征象。

此外,超声心动图可发现有利于 PTE 诊断的 McConnell 征,即右心室游离壁尖段运动正常和(或)运动过度,而右心室游离壁其余部分却运动减低和(或)运动消失。除右室功能不全,超声心动图还可明确有无卵圆孔水平右向左分流以及右心栓子,此两种情况都和急性 PE 患者死亡率增加相关。

肺动脉高压是 APE 最常见超声改变。但这些间接征象的局限性在于特异性小,且超声检查的结果通常有赖于超声医师的经验,且可能诊断标准不统一限制了超声在临床上的应用。

超声心动图可以直接显示位于右心房或中央肺动脉的栓子,也可依据原因不明的右心舒张功能障碍及三尖瓣反流等间接征象提示肺栓塞。但超声心动图诊断肺栓塞的灵敏度、特异度仅为 54.35%、76.47%。因此,超声心动图对肺栓塞的诊断价值有限,并不作为疑似肺栓塞患者的推荐检查方式。它只作为对疑似病例的筛选检查及危重患者的床旁检查,或有时用于辅助判断肺栓塞患者的预后及其他心脏疾病的鉴别诊断。

食管超声检查具有独特的用途。80% 的有明显血流动力学改变的肺栓塞患者行食管超声检查可发现中心肺动脉存在血栓,在这种情况下,经食管超声在大多数情况下能够确诊。

三、慢性肺动脉栓塞的外科治疗

(一) 发病机制

慢性血栓栓塞性肺高压(CTEPH)是由于肺动脉较大分支慢性闭塞所致疾病。尽管 CTEPH 的确切流行病学资料和每年发病率尚不十分清楚,但目前可获得资料显示发病率大约每年 5/1 000 000。CTEPH 是严重威胁患者健康的疾病,发生率虽然较低,但预后很差,若无有效的干预,患者多逐渐死于难治性右心力衰竭。平均肺动脉压>50mmHg 的 CTEPH 患者 2~3 年的生存率仅为 30%~50%。

CTEPH 发病机制非常复杂。最主要的原因是机化血栓阻塞肺动脉主干或较大分支,使肺血管灌注容积减少,肺血管阻力增高,进而造成肺动脉压力升高。此外由于部分肺动脉被阻塞,无血栓

阻塞的正常肺动脉血管床相应会接受更多血液灌注,造成类似艾森曼格综合征的病理分流现象,动力性负荷过重造成的血流剪切力会损伤血管内皮,从而逐渐造成无阻塞部位小肺动脉重构,引起肺血管阻力进一步升高,加重右心后负荷,长期如此,不可避免地会发生右心功能不全。临床上深静脉血栓形成 (deep venous thromboembolism, DVT) 主要发生在下肢深静脉近端,血栓脱落即可引起 PE,急性 PE 危及患者生命。有报道约 82% 的 PE 患者被发现存在下肢深静脉血栓。文献也证实下肢 DVT 居 PE 患者高危因素的首位。中国急性肺血栓栓塞症诊断治疗专家组发现,PE 患者合并下肢深静脉血栓的发生率为 46%,而下肢深静脉血栓患者合并 PE 的发生率为 67%。临床上常发现一些患者存在与阻塞程度不匹配的重度肺动脉高压,而另一些患者阻塞程度非常严重,但肺动脉压力和肺血管阻力并无明显升高,这说明小肺动脉病变也是慢性肺血栓栓塞患者伴发肺高压的重要原因之一。

慢性肺动脉栓塞是急性肺动脉栓塞未经及时溶栓治疗,血栓在肺动脉内停留、机化,并逐渐沿肺动脉血管床生长的结果。是血栓机化、纤维化增生、血管腔狭窄、肺血管重构所致的一种预后较差的疾病,常常引发进展性的肺血管阻力增大和右心功能的衰竭。该病的诊断有赖于心脏彩超和肺通气灌注显像,而肺血管造影检查是诊断和评估其手术指征的金标准。目前认为,血栓栓塞引起肺动脉高压(PHT)的原因有二:第一,血栓直接堵塞血管腔;第二,激发内皮细胞增生,纤维化,血管重构。

(二) 手术方法

1. 手术适应证　临床上确诊的慢性肺动脉栓塞,理论上来说只要能够耐受麻醉及体外循环者均可以接受手术治疗,即无绝对禁忌证。目前,临床指南建议手术适应证为:①NYHA 心功能分级Ⅲ或Ⅳ级;②术前肺血管阻力(PVR)>300 dye·sec·cm^{-5};③血栓位于肺动脉主干,肺叶血管,段血管,节段血管内;④无严重合并症。

但以下因素可作为手术的相对禁忌证:①肺血管阻力(PVR)>1000 达因单位。PVR 低的患者稳定性较高,死亡率更低;②远端肺动脉栓塞:根据圣迭戈大学的统计,病变位于远端的患者的平均住院天数和围术期死亡率均高于病变位于近端的患者。除此之外,高龄、肥胖等也是手术的高危

因素。

2. 手术方法 对已机化的慢性肺动脉栓塞,溶栓、抗凝、强心和扩张肺血管等内科治疗效果不佳。肺动脉切开取栓及内膜剥脱术(pulmonary endarterectomy,PEA)是唯一有效的治疗方法,以解除肺血管阻塞,恢复肺灌注和通气的平衡,降低肺动脉压,改善右心功能,避免继发性肺血管病变。

美国加州大学圣迭戈分校的贾米森博士和他的团队从1970年开始就致力于PAE的研究,迄今为止已有超过2500个病例的积累,总体死亡率为6.4%。随着技术设备和手术技术的进步,近年来死亡率逐渐下降,已接近围术期零死亡率。目前大约有3500个CTE的患者在全世界为数不多的几个中心接受了这项手术,总死亡率在5%~12%,5年生存率为75%~80%,术后90%的患者心功能恢复至纽约心功能分级(NYHA)Ⅰ~Ⅱ级。随着对手术适应证更科学的掌握、完善围术期用药及术前准备、手术技术的进步、术后完善的监护和对术后并发症处理认识的提高,PEA的病死率和致残率都大幅降低。在有经验的心脏中心,围术期病死率仅为5%左右,患者长期生存时间也得到显著延长。PEA已成为治疗CETPH的首选治疗手段。

CTEPH一般都涉及双侧肺动脉,所以常采用胸骨正中切口,纵行切开心包,主动脉一上、下腔静脉插管,有利于探查双侧肺动脉。心肌保护在有些医学中心采用冷HTK液30~40ml/kg一次灌注,可以保持心脏2~3小时静止;也有中心采用氧合血停跳液灌注一次,灌注后用特制冰毯包裹心肌表面,直至主动脉开放。

肺动脉切开后,在其后壁建立剥离层,先剥离右侧,再剥离左侧,避免剥离太深则穿透肺动脉或者太浅则剥离不够。手术的关键在于完整地剥离增厚的肺动脉内膜。恢复循环,当静脉氧饱和度达到90%时开始复温,保证复温时水箱设定温度和鼻咽温差在5℃左右,温差过大不利于氧债偿还,并有产生气栓的危险,适当给予利尿剂、甲泼尼龙和甘露醇,如果体循环阻力很高,尽早使用硝普钠扩血管,促进复温。如果需要同时进行其他心脏手术,可以在复温过程中完成。停机前,可以使用多巴胺等正性肌力药和扩血管药用来维持血流动力学稳定。

甘辉立等对同一个医学中心的一组同时具有深低温停循环和不停循环的病例进行回顾性分析,结果认为在不停循环时出血使手术视野模糊,肺动脉栓塞剥脱不完全,而深低温间断停循环可明显减少支气管动脉血回流,术野清晰,有助于肺动脉内膜的彻底剥脱。在临床实践中发现,慢性肺动脉血栓与动脉内膜粘连紧密,术中应找出正确的剥离面,剥脱至段、亚段肺动脉水平。层面太浅术后易有血栓形成,导致手术失败;层面太深,则会导致致命性血管损伤。深低温停循环技术可避免支气管动脉分流大量血液妨碍视野。清晰的无血视野有利于清除远端至亚肺段的血栓内膜,同时也有利于剥离层面的确认,确保在中层膜面上将血栓内膜完整切除。不停循环条件下进行PAE,通常是不完的内膜剥脱术。大多数慢性肺动脉栓塞患者肺动脉内没有新鲜的血栓,术中初步检查肺血管床看起来好像是正常的,因此正确的PAE是做肺动脉内膜中层的内膜剥脱术。有文献表明只进行肺动脉取栓术而不进行彻底内膜剥脱术,常常肺动脉压不下降,通常容易导致死亡。

患者术前多存在严重肺动脉高压、右心力衰竭,术中深低温停循环,手术致肺损伤等给麻醉管理带来很大困难。肺动脉栓塞广泛者需在深低温低流量或停循环下手术,可损伤中枢神经系统。建议尽量缩短低流量时间,每次停循环的时间不宜过长,以20分钟左右为宜,在恢复流量灌注期间应使静脉血氧饱和度(SvO$_2$)达80%以上。转流中给予甲基强的松龙、硫喷妥钠、利多卡因或异丙酚等药物,可能对脑有一定的保护作用。术中大量肺出血是肺气体交换障碍、血流动力学不稳定甚至死亡的重要原因,因此,肺保护是手术成功的关键之一。肺损伤的因素有:①血栓机化,剥离肺动脉栓子及肺动脉内膜时,肺动脉壁受损伤;②体外循环预充液中胶体渗透压低;③体外循环中阻断肺血流,开放后致肺再灌注损伤。因此,术中应限制液体入量,预充液中加入人体白蛋白,增加胶体含量,复温时超滤并应用利尿剂,停机后输入血浆或白蛋白,机械呼吸时应用PEEP。

总之,肺动脉栓塞手术中需注意以下几点:①术中尽可能完全摘除远端栓子,直至支气管动脉有大量鲜红色的血液流出;剥离层面应包括血栓本身和增厚的内膜;②术中根据支气管动脉反流的情况,采用间断深低温停循环或深低温低流量的体外循环方式,停循环和低流量过程中应用甲基强的松龙 20~30mg/kg,注意脑保护;③术中可静脉微泵持续泵入前列腺素 E(PGE),或吸入一氧化氮(NO)扩张肺动脉。

(三)术后并发症和处理

术后最常见的并发症为再灌注肺水肿,是 PEA 围术期死亡的主要原因,通常发生在体外循环停止后 72 小时内,必须予以足够的重视。肺动脉内膜剥脱术后,原来闭塞的肺血管床得到重新灌注,表现为肺泡间质性水肿,肺血管内微血栓形成以及肺纤维化。轻者出现呼吸困难,严重者可出现肺泡水肿,大量的淡红色液体从支气管内溢出。因此,术中和术后呼吸机辅助呼吸非常重要,应用 PEEP5~10cmH$_2$O,反比呼吸将吸气与呼气比值调整至(2~3):1,增加吸气、通气平台时间和肺泡内压力,减轻肺水肿,改善气体交换。术后应用呼气末正压低流量进行缓慢通气。有研究结果表明,低流量通气可有效降低术后急性肺损伤的发生率。单侧肺动脉栓塞患者,术中为避免患侧肺泡内溢出液进入健侧,影响健侧肺的通气和交换功能,应尽可能使用双腔气管内插管。尽可能使机体负平衡,减少入量,增加出量,以减轻肺水肿。同时,术后积极抗凝、预防再栓塞与预后息息相关。

导致围术期死亡的另一个原因为术后肺动脉压力降低不明显,降低程度小于 50%。肺动脉高压又可分为两型。一型为持续肺动脉高压,主要是由于手术剥离不彻底或者继发性肺小血管病变导致。第二型为反应性肺动脉高压,表现为术后肺动脉压和肺血管阻力暂时性升高,甚至超过术前水平,但通常在 72 小时内可恢复。考虑与肺缺血再灌注损伤、手术刺激肺血管、CPB 时血管收缩介质释放及暂时性的血管内皮细胞功能障碍有关。它也可引起右心力衰竭及肺的再灌注损伤。也有作者认为慢性肺动脉栓塞患者的远端肺动脉床与支气管动脉之间的交通支大量开放,引起肺小动脉动脉化,内膜增厚造成。肺动脉再充盈导致的肺动脉反射性痉挛,可通过术后静脉微泵持续泵入 PGE,胃管内注入血管紧张素转换酶抑制剂(ACEI)和给予 NO 等治疗改善。

术后监护主要是维持右心功能、肾功能、器官灌注和足够的氧合以及防止早期的肺动脉再闭塞。术后提倡早期拔管;轻度再灌注损伤的患者可通过短期呼吸机辅助支持以及积极应用利尿药

改善;严重再灌注损伤的患者需要延长呼吸机辅助时间,甚至 ECMO 的支持。

PTE 术中、术后出现肺动脉高压危象和缺血再灌注损伤,处理不当死亡率极高。ECMO 作为一种有效的心肺支持治疗手段,可对这类危重患者提供临时支持,帮助他们改善缺氧、减少呼吸机相关的肺损伤,给肺内各组织细胞修复的机会,使肺脏得以充分的休息。Marius 等研究表明,及早应用 V-A ECMO 支持治疗成为挽救生命的一个重要方法,可以提高危重症患者的存活率。关明等研究表明 V-A ECMO 可以有效地减轻右心力衰竭对整个体循环造成的不良影响,增加全身血容量。静脉血绕过肺动脉,降低肺动脉压,避免血流经过破损的血管系统,减少肺出血的可能性。相比 V-V ECMO 只能提供呼吸支持,V-A ECMO 能降低肺血管大出血的可能性,在 PTE 围术期有一定的应用价值。

综上所述,术前血流动力学特别是 PVR 是影响手术效果的重要因素。围术期药物治疗(前列腺素、内皮素受体抑制剂、磷酸二酯酶抑制剂)能够改善血流动力学,但是能否减少术后死亡率仍有待进一步研究。

同时 PEA 术也存在诸多问题。首先,PEA 术仅适用于阻塞的血栓位于肺动脉近端的病变,而对于以段、亚段等远端血管阻塞狭窄为主的患者,该手术无法触及病变并实施手术;此外术前需仔细评估患者是否合并远端小肺动脉重构性病变,如果对合并远端小肺动脉病变的患者实施 PEA 术,术后常发生肺动脉高压危象和急性右心功能衰竭,严重威胁患者围术期的安全,尽管已将肺动脉主干内的血栓剥离,但术后肺动脉压力和肺血管阻力却无明显下降,手术效果不理想;另外,对于 CTEPH 的 PEA 术和急性肺栓塞取栓术有一个非常明确的区别是 PEA 术会严重损伤剥脱部位的肺动脉血管内皮,术后出现严重再灌注损伤,甚至造成威胁生命的肺水肿。所以对于行 PEA 术的患者术后应至少行 48 小时的机械通气,就是为了防止继发再灌注损伤造成严重肺水肿。此外,由于此手术需正中开胸,行体外循环,为减少支气管动脉的侧支出血,术中还需行深低温停循环,对患者创伤较大,只适于一般情况良好且无其他重要脏器病变的患者,该手术对术者团队的水平和经验要求极高,故 PEA 术只能在有丰富手术经验的中心开展,不适合普及推广。

第四节 肺栓塞手术的体外循环方法及器官保护

一、肺栓塞手术治疗的体外循环方法

急性肺动脉栓塞,栓子为中央型,体外循环多在浅低温下进行,常规氧合血停跳液进行心肌保护。如栓子为外周型,栓塞不易剥离以及术野布满从支气管动脉或其他体肺侧支循环反流的血而影响操作时,通常选择深低温停循环。

CTEPH 手术常规多采用深低温低流量或深低温停循环(DHCA,鼻咽温 18℃,直肠温 20℃)。这种方法能够避免血液从支气管动脉反流,从而提供一个清晰"无血"的术野以及对肺的保护,增加了手术的安全系数。

体外循环的物品准备及液体预充:体外循环多使用膜肺,上下腔插管,40μm 的动脉微栓滤器;采用静脉血氧饱和度仪监测静脉血氧饱和度,部分单位应用离心泵;预充常规采用乳酸林格氏液和代血浆(血定安或万汶),白蛋白 30～40g,10% $MgSO_4$ 20～40ml,碳酸氢钠根据术中 pH 值和碱剩余补充;在体外循环过程中前并行和复温期间使用甲基强的松龙 30mg/kg,分两次给予,甘露醇 0.5～1.0g/kg。待 ACT>480 秒开始并行降温,深低温期间采用 pH 稳态管理血气,复温时采用 α 稳态。在术中采用深低温并间断恢复流量的方法保证神经系统以及重要器官的氧需量。转机开始即开始降温,在鼻温降至 17～19℃ 时开始低流量或停循环,在此期间密切观察脑氧饱和度,脑氧饱和度降低至 55% 时即恢复全身循环 10 分钟,待脑氧饱和度恢复至正常值,混合静脉血氧饱和度恢复至 95% 以上,再重新减小流量或停循环。复温时首先恢复流量使脑氧饱和度恢复至正常值,混合静脉血氧饱和度恢复至 95%,再逐渐复温以保证机体氧的供需平衡,复温时保持水温和血温之差<6℃,保持鼻咽温和膀胱温之差<6℃,始终维持混合静脉血氧饱和度于 70% 以上。

体外循环过程中采用深低温低流量和深低温停循环,是良好术野和防止栓子脱落入体循环以及彻底取除栓子的有力保证,但对机体是一种较大的损伤,在此期间的肺保护及神经系统的保护是手术成功关键。

但深低温带来神经系统并发症,如卒中、谵妄、舞蹈样运动等。Mayer 等对神经系统并发症与

DHCA 时间相关性所作的研究表明:当 DHCA 在 20 分钟以内时,发生神经系统并发症的可能性为 1.9%,当这个时间上升到 21～40 分钟、41～60 分钟以及 60 分钟以上时,这个可能性逐渐上升至 10.8%、14.6% 和 18.4%。由此说明 DHCA 在没有脑保护的情况下,对神经系统的影响是显而易见的。选择性脑灌注技术及间断停循环等新技术的应用弥补了这个弊端,加上糖皮质激素和甘露醇等药物对神经系统的保护,使神经系统并发症发生率大幅度降低。

近年也有不少研究认为,在中低温或深低温不停循环,及常温或浅中低温不阻断主动脉条件下也可有效地进行肺动脉内膜剥脱术。对于栓子为中央型的病例,体外循环不停跳并行循环下手术,较之 DHCA 有其独特的优势。不阻断主动脉,不灌注心脏停跳液,维持冠状动脉持续有效灌注,使心脏有节律空跳,心肌持续得到氧合血供应,在不影响术野清晰度的前提下,可减轻了心肌缺血缺氧及再灌注损伤,并且使脑、肾等重要器官得到充分灌注。曾超等研究表明,采取这种方法,术后无一出现神经系统并发症,无灌注性肺损伤。但术后残余肺动脉高压的发生率较 DHCA 高。但在栓子为外周型,研究者认为,栓塞不易剥离以及术野布满从支气管动脉或其他体肺侧支循环反流的血而影响操作时,DHCA 能够提供一个"无血"的视野,增加了手术的安全系数;并且随着选择性脑灌注及间断停循环等新技术的应用,进一步降低了神经系统并发症的发生率。

二、DHCA 与中枢神经系统功能保护

DHCA 为手术提供无血的环境,同时低温能降低组织的代谢和氧耗,使其耐受缺血缺氧的时间延长。然而,由于血管栓塞、灌注不良、炎症因素等引起手术期间脑和脊髓的缺血缺氧,造成 CNS 功能损害。

DHCA 后存在两种性质完全不同的神经系统并发症:短暂性神经功能障碍(temporary neurological dysfunction, TND)和永久性神经功能障碍(permanent neurological dysfunction,PND)。TND 表现为手术后精神错乱、焦虑、谵妄、长时间反应迟钝、一过性帕金森综合征等,但无局灶性神经定位体征,

CT 和(或)磁共振等影像学检查亦不能发现阳性病灶,其发生率大约在 25% 上下,主要原因是术中脑保护不够,脑缺氧(尤其是代谢旺盛区域)造成脑功能受损,其影响因素主要是 DHCA 时程和术中脑保护是否确切充分。为了降低 TND 的发生率,一是要采用 SCP 作为脑保护方法,二是要尽量缩短 DHCA 时程。PND 表现为脑卒中或昏迷,体格检查发现阳性定位体征,影像学检查可以发现阳性病灶,发生率大约在 7% 左右,其主要原因是术中产生的微栓(碎屑、微小凝血块、气栓等),随血流进入脑循环,造成局限性或弥漫性的脑栓塞。CNS 功能损伤延长住院时间,增加并发症及死亡率,也给患者家庭和社会带来沉重的负担。DHCA发生神经系统并发症的危险因子有高龄、糖尿病、血流动力学不稳定、长时间体外循环、既往脑梗死史和主动脉粥样硬化等。因此,降低 DHCA 后神经系统并发症需采取多方面的防治措施,并需围术期所有医护人员的共同努力。

DHCA 主动脉手术期间可以采用药物措施进行脑保护。即使温度<18℃,大脑依然残存一些极微弱的脑电活动,这说明在 DHCA 期间存在神经活动和大脑氧耗,提示可以通过药物作用抑制这些残存的脑电活动来达到脑保护作用。

围术期药物保护 CNS 的优点是:术前可以针对 CNS 缺血损伤高风险的患者预处理,提高脑组织对缺血的耐受性,降低缺血状态下神经元的死亡率;术中通过给予药物减少脑组织血流量,降低脑氧代谢率,清除氧自由基、减少炎症反应因子的释放、预防脑水肿等,从而减轻 DHCA 期间 CNS 功能损害;术后通过给予药物,可以预防或治疗各种CNS 并发症,促进神经元修复。药物措施的缺点:各类药物的脑保护作用存在争议,药物剂量、给药方式、给药时间不同,其作用效果也各不相同;如何最大限度地发挥脑保护作用,尚需进一步研究;另外,药物都存在一定的不良反应,且不同药物相互作用也可产生不良反应,需熟练掌握各种 CNS保护药物的适应证和配伍禁忌。这些药物包括巴比妥类药物、抗惊厥药、利多卡因、钙离子通道阻滞药(尼莫地平)等,最常用的甲基强的松龙和甘露醇。DHCA 期间脑组织缺血缺氧及细胞膜通透性改变可导致组织水肿。大剂量糖皮质激素具有抗炎、抗过敏和保护细胞膜等作用,可明显减轻全身炎性反应及脑缺血缺氧损害。然而,高剂量的糖皮质激素可以增高败血症的发生率和糖代谢的改变。给予糖皮质激素的患者宜严格控制血糖(200mg/dl 以下),防治手术后高血糖的发生。

近年来体外循环技术的飞速发展,各种非药物手段,如体温管理、微栓过滤器、血液稀释、体外循环管道肝素化等技术已成为现代体外循环技术的重要组成部分。其中脑灌注技术在 DHCA 期间CNS 功能维护中发挥着重要作用,主要有:经上腔静脉逆行性脑灌注(retrograde cerebral perfusion,RCP)、顺行性脑灌注(antegrade cerebral perfusion,ACP)、选择性顺行脑灌注(selective antegrade cerebral perfusion,SACP)。RCP 的主要缺点是:①安全时限仍不确定;②灌注效果是否可靠仍存在争议(这可能是造成术后 TND 发生率较 SCP 高的主要原因);③不能提供完全无血的手术野,给外科操作带来困难。

现在越来越多的学者提倡采用 DHCA+SCP 作为脑保护的方法。SACP 是顺行灌注,符合生理,效果确切而且基本不受安全时限的限制。但就其实施而言仍有许多争论之处,主要集中在以下问题:插管部位,究竟应采用单侧还是双侧脑灌注,SACP 的流量和压力问题,插管时可造成主动脉弓及其分支腔内斑块脱落(尤其是对于高龄和主动脉有粥样硬化性病变的患者),从而导致 PND 的发生率上升等。临床多采用深低温停循环联合经右锁骨下动脉行选择性脑灌注术。经右锁骨下动脉行选择性脑灌注的操作简便,术野清晰,利于复杂手术操作的进行。

文献中对采用单侧还是双侧 SACP 也存在不同意见,单侧 SACP 是否可以满足左右脑的供血需求,双侧 SACP 除需要增加额外插管,是否会导致脑奢灌,引发脑水肿或增加脑栓塞的危险。颅脑供血由双侧颈内动脉和双侧椎动脉 4 支主要血管交汇吻合形成 Willis 环(基底动脉环)。在 Willis环完整时可通过单侧血管灌注而保护全脑。单侧灌注方法简单,但问题在于是否能提供足够的流量,而双侧灌注需要额外的插管,增加了手术的复杂性。

复温速度与脑代谢、脑保护相关,可能与术后神经系统并发症相关。复温时期的体温管理旨在减少由脑温过高引起的缺血性脑损伤、神经代谢恢复延迟、兴奋性神经递质释放增加等。临床使用的鼻咽温监测往往在复温过程中低估了大脑温度,从而增加了脑温过高的风险。有研究者建议患者脱离体外循环时体温应稍低于正常以避免脑温过高的风险。研究证实,在37℃脱离体外循环的患者其术后神志恢复情况较33℃脱离的患者相比更差,且神经损伤标志物 S-100β 蛋白的血浆浓度更高。采用间断、缓慢复温的方法,努力防止因复温过快导致脑缺血、缺氧。临床中多将复温时间控制在 60~90 分钟,有助于脑保护。

DHCA 期间血气稳态管理方法仍是人们争论的焦点。目前体外循环中血气管理的方法大致可分为 pH 稳态、α 稳态、pH 联合 α 稳态 3 种。目前关于深低温体外循环中(尤其是 DHCA)中采用何种血气管理方案的研究较多。有研究认为在实施 DHCA 的降温期间,应用 α 稳态而在 DHCA 开始前采用 pH 稳态,可有效维持脑部代谢,促进术后恢复。

非药物措施直接满足脑代谢需要所需的氧和能量,其作用效果更直接更明确,国内外实验及临床研究结果也证实了非药物治疗处理措施的脑保护作用。但非药物措施操作技术复杂,需要对流量、压力、温度、血气管理模式、插管方式等进行严格管理,且需灌注医生、手术医生及麻醉医生密切配合。此外,非药物措施还存在栓塞或脑水肿等风险。因此,必须根据手术类型、停循环持续间、手术团队习惯选择最适宜的脑保护措施。

三、深低温停循环过程中肺保护

引起 DHCA 后肺功能不全的主要原因有缺血再灌注损伤、肺组织含水量增加、CPB 激发的炎性反应。

DHCA 时肺经历完全的冷缺血再灌注损伤。CPB 时炎症反应引起肺损伤,转录因子、细胞因子、趋化因子和黏附分子等在该过程中发挥了关键作用。CPB 期间抗炎性细胞因子的释放通过抑制促炎细胞因子的生成起保护作用,促炎反应和抗炎反应的平衡可影响炎症反应的发展和临床预后。肺缺血预处理(ischemic preconditioning,IP)可能通过刺激组织的自身保护对抑制缺血肺脏的损伤发生效果。目前国内外尚没有文献报道将肺 IP 应用在体外循环 DHCA 前,但是实验和科研中已经将其应用在其他缺血再灌注模型中,实验证明肺 IP 可以引发 DHCA 中肺内源性保护作用,减轻肺组织遭受进一步的缺血和再灌注损伤。

由于 CPB 期间,肺部肺流量明显降低,因此有学者怀疑,DHCA 期间肺部温度下降不充分,可能是术后肺功能不全的原因之一。有研究观察了肺部温度变化的情况,发现 DHCA 过程中,肺部温度与鼻咽温度变化基本平行,在降温过程中比鼻咽温度略低,在复温过程中较鼻咽温度略高,未发现肺部降温不充分现象。

四、深低温停循环手术对肾功能影响

急性肾衰竭(AKI)是体外循环手术后严重并发症之一。AKI 的发病率较高,严重者甚至导致患者死亡。CPB 术后发生 AKI 的危险因素较多,主要集中于 CPB 期间肾脏的缺血损伤和 CPB 相关的炎症反应。

体外循环期间肾脏灌注压较低、肾血流量减少,加之血红蛋白微小栓子沉积于肾小球、肾小管内等多种原因,术后容易发生肾衰竭。在 DHCA 过程中,一方面肾脏需要经历时间不等的完全缺血期,同时由于病情或血液过渡稀释等原因可能合并严重贫血,即肾脏灌注压与红细胞携氧能力均降低,因此,肾损伤会更容易发生,损伤程度较严重;另一方面由于此类手术 CPB 时间均较长,在两者的共同作用下发生 AKI 的机会更大。内生肌酐清除率是反映肾功能变化的重要指标,一般认为当内生肌酐清除率<10~15ml/min 进行透析治疗。腹膜透析改善肾功能指标的效果不如血液透析。血液透析起效快、疗效佳,可在短期内缓解危重患者症状。

高龄、术前肾功能差、心功能差、输血量、高血压病史、急诊手术及体外循环、停循环时间较长等因素,均是引起术后肾衰竭的高危因素。研究发现深低温停循环手术组,其术后肌酐明显高于对照组,而内生肌酐清除率下降幅度也明显大于对照组,肾衰竭的发生率及死亡率均高于对照组。AKI 组与非 AKI 组相比较,术后呼吸机辅助时间,ICU 停留时间均显著增高说明深低温停循环对肾功能的变化具有重大影响,应尽量缩短手术中停循环的时间,术前对肾功能的保护,术中减少对肾功能有损害药物的应用,以及术后应用各项措施以改善肾功能,均能起到积极的作用。

综上所述,停循环时间、输血量、高血压病史等是 DHCA 术后 AKI 发生的独立危险因素,应当予以足够的重视,并通过改进尽量缩短停循环时间,减少输血量,同时对于术前存在高血压的患者要予以特别的重视。AKI 一旦发生,应积极治疗,经过合理、有效的治疗,术后发生 AKI 的患者仍可以获得较好的效果。

五、深低温停循环手术中血糖的变化及控制

围术期高血糖一方面因为手术的创伤，另一方面是由于 CPB 的肝素化、降温以及复温引起。这些因素共同促使患者体内胰岛素分泌不足、内源性糖生成增加、组织对血糖的摄取利用减少、肾脏对原尿中滤过的葡萄糖重吸收增多以及机体对外源性胰岛素的反应减弱等，最终造成了患者围术期高血糖。

应激性高血糖发生机制复杂，主要与神经激素调节异常、神经内分泌的改变、致炎性细胞因子的大量释放及胰岛素抵抗有关。有研究证明，不管是糖尿病患者还是非糖尿病患者，血糖可作为 CPB 术后的各种并发症（如心肌梗死、心律失常及神经系统并发症）的检测因子，从而对预后进行估测。高血糖产生诸多不利影响，包括：①高血糖产生直接的细胞糖毒性；②高血糖时糖酵解和氧化磷酸化产生的氧自由基增多，会加剧细胞的死亡和器官功能的衰竭；③急性、短时期的高血糖会影响患者自身免疫的各个部分，包括：降低中性粒细胞的功能、通过促进前炎性因子的释放减少内皮细胞一氧化氮的产生、降低微血管对扩血管介质的反应性和补体的功能等，这些都会降低机体的防御机制，影响内皮功能，最终导致感染的发生和多器官功能异常。

高血糖也是围术期胰岛素抵抗的一项标志。在心脏外科手术，体外循环过程、低温及缺血性损伤会导致更严重的炎性反应，加重胰岛素抵抗。急性胰岛素抵抗（acute insulin resistance）是机体应激状态下的一种反应，是指胰岛素协助机体靶细胞摄取和利用葡萄糖的能力低下，即生理剂量的胰岛素产生低于正常生物学效应的一种状态。高血糖和胰岛素抵抗引起机体代谢改变，使其迅速向分解代谢转变，导致伤口愈合延迟，加重器官损伤，促发术后多种并发症，增加术后死亡率。

深低温停循环技术虽然为外科手术提供了便利，但是因为需要更大的降温幅度，并且在降温到位后要停止全身组织灌注，势必给患者造成更强烈的应激。值得一提的是，血糖水平的大幅度升高并不是在 CPB 降温期间，也不是在深低温停循环期间，而是发生在升温阶段，即从 DHCA 结束后15分钟到 CPB 结束前15分钟。复温期患者血糖

迅速升高的可能原因包括：①全麻药物只能阻断疼痛刺激和牵拉刺激，但对于体温调节中枢并没有抑制作用，温度的改变仍然可以刺激机体做出防御反应，应激激素分泌增多，使得血糖升高；②低温抑制肝细胞生成葡萄糖，所以在升温期间将会有更多的糖原转变为葡萄糖。刘红等人的研究显示，体重指数、糖尿病及停循环时间是术中峰值血糖的独立危险因素。体重指数及糖尿病患者术前均存在一定程度的胰岛素抵抗，说明术前存在的胰岛素抵抗会影响围术期血糖。停循环时间和脏器缺血性再灌注损伤相关，和所致的全身炎性反应程度相关，较长的停循环时间可能会导致更严重的胰岛素抵抗。但在深低温停循环手术中体外循环时间并不是影响高血糖严重程度的独立危险因素。这类患者可能预示着术中会有更严重的高血糖，应严密监测并应用更为积极的处理方案。通过减少低流量时间也许是减轻术中高血糖的有效措施。

有关应激性高血糖的控制目标一直存在争议，并未形成指南性意见。有学者认为，补充胰岛素不仅可以将血糖控制在理想的范围，外源性的胰岛素还能够部分克服胰岛素抵抗，恢复代谢的各个方面，对机体产生有利影响。围术期控制血糖可以明显降低患者的院内死亡率、院内感染率、肾功能不全的发生率、输血率、机械通气时间、ICU 停留时间及总住院时间。尽管目前多数学者推荐心脏手术中严格控制血糖，但也有学者持不同意见。Gandhi 等认为，在 CPB 术中严格控制血糖不能降低术后死亡率和并发症，还有可能增加卒中风险，因此术中胰岛素强化治疗尚不能作为常规。他们认为观察性研究发现的高血糖与并发症的关联不等同于因果关系，高血糖可能只是机体应激程度的反映，而不是直接的致病因素。这样，术中血糖控制的费用及低血糖等并发症将超过患者的受益。另外也有学者认为，没有必要将术中血糖过于严格地控制，术中血糖在 8.3mmol/L 以下与 11.1mmol/L 以下相比，并不能改善术后血糖水平。而且术中胰岛素治疗可能导致低血糖，出现意识模糊、眩晕、癫痫发作、低血钾、心律失常等。但由于低血糖发生的危险目前并不提倡强化胰岛素治疗控制血糖到正常水平。美国内分泌医师协会和美国糖尿病学会（AACE/ADA）建议 ICU 危重患者血糖应维持在 7.8 ~ 10.0mmol/L（140 ~ 180mg/dl）。但此建议是否适用于心外科手术患者尚需探

讨。血糖波动度和临床预后相关,平稳控制血糖水平可能比血糖目标值更具意义。

理想的胰岛素治疗方案可以将血糖维持在正常范围,避免血糖过高或过低及其他与代谢相关的并发症,并且操作简便。目前胰岛素的应用主要有两类方法,一是根据血糖监测的结果调整胰岛素静脉泵入的速度,必要时以弹丸式注射为补充。另一类则是应用胰岛素/葡萄糖钳夹技术,但目前尚未有公认的最佳胰岛素治疗方案。同时对于胰岛素治疗的必要性、时机、目标血糖水平等方面仍存有争议。

以上分析表明,或许术后血糖较术中血糖对患者预后的影响更大,CPB 中严格控制血糖的安全性、有效性以及开始治疗的时机及最佳胰岛素输注方案尚需要通过更多的前瞻性、随机、对照临床试验进一步明确。

(袁媛 胡强)

参 考 文 献

1. 王吉耀主编. 内科学. 第 2 版. 北京:人民卫生出版社, 2010:64.

2. Konstantinides SV, Torbicki A, Agnelli G, et al. 2014ESCguidelines on the diagnosis and management of acutepulmonary embolism. Eur Heart J, 2014, 35 (43): 3033-3069.

3. 刘彤,程宇彤. 肺动脉高压右心室流出道血流频谱与右心功能的关系. 心肺血管病杂志, 2011, 30 (2): 129-132, 139.

4. Pavlidis AN, Kallistratos MS, Karamasis GV, et al. Diagnosis and risk stratification in acute pulmonary embolism:the role of echocardiography. Rev Cardiovasc Med, 2013,14(1):56-65.

5. Gan HL. Pulmonary embolism and pulmonary thromboendarterectomy. New York:NY: Nova Publishing Ltd, 2011: 1-226.

6. 中华医学会心血管病学分会肺血管病学组. 中国急性肺血栓栓塞症诊断治疗专家共识(2010 年). 中华内科杂志,2011,49:74-81.

7. Jaf MR, MeMurtry MS, Archer SI, et al. Management of massive and submassive pulmonary embolism, iliofemoral deep vein thrombosis, and chronic thromboembolic pulmonary hypertension:A scientific statement from the American Heart Association. Circulation, 2011, 123 (2): 1788-1830.

8. Madani MM, Wittine LM, Auger WR, et al. Chronic thromboembolic pulmonary hypertension in pediatric patients. J ThoracCardiovascSurg,2011,141(3):624-630.

9. Mayer E, Jenkins D, Lindner J, et al. Surgical management and outcome of patients with chronic thromboembolic pulmonary hypertension:results from an international prospective registry. JThoracCardiovaseSurg,2011,141(3):702-710.

10. 曾超,黎伟,罗程,等. 肺动脉血栓内膜剥脱术治疗慢性栓塞性肺动脉高压的临床研究. 微创医学,2013,8(6): 672-686.

11. 关明,邢家林,杨晓芳,等. 体外膜肺氧合在肺动脉血栓内膜剥脱术围术期的应用. 中国体外循环杂志,2014, 12(2):89-91.

第四十七章

心脏移植和体外循环管理

第一节　心脏移植的外科简介

一、心脏移植的简史

1967年12月，南非的 Barnard 医生在开普敦成功施行世界第1例人类同种异体原位心脏移植术，移植后患者因肺部感染仅存活了18天，但这次手术的成功却在世界范围内引起了巨大轰动，使心脏外科和器官移植翻开了历史的篇章。他的第2例心脏移植患者存活了20个月。在世界上第1例心脏移植术后几周，美国斯坦福大学的 Shumway 医生和他的同事们也完成了他们的第1例心脏移植手术，其后他领导的研究小组对心脏移植的基础和技术进行研究，并先后在手术技术、供心保存、排斥反应检测方面取得进展；紧随其后，1968年，全球共有17个国家60多个医学中心完成了102例心脏移植，但不幸的是，由于在抗排斥反应和抗感染治疗，以及术后监护方面的局限性，这些心脏移植患者大多死亡。1970年代，由于供体、受体选择标准以及移植后器官的排斥反应等一系列问题未得以有效解决，许多中心停止了心脏移植工作，这十年里世界范围内心脏移植完成不足50例，使心脏移植工作的进展停滞不前，进入低谷。直到1980年代随着环孢素（cyclosporine）等新型免疫抑制剂应用于临床，心脏移植才又重新得以迎来一波快速发展高峰。据国际心肺移植学会（ISHLT）统计，近27年全球完成注册的成人心脏移植总量达到108 343例，生存时间中位数为11年，近十年全球每年施行心脏移植的数量稳定在4000例左右，其中受体一年生存率为92.2%，五年生存率为89.1%，十年生存率为77.5%，最长存活达30余年。随着外科手术技术的进步及围术期监护水平的提高，儿童心脏移植已成为治疗儿童终末期心脏病以及复杂先天性心脏病等的重要手

段。1967年12月6日，美国的 Kantrowitz 等在非体外循环辅助下完成第一例小儿心脏移植，患儿是1例三尖瓣闭锁的16天婴儿，供体来自无脑儿，受体术后存活了6小时。现今，每年约有500～600例儿童心脏移植，约占心脏移植总人数的10%～15%，迄今全球已经完成12 000例儿童移植手术，并取得令人满意的效果。但是，儿童心脏移植在我国还处于起步阶段。

我国第1例人体心脏移植手术于1978年4月，由上海第二医科大学瑞金医院张世泽医师为1例38岁风湿性心脏瓣膜病患者施行，患者存活了109天，死于严重排斥反应，开创了我国心脏移植事业的先河，同时这也是亚洲第一例心脏移植术。改革开放使我国的心脏移植事业也在逐步迈入新阶段。据中国心脏移植注册中心的数据表明，我国心脏移植的总数也在逐年稳步提升，截至目前每年约完成240例心脏移植。阜外医院迄今开展了心脏移植484例，院内死亡率3.3%，术后1年生存率94.8%，3年生存率91.9%，5年生存率88.7%，7年生存率82.2%。自2008年迄今，武汉协和医院心脏外科共行20例儿童心脏移植，最小体重5.2Kg。

二、心脏移植适应证、禁忌证

（一）适应证

1. 终末期心力衰竭患者，经系统的内科治疗或常规外科手术均无法使其治愈。如果不进行心脏移植，预测寿命达到1年的可能性<50%。

2. 其他脏器（肝、肾、肺等）无不可逆性损伤。

3. 患者及其家属能理解与积极配合移植手术治疗。

4. 适合心脏移植的常见病症：①晚期原发性

心肌病，包括扩张型、肥厚型及限制型心肌病；②无法手术和其他措施治疗的冠心病；③无法用换瓣手术治疗的终末期多瓣膜病；④无法用纠治手术根治的复杂先天性心脏病，如左心室发育不良等；⑤其他难以手术治疗的心脏外伤、心脏肿瘤等；⑥心脏移植后移植心脏广泛性冠状动脉硬化、心肌纤维化等。

近年人们比较公认的心脏移植指征：肺动脉压力≤60mmHg，或肺血管阻力≤4woods单位；心力衰竭存活指数（HFSS）<8.1；峰值氧耗（运动试验最大耗氧量测定 VO$_2$）<10ml/（kg·min）；内科无法纠治的顽固性3~4级心力衰竭；内科与手术均无法纠治的心肌缺血；药物、起搏、常规手术均不能纠治的症状性室性心律失常等。

（二）禁忌证

并不是所有的心力衰竭患者都适合作心脏移植手术，当合并心脏以外的其他系统严重疾病时被认为存在心脏移植的禁忌证。以下情况将会增加手术并发症的发生：

1. 患有不可逆的严重的肝脏、肾脏、脑或肺部疾病以及难以控制的高血压。

2. 严重糖尿病伴有终末器官损伤（糖尿病肾病，糖尿病神经病变/视网膜病变）。

3. 严重外周血管/中枢血管疾病，不能介入/手术治疗的外周血管疾病。

4. 严重肺动脉高压或肺循环阻力增高，肺血管阻力>6woods单位。

5. 5年内活动性或近期发现的实体器官、血液系统恶性肿瘤。

6. 病理性肥胖（体重指数>35kg/m^2）或恶液质（体重指数<18kg/m^2）。

7. 年龄>72岁（各个移植中心对年龄上限掌握有所差别）。

8. 6个月内药物、烟草或者酒精滥用史，治疗依从性差。

三、心脏移植术式选择

（一）原位心脏移植

是目前最常用的术式，又分为标准原位心脏移植术、全心脏原位移植术和双腔法原位心脏移植术等。

标准原位心脏移植术是由 Shumway 医生改良后，在临床已经应用了30多年，供体的心脏在取出之前，灌注停搏液使心脏停搏，取出后放入冰中保存。通常供体心脏可以在冰中保存4~6小时。供心经过修剪后依次与受体左心房后壁、右心切口、主动脉、肺动脉吻合。标准原位心脏移植手术是从胸骨正中开胸，暴露纵隔，打开心包，衰竭的心脏被切断周围大血管和部分左心房后从受体胸腔中分离出来，剩下的左心房组织保留肺静脉，将供体心脏修剪后植入原心脏部位与受体的血管和剩余左心房组织吻合。供体心脏复跳后，脱离体外循环机，缝合关胸。

全心脏原位移植术是 Reitz 医生等，基于对标准原位心脏移植术后患者心脏经超声多普勒心动图检查发现供受体心脏在解剖和生理的不完善，较多保留受体心脏组织和窦房结导致的供、受心对合不完善，右心房不协调收缩导致血流动力学紊乱和三尖瓣反流；同时保留的窦房结使患者双窦房结起搏，导致较高房颤和室上性心律失常的发生率。全心脏原位移植技术更多的切除受体心脏，以保持移植后心脏的左右心房的正常大小和形态，有效避免心房收缩不协调导致的各种相关并发症，更符合生理；但是此术式增加了更多的吻合口，增加了手术难度、延长了供心缺血时间，对术者的外科技术以及团队配合提出了更高的要求。

双腔法原位心脏移植技术是由 Sarsam 在1993年首先报道。此种术式将标准原位心脏移植术和全心脏原位移植术相融合，保留了受体左心房后壁，完全切除右心房仅保留上下腔静脉，从而简化了手术操作，缩短手术时间，同时保证了移植后右心房的解剖和生理形态，使与右心房吻合相关的各种并发症。Rainer 等研究了双腔组（15例）和标准组（12例）患者术后休息和仰卧位运动时的血流动力学的变化，发现在休息时两组数值无差异；运动时，标准组的右房压显著升高，心脏超声显示80%出现非同步的右房收缩，而双腔组未出现此情况。标准组三尖瓣反流发生率和程度都较双腔组高。双腔组运动持续时间和强度都显著高于标准组。

（二）异位心脏移植

异位心脏移植指保留受体心脏，且将供体的心脏植入胸腔，并将两个心脏和血管连接形成一个"双心"系统，术后供、受体的心脏共同承担循环功能。这种术式能够给受体心脏一个恢复的机会。如果移植失败（如出现排斥反应），可以将出现排斥反应的供体心脏切除。异位移植一般用在供体心脏功能不够强健,即受体体重远较供者体重大,供体心脏较弱,或患有肺动脉高压等。异位移植可以不需要体外循环辅助直接施行移植手术,移植后供心既可作全心转流,也可作为简单的左心辅助。在手术过程中需要面对的问题是,如何对供体心脏和受体心脏同时进行心肌保护,无论是受体心脏停搏还是并行辅助下进行移植,供体、受体心脏保护的有效性以及能否停止体外循环都需要认真研究和实践论证,目前较少应用于临床。

四、受体筛选和移植前管理

（一）配型检查

患者定为正式的移植"候选者",在等待供体心脏期间要进行淋巴细胞毒性配合试验,取受者的血清与供者的淋巴细胞进行配合试验。如果出现淋巴细胞溶解,为阳性反应。这一结果提示,移植受者不能接受这一供体心脏,因为能够导致供体心脏迅速发生功能不全。通常认为淋巴细胞毒性反应阳性率<10%,在移植术后一般不会发生超急性排斥。有些作者发现 HLA-A 位点相配较好的心脏移植受者容易发生冠状动脉增殖性病变。供、受者血型测定,两者的血型必须相符合。

（二）移植前的维持治疗

患者能以最佳状态等待合适的供体心脏及进行手术显得非常重要。在术前数日要进行免疫抑制治疗,术前3天给予环孢素口服。对心功能不全及心律失常等进行积极的治疗,措施如下。

1. 降低心脏负荷　对于等待心脏移植的终末期心功能不全患者可加大利尿药的用量。要避免同时应用两种储钾利尿药,可以采取噻嗪类利尿药和储钾利尿药合用,以便减少 K^+ 与 Mg^{2+} 丢失。长期应用大剂量利尿药要注意定期检测血清各种电解质,记录每日尿量,及时补充钾盐,避免发生低钾血症。肾功能减退者,在服用储钾利尿药时要注意避免发生高钾血症。头孢菌素可增加呋塞米的肾毒性作用。严重心功能不全患者应用中、小剂量血管扩张药,由于使心输出量增加,可补偿因血管扩张而发生的血压下降。明显低血压者要慎重应用血管扩张药,可同时与多巴胺等药物合用,使有效循环血压维持在正常范围。血管扩张药对左心室及心脏指数（CI）<2L/（cm^2·min）的

患者疗效较好。血容量不足、充盈压较低者应用本组药物可产生严重低血压等。使用时最好监测血流动力学变化。剂量要个体化,先从小剂量开始,逐步增加剂量,在严密监测下随时调整滴注速度,使收缩压维持在 90mmHg 以上,可同时合用利尿药。

2. 增强心肌收缩力

（1）强心苷:目前仍为临床上较多应用的强心药物。地高辛主要经肾脏排泄,对尿少的病例要慎用。与利尿药合用时注意补钾。对严重心肌疾病及冠心病合并心功能不全患者要减少洋地黄用量,以免洋地黄中毒。

（2）β 受体激动药:主要有多巴胺及多巴酚丁胺。多巴胺除兴奋 β_1 受体以外,还作用于肾脏血管多巴胺受体,扩张肾血管,增加尿量。治疗心功能不全时的常用剂量为 $2 \sim 10\mu g/（kg·min）$。大剂量应用时可加快心率,甚至引起室性心律失常。多巴酚丁胺的正性肌力作用强于多巴胺,其增加心率的作用较少。不影响外周血管阻力。用量为 $2.5 \sim 10\mu g/（kg·min）$。这些药物长期连续应用可使心肌 β_1 受体数目减少,腺苷酸环化酶敏感性下降而产生耐药性,心率加快,严重者引起室性或室上性心律失常。

（3）磷酸二酯酶抑制药:本组药物通过抑制磷酸二酯酶而减少 cAMP 降解,增加 cAMP 在心肌细胞内浓度,使 Ca^{2+} 内流增多而加强心肌收缩力。目前,临床上使用的本组药物有米力农（milrione）及氨力农（amrinone）等。

3. 机械辅助循环　对采用利尿药、洋地黄类药物、β 受体激动药或磷酸二酯酶抑制药以及血管扩张药等措施不能控制的重度心功能不全患者,应当进行主动脉内球囊反搏。采用气囊反搏可增加冠状动脉血流灌注,改善心肌收缩力,对心功能不全合并明显低血压者尤为适用。也可采用 V-AECMO 进行循环支持。效果不佳时,可考虑应用人工心室机械辅助装置或全人工心脏,直至维持到获得供体心脏。

4. 抗心律失常　心肌病及冠心病患者在晚期除发生严重心功能不全外,常合并复杂而严重的心律失常。室性早搏最多见。在控制室性心律失常时由于房室及束支传导阻滞限制了胺碘酮等药物应用。可给予利多卡因 $1 \sim 4mg/min$ 持续静脉点滴,无效时可改用心律平。

第二节　心脏移植的心肌保护

一、供体心脏的选择和管理

（一）供体的选择

年轻供体组织活力强，器官功能潜力大，要比年龄偏大、组织器官发生退行性改变者效果好，一般认为男性应<35岁，女性<40岁为宜。但随着对供体心脏需求量的不断增加，有些移植中心已将年龄范围逐渐放宽。成人心脏移植的经验为供（受）体间的大小匹配差异提供了一个标准。尽管有例外，但大小匹配的参数应当接近，一般体重差不超过±20%。在婴儿和儿童心脏移植中，较大的尺寸不匹配是可以被接受的，并且主张对于已知有肺血管阻力增高的儿童患者，应尽量寻找较大的供体心脏。

（二）供体的管理

脑死亡患者的神经-体液调节失常，全身处于一种不稳定的状态，表现在循环功能上的则是血流动力学的不均一性，并存在不同程度的不稳定性，这是供体器官的一个特征。脑死亡发生后有一暂短的高血压阶段，随之交感神经介质释放停止，周围血管张力降低，致使全身容量性毛细血管开放，有效循环容量减少，患者很快处于低血压状态。低灌注压将造成心肌灌注不足和心肌缺血，使循环难于维持。为此，通常需要补偿容量，必要时使用正性肌力药物或升压药，使血压维持在90mmHg以上。临床上常使用多巴胺，但用量不宜过大，以避免因剂量过大引起心内膜坏死和移植后心功能不良。也有学者认为，使用影响心肌收缩力的药物维持供体血压，是受体早期移植物功能障碍的原因。因此，用上述措施仍不能纠正低血压或长期处于低血压状态（>5小时）的供体心脏，不应作为可适性供体。根据血清乳酸盐水平、混合的静脉血氧饱和度及氧耗等数据衡量一个器官的灌注状态。

动脉血氧分压（PaO_2）及饱和度（SaO_2）是了解循环功能的另一个重要指标。在机械辅助呼吸的支持下应 $PaO_2>100mmHg$，$SaO_2>90\%$，如低于这些指标应考虑心源性肺功能不全，在循环不稳定状态下可能发生心源性肺水肿。无论何种原因引起，一旦发生肺水肿就应立即放弃该供体作为器官移植的供体。为防止肺水肿发生，在补充容量时应进行中心静脉压（CVP）和 Swan-Ganz 导管肺动脉嵌顿压测定，保持 CVP<10mmHg。

低血压、组织灌注不足以及酸性代谢物的堆积，是另一急待纠正的问题。可通过补充碱性药物（$NaHCO_3$）使 $PaO_2<40mmHg$，同时调整机械呼吸参数，保持正常的 CO_2 张力。

脑损害严重者，由于丘脑功能丧失，体内抗利尿激素分泌减少或停止，致使患者尿量显著增多甚至发生尿崩症，进而造成离子紊乱。因此，应根据检验结果调整电解质用量，维持电解质平衡，尤其钾钠离子平衡。尿量过多时，可使用抗利尿激素。

（三）供体心脏的切取

供体心脏单独切取方法不一，但大同小异，简述如下：手术切口采用心脏直视手术的常规切口-胸骨正中切口（也有经第5肋间双侧开胸、胸骨横断的方法），入路后剪开心包，行肝素化（3mg/kg）。首先处理上腔静脉（如有 CVP 导管予以撤回），游离上腔静脉使之有足够的长度，在上腔静脉右房入口以上4cm处放置2把止血钳于中间切断之，断端结扎（国外有使用钉书器式缝合器缝合的方法）。如切断处正值奇静脉的入口，则奇静脉同时予以切断结扎，至此上腔静脉处理完毕。分离主动脉-肺动脉间隔，于升主动脉上方插入冷灌注针管，管子的另一端与台下的冷灌注器管道相接，供体距移植中心较远，途中要做连续灌注者可事先缝合固定灌注针管。第一助手安放好主动脉阻断钳，术者用一把止血钳在尽量贴近膈面处阻断下腔静脉，待心脏继续搏动10～20次心脏内血液排空后，在近无名动脉处阻断主动脉，灌注4℃冷停搏液，灌注压力维持60mmHg，同时贴近下腔静脉阻断钳处剪断下腔静脉，继之将心脏拉向左侧剪断右肺上静脉，以便灌注中充分进行左、右心引流减压。用高功率吸引器吸尽心包内积血，局部放置冰屑及冰盐水。灌注完毕心脏停跳后术者左手伸入横窦，握住心底部大血管，自主动脉阻断钳下方切断主动脉，自左右肺动脉分叉部剪断肺动脉。向右牵拉心脏，在心包返折处分别剪断左肺上、下静脉，钝性剥离左房后壁及上腔静脉入口周围组织，注意不要伤及窦房结，最后剪断右肺上静脉残留部分及右肺下静脉。至此，供体心脏已完整取出,立即放入盛有 4℃ 生理盐水(或盛有保存液或作为保护液的停搏液)的双层无菌塑料袋内,密闭封好,再放入盛有小冰块的保温容器内,准备运输(图 47-2-1)。

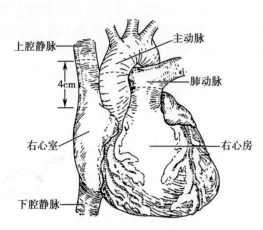

图 47-2-1　供体心脏切取标准

二、供体心脏的保护

心脏移植的供心保护缺乏一个统一的金标准。国际心肺移植学会在其 2010 年的年度报告中指出,建立一套能保持供体心脏在较长时间缺血缺氧期间安全的供体心脏保护方案对于改善心脏移植患者近远期疗效,最大限度的利用供体器官有重要意义。心脏移植的供心保护期间的低温副作用常可致供心恢复时间延长,引起血管内皮损伤,导致移植物血管病变。移植物衰竭仍是目前心脏移植早期死亡的主要原因。

临床报道的心脏保存液种类繁多,仅来自美国的报道就达 167 种之多,但哪一种心肌保护模式最好,哪一种器官保存液效果最佳尚无肯定的结论,心脏移植中最佳的心脏保护模式仍不明确。目前由于供心缺乏,供体的选择标准不断放宽,特别是年龄标准的放宽,对供体心脏的保护带来了巨大的挑战,老年心脏耐缺血能力更差,低温损伤更严重。Cannata 等研究表明,HTK 液、STH-2 液和 Celsior 液保存心肌效果无显著差异。但有研究显示,HTK 液对年龄较大供心的保护效果优于其他保存液。还有学者采用缺血预处理以及氧合血连续灌注等方法进行心脏移植的心肌保护,但多因临床效果不肯定或可操行差而应用较少。虽然心脏保存液在心脏移植的供心保护中非常关键,但可以肯定的是靠单独改进器官保存液这一个环节是难以达到优化供心保护的目的。因此,要寻求通过多个环节、多种方法的综合优化来达到最佳的心肌保护目的。

(一) 心肌保护的基本原则
具体内容见第三十一章。

(二) 供体心肌保护特点
1. 心脏移植时的心肌保护　心脏移植术时,心肌保护的三个时期①温缺血期:从阻断主动脉、切下供体心脏到将其浸浴冷藏的时间;②冷缺血期:供体心脏冷藏后,运送到受心者所在医院,准备进行移植的时间;③移植期:供体心脏从冷藏容器内取出,经过吻合再植,到供体心脏再灌注和复跳并在受心者体内恢复血液循环的时间。

一般来说,心脏移植术时供体心脏缺血时间长,可达 3~4 小时,而且是真正完全性缺血缺氧。由于供体心脏完全缺血时间长,又难于重复灌注冷停搏液,故冷藏温度低,通常为 2~8℃。很多情况下是取自体重较轻的供者心脏,移植于体重较大的患者体内。心脏移植必须遵循器官保存的基本原则。主要是防止低温条件下细胞发生肿胀,预防细胞内酸中毒,减少间质内的水分,减少自由基的生成,以及为再灌注时给细胞产生能量提供基质。按目前的技术,可以使供体心脏在缺血的情况下安全保存 3~4 小时。

2. 温缺血期的心肌保护　此时期保护重点为使心脏尽快停跳,并通过低温降低心肌细胞代谢。供体心脏在温缺血时极易受损害。为了减少 ATP 损失,应使心脏迅速产生并维持于舒张期停搏。目前普遍采用的办法是以冷心停搏液灌注主动脉根部,使心脏原位停跳,然后切取心脏,故这段时间又可称为心麻痹诱导期。实验研究发现,如给供体心脏先灌注温(37℃ 或 22℃)停搏液,然后再灌注冷(7.5℃)停搏液,则灌注停搏液时冠状血管阻力降低,缺血冷藏后心功能恢复较好。温度 15~20℃ 时红细胞的变形能力(deformability)显著下降,冷停搏液灌注时易使冠状动脉内的红细胞在微循环内沉积,影响毛细血管内血流。而先灌注温停搏液,红细胞变形能力不受影响,容易从冠状循环内洗出,再灌注冷停搏液时在心肌内阻力小,分布均匀,降温也均匀。此外,常温的心脏突然接受冷停搏液灌注可能更容易引起血管痉挛,影响微循环。

3. 冷缺血期的心肌保护　此时的保护重点是减少心肌缺血、水肿和酸中毒。供体心脏切下之后,一般将其放在盛有 4℃ 的生理盐水或林格氏液的容器中。如采用 UWS 作为停搏液,则供体心脏置 4℃ UWS 中。供体心脏的储存方法有冷浸浴法和低温灌流法。下面分别简述如下:

(1) 冷浸浴法:此法可妥善保存心脏达 3～4 小时。冷缺血时间长达 170 分钟。其线粒体、细胞核均正常,仅毛细血管内皮细胞轻微肿胀。

(2) 温连续灌注法:此法系特殊装置将低温溶液在一定压力下注入主动脉根部,使心肌均匀地降温,同时洗出可导致细胞内酸中毒的各种代谢产物。长时间低温连续灌注的主要缺点是,可引起组织水肿和血管阻力增加。为了解决这个问题有学者研究用 UWS 作微量灌注(24 小时内每克心肌灌注 3～6ml),并且以聚乙二醇替代原 UWS 中的羟乙基淀粉。连续灌注法的另一缺点是,须有特殊的灌注装置,如体积过大,运输途中十分不便。

4. 移植期的心肌保护 此时期保护重点为减轻心肌的缺血和再灌注损伤。把供体心脏从冷藏容器内取出,吻合左右心房和大血管,最后开放主动脉阻断钳,使供体心脏恢复血液循环,这段时间属于手术缺血期。在心移植术中应用血停搏液可加强心肌保护。在主动脉根部插入一灌注管,以荷包缝线固定。在移植手术期间,除了应用局部低温外,还经上述灌注管向主动脉根部灌注血停搏液,可使心脏得到较好的保护。目前临床心移植术中,大多数在每次吻合一个心房或大血管后,即灌注一次冷血停搏液,以加强手术缺血期心肌保护。研究发现,离体的心脏经过一段时间冷藏保存后,如在再灌注液中加入能增加心肌能量的物质(如 L-谷氨酸或腺苷),或在供体心脏再灌注之前 5 分钟受体注射氧自由基清除剂(如超氧化物歧化酶和过氧化氢酶),能明显改善移植后的供体心脏功能。一般认为心肌保护效果的评估可从三个方面考虑:①心肌细胞的收缩功能。它具体反映在血流动力学变化上,因此只能在完成移植手术后才好观察;②心肌细胞结构的完整性。这需要借用电子显微镜来观察心肌超微结构的改变;③心肌细胞代谢(主要是能量代谢)的变化。这点可能更为重要,因为心肌细胞的正常功能及其结构的完整性有赖于作为主要能量来源的 ATP 含量。

(三) 各种保存液的特点

1. St. Thomas 液 其离子成分主要和细胞外液相似,Na^+ 浓度约 140mmol/L,K^+ 浓度约 20mmol/L,含一定量的膜稳定剂,如普鲁卡因等。实践证明,St. Thomas 对缺血 30 分钟的心肌保护安全有效。临床研究表明 St. Thomas 晶体停搏液用于小儿心脏手术(3 月以内),若缺血时间>85 分钟,术后早期死亡率明显增加,线粒体损伤程度严重。St. Thomas 对长时间缺血的心肌难于阻止细胞的水肿和酸中毒,可能和液体的胶体渗透压低有关。

2. Collins 溶液 80 年代由 Collins 研制。后经欧洲移植中心改良,消除了其中镁的副效应,广泛应用于欧洲临床肾脏的移植。其特点为,溶液中各种电解质浓度与机体细胞内环境相似,有强大的磷酸缓冲系统,并利用葡萄糖作为主要非渗透性成分。但随后发现能成功保存肾脏的 Collins 液对肝脏、心脏、胰腺保存效果较差。器官代谢存在特异性是一个主要因素。葡萄糖并不能作为防止此类器官细胞水肿的有效非渗透性成分,可轻易进入细胞内,使细胞酸化。且在低温缺氧条件下,当乳酸积聚到一定水平,使细胞肿胀,葡萄糖也会像囊性物质一样破裂。因此在后来的临床应用中,此溶液逐渐被淘汰。

3. UW 溶液 UW 溶液是美国威斯康星大学(University of Visconsin)设计的一种新型器官保存液,并证实对肾脏、胰腺、肝脏、心脏等保存临床应用有良好效果,能有效保存肾脏 72 小时,肝脏 30 小时,心脏 24 小时。现 UW 液已广泛应用于北美地区的肝脏、肾脏、胰腺的移植手术中。该溶液有:①不再利用代谢活跃的葡萄糖来维持溶液的渗透压,而是通过乳糖醛酸和蜜三糖来这两个非渗透性物质,在细胞外抑制低温状态下的细胞肿胀;②羟乙基淀粉为其主要的胶体成分,可减少毛细血管与细胞外间隙之间过多的旁路,从而保证保存液成分的运输;③加入了谷胱甘肽、腺苷和别嘌呤醇等氧自由基清除剂。但 UW 液同时存在黏性高、钾离子浓度高、价格贵及需散装不易携带等缺陷。

4. HTK 溶液 HTK 溶液(histidine-tryptophume-ketoglutarate,组氨酸-色氨酸-α-酮戊二酸)是由 Brestchneider 等创制的。此溶液的保护作用可能在于保持器官毛细血管和细胞外间隙的完全平衡。它的组成中含有组氨酸,组氨酸盐酸缓冲对浓度为 180/18mmol/L,如此高的浓度作为一非渗透性成分,能明显抑制组织酸化。色氨酸、α-酮戊二酸具有膜保护作用,溶液中钾、钠较低。同时其具有低黏性、低价格、易携带等特点。研究表明,

HTK 液对心肌和冠状动脉的保存效果明显优于 UW 液,最近欧洲多个肾移植中心调查比较 HTK 液和 UW 液保存后肾移植的成功率,两者无差别,但三年成活率 HTK 液稍高于 UW 液,Hatano 等通过近红外线分光镜,对活体肝脏移植后肝脏组织的异质性和肝脏组织的氧饱和度进行分析,发现用 HTK 液保存的肝脏组织的氧合恢复程度及组织同质性较好。HTK 液亦在不断地研究改进中。Gu 等报道,在 HTK 液中加入 ATP 敏感性钾离子通道开放剂尼可地尔,4℃条件下保存鼠心 12 小时,与用正常 HTK 液保存的效果相比,加入尼可地尔后心功能恢复较好,心肌酶漏出少。Reca 等发现,用 HTK 液低温保存心脏时,经冠状动脉持续充入氧能延长心脏保存时间,改善心脏的功能。Hachida 等发现在 HTK 液中加入一苯并噻二嗪的衍生物 JTV519(10^{-3}mmol/L)后,心肌对缺血耐受力显著增加,可能与 JTV519 能抑制心肌缺血后钙离子的升高,进而防止钙超载对心肌的损伤有关。Lu 等报道,用 HTK 液低温保存鼠心前,先给予 5 分钟的缺血预处理能改善左心室功能,减低肌酸酶的漏出和细胞内钙的浓度。Alam 等发现,在 HTK 液中加入 10^{-3}mol/L 的羟基清除剂 nicaraven,能防止缺血再灌注对心肌和冠状动脉的损伤。Minor 等在 HTK 液中加入选择性腺苷酸 A_2 受体激动剂 CGS21680(30mg/100ml)低温保存鼠肝脏 24 小时,发现再灌注后实质细胞释放丙氨酸基转移酶和乳酸脱氢酶明显减少。Van 等报道,在保存液中加入 2,3-氧化丁二酮和抗氧化剂,能更好保存骨骼肌的功能、代谢及细胞结构。

5. Celsor 溶液 Celsor 溶液继承了 UW 液和 HTK 液各自的一些优点,以乳酸盐和甘露醇等惰性物质作为主要的非渗透物质,缓冲系统为 30mmol/L 的组氨酸,同时加入氧自由基等清除剂,溶液高钠、低钾。应用于心脏、肝脏保存效果良好。目前尚无临床上将 Celsor 液应用于其他器官移植的报道。Minor 等报道,分别用 UW 液和 Celsor 液低温保存鼠小肠 18 小时后,后者乳酸含量明显低,再灌注时血管阻力低,缺血后小肠功能恢复好。Roberts 等,比较了 Celsor 液、Collins 液和 UW 液低温保存鼠肺 12 小时的效果,发现 Celsor 液保存后肺的氧合能力、顺应性强于其余两种溶液、毛细血管的渗透性亦明显减少。

第三节 心脏移植的体外循环特点

一、成人心脏移植手术体外循环管理

原位同种心脏移植已成为目前治疗终末期心脏病的有效手段,其手术方法已基本定型,对于体外循环的基本要求与常规成人心脏手术相似。但是由于接受心脏移植的患者术前长期病情危重,而供体心脏又常常需要长时间的离体保存,因此在心脏移植的术中体外循环管理上又有其自身的特点。

(一) 术前准备

心脏移植属一种亚急诊手术,一旦确定移植受体后,需要及早了解病情,提前做好准备工作。

心脏移植后心脏功能与供心总缺血时间密切相关,心肌总缺血时间从供体主动脉阻断到受体主动脉开放,以最好不超过 240 分钟为宜,任何延误移植手术的情况均可造成严重后果。心脏移植患者病情危重,在转运以及麻醉过程中病情容易发生剧烈变化,体外循环医师必须提前做好准备工作,做好随时开始转流的准备。

心脏移植的患者多为终末期心脏病患者,由于长期的病理性改变,导致严重的心肌损害和血流动力功能障碍,心脏负荷加重,心脏代偿性肥厚扩大,心肌氧供不足,收缩力和储备功能下降,引起严重心功能不全,从而导致重要脏器贮备较差,全身状况不佳,营养不良,低蛋白血症。大多数患者合并有不同程度的肺动脉高压,但健康心脏对肺动脉高压的耐受性较差,加上供心心肌缺血时间较长,体外循环后并行时间较长,因此体外循环硬件以及预充要格外注意。

体外循环中应选用生物相容性好,血液有形成分破坏较轻的 CPB 系统,如膜式氧合器、肝素涂层管路、白细胞滤器等,以减少产生微蛋白变性及微气栓,从而减少全身炎性反应对各器官尤其是对肺功能的损伤。为进一步减少血液破坏,可以选用离心泵作为主泵,离心泵较滚柱泵具有血液成分破坏少、有低压高射血量、安全性高等优点,而当患者不能脱离体外循环时,可以为同期行心脏辅助做好准备。

预充溶液宜采用中度血液稀释,能有效降低血液黏度,改善微循环灌注,降低末梢循环阻力,减少灌注中血管内血细胞的沉积和聚集,使组织摄氧量增加,并能减少血细胞的破坏和术后渗血。

另外,由于患者术前常存在不同程度的组织水肿,转流中加入血浆、白蛋白以维持较高的胶体渗透压,增加组织液的比重有效防止组织水肿。为减少排斥反应以及降低炎性反应,预充液中应加入甲泼尼龙500mg。

为配合手术,主动脉插管应尽量远离主动脉吻合口同时避免插管误入主动脉弓部分支血管,有单位选择整体动脉插管,但应注意插管深度和位置,及时调整,避免体外循环中灌注不良事件发生。患者选择上、下腔静脉分别插管,腔静脉插管尤其是上腔静脉插管尽量选用直角腔管,荷包位置可较靠近上腔静脉,以便于术者操作,但需要选择合适型号以及保持插管位置以利于静脉回流。如果是再次手术的患者,患者可能胸腔内粘连严重,要患者背部及胸侧粘贴体外除颤板,准备好股动脉以及股静脉插管,预防在开胸过程中可能发生的恶性心律失常或循环不稳定而随时进行体外除颤或者股动脉-股静脉转流。

(二)体外循环管理

常规成人心脏体外循环管理,浅低温体外循环,监测心电图,有创动脉血压,CVP,Swan-Ganz导管,温度,ACT,SvO_2等。血流动力学指标的监测直接关系到移植术后供心功能状态,为临床药物支持或辅助循环提供必要的依据。使用高流量灌注($60\sim100ml/kg\cdot min$),维持一定的平均动脉压($50\sim80mmHg$),减少血压波动,保持血流动力学稳定,有效地增加组织供氧,SvO_2保持在70%以上。维持一定尿量[$>2ml/(kg\cdot h)$]。术中监测血气,避免水电解质及酸碱平衡紊乱,保持内环境的稳定。

终末期心脏病患者多伴有水钠潴留,加之体外循环预充和稀释,术中应注意液体的出入量。术中联合应用常规超滤、零平衡超滤和改良超滤,既可浓缩血液,提高胶体渗透压,还可超滤部分炎性介质和代谢产物,减轻术后炎症反应,改善心、脑、肺等重要脏器的水肿,减少脏器损伤。

主动脉开放心脏恢复供血后心肌得到氧合血灌注,冲走了器官保存液,心肌氧供大于氧耗,多数供心可以自动复跳。如出现无心电活动或者无力细颤,说明心肌兴奋性较低,可给予小剂量多巴胺或异丙肾上腺素,以促进心肌兴奋待其由细颤转为粗颤,并适当提高灌注压力,增加冠脉灌注血流,再给予除颤;对于那些开放主动脉恢复心肌灌注,反复出现顽固性室颤电复律后复颤,说明心肌缺血缺氧,此时则需要考虑如何纠正心肌缺血,改善心肌灌注;心脏自动复跳或者电复律之后出现心律过缓或者房室传导阻滞,可静脉持续泵入小剂量异丙肾上腺素或山莨菪碱,如依然无效,则需要放置心外膜临时起搏器,调整好起搏频率、电压、输出强度、灵敏度后可考虑脱离体外循环。

体外循环后并行阶段的管理十分重要。后并行阶段,要保持血流动力学稳定,血压波动不能太大,更要防止由于心脏容量大幅度变动,心脏过胀而影响新移植心脏的功能。后并行循环时间应不低于1/4供心冷缺血时间,一般都需要大于30分钟,要根据全身血流动力学指标综合判断供心是否能够真正承担自身循环,一旦流量转换中发现血流动力学不稳定,需积极处理并延长辅助时间。对于合并肺动脉高压的心脏移植受体,术后阶段应从中心静脉持续泵入前列腺素E类药物或雾化吸入万托维扩张肺血管,降低肺血管阻力,降低右心后负荷。术后心肌顿抑或低心排无法脱离体外循环者须及时使用IABP或者ECMO等机械辅助支持治疗。

经过后并行循环辅助,根据客观指标确认移植心脏能够承担或完成移植后的自身循环,各吻合口无漏血现象时可以考虑停止体外循环。具体撤离指征:①血流动力学满意,MAP,CVP,PCWP,LAP在正常范围。②恢复窦性心律,心率在$80\sim100$次/分,心肌收缩有力。③尿量$>1ml/(kg\cdot h)$。④患者内环境、电解质均调整满意。⑤相关正性肌力药物、血管活性药物持续有效静脉泵入。

(三)供体心脏的去神经状态

此时供体心脏缺乏神经和体液的自主调节,其血流动力状态需要供体心脏和患者内环境磨合。相关的工作人员应考虑此状态应用血管活性药和心脏肌力药。

(四)心室辅助

对于终末期心力衰竭患者,积极加强对症支持治疗,除了一般的强心、利尿、扩管支持治疗外,可给予小剂量正性肌力药物,如多巴胺、米力农、氨力农等,对于一般药物治疗效果不佳,心力衰竭难以控制者,必要时可及时应用IABP、ECMO以及心室辅助装置等,以维持患者循环稳定,及时改进内环境电解质状况,增进营养,加强基础生活护理,寻求社会、医院、家属的支持,帮助患者积极面对疾病。

部分终末期心力衰竭患者出现急性心源性休克需要使用辅助装置过渡到心脏移植；同时，部分心脏移植术后高危患者出现移植供心功能不全或急性排斥反应同样需要辅助装置来为患者心肺功能恢复创造条件。

二、儿童心脏移植体外循环管理

（一）预充管理

过大预充量会导致血液稀释严重，血液携氧能力低下，导致机体水肿。如使用大量的血制品，则可能带来血源传播性疾病，有害物质的输入，凝血异常，补体激活等不良反应。因此使用小型合适的管道和设备以尽可能减少预充是儿童心脏移植体外循环的常规手段，在保证体外循环转流安全的前提下尽可能以最小的预充量完成心脏移植手术，既可避免过度的血液稀释，又能减少用血。

合理的预充液配制应兼顾血液稀释、血浆胶体渗透压、酸碱度与电解质平衡等方面，以求简便易行，且对生理干扰少。体外循环选用和体重匹配的最小预充量的进口膜肺。预充基础液应避免使用含乳酸盐和糖的液体。因为体外循环常引起血糖显著升高，加之机体胰岛素分泌不足，胰岛素抵抗以及低温的影响，大量库血的输注还导致医源性高血糖，而血糖过高会影响神经系统的功能，所以预充基础液常规不采用含葡萄糖的液体。加之肝脏功能尚未发育健全，对乳酸盐的代谢能力受限，快速大量输入乳酸可造成医源性高乳酸血症，儿童心肺转流最好避免使用含乳酸盐的液体。目前勃脉力 A（Plasmalyte-A）为预充基础液开始在国内广泛使用，勃脉力 A 的 pH 6.5～8.0，更接近生理，而且以醋酸盐为缓冲成分，不含钙和乳酸，更符合小儿心肺转流的要求。

儿童机体代谢率高，需要有较高的氧供，因此血液稀释既要考虑到温度下降引起的血液黏度升高及血细胞比容过高导致微循环灌注不足及血液破坏严重，又要考虑血液过度稀释不利于组织供氧。研究表明当血细胞比容在 30% 时，血液的携氧能力最强，当血细胞比容在 25% 时，其携氧能力无明显下降，因此现在儿童心肺转流中普遍将血细胞比容维持在 25%～30% 左右。

血浆是预充中经常使用的血制品。因为血浆中含白蛋白等蛋白成分，具有增加胶体渗透压的能力，更重要的是血浆中含有凝血因子，对于婴幼儿病例，凝血系统尚未发育完全，这些凝血因子是非常重要的。

由于患儿发育不健全，细胞膜的稳定性差，对体外循环的耐受力差，因此较大剂量使用激素是有必要的，而且是有效的。甘露醇也是预充液中的常用药物，它不仅是渗透性利尿剂，而且还是自由基清除剂。许多儿童心脏中心常规在预充液配方中加入甘露醇 0.5ml/kg，即 20% 甘露醇 2.5ml/kg，在开始升温后使用，效果良好。

预充液采用醋酸林格液（勃脉力-A），预充排气后尽量排出，然后加入血浆，白蛋白，根据患儿术前血细胞比容，加入适量红细胞，使血细胞比容（haematocrit，Hct）维持于 Hct 24%～27%。同时加入甲泼尼龙 30mg/kg，20% 甘露醇 2.5ml/kg，碳酸氢钠 3ml/kg，呋塞米 1～2mg/kg。

（二）体外循环转流管理

采用中度低温、轻、中度血液稀释、中高流量灌注体外循环。术中连续监测动脉血气和电解质，联合使用超滤技术和白蛋白，转中维持 MAP 40～55mmHg，SVO_2>70%，Hct24%～27%，保持内环境稳定与平衡。

体外循环转流开始前，应反复检查体外循环回路。当转流开始时，应先缓慢启动动脉灌注泵，观察泵压上升的情况（检查是否存在插管不当等情况），然后开放静脉引流并提高灌注泵的转速。灌注初期，可有意识使贮血罐平面略有升高，一般为 5～10ml/kg。转流过程中可根据温度的降低程度和手术需要适当降低流量。

外科操作结束后，体温逐渐升至目标温度时可终止体外循环，升温过程中应将体内的电解质和酸碱平衡纠正至正常范围。心脏复跳后 5～10 分钟适当添加钙离子（10% 葡萄糖酸钙 2～3ml）。主动脉腔静脉全部开放以后，心脏跳动规则，手术操作完成体温恢复到位，在静脉正性肌力药物和血管活性药物的支持下可以逐渐降低流量并控制静脉回流，使心脏逐步充盈，逐渐停止体外循环。在降低流量过程中，外科医师也应注意观察心肌收缩力，心脏大小的变化，防止出现心脏过度充盈，影响心脏功能。降温与复温的过程为渐进、均匀的。一般保持水温血温差在 8℃ 内，鼻咽温与肛温差不超过 5℃。缩小温差除了有利于偿还氧债，保护重要脏器功能外，还可避免体外循环复温阶段血液中气泡逸出形成气栓。

终末期心脏病患儿由于术前心功能差、肺动

脉高压等因素常导致复跳后心律失常，血压不能维持，并发代谢性酸中毒，高血糖，高乳酸血症等，停机困难者，采取延长后并行辅助时间，给予碳酸氢钠，常规超滤、零平衡超滤和改良超滤联合使用过程中，积极纠正电解质酸碱平衡，使用心脏临时起搏器等措施，缓慢减流量等方法脱机。

（三）抗凝和止血

肝素是最常用的抗凝药物，当患儿存在 AT-Ⅲ 缺乏时，其抗凝作用即减弱甚至消失。正常新生儿体内 AT-Ⅲ 水平约为成人的50%，常规剂量的肝素可能不能充分抗凝，而且由于个体间的差异，抗凝效果因人而异，转流前必须测定激活全血凝固时间（ACT）。有时出现肝素化后 ACT 较短，且多次追加肝素用量却达不到抗凝效果，常见于：①肝素制剂失效或效价不对，更换新的厂家产品或新的批号后常可以解决；②患儿体内缺乏 AT-Ⅲ，给予补充新鲜冷冻血后 ACT 时间即能正常延长，使抗凝效果满意。

（四）供心保护的特殊性

目前，国内儿童心脏移植尚处于起步阶段。儿童心脏移植主要存在以下困难：供体来源困难；供受体体重差别较大；手术难度较成人心脏移植大；体外循环转流要求精细化管理；围术期处理困难等。特别是随着边缘供心的日益增多，对儿童心脏移植形成较大挑战；此外，供受体体重相差大于20%等因素也可直接影响手术中心脏功能。判断儿童较小的心包腔能否容纳成人心脏，应该术前比较供受体胸部 X 线片，比较心包腔大小，供受体心包最大横径相差最好不要超过30%，否则存在关胸时胸骨闭合困难及压迫两侧肺组织，影响肺发育之风险；当然，对于实在关胸困难的，可采用双侧纵隔胸膜切开，扩大其心包腔，使供体较大的心脏可置入儿童较小的心包腔内，事实证明该方法安全可靠。此外，对于成人心脏移植植入儿童体内的大供心，由于其心排除量明显高于儿童所需要的灌注量即高心排出量综合征。我们的方法是体外循环术中及术后一段时间通过硝酸甘油、硝普钠、前列环素 E_1 等联合或交替使用，延长使用扩血管的时间，同时加强利尿，从而有效控制高心排给患儿带来的不良影响。对于冷血缺时间大于4小时者，可适当延长体外循环辅助时间，体外循环期间注意保持血容量的稳定，动脉压平稳，避免大心脏综合征。

（五）超滤

除了预充血浆和白蛋白，应用呋塞米外，各种超滤技术的运用，可以在短时间内排出体内多余的水分和大量炎性介质，减轻了体外循环后的炎性反应和免疫活性，提高 Hct 和胶体渗透压，减轻组织水肿，有助于儿童心肺保护及体液电解质平衡的维持。改良超滤还可降低肺动脉高压，改善心肌顺应性，改善左室功能，使心排指数增加。常规超滤、零平衡超滤和改良超滤联合使用过程中，注意以下事项：①在体外循环之前先安装预充超滤器，并充分排气；②主动脉阻断后即可开始零平衡超滤，要加入与滤液量相等的晶体液，确保氧合器液面不受超滤的影响，以免发生排空现象；③患儿在停机后改良超滤期间仍要必须保持抗凝，持续保温，起初的超滤流量略低，每分钟 5～10mlml/kg，随时注意患儿的循环情况，必要时以主泵适当补充容量，待超滤 3～5 分钟患儿血压上升并相对稳定后再提高超滤流量至每分钟 10～15ml/kg，10～15 分钟内完成超滤。

（六）ECMO 辅助

一旦出现术后低心排及时，ECMO 辅助效果好。对于缺血缺氧时间长，未成熟心肌收缩力一时难以恢复者或每搏量减少，心脏移植后窦房结功能不全，心率慢，加上体外循环对肺血管内皮细胞的影响，术后较高左室舒张末压力，肺动脉压力升高，停机困难者，要及时使用 ECMO 过渡。对于供受体体重相差超过20%者，除非满足以下条件：受体无严重肺高压或肺血管阻力增高，且供心缺血时间少于 4 小时。否则就要考虑术后 ECMO 辅助。ECMO 作为重要的围术期辅助支持方法，需要提高到日常规范流程上来，并且要把握时机，果断及早应用，效果好。在 ECMO 建立、运转、撤离等每个环节均要精细个性化管理，精准监测，及时处理，防治脑、肾、肝等致命并发症的发生。ECMO 对右心功能衰竭为主的心肺功能衰竭可能更为有效，若合并左心力衰竭，需要加左心引流管。ECMO 作为一种心肺辅助装置，能有效治疗因儿童心脏移植术后低心排不能停机者，疗效肯定，提高了边缘供心使用的安全性和手术成功率，扩大了儿童供心来源，有广阔的应用前景。据国际心肺移植联合会（ISHLT）注册表数据分析所得的儿童心脏移植报告，在移植前支持治疗中，20%～25% 的患者在移植手术之前曾接受过体外膜肺氧合（ECMO）或心室辅助装置（VAD），尽管 ECMO 循环支持在短期效果良好,但长期使用于等待心脏移植的儿童效果并不理想,据生存期结果分析,移植前使用 ECMO(3% ~9%,2004 年 7 月至 2012年 6 月)的患者,术后 1 年内生存率显著降低,而接受 VAD 或 TAH 的患者(12% ~20%)术后 1 年生存期与未进行任何辅助治疗的患者相比差异无显著统计学意义。近年来,由于柏林心脏辅助装置可用于婴儿和较小的儿童,儿科使用 VAD 越来越普遍,ECMO 的使用比例逐年降低,VAD 使用比例逐年上升,使病情严重的等候移植手术的儿童生存期得到改善。

（李平　龙村）

参 考 文 献

1. 龙村. 体外循环学. 北京:人民军医出版社,2004. 769-773.
2. 朱德明. 体外循环围手术期的合理用血. 中华临床医师杂志(电子版),2012,6(22):7051-7052.
3. Johnson CE,Fau I,kner SC,et al. Optmiizing cardioplegia strategy for donor hearts. Perfusion,2004,19(1):65-68.
4. 黑飞龙,王仕刚,龙村. 心脏移植体外循环管理. 中国医学科学院学报,2007,29(2):228-231.
5. 李平,董念国,孙宗全,等. 37 例心脏移植的体外循环管理经验.临床心血管病杂志,2012,28(1):62-64.
6. 赵阳,董念国,刘金平,等. 133 例心脏移植供心保护回顾分析.中国体外循环杂志,2014,4:219-221,244.
7. 梅运清,龙村. HTK 器官保存液对供心保护的研究进展.医学综述,2001,7(12):721-723.
8. 李纯,黄杰,齐忠全. 国际儿童心脏移植现况. 中国妇幼卫生杂志,2014,5(2):69-71.
9. 中国心脏移植注册中心. 我国心脏与其他实体器官联合移植的现状. 中国器官移植杂志,2014,35(11):654-657.
10. Stendahl G,Bobay K,Berger S,et al. Organizational structure and processes in pediatric heart transplantation:a survey of practices. Pediatr Transplant,2012,16(3):257-264.
11. Wang S,Lv S,Guan Y,et al. Cardiopulmonary bypass techniques and clinical outcomes in Beijing Fuwai Hospital:a brief clinical review. ASAIO J,2011,57(5):414-420.
12. Delmo Walter EM,Huebler M,Schubert S,et al. Influence of size disparity of transplanted hearts on cardiac growth in infants and children. J ThoracCardiovascSurg,2012,143(1):168-177.
13. Amarelli C,De Santo LS,Marra C,et al. Early graft failure after heart transplant:risk factors and implicationsfor improved donor-recipient matching. Interact Cardiovasc Thorac Surg,2012,15(1):57-62.
14. Almond CS,Singh TP,Gauvreau K,et al. Extracorporeal Membrane Oxygenation for bridge to heart transplantation among children in the United States:analysis of data from the Organ Procurement and Transplant Network and Extracorporeal Life Support Organization Registry. Circulation,2011,123(25):2975-2984.

第四十八章
微创心脏手术的体外循环技术

微创心脏手术（Minimally invasive cardiac surgical，MICS）通常指采用较小的皮肤切口进行心脏手术，不使用或者限制性使用心肺转流技术，包括在实时图像引导下经小切口置入封堵装置的心脏手术，有学者把尽可能缩短心肌缺血时间的技术也列入微创心脏手术范围。本章主要讨论微创心脏手术的体外循环技术，因此，不使用体外循环技术的微创心脏手术不在讨论范围内。

第一节　微创心脏手术概述

常用的微创心脏外科技术包括（但不限于）：全电视胸腔镜下心脏手术、远程控制机器人胸腔镜下心脏手术、胸部小切口直视下心脏手术，电视胸腔镜辅助的小切口心脏手术，胸骨（上段和下段）部分切开的心脏手术，胸骨正中皮肤小切口并胸骨全程切开的心脏手术等。

一、全电视胸腔镜下心脏手术

全电视胸腔镜下体外循环下心脏手术始于本世纪初，由西京医院心血管外科首先创立，目前已能在体外循环下进行房间隔缺损、室间隔缺损、Ebstein畸形、三房心、部分型房室管畸形、部分型肺静脉移位连接、完全型肺静脉异位连接（心内型）、心房黏液瘤、二尖瓣修复及置换等手术。患者取仰卧位，右臂悬吊在麻醉头架上，右侧背部适当垫高。手术操作经三个右侧胸壁操作孔完成，第一孔位于右锁骨中线第6肋间，长1.0cm，置入软组织撑开器和胸腔镜套管，杆状胸腔镜头和二氧化碳吹入管由此置入，提供术野电视影像。第二孔位于右侧胸骨旁第3肋间或第4肋间，长2.0cm，电刀切断少许肋间肌，置入软组织撑开器，由此孔送入上下腔静脉阻闭带及右手手术操作器械。第三孔位于右侧腋中线第4肋间，长2.0cm，分离肋间肌，置入软组织撑开器，经此孔送入心脏停搏液灌注针、升主动脉阻闭钳、左手手术器械，必要时可经此孔插入上腔静脉引流管。体外循环方式为股动静脉转流如图48-1-1。

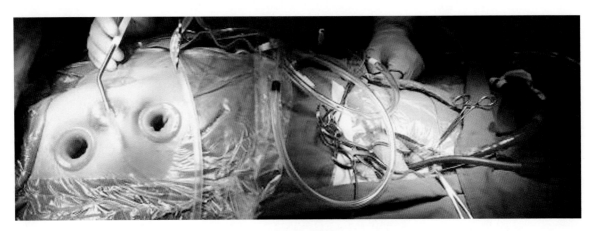

图48-1-1　全电视胸腔镜心脏手术全景

二、远程操控机器人心脏手术

目前最常用的机器人手术系统为达芬奇系统。患者取仰卧位,右胸部抬高并左倾30°,右上肢置于半垂位固定,暴露右侧胸壁。右前及左后胸壁贴自动除颤电极片并连接体外自动除颤仪。于右锁骨中线外侧第4肋间隙做长度3cm工作孔,用于置入镜头及床旁助手传递手术器材;于右腋前线内侧第3肋间间隙做0.8cm左手器械孔;于右腋前线第6肋间隙做0.8cm右手器械孔;于右锁骨中线内侧第5肋间隙做0.8cm心房拉钩孔。上述各孔定位可根据患者体形和心脏位置作适当的调整,避免机械臂互相碰撞干扰,以达到最佳的术野暴露和操作效果。体外循环方式为股动

静脉转流,必要时加用右侧颈内静脉穿刺建立的上腔静脉插管。

三、右前胸壁切口

于患者右侧胸壁第3肋间靠近胸骨缘做一4~6cm的皮肤切口(图48-1-2A),切口位置可以根据术前CT检查结果有所改变。进入胸膜腔后,通常将右侧胸廓内动静脉结扎,断开,第三肋骨或者第四肋骨可以从其与胸骨的结合部断开,以增加术野显露。将软组织牵开器置入切口,然后置入硬质撑开器(图48-1-2B)。在膈神经前3~4cm纵行切开心包,向下延伸到膈肌,向上到心包翻折,显露右心房。可完成经右心房和房间沟径路的心脏手术。

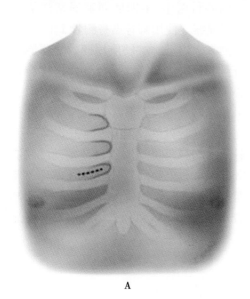
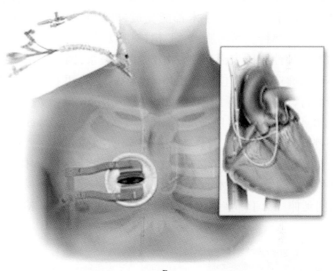

A　　　　　　　　　　　B

图 48-1-2　右前胸壁小切口心脏手术示意图
A. 切口位置;B. 手术示意图

其主要缺点是主动脉距离切口较远,直接主动脉插管存在一定困难。对于青春期前女性患者,发生乳腺变形的危险性很高。长期的随访结果表明,右前外侧胸部切口的青春期女性患者有93.5%发生右侧乳腺发育偏小,平均较左侧乳腺体积小27%,而胸部正中切口患者发生乳腺变形的几率只有8%。因此,右侧前外侧胸部切口应该只用于男性和乳腺已经充分发育的成年女性。

四、电视胸腔镜辅助的小切口心脏手术

电视胸腔镜辅助的小切口心脏手术(video-assisted thoracoscopic surgery,VATS)是右侧胸部切口

的替代术式,在第3~4肋间做一个长度约为8cm的小切口,男性位于乳头下外侧,女性位于乳房皮肤翻折处。软组织牵开器和肋间撑开器联合应用,显露心脏。在胸壁切口同一肋间再做一10mm孔,置入内镜头。有的外科医生将切口可以缩短到4~7cm,采用股动静脉插管建立体外循环,内镜提供照明和部分视野(图48-1-3)。

五、胸骨上段部分切开微创心脏手术技术

多用于微创主动脉瓣手术,尤其适合于微创心脏手术经验尚不丰富的医生。显露心脏后,可以在直视下进行常规的主动脉和心房插管建立体

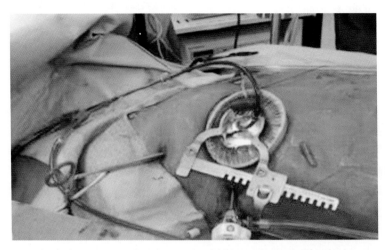

图 48-1-3　电视胸腔镜辅助下右侧胸壁小切口心脏手术野

外循环,进行心内操作也只需要标准的心脏外科器械。初次手术和再次手术都能完成,外周和中心体外循环都行。术前胸部 CT 扫描可以明确主动脉瓣与骨性胸廓表面解剖结构的相对关系,因此不难精确选择切口位置(图 48-1-4A)。皮肤切口为纵行,从胸骨角开始向下长 5～8cm(图 48-1-4B),在不延长皮肤切口情况下,显露头侧的胸骨上切迹和下方的肋间,胸骨中线和右侧肋间隙用电凝标记后,J 形胸骨切口向右侧第四肋间延伸(图 48-1-4C),或按照术前 CT 检查结果,向右侧第 3 肋间延伸。对于那些术前未进行 CT 检查的患者

和新手微创外科医生,第四肋间隙通常都能提供最好的术野显露。使用胸骨锯将胸骨 J 形剖开,避免损伤右侧胸廓内动脉。硬质撑开器显露胸骨后组织,纵行切开心包,两侧悬吊心包,这样会将主动脉和心脏向前拉,有助于术野显露,但有时会干扰静脉引流造成低血压,重新安置撑开器的位置或者补充容量通常可以解决这个问题。

胸骨上段切口可以显露整个升主动脉和右心耳(图 48-1-4D)。中心插管建立体外循环非常容易。全身肝素化后,食管超声和主动脉表面超声检查结合术前 CT 影像,可以选出一块没有明显粥

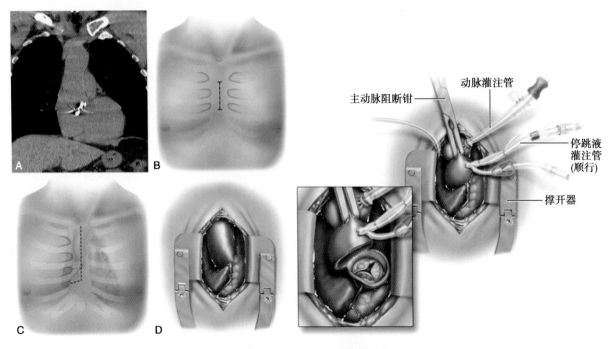

图 48-1-4　胸骨上段小切口下主动脉瓣手术示意图

样硬化的区域建立主动脉插管，插管尽量靠升主动脉远端，减少对主动脉瓣操作空间的影响。静脉插管可以做标准的右房插管，也可以做经皮穿刺股静脉插管。

六、下胸段小切口胸骨全程切开的微创手术

患者仰卧，胸骨正中下半做 7～8cm 纵向切口，电凝标记胸骨中线，纵劈胸骨，切开并悬吊心

包，心包的主动脉翻折处经皮肤悬吊后，将主动脉向前下拉，两侧心包也尽量悬吊，将心脏整体向前拉，主动脉直接插管，如果距离太远，使用 Seldinger 技术插管，上下腔静脉都用较细的插管，VAVD 辅助引流，顺行或逆行心脏停搏液灌注完成心肌保护，不阻闭上下腔静脉时，可经房间沟径路行二尖瓣手术。阻闭上下腔静脉情况下，可切开右心房，行房间隔径路的二尖瓣手术，或房间隔缺损和室间隔缺损等经右心房径路完成的手术（图 48-1-5）。

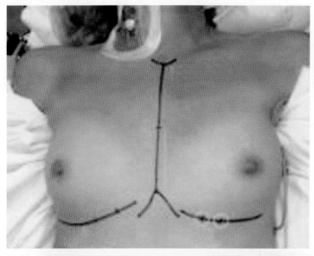
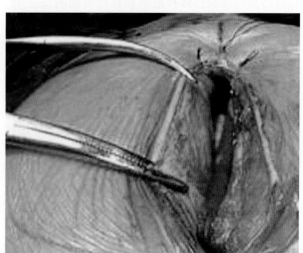
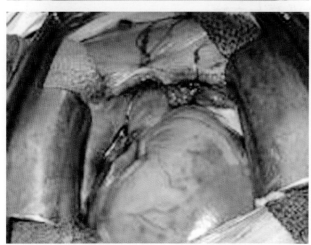
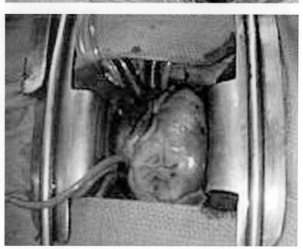

图 48-1-5　下胸段小切口胸骨全程切开的微创手术

七、胸骨下段部分切开

与上述手术方法类似，只是胸骨不做全程切开，只切开到胸骨角位置，升主动脉显露较差，但是仍然可以完成升主动脉插管和建立顺行心脏停搏液灌注插管，上下腔静脉插管与常规心脏手术类似，可用于二尖瓣修补和置换、房间隔缺损、室间隔缺损修补等右房径路的心脏手术。由于成人

胸骨坚硬，儿童胸骨相对柔韧，容易撑开，所以多用于儿童先天性心脏病手术矫治。

八、左前胸壁小切口心脏手术

有外科医生采用左前胸壁小切口进行儿童室间隔缺损修补手术，股动静脉插管建立体外循环，心肌保护方法为不阻闭升主动脉，保持冠脉灌注持续同时在体外循环低温下诱发室颤，内镜引导

下完成室间隔缺损修补手术。主要的问题在于股动静脉插管的局部损伤风险和低温室颤是否能提供与主动脉阻闭和心脏停搏液灌注相同的心肌保护效果。

九、儿童先天性心脏病微创心脏手术技术

手术切口多种多样：胸壁前切口、乳下胸壁切口、胸壁后切口或者胸骨下段切口。经右前胸壁切口行房间隔缺损修补造成膈神经损伤的发生率在16%。乳腺和胸肌发育不良及乳腺周围甚至右臂感觉异常也有报道。由于外周插管可能造成长期残疾，因此体外循环插管通常经手术小切口完成，避免使用股动静脉和颈部动静脉。胸骨下段小切口最常用，优点有：心包切口远离膈神经，也不需要肌皮瓣修补手术伤口（乳腺下胸壁切口常常需要肌皮瓣转移修补并容易发生血肿和皮肤去神经化），一旦需要扩大切口可以很容易完成。由于绝大多数先天性心脏病手术是经右心房切口完成的（如房间隔缺损修补、室间隔缺损修补、完全房室管畸形修补、经右心房法洛四联症矫治、二尖瓣成形等），胸骨下段小切口可以提供充分的术野显露，足以完成体外循环插管并直接显露右心房结构。采用固定在手术台上的专用拉钩将胸骨向上牵拉也足以显露上胸部的主动脉和上腔静脉，插管也很方便（图48-1-6）。

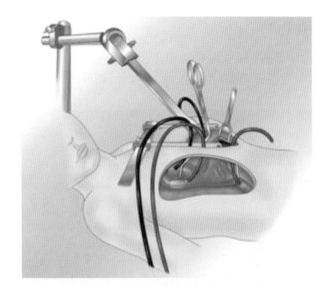

图48-1-6 儿童胸骨下段小切口微创心脏手术示意图

第二节 术前准备与麻醉

一、术前评估和手术计划

患者是否适合行微创手术基本上是外科医生的事情，但灌注师应该熟悉有关事项并且在术前复习所有资料。虽然微创手术的适应证在逐渐扩大，但是评价患者血管情况是否能安全建立外周体外循环仍然是判断患者是否适合微创手术的首要考量。其他需要考虑的事项包括右侧胸部手术史或粘连、心脏位置变异等。食管超声对于微创心脏手术非常重要：指导外科插管、监测血流动力学、手术前后评估心脏结构的解剖形状和功能等，已经成为微创心脏手术不可或缺的部分。因此，如果没有术中食管超声的辅佐，或者不能行食管超声（如食管静脉曲张），则基本上排除了微创心脏手术的可能性。在罕见情况下，还需要经操作切口心脏表面超声检查以评价二尖瓣成形和置换效果。

外周血管疾病增加了逆行动脉灌注卒中和栓塞的风险。如果拟行股动脉逆行灌注，应该常规进行胸腹部和盆腔的CT血管造影检查，评价粥样斑块的严重程度、位置和质地。平滑钙化的斑块危险性不大，柔软而不规则斑块危险性大。髂股血管的口径和扭曲程度是插管位置是否合适的重要判断依据。有报道显示股动脉逆行灌注导致的神经系统并发症发生率高于中央插管顺行灌注。有学者建议采用增强多排CT筛选主动脉和髂动脉粥样硬化的高危患者，对于Ⅳ/Ⅴ级粥瘤病变的患者避免使用股动脉插管方法。有些患者在术前已经完成冠状动脉造影，对于所有符合下列一项条件的患者：年龄超过65岁、大量吸烟史、高血压史和外周血管疾病史，一律进行胸部、腹部和盆腔多排CT血管造影检查。所有行微创二尖瓣修补手术的患者术前进行心电图门控CT心脏血管造影和非心电图门控的腹部和盆腔CT血管造影。这样可以筛选出大部分冠心病患者，评价二尖瓣环钙化程度，排除主动脉髂动脉粥样硬化患者，同时无创测量主动脉直径。老年患者和具有显著危险因素的患者才将冠脉造影作为辅助检查项目。同样，克利夫兰临床中心也推荐所有行机器人微创二尖瓣手术的患者行CT血管造影，因为主动脉髂动脉粥样硬化和（或）二尖瓣环钙化造成了20%

筛选患者手术策略的改变,这五分之一中绝大部分都是老年和合并其他危险因素的患者。

有心脏手术病史或者胸部放射治疗病史的患者,胸部 CT 扫描可以提供胸骨后到右室壁之间空隙距离的数据。横跨中线的通畅的冠状动脉桥血管特别危险。肺炎、气胸、反复肺部感染或者右肺切除术病史都会引起严重的胸膜粘连。对于有严重胸部畸形的患者,包括漏斗胸、脊柱后侧突等,都应该谨慎选择,特别严重的患者应该避免考虑微创手术。

术前对合并存在的冠心病的评估与常规开胸手术相同,合并冠心病并非微创心脏手术的禁忌证,单纯冠脉病变可以在术前或者术后经介入方法解决。需要强调的是,术前心脏导管检查和治疗造成的医源性髂动脉夹层往往难以发现,这个夹层常常局限在髂动脉出盆腔处扭曲的节段。如果认识不足,逆行动脉灌注会造成急性主动脉夹层。因此,心脏导管操作术后,应该进行 CT 血管造影检查。

对于上半胸骨切口手术患者,应采用升主动脉直接插管建立体外循环,术前胸部 CT 平扫可以评价主动脉粥样硬化的严重程度和斑块分布,以指导插管位置和主动脉阻闭方法的选择。对于主动脉瓣二瓣化畸形患者,还可以评估是否同时进行升主动脉置换。CT 平扫可以帮助确定 J 形胸骨切口指向哪个肋间。

对于右侧胸壁小切口手术患者,胸部 CT 扫描可以指导手术方式的设计:首先,确定了主动脉瓣的位置后,可以明确这些患者是否适合做右侧胸壁小切口手术,特别是如果轴位 CT 影像上看到一半以上的升主动脉位于胸骨右缘的右侧,那么这个患者就特别适合于右侧胸壁小切口(图 48-2-1A);其次,明确了哪个肋间距离右心耳最近,也就选定了最佳肋间(图 48-2-1B)。

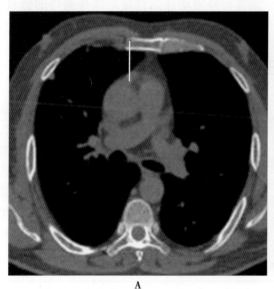
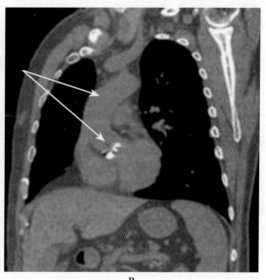

图 48-2-1　胸部 CT 影像协助筛选右侧胸壁小切口心脏手术径路
A. 右侧胸壁小切口;B. 最佳肋间

二、麻醉技术

体位:患者取仰卧位,从颈部到大腿中段都要按照手术切口的要求进行消毒铺单。全胸腔镜心脏手术患者需要将右臂悬吊在麻醉头架上,右侧胸壁适当垫高,以充分显露右侧胸壁。右侧胸部小切口的患者,应该将右侧胸部轻微垫高,右臂紧靠身体侧面使肩部下塌以改善手术显露。常规安放胸外除颤电极板,塌陷的右肺和空荡荡的胸腔会影响胸外除颤的效果,充分膨胀右肺可以改善除颤效果。

(一)气道管理

采用右侧胸壁切口微创心脏手术,包括全胸腔镜手术和机器人手术,单侧肺隔离是气道管理的主要方法。手术操作进入胸腔时要保持右肺处于塌陷状态,这样才能切开心包显露心脏结构。脱离体外循环后有时也要单肺通气,如检查手术切口、止血、有些手术还需要拔除主动脉插管。尽管如此,单肺通气并非微创心脏手术所必需,可以在体外循环前后短暂停止呼吸以帮助显露。也可以手术一开始就开动体外循环,避免低氧血症的发生。常用的肺隔离方法有两种:

1. 双腔气管插管是非体外循环心脏手术的标准操作,可以进行单侧肺的持续正压通气和塌陷肺气管内吸引,一旦放置到位,不容易滑脱。但用于微创心脏手术,则有几个不足:损伤较大,抗凝后容易发生气道出血;术后必须拔除双腔气管插管,如果患者要继续行机械通气并转入ICU,由于体外循环术后患者都有不同程度的咽部水肿,更换单腔插管有一定难度。

2. 单腔插管加支气管堵塞器虽然不能进行单肺持续正压通气,也不能对塌陷肺支气管做吸痰操作,好处是不需要在术后更换气管插管。对于插管困难和小声门患者也容易置入。其肺隔离效果与双腔气管插管相同。但有时支气管堵塞器难以达到理想的肺隔离效果。

心脏手术患者单肺通气的实施有一定难度,心脏功能低下会增加无效腔通气量,降低肺血流量。低氧血症和高碳酸血症都会增加肺血管阻力并增高胸膜腔内压。二尖瓣疾病患者的肺血管阻力已经升高,进一步增加右室的应力会引起心功能不全并加重三尖瓣反流。通气异常也会引起心律失常和交感神经张力亢进,这些都是边缘性心脏功能患者难以适应的。虽然,微创心脏手术中单纯使用单肺通气的时间较短,但是有些时候手术切口出血需要长时间止血时,也会拖延很长时间。体外循环后的单肺通气会造成明显的低氧血症。术前是否应该检测肺功能作为筛选微创心脏手术患者的一个指标,目前证据有限,但是有学者认为,严重的肺功能不全应该作为一个相对禁忌证。

(二)血压与氧饱和度监测

除了按照常规心脏手术进行心电图、血压、肢体末端氧饱和度监测,对于准备行Port Access主动脉内球囊阻闭技术的患者,还应该同时监测左右桡动脉血压,最好能监测脑组织氧饱和度;对于需要行外周动脉插管建立体外循环的患者而言,还需要监测插管肢体末端的氧饱和度。

第三节 微创心脏手术的体外循环

一、插管

(一)动脉插管的位置

手术方式决定了动脉插管位置的选择,可供选择的动脉插管位置包括升主动脉、股动脉、腋动脉、右侧肱动脉和左侧锁骨下动脉(表48-3-1)。升主动脉插管常用于上半或者下半胸骨切口的微创心脏手术,可以经手术切口直接插管。股动脉插管常常用于右胸壁切口的微创心脏手术,如二尖瓣手术、房间隔缺损修补手术或者三尖瓣修补手术等。腋动脉插管和肱动脉插管用于无法进行股动脉插管的情况下,如股动脉严重粥样硬化或迂曲。此外,腋动脉插管和肱动脉插管也用于上半胸骨切口的微创升主动脉和主动脉弓部手术。

表48-3-1 不同术式首选的插管位置和方式

	主动脉瓣置换	二尖瓣成形/置换	三尖瓣成形/置换,房间隔、室间隔缺损修补
切口	胸骨上半切口 右前胸壁小切口(第4或者第3肋间)	全胸腔镜手术 机器人手术 右前外侧胸壁小切口(第4肋间) 胸骨下半切口	全胸腔镜手术 机器人手术 右前外侧胸壁小切口(第4肋间) 胸骨下半切口
动脉插管	升主动脉 股动脉 腋动脉 肱动脉	股动脉 升主动脉 腋动脉 肱动脉	股动脉 升主动脉 腋动脉 肱动脉
静脉插管	右心房 股静脉 右侧腋静脉	股静脉/经操作孔直接上腔静脉插管 股静脉右侧颈内静脉上腔静脉插管 股静脉/右侧腋静脉上腔静脉插管	股静脉/经操作孔直接上腔静脉插管 股静脉右侧颈内静脉上腔静脉插管 股静脉/右侧腋静脉上腔静脉插管

	主动脉瓣置换	二尖瓣成形/置换	三尖瓣成形/置换，房间隔、室间隔缺损修补
心脏停搏液灌注插管	主动脉根部顺行灌注 冠状静脉逆行灌注管	主动脉根部顺行灌注 冠状静脉逆行灌注管 Port Access 内阻闭灌注	主动脉根部顺行灌注 冠状静脉逆行灌注管 Port Access 内阻闭灌注
主动脉根部减压排气	主动脉根部	主动脉根部 Port Access 内阻闭减压排气	主动脉根部 Port Access 内阻闭减压排气
术中左心系统减压	肺动脉内导管	经右下肺静脉进入左房，吸引头进入左下肺静脉 肺动脉内导管	经右下肺静脉进入左房，吸引头进入左下肺静脉 肺动脉内导管

（二）静脉插管的位置

手术方式也决定了静脉插管需要的插管位置（表48-3-1）。如果采用上半或者下半胸骨切口，可以直接进行右心房插管、上腔静脉插管或者下腔静脉插管。如果采用右侧胸壁切口径路，通常在食管超声引导下行右侧股静脉插管、腋静脉插管。股静脉插管可以选择上下腔静脉都有开口的单根双级插管，直接将其顶端推进到上腔静脉内，实现上下腔静脉分别阻闭；也可以选择单级插管，顶端推进到下腔静脉与右心房连接处下方，上腔静脉做单独插管以实现上下腔静脉同时引流和阻闭。

上腔静脉插管可以经皮穿刺通过右侧颈内静脉完成，或者直接经手术切口行上腔静脉插管完成。需要打开右心房进行的手术操作如三尖瓣手术、房间隔缺损修补术，要求上下腔静脉分别插管，有些心脏中心对于体重超过 75～80kg 的患者常规加用一根经皮穿刺置入的右侧颈内静脉插管，以提供足够的静脉引流。

（三）动静脉插管技术

1. 股动脉插管方法和潜在并发症

（1）经皮 Seldinger 技术：全身肝素化后，严格无菌条件下，在腹股沟韧带下方用大号针（18G）穿刺股动脉，经鞘管置入 J 形头的弹性导丝，推进到降主动脉内。做皮肤小切口，扩张器逐级扩张，直到可以置入需要口径的动脉插管。插管到位后，拔除导丝、扩张器等。用相同的方法建立对侧股静脉插管。手术结束后，拔除插管，加压止血，或者使用 Femstop 帮助止血。

（2）半 Seldinger 技术（又称改良 Seldinger 技术）：在拟行插管的位置做一横行小切口，显露股动脉，在直视下刺入股动脉，置入导丝，然后按照标准的 Seldinger 技术置入动脉插管。这个方法可以保证插管方向与股动脉走行方向完全平行，不会发生进入血管时发生成角打折等问题。股静脉插管可以采用相同的技术，也可以在对侧使用标准 Seldinger 技术完成。

（3）切开置管：在腹股沟韧带下方做横切口，显露并游离股动静脉并套橡皮带，预置 5-0 Prolene 线血管表面荷包，肝素化后直接插管。

（4）人工血管侧支吻合后插管：切开显露股动脉后，10mm PTFE 血管与股动脉端-侧吻合，经人工血管插入动脉插管，可以降低插管侧下肢缺血和动脉夹层形成的风险，拔管操作也更简单，当然会延长插管所用的时间。另外一个防止下肢缺血的方法是在股动脉插管上建立一个 Y 形分枝，为插管远端股动脉提供血流供应。如果患者形体较小，股动脉细，可以解剖髂外动脉建立插管。

股动脉插管的潜在并发症：插管侧下肢远端缺血与再灌注损伤；假性动脉瘤形成；神经损伤；筋膜腔间隙综合征；逆行动脉夹层；血管腔内组织碎片的脱落栓塞；伤口并发症如淋巴囊肿、感染和血肿。

2. 腋动静脉插管方法

（1）直接插管：右侧锁骨下中点向外做横向切口，分离胸大肌纤维，完善止血，注意保护胸外侧神经。头静脉和胸肩血管可能需要断开。向外侧牵拉胸大肌，识别并牵拉锁骨下静脉即可显露动脉，小心臂丛神经就在它的后面。肝素化后，血管钳夹闭血管近端和远端，做荷包缝线，荷包内做横向切口并直接插管。可以使用相同的方法建立腋静脉插管，食管超声引导下送入右心房内。

（2）经人工血管插管：显露腋动脉后，8～10mm Dacron 或者 Gortex 人工血管与腋动脉端-侧吻合后经人工血管建立腋动脉插管。腋动脉插管的其他优点：顺行主动脉灌注，降低粥瘤栓塞风险，避免器官低灌注；伤口感染不易发生（相比于腹股沟切口）；肢体缺血不易发生（肩部侧支循环丰富）如图48-3-1。

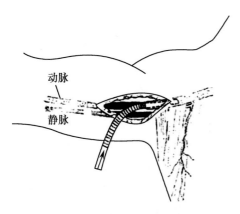

图48-3-1　腋动脉插管示意图

3. 肱动脉插管　适应证与优点与腋动脉相同，在安全性和有效性上可能更好。方法：仰卧，上肢外展外旋。在肱二头肌和三头肌向腋窝延伸的窝内做一6~8cm纵向切口。将二头肌向前牵拉显露腱膜鞘下的神经血管丛。切开筋膜，向一侧牵拉正中神经，向中间牵拉尺骨神经，显露肱动脉，近端和远端都套橡皮带。肝素化后，阻闭血管，做横切口，直接插管。拔管后用5-0 Prolene线修复血管。优点：插管位置远离主动脉弓，造成的血管损伤不容易波及主动脉；肩部血管侧支循环供应远端，不易发生肢体缺血；比腋动脉显露容易。同样可以达到全流量灌注。

4. 颈部血管插管　右侧颈内静脉插管静脉引流常常用于微创心脏手术的体外循环。

方法：右侧颈内静脉插管通常由麻醉医生在超声引导下完成。同时置入两根导丝，远端一根用于置入肺动脉导管，近端一根用于颈内静脉插管。给予5000U肝素后，采用Seldinger技术和扩张导管充分扩张皮肤、皮下和静脉壁组织，置入一根15-、17-或19-Fr Bio-Medicus股动脉插管，在食管超声引导下一直推送到右心房和上腔静脉连接处。如果超声测定右侧颈内静脉直径超过1cm，通常使用17-或19-Fr的插管。建立右侧颈内静脉插管后，经插管上的螺口接口缓慢给予肝素盐水（5000U肝素稀释在1000ml生理盐水中）达到体外循环需要的肝素化标准。然后将插管与体外循环管路的一个静脉分枝连接，并钳夹。体外循环

开始时，由灌注师松开钳夹，停止体外循环时，也是由灌注师夹闭管路。由于这根静脉引流管不在手术台上，体外循环前后对这根插管进行操作时一定特别注意不要发生气栓。手术结束后拔除右侧颈内静脉插管，皮肤上的荷包缝合打紧，局部压迫15分钟，如图48-3-2。

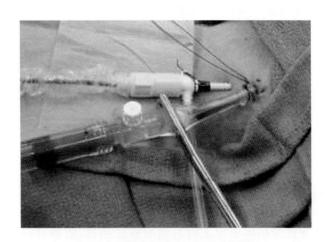

图48-3-2　经皮右侧颈内静脉穿刺建立上腔静脉插管

5. 左锁骨下动脉插管　左侧胸部切口进行心脏手术时经左侧锁骨下动脉插管，直视在血管表面预置荷包缝线(5-0 Prolene)，插入直角动脉插管。

6. 全胸腔镜下心脏手术　上腔静脉的直接插管西京医院心血管外科进行全胸腔镜下心脏手术时，如果需要行上腔静脉单独插管，如右心房占位性病变导致股静脉插管难以到达上腔静脉，或者患者体重偏轻或偏重，单根股静脉引流量难以达到体外循环全身灌注的要求时，经右侧腋中线第四肋间左手器械操作孔置入一根上腔静脉插管，方法为：股动静脉插管建立体外循环，开始体外循环后，先在右心房壁上预置荷包缝线，在荷包中央用尖刀刺破心房壁，钝性扩大切口，将一根带有硬质金属芯的上腔静脉插管头部弯曲成一定角度后，送入胸腔，在电视胸腔镜指导下将插管尖端置入右心房，并顺势向上腔静脉方向插入，确认插管进入上腔静脉后，拔除金属芯，末端与上腔静脉引流管路连接，同时阻闭上腔静脉，体外循环即可达到全身灌注流量，如图48-3-3。

静脉插管的共性问题：任何位置的静脉插管都可以采用标准的Seldinger技术完成，特别是股静脉和颈静脉插管。腋静脉插管需要切开进行。拔除插管后，可以用外部加压的方法进行止血。但是，如果插管困难，最好进行外科显露后，采用

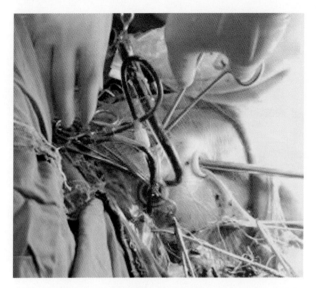

图 48-3-3　全胸腔镜心脏手术经第三操作孔建立上腔静脉插管

半 Seldinger 技术完成插管,拔除插管后可以用荷包缝线止血。股静脉插管时,最好采用动脉插管对侧股静脉进行插管,一旦发生拔管时出血问题需要压迫止血时,不会造成术野过于混乱。如果手术开始时先建立股动脉插管,再完成股静脉插管,停止体外循环后先拔除股静脉插管,再拔除股动脉插管,这种风险可以降低。

二、主动脉阻闭

(一) Port Access 主动脉内球囊阻闭技术

诞生于 1997 年的 Port Access 系统(Edwards Lifesciences)专门用于微创二尖瓣手术,Estech 公司(Estech,Danville,CA)也有相同的产品。其支柱技术是主动脉内球囊阻闭(EndoClamp 主动脉导管,Edwards Lifesciences)。EndoClamp 导管经一个 Y 形的大口径的股动脉插管(21 或 24Fr)的侧支推进到升主动脉内,这每一步操作都需要食管超声的引导,一般还是采用 Seldinger 技术,在食管超声引导下先将导丝置入,然后将球囊导管置入降主动脉,确认它们在降主动脉内位置后,再在食管超声引导下将导丝和球囊导管推进到升主动脉内(图 48-3-4、图 48-3-5)。EndoClamp 导管也可采用经皮穿刺方法通过右侧腋动脉置入或者使用 EndoDirect 插管直接经胸置入。最好在体外循环开始前通过食管超声确认 EndoClamp 的位置,体外循环开始后再调整其位置需要打开 Y 形股动脉插管上的止血阀,会影响血流灌注。在 EndoClamp 置入前,必须使用食管超声测量升主动脉口径,升

主动脉过宽(直径>3.5cm)会影响内阻闭效果,升主动脉过窄时,球囊充盈后发生导管移位和主动脉损伤的风险增高。

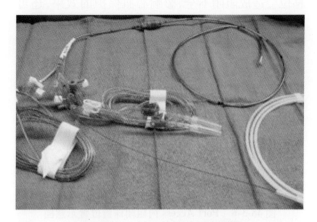

图 48-3-4　植入前的内阻闭导管

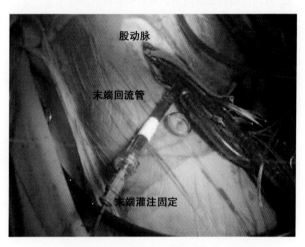

图 48-3-5　经 Y 形股动脉插管的侧枝置入内阻闭导管

插管完成后,食管超声仍然必须坚守岗位。开始体外循环后,必须在食管超声监测下充盈球囊,并在彩色多普勒监测下完成心脏停搏液的灌注,确保心肌保护充分确实,同时防止球囊向远侧移位,造成头部供血管的灌注不足。球囊是否移动取决于近端左心室血液搏出、心脏停搏液灌注和远端动脉插管血流之间的精细平衡。

球囊位置可能随时发生移动,左房打开后,由于气体的阻挡,食管超声难以看到主动脉内球囊,如果怀疑球囊有移动需要调整,可以在左房内注入液体或者血液,即可显示升主动脉影像。球囊向远侧移动的典型表现为持续的双上肢动脉压力差异(左上肢动脉压可用下肢动脉压代替)。右上肢血压单独且突然降低表明球囊向远端移位,并阻塞了无名动脉。有些中心仅仅采用右上肢血压

监测,一旦发现难以解释的血压下降,即认为球囊移位。脑氧监测也可用于判断球囊移位,但在Willis环完整的患者会出现假阴性。球囊向近端移位会造成阻闭不全,影响心肌保护的效果,还可能损伤主动脉瓣,如图48-3-6。

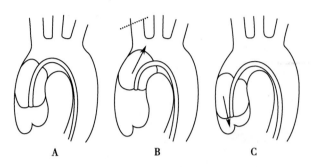

图 48-3-6　Port Access 内阻闭球囊位置示意图
A. 主动脉内球囊位置刚好;B. 移向远端影响脑灌注;
C. 移向近端造成阻闭不严或心脏停搏液灌注不足

(二) 主动脉外阻闭技术

有些医生放弃使用 Port Access 技术,转而采用经胸壁切口的直接主动脉阻闭策略,在直视或者内镜引导下置入用带角度的 Chitwood Transthoracic 主动脉阻闭钳(Scanlan International Inc, Minneapolis, MN)实现升主动脉阻闭(图48-3-7)。这种方法必须使用一根单独的主动脉根部排气减压插管以实现左心减压和心脏停搏液的顺行灌注。经胸阻闭的手术野外观和内景如图48-3-8、图48-3-9。

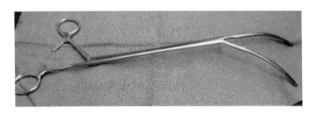

图 48-3-7　Chitwood Transthoracic 主动脉阻闭钳

这种方法越来越受欢迎,有几个原因:①便宜,不需要很多专用器材;②相比于内阻闭技术,诱发主动脉夹层的风险降低;③不那么依赖于食管超声;④不需要双侧动脉测压。如果不使用 EndoClamp 技术,大口径的 EndoReturn 动脉插管就不需要了,可以换成一根较小口径的动脉插管。此外,Port Access 技术的主动脉阻闭时间也较长。外阻闭技术不足之处在于需要一根额外的主动脉根部直接插管以完成主动脉根部和左室引流及心脏停搏液灌注。这根插管拔除后,如果需要在内镜

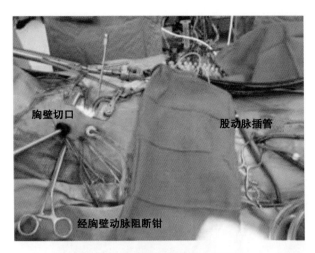

胸壁切口　　股动脉插管

经胸壁动脉阻断钳

图 48-3-8　经胸阻闭的手术野外观

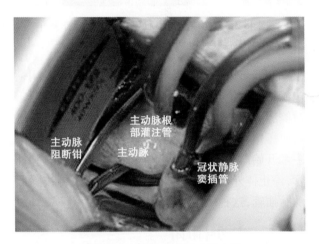

主动脉根部灌注管
主动脉阻断钳
主动脉
冠状静脉窦插管

图 48-3-9　经胸阻闭手术野内景

下修补主动脉根部,技术难度较大。有证据表明,主动脉根部引流管比内阻闭技术更方便左心排气。Meta 分析表明,Port Access 技术的卒中发生率比经胸阻闭技术高,可能与 EndoClamp 造成排气不彻底有关,虽然缺乏直接的证据,但小样本单中心研究表明这个趋势可能是存在的。

尽管有这些担心,最近的 Meta 分析发现微创二尖瓣手术的医源性损伤发生率很低(5117 例患者发生 8 例,发生率 0.2%),说明阻闭方法可能并非主动脉夹层发生的主要影响因素。由于经胸阻闭技术并不能避免外周动脉插管,周围血管并发症以及逆行灌注造成降主动脉粥瘤栓塞仍然会发生,首先表现为动脉灌注压力增高,因此体外循环开始后尽早采用食管超声检查降主动脉,以排除夹层发生的可能。一旦发生主动脉夹层,应立即转换为顺行中央主动脉灌注,可将这种灾难性严重并发症的损伤降到最低。

除了经胸阻闭技术,还有其他多种微创技术,

最简单的是跳动心脏下的手术,其明显的优点是维持冠脉持续灌注,不足之处是视野不清晰和系统性气栓的危险性。整个外科团队应该密切监视,防止此类事情发生。诱导室颤可以降低这种危险性并维持心室于静止状态。

三、心脏停搏液灌注

(一) 经内阻闭导管进行心脏停搏液顺行灌注

EndoClamp 导管可以在二尖瓣或者右心房手术时实现主动脉内阻闭、顺行心脏停搏液灌注、主动脉根部减压排气和主动脉根部压力监测。其球囊通过独立的管腔充盈盐水后即可阻闭升主动脉,这时通过另外一个管腔顺行灌注心脏停搏液即可诱导心脏停搏。必须密切监测主动脉根部压力、球囊压力和右侧桡动脉压力,食管超声监测球囊处于合适位置和心脏停搏液的有效灌注。

(二) 经冠状静脉窦插管进行心脏停搏液逆行灌注

心脏停搏液逆行灌注管可以直接插入,有的心脏中心不喜欢使用逆行灌注,因为微创手术条件下很难明确灌注管的位置和灌注量是否足够,而且,容易发生冠状静脉窦损伤。冠状静脉窦直接插管比较困难。如果不延长主切口,可以经胸壁插入逆行灌注管,在食管超声的引导下适当调整套管针的位置和方向,即可实现冠状静脉窦直接插管。逆行心脏停搏液灌注时,也必须在食管超声监测下,确保插管位置正确。

逆行心脏停搏液灌注插管也可经皮穿刺建立,专用的 Endopledge 和 ProPlege 冠状静脉窦导管(Edwards Lifesciences)经右侧颈内静脉鞘管(11-Fr)导入,这个三腔导管的顶端带有一个球囊,充盈后可以阻闭冠状静脉窦、测定灌注压力,并灌注心脏停搏液。这个装置的突出优点是完全不影响腔镜操作。Endopledge 插管可以在食管超声引导和(或)X 显像监测下完成置入。一旦进入冠状静脉窦,食管超声的探测能力就会受限,难以精确定位插管的尖端,充盈球囊时,如果冠状静脉窦内压力曲线呈现心室样波形,表明静脉窦阻闭严密,因此应该在球囊充盈时将插管向静脉窦远端推进,直到出现心室样压力波形。如果球囊充盈量只有 0.75~1.00ml 就出现心室样波形,表明推进过深,如果充盈量超过 1ml,表明插管位置偏浅。采用 X 线显影看到导管尖端在静脉窦中的位置,它随着心脏跳动而移动表明其位于静脉窦内。如果见到这个插管有卷曲而且位置过于偏在心脏后面,提示插入太深。推注稀释的造影剂显示整个冠状静脉系统,而没有溢出到其他心腔中,也表明其位置合适。采用不同的方法确定其处于正确位置是非常重要的,因为这个插管的特点决定了其既要置入够深以免脱出,又要置入够浅以保证心脏停搏液均匀充分地灌注到所有心肌组织中。

冠状静脉窦损伤、难以置入以及容易脱出等问题使得冠状静脉窦逆行灌注在临床上难以广泛应用。也有报道其造成右房和右室穿孔。操作难度大,操作时间长自然会增加损伤发生的危险性。也许最重要的原因是,外科医生认为顺行灌注心肌保护充分,不需要逆行灌注。逆行灌注心肌保护的指征可能包括:预计手术复杂,时间长;心室显著肥厚;有 CABG 史,特别是有通常的乳内动脉桥的患者和主动脉瓣明显反流患者。

(三) 主动脉根部直接插管进行心脏停搏液顺行灌注

微创心脏手术中最常用的心脏停搏液灌注策略是升主动脉直接插入一根长的 14G 心脏停搏液灌注针(Sorin Group Italia;Mirandola,Italy)进行灌注。这个灌注针也能达到主动脉根部排气减压的目的。在全胸腔镜心脏手术时,用牵引线将右心耳向下牵拉,可以清晰显露主动脉根部,预置荷包缝线后,经第三操作孔将专用的长灌注针送入胸腔,直接穿刺主动脉壁,荷包缝线固定后,灌注针末端与心脏停搏液灌注管连接。机器人心脏手术中,采用专用的灌注针直接经胸骨左缘第二肋间穿刺进入胸腔,再在电视胸腔镜指导下穿刺主动脉根部,建立心脏停搏液灌注通路。

(四) 心脏停搏液配方的选择

顺行心脏停搏液灌注可以采用传统的含血或者晶体停搏液间断灌注方法,也可以采用 HTK 液单次灌注方法,或者 del Nido 心脏停搏液单次灌注。持续心脏停搏液灌注策略会造成本就狭小的手术视野模糊不清,不适合微创心脏手术。因此微创心脏手术最常用的心肌保护策略是:主动脉根部直接插管,单次顺行灌注 HTK 或者 del Nido 心脏停搏液。

四、体外循环管理

体外循环管理技术与常规心脏手术体外循环类似。但是存在一些明显的差异:外周动脉插管或者 EndoClamp 技术限制了动脉插管的有效口径,如果发生动脉灌注管压力偏高情况,为了获得足够的体外循环流量就需要增加一根动脉插管,当然这种情况非常罕见。同样,即使使用辅助静脉引流,常规体外循环流量时,也会发生心脏减压不充分的情况,因此必须容忍较低的体外循环流量。可以经胸壁置入一根左房减压引流管,进入右上肺静脉,切开左心房后可以在直视下将吸引头放入左下肺静脉,保证术野清晰显露。如果使用 EndoClamp,体循环血压可能需要降低一点以防止内阻闭球囊向近侧移位。如果体循环压力增高,获得一个无血干净术野的难度也更大。

(一) 辅助静脉引流

微创心脏手术往往采用较小口径的静脉插管,由于阻力较高,使得单纯重力静脉引流不能满足全流量体外循环的要求。因此,往往需要辅助静脉引流以获得足够的体外循环流量,常用的辅助静脉引流策略有两种:负压辅助静脉引流(vacuum assisted-venous drainage,VAVD)和离心泵辅助静脉引流(centrifugal-assisted venous drainage,CAVD)。

VAVD 用于临床已经超过 15 年了,但是如果想安全有效地使用 VAVD,灌注师必须熟悉其固有的危险性。VAVD 需要使用外源性负压,通过负压调节器将一定负压施加到密闭的硬质静脉储血器上,负压最终传导给患者的静脉系统,从而增加其静脉血流量。实际产生的负压是重力($-20 \sim -30mmHg$,视静脉储血器位置的高低而不同)和额外施加到静脉储血器上的负压(可以到 $-70mmHg$)的和。只要能达到预订流量,应该使用尽可能小的负压。为了避免血液损伤,净负压不应超过 $-100mmHg$。低于 $-120mmHg$ 时,血液损伤程度与负压值之间是线性关系。

密闭的硬质储血器也可能会发生正压现象(吸引器和心脏减压排气管路),造成静脉气栓(30)。因此,必须监测储血器内的压力,一旦发生正压或者负压过低,连接的报警装置可以提醒灌注师。多数静脉储血器带有正压和负压释放阀,如果储血器内压力 $>5mmHg$ 或者 $<-150mmHg$,阀门会自动打开,释放压力。

如果体外循环主泵为离心泵,使用 VAVD 有可能使气体通过膜式氧合器进入血液相,特别是离心泵转速比较低,VAVD 产生负压传导到氧合器上,造成血液逆流和氧合器负压时,气体跨过氧合膜进入血相的现象有可能发生,预防办法是在储血器和氧合器之间加装一个单向阀,防止血液逆流。有研究表明,静脉管路中的气体可以通过储血器、氧合器和动脉滤器,在动脉管路中探测到。与重力引流相比,VAVD 会明显增加血液中气体微栓的总量,因此,就气栓携带指标而言,VAVD 应该尽可能使用最小的负压,同时采取各种措施,防止静脉管路进气。

CAVD 是在静脉管路与储血器之间加装了一个离心泵,灌注师必须同时操作两个泵,其操作比 VAVD 要复杂得多,也更贵。静脉管路上的离心泵提供负压,从而主动增加静脉引流。与 VAVD 一样,CAVD 也会增加血流气栓的携带量,而且 CAVD 会将气泡粉碎成更小的气泡,因此也更容易通过体外循环管路进入患者体内。CAVD 的优点在于:不会发生 VAVD 可能造成的储血器压力变化和跨氧合膜进气;可以使用软质储血器,有助于减少血液激活和改善患者预后。

为了将辅助静脉引流安全用于临床,应该做到以下几点:①VAVD 必须使用合格的负压调节器;②总负压值(重力+施加负压)应该不超过 $-100mmHg$;③使用尽可能低的负压获取需要的静脉流量;④持续监测储血器内正负压力并采用相应报警装置以提醒灌注师;⑤如果使用 CAVD,必须在静脉储血器和氧合器之间加装单向阀;⑥任何时候都要注意尽可能避免静脉管路进气,VAVD 时要尤其注意。

(二) 血液稀释、输血和氧供

常规心脏手术适用的体外循环管路当然可以用于微创心脏手术。女性患者和低体重患者体外循环过程中容易发生红细胞比积过低,因此异体输血的比例也比较高。降低体外循环管路的预冲量、按照患者体表面积选择匹配的管路,以及自体血液预充技术可以减少低血细胞比容现象的发生,进而降低异体输血比例。

除了要维持体外循环中足够的红细胞比积,更重要的是以氧供(oxygen delivery,DO_2)的概念来管理微创心脏手术的体外循环。氧供量依赖于红细胞比积和体外循环流量的综合效应,可以采用以下公式进行计算:

$DO_2 =$ 体外循环流率[L/(min·m^2)]×10×[血红蛋白含量(g/dl)×1.36×血氧饱和度+PaO$_2$×0.003]

如果体外循环过程中氧供低于 262ml/(min·

m^2）会发生轻度缺氧，有可能造成急性肾损伤。这种理念在微创心脏手术体外循环管理中特别有用，与常规开胸心脏手术相比，微创心脏手术的体外循环更加难以获得高流量灌注，努力提供充足的体外循环流量以维持氧供在 262ml/（min·m²）以上，会降低围术期急性肾功能损伤的风险。

因此微创心脏手术的体外循环管理应尽可能降低血液稀释和输血，同时维持足够的氧供，策略如下：①按照患者的体形选择匹配的管路；②结合VAVD采用较细静脉管路；③采用低预冲量的氧合器和动脉滤器；④尽可能缩短管路长度；⑤计算并维持氧供在 262ml/（min·m²）以上。

（三）心腔排气、主动脉开放及室颤的应对

微创心脏手术，特别是全胸腔镜下和机器人心脏手术时，对左心房和左心室进行类似于常规开胸心脏手术的操作，心腔排气非常困难，为了达到心腔排气尽可能彻底的要求，可以采用以下几项技术：

1. 胸腔内二氧化碳覆盖，右前胸壁切口心脏手术时，二氧化碳吹入管经可以经一个操作孔置入胸腔，也可经过一个专门的小切口引入术野，随后可以用作胸部引流管切口。有的胸腔镜内镜套管有二氧化碳专用接口，进行持续的二氧化碳覆盖（2~5L/min）。这会造成体外循环血液中二氧化碳分压的轻度升高，通过提高体外循环氧合器的气流量，很容易矫正，如图48-3-10。

2. 心腔排气操作时，患者处于头低位，停止左心吸引，反复膨胀肺脏，主动脉根部排气减压管（或者心脏停搏液顺行灌注管）缓慢吸引。

3. 如果使用了冠状静脉窦逆行灌注，可以先

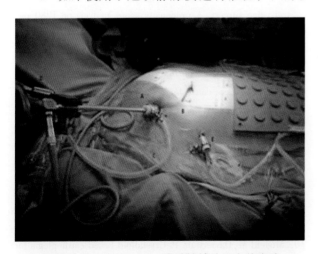

图 48-3-10　Port Access 胸腔镜辅助下右前胸壁小切口心脏手术内镜套管上连接二氧化碳管路

做一次逆行灌注，同时开动主动脉根部减压吸引，有助于冠脉内气体的排出，然后再开放升主动脉。

4. 采用食管超声监测心腔内气体是否已经排出干净，如果还有气泡，应该重复排气操作，直到超声检测不到气体再开放升主动脉。

经过以上操作后，开放升主动脉，恢复冠脉系统灌注后，心脏多能自动复跳。如果出现室颤，确认体外循环血液内环境处于正常范围后，可以采用以下策略应对：

1. 药物与化学除颤　①给予利多卡因 100~200mg；②经体外循环管路快速推注氯化钾 1~2g；③重新阻闭升主动脉，灌注心脏停搏液至心电机械活动消失后再次松开阻闭钳。

2. 采用新生儿心脏除颤　电极经操作孔进入胸腔进行除颤操作。

3. 经胸壁除颤　如果手术前预置了胸壁除颤电极板，可以进行经胸壁除颤，除颤操作前应该将双侧肺部膨胀，否则除颤效果不佳。

（四）体外循环的停止和撤离

脱离体外循环的过程与常规心脏手术没有显著差异，当然微创心脏手术的主动脉阻闭时间和体外循环时间都比常规心脏手术长，这也应该作为体外循环后药物治疗、液体管理和血制品管理策略需要考虑的因素。经过一段时间的再灌注后，就应该考虑心脏起搏、血流动力学支持药物的调整。如果使用肺动脉起搏导管，应该调整其位置，因为心脏充盈后，其位置可能发生移动，偏离心室壁。如果起搏阈值升高，其起搏幅度也应该相应调高。应该尽可能早地进行双肺通气。

体外循环结束后及时进行食管超声检查非常重要：由于主动脉瓣无冠瓣叶靠近二尖瓣前瓣环，需要超声检查确认其完整性；由于整个心脏和大血管显露不足，必须采用食管超声监测心脏功能的各个方面；微创心脏手术中，撤离体外循环后再次重新建立体外循环耗时费力，体外循环插管拔除前一定要进行精确的食管超声诊断；还应该仔细评估心室功能。术中对左心房的牵拉会造成医源性的主动脉瓣反流，因此再次顺行灌注心脏停搏液的心肌保护效果会打折扣。即使使用逆行灌注，其对右心室的保护效果也不足，手术越复杂、时间越长，其保护效果越差。使用 Port Access 技术时，特别是冠状动脉起源位置异常高时，其内阻闭球囊有时会阻挡冠状动脉开口，造成心肌保护效果不佳。

胸壁小切口关胸时，通常需要左侧单肺通气，如果患者本身已经存在心脏功能不全、残余心肌顿抑，有时会造成循环功能失代偿。左侧单肺通气造成的高二氧化碳血症和持续低氧血症会造成交感神经张力升高，导致高钾血症和心律失常。肺血管阻力的升高也会损伤右心功能。如果术中使用主动脉根部排气管，左侧单肺通气可能需要更长时间以完成外科探查和止血。其他地方的止血操作也会延长单肺通气时间，进一步增加血流动力学管理的难度。体外循环结束后，左侧单肺通气前充分肺复张，可能有助于防止这些血流动力学不稳定的发生。给通气肺应用 PEEP 或者间断膨胀双肺都是体外循环后呼吸管理所需要的。

为了避免单肺通气可能带来的不良反应，我们建议行外周体外循环时，应该在单肺通气之前就开始体外循环，手术即将结束时，应该在完成所有胸部操作，并完成双肺通气后，在考虑停止体外循环。这虽然会在一定程度上延长体外循环时间，但是比起单肺通气可能造成的低氧血症对大脑和心脏的灾难性影响，要安全得多。

五、结语

患者和医生对手术切口大小的期望往往是互相对立的。对于患者而言，小切口意味着痛苦较小，但是专用的牵开器和人为牵拉往往会造成更加严重的术后疼痛，甚至超过传统的正中胸骨切口，术后疼痛的发生率也更高。而对于外科医生来说，小切口意味着术野狭小，难以发现术前未诊断出来的心脏疾患，如肺动脉狭窄和永存左上腔静脉。有些微创技术甚至背离了传统开心手术的一些基本原则，如重新采用室颤停搏方式以替代心脏停搏液诱导停搏，仅仅是因为小切口情况下使用心脏停搏液技术存在一定困难，而当初采用心脏停搏液技术的初衷似乎被忘得一干二净，这是需要格外警惕的。

手术径路的变化也显著改变了体外循环操作方式，特别是外周血管插管的应用显著增加了动脉灌注和静脉引流的阻力，手术操作对插管位置的改变也明显增加了术中静脉引流不足和动脉阻力过高等现象发生的几率。同时也使得主动脉阻闭技术和心脏停搏液的灌注操作更加复杂。单肺通气的管理、术中食管超声技术广泛深入地介入手术操作过程，都使得麻醉医生、超声诊断医生和灌注师更加深入地参与到手术操作过程中，需要

整个外科团队的密切配合才能精细准确地完成微创心脏手术过程。因此，微创心脏手术的团队一定要首先非常熟练掌握常规手术的技术。微创心脏手术的基本技术，如专门的插管技术、颈部穿刺置管等都可以在常规心脏手术台上进行模拟训练，以磨合外科医生、麻醉医生、灌注师和护士的配合，只有团队中所有人都熟练掌握了各自的技术，才可能将常规手术转化为安全的微创心脏手术。

（金振晓）

参 考 文 献

1. Baker RA, Bronson SL, Dickinson TA, et al. Report from amsect's international consortium for evidence-based perfusion: American society of extracorporeal technology standards and guidelines for perfusion practice: 2013. JExtraCorpor Technol, 2013, 45(3): 156-166.

2. 魏来，沈金强，夏利民，等. 达芬奇机器人手术系统在 51 例心脏手术中的应用. 复旦学报（医学版），2013，40 (6): 699-703.

3. Malaisrie SC, Barnhart GR, Farivar RS, et al. Current era minimally invasive aortic valve replacement: Techniques and practice. Journal Thorac Cardiovasc Surg, 2014, 147 (1): 6-14.

4. Shann K, Melnitchouk S. Advances in perfusion techniques: Minimally invasive procedures. Semin Cardiothoracic Vasc Anesth, 2014, 18(2): 146-152.

5. Castillo JG, Milla F, Anyanwu AC, Adams DH. Video-atlas on minimally invasive mitral valve surgery-the david adams technique. Ann Cardiothorac Surg, 2013, 2(6): 828-832.

6. Murzi M, Cerillo AG, Miceli A, et al. Antegrade and retrograde arterial perfusion strategy in minimally invasive mitral-valve surgery: A propensity score analysis on 1280 patients. EurJ Cardiothorac Surg, 2013, 43(6): e167-172.

7. Modi P, Chitwood WR, Jr. Retrograde femoral arterial perfusion and stroke risk during minimally invasive mitral valve surgery: Is there cause for concern? AnnCardiothorac Surg, 2013, 2(6): E1.

8. Vernick WJ, Woo JY. Anesthetic considerations during minimally invasive mitral valve surgery. Semin Cardiothoracic Vasc Anesth, 2012, 16(1): 11-24.

9. Cheng DC, Martin J, Lal A, et al. Minimally invasive versus conventional open mitral valve surgery: A meta-analysis and systematic review. Innovations, 2011, 6(2): 84-103

10. Misfeld M, Davierwala P. Crystalloid-based cardioplegia for minimally invasive cardiac surgery. Semin Thorac Cardiovasc Surg, 2012, 24(4): 305-307.

第四十九章

特殊病种的体外循环

第一节 Morrow 术的体外循环管理

肥厚型梗阻性心肌病是一种遗传性疾病,以左和(或)右心室肥厚为特点。心室肥厚多为不对称性,以室间隔肥厚者最为多见。肥厚导致左室排空受阻的类型称为肥厚型梗阻性心肌病,可手术治疗,其血流动力学特点为不同程度的主动脉瓣下梗阻,并伴有二尖瓣前叶收缩期前向运动(SAM 征)。

一、解剖异常及病理生理学

肥厚型心肌病是由于编码心肌蛋白的基因(11 种以上)错意突变导致的,属于常染色体显性遗传。组织学层面,心肌肥厚主要由纤维组织增多、心肌细胞层数增多、心肌细胞直径增大导致。室间隔部位尤其容易出现心肌细胞排列异常的现象。典型病例中,室间隔的头侧肥厚最为明显。心肌最厚处多位于二尖瓣开放时,二尖瓣前叶游离缘所对的室间隔头侧。其肥厚的程度向心尖方向逐渐减轻。血流梗阻一般位于室间隔和二尖瓣前叶之间的左室流出道。收缩期二尖瓣后叶与二尖瓣前叶对合的部位不是位于二尖瓣前叶游离缘,其对合点在延长的二尖瓣前叶的中外 1/3 交界处。因此对合点以下的二尖瓣前叶,在收缩期甩入左室流出道,造成血流受阻。另外当左室流出道血流受阻后,该处血流速度加快,由于 Venturi 机制,此处压强降低,导致二尖瓣前叶进一步向左室流出道方向移动而加重梗阻。此现象即为收缩期二尖瓣前向运动(SAM 征)。SAM 征是肥厚型梗阻性心肌病的典型表现,前向运动的程度与左室流出道梗阻的程度成正比。

肥厚型梗阻性心肌病的左室游离壁肥厚程度比非梗阻型明显,多位于左室前外侧及心尖部,肥厚程度较为均一。室间隔上端与左室后壁心肌厚度比值多>1.3。由于室间隔的异常肥厚,左室腔变小,即使疾病晚期发生充血性心力衰竭,心腔也无明显增大。收缩期左室长轴面,左室腔呈 S 形。由于左室心肌异常,顺应性降低,需要左房加强收缩以代偿左室的充盈减弱。左房由于收缩加强和二尖瓣反流,多出现肥厚及扩大。由于 SAM 征,二尖瓣瓣叶,尤其是前叶缘延长并增厚。SAM 征的另一个后果是在收缩中晚期出现二尖瓣反流。有研究显示左室流出道压差与二尖瓣反流程度正相关。肥厚型梗阻性心肌病患者,前降支肌桥的发生率高于常人。前降支可能在收缩期完全闭合。室间隔支也可能在收缩期严重缩窄。有研究显示运动或静息状态下,肥厚型梗阻性心肌病患者都可能出现心肌缺血。

二、临床表现

症状的轻重与左室流出道压差大小不直接相关。症状的产生基于舒张功能障碍、心律失常、心肌缺血和流出道梗阻的综合相互作用。

临床表现主要分为三个方面。首先是心力衰竭及心排血量不足的表现,可表现为劳力性呼吸困难、胸痛。静息下左室流出道压差>30mmHg、合并房颤、舒张功能明显障碍是出现心力衰竭症状的危险因素。其次是猝死。尽管发生率<1%,但肥厚型梗阻性心肌病是青壮年猝死的主要原因(年龄>60 岁者极少发生),也是竞技体育中猝死的首要原因。猝死的原因可能由于微血管病变、心肌纤维化、心肌细胞排列紊乱导致的室颤、室速。第三个表现与房颤相关。由于左心室顺应性降低,左房为弥补左室的充盈需加强收缩,因此左房肥厚、增大并不少见。房颤发生率也因此增加,在肥厚型心肌病患者中可达 20%。左房>50mm、老年患者是发生房颤的危险因素。房颤可加快心力衰竭症状的出现,可能导致栓塞。

由于 venturi 效应,血流通过狭窄的流出道时吸引二尖瓣向室间隔方向移动(SAM)导致流出道进一步梗阻和二尖瓣反流,胸骨左缘 3-4 肋间可闻及收缩期杂音,心尖部可闻及二尖瓣反流的收缩期杂音;增加心肌收缩力(如使用洋地黄)、降低心室容积(扩张外周血管减少回心血量、突然站立、valsalva 动作)可导致杂音增强;降低心肌收缩力(美托洛尔)、提高心室容积(蹲踞)可导致杂音减轻。

心脏彩超可见室间隔非对称性增厚,舒张期室间隔厚度>1.3 倍后壁厚度,室间隔运动低下,SAM,主动脉在收缩期半开放,室间隔流出道部分向左心室内突出。心导管可提示左室舒张期末压升高,左心室腔和流出道之间压差>20mmHg。

三、外科治疗方法

目前的治疗指南依旧将外科手术作为静息或激发状态下左室流出道峰值压差>50mmHg、症状明显且药物治疗效果不佳的肥厚型梗阻性心肌病的首选疗法。化学消融治疗虽然在解除症状和远期生存率上与手术效果类似,但化学消融术后因完全性房室传导阻滞而植入永久起搏器者多于手术后患者。另外化学消融术后左室流出道压差降低的程度也不及手术治疗。因此化学消融术可作为老年、不宜手术者或不愿手术者的替代治疗。

外科治疗主要采用经主动脉切口的肥厚心肌切除术。常规正中开胸,经主动脉和右房插管建立体外循环。降温期间,经右上肺静脉放置左心引流管。阻断升主动脉后可经主动脉根部灌注停跳液,也可经右房荷包置入逆向灌注管进行逆向灌注。主动脉根部横切口切开主动脉,牵拉开瓣膜以显露主动脉瓣下室间隔肥厚的部位。右冠瓣最低点下方,以 15 号圆刀切开肥厚的室间隔。在第一个切口的左侧尽量远的部位,不损伤二尖瓣的情况下,平行第一个切口切开室间隔。两个切口可加深并尽量向心尖部延伸。在右冠瓣下方几毫米处做一横切口,连接上述两个纵向的平行切口。此横切口继续向心尖部延伸,直至一块方形的肥厚心肌被切下。切除的厚度为室间隔厚度的 40%～50%,即厚度为 8～20mm 宽度为 25～40mm,长度为 25～45mm。同时需要松解粘连的乳头肌,并去除造成左心室流出道梗阻的二尖瓣

下异常腱索和肌束。如果患者合并有其他二尖瓣疾病,如风湿性改变、黏液样退行性变等,并不能通过切除肥厚心肌改善二尖瓣反流,需同期进行二尖瓣置换术。如术前冠脉造影发现明确的肌桥,因心肌收缩时必然导致冠脉收到压迫,故一般应同期行冠脉旁路移植术。

术中食管超声对手术治疗的指导作用非常重要。体外循环前可通过 TEE 明确心肌肥厚的部位和程度,术后可判断左室流出道疏通的程度。还可以发现是否存在残余的二尖瓣反流、新发的主动脉瓣反流、室间隔缺损等。肥厚心肌充分切除后,一般不会存在残留的压差、SAM 征及二尖瓣反流。

体外循环停止后可直接测量左室和主动脉压力,如果压差>10～15mmHg,建议再次转机切除肥厚心肌。

四、体外循环管理特点

Morrow 术一般采用主动脉插管及右心房插管,浅低温体外循环下进行。如需同期进行二尖瓣置换术,则需要采用上下腔静脉插管。由于患者一般不合并主动脉瓣病变,首次灌注可经主动脉根部灌注停跳液。单纯改良扩大 Morrow 术手术操作时间不长,阜外医院报道了行改良扩大 Morrow 术的 120 例患者资料,体外循环时间(77.4±27.5)分钟,主动脉阻断时间(48.5±16.0)分钟。一次灌注周期就可完成手术操作,可在肥厚肌肉切除后、缝合主动脉前壁后、主动脉开放前进行一次温血灌注。如果需同期进行二尖瓣成形、置换、冠脉旁路移植术等,导致手术时间延长,需要第二次灌注时,可经冠脉开口直视下灌注,也可缝合主动脉前壁经主动脉根部灌注。此手术为心内手术,为防止气栓,切开左心腔前可在胸腔内吹入二氧化碳,直至心跳恢复正常。

由于患者心肌肥厚,为保证停跳液灌注效果,停跳液灌注量应较常规量(20ml/kg)有所增加。建议经右上肺静脉置入心内引流管充分引流左室,为术者提供无血、清晰的术野。如果手术中视野不清晰,心内引流不能缓解,可采用体温低流量技术,直至外科手术得以进行。肥厚心肌切除完毕,术者开始缝合主动脉前壁时即可开始复温。主动脉缝合完成后即可开放升主动脉。待直肠温达到 35.5℃、鼻咽温时达 36.0℃时可以调整停机。因患者左室顺应性降低,需依赖较高的左房压

（16～18mmHg）以保证充足的前负荷，因此在停机前应留有充足的液面（800～1000ml）。低血容量可能加重左室流出道残余梗阻。这就意味着，如患者转中血红蛋白<8g/dl，而容量不多时，利用超滤提高血红蛋白的余地较小，应及时输入红细胞。特别需要注意的是在停机前，应排除医源性室间隔缺损、完全性房室传导阻滞等异常情况。

停机后，食管超声检测可判断左室流出道疏通效果。如不理想，应再次体外循环继续修整左室流出道。此手术的并发症之一是二尖瓣的损伤，食管超声检测可判断。如果二尖瓣的反流严重，应再次体外循环对二尖瓣进行修复或置换。灌注师要对再次体外循环的工作流程予以充分的准备。

五、外科治疗效果

一般心脏中心手术死亡率<1%。阜外医院报道了一组168名接受改良扩大Morrow术患者的临床资料。手术死亡率为零。出院前心脏彩超提示左室流出道压差、室间隔厚度、左室后壁厚度、左房前后径较术前减少，左室舒张末径较术前增加，二尖瓣反流程度明显减轻。室间隔穿孔和永久起搏器植入发生率均为1.8%。术后心功能明显改善。国外报道术后1年、5年、10年生存率分别为98%、95%和83%，与非梗阻性肥厚型心肌病患者生存率相似。

（楼　松）

第二节　地中海贫血的体外循环

地中海贫血（thalassaemia）是遗传性慢性溶血性贫血，是血红蛋白的珠蛋白链合成障碍而引起的多种病态。根据合成受抑的珠蛋白不同，分为多种类型，临床上常见的主要是α和β地中海贫血两种类型。患儿因遗传因素引起蛋白链合成不平衡，致红细胞形态异常，存活期短，红细胞极易受到脾脏巨噬细胞系统的破坏，长期溶血导致巨脾发生，并可出现脾脏功能亢进，进一步引起贫血和其他血细胞减少。内科治疗中的反复输血使铁在体内沉积，影响心脏功能，同时严重贫血本身常使心脏受累，故一些较重的患儿多死于心力衰竭。部分患者作脾切除以除去破坏红细胞的脾，延长红细胞寿命，从而改善贫血症状和减少输血量、减少输血次数以及延长输血间隔时间。提高患儿的生存质量，延长寿命。

一、血红蛋白的结构

血红蛋白是一种结合蛋白，由珠蛋白和血红素构成。每一个珠蛋白分子有两对肽链：一对是α链，由141个氨基酸残基构成；另一对是非α链（β、γ、δ链），各由146个氨基酸残基构成，结构相似，例如β链与δ链分子结构只差10个氨基酸。各种多肽链按各自固有的氨基酸顺序排列。每一条肽链和一个血红素连接，构成一个血红蛋白单体（亚单位）。人类血红蛋白是由二对（4条）血红蛋白单体聚合而成的四聚体。

血红蛋白依靠其氨基酸顺序排列形成一级

结构，部分侧链相互拉紧形成α螺旋而组成二级结构。血红素中的铁原子有6个配位键，第5个配位键结合在肽链F段第8位氨基酸上，即α链第87位或β链第92位组氨酸的咪唑基上。第6个配位键结合氧分子，并间接结合在肽链E段的第7位氨基酸上，即α链第58位或β链第63位组氨酸的咪唑基上，使肽链形成螺旋状蛇形盘曲的立体空间，即血红蛋白的三级结构。三级结构内部是疏水的非极化氨基酸，外部是亲水的非极化氨基酸，这样保证血红蛋白能溶于水而不致发生沉淀。四个血红蛋白单体（肽链三级结构加血红素）结合成四聚体，即形成四级结构。血红蛋白分子表面结构必须完整，带有电荷，α、β链结合部位牢固，外围的氨基酸顺序排列完整，否则血红蛋白就不能维持正常的生理功能，易遭受破坏。

正常人出生后有三种血红蛋白：①血红蛋白A（HbA），为正常人主要血红蛋白，占血红蛋白总量的95%以上，由一对α链和一对β链组成（$\alpha_2\beta_2$）；②血红蛋白A₂（HbA₂），由一对α链和一对δ链组成（$\alpha_2\delta_2$）；自出生6～12个月起，占血红蛋白的2%～3%；③胎儿血红蛋白（HbF）由一对α链和一对δ链组成（$\alpha_2\delta_2$），初生时占体内血红蛋白的70%～90%，以后递减。至生后6个月，含量降至总量的1%左右。

血红蛋白的不同肽链由不同的遗传基因控制。α链基因位于16号染色体，β、γ、δ链基因位于11号染色体，呈连锁关系。

二、地中海贫血的分子遗传学特点和临床类型

α珠蛋白基因的缺失或缺陷,导致α珠蛋白链合成减少或缺乏,称之为α地中海贫血。每条16号染色体上有2个α基因,如果2个基因均缺失,α链合成完全受抑,称之为α地中海贫血$_1$(α-thal$_1$或α^0);仅仅缺失一个α基因,α链合成部分受抑,称之为α地中海贫血$_2$(α-thal$_2$);另一种因终止密码突变而产生的异常血红蛋白(HbCS),α链合成能力亦明显降低,临床表现与α-thal$_2$相似。

β珠蛋白基因的缺失或缺陷,导致β珠蛋白链合成减少或缺乏,称之为β地中海贫血。β链合成部分受抑为β$^+$地中海贫血,完全受抑为β^{0}地中海贫血。

地中海贫血的临床表现根据基因的缺失程度有所不同。

α地中海贫血患者中最严重的类型是Hb Bart's胎儿水肿综合征,α链完全缺如,不能合成HbA,多余的γ链聚合成Hb Bart's(γ$_4$)。Hb Bart's对氧亲和力高,致使组织严重缺氧。胎儿多在妊娠30~40周死亡,临床表现有全身水肿、苍白、贫血、腹水、肝脾明显肿大、血红蛋白多在6g/dl左右,外周血靶形红细胞多见,幼红细胞及网织红细胞增多。其他类型的α地中海贫血较轻或无明显症状。

β地中海贫血的临床表现按基因纯合子和杂合子而不同。纯合子β地中海贫血(亦称为Cooley贫血)表现有:

1. 小细胞低色素性溶血性贫血　红细胞的渗透脆性降低,红细胞寿命显著缩短;血片中可见较多靶形或泪滴形红细胞,红细胞内可见α珠蛋白链包涵物。严重时可出现轻度黄疸,血清间接胆红素增高。

2. 骨髓扩张和骨骼变形　严重贫血引起组织缺氧,机体代偿性红细胞生成素分泌增加,红骨髓大量扩张。幼红细胞达正常20~40倍。颅骨增厚,额部隆起,鼻梁凹陷,呈现特殊面容。

3. 代谢改变　大量红细胞破坏造成在治疗过程中多次输血,胃肠道对铁吸收增加,体内铁离子浓度异常增高。Yee等的研究显示,40%的患者血清铁离子浓度超过170μg/dl(正常值35~170μg/dl)。过量铁在心肌、肝脏、胰腺等器官沉积造成心肌损害、心脏肥大、心律失常、肝脏肿大、糖尿病等症状。

4. 巨脾和脾功能亢进　杂合子β地中海贫血可有轻度贫血和脾大,部分患者无任何症状,通常需要行脾脏切除手术。

三、地中海贫血患者的心功能异常表现

对于地中海贫血患者,心脏的并发症是造成死亡的主要原因。大量溶血、严重贫血患者多次输血以及肠道对铁吸收异常增加都会引起体内铁负荷过载,这种情况下心功能衰竭和心律失常极为常见。

尽管原因不明,但半数地中海贫血患者出现心包炎,症状反复发作,常伴有发热、心前区疼痛以及心电图典型的心包炎表现。

心电图显示患者左心室肥厚、非特异性ST波和T波异常,室上性或室性期前收缩以及Ⅰ度或Ⅱ度房室传导阻滞。希氏束心电图检查显示P-R间期延长,房室传导阻滞。超声心动图检查发现左心室舒张末径、左心房、主动脉根部扩张,左心室壁增厚。部分患者射血分数降低。

四、地中海贫血患者的体外循环转流技术特点

随着医疗技术的逐步提高,一些轻症地中海患者可以长期存活。此类患者一旦实施心内直视心脏手术,如果需要体外循环(CPB)支持,在CPB的管理过程中有其特点。

首先,由于患者术前存在贫血,而且心脏肥大等症状与贫血程度直接相关。术前患者血红蛋白含量在60~70g/L左右,术中选择合理的晶胶比,并预充适量库血,维持术中血红蛋白水平不低于术前水平。由于患者红细胞脆性大,因此应该选用离心泵作为血泵、使用膜式氧合器,有可能的情况下应用肝素化管路尽可能减少红细胞的机械损伤。近几年发展起来的低预充、小型CPB设备在此类贫血患者减少术中用血方面具有积极的意义。

在围术期尽量减少使用可能引起溶血的药物。一些氧化剂如阿司匹林、维生素K、磺胺药物、硝普钠、青霉素等以及感染均会加重溶血的发生。因此Weatherall等认为术中应慎重使用硝普钠,需

要应用时提倡小剂量。

Rowbottom 认为血红蛋白 H 病患者体内的 HbH 分子在低温情况下(4℃),有可能在冠脉内形成沉淀,从而影响心脏停搏液的均匀分布,导致心肌缺血或心肌梗死。因此停搏液温度可以适当提高。近几年逐步开展应用的含血停搏液,有利于此类患者的心肌保护。

几项研究均证实,贫血程度与心脏肥大程度密切相关。因此术中积极采用血液超滤以及自体血液回输技术,将会迅速提高患者的血红蛋白水平,改善贫血和缺氧状况。另外,改良超滤技术(MUF)可以最大化的减少 CPB 术后体外循环系统中的残留血液,能够达到血液保护、减少失血、减少库血应用的目的。

近几年来,逐步广泛应用的超滤技术可能在地中海患者 CPB 中有更加有利的一面。由于多数患者体内铁离子含量较高,因此超滤的应用在提高患者血红蛋白水平的同时,Banner 等研究发现采用动静脉超滤(arterio-venous hemofiltration,

AVH)可能滤出一部分铁离子(分子量 55.84),减轻体内的铁超负荷状况,对于预防并发症的发生有积极作用。

微创技术为此类患者的心脏手术同样带来了福音,小切口腔镜技术使得手术创面微小化,患者术中创伤和失血均显著减少,因此提倡在贫血患者中应用微创体外循环下的微创心脏手术。

五、地中海贫血患者的手术预后

多数研究人员认为地中海贫血患者实施心内直视手术的风险较小,一般患者均能够耐受。术后需要注意的问题主要是瓣膜置换手术体内微血栓的形成。因此有些学者在实施瓣膜置换手术时,可以适当考虑应用生物瓣膜。一些研究发现,对于部分贫血患者,采用多次高剂量输血,维持体内较高的血红蛋白水平($>100g/L$),心脏肥大症状能够得到逆转。采用铁螯合剂(deferoxamine,DFO),对于预防铁在体内贮积以及并发症的发生有益。

(赵　举)

第三节　冷凝集素综合征与体外循环

冷凝集素综合征是由于自身反应性红细胞凝集及冷诱导因素导致慢性溶血性贫血和微循环栓塞为特征的一组疾病。冷凝集素主要为 IgM 抗体,这种冷抗体在 31℃ 以下温度时能作用于自身的红细胞抗原而发生可逆性的红细胞凝集。当体表皮肤温度较低时,凝集的红细胞阻塞微循环而发生发绀,可伴有较轻的溶血。

冷凝集素综合征是免疫球蛋白 M(IgM)抗体引起的自体免疫性疾病,又叫"冷血凝集素病"或"冷凝集素病"。其特点是在较低的温度下,这种抗体能作用于患者自己的红细胞,在体内发生凝集,阻塞末梢微循环,发生手足发绀症或溶血。在体外,抗体与抗原发生作用的最适宜温度是 0～4℃,在 37℃ 或 31～32℃ 以上的温度,抗体与红细胞抗原发生完全可逆的分解,症状迅速消失。本综合征可以是特发性的或继发于淋巴组织系统的恶性肿瘤或支原体属肺炎及传染性单核细胞增多症等病毒感染。

一、冷凝集反应的机制

自身免疫性溶血是指某些因素产生的红细胞自身抗体,使红细胞破坏。这些抗体可吸附于红细胞表面,也可游离于血清之中,可分完全性和不完全性两种。前者使红细胞直接凝集或溶解,后者使红细胞致敏,使其被单核-吞噬细胞系统的吞噬和破坏。冷凝试验阳性患者的抗体主要为 IgM(冷凝素)。在 30℃ 以下反应活跃,使红细胞凝集成块,在循环中相撞而溶血。冷凝素亦可使补体其他成分按经典途径结合成补体终末复合物 C_5～C_9,直接破坏红细胞膜。

冷凝集素是一种可逆性抗体,在低温时与自身红细胞、O 型红细胞或与患者同型红细胞发生凝集,当温度高时,凝集块又复消失。冷凝集素作为红细胞的自身抗体,可以与自身红细胞抗原发生反应。正常人体内即含有冷凝集素,但是滴度不高。在某些疾病中,冷凝集素滴度可显著增加,如病毒性肺炎、传染性单核细胞增多症、热带嗜酸性粒细胞增多症、疟疾、多发性骨髓瘤、肝硬化等。某些自身免疫性及其他溶血性贫血患者血清中含有极高的冷凝集素。正常冷凝集素效价在(1:8)～(1:16)之间,在某些自身免疫性溶血性贫血(尤其是冷凝集素病)病态的冷凝集素效价很高,有的可达到 100 000 或更高,反应温度上限可以达到 28～30℃。

在某些情况下,冷凝集素并不损伤红细胞;但在另外一些情况下,凝集素在接近体温的温度时,仍可发生作用,则可使红细胞在毛细血管中发生凝集,以致阻塞血管,发生肢端动脉痉挛,红细胞凝集后随即被破坏,发生溶血或血红蛋白尿。

二、实验室检查特点

冷凝集素综合征患者的实验室检查具有以下明显特征:①冷凝集试验阳性;②冷凝集素测定呈高滴度;③自体血配血试验凝集反应阳性;④抗人球蛋白试验阳性;⑤血红蛋白浓度轻度降低;⑥血清间接胆红素轻度升高。

常见检查项目:

1. 血液发现　有轻度贫血,网织红细胞轻度增多,血片中可见到球形细胞,但不如温抗体自免溶贫者明显。白细胞计数及血小板计数均正常,尿中常出现含铁血黄素,采血时,应先将注射器、吸管或其他器具适当加温。

2. Coombs试验　抗人球蛋白直接试验阳性,发生阳性的原因是抗人球蛋白血清与红细胞表面的 C_3 补体发生反应。因有冷凝集素的作用,故试验必须在37℃条件下进行,在试验前红细胞应先用温盐水洗涤过。抗人球蛋白试验,如用抗"非γ"的血清则结果阳性;但如用抗"γ"的血清做试验,则结果阴性。

3. 抗人球蛋白试验　如用抗"非γ"的血清则结果阳性;但如用抗"γ"的血清做试验,则结果阴性。

4. 冷凝集素试验　在患者的血清或血浆中加入血型相同或 O 型的正常人红细胞,在31℃以下即可见到红细胞凝集,在 4～0℃最显著,将温度回升至37℃或31℃以上时,凝集又消失。这种可逆性的冷凝集现象可多次反复观察到。可逆性的红细胞冷凝集素试验是最具有诊断意义的。

不完全抗体并不能与含有相应抗原的红细胞发生凝集,但能够与其结合,这种结合了不完全抗体的红细胞称为致敏红细胞。不完全抗体是球蛋白,致敏红细胞就是红细胞被球蛋白包裹,当加入抗人球蛋白血清后,由于球蛋白-抗球蛋白的特异反应,使致敏红细胞发生凝集,从而显示出不完全抗体的存在。冷凝集素虽然是完全抗体,但在常温(37℃)时红细胞并不呈现凝集,所以冷凝集素高的患者抗人球蛋白试验呈阳性。

三、体外循环期间的处理

冷凝集试验阳性患者在低温体外循环中主要面临两大问题:一为红细胞凝集、微循环灌注障碍、器官缺氧、缺血;二为红细胞破坏,是机械性碰撞和补体溶解作用的结果。体外循环常常有血液破坏,原因有多方面。冷凝集因素所致的溶血往往易于忽视。主要是在观念上,因其不常见。另外当患者冷凝抗体滴度不高时,亦难以查出。但在低温时,这些患者的红细胞发生凝集,易造机械性的损伤,或嵌顿于微循环中。冷凝集素存在于机体,但在正常体温下并不发生凝集反应,所以在体外循环中主要采用:①常温灌注,避免激活冷凝集素;②应用皮质激素,减少致敏红细胞被单核吞噬细胞系统破坏;③抑制自身抗体和红细胞间的免疫反应;④增加灌注流量,避免组织灌注不良;⑤对于侧支循环多的患者可采用静态膨肺和一过性低流量,并及时监测脑氧代谢。

冷凝集试验阳性患者的抗体主要为 IgM(冷凝集),在30℃以下反应活跃使红细胞凝集成块,在循环中相撞而溶血。冷凝素亦可使补体激活直接破坏红细胞。所以此类患者心脏手术体外循环建议:

1. 血温保持37℃,室内温度不小于23℃,避免产生冷抗体。

2. 常温手术灌注流量采用中高流量,灌注压>70mmHg,头低位,确保重要脏器的血供。

3. 温晶体停跳液灌注　避免冠状循环内凝血或溶血的发生,避免冠脉栓塞,避免体温降低。

4. 心脏表面不降温,避免开放升主动脉时心肌温度达不到23以上。

5. 每隔20分钟监测一次 ACT。

6. 密切观察 CPB 主泵泵压。

7. 监测鼻咽温及肛温,肢体末端需保暖。

8. 术后尽量不输血或少输血,输入的血必须选择与同种抗体相容的血液,交叉配血实验应严格在37进行,最适输血量依临床情况而定,适当将血加温,且需慢输,输入的红细胞量达到维持氧交换和心肺功能即可。

9. 有条件者体外循环前应作冷凝集试验。

四、常温期间的心肌保护

1. 局部低温　心包腔内局部低温可以进一步降低心肌能耗,从而达到局部心肌保护的目的。通常采用冷盐水或冰屑局部降温,但是心包腔内的冷液体同样会使胸腔和腹腔脏器温度降低,所以要求术中作好全身保温的同时避免将冷液体经左右心吸引回到循环血液中,防止低温后的冷凝集反应。

2. 及时灌注停搏液 常温状态组织能耗较低温时高,如果选择氧合血心肌保护时同样需要常温氧合血,此时容易发生心脏不易停搏及停搏后很快出现心肌电活动,为了取得良好的心肌保护效果,要求及时灌注心脏停搏液或者持续高钾温血停搏液灌注。也可采用高钾停搏、低钾维持的方法,尽量避免体外循环期间高钾血症的发生。对于那些停搏液灌注影响手术操作的患者,可以考虑用晶体停搏液,既可满足良好的心肌保护,又不至于影响术野,而且可用冷晶体停搏,只要吸走冷停搏液,即可避免冷凝集素的激活,还达到了局部低温心肌保护的效果。

3. 最大限度地供应能耗物质 在晶体停搏液中加入心肌能量物质,如磷酸肌酸、ATP、腺苷、O_2 等,为常温心肌贮备更多的能量物质,满足常温期间心肌细胞的能量供应。常温氧合血灌注只需及时或持续灌注即能保证良好的能量供给。

五、常温体外循环应该注意的问题

1. ACT 监测 常温期间肝素在肝脏和网质细胞系统中的代谢较低温期快,常温体外循环期间密切观察血液抗凝情况显得异常重要。在冷凝集素滴度高的患者,CPB 过程中 ACT 值通常会缩短,其原因可能是常温体外循环肝素代谢快、地塞米松缩短 ACT 值。所以,要求每 20 分钟监测 ACT 值,保证其在有效的抗凝范围。

2. 氧供氧耗平衡的维持 通过血气值及时调整体外循环期间的氧供,通过静脉混合氧饱和度监测及血浆乳酸含量判断机体氧耗情况,保证充足流量,满足常温氧耗。

3. 减少异物表面接触反应 大量研究资料表明常温体外循环炎性介质活跃,术后神经精神并发症高。体外循环中血液和人工异物表面接触诱发机体产生全身炎性反应综合征,主要表现为血小板、白细胞、补体系统等的激活。具体方法有:①提高人工材料的生物相容性。通过肝素涂抹技术对体外循环管道、氧合器及血液接触表面进行处理,增加生物相容性,降低血液成分的激活,减少全身炎性反应综合征的发生。目前有学者提出将血管内皮细胞种植在人工材料表面,并保持其活性,这样可以完全避免血液细胞和凝血过程的激活,达到完美的血液保护作用;②血液麻醉。如何进一步降低患者血液和异物表面接触导致的全身炎性反应一直是体外循环医师关注的重点。在体外循环前及 CPB 期间应用一些药物可逆性抑制血液的激活反应,并使其在体外循环后平稳恢复,类似全麻下的意识丧失及苏醒,称之为"血液麻醉"。通过选择性、预防性使用抗纤溶药,可逆性血小板抑制药或凝血酶抑制剂,抑制某些血液成分的最初反应,使之不能激活或处于"冬眠状态",抑制补体激活,抑制中性粒细胞、血小板和单核-巨噬细胞释放。抑肽酶可减少失血 40%~50%,而氨甲环酸和氨甲苯酸可减少失血 30%。

（赵　举）

第四节　肝素诱导的血小板减少症与体外循环

一、定义

肝素诱导的血小板减少症（heparin-induced thrombocytopenia,HIT）是一种因为不同结构肝素抗凝剂的使用导致的以血小板数量进行性下降为特征的临床综合征。HIT 时很容易发生血管内血栓形成,一旦在使用肝素过程中发现血小板减少同时确诊血管内血栓形成则称之为肝素诱导的血小板减少伴血栓形成综合征（heparin-induced thrombocytopenia and thrombosis,HITT）。

国外文献报道其发病率为 0.5%~5.0%。HIT 分为两型:Ⅰ型属于非免疫介导的肝素-血小板反应,临床表现不典型,可有血小板轻度减少,具有自限性,停用肝素后多能自行恢复;Ⅱ型是由免疫介导产生肝素-血小板因子 4 复合物抗体而引起的血小板减少。本节涉及的 HIT 均指Ⅱ型。

HIT 是由肝素-血小板因子 4（PF_4）抗体介导的免疫反应。PF_4 是血小板膜上的肝素连接位点,当 PF_4 与肝素连接后,HIT 抗体识别此位点。免疫球蛋白（Ig）G 抗体在血小板表面与肝素-PF_4 复合物构成免疫复合物。免疫复合物中 IgG 的 Fc 位点激活血小板,释放微粒体激活凝血酶,凝血酶又促进更多血小板的激活,从而导致免疫复合物的生成。血小板减少症、过多的凝血酶生成,血栓前状态相继出现。一旦触发此免疫源性反应,HIT 的促凝活性常可持续数周。

二、临床特点

免疫性肝素诱导的血小板减少症是由抗原抗体反应介导,凝血酶原被肝素激活所致。不明原因的血小板计数减少大于50%即为肝素诱导的血小板减少症(HIT),通常血小板计数少于$100 \times 10^9/L$,可合并血栓症,并有HIT的抗体出现。

HIT最常见的临床表现是血小板下降和血栓形成,其中血栓形成并发症是HITT患者死亡的主要原因。血栓可发生在任何血管,多数为静脉血栓或导管相关血栓,而动脉血栓在血管受损的情况下(如手术、插入导管等)也很常见。部分HITT患者在停用肝素前后合并有静脉和(或)动脉血栓栓塞性疾病,称为HIT合并血栓形成综合征(HIT and thrombosis syndrome,HITTS)。对体内已存在HIT相关抗体的患者静脉重复使用肝素后,25%可在5～30分钟内激发急性系统性反应,如发热、寒战,伴心动过速、高血压、呼吸急促、呼吸循环骤停、头痛、腹泻等类似急性肺栓塞的症状。按开始使用肝素至发生血小板减少的时间,HIT又可分为速发型、经典型和迟发型。25%～30%的患者为速发型,即在开始使用肝素的24小时内血小板计数急剧下降,此型患者往往在近期内曾接触过肝素,体内已产生肝素PF_4抗体。约70%的患者为经典型,即在开始使用肝素5～14天后出现血小板下降,此型最多见。迟发型罕见,停用肝素20天后才出现血小板计数下降。

HITT的表现为已经确诊的血栓增大扩展,或身体其他部位新发血栓形成。血栓可以发生在动脉血管也可以是在静脉,导致动脉或静脉栓塞。动脉栓塞的表现为卒中、心肌梗死以及急性下肢缺血等;静脉栓塞可以发生在上肢或下肢形成深静脉血栓(DVT),肺动脉内血栓形成肺栓塞(PE),通常肺栓塞的发生是由于血栓本身发生与下肢,脱落后堵塞在肺动脉而形成PE。

血小板计数减少大于50%或肝素治疗5～14天出现新发血栓时,在除外其他原因如毒血症、主动脉球囊反搏损伤或其他药物引起的血小板减少症后,应怀疑HIT。急性HIT患者,在用肝素后数分钟到几个小时内出现血小板计数减少。这种患者通常有肝素使用史,体内一般存在肝素PF_4抗体。如果在静脉注射肝素后2～30分钟出现低血压、肺高压和(或)心动过速等急性全身反应,应怀疑HIT。其术中通常表现为突发的高敏反应,这种反应通常伴随血小板急剧减少。迟发性HIT是在停用肝素数天到数周,其发生率比急性HIT的发生率要低。患者常常已经出院,因为出现血栓症而返院。如果患者近期有肝素治疗史,并出现血栓症,就可以诊断为HIT。

三、检测诊断

HIT的实验室各种抗体的检测比较复杂,临床上主要依赖临床表现进行诊断:①肝素治疗时血小板减少($<100 \times 10^9/L$);②停用肝素后,血小板计数恢复正常;③血小板计数较应用肝素前下降超过30%,可并发急性血栓栓塞性疾病(例如PE);④除外其他导致血小板减少的原因。

怀疑HIT的患者,我们可以通过临床评分系统,如"4T"评分(时间、血小板减少症、血栓症和其他后遗症)预测HIT出现的可能。4T评分能对患者出现HIT的危险性进行分级,并对除外HIT有一定作用。怀疑HIT的患者可以通过血小板功能检测及相关抗体检查予以确证。

(一)功能检测

包括血小板聚集实验、肝素诱导的血小板聚集实验(HIPA)、荧光集合度法测定肝素诱导的血小板释放ATP实验、^{14}C-血清素释放实验(^{14}C-SRA)和流式细胞计测定肝素诱导形成的血小板源性微粒,^{14}C-血清素释放实验是最有效的诊断HIT的试验之一,它的敏感性为88%,特异性为100%,但阴性结果不能排除诊断。

(二)抗体检测

主要是酶联免疫吸附实验(ELISA)和快速微粒体免疫实验(rapid particle gel immunoassay),用来检测肝素-PF_4复合物或PF_4与其他多肽复合物抗体。肝素-PF_4复合物以T细胞依赖方式诱发产生自身抗体,即肝素-PF_4抗体,包括IgG、IgM和IgA共3类。ELISA能提供PF_4阳性和阴性的判断,微粒体免疫实验可测定抗体浓度。但肝素-PF_4抗体阳性并不能诊断HIT,因为50%行心脏手术的患者能检出肝素-PF_4抗体阳性,但能有临床症状的只是少数。使用普通肝素的患者采用ELISA检测法,3%的患者能检测出肝素-PF_4抗体,但只有0.5%发展成血小板减少症(HIT)。

HIT的诊断通常并不是那么容易,尤其在确诊性的功能检测未能获得时更不能随意诊断。在大多数病例中诊断依赖于临床表现与免疫源性检测的结合。在体外循环(CPB)心脏手术后的患者中

抗 PF_4 与肝素抗体的效价升高但临床表现并不明显。一项回顾性研究观察了 PF_4/肝素 PaGIA 阳性的患者特点,将阳性患者分为做过 CPB 心脏手术和没做过 CPB 心脏手术两组,主要观察两组患者的 PF_4/肝素-PaGIA 监测的可靠性。来自单中心的 104 例患者均报告 PF_4/肝素-PaGIA 结果阳性,通过分析发现 62% 的患者是 CPB 术后,其余 38% 没有经历过 CPB 心脏手术。结果发现非 CPB 手术患者中 PF_4/肝素-PaGIA 阳性与 4T 监测和血栓形成具有相关性,因此该研究认为 PF_4/肝素-PaGIA 并不是 CPB 心脏术后患者判定 HIT 诊断的可靠证据。

四、HIT 的治疗

HIT 的诊断在使用肝素抗凝的患者中以新发现的血栓为强烈支持证据,但是单纯停用肝素是不够的,通常需要其他抗凝药物抑制血栓形成的趋势直到自身抗体不再产生并且血小板数量开始上升为止。临床常用的另一种抗凝药物瓦弗林(Warfarin)却不建议使用于 HIT 患者,因为瓦弗林只会是情况更加复杂,除非血小板计数高于 $150×10^9$/L,因为如果血小板计数过低而使用瓦弗林时有可能导致瓦弗林坏死,表现为皮肤坏疽。如果患者被诊断 HIT 时服用瓦弗林,可以用维生素 K 来拮抗瓦弗林的活性。在治疗 HIT 时单纯输注血小板也是不被推荐的,因为这样有进一步加剧血栓形成的理论风险;而且血小板数量很少会低到导致显著性出血的地步。

对高度怀疑 HIT 或确诊 HIT 的患者,无论有无血栓症,都要停止肝素治疗,采用非肝素的替代性药物抗凝治疗,如直接凝血酶抑制剂来匹卢定(Lepirudin)、阿加曲班(Argatroban)、比伐卢定(Bivalirudin)和达那肝素(Danaparoid)。这些患者需避免接触肝素相关的治疗,甚至含有肝素的装置都要禁止使用。数种直接凝血酶抑制剂已经被批准在美国上市用于 HIT 患者治疗。阿加曲班用于无血栓症的 HIT 患者,来匹卢定和阿加曲班用于有血栓症的 HIT 患者,阿加曲班和比伐卢定用于存在或 HIT 高危的冠状动脉造影患者。来匹卢定和阿加曲班在美国以外的一些国家也用于非冠状动脉造影患者的 HIT 治疗。这类药物不同于肝素,与肝素-PF_4 抗体无交叉反应,不会导致 HIT。

目前有大量关于急性 HIT 患者在体外循环或非体外循环下施行心脏手术时使用替代性抗凝药物的实验报道,但尚缺乏病例大样本的前瞻性和随机研究来论证最有效的抗凝药物及其合适的临床剂量。目前还无研究能表明哪种替代性抗凝药能明显优于其他药物,也无一个研究中心能研制出一种理想的替代性抗凝药。非肝素抗凝药在体外循环期间监测其抗凝效果都很困难,而且还无有效的拮抗剂能快速逆转其抗凝效果。

五、HIT 患者的体外循环

普通肝素(UFH)作为抗凝药广泛应用于临床体外循环(CPB)中,其安全性和有效性已经被众多研究证明。CPB 中以激活全血凝固时间(ACT)检测抗凝效果,维持 ACT>400 秒,CPB 后以鱼精蛋白中和残余肝素。正是由于有着成熟的检测手段和特异性拮抗药使 UFH 在 CPB 抗凝中的地位至今无其他药物可替代。

HIT 患者使用 UFH 可能发生致命的血栓形成,国外报道 HIT 患者占 CPB 手术患者的 0.12% ~ 0.3%。这无疑对术中抗凝管理提出了挑战。国外近年来针对 CPB 中肝素替代抗凝管理进行了大量的临床研究。

(一) CPB 中作为肝素替代抗凝的药物

1. 蛇毒凝血素(Ancrod)　是一种纤维蛋白溶解剂,由网状内皮系统清除,半衰期可达数日。O-Yurvati 等曾报道成功将 Ancrod 应用于 CPB 的病例。其缺点是不阻止凝血酶形成导致 CPB 中可能发生血栓形成,快速给药可能造成血管内纤维蛋白沉积,不适合急诊手术。无适合检测手段及特异性拮抗药物。基于上述该药已停产。

2. 阿加曲班(Argatroban)　单价直接凝血酶抑制剂。与凝血酶活化位点可逆性结合而阻断共同通路发挥抗凝作用。经肝脏代谢又经消化系统排出,半衰期 39 ~ 51 分钟。中度肝功能不全可将半衰期延长至 152 分钟,适合于肾功能不全患者。在美国应用于急性 HIT 患者经皮冠状动脉球囊成形术。有应用于 CPB 手术的报道。使用剂量 5.0 ~ 10.0$\mu g/(kg \cdot min)$,滴定给药维持 ACT 300 ~ 400 秒。无特异性拮抗药。目前尚需大样本研究推荐安全有效剂量和监测其抗凝的最适合方法。

3. 达肝素钠(Danaparoid)　由低分子量黏多糖组成的混合物。抗凝机制为阻断 FXa(阻断 FXa 与阻断 FⅡa 比达 22:1),使血浆抗 Xa 活性延长。与致病性抗肝素-PF_4 抗体交叉反应低,接近 17%。主要经肾脏代谢,肾功能不全者可造成药物蓄积。

无特异性拮抗药。Grocott 等回顾了 53 例 HIT 患者使用 Danaparoid 作为 CPB 抗凝管理,给药剂量无一定标准,大多数患者开胸后给药 8750U,CPB 系统预充 7500U,每小时追加 1500U 直至预计 CPB 结束前 45 分钟。术中以 ACT 监测抗凝。2 例因术中血栓形成手术失败,16 例虽未形成肉眼血栓但有其他证据显示抗凝不足。11 例发生术后大量出血(输血量达 20U)。有专家指出应用该药剂量应与患者体重及血浆抗 X a 水平相关,但无研究证实。基于其血浆半衰期长,无特异性拮抗药物,需要监测抗 X a,限制了其在 CPB 中的应用。

4. 来匹卢定(Lepirudin)　直接凝血酶抑制剂。不可逆的与凝血酶形成 1∶1 的复合物而发挥抗凝作用。是在美国及欧洲最早应用于 HIT 抗凝治疗的直接凝血酶抑制剂。半衰期 80 分钟。肾脏代谢清除,肾功能不全者半衰期可延长至 120 小时。用药剂量与肾功能密切相关。有报道 CPB 中超滤可加强来匹卢定的清除。适合的监测抗凝手段对控制剂量至关重要。小剂量 Lepirudin 应用激活部分凝血酶原时间(APTT)监测更准确。大剂量应用如在 CPB 中,蛇毒素凝血时间(ECT)更准确,但 ECT 受血浆前凝血酶和纤维蛋白原水平影响。鉴于 ECT 监测设备已停产,其他监测推荐改良血浆 ACT 监测,在药物血浆浓度>8μg/ml 时可以很好地反映抗凝效果。Poetzsch 等推荐应用于 CPB 中给予 0.25mg/kg 负荷剂量,CPB 系统预充 0.2mg/kg,术中 0.25mg/min 维持。根据 ECT 调节维持剂量使血浆 Lepirudin 浓度在 3.5～4.5μg/ml。CPB 结束后需在系统中加入重组水蛭素防止血栓形成,机血回输需经血液回收系统洗涤。目前其在 CPB 中应用主要限制于 ECT 监测未能普遍应用、无特效拮抗药、肾功能不全患者容易出现术后出血。并且目前临床已观察到接受该药治疗后产生特异性的抗水蛭素抗体而引起严重的过敏反应。

5. 比伐卢定(Bivalirudin)　二价凝血酶抑制剂,与凝血酶可逆结合发挥抗凝作用。血浆蛋白酶清除,半衰期短 25 分钟。代谢与肾功能有关,20%经肾脏排出。80% 肾功能不全者该药清除率下降。无特异性拮抗药,可被超滤滤除。目前已有 CPB 推荐剂量,1.5mg/kg 负荷剂量,CPB 系统预充 50mg。术中给予 2.5mg/(kg·h)。以 ECT 维持 400～500 秒(以 ACT 监测时维持 ACT 值为基础值的 2.5 倍)。结束 CPB 后系统中追加 50mg 防止血栓形成,回输机血需经血液回收洗涤。由于比伐卢定半衰期短,在术野中沉积的血液可能出现凝血块,这并不代表抗凝不足。Edwards 等以及 Meuleman 等进行的大规模多中心随机对照试验证实比伐卢定作为肝素替代抗凝应用于 CPB 中的安全性和有效性。

6. UFH 合用血小板抑制剂　1984 年 Olinger 等发现伊诺前列腺素可以阻止致病性抗肝素-PF$_4$ 抗体对血小板的激活,其机制是激活腺苷酸环化酶,提高血小板内 1-磷酸腺苷水平,抑制血小板激活。国外已有将伊诺前列腺素与 UFH 合用于 HIT 患者用于 CPB 中抗凝的成功报告。伊前列醇是前列环素的冻干制剂,半衰期短 6min,停药后血小板功能迅速恢复。15～30ng/(kg·min)可阻止致病性抗肝素-PF$_4$ 抗体对血小板的激活。替罗非班是血小板膜糖蛋白 II$_b$/III$_a$ 受体拮抗剂,应用于 CPB 中 10μg/kg 负荷剂量,0.15μg/(kg·min)维持,CPB 结束前 1 小时停药。维持 ACT>480 秒,并检测术中血小板功能,取得了满意结果。但也有 3 例严重的血小板不能纠正的出血病例报道。目前这类方法存在的主要问题是进一步验证替罗非班的目标剂量,寻找术中检测血小板功能的最适合方法,决定术后早期是否需要抗栓治疗。

(二)治疗标准

综合各临床研究结果,以及第八次美国胸心医师协会(ACCP)会议指导方针,将 HIT 患者分为近期 HIT、亚急性 HIT、急性 HIT 三类。

近期 HIT 定义为已经完成了 HIT 相关的抗凝治疗,血小板计数已经恢复,功能试验阴性(证实循环中无致病性抗肝素-PF$_4$ 抗体)。对于这类患者推荐使用标准 UFH 抗凝,但应注意在 CPB 前、后严格避免任何剂量的 UFH 使用,应用阿加区班(Argatroban)或比伐卢丁(Bivalirudin)抗凝。证据级别 1C 类。

亚急性 HIT 定义为正在接受 HIT 相关抗凝治疗,血小板计数已经恢复,功能试验阳性(循环中存在致病性抗肝素-PF$_4$ 抗体)。

急性 HIT 定义为正在接受 HIT 相关抗凝治疗,血小板计数未恢复,功能试验阳性。在 CPB 中亚急性 HIT 和急性 HIT 的抗凝治疗标准相同。首先如果病情允许,尽量推迟 CPB 手术直至功能试验阴性,因为无相关治疗经验的团队应用无肝素替代抗凝管理将增加出血及血栓发生的风险。证据级别 1C。手术不能推迟:如可行 ECT 检测,首选比伐卢丁,证据级别 1C。如可行 ECT 检测,患者肾功能正常,可选来匹卢定,证据级别 1C。如不可检测 ECT,或患者肾功能不正常,或其他原因不能应用来匹卢定者选用血小板抑制剂伊前列醇+UFH,证据级别 2C,或选用替罗非班+UFH,证据级别 2C。达肝素钠+抗 X a 监测作为 HIT 患者急诊手术的二线用药,证据级别 2C。不建议使用低分子肝素和安克罗酶

血小板减少症患者在 HIT 发生以后,如果肝素-PF₄ 抗体已经转阴,指南建议在心脏手术时使用肝素而不是非肝素抗凝药抗凝。非肝素抗凝药在心脏手术时导致的出血并发症的危险远远大于再次使用肝素引发 HIT 的危险。对替代性抗凝药的担忧还在于它用于心脏手术的经验非常有限,而且没有有效的拮抗药物。如果有必要的话,可以在术前和术后使用替代性抗凝药,术中肝素抗凝。在一个 144 例病例的研究中,抗体活动期检测为 50 天,抗原存在期为 85 天,在心脏或血管手术

中,当抗体消失后,患者可以短暂接受肝素治疗而不会诱发 HIT 的再发。

六、总结

肝素治疗后 5～14 天出现血小板计数减少大于 50% 或出现新发血栓形成,在排除其他原因后要考虑 HIT 的可能。当怀疑或确诊 HIT 后要停用肝素,改用非口服的替代性药物抗凝。抗体检测阳性期间要避免使用肝素。既往 HIT 病史的患者停用肝素的时间要更长,避免肝素引起 HIT 复发。

HIT 患者行心脏手术,在情况允许的条件下,手术可推迟至抗体转阴以后。如果手术无法等待,可以使用替代性药物抗凝。HIT 是使用肝素后的严重并发症之一,患者预后差,死亡率高,临床医生应对其有高度的认识,及早的诊断和治疗。

(赵　举)

第五节　成人先天性心脏病的体外循环

随着人口的增长,成年人患有先天性心血管病也在逐渐增多,据先天性心血管病严重威胁着人类健康,据报道,我国尚有超过 50% 成人先天性心脏病未得到有效治疗。成人先天性心脏病(adult congenital heart disease,ACHD)以主动脉瓣二瓣化畸形(bicuspid aortic valve,BAV)、房间隔缺损(atrial septal defect,ASD)最为常见,其次是主动脉缩窄(coarctation of the aorta,COA)、法洛四联症(tetralogy of fallot,TOF)及动脉导管未闭(patent ductus arteriosus,PDA)等。了解成人先天性心脏病的病理生理演变过程,对于疾病的诊治及体外循环中的管理至关重要。有关 CPB 中物品的准备(如氧合器、插管等选择)、器官保护(心、脑、肾等)、血液保护等在相关章节已有详细介绍,因此,本章仅对以下几类常见的 ACHD,根据其病理生理演变过程,阐述其体外循环过程中管理要点。

一、主动脉瓣二瓣化

先天性主动脉瓣膜畸形包括单瓣化、二瓣化(bicuspid aortic valve,BAV)、三瓣化或四瓣化畸形。其中二瓣化畸形最为常见,其发病率约为 1%～2%,男女比例 2:1,在 15 岁以上的主动脉瓣先天畸形患者中,二瓣化畸形约占 98%,单瓣化畸形占 3%,而三瓣或四瓣化畸形则少于 1%(图 49-5-1)。

(一)病理生理过程

正常主动脉瓣开放时像一个三角形,关闭后形成环状结构,故不会导致瓣叶的屈曲畸形。主动脉瓣二叶化畸形因先天发育障碍、瓣叶大小不一、机械应力改变、并容易发生纤维钙化,当瓣叶纤维钙化增厚,可导致主动脉瓣狭窄;而在没有瓣膜纤维钙化的患者,由于瓣膜大小不对称、机械应力改变等原因往往会导致主动脉瓣关闭不全。同时,成年 BAV 患者往往合并主动脉病变。因此其病理生理过程取决于是单纯主动脉瓣狭窄/关闭不全,还是伴有升主动脉病变(如升主动脉扩张或升主动脉夹层)(图 49-5-2)。

1. 单纯主动脉瓣狭窄的病理生理　成人等主动脉瓣狭窄,约 50% 由先天性主动脉瓣二叶化畸形引起。正常主动脉瓣瓣口面积为 2.6～3.5cm²,当瓣口开口幅度小于主动脉内径的 53.1% 时,为中度狭窄,小于 29.9% 时为重度狭窄。其病理生理改变主要为,左心室排血受阻,左室压力负荷或后负荷增加,心肌细胞代偿性肥大,左室发生向心性肥厚,心室壁变硬,顺应性降低,心腔变小,充盈量减少,心输出量降低。轻度狭窄时左心功能尚可维持正常,重度狭窄时左心功能进行性下降,左室压力明显增高,左室和主动脉的跨膜压差明显

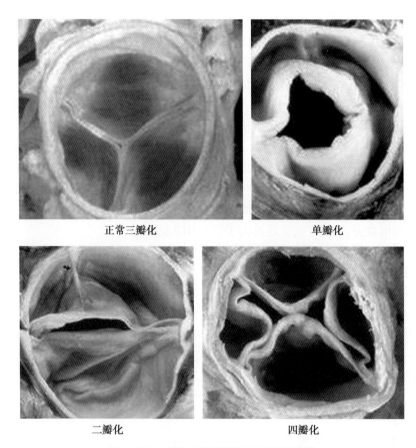

正常三瓣化　　　　　　　　　　单瓣化

二瓣化　　　　　　　　　　四瓣化

图 49-5-1　正常主动脉瓣和畸形主动脉瓣

增高,常可增大到 6.67kPa(50mmHg),甚至高达 13.3~20.0kPa(100~150mmHg)。重症病例,常出现左心力衰竭,左心房收缩力减低,心肌顺应性下降,出现体循环及冠状动脉供血不足,可发生室颤而猝死。左心力衰竭时,左室舒张压增高,并引起左房扩大与高压,进一步引起肺动脉高压而发生右心力衰竭。

2. 单纯主动脉瓣关闭不全的病理生理　其主要病理生理改变为左心室容量负荷增加。当心室舒张期左室承受主动脉反流的额外血量,其反流量的大小取决于关闭不全的程度、舒张期的时限,以及左室与主动脉的压差。最大的反流量可超过左心搏出量的50%,反流量主要发生在舒张早期,即二尖瓣开放之前,故对左房流入左室的血量不会产生重要障碍。因此,无论反流量的大小,在代偿期并不引起左房压的增高。随着病程的发展,左室舒张期容量负荷过度,心肌代偿性扩大、肥厚,心肌纤维伸长,左室收缩力相应增强,心肌耗氧量亦相应增加,但心室顺应性降低,左室舒张末期压力明显增高,出现心排血量减少等心功能不全的改变,同时可引起左心房及肺动脉压力升高,甚至发生肺水肿。严重的主动脉瓣关闭不全,反

流量可高达心排血量的 2~4 倍,左室舒张充盈压可高达 4.30~6.67kPa(30~50mmHg),超过左房的压力。此时常引起二尖瓣提前关闭,称之为生理学二尖瓣狭窄。当左房室环扩大时,也可发生生理性二尖瓣关闭不全。主动脉瓣关闭不全时,多数患者外周血管扩张,在心脏收缩早期大量血液急速进入充盈不全的动脉时,周围动脉即发生明显的冲击感。在晚期少数患者也可因左房高压的逆向传导引起右心力衰竭。

3. BAV 合并升主动脉病变　主动脉病变是 BAV 的一个重要部分,它包括主动脉扩张、主动脉瘤和主动脉夹层。无论儿童还是成年患者,BAV 患者的进行性主动脉扩张较三瓣化主动脉瓣病变的患者更常见。主动脉病变的原因与主动脉瓣上方的异常血流有关,包括主动脉瓣关闭不全时显著增强的血流冲击和主动脉瓣狭窄时的高速血流导致的狭窄后扩张。但现今的研究结果显示,主动脉壁的组织结构异常是这种病变的更主要的原因:①瓣膜功能正常的 BAV 患者,其主动脉根部和升主动脉的直径大于瓣膜功能正常的主动脉瓣三瓣化的人;②二瓣化患者的升主动脉壁组织可以见到比三瓣化更多的病变;③二瓣化患者主动脉

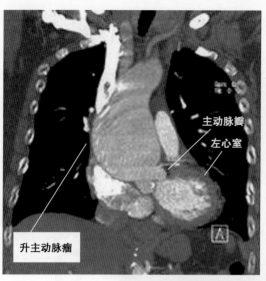

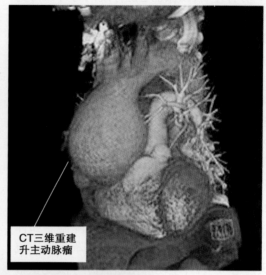

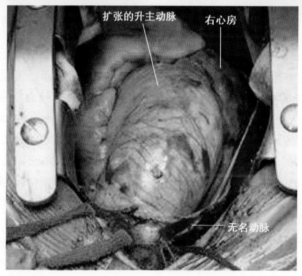

图 49-5-2　升主动脉瘤

壁原纤蛋白数量减少,原先蛋白降解酶数量增多;④二瓣化患者主动脉瓣替换后仍然能够发生升主动脉扩张,三瓣化的患者则不然;⑤主动脉瓣与升主动脉在胚胎发育中均来自神经嵴的细胞,这些细胞的异常有可能导致其分化出的器官都存在异常。

因此,主动脉瓣二瓣化畸形对心脏功能损害大,可以导致心脏功能损害、猝死、主动脉瘤和主动脉夹层,应根据超声、CT 等检查结果决定手术方案及术式,如主动脉根部置换(Bentall 手术)或主动脉瓣+升主动脉置换(Wheat 手术)(图 49-5-3),不能简单地将其按照单纯主动脉瓣疾病进行处理。

(二) 体外循环管理要点

1. 主动脉瓣狭窄　由于左室心肌肥厚,心室

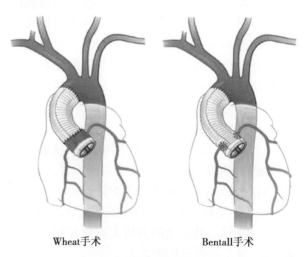

图 49-5-3　手术方式示意图

顺应性差,冷血停跳液(血∶晶=4∶1)灌注时,灌注剂量可适当增加(常规 20ml/kg),灌注时间可适当

延长至 5 分钟左右,以保证心脏停跳同时可以得到充分降温,以降低手术期间心肌组织细胞代谢。间隔 30 分钟经左、右冠状动脉重复灌注,维持阻断期间心肌无电活动产生。

2. 主动脉瓣关闭不全 因存在反流,开始体外循环时如发生室颤,可导致左心过度膨胀,造成心功能严重损害。因此,升主动脉-右房插管建立后,体外循环开始时应控制静脉引流量,从心脏放血 100~200ml 至回流室,维持一个较低的前负荷,同时缓慢增加流量,维持出入量平衡,如心率无明显减慢,可逐渐开放静脉引流,动脉灌注增加至全流量。放置左心引流管后,方可开始降温。如体外循环开始后发生室颤,此时应迅速降低灌注流量,加大左心吸引,升主动脉阻断后方可恢复正常灌注流量。因主动脉瓣反流,根部灌注会导致心脏膨胀,应切开主动脉从左右冠状动脉分别灌注。

3. Bentall 手术或 Wheat 手术 因需要置换升主动脉,因此需要股动脉-右方插管建立 CPB,手术操作完毕需用患者自体扩张的主动脉对人工血管进行包埋,与右房建立通道,因此需暂时切开右方,此时应注意控制静脉引流,保持右房适当的前负荷,防止静脉引流管道大量气体进入,从而影响静脉引流被迫停止体外循环。

二、房间隔缺损

房间隔缺损是我国常见的成人先天性心脏病,女性多于男性,男女比例为 1:2,且有家族遗传倾向。房间隔缺损一般分为原发孔缺损和继发孔缺损,前者实际上属于部分心内膜垫缺损,常同时合并二尖瓣和三尖瓣发育不良。后者为单纯房间隔缺损(图 49-5-4)。房间隔缺损的大小有很大的差别,很小的缺损可以毫无症状不影响患者的寿命,但缺损很大者如单心房患者往往很早出现症状,如不及时手术难以活到成年。

(一)病理生理过程

1. 房间隔缺损对血流动力学的影响主要取决于分流量的多少,由于左房压力高于右房,所以形成左向右的分流,分流量的多少除缺损口大小之外更重要的是取决于左右心室的顺应性。如果左室顺应性降低,其充盈阻力增大而使左房压力增大,而导致左向右分流量增加。

2. 左向右分流必然使肺循环血流量(Qp)超过体循环血流量(Qs),一般以 Qp/Qs 值来判定房间隔缺损的大小,Qp/Qs<2:1 者称之为小房间隔

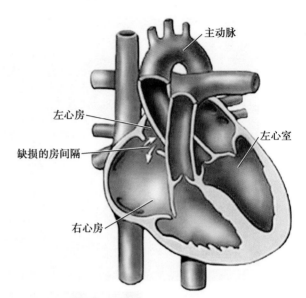

图 49-5-4 房间隔缺损示意图

缺损,而 Qp/Qs≥2:1 者为大房间隔缺损。

3. 持续的肺血流量增加导致肺淤血,使右心容量负荷增加,肺血管顺应性下降,从功能性肺动脉高压发展为器质性肺动脉高压,右心系统压力随之持续性增高直至超过左心系统的压力,使原来的左向右分流逆转为右向左分流而出现青紫,形成 Eisennmenger 综合征,造成不可逆的肺动脉高压,进而造成手术风险增大,甚至失去手术治疗机会。

(二)体外循环管理要点

房间隔缺损病理生理特点为房水平左向右分流,左室前负荷长期处于较低状态,导致左室变小,因此其体外循环注意事项在于畸形矫治后停体外循环过程中,房缺修补后,左室前负荷突然增加,会导致左室过度膨胀,左心功能受损。因此,在停体外循环过程中,应坚持"宁空勿胀"的原则,即维持左室前负荷在较低水平,根据左室的收缩功能决定辅助时间的长短,必要时监测左房压。

三、主动脉缩窄

主动脉缩窄是指在动脉导管或动脉韧带区域的主动脉狭窄。主动脉缩窄的形成机制,大多认为与胎儿期主动脉血流异常分布有关。在胚胎发育期,任何使主动脉峡部血流减少的心血管畸形均易发生主动脉缩窄。

(一)病理生理过程

主动脉缩窄的病理分类尚不统一,临床上通常根据狭窄发生部位分为导管前型(婴儿型)及导

管后或近导管型(成人型)。导管前型患者动脉导管呈开放状态,缩窄范围较广泛,可累及主动脉弓部,侧支血管不丰富,并常合并其他心内畸形,此型症状出现多见于新生儿和婴幼儿。导管后或近导管型患者动脉导管大多已闭合,缩窄范围也较局限,侧支血管丰富,很少合并心内畸形,多见年龄较大儿童或成人(图49-5-5)。主动脉缩窄的血流动力学改变主要是狭窄近心端血压增高,使左心室后负荷增加,出现左心室肥大、劳损,从而导致充血性心力衰竭。脑血管长期处于高血压状态,出现动脉硬化。缩窄远端血管血流减少,视缩窄程度不同造成的病理改变不一。

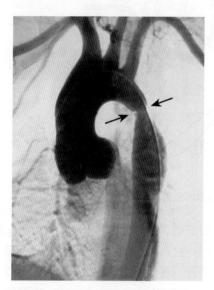

图49-5-5　主动脉导管后缩窄造影

(二) 体外循环管理要点

成人单纯主动脉缩窄多属于导管后型,动脉导管已经关闭,因此多采取术式为切除狭窄段,更换人工血管。

1. 体外循环采用股动脉-右方插管方式,上下肢分别监测压力。

2. 维持体温在35℃左右,与麻醉配合,维持心脏功能,保持心脏正常做功。

3. 控制心脏前负荷,股动脉灌注流量为全流量的1/3。

四、法洛四联症

法洛四联症仅限于Fallot所提出的四种病理解剖:①高位室间隔缺损;②肺动脉狭窄;③右心室肥厚;④主动脉骑跨(图49-5-6)。后经许多专家研究,其病理解剖的内涵得到深化,认为四联症

的病理解剖定义为由特征性室间隔缺损和肺动脉狭窄所组成的心脏畸形。

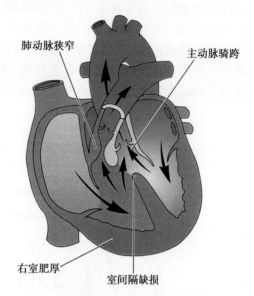

图49-5-6　法洛四联症解剖特点

(一) 病理生理过程

病理生理学改变主要决定于右心室流出道梗阻和室间隔缺损的大小。梗阻轻者心内分流以左向右为主,临床上可无明显发绀,患者可存活至成年。梗阻重者产生以双向分流或右向左分流为主,发绀明显。当右心室压力高于左心室时,右室血液可经室间隔缺损流向骑跨的主动脉,使左、右室收缩压处于相等状态,使肺部血流量减少。动静脉血混合送达全身。使动脉血氧饱和度明显降低,出现发绀、继发性红细胞增多症。

(二) 体外循环管理要点

1. 血液稀释　成人患者由于机体长期处于低氧状态,导致血红蛋白代偿性增高,有时Hct高达60%,同时红细胞脆性增加,体外循环过程中会造成红细胞破坏增加。因此,应根据Hct情况,转流前放血10~15ml/kg,维持Hct在30%左右。

2. 体外预充　由于其血浆成分减少,预充以胶体液为主,必要时预充白蛋白,而新鲜冰冻血浆可考虑在停体外循环前快速给予,防止提前加入造成纤维蛋白原激活,从而影响凝血因子功能。

3. 温度控制　患者侧支循环丰富,左心回血过多,会造成术野不清,影响手术进程,并且对心肌保护产生不利影响。因此,体外循环多采用深低温低流量灌注,鼻咽温18~20℃,直肠温25~26℃,根据术野回血情况维持灌注流量在30~50ml/(kg·min)。

4. 肾脏保护　成人患者,由于红细胞脆性增

加,即使采用了血液稀释技术,但开始体外循环后,短时间即可出现血红蛋白尿,此时应碱化尿液、增加尿量,防止游离血红蛋白堵塞肾小管,影响肾功能。

5. 氧供管理 由于机体长期处于低氧状态,CPB 过程中氧浓度过高会引起"氧反常",对机体造成危害。研究表明,CPB 开始至复温阶段,维持氧浓度在 40%,复温至停机逐渐提高氧浓度至 80%,可有效防止"氧反常"。

五、动脉导管未闭

婴儿出生后 10~15 小时,动脉导管即开始功能性闭合。生后 2 个月至 1 岁,绝大多数已闭合。1 岁以后仍未闭合者即为动脉导管未闭(patent ductus arteriosus,PDA)(图 49-5-7)。

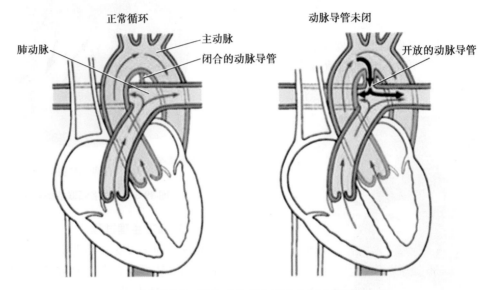

图 49-5-7 PDA 结构及血流动力学示意图

(一)病理生理过程

动脉导管未闭的肺动脉端在肺总动脉与左肺动脉连接处,主动脉端在主动脉弓降部左锁骨下动脉起始部远端。长度在 0.2~3.0cm 间,常见有管型、漏斗型及窗型。出生后由于肺循环的肺血管阻力和肺动脉压力下降,而体循环血管阻力则因脐动脉闭锁反而上升,因此未闭合的动脉导管血流发生逆转,由压力高的主动脉流向压力较低的肺动脉,即所谓自左向右分流。分流量的多少,与动脉导管口径的粗细和两侧动脉压力的阶差有密切关系。导管口径越粗,压力阶差越大,分流量就越大;反之,分流量越小。

自左向右分流持续于整个心搏动周期,即收缩期和舒张期,因在这两期主动脉压力均高于肺动脉压力,临床听到的心脏杂音也呈连续性。此时 PDA 患者的肺动脉除接受由右心室来的血液外,还接纳一部分由主动脉经动脉导管来的血液,使肺循环血容量增加,回到左心房和左心室的血液量也相应增加,左心室负荷加重,致使左心室肥大。由于长期肺动脉压力升高和血流冲击,肺小动脉管壁增厚,管腔变窄,形成肺动脉高压,继之引起右心室肥大。当肺动脉压升高至降主动脉压力,则血分流仅在收缩期,临床上也仅能在收缩期听到心杂音。等到肺动脉压升高至等于或超过主动脉压时,产生双向或右向左分流,收缩期杂音减弱,甚至消失,称为艾森曼格综合征。

此时肺循环的血液经开放的导管逆向流入降主动脉,造成右向左分流,从而引起发绀或杵状指(趾)。因分流在降主动脉左锁骨下动脉之下,所以造成躯体下部发绀,而上部较红润,这种现象称为差异性发绀。

由于主动脉内高压血流的冲击,动脉导管内膜及肺动脉内膜易受损伤,发生细菌性心内膜炎或呈动脉疾病样扩张;成年人,尤其 30 岁以上的患者,未闭导管的管壁往往有不同程度的粥样变,个别甚至出现钙化斑块,给手术治疗增加困难。

(二)体外循环管理要点

1. CPB 开始后降温,同时建立左心引流,防止降温过程中因心率减慢或室颤导致急性肺循环高压。

2. 阻断升主动脉后,灌注心肌停跳液,同时切开肺动脉,术中用示指堵住 PDA 肺动脉出口,以防止大量血液灌注入肺而引起术后肺部并发症。

3. 鼻咽温降至 25℃，降低灌注流量至 5 ~ 10ml/（kg·min），以保证有血液不断从 PDA 肺动脉端涌出，此时应与术者密切配合，通过调整流量来保证术野清晰及防止气栓进入主动脉。严禁将右心或左心吸引置入 PDA，否则吸引造成的负压会导致大量气体进入主动脉，造成气栓。

4. 微量灌注目的仅为防止气栓进入主动脉和保证术野清晰，此时全身处于停循环状态，所以应严格控制微量灌注时间。如手术时间较长，可间断恢复全流量，偿还氧债后再降低流量，或鼻咽温降至 20℃ 左右，微量灌注 30 分钟是安全的。

六、成人先天性心脏病的再次手术

成人先天性心脏病再次手术的患者，最常见的是婴幼儿期或童年期接受了姑息性心脏手术和生理或解剖矫治手术，如体-肺分流术、Gleen 术、肺动脉环缩术，法洛四联症矫治术后肺动脉瓣狭窄等。

（一）病例生理过程

1. 血管壁变薄，右房、血管壁与胸骨发生粘连，再次手术正中切口劈胸骨时可能会导致心脏或血管破裂，造成大出血。

2. 发绀患者的纵隔内密布粗大的血管，组织内血管分布增多，并常伴有凝血机制障碍，所以常常发生大出血，高危患者需要应用抗纤溶药物。

（二）体外循环管理要点

1. 术前检查　CT 扫描能够提供清晰的胸骨后影像，可帮助预测并发症发生的可能性大小，并有助于制定手术方案。

2. 插管准备　对于存在劈胸骨时导致血管、心脏损伤风险高的患者，常规股动、静脉插管建立体外循环，维持体温 35℃ 左右，避免低温造成心脏室颤，劈胸骨时暂时降低动脉灌注流量，将心脏引空，劈开胸骨后再恢复全流量。成人多选用 18 ~ 20F 的薄壁动脉插管（Thin-walled cannulae），而对于股动脉过细、降主动脉钙化严重的患者，可采用右侧腋动脉插管，以保证有效灌注流量并可防止经股动脉逆行灌注导致的脑栓塞。

3. 引流不畅的处理　股或腋动脉-股静脉插管，建立体外循环后，股静脉位置不佳或股静脉过细，静脉引流受阻，从而影响动脉灌注流量，此时可通过调整股静脉插管位置并应用辅助静脉引流技术来解决。若引流仍不充分，可考虑劈开胸骨后更换上、下腔插管，但再次手术患者胸腔内组织粘连严重，上、下腔分离困难，强行分离易引起血

管破裂，因此可采用内置气囊阻断的静脉引流管，直接经右房插入上、下腔，囊内注水阻断上、下腔。

4. 心肌保护　心肌保护对于确保再次复杂手术的效果至关重要。尤其对于发绀的患者，由于侧支循环丰富，心内回血多，手术期间心肌的低温状态难以维持，因此应保证充分的左心引流，降温（24℃）。同时为避免回流血液洗脱心肌停跳液，造成心脏产生电活动甚至复跳，应根据需要每间隔 10 ~ 20 分钟灌注停跳液。

（刘　凯）

参 考 文 献

1. Dyke CM, Smedira NG, Koster A, et al. A comparison of bivalirudin to heparin with protamine eversal in patients undergoing cardiac surgery with ardiopulmonary bypass: The EVOLUTION-ON study. J ThoracCardiovascSurg, 2006, 131:533.

2. Crespo EM, Oliveira GB, Honeycutt EF, et al. Evaluation and management of thrombocytopenia and suspected heparin-induced thrombocytopenia in ospitalized patients: The Complications After Thrombocytopenia Caused by Heparin (CATCH) registry. Am Heart J, 2009, 157:651-657.

3. Koster A, Dyke CM, Aldea G, et al. Bivalirudin During Cardiopulmonary Bypass in Patients With Previous or Acute Heparin-Induced hrombocytopenia and Heparin Antibodies: Results of the CHOOSE-ON Trial. Ann ThoracSurg, 2007, 83:572-577.

4. Claudia B, William H. Comparison of the Effectiveness and Safety of Low-Molecular eight Heparin Versus Unfractionated Heparin Anticoagulation fter Heart Valve Surgery. Am J Cardiol, 2011, 107:591-594.

5. Marelli AJ, Mackie AS, Ionescu-Ittu R, et al. Congenital heart disease in the general population: changing prevalence and age distribulation. Circulation, 2007, 115:163-172.

6. Mareli AJ, Ionesu-Ittu R, Mackie AS, et al. Lifetime prevalence of congenital heart disease in general population from 2000 to 2010. Circulation, 2014, 130:749-756.

7. Ntiloudi D, Giannakoulas G, Parcharidou D, et al. Adult congenital heart disease: A paradigm of epidemiological change. Int J Cardiol, 2016, 218:269-274.

8. Webb G, Mulder JB, Aboulhosn J, et al. The care of adults with congenital heart disease across the globe: current assessment and future perspective. A position statement from the International Society for Adult Congenital Heart Disease (ISACHD). Int J Cardiol, 2015, 195:326-333.

9. Karsenty C, Maury P, Blot-Souletie B, et al. The medical history of adults with complex congenital heart disease affects their social development and professional activity. Arch Cardiovasc Dis, 2015, 108:589-597.

第五十章
机器人心脏手术的体外循环

第一节 机器人心脏外科的发展简史

随现代科学技术的发展,越来越多的特种"机器人"逐步应用于军事、海洋探测、航天、医疗等人类生产生活的各个领域。

在真正意义上的"机器人"应用于心脏外科手术之前,腔镜技术是现代微创心脏外科技术的典型代表,也被称作介入性手术。与传统的开放式手术技术相比,腔镜技术具有创伤小、瘢痕轻、恢复快等特点;但腔镜技术也存在一些缺陷,主要表现为协调性和灵活性较差,精细解剖困难。在临床实践应用中,使用腔镜技术完成精细、复杂的血管吻合时器械操作难度较大,准确性及安全性欠佳,因此不能完全满足目前临床治疗的需要。为了克服腔镜技术的应用缺陷、追求更安全完美的微创手术,机器人手术系统应运而生并迅速发展起来。

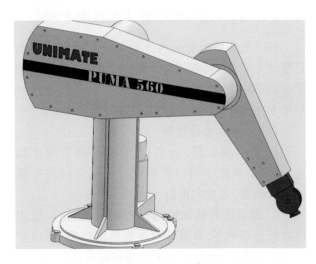

图 50-1-1 机器人手术系统 PUMA560

一、机器人手术系统的发展

1980 年,单臂的机器人系统"美洲狮 560 (PUMA560)"(图 50-1-1)首次应用于经尿道前列腺切除术中,并随后应用于肾脏手术。1989 年,美国 Computer Motion 公司制造了单臂内镜扶持机器人"伊索(AESOP)"(图 50-1-2),这也是世界上第一台通过美国食品和药物管理局(food and drugs administration,FDA)认证的手术机器人。后来基于 AESOP 的本体开发出"宙斯(ZEUS)"微创手术机器人(图 50-1-3)。上述两种系统分别于 1994 年和 2001 年被批准于临床医用,同期机器人辅助下心脏手术的概念被提出。

1995 年,Frederic 和 NASA 及斯坦福研究院合作建立了 Intuitive Surgical 公司,并制造了"达芬奇(da Vinci)"主-仆远程侍服、机器人手术系统(图 50-1-4)。2000 年 7 月 11 日通过了美国

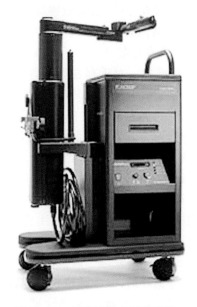

图 50-1-2 伊索机器人手术系统

FDA 市场认证后,"达芬奇"成了 FDA 批准的第一个用于腹腔镜手术的自动机械系统。2003 年,"达芬奇"系统真正成功地应用于心脏外科

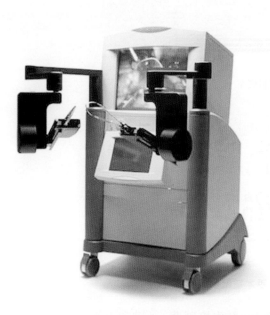
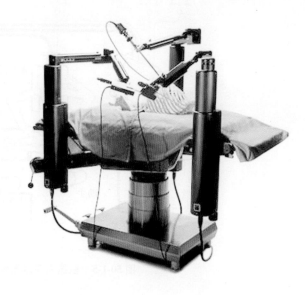

图 50-1-3　宙斯机器人手术系统

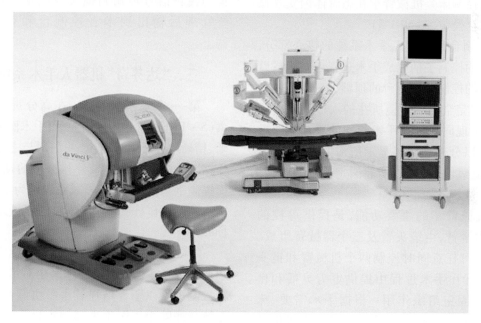

图 50-1-4　da Vinci S 机器人手术系统

直视手术。与传统的正中开胸、体外循环下实施心脏手术不同,全机器人下心脏直视手术具有不破坏胸腔骨性结构、切口小、创伤轻、痛苦少、疗效满意和恢复快等特点,是目前微创心脏外科学(minimally invasive cardiac surgery, MICS)的最前沿技术,同时也可应用于远程急救医学,实现战争、地震等极端环境下的遥控手术。到目前为止,世界各地的医疗中心共装备了近千台的"达芬奇"机器人手术系统,主要分布于欧美等医疗水平较高的国家和地区。2007年,解放军总医院引进了最新的四臂"da Vinci S"

全机器人手术系统,并首先成功地应用于心脏外科手术,并推广应用于泌尿外科、妇产科、普外科、肝胆外科等学科,奠定了我国在微创心脏外科领域的国际领先地位。

二、"达芬奇"机器人手术系统的工作原理

da Vinci S 机器人手术系统主要由术者操控台、床旁机械臂车和视频系统三部分构成,三部分通过特定的数据传输光缆连成一体,组成一个完整的手术系统,完成遥控心脏手术。与传统手术

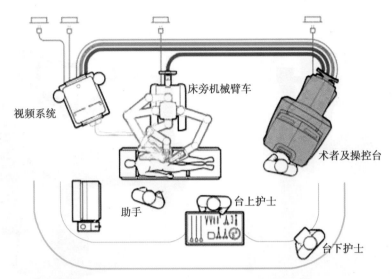

视频系统

床旁机械臂车

术者及操控台

助手

台上护士

台下护士

图 50-1-5　机器人手术系统手术室配置示意图

模式不同,术者位于远离手术台术者操控台进行操作,指挥、控制床旁机械臂车在患者体内实现操作动作的完全模仿(图 50-1-5)。

术者控制台是机器人手术系统的核心部分,术者利用它的控制手柄完成手术过程中对机械臂和三维内镜的控制。控制台的顶端为三维观测窗口,可按比例完全再现内镜所在的人体组织内部结构,从而实现同开放式手术相同的手术视眼效果。同时可以分屏和同屏显示所需的超声图像、心电信号、血氧饱和度、心功能测定结果、麻醉深度等医学信号。

床旁机械臂车的主要功能,是提供可控的器械臂和内镜臂,由镜头臂及三个器械臂组成。术者在术中可任意同时控制两个机械臂和镜头臂,第三臂可在手术过程中提供更为灵活和良好的暴露及固定组织作用。根据手术需要,床旁医师助手可更换不同的手术器械。床旁机械臂车上所使用的器械为具有"腕状"结构的特制器械,有 7 个自由度,大于人手的活动度,可以完成人手不能的高难度动作,从而大大增加了手术可覆盖范围和完成高难度操作的可能性;同时手术者外科操作的动作幅度被机械手通过数字操控按 1:1 到 1:10 比例减小,因而可增加操作的精确性和平稳性。镜头臂所承载的为三维内镜,该内镜可提供放大十倍的人体组织内部图像,术者可通过控制手柄对其方向和远近进行调控。

视频系统是机器人手术的视频处理中心,其上装备有广角和高分辨镜头、镜头控制单元、

光源、聚焦控制器、对讲和电源系统。内镜所采集的视频信号传输到镜头控制单元中,通过系统处理后输出到术者控制台和各外接显示器上。

三、"达芬奇"机器人手术系统的特点

第一,手术精度提高。在高分辨率的三维放大(5～10 倍)术野图像指导下,手术医生可以更清晰、精确地进行组织定位,并利用与之相匹配的动作缩减系统成比例缩减外科医生的动作幅度,从而提高手术精度(例如缩减系统定为 1:5 时,外科医生移动操作杆 5mm,在体内的器械末端仅移动 1mm)。

第二,外科医生能够较为轻松地完成脏器的显微吻合及重建手术。手术医生对术野的自主平稳控制力可以明显增强其手眼协调性,阵颤过滤系统能滤除手术医生手部的不自主颤动,两者相结合大大提高了手术操作的稳定性。

第三,拓展操作能力。机械臂上的关节腕具有多个活动自由度,更加灵活,拓展了手术人员的操作能力,使得系统末端的手术器械能在狭小空间进行非常精细的手术操作。

第四,提高安全性。手术医生采取坐姿操作,在长时间的复杂手术中,可减少因疲劳犯错误的几率,因而增加了手术的安全性。

四、"达芬奇"机器人手术系统的临床应用现状

自 2000 年达芬奇手术机器人被 FDA 批准后

10 多年来,全世界特别是在美欧国家,其装机数量呈指数式爆发增长。截至 2010 年 12 月底,全球的达芬奇手术机器人装机数量为 1753 台。其中,美国 1285 台;欧洲 316 台;亚洲及其他地区 152 台。亚洲国家和地区共有 96 台,其中,韩国 34 台;中国大陆 10 台;中国香港 6 台;中国台湾 7 台;日本 20 台;印度 7 台;其他国家共 12 台。全球范围内,达芬奇手术机器人已经在心胸外科、泌尿外科、妇产科和普外科等外科领域得到了广泛应用。

在中国大陆,解放军总医院于 2006 年 12 月 20 日引进国内第一台达芬奇机器人手术系统,并在 2007 年 1 月开展了中国第一例不开胸机器人心脏手术,开创了中国机器人心脏外科手术的先河。截至 2011 年已完成了 450 例机器人心脏手术,手术数量、种类和质量均位于世界前列,亚洲第一。

目前中国大陆地区安装达芬奇手术机器人的医院主要包括:中国人民解放军总医院和第二炮兵总医院、北京地坛医院、上海复旦大学附属中山医院和华东医院、上海交通大学附属胸科医院和瑞金医院、重庆西南医院、南京军区总医院、沈阳军区总医院等。

第二节 机器人心脏手术的体外循环技术

1953 年,Gibbon 首次成功地将体外循环技术应用于临床心脏直视手术。半个多世纪来,体外循环系统的设计、应用及相关材料的设计日臻完善。随着专业理论的深入理解、医用材料的不断进步、管理操作水平的持续提高,体外循环已不局限于常规的心脏直视手术,其在微创心脏手术、辅助循环、心肺复苏等众多领域的应用越来越广泛。对于 21 世纪最先进的微创心脏手术方式——机器人心脏手术来说,体外循环仍是其不可或缺的基本支持性技术之一。在机器人心脏手术中,替代患者的心肺功能、维持患者全身重要器官的基本功能、保证心内手术操作的顺利实施仍是体外循环的根本目的,这与常规心内直视手术并无本质区别。然而,与常规心内直视手术相比,机器人心脏手术中的体外循环在其建立方法、针对不同病种的管理细节等方面仍有诸多不同之处。下文中笔者拟对这些不同之处做一简要说明。

一、机器人心脏手术体外循环的建立

心内直视手术中体外循环的建立方法为胸骨正中切口、中心插管(升主动脉插管,上、下腔静脉插管或右房-下腔静脉插管)。机器人心脏手术由于只通过胸部的几个小孔完成手术,无法按常规方法建立体外循环,因此体外循环的建立只能通过外周血管插管而完成,即周围体外循环技术。目前临床常用的周围体外循环技术主要包括两种:闭式周围体外循环和非闭式周围体外循环。

(一)闭式周围体外循环技术

随着内镜技术和外科技术的发展,窗式入路心脏外科(port-access cardiac surgery,PACS)技术开始应用于临床,此时常规体外循环插管方法对术野的要求使真正意义上的微创手术难以实现,因此闭式周围体外循环系统应运而生。闭式周围体外循环系统是通过经皮血管内插管而建立的体外循环系统,在该系统中,动脉供血、静脉引流、升主动脉阻断、心脏停搏液灌注均通过血管内置入特殊管道而完成(图 50-2-1)。闭式周围体外循环系统,由美国斯坦福大学 Stevens 等率先应用于临床。实践证明,该系统可以达到全面的心肺支持、良好的心肌保护和有效的心腔内减压,是微创心脏外科发展的里程碑。

1. 闭式周围体外循环系统的建立方法

(1)动脉插管(图 50-2-2):采用经皮股动脉插管技术。此股动脉插管是一种特殊的薄壁插管,插管末端为 Y 形,其一端用于连接经体外循环氧合而来的动脉血进行全身灌注,另一端则用于插入主动脉三腔球囊导管。主动脉三腔球囊导管中有防止血液倒流的单向活瓣,可用于完成升主动脉阻断(内阻断)及心脏停搏液灌注等操作。

(2)静脉引流管:通常采用的静脉插管是一根较长的带侧孔的双极静脉插管,经股静脉穿刺后置入。在食管超声引导下将插管置入到右心房,其尖端进入上腔静脉约 2cm 为最佳。

(3)主动脉三腔导管(图 50-2-3):为闭式周围体外循环所必需使用的特殊插管。其一腔为聚尿球囊,膨胀时可在升主动脉内部阻断升主动脉(内阻断技术);一腔开口于阻断球囊近端,用于升主动脉阻断后灌注心脏停搏液;另一腔用于主动脉根部压力监测。三腔球囊导管经 Y 形股动脉插管的一端插入,同样在食管超声引导下使其尖端

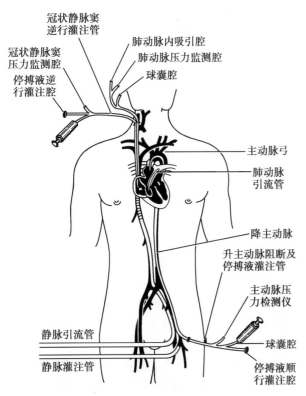

图 50-2-1 闭式周围体外循环系统示意图

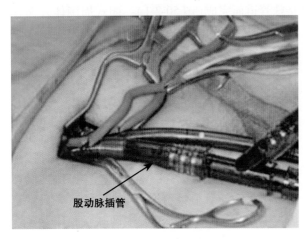

图 50-2-2 Y 形股动脉插管

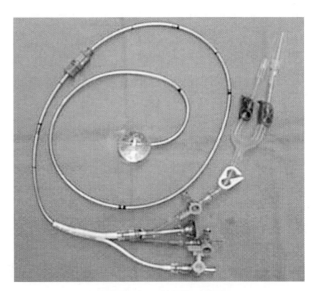

图 50-2-3 主动脉三腔导管

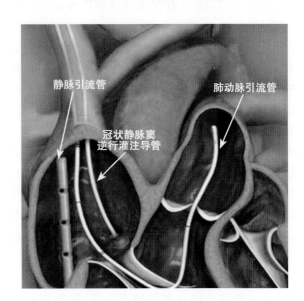

图 50-2-4 冠状静脉窦逆行灌注导管及
肺动脉引流管示意图

至主动脉瓣上约 2cm 处。需要阻断升主动脉时，向三腔球囊管中注入大约 35ml 生理盐水，维持球囊内压力在 250～350mmHg 之间，通过食管超声可监测球囊充分扩张并有效阻断升主动脉。升主动脉阻断完成后，可通过该导管顺行灌注心脏停搏液。另外，心脏停搏后，还可通过该导管进行主动脉根部吸引，起到左心腔减压和排气的作用。

（4）冠状静脉窦逆行灌注导管（图 50-2-4）：若顺行灌注心脏停搏液效果不佳时（如严重的冠状动脉阻塞患者），需使用冠状静脉窦逆行灌注导管进行心肌保护。此导管亦为带球囊的三腔管，

其一腔顶部为可膨胀球囊，用于封堵冠状静脉窦；一腔用于冠状静脉窦逆行灌注心脏停搏液；另一腔用于冠状静脉窦内压力监测。术中通常需在食管超声引导下，从颈内静脉插入导管，经右房至冠状静脉窦。

（5）肺动脉引流管（图 50-2-4）：当单独使用股静脉插管引流不充分时，为避免过高的中心静脉压，可经颈内静脉插入肺动脉引流管。该导管亦为带球囊的三腔管，其一腔用于膨胀球囊使导管漂浮至肺动脉；一腔用于肺动脉测压；另一腔用于肺动脉血引流，减少肺静脉回流，保证良好的术野。

2. 闭式周围体外循环系统应用的注意事项

（1）由于闭式周围体外循环系统采用外周动静脉经皮插管、升主动脉内阻断及心脏停搏液灌注技术，因此应制定较为严格的病例选择标准，否则可能会影响闭式周围体循环系统的建立、乃至整个手术的顺利实施。所有患者术前均应使用食管超声（TEE）和彩色多普勒超声检查主动脉瓣、升主动脉和腹股沟股动脉等病变情况。对于存在严重的主动脉钙化、升主动脉内大量粥样斑块、升主动脉明显扩张（>4cm）、主动脉瓣中重度反流及股动脉发育细小的患者，由于外周动静脉插管的困难及升主动脉内操作可能引起的一系列并发症，应慎重考虑实施 Port-Access 手术。

（2）使用三腔球囊导管阻断升主动脉时，应密切监测主动脉球囊的压力，使其维持在 250～350mmHg 的范围内。压力过低可能阻断不全，压力过高则可能撕裂主动脉内膜，导致出现急性升主动脉夹层这样灾难性的后果。术中应特别注意升主动脉阻断球囊有无发生位移，其向远端移动时可能会阻塞无名动脉，向近端移动时则可能脱垂至左心室，因此术中应使用食管超声及双侧桡动脉压监测。

（二）非闭式周围体外循环技术

闭式周围体外循环技术已在临床使用多年、有着较高的安全性，但它也是一项尚有许多问题、需要不断完善的技术。首先该系统操作复杂、耗时长，球囊膨胀时有可能引起主动脉撕裂、粥样斑块脱落、冠状静脉窦撕裂等严重并发症；其次该系统需要使用价格高昂的各种特殊插管和监测设备，给患者造成经济负担。因此闭式周围体外循环技术并未在国内得到普遍应用。

国内解放军总医院在 2007 年开展机器人微创心脏手术时，参照国外闭式周围体外循环技术的经验，采用非闭式周围体外循环方法，取得了较为满意的临床效果。简单来讲，非闭式周围体外循环系统采用外周动静脉插管（股动脉、股静脉、颈内静脉）和经胸壁 Chitwood 钳阻断升主动脉（外阻断）技术。该方法操作简捷、安全可靠，体外循环管理方便，达到了与闭式周围体外循环系统类似的效果。

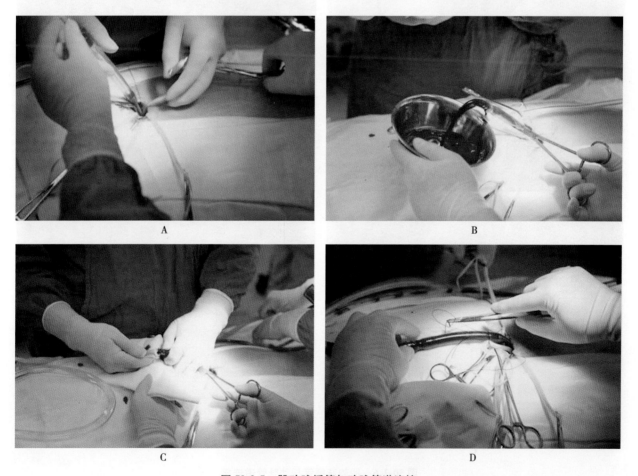

A　　　　　　　　　　　　B

C　　　　　　　　　　　　D

图 50-2-5　股动脉插管与动脉管道连接
A. 插入股动脉插管；B. 检查插管位置是否合适；C. 股动脉插管与动脉管道连接；D. 妥善固定股动脉插管

1. 非闭式周围体外循环系统的建立

（1）股动、静脉的游离与显露：右侧腹股沟韧带上方2cm处、沿皮纹方向开直径为2cm左右的切口，分别游离并显露股动、静脉，套阻断带，并在股静脉上置荷包缝合线。

（2）股动脉插管的建立与连接：常规经由患者右侧股动脉插管。

1）操作步骤：全身肝素化后依据患者体重及股动脉管腔的大小插入相匹配的整体股动脉插管，确认位置合适之后与体外循环机上的动脉灌注管道连接，连接时应注意将管道内气体排除干净，最后以丝线将插管妥善固定（图50-2-5）。

2）插管口径的选择：主要依据患者体重及股动脉管腔的大小。成人一般选用18～20Fr的股动脉插管（EOPA™动脉插管，Medtronic），体重较轻（<50kg）或股动脉管腔较细的患者可选择15～17Fr的股动脉插管（Bio-Medicus® 整体股动脉插管，Medtronic）。对于体重<30kg的患者，股动、静脉插管较为困难，并发症发生率高，应谨慎考虑实施机器人微创心脏手术。笔者单位完成的机器人心脏手术中，患者最小年龄为11岁，最小体重为29kg，术中未发生插管困难导致的术式转化。

（3）股静脉插管的建立与连接：常规经由患者右侧股静脉插管。

1）操作步骤：全身肝素化后在食管超声（TEE）引导下，经右股静脉置入导丝至右心房，顺导丝插入单极股静脉插管（17～23Fr，Medtronic）至下腔静脉-右心房交界处并退出导丝，之后将股静脉插管与体外循环机上的下腔静脉引流管道连接（图50-2-6）。

2）插管口径的选择：主要依据患者体重及股静脉管腔的大小。成人一般选用21～23Fr的股静脉插管，体重较轻的患者（<50kg）可使用17～19Fr的股静脉插管。

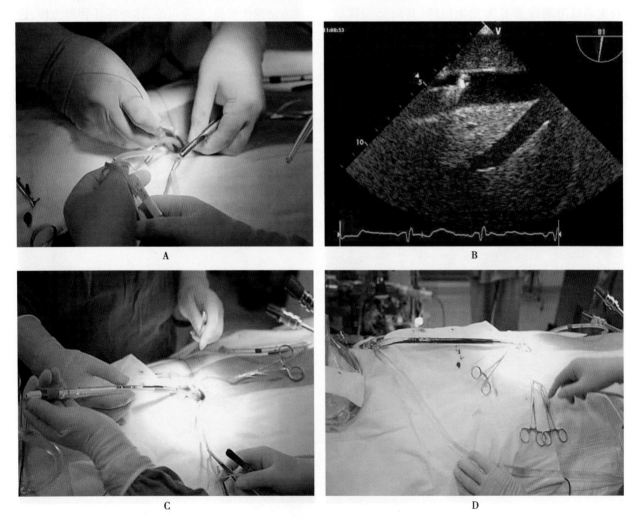

图50-2-6　股静脉插管与动脉管道连接
A. 插入导丝；B. TEE检查进行导丝及插管定位；C. 插入股静脉插管；D. 股静脉插管与下腔静脉引流管连接并固定

（4）颈内静脉插管的建立与连接：常规经由右侧颈内静脉插入整体股动脉插管（15～17Fr DLP，Medtronic）以进行上腔静脉引流，操作须由麻醉医师辅助完成。之所以选用股动脉插管而非股静脉插管进行上腔静脉引流，是因为临床常用的股静脉插管一般长度较长（从股静脉到右心房的长度），与颈内静脉到右心房的距离并不匹配，同时还会增加预充量。选用股动脉插管插入右颈内静脉，操作简便、插管长度合适、静脉引流满意，临床效果较好。

1）操作步骤：患者全麻插双腔支气管插管后，在超声引导下，麻醉医师经右侧颈内静脉放置双腔静脉导管，同时再放置一个16G静脉穿刺针并留置套管，肝素封闭，以备上腔静脉插管（图50-2-7）。完成股动、静脉插管后，在食管超声引导下经右颈内静脉预置套管处置入导丝至右心房，顺导丝插入股动脉插管至上腔静脉-右心房交界处并退出导丝，之后将股动脉插管与体外循环机上的上腔静脉引流管道连接。

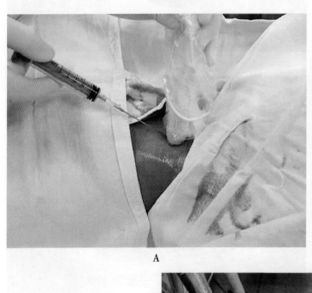

A

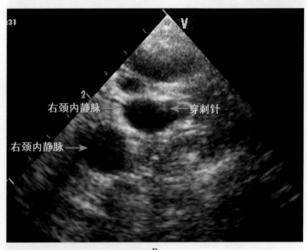

B

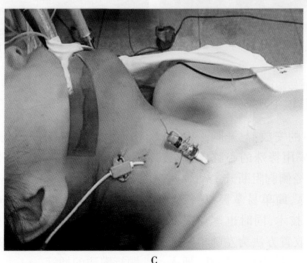

C

图50-2-7 右侧颈内静脉预留的16G静脉穿刺针套管
A. 超声引导下右侧颈内静脉穿刺；B. 超声显示的右侧颈内静脉及穿刺点；C. 双腔静脉导管及静脉留置套管放置完毕

2）插管口径的选择：由于颈内静脉本身直径有限，可选择的插管口径范围很小，插管过细可能会影响静脉引流，而过粗则可能损伤血管、造成严重并发症。成人一般选用15～17Fr的股动脉插管。

（5）心脏停搏液灌注管路的连接：需要在心脏停搏下完成手术时要进行心脏停搏液灌注管路

的连接，连接方法如下。于第二肋间经皮将 BD™ 14G 静脉穿刺针经胸壁穿刺，在 TEE 引导下插入升主动脉，其尖端位于主动脉根部管腔中央偏后（图50-2-8），在胸壁外将其固定后与停搏液灌注管路连接，Chitwood 钳阻断升主动脉后顺行灌注心脏冷停搏液。

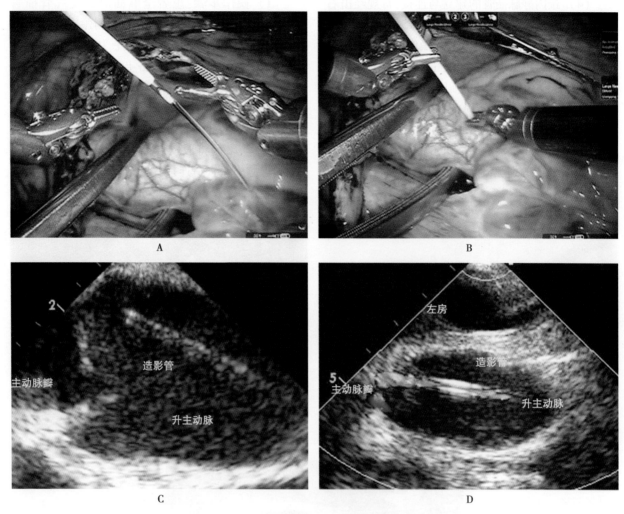

图 50-2-8　心脏停搏液灌注针的放置
A. 心脏停搏液灌注针经胸壁穿刺进入心包腔；B. 心脏停搏液灌注针在 TEE 引导下置入升主动脉；
C. TEE显示升主动脉；D. TEE 显示心脏停搏液灌注针置入升主动脉

（6）升主动脉阻断钳的安放：与开胸手术不同，机器人心脏手术需要采用特殊的心脏停搏灌注技术。采用 Chitwood 钳经侧胸阻断升主动脉并顺行灌注停搏液，安全可靠、简单易掌握，更符合常规开胸下升主动脉阻断技术，同时也避免了潜在的主动脉损伤风险。其放置方法为左肺单肺通气后于右侧胸壁第四肋间隙、腋中线处戳孔，插入 Chitwood 升主动脉阻断钳备用（图 50-2-9）。

2. 非闭式周围体外循环系统建立时的注意事项

（1）术前须常规评估患者髂股动脉系统以确定股动脉插管是否可行。为避免体外循环灌注阻力过高，宜尽可能选择较大口径的插管。对于血管闭塞病和严重主动脉弓或降主动脉粥样硬化的患者，股动脉插管逆行灌注可能导致围术期脑栓塞、动脉夹层形成或术后肾功能不全。另外，如果预计体外循环时间较长，应注意到由于缺血再灌注损伤引起的远端肢体间隔综合征（lower-extremity compartment syndrome）的风险会增高。此时，应使用对远端灌流无影响的经皮插管或考虑通过在股动脉上缝合桥血管以确保远端的血流灌注，也可以置入同时保证近端逆行灌注和远端顺行灌注的插管。

（2）与常规体外循环相比，机器人心脏手术体外循环中的股静脉插管口径较小，使其引流量受到限制。为保证充足的静脉引流量，应在保证安全的前提上尽可能选用较大口径的插管，体外循环中还需同时使用负压辅助静脉引流（vacuum-assist venous drainage, VAVD）装置以确保引流通畅。同时股静脉插管的位置应确切，此时需要食管超声（TEE）的引导与定位。另外，还需注意到股静脉插管有可导致患者同侧下肢血液回流障碍及

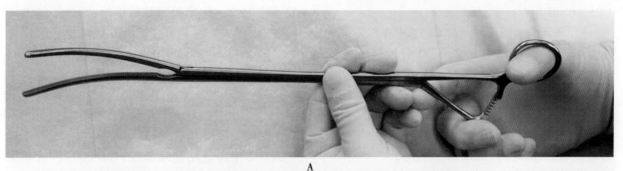

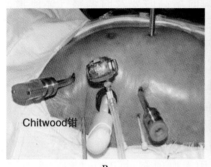

Chitwood钳

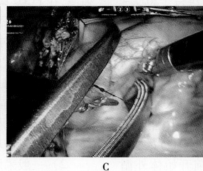

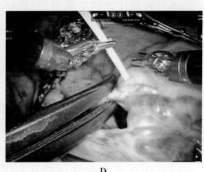

B　　　　　　　　　　　　　　C　　　　　　　　　　　　　　D

图 50-2-9　Chitwood 升主动脉阻断钳的放置及阻断升主动脉

A. Chitwood 升主动脉阻断钳；B. Chitwood 钳插入胸壁（右侧胸壁第四肋间隙、腋中线处）；C. 术者与床旁医生
配合下将 Chitwood 钳置于升主动脉合适位置；D. Chitwood 钳阻断升主动脉并灌注心肌保护液

血栓形成等并发症，影响患者愈后。

（3）麻醉医生在右侧颈内静脉放置静脉穿刺针并留置套管的时候，对动手操作能力提出了较高的要求，需要使穿刺针的进针点尽量位于颈内静脉中央位置，以防后期放置颈内静脉插管时造成血管损伤。同时也需要食管超声（TEE）的引导与定位颈内静脉插管的位置。

（4）心脏停搏液灌注针插入升主动脉中时，必须在 TEE 引导下方可进行。TEE 可以精确判断停搏液灌注针的位置，防止其插入时损伤主动脉瓣而造成严重后果。

（5）使用心外吸引时要避免过度负压，大量研究表明心外吸引、气血混合、负压吸引形成湍流，加上滚压泵的机械作用可造成血液严重破坏；同时心外吸引原则上是将血液吸至氧合器，应尽量避免将其他液体吸回以引起血液稀释。

（6）左心吸引在升主动脉开放后可以有效减轻心腔内压力，但应注意不可将心腔内血液吸空，以免形成气栓；同时要特别注意管道压泵的方向，一旦方向倒转可能导致大量空气栓塞意外的发生。

（7）对于全机器人下房间隔缺损修补和右心房黏液瘤摘除术，可以在心脏跳动下完成，不灌注心肌停搏液。由于心脏不存在缺血再灌注过程，手术时间缩短、术后并发症少、手术效果满意。然而，心脏跳动下完成各项操作对于术者的要求很高，操作不当时可导致畸形修复不彻底或其他严重并发症。因此建议在开展此类手术的初期时，最好还是在心脏停跳下进行，待技术较为成熟、各方面人员配合较为熟练后再采用心脏不停跳技术，以最大限度地保证患者安全。

二、机器人心脏手术体外循环的管理

从基本理论来说，全机器人心脏外科手术中的体外循环管理策略与常规心脏外科手术是相似的，例如预充和血液稀释的方法、温度的管理、灌注压力的监测与灌注流量的调整等。然而两者之间在一些细节方面又有着显著的差别，而这些差别有时又会成为影响体外循环顺利实施、乃至整个心脏手术成败的关键。因此有必要对这些不同之处做出详细介绍。

（一）机器人心脏外科手术的体外循环管理策略

1. 常温不停跳手术的体外循环　适用于短时间内能够完成的机器人心脏手术，如全机器人下房间隔缺损修补和右心房黏液瘤摘除术。

（1）体外循环管理策略

1）体外循环中采用自然降温，体温维持于 33℃ 左右，防止温度过低引起室颤；

2）一般采用无血预充，每 100ml 预充液中加入 1mg 肝素，转流中维持血细胞比容（Hct）在

0.25～0.30左右；

3）激活全血凝固时间（ACT）≥480秒方可进行体外循环，转流中应每20～30分钟监测一次ACT，视ACT值适时适量补充肝素；

4）采用中、高流量灌流，转流中流量维持于2.0L/（m²·min）［70ml/（kg·min）］左右；

5）转流中平均动脉压维持于较高水平，一般为8.0～10.6kPa（60～80mmHg）左右；

6）转流中动脉血氧分压（PaO₂）维持于26.7～40.0kPa（200～300mmHg），动脉血二氧化碳分压（PaCO₂）维持于5.32～6.67kPa（40～50mmHg），维持混合静脉血氧饱和度（SvO₂）>75%。

（2）体外循环方法

1）在右侧胸壁定位、打孔，与机器人手术系统连接后插入内镜及机械手臂，经内镜套管持续向胸腔内吹入CO₂气体（压力5～10mmHg）；

2）在术者准备纵行切开心包前开始体外循环转流；

3）体外循环按常规方法开始，在转动动脉泵的同时开放静脉引流管阻闭钳。静脉引流首先采用重力引流方式，待充分引流后，封闭氧合器的所有排气出口，打开负压辅助静脉引流装置（VAVD），将引流方式改为负压辅助引流，通常负压控制在-40mmHg左右即可满足需求；

4）体外循环转流中密切关注连续血气（CDI 500）各参数的变化，尤其是PCO₂的改变，及时进行调整；

5）在术者完成心内手术，关闭右心房前去除负压，待温度达到要求后按常规体外循环方法停机。

（3）注意事项

1）常温不停跳体外循环仅适用于短时间内能完成的手术。心脏跳动下完成各项操作对于术者的要求很高，常温高流量灌注也可能致使手术视野不清晰，操作不当时可导致畸形修复不彻底或其他严重并发症。因此建议开展此类手术的初期最好还是在心脏停跳下进行，待技术较为成熟、各方面人员配合较为熟练后再采用心脏不停跳技术；

2）对于高龄、高血压、颈动脉狭窄的患者转流中应维持较高的灌注流量、较高的平均动脉压及较高的Hct，以保证重要器官的充分灌注；

3）转流中应特别注意静脉引流情况，只有充分的静脉引流才能保证术野的清晰，满足体循环灌注。在机器人心脏手术中，由于采用外周静脉插管（股静脉和颈内静脉），插管的直径较细、长度较长，单纯依靠重力引流效果不佳，理想状况下只

能引流75%～80%的静脉回流量，常常不能满足灌注需要，需采用主动性辅助方式增加静脉回流（VAVD），见本节"负压辅助静脉引流在机器人心脏外科手术体外循环中的应用"；

4）全机器人心脏手术时需要在胸腔内充入CO₂，因此术中在回吸术野血液以及腔静脉阻断不全时会同时吸回大量的CO₂，导致PCO₂瞬时迅速增高。术中需应用连续血气（CDI-500）进行动态监测，在PCO₂瞬时增高时要及时调整气体流量，维持PCO₂在正常水平，见本节"连续血气监测在机器人心脏外科手术体外循环中的应用"。

2. 浅低温心脏停跳下的体外循环　适用于绝大多数机器人心脏外科手术，包括二尖瓣成形术、二尖瓣替换术、室间隔缺损修补术、左心房黏液瘤摘除等。

（1）体外循环管理策略

1）体外循环中鼻咽温降至30～32℃；

2）一般采用无血预充，每100ml预充液中加入1mg肝素，转流中Hct维持于0.20～0.25左右；

3）ACT≥480秒方可进行体外循环，转流中应每30分钟监测一次ACT，视ACT值适时适量补充肝素；

4）采用中、高流量灌流，转流中流量维持于1.6～2.0L/（m²·min）［50～70ml/（kg·min）］；

5）转流中平均动脉压维持在6.67～9.33kPa（50～70mmHg）左右；

6）采用α稳态管理血气，维持PaO₂于26.7～40kPa（200～300mmHg），PaCO₂于5.32～6.67kPa（40～50mmHg）；

7）心肌保护方法：使用Chitwood钳经右胸戳孔阻断升主动脉，升主动脉根部顺行灌注4℃康斯特保护液（HTK液）或4∶1含血冷停搏液（St.Thomas液），升主动脉阻断期间要求心电图呈直线，心肌无电-机械活动；

8）根据心内操作情况，控制温度，提前将变温水箱的水温升到预定温度，保证心脏复苏时鼻咽温>32℃；

9）复温后，调整灌注流量及氧浓度，使SvO₂维持于75%以上。

（2）体外循环方法

1）在术者准备纵行切开心包前开始CPB转流；

2）CPB按常规方法开始，静脉引流首先采用重力方式，待充分引流后，封闭氧合器的所有排气出口，打开VAVD，将引流方式改为负压辅助引流，通常负压维持在-40mmHg左右；

3）在助手医生经胸放置Chitwood阻断钳时，

降低灌注流量和灌注压力,维持灌注压在 50mmHg 左右;

4) 助手医生在术者的引导下,经胸插入停搏液灌注针,与停搏液灌注管连接,经 TEE 确认位置合适后,在胸壁外将停搏液灌注套管固定;

5) 转流平稳后即开始超滤,在放置阻断钳的时候开始降温,一般温度降到 30 ~ 32℃;

6) 保持手术团队间的密切交流,在助手医生阻断升主动脉时,将流量瞬间减到 0.5 ~ 1.0L/min,维持灌注压力 30mmHg 左右;

7) CPB 转流中密切关注连续血气(CDI 500)各参数的改变,尤其是 K^+ 的变化,及早进行处理。根据混合静脉血氧饱和度(SvO_2)的变化,调整灌注流量;

8) 在术者完成心内手术,要进行心腔内排气时,可以将负压去除,必要时部分钳夹静脉引流管以增加回心血量;

9) 在关闭左心房前,经停搏液灌注针缓慢的逆行回吸,以排除左心内可能存在的气体;

10) 开放升主动脉前,经氧合器给予利多卡因 150 ~ 200mg。升主动脉开放后,增大停搏液灌注针逆行回吸的速度,在进行左心减压的同时进一步排除左心内可能存在的气体;

11) 在心脏恢复跳动后,去除静脉储血室上的负压,改为重力引流,待温度达到后按常规方法停机。

(3) 注意事项

1) 传统心脏手术的体外循环一般是在动静脉插管、套阻断带的操作全部完成之后才开始转流,而机器人心脏手术则是在体外循环开始转流后再切开心包并套阻断带。因此全机器人心脏手术的体外循环时间和阻断时间可能会长于常规心脏手术,但有研究证实相对延长的体外循环时间对患者康复没有显著影响;

2) 机器人心脏手术中在阻断升主动脉和拔除停搏液灌注针进行荷包线打结时,为避免主动脉相关并发症的发生,需要短暂性将灌注流量降低至 0.5 ~ 1.0L/min、灌注压力降低至 30mmHg 左右,这需要团队成员之间(术者-床旁医生-灌注医生-麻醉医生)的密切配合;

3) 与常温不停跳手术体外循环中的注意事项类似,转流中也需要特别注意静脉引流情况和 PCO_2 瞬时变化情况,VAVD 与 CDI-500 装置亦需常规使用,详见本节"负压辅助静脉引流在机器人心脏外科手术体外循环中的应用"和"连续血气监测在机器人心脏外科手术体外循环中的应用"。

(二) 机器人心脏外科手术体外循环中特殊技术的应用

1. 负压辅助静脉引流在机器人心脏外科手术体外循环中的应用　体外循环中,传统的静脉引流方式为被动性静脉引流(passive venous drainage,PVD),即保持患者与氧合器的静脉储血室之间的高度差,依靠重力将患者体内静脉血引流到氧合器的储血室,然后再将氧合血泵入到主动脉,维持全身组织器官的灌注。这种传统的静脉引流方式要求静脉插管的口径和位置必须合适,否则将会极大影响到静脉引流效果。

在机器人微创心脏手术中需采用周围体外循环技术,由于股静脉插管口径较细、长度较长,单纯依靠重力方式会限制静脉血引流量,影响动脉灌注流量。为了保证充分的静脉引流,满足微创手术对清晰术野的要求,主动性静脉引流(active venous drainage,AVD)技术开始被应用于微创心脏手术体外循环中。

AVD 分为动力辅助静脉引流(kinetic-assist venous drainage,KAVD)和负压辅助静脉引流(vacuum-assist venous drainage,VAVD)两种。KAVD 是在静脉引流管路上加装离心泵头,通过离心泵吸引产生负压增加静脉引流。一般离心泵转速在 1000 ~ 1200r/min 时,静脉端产生-50 ~ -80mmHg 的负压,静脉引流量可增加 20% ~ 40%。使用 KAVD 时需要增加一个离心泵头,费用随之增加,同时 KAVD 的操作相对复杂,因此在临床的应用并不广泛。VAVD 是将一个可调节的负压加到密闭的氧合器静脉储血室上,通过控制适度的负压达到充分引流静脉血。VAVD 连接方法简单、成本低、安全易操作,在机器人心脏外科手术体外循环中取得了较为满意的临床效果,现介绍如下。

(1) VAVD 的连接:常规应用 Maquet 负压辅助静脉引流系统(图 50-2-10),该系统包括两个连接端口:输入端口与负压源相连接、输出端口与氧合器储血室上的排气口连接。

(2) VAVD 的使用:体外循环转流开始后,首先采用重力引流方式,之后关闭氧合器储血室上的所有排气出口,使之成为密闭状态,打开 VAVD 开关,调节 VAVD 上的压力控制旋钮,即可在氧合器储血室中形成相应的负压。一般认为在机器人微创心脏手术的体外循环转流中,负压控制于-35 ~ -55mmHg 较为理想,此时即使是采用较小的静脉插管,通常也能获得较为满意的静脉引流。

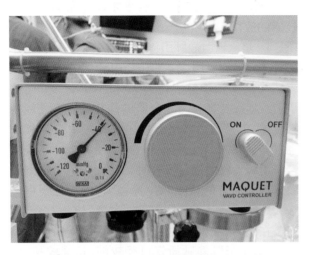

图 50-2-10　Maquet 负压辅助静脉引流系统

（3）注意事项

1）体外循环转流中如果使用 VAVD 后静脉引流仍不理想，多数情况是静脉插管的位置不佳，需要仔细调整静脉插管的位置即可解决，而不宜再盲目加大负压，因为负压超过 -70mmHg 时非但不再增加引流量，反而会因为静脉插管周围的右心房萎陷而发生振荡现象，使静脉血回流减少，同时也可能增加血液破坏。

2）氧合器静脉储血室上必须有正、负压安全阀，防止负压过大或正压形成造成的危险。

3）氧合器静脉储血室与负压调节控制装置之间的连接管路，要加装一个水蒸气冷却储水器，防止水蒸气进入负压调节仪；Y 形接头与储血器之间的管路连接采用无菌操作，Y 形接头应当低于与之连接的无菌管路，防止管路中冷却的水滴倒流进入储血室。

4）静脉储血室内的负压会影响所有与之连接的液体管路，输液时负压会加快液体速度，需要密切关注。

5）动脉供血泵应尽可能选择具有阻闭功能的滚压泵。如果使用离心泵作为动脉供血泵，要充分考虑到氧合器储血室内的负压对非阻闭性血泵的影响，操作不当时会造成动脉血逆流到氧合器。

6）左房入路手术（如二尖瓣手术）心内操作基本结束后，需要排除左心系统内气体，在关闭左心房时，可暂时去除负压以增加心内回血量，以有利于心腔内气体的排出。

7）应用 VAVD 时可能会出现溶血，而且动脉血中可能混有不易探测到的空气微栓，必须引起足够重视。有国外文献推荐在使用 VAVD 时，同时于静脉和动脉端使用气体栓子监测装置。但文献也同时指出，尽管有一定风险，但只要适当注意细节，VAVD 并不会增加气体栓塞和神经系统并发症的发生率。

2. 连续血气监测　在机器人心脏外科手术体外循环中的应用体外循环转流中患者的血气、电解质以及酸碱平衡是不断变化的。目前大多数单位的灌注师在灌注管理中是靠不断的采集血标本，然后根据血气结果进行调整。在某些特定情况下，当所需要的信息不能及时反馈时，会影响灌注调控的准确性，给灌注管理造成了一定的不便。体外循环中的高氧和低氧血症、低碳酸血症和高碳酸血症以及酸碱平衡的改变均可能会逆转患者的预后。连续血气监测仪可实时显示动脉血 pH、PO_2、PCO_2、K^+ 及静脉血 Hct、SvO_2 等数值，灌注师在灌注管理中可根据显示结果，对参数的变化及时调整，显著降低了灌注中各血气参数的波动，使灌注管理过程由经验型操作提升到可视的精细化控制。

机器人心脏手术中需要经内镜套管持续向胸腔内吹入二氧化碳（CO_2），在术中修补房间隔缺损时常需要开放腔静脉阻断带，此时会有大量的 CO_2 随着血液被吸入到静脉管路中，使用吸引器吸引心内血时也会吸入 CO_2，导致 PCO_2 瞬时增高，因此推荐使用连续血气监测系统（CDI™ 500，Terumo）进行动态监控。现将其应用方法作简要介绍。

（1）连续血气监测系统的校准

1）将校准器电缆连接到 CDI 500 监视器上，切换到校准方式。

2）对照分流传感器（shunt sensor）铝箔袋标签，检查 K^+ 校准值是否与屏幕上显示的值一致。

3）打开分流传感器包装，取出传感器，检查其外观；检查传感器表面是否损坏；检查传感器内是否有足够的缓冲液。

4）从监视器上取下探头，将分流传感器固定在探头上，将探头和分流传感器放到校准器中，并锁紧到位。

5）按监视器的"√"键，启动校准程序。

（2）CDI 500 传感器安装（图 50-2-11）：

1）分流传感器完成校准后，从校准器上取下探头和分流传感器；

2）采用无菌技术，使用分流管路将 CDI 分流传感器与氧合器标本采集管连接；

3）转动动脉泵，轻敲探头，将分流管路和 CDI 分流传感器中的气泡排出；

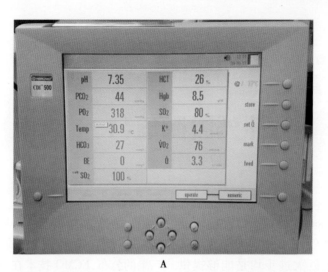

A

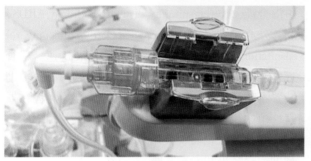

B

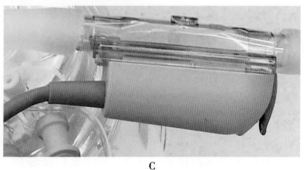

C

图 50-2-11　CDI-500 的安装与连接
A. CDI-500 显示屏；B. 探头和分流传感器安装连接完毕；C. H/S 探头安装连接完毕

4）将探头和分流传感器滑到探头支架上；

5）将 CDI H/S 探头（测量血细胞压积/饱和度）连接到静脉端 CDI H/S 比色杯上，使探头卡紧在比色杯上。

（3）注意事项

1）连接 CDI 分流传感器时需注意无菌操作；

2）体外循环转流开始 2～5 分钟后，待转流平稳、血液与预充液充分混合均匀后，抽取动脉血标本行血气+离子检验，根据检验结果校准 CDI 500 各项指标；

3）CDI 500 的监测指标不包括血糖，因此对于合并糖尿病，或灌注停跳液后出现高血钾需要使用胰岛素治疗的患者，监测血糖值时仍需通过血气检验；

4）停止体外循环前仍需要行动脉血气检验，各项结果符合停机标准后方可停止体外循环；

5）使用 CDI 500 时，氧合器上的标本采集管处于开放状态，会对整体的有效灌注流量有一定影响；停止体外循环时要首先将此通路关闭。

（李佳春）

参 考 文 献

1. Guden M, Korkmaz AA, Sagbas E, et al. An alternative method for cardioplegia delivery during totally endoscopic robotic surgery. J Card Surg,2009,24(6):661-663.

2. Gao C,Yang M,Wang G, et al. Excision of atrial myxoma using robotic technology. J ThoracCardiovascSurg,2010,139(5):1282-1285.

3. Wang Y,Gao C,Yang M,et al. Intraoperative transesophageal echocardiography in roboti-assisted minimally invasive cardiac surgery. Chin J ThoracCardiovascSurg, 2011, 27(7):401-403.

4. Song JG,Lee EH,Choi DK,et al. Differences between arterial and expired pump carbon dioxide during robotic cardiac surgery. J CardiothoracVascAnesth,2011,25(1):85-89.

5. Gao C,Yang M,Wang G,et al. The observation of 40 cases of totally robotic myxoma resection. Chin J ThoracCardiovascSurg,2011,27(7):393-394.

6. Ricci D,Pellegrini C,Aiello M,et al. Port-access surgery as elective approach for mitral valve operation in re-do procedures. Eur J CardiothoracSurg,2011,37(4):920-925.

7. Yang M,Gao C,Wang G,et al. Totally robotic mitral valve surgery in 60 cases. Nan Fang Yi Ke Da Xue Xue Bao, 2011,31(10):1721-1723.

第五十一章

体外膜肺氧合

自 1953 年 John Gibbon 教授首次成功使用心肺机应用于临床以来,体外循环设备及其管理技术均取得较快发展,这些巨大进步均是能够提供较长时间心肺辅助支持的体外膜肺氧合(extracorporeal membrane oxygenation,ECMO)技术得以诞生的重要基础。ECMO 可以为机体提供持续平流血液灌注,通常有两种形式,即 veno-venous ECMO(V-V ECMO)和 veno-arterial ECMO(V-A ECMO),前者仅提供呼吸辅助,而后者可提供循环和呼吸辅助。历经 40 余年的发展,ECMO 已成为各种原因引起的常规传统治疗宣告失败,预计死亡率超过

80% 的急性、可恢复性心肺功能衰竭的暂时性机械辅助技术。随着大规模前瞻性随机临床对照研究结果的公布,ECMO 技术在成人呼吸衰竭急性呼吸窘迫综合征(acute respiratory distress syndrome,ARDS)和体外心肺复苏(extracorporeal cardiopulmonary resuscitation,ECPR)的抢救性治疗中发展迅速。尽管近些年来各种可以长时间提供循环辅助的心室辅助装置不断涌现,但 ECMO 技术凭借其自身优势在器官移植中也发挥重要作用。本章将介绍 ECMO 技术的概念、类型、插管技术、临床适应证、患者管理、辅助治疗结果和未来发展。

第一节 ECMO 的基本概念和类型

ECMO 是将患者血液由体内引到体外,经膜肺完成气体交换后再用泵回输体内,可提供较长时间的心肺支持。按照血液引流和回输的血管类型,通常 ECMO 有两种类型:从静脉系统引出动脉分支注入为 V-A ECMO;从静脉引出又注入静脉为 V-V ECMO,另外还有几种特殊形式的 ECMO,如 A-V ECMO,即体外二氧化碳排除技术(extracorporeal carbon dioxide removal,$ECCO_2R$)等。临床工作中针对不同原因造成心肺功能衰竭需要 ECMO 辅助患者,可以灵活采用不同的辅助方式,也可以联合使用两种辅助方式。

一、V-V ECMO

(一) V-V ECMO 定义

由腔静脉引流血液(经股静脉或右颈内静脉插管),血液经膜肺进行气体交换后回到静脉系统(经股静脉或颈内静脉插管)。可以用一根双腔插管插入颈内静脉来实现,V-V ECMO 可以进行部分或全部肺支持。

(二) V-V ECMO 的特点

1. 安全性 V-V ECMO 操作较 V-A ECMO 简单、安全,单根双腔静脉-静脉体外膜肺氧合(double-lumen VV-ECMO,DLVV ECMO)仅经皮穿刺即可,不需要结扎静脉,避免了患者在建立和撤离辅助时动脉血管的切开、修复等相关操作。近年来新发明的可以用于成人的单根双腔插管(DLC)正确使用时,可以将 V-V ECMO 再循环量降至 3% ~ 5%,极大提高了呼吸辅助的有效性。

2. 并发症 同样用于呼吸衰竭辅助时 V-V ECMO 并发症要明显少一些,V-V ECMO 辅助高氧合血液直接进入肺循环,当循环管路出现血栓或气栓时,患者肺脏可以起到阻隔作用,减少了可能产生的体循环栓塞的风险。V-V ECMO 氧合血经混合后进入体循环,减少了 V-A ECMO 高氧合血直接进入脑而引起的再灌注损伤。

3. 血流动力学指标 使用 V-V ECMO 进行呼吸辅助患者通常心脏无基础病变,而且要求功能良好,辅助过程中血流动力学指标一般较稳定。而且 V-V ECMO 对血流的搏动性无影响,保持了

生理血流的特征,对各器官的灌注和血管阻力的影响较小。

4. 肺循环血流　V-V ECMO 改善肺循环氧饱和度,减轻肺部炎症反应和细胞因子反应,可为病变肺脏功能恢复赢得时间;而 V-A ECMO 辅助时肺循环血流量减少、流速变慢,可能引起肺缺血或血栓,当患者左心脏功能衰竭很严重时,左心回血逐渐增多而不能完成射血,引起左心室膨胀,加重心脏功能损伤,而且也有可能引起肺淤血、水肿。

5. 循环辅助　V-V ECMO 可对心脏功能起到间接地改善作用,可以降低胸膜腔内压、肺得到充分休息、改善机体的氧合状态、逆转酸中毒,而且还可增加冠状动脉的血液供应及降低右心室后负荷,改善心脏氧供,增加心排血量。V-V ECMO 辅助初期血管收缩药物剂量迅速减低。对呼吸衰竭的新生儿研究发现,V-V ECMO 支持期间,患儿平均动脉压明显提高,心功能得到改善,甚至可允许停用缩血管药物。但在少数呼吸衰竭患者进行 V-V ECMO 辅助时出现严重血流动力学指标不稳定时需要转成 V-A ECMO。

（三）插管方式

1. 连续血流两部位 V-V ECMO　经典引流方法是经颈内静脉引流出右心房的血液,然后股静脉回输。目前临床上最常用的循环回路是经股静脉和(或)头侧静脉引流,再经颈内静脉回输到右心房,该方法是儿童和成人严重呼吸衰竭的主要辅助模式。

2. 连续血流 DLV-V ECMO　因为新生儿股静脉细小,静脉引流管置于股静脉引流量往往不足,针对此设计出单根双腔管放置于颈内静脉,将血液从右房引流出,经过膜式氧合器氧合后再通过灌注口回输到右房,即 V-V ECMO 辅助时利用一根静脉插管既可实现血液的引流和回输,又可减少氧合血再循环,提高 V-V ECMO 的氧合能力。设计合理的双腔插管是 DLV-V ECMO 辅助成功的关键,目前,在临床上使用单根双腔插管为 F_{12}、F_{15} 和 F_{18}。DLV-V ECMO 可以满足辅助流量在 $120 \sim 150\text{ml}/(\text{kg} \cdot \text{min})$ 的要求(体重 $\leqslant 12\text{kg}$ 患儿),是新生儿 V-V ECMO 辅助的主要模式。目前成人也可 DLV-V ECMO,主要得以于插管的改进。既静脉引流的开口分别在上腔静脉和下腔静脉的近心端,动脉开口正对三尖瓣开口。此管可有效地减少氧合血再循环。插管还可通过导丝经皮置入(图 51-1-1)。

3. $ECCO_2R$　是一种特殊形式的 ECMO,其利用低血流量($200 \sim 1500\text{ml/min}$)静脉到静脉(或动脉到静脉)的体外装置,来实现足够的 CO_2 排除,但血液氧合能力有限。对于气道阻塞性疾病,如

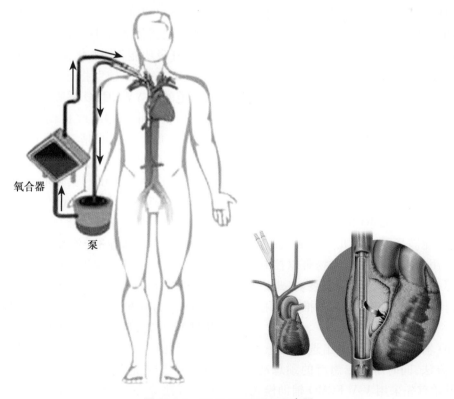

氧合器

泵

图 51-1-1　DLV-V ECMO 示意图

哮喘大发作时氧合尚好，CO_2 潴留严重患者可明显缓解患者症状。近年来相关的研究也较多，有不同的插管类型和插入部位，目前正在改进，如果进一步证明有效，$ECCO_2R$ 有望像连续肾替代技术一样应用于大部分重症监护室中。

（四）V-V ECMO 的适应证与禁忌证

近年来，ECMO 的临床适应证与禁忌证处于不断发展和改进之中，各个 ECMO 中心均有所不同。许多之前认为是 ECMO 辅助的禁忌证的疾病，由于不断有 ECMO 中心有报道取得较好的辅助效果，ECMO 辅助治疗的适应证处于动态变化，有不断扩大趋势。

V-V ECMO 呼吸辅助的基本适应证为：传统呼吸衰竭疗法治疗无效的可逆性肺部疾病，在两到四周内自身肺脏功能可以恢复的患者，近年来也有桥对肺移植的终末期肺部疾病接受 ECMO 辅助的患者。但随着辅助经验的不断积累和设备的改进前人所定下的 ECMO 辅助适应证和禁忌证都有所改变，许多以前认为是禁忌证的患者现在取得较好的辅助结果，严格的辅助适应证和禁忌证的界线变得并不那么明确。

V-V ECMO 辅助可成功应用于所有年龄段急性呼吸衰竭的患者，满足 ECMO 适应证的急性呼吸衰竭（acute respiratory failure，ARF）的患者都可首选 V-V ECMO 辅助。但对于急性呼吸衰竭伴有循环系统功能不全的患者是否选择 V-V ECMO 支持应视具体情况而定。但从以往新生儿和儿童经验来看，即使转流前有明显循环功能受抑制需要较大剂量缩血管和强心药物才能维持血压的患者，也能耐受 V-V ECMO，辅助开始后平均动脉压得以改善，允许减停强心药。

目前，尚无 ARF 患者需行 V-V ECMO 辅助的绝对标准，选择合适的 ECMO 支持模式，需要对患者的临床状况做仔细的评估。不能耐受 DLVV 插管的新生儿，以及 V-V ECMO 期间静脉引流量不足和气体交换不能满足要求的儿童和成人；感染性休克患者，应用最大剂量升压药物难以控制的休克、心搏骤停、心脏术后循环功能衰竭、难以控制的心律失常伴低血压的患者通常不推荐应用 V-V ECMO 模式。

对于 ECMO 辅助模式难以做出选择的患者，则可采用如下方法，同时游离出患者的颈总动脉和颈内静脉，开始首先采用 V-V ECMO 辅助模式，如 15～30 分钟后患者的平均动脉压和氧合状况都

得到改善，则继续 V-V ECMO 辅助；如 ECMO 期间患者状况未见改善或发生进行性恶化，则行颈总动脉插管，双腔管的引流口和灌注口都用于静脉引流，从而改为 V-A ECMO 辅助。

1. 适应证

（1）新生儿肺部疾患引起的呼吸衰竭：胎粪吸入性肺炎综合征（meconium aspiration syndrome，MAS）、透明膜肺病（hyaline membrane lung disease）、先天性膈疝（congenital diaphragm hernia，CDH）、新生儿顽固肺动脉高压（persistent pulmonary hypertension of neonate，PPHN）等。

（2）各种原因（外伤性、感染性、手术后、肺移植前后）导致的内科治疗无效的严重 ARDS。

2. V-V ECMO 呼吸辅助指征

（1）新生儿辅助指征：估计孕龄≥32 周、患儿出生体重≥1.6kg；ECMO 辅助持续用肝素，孕龄小于 32 周早产儿辅助时颅内出血风险高；无明显凝血性疾病或出血并发症；无严重颅内出血；机械通气≤14 天、肺部病变可恢复；无未纠正的心脏畸形；无致命的先天畸形；无不可恢复性脑损伤的证据。符合以下超过 1 个标准：①$AaDO_2$ [$AaDO_2$ = （患者-47）×FiO_2 - PaO_2 - $PaCO_2$]：605～620 持续 4～12 小时；②氧合指数（oxygen index，OI）（OI = 平均气道压×FiO_2×100）/PO_2＞35～60，持续 0.5～6.0 小时；③PaO_2＜35～50mmHg 持续 2～12 小时；④酸中毒或休克，pH＜7.25 超过 2 小时或伴低血压；⑤呼吸功能急性恶化，PaO_2＜30～40mmHg。

（2）ARDS 辅助指征：目前大部分 ECMO 中心报道的行 VV ECMO 呼吸辅助治疗患者的入选标准均由 Zapol 标准改良而来。通常包括在高 FiO_2 和加 PEEP 的情况下 PaO_2 仍持续低于 50mmHg 至少 2 小时。许多中心还附加了肺顺应性、肺损伤严重程度和其他心肺指标，如表 M 所示。近期随着其他呼吸治疗手段的出现，在积极进行其他支持治疗后仍然存在严重低氧血症的情况。经典"Zapol 标准"治疗指征可分为快进入标准和慢进入标准。快进入标准：FiO_2 为 1.0、PEEP ≥5cmH2O，PaO_2 ≤50mmHg 超过 2 小时；慢进入标准：FiO_2 为 0.6、PEEP ≥5cmH_2O，PaO_2 ≤50mmHg 超过 12 小时，且肺内分流＞30%。

近几年，由于内科 ARF 新治疗方法（如吸入一氧化氮、俯卧通气治疗、高频振荡通气、液体灌注通气疗法等）的不断应用，使得 ARDS 治疗的生存率有所提高，也影响 ECMO 的指征，但各中心治疗

水平不一,应根据各自的实际情况修改 ECMO 辅助治疗的进入标准。

3. 禁忌证 通常的排除标准是患者处于不适合干预的濒死状态,当患者有以下任何一种情况出现时认为不适合进行 VV ECMO 辅助:不可复性中枢神经系统损伤;严重慢性肺疾患;伴有重度预后不良性疾患(如终末期癌症);免疫抑制性疾患;多器官功能衰竭;颅内出血>Ⅱ级;由于肝素涂层管路的运用,抗凝禁忌性疾病已不作为绝对禁忌证。

二、V-A ECMO

1956 年,Clowes 等发明膜式氧合器使长时间辅助成为可能,之后陆续有了关于使用 VA ECMO 用于急诊循环辅助的报道。目前,V-A ECMO 不仅用于各种原因导致的急性可逆性循环功能衰竭的短时间辅助治疗,而且也由单纯期待心脏功能恢复扩展到为患者提供后续治疗(心脏移植或安装长期心室辅助装置)作桥梁,提高重症心脏功能衰竭患者的临床救治率。国际上 V-A ECMO 循环辅助病例数量稳中有升,临床效果基本保持稳定,其中 ECPR 所占比率不断升高,目前国内 ECMO 技术主要以成人 V-A ECMO 循环辅助占绝大多数。

表 51-1-1 为 V-V ECMO 与 V-A ECMO 具体比较。

表 51-1-1 V-V ECMO 与 V-A ECMO 比较

项目	V-V ECMO	V-A ECMO
插管部位	只需静脉插管,可一处插管	静脉和动脉插管
可达到的 PaO_2 值	45 ~ 80mmHg	60 ~ 150mmHg
氧供监测指标	脑静脉血 SvO_2;跨膜 O_2 分压差;患者 PaO_2;膜前 SO_2 的变化趋势	混合血 SvO_2;患者 PaO_2,计算耗氧量
对心脏功能影响	无直接作用;CVP 和脉搏搏动不受影响;增加冠状动脉的氧供;降低右室前负荷	降低前负荷,增加后负荷;脉搏搏动减弱;冠状动脉血主要来自左心室射血;心肌顿抑发生率高
供氧能力	中等,增加引流管、提高引流量可增加氧供	高
循环支持	无直接作用,可通过增加心排血量、冠状动脉血流量和改善肺循环间接对循环辅助	部分或完全替代心脏做功
对肺循环血量的影响	无血流变化,增加肺循环氧供	中等或明显降低
存在右向左分流	增加主动脉血液血红蛋白饱和度	降低主动脉血液血红蛋白饱和度
存在左向右分流	可能发生肺充血和低血压	可能肺充血和低血压
再循环	有(15% ~ 50%),是影响患者氧供的主要因素	有(较少)

(一) V-A ECMO 转流途径

1. 周围静脉-动脉转流 将静脉插管从股静脉置入,插管向上延伸至右房,引出的静脉血在氧合器中氧合,经泵从股动脉注入体内(图 51-1-2)。该插管方式可将 80% 回心血流引至氧合器,降低肺动脉压和心脏前负荷。缺点是股动脉插管位置低,患者心肌、脑组织和上本身得不到充分的血流灌注。有学者将动脉插管延伸至主动脉根部以缓解这一难题,但同时增加血栓形成的危险,并有可能造成动脉机械性损伤。另外肺循环血流骤然减少,使流经肺脏的血液淤滞,增加了肺部炎症和血栓形成的危险性。此方法非搏动成分多,对维持稳定的血流动力学有一定困难。目前认为在 ECMO 治疗中维持一定肺血流和肺动脉压力,有利于肺脏结构和功能恢复。

2. 中心静脉-动脉转流 这是目前最常用的方法。由于右颈部血管对插管有很强的耐受,一般通过颈内静脉插管,经右房将血液引流至氧合器,氧合血通过颈动脉插管至主动脉弓输入体内(图 51-1-3)。主要特点为:体外循环注入的氧合血可替代衰竭的心肺功能。当流量达到 120ml/(kg·min)时,心脏可处于休息状态。此法可降低肺动脉压力,人工呼吸依赖性成分少,适用于严重的呼吸衰竭的患儿。不足之处在于:非搏动灌注

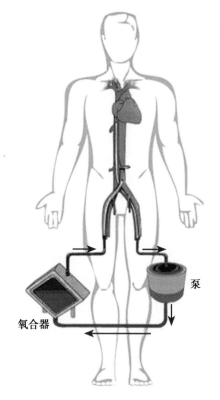

图 51-1-2　成人股动静脉 V-A ECMO 示意图

成分多,血流动力学不易稳定;插管拔管操作复杂,特别是结扎一侧颈部血管,对今后的脑发育有潜在危险。McGough 等采用锁骨下动脉插管方法,能够保证双侧颈动脉的血液灌注,其要点为:插管外径应为无名动脉内径的 75%,这样可保证在灌注时右侧血管有充分的血流;ECMO 结束时进行动脉修复。由于婴儿体重小、插管细、颈内静脉引流往往不能满足灌注需要。Ford 等利用髂血管引流取得了良好效果。因为胎儿期的脐血管血流量可达 130ml/(kg·min),有学者利用新生儿的脐血管增加静脉引流量,但也可带来一些并发症,如肝内膜下出血、门脉高压、坏死性小肠结肠炎等。

中心插管和静脉插管的比较在表 51-1-2 中列出。

(二) V-A ECMO 适应证与禁忌证

1. 适应证　ECMO 由于其自身的特点,近几年广泛用于各种原因导致的急性循环衰竭患者的抢救性治疗,并积极促进器官移植和人工器官的发展。ECMO 进行循环辅助时的特点(与主动脉内球囊反搏和心室辅助装置相比):适用于所有年

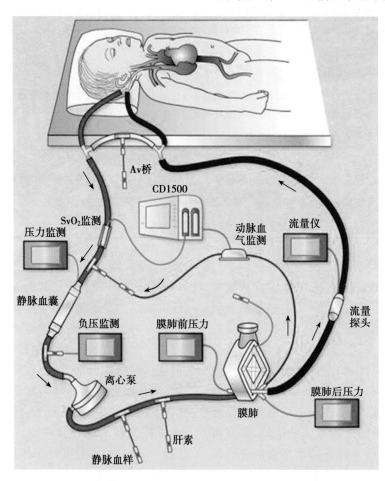

图 51-1-3　小儿经颈部血管的 V-A ECMO 示意图

表 51-1-2　中心插管与周围插管比较

项目	中心插管	周围插管
部位	右心房、升主动脉	腹主动脉、颈动静脉、锁骨下动脉、股动静脉等
主要并发症	感染、出血	肢体缺血、淤血
供血	充分	尚可
上半身氧合	不受自身肺影响	受自身肺影响
插管、拔管	复杂	简单
主要人群	<12kg	>12kg

龄段患者,包括新生儿、儿童和成人;在提供双心室辅助的同时又可以进行呼吸辅助,可用于急性心肺功能同时衰竭患者;操作简便、快捷,不需要开胸,外周血管插管,可在 ICU 床旁局麻下完成操作,安装和撤离简单所需时间短,更适合急诊情况下使用;费用相对低廉。由于 ECMO 具有以上特点,使得 ECMO 运用广泛,特别在心源性休克的抢救中,可以快速辅助急性心力衰竭患者,使患者有机会进行进一步治疗。其适应证如下:

(1) 心脏术后心源性休克(postcardiotomy cardiogenic shock,PCCS):据统计约有 0.5% ~ 1.2% 的心脏手术患者会出现术后不能脱离体外循环机或脱机后在 ICU 中出现使用常规血管活性药物和 IABP 辅助治疗仍然无法缓解的低心排现象,患者需要进一步机械循环辅助治疗来挽救生命。通常这部分患者中同时双心室功能衰竭或合并肺部疾病时,首先考虑行 VA ECMO 辅助。有报告对术后心脏功能衰竭接受 ECMO 辅助并成功撤机存活患者和接受 ECMO 辅助桥对心室辅助装置或心脏移植后存活患者做术后 5 年随访,发现两种治疗途径生存率相似。

(2) 各种原因(急性心肌梗死、暴发性心肌炎、心脏介入治疗突发事件、等待心脏移植、长期慢性充血性心力衰竭患者急性失代偿、难治性恶性频发的室性心律失常、药物中毒、溺水以及冻伤等)引起的心搏骤停或心源性休克。

急性心肌梗死(acute myocardial infarction,AMI)患者中约有 8% ~10% 伴发心源性休克(cardiogenic shock,CS),常规正性肌力药、缩血管药物和 IABP 辅助可以增加心输出量约 0.5L/min。当患者心脏功能太差,心输出量很低时就需要进一

步的机械循环辅助治疗。1966 年首次文献报道 AMI 合并 CS 患者使用机械循环辅助方法治疗,此后随着手术技术、辅助装置和复苏手段的提高,辅助生存率得以改善。近期一项对 500 例 CS 患者机械循环辅助的 Meta 分析得出院内存活率超过 50% 。尽管 ECMO 用于这些患者的治疗目前仍然缺乏随机对照研究或指南,但被临床医师广泛认可的事实是:AMI 合并 CS 患者经传统治疗仍然生存可能性小时,ECMO 就应该在那些有进行心脏移植可能患者中使用。

ECMO 用于急性暴发性心肌炎伴发心源性休克患者的辅助治疗:急性暴发性心肌炎伴发心源性休克患者常规治疗死亡率高达 50% ~70% ,这时往往需要机械循环辅助治疗,ECMO 用于循环辅助这类患者一般在两周内心脏功能恢复正常,可以撤机,文献报道辅助成功率为 60% ~90% 。但也应注意这部分患者往往需要较高的辅助流量,辅助刚开始心脏功能很差易出现左心室肌运动减弱和膨胀,定期作超声检查早期发现心室胀或心室内血栓形成,这时积极采取必要的左心减压措施,防止左心室内血栓形成和肺淤血等严重并发症出现。

此外 ECMO 也为高危冠心病患者进行介入治疗或搭桥术再血管化治疗提供保障。近几年 ECMO 用于大面积重度创伤、冻伤、溺水、CO 中毒、急性药物中毒等导致的急性心搏骤停的院外患者的抢救性治疗,也取得较好疗效。

(3) 严重呼吸衰竭:严重低血症(动脉氧分压/呼吸机吸氧浓度<100);重度高二氧化碳血症(动脉血气分析 pH<7.20)和严重 ARDS 患者。这些患者往往呼吸衰竭的提示合并心脏功能不全,需要 V-A ECMO 同时提供心肺辅助。

2. V-A ECMO 循环辅助治疗指征　当循环功能衰竭患者具有以下表现时,可判定考虑行 VA ECMO 辅助:心排指数(cardiac index,CI)< 2L/(min · m^2)持续 3 小时;代谢性酸中毒:碱缺失(base deficit,BD)>5mmol/L 持续 3 小时;低血压:新生儿平均动脉压<40mmHg,婴幼儿<50mmHg,儿童< 60mmHg 持续 3 小时;少尿:尿量< 0.5ml/(kg · h)持续 3 小时;心脏手术后脱机困难患者(心脏畸形已得到纠正)。

3. 禁忌证　V-A ECMO 循环辅助的相对禁忌证和绝对禁忌证与 V-A ECMO 治疗 ARDS 的禁忌证基本相同。随着 V-A ECMO 循环辅助技术的不

断发展,除非患者在 V-A ECMO 辅助前存在极其严重的不可逆性危及生命体征的病变以外,其他疾病条件均可视为 V-A ECMO 循环辅助的适应证,而非禁忌证。

(三) V-A ECMO 循环辅助发展展望

近年来,V-A ECMO 技术发展较为迅速,V-A ECMO 技术已成为医院内、外各种原因导致的急性循环呼吸衰竭的抢救性治疗首选机械循环辅助装置。该技术循环辅助的发展主要集中在以下四方面。

1. ECMO 设备与环路　积极研发新的涂层技术减少或避免使用抗凝药,降低长时间辅助并发症;更加简便、高性能、自动反馈功能的新一代 ECMO 环路和套包,该环路也可以包括肝脏、肾脏和血液透析功能。积极开发新型涂层材料、新型泵系统和膜式氧合器,以减轻炎性反应,适合长时间辅助。

2. V-A ECMO 临床适应证　近年来便携式 ECMO 系统的出现,ECPR 技术的成功开展,使得 V-A ECMO 不仅能够走出手术室,而且能够在医院外,不受空间限制,对危重症患者进行抢救性辅助治疗。近年来不断有报道医院内、外 ECPR 技术取得较好辅助生存率的临床报道。另外,ECPR 时结合亚低温治疗的动物实验和临床试验研究也处于研究阶段,其研究结果可能进一步指导临床,提高 ECPR 抢救性治疗成功率。另外,对于脑死亡患者,快速进行 V-A ECMO 辅助,可维持机体其他器官功能,积极促进器官移植技术的不断进步。

3. 危重 ECMO 患者的转运　近年来不断有研究报道,ECMO 中心的临床辅助治疗经验,即每年 ECMO 辅助治疗患者的数量与 ECMO 辅助出院存活率呈正相关。其可能的原因是 ECMO 辅助例数较多的中心,其 ECMO 团队对临床适应证与辅助治疗时机的把握较为准确。另外,ECMO 辅助治疗经验丰富的医疗单位对 ECMO 辅助期间的并发症与意外情况处理更为及时,可能也是影响 ECMO 辅助结果的重要原因。因此,有些发达的欧美国家成立了较为专业的 ECMO 救治中心,其他医疗单位有危重症患者接受 ECMO 辅助后,直接转运到相应的 ECMO 专业救治中心,以保障 ECMO 的救治效果。国外危重患者的 ECMO 转运已较为成熟,可以使用的转运工具有:直升机、轮船和急救车等。国内也开展了 ECMO 患者的转运工作,并积累了一定的临床经验。

4. V-A ECMO 技术的规范化　这一点在当今我国尤为突出,随着我国经济发展,社会不断进步,人民群众对危重症疾病救治的需求不断提高,V-A ECMO 技术很快就会在全国范围内广泛开展,进一步规范化我国 V-A ECMO 辅助技术也是工作的重点。

总之,V-A ECMO 已成为各种原因导致的急慢性心肺功能衰竭治疗中的一个重要环节。

三、体外二氧化碳排除技术

体外二氧化碳排除技术(extracorporeal carbon dioxide removal, $ECCO_2R$)是一种特殊形式的 ECMO,其利用低血流量(200 ~ 1500ml/min)静脉到静脉(或动脉到静脉)的体外装置,来实现足够的 CO_2 排除,但血液氧合能力有限。在某些特定情况下,如严重的上或下呼吸道梗阻、患者氧合足够,但 CO_2 排除困难、胸膜腔内压力过高或气压伤,这些问题的处理往往非常棘手。如果通过 $ECCO_2R$ 排除体内过多的 CO_2,可导致自主呼吸减弱,呼吸机条件降低,甚至可以脱离呼吸机。$ECCO_2R$ 以持续或潮式血流可在低流量[30ml/(kg·min)]用于排除血液中 CO_2。$ECCO_2R$ 期间,患者的氧供仍然主要来自于自身肺脏,因此这项技术在某种程度上依赖于肺的气体交换功能。患者在给予低频率、小潮气量情况下即可有效排除动脉 CO_2,防止过度通气和气压伤。$ECCO_2R$ 可用于严重上或下呼吸道梗阻需体外生命支持的患者,因为在严重哮喘状态下,CO_2 的排除比 O_2 摄入更加困难。$ECCO_2R$ 也可用进行支气管镜检查、或气道手术等,以保证这些操作安全进行。

经典的 $ECCO_2R$ 为 V-V ECMO,多数经颈-股静脉插管,需要自身心脏来实现血泵驱动,可提供中等流量(30% 的心输出量);而 $AVCO_2R$ 为无泵驱动型,一般经股动静脉插管,一般低流量(10% ~ 15% 的心输出量)便足以达到有效排除多余 CO_2 的目的。近年来有新型的相关设备正处于研究改进阶段,如果进一步证明有效,$ECCO_2R$ 有望像连续肾替代技术一样应用于大部分重症监护室中。

在实际临床 ECMO 技术实践中,在考虑对一位危重患者开始 ECMO 辅助治疗之前,ECMO 团队(通常包括:心脏外科医师、麻醉医师、体外循环灌注师、ICU 护士和呼吸治疗师等)需要充分沟通与交流,来共同决定是否该患者适合行 ECMO 辅助治疗。患者家属及其监护人的建议有时候也很重要。患者基础疾病的可恢复性是必须考虑的，ECMO 辅助开始后，患者的血流动力学趋于平稳，但心肺器官基础疾病是否能够得到后续治疗往往直接决定辅助结果（如急性心肌梗死合并心源性休克患者，后续能否进行心内科介入或心外科冠脉搭桥手术）。对于基础疾病的不可恢复患者，是否适合心脏或肺脏移植等均是需要考虑的重要问题。另外，ECMO 辅助随着时间的延长，其并发症的发生率明显增加，充分估计患者病变可复性的时间也很关键。

第二节 ECMO 监测与管理

ECMO 技术是一种具有创伤较大、高风险特点的高级生命辅助形式，为保障 ECMO 辅助能够安全、有效的发挥其辅助支持治疗作用。必须加强 ECMO 辅助期间各种监测，以指导患者获得最佳的辅助治疗效果。

一、ECMO 患者的监测

ECMO 辅助期间很有必要进行以下监测，如 ECMO 辅助流量与平均动脉压、混合静脉血氧饱和度与乳酸水平、脉压、呼吸机机械通气相关参数、心律、膜式氧合器膜前和膜后压力、抗凝强度监测、下肢血运监测和中心静脉压监测等。常规监测项目主要是 ECMO 环路运行情况和患者全身情况，及时发现异常，尽早给予处理，可避免严重后果产生。ECMO 辅助开始后及目标各种相关参数见表 51-2-1。

表 51-2-1　ECMO 辅助开始设定与目标参数

设定	参数
血流量	50 ~ 80ml/（kg·min）
气流量	50 ~ 80ml/（kg·min）
吸入氧浓度	100%
入口处压力（离心泵）	>100mmHg
氧饱和度（回输管路）	100%
氧饱和度（引流管路）	>65%
动脉血氧饱和度	VA:>95%；VV:85% ~ 92%
混合静脉血氧饱和度	>65%
动脉血二氧化碳分压	35 ~ 45mmHg
pH	7.35 ~ 7.45
平均动脉压	65 ~ 95mmHg
血细胞比容	30% ~ 40%
血小板数量	>100 000/mm^3

二、ECMO 患者的管理

患者接受 ECMO 辅助治疗部分或全部静脉血回流引出至体外，减轻患者肺脏和（或）心脏的负担，等待其功能恢复。在此期间呼吸机机械通气参数和强心药物的剂量都降低，但往往由于辅助时间较长，几天或几周，甚至数月，患者全身各脏器都会受到一定影响，因此 ECMO 的管理有其特殊性，不仅要考虑到患者心肺功能，同时还应高度关注血液系统、肝肾功能等多方面因素。ECMO 辅助期间应将 ECMO 环路和患者视为一个整体看待，一切医疗操作应以患者的安全为出发点。2008 年 ELSO 组织提出 ECMO 患者的管理规范，而且不断在更新，以便在世界范围内规范 ECMO 技术。

在国外通常是由床旁 ECMO 专业人员 24 小时监管患者，一般是接受过正规培训的 ICU 护士、麻醉护士、呼吸治疗师或体外循环灌注师。ECMO 专业人员必须熟悉 ECMO 的原理和辅助期间紧急突发事件的处理措施，同时还应定时观察患者辅助期间各种重要生命体征参数和生化指标的变化，以便于尽早发现问题并给予及时处理。

（一）抗凝管理

尽管近年来不断有新的生物表面涂层材料问世，以试图减轻血液与非血管内皮细胞接触后激活的凝血和炎性反应，但不可否认的是 ECMO 辅助期间患者机体仍然处于一种消耗性高凝状态。ECMO 开始辅助后，血液跟 ECMO 管路中的非生物相容性异物表面相接触，激活一系列炎性反应，血浆中的某些蛋白立刻黏附到管道表面，有些蛋白成分的黏附可抑制进一步的细胞和蛋白反应，而有些蛋白成分，如：纤维蛋白原、凝血因子Ⅻ、补体和血小板等的黏附则会引起血栓形成。其过程先是由纤维蛋白原黏附于管道表面，然后血小板又黏附在纤维蛋白原上，并释放出血小板中的颗粒内容物吸引更多的血小板黏附和聚集，并使纤维蛋白原转化为纤维蛋白。当血流速度较快时，由于血流的冲刷使血小板不能聚集，难以形成血栓；而当血流速度缓慢时（如在撤机过程中），血小板和纤维蛋白可迅速形成筛网状，网罗红细胞形成血栓。因此 ECMO 辅助时必须使用抗凝措施以预防血栓形成，目前美国绝大多数 ECMO 中心使用肝素来进行抗凝治疗。通常情况下，在 ECMO 插管前先首次给肝素 100U/kg，使得 ACT 维持在 140~220 秒范围内，辅助过程中肝素的静脉维持剂量为 25~100U/(kg·h)，将 ACT 控制在 160~180 秒为宜。但不同患者个体对肝素的敏感性差异较大，静脉输入速度也存在很大不同。需要注意的是，由于肝素可以和血小板结合，并由尿液中排泄，当输血小板或尿量增加时应相应增加肝素剂量，而当血小板减少或肾功能损伤时则需减少剂量。在 ECMO 辅助过程中不仅要防止血液凝固，而且还需要维持机体适当的凝血功能，防止发生出血，保持血小板数目 $\geqslant 50\ 000/mm^3$，如有必要及时补充新鲜血小板。

对于心脏手术后直接使用 ECMO 辅助病例，当患者从体外循环机转为 ECMO 辅助时，有学者主张先用半量鱼精蛋白中和肝素，回到监护室后直到凝血功能恢复正常后才开始使用肝素抗凝维持 ACT 在 180~220 秒，而且这部分患者术后第一天出血风险很高，在术后第一个 24 小时通常不给肝素。抗凝治疗中密切注意观察患者全身情况，定期观察膜式人工肺和管道血栓形成情况，高度警惕纵隔出血以及颅内出血等各种出血征象，非外科因素导致的出血可通过输新鲜冷冻血浆、血小板、冷凝集物或其他凝血因子加以控制，发现患者有出血现象积极寻找其引起出血的原因并给予正确处理。

由于肝素价廉、其抗凝效果可以在患者床旁快速监测和抗凝活性可以使用鱼精蛋白迅速中和等优点而广泛使用。但 ECMO 辅助期间使用肝素抗凝也存在许多缺陷，如：只对外源性凝血途径加以抑制，而很可能内源性凝血途径在 ECMO 辅助期间引起凝血起重要作用；肝素发挥其抗凝活性需要依赖一定浓度的抗凝血酶Ⅲ，在抗凝血酶Ⅲ缺乏的患者中肝素抗凝活性降低；可以增强抗凝血酶的生物活性，但不能防止凝血酶的形成；肝素-抗凝血酶Ⅲ复合物仅作用于可溶性的凝血酶，而对已经与纤维素结合的凝血酶无作用；可间接抑制血小板功能，长时间使用肝素可能出现肝素诱导的血小板减少综合征；对激活的纤维蛋白溶解系统无抑制作用。另外，临床医师也应该认识到 ECMO 辅助期间凝血酶随时都有可能产生，同时纤溶系统也处于强烈的激活状态，总之，所有接受 ECMO 辅助治疗患者都存在一定程度的消耗性凝血病，总存在凝血系统和抗凝血系统之间不稳定的平衡。积极寻找新的抗凝药物、开发新的涂层技术进一步减少肝素的使用和 ECMO 辅助期间患者血液系统并发症迫在眉睫。

（二）血气管理

ECMO 辅助后患者的心肺功能由 ECMO 来承担部分或全部功能，定期复查血气及时调节辅助参数，可以准确判断患者心肺功能恢复情况，指导进一步的治疗。

ECMO 辅助时需要做到：定时检测动脉血气，通过调节血流量和气流量保持动脉二氧化碳分压在 40mmHg 左右；持续监测静脉血氧饱和度，以维持在 $\geqslant 65\%$ 为宜，静脉血氧饱和度主要受辅助流量影响，ECMO 辅助开始后需调节流量来保持适当的静脉氧饱和度。如在流量恒定的情况下出现静脉氧饱和度下降往往是提示患儿哭闹、抽搐等原因引起的机体代谢率增加所致，可以通过增加灌注流量或镇静、使用肌松药等方法缓解，必要时可通过适度的降温来降低机体代谢率。如出现静脉氧饱和度增加，则表示机体代谢率降低或患者肺脏功能有所恢复。

两种 ECMO 辅助模式对动静脉血气的影响有一定差别。当 V-A ECMO 辅助开始后，动脉携氧量立刻增加，动脉氧饱和度可维持在 95% 以上，并由于代谢率的降低和儿茶酚胺类药物用量的减少，静脉氧饱和度也有所上升。而 V-V ECMO 辅助开始后动静脉血气指标可能没有明显变化，此后逐渐上升，稳定状态下动脉血氧饱和度一般保持在 85%~90% 之间即可。

当 ECMO 只是为了提供循环辅助时，机体自身肺脏功能基本正常。这些患者使用 V-A ECMO 时肺部的气体/血流比值远远超出正常范围，如仅根据低呼气末二氧化碳分压来降低呼吸机的通气量会导致通气不足肺泡塌陷，从心肌血供角度考虑也应采取保护性肺通气策略（气道峰压：20~25cmH_2O；呼气末正压 5~15cmH_2O；吸入氧浓度 < 0.5；呼吸频率 4~8 次/分和总潮气量 < 100ml）。有学者建议在成人辅助过程中使用一定的呼气末正压 10~15cmH_2O，同时保持气道峰压 $\leqslant$

30cmH$_2$O,这样不仅可以保持呼吸机的低频和低潮气量通气,而且有利于防止肺实变。如仍出现动脉二氧化碳分压过低的现象,可考虑向氧合器的气源中加入适量的二氧化碳。得克萨斯州立儿童医院在使用 ECMO 过程中保持潮气量 10~12ml/kg,PEEP 维持在 5cmH$_2$O 左右,呼吸频率保持10~15 次/分,氧浓度≤0.6,这样不仅可以预防肺不张,也能够防止气压伤。

(三) 合适的辅助流量

1. V-V ECMO 辅助时合适的辅助流量　转流过程中合适的辅助流量应控制在能够保证全部的氧供和二氧化碳排出,并尽可能将再循环降至最低。通过调节血流量保持适当的血压以及合适的动静脉氧饱和度,一般静脉氧饱和度不低于65%,可认为机体灌注充分。辅助起始流量通常为 10~15ml/(kg·min),逐渐加大流量,10~15 分钟后达到最大流量 140~150ml/(kg·min),确认可达到最大流量后降低辅助流量至合适水平。流量不足往往同容量不足、气胸、心包填塞、引流管位置不当或梗阻等有关。还应注意 ECMO 入口处的负压不能低于-20mmHg,过低的负压会引起溶血和气穴现象。

辅助期间 SaO$_2$ 在 85%~90% 之间是可接受的,有时更低也是可以忍受的。根据膜前 S$_V$O$_2$和患者 SaO$_2$ 的动态变化,以及查体和酸碱情况来综合判断可能出现的情况。呼吸机设置辅助参数降低,肺得到完全的休息,即在低频率、低潮气量(低吸气峰压)、低吸入氧浓度和一定的PEEP 下通气。

2. V-A ECMO 辅助时合适的辅助流量　V-A ECMO 直接影响动脉血压和全身各脏器的灌注,即要满足全身其他器官的有效灌注,又要尽可能地减轻心脏的负荷,为受损心脏功能的恢复创造条件。大部分 ECMO 中心在循环辅助时将辅助流量设定为 2.5~3.0L/(kg·min),少数文献报道辅助流量高达 4.0~5.0L/(kg·min)。在辅助刚开始的几个小时内,往往需要使用一些血管活性药物来调节外周血管的阻力。特别是心脏术后需要循环辅助的患者,由于体内儿茶酚胺等物质浓度高,常会引起血管收缩,而那些经过长期儿茶酚胺类药物治疗的患者在使用 ECMO 的初期会出现外周血管麻痹。辅助过程中有必要维持较低剂量的正性肌力药,这样不仅可以使心脏得到充分休息,而且可以降低机体的代谢率,减轻心肌氧耗避免左

心室胀、左心室内血栓形成,维持必要的左心室射血有利于心脏功能恢复。一般来说,除使用小剂量多巴胺以增加肾脏血流外,可以视血压将肾上腺素维持在 0.02~0.04mg/(kg·min)水平,循环功能稳定患者甚至可以停用肾上腺素。近来的研究表明在 ECMO 的使用过程中,由于体内肾素活性增高,可使用血管扩张药物以及米力农以降低左心室室壁张力。有些 ECMO 中心仅在准备撤离ECMO 时才考虑开始使用强心药物。

大多数 ECMO 中心还是积极推荐 V-A ECMO辅助期间联合主动脉内球囊反搏(intra-aortic balloon pump,IABP)辅助。理论上 IABP 能够增加冠脉血流量、减轻衰竭的左心室后负荷、增加血液搏动性灌注成分,能够抵消或弥补在外周(股静脉-股动脉)插管 V-A ECMO 辅助时可能增加衰竭的左心室后负荷的缺陷,积极促进衰竭的心脏功能恢复。放置于降主动脉内的 IABP,球囊的充气膨胀也有可能阻挡来自于 V-A ECMO 股动脉逆行性向上的血供。但近期有关的 V-A ECMO 联合 IABP辅助的临床研究结果是 V-A ECMO 联合 IABP 辅助组与单独 V-A ECMO 辅助组相比较,乳酸清除率、脱机率和出院存活率均是阴性的,也可能是研究样本数量较少的原因。因此,V-A ECMO 循环辅助时是否应该合用 IABP 辅助以及 IABP 辅助介入的时机都有待于进一步临床研究。

在 ECMO 辅助过程中,平均动脉压应保持在>40mmHg(新生儿);50~90mmHg(儿童或成人)。同时还需检测中心静脉压,保持其处于较低水平,以减少胸腔渗出,防止脏器淤血。左房压也是一个重要的监测指标,左房压的升高可能引起左心室或左房扩张,并由此导致肺水肿,所以左房压力过高时须安放左房引流管或进行球囊房间隔造漏术来实现左房减压。

总之,ECMO 辅助尽可能给心脏创造适宜恢复的环境,增加心肌灌注,减少心肌氧耗,转流中可使用小剂量强心药物维持体内基本的激素水平和增加肾脏灌注。

(四) 撤机过程

ECMO 是一项对机体创伤很大的治疗方式,辅助时间越长,其并发症发生率越高,预后越差。有研究表明,心脏术后接受 ECMO 辅助治疗患者辅助时间超过 120 小时患者的生存率明显降低,因此,当患者心肺功能恢复后就应该尽早考虑撤机,但多数 ECMO 中心并不推荐在 V-A ECMO 辅助后

48 小时内撤机的意见。

ECMO 辅助时需定期评价患者心肺功能。心脏术后使用 ECMO 循环辅助病例在使用 24～48 小时后可在直视下观察心脏的收缩情况(经胸插管建立 ECMO 辅助并延迟关胸患者)或床旁心脏超声来了解心脏功能的恢复情况(经股动静脉插管建立 ECMO 辅助)。心脏功能恢复表现为:在不改变辅助参数,如:氧供、动脉氧含量的情况下静脉氧饱和度增加,动脉血压搏动波形改善(脉压≥10mmHg)和超声显示心脏收缩状况改善(左心室射血分数≥35%)。肺功能恢复的标志有:在不改变呼吸机和 ECMO 辅助参数情况下出现动脉氧分压增加或二氧化碳分压降低、肺顺应性增加、动脉氧含量增加、二氧化碳含量减少和胸部 X 线片改善。

当心脏和(或)肺脏功能出现好转,可逐渐降低 ECMO 辅助流量,准备撤离 ECMO。在此过程中,应逐渐加强辅助心肺功能的各项措施以维持正常的血气,V-A ECMO 撤机有快撤机和慢撤机两种方式。慢撤机即逐渐减小辅助流量,观察患者情况,一般需 6～24 小时,快撤机直接将流量降至最低(1.5L/min),如患者在低剂量正性肌力药物作用下维持循环稳定,一般在 1～2 小时内就可完成撤机。当 ECMO 流量降低,机体自身的心输出量逐渐恢复时,呼吸机的频率和潮气量应随之恢复以免灌注冠状动脉的血液氧合不足。准备撤离前应稍加大强心药物用量,如果在小剂量或中等剂量的强心药物支持下,心指数能维持在 3L/(m^2min),则可考虑撤离 ECMO。但如果需使用较大剂量强心药物时,如:多巴胺>10μg/(kg·min),则应继续 ECMO 辅助。经验表明,如使用大剂量强心药物支持才能脱离 ECMO,在脱离后会出现左心功能进行性下降、心律失常甚至多脏器功能衰竭,患者预后不良。部分 ECMO 中心对于高危脱离 ECMO 困难患者,也有采用试脱离 ECMO 后,将连接好的 ECMO 环路继续在患者床旁预留维持 ECMO 环路 24 小时,以方便快速重新开始 ECMO 辅助。

V-V ECMO 辅助时,当 70%～80% 的气体交换是由肺脏完成时(即 ECMO 的流量仅为起始流量的 20%～30% 时),可以考虑停止 ECMO,先停止向膜肺供气,继续转流监测静脉氧饱和度以观察机体的循环状态。在 V-A ECMO 辅助中,辅助流量降至最低,交替钳夹和开放动静脉插管、动静脉桥,待心肺功能稳定后拔除插管。

由于在撤离 ECMO 的过程中流量逐渐下降,因此有些学者建议应该增加肝素的用量,将 ACT 延长至 220 秒以减少血栓形成的可能性。也有些医疗机构在撤离过程中,开放旁路保持泵的流量不低于 100～200ml/min,防止血流缓慢所引起的血栓。

(五)其他方面

1. 护理基础 日常护理非常重要,包括黏膜、皮肤和气道护理,并保持安静的环境,新生儿或婴幼儿 ECMO 辅助期间进行所有操作都要动作轻柔,尽量减少镇静剂的应用,避免应用肌松剂。

2. 抗感染 ECMO 辅助时患者免疫系统处于抑制状态;经血管插管等高侵入性操作;长时间呼吸机辅助通气;部分患者需要延迟关胸;可能存在肠道菌群异位;血液与人工界面持续接触等因素使患者感染风险较大,多数 ECMO 中心一般主张联合使用广谱抗生素预防感染,有文献报道使用三代头孢+万古霉素/+氟康唑能有效预防感染,也有少数 ECMO 中心 ECMO 辅助期间并不积极预防性使用抗生素,患者出现感染迹象或血培养结果阳性时,才考虑使用抗生素。

3. 营养支持 在 ECMO 使用过程中应尽可能给机体足够的营养支持,促进恢复。特别在新生儿中低心排血量可在 ECMO 辅助前导致新生儿坏死性小肠结肠炎,因此在新生儿中经常需要肠道外营养支持,如:静脉高营养(parenteral nutrition),但最近有报告应用肠道营养也很安全。儿童和成人肠道内营养患者也易于接受。

4. 肾功能 肾脏功能对血流动力学的改变非常敏感,非搏动灌注可直接引起尿量减少,因此在 ECMO 辅助期间不仅要维持肾脏良好的灌注,保护肾脏功能,同时需要使用小剂量的利尿药以维持足够的尿量。ECMO 辅助时可使用小剂量多巴胺增加非搏动灌注时的肾脏血流,静脉长期持续给利尿剂排除第三间隙的水分也是保持水代谢平衡的重要手段,必要时还可使用超滤或血液透析技术。近年来 ECMO 辅助患者的液体管理和血液透析治疗的相关研究较多,辅助期间行血液透析治疗的指征有所放宽,时机也更早,能否改善辅助结果仍然需要进一步临床研究。

5. 血红蛋白和血小板 新生儿 ECMO 辅助过程中应维持血红蛋白在 12～15g、成人 10～11g,保持血液的携氧能力。ACT 维持在 160～220 秒,血

小板需保持在 50 000/mm³ 以上,以减少出血并发症。纤维蛋白原>100mg/dl,有出血倾向患者纤维

蛋白原>150mg/dl,ACT 可适当维持在较低水平。

第三节　并发症的防治

ECMO 患者取得较好辅助结果的因素:选择合适的患者、正确的辅助时机和尽可能避免和减少 ECMO 辅助期间的各种并发症的发生,可见 ECMO 辅助期间并发症影响患者辅助结果。应积极预防、早期发现和积极治疗。ECMO 并发症分为 ECMO 相关的机械并发症和与患者相关的并发症两大部分。

一、机械并发症

1. 血泵并发症　电源脱落或停电、电池故障、机械故障、泵头泄露、泵内血栓形成等。

2. 膜式氧合器故障　血浆渗漏、血栓形成、气栓形成、漏血等。

3. 变温箱故障　过热、不变温、低温等。

4. 环路问题　管路进气、漏血、进开。

二、与患者相关的并发症

1. 血管并发症　由于操作粗暴或患者血管条件差,插管时造成血管穿孔、窦道或夹层形成。

2. 下肢缺血　成人 ECMO 辅助经股动脉插管影响远端下肢供血,甚至形成血栓,应及时处理。此外,ECMO 辅助撤机、拔管缝合后,也可能造成血管狭窄、血栓形成,影响下肢血供,引起下肢缺血并发症发生。有研究报道对于经股静脉、股动脉插管建立 ECMO 辅助时,常规放置远端灌注管,尤其是在冠心病患者中,可以将下肢缺血并发症降至 10% 以内。但远端灌注管的粗细仍然没有固定的标准,7Fr 的灌注管就足够。

3. 溶血　在转流期间发现血红蛋白尿,检测血浆游离血红蛋白增高,严重时可导致肾衰。发现问题,应及时更换 ECMO 环路,必要时还需更换插管,同时注意碱化尿液,预防肾衰发生。

4. 出血　是 ECMO 最常见的并发症,且影响患者的辅助治疗结果,尤其是在心脏术后难以脱离 CPB,直接转为 ECMO 辅助患者中尤为突出。ECMO 辅助期间血液持续与非血管内皮细胞的人工材料相接触,强烈激活机体的凝血系统,导致机体的凝血因子和血小板大量消耗。再加上 ECMO 辅助期间需要使用一定量的肝素来抗凝,长时间

使用肝素又导致出血倾向难以避免。最常见的出血部位是心脏手术切口、消化道及插管部位,严重出血往往危及患者生命。当怀疑存在活动性出血时,应积极进行外科止血。也有关于新的抗凝或抗纤溶作用药物能够减少 ECMO 辅助期间出血量的报道。表 51-3-1 为心脏术后心源性休克接受 ECMO 辅助患者的平均输血量。

表 51-3-1　V-A ECMO 辅助心脏术后心源性休克患者输血量

作者		悬浮红细胞（u）	新鲜冰冻血浆（u）	机采血小板（u）
Berman		36	8	10
Doll		24.5±21.0	/	/
Magovern		29±2	19±2	36±4
Wang		19.8±1.8	/	/
Kanji	外周插管	7.9	1.2	4.4
	中心插管	15.9	3.0	9.8

5. 肾功能衰竭　是 ECMO 辅助常见并发症之一,尤其在 V-A ECMO 循环辅助中发生率更高一些。重视肾脏功能衰竭发生的危险因素,尽可能避免 ECMO 辅助期间肾脏损伤,尽可能采取相应预防措施,积极尽早行 CRRT 治疗可能是提高 ECMO 辅助结果的有效途径。近年来提出多种肾脏功能衰竭评估系统,用于预测患者预后,各有其特点。CRRT 的治疗不仅仅局限于脱水,用于脱毒、滤除炎性介质也有报道。

6. 感染　是 ECMO 辅助的常见并发症之一,近期关于成人 ECMO 辅助并发症分析结果显示其发生率约>30%。各个中心报道的感染并发症的诊断标准并不相同,导致其发生率有所差别。ECMO 辅助期间抗生素是否应该预防性使用、使用时机、种类和剂量等并不统一,学界仍然存在争议。目前北京安贞医院成人心脏危重症中心的细菌耐药情况采用四代头孢霉素+万古霉素/+氟康唑预防感染取得了较好的效果。

7. 心肌顿抑　由于 V-A ECMO 辅助为持续平流(非搏动血流)灌注,在降低左室前负荷的同时,

可能引起衰竭的左心室后负荷增加,造成左室射血困难,引起肺淤血,严重时会导致血液滞留在左室内形成左室血栓,导致患者死亡。ECMO 辅助期间心肌顿抑时,主要临床表现为脉压缩小甚至消失。在这种情况下,应立即做超声心动图检查,排除其他问题,确定左室收缩不良,左心室腔扩大。可应用扩血管药降低后负荷,相应减少 ECMO 流量,如仍然不能缓解,出现肺水肿加重时,应及时安置 IABP,减轻左室后负荷。即使如此仍然不能缓解,必要时安置左房引流减压管,彻底使左室排空。ECMO 辅助出现心肌顿抑时,也可使用 Impella 泵来减轻左心室后负荷的研究报道。

8. 神经系统并发症　有研究结果显示,ECMO 辅助患者神经系统并发症的发生率为 11.9%,婴幼儿发生率较高,与颈部插管建立 ECMO 辅助有关,撤离 ECMO 辅助时,需要结扎颈部血管有关。另外,婴幼儿接受 ECMO 辅助之后,远期神经系统发育情况也正处于研究阶段。ECPR 患者神经系统并发症发生率也较高,这可能与 ECMO 辅助之前,大脑就存在不同程度的缺血、缺氧性损伤有关。表 51-3-2 为成人 ECMO 辅助各个并发症的发生率情况。

表 51-3-2　成人 ECMO 辅助并发症发生率

并发症	发生率(%)
血栓栓塞(膜肺、泵头、管道或透析机)	0.13~22
出血(外科切口、插管部位、消化道、气切处、溶血、DIC)	5.3~79
泵功能失灵	4.7~30
需要更换膜肺	21~27
神经系统和骨骼肌(颅内出血、脑卒中、抽搐和脑病)	10~33
下肢缺血	13~25
感染	17~49
肾脏功能衰竭	30~58
多器官功能衰竭	10
ECMO 插管失败	0.8~8
高胆红素血症	27

总之,ECMO 是项较为复杂,且高风险的治疗手段。ECMO 辅助治疗患者通常病情较为危重,

ECMO 辅助期间可能出现 ECMO 环路或患者相关的多种并发症,尽早发现,一切从患者"生命第一"角度出发,在保障患者生命的前提下,正确处理并发症,挽救患者生命。

(侯晓彤)

参 考 文 献

1. Combes A, Brodie D, Bartlett R, et al. Position paper for the organization of extracorporeal membrane oxygenation programs for acute respiratory failure in adult patients. Am J Respir Crit Care Med, 2014, 190(5): 488-496.

2. Peek GJ, Mugford M, Tiruvoipati R, et al. Efficacy and economic assessment of conventional ventilatory support versus extracorporeal membrane oxygenation for severe adult respiratory failure (CESAR): a multicentre randomized controlled trial. Lancet, 2009, 374: 1351-1363.

3. Noah MA, Peek GJ, Finney SJ, et al. Referral to an extracorporeal membrane oxygenation center and mortality among patients with severe 2009 influenza A (h1n1). JAMA, 2011, 306: 1659-1668.

4. Terragni P, Faggiano C, Ranieri VM. Extracorporeal membrane oxygenation in adult patients with acute respiratory distress syndrome. Curr Opin Crit Care, 2014, 20(1): 86-91.

5. Zabrocki LA, Brogan TV, Statler KD, et al. Extracorporeal membrane oxygenation for pediatric respiratory failure: survival and predictors of mortality. Crit Care Med, 2011, 39: 364-370.

6. Musick M. Critical appraisal of Zabrocki et al: Etracorporeal membrane oxygenation for pediatric respiratory failure: survival and predictors of mortality. Pediatric Crit Care Med, 2013, 14: 85-88.

7. Lawler PR, Silver DA, SciricaBM, et al. Extracorporeal membrane oxygenation in adults with cardiogenic shock. Circulation, 2015, 131: 676-680.

8. Fagnoul D, Combes A, De Backer D. Extracorporeal cardiopulmonary resuscitation. Curr Opin Crit Care, 2014, 20: 259-265.

9. Park S, Kim J, Jung S, et al. Outcomes of extracorporeal life support for low cardiac output syndrome after major cardiac surgery. J Thorac Cardiovasc Surg, 2014, 147: 283-289.

10. 董培青. 体外循环损伤与保护. 北京: 人民卫生出版社, 2007: 305-311.

第五十二章

体外循环在非心脏手术中的应用

随着体外循环(cardiopulmonary bypass, CPB)技术的迅速发展,设备的更新与完善,内涵的不断丰富,概念的进一步拓延,CPB 的临床应用已远远超出了心、血管手术的范畴。CPB 以其对心肺功能有效的支持和(或)替代、对温度高度调控、对血液的稀释、保护、回输以及对机体内环境调节便利等特性,在心血管手术以外的诸多临床应用领域发挥着重要的作用。本章重点介绍体外循环技术在肝移植手术、布加氏综合征手术、辅助胸外科难治性肿瘤切除术、严重气道梗阻气道重建术、急重症中毒的救治、肿瘤的热疗以及一些急重症疾病的抢救中的应用。

第一节　肝移植手术

肝移植始于 20 世纪 50 年代,手术比较复杂,时间长,手术过程又有无肝期对机体产生较大的干扰,明显增加了手术风险。因此一些辅助治疗手段如体外循环(CPB)技术被引入肝移植手术中,明显改善了肝移植手术的预后,增加手术的安全性。

随着肝移植手术技巧的日臻成熟,新术式不断涌现,如减体积肝移植、活体部分肝移植、劈离式肝移植、背驮式肝移植、与其他器官联合移植等,手术所需时间明显缩短,特别是无肝期的缩短,对原位肝移植中 CPB 辅助的需求越来越少。但对于有伴有严重肾功能不全、门脉高压估计术中出血较多的患者,CPB 仍不失为理想的辅助措施。

一、肝移植术中病理生理学改变

原位肝移植(orthotopic liver transplantation, OLT)手术过程可分为三个时期,即无肝前期、无肝期和移植肝期。其病理生理变化比较复杂,尤其是无肝期和移植肝期变化更为突出,临床上主要表现为血流动力学变化和代谢紊乱。

(一) 无肝前期

麻醉诱导到完全阻断肝血流,病肝切除。由于手术中游离血管、肝脏以及插管时的出血,和(或)大量腹水的排出使机体有效血容量减少,导致血压下降、心率增快等相应的病理生理学改变。及时适量地补充血容量,可避免血流动力学波动的发生。

(二) 无肝期

病肝血流完全阻断到新肝血流开放前。由于门静脉和肝上、肝下下腔静脉的血流被阻断,使受者机体进入无肝期:血液在门静脉系统内大量淤积,腹腔及双下肢血液回流受阻,全身有效血容量急剧减少,回心血量骤降,心输出量锐减,血压明显下降,外周血管阻力增加。几乎所有患者在门静脉阻断后均出现血压明显下降,平均动脉压下降幅度均在 30% 以上,心率明显增快,中心静脉压下降;由于血液回流受阻,微循环灌注不良,小静脉及毛细血管静水压升高,组织水肿;组织水肿以及继而发生的组织缺氧可导致代谢性酸中毒;大量出血、大量低温血制品和液体的输入导致水、电解质代谢失衡,体温下降;低温可引起心肌收缩力降低、心输出量下降、心率减慢、血压下降,以及低温导致外周血管收缩、组织有效灌注进一步减少,使机体产生更严重的酸碱代谢失衡。

(三) 移植肝期

移植肝血流开放以后。此期是肝移植的危险期,也是手术的关键期。移植肝循环开放后,极易产生以血流动力学波动为特点的"再灌注损伤综合征"。临床表现为低血压、心动过缓、心搏骤停、水电解质代谢紊乱、体温过低。

"再灌注损伤综合征"发生的原因目前尚不十分清楚,相关因素可能是:

1. 新肝血流开放后,移植肝内及肠道静脉中聚集的大量的 K^+ 进入循环,使血中 K^+ 浓度升高,导致高钾血症,高浓度的 K^+ 使心肌自律性降低,收缩力减弱。

2. 无肝期产生的大量酸性代谢产物、某些血管活性物质以及被激活的单核细胞产生的内毒素、细胞因子如肿瘤坏死因子-α(TNF-α)、白介素-1(IL-1)、白介素-6(IL-6)等迅速进入循环系统。血液中浓度增高的 H^+,可竞争性抑制 Ca^{2+} 与肌钙蛋白的结合,减弱心肌收缩力,降低血管对儿茶酚胺的反应性,使外周血管扩张,血压下降;H^+ 还可使细胞内 K^+ 外流造成顽固性高钾血症;TNF-α、IL-1 可刺激内皮细胞和白细胞释放一系列炎性介质,改变凝血功能,导致组织损伤和弥散性血管内凝血(disseminated intravascular coagulation, DIC);TNF-α 还参与内毒素性休克的病理过程。因此,最终可导致血压下降、心肌收缩无力、心动过缓、心律失常甚至心搏骤停。

3. 门静脉、腔静脉开放瞬间,淤积于下肢及腹腔的血快速大量回流入循环,可使全身循环血量突然增加 20% 以上,回心血量骤增,右心室负荷加重,中心静脉压(CVP)升高,易引起右心力衰竭。

4. 门静脉系统开放后,大量血液通过低温的移植肝进入循环系统使体温下降;低温可引起心率减慢,也可直接抑制心肌收缩力,还可使外周血管收缩,导致心脏后负荷增高,心输出量(CO)减少,血压下降。

5. 移植肝循环开放后吻合口大量出血,肺动脉空气或其他栓子栓塞引起血压下降。

二、CPB 在肝移植手术中应用

肝移植手术中如何减轻无肝期、移植肝期对机体严重的生理干扰以及因此而产生的一系列的病理生理学改变,是肝移植手术所面临的难点,直接影响肝移植患者的预后。CPB 技术应用于肝移植手术的意义在于引出门静脉和下腔静脉的血,减轻脏器气官的淤血,同时回收回输术野的血,维持血流动力学的稳定。CPB 有效地解决肝移植手术中的难题,推动了肝移植技术的迅速发展。

(一)设备

肝移植手术中 CPB 的设备包括动力血泵、插管、管道和热交换系统。

1. 动力血泵　动力血泵是用于将引流到体外的血液经氧合(或不经氧合)、变温后再灌注入体内的动力装置。动力血泵主要有两种,滚压泵和离心泵。离心泵对血液有形成分破坏小,形成闭式 CPB,可减少气栓发生的风险,应为首选。

2. 管道与插管　管道与插管是供血液循环的通路。

(1)管道:管道可分为普通型管道和内层特殊材料涂覆管道两种,涂层管道生物相容性更好,炎性反应轻,血液成分得到更好的保护,可提高 CPB 辅助下肝移植的安全性;而且,使用肝素涂层管道可不用全身肝素化,或仅用少量肝素,避免了肝素化可能引起的凝血功能紊乱和出血。

(2)插管:选择外径小,内径大的插管,以保证足够的引流量和较小的出口压差,专用的薄壁股动、静脉插管是较为理想的选择。

3. 热交换系统保温　是肝移植手术围术期防止低温发生的重要措施,临床上主要有血液变温器和变温水箱。

(1)血液变温器:血液变温器用于改变血液和输入液体的温度,具有降温、升温双向功能。

(2)变温水箱:CPB 中水变温是最安全有效。目前临床上使用的全自动变温水箱变温速度快,调控方便、精确,水温调节可精确到 0.1℃,适用于各种 CPB。

(二)体外循环管理

1. CPB 辅助下肝移植的适应证　适应证是相对的,可根据手术的方式、患者的病情以及全身状态、外科医师的熟练程度、CPB 医师的技术水平以及手术单位的硬件条件而定。据国外、国内的文献报道指出背驮式肝移植可以在非 CPB 进行,而经典式原位肝移植术仍需 CPB。

(1)经典式原位肝移植(OLT):OLT 需要阻断肝上、肝下的下腔静脉和门静脉,存在无肝过程,通常需要应用 CPB 来减轻无肝期引起的严重的血流动力学波动和代谢紊乱。

(2)其他术式肝移植:尽管背驮式等其他术式肝移植保留了肝后下腔静脉,改善了经典式肝移植的血液淤滞问题,但是这些术式只能减少却不能完全避免对 CPB 技术的需要。钳闭阻断下腔静脉和门静脉 5 分钟,如果平均动脉压下降超过

30%或/和心脏指数下降超过50%,即是应用CPB的指征。

(3)肝硬化门脉高压患者:这类患者因肝功能不良、脾大脾亢、肝门及肝周侧支循环的广泛建立、凝血功能障碍,导致术中创面广泛渗血、粗大的侧枝血管易被损伤致大出血,往往成为手术的难题。CPB可以为手术提供无血的术野,将失血回收并及时输回体内,维持血流动力学的稳定,减少异体血的用量,减少了输血并发症的发生几率。

(4)合并有其他重要脏器功能减退或衰竭,如伴有心力衰竭、严重肺动脉高压、肾脏疾病的患者,对手术中的任何血流动力学的波动和代谢失调耐受性差,CPB可增加这类手术的安全性。

2. CPB前准备

(1)详细了解患者病情,一般资料如年龄、体重、身高,外科术式的选择等情况,制订出缜密、完整的CPB计划。

(2)确定转流方式:转流方式可根据手术方式、患者病情及术者对插管技术掌握的熟练程度而定:

1)静脉-静脉转流(veno-venous bypass,VVB):将血液从被阻断血管的远心端引出,用动力泵经近心端静脉输回(体内)心脏。VVB实际上是起着静脉桥的作用,不需要使用氧合器。常用引流静脉包括门静脉、股静脉或髂外静脉;输入静脉为腋静脉、颈内静脉或头臂静脉。VVB回路是闭合式的,是目前肝移植术最常采用的转流方式,也是最适当的转流方式(图52-1-1)。

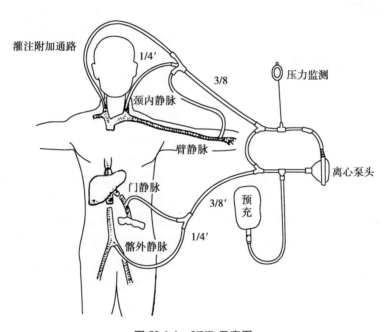

图52-1-1　VVB示意图

2)静脉-动脉转流(veno-arterial bypass,VAB):将血液从被阻断血管的远心端引出,经动脉输回体内。常采取股动、静脉插管建立循环回路,插管比VVB简便。虽然自体肺正常工作,但仍建议附加氧合器使用,氧合器具有氧合和变温的双重功能。无氧合器的VAB存在静脉血直接泵入动脉系统,降低动脉血氧含量,长时间转流可造成脏器缺氧性损伤等缺点,特别是采用股动、静脉插管转流时,含氧量低的血直接灌注肾脏,对肾脏的损伤是难免的(图52-1-2)。

(3)插管及管道准备:门静脉、肝静脉管径较小,而且中国人的血管比外国人的也更细小,因此插管的型号也要相应减小。专用股动、静脉插管带有扩张管芯,适用于经皮穿刺置管。股动、静脉、髂外静脉可选择F16～F22,门静脉可选择F12～F18,腋静脉、颈内静脉可选择F8～F12。由于肝移植术的CPB采用的是部分转流,流量为体外循环全流量的1/3～1/2,直径0.6～0.8mm的管道能满足该灌注流量。

3. CPB建立

(1)基本设备

1)仪器:动力血泵(有条件尽可能使用离心泵);变温水箱;激活全血凝固时间(ACT)测定仪;氧饱和度/血细胞比积连续监测仪;时间/温度显示器;血气分析仪;

2)耗品:离心泵头;CPB配套管道;动、静脉

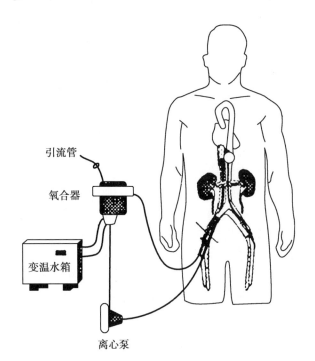

引流管

氧合器

变温水箱

离心泵

图 52-1-2　VAB 示意图

插管;血液变温器;氧饱和度测试探头;温度探头;ACT 测试管等;

3）液体和药物:乳酸林格氏液、0.9% 生理盐水、代血浆、全血或血浆、红细胞悬液、白蛋白、甘露醇、碳酸氢钠、肝素、抑肽酶、氯化钙、硫酸镁、氯化钾、地塞米松等。

（2）安装、排气:同常规体外循环一样,体外循环系统应在手术开始前安装好并预充、排气后备用。

（3）插管:插管可在切开直视下进行也可以经皮穿刺插管。常用的引流路径是:门静脉、股静脉/或髂外静脉/或大隐静脉,泵入路径:腋静脉、颈内静脉、头臂静脉或股动脉。

4. 转流管理　管理是整个围 CPB 期最为关键的部分,管理的好坏直接影响手术的操作、患者的预后和生存率。管理主要包括流量的控制,动、静脉的出入平衡的调节,血流动力学稳定的维持,生理内环境和氧供、氧耗平衡的调整,温度的保持,抗凝程度的调控等。手术的各个时期的病理生理改变不同,CPB 管理的要求也不同,充分了解手术的全过程及各个时期的特点,才能充分发挥 CPB 技术在肝移植术中的积极作用。

（1）无肝前期:出血和大量腹水的排出使全身血容量减少导致血流动力学的波动是此期的特点。CPB 虽未实施,但可以用其快速输血输液,以维持血流动力学的稳定,尽量将 BP、CVP、HR、血细胞压积（Hct）控制在正常水平。CPB 也可以提前介入,先转流后游离肝脏及肝周韧带,这样即可以减少游离肝脏时的出血,为手术提供安全保障。

（2）无肝期:无肝期的病理生理改变最明显。CPB 的介入,是为了改善因门静脉、肝下、肝上下腔静脉阻断引起的门静脉系统、腹腔脏器以及双下肢血液淤滞状态,减轻相应的病理生理改变,从而使维持血流动力学的稳定得到保证。CPB 的管理应注意三个方面的问题:

1）充分的静脉引流:静脉引流量直接关系到灌注流量,也影响 CPB 的效果,通畅而充分的静脉引流是 CPB 成功的根本保证。影响静脉引流量的常见因素有:①插管的大小及置管的位置:常用于肝移植术 CPB 的引流静脉如股静脉、髂外静脉、门静脉、大隐静脉等相对细小,插管若选择不当可造成引流不畅;静脉插管的位置也影响着静脉引流量,静脉插管不宜过深,否则易堵塞某些侧支血管,使被堵塞的侧支所支配的组织、器官淤血,影响引流量;手术过程中的牵拉、术者的挤压造成插管移位、脱出或管路扭曲影响引流;②循环系统的总容量:若术中出血量大,或流失到循环系统以外的血液过多而导致体内血容量严重不足时,静脉引流量可明显减少,同时也使灌注量下降;③循环系统的血管张力:体循环的血管张力也可影响静脉的引流量。麻醉过深、低温、血管扩张药的使用、过敏性反应等可使血管扩张,特别是当大量毛细血管开放后,可将大量容量留滞于扩张的血管床内,使有效循环血量减少。此类情况容易被忽略,应引起注意。若转流中出现持续低血压,静脉引流量少,经调整静脉插管位置、大量输血输液、升温等处理仍不能纠正时,应考虑过敏性反应的可能,可给予激素、肾上腺素、钙剂等药物治疗。

2）适当的灌注流量:成人的流量通常将流量控制在 1.5~2.5L/min。在大多数病例中,流量达到 1000ml/min 以上就能很好地维持血流动力学的稳定,并可避免血栓形成。CPB 中应根据 BP、CVP、HR、肺动脉压力（PAP）的变化适当调整流量,以有效地维持血流动力学的稳定为准,避免奢侈灌注。

3）体温的维持:体温的维持非常必要,应持续测量体温,保持体温达到或接近正常。

（3）移植肝期:移植肝的循环开放是循环系统受到严重威胁的时期,常因残留于移植肝内的 UW 保护液中 K^+、无肝期产生的酸性代谢产物进入体循环以及再灌注损伤的原因引发血压骤降，心动过缓、心律失常，严重者可发生室颤甚至心搏骤停。吻合口大量出血也可引起血流动力学的明显波动。因此此期应积极预防与纠正不利因素对循环稳定性的影响，尽量缩短血流动力学波动的时间。在开放循环之前补足血容量；开放后积极偿还氧债，将呼吸机 FiO₂ 调到 100% 吸纯氧数分钟，以增加氧的储备；将水温提高到 38～39℃，持续保温，避免低温的发生；及时测定血气，纠正高钾和代谢性酸中毒；密切观察心率、血压、CVP、PAP 的变化，及时调整灌注流量，可适当提高流量，增加组织灌注，使静脉氧饱和度（SvO₂）稳定在 75% 左右；流量仍需保持在 ml1000ml/min 以上；充分利用 CPB 调整容量快捷的特点，维持循环稳定；大量输血时应及时补充氯化钙；如出现"再灌注损伤综合征"，应快速输血输液，辅以多巴胺等血管活性药物及正性肌力药物，增加心肌收缩力；当流量低于 500ml/min，循环稳定可终止 CPB。

5. 抗凝与拮抗　CPB 的过程是血液与诸多异物表面（如插管，连接管道与接头、离心泵、变温器、氧合器、滤器的内表面等）的接触过程，可启动内源性凝血途径，出现血液凝固现象，因此必须采取抗凝措施。

（1）肝素是常用的抗凝药，肝移植手术 VVB 多采用的小剂量肝素化部分转流法，肝素 0.5～1.0mg/kg 静脉推注，或者 1mg/kg 加入预充液中，流量在 1000ml/min 以上；若使用特殊内涂层管路，可以减少肝素用量，甚至不用。

（2）拮抗肝素作用：鱼精蛋白是肝素的拮抗剂，转流结束后用于中和肝素作用。鱼精蛋白的剂量是肝素的 0.5～1.0 倍。

（3）ACT 是最常用、最简便的抗凝的检测方法，ACT>200 秒可开始转流。转流中每隔 30 分钟测定 ACT 一次，转流中维持 ACT 在 200～300 秒。若 ACT<200s，应及时追加肝素，直至 ACT>200 秒。CPB 结束，以鱼精蛋白中和肝素后，ACT 应恢复到或接近基础值，若 ACT 值超过基础值的 20%，应适当追加鱼精蛋白，但是过量的鱼精蛋白，具有抗凝和抗血小板作用，固不可盲目追加。

由于 ACT 值受许多因素影响，只靠 ACT 值评价肝素抗凝与鱼精蛋白中合肝素的效果有时会造成判断的误差。肝素浓度的滴定、鱼精蛋白浓度的滴定能较准确地计算出两者实际需求量；激活部分凝血活酶时间（APTT）、凝血弹性描记图（thromboe-lastogram，TEG）、凝血酶原时间（PT）等凝血功能监测指标从不同方面反映凝血功能的状态，可以作为抗凝与拮抗效果的辅助诊断手段。

6. 体温的维持　低温可导致心率减缓、心律失常、血压下降、代谢酶功能低下、组织灌注不良、代谢性酸中毒、凝血机制紊乱等一系列负面反应，因此体温的维持对体外转流下肝移植的病例特别重要。肝移植手术中热量大量丧失，在室温 18℃、转流流量为 2.5L/min 的条件下，成人丧失热量约为 20.933kJ/min，而一个体重 70kg 正常人基础产热量仅为 5.024kJ/min。肝移植手术中：①麻醉状态下产热减少；②手术室的低温环境；③输入大量低温的库血、液体；④低温保存的供肝植入；⑤血液在体外转流系统中的自然散热等都是导致体温下降的原因。

CPB 可将所有进入 CPB 的低温液体加热到 37～39℃，维持体温保持在正常范围。停机时，鼻温应升至 37℃。值得注意的是，如果肝移植 VVB 没有肝素化，也没有安装滤器，直接的血液复温易造成血栓和气栓生成。VVB 可使用血液加温仪维持体温，使用变温毯、适当提高手术室温度、加温吸入气有助于术中体温的维护。

7. 超滤的使用　接受肝移植的患者术前常合并有肝肾综合征、肾衰、尿毒症等并发症，术中常出现少尿、无尿、高钾等现象。转流中除了给予利尿剂利尿以外，还可以采用超滤器进行血液超滤。超滤不但可以滤出循环中多余的水分和体内潴留的水、K⁺、Na⁺、Cl⁻，还可能带出炎性介质、毒素和肌酐，可迅速改善组织、器官的水肿程度，减轻 CPB 对全身性的影响，有效地纠正水、电解质紊乱，快速提高血液浓度。在肝移植术中可积极采用超滤技术。

（三）CPB 终止后的注意事项

1. 出血　停止体外循环后创面出血仍是一个不可忽略问题，大量出血增加手术的风险。出血的原因有：吻合口出血、手术区创面广泛渗血、鱼精蛋白中和肝素不足、CPB 过程中炎性反应所致的凝血因子耗竭、术前肝肾功能差引起的凝血因子缺乏、各种原因所致的 DIC 等，查找出血原因，对症处理；使用自体血液回输装置，回收术野出血，洗涤后回输，既可以节约用血，又可以尽量减少异体血的使用量。若自体血洗涤量大，应检测血常规，适当补充血小板和 FFP。

2. 低温　停机后快速而便捷的血液变温停止

了,敞开的切口、出血等均消耗热量;大量输血输液使体温降低;因此停止 CPB 后应继续用变温毯保温,同时用血液加温仪加热所有待输血液及液体。

第二节　布加氏综合征

布加氏综合征(Budd-chiari syndrome,BCS)是由各种原因引起的较大肝静脉和(或)肝段以及肝段以上下腔静脉部分或完全梗阻,以淤血性门静脉高压症、伴有或不伴有下腔静脉高压为主要病理生理改变的综合征。临床主要表现为淤血性门静脉高压和下腔静脉高压两大综合征的典型症状。

一、病因、发病机制和病理生理

(一) 病因和发病机制

BCS 的病因和发病机制非常复杂,因国家、地域和病理类型而不同;国外病因研究中发现肿瘤、血液高凝是主要致病因素,在中国流行病学研究表明病因倾向于饮食习惯、病毒感染和先天因素。

1. 先天性发育异常(或原因不明)如隔膜形成、狭窄、闭锁,可发生在肝静脉和(或)肝段以及肝段以上下腔静脉。

2. 血液高凝状态致肝静脉血栓性病变。

3. 肿瘤压迫或肿瘤侵犯肝静脉或下腔静脉。

4. 其他机械性损伤、炎症、医源性创伤等,尚有发病原因不明者。

(二) 病理生理改变

布加氏综合征的病理生理改变是由于肝静脉和(或)肝段以及肝段以上下腔静脉回流受阻所致。

1. 单纯肝静脉阻塞　肝静脉回流受阻导致肝脏淤血、肿大,肝静脉系统压力增高,肝窦积血,影响门脉系统的回流,门脉系统压力增高;门脉高压使脾窦充血、肿大、脾功能亢进;并可发生胃底和食管下段静脉曲张、破裂出血;肝内淋巴液生成增多、回流受阻致淋巴液自肝表面漏入腹腔,形成高蛋白性腹水;肝功能受损,影响蛋白质合成,产生低蛋白血症。

2. 伴有肝段和肝段以上下腔静脉阻塞的肝静脉阻塞　除了门静脉高压的病理生理改变以外,下腔静脉梗阻,侧支循环代偿性扩张,急性期和晚期可出现下腔静脉所属区域组织、脏器淤血、水肿,浅表静脉曲张,下腔静脉系统压力增高,血流速度减慢,易形成血栓;肾静脉压力增高,肾血流减少肾功能障碍至肾衰竭。

二、临床分型和临床表现

(一) 临床分型

BCS 分型种类繁多,目前比较公认的具有临床实用性的简单分型分型将 BCS 分为肝静脉(HV)阻塞型,下腔静脉(ICV)阻塞型和混合型三种类型,我国以混合型最为多见,欧美国家则以高凝状态导致肝静脉血栓形成所致的肝静脉血液回流障碍多见。

(二) 临床表现

布加氏综合征临床表现多变且无特异性,绝大多数患者早期无任何临床症状或症状并不典型,病程缓慢,而且一旦出现典型症状和体征,则病情较为严重或已伴有严重肝、肾功能损伤。主要临床表现为淤血性门静脉高压和下腔静脉高压两大综合征的典型症候群。

1. 肝静脉阻塞的临床表现　主要表现为腹胀、腹痛、黄疸,肝脾肿大,顽固性腹水,脾功能亢进,消化道出血等门静脉高压的症状和体征,在临床上极易误诊为肝炎后肝硬化、结核性腹膜炎、肾炎等。

2. 下腔静脉阻塞的临床表现　主要表现为双下肢肿胀、静脉曲张、色素沉着,单侧或双侧反复发作或难愈性溃疡,已排除单侧或双侧髂静脉阻塞和深静脉血栓形成者;躯干出现纵行走向、粗大的静脉曲张为下腔静脉阻塞的特征性表现之一。

多数患者死于上消化道出血和肝功能衰竭。少数急性或暴发性布加氏综合征,起病急,发展快,主要表现为突发的上腹疼痛,腹胀,顽固性腹水,急性肝、脾肿大,肝、肾功能急剧减退、衰竭,起病后短则数小时,多则数周至数月,可死于急性或暴发性肝、肾衰竭,肝昏迷。

三、治疗

布加氏综合征不能自行缓解,绝大多数患者的病情是进行性加重,如不及时进行有效治疗后果十分严重。目前国内外作者一致认为 BCS 一经诊断,即需给予治疗,以缓解门静脉和(或)下腔静脉高压状态,并延缓以致解除进行性加重的肝功能损害。目前 BCS 的治疗方法主要有 3 种:介入治疗、手术治疗和介入联合手术治疗。

(一) 内科治疗

内科治疗的原则是利尿、减少腹水的生成,改善门静脉系统和(或)下腔静脉所属区域的淤血状态。积极的内科治疗,是为外科治疗做准备。

(二) 介入治疗

随着介入技术的提高,微创介入治疗已成为 BCS 治疗的主流方法。对于 HV 和 ICV 以膜性病变以及短节段性病变为主的 BCS,介入治疗具有创伤小、可重复性的优势。主要介入治疗手段包括:球囊导管扩张、破膜术和必要的内支架置放、经皮血管内支架置入术、经导管局部溶栓术、经颈静脉肝内门腔支架分流术(TIPS、TIPSS)、经皮经肝 HV 开通术等。操作应轻柔,当导丝和球囊无法通过狭窄部时不可强行通过,应改变手术方式,以免严重损伤血管内膜或穿破血管造成更严重的后果。

(三) 手术治疗

1. 直接或间接减压术 直接或间接减压术亦称为转流术或分流术,其主要作用是缓解因肝静脉和(或)下腔静脉阻塞引起的相应部位的血流淤滞及其临床症状,减轻和延缓病情的继续发展。分流术不能根治肝静脉和下腔静脉的梗阻,而且人工血管和吻合口容易形成血栓,有作者报道人工血管 5 年通畅率约为 50% ~ 70%,造成再次梗阻,更远期的效果更差。

(1) 间接减压术:腹膜腔-颈静脉腹水转流术、门奇静断流术等,一些增加侧支循环的手术如脾固定术因疗效差已基本不用。

(2) 直接减压术:门静脉-心房/腔静脉分流术、腔静脉-心房分流术、肠系膜-腔静脉分流术等;经门静脉系统到下腔静脉的分流术最严重的并发症是肝昏迷,对肝功能不全的患者应谨慎使用。

2. 根治手术

(1) BCS 根治术:指经胸经肝后显露肝段下腔静脉和肝静脉开口,直接根除造成肝静脉和下腔静脉的梗阻因素如管腔缩窄、血栓栓塞、外源性压迫如肿瘤压迫等,恢复或重建正常血流通道。此类手术因涉及第二肝门区解剖比较复杂,手术操作复杂,术野显露困难,易出血,手术风险大。

(2) 体外循环(CPB)辅助 BCS 根治术:虽然随着手术技巧的成熟,根治手术时间缩短,安全性明显改善,对体外循环辅助手术的需求减少,但对

于肝静脉和(或)下腔静脉严重闭塞、长段闭塞、伴有血栓的患者,体外循环技术仍不失为有效辅助方法,它不仅可提供清晰的术野,及时回收切口的大量血液再利用,即节约了库血,又保证循环稳定,提高手术的安全性,取得较为理想的效果。它适用于介入法、手指破膜法或器械不能解除梗阻的病例。近年来有不少作者报道了在 CPB 下进行布加氏综合征根治术。

四、布加氏综合征根治术的 CPB 方法及管理

(一) CPB 方法的选择

1. 常规 CPB 适用于较为简单的隔膜型下腔静脉梗阻。

2. 常规右房插管建立回输路径的 CPB CPB 吸引术野的出血,经过滤加温后通过右房插管回输到体内,此法更简化了 CPB 过程,亦可用自体血液回收机替代 CPB,但血液回输速度不如 CPB 快速、有效。

3. 深低温停循环(deep hypothermic circulatory arrest,DHCA)或深低温限制(流量)性 CPB(deep hypothermia with limited cardiopulmonary bypass,DHLCPB) 适用于常规 CPB 不能完成的根治术,现已极少采用。

(二) 体外循环管理

1. 基本设备 与心脏手术 CPB 一样,需要动力血泵、带变温器的氧合器、微栓过滤器、CPB 管道及插管、预充用的液体及药品,有时还需要血液超滤器。

2. 插管部位 一般采用升主动脉、上下腔静脉/右心房插管,也可采用股动、静脉插管。插管型号依患者的体重而定。

3. 预充液 与常规 CPB 基本相同,注意尽量避免使用加重肝、肾负担的药物。此外,特别值得提醒的是抑肽酶和甘露醇要在鼻咽温高于 25℃ 时方可使用,否则对肾脏可能是有害的;低温条件下胰岛功能低下,胰岛素分泌明显不足,故尽量避免使用含糖或可转化成糖的液体。

4. 监测 转流中应持续监测 BP、CVP、PAP、HR、SvO_2、ACT、Hct、血气、鼻咽温/鼓室温、肛温/食管温、尿量等生命指征,并及时调整所有指标。

5. CPB 期间管理 转流前从静脉给予肝素 3mg/kg,5 ~ 10 分钟检测 ACT,ACT>480 秒开始转

流。深低温体外循环者在术者分离病变的肝静脉和（或）下腔静脉的同时开始降温，降温速度应<1℃/min；流量 2.2～2.6L/（min·m²），BP 60～80mmHg，CVP 0～3cmH₂O，择机阻断升主动脉，主动脉根部灌注心肌保护液。当肛温降至 25℃时头部放置冰帽；DHCA 鼻咽温降至 15～18℃，肛温 18～22℃（现在大多数学者认为 DHCA 时鼻咽温/肛温降到 25℃/28℃即可，时间<45 分钟），降低流量，将患者体内血液引流至储血室，停循环。静态膨肺，气道压力 5～10cmH₂O；低温时血液黏滞度增高，可导致微循环灌注不良，因此对血液应当适当加以稀释，深低温时应维持 Hct 在 15%～24%；可根据手术操作要求降低灌注流量，最低流量 5～15ml/（min·kg），低流量灌注也可达到术野无血的要求，而且切口不断有血涌出，可防止气栓。梗阻疏通后静脉吻合口吻合结束前，开始由动脉向患者体内输血，至下腔静脉切口有血溢出，排气，关闭吻合口，恢复 CPB，并以水温与鼻咽温温差<10℃开始复温；复温后可给予甲基强的松龙 15mg/kg，复温至鼻咽温>25℃，开放升主动脉，给予甘露醇 0.5～1g/kg，呋塞米 0.5mg/kg；还可利用血液浓缩器进行滤水和血液浓缩，争取在停机时将 Hct 提高到 30% 左右。大部分患者在升主动脉开放 5 分钟后心脏可自动复跳，出现心室颤动的可以电击除颤复跳。当鼻咽温和肛温分别达到 36.5℃和 35.0℃以上，血气正常，各项生命体征稳定，停止 CPB。CPB 期间保持 SvO₂ 65%～75%。用鱼精蛋白中和肝素，彻底止血，结束手术。

（三）注意事项

在 DHCA 或 DHLCPB 下行布加氏综合征根治术应当特别注意如下几个问题。

1. 人体重要器官对停循环的耐受性是有限的，临床上通常将停循环时间限制在 45 分钟之内，如果在限定时间内无法完成手术，可先恢复灌注流量到 30～50ml/（min·kg），10～15 分钟后再停循环。停循环期间应定时向术者报时，使术者能够更好地掌握手术节奏。

2. 由于这类患者术前体质差，常伴有低蛋白血症、低血红蛋白血症、腹水、水肿等症状，复苏后应适当补充人体白蛋白、血浆和红细胞，提高血浆胶体渗透压，停机时 Hct>30% 为宜。

3. 当梗阻解除、循环恢复以后，淤滞于门静脉、下腔静脉系统的血液大量进入循环，回心血量骤增，使心脏负荷加重，容易引起急性心力衰竭和肺水肿，因此要严格控制液体的出入量，强心利尿，停机时容量平衡略为负值为宜。

（四）并发症的防治

1. 中枢神经系统并发症　DHCA 的并发症最常发生在中枢神经系统，如震颤、短期舞蹈症、阵发性痉挛等。较为有效的预防的措施为：

（1）麻醉后尽早体表降温，配合头部局部降温。

（2）尽量缩短停循环时间。

（3）大剂量糖皮质激素的应用。甲基强的松龙 30mg/kg，停循环前后各一半，具有抗炎、抗毒素、抗休克、抗过敏的作用。

（4）脑细胞膜保护剂的使用，如硫喷妥钠、利多卡因等药物，在停循环前给予。

（5）停循环期间实施顺行或逆行灌注脑保护。

2. 出血　与 CPB 对凝血机制的影响有关。术中注意对血液的保护，彻底止血，按需补充凝血因子。

第三节　胸外科和气管外科

一、胸部难治性肿瘤

胸部肿瘤（肺癌、纵隔肿瘤、食管癌等）侵犯邻近器官如心脏、大血管是胸部肿瘤治疗中的一个棘手问题，被视为不可手术，而且无论是化疗还是放化疗结合对这型难治性肿瘤疗效均不佳。目前首选的治疗方法仍是手术治疗。手术的难点在于如可减轻术中大出血的风险以及因出血带来的一系列临床不良结局。体外循环（CPB）技术的恰好解决了这个难题：CPB 减轻心脏大血管的张力，提供无血术野，减少术中在游离肿瘤组织时发生致命性大出血，并可为术中出血提供有效的应急措施，保证患者血流动力学的稳定，便能使原来属于手术禁忌累及心脏、肺动脉，胸主动脉，上腔静脉和左心房的胸部肿瘤有了整块切除成为可能。研究表明，些过去被视为外科禁忌和无治愈希望肿瘤，不但获得肿瘤完整切除，肿瘤无复发转移，而且获得长期生存和良好的生活质量。

但 CPB 手术存在一定的创伤性，亦有体外循环相关并发症风险，因此术前应该认真仔细评估、严格掌握手术适应证和禁忌证。

（一）CPB 辅助下胸部肿瘤扩大切除术适应证

1. 肿瘤伴有心腔内癌栓形成。

2. 肿瘤直接侵犯心房，需要做心房重建者。

3. 肿瘤侵犯大血管伴血管内癌栓、癌体形成。

4. 肿瘤侵犯大血管，需行肿瘤扩大切除和血管重建术。

5. 肿瘤与血运丰富周围组织粘连，估计术中可能大出血者。

6. 肿瘤侵犯气管、隆突，需行气管、隆突重建术又无法实施麻醉气管插管者。

（二）CPB 辅助下胸部肿瘤扩大切除术禁忌证

1. 不能耐受 CPB 者。

2. 严重出血倾向者。

3. 肿瘤已有远处转移者。

（三）CPB 技术

1. CPB 建立　全身麻醉，桡动脉和深静脉穿刺持续监测动脉压和中心静脉压；心电图、指末氧饱和度、尿量、体温等监测；滚压泵或离心泵，膜式氧合器（减少预充）。以平衡液和人工胶体作为基础预冲液，可适当补充白蛋白。

2. CPB 管理　肝素化是指肝素 2～3mg/kg，激活全血凝固时间（activated clotting time，ACT）300～600s，流量 30～50ml/（kg·min），平均动脉压 60～80mmHg，鼻咽温 34～36℃（深低温停循环除外）。

3. 体外循环方式　根据肿瘤侵犯心脏大血管的位置不同而采用不同的体外循环方式。

（1）左心转流：肿瘤侵犯降主动脉；插管部位左肺动脉（左心耳）/降主动脉（手术部位以远）。

（2）深低温停循环：肿瘤侵犯主动脉弓，体温可控制在鼻温24℃、肛温28℃（根据外科所需停循环时间掌控温度）；插管部位：股动/静脉，右锁骨下动脉（升主动脉）/右心房。

（3）常规体外循环：肿瘤侵犯主动脉弓以外的心脏、血管，插管可选择升主动脉/上下腔静脉，升主动脉/右心房，股动/静脉。

（四）CPB 辅助下胸部肿瘤扩大切除术优点

1. CPB 可为外科手术提供无血的术野，利于肿瘤的完整切除。

2. 能有效避免常规手术所致的大出血，即使出现大出血的情况，CPB 可及时有效回收并回输

自体血液，维持循环稳定。

3. 氧合器提供丰富的氧气，可将支气管开放，施行复杂的气管、隆突重建手术。

4. 必要时便于降温，升温的调控。

二、气管、隆突肿瘤切除及气管、隆突重建术

任何病变导致气管下段或隆突区接近完全性堵塞而处于极度缺氧状态的患者，随时可能出现缺氧性心搏骤停，任何插管尝试均可能导致完全性气管闭塞而窒息死亡。此类病例一直是急诊医学、麻醉学、和外科医生所面临的紧急而棘手的问题。最大风险莫过于麻醉诱导期插管失败，缺氧而又无法供氧。保证氧供是此类患者抢救和手术成败的关键。CPB 技术为此类手术的麻醉提供了安全供氧的保障。

（一）CPB 应用的机制

氧合器具有良好的气体交换功能，能够替代肺使血液氧合并排除二氧化碳，是 CPB 的主要构成部分。CPB 能为机体提足够的富含氧的血液，迅速改善组织缺氧的状态，并能提供稳定的血流灌注，可控的温度调节，因此 CPB 在气管外科的应用可有效地降低麻醉和外科手术的风险，提高手术的成功率。

（二）CPB 下气管、隆突手术适应证和禁忌证

1. 适应证

（1）肿瘤阻塞气管官腔 75% 以上，并有窒息史。

（2）气管肿瘤侵及隆突范围广，手术难度大。

（3）气管肿瘤侵犯纵隔大血管。

（4）气管插管操作有可能导致肿瘤组织脱落造成更严重气道梗阻。

（5）困难气道，有高麻醉风险。

2. 禁忌证　不能耐受 ECC，伴有远处转移

（三）CPB 建立和管理

由于此类病患多处于呼吸窘迫、极度缺氧、强迫半坐位，按常规方法麻醉风险极大，因此局麻下快速建立 CPB，以改善集体缺氧状态是合理选择。

1. 插管　经静脉给予全身肝素 2mg/kg，ACT 300 秒，局麻下经股动脉插入供血管，经股静脉（或双侧大隐静脉），插入静脉引流管，静脉引流管尖端应送至下腔静脉右心房水平以保证引流，必要时可加颈内静脉插管引流；值得注意的是，若转流

时间较长,转流每60分钟,应松开股动脉插管阻断带,恢复下肢血流2~3分钟,避免插管侧下肢缺血坏死。

2. CPB管理 由于为清醒状态下转流,应以低流量开始灌注,否则病患会感到剧烈疼痛,烦躁不安甚至心律失常、心搏骤停。

(1)预充:平衡液,人工胶体(必要时可添加人体白蛋白),肝素1mg/100ml预冲液,4mg/100ml与充血,预冲液加温至35~37℃,维持窦性心律。

(2)流量:初始流量10~20ml/(kg·min),逐渐升高到30~50ml/(kg·min)。

(3)监测:MAP60~80,Hct25%~30%,T>35℃,SpO$_2$>97%,ACT>300秒,定时查血气,调整内环境。通常转流开始3分钟患者就可由极度缺氧、躁动转为安静、合作,可以平卧;5分钟后组织缺氧状态明显改善,氧饱和度、氧分压达到生理水平。

(4)停止CPB:一旦恢复正常双肺通气,循环稳定,即可停止CPB。

病患平卧后,给予静脉麻醉,手术显露气管肿物部位,在肿物以远插入气管导管,链接麻醉机行单肺或双肺通气通气。单肺通气建立后,即可减流量,行肿物摘除、气管或隆突重建,气管重建后,将原气管导管推送跨过重建的气管内,恢复正常双肺通气,查血气,减流量,停止CPB。鱼精蛋白中和肝素,ACT值恢复正常。

(四)CPB下气管隆突梗阻手术的优点

1. 避免了气管插管出现意外,为安全插管创造了有利条件。

2. 保证了正常气体交换,避免因窒息出现缺氧和二氧化碳蓄积,导致室颤和心搏骤停。

3. 防止脑缺氧脑水肿的出现。

4. 术中失血可回输。

第四节 中毒的救治

中毒是有毒物质侵入人体而引发的疾病。大量的有毒物质在短时间内进入体内可导致急性严重中毒,起病快,症状严重,病情变化迅速,如不进行及时有效的救治可危及生命。治疗原则是快速的诊断、尽快清除有毒物质、积极对症处理、积极采取有效的支持疗法,阻断疾病恶化的途径。

昏迷、肺水肿、呼吸衰竭、循环衰竭是急性重症中毒的主要死亡原因,必须以最快、最有效的方式降低体内毒物的浓度,让解毒药物迅速起效,并立即给予呼吸和循环支持,为中毒的救治赢得宝贵的时间。

体外循环(CPB)技术可以快速提高动脉血氧分压,增加血液中氧合血红蛋白的浓度,迅速排出二氧化碳以及有毒气体,并且通过快速的血液稀释、超滤,降低体内有毒物质的浓度,为心、肺、脑、肾的等重要器官提供有效的循环支持。对于危重、濒死的中毒患者CPB不失为极佳的选择。

虽然关于CPB技术用于急重症中毒的治疗的文献不多,但有限的报道均取得良好的疗效。沈七襄教授等国内学者在这方面做了大量的工作并取得可喜的效果。

一、有机磷农药中毒的救治

有机磷农药中毒是临床较为常见的急性中毒性疾病。药物毒性大,发病凶险,若不及时救治,可在数十分钟至数小时内死亡。

(一)病理生理

有机磷农药可通过消化道、呼吸道和皮肤等途径被人体吸收,其中以消化道吸收最快,死亡率最高。有机磷属于持久性抗胆碱酯酶药,一旦进入体内,迅速与胆碱酯酶(CHE)结合形成难以复原的磷酰化胆碱酯酶(中毒酶),使胆碱酯酶失去水解乙酰胆碱的能力,乙酰胆碱在体内蓄积,导致胆碱能受体受到持续冲动刺激,从而产生一系列中毒症状和体征,表现为先兴奋后抑制,严重者可出现昏迷、甚至呼吸衰竭而死亡。

(二)临床表现

有机磷农药进入体内的途径、剂量不同,其临床症状出现的早晚、轻重也不同。大量口服有机磷农药者在数分钟便出现瞳孔针尖样缩小、流涎、口吐白沫、大汗淋漓、心率减慢等症状,重者可出现躁动、谵妄、血压下降、呼吸困难、发绀、肺水肿、全身肌肉抽搐、甚至昏迷、呼吸衰竭,乃至心搏骤停。

(三)诊断标准

明确的服毒或有机磷农药接触史,全身有特异的蒜臭味,出现上述临床症状,全血胆碱酯酶活力下降,当全血胆碱酯酶值下降至正常的90%就有临床意义,重者胆碱酯酶活力值可下降至正常值的30%。

（四）治疗方法

1. 治疗原则　清除毒物、使用解毒药、对症及支持疗法。

2. 一般治疗

（1）常规处理：脱离现场、清除毒物（彻底反复洗胃、清洗皮肤）、尽早、足量、反复使用特效解毒药。解磷定注射液有较强的中枢、外周抗胆碱作用和胆碱酯酶重活化作用，特别适合做首剂解毒剂；氯磷定、双复磷是常用的胆碱酯酶复活剂；阿托品具有阻断乙酰胆碱对副交感神经和中枢神经系统毒蕈碱受体的作用，应在 3～6 小时内尽快达到阿托品化，但要注意阿托品中毒；血液透析可加快有机磷毒物的排出；

（2）危重患者的抢救：对于病情危重，出现昏迷、呼吸抑制、循环衰竭的患者，给予气管插管呼吸机支持以及强心、升压等循环支持，治疗效果不佳者应尽快采用 CPB 进行救治。

（五）体外循环方法

1. CPB 建立　紧急气管插管后，行股动、静脉经皮穿刺置 F16～F18 的股动/静脉插管，连接 1/4～5/16in 的管道和小号氧合器，立即开始静脉/动脉转流（VAB）。静脉穿刺部位还可以选择颈内静脉和锁骨下静脉。

2. 转流管理　采用常温、低流量 CPB，流量 200～500ml/min，水温 37～38℃，保持体温 36～37℃。重度中毒的患者多存在循环衰竭，末梢循环差，四肢厥冷，温血灌注可改善微循环，也避免因体温进一步下降导致心室纤颤。转流中要持续监测 BP、HR、CVP、ACT、血气、尿量等指标以及血中有机磷浓度和胆碱酯酶活性值，根据血气调整酸碱和电解质平衡；转流平稳后，应积极进行综合治疗：

（1）使用有效解毒药：①胆碱酯酶复活剂氯磷定 1.5～2.5mg（首次剂量），双复磷 0.75～1.00g（首次剂量），重复给药时减半；②抗胆碱药阿托品 10～20mg、东莨菪碱 2～4mg；两种药合用时各用半量，重复给药时为首剂的 1/4。ACT 应保持在 150～250 秒，以免发生凝固。平均需要 4 小时的转流才能较好地排除毒物。

（2）促进有机磷排出体外：在有机磷中毒的救治中，胆碱酯酶活力的恢复是治疗成败的关键，由于磷酰化胆碱酯酶（中毒酶）在体内超过 11 小时就会"老化"而不能复活，因此救治必须抢在中毒酶"老化"之前才有意义，所以转流中应采取各

种手段加快排毒的速度，促进胆碱酯酶活力的恢复是必要的。促进有机磷排出的方法有：①血液稀释：以乳酸林格氏液/复方醋酸钠/复方氯化钠和代血浆预充，晶胶比 1∶1，Hct 20%～25%，可起到稀释性利尿的作用；②利尿：可给呋塞米 20～100mg；③平衡超滤，以乳酸林格液/复方醋酸钠/复方氯化钠替换。

（3）血液置换：转流 2 小时后开始加入新鲜全血，以增加胆碱酯酶的活力，特别是中毒时间距 CPB 转流>11 小时的患者需要更多的新鲜全血。平均每个病例需要换血 1000ml 左右。

（4）辅助治疗：存在呼吸、循环衰竭者应保持呼吸道通畅，给予强心利尿、必要时可给予正性肌力药支持心脏。

3. CPB 救治后处理　由于急性中毒有两个死亡高峰，即中毒的头 24 小时、中毒后的 2～7 天，应引起足够的重视。迟发性肺水肿和呼吸衰竭（多见于中毒后的 3～8 天），临床和病理均与 ARDS 相类似；低钾也容易发生在中毒后的第 2～3 天，因此，经 CPB 救治的患者病情稳定或好转后的近期内仍需要呼吸支持、营养支持和预防感染的治疗。呼吸支持至少 48 小时，待患者完全清醒、脑水肿完全消失后可拔出气管插管，改为面罩吸氧。阿托品化应持续 3～5 天，逐渐减量，不可突然停药。要注意调整酸碱及水电解质的平衡，保肝治疗也是不可忽视的。

二、镇静催眠药中毒的救治

镇静催眠药是中枢抑制药，具有镇静催眠作用。一次服用大剂量足以麻醉全身包括延髓中枢，引发急性中毒，严重者可出现昏迷、呼吸抑制、休克等症状，若没有及时有效的治疗，也可导致死亡。

（一）发病机制

不同种类的镇静催眠药作用于中枢神经系统的部位不同，在治疗剂量下不产生深睡，此类药物致死量一般为治疗量的 10～15 倍。一次大剂量服用可引起中枢广泛抑制，皮质下中枢由上致下、脊髓由下至上逐渐受到抑制，患者意识丧失、反射消失；当延髓中枢受抑时就出现呼吸和循环的抑制。

（二）治疗方法

1. 治疗原则　维持生命、排除毒物、对症治疗。

2. 常规治疗

（1）密切观察患者的生命征。

（2）保持呼吸道通畅，深昏迷者应行气管插管。

（3）维持循环的稳定，补充容量，无效时可用适量多巴胺[$10 \sim 20\mu g/(kg \cdot min)$]，若出现心律失常可给予抗心律失常药。

（4）促进意识恢复，葡萄糖、维生素 B_1、纳洛酮($0.4 \sim 0.8mg/$次，可根据病情间隔 15 分钟重复一次)。

3. 排除毒物洗胃、活性炭吸附、血液透析。

4. 对症治疗。

（三）危重患者的抢救

严重急性中毒，已影响到呼吸、循环功能、经常规治疗无效的患者，可尽早采用 CPB 技术进行救治。

（四）体外循环方法

CPB 方法与抢救有机磷中毒相同。

三、一氧化碳中毒的救治

一氧化碳（CO）是含碳物质燃烧不完全时的代谢产物，大量吸入可导致组织的急性缺氧，严重者可造成死亡。

（一）发病机制

CO 与血红蛋白（Hb）的亲和力是 O_2 与 Hb 亲和力的 240 倍，而解离速度却比 HbO_2 慢 3600 倍。CO 经呼吸道吸入肺后可迅速弥散入血，其中 90% 的 CO 迅速与 Hb 结合形成稳定的碳氧血红蛋白（HbCO）。HbCO 不具携氧能力，而且妨碍 HbO_2 的正常解离，使组织和细胞缺氧；CO 还可与肌红蛋白结合，损害细胞线粒体功能，抑制组织呼吸，影响组织的氧利用，导致机体内氧供、氧释放及氧利用三重障碍，造成组织细胞致命性损伤。

（二）临床表现

中枢神经系统对缺氧最敏感，因此损伤最大，表现也最明显。根据临床表现和血中的 HbCO 的浓度，可将急性 CO 中毒分为轻（HbCO 含量10% ~ 20%）、中（HbCO 含量 30% ~ 40%）、重（HbCO 含量>50%）三度。轻度中毒者只要能迅速脱离中毒环境，呼吸新鲜空气，症状可迅速消失；中度中毒如能及时撤离有毒环境，积极抢救，数小时后也可清醒，一般不会产生严重后遗症；重度中毒可出现深昏迷、抽搐、呼吸困难、血压下降最后可因脑水肿、呼吸衰竭而危及生命，必须积极救治。昏迷超过 48 小时，预后差。

（三）治疗方法

1. 治疗原则 脱离现场、吸入高浓度氧、尽快降低血中 HbCO 浓度、防治脑水肿，改善组织代谢、支持和维护重要脏器功能、防止并发症和后遗症。

2. 常规治疗

（1）立即撤离现场，送往空气流通处，保持呼吸道通畅；呼吸停止者应立即行人工呼吸、气管插管，备进一步抢救。

（2）吸入高浓度氧气（>60%，流量 6 ~ 8L/min，时间<24 小时），高压氧舱治疗，凡是昏迷或 HbCO>25% 均为高压氧舱治疗适应证。

3. 防止脑水肿 静滴地塞米松 10 ~ 30mg/d；20% 甘露醇 250ml/次，每日 2 次；配合使用利尿剂。

4. 对症治疗 镇静、脑细胞营养、抗感染、重要脏器器官功能保护。

5. 特殊治疗 对于没有高压氧的地方或不适合使用高压氧治疗（呼吸功能障碍、肺交换障碍）的危重患者，可采取血液稀释、以新鲜血液进行血液置换，尽快降低血中 HbCO 浓度的方法；CPB 技术已成功用于急重症 CO 中毒的救治，为急重症 CO 中毒的急救开辟新路。

（四）CPB 在急重症 CO 中毒救治中的作用

1. 氧合器的作用 CO 在体内无蓄积作用，一旦与 Hb 解离，可立即以原型排出。吸入新鲜空气，CO 从 HbCO 释放半量约需 4 小时，如果吸入纯氧或给予高压氧均可使 HbCO 解离时间缩短至 20 ~ 30 分钟。氧合器具有良好的氧合和气体交换功能，可在短时间内将血氧分压提高到 200 ~ 700mmHg，使 Hb 充分氧合，使血中游离氧浓度增加，并快速排出已解离的 CO。

2. CPB 的作用 急性重症 CO 中毒常伴有肺水肿、呼吸衰竭、循环衰竭，常规治疗效果不佳。CPB 能够在心、肺功能不全的情况下为组织提供有效的血和氧灌注，维持循环的稳定，具有良好的脏器保护和生命支持功能。危重患者一般在转流 30min 后血压、心率趋于平稳。CPB 的血液稀释可迅速降低血中 HbCO 的浓度，新鲜血液的加入可提高血氧和血红蛋白的浓度，改善组织的氧供。

（五）CPB 方法

1. CPB 的建立

（1）建立循环通路：一旦确定采用 CPB 救治急性重症 CO 中毒，应在最短的时间内建立体外循环。经皮穿刺股动/静脉穿刺置管较为简便，快

捷,是最常用的置管部位,也可以选择其他较大的易穿刺置管的血管;

（2）氧合器的选择和预充:病情危重者膜式氧合器为首选,对于呼吸和循环功能衰竭的患者需要长时间、高流量生命支持的应选择体外膜肺氧合疗法(extracorporeal membrane oxygenation,EC-MO)。以平衡液、代血浆预充,必要时可加入新鲜全血。

2. CPB 的管理

（1）肝素化:肝素 2.5 ~3mg/kg,ACT>450 秒开始转流;转流中每 30 分钟检测 1 次 ACT,若 ACT <400 秒,应及时追加肝素;

（2）流量维持:低流量灌注为主,流量 200 ~ 500ml/min,也可采用 600 ~1000ml/min 的流量灌注,可根据血压、SvO_2、血气分析进行调整;

（3）监测:除了生命征如 HR、BP、CVP 维持在正常水平外,SaO_2 >98%、SvO_2 >65%、鼻温 35 ~ 36℃;血中 HbCO 的浓度测定有助于对疗效和预后的评估,一般转流 15 分钟血 HbCO 浓度便可从强阳性转微弱阳性,而转阴至少需要 30 分钟;血气分析、尿量、血液生化、血常规的监测也是必要的;

（4）对症治疗:积极纠正脑水肿,可给予 20% 的甘露醇 250ml,呋塞米 100mg 脱水、利尿;糖皮质激素有助于降低机体的应激反应;东莨菪碱可改善微循环;若患者转流后各项指标已达到停机标准但尚未清醒或者未完全清醒,可给予毒扁豆碱 2 ~4mg 或氨茶碱 125 ~250mg 催醒;

（5）肝素中和:停机后用鱼精蛋白中和肝素作用,剂量是肝素的 0.5 ~1 倍,中和后 ACT 恢复至正常;

（6）转流时间:一般需要 2 ~4 小时;

（7）脱离 CPB 的条件:患者清醒、自主呼吸恢复、各项生命体征平稳并恢复至正常范围、血 HbCO 转阴、SaO_2 >98%、水电解质代谢紊乱已纠正。

3. CPB 后处理　急性 CO 中毒的救治可能存在"假愈期",多发生在意识恢复后的 2 ~21 天,可出现急性 CO 中毒迟发性脑病,表现出精神意识障碍和神经功能性失调,因此体外循环救治成功后仍然需要脑的康复性治疗。

总之,CPB 技术在急性中毒救治中的价值还未被人们所认识。CPB 技术的应用提高了严重急性中毒的患者的存活率,为 CPB 拓展了新的应用领域,也给急救医学增添了新的活力。

第五节　肿瘤热疗

手术、放疗、化疗、免疫疗法是肿瘤治疗的主要方式,但对于一些晚期肿瘤、肿瘤治疗后复发或远处转移的恶性肿瘤疗效甚差,因此有必要在当前的治疗技术的基础上增添一些辅助手段,而热疗正是这种新的,毒副作用小的技能提高化疗疗效又能提高机体免疫力的治疗方法。

高温治疗各种疾病的应用与研究可以追溯到数百年以前,早在抗生素发明之前,热疗已广泛应用于治疗各种感染性疾病。1866 年,德国的 Busch 医生就发现发热后肿瘤消退的现象。随后,澳大利亚医生 Jilius 证实了,使用疟疾血清诱导发热能够改善梅毒性神经炎的症状。20 世纪 30 年代后期,高温治疗梅毒和淋病获得成功,使众多学者对热疗产生了浓厚的兴趣。1967 年,意大利医师 Cavaliere 首先报道了,用体外循环(CPB)隔离灌注热疗法治疗下肢骨肉瘤、滑膜肉瘤、黑色素瘤获得满意疗效。近十余年,大量的离体实验显示热疗在治疗肿瘤和人类免疫缺陷病中的确切效果,这个结果使热疗的应用领域逐渐扩大。如今热疗治疗肿瘤在临床上已显示了它突出、良好的疗效,结果往往出乎医生的预料。

一、肿瘤热疗的概念和机制

1. 概念　肿瘤热疗,是指以物理将组织加热到能够杀灭肿瘤细胞的温度,并持续一定时间,以杀死肿瘤细胞又不损伤正常细胞的一种治疗方法。热疗有 3 种形式:局部热疗(local hyperthermia LHT)、区域热疗(regional hyperthermia RHT)和全身热疗(whole body hyperthermia WBH)。

2. 作用机制　温度是一切生命的生存和活动的基本条件,36.2 ~37.5℃是人体的生理温度,在此温度下机体的生命活动和代谢处于最佳状态。当体温升高时,人体的各项生物学效应会发生相应的变化:血管扩张、血流速度加快、代谢率增加、细胞产热增加,机体免疫力增强,但是高温也可以造成机体的热损伤。

热疗产生的高温可以改变生物膜通透性,直接影响到钠、钾、钙离子和腺苷三磷酸以及一些蛋白质物质的进出细胞,导致细胞的破坏,细胞骨架散乱,细胞功能受损,甚至导致细胞死亡。另外,热疗产生的高温作为一种应急因素,能够增强凋亡调节基因的表达,诱导肿瘤细胞凋亡。由于肿瘤组织血管生长畸形,结构紊乱毛细血管受压并有血窦形成,新生的血管对热反应小,血流变化大,因而,成为一个热储器,致使热疗时肿瘤部位温度高于邻近正常组织3~5℃。大多数肿瘤细胞的致死温度为42.5~43℃,而正常组织细胞却能长时间耐受42~43℃的高热。这种选择性加热现象导致温度差,保证了肿瘤局部加热到40~43℃时能大量杀灭肿瘤细胞而又不损伤正常组织细胞,产生肿瘤选择性热疗效果。这是肿瘤热疗的基础。

二、肿瘤热疗的三种形式

(一) 局部热疗(LHT)

LHT加热范围局限于病变和周围小部分正常组织而全身温度无明显升高的加热方法。热源有微波、射频、超声波等,早期局部热疗应用微波较多。局部热疗适应于多种浅表肿瘤,如浅表淋巴结转移癌、皮肤癌、恶性黑色素瘤及其他在机体浅表部位的肿瘤。

(二) 区域热疗(RHT)

RHT是比局部加热范围更大,对身体一部分区域加热的方法。加热方法有微波、射频、区域性热灌注等。由于区域性加热也可以使全身温度升高,目前也有学者用区域性加热进行全身热疗。区域性加热可使机体某一区域温度达到40~44℃,多与放疗、化疗合并应用以增加热疗效果,治疗范围包括除头颈部肿瘤外的躯干各种早、中、晚期恶性肿瘤;本章仅介绍CPB在区域性热灌注治疗肢体恶性肿瘤中的作用。

(三) CPB和肢体恶性肿瘤

采用术前全身大剂量化疗、术中切除肿瘤保存肢体的方法治疗肢体恶性肿瘤,使70%~90%的肢体恶性肿瘤患者得以保存肢体,生活质量得以提高,但治疗时副作用也增加。利用CPB技术对肢体恶性肿瘤实施区域高温隔离灌注化疗,使肿瘤局部受到大剂量抗癌药物作用,全身毒性小,缓解了上述矛盾。

1. CPB治疗原理 肿瘤细胞对高温和高氧的环境和很敏感,CPB技术可通过氧合器在短时间内将局部温度和血氧分压分别提高到39.5~

40.0℃和400~600mmHg,这是其他治疗方法所无法达到的。据药理研究,广谱抗肿瘤药物铂制剂只有在42℃高温时才能达到最高效价。

2. CPB方法 全麻下选择患侧肢体插管。下肢行股动/静脉或髂外动/静脉插管,上肢可选择腋动/静脉插管。小号氧合器,预充排气。肝素2mg/kg,全身肝素化。以600~1000ml/min的流量开始灌注并升温。用橡皮带阻断肢体近端,阻断股动、静脉,临时结扎于全身循环沟通的分支血管。当肢体温度上升至39℃,加入化疗药,继续升温之42℃,并维持到加化疗药60分钟。高浓度化疗药对局部组织结构如血管、神经有毒性作用,若处理不当可造成局部组织损伤。所以治疗中肢体温度不宜>42℃,防止并发症发生,治疗结束后要对局部组织进行充分的组织灌洗,即弃机血1000ml,同时以代血浆1000ml灌洗5分钟,再弃机血1000ml,并快速从机内补血200~400ml;然后降温至38℃,减流量停机。

3. 并发症 高温灌注治疗下肢恶性肿瘤常见的并发症为低血压、寒战、恶心、呕吐、病肢水肿、骨筋膜间隙综合征等,最严重可发生肾衰,在灌注中应注意。

(四) 全身热疗(WBH)

WBH是指将身体各部都进行加热,使体温均匀升高而达到治疗温度的方法。加热方法有主动升温和被动升温,主动升温是给患者注射致热源(亦称生物学法)诱发高温,因可控性差,已被淘汰。被动升温主要有经体表加热法和CPB法。

WBH技术的关键是如何进行全身高效、均匀、安全的加热,并能够精确的调控体温的变化。经体表加热法(热石蜡包裹操作繁杂;变温毯包裹费时太长;辐射加热、微波体外加热不均匀;红外线照射作用浅表,易损伤皮肤)、腹腔灌注加热法(更适用于局部加热)等,这些方法要将体温从37℃提高到42℃一般需要2~3小时,使机体长期处于低于治疗温度42℃以下的状态下,导致机体组织对热产生耐受性,影响疗效。

20世纪90年代初,美国学者用CPB技术对3名有kaposis肉瘤的艾滋病患者施行体外全身热疗(extracorporeal whole body hyperthermia,EWBH)获得良好的临床效果,使热疗技术取得突破性的进展,也为CPB的临床治疗应用增添了新的内容。

CPB直接加热血液,升温速度快且均匀,温控便利持久,可防止肿瘤组织的热耐受发生,是较为理想的诱导高温的方式。

1. EWBH 的适应证 对化疗、放疗不敏感的肿瘤患者和难治性病毒感染的患者。

2. EWBH 禁忌证 由于治疗过程中的持续高热（40~42℃,90~120 分钟）,将引起一系列生理变化,为了治疗的安全性,必须掌握好治疗对象的基本条件。具有下列任何一项情况的患者不适合接受全身热疗:

（1）年龄>65 岁。

（2）伴有严重的器质性心脏病和未控制的高血压。

（3）头颅 CT 显示新的脑血管病变、颅高压倾向、颅内占位性病变。

（4）伴有严重的贫血或明显的出血倾向、白细胞≤2000×10⁹/L、血小板≤75000/mm³。

（5）存在严重的呼吸功能、肝功能、肾功能障碍。

（6）女性妊娠期。

（7）仍有感染和败血症的患者以及近期手术切口未完全愈合者。

3. EWBH 的 CPB 方法 CPB 将一部分常温血引出体外,经过热交换器加热至 43℃,再输回体内,使体温升高至 42~43℃。

（1）基本设备:包括变温水箱、离心泵头、连接管道、微栓过滤器、股动静脉插管、流量探头、ACT 测试管、配套监测系统等。

用于热疗的水箱必须具有快速变温性能,对温度调节精确到 0.1℃。常规 CPB 使用的变温水箱水温被限定在 42℃ 以下,达不到全身热疗的条件,但适用于低热（39.8±0.2）℃疗法。目前已有一些全身热疗专用仪器面世,如美国的 TEMET SYSTEM 1000 型机,包含了系统控制台、冷热循环水箱、离心泵机座、温度、压力检测等装置。

（2）术前准备

1）心、肝、肺、肾功能检查,血常规检查,颅脑 CT。

2）治疗前 3 天进无渣饮食,术前禁水,清洁灌肠,防止肠道内容物残留引起肠道热聚集,造成肠损伤。

（3）CPB 预充排气:预充液应选择在高温下不易变构、分解,分子量小、传热快、不易产生微气泡的液体,0.9% 的生理盐水是较为理想的晶体液,预充排气并加热到 40℃,并持续内循环,保持温度;人体白蛋白和代血浆可在热疗后温度恢复至接近正常值时给予。

（4）CPB 建立:全麻下桡动脉穿刺置管监测平均动脉压（MAP）,锁骨下静脉穿刺置管监测中心静脉压（CVP）,颈内静脉穿刺置 SWAN GANZ 管监测心输出量（CO）;监测食管、直肠、血液以及循环水温;双侧股静脉经皮穿刺置 F12~F20 专用股静脉插管,建立 V-V 体外转流（VVB）。

（5）CPB 管理:与常规 CPB 不同,全身热疗过程是高体温、高氧耗、高热量交换的过程,CPB 的作用主要是提供一种稳定、均匀、快速的变温方式,因此,CPB 的管理主要是体温和容量的管理:

1）容量的管理:全身热疗过程中,各种散热途径散热率明显提高,将大量水分带出体内,造成大量体液丢失。据统计,EWBH 期间仅出汗量就可达 2000~4000ml/例,尿量也可达 1000~1500ml 左右;同时,发热使全身血管扩张,血流重新分布,体内有效循环血量明显减少,直接影响血流动力学的稳定;为了维持有效循环血量,保持血流动力学的稳定,需要大量补充液体。补液量可根据 MAP、CVP 决定,临床资料显示补液量达 4000~6000ml（1000~1500ml/h）。大量补液增加了心脏的容量负荷,使血液稀释,特别是治疗结束时体温下降,血管回缩,散热量减少,使循环血容量增加,心脏的后负荷明显增加,CVP 上升,因此在治疗结束前应积极利尿、脱水,提高 Hct 和胶体渗透压,避免全身水肿、脑水肿和循环衰竭的发生。此外,大量的液体交换,还可引起水电解质、酸碱代谢紊乱,治疗过程中应密切监测血气和电解质,予以及时纠正;补液以晶体液为主,适当给予代血浆,晶胶比例为 2:1;一般情况下,EWBH 不会导致出血,故输血不需要作为常规;但是治疗结束时若 Hct<28%,应适当输血。

2）体温的管理:体温是全身热疗的关键,体温的管理是通过设置水温与血温的温差、控制流量来实现的。全身热疗分为三期:升温期、高温平台期和降温期。

升温期:从生理体温升至治疗温度（40~42℃）。控制升温的速度是此期的重点。升温的速度受患者的体表面积（body surface area,BSA）、灌注的流量、变温器的变温速率、水温与血温的温差、环境的温度等因素的影响,升温的速度和程度也直接影响着治疗的效果和热疗对机体损伤的程度。为了减少升温对正常生理的影响,须严格控制水温与血温温差<10℃、食管与直肠的温差<

1℃,使体温缓慢均匀上升至治疗温度,确保体内各脏器之间不出现过大的温差;CPB以低流量开始,流量为心输出量(CO)的5%～10%,约300～500ml/min,水温45～47℃,持续10分钟左右,将流量升至CO的20%,约1000ml。流量不宜过高,否则容易影响循环的稳定性。虽然研究显示中枢神经系统并不是全身热疗的高危器官,而且41.8℃以下温度对中枢的副作用轻,发生率低。但是由于没有资料明确说明中枢神经系统可耐受多高的温度、时间可持续多久热仍不会遭遇永久性的损伤,所以部分作者在体温>39℃时采取头部放置冰帽的脑保护措施。升温过程需大约需要40～60分钟。

高温平台期:食管或直肠温度达到41.6℃,进入高温平台期,即EWBH治疗期。这个阶段须严格控制体温以免继续升高造成机体正常组织的损伤,可以通过控制水温或改变血流量保持食管或直肠温(42±0.2)℃。体温维持在(41.8±0.4)℃热疗效果最佳,许多研究表明41.8℃是热疗的安全温度。此期可出现较大的循环波动应注意维持;此期需持续120分钟。

降温期:治疗后体温恢复期,从高温平台期降至39～38℃。降温过程也需要平稳,由于降温过程易出现食管温下降过快而直肠温下降缓慢,使体内温差迅速拉大现象,所以降温的前20分钟应给予间断的水循环,同时降低环境温度,增加自然散热;20分钟后,以水温30℃持续降温,保持食管与直肠温差<1℃;当直肠温度温度下降至39℃时去除冰帽,当时到温度降至38℃、直肠温度降至38.5℃时可以停循环。

3) ACT管理:EWBH过程需要全身肝素化,肝素2.0～2.5mg/kg,ACT 200～300秒。由于EWBH期间CPB流量低,容易形成血栓,高温下肝素代谢加快,对肝素的需要量增加,应全程监测ACT,每30～45分钟检测一次,及时追加肝素。大多数病例需要追加肝素1～3次,平均追加量60mg/例。治疗结束后,以鱼精蛋白中和肝素,比值为(0.5～1):1,使ACT恢复到基础生理值。

(6) 后续治疗:治疗结束后,拔除股、动静脉插管,压迫止血,鱼精蛋白中和肝素作用。待患者完全清醒后拔除气管插管,送ICU或病房继续观察治疗。虽然EWBH比较安全,但也要注意可能的并发症的发生:如高温损伤血小板、增加纤维蛋白降解产物所致的自发性出血倾向;高温性中枢神经系统功能障碍;以及高温引起各个重要脏器的功能减退等,一旦出现并发症应积极治疗。

WBH是有效的,资料表明晚期肿瘤患者平均生存期仅为3个月,但经WBH的晚期恶性肿瘤患者,有84.4%生存期达1年以上,术后2年生存期可达74%。

（五）WBH新进展

随着对WBH作用机制研究的深入,人们发现WBH的作用往往不是因为热效应对肿瘤细胞或细菌/病毒的直接杀伤,而是通过激发机体免疫防御系统活性,增强了化疗、放疗的疗效,抑制肿瘤血管形成和肿瘤转移。所以现在已不是一味追求提高治疗温度、延长治疗时间,而是以提高人体免疫系统功能为目标,尝试低体温长时间全身热疗(low temperature long duration WBH,LL-WBH)也称为发热范围全身热疗(fever range WBH,FR-WBH)。LL-WBH使WBH更安全。

EWBH对丙肝、艾滋病、梅毒的治疗也有一定效果。因此,EWBH可治疗多种疾病,并起到意想不到的作用。

第六节　CPB在其他非心脏手术中的应用

体外循环(CPB)技术具有支持或替代心、肺的功能的作用,更有便于调节内环境,对温度调节可控性好的特点,已成为临床危重病和疑难杂症辅助和治疗措施,临床上可为多学科提供技术支持。

一、对低温和高温的救治

人体的正常平均体温为37℃,波动范围在36.2～37.5℃之间。

体温低于35℃时为低体温。冻僵是指寒冷环境引起体温过低出现以神经系统和心血管损伤为主的严重的全身性疾病。冻僵可分为轻度冻僵(35～32℃)、中度冻僵(32～28℃)、重度冻僵(<28℃)。低体温可导致机体代谢率低下、中枢神经系统功能减退;体温低于32℃即可产生严重的病理生理改变,若不及时处理可致死亡。

体温高于37.5℃为高体温,亦称发热。发热可分为低热(37.5～38.0℃)、中热(38.1～

38.9℃)、高热(39.1~40.0℃)、超高热(>40℃)。高热引起心率加快，心动过速，脱水，水、电解质以及酸碱代谢紊乱，甚至微循环衰竭；当体温超过42℃时，体内的一些酶失去活性，使大脑皮质产生不可逆的损伤，导致昏迷甚至死亡。

不论是冻僵还是高热，都应迅速诊断、判断病情，对危重患者应积极进行现场急救，对症处理，维持生命征象。

CPB 血液变温是目前最有效、最均衡、最安全、最快速、可控性最好的体内变温方法，同时还具有生命支持(life support)的作用，对中、重度冻僵和危及生命重症高热患者可起到治疗和救命的双重功效。已有 CPB 救治重度冻僵(体温 19~24℃)、心搏停止 2.5~4.0 小时的患者获得成功的案例。

(一) CPB 救治冻僵患者

复温是治疗低温的关键，有条件应尽早进行主动而有效的复温。

1. 常规复温法　全身温水浴、变温毯复温、腔内热灌洗复温、呼吸道热吸入气复温等，这些复温法操作简单，但复温速度慢、约为 0.5~1.0℃/h，可控性较差，容易造成烫伤等二次损伤。

2. CPB 救治法　CPB 是快速复温的重要措施，复温速度可达 10℃/h。

(1) 呼吸支持：当体温<30℃时，患者可出现意识模糊、意识消失、心动过缓、呼吸减慢等临床症状；若体温<28℃，常发生室颤甚至心跳呼吸停止，需要行气管插管，机械辅助呼吸。

(2) 快速建立各种生命体征的监测：MAP、CVP、ECG、SpO_2、尿量、多路温度(鼻咽温、直肠温、血温)检测，准备好 ACT、血气分析。

(3) 小号氧合器，晶体液预充，预充液预热至比体温高 5~6℃；肝素 2.0mg/kg。

(4) 经皮股动、静脉穿刺置管或经锁骨下静脉置双腔管，以低流量开始行 V-A 或 V-V 转流，流量 10~15ml/(kg·min)，随着体温的回升，可逐渐升高流量至 30ml/(kg·min)；始终保持血温与体温温差在 ±5℃、鼻咽温与直肠温温差在 ±2℃。

(5) 当温度提高到 28℃左右时容易出现心室纤颤，可以以 200~300ws 电击除颤复跳；电除颤不可反复进行，若除颤 2~3 次仍不能使心脏复跳，应等鼻咽温复至 34℃以上再除颤；转流中 ACT>450 秒；低温时患者常处于脱水状态，随着体温的回升、血管床扩张后易发生有效血容量减少的情况，

应适当补充血容量以维持循环的稳定；体温复至 28℃以上，给予 20% 的甘露醇 250~500ml 预防脑水肿的发生；利尿剂促进利尿，保护肾功能；根据血气，调整水、电解质和酸碱平衡；当复温至直肠温度>36℃，循环稳定，Hct>30% 停机。鱼精蛋白中和肝素，术毕，送 ICU 观察。

3. 注意事项

(1) 因冻僵导致的深昏迷不易与死亡区别，不可轻易放弃。只有当患者体温升至 30~36℃仍无生命征，或复温 1~2 小时后体温仍无回升迹象或经各种复苏努力仍无效后，方可确认死亡。

(2) 冻僵时全身僵硬，搬动时易造成骨折和扭伤应特别注意。

(3) 复苏后注意防治(ARDS)以及神经精神症状。

(二) 体外循环救治高热患者

高热损伤主要是体温过高(>42℃)对细胞的直接毒性作用，引起广泛性器官功能障碍，死亡率与高热持续时间有关，因此对于持续高热的患者应积极降温，出现生命危象时应积极抢救。

降温是治疗高热的基本措施，降温速度决定了患者的预后。降温措施应尽早介入，通常应在 1 小时内使直肠温度降至 39℃以下。

1. 常用降温措施　物理降温、化学降温、冷水灌洗法、腹膜透析法和血液透析法等。

2. CPB 救治法　当上述各种方法降温效果不好，或者患者体温持续>41℃，或患者出现呼吸循环衰竭征象时，可选择 CPB 降温法。

CPB 措施与救治冻僵基本相似，在肝素化后采用低流量 10~15ml/(kg·min)灌注，预充液温度与体温相差 ±1℃，血温与水温相差 8~10℃；温差过大，易引起寒战甚至室颤，应尽量避免。由于高热中暑者往往伴有严重脱水、重度休克、高热惊厥以及水、电解质、酸碱代谢紊乱，救治中注意适当的镇静，适当补充血容量，补充血容量，还应注意重要脏器功能的保护，防止并发症发生；当体温降至 38℃，各项监测指标正常，病情稳定可停止 CPB，送 ICU 继续治疗。

二、心搏呼吸骤停的抢救

CPB 的循环和呼吸支持特性使之成为抢救心搏呼吸骤停最有效的措施。心搏呼吸骤停发生后，特别是心肺复苏(CPR)无效时，应在心脏按压的同时，尽快经股动、静脉插管建立 CPB。病因的

诊断是必要的,不同原因引起的心搏呼吸骤停,其CPB中的治疗方法不同。如高血钾(血清钾>7.0mmol/L)所致的心搏骤停,在心脏支持的同时应尽快降低血清钾浓度,加强利尿、平衡超滤或注射胰岛素+葡萄糖以降低血清钾浓度;心力衰竭引起的心搏呼吸骤停应行心室辅助治疗。当心功能逐渐恢复、循环趋于稳定、辅助30min后,血气分析正常,各项生命指征平稳,即可停机。

CPB技术对心肺支持、维持循环稳定、平稳快速变温、提供无血术野的优势已凸显出来,CPB辅助下巨大面部血管瘤切除、颅内肿瘤切除以及一些血运极为丰富部位的手术均有成功报道。CPB为疑难重大手术和疾病治疗提供了更为广阔的平台。

(阮秀璇)

参 考 文 献

1. 龙村主编. 体外循环学. 北京:人民军医出版社,2004. 781-810.
2. 封加涛,谭家驹,彭峰,等. 体外循环技术在非心脏手术中的临床应用. 中国现代手术学杂志,2006,10(2):130-132.
3. 杨自轩,彭贵主,熊艳,等. 体外静脉-静脉转流术在肝移植的应用现状. 中华肝胆外科杂志,2015,21(8):567-569.
4. 梁发启,张国华,陈凛,等. 体外循环深低温麻醉下停循环施行布加综合征根治术. 中华外科杂志,1996,(11):668-669.
5. 孙继红,李红卫,戴仕林,等. 体外循环下治疗布-加综合征合并下腔静脉血栓形成(附49例病例报告). 临床医学工程,2012,19(2):208-210.
6. 彭丽君,曾伟生,乔贵宾. 体外循环辅助下胸部局部晚期肿瘤切除术. 中国胸心血管外科临床杂志,2009,16(6):496-498.
7. Worel,N.,Knöbl P,Karanikas G,et al. Hepatic dysfunction contributes to coagulation disturbances in patients undergoing whole body hyperthermia by use of extracorporeal circulation. Int J Artif Organs,2014,37(9):1-12.
8. Locker GJ,Fuchs EM,Worel N,et al. Whole body hyperthermia by extracorporeal circulation in spontaneously breathing sarcoma patients:hemodynamics and oxygen metabolism. Int J Artif Organs,2011.34(11):1085-1094.
9. 李军,赵文增,邱全胜,等. 体外循环在非循环系统中的临床应用. 中国实用期刊. 2010,37(7):84.

第六篇
体外循环的质量控制与教育教学

现代体外循环学

Contemporary Extracorporeal Circulation

第五十三章

计算机与体外循环

计算机是 20 世纪最先进的科学技术发明之一,对人类的生产活动和社会活动产生了极其重要的影响,并以强大的生命力飞速发展。它的应用领域从最初的军事科研应用扩展到社会的各个领域,自 20 世纪 50 年代后期开始,计算机逐步开始在医学领域应用,并渗透到与医药相关的绝大部分领域和部门。计算机在体外循环中的应用随着体外循环设备的发展和技术的不断提高而逐渐进步和完善。目前,计算机在体外循环中的应用主要体现在以下几个方面。

第一节　计算机与体外循环设备

由于体外循环技术十分依赖体外循环设备,因此体外循环设备的更新与发展是推动体外循环技术不断进步的动力。最初,体外循环中计算机技术仅仅是为了准确控制流量和实现单位体重或体表面积的流量,以取代人工计算。60 年代的体外循环机,如 Sarns-3500、Polystan 等机型需要灌注师自行根据的体重或体表面积计算单位流量,有的甚至需要通过指示表上的转速和泵管的口径人工计算流量,因此将计算机技术首先应用在流量管理上。随着科学的不断发展,计算机在体外循环的领域不断拓展,目前计算机在体外循环设备方面主要应用于实时监测和设备的智能化。

一、实时监测

为保证整个体外循环过程中满意的组织灌注,并最大限度地减少体外循环相关并发症和意外的发生,目前有多种实时监测指标用于体外循环过程的管理。如气泡、平面、压力、温度、血氧饱和度、血细胞比容、甚至连续监测动静脉血气指标的监测系统,这些指标的实时监测是体外循环安全的保障。这些指标的监测、警报甚至反馈都离不开计算机。

由计算机管理的体外循环实时监测,提高了体外循环的安全性并节约了人力资源。在体外循环技术起步阶段,大多数体外循环的管理、记录、监测均由人工完成。每台手术需配备 2 ~ 3 人,分别负责体外循环的管理、监测和记录。人员不足时,主机常会因心肌保护、温度、血流动力学监测和记录等其原因分心而发生液面打空等不良事件。

随着体外循环设备的改进,监测和记录手段日益完善,灌注师从乏味的重复劳动中解放出来,专注于体外循环和患者的管理,提高了体外循环管理质量,降低了并发症的发生。目前多数体外循环管理和监测设备完善的心脏中心,基本可实现一名灌注师管理,监测指标,包括灌注流量、血压、泵压、心脏停搏液灌注时间、阻断时间、患者以及氧合器温度、空氧混合器输出流量、氧浓度、血气等在内均由计算机自动记录,各种报警装置(如液面、气泡报警器)一应俱全,确保意外事件的发生,灌注师可以将注意力全部集中到临床操作和患者管理上,完全从单调乏味的记录工作中解脱出来了。

二、体外循环设备的智能化

计算机与体外循环最简单的、最理想的结合即应用计算机进行体外循环管理,从而降低灌注师工作量、保障体外循环的安全。为了更好地进行体外循环管理,维持进出液量的平衡,减少人为因素引起的不良事件,已有研究者尝试采用计算机控制体外循环机来进行体外循环管理。

（一）流量控制智能化

日本东京女子医科大学在体外循环机的自动化控制方面有深入的研究。他们设计的体外循环机由计算机控制系统、实时监测系统和受控工作系统三个部分组成。动脉灌注量和静脉引流量都由泵控制，实时监测系统对中心静脉压、贮血瓶液面和特制的静脉回流气囊进行监测，并将信息传递给计算机，计算机经过分析处理后，控制动脉转流泵和静脉回流泵的转速。该系统能够对自身故障自行做出反应，当各监测装置的反馈信号超出设定的临界范围时，系统发出警报，当转流泵发生故障时，电脑自动停止转流。在系统瘫痪时，可迅速切换为人工控制，一旦故障排除又可恢复自动控制。

此外，目前的主流体外循环机均整合了部分计算机辅助功能。如目前的主流离心泵，均包含转速控制和流量控制两种控制方式。其中流量控制就是通过监测流量变化，经计算机自动调节转速以维持恒定的流量，显著减轻了灌注师的操作负担。静脉回流控制器通过电子模块数据控制阻断器以精细控制静脉回流。而液面报警装置和气泡探测报警装置则通过停泵、报警的方式最大限度地降低静脉回流室打空及动脉管道内大气泡造成气栓的事故发生。

（二）心肌保护液控制的智能化

相比于主泵的智能化，心肌保护液灌注泵的智能化更为成熟。如目前主流的体外循环机如Stockert、Maquet、Terumo等均具有独立的心肌保护液灌注管理模块，不仅可以准确的根据灌注压力、灌注量来进行心肌保护也灌注，而且可以通过不同泵的从属关系来实现从1∶1～1∶16的含血心肌保护液灌注以调整适宜的灌注液钾离子浓度。而Quest Medical公司的Cardioplegia delivery system更是通过直接向氧合血内混入适量的钾离子以获得满意的灌注液钾离子浓度。

（三）体外循环的智能化目标管理

除了上述单个模块的智能化管理外，已有研究人员提出，已氧代谢和血流动力学为目标的综合智能化管理，以设定的氧代谢和血流动力学等重要灌注指标为目标，通过精确监测的反馈系统，实现体外循环系统的智能化管理。管理流程见图53-1-1。

面对各项错综复杂的监测指标，如果孤立地观察某一项，很可能使我们产生迷惑，并对患者的

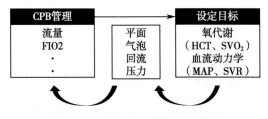

图 53-1-1　目标化智能管理示意图

生理状态作出错误的判断。在一个有效灌注的有机体内，包括血流动力学、代谢指标在内的各项生命特征是相互作用、相互依赖的，对各种监测指标正确的分析和综合考虑并保持患者机体得到充分的灌注是优化体外循环管理的关键。

为了更好地分析处理体外循环中的各项参数，对组织灌注是否充分作出正确评估，澳大利亚的Ausitin开发了一种体外循环中专用的多变量智能目视图（CPB-HUD：heads-up display）在体外循环中进行目标化管理（图53-1-2）。该管理软件用微软公司的Visual Basic®软件编写而成，运行于微软Microsoft® Windows®操作系统之上。Austin选择了CI（心指数）、SVR（体循环阻力）、Hct（血细胞比容）、DOL（动态操作液面）、SVO$_2$（静脉血氧饱和度）、MAP（平均动脉压）6个参数，在智能目视图上显示为一个六边形。将患者的姓名、身高、体重输入患者信息窗口；转中各参数的期望值输入预期值窗口，这些默认值可根据患者的具体情况进行修改，在CPB-HUD的初始窗口反映的是这些默认值，它们用于确定初始灌注流量和安全操作液面；而术中监测到的实际灌注流量、Hct、DOL、SvO$_2$、MAP等值与预期值相比较并以其百分数的形式来表示，如果实测值与预期值完全相符，在智能目视图上将显示出一个正六边形。在图形显示的同时也以数值的形式显示各参数变化。之所以采用图形的方式，是希望达到快速识别，迅速反应的效果。经过实践证明，CPB-HUD具备多方面的价值：体外循环前的基础值有助于灌注方案的计划，在与麻醉医师讨论与协商后，CPB-HUD可帮助体外循环医师在转前制定或调整术中的预期值；在转中，实际监测指标一旦偏离预期值，用CPB-HUD图形可以非常迅速地识别诸如容量不足、血管收缩、舒张等情况；另外，CPB-HUD在对低年资体外循环及麻醉住院医师进行有关体外循环病理、生理教学方面具有特殊的价值。用CPB-HUD图形可以非常迅速地识别诸如容量不足、血管收缩、舒张等情况随着计算机辅助的体外循环管理

技术的和设备的发展,灌注师可以从低技术含量的重复工作中解放出来,将工作重点放在血流动力学的管理、体外循环与手术的配合、灌注策略的

制定,以及重要脏器的保护等方面。既可改善灌注师的工作状态,也可最大限度地避免不良事件的发生。

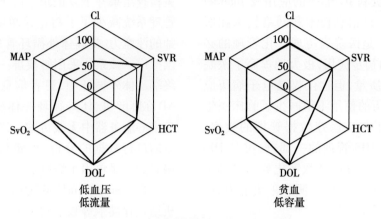

图 53-1-2 多变量智能目视图(CPB-HUD)

第二节 计算机与体外循环数据管理

医院信息系统(hospital information system, HIS)在国际学术界已公认为新兴的医学信息学(medical informatics)的重要分支。一个完整的医院信息系统应该既包括医院管理信息系统,又包括临床医疗信息系统。完整的医院信息系统对信息的处理大体上可分为三个不同的层次:数据的收集过程;数据的集中加工、处理与分析过程和决策咨询与决策支持过程。完整的 HIS 系统可实现信息的全过程追踪和动态管理,从而做到简化患者的诊疗过程,优化就诊环境;实施也强化了医院内部管理,提高医院各项工作的效率和质量,促进医学临床、教学、科研的发展;减轻各类事务性工作的劳动强度,腾出更多精力和时间来服务于患者;改善经营管理,堵塞漏洞,避免伪、冒、漏现象;对医院管理、医疗质量和医学研究的长期效应带来的综合效益。

美国该领域的著名教授 Morris. Collen 于 1988 年曾著文为医院信息系统下了如下定义:利用电子计算机和通讯设备,为医院所属各部门提供患者诊疗信息和行政管理信息的收集、存储、处理、提取和数据交换的能力,并满足所有授权用户的功能需求。

电子计算机在医院的应用已有三十多年的历史,60 年代初,美国便开始了 HIS 的研究。著名的麻省总医院开发的 COSTAR 系统,是 60 年代初开

始并发展到今天成为大规模的临床患者信息系统。随着计算机技术的发展,70 年代,HIS 进入大发展时期,美日欧各国的医院,特别是大学医院及医学中心纷纷开发 HIS,成为医药信息学的形成和发展的基础。二十世纪七、八十年代,美国的 HIS 产业已有很大发展。计算机 70 年代末期就进入了我国医疗行业,应用领域在历经了科研、教学、小型管理软件、小型网络管理系统。进入 90 年代后,一些有计算机技术力量的医院开始开发适合自己医院的医院管理系统,同时国内外的一些计算机公司也不适时机的加入开发的行列,完整的医院网络管理系统在国内开始应用并逐渐推广。但存在软件水平低,开发重复的问题。

近年来,HIS 系统已经在国内的大部分二级以上医院得到了普及应用,病史、影响、检验、医嘱、麻醉等分支模块逐步数字化后加入到 HIS 系统。体外循环作为一个独立的模块还没有开发出成熟的程序与 HIS 系统对接,阜外医院在这方面做了一些探索,取得了一定的成果。国外一些大的心脏中心,已有较成熟的相关程序应用于临床。这些软件与用于实时收集和整合体外循环中的相关数据,包括流量、压力、给药、心肌保护、操作、报警事件,以及血气分析、氧代谢监测、血流动力学管理等数据;这些数据可形成病史资料的一部分,并可用于质控、科研、资料储存等方面。

一、术中记录

电子病历是随着医院计算机管理网络化、信息存储介质——光盘和 IC 卡等的应用及 Internet 的全球化而产生的，是信息技术和网络技术在医疗领域的必然产物，是医院病历现代化管理的必然趋势，其在临床的初步应用，极大地提高了医院的工作效率和医疗质量，但这仅仅是电子病历应用的起步。电子病历的使用不但减少了临床医生的工作量，也提高了临床医疗数据管理的效率。电子病历作为医院 HIS 管理的一部分，可与 HIS 系统进行整合和共享。在麻醉数字化数据管理系统中，已具备相关数据的实时监测和采集能力，可实现麻醉全程的无纸化管理。

国内阜外医院体外循环科，率先将电子病历应用于体外循环管理工作中，并通过与麻醉电子病历系统的连接可以在体外循环记录中准确反映患者体外循环期间的生命体征情况并予以记录保存，从而代替传统的手写体外循环记录。其基本原理是通过联入麻醉管理系统获取患者的生命体征资料，并可在体外循环管理的重要时间节点记录保存，并与检验中心联网获得及时的血气及相关检查结果并予以记录。由于体外循环记录电子管理系统减少了手写记录单麻烦，可以提高灌注师的注意力、提高体外循环管理质量，值得面向全国推广。该系统采用触摸屏一体机作为信息收集终端。体外循环中，患者信息通过手术室的无线 AP 在麻醉机、体外循环一体机、血气分析机和信息中心服务器中无线传输。终端设备采集这些信号后进行数据的分析、存储和输出。可形成固定格式的记录单用于病史记录。

Terumosysytem1、MAQUET HL20 等体外循环机通过存储卡等数字化设备具备可实现部分灌注数据和事件的记录，并可通过客户端软件进行管理和储存。但客户端软件还无法和医院的 HIS 系统对接，进行数据的整合和共享。体外循环中一个完整的数据采集和分析系统应该具备下列功能（图 53-2-1）。

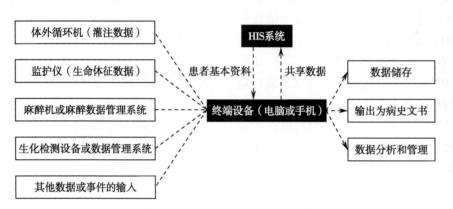

图 53-2-1　体外循环数据采集系统示意图

二、数据管理

计算机在数据管理方面的优势毋庸置疑，能够节约大量的人力和物力。在许多医学领域中都使用计算机来进行数据管理。由于体外循环是心脏外科不可或缺的治疗手段，很多医疗机构将体外循环数据库和心脏外科数据库整合在一起。建立体外循环乃至心脏手术的数据库的目的是，提供翔实的临床资料以便进行病例统计和预后估计。目前，国内许多心血管中心均有自己的体外循环数据库，如上海儿童医学中心自行设计了心血管患者的数据库，将围术期的所有重要资料整合在一起，为大样本量的回顾性研究提供了便利。

沈阳军区总医院心血管外科自 20 世纪 70 年代，即建立了独立的体外循环数据库，时间跨度长、病例数量较大，但由于未能与术前、术后资料进行有效的整合，对于临床研究提供的便利有限。部分体外循环机生产企业也为各自的设备提供了数据采集和储存设备和软件，如 Terumo 公司为其 System I 系统专门配置了相应的软件，MAQUET 公司的 HL20 机器有配备了相应的数据储存、输出和记录设备和软件，均可以在体外循环过程中记录所有的操作和检验结果，有利于病例资料的总结。目前的问题是，各个数据采集和记录设备之间不能相互兼容，这为数据的共享和标准化管理带来了障碍，这也是国内医疗资料数字化管理的通病。

如能在体外循环数据管理中使用同一标准的数据管理软件或数据间可以共享,则可以进一步提高数据管理的效率,为科研、质控和多学科合作代理便捷。

三、质量控制

质量控制,是提供体外循环管理水平及当前体外循环研究的重点。将计算机技术应用于体外循环的质量控制,可以根据前述的完善的数据记录,形成对体外循环质量及效果的全程监控,并通过大样本量的比较分析,将各医院之间、各灌注师之间体外循环管理的质量和价格进行对比,以了解不同医院和灌注师之间体外循环管理的差距,促进灌注师明确最佳的管理方式,有利于灌注师改进自身的不足,不断提高体外循环管理水平。

我们都知道在一个体外循环工作组中,在不同体外循环医师之间、或灌注师自己的不同时期以及不同单位的操作常规之间都会存在一些差异,绝大多数情况下这些差异并不被人注意,也不会被记录下来,而恰恰就是这些差异可能导致临床结果的不同。如果我们想科学地追踪这些差异对灌注的影响的话,那么前提必须保证我们收集数据的准确性与完整性,这就要求不间断地记录所有参数。而来自体外循环机、血气、监护仪等方面的数据多达八十余项(表 53-2-1),面对如此纷繁复杂的数据海洋,手工记录的结果必然是不完整、错记漏记、没有图形记录的形式,并且有可能使灌注师分心。

表 53-2-1　灌注数据

需统计的灌注参数	数目
体外循环机显示数据	30
患者监测	4
氧饱和度(动脉/静脉)	2
实时监测血气(动脉/静脉)	10
ACT	2
实验室检查结果	34
视频信息	图像
合计	83

AdolphBasser 心脏研究所的 Paul. Bernhardt 及其同事,早在 12 年前就深切地认识到了上述问题并着手开始改变他们的工作状况,他们使用的是专为 Stöckert S3 型体外循环机开发设计的 S3 Windows 应用软件。这套系统可以自动记录所有体外循环机显示数据,包括灌注流量、压力、心脏停搏液灌注时间、阻断时间、患者以及氧合器温度、报警信息、动、静脉氧饱和度,以及空氧混合器输出流量、氧浓度、血气等体外循环相关信息。而通过软件设计的友好界面,给药、注释、液体的出、入等亦可由一些快捷键快速输入,其界面汉字化为中国体外循环计算机化的发展关键。在计算机的帮助下,诸如体循环血管阻力(SVR)、氧耗(VO_2)等信息可实时计算出来,并可用表格和图形的形式显示出来,采用图形的好处在于,它比表格或数字更容易观察其趋势和发现灌注中的失误和不足。此外,计算机还有助于体外循环前一些准备工作:如输入患者信息,身高、体重、年龄、血细胞比容等就可计算出体外循环管路预充量及成分、稀释系数、预计体循环阻力、氧耗量、患者体表面积、灌注流量等,并帮助制订出包括动、静脉或房插管及管道的选择、术中用药、输液等在内的准备方案。

也许医师们认为电子病历有可能记录下他们所犯的错误,而对其应用产生顾虑。PaulBernhardt 及其同事的经验表明,正是这一点促使灌注师关注所有的灌注参数,从而有助于灌注质量的提高。通过电子病历,所有术中信息都完整、真实、不间断地得到记录,并可经局域网下载到其他电脑,还可刻录成光盘作长期资料储存,非常便于做回顾性研究与分析。电子病历还有助于科室管理:许多体外循环单位都有一套操作常规以及转前核对单(check list),但用它们很难保证每一名灌注师都不逾越常规,而用计算机分析重要的灌注参数则可以很容易地看出他们是否按照常规操作,可为灌注师和科室主任提供很便利的反馈。

第三节　计算机与体外循环展望

一、"互联网+"体外循环

"互联网+"是创新2.0下的互联网发展新形态、新业态,是知识社会创新2.0推动下的互联网形态演进及其催生的经济社会发展新形态。"互联网+"是互联网思维的进一步实践成果,它代表一种先进的生产力,推动经济形态不断地发生演变。

当前,现实中存在看病难、看病贵等难题,是广大人民群众关心的重要问题。移动医疗+互联网被认为可促进这一难题解决的重要方法。通常的互联网医疗,是通过互联网优化传统的诊疗模式,使患者从移动医疗数据端监测自身健康数据,做好事前防范;在诊疗服务中,依靠移动医疗实现网上挂号、问诊、购买、支付,节约时间和经济成本,提升事中体验;并依靠互联网在事后与医生沟通。目前,已有很多公司研发了相关的APP取得了不错的经济和社会效益,但长期效果仍待考察。

"互联网+"体外循环则主要可以实现两方面功能:第一,建立基于智能手机的移动体外循环数据管理系统,以智能手机为终端,记录体外循环进程及不同时间患者的各项生命体征情况,并可导入患者术前、术后信息构成完整的患者资料,方便进行体外循环相关研究。第二,建立基于智能手机的即时通讯系统,方便灌注师针对日常工作中出现各种问题及时进行沟通、求助,有利于提高体外循环管理质量,降低患者围术期并发症的发生率,改善患者预后。

二、智能手机与体外循环

随着"互联网+"在体外循环的应用,智能手机可能是将体外循环与互联网紧密联系在一起的最重要、最简单、最方便的一种方式。截至2014年,国内智能手机用户超过5亿,成为智能手机用户最多的国家,相信国内绝大多数灌注师均可熟练使用智能手机。通过设计体外循环管理APP可以将智能手机作为体外循环数据管理的终端,将体外循环管理相关数据实时传入云端,形成一个全国统一、共享的体外循环管理数据库,这样既方便体外循环学会进行体外循环手术统计,又可以方便全国的灌注师进行大样本、多中心的临床研究,并且可以进行全国水平的体外循环管理的质量控制,不仅可以比较不同中心体外循环管理的综合质量,也可以精细到分析每个灌注师的特点、习惯以及优缺点等。然而,在体外循环管理过程中应用智能手机必然会带来一些负面影响,如是否会造成灌注师分心、影响体外循环管理质量,严重者由此引起不必要的医疗事故?关于体外循环管理期间应用智能手机的情况,美国学者进行了深入的探讨。在他们进行的研究中受访者中55.6%的灌注师表示体外循环管理中使用过智能手机,其中54.1%使用智能手机接打电话、49.2%使用智能手机收发短消息、21%使用智能手机收发电子邮件、15.1%使用智能手机浏览网页。在体外循环管理中使用过智能手机的灌注师中,92.7%的灌注师表示未因为使用智能手机发生过分心或对体外循环管理产生不良影响,98%的灌注师表示未因为使用智能手机发生过体外循环管理错误。有趣的是,当受访者被问及其他灌注师是否因使用智能手机发生过分心时,这个数据达到了34.5%。即使如此,95.4%的灌注师未因使用智能手机导致体外循环管理错误。虽然我国的灌注师体外循环管理过程中智能手机的使用情况尚不清楚,但根据国外的研究结果我们不难发现使用智能手机确实会在一定程度上引起灌注师分心,但这还不足以引起体外循环意外的发生,因为日常的体外循环记录工作也会造成灌注师分心。因此,将智能手机引入体外循环管理中进行数据记录是值得深入研究和尝试应用的一种方法,可能为体外循环数据管理提供一种崭新的思路。

将计算机技术与体外循环技术整合式必然的发展趋势。在体外循环中应用实时监测系统指导体外循环管理甚至采用人工智能进行体外循环管理可能在不远的将来即可实现。但由于体外循环期间可能出现难以避免的突发事件,在很长的一段时期内,体外循环仍不能离开人的操作。作为一名灌注师,不仅应了解掌握不断涌现的新技术,而且也应当不断提高自身的实践操作能力,更好的配合外科医师完成手术,为患者的健康做出有益的作用。

三、大数据和体外循环

大数据(big data),或称巨量资料,指的是所涉及的资料量规模巨大到无法透过目前主流软件工具,在合理时间内达到撷取、管理、处理、并整理成为帮助企业经营决策更积极目的资讯。大数据的4V特点:Volume(大容量)、Velocity(高速度)、Variety(多变性)、Veracity(真实性)。大的数据需要特殊的技术,以有效地处理大量的容忍经过时间内的数据。适用于大数据的技术,包括大规模并行处理(MPP)数据库,数据挖掘电网,分布式文件系统,分布式数据库,云计算平台,互联网,和可扩展的存储系统。理论上每例围体外循环期的数据通过互联网和云计算可以形成大数据库。设想将全世界的体外循环的大数据进行分析,可对体外循环的质量进行有效的控制。目前这只是一个美好的设想。这需要在技术、管理、法律等多个层面的改善才能得以实施。如:怎样统一目前体外循环机和相关设备的数据储存格式?这些信息由谁管理和怎样管理?如何对此信息进行安全保护?这一系列问题都需要时间,创新机制和人们不懈的努力才能得以实现。相信不远的将来,这一设想一定会实施,为患者带来更大的福音。

关于大数据和云计算的关系人们通常会有误解。而且也会把它们混起来说,分别做一句话直白解释就是:云计算就是硬件资源的虚拟化;大数据就是海量数据的高效处理。虽然上面的一句话解释不是非常的贴切,但是可以帮助你简单的理解两者的区别。另外,如果做一个更形象的解释,云计算相当于我们的计算机和操作系统,将大量的硬件资源虚拟化之后再进行分配使用,在云计算领域目前的老大应该算是 Amazon,可以说为云计算提供了商业化的标准,另外值得关注的还有VMware(其实从这一点可以帮助你理解云计算和虚拟化的关系),开源的云平台最有活力的就是Openstack 了。

大数据相当于海量数据的"数据库",而且通观大数据领域的发展也能看出,当前的大数据处理一直在向着近似于传统数据库体验的方向发展,Hadoop 的产生使我们能够用普通机器建立稳定的处理 TB 级数据的集群,把传统而昂贵的并行计算等概念一下就拉到了我们的面前,但是其不适合数据分析人员使用(因为 MapReduce 开发复杂),所以 PigLatin 和 Hive 出现了(分别是 Yahoo!和 facebook 发起的项目,说到这补充一下,在大数据领域 Google、facebook、twitter 等前沿的互联网公司做出了很积极和强大的贡献),为我们带来了类SQL 的操作,到这里操作方式像 SQL 了,但是处理效率很慢,绝对和传统的数据库的处理效率有天壤之别,所以人们又在想怎样在大数据处理上不只是操作方式类 SQL,而处理速度也能"类SQL",Google 为我们带来了 Dremel/PowerDrill 等技术,Cloudera(Hadoop 商业化最强的公司,Hadoop 之父cutting 就在这里负责技术领导)的 Impala 也出现了。

整体来看,未来的趋势是,云计算作为计算资源的底层,支撑着上层的大数据处理,而大数据的发展趋势是,实时交互式的查询效率和分析能力,借用 Google 一篇技术论文中的话,"动一下鼠标就可以在秒级操作 PB 级别的数据"难道不让人兴奋吗?

(刘宇　郭震)

参 考 文 献

1. 龙村. 体外循环学. 北京:人民军医出版社,2004. 832-845.

2. 王伟,朱德明. 计算机在体外循环中的应用. 生物医学工程进展,2008,29(3):175-178.

3. 魏天娇,胡兆艳,陈正龙,等. 体外循环心脏手术模拟的研究. 中国医疗器械杂志,2014,(5):341-344.

4. Mutch WA,Warrian RK,Eschun GM,et al. Biologically variable pulsation improves jugular venous oxygen saturation during rewarming. Ann ThoracSurg,2000,69(2):491-497.

5. Fiore GB,Redaelli A,Guadagni G,et al. Development of a new disposable pulsatile pump for cardiopulmonary bypass:computational fluid-dynamic design and in vitro tests. ASAIO,2002,48(3):260-267.

6. Graham MR,Warrian RK,Girling LG,et al. Fractal or biologically variable delivery of cardioplegic solution prevents diastolic dysfunction after cardiopulmonary bypass. J ThoracCardiovascSurg,2002,123(1):63-71.

7. Christopher B,Geoff H,Gerson R,et al. Fluid dynamics of a pediatric ventricular assist device. Artif Organs,2000,24

（5）：362-272.

8. Smelt JL, Phillips S, Hamilton C, et al. Simulator Teaching of Cardiopulmonary Bypass Complications：A Prospective, Randomized Study. J Surg Educ. 2016,16；S1931.

9. Sgouralis I, Evans RG, Gardiner BS, et al. Renal hemodynamics, function, and oxygenation during cardiac surgery performed on cardiopulmonary bypass：a modeling study. Physiol Rep,2015,19；e12260.

第五十四章

体外循环质量管理

第一节　体外循环的人员管理

一、概念和范围

（一）体外循环的概念

1. 广义体外循环　将人体血液由体内引至体外，经过物理和化学处理后再注入体内，达到生命支持，器官替代和功能调控等目的。

2. 狭义体外循环（又称心肺转流）　将人体血液由体内引至体外进行气体交换和（或）循环，从而代替或辅助循环和呼吸功能的技术。

（二）体外循环的作用

体外循环的主要作用为：保障心脏手术患者的安全；为心脏手术提供良好的手术条件。另外体外循环还可为患者提供心肺支持，延长生命，在心肺复苏，生命支持，脏器移植的方面发挥一定的作用。

（三）体外循环的专业范围

2003 年中国生物医学工程学会体外循环学分会的专家经讨论达成共识，体外循环的专业范围应包括：心血管手术的体外循环；非心血管手术的体外循环；急诊体外循环；体外膜肺支持疗法（EC-MO）；植入循环支持及辅助装置的管理；主动脉内球囊反搏；围术期心肌保护；器官移植的脏器保存；血液保护技术与自体输血；术中血液成分分离技术；血液稀释；血液净化（体外循环中血浆置换/血液超滤）；抗凝与血液学监测与分析；血气与血液生化监测与分析；电生理监测与分析；全身低温与复温管理；体外循环热疗技术；通过体外循环管路加入药品、血液制品和麻醉药物；根据所在医院规定需要的其他职责以及本章节未述及的本专业其他工作。

二、国内外的概况

（一）国外概况

国外灌注师培养情况各异，以美国最正规，欧洲其次。

1. 美国　美国灌注师为高级临床技术人员，大部分灌注师有医学预科学习背景，如护理，药学，生物医学工程等。在灌注学校进行 1~3 年的学习，取得学士或硕士学位。参加美国灌注教育授权委员会（ABCP Accreditation Committee for Perfusion Education，ACPE）的考试，考试包括两部分：一是体外循环灌注学基础知识考试（PBSE）；二是临床应用考试（CAPE）。只要申请者通过这两部分考试就可以通过资格认证。如今，想要获得 PBSE 的考试资格，申请者必须是从正规灌注学校毕业，实习时至少完成 75 例临床灌注，拥有自己培训机构的推荐信；申请 CAPE 考试。资格的应试者除了符合 PBSE 的条件外，还必须持有被雇佣证明以及毕业后完成另外 50 例灌注的证明。ABCP 要求灌注师每年通过临床灌注实践来维持自己的执业资格，必须每年完成 40 例患者的临床灌注或相关性工作，并且每 3 年至少获得 45 个继续教育学分。1987~2001 年 ABCP 资格认证的灌注师约为 3500 人。进入 21 世纪后，新毕业的体外循环培训结构学生以及新获得认证的灌注师的数目都在减少，灌注教育机构的数量也相应减少，1993 年全美有 32 个教育机构，而 2003 年初仅剩下 19 个。发生这种变化的主要原因是心血管内科介入技术的发展使得美国已经多年心血管外科病例总数保持稳定甚至稍有下降，心血管外科专科医生培训招募数量都出现下降也直接影响了对体外循环灌注师的需求。

2. 欧洲　尽管欧盟建立多年，欧盟内部各国的文化和教育体系的多元化，职业培训及医疗卫生体系存在显著的差异，灌注师教育更是如此。由于篇幅所限，本节仅介绍代表性的法国、德国的体外循环教育现状。

法国对灌注师资格的要求很简单,具备医学博士学位(学制8年)就可以进行灌注工作,持护士文凭(学制3年)者也可以在医生的监督下进行灌注工作。在获得灌注师资格前必须在临床进行为期两年的培训,依据其教育背景不同。在此期间还必须完成一定量的临床和理论学习。

1988年德国柏林心脏中心(German Heart Institute Berlin)成立灌注学院(Academy of perfusion),制度化的灌注学教育及培训体系。德国1/3以上的灌注师都是由这里培训的。在德国正规的灌注教育与授权都是强制性的,"灌注师"头衔受到法律保护。柏林灌注学院学制为两年,其中理论学习时间1200小时,临床灌注培训1600小时,这种课程设置是由柏林州法案(Berlin State Act)确定的。毕业生的考试资格认证由柏林州卫生行政当局负责,合格后才有权使用"灌注师"这个头衔。申请入学的条件为注册护士、医疗技师或持有同等学力者(必须完成3年培训期),同时具备两年的工作经验。

(二)国内概况

我国心脏外科发展迅速,2015年总手术量为212 795例,为世界第二。2015年我国有720家医院开展心脏手术,其中年手术量小于100的医院为413家,占医院总数的58%。从事体外循环工作体外循环人员2100人,其中医生占55%,技术员和护士为45%。整个体外循环的从业人员41%为专职,其他兼职人员来自于外科13%,麻醉31%,护理15%。中国体外循环的从业人员职称构成比为:高级职称5%,副高职称21%,中级职称47%,初级职称27%。目前徐州医学院的麻醉系每年培养体外循环方向的本科生20余名。每年从各大医科院校的麻醉,外科培养有关体外循环研究生十余名。

体外循环的从业人员的学历不一,专业归属不一,中国生物医学工程学会体外循环学分会对体外循环从业人员制定了技术考核体系(图54-1-1)。其简单可概括为:任何有医疗背景的人员都可从事体外循环,但必须完成一年的体外循环基地培训,必须通过中国生物医学工程学会体外循环学分会组织的资格考试。

对于2010年12月前从事体外循环工作的体外循环专业技术人员,体外循环专业技术合格证采取个人申报,学会审核发放的方式。此后由中国生物医学工程学会体外循环学分会定期审核,

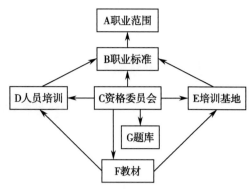

图54-1-1　中国灌注师资格认证体系

审核合格的标准为每年参加体外循环临床工作50例以上,6年内参加体外循环学会举办的专业相关学术会议一次以上。对于本单位年体外循环不足50例的体外循环专业技术人员,应到体外循环数量较多的单位通过参与体外循环工作补足50例。对于2010年12月以后从事体外循环工作的体外循环专业技术人员,要求在生物医学工程学会体外循环学分会认定的培训中心学习一年,再参加体外循环专业技术的全国考试,考试合格后颁发体外循环专业技术合格临时证书。一年后领取正式证书(图54-1-2)。2013年至今在中国体外循环年会期间,已进行了第3次体外循环专业技术的全国考试,150位经四个全国体外循环培训基地培训合格的学员参加考试,全部考试合格,取得了体外循环合格证。2015年体外循环合格证的重新认证工作已在北京,广州,上海等地进行。

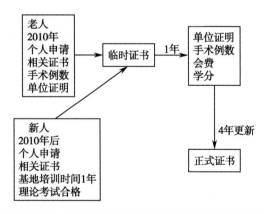

图54-1-2　中国体外循环专业技术合格证获得流程

三、纳入麻醉管理的必要性

中国体外循环队伍医生占大多数,其中尤以麻醉医生为主体。他们是中国体外循环质量保证的中坚力量,也是体外循环发展的主要动力。目

前在国内体外循环界已经感觉到由于住院医师规范化培训制度的全面推行,在麻醉或大外科规范化培训结束后愿意从事体外循环专业的医师数量在下降。由于不可能将体外循环作为心血管外科(三级学科)的次级(四级)学科进行专科医师培训参照目前做法将体外循环继续作为临床技能培训,在医师完成大外科住院医师培训和心血管专科医师培训后,按照"体外循环专业技术合格证"要求,进入全国体外循环培训基地满一年,通过考试后,即可从事体外循环专业,一些医院职称晋升还是依照外科路径。

2002 年,中国医师协会麻醉学分会提出体外循环医师的培养路线图:争取将体外循环列为麻醉(二级学科)以下的三级学科在完成三年麻醉住院医师规范化培训后,将体外循环作为三级学科进行专科医师培训,职称晋升依然通过麻醉医师路径,此方案需要从政府层面和学会层面共同商议其可行性。

四、灌注师和体外循环专科医师

1. 申请体外循环执业资格的条件 须具有卫生行政部门和教育部门认定的医学专业专科及以上学历;须每年参与体外循环 40 例以上;修满学会制定的学分;按时缴纳学会会费。

2. 体外循环执业人员的基本标准 热爱体外循环工作,具有高度的工作责任心;理论及临床考试合格;经资格认证委员会评定,达到专业标准要求。

3. 体外循环执业要求 经体外循环专业培训基地培训 1 年,考试合格,综合要求达标,即可申请体外循环执业资格;体外循环学会对取得体外循环执业资格的专业人员进行监督管理,并负责对证书的颁发和校验;凡取得体外循环执业资格的专业人员应自觉接受行业协会的督查和政府主管部门的监督;凡持有体外循环执业资格的专业人员须参加行业协会规定的继续教育,不断提高业务水平。

4. 体外循环专科医师 体外循环专科医师首先应是一名麻醉医师,在麻醉学科住院医师培训基地在进修医师和住院医师接受训练期间应对其受训进行严格的量化考核,训练结束后颁发进修医师量化考核证明和三年住院医师规范化培训结业合格证书,以及心肺复苏合格证书。根据医院需要和个人意愿从事体外循环工作。经体外循环专业培训基地培训 1 年,考试合格,综合要求达标,即可申请体外循环执业资格;每年参与体外循环40 例以上即可获得相应证书,如图 54-1-3。

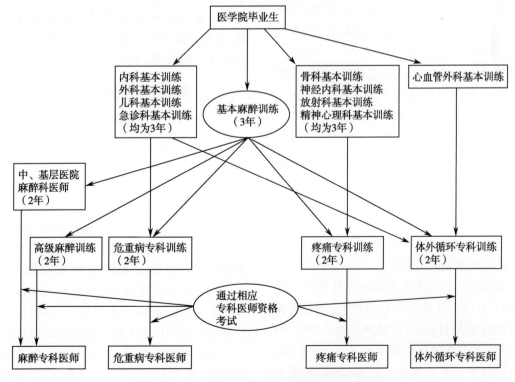

图 54-1-3 中国体外循环专科医师资格证获得流程

第二节　体外循环技术管理规范

为规范心血管手术体外循环（extracorporeal circulation，ECC）技术的临床应用，保证医疗质量和医疗安全，根据《医疗技术临床应用管理办法》（卫医政发〔2009〕18 号）制定体外循环技术管理规范。本规范为医疗机构及其医师开展体外循环技术的基本要求。

本规范所称的体外循环技术：主要指围心血管手术体外循环人工心肺支持期间的诊疗管理专业技术。

一、医疗机构基本要求

（一）基本原则

医疗机构开展心血管手术体外循环技术应与其功能、任务相适应。

（二）三级医院要求

具有卫生行政部门核准登记的心脏大血管外科或者胸外科的诊疗科目，包括：①麻醉手术科；②重症监护室（ICU）等，有与体外循环手术相适应的临床科室与设备。

（三）具备开展体外循环技术的基本条件

1. 设备类　①人工心肺机；②变温水箱；③变温毯；④空气压缩机；⑤空气氧气混合器；⑥氧饱和度仪；⑦泵压表等。

2. 仪器类　①多功能心电监护仪；②心脏除颤仪；③激活全血凝固时间监测仪（ACT）；④血气分析仪；⑤经食管超声心动图仪等。

3. 耗材类　①氧合器；②动脉微栓过滤器；③心肌保护停搏灌注装置；④插管和管道；⑤血液超滤器等。

4. 药品类　体外循环常规药品：①肝素；②鱼精蛋白；③急救药品等。

5. 设施类　①具有专用的体外循环准备室；②具有百级层流设备的手术室。

6. 其他条件　①具有 1 名以上体外循环专业执业医师，1 名以上体外循环专职护士；②心脏大血管外科或者胸外科病房，开放床位数不少于 30 张；③每年完成体外循环心脏手术不少于 50 例；④具备救治危重患者的重症监护室；⑤具有相关的诊疗、医学影像科室等；⑥具有设备器械消毒灭菌设施以及医院感染管理系统。

二、人员的基本要求

（一）开展体外循环技术人员要求

1. 取得《医师资格证书》《医师执业证书》执业范围为体外循环学专业，麻醉学专业，外科学专业。

2. 开展三级心脏手术体外循环人员要求具有 2 年以上体外循环技术临床应用经验，每年独立开展体外循环技术不少于 50 例，且具有住院医师以上专业技术职务任职资格。

3. 开展四级心脏手术体外循环人员要求从事体外循环工作 3 年以上，每年累计独立开展体外循环技术不少于 50 例，且具有主治医师以上专业技术职务任职资格。

4. 经过体外循环技术培训基地学习并考试、考核合格。

（二）对体外循环相关人员的要求

1. 体外循环专职护士必须取得《护士执业资格证书》，经过体外循环相关技术培训学习，考核合格。

2. 体外循环技师应取得执业《技术资格证书》，负责相关设备仪器的检查、维修、保养。

3. 从事体外循环的麻醉医师和其他专科医师，先要完成 3 年专科住院医师培训，再进行一年的体外循环培训，考试合格。

三、技术管理基本要求

1. 严格遵守体外循环技术操作规范和诊疗指南，严格掌握适应证和禁忌证。

2. 必须使用经国家食品药品监督管理部门注册的专业设备仪器，耗材药品，严格执行《设备仪器和耗材的清洗消毒技术操作规范》。

3. 实施者资格与人员安排及管理要求

（1）三级心脏手术的体外循环，如心脏单瓣膜置换术、房间隔缺损修补术、室间隔缺损修补术等。适应证和方案选择，须由主治医师以上专业技术职务任职资格的医师决定，并由符合上述条件的住院医师以上人员（含住院医师）实施操作。

（2）四级心脏手术的体外循环，如婴幼儿心脏手术、复杂心内畸形矫治术、心脏多瓣膜置换术、大血管手术及深低温停循环等。体外循环计划及方案选择，须由副主任医师以上专业技术职务任职资格的医师决定,并由符合上述条件的主治医师以上人员(含主治医师)实施操作。

(3)实施体外循环前须与手术医师充分沟通,制定体外循环灌注计划及方案(含血液保护、脑保护、心肌保护、肺保护、肾保护等),以及作好并发症的防治措施及预案等。

(4)操作管理:①每台体外循环由1名医师和1名护士组成实施操作管理;②两台以上体外循环心脏手术同时进行的医院,应配备1名体外循环技师。

(5)应加强质量管理,建立体外循环后随访制度和定期总结讨论制度。

4. 实施体外循环前,应向患者或其法定监护人,代理人告知体外循环目的,可能发生的并发症以及预防措施等,并签署知情同意书。

5. 加强质量管理,建立体外循环后随访制度。

6. 医师实施体外循环技术应及时填写、签署医学文书,不得隐匿、伪造、销毁医学文书等相关资料。

7. 医师不得出具与自己执业范围无关或者与执业类别不相符的医学证明文件。

8. 接受市级以上卫生行政部门,对体外循环技术诊疗情况进行的检查。

9. 已经开展体外循环技术的医院,自本规范实施时起连续3年仍未达到规范要求的,将由省级卫生行政部门吊销其开展体外循环技术资格。再次开展此项技术时须重新通过省级卫生行政部门组织的临床应用能力评估认定后,再开展此项技术。

10. 新开展体外循环技术的医院,在通过省级卫生行政部门组织的临床应用能力评估后,并须由取得体外循环技术临床应用资质的三级甲等医院,派具资深专业人员进行技术帮扶和指导1年以上,符合上述条件后方可独立开展。

11. 其他管理要求

(1)建立体外循环设备仪器使用登记制度,并定期维修保养。

(2)不得重复使用一次性体外循环耗材,并要保证耗材来源可追溯。

(3)建立体外循环病例档案登记管理制度。

(4)严格执行国家物价、财务政策,按照规定收费。

四、体外循环工作流程

体外循环工作流程见图54-2-1。

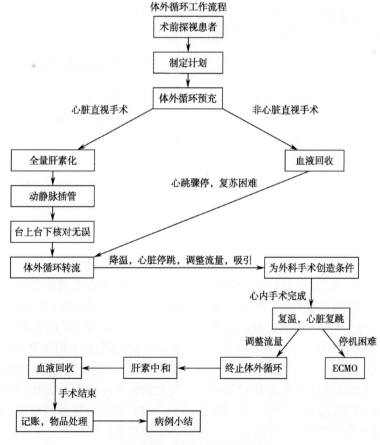

图54-2-1 体外循环工作流程

五、体外循环技术培训

（一）培训基地要求

培训基地由中国生物医学工程学会体外循环分会组织审核认定，省级及以上卫生行政部门备案。且须具备以下条件：

1. 有专门的体外循环科室建制。

2. 有培训必需的各级教学人员。

3. 有足够的临床病例满足临床教学需求（年手术>1500例）。

4. 能提供完善的教学设施和教学场地。

5. 有能力完成学会下达的教学计划。

（二）培训要求

1. 培训目的为通过体外循环培训，能独立地实施常见心血管外科手术体外循环，并为其他科室提供相关的专科咨询。

2. 培训计划符合中国生物医学工程学会体外循环分会制定的培训大纲，培训时间为一年，参与各类体外循环不少于200例。

3. 培训基地须至少开设学会要求的25次基本理论课，学习结束应进行考核。

4. 培训结束后参加由中国生物医学工程学会体外循环分会每年组织的统一考试，考试合格后方可获得"体外循环专业技术合格证书"。

5. 体外循环专业技术人员应进行继续教育学习，并对体外循环专业技术合格证书定期更新。

6. 在境外接受体外循环技术培训人员，且具有住院医师以上专业技术职务任职资格。有境外培训机构出具的培训证明并经中国生物医学工程学会体外循环分会考核合格者，可认定为达到规定培训要求。

第三节　体外循环专业质量控制检查标准

一、人员和资质（10分）

1. 每台手术应至少有一名具有体外循环执照的灌注师作为主灌人员全程操作。（2分）

2. 每台手术应配备辅助人员协助主灌人员进行操作。（2分）

3. 具有灌注师资格（中国体外循环专业技术合格证书）的人员数量和心肺机的比例（2分）；>1.3:1为满分，每减少0.1扣1分。

4. 体外循环专业人员（含无执业证书但协助体外循环专业的人员）和心肺机的比例（2分）；>2:1为满分，每减少0.1扣1分。

5. 体外循环专业人员和年手术数量的比例<1:250；（2分）每增加10%扣1分。

二、规章制度（20分）

1. 具有体外循环操作常规（5分），至少包括温度、流量、心肌保护、神经系统保护、改良超滤（儿童）等必需的技术操作方案，根据常规的完整程度酌情扣分，没有常规为0分。

2. 耗材选择（5分）

（1）按照体重（儿童）等标准制定相应耗材（氧合器、插管等）选择规定；（2分）

（2）严格按照标准选择耗材。（3分）

3. 记录单形式（5分）采用统一质控记录单，采用自行设计的记录单扣2分，并根据记录单涵盖内容酌情扣分（最少扣0.5分），无记录单为0分。

4. 制定紧急情况（如停电、心肺机、氧合器失灵等）下的应急预案，并对灌注人员进行培训和考核。（5分）

三、设施设备（30分）

1. 手术室（10分）

（1）需要在心肺转流下进行心内直视手术的手术室面积应不低于$40m^2$；（3分）

（2）手术室的空调系统能够独立调节温度于$20\sim25℃$，并保持湿度于40%～60%；（3分）

（3）手术室中应在合适的位置安装监护仪，可保证灌注人员随时观察患者的生命体征。（4分）

2. 心肺机（10分）

（1）应配备质量可靠的人工心肺机，每台心肺机应有专门的台账；完备的心肺机及辅助设备（4分）：每台心肺机（儿童不少于5个泵，成人不少于4个泵）需包括平面报警，压力报警（2个），静脉氧饱和度，空氧混合装置，升降温水箱和水毯或空气加热装置；（每缺1项扣1分）

（2）仪器的保养和维护，定期（每半年）进行心肺机维修保养并有记录或台账；（5分）

（3）保持心肺机的日常清洁维护。（1分）

3. 变温系统(5分)

(1) 变温水箱的数量不低于实际使用的心肺机数量;每半年由专业人员进行维护保养;(3分)

(2) 变温水箱应至少有两路变温通道分别供应氧合器和变温毯/心肌保护液变温;(2分)

4. 一次性耗材(3分)有固定的储存位置且按类放置,储存环境整洁;储存物品上标明有效期且没有过期物品(发现过期物品每件扣0.1分);要求拆开未使用而准备重新消毒的物品另行置放并作标。

5. 其他获得血气检测报告不超过15分钟,获得ACT检测结果不超过10分钟(>400秒);(2分)

四、临床操作(30分)

1. 技术培训(5分)

(1) 在使用任何新设备、新技术之前,应对所有操作人员进行必要的培训,并有相应的记录和考核;(2分)

(2) 具有体外循环执照的人员每年应至少参加上海体外循环专业委员的学术活动两次,接受继续教育培训;(2分)

(3) 根据全国学会要求,每位灌注师每6年必须至少参加一次全国体外循环年会(以注册为准)。(1分)

2. 心肺转流(10分)

(1) 使用上海市体外循环质控委员会制定的心肺转流记录单,有操作及生理指标变化时应予以记录,平稳转流时两次记录的间隔不应超过20分钟,两次ACT、血气检查的时间间隔不应超过40分钟;有缺项酌情扣分0.5~1.5分,无记录单者为0分;(6月内手术不足10例,该项作为缺项,直接扣除20分)。(2分)

(2) 转流中使用动脉压力,灌注压力,温度,平面监测,静脉氧饱和度监测;(3分)

(3) 术中维持ACT超过480秒;(2分)

(4) 术中维持血细胞比积22%以上,发绀患儿24%以上,胶体渗透压保持12mmHg以上;(血制品供应紧张时可适当放宽标准)(2分)

(5) 10kg以下患儿实施心内直视手术应常规使用膜式氧合器和改良超滤技术。(成人手术不作要求)(1分)

3. 预充(10分)

(1) 使用醋酸林格氏液作为预充基础液;(2分)

(2) 儿童预充血制品时计算血制品使用保证术中红细胞比容达到22%以上,发绀患者达到24%以上,胶体渗透压不低于12mmHg;(2分)

(3) 尽量科学合理安排术中设备的位置,以减少管道长度,尽可能减少预充,减少用血量;(2分)

(4) 无菌操作:按照无菌操作原则进行体外循环管道的安装;(2分)

(5) 废弃物处理:使用后的氧合器等一次性耗材按照医用废弃物处理条例进行处理;使用后的针筒,药物等按照相关规定进行处理。(2分)

4. 药物管理(5分)

(1) 配备心肺转流中的常用药物(如肝素、碳酸氢钠等),可随时取用,能较容易的获得心肺转流中所需要使用的任何药物;(2分)

(2) 按照无菌操作原则进行药物抽取和存放,当天开瓶的药物要有时间标示;(2分)

(3) 主灌人员应了解所使用药物的剂量和使用方式。(1分)

五、观看手术(10分)

由评审专家抽取当日手术进行现场观看。

附加分:10分

1. 手术室面积不低于55m²;(1分)

2. 建议每台手术配备两名体外循环从业人员;(2分)

3. 心肺机、水箱使用年限不超过10年或不超过8000小时;(1分)

4. 在心肺转流中采用神经系统实时监测手段,尽可能减少神经系统并发症的发生;(2分)

5. 对于二次手术患者使用血液回收装置减少血制品使用;(2分)

6. 使用VAVD装置改善静脉回流,减少预充量。(2分)

体外循环专业质量控制检查评分表

单位：

项目	得分	备注
一、人员和资质(10分)		
1. 为主灌人员具有资格证书(2分)		
2. 配备辅助人员协助主灌人员进行操作；(2分)		
3. 资格证书人员数量和心肺机的比例(2分)		
4. 体外循环专业人员和心肺机的比例(2分)		
3. 专业人员和年手术数量的比例(2分)		
二、规章制度(20分)		
1. 体外循环操作常规(5分)		
2. 耗材选择(5分)		
3. 体外循环记录单(5分)		
4. 应急预案(20分)		
三、设施设备(30分)		
1. 手术室(10分)		
2. 心肺机(10分)		
3. 变温系统(5分)		
4. 一次性耗材(3分)		
5. 其他(2分)		
四、临床操作(30分)		
1. 技术培训(5分)		
2. 心肺转流(10分)		
3. 预充(10分)		
4. 药物管理(5分)		
五、观看手术(10分)		
六、附加分(10分)		
备注：		

总分_____ 填表人_____

日期_____

第四节 体外循环台账

一、工作总则

1. 体外循环科各项工作必须由临床医生按规定认真填写申请单,经体外循环科有关人员审核后方可安排手术。

2. 重要及特殊的患者应由负责医师、技师在术前详细了解病史、各种临床资料,并检查患者,确定可否要进行特殊的检查和选择最佳的体外循环的方法。

3. 建立完善的各种规章制度,对原有的常规进行切实的修改和补充以提高临床质量。

4. 将计算机技术引进科内,带动全科学术水平的发展。

5. 体外循环科应以满足患者安全性和积极配合手术为原则,对具体的技术问题应和有关医生进行良好协商。

6. 定期举行临床讨论会,并邀请有关科室人员参加,满足于手术需要。全科人员和进修人员不得无故缺席。

7. 健全各种规章制度,实行科主任负责制。全科的人事、财务、医、教、研指定专人具体管理。加强安全保卫,注意四防(防火、防盗、防爆、防电击)。

8. 严格各种资料(机器档案、医、教、研资料)。未经允许不得个人复制、外借。

9. 定期召开专业组长及全科会议,总结和布置工作,传达院长及有关职能部门的工作部署、安排等(每周三下午)。

10. 加强在职人员的继续教育和更新知识。组织专业人员对职工的晋升实行全面考核,提出书面意见、报请人事部门。

二、体外循环各级人员职责(按职称)

(一)主任灌注师(相当主任医师)、主任技师

为灌注专业学科带头人,掌握国内外体外循环进展,指导并组织体外循环的临床工作,不断提高业务水平,根据临床需要提出研究方向。指导并参加体外循环教学科研工作,培养选拔优秀人才。

(二)副主任灌注师(相当副主任医师)、副主任技师

为灌注专业学科带头人,掌握国内外体外循环动态,指导并组织临床工作,参加并帮助解决各种疑难或急症手术的体外循环工作,指导及参加体外循环教学工作培养干部选拔干部。

(三)主管灌注师(相当主治医师)主管技师

负责体外循环医疗,教学及科研具体工作,除亲自参加外承担指导改进体外循环工作。对进修生及下级医生理论讲课或实际操作的带教。参加科研工作,遇到重大疑难问题及时向科主任反映共同研究解决。

主管技师参加体外循环的临床、教学,科研工作。除承担主机、副机外还参加机器巡回工作的带教工作。对技术员,技师进行讲课和实际操作的辅导。

(四)灌注师(相当住院医师)、技师

在上级医生指导下具体执行医疗、教学、科研工作。工作中如遇到疑难问题,及时请示主管或主任灌注师协助解决。临床医疗工作中,对手术患者病史与体检结果作详细了解,做好术前计划,准备所需物品,承担体外循环的操作。对进修医生进行辅导。

技师在上级医生指导下具体参加体外循环工作。术前了解病情制定计划,准备物品。承担主机、副机、巡回工作。对技术员进行辅导。

(五)技术员

1. 在医生的指导下认真担任巡回,主机及副机的操作。

2. 负责人工心肺机的保养和检修工作。

3. 认真做好术前各部件的准备、消毒及心肺机的安装和手术后清理工作。

4. 定期进行灭菌液及清洗液的更换和过滤。

5. 负责管库人员,对各类人工肺,管道,回流室,保持一定无菌基数,建立请领、消耗、登记簿,精密仪器,心肺机及其附件登记定期清点。

三、当班人员职责

1. 本部及儿手人员早8:00到四楼办公室签到、交班,不得无故迟到(有事跟主任请假);当日无手术者,中午12:00前不得离开医院,随叫随到。

2. 晚班者应于下午4:00前到岗。完成本部门手术后,需告知当日值班者,经同意方可离开医院。

3. 当日正常班超过晚8:00、晚班者超过晚10:00,报销车费。

4. 全科人员每周三参加早晨7:40的学术活动。授课者按照课程表讲课(周三早晨学术活动及周一早上7:00上进修医生讲课)。

5. 进修医生经评分合格后,视病情可主机操作。

6. 工作日早8:30之前进入手术室,装机严格遵守无菌操作,熟悉当日手术患者病情;体外循环转流前,亲自领取相应的插管等耗材,开包,核对体外循环记录单。

7. 转流前及时到岗,及时进机器并按照常规做好转前准备(手术间预充血),管道上台主机必须到场。

8. 管道不下台,本院人员不能离岗。

9. 转中每10~15分钟记录一次技术参数,特殊情况及时记录。

10. 转流中给胰岛素,密切注意血糖的变化,并向麻醉医生和ICU护士交代病情。

11. 体外循环结束后:①收费;②要检查核对

表、记录单、记账单、输血单、处方单、化验单等,要求收费与单据数相;③擦拭、保养体外循环设备,并在记录本上登记;④将剩余插管、管道返还库房。

12. 血液回收机进行时,向本院值班人员交接后方可离开。

13. 回收血液袋上,注明患者姓名、血型、病案号及回收时间等信息。

14. 每月的月末亲自对体外循环设备进行彻底清洗。

15. 遇到疑难病例,要及时向临床总管汇报。

16. 遇到机器问题,当天记录在案并向温福兴及时汇报、修理。

17. 保持办公场所整洁,不得在办公室内吸烟。

18. 下班最后离开者,注意关好水、电、门窗等。

四、值班人员职责

1. 坚守值班岗位,不能脱岗。

2. 下午 5:00 以前不做常规手术。特殊情况住院总协调。

3. 晚 5:30 后及时接班。

4. 负责全科晚班手术的交接工作。

5. 当日值班结束后,及时写值班记录;次日与接班者交接值班钥匙。

6. 值班时来急诊较多,应接不暇时,通知住院总,由住院总协调。

7. 值班者及临床主管,手机应保持畅通状态;如离京,需找人接替并通知主任。

8. 值班者第二天休息,因科室原因不能休息者,应在一周内补休。

9. ECMO 每 3 小时巡视一次,并记录、签字,危重病例加大巡查密度。当天完成电子记录。

10. ECMO 建立或撤出,将所有物品及时收回,交到库房。

11. 周六、周日有急诊手术,值班医师必须迅速到岗。

五、主管医生职责

1. 协助科主任管好临床工作。

2. 协助总住院医安排好每天值班和体外循环。主管医生有权改变排班。

3. 负责病例讨论和当月的 ECMO 总结。

4. 负责早交班,并完成记分。

5. ECMO 的建立和撤离等重大事件,临床主管医生应在场。ECMO 平稳期间,每天至少巡视一次。

6. ECMO 结束,收回病历。

7. 每届主管医师由副主任医师担任,任期 1 个月。

六、总住院医师职责

1. 协助主管医师每日晨交班。

2. 负责每日手术排班。负责安排科室的全月值班。

3. 8:00 以前将非正常交班人员的去向记录在签到本。

4. 每届住院总医师任期半年。

七、急诊值班(夜班)制度

1. 值班医师应和有关科室密切配合,负责急症患者的体外循环工作。

2. 主管医师全面负责体外循环工作,包括与临床医师的讨论会诊。对疑难病例应请主管医师协助、指导。未设主管医师或当时无上级医师可待次日请示主管医师。

3. 有急诊手术,值班医师和技术员必须迅速到岗,在接到正式通知 20 分钟后开始体外循环工作。

4. 值班人员必须认真负责。发现问题及时处理,并向院总值班报告,次日向科主任汇报。

5. 完成体外循环后,在 24 小时内将总结报告完成并进行相应登记。

八、库房工作职责

1. 每天 7:40 上班,准备体外循环转中使用物品;8:00 点参加早交班(成人手术室、小儿手术室)。定期检查无菌物品有效期,发现过期物品及时消毒,以备以后使用。

2. 及时补充各种接头(按基数补充)及液体等。

3. 及时补充各种动静脉插管及各种药品的补充等。

4. 负责测游离血红蛋白和胶体渗透压(周末根据需要),以及仪器的保养,24 小时为正常工作状态(以排班为准)。

5. 每天上午要核对前一天手术的收费情况,发现问题及时联系当事人作相应的修改。

6. 每天检查小本的登记和机器清洗情况,如体外循环机等设备出现问题要及时联系相关人员。

7. 每周一、周四更换复写纸,以保证记录单书写清楚。

8. 库房管理人员工作时应坚守仓库岗位。

九、记录单

体外循环记录单

病案号 　　　病房 　　　　　　　　　　　　　编号 　　　　第 页

姓名 　　　性别 　　　年龄 　岁 　体重 　kg 　身高 　cm 　BSAm^2	急□ 　　再□
术前诊断手术日期 　年 月 日	非转体 　□
手术名称 　　　术者麻醉师	停□ 　　澳□

术前情况 Hbg%,血小板 　×10^6/L,血型＿＿,血糖 　mmol/L,BUN 　mmol/L,Cr 　mmol/L,
白蛋白 　g/L,LVEF% ,C/T ＿＿,药物过敏史＿＿,既往史

	悬红	血浆	白蛋白	血定安	勃脉力	乳林	甘露醇	5% SB	15% KCl	5% CaCl$_2$	10% MgSO$_4$	停跳液	总量
预充													
转中													
药物	肝素	呋塞米	利多卡因	甲泼尼龙	抑肽酶								

机器类型变温水箱氧合器类型微栓滤器
回流室
超滤器 SvO$_2$ 监测 ACT 测定仪 CellsaverECMO
灌注方法 浅低温灌注,深低温低流量,深低温停循环,上下分灌,左心转流,辅助循环,血液回收,
插管方法 升主 A,股 A,腋 A:(进/国)F,上下腔 V,腔房管,股 V:(进/国)F +(进/国)F
体外耗材成人搭桥/血管/常规/儿童/婴儿 A／B／C;左心引流管(进/国),右心吸引管(硬/软)
(血液/晶体)灌注装置,冠脉直视灌注管(进/国),多头连接管(进),冠状静脉窦逆行灌注管
血气次,ACT 次,氧饱和度接头(进/国)个,输血器个,三通个,

	pH	PCO$_2$	PO$_2$	SO$_2$	Hct	Hb	K$^+$	Ca^{2+}	Mg^{2+}	血糖	乳酸	BUN	BE	SB	
转前															
转中															
转中															
复跳															
转后															

转机时间 　min,阻断时间 　min,辅助时间 　min,低流量 　Tmin,停循环 　Tmin,阻侧壁 　Tmin
总液量 　ml,滤液量 　ml,余血量 　ml,回收量 　ml,处理量 　ml,尿量 　ml

备注:

体外循环前检查 □ 完成时间灌注师签字:

转机时间	动脉流量 ml/min	通气 L/min	F_iO_2 %	泵压 mmHg	MAP mmHg	CVP mmHg	SvO_2 %	鼻温 ℃	肛温 ℃	体内肝素　IU　ACT 机内肝素　IU
转前	/	/	/							尿量 ml,放血 ml

中国医学科学院阜外心血管病医院
体外循环前检查单

病房　　　病案号　　　手术日期　年　月　日
姓名　　性别　　年龄　岁　体重　　kg　身高　　cm　体表面积　　m²
术前诊断　　　手术名称

体外循环前检查项目:

☐ 主电源	☐ 氧合器安装排气	☐ 台上物品
☐ 备用电源	☐ 漏水试验	☐ 核对药品/血制品
☐ 备用摇把	☐ 排气口开放	☐ 机内肝素
☐ 气体压力平衡	☐ 压力监测	☐ ACT>480 秒
☐ 空氧混合器	☐ 氧饱和度监测	☐ 术前血气
☐ 氧气管连接	☐ 左右心吸引管连接方向	☐
☐ 主泵运转	☐ 水箱运行	☐ 管道扎带加固
☐ 流量校正	☐ 水箱水量	☐
☐ 停跳液灌注情况	☐ 水管连接	☐ 转前核对管道

补钾公式:15% KCl(ml) = (4.0-实测钾值)×0.3×体重(kg)/2
补碱公式:5% NaHCO₃(ml) = BE 纠正值×0.3×体重(kg)

体重 (kg)	×	流量 [ml/(kg·min)]	=	实际流量 (ml/min)	体表面积 (m²)	×	流量 [ml/(kg·min)]	=	实际流量 (ml/min)
	×	30	=			×	1200	=	
	×	40	=			×	1400	=	
	×	50	=			×	1600	=	
	×	60	=			×	1800	=	
	×	70	=			×	2000	=	
	×	80	=			×	2200	=	
	×	90	=			×	2400	=	
	×	100	=			×	2600	=	
	×		=			×	2800	=	
	×		=			×	3000	=	
	×		=			×	3200	=	

转中流量:

灌注师

（龙村　朱德明）

参 考 文 献

1. Mulholland JW. The Great Britain and Ireland perspective: current perfusion safety issues, preparingfor the future. Perfusion, 2005, 20(4):988-992.

2. Kurusz M. Standards update on perfusion equipment and practice, Perfusion, 2005, 20(4):205-208.

3. 金振晓, 毕生辉, 郑奇军, 等. 欧洲各国体外循环灌注学教育简况. 西北医学教育, 2007, 15(6):988-992.

4. 李欣, 徐凌峰, 郭震, 等. 体外膜肺氧合临床应用与团队建设--附17例临床报告. 中国体外循环杂志, 2005, 3(4):239-242.

5. Hill AG, Kurusz M. Perfusion standards and guidelines. Perfusion, 1997, 12(4):251-255.

6. 朱德明, 王伟. 我国小儿体外循环发展五年的调查. 中国体外循环杂志, 2005, 3(4):195-198.

7. 黑飞龙, 龙村. 构建体外循环继续教育体系. 中国体外循环杂志, 2011, 9(1):4-6.

8. 严敏敏, 李欣, 宋扬, 等. 灌注师从受训到独立的成长体会. 中国体外循环杂志, 2012, (4):224-226.

9. 李欣, 胡克俭, 朱德明, 等. 上海市2010年体外循环专业质量督查回顾. 中国体外循环杂志, 2010, (4):200-203.

第五十五章

体外循环与教育

自20世纪50年代体外循环技术应用于临床以来,体外循环为心脏外科的发展做出巨大贡献。随着体外循环相关设备和装置的持续改进,体外循环对患者生理和病理生理的影响研究不断深入,体外循环技术及其应用获得长足进步。不但在心脏外科中应用体外循环安全有效,而且在循环和呼吸辅助、心肺复苏、移植脏器保护等多个领域发挥了越来越重要的作用。作为体外循环专业技术人员,要求在医学教育背景上,掌握体外循环相关病理生理、体外循环设备和装置原理和应用,和不同病种和病理生理状态下的患者如何合理有效施行体外循环,要求体外循环专业队伍必须接受成体系的专业教育。但如何开展体外循环教育,目前各国体外循环教学体系和个人职业发展道路又不尽相同。本章将介绍欧美等成熟体外循环教育体系,回顾我国体外循环教育发展历程与现状,并对我国当前大力推行毕业后医师培训体系的新形势下,体外循环教育如何接轨的问题展开探讨。

第一节 国际体外循环教育

1953年,Gibbon医生在其发明的心肺机支持下成功完成了房缺修补术成为体外循环首次在临床应用获得成功的标志,六十余年后,经过全球不断实践和发展,体外循环已由当初的实验室内简陋的实验性装置,发展成为常规的医疗装备,遍及全球数以千计的手术室。

一、美国体外循环教育介绍

在美国,20世纪50~60年代初,体外循环系统的操作通常是由实验室的技术人员或者内科医生完成。体外循环知识的学习主要是在实验室或手术室内从实践中不断摸索,并依靠"师徒相授"的方式进行。对灌注师的称呼也是五花八门。Bennett Mitchell医生创造了灌注师(Perfusionist)这一词,相对准确地表达了体外循环技术的目的和理念,逐渐成为国际体外循环从业人员的标准称呼。20世纪60年代,随着心脏手术和体外循环的发展,工业化制造的人工心肺机应运而生,氧合器、管路、插管等一次性体外循环装置也不断开发出来。临床对训练有素的灌注师的需求也快速增长。至60年代末,体外循环成为心血管手术中不可分割的核心组成部分,尽管当时灌注师的培训仍然局限于手术室内师徒相授的方式,但持续的发展要求灌注师需要接受某种形式的系统教育和培训。

在此背景下,1964年,美国体外循环技术协会(American Society of Extracorporeal Technology,AmSECT)成立,其宗旨在于讨论解决与灌注技术这门新兴学科相关的问题。AmSECT认为,如果要确立灌注行业的专业可信度,就必须首先正式认定"灌注"是一个医疗相关专业。协会早期的活动目标有3个:①为灌注师发放文凭;②对灌注师培训项目进行授权;③发布规范化的行业标准。尽管存在不同意见,AmSECT的创始者坚持不懈地推行上述3项工作,并且认定其目标是使体外循环技术成为一个独特的技术领域。因此体外循环教育在一开始就是AmSECT的工作重点。

与60年代出现的诸如危重病医学等许多新兴医疗行业相比,体外循环的教育发展缓慢。第一个有组织的培训机构于1963年在Cleveland Clinic中心成立;第一个基于大学教育的体外循环师/灌注师正式培训始于1968年的俄亥俄州立大学。五十多年来,通过医院和大学两种正式教育模式使体外循环灌注学在医学教育系统中具有一席之地。而多年来体外循环灌注学校和体外循环专业毕业生的数目都是根据心外科发展的变化相应灌注师人才需求的变化而时多时少。在 20 世纪 90 年代早、中期，灌注师培训课程的数量和毕业生的数目都达到了顶峰，这与当时对体外循环专业人才的旺盛需要相符。但在之后的 10 年中培训课程和毕业生的数目都大大减少，到 2003 年初，美国仅剩下 19 个尚能运行的体外循环教育课程，而毕业生数量较 10 年前下降了一半。

1968 年，AmSECT 成立了认证与教育委员会，旨在通过考试使体外循环灌注师具备体外循环相关的基础知识。1972 年，AmSECT 作为行业监管者参与了第一次执业灌注师的认证，但是此次认证并非建立在考试的基础上，所有具备 2 年临床灌注经验或者已经完成 100 例以上体外循环的灌注工作者都获得了临床灌注师的资格。临床执业灌注师（Certificated Clinical Perfusionist，CCP）这个临床角色从当时被采用并沿用至今，核心意义是已具备作为灌注师的最基本知识的人具有临床体外循环工作能力。1974 年，AmSECT 建立了通过/淘汰式资格认证考试制度，参考美国外科委员会的方法，确立 70% 通过、30% 淘汰的比率，这可以保证有一定比例的灌注师取得执业证书，但并不能保证取得灌注师资格的人一定能胜任临床灌注工作。同时，作为一个职业协会，AmSECT 不能对其自己的成员进行资格认证，因此必须成立一个独立的资格认证机构，以避免潜在的利益冲突。1975 年，美国心血管灌注委员会（American Board of Cardiovascular Perfusion，ABCP）成立。ABCP 扩展了 AmSECT 所制定的资格认证标准，并制定了灌注师年度审核标准。ABCP 认为正规的灌注培训课程应该获得授权，认证考试的结果表明，通过正规培训的灌注师，其考分总是高于非正规培训和在工作过程中培训的灌注师，说明认证考试可以作为一种有效的评价方法，从而强化了资格认证在临床灌注领域的公信度，使其成为体外循环行业的第一个标准。为了贯彻体外循环培训项目的正规化授权，ABCP 于 1976 年出台了一项政策：只有从 ABCP 授权的培训项目毕业的学生才有资格参加认证考试，规定自 1981 年实施后，工作中培训的灌注师将不能参加 ABCP 资格认证考试。这项政策立即引起了激烈的反对，主要来自美国胸外科协会（American Association of Thoracic Surgery，AATS）和胸外科医师协会（Society of Tho-racic Surgeons，STS）的会员。反对者认为，在没有足够数量的授权培训机构的情况下，这项规定的执行必然造成灌注师严重短缺，设定 1981 年最后期限为时尚早。1979 年，AATS 和 STS 提议 1981 年最后期限应该延迟或者取消，并且声明：除非设置足够多的正规授权的体外循环技师培训机构，满足美国本土对体外循环技师人力资源的需要，在此之前，体外循环技师执业考试都不应仅限于正规授权培训机构的毕业生。因此直到 1990 年，由于正规的灌注师培训机构已能够满足当时的需求，从而完全终止了美国本土灌注师的非正规培训。

ABCP 于 1975 年第一次进行了灌注师执业资格考试，确立了灌注师资格考试的笔试和面试"两部分"模式。评判标准按照 70% 通过，30% 淘汰的比例设置。这种衡量标准一直沿用至 1996 年，在当时灌注学教育系统刚刚起步的情况下，其不失为一种合适的检测模式。然而，当灌注学教育模式进一步确立后，这种标准就显得过时了。1996 年，ABCP 采用"标准参照模式（criteri-on-referenced format）"规范了考试标准，这种模式与其他卫生执业考试更为统一。新标准使得每个应试者理论上都可能通过考试，因为它的考试范围是建立在实际灌注作业中涉及的知识的基础上的，任何人只要具备起码的入门知识就可能通过资格认证。现行的 ABCP 考试包括两部分：一是体外循环灌注学基础知识考试（PBSE）；二是临床应用考试（CAPE）。完全主观的面试被 CAPE 取代。只要申请者通过这两部分考试就可以通过资格认证。如今，想要获得 PBSE 的考试资格，申请者必须是从正规教育机构毕业，实习时至少完成 75 例临床灌注，拥有自己培训机构的推荐信；申请 CAPE 考试资格的应试者除了符合 PBSE 的条件外，还必须持有被雇佣证明以及毕业后完成另外 50 例灌注的证明。灌注师资格的再认证依赖于灌注师个人的临床工作情况和继续教育情况，如果要保持自己的灌注师资格，必须每年完成 40 例患者的临床灌注或相关性工作，并且每 3 年至少获得 45 个继续教育学分。ABCP 要求灌注师每年通过临床灌注实践来维持自己的执业资格，ABCP 并没有将资格认证与临床能力相联系，使得各个医院或者单位能够制定各自关于临床工作能力的标准，但获得认证资格的灌注师具备了最起码的临床技能。尽管其他一些卫生专业资格考试对临床实践不做要求,但是 ABCP 坚持将临床实践作为灌注师资格认证的一个基本组成部分。因此 ABCP 制定的资格认证制度成为灌注专业受到信赖的标准,在全球范围内被模仿,特别是受到欧洲心血管灌注委员会(European Board of Cardiovascular Perfusion,EB-CP)的认可和借鉴。

在美国,执业许可证代表着一个职业能够获得的公众认可的最高水平。通过颁发医疗行业执业许可证规范进入某一行业的最低标准,从而更好地保护民众健康。灌注师行业许可证界定了灌注师执业范围,规定哪些工作是灌注师可以做的,哪些是必须由灌注师完成的。通过政府法规来规范灌注行业的质量和专业标准,规定灌注师必须具备最低教育、培训及临床实践程度。任何人在没有灌注师许可证的情况下进行灌注专业领域的活动都是非法的,但是其他专业人员的专业范围如果与灌注专业有重叠。在重叠范围内进行灌注活动不构成违法,例如需要长期体外循环生命支持的危重患者的危重病专家。因此,许可证制度的真正意义在于通过预先限定执业范围,阻止其他不具备条件的个人进入灌注领域,从而有效保护公众健康。将许可证制度与资格认证制度区别开来是很重要的。许可证通常具有强制性,要求持有者必须具有起码的可信度。比如:内科医生通常需要获得许可证后才能行医,但是他们不一定需要某个专业的资格认证,而一些专门的机构则要求所有的从业人员,包括灌注师,必须获得资格认证,才能从事该专业的工作。CCP 是美国具有最高公信度的认证资格,在美国大多数州许可证颁发体系中,也是自愿采用的。1993 年的一项全美国范围内调查显示,实际上只有 87% 的医院要求灌注师具备 CCP 资格。所有州都是采取许可证考试的方式颁发许可证。目前 ABCP 资格认证考试已经被各州认定为许可证考试。

20 世纪 70 年代早期,AmSECT 开始实施授权制度,规定灌注教育机构课程设置的最低标准。1975 年,ABCP 进一步修订了 AmSECT 制定的标准,授权一些教育机构开设正式灌注学课程。1976 年,医学教育委员会将心血管灌注专业认定为一个卫生相关专业,并成立了灌注教育联合督察委员会(Joint Review Committee for Perfusion Education,JRC-PE)。1980 年,JRC—PE 颁发了其第一套"要素与指南(Essentials and Guideline)"。1981 年,美国卫生相关专业教育与授权委员会(Committee of Allied Health Education and Accreditation,CAHEA)开始推行体外循环教育机构授权计划,从而将授权职能逐步完成了由 ABCP 向 CAHEA 的过渡。1991 年,JRC-PE 进行了重组,更名为灌注教育授权委员会(Accreditation Committee for Perfusion Education, ACPE)。1994 年,CAHEA 解散,卫生相关专业教育机构授权委员会(Commission on Accreditation of Allied Health Education,CAAHEP)同时成立,接替 CAHEA 的工作负责对卫生相关专业教育机构的授权。

如果灌注师能够按照标准操作规程实施灌注,患者将会获益。20 世纪 70 年代 AmSECT 下属的标准化委员会(Standard of Practice Committee,SPC)成立后,第一次进行标准化操作规程的制定。1978 年,SPC 提出书面的灌注记录应该作为患者病历的一部分,这一建议一开始被采纳,但随后又被 AmSECT 指导委员会取缔。1987 年,美国心血管灌注学会(American Academy of Cardiovascular Perfusion)颁发了两个文件,分别阐述了体外循环灌注教育的标准化和灌注操作的标准化问题。在灌注教育标准化文件中,他们支持正规教育,严格按照既定方案进行培训。在灌注操作标准化文件中,他们首次正式主张永久性保留灌注记录、灌注装置应用情况以及使用术前检查单(Checklist)。1991 年,AmSECT 标准化委员会重组为灌注质量控制委员会(Perfusion Quality Committee),颁布体外循环术前检查清单,并确定了灌注师职责范围。经过灌注事件委员会(Committee of Pefusion Affairs)审核后,AmSECT 于 1993 年公开发表这些文件,明确指出:体外循环的操作应该按照既定的程序和方案进行,这些方案必须与医院的相关政策一致,并在医生指导下进行。该文件强调,灌注方案必须具有弹性,以适应不同类型灌注操作之间的差异。文件还指出,灌注师必须始终在专业精神和伦理道德两方面规范自己的行为。

美国在上述体外循环教育与认证体系下,1987~2001 年这 15 年间通过 ABCP 资格认证的灌注师的数目稳步增长,到 3500 人左右后趋于稳定。进入 21 世纪后,新毕业的体外循环培训结构学生以及新获得认证的灌注师的数目都在减少,灌注教育机构的数量也相应减少,1993 年全美有 32 个教育机构,而 2003 年初仅剩下 19 个。发生这种变化其主要原因是心血管内科介入技术的发展使得美国已经多年心血管外科病例总数保持稳定甚至稍有下降,心血管外科专科医生培训招募数量都出现下降也直接影响了对体外循环灌注师的需求。

二、欧洲体外循环教育

相比美国体外循环教育体系的发展与规范性。欧洲心血管灌注委员会(European Board of Cardiovascular Pefusion,EBCP)成立于1991年,作为体外循环灌注学教育与培训的一个独立机构,其职能在于按照一个统一的要求制定体外循环灌注学教育标准,并监督这些标准的实施,依据该标准对教育培训机构进行授权,颁发欧洲统一的临床执业灌注师执照。目前,有20个欧洲国家在EPCP有自己的代表,其他几个欧洲国家也表达了他们想成为该国际学术组织成员的意愿。尽管欧盟已经建立起来,但欧盟内部各国的文化和教育体系却是多元化的,语言、教育体系的组织结构、职业培训及医疗卫生体系的组织结构都存在显著的差异,具体到体外循环灌注学教育,更是千差万别。由于篇幅所限,本节仅介绍具有一定代表性的法国、德国和英国的体外循环教育现状。

自1981年以来,法国对灌注师资格的要求很简单,具备医学博士学位(学制8年)就可以进行灌注工作,持护士文凭(学制3年)者也可以医生的监督下进行灌注工作。在获得灌注师资格前必须在临床进行为期两年的培训,依据其教育背景不同。在此期间还必须完成一定量的临床和理论学习。最初体外循环临床培训主要在临床一线进行,因此法国灌注师的背景、培训程度及在医院内所处的位置差异很大。法国灌注学院(French College of Pefusion,FCP)一直在努力建立国家级的灌注师培训方案。自1997年以来,FCP每年都为灌注师提供有组织的培训,每次培训包括两种互相补充的模块:其一主要涉及灌注技术的操作,其二大多为与灌注相关的一般教育。此外,FCP教育委员会也选择其他的普通课程或者专门的课程进行教学。从1990年开始,在巴黎医科大学和图卢兹医科大学学习理论知识的医学生也可以申请体外循环专业的大学文凭,辅助系列的灌注师也可以申请这些学位课程并获得相应的文凭,或者获得学历证书。在实践培训方面,FCP推荐每一位灌注师在其自己的心脏中心接受培训后还应在其他心脏中心进行至少两期(每期3周)的职业培训。待所有培训结束后,FCP颁发灌注师资格证

书。证书有效期为3年。这是法国唯一的灌注师职业认证方式。FCP推荐的执业标准与EBCP保持严格一致。

德国心血管灌注协会(Deutsche Gesellschaft fuerKardiotechnik)成立于1971年。从那时起,多次试图建立强制性灌注教育体系的努力都以失败告终,直到1988年德国柏林心脏中心(German Heart Institute Berlin)成立灌注学院(Academy of perfusion),制度化的灌注学教育及培训体系才确立。到目前为止,德国1/3以上的灌注师都是由这里培训的。在柏林,正规的灌注教育与授权都是强制性的,"灌注师"头衔受到法律保护。柏林灌注学院学制为两年,其中理论学习时间1200小时,临床灌注培训1600小时,这种课程设置是由柏林州法案(Berlin State Act)确定的。毕业生的考试资格认证由柏林州卫生行政当局负责,合格后才有权使用"灌注师"这个头衔。申请入学的条件为注册护士、医疗技师或持有同等学力者(必须完成3年培训期),同时具备2年工作经验。三所应用科学大学在工程学位之外也设置了灌注课程,它们分别是FH Villinegen-Sehwenningen,FH Juelich(Aachen)和FH Munster。但是目前仅柏林灌注学院和Villingen-Sehwenningen的课程得到了EBCP的授权。由于德国大部分灌注师的培训仍然在临床进行,并且没有任何全国性的考试,因此灌注师在德国并没有得到全国范围内的认可,在柏林州局部受到认可只是一个例外。目前,有关灌注师教育的全国性立法正在酝酿中。

英国临床灌注师协会(Society of Clinical Perfusion Scientists)在临床灌注师学校的建立过程中扮演了领导角色,即现在的大不列颠及爱尔兰临床灌注师学院(College of Clinical Perfusion Scientists of Great Britain and Ireland)。该学院拥有执业灌注师的注册权,申请者通过笔试、操作考试及面试后,学院与临床灌注师协会一起为其颁发基本的授权认证。1999年,英国政府颁布指南性文件,用于指导国立卫生机构雇佣合格的临床执业灌注师。英国及爱尔兰灌注学教育的理论部分由Surrey大学承担。完成学业的方法有两种,一种是接受为期3年的在职理学硕士教育课程,另一种是大学毕业后继续攻读灌注理论从而获得文凭。灌注临床操作部分在临床一线进行,英国及爱尔兰的任何一家体外循环单位都可以申请作为授权培训中心。学员只要顺利完成理论学习,并在指导

下完成至少150例临床灌注手术,就可以参加执业资格考试。考试内容包括临床操作考试和面试,考官都是申请者所在医院的资深临床灌注师,这些灌注师都受过考官相关培训。考官培训由大不列颠及爱尔兰临床灌注师协会和临床灌注师学院共同负责。

第二节　我国体外循环教育

在苏鸿熙教授为代表的我国心脏外科老一辈开拓者的努力下,我国体外循环事业起步基本与世界同步。虽之后因为众所周知的原因历经磨难,但80年代开始,我国心脏外科从诊疗病例数、手术技术和心脏外科各相关学科均取得突飞猛进的进展。作为心脏外科的重要支撑学科,体外循环也相应得到迅速发展。根据中国体外循环学会的统计,2013年,我国心脏外科手术量20余万例,体外循环16万多例。年手术量超过1000例的医院达44家。体外循环心脏手术已经成为我国三级医院普遍开展的常规医疗技术。不仅在经济发展较好的"北上广"地区,即使在广大中西部地区,心脏外科整体水平也获得长足发展,造福越来越多的患者,与国际先进水平差距逐渐缩小,取得了令人瞩目的成就。相比之下,我国体外循环教育和人才队伍建设相对滞后。

一、我国体外循环从业人员现状和面临的挑战

到2013年,我国体外循环从业人员已经逾2000人。其中医生比例占55%,技术员技术系列和护理系列人员为45%。我国体外循环从业人员中41%为专职,其他兼职人员来自于外科(13%)、麻醉(31%)、护理(15%)。而从业人员职称构成中,高级职称占5%,副高职称21%,中级职称47%,初级职称27%。从业人员学历层次更是差距很大,从博士到中专学历都在从事临床体外循环工作。

体外循环作为一门新兴交叉学科,其专业性强同时专业面又很窄,涉及专业知识跨度大。基于目前学科特点和发展现状,目前在我国单独设立一个体外循环专业的条件还不成熟。但体外循环技术又属于多专业相互交叉的独特专业门类,很难由其他专业所替代完成,其专业不仅涉及临床医学,还涉及生物医学工程的多个专业。由于体外循环在临床实践中承担的采用人工心肺支持生命的技术替代或辅助人体的呼吸和循环功能,使得其具有很大的临床风险,因此必须由经过专业技术培训的人员来完成方能避免风险,保证质量。鉴于以上特点,开展体外循环专业技术的规范化培训非常必要。而目前国内体外循环灌注师队伍水平参差不齐,在大型心脏中心,高学历、高培训经历和较好的科研背景的灌注师代表了我国体外循环人才队伍的最高水平。但很多医院年心脏手术数不到50例,众多从业人员为兼职,医学教育毕业后才开始学习体外循环专业知识与操作技能。而我国体外循环发展史上很多医院体外循环专业人员实质上是"师徒相授"的进行体外循环操作技能教育,缺乏系统规范的体外循环理论教学体系和临床技能培训体系。并且由于不受重视,继续学习机会寥寥。这些因素均严重影响体外循环专业队伍的整体业务素质和技术、理论水平。在我国目前情况下,试行体外循环学历教育,以毕业后继续教育的形式开展体外循环职业技能培训,同时努力向专科医师培训制度靠拢,借鉴美国成熟的灌注师培训体系,探索适合我国医疗人才队伍体系的体外循环医师与技师相结合的研究、管理与操作人才队伍,是我国体外循环教育需要多方面思考的问题。

二、我国体外循环教育已经取得的成绩

1. 体外循环专业继续教育　长期以来,我国的体外循环专业教育实际上是以毕业后继续教育的形式进行。继续教育是针对具有医学背景的专业技术人员进行专业技术培训和提高的主要方式。长期以来,我国各地大型心脏中心除了培养自己的体外循环人才外,还用继续教育中进修的形式承担了为全国培养体外循环专业人才的任务。这其中北京、上海、广州等地我国心脏外科创始单位做出巨大贡献。

同时,中国体外循环学会每两年举办全国循环学术会议和青年医师论坛,各地分会举行的区域性学术交流活动,同时在全国和地方的心胸外

科、麻醉、危重病会议上均有体外循环或相关专题论坛,不断向国内业界介绍体外循环最新学术动态,并对一些复杂技术进行经验交流。对本专业热点问题,如医疗质量、技术规范、行业发展等,进行广泛的讨论。

以具有悠久历史的北京阜外医院体外循环培训班为基础,中国体外循环学会还每年在全国范围内举办多种体外循环继续教育学习班和学术论坛。其内容广泛、实用性强,受到广大基层体外循环专业人员的欢迎。各地方举办的体外循环技术培训班也对体外循环专业技术水平的提高起到了积极的推动作用。

目前,国内已经出版了多部体外循环专业专著和译著,为专业人员的学习提供了参考。《中国体外循环杂志》于 2003 年成为正式刊物,并在国内外公开发行。学会网站的建立成为体外循环及相关专业人员的学习园地。

2. 体外循环专业学历教育　为了培养体外循环专业的专业人才,中国体外循环学会进行了不断地探索,尝试培养本科学历麻醉学专业体外循环专业方向本科生。2004 年,中国体外循环学会与江苏徐州医学院合作,培养麻醉专业体外循环专业本科生,学制 5 年,毕业后取得学士学位。研

究生培养方面,北京、上海等多家大学附属医院培养了麻醉学专业体外循环方向和心胸外科专业体外循环方向的硕士和博士研究生。这些学历教育的探索将会促进我国体外循环事业的不断壮大。

3. 体外循环专业技术规范化培训　体外循环专业技术人员迫切需要一个权威的体外循环专业技术评估体系和继续教育体系来保证临床体外循环的工作质量。中国生物医学工程学会体外循环分会经过十年的努力,初步建立了体外循环专业技术的培训管理系统,它是集体外循环专业技术人员的规范培训、合格评估、知识更新、技术援助为一体的系统工作。

在这一系列工作中,体外循环培训基地的建设和专业技术合格证的认证显得尤为重要。全国学会已经在全国范围内选取心脏手术较多,体外循环经验丰富,具有充分教学能力的心脏中心,设立了四个全国体外循环专业技术培训基地,分别为北京阜外基地、北京安贞基地、上海体外循环基地和广东体外循环培训基地。主要负责接收全国范围内各家单位选送的新从事体外循环工作的医务人员进行体外循环理论和临床技能培训。培训周期为一年,培训期满,通过中国体外循环学会考核合格后颁发体外循环专业技术合格证。

第三节　新形势下我国体外循环教育的探讨

我国体外循环专业人才建设已经走过 50 余年历程,经过几代前辈多年的努力,已经打造了一支以临床医师为主体,医、技、护共同承担临床体外循环工作的专业队伍。中国体外循环学会在全国范围已推行数年的《体外循环专业技术合格证》,已被卫生部(现国家卫计委)纳入三级甲等医院等级评审评价体系中,部分地区已经被地方医政管理部门列入临床质量控制标准中。

住院医师和专科医师培训是医学生毕业后医学教育的核心内容,该项培训制度于 19 世纪末在德国开始实施,现已被各国医学界认可。鉴于医疗工作的特点和医学发展的趋势,以及医学人才成长周期长的规律,住院医师和专科医师培训制度在推广过程中更加趋于完善。我国在 20 世纪90 年代开始逐步推行住院医师规范化培训迄今已有 20 年,近年来,在经过实践检验,已经相对成熟的住院医师规范化培训基础上,开始逐步推行专科医师规范化培训制度。体外循环专业由于学科

性质和特点,如何在专科医师培训体系内设计体外循环医师培养路径,成为一个需要多方面思考的问题。

一、国家专科医师规范化培训思路

长期以来,住院医师培训一直是我国医学教育的薄弱环节,专科医师培训更是缺乏规范。随着我国医学教育体制改革的推进,在校教育的学制结构日益复杂,既有 5 年制本科教育和 7 年制、8年制的长学制教育,又有硕士和博士研究生教育,因而造成住院医师在学历层次和临床实践能力方面的差异极大。同时过分强调学历教育,以及强调科研能力的培训使得学历教育不能满足作为临床医生基本临床能力的培训要求。基于以上暴露的问题,国家已经明确将住院医师规范化培训和专科医师规范化培训共同构成毕业后医学教育体系,成为建设高素质卫生技术队伍的关键和基础性制度。这是从根本上提高临床医师技能水平和

服务能力，保证临床医疗质量的重要措施。国家卫生部因此相继出台一系列配套制度，基本确立毕业后医学教育"3+X"模式，即三年住院医师规范化培训加"X"年的专科医师培训。以上海为例，从2010年开始，具有本科及以上学历、拟从事临床工作的医学毕业生，都需要接受三年住院医师规范化培训，研究生可相应减少培训时间。受训对象人事上不归属受训医院，而是"行业内社会人"身份。同时政府主管部门配套一系列配套政策，包括基地遴选、考核管理、学科认定、劳动人事保障等，将严格培训和保障待遇并举。还开拓性的将住院医师规范化培训与专业学位衔接，即完成住院医师的规范化培训。符合申请条件的本科毕业生可以申请专业硕士学位。

由于三年住院医师规范化培训是在二级学科内（如大内科、大外科等）进行，在完成住院医师规范化培训后，对于有志从事专科工作的医师需要进行专科医师培训。建立专科医师培训制度和设立专科医师培训基地，对造就高素质临床专科人才，提高医疗水平极为关键。根据国家相关文件，对专科医师规范化培训的目标是旨在通过全面、系统、严格的专科规范化培训，使受训医师在完成培训计划以后，能够系统掌握相关的专业理论、专业知识和专科技能，充分了解国内外新进展，能独立承担各专科常见病和较复杂疑难一并的诊治以及危重患者的抢救工作，能对下级医师进行业务指导，并具有一定的临床科研和教学能力。因此，与住院医师规范化培训主要在二级学科内进行不同，专科医师培训主要在二、三级学科如麻醉学等二级学科，心血管内科、呼吸内科、胸外科、心血管外科等三级学科层次进行培训。同时原则上不主张在三级学科更深层面上进行专科医师培训。对于部分交叉学科如烧伤、危重病医学等的专科医师培训仍需要进一步探索。对于不列入专科医师培训的学科培训可依照晋升高级职称时的学科分组选择培训专科。

专科医师培训体系，需要有培训模式、组织架构、基地建设、保障政策等一系列配套制度和举措。以上海为例，与住院医师规范化培训"行业内社会人"不同，专科医师受训对象首先要成为"单位人"，凡承担专科培训的医院其基地所在科室录用的培训对象须全部纳入专科医师规范化培训；而未承担专科培训的单位所录用的专科规范化培训专科目录内的培训对象须委托并选送参加专科

医师规范化培训。也就是如果一位愿意从事心血管外科的医师受聘A医院心外科，如果该院心外科不是专科医师培训基地，则A医院在与该医师签署劳动人事合同后，将其派到具有心血管外科专科医师培训基地资质的B医院去进行专科医师培训。为了保障专科医师规范化培训制度的顺利推进，保证受训对象的利益，政府层面还在探索推进将专科医师培训完成与否与申请临床医学专业博士学位及与卫生系列高级职称评审制度相衔接。从而构建具有中国特色的临床"M.D"和科研型"PhD"有所区分的医学教育之路。

二、体外循环专科医师培养的可能模式

在欧美国家，体外循环专业人员的执业定位大多属于高级专业临床辅助人员。以美国为例，全美有22个由美国体外循环体执照委员会（ABCP）鉴定认可的体外循环教育项目，为学术后教育。学制为18~24个月。体外循环学生毕业后可先申请其工作所在州的临时执照，在2~3年内通过ABCP的执照考试即成为正式执照的注册临床灌注师。美国的体外循环专业人员培训路径是独立于临床医师培训路径之外。美国的体外循环科研曾经在90年代达到顶峰，当时涌现出大量新技术，现今很多临床常规均基于当时的基础和临床科研结果。因体外循环培训均为学士后教育，故大多数项目仍设有科研训练，但一般不作为重点，无论其理论性和系统性均不如医学院正规基础理论课和临床实习课；目前较为注重体外循环学生科研训练的一般集中于授予硕士学位的几所教育项目。相比之下，我国体外循环医师的医学院正规医学教育背景使得近年来我国的体外循环从临床能力到科研水平均与国际水平迅速靠近。但正是因为国际上尚未把体外循环专业作为一门独立的临床学科，因此造成我国的体外循环专科医师培训没有可借鉴的国际模式。

国内已经全面推行的住院医师规范化培训体系和已经逐步推广的专科医师规范化培训体系还需要进一步完善。由于学科设置问题，部分专科的医师培养路径已经表现出不足，其中，诸如烧伤、危重病等医师的培养由于专业影响力较高，国内关于如何培养上述专业专科医生的不同声音相应较大。体外循环专业本身从专业影响力和专职

体外循环医师数量上都相对弱势,有关体外循环专科医师培养更是处于不明确状态,但政府层面关于此类问题解决出路的设想值得我们关注。

由于历史原因,我国专职体外循环医师一般注册为四类,即麻醉医师、外科医师、心血管外科医师或心胸外科医师。并且依照历史传统,各地注册习惯具有很强的地域性,并直接影响医师职称晋升通路。根据目前住院与专科医师规范化培训体系,二级学科为基础的住院医师规范化培训是任何临床医师必须要经历的过程。经过了住院医师规范化培训,才有可能进入体外循环专科临床培训。目前在国内体外循环界已经感觉到由于住院医师规范化培训制度的全面推行,在麻醉或大外科规范化培训结束后愿意从事体外循环专业的医师数量在下降。但我们应该认识到,与以往医学院毕业后直接从事体外循环工作相比,经过三年麻醉或大外科临床培训的住院医师临床能力明显较强,使得规范化培训后再从事体外循环的医师的临床思维和能力具有明显优势,更利于体外循环学科发展和体外循环医师和兄弟专业医师的交流和地位提高。

随着专业医师规范化培训的全面铺开,如何培训体外循环专科医师成为需要积极探索的问题。按照目前学科设定架构,以及政府层面明确"不主张在三级学科更深层面上进行专科医师培训。对于不列入专科医师培训的学科培训可依照晋升高级职称时的学科分组选择培训专科"的意见。笔者认为体外循环医师培训路径存在以下两种可能:

1. 争取将体外循环列为麻醉(二级学科)以下的三级学科,从而在完成三年麻醉住院医师规范化培训后,将体外循环作为三级学科进行专科医师培训。职称晋升依然通过麻醉学路径。此方案需要从政府层面和学会层面共同商议其可行性。

2. 由于不可能将体外循环作为心血管外科(三级学科)的次级(四级)学科进行专科医师培训,因此参照目前做法将体外循环继续作为临床技能培训,在医师完成大外科住院医师培训和心血管专科医师培训后,按照"体外循环专业技术合格证"要求,进入全国体外循环培训基地满一年,通过考试后,即可从事体外循环专业。职称晋升

还是依照心血管外科路径。此方案不需要改变目前已有的专科医师培训学科设置,但很可能导致从事体外循环的医师数量由于专业吸引力不如心血管外科而相应减少。

上述两路径在目前状况下都具有一定可能和可行性。目前体外循环界普遍担忧如此一来导致体外循环医师数量未来很可能相对减少。但我们同时应该认识到,经过严格住院医师规范化培训和专科医师培训的医师,如果愿意从事体外循环工作,其临床视野、知识结构、临床综合能力及科研和教学能力将处于较高水平,即使绝对数量或比例降低,但综合临床素质的提高仍然可以引领我国的体外循环事业向前推进。我国住院医师和专科医师规范化培训体系的建立和完善是关系到我国整体临床医疗水平稳步提高的核心大事,国内体外循环学界应该就此问题展开积极探索,提出建设性意见和建议,并与政府主管部门和学会充分沟通,合理诉求,为未来的体外循环专业医师的培养作出自己的贡献。

(李　欣)

参 考 文 献

1. 李景文,龙村.问渠哪得清如许—记阜外心血管病医院体外循环教育.中国体外循环杂志,2014,12(1):9-11.

2. 章晓华.体外循环教育和人才培养.中国体外循环杂志,2014,12(1):5-6.

3. 黑飞龙,龙村.中国体外循环教育的现状和思考.中国体外循环杂志,2014,12(1):1-2.

4. 侯晓彤.完善体外循环继续教育与培训体系.中国体外循环杂志,2014,12(1):3-5.

5. 李欣.专科医师规范化培训体系与体外循环医师培训之路.中国体外循环杂志,2014,12(1):7-9.

6. Long DM, Matthews E. Evidence-based practice knowledge and perfusionists' clinical behavior. Perfusion, 2016, 31 (2):119-124.

7. Merkle F, Haupt B, EI-Essawi A, et al. State of the art in cardiovascular perfusion:now and in the next decade. HSP Proc Intensive Care CardiovascAnesth, 2012, 4 (4):211-216.

8. Anderson RP, Nolan SP, Edmunds LH Jr, et al. Cardiovascularperfusion:evolution to allied health profession and status 1986. J ThoracCardiovascSurg, 1986, 92(4):790-794.

第五十六章

体外循环和模拟教学

第一节　为什么要搞模拟教学

一、模拟教学的必要性

知识就是力量,但必须转变为能力才是力量。知识可以转变为能力,但要实现这一转变,必须要有科学的思维方法和严格的实践训练。医学能力的培养更是如此。医学生对任何操作总有"第一次",和其他行业的技能训练一样,也要经历从不熟练到熟练的学习过程。没有临床实践训练就不能培养出合格的医生。而没有训练的条件,就不能进行有效的临床实践训练。在真实患者和模拟患者都无法圆满完成医学临床实践训练的情况下,医学模拟教具的产生和发展,能在很大程度上解决这一问题,对基本临床技能的培训将发挥非常重要的作用。

目前全世界约 600 万医生毕业于遍及全球的 1800 余所学校,其医学教育课程看似相似,但在内容有较大差别。在医学生知识、技能、职业态度、伦理和价值观等方面没有统一的标准。对所有医学生毕业后应当具备的最基本的能力缺乏统一的权威界定。

目前国际上医学教育界比较一致的看法是,一个医生接受医学教育也是一个终身过程。这一过程可分为 3 个阶段:基本医学教育,即医学院校教育,学生在学校中接受的是基础教育;毕业后教育,医学生从医学院校毕业以后,在所学的基本知识和技能的基础上,接受专业化培训,使所学知识和技能朝着某一专业方向深化;继续医学教育,是在完成毕业后的教育以后,为跟上医学科学的发展,继续不断掌握新知识、新技术的终身过程。这 3 个性质不同的教育阶段应紧密地衔接,形成连续、统一的医学教育过程。模拟医学教的训练将伴随医学生的整个医学教育阶段,直至学生进入临床实习。

2013 年,美国医学院学会(American Association of Medical College,AAMC)提出未来医学教育发展的趋势,小组式教学(small group tutorial);问题导向教学(problem-based learning);课程整合(integrated curriculum);核心课程(core curriculum);早期接触临床(early exposure to clinical medicine);社区医学(primary care/Community medicine)。模拟医学教学正好体现了这种发展趋势。

二、体外循环工作特点

广义的体外循环是指(extracorporeal circulation,ECC),将人体血液由体内引至体外,经过物理和化学处理后再注入体内,达到生命支持,器官替代和功能调控等目的。狭义的体外循环是指(又称心肺转流 cardiopulmonary bypass,CPB),将人体血液由体内引至体外进行气体交换和(或)循环,从而代替或辅助循环和呼吸功能的技术。体外循环的主要作用为:保障心脏手术患者的安全;为心脏手术提供良好的手术条件。另外体外循环还可为患者提供心肺支持,延长生命,在心肺复苏,生命支持,脏器移植的方面发挥一定的作用。

CPB 是一门高风险学科,要求灌注师除具备扎实医学知识和熟练技术技能外,还应该具备敏锐的观察判断力、准确地应急能力和丰富的临床经验,必须确保医护人员所做出的每一个决定、所实施的每一步措施都迅速有效。利用现代模拟医学技术提供的高仿真模拟系统进行训练,能够模拟人体真实的病理生理特征,表现出符合逻辑的临床体征,并通过模拟监测显示生理参数,做出迅速准确的反应。

CPB 作为高风险的行业,涉及诸多社会伦理道德问题,如同不可能让一个只学会飞行驾驶理论的人,去开一架承载众多生命的飞机一样。体外循环的意外,如停泵,管道崩裂,都可危及患者生命。及时准确的处理可避免恶性事故的发生,但临床此类事件极为罕见。模拟与虚拟技术作为不可或缺的培训手段有效的解决上述难题。随着模拟技术和虚拟现实技术的不断发展,模拟技术在体外循环领域,特别是在刚从事体外循环医务人员具有极为重要的作用。

三、传统教学的不足

临床学习对象是患者或真实的人体,但是随着社会的进步和医学教学要求的提高,在患者身上学习和演练临床技能暴露出越来越多的困难与弊端。体外循环的临床学习更是如此。

(一) 不符合道德伦理要求,也不符合患者的利益

体外循环操作是侵入性的,对患者有创、有度危险,如果让学员在技能操作尚无临床经验的情况下直接对患者施行 CPB,有可能会损害患者利益甚至危及生命,这与治病救人的宗旨背道而驰。另外,在法律所允许进行临床教学实践的范围内,道德上也不认可对 CPB 的意外进行教学,情理上也不支持对患者实行不熟练的临床实践操作。而模拟教学恰恰可以解决由上述原因造成的矛盾,适应了法律、伦理、道德的要求,同时也满足了 CPB 临床教学的需求。

(二) 不符合相关法律法规要求

《职业医师法》和新的《医疗事故处理办法》等法律法规的出台,没有明确实习医师的法定地位,随着患者自我保护意识和法律意识的不断增强,使得患者配合临床技能训练教学的依从性降低,实践性教学和医学院考核指标相矛盾,也使得临床技能训练资源相对不足,从而导致实习医师的临床技能训练机会越来越少,陷入了"理论多,实践少"的尴尬局面。《执业医师法》要求无执业医师资格者不能从事一些有创性的医疗操作行为,体外循环临床教学具有创伤性,高危性,学员就不能亲自进行 CPB,只能一旁观摩,无法获得实际操作体验,难以掌握和提高临床技术、技能。而采用模拟教学,为学生提供模拟操作的实践机会恰恰能够解决这一临床教学中的矛盾。

(三) 可供练习的特殊事件罕见

体外循环的一些突发事件,如进气,停泵,在临床上极为罕见。学员连见习的机会都没有,更谈不上规范性操作训练。

(四) 老师带教积极性不足

随着社会医疗需求的增加,社会法制观念的普及,在医疗这一高风险行业中由于各种原因引起的医患纠纷日益增加。在这种情况下,指导学生在患者身上进行 CPB 临床技能训练,临床带习老师往往要冒着极高的风险,很难保持高度的教学热情,这对提高临床技能教学质量极为不利。

模拟与虚拟技术作为不可或缺的培训手段有效地解决了上述难题。

四、模拟教学的历史

公元前 11 世纪,中国的甲骨文中已有了人体解剖部位名称和多种疾病的描述。天圣铜人,又名针灸铜人,针灸教学之人体模型,始创于宋仁宗天圣四年(公元 1026 年),用铜铸造,体表刻有经络和腧穴名称,胸膜腔有脏器,中空,是北宋医家王惟一总结了前人的经验,为提高针灸教学效果而主持设计制造的。

公元前 4 世纪,西欧著名哲学家希波克拉底和亚里士多德进行了动物实物解剖研究。古希腊在亚历山大里亚建立医学校。希罗菲卢斯和埃拉西斯特拉图斯进行了早期的解剖学(包括人体)和生理学研究。第一部比较完整的解剖学著作当推盖伦(Galen,公元 130 ~ 201 年)的《医经》,对血液运行、神经分布及诸多脏器已有较详细而具体的记叙。但由于当时西欧正处于宗教统治的黑暗时期,禁止解剖人体,该书主要资料均来自动物解剖观察所得,故错误之处甚多。宗教统治在一千多年中严重地阻碍了科学文化的进步。文艺复兴是欧洲历史上一场伟大的革命。在此时期,人民的聪明智慧在科学和艺术的创作中得到较充分的体现。达·芬奇(Leonardo da vinci)堪称这一时代的代表人物,他不仅以不朽的绘画流传后世,而且所绘的解剖学图谱,其精确细致即使今日也令人叹为观止。当时,解剖学也涌现出一位巨匠——维扎里(andress vesalius,1514 ~ 1564),他的巨著《人体构造》,不仅较系统完善地记叙了人体各器官系统的形态和构造,而且还勇敢地摆脱了盖伦权威的束缚,纠正了盖伦许多论点,从而使他成为现代人体解剖学的奠基人。哈维也是在解剖学的基础

上,通过动态的观察,建立了血液循环理论。

解剖学的发展是建立在对人的活体或尸体解剖基础之上的,这是医学教育发展必经的过程。只有经历艰难的探索,对错误的分析,客观的总结,才能为后世的医学教育发展铺垫一条平坦的道路。但是,人类医学事业的发展,尤其是对医学知识的传承普及,不可能永远建立在对活体或尸体的解剖上来进行。它受到人体来源、法律、伦理学、人道主义精神、人权维护等诸多因素的制约,因此当制造工艺达到一定水平后,简便易行的医学教学模型就应运而生了。

值得一提的是,现代电脑技术与模拟技术对医学模拟教学产生了巨大的影响。在军事、航空航天高新技术领域,都实现了在安全、受保护的超真实模拟环境里进行训练和科研。如航天员在随着航天器升空之前,在模拟器内适应如何在失重状态下生活和工作、在模拟月球环境中训练外太空行走和样本采集等;在军事和民用航空飞行员的训练中,在接触真实飞行器前,也多使用模拟器进行动作的规范性训练,直至动作熟练,准确无误。

随着医学教学内容的不断拓展和现代制造工艺、电子技术的水平提升,医学模拟技术在功能性和仿真性方面日趋完善,种类也极大丰富。同其他高风险行业一样,体外循环训练中应用现代模拟技术既是必要的,也是必需的。近二十年来,在材料技术和电脑技术飞速发展的带动下,医学模拟技术日趋成熟,体外循环模拟教学也逐步成为最重要的教学方式之一。

五、模拟教学的优势

1. 由于体外循环模拟具有可重复性的特点,基本上可以满足对每个学生都进行考核的要求,这在医院进行的体外循环临床考核中是无法实现的。

2. 在体外循环的模拟教学中可以模拟不同疾病状态,学员在模拟教学中对不同知识点的有牢固的掌握。

3. 模拟教学中的师生积极互动,可大大调动教师教学积极性,激发学员科学思维和创新能力。

第二节　什么是模拟教学

一、模拟教学的概念

医学模拟教学,是利用各种现代技术和概念,再现临床医学工作场景,为学习者提供一个无风险的学习临床知识和技能的条件与环境。

体外循环模拟教学的最大特点就是在真实的临床环境和临床情景下进行临床技能的训练,其中包括技术性临床技能和非技术性临床技能。沟通技能的训练就是非技术性临床技能中的重要组成部分,训练学员如何在体外循环中和外科医生,麻醉医生和护士的沟通交流。

二、模拟教学的目的

20世纪70年代美国著名教育学家 George Miller 以金字塔模型来表示医学生能力进阶要求,这就是在医学教育界甚为出名的"Miller 金字塔"(图56-2-1),它形象地说明了医学生学习过程中由知识积累到临床实践训练的能力发展的各个阶段目标。体外循环模拟教学的主要目的是让学员通过短时间培训,增加体外循环实际工作的操作和理解能力。

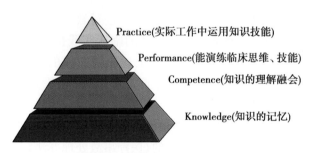

图 56-2-1　Miller 金字塔

有研究发现在课堂学习期间,大脑先有 3～5 分钟的预热时间,紧随有 10～18 分钟注意力集中时间,此时大脑记忆力能力最高。紧接着大脑进入休眠状态,此时无论多好的内容和教师,很难引起学员的注意。3～4 分钟注意力恢复。这是目前 40 分钟课程根据所在。另有研究表明,阅读时记忆力的效能为 10%,一件事情在听到时记忆能力 20%,在看到时记忆力可达到 30%,当听到和看到结合在一起记忆力可达到 50%。如果学习采用说写的形式,记忆力可达到 70%。而采用模拟和临床学习,其记忆效果可达到 90%。

体外循环教学内容可以简单地分为理论教学

和实践教学,学员成长阶段早期主要通过理论教学实现对医学知识和经验的灌输、理解、记忆,而后期主要通过实践教学来完成对临床思维、技能和实际临床工作能力的培养和训练,体外循环的理论教学不能替代、模拟教学可有效地增强实践教学。体外循环模拟教学根据学员的能力,依照一定的层次来安排课程,如体外循环意外处理的训练就要经过反复多次模仿、操作,使学员的应变能力达到精确、迅速、有效。

三、模拟教学的特点

传统的体外循环临床实践教学方法是使学员通过观察和重复老师或高年资医生的操作来进行的,学员只能学习到接触过的病例,或通过书本去想象不能见到的病例。一个合格灌注师的成长需要花费很长的时间和精力。而如今,灌注师成长困难已经不光是时间和机会的问题,病种的增多,病员维权意识的提高,法制的健全等因素都在制约着体外循环教学事业的发展。医学模拟教学的应用凸显出其强大的优势和重要性。

1. 训练真实性　所谓"模拟",是相对"真实"而言的,所以模拟教学的最主要特点,也是内在要求,就是创造出尽可能贴近真实机体构造和临床环境的模型器具,用颜色、声音、动画等多种媒介刺激帮助学生尽快建立形象概念。如各种解剖模型中,肌肉、骨骼、血管、神经以及各种脏器必须遵照正常人体的统计数据来制作,其位置、毗邻关系均是真实人体的再现;再如功能训练模型,譬如ECMO置管模型,上臂按外观上无论是肤色还是皮肤质感、弹性、软硬程度都和正常人体血管类似,置管时可以感知血管的阻力。穿刺成功可以抽取出"血液";若插管异常,在转机时泵压异常或出现其他异常的病理生理反应。在更高级的由电脑控制的模拟教具上,可以模拟出人在多种疾病状态下或用药后的生命体征变化,如高钾时心电监护仪显示出相应的心电图。另外,各种模拟器和真实的体外循环机,氧合器,变温器具联合使用,可以创造出模拟手术室中体外循环的等各种场景,其内部的布局、器物摆设等均与真实临床环境一致,唯一不同的是病床上躺着模拟人而非真人,学员在这样的环境中训练学习处理各种临床情景,就如同在手术室操作体外循环一样。

2. 时间方便性　以往的学员在学习过程中会从理论中学习到多种体外循环的问题和处理方法,但是在临床实践过程中,并非会遇到书本中学习到的这些问题。而有些问题是棘手的,致命的,如氧合不佳,更换氧合器。实践过程中去等此学习机会难之又难。体外循环模拟系统的应用,使灌注师的成长期间不用苦苦等待这样的体外循环灾难性事件到来了才能进行学习和训练。它可以完全按照临床真实环境,安排学员进行训练和学习,直至完全掌握。

3. 病历多样性　通常体外循环意外发病率较低,低年资医生更是很难见到。这大大妨碍了个人的医疗技能提高和发展,当其遇到体外循环意外的紧急处理会束手无策。利用体外循环模拟系统可创造出多种真实的体外循环意外场景,让学员接受诊断、治疗的训练,可以避免这种不常见但是可能性质严重的事件发生。

4. 训练可调性　不同阶段的学员,他们接受到的医学知识深度和广度会有所不同。假使一味地进行同等级难度的训练,对于初级学员无疑是不切合实际的"拔苗助长",而对于高年级的医学生来说,又是驾轻就熟不具挑战性的"小儿科"。借助体外循环模拟系统进行各种难度和阶段的训练,可以适合不同科目和不同阶段学员的学习要求。

5. 病员安全性　以往灌注师学习过理论知识后,会直接进入临床进行实践学习。这一阶段以临床患者为目标,在带教教师的带领下,进行实践技能的训练。往往在这一过程中,会因为实习生的误操作,例如:泵管装反,给医患关系造成伤害,带来患者更大的痛苦。如今,体外循环模拟系统的介入,学员在使用这一使用模拟系统时,完全能够将其视作真实的患者来进行操作,学员也可以出错,但是对"患者"是造不成任何伤害,这学员进入下一个环节的学习提供了真实的基础。

6. 操作纠错性　灌注师实践操作的学习过程中,以往是在带教教师的指导下,或通过自己的工作体会(job training)。通过病员来进行操作。一旦出错,会给病员带来极大的危害,也给无经验的灌注师带来很大的心理压力。模拟系统的最大优势就是在使用过程中学员可以不怕出错,不会因为操作不当而造成不良后果,当出现错误时会被带教教师及时纠正,有利于增强记忆。大大增强了学员的在日后体外循环的操作信心和训练学员在处理应急时的平和心态。

7. 过程可控性　对于体外循环的异常表现的现场诊断、紧急治疗这一过程,模拟系统可以根据需要进行减缓、停止或重新操作,完全在学员或者老师的掌握之中。学员在体外循环模拟训练的过程中,可以随时对某一现象提出疑问由老师解答,老师也可以针对学员的某一操作来进行指导和纠正。

8. 记录和回放　由计算机设定的真实环境,具备记录和回放的功能。体外循环模拟教学在对医学生的训练过程可以通过各种方式记录下来,包括摄像或者系统自带装置,训练完成后学员和老师可以一起观看或检查记录,实时地进行讨论和评价,有利于发现优点和失误,同时强化这一技术。

9. 成本低耗性和其他技术性　职业一样,体外循环的技能操作需要反复练习才能由生疏变为熟练,在患者身上练习是不现实和不道德的。如果从体外循环意外得到相应的技术和技能,后果往往是难以想象的。意外造成患者严重损伤,对患者,对操作者,对科室,对医院,对患者家庭的影响是无法估量的。体外循环模拟系统具备了学习的安全性能和纠错性,在模拟教学中,练习者可以针对一个手法技巧,在模拟患者身上练习无数次,直到手法纯熟、规范为止。各种虚拟训练设备,依靠先进的电子成像以及触觉感知技术,更可以满足无数次的高质量训练要求而无损耗。

10. 团队合作性　体外循环的意外处理往往需要一个团队共同努力来完成,如氧合器的更换,学员可以利用模拟教学的优势,在高级模拟系统上进行团队协作完成,培养其团队精神。

第三节　模拟教学有什么

一、模拟教学基本组成

医学模拟系统可分为:基础解剖模型,局部功能训练模型、计算机交互式模型、虚拟培训系统以及生理驱动型模拟系统。按规模、医学模拟系统可以分为临床技能模拟实验室、医学模拟中心和模拟医院。现代医学模拟教育以高科技为基础,以模拟临床实际情况为前奏,以实践教学、情境教学和一体化教学为特征,以有其医疗环境而无医疗风险为突出特点。临床模拟训练与临床实际技能无差距,但医学模拟训练具有可重复性。

模型在医学教育中按功能主要分为示教和培训两种:

(一)示教模型

该类模型多为解剖模型(basic anatomical model),用来研究人体各局部内各器官组织间关系,使用解剖模型的教学目的是通过示教让学员明确人体各局部内器官的数目形态,器官间的关系及器官的内部关系。以求获得正确的结论,确立正确的处理路线和原则,达到对各局部进行"拆、卸、修、补、组装及重建"之目的。时至近代,印刷工艺、材料科学和制作工艺的快速发展推动了基础解剖教学用具的发展,其中使用非常普遍的有人体解剖挂图和解剖教学幻灯片,它以精练写实的画面清晰地展示出人体的各个部位、器官以及其结构位置关系,是教授医学基础原理的绝佳素材,广泛应用于课堂教学。体外循环模拟教学可展示一些真实的插管,氧合器,以增加学员的对器械性能深刻理解,如图56-3-1心肺模型。

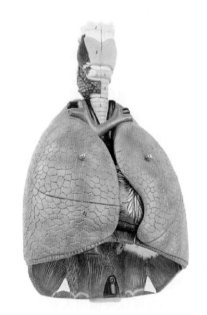

图56-3-1　心肺模型

(二)培训模型(按分类实行链接)

1. 局部功能训练模型(part task trainer)　主要训练学员的单项临床操作技能。置管模型。

2. 计算机交互式训练模型(computer based trainer)　依靠强大的软件功能,可以自主设置病例,实现完整的治疗过程,学员不但可以练习ECMO临床技能的训练,更提高了临床思维能力和独立救治能力,如图56-3-2。

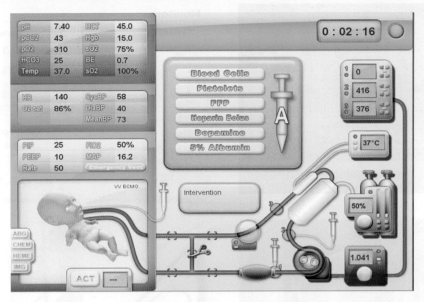

图 56-3-2　计算机交互式训练模型

3. 虚拟现实和触觉感知系统（virtual reality and haptic system）　学员能够通过计算机生成一个完全互动的患者环境和病情，训练专门技能。

4. 生理驱动型模拟系统（physiology-driven simulator）　世界上最先进的电脑技术驱动、模拟人体真实的病理生理特征以及体外循环中经常遇到的各种情况和意外场景，通过训练可使学员具有一般灌注师的工作能力。

二、体外循环模拟的硬件

计算机交互式模拟系统一般包括一个整身模型部分、计算机交互模块、一套软件及笔记本电脑。整体模型人是医疗操作的载体；计算机交互模块将模型与电脑相连；计算机可自动对学生的处理进行记录。与局部模型相比，计算机交互式模拟系统既有针对单项体外循环操作的训练（如系统进气、停泵等），也有针对某一病例（如大动脉瘤手术）所进行的一系列处理（如插管选择、深低温停循环等）。学员不但可以练习临床技能的训练，而且更提高了临床思维能力和独立救治能力。

在自设病例考核系统计算机界面上，显示模拟患者的生命体征等指导教师通过在自设病例系统计算机界面上的菜单与受训者进行交流（图56-3-3）。学生可以对模拟患者不同的生命体征和化验结果进行判断，并给予不同的处理。

三、体外循环模拟的软件

以学科为中心改变为以学生能力为中心，将原隶属于各学科的临床培训项目进行简单整合。

优化教学内容、提高教学质量，为医学生临床前期的临床技能整体培训打下了坚实的基础，设计出更多以培养医学生专项及综合能力的实验课题。

按照学习计划的要求，中心购买了各种模拟人具，并开设了相应的训练项目，基础技能操作。为突出体外循环特色，提升学生中体外循环辩证思维水平和能力。

四、运用多媒体技术

通过大量的病历分析练习，使学生们积极地参与到模拟教学活动中，调动学习积极性与主观能动性，既复习巩固了所学知识，又训练了体外循环能力，培养学生面对错综复杂的临床症状，抓住主要矛盾，知常达变，提高独立分析问题、解决问题的能力。

医学是经验科学，在医学理论知识授课和临床实践之间，模拟医学教学是最适宜的桥梁。模拟医学教学在真实环境开展医学教学和考核，利用多种局部功能模型、计算机模拟系统，创设出模拟患者和模拟临床场景，通过建设临床技能训练室、医学模拟训练中心，乃至模拟医院的方式，架起医学理论通往临床实践的桥梁，利用更加科学和人性化的教学手段培养医学生敏捷、正确的临床思维，全面提高学生的临床动手操作能力，从而有效地减少了医疗事故和纠纷在临床实践中的发生。

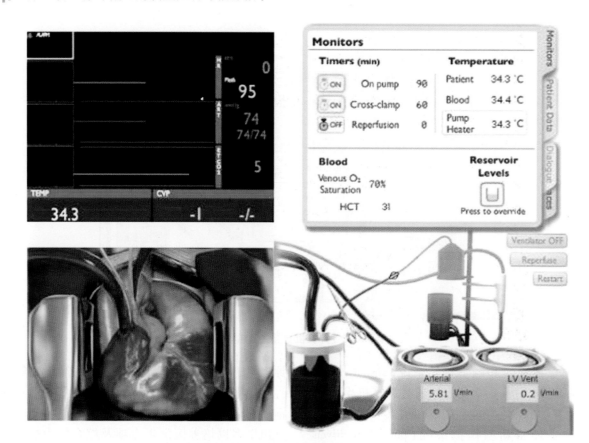

图56-3-3　自设病例考核系统计算机界面

由于模拟教学具有创痛教学模式无可比拟的优点,国内一些医学院校借鉴了国外的模式,利用现代教育技术,建立了临床技能模拟训练中心。

第四节　模拟教学要什么

针对医学院校的基本医学教育是让医学生了解生命的意义和人体的复杂运转规律,从而能够认识并发现疾病的异常状态,最终目的是运用各种能够治疗方法和手段恢复人体的健康状态。这一阶段的医学教育必须要求医学生在学习医学理论知识的同时,掌握医疗的方法与手段,并亲自动手去实践。体外循环模拟教学的总体思路就是让学员在真实的临床环境和临床情景中,在临床教师的指导下学习体外循环的知识和技能,让学员能够身临其境地体验体外循环工作,发现问题,解决问题,直至能够独立承担体外循环的任务。体外循环模拟教学可以使得基础教学、临床教学以及临床实践相互渗透。具体体现在 PBL 教学,标准化患者教学(SP)和以学员为主体的教学。

一、PBL 教学

20 世纪 60 年代,面对基础课偏离临床,医学生对基础课程的学习兴趣不高,为了刺激学生的学习兴趣,端正学习态度,认识到医生的责任和未来。PBL 在加拿大的医学教育中最先实施。PBL 教学是一种以学生为中心的教学方法,让学生通过自我解决问题来进行学习。学生在学习知识的同时学习能力、有效的协作能力和内在的学习动力。问题导向是学习是一个主动学习的教学方法。体外循环模拟教学中,可使学员发现体外循环中的棘手问题,在老师的提示下,正确的处理问题。有时还会对出现的新问题,通过讨论,实践,解决相关问题。在模拟的环境中学员可掌握体外循环的基本技术和技能。当遇到体外循环紧急意外情况时能稳,准,快地解决问题。

二、学员主体教学

如何培养有能力、会看病的医生,才是医学教育的真谛。体外循环模拟教学的训练从最基础的临床技能开始,反复多次、循序渐进地进行临床技能的训练。通过模拟教学可使学生由被动听课转为主动参与教学活动,培养学生的学习兴趣和参与意识、竞争意识、团结协作精神和社会适应能力。模拟医学教学在场地和设备上的优势促进了医学教育进行多元化和丰富多彩的教学,增加启发性、趣味性和知识性。

学生可以通过模拟系统,在实践操作过程中培养其热爱患者,理解患者、帮助患者的理念,训练学生接触患者并与相关人员(如麻醉医生,外科医生,护士等)交流的能力。借助生理驱动模拟系统了解体外循环的生理和病理机制。体外循环模拟教学还可进行临床技能考核,将学员所需掌握的临床基本技能融入体外循环模拟教学中,在整体上培养学学员的综合体外循环操作技能和临床综合思维能力。将体外循环操作技能结合模拟教学应用于临床综合技能考核,拟定考核项目和考试模式,细化考试指标与评分标准,建立科学、公正的评价体系。体外循环模拟教学对于入职后临床工作人员的培训、考核、继续教育也具有实际意义。

灌注师的体外循环不是独立的医疗行为,都需要整个团队在不同的体外循环环境中承担不同的医疗责任,从而共同完成医疗行为。体外循环模拟教学中重视以学员的团队合作能力的培养,在模拟教学中让学员在教师设定的真实的临床环境与临床情景中,扮演正确的角色,和医生、护士和其他相关人员进行有效的交流,实施精确临床医疗行为,并且承担相应的临床责任。

三、规范化操作

近年来,虽然有医学院培养体外循环专门人才,全国有体外循环培训基地,但体外循环的教学没有发生根本性变化。因此,满足体外循环临床技能训练教学的患者资源更显不足。以上这些体外循环教育中存在的矛盾问题,受到中国体外循环学会专家和领导的关注和重视,顺应社会发展需要,改变体外循环科教育模式,探求更科学、有效的教学方式势在必行。2013 年 ECMO 模拟项目启动,2015 年 CPB 模拟教学开展。在上述模拟教学中我们采用标准化患者教学(Standard Patient,SP)。SP 教学克服了以往临床教学难以找到具有针对性的病例的问题,SP 可以根据需要使用,提高了检验的有效性。通过 SP 对学员进行教学,可以

反复训练学员的沟通技巧、系统检查等,并可以对学员的能力进行评估。学员通过 SP 教学后,比较传统教学方法,在体外循环的临床基本技能方面有很大提高。对于一些特殊的体外循环状况(如突然停电、断气),一些创性的侵入性诊疗操作训练(如 ECMO 的置管),模拟教学可根据临床大量的资料设计 SP,学员通过模拟学习,形成规范的操作。

总之,体外循环模拟医学教学对于以在校学生、毕业后教育学员以及体外循环继续教育都可发挥重要作用。模拟教学可对新入职的体外循环从业人员进行的培训与考核,利用模拟医学教学的设施进行新技术的培训和推广。目前,我国体外循环模拟教学尚处于起步阶段,随着医学模拟技术发展和医学模拟教育理念的广泛传播以及现代医学模拟中心乃至模拟医院的大规模构建,体外循环模拟教学将在我国有蓬勃的发展。

存在的主要问题:

1. 目前的医学模型人还不完善。

2. 模拟考试对学生在临床实践工作中究竟能发挥多大的作用值得进一步研究。

总之,医学模拟教育虽然有优势,但它不可能模拟全部的临床过程,医生无法与患者进行沟通和交流,无法观察各种操作给患者带来的反应,模拟训练与临床实际之间还有很大的距离。临床技能教学是医学教育的关键,如何在教学中有效提高技能是高等医学教育实践教学改革的关键。模拟教学正成为我国医学教育改革中一个重要方面,模拟教学改变了传统的教学模式,它提供了一个虚幻而安全的教学环境,可以在不损害患者利益的前提下提高医学生和临床诊断能力和各项临床操作能力,培养医师正确的临床诊断,从而减少在临床实践中的医疗事故和纠纷,在我国医学模拟教育才开始起步,但它是未来医学教育发展的主流,更是与世界医学教育接轨的必然趋势。

(龙村 吕琳)

参 考 文 献

1. 韩霖,郭凤林,尹悦主编.中国模拟医学教学.北京:清华大学出版社,2010:20-60.

2. 曾勇,王国民."临床思维"的理解与培养.复旦教育论坛,2005,1:7-9.

3. 郝春霞.浅析医学模拟教学在中职临床护理教学中的地位.卫生职业教育,2010,8:25-17.

4. 刘立民,袁斌,蔡学菊. 临床药师的临床思维的培养与实践. 中国医药导报,2007,14:23-25.

5. 薛磊. 李建华医学模拟教学模式的研究和探索. 中国高等医学教育,2011,4:8-10.

6. Abe N. How the brain shapes deception:an integrated review of the literature. Neuroscientist,2011,17:560-574.

7. Brazzi L,Lissoni A,Panigada M,et al. Simulation-basedtraining of extracorporeal membrane oxygenation during H1N1 influenza pandemic:the Italian experience. Simul Healthc,2012,7:32-34.

8. Brum R,Raiani R,Gelandt E,et al. Simulation training for extracorporeal membrane oxygenation. Ann Card Anaesth,2015,18:185.

9. Fisher JM,Rudd MP,Walker RW,et al. Training Tomorrow's Doctors to Safeguard the Patients of Today:Using Medical Student Simulation Training to Explore Barriers to Recognition of Elder Abuse. J AmGeriatr Soc,2016,64(1):168-173.

10. Smelt JL,Phillips S,Hamilton C,et al. Simulator Teaching of Cardiopulmonary Bypass Complications:A Prospective,Randomized Study. J Surg Educ,2016,16:S1931-7204.

第五十七章

体外循环的团队建设

学习团队是当今一项前沿的管理理念,其新颖之处就在于它提出了新的认识论,又以此指导、整合、创新的管理方法。在当今的移动互联网时代,知识量大传播迅速,学习是每个人生活的一部分。要想提高体外循环从业人员的素质,学习是基本途径。为了更好地阐述这一问题,作者介绍了20世纪以来阜外医院开展ECMO过程中体外循环科全体同仁所形成的学习型团队的过程。

第一节 学 习 团 队

从20世纪80年代开始,全球出现了研究和推广学习型团队的热潮,并逐渐风靡全球。全世界著名的公司,如英特尔、苹果公司都希望成为学习型组织,以适应当今全球日渐激烈的竞争。北京阜外医院从2004年底开展首例循环支持ECMO,到2015年已完成269例,其出院率59%,而全球官方(ELSO)统计ECMO循环支持出院率为40%~50%。至2015年阜外医院共行心脏移植484例,其中36例患者需要ECMO,心脏移植ECMO出院率为67.6%,而全球官方(ELSO)统计心脏移植ECMO出院率为40%。目前阜外医院心脏移植的院内死亡率为3.3%。如果没有ECMO其院内死亡率将达到10.7%。这是一个难以置信的结果。这是阜外医院有关人员、特别是体外循环医技人员共同努力的结果。回顾这段历史,大家深深感到不断学习的重要,更为我们拥有了一个学习型团队而倍感自豪。

一、什么是学习团队

学习团队是当今一项前沿的管理理念,其新颖之处就在于它提出了新的认识论,又以此指导、整合、创新的管理方法。理论的发展速度和人类发展的速度一样,越来越快。我国政府也提出了创造学习型社会的主张,强调教育是人力资源能力建设的基础,学习是提高人的基本途径。并提出终身教育体制,创造学习型社会。特别是在当今移动互联网时代,不断地学习更新知识,才能跟上时代的步伐。

二、学习型团队的真谛

(一)学习动力

宏观追求单一经济增长的传统模式已被可持续发展模式取代,以人为本的思想在团队中得到全面的确立。微观上用制度控制迫使人勤奋工作的管理理念使人在工作中丧失了生命的意义。学习型团队的真谛在于团队成员在团队中逐渐在心灵上潜移默化,而体现生命的意义。即通过学习和激励,让大家在工作过程中通过自我超越的创造过程能够实践快乐工作,这就是学习的动力。对团队来说,只有当团队成员通过工作体验到自己生命的意义,才能将所有潜力发挥出来。而团队只有每个团员潜能充分的发挥体现,才能表现出强大的竞争力。北京阜外医院开展ECMO有其必然性。其一,阜外医院是目前最大的心脏中心之一,客观上有大量的患者需要ECMO的支持。其二,国家的经济发展,为ECMO支持提供了坚实的物质保证。其三,外部ECMO发展对阜外医院专家团队形成了巨大的压力。在全球ECMO已在世界著名医疗中心成为常规工作,在国内,广东中山市人民医院已经做了勇敢探索,并取得了瞩目的成绩。其四,院领导将工作重点定位到终末期心脏病的诊治为ECMO具体实施提供了组织保障。其五,阜外医院的专家团队积极做了各种准备工作,迎接新的挑战。不打无准备之战,不打无把握之战。体外循环科通过一年半的理论学习，初步形成了 ECMO 的概念。在此期间我们将密西根大学的 ECMO 教科书进行翻译学习。邀请美国、德国、澳大利亚的专家来我科讲学，特别是台湾大学的柯文哲教授多次来院进行指导，给予我们极大的帮助。在此期间，我们还进行了物质准备、简单模拟实验，制定了 ECMO 常规（草案）和操作流程预案等。彼得·圣吉博士强调个体在工作中去领悟生命的意义，不断超越自我，把生命价值取得外在的物质满足转化为内在的精神满足。著名的心理学家马斯洛将人的要求分为 5 个层次。最低层次是温饱；第二层是安全感；第三层是归属感，也就是人人都想归属于一定的群体；第四层是尊严，无法给员工足够尊重的团队，必然不能获得成功；最高层次的要求就是实现自我价值，活出生命意义。我们从开展 ECMO 过程中感受了巨大压力和挑战，每当我们将患者从死亡线上挽救回来的时候，感到了无限喜悦。因为这些患者经内、外科医师百般努力，用传统方法而无能为力，而我们通过 ECMO 使这些患者出现了生命奇迹。更重要的是我们科室全体成员在此过程中发挥了自身潜力，赢得了患者和其他科室人员的尊重。2007 年、2008 年我科 ECMO 论文在中国心胸外科学术年会获优秀论文奖，2008 年在中国器官移植学术年会上获得一等奖。2010 年此项目获得国家科学进步二等奖。此时，我们深感学习的重要。总之，我们的学习动力就是发挥潜能，赢得尊重。

（二）学习力

学习力是由三个要素所组成，它们分别是学习动力、学习毅力和学习能力，如图 57-1-1 所示。学习动力来源于学习目标，学习毅力反映了学习者的意志，学习能力则来源于学习者掌握运用知识的能力。学习力应贯穿团队管理的始终，是团队获得生存和发展的基本动力。当你有了学习目标和意志，但缺少学习能力时，仅能知道应学；当你有了学习目标和学习能力，却缺乏意志时，只能说明能学；当你有学习能力，又有学习毅力，而无学习目标，你只能处于"也许能学"。学习力是三者的交集，只有同时具备三要素才能成为真正的学习力，才能持续学习。体外循环科一直注重学习能力的培养。从建科起就确立以医师为主的原则，对"文革"后的大学本科均要经历两个培养过程。出国进修，学习国外的先进技术和理念，扩大视野；研究生的学习，建立科研思维，培

养科研能力。在 5 年前，由于科室英语水平不高，科室选送青年医师在职脱产到专业外语学院学习英语。对计算机有兴趣的青年医师，科室出资鼓励他们参加相关学习班的培训。与此同时，科室还在全国范围引进一些优秀人才。目前科室具有博士研究生导师 4 名，硕士研究生学历的人员已经达到 60%。所有这些努力大大增强了我科的学习能力，并在 ECMO 的开展过程中得到了充分体现。

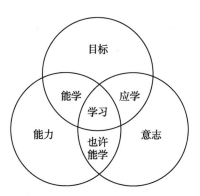

图 57-1-1　学习力是由三个要素

我们的学习目的是发挥潜能，赢得尊重，落实在具体的工作中需要制定努力的目标。现在看来，在五年实施 ECMO 的过程中，我们的目标在不断修整。第一阶段（2005 年前）目标：尽快在阜外医院开展 ECMO，填补医院的技术空白。第二阶段（2005～2007 年）目标：使 ECMO 成为医院常规工作。因此此间阜外医院的 ECMO 结果很不稳定。2006 年前出院率在 56%，2007 年的 ECMO 死亡率为 65%。阜外医院心内科对此技术不了解，心外科对 ECMO 关键环节理解不透，体外循环科对一些技术环节缺乏正确认识。第三阶段（2008～2012 年）目标：ECMO 结果达到国内领先。以阜外医院为中心，向全国推广 ECMO 技术．通过大家努力，我们取得优秀的成绩，2008 年 ECMO 患者出院率高达 75%。第四阶段（2012 年后）目标：向全世界宣传北京阜外医院和中国 ECMO 的经验。

当目标确立后，我们积极行动。第一阶段，主要是通过文献学习，外请专家传授经验，建立初步认识。循环科全体同仁付出了极大的辛苦。在最初 20 例 ECMO 运行中，24 小时全程有学者看护患者，掌握第一手资料，及时调整治疗方案，不断根据实际情况修订常规。此阶段，我科建立了 ECMO 数据库，把握了 ECMO 的关键，即适应证、时机；选择了适当的 ECMO 系统。第三阶段，通过 70 余例

ECMO 经验，在全院范围深刻反思每例患者的经验教训，提出在阜外医院 ECMO 运行规律。第四阶段，我们进一步完善 ECMO 各个治疗环节工作，更重要的是以文字总结以往经验，对外推广和宣传。同时我们准备一些前瞻性研究，使阜外医院 ECMO 循环支持达到世界的领先地位。阜外医院 ECMO 团队以非凡的毅力，踏实的工作，建立全国的 ECMO 数据库，并实现和 ELSO 的数据库的对接。2013 年成功地在北京举办第一届亚太地区的 ECMO 会议，国际的知名专家纷纷到会，并对中国 ECMO 的进步予以充分的肯定。从上述工作中我们看到的是一个不断学习、努力学习、创新学习的过程。目前我们已在国内核心期刊发表相关文章 30 篇，SCI 的文章 10 篇，获国家自然科学基金 2 项，卫生部重点技术支撑项目 1 项。三次在国内大型学术会议获奖，8 次在国际会议获奖。我们会举办了多次 ECMO 理论学习班和模拟培训班。在此过程中，我们付出了辛勤的劳动，虽没有额外的经济回报，但我们团队每个成员都为取得上述成绩而感到自豪骄傲。因为我们通过不懈的努力和学习，逐步实现了我们的目标，不断谱写了 ECMO 新的篇章。

第二节　学习团队的核心和特点

一、学习团队的核心

当今世界，知识的积累通过学习，创新的起点在于学习，环境的适应依赖学习，应变能力来自学习。这就需要有一种重视学习、善于学习的文化氛围。优秀的团队只能通过不断学习，才能善于创造、寻求及转换知识。同时能根据新知识与领悟调整行为。简言之，学习团队的核心是：求变，创新。北京阜外医院 ECMO 工作很好地体现了一个学习团队的工作。在整个工作中贯穿一条原则，适时修正。在第 1 例患者的 ECMO 治疗中，按照预先的常规氧合器的血氧分压可高达 300mmHg 以上。以往经验告诉我们短暂的体外循环高氧分压不会造成重要器官的损害。ECMO 文献大都强调 ECMO 期间，呼吸机高氧分压对肺的损伤作用。在患者成功脱离 ECMO 后，我们惊讶地发现患者出现一过性失明。通过学习讨论，我们认识到 ECMO 长时间的高氧状态，易造成视神经损伤。我们立即修订常规，将 ECMO 的氧分压控制在 100～200mmHg。在前 8 例 ECMO 的运行中我们遇到一个棘手问题：严重渗血。根据自身经验，我们非常担心 ECMO 系统出现血栓。根据文献经验，ECMO 的 ACT 需维持 200 秒左右。其中有 3 例患者因大量失血和输血导致其他重要器官严重衰竭而死亡。经过认真的学习、研究和思考，我们发现了几个问题：心脏手术后自身凝血机制已受损，凝血功能差；西方人的凝血功能要高于国人；国外大都使用未经抗凝硅胶膜肺，需维持 ACT 在 200 秒左右，而我院表面涂层抗凝的中空纤维膜肺；ECMO 血流速度越高，凝血的几率越小；ECMO 系统产生血栓如没有其他严重并发症如溶血、气体交换障碍时，仍可使用；国产 ACT 监测仪性能不稳定，结果误差大；患者自身情况和治疗情况可加重渗血，如体重低，术前应用了其他抗凝药（如阿司匹林、瓦弗林）、血小板消耗等。根据上述发现，逐渐完善了我们的工作常规：①心脏手术后第 1 天的 ECMO 支持的患者尽量不给肝素，直至没有明显出血和渗血 8 小时，逐渐用肝素抗凝使 ACT 值至 150 秒左右；②在没有肝素抗凝时，成人 ECMO 系统流量最高达 1L/min 时，系统产生凝血的几率较小，如出现系统少量凝血块，无气体交换障碍，可不更换系统，但应避免系统振动，以防凝血块脱落；③应用 Hemocrone ACT 检测仪，其用血量少，结果准确，速度较快；④在上述处理下仍有出血渗血情况，应积极干预。出血应以外科手段解决，渗血应及时发现原因并纠正之。如温度维持在 36～37℃，尽量使血小板高于 $50×10^9$/L，ECMO 期间不要使用其他的抗凝物质。通过上述改进，我们基本克服了 ECMO 出血渗血，使 ECMO 成功率大大提高。但在实践中，我们在一些方面还存在问题。如小儿 ECMO 时，多大流量较为安全？我们希望在以后的临床研究中，用超声监测膜肺的血流流速，找到一个安全标准。ECMO 渗血怎样能迅速准确地诊断？我们准备通过血栓弹力图去探索规律。应该指出：渗血时，无肝素抗凝的转流是一个无奈的选择，一旦渗血停止，应积极用抗凝措施，避免机体的栓塞。因为我们发现一些患者有栓塞体征。所有这些需要的是不断地学习、探索、反思、实践，通过不断改变使我院 ECMO 常规逐渐完善。

二、学习型团队的特点

(一) 工作学习化

工作学习化就是把工作的过程看作学习的过程(图57-2-1)。著名的管理专家瓦特金斯提出工作学习化模型。工作需要工作决策,决策后不是马上行动,而是经过决策反思,及时发现问题,总结教训,再开始行动。行动后再反思,看结果,分析两次反思的感悟写成文字。文字化是为了经验共享(图57-2-1)。共享不是一个人的提高,而是一个团队的提高。在这一过程中反思是最主要的,这种反思应是客观的自我批评,而不是相互推诿和埋怨。从我院游离血红蛋白的(FHb)增加认识和处理过程,就能很好地体现学习工作化的模型。在ECMO早期出凝血问题基本解决后,高FHb日渐突出,很多患者因高FHb的毒性而发生明显肾衰竭。开始我们被动采用连续肾替代疗法,效果不佳。我们又采用血浆置换法,效果不佳。我们又采用血浆置换法,结果发现此法可有效降低血浆FHb,一过性改善肾功能。但很快FHb再次增高。我们在反思中认识到以前的措施是治标不治本。经过文献查询,我们发现ECMO采用的静脉引流管有问题,从经济角度考虑,我们使用的是常规体外循环插管。它腔小,壁厚,在离心泵引流时,易造成高转速高负压。当改为ECMO专用的静脉插管,高FHb发生率有所减少,因为这种专用插管在同样外径时,其壁薄腔大,可减少负压差和离心泵转速。经过一段时间观察,高FHb仍有很高的发生率。我们组织学习,并进行实验,发现原来老式离心泵为圆锥无涡流叶片,其需要高速旋转方能驱动血泵。另外在临床观察中发现其泵头易底部产生血栓,这些都易造成FHb增高。当我们改用带涡轮叶片的离心泵后,FHb发生率明显降低。但在临床仍有高FHb的现象发生,经

过多次临床观察和反思,我们发现膜肺在长期使用中可生血栓,形成高阻力导致血液破坏。另外患者肝功能受损,FHb的降解障碍,可使FHb增高。目前常规有关FHb的文字描述如下:ECMO中高FHb的原因主要有静脉引流管内径小;离心泵转速高或形成血栓;膜肺内出现血栓;患者肝功能严重受损。处理方法:FHb>600mg/L并持续升高视为异常,应积极处理。首先解决静脉引流管的问题;效果不佳者更换离心泵,如无效可考虑更换膜肺。肝功能不佳者应充分保障肝血流灌注。上述措施无效,严重高FHb者可考虑血浆置换。

(二) 学习工作化

学习工作化就是将学习视为必要的工作,每天不断地学习,最终形成即时学习,全程学习的习惯。北京阜外医院在ECMO团队中学习分为三个层次:

1. 个人学习 就要求科室员工上班不只是工作,还有有学习和创新。使每人有终生学习的理念和不断充电的紧迫感。我科原来的工作主要在手术室对心脏直视手术患者进行短暂心肺支持。而ECMO循环支持是在ICU等待患者心肺功能或心脏移植供体的到来。后者对我科人员提出了新的要求。体外循环医师必须掌握ECMO涉及的血管活性药物和抗凝药运用。原来在手术室这主要由麻醉医师负责。灌注医师为了更好地控制ECMO血流动力学,应努力学习一些超声心动图知识,因为此技术对心功能恢复和心脏结构异常有明确的提示作用。灌注医师在ECMO当班时,应及时发现问题,思考问题,解决问题。如第18例ECMO患者,头两天情况良好,第3天突然心影增大,血压降低,增加辅助流量仍无效。多方会诊,不知原因,不知所措,情况危急。值班灌注医师在查看当天的X胸片时发现主动脉插管方向正对主动脉瓣口。经过及时调整,患儿病情迅速好转。对于这种情况,放射科医师缺乏相关知识,难以发现和诊断。而灌注医师必须学习相关知识,方能及时发现处理。

2. 团队学习 团队学习也就是科室学习,是学习的基本工作单位和学习单位。我们科室通过团队学习,发现一些共性的问题,,通过集体的反思,提出试行办法,重新在临床实施,观察效果,再次讨论选择最佳的方法。以我院插管方法为例,开始20例ECMO小儿以中心插管为主。这20例经验使我们感到外周插管最简单,不需要二次开

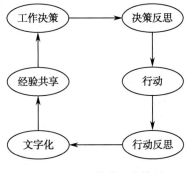

图 57-2-1 工作学习化模型

胸。于是尝试小儿外周插管,结果发现小儿外周血管细小,不能满足循环支持的需要。以往实验和理论告诉我们:静脉管内径越粗,引流越佳。我们在成人中心静脉引流采用2级梯管(简称右房管),结果发现静脉管第一级(尖端)有大量血栓形成。科室讨论认为长时间ECMO过程中,此部分血流缓慢是其原因。于是常规中明确禁用此管。第28例ECMO主动脉瓣置换患者,存在极为严重心脏损害,心脏不跳动,我们通过ECMO大流量支持,可以维持较佳的内环境,两天后发现患者左心内大量血栓而死亡。科室讨论认为这是由于肺静脉血液流至左心又不能射出,长期淤积的结果。于是常规明确规定对于此类患者应加用左心引流,直至心脏能跳动射血。在50例ECMO总结中我们发现外周插管的肢体并发症直接影响患者的生存,应尽量减少类似情况的发生。科室的学习讨论制定措施如下:①每3小时对比观察肢体情况,如温度,颜色,周径等;②从肢体远端的灌注管输入肝素,减少血栓发生;③如有可能,在股动脉缝人工血管,通过此血管进行灌注。通过上述改进,插管并发症明显减少。

3. 组织学习　组织学习也就是医院相关科室和全国的相关人员学习。组织学习过程比上述两种学习的过程更加复杂。它具有三个特点:①能不断地获取知识和创造新的知识;②能不断地增强组织自身能力;③能带来绩效的改善。在我院ECMO开展是院领导的英明决策之一。ECMO涉及的部门多,达成共识十分重要。2004年我们请台湾柯文哲教授在大外科范围内做了两次影响深远的ECMO报告。我们感受到ECMO在我院的巨

大潜能,感受到我院和世界此方面的差距和压力。学习后,在院领导的布置下,各方面做了积极的准备,特别是体外循环科最为突出。根据台大的经验和北京阜外医院的具体情况,从物质和文字材料两方面进行准备。这为以后ECMO在院内的开展打下了坚实的基础。接下来我院开展一例又一例ECMO,有成功,有失败,有喜悦,有悲哀。对每例ECMO认真地总结经验教训。2005年做了25例,出院52%,是一个好的开头。2007年27例,出院率40%,大部分患者死亡。我们感觉到痛苦和挫折,但我们没灰心,不抛弃,不放弃。体外循环科全体人员对原有86例ECMO进行认真分析,对相关文献进行大量阅读,发现其主要问题是适应证和时机掌握不当。我们及时向有关领导汇报,领导极为重视,立即组织外科、ICU、麻醉科、体外循环科进行具体学习。会上主要由我科对一些典型失败的病例进行分析,大家从中得到共识,即ECMO是对可能恢复的心脏损伤和有可能进行心脏移植的患者具有抢救意义。时机太晚,ECMO救治的不仅是心肺,而是面临更多器官损伤,或心肺本身已有不可逆损伤。有了上述共识,在2008年大家在选择ECMO患者时重视此问题,加上体外循环在其他方面的改进,33例患者中有76%出院。看到我们辛勤劳动的成果,全体有关人员,特别是体外循环科的同仁们的喜悦心情无法用语言来形容。

2010年以来以科室人员为骨干,举办了10期ECMO理论培训班。2013年以来我们举办了ECMO模拟培训班。通过培训ECMO在全国取得了明显进步,总出院率2010年为26%,2014年提升为47%。

第三节　系 统 思 考

建立一支优秀的学习团队,必须使团队的成员形成良好的思考习惯,这就是系统思考(图57-3-1)。

一、建立共同愿景

共同愿景不是一个虚无缥缈的东西,而是一个可以描绘的图像,是一个通过努力可以达到的目标。作为团队领导应尽量使远景规划变成每一个团员的愿望。共同愿望是个人、团队学习和行动的坐标。作为团队领导应尽量使远景规划变成每一个团员的愿望。共同愿望是个人、团队学习

和行动的坐标。它能使学习聚集并提供能量,只有当人们致力于共同理想愿望和远景时,才会产生自觉的创造性学习。北京阜外医院作为一流国家心血管病疾病中心,在现任院长胡盛寿教授领导下就提出医院的学术定位:"国内第一,亚洲领先,世界先进"。近年临床工作中心之一是终末期心脏病的诊治,这为ECMO在我院的开展提供良好的前提。体外循环科属于辅助性科室,其成绩很难在临床工作中体现。我们在ECMO准备工作深深地感到,ECMO的开展将为我们体外循环的医师们提供了良好平台,可以充分发挥和展现其能

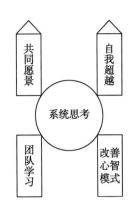

图 57-3-1 系统思考模型

力。为此,我们分析了优势、差距和挑战,阜外医院内部优势在于强势专家团队,临床规模大、效果好,科研氛围浓厚。外部优势,ECMO 在全世界已有很多成熟的经验,有关器材性能大大改善。国家经济发展为国内 ECMO 提供了良好的经济基础。我们的差距在体外循环同事对 ECMO 没有感性认识,其他科专家对 ECMO 缺乏了解。一些基层已开展了 ECMO 对阜外医院形成巨大挑战。为此我们同事建立了共同愿望,尽快将 ECMO 成为医院正常的临床工作,经过长期努力将 ECMO 循环支持形成有中国特色,让全世界逐渐认识我们的能力。

二、改善心智模式

心智模式是认知心理学上的概念,指那些深深固结于人们心中,影响人们认识周围世界,以及采取行动时的许多假设、陈见和印象,是思想的定式反映。心智模式的特点在于:①它根深蒂固深植于人们心中;②难以发现,多数自我感觉良好;③每个人的心智模式有欠缺之处。改善心智就是要求团队领导用新的眼光看世界,检查自己和团队的心智模式,是否抛弃旧有的心智模式。具体是要求团队领导有很好的沟通能力,有很高的 3Q,即智商 IQ,情商 EQ 和逆境商 AQ。ECMO 的工作主要在 ICU。对病情的判断和处理,体外循环医师和 ICU 医师有差异。减少这种差异,尽快达成共识,对改善临床效果有积极作用。如在血压的处理,体外循环医师认为,只要有足够的流量,保证组织基本灌注,血压不宜过高。减少正性肌力药和血管活性药的应用量,以让心肌得到充分休息。具体以良好尿量,四肢末梢温度,静脉氧饱和度 $65\% \sim 75\%$,乳酸在 $1 \sim 3$ mmol 为表现。ECMO 开展早期,ICU 的医师对高流量灌注前提下低血压,

有很强的疑虑,他们习惯用大量的药物来提升血压。此时科室领导进行协助,大量的临床资料学习、讨论,通过一段时间(15 例 ECMO 后),在这一问题上基本达成共识。在这一过程中我们深感沟通的重要性,对经验和理念上的差异,可以采取悬挂策略。另外,传统观念认为 ECMO 是一种支持手段,而不是一种治疗手段。在近十年的实践中,我们发现 ECMO 的循环支持中还可进行心肌收缩力的锻炼,使血流动力学达到新的平衡。为此我们提出 ECMO 在某些方面是一种治疗措施。例如大动脉转位的 Switch 手术后左室发育不良,可通过逐渐增加负荷,使心肌肌力逐渐增强。如果是吻合冠脉长度不足,亦可在 ECMO 的过程,增加心室容量,让吻合冠脉再生长,逐渐适应心脏的解剖。

三、系统思考

系统思考主要是指利用科学的方法收集数据,系统地分析问题产生的原因,把握不同因素之间的联系,并从中找出最有效地解决问题的方案。这必须采用科学的思维模式、实用的工具和方法,系统地解决问题(图 57-3-1)。

北京阜外医院 2008 年 33 例 ECMO 成功率达 76%,仔细分析发现小儿的成功率为 50%。回顾 4 例死亡的病例。我们发现有如下问题:

1. 小儿心脏畸形矫治不能满足自身需要如 Norwood 手术。

2. 存在不可逆病变,如病理学肺动脉高压。

3. 现有 ECMO 系统存在严重问题目前氧合器容量大,管道无抗凝处理,在 $300 \sim 800$ ml/min 流量时,易产生血栓。

4. 一些未发现的问题。

如何进一步改善小儿 ECMO 成功率必须进行系统思考。首先,应对 ECMO 的作用重新认识,即对心脏功能不能恢复,畸形矫治不满意,或存在严重病理性损伤时应慎重地应用 ECMO。第二,尽快建立合适小体重的 ECMO 系统,寻找时间长、气体交换能力高、预充量小的氧合器;将管道整个系统抗凝处理;在小体重婴儿的低流量辅助时,系统内的高流速;肝素从氧合器的入口注入。希望以上方法将系统凝血发生率明显降低。第三,进一步系统学习外科有关知识,比如 Norward I 期手术的病理生理变化,ECMO 氧代谢的管理特殊性等。对原来肺动脉高压及时准确的判断。总之,我们希

望通过系统的学习和思考,系统解决一些更为复杂棘手的问题。

四、团结学习

学习型团队认为,事业的成功,必须让每个团员参与进来,通过自主管理,肯定其工作成果,让每个团员体会到人生价值。自主管理使团员能边工作边学习,并使工作和学习紧密结合。自主地发现问题,选择目标,制定政策,组织实施,检查效果,评估总结。在此过程中形成共同愿望,以开放求实的心态,不断学习,不断创新。自主管理的最大秘诀就是将团员的责任权利统一起来,并最大限度地下放给团员,以充分调动员工的自主性、积极性和创造性。作为领导,在此过程中应时刻为部下创造机会,为部下创造辉煌搭建舞台。ECMO的工作是一个团队工作,充分发挥每个人的主观能动性是ECMO成功的关键。作为领导应该认识到ECMO患者病情危重,瞬息万变,每个医师护士对一些事件的处理方法不同,结果亦不同。此时领导不应主观武断做出评断,而是尽快通过沟通、协商,达成共识。对于已发生的失误,只要不是责任心的问题,应主动承担相应的压力和责任,保护下属的积极性。同时尽快制定措施,避免类似问题再发生。这样就使科室每位成员有足够的空间与权力施展才智,在一个新的平台上尽情地发挥,在成功中感受喜悦,在失败中感受的不是挫折,而是激励。通过几年的努力,我们取得了一些成绩,但是作为科室领导一定要有一个清醒的认识,这是一个团队努力的结果,其成就亦必须由团队共享,它包括其他相关科室和本科室的每个成员。我们鼓励每个骨干利用现有资料,分析总结,在国内外影响大的专业杂志上发表文章,争取在各个会议获奖。同时和相关科室合作,申请国家重大课题,申报科研成果奖。目前已初步取得了一些成果,相信在大家的共同努力下,不久的将来北京阜外医院的ECMO会硕果累累,其团队成员将倍感欣慰。著名篮球运动员迈克尔·乔丹的名言:"优秀运动员可赢得比赛,优秀运动员可赢得冠军"。作为北京阜外医院ECMO成员之一,体外循环科为这一工作的突击队,作为队长,此时最想表达的是感激。感激国家的快速发展,给我们创造了一个好时代;感激院领导给我们提供了新的舞台;感激相关科室的大力协助;感激科室全体员工的不懈努力;感激家人对超时工作的理解和支持。回想十余年ECMO历程,我们有欢乐,有悲伤,但更多的是快乐。

(注:本节所提的团队有两个层面,大层面是指医院,小层面是指科室)

(龙 村)

参 考 文 献

1. 龙村主编. ECMO体外膜肺氧合. 北京:人民卫生出版社,2016:510-516.
2. Meurs KV,Lally KP,Peek G,et al. ECMO Extracorporeal Cardiopulmonary Support in Critical Care 3rd Edition,USA:Extracorporeal Life Support Organization2005:195-200.
3. Meltzer EC,Ivascu NS,Acres CA,et al. Extracorporeal membrane oxygenation in adults:A brief review and ethical considerations for nonspecialist health providers and hospitalists. J Hosp Med,2014,9:808-813.
4. Ramanathan K,Cove ME,Caleb MG,et al. Ethical Dilemmas of Adult ECMO:Emerging Conceptual Challenges. J CardiothoracVascAnesth,2014,23. S1053-1077.
5. Lantos JD. Was the UK collaborative ECMO trial ethical? PaediatrPerinat Epidemiol,1997,11:264-268.
6. Meltzer EC,Ivascu NS,Fins JJ. DNR and ECMO:a paradox worth exploring. JClin Ethics,2014,25:13-19.
7. Mavroudis C,Mavroudis CD,Green J,et al. Ethical considerations for post cardiotomy extracorporeal membrane oxygenation. Cardiol Young,2012,22:780-786.

附录一

临床常用膜式氧合器

	产品名称	生产公司	最大流量 （L/min）	最小预充 量（ml）	主要特点
	Affinity NT	Medtronic	7	270	不锈钢变温器 变温效能较低 Carmida 或 Triliumt 涂层
	Affinity Pixie	Medtronic	2	48	中空纤维温器 变温效能较高 Carmida 或 Triliumt 涂层
	Affinity Fusion	Medtronic	7	260	中空纤维温器 变温效能较高 Carmida 或 Triliumt 涂层
	Hilite 7000	MEDOS	7	275	中空纤维变温器 变温效能较高
	QUADROX-i 成人 QUADROX-i 小儿	MAQUET	7 5	335 295	中空纤维变温器 变温效能较高 集成动脉滤器 Sofeline 涂层
	Dideco KiDS 100 Dideco KiDS 101	Sorin	0.7 2.5	31 87	磷酸胆碱涂层 中空纤维变温器 变温效能较高
	D 905 EOS	Sorin	5	160	磷酸胆碱涂层 中空纤维变温器 变温效能较高
	TERUMOCAPIOX RX 25	TERUMO	7	240	X 涂层 中空纤维变温器 变温效能较高
	CAPIOX CAPIOX FX 05	TERUMO	1.5	43	X 涂层 中空纤维变温器 变温效能较高
	希健成人 希健儿童	西京公司	6 3.5	240 215	中空纤维变温器 变温效能较高 无涂层 经济实用
	KW-膜式氧合器	微创®医疗			中空纤维变温器 变温效能较高 无涂层 经济实用

附录二
体外循环常用药物简表

一、升压类药

药名	规格	作用与用途	剂量与用法	使用注意事项
肾上腺素	1mg/ml	对 α、β 受体都有兴奋作用,使心肌收缩力增强,心率加快,皮肤黏膜及内脏小血管收缩,冠状动脉和骨骼肌血管扩张。用于低心排血量、心搏骤停和过敏性休克的抢救。	①肌注或皮下注射 0.5~1mg ②静脉输液 0.1~1.0μg/(kg·min) ③心内注射 0.25~1.00mg/次 ④儿童剂量:每次 0.02~0.03mg/kg	①高血压病、脑动脉硬化、甲亢、糖尿病、器质性心脏病、老年人慎用或禁用。 ②副作用:头痛、心悸、心律失常等。
去甲肾上腺素	1mg/ml	主要兴奋 α 受体,具有强烈的缩血管作用(冠状动脉扩张),外周阻力增加,血压升高,心肺复苏时应用。	静滴:1~2mg 加入 5% 葡萄糖 100ml 内,酌情控制滴速 静脉输液 0.1~1.0μg/(kg·min)	①高血压病、动脉硬化、冠心病、少尿或无尿休克禁用。 ②不宜与碱性药并用。 ③副作用:肾脏损伤、注射局部皮肤坏死等。
麻黄碱	30mg/ml	作用于 α、β 受体,使皮肤黏膜和内脏血管收缩,骨骼肌、冠脉、脑血管扩张,松弛支气管平滑肌。用于升高血压、治疗哮喘。	体外机器内 5~10mg/次。	高血压病、动脉硬化、甲亢、冠心病慎用或禁用。
间羟胺(阿拉明)	10mg/ml	直接兴奋 α 受体,升压作用较弱但持久,可增加脑、肾、冠脉血流量。	体外机器内:每支 10mg/ml,稀释成每毫升 100μg,100~500μg/次	①高血压病、动脉硬化、甲亢、冠心病慎用或禁用。 ②不可与碱性药物配伍。
去氧肾上腺素(新福林、苯肾上腺素)	10mg/ml	主要兴奋 α 受体,有明显的缩血管作用,可反射兴奋迷走神经,使心率变慢。	体外机器内:每支 10mg/ml,稀释成每毫升 40~50μg,100~500μg/次 静滴:10mg 加入 5% 葡萄糖 100ml 内。 静脉输注:1~3μg/(kg·min)	高血压病、动脉硬化、甲亢、冠心病慎用或禁用。
甲氧胺	20mg/ml	为 α 受体兴奋剂,对心脏无直接作用,血压升高可反射性引起心率减慢。	静注:10mg 加入 5% 葡萄糖 20ml 内,0.25~1.00mg/次	高血压病、动脉硬化、甲亢、冠心病慎用或禁用。

二、正性肌力药

药名	规格	作用与用途	剂量与用法	使用注意事项
多巴胺	10mg/ml	具有 α、β 和 DA 受体兴奋作用,增强心肌收缩力,升高动脉压,对内脏血管有扩张作用,能增加肾血流。	静脉输液: 20mg 加入 5% 葡萄糖 200ml 内。 静脉输注 $2 \sim 10\mu g/(kg \cdot min)$	用本品前补充血容量,纠正酸中毒。
多巴酚丁胺	250mg/支	选择性 β 受体兴奋剂,并有较弱的 α 作用,增加心肌收缩力,增加心排血量,对心率影响小。	静滴: $2 \sim 10\mu g/(kg \cdot min)$。	使用大剂量的多巴酚丁胺易引起心动过速,偶可引起心律失常,房颤者禁用。
异丙肾上腺素	1mg/ml	为 β 受体兴奋剂,增加心肌收缩力,增加心排血量,兴奋心脏窦房结和房室结,扩张小血管。	静滴: $1 \sim 2mg$ 加入 5% 葡萄糖 200ml 内。 静脉输注 $0.05 \sim 1.00\mu g/(kg \cdot min)$	①心绞痛、心肌梗死、甲亢者不宜使用。 ②避免与肾上腺素合用,以免引起心律失常。 ③不宜与碱性药物配伍。
地高辛	0.5mg/ml	增加心肌收缩力,减慢心率,抑制传导,使心搏出量增加。但心肌氧耗量也增加。用于治疗心功能不全、充血性心力衰竭患者的快速房颤,室上性心动过速。	首次剂量:$0.25 \sim 0.75mg$;维持剂量:$0.25 \sim 0.5mg$/天。	①不可与酸碱药物配伍。 ②排泄慢、易蓄积。 ③治疗量与中毒量相差小。
毛花苷丙	0.4mg/2ml	主要用于急性心功能衰竭、室上性心动过速、房颤等。	静注: $0.2 \sim 0.8mg$ 加入 5% 葡萄糖 $20 \sim 40ml$ 内。	①不可与酸碱药物配伍。 ②近期用过其他洋地黄类强心药者慎用。
氨力农(氨吡酮)	50mg/2ml, 100mg/2ml	具有正性肌力作用和血管扩张作用,增加心排血量,减少心肌耗氧量,对心率和血压无明显作用。对心肌氧供平衡作用良好。	静滴: $2 \sim 20\mu g/(kg \cdot min)$	副作用:胃肠道反应、血小板减少。
米力农(双吡啶类)		其血流动力学效应与氨力农相似,但其正性肌力作用为氨力农的 $12 \sim 15$ 倍,可与小剂量肾上腺素作用相加,增加左室射血分数。	静注: $37.5 \sim 50.0\mu g/(kg \cdot 10min)$ 静注完毕。15 分钟左右达到最大作用。维持输注量为 $0.37 \sim 0.75\mu g/(kg \cdot min)$	肾衰竭患者必须减量
钙剂	100mg/ml	增加心肌收缩力,增加低钙血症时心输出量,能使血压上升,全身血管阻力升高,对前负荷无影响。	中心静脉缓注: 葡萄糖酸钙 $30 \sim 60mg/kg$ 氯化钙总量 $250 \sim 1000mg$ 体外循环机内: 成人 $1.0 \sim 1.5g$ 儿童 $0.5 \sim 1.0g$	①少数情况下可发生严重的心动过缓或心脏阻滞。 ②心肌缺血时,可引起缺血再灌注损伤。

三、抗心律失常药

药名	规格	作用与用途	剂量与用法	使用注意事项
乙胺碘呋酮	0.2g/片 50mg/ml	具有选择性扩张冠脉作用,治疗室上性心动过速、房颤、房扑的效果好,对室性心律失常亦有效。	静滴 300mg 加入等渗盐水 250ml 中。	①副作用:角膜色素沉着、引起甲亢。 ②半衰期长,给药应少量分次,应有试验量。
普鲁卡因酰胺	100mg/ml	降低心肌自律性、传导性和心肌收缩力,减少异位节律点冲动的形成。	静滴: 500mg 加入5% 葡萄糖100ml 内	①消化道症状。 ②肝肾功能差者禁用。
利多卡因	100mg/5ml	主要作用于心室,对心房作用弱,为防治室性心律失常的首选药物。	体外机器内:0.5~2.0mg/kg。 静脉输注: 20~50mg/(kg·min)	①副作用:中枢神经毒性。 ②Ⅱ、Ⅲ度房室传导阻滞者禁用。
异搏定(维拉帕米)	5mg/2ml	抑制心肌及房室传导,减慢心率,扩张冠脉,治疗室上性心律失常效果好。	静注: 0.5~2.0mg/次	①传导阻滞和心源性休克者禁用。 ②副作用:消化道症状、心悸等。
普萘洛尔	5mg/ml	阻断心肌β受体,减慢心率,抑制心肌收缩力及房室传导,降低心肌耗氧量。用于各种室上性和室性心律失常。	静滴: 5mg 加入5% 葡萄糖100ml 内。 静脉输注: 10~20μg/kg	重度房室传导阻滞、窦性心动过缓、支气管哮喘者禁用。 因半衰期长,心脏抑制,慎用。
异丙肾上腺素	1mg/ml	为β受体兴奋剂,增加心肌收缩力,增加心排血量,兴奋心脏窦房结和房室结,改善房室传导,扩张小血管。	静滴:1~2mg 加入5% 葡萄糖200ml 内。 静脉输注: 0.05~1.00μg/(kg·min)	①心绞痛、心肌梗死、甲亢者不宜使用。 ②避免与肾上腺素合用,以免引起心律失常。 ③不宜与碱性药物配伍。
阿托品	0.5mg/ml, 1.0mg/ml	M胆碱能受体拮抗剂,抑制腺体分泌,解除平滑肌痉挛,解除迷走神经对心肌的抑制,加速心率。	静注: 0.1~1.0mg/次。	①青光眼、幽门梗阻、前列腺肥大者禁用。 ②老年人、心动过速者慎用。

四、降压药

药名	规格	作用与用途	剂量与用法	使用注意事项
硝酸甘油	1mg/ml, 2mg/ml, 5mg/ml	直接松弛血管平滑肌,对容量血管的扩张强于对阻力血管的扩张,增加心排血量,心耗氧量降低,改善冠脉侧支循环。	静滴:20mg 加入5% 葡萄糖100ml 中 静脉输注: 0.5~5.0μg/(kg·min)	①青光眼者禁用。 ②副作用:搏动性头痛、皮肤发红发热等。

药名	规格	作用与用途	剂量与用法	使用注意事项
酚妥拉明	10mg/ml，	为 α 受体阻滞剂，扩张外周血管。	静滴： 0.3mg/min。 静脉输注： 0.1～5.0μg/(kg·min) 静注： 0.5～1.0mg/次	①抗休克前需补足容量。 ②肾功能减退者禁用。
硝普钠	50mg/支	直接松弛小动脉和静脉血管平滑肌，使外周阻力下降，用于治疗高血压危象。	静滴： 50mg 加入 5% 葡萄糖 250～500ml 内，滴速随血压调整。 静脉输注： 0.5～5.0μg/(kg·min)	①长期用药可致体内硫氰化物蓄积、中毒。 ②使用时需避光。
一氧化氮		是选择性肺血管扩张药，由于它从肺泡膜向血液弥散时迅速被灭活，避免了全身作用。已用于原发性肺动脉高压、成人呼吸窘迫综合征、新生儿肺高压。	治疗浓度： 0.5～80ppm	使用时需严格注意安全预防严重中毒，过量或形成有毒二氧化氮均可引起肺水肿。
前列腺素 E_1		选择性扩张新生儿和婴儿的动脉导管，可开放 60 天。有强效的肺血管扩张作用。	静注：起始剂量 0.05μg/(kg·min)，较大剂量 0.4μg/(kg·min)	能扩张全身血管产生低血压，可产生呼吸暂停、发热、抽搐

五、利尿药和脱水药

药名	规格	作用与用途	剂量与用法	使用注意事项
呋塞米（呋喃苯胺酸）	20mg/2ml	强效髓袢利尿剂，增加肾血流，用于水肿治疗。	体外机器内：成人 10～20μg/kg，婴幼儿 1～2mg/次	①注意血中电解质浓度。 ②不可与氨基苷类抗生素合用。 ③若为肾小管坏死发生无尿，给呋塞米无反应时，不宜增加剂量
依他尼酸	针剂：含依他尼酸钠 25mg，甘露醇 31.25mg/支	作用与呋塞米相似。	静滴：25mg 加入 5% 葡萄糖 50ml 内	排钾作用比一般利尿剂强。
布美他尼	针剂：0.5mg/2ml	剂量小、起效快、作用最强	静注： 0.5mg/次	①排钾速度比呋塞米慢。 ②不宜与酸性药物配伍。
甘露醇	20%，50g/250ml	渗透性利尿药，增加血浆渗透压，使组织脱水。	静滴或静注： 0.5～1.0g/kg	①心功能不全、有活动性颅内出血者禁用。 ②若为肾小管坏死发生无尿，此时甘露醇禁用。
山梨醇	20%，50g/250ml	作用同甘露醇，但较弱。	静滴： 0.5～1.0g/kg	心功能不全、有活动性颅内出血者禁用。

六、肾上腺皮质激素

药名	规格	作用与用途	剂量与用法	使用注意事项
地塞米松(氟美松)	2mg/ml	抗炎抗过敏,降低毛细血管通透性,减少炎性渗出,抑制毒性物质的形成和释放,水钠潴留和促钾排泄作用小。	静注:5~10mg/次。	①注意感染病灶的扩散和继发感染。②溃疡病、血栓性静脉炎、活动性肺结核者禁用。③可使 ACT 时间缩短。
甲基强的松龙	40mg/支	强大的抗炎抗过敏作用,钠滞作用小。	静注:10~15mg/kg。体外机器内:30mg/kg 分两次给	不宜与葡萄糖酸钙和四环素配伍。
氢化可的松	10mg/2ml,100mg/20ml	作用同上。	静滴:100~200mg 加入 5% 葡萄糖500ml 中	本品为醇溶液,中枢抑制或功能不全者慎用。

七、凝血系统药

药名	规格	作用与用途	剂量与用法	使用注意事项
肝素	肝素钙:10 000μ/ml;肝素钠:12 500μ/ml	抑制体内凝血酶原变成凝血酶,抑制血小板聚积,用于血栓性疾病、DIC治疗和体内抗凝。	静注:100~400U/kg体外机器内:400U/kg肝素耐药剂量加倍	①出血者禁用,肝肾功能不全者慎用。②既往用过肝素、长期感染、左房黏液瘤的患者肝素耐药发生率高。
鱼精蛋白	50mg/5ml	与肝素结合,使其失去抗凝功能。	静注:剂量根据肝素剂量而定	①可引起肺动脉压增高,抑制心肌收缩,应缓慢注射。②高敏患者应试验性给药。
氨基己酸	1g/10ml	抑制纤维蛋白溶解酶原的激活因子,抑制纤维蛋白的溶解达到止血作用	静注:1~2g/次	栓塞性血管疾病者慎用。
酚磺乙胺	250mg/2ml	促使血小板增加,增强血小板功能,减少血管渗透性。	静注:250mg/次	勿与氨基己酸合用,以免引起中毒。
止血芳酸(氨甲苯酸、对羧基苄胺)	100mg/ml	作用机制同氨基己酸,但强4~5倍。	静注:100~200mg/次	过量可致血栓。

八、麻醉药

药名	规格	作用与用途	剂量与用法	使用注意事项
安氟醚	250ml/瓶	为吸入麻醉剂,对黏膜无刺激性,可与多种静脉麻醉药联合使用。	诱导麻醉的吸气内浓度为 2.0% ~ 2.5%,维持麻醉的浓度为 1.5 ~ 2.0%	①加重肾损害。②与静脉麻醉药复合应用,吸入浓度应适当减低。
吗啡	10mg/ml	镇痛,治疗心源性哮喘。	肌注:麻醉前 0.1 ~ 0.2mg/kg	可致依赖性。
哌替啶	50mg/ml	作用基本同吗啡,但镇痛作用较弱,持续时间较短。	肌注:25 ~ 50mg/次	可致依赖性。
芬太尼	0.1mg/ml	强效麻醉性镇痛药,镇痛效力为吗啡的 100 倍。	麻醉诱导 10 ~ 15μg/kg 麻醉维持 20 ~ 40μg/kg	①静脉注射过快有呼吸抑制。②中枢抑制剂可加强本品的作用。
硫苯妥钠	0.5g/支	为短效巴比妥类镇静麻醉药。小剂量镇静、催眠,大剂量麻醉,对呼吸、循环系统有抑制作用,对肝肾功能无明显影响。	静注:麻醉诱导 5mg/kg	①中枢抑制剂有加强本品的作用。②易引起呼吸和心肌抑制。③禁忌用于严重心功能不全或周围循环衰竭的患者。
安定(地西泮)	10mg/2ml	脂溶性高,有效吸收。镇静、抗焦虑、骨骼肌松弛、抗惊厥、抗癫痫。在治疗剂量下,药物在中枢神经系统的镇静和催眠作用有耐受的倾向,抗焦虑作用无耐受作用。	①肌注:5 ~ 10mg/次 ②静注:0.1 ~ 0.2mg/次	不良反应是镇静、头晕目眩、运动失调及嗜睡症,青光眼、重症肌无力者、婴儿禁用。
咪唑安定(咪达唑仑)	10mg/2ml	其要务效力是安定的 2 ~ 3 倍是目前临床上使用唯一的水溶性苯二氮䓬类药物,自胃肠道吸收迅速,易通过血-脑屏障。	①肌注:0.05 ~ 0.10mg/kg ②静注:1.0 ~ 2.5mg/次	快速注射,特别是在使用阿片类药时,可发生短暂性呼吸停止。
丙泊酚(异丙酚)	200mg/20ml	用于诱导合维持全身麻醉,属短效静脉麻醉药。对中枢神经系统为一静脉催眠药,可是收缩压和舒张压下降,外周阻力下降,心肌抑制,有明显抑制呼吸的作用。	静注:成人 2.0 ~ 2.5mg/kg 小儿(3 ~ 8 岁)2.5mg/kg	禁忌证:①已知对丙泊酚过敏的患者②癫痫有惊厥危险的患者③3 岁以下的小儿。
氯胺酮	50mg/ml	为非巴比妥类静脉麻醉药选择性作用于中枢神经系统,升高血压,使脉搏加快,临床剂量偶有短暂的呼吸抑制。可升高颅内压,脑脊液压合眼压。此药主要在肝脏分解代谢。	静注:1 ~ 2mg/kg 肌注:0.1 ~ 5.0mg/kg	高血压、脑出血、青光眼患者、心功能不全、胸腹主动脉瘤、病窦综合征禁用。

药名	规格	作用与用途	剂量与用法	使用注意事项
泮库溴铵（本可松）	4mg/支	是心血管作用较轻微的非去极化肌松药，用于肌松的维持或机械呼吸的辅助用药。广泛使用β受体阻滞剂可克服其副作用。	麻醉诱导：0.1~0.2mg/kg 麻醉维持：0.1~0.2mg/kg	①重症肌无力者禁用。 ②肾功能不全者慎用。 ③副作用：血压升高、心率增加快。
维库溴铵（万可松）	4mg/2ml	由于泮库溴铵具有心血管副作用，就产生了最不具有心血管作用的维库溴铵。	麻醉诱导：0.1~0.2mg/kg 麻醉维持：0.01~0.02mg/kg	半衰期较长，虽然蓄积作用少，但长时间输注，拮抗其神经肌肉传导阻滞作用较为困难。
依托咪酯（甲苄咪酯）	1.5mg/ml	快速催眠性全身麻醉药，无兴奋挣扎，但有遗忘现象。对血压和心指数无明显影响，对呼吸无明显抑制作用。	静注：0.3mg/kg	注射部位疼痛，诱导时出现肌痉挛，严重者类似抽搐。有时头颈部和躯干部出现皮疹。

九、降糖药

药名	规格	作用与用途	剂量与用法	使用注意事项
胰岛素	400u/10ml	通过调节糖代谢，促进组织对糖的利用，促进葡萄糖转化为糖原，使血糖降低。	一般采用皮下注射，静注只在急症时用。 体外机器内：成人血糖>200mg/dl，1~2U/次；儿童<300mg/dl不用处理，很少应用	①肝肾功能差者慎用。 ②糖皮质激素可使本品减效。

十、β受体阻滞药

药名	规格	作用与用途	剂量与用法	使用注意事项
普萘洛尔	片剂：10mg/片 注射液：5mg/5ml	非选择性地阻滞 β_1 和 β_2 肾上腺素能受体，具膜稳定性，用于治疗心动过速和血压升高。		低温体外循环可明显减小其分布容积及血浆清除率，使其血浆含量高于正常。
美托洛尔（美多心安）	片剂：50mg/片 注射液：5mg/5ml	选择性的 β_1 受体阻滞剂，有一定膜稳定性，美托洛尔的效力为普奈洛尔的1/3，产生等同作用的美托洛尔与普萘洛尔的剂量比为4:5。	治疗心动过速：0.1mg/kg 控制血压：0.2~0.3mg/kg	心血管患者麻醉中用药原则： ①在 ECG 和血压的监测下稀释后以小剂量叠加的方式从深静脉路径给药。 ②治疗室上性心动过速、心房纤颤时，一旦出现心率下降趋势，立即停止注射。

续表

药名	规格	作用与用途	剂量与用法	使用注意事项
艾司洛尔		为具有超短作用的心脏选择性 β 受体阻滞剂具有及轻微的 ISA 和膜稳定作用。	控制心率： 负荷剂量：500μg/kg 维持剂量：50 ~ 300μg/（kg·min）	

十一、盐类及酸碱平衡调节药

药名	规格	作用与用途	剂量与用法	使用注意事项
氯化钾	片剂：0.25g/片 注射液：1.5g/10ml 1.0g/10ml 口服液： 10g/100ml	口服用于治疗轻型低钾血症或预防性用药，静滴适用于严重低钾血症或不能口服者。	口服： 成人 0.5 ~ 1g，儿童 0.075 ~ 0.22g/kg 静滴：剂量、浓度和速度根据病情和血钾浓度及心电缺钾图形而定。 体外机器内：同上	口服钾盐易引起腹部不适、恶心等，氯化钾溶液忌用直接静脉注射，静脉补钾浓度和速度超过规定时，需严密观察血钾及心电图，防止发生高钾血症。
葡萄糖酸钙	片剂：0.1g/片，0.5g/片。 注射液： 1.5g/10ml	治疗急慢性低钙血症，高钾血症的辅助治疗，心搏骤停的复苏，过敏性疾病的治疗，高美血症的辅助治疗。预防钙缺乏。	静注：注射液浓度为 10%，注射速度不超过每分钟 5ml。 体外循环机内： 成人 1.0 ~ 1.5g 儿童 0.5 ~ 1.0g	①少数情况下可发生严重的心动过缓或心脏阻滞。 ②心肌缺血时，可引起缺血再灌注损伤。
硫酸镁	注射液： 1.0g/10ml 2.5g/10ml	可治疗和预防低镁血症，还可治疗先兆子痫和子痫早产子宫肌肉痉挛，配置腹膜透析液。	成人防治低镁：轻度缺镁 1g/6 小时，重度缺镁 0.25g/（kg·4h）。 儿童：全静脉内营养 0.125mmol 镁/kg。 体外机器内： 0.06g 镁/kg	易产生高镁血症及脱水，肾功能不全、呼吸功能不全慎用，心脏传导阻滞、心肌损害、严重肾功能不全禁用。
碳酸氢钠	片剂：0.25g/片，0.5g/片。 注射液：0.5g/10ml 5g/100ml 12.5g/250ml	治疗代谢酸中毒，碱化尿液，治疗胃酸过多引起的各种症状，用作全静脉内营养、配制腹膜透析液、血液透析液。	成人：制酸 0.25 ~ 2g 碱化尿液口服 1 ~ 2g/4 小时，静滴 2 ~ 5mmol/kg 代酸口服 0.5 ~ 2g，静滴按公式计算。 儿童：制酸无统一剂量，碱化尿液口服 1 ~ 10mmol/（kg·d），治疗酸中毒参考成人剂量	大量应用可致代谢性碱中毒、心律失常、肌肉痉挛、疼痛等，无尿或少尿、钠水潴留并有水肿、高血压等情况下慎用。

附录三

体外循环常用用品技术参数

一、膜肺参数

膜肺名称	产地	储血室容量(ml)	去泡材料	滤网材料	最大血流速率(L/min)	氧合器外壳材料	膜材料	膜表面积(m²)	氧合器预充量(ml)	氧交换能力(ml/min)★	CO₂交换(ml/min)★	热交换材料	热交换面积(m²)	热交系数	走血方式	其他特性
Dideco D703	意大利	4000	聚胺酯	聚酯	7.5	聚碳酸酯	聚丙烯	2.0	270	258	270	不锈钢	0.22	0.68	外走血	
Dideco D705	意大利	1800	聚胺酯	聚酯	4	聚碳酸酯	聚丙烯	0.9	200			不锈钢	0.11	0.68	外走血	
Dideco D902	意大利	1800	聚胺酯	聚酯	2.3	聚碳酸酯	聚丙烯	0.64	105			不锈钢	0.02		外走血	
Dideco D901	意大利	675	聚胺酯	聚酯	1.2	聚碳酸酯	聚丙烯	0.34	60			不锈钢	0.02		外走血	
Sarns	美国		聚胺酯	聚酯	7	聚碳酸酯	聚丙烯	1.8	320	256	256	不锈钢	0.15	0.58	外走血	
Sarns SMO/INF	美国			聚酯	2.5	聚碳酸酯	聚丙烯	0.7	170			不锈钢	0.15	0.58	外走血	
Maxima	美国	3500	聚胺酯	聚酯	7	聚碳酸酯	聚丙烯	2.0	480	265	255	不锈钢	0.16	0.56	外走血	
Maxima Plus	美国	3500	聚胺酯	聚酯	7	聚碳酸酯	聚丙烯	2.3	480	230	220	不锈钢	0.16	0.56	外走血	
Minimax	美国	2000	聚胺酯	聚酯	1.5	聚碳酸酯	聚丙烯	0.6	140			不锈钢			外走血	
Univox Duraflo II	美国	4000	聚胺酯	聚酯	7	聚碳酸酯	聚丙烯	1.6	220	217	217	不锈钢	0.22	0.57	外走血	
Bently	美国		聚胺酯	聚酯	6.5	聚碳酸酯		5.4	700				1.40		内走血	
Jostra M8/M16	德国		聚胺酯	聚酯	0.8/1.6	聚碳酸酯		0.77 1.76	150/200			聚乙烯	0.40		隔膜	硅胶膜
Jostra HMO 1010	德国	4200	聚胺酯	聚酯	0.5~7	聚碳酸酯		1.8	250			聚乙烯	0.6		内走血	

续表

膜肺名称	产地	储血室容量(ml)	去泡材料	滤网材料	最大血流速率(L/min)	氧合器外壳材料	膜材料	膜表面积(m²)	氧合器预充量(ml)	氧交换能力(ml/min)★	CO₂交换(ml/min)★	热交换材料	热交换面积(m²)	热交系数	走血方式	其他特性
Termo CapioxE	日本	3500	聚胺酯	聚酯	6.5	聚碳酸酯	聚丙烯	3.0	450	238	250	不锈钢	0.16	0.54	外走血	泵前氧合
Termo Capiox SX18	日本	4000	聚胺酯	聚酯	7	聚碳酸酯	聚丙烯	1.8	270	255	173	不锈钢	0.22	0.65	外走血	
Termo Capiox SX10	日本	3000	聚胺酯	聚酯	4	聚碳酸酯	聚丙烯	1.0	135	230	170	不锈钢	0.13		外走血	
Termo Capiox 308/320/336/350	日本		聚胺酯	聚酯	0.8/2.0/4.6/6.5	聚碳酸酯	聚丙烯	0.8/2.0/3.6/5.0	80/200/405/535	210	180	不锈钢			外走血	
Medos	德国	4000		聚酯	7	聚碳酸酯	聚丙烯	1.9	275			聚亚安酯	0.55		外走血	
Cobe CMS HVRF/HVR	美国	3700	硅酮	聚酯	8	聚碳酸酯	聚丙烯	3.0	650	250	230	不锈钢	0.13	0.65		薄层膜片
Cobe CML	美国	1800		聚酯	4.5/4.0/2.7/1.3	聚碳酸酯	聚丙烯	1.25/1.25/0.85/0.4	470/440/372/300	248	231	不锈钢				薄层膜片
Cobe CMS VRB	美国	1200			6	聚碳酸酯	聚丙烯					不锈钢				薄层膜片
Cobe CMS Optima	美国				8	聚碳酸酯	聚丙烯	1.7	260	254	235	不锈钢	0.14	0.71		薄层膜片
Avecor CVR/VRB	美国	4000			7	聚碳酸酯	聚丙烯	2.5	270	258	235	不锈钢	0.16	0.57	外走血	

续表

膜肺名称	产地	储血室容量(ml)	去泡材料	滤网材料	最大血流速率(L/min)	氧合器外壳材料	膜材料	膜表面积(m²)	氧合器预充量(ml)	氧交换能力(ml/min)★	CO_2交换(ml/min)★	热交换材料	热交换面积(m²)	热交系数	走血方式	其他特性
Sorin Monolyth	美国	3500			7.5	聚碳酸酯	聚丙烯	2.2	290	319	196	聚碳酸酯	0.17	0.69	内走血	
Bard HF5000	美国				7	聚碳酸酯	聚丙烯	3.7	560	268	215	尼龙	0.9	0.58	外走血	
Macchi Oxim II	巴西	3800	聚胺酯	聚酯	6	聚碳酸酯	聚丙烯	2.2	530	241	185	铝	0.18	0.53	外走血	
SciMed	美国				4/5/6.5			2.0/2.5/3.5	395/470/620	220	135	不锈钢	3.4		隔膜	硅胶膜
Polystan Safe II	丹麦	3600			7	聚碳酸酯	聚丙烯	2.0	350	268	201	不锈钢	0.15	0.57	外走血	
Polystan Safe Micr	丹麦	200			0.8	聚碳酸酯	聚丙烯	0.33	52			不锈钢	0.05		外走血	
Biocor TM200	美国	4000			7	聚碳酸酯	聚丙烯	2.1	230	300	250	聚氨酯			外走血	
Shiley	美国				6	聚碳酸酯		2.3	600			不锈钢		0.41		薄层膜片
Shiley Plexus	美国				7	聚碳酸酯	聚丙烯	2.0				不锈钢			外走血	
Biotronik	德国	3200			7		聚丙烯	2.0	370			不锈钢			外走血	
EDWARDS VITAL	美国	4000			7	有机玻璃	聚丙烯	2.0	180				0.13		外走血	
FDMO 8/16	中国上海				1.5/3.0		聚丙烯	0.8/1.6	100/200						外走血	

★ 流量4L/min，气血比1:1，$FiO_2$100%。

二、体外循环机参数

体外循环机名称	产地	血泵种类	泵头数	转速 （转/min）	流量范围 （L/min）	管径 （mm）	工作方式	特殊功能、装置
StockertShiley	德国	滚压式血泵	4~5（可带两个小型泵头）	0~1~250			平流灌注	一个泵头的控制板可同时控制两个泵头灌流量的百分比；可加电子计算机控制
Jostra	德国	滚压式血泵	4~5（可带两个小型泵头）	0~1~250			平流灌注	一个泵头的控制板可同时控制两个泵头灌流量的百分比；可加电子计算机控制
Sarns 7000	美国	滚压式血泵	4				平流灌注	
Sarns 7400	美国	滚压式血泵	4				平流灌注、搏动灌注、平流加搏动灌注	一个7400型泵头和三个7000型泵头的组合；配气泡探测、血位报警、计时、回流调节等装置
Sarns 9000	美国	滚压式血泵	4~5	1~	0~15.9（显示9.9）		平流灌注、搏动灌注、平流加搏动灌注	触按式中央显示屏、全自动继电系统、压力温度监测控制系统、气泡平面监测系统等
Gambro		滚压式血泵	5				平流灌注	一个泵头的控制板可同时控制两个泵头灌流量的百分比
Polystan	丹麦	滚压式血泵	4				平流灌注	
GD-Ⅲ	中国广州	滚压式血泵	4	5~250	0~9.9	8~12	平流灌注、搏动灌注、平流加搏动灌注	定量输液功能
威达 WD	中国天津	滚压式血泵	4				平流灌注、搏动灌注、平流加搏动灌注	
汇康 WEL-1000	中国天津	滚压式血泵		0~0.5~200	0~5~9.99		平流灌注	
XF-4	中国天津	滚压式血泵					平流灌注	
Cobe	美国	滚压式血泵			0~9.9		平流灌注、搏动灌注、平流加搏动灌注	

三、微栓滤器参数

滤器名称	产地	滤网孔径（μm）	过滤面积（cm²）	血流量（ml/min）	预充量（ml）	耐压强度（kg/cm²）	进出口压力差（mPa）
NAF-1	中国宁波	40	>840	6000	195	0.7	
NAF-2	中国宁波	40	367	2500	100		
FAF-1	中国宁波	30	>840	6000	195	0.7	<6.7
FAF-2	中国宁波	30	367	3500	100		<6.7
FAF-3	中国宁波	30	136	2500	40		<6.7
顺德 GL-168	中国广东	40	500	6000	180	0.08mPA	<0.017
Bentley Duraflo Ⅱ	美国						
Medtronic	美国						
Pall EC Plus	美国			6000	110		
Pall Autovent-sp	美国	40			220		
Pall Pediatric size	美国	40		2000			
Pall Prebypass Plus	美国	0.2					

四、插管型号与口径

型号	10	12	14	16	18	20	22	24	26	28	30	32	34	36	46
动脉插管口径(mm)	1.70	2.31	2.77	3.18	3.76	4.17	4.88	5.26							
静脉插管口径(mm)					3.76	4.17	4.88	5.26	5.93	6.60	7.24	8.05	8.74	9.19	
房插管径(mm)													8.74	9.19	11.84

五、体重与插管型号选择

体重(kg)	<10	10~15	15~20	20~30	30~40	40~50	50~60	60
动脉插管	10~12	14~16	16~18	18~20	20~22	22~24	24	24
上腔静脉插管	18~20	20~22	22~24	24~26	26~28	28~30	30~32	32~34
下腔静脉插管	20~22	22~24	24~26	26~28	28~30	30~32	32~34	34

六、管道参数

管道名称	材料	内径(英寸)	长度(cm)	数量	起止处
动脉灌注管	塑料	3/8(10mm)1/4(6mm) 3/16(5mm)	120 100	1	动脉微栓滤器至动脉插管
静脉引流管	塑料	3/8 1/4	120	2	腔静脉插管至氧合器
主泵管	硅橡胶、硅塑	1/2(13mm) 3/8 1/4	60	1	入泵至出泵
主泵连接管	塑料	3/8 1/4	60	2	储血室至泵管,泵管至微栓滤器或氧合器
自循环管	塑料	2	100	1	动脉微栓滤器至回流室或储血室
回流室管	塑料	3/8 1/4	100	1	回流室至氧合器
心内吸引管	塑料	1/4 3/16	180	2	心内吸引管至回流室或储血室
连接管	塑料	3/8 1/4 3/16	50	1	膜式氧合器出口至动脉微栓滤器
停跳液灌注管	塑料、硅胶	1/4、1/8			氧合器动脉血出口至停跳液灌注针头
测压管	塑料	2		1	动脉微栓滤器至压力表

七、超滤器参数

滤水器名称	产地	纤维材料	纤维内径(μm)	有效滤过面积(m²)	血容量(ml)	最大使用压力(mmHg)	血流量(ml/min)
TX-110	中国上海	醋酸	200	1.1	75	500	200~300
TX-90	中国上海	醋酸	200	0.9	70	500	200~300
宁波	中国			1.2			
Bentley	美国			1.36			
Harvey	美国			1.8			
Gambro	德国	聚酰胺	220 220	0.2 0.6	13 55	600	

附录四

常用人体检查正常值和体外循环纪录单

一、血液一般检查

项目	正常值	项目	正常值
血红蛋白 g/L(g%)	110~160 (11~16)	出血时间(BT)	1~3min
红细胞 10^{12}/L(万/mm^3)	3.5~5.5	凝血时间(CT)	4~12min
白细胞 10^9/L(/mm^3)	4~10 4000~10 000	血沉(ESR)	0~20mm/h
中性粒细胞(%)	50~70	凝血酶原时间(PT)	11~13秒
淋巴细胞(%)	25~40	凝血酶原活动度	80%~100%
嗜酸性细胞(%)	0~7	红细胞比积(Hct)	35%~50%
单核细胞(%)	0~1	红细胞平均血红蛋白(MCH)	29.36±3.43 (27~31μμg)
网织红细胞(%)	0.5~1	红细胞平均体积(MCV)	93.28±9.80 (82~92μm^3)
血小板 10^9/L(万/mm^3)	100~300 (10~30)	红细胞平均血红蛋白浓度(MCHC)	32%~36%

二、血液生化检查

项目	正常值	项目	正常值
血糖 mmol/L(mg%)	3.9~5.6 (80~120)	总蛋白 g/L(g%)	60~80 (6~8)
尿素氮(BUN)mmol/L	3.2~7.0 (8~20)	白蛋白(A)g/L(g%)	35~55 (4~4.5)
肌酐(CREA)μmol/L	88~177 (1~2)	球蛋白(G)g/L(g%)	20~29 (2~3)
钠(Na)mmol/L(mEq/L)	135~145 (135~145)	白蛋白/球蛋白(A/G)	1.5~2.5:1
钾(K)mmol/L(mEq/L)	3.5~4.5 (3.5~4.5)	总胆固醇 mmol/L(mg%)	2.8~6.0 (110~230)

续表

项目	正常值	项目	正常值
氯（Cl）mmol/L（mEq/L）	98～106 （95～107）	总直接胆红素 μmol/L（mg%）	1.7～17 （0.1～1.0）
钙（Ca）mmol/L（mEq/L）	2.2～2.7 （1.02～1.22）	直接胆红素 μmol/L（mg%）	0～7 （0.03～0.2）
镁（Mg）mmol/L（mEq/L）	0.8～1.2 （1.6～2.4）	间接胆红素 μmol/L（mg%）	3.5～28 （0.1～0.8）
谷丙转氨酶（GPT）	2～40U	C 反应蛋白	阴性
谷草转氨酶（GOT）	4～50U	乙型肝炎表面抗原	阴性
乳酸脱氢酶（LDH）	150～450U	丙型肝炎抗体	阴性
磷酸肌酸激酶（CPK）	80～100U	康华氏反应	阴性
类风湿因子	阴性	抗艾滋病抗体	阴性
抗链球菌溶血素"O"	阴性		

三、血气分析

项目	正常值	项目	正常值
酸碱度（pH）	7.35～7.45	标准碳酸氢根（SB）	22～27mmol/L
动脉氧分压（PO_2）Kpa（mmHg）	11～13 （60～100）	实际碳酸氢根（AB）	22～26mmol/L
二氧化碳酚压（PCO_2）Kpa（mmHg）	4.5～6.0 （35～45）	剩余碱（BE）	±3mmol/L
动脉血氧饱和度（SaO_2）	>95%	CO_2结合力（CO_2CP）mmol/L（Vol%）	23～31 （50～70）
静脉血氧饱和度（SvO_2）	>65%	CO_2总量（TCO_2）	24～32mmol/L
胶体渗透压（COP）	18～22mmHg 成人 15～20 mmHg 儿童		

索 引